Psiquiatría

EN ATENCIÓN PRIMARIA

SEGUNDA EDICIÓN

En este libro se exponen pautas de manejo, dosis y efectos adversos de diversos fármacos. Los autores y el editor han procurado que todos ellos estén de acuerdo con la práctica habitual. No obstante, el lector deberá consultar la información proporcionada por los laboratorios farmacéuticos y atenerse al estado actual de conocimientos en este área.

AULA MEDICA
EDICIONES

Grupo Aula Médica, S. L.
Ciudad Industrial Venecia II. Edificio Alfa
C/ Isabel Colbrand, 10-12, Nave 78, 2ª Planta
28050 Madrid
Tel.: 91 358 64 78 - Fax: 91 358 99 79
www.grupoaulamedica.com

ISBN: 978-84-7885-442-4
Depósito Legal: M-42790-2007
Impreso en España

Psiquiatría

EN ATENCIÓN PRIMARIA

Editor

JOSÉ LUIS VÁZQUEZ-BARQUERO

Catedrático de Psiquiatría.
Servicio de Psiquiatría.
Unidad de Investigación en Psiquiatría de Cantabria (UIPC).
Hospital Universitario "Marqués de Valdecilla".
Universidad de Cantabria. Santander

SEGUNDA EDICIÓN

LIBROS PRINCEPS • BIBLIOTECA AULA MEDICA •

Al profesor Michael Shepherd, maestro y amigo, en memoria por su influencia en nuestro interés por esta área de la psiquiatría y como reconocimiento a su constante estímulo en otros campos de nuestra actividad profesional.

JOSÉ LUIS VÁZQUEZ-BARQUERO

Autores

Alonso Ortega, Mª del Pino
Doctora en Medicina. Psiquiatra adjunta.
Unitat de TOC. Hospital Universitari de Bellvitge.
Barcelona

Álvarez Martínez, Enrique
Servicio de Psiquiatría.
Hospital de la Santa Creu Sant Pau.
Barcelona

Alviani Rodríguez-Franco, Montserrat
Psicóloga Clínica. Unidad de Cuidados Paliativos.
Servicio de Psiquiatría. Hospital Universitario Nuestra Sra. de la Candelaria. Tenerife

Artal Simón, Jesús Ángel
Profesor Asociado de Psiquiatría. Servicio de Psiquiatría. Hospital Universitario Marqués de Valdecilla. Universidad de Cantabria.
Santander

Avia Aranda, María Dolores
Catedrática del Departamento de Personalidad, Evaluación y Tratamientos Psicológicos I (Personalidad, Evaluación y Psicología Clínica). Universidad Complutense de Madrid.

Ayuso Gutiérrez, José Luis
Profesor Emérito de Psiquiatría. Servicio de Psiquiatría.
Hospital Universitario San Carlos.
Universidad Complutense de Madrid. Madrid

Ayuso Mateos, José Luis
Catedrático de Psiquiatría.
Servicio de Psiquiatría. Hospital La Princesa.
Universidad Autónoma de Madrid. Madrid

Ballesteros López, Javier
Departamento de Neurociencias-Psiquiatría.
Universidad del País Vasco. UPH-EHU. CIBER-SAM.
Instituto de Investigaciones Psiquiátricas.
Fundación María Josefa Recio. Bilbao

Barbui, Corrado
Departamento de Medicina y Salud Pública. Sección de Psiquiatría y Psicología Clínica.
Universidad de Verona. Verona. Italia

Benítez Rosario, Miguel Ángel
Especialista en Medicina de Familia. Profesor del Departamento de Farmacología y Terapéutica.
Facultad de Medicina de la Universidad de La Laguna.
Jefe de la Sección de Cuidados Paliativos. Hospital Universitario Nuestra Sra. de La Candelaria. Tenerife

Bobes García, Julio
Catedrático del Área de Psiquiatría.
Director del Área de Psiquiatría. Facultad de Medicina.
Universidad de Oviedo. Oviedo

Borrel i Carrió, Francesc
Médico de Familia. ABS Gavarra de Cornellá de Llobregat. Barcelona

Bousoño García, Manuel
Profesor Titular de Psicología Médica.
Área de Psiquiatría. Universidad de Oviedo. Oviedo

Bulbena Vilarrasa, Antonio
Catedrático de Psiquiatría. Departamento de Psiquiatría Universidad Autónoma de Barcelona. Director del Instituto de Atención Primaria. Salud Mental y Toxicomanías. Hospital del Mar. Barcelona

Caballero Martínez, Fernando
Coordinador de la Unidad Docente Medicina Familiar. Unidad de Investigación de Atención Primaria. Área 6. Madrid

Caballero Martínez, Luis
Profesor Asociado del Departamento de Psiquiatría. Universidad Autónoma de Madrid. Servicio de Psiquiatría. Hospital Puerta de Hierro. Madrid

Caballero, Patricia
Licenciada en Psicología. Unidad de Investigación en Psiquiatría de Cantabria (UIPC). Hospital Universitario Marqués de Valdecilla. Santander

Calcedo Barba, Alfredo
Profesor Titular de Psiquiatría (Universidad Complutense de Madrid). Servicio de Psiquiatría. Hospital Gregorio Marañón. Madrid

Calcedo Giraldo, J Gabriel
Especialista en Psicología Clínica. Unidad de Trastornos de la Conducta Alimentaria. Hospital Universitario Marqués de Valdecilla. Santander

Calcedo Ordóñez, Alfredo
Catedrático de Psiquiatría (Jubilado). Co-director del Máster en Psiquiatría Legal. Universidad Complutense de Madrid. Madrid

Calvo Corbella, Eduardo
Especialista en Medicina Familiar y Comunitaria. Centro de Salud Universitario Pozuelo de Alarcón. INSALUD. Área 6. Madrid

Carrasco Pereira, José Luis
Catedrático de Psiquiatría. Hospital Clínico San Carlos. Universidad Complutense. Madrid

Casas Brugué, Miguel
Catedrático de Psiquiatría (Universidad autónoma de Barcelona). Jefe de Servicio de Psiquiatría. Hospital Universitario Vall d´Hebrón. Barcelona

Ciurana Misol, Ramón
Especialista en Medicina de Familia y Comunitaria. Miembro del Grupo de trabajo de Salut Mental del Programa de Actividades Preventivas y de Promoción de la Salud (PAPPS). La Mina. Sant Adriá de Besós. Barcelona.

Cornelius, Ani
Profesor Agregado y Especialista en Psiquiatría del Niño y del Adolescente. Unidad Académica de Psiquiatría del Niño y Adolescente. Imperial Collegue School of Medicine. Londres. Gran Bretaña

Corney, Roslyn
Profesor de Psicología. Departamento de Psicología. Universidad de Greenwich. Londres. UK

Crespo Facorro, Benedicto
Profesor Titular de Psiquiatría. Universidad de Cantabria. Unidad de Investigación en Psiquiatría de Cantabria (UIPC). Servicio de Psiquiatría. Hospital Universitario Marqués de Valdecilla. Santander

Díez Manrique, Juan Francisco
Profesor Emérito de Psiquiatría. Facultad de Medicina. Universidad de Cantabria. Santander

Díez Ruiz, Ana M
Doctora en Psicología. Consejería de Educación. Gobierno de Cantabria

Dios Francos, Avelino de
Facultativo Especialista de Psiquiatría. Complejo Asistencial de Burgos

Dowrick, Christopher
Catedrático de Medicina de Familia. Departamento de Atención Primaria. Universidad de Liverpool. Liverpool. UK

Farré Martí, José Mª
Departamento de Psiquiatría y Psicología Clínica. Facultad de Medicina. Universidad de Barcelona. Barcelona

Fernández Alonso, Mª del Carmen
Especialista en Medicina de Familia y Comunitaria y en Medicina Interna. Coordinadora del Grupo de Trabajo de Salud Mental del Programa de Actividades Preventivas y de Promoción de la Salud (PAPPS). Valladolid

Fernández-Torre, Óscar
Residente de Psiquiatría. Servicio de Psiquiatría. Hospital Universitario Marqués de Valdecilla. Santander

Franco Fernández, Mª Dolores
Departamento de Psiquiatría, Personalidad, Evaluación y Tratamiento Psicológicos. Hospital Universitario Virgen de la Macarena. Facultad de Medicina. Universidad de Sevilla. Sevilla

Gago Rius, Jordi
Especialista en Medicina Familiar y Comunitaria. Médico Titular de St. Pere de Riudebitlles. Director ABS St. Sadurni d'Anoia. Barcelona

Gaite Pindado, Luis
Doctor en Medicina. Unidad de Investigación en Psiquiatría de Cantabria (UIPC). Hospital Universitario Marqués de Valdecilla. Santander

Gándara Martín, Jesús de la
Jefe de Servicio de Psiquiatría. Complejo Servicio Asistencial de Burgos. Burgos

García Campayo, Javier
Servicio de Psiquiatría. Hospital Universitario Miguel Servet. Universidad de Zaragoza. Zaragoza

García de la Iglesia, Cecilia
Residente de Psiquiatría. Servicio de Psiquiatría de la Fundació Hospital/Asil de Granollers Germanes. Hospitalàries del Sagrat Cor de Jesús CASM-BM. Barcelona

García Vera, María Paz
Profesora Titular del Departamento de Personalidad, Evaluación y Tratamientos Psicológicos I (Personalidad, Evaluación y Psicología Clínica). Universidad Complutense de Madrid. Madrid

García-Portilla González, Mª Paz
Profesora Titular de Psicología Médica. Área de Psiquiatría. Universidad de Oviedo. Oviedo

Garralda, Elena
Catedrática de Psiquiatría del Niño y del Adolescente. Unidad Académica de Psiquiatría del Niño y Adolescente. Imperial Collegue School of Medicine. Londres. Gran Bretaña

Giner Ubago, José
Catedrático de Psiquiatría. Jefe del Departamento de Psiquiatría, Personalidad, Evaluación y Tratamiento Psicológicos. Hospital Universitario Virgen de la Macarena. Universidad de Sevilla. Sevilla

Giralt López, María
Residente de Psiquiatría. Servicio de Psiquiatría de la Fundació Hospital/Asil de Granollers Germanes. Hospitalàries del Sagrat Cor de Jesús CASM-BM. Barcelona

González de Artazo Lavesa, Maider
Servicio de Psiquiatría. Hospital Basurto. Bilbao.

González-Blanch Bosch, César
Psicólogo Clínico. Servicio de Psiquiatría. Unidad de Investigación en Psiquiatría de Cantabria (UIPC). Hospital Universitario Marqués de Valdecilla. Santander.

González de Chaves González, Francisco
Médico Especialista en Medicina Familiar y Comunitaria. Tenerife

González Segura, Lidia
Especialista en Psiquiatría. Unidad de Interconsulta. Servicio de Psiquiatría de la Fundació Hospital/Asil de Granollers Germanes. Hospitalàries del Sagrat Cor de Jesús CASM-BM. Granollers. Barcelona

González Torres, Miguel Ángel
Departamento de Neurociencias. Universidad País Vasco. Servicio de Psiquiatría. Hospital Basurto. Bilbao

González Vives, Sara
Servicio de Psiquiatría. Hospital Clínico San Carlos. Madrid

Haro Abad, José María
Coordinador. Unidad de Agudos. Sant Joan de Déu. Serveis de Salut Mental. Sant Boi de Llobregat. Barcelona

Herrán Gómez, Andrés
Profesor Asociado de Psiquiatría. Servicio de Psiquiatría. Hospital Universitario Marqués de Valdecilla. Universidad de Cantabria. Santander.

Herrera Castanedo, Sara
Doctora en Medicina. Unidad de Investigación en Psiquiatría de Cantabria (UIPC). Hospital Universitario Marques de Valdecilla. Santander

Horga Hernández, Guillermo
Programa de Trastornos Bipolares. Servicio de Psiquiatría. Instituto de Neurociencias. Hospital Clínico Universitario. Universidad de Barcelona, IDIBAPS. Barcelona

Hoyuela Zatón, Fernando
Psicólogo Clínico. Servicio de Psiquiatría. Hospital Universitario Marqués de Valdecilla. Santander.

Ibarra Gandiaga, Nora
Instituto de Investigaciones Psiquiátricas. Fundación María Josefa Recio. Hospital Aita Henni. Bilbao

Labad Alquézar, Antonio
Director Médico. Hospital Psiquiátrico Universitario Instituto Pere Mata. Catedrático de Psiquiatría de la Universidad Rovira i Virgili. Tarragona

Lasheras, María Gracia
Servicio de Psiquiatría y Medicina Psicosomática. Instituto Dexeus. Barcelona

Lastra Martínez, Ismael
Director Médico. Centro Hospitalario Padre Menni. Santander

Leal Cercós, Carmen
Catedrático de Psiquiatría. Jefe de Servicio de Psiquiatría. Hospital Clínico Universitario de Valencia. Universidad de Valencia. Valencia

Lobo Satué, Antonio
Catedrático de Psiquiatría. Jefe de Servicio de Psiquiatría. Hospital Clínico Lozano Blesa. Departamento de Psiquiatría. Universidad de Zaragoza. Zaragoza

López-Ibor Aliño, Juan José
Catedrático de Psiquiatría. Jefe del Servicio de Psiquiatría. Hospital Clínico San Carlos. Universidad Complutense de Madrid. Madrid

Lunaro Camisón, Pilar
Residente de Psiquiatría. Servicio de Psiquiatría de la Fundació Hospital/Asil de Granollers Germanes. Hospitalàries del Sagrat Cor de Jesús CASM-BM. Barcelona

Martín Carrasco, Manuel
Director Médico Clínica Padre Menni. Pamplona

Martorell Cafranga, Almudena
Directora de la Fundación Carmen Pardo Valcarce. Madrid

Mayoral Van Soon, Jacqueline
Especialista en Psiquiatría. Servicio de Psiquiatría. Hospital Universitario Marqués de Valdecilla. Santander

Mirapeix Costas, Carlos
Director de la Fundación para la Investigación en Psicoterapia y Personalidad. Presidente de la Escuela Española de Psicoterapia. Santander

Moreno Calle, Mª Teresa
Residente de Psiquiatría. Servicio de Psiquiatría. Hospital Universitario Marqués de Valdecilla. Santander

Morera Montes, Joaquín
Especialista en Medicina Familiar y Comunitaria. Centro de Salud Mirasierra. INSALUD. Área 5. Madrid

Orozco González, Fernando
Médico de Familia. Centro de Salud Valdefierro. Profesor Asociado de Medicina de Familia Universidad de Zaragoza. Zaragoza

Parrilla, María
Especialista en Psiquiatría. Servicio de Psiquiatría. Hospital Universitario Marques de Valdecilla. Santander

Pascual Fernández, César
Director gerente. Hospital Virgen de la Torre. Atención Especializada Área 1. Madrid

Pedrejón, Clara
Residente de Psiquiatría. Programa de Trastornos Bipolares. Servicio de Psiquiatría. Instituto de Neurociencias. Hospital Clínico Universitario. Universidad de Barcelona, IDIBAPS. Barcelona

Pelayo Reventón, Pablo
Residente de Psiquiatría. Servicio de Psiquiatría. Hospital Universitario Marqués de Valdecilla. Santander

Pelayo Terán, José María
Especialista en Psiquiatría. Unidad de Investigación en Psiquiatría de Cantabria (UICP). Hospital Universitario Marqués de Valdecilla. Santander.

Peleteiro, Luisa
Servicio de Psiquiatría. Hospital Clínico San Carlos. Madrid

Peña Martín, Carlos
Profesor Asociado de Psicología Clínica. Servicio de Psiquiatría. Hospital Universitario Marqués de Valdecilla. Universidad de Cantabria. Santander

Pérez Blanco, Josefina
Servicio de Psiquiatría. Hospital de la Santa Creu Sant Pau. Barcelona

Pérez Iglesias, Rocío
Especialista en Psiquiatría. Unidad de Investigación en Psiquiatría (UIPC). Hospital Universitario Marqués de Valdecilla. Santander.

Pérez Retuerto, Modesto
Especialista en Psiquiatría. Hospital Psiquiátrico Universitario Instituto Pere Mata. Tarragona

Pérez Valencia, Juan José
Unidad Docente de Medicina Familiar y Comunitaria. La Laguna, Tenerife Norte

Pinto-Meza, Alejandra
Departament de Psiquiatría i Medicina Legal. Universitat Autónoma de Barcelona. Barcelona

Rodríguez Blázquez, Mª del Carmen
Investigadora del Centro Nacional de Epidemiología. Instituto de Salud Carlos III. Madrid

Rodríguez Cabo, Beatriz
Residente de Psiquiatría. Servicio de Psiquiatría. Hospital Universitario Marqués de Valdecilla. Santander

Rodríguez Pulido, Francisco
Profesor Titular de Psiquiatría de la Universidad de la Laguna. Tenerife Norte

Rojo Rodés, Emilio
Jefe de Servicio. Servicio de Psiquiatría de la Fundació Hospital/Asil de Granollers Germanes. Hospitalàries del Sagrat Cor de Jesús CASM-BM. Granollers. Barcelona

Roncero Alonso, Carlos
Profesor Asociado de Psiquiatría. Universidad Autónoma de Barcelona. Coordinador de CAS Drogodependencias. Servicio de Psiquiatría. Hospital Universitario Vall d´Hebrón. Barcelona

Rubio Santos, Gloria Amparo
Unidad Docente de Medicina de Familia y Comunitaria. La Laguna, Tenerife Norte

Saíz Martínez, Pilar Alejandra
Profesora Titular de Psicología Médica. Área de Psiquiatría. Universidad de Oviedo. Oviedo

Salvador-Carulla, Luis
AEECMR Asociación Española de Profesionales sobre discapacidad Intelectual. Cadiz

Sanz Fernández, Jesús
Profesor Titular del Departamento de Personalidad, Evaluación y Tratamientos Psicológicos I (Personalidad, Evaluación y Psicología Clínica). Universidad Complutense de Madrid. Madrid

Saz Muñoz, Pedro
Profesor Titular de Psiquiatría.
Departamento de Medicina y Psiquiatría.
Universidad de Zaragoza. Zaragoza

Serrano-Blanco, Antoni
Coordinador. Unidad de Agudos.
Sant Jona de Déu. Serveis de Salut Mental.
Sant Boi de Llobregat . Barcelona.

Sierra Biddle, Deirdre
Especialista en Psiquiatría. Servicio de Psiquiatría.
Hospital Universitario Marqués de Valdecilla. Santander

Tansella, Michele
Catedrático de Psiquiatría. Sección de Psiquiatría y
Psicología Clínica. Departamento de Medicina y Salud
Pública. Universidad de Verona. Verona. Italia

Tizón García, Jorge Luis
Psiquiatra. Psicoterapeuta. Servei Catalá
de Salut Mental. Barcelona

Toro Trallero, Josep
Psiquiatra y Psicólogo. Profeso Emérito de Psiquiatría
(Universidad de Barcelona). Servicio de Psiquiatría.
Hospital Clínico de Barcelona. Barcelona

Tylee, André
Director Unidad para la Formación en
Salud Mental en Atención Primaria (RCGP).
Instituto de Psiquiatría de Londres. UK

Vallejo Ruiloba, Julio
Catedrático de Psiquiatría. Jefe de Servicio.
Servicio de Psiquiatría. Ciudad Sanitaria y
Universitaria de Bellvitge.
Universidad de Barcelona. Barcelona

Vázquez Díaz, José Ramón
Unidad Docente de Medicina de Familia
y Comunitaria. La Laguna,
Tenerife Norte

Vázquez-Barquero, José Luis
Catedrático de Psiquiatría. Jefe de Servicio de
Psiquiatría. Unidad de Investigación en Psiquiatría de
Cantabria (UIPC). Hospital Universitario Marqués de
Valdecilla. Universidad de Cantabria. Santander

Vázquez-Bourgon, Javier
Residente de Psiquiatría. Servicio de Psiquiatría.
Unidad de Investigación en Psiquiatría de Cantabria
(UIPC). Hospital Universitario Marqués de Valdecilla.
Santander

Vieta Pascual, Eduard
Profesor Titular de Psiquiatría. Programa
de Trastornos Bipolares. Servicio de Psiquiatría.
Instituto de Neurociencias. Hospital Clínico
Universitario. Universidad de Barcelona,
IDIBAPS. Barcelona

Índice

Prólogo (Segunda edición)

José Luis Vázquez-Barquero

Catedrático de Psiquiatría.
Universidad de Cantabria

Constituye para mi una gran satisfacción presentar esta segunda edición del manual Psiquiatría en Atención Primaria, *editado originalmente hace ya cerca de una década, con la colaboración de un alto numero de expertos nacionales e internacionales. El tiempo transcurrido desde su aparición en 1998 no ha hecho sino que confirmar la mayoría de los presupuestos que dieron origen a su elaboración inicial. Es decir, en primer lugar, que la atención primaria se ha constituido, también para la enfermedad mental, en puerta de entrada al sistema sanitario, asumiendo gran parte de la carga asistencial derivada de estas enfermedades y exigiendo a sus profesionales altos niveles de capacitación en el manejo de dichos trastornos. En segundo término, que cada día más, los servicios de psiquiatría han de trabajar en estrecha colaboración con los de atención primaria a través del desarrollo de programas de intervención compartida centrados en las denominadas patologías psiquiátricas menores, pero también en las consideradas tradicionalmente como graves y discapacitantes. Finalmente, que dicha actividad se ha de centrar tanto en los aspectos terapéuticos como preventivos, asumiendo para ello planteamientos eclécticos en los que se combinen, desde una perspectiva multidisciplinar, aproximaciones biológicas, psicológicas y sociales.*

La consolidación de los presupuestos originales de esta obra ha ido pareja con el desarrollo, a lo largo de estos años, de avances muy significativos tanto en los conocimientos teóricos como prácticos relativos a la actividad psiquiátrica en la atención primaria, pero también en la capacitación de los profesionales que trabajan en nuestro país en este campo. Se entiende así que esta segunda edición del manual haya exigido una profunda revisión de sus contenidos y autorías. Así, aún cuando se mantiene en ella tanto la extensión, como la profundidad, y el enfoque centrado en la atención primaria, se ha procedido a actualizar de manera muy significativa sus contenidos, revisando además los capítulos dedicados a cada una de las seis áreas de que consta el manual: Extensión y naturaleza de la enfermedad mental en atención primaria (AP), Evaluación del paciente con trastornos mentales en AP, Clínica de la enfermedad mental en AP, Tratamiento y manejo del paciente con enfermedad mental en AP, Prevención de la enfermedad mental en AP, Implicaciones de la enfermedad mental en AP. En este sentido queremos señalar que mientras que se han reducido los capítulos de las áreas: Extensión y naturaleza de la enfermedad mental en AP, Implicaciones de la enfermedad mental en AP, se han aumentado de manera significativa los correspondientes a la Clínica de la enfermedad mental en AP. Este marcado incremento del área dedicada a la descripción clínica de las enfermedades mentales ha estado motivado, desde luego, por el avance del conocimiento en este campo, pero sobre todo por la creciente diversidad de trastornos psiquiátricos a los que el médico de atención primaria de nuestro país ha de prestar atención. En este sentido, la presencia de muchos de los nuevos capítulos clínicos ha sido la consecuencia de recomendaciones específicas de los propios profesionales de la atención primaria, que tienen que afrontar crecientes demandas de atención a dichas patologías.

Como hemos indicado, otro cambio significativo que presenta la nueva edición es el correspondiente a las autorías. Si bien en ella se ha respetado la filosofía de implicar a expertos no solo de la psiquiatría sino también de la psicología y sobre todo de la atención primaria, se ha procedido a disminuir de manera notable las contribuciones internacionales. El resto de los cambios han sido la expresión lógica de variaciones en los intereses profesionales, o de la emergencia de nuevos expertos en áreas específicas de la enfermedad mental en la atención primaria.

Nos parece también oportuno señalar que, como indicábamos en la primera edición, aún cuando este manual de Psiquiatría en Atención Primaria *está dedicado fundamentalmente a los profesionales de la atención primaria, no cabe la menor duda de que dadas sus características seguirá siendo de especial utilidad para los profesionales de la Psiquiatría y de manera especial para aquellos que trabajan en íntima relación con los servicios médicos y de atención primaria. La experiencia adquirida con la primera edición nos demuestra que su uso puede ser también provechoso para los estudiantes de Medicina, la mayoría de los cuales ejercerán su actividad como profesionales de la medicina en el campo de la atención primaria o de la especializada.*

Ha sido por lo tanto la elaboración de esta segunda edición del manual un proyecto complejo y ambicioso en el que han colaborado de manera muy significativa y con gran dedicación un gran número de profesionales. Por ello, nos parece obligado expresar aquí un sincero reconocimiento a la labor realizada por todos los expertos que han participado como autores en la elaboración de los distintos capítulos y también de manera muy especial a los profesionales de la psiquiatría y sobre todo de la atención primaria que con sus recomendaciones y sugerencias han contribuido al proceso de revisión que ha dado lugar a esta segunda edición del manual de Psiquiatría en Atención Primaria.

Santander, Julio 2007

Prólogo (Primera edición)

SIR DAVID GOLDBERG

Director of Research & Development
Institute of Psychiatry, King's College, London

Este libro constituye un buen ejemplo de una fructífera colaboración entre España y otros países de la Comunidad Europea dirigida a elaborar una obra en la que se integran toda una serie de capítulos que revisan el "estado de la cuestión" en un área de capital importancia para un eficiente sistema sanitario. En ella se realiza una cobertura exhaustiva de las principales temáticas que la integran, dedicándose una adecuada atención a la prevención y al tratamiento de aquellos trastornos psiquiátricos que comúnmente se ven en los servicios de atención primaria.

Podríamos clasificar los trastornos mentales en dos grandes grupos: en primer lugar, los trastornos que denominaríamos como "comunes" —tal es el caso de los cuadros ansioso-depresivos, las fobias, los trastornos de pánico, los problemas por consumo de alcohol y drogas, la fatiga crónica, el distrés, que se manifiesta mediante síntomas somáticos, y los trastornos de la conducta alimentaria—; y, en segundo lugar, los trastornos "graves", como la esquizofrenia, los trastornos bipolares y las demencias. El primer grupo suele ser tratado, casi totalmente, en el ámbito de la atención primaria, mientras que el segundo requiere de la involucración de un servicio psiquiátrico especializado, aun cuando su atención sea también compartida con los centros de atención primaria. Incluso en los Estados Unidos, que dedican a sanidad una mayor proporción de su PIB que los países europeos, y donde hay el doble de profesionales trabajando en salud mental, esta afirmación es también, en gran medida, cierta[1,2].

En la actualidad, España dedica mucho más presupuesto a sanidad de lo que hacía en el pasado, con un presupuesto que ascendió desde 265 millones de dólares en 1981 a 848 en 1991. En el mismo período, el presupuesto en el Reino Unido se ha duplicado, pasando de 525 hasta 1.035 millones de dólares. En ambos países, el gasto sanitario constituyó cerca del 6,6% del producto interior bruto durante 1991, un porcentaje bastante inferior que el destinado al mismo fin en la mayoría de los restantes países de la Comunidad Europea[3]. *Por lo tanto, es imperativo identificar aquellos métodos que resulten más coste-efectivos para atender a los enfermos mentales, y para garantizar que no dupliquemos innecesariamente los recursos dedicados a la asistencia sanitaria. En el Reino Unido, los servicios especializados de salud mental desarrollan su actividad junto con los de atención primaria*[4], *existiendo aproximadamente doce médicos generales por cada equipo de salud mental que incluya un psiquiatra. A la vista de los datos epidemiológicos relativos a la distribución de los trastornos mentales, no parece viable que los psiquiatras puedan proporcionar un servicio de consultoría directa a cada uno de los médicos generales; sin embargo, resulta esencial que en el seno de la atención primaria se instauren los mejores estilos de trabajo, y que los médicos generales puedan consultar a los profesionales de salud mental cuando lo precisen.*

Existen diversas maneras de conseguir que los servicios de atención primaria y los de salud mental trabajen en estrecha colaboración. Un ejemplo son los "planes de asistencia compartida" (shared care plans), *que son en realidad planes consensuados de asistencia que anticipan las futuras demandas a los servicios, especifican de manera clara las prescripciones farmacológicas y quien las ha realizado, y proporcionan información precisa sobre quién debe ser contactado ante una situación de emergencia.*

Los "profesionales-de-enlace" (linkworkers) *son miembros del equipo de salud mental (en el Reino Unido suele tratarse de enfermeras comunitarias) que realizan funciones de enlace con las plantillas de atención primaria y actúan como "diseminadores de información" sobre los métodos de trabajo más adecuados en salud mental. Esta tarea de proporcionar información actualizada acerca de la naturaleza de dichos métodos de trabajo está perfectamente conseguida en este libro, el cual es muy probable que se convierta en manual de referencia obligada en muchos centros de atención primaria del mundo de habla hispana.*

BIBLIOGRAFÍA

1. Regier D, Narrow W, Rae D, Manderscheid R, Locke B, Goodwin F: The de Facto US Mental and Addictive Disorders System. *Archives of General Psychiatry* 1993; 50:85-94.
2. Üstün B, Sartorius N: *Mental Illness in General Health Care*. Chichester, John Wiley, 1995.
3. Boerma W, de Jong F, Mulder P: *Health Care and General Practice Across Europe*. Utrecht, Nivel, 1993.
4. Goldberg D, Gournay K: The General Practitioner, the Psychiatrist and the Burden of General Health Care. Maudsley Discussion Paper No 1. London, The Maudsley, 1997.

Londres, Junio 1998

Prólogo (Primera edición)

AMANDO MARTÍN ZURRO

Coordinador General del Programa de Medicina de Familia y Comunitaria de Cataluña

Las múltiples evidencias demostrativas de la importancia central de la atención primaria y de la salud mental para los sistemas sanitarios no han conseguido hasta hace relativamente poco tiempo comenzar a cambiar la clásica tendencia de los responsables políticos, gestores, planificadores y de los propios profesionales sanitarios a infravalorar estos ámbitos esenciales de actuación en salud. En los últimos 15-20 años, se han afianzado en múltiples países procesos de cambio de los sistemas sanitarios en los que la atención primaria ha asumido un papel cada vez más sobresaliente en los terrenos asistencial, docente e investigador. Concretamente en España, se inició en 1984 una estrategia de reforma de la atención primaria que incluye reorientaciones significativas de sus objetivos, organización y contenidos técnicos y que todavía hoy no ha logrado implantarse en la totalidad del sistema público de salud; el grado de cobertura poblacional alcanzado por la reforma es diferente en las distintas partes del Estado español, pero la cifra promedio se sitúa en alrededor del 80-85%. El otro elemento del binomio inicial, la atención a la salud mental, todavía no ha logrado eliminar totalmente, al menos en nuestro país, una cierta imagen de "marginalidad" respecto al conjunto del sistema sanitario.

En un primer análisis de las interrelaciones entre atención primaria y salud mental se evidencia que estos dos ámbitos comparten, con mayor intensidad que otros, elementos conceptuales básicos entre los que podemos destacar los siguientes:

- *Atención integral e integrada de la persona, considerada en su globalidad y en el contexto cultural, familiar y social en el que se desarrolla.*
- *Importancia esencial de los aspectos relacionados con la comunicación con el paciente.*
- *Abordaje interdisciplinar de la atención de salud con el concurso necesario de diferentes tipos de profesionales.*
- *Intersectorialidad de muchas actuaciones, con implicación de recursos de otros ámbitos distintos al sanitario (educación, bienestar social, trabajo, justicia...).*
- *Papel relevante de las actuaciones dirigidas a la promoción de la salud y la prevención de enfermedades potencialmente irreversibles.*
- *Necesidad de generar potentes mecanismos de coordinación entre los diferentes tipos de recursos y dispositivos asistenciales que intervienen en los procesos de atención.*

Todos estos elementos, junto con la significación sociológica, clínica y epidemiológica de los problemas de salud mental, justifican el establecimiento de vínculos organizativos potentes entre los dos ámbitos y que tienen que construirse sobre cambios en la cultura de los profesionales de uno y otro campo que contemplen, por parte de los de atención primaria, un grado suficiente de sensibilidad para el trabajo en las esferas psicológica y social, con una competencia cada vez mayor para la prevención, diagnóstico y tratamiento de los problemas de salud mental más habituales. A su vez, los profesionales de salud mental deben incrementar su grado de implicación comunitaria y promover la coordinación de los recursos sanitarios y no sanitarios que intervienen en los procesos de atención, incluyendo a los propios equipos de atención primaria. Con esta perspectiva, no podemos dejar de mencionar el papel que han desempeñado en muchos lugares los programas de formación postgraduada de medicina de familia como impulsores de las interrelaciones asistenciales y docentes entre atención primaria y salud mental.

Sirva lo expuesto hasta ahora como preámbulo de salutación a la iniciativa del Prof. José Luis Vázquez-Barquero de editar una obra dirigida precisamente a facilitar el abordaje de los problemas de salud mental por el profesional de atención primaria. La estructuración del libro abarca los campos esenciales de interés de los componentes de los equipos de salud y sus contenidos han sido seleccionados con una perspectiva pragmática, integradora de las diferentes líneas conceptuales y técnicas vigentes en psiquiatría y psicología.

Una de las aportaciones importantes de esta obra se centra en la relevancia que concede a todos los aspectos relacionados con la prevención de la enfermedad mental.

Entre los autores que colaboran en el libro figuran profesionales de gran prestigio de diferentes países, y entre ellos se encuentran médicos de familia que han contribuido de forma decisiva con sus aportaciones científicas y trabajo cotidiano al desarrollo armónico del binomio salud mental-atención primaria.

Esta obra es una aportación de la mayor relevancia y utilidad para todos los profesionales interesados en mejorar su competencia en este ámbito y creemos sinceramente que se convertirá en un elemento de referencia obligado para el conjunto de las actividades de atención a la salud mental desarrollados en los centros y consultas de atención primaria.

Barcelona, Junio 1998

Prefacio (Primera edición)

José Luis Vázquez-Barquero

Catedrático de Psiquiatría
Universidad de Cantabria

No cabe la menor duda de que en los sistemas sanitarios avanzados la atención primaria está asumiendo crecientes responsabilidades en el diagnóstico, prevención y tratamiento de las alteraciones mentales. De esta forma para una gran mayoría de los enfermos psiquiátricos los servicios de atención primaria se han convertido no sólo en el punto de entrada al sistema sanitario, sino también en el principal medio donde las necesidades derivadas de sus trastornos son satisfechas. Todo ello ha ido parejo con la aparición de cambios significativos en el modo de entender la enfermedad mental por parte de la población general y también con el desarrollo de transformaciones muy profundas en la organización y actividad de los servicios psiquiátricos especializados los cuales, abandonando los antiguos hospitales psiquiátricos, han pasado a desempeñar su actividad asistencial en estrecho contacto con la comunidad, las agencias médicas, y de manera muy especial con la atención primaria.

Se entiende así la creciente necesidad de capacitar a los profesionales de la atención primaria para que satisfagan de manera adecuado las demandas sanitarias que la población con alteraciones psiquiátricas plantea y también, como no, a los profesionales de los servicios psiquiátricos especializados para que sean capaces de trabajar en íntima colaboración con ellos. Ahora bien, la capacitación y entrenamiento de dichos profesionales han de desarrollarse teniendo en cuenta las necesidades que este tipo de actividad plantea y no asumiendo que estas son equiparables a las del trabajo en los servicios psiquiátricos especializados. Y es con este pensamiento en mente que nos hemos planteado el presente libro: "Psiquiatría en Atención Primaria"*; y es este mismo punto de vista el que nos ha orientado en la selección de los contenidos a incluir en él, y en la elección de los autores que en él habrían de colaborar.*

Como el lector tendrá ocasión de comprobar, se incluyen en el libro contenidos teóricos pero también, y sobre todo, prácticos, relativos a: la extensión y naturaleza de la enfermedad mental; la evaluación y diagnóstico del paciente con trastornos psiquiátricos; la clínica psiquiátrica; la prevención, manejo y tratamiento de las alteraciones psiquiátricas, y; las repercusiones de la enfermedad mental. Y todo ello desde la perspectiva del trabajo en la atención primaria, y adoptando un punto de vista ecléctico en el que hemos pretendido que se integren de manera armónica los planteamientos biológicos, con los psicológicos y los sociales. Se trata por lo tanto de un proyecto ambicioso para el que hemos recabado la colaboración de un alto numero de expertos, tanto españoles como de otros países, en este ámbito de la actividad psiquiátrica en la atención primaria. Entre ellos hemos incluido, y esto es lo verdaderamente novedoso, tanto profesionales del mundo de la psiquiatría y psicología, como de la atención primaria, como de otras áreas de la salud, los cuales por lo tanto aportan una visión diferenciada, pero convergente, de este apasionante campo en el que la psiquiatría, la salud mental, y la atención primaria se entrecruzan.

Aun cuando "Psiquiatría en Atención Primaria" *tiene como destinatarios originarios a los médicos de atención primaria, consideramos que puede ser también de gran utilidad a todos aquellos otros profesionales que, procedentes de otros campos de la medicina y de las ciencias de la salud, tienen como elemento principal, o relevante, de su ejercicio profesional la atención a los problemas psiquiátricos en el seno de la atención primaria o de otros servicios médicos y sociales. Incluimos necesariamente dentro de ellos a los profesionales de los servicios psiquiátricos especializados los cuales podrán, sin duda, encontrar en este libro elementos de reflexión y ayuda para el ejercicio de su actividad de "enlace" en los servicios médicos y de atención primaria. Finalmente, es nuestra opinión que este libro podrá ser también especialmente provechoso para la enseñanza de la psiquiatría en nuestras facultades de medicina. Queremos en este sentido recordar que, como la OMS nos ha indicado ya en repetidos informes, el objetivo de la enseñanza de la psiquiatría en las facultades de medicina no es el de formar a futuros psiquiatras, sino a profesionales de la medicina y preferentemente a futuros médicos generales. Es por lo tanto lógico pensar que los contenidos de este libro deberían ajustarse más a dicha función que los de aquellos otros surgidos preferentemente para especialistas de psiquiatría.*

Por último, queremos señalar que siendo esta como ha sido una empresa ambiciosa y novedosa en cuanto a la filosofía y objetivos que la han guiado, ha tenido que demandar del Editor y de los propios autores un ejercicio de reflexión a cerca de cuáles son los conocimientos relevantes para el ejercicio de la actividad psiquiátrica en el seno de los servicios médicos y de atención primaria, un dedicado trabajo de elaboración de los materiales teóricos y prácticos y también un esfuerzo de coordinación e integración de los contenidos de cada uno de los distintos capítulos. A todo ello, autores y Editor, nos hemos entregado en los últimos meses, con la esperanza de que el esfuerzo sirva para avanzar en la atención a la enfermedad mental en nuestro país y en otros países de habla hispana.

Santander, Junio 1998

I.
EXTENSIÓN Y NATURALEZA DE LA ENFERMEDAD MENTAL EN ATENCIÓN PRIMARIA

1.1

La enfermedad mental en atención primaria: una perspectiva general

José Luis Vázquez-Barquero

INTRODUCCIÓN

El objetivo de un sistema moderno de atención a la salud mental es el de aportar estructuras asistenciales que, en una doble vertiente médica y social, satisfagan de manera integral las necesidades de tratamiento y prevención de la enfermedad mental, al menor coste posible y con los mínimos efectos de marginación y estigmatización. En este sistema, aun cuando los servicios especializados de salud mental ocupan una posición central, la atención primaria desempeña también un papel complementario. Ello es debido no solo a la posición que ocupa como primer nivel del sistema sanitario, sino también al hecho de que, al menos un tercio de los pacientes que establecen contacto con dicho nivel están afectos de una alteración psiquiátrica, siendo tan sólo un 5% de ellos referidos a los servicios psiquiátricos especializados[1-6]. En este sentido, Toft y cols.[6] analizando en Dinamarca 28 consultorios de medicina general encontraron que aproximadamente el 50% de los pacientes que establecieron contacto con la atención primaria, afectos de una nueva enfermedad, presentaban un diagnóstico psiquiátrico, describiendo el 65% de ellos una historia vital de alteración psiquiátrica. Los trastornos psiquiátricos más frecuentes eran los somatomorfos (35,9%) y los de ansiedad (16,4%) seguidos de los afectivos (13,5%). Además, un tercio de los pacientes psiquiátricos presentaban más de un diagnóstico.

Así, el médico de atención primaria, que hace tan sólo algunos años era visto como mero filtro de los pacientes psiquiátricos hacia los servicios especializados, se ha convertido en la actualidad en la figura clave para su diagnóstico y tratamiento. Gracias a este nuevo papel, nos encontramos con que en aquellos países con sistemas de atención primaria más desarrollados se dan: una mayor satisfacción de los pacientes con los servicios médicos, unos mayores niveles de salud de la población, un menor consumo de psicofármacos[7], y un menor número de ingresos psiquiátricos[8].

Este papel central que el médico de atención primaria está asumiendo en los sistemas sanitarios avanzados se refleja en el hecho de que, para la mayoría de los enfermos psiquiátricos, los servicios de atención primaria se han convertido no sólo en el punto de entrada al sistema sanitario, sino también en el principal medio donde las necesidades derivadas de sus alteraciones mentales son satisfechas. Hay que decir, en este sentido, que el hecho de que la mayoría de los pacientes psiquiátricos sean exclusivamente tratados en los servicios de atención primaria, obedece no sólo a cambios en las políticas sanitarias, o a una mayor disposición de los profesionales de la atención primaria a asumir el manejo de estos trastornos, sino también al hecho de que un alto porcentaje de estos pacientes se resisten a ser referidos a los servicios psiquiátricos especializados[1,2,4,9,10]. La confluencia de todos estos factores tiene como consecuencia que, aproximadamente el 25% de los pacientes atendidos en atención primaria presentan trastornos psiquiátricos bien definidos, aumentando esta cifra hasta el 50% si consideramos los trastornos psiquiátricos menores[6]. El impacto que tienen estas cifras sobre la atención primaria se hace evidente si consideramos que una gran proporción de estos pacientes sufren enfermedades mentales crónicas y gravemente incapacitantes[11], las cuales generan un alto consumo de recursos sanitarios[12]. Para enmarcar, en un contexto de política asistencial, el hecho de la creciente utilización de los servicios de atención primaria por parte de los enfermos con problemas psíquicos hemos de tener en cuenta varios aspectos:

— En primer lugar, las nuevas orientaciones en la política y gestión sanitaria que promueven el manejo inicial de los pacientes en el nivel más bajo de especialización que sea posible, potenciando así el papel de la atención primaria en el tratamiento del enfermo mental. Este hecho quedó reflejado en nuestro país en el proceso de la "reforma psiquiátrica" que, como es sabido, se inspiró en el informe de la *Comisión Ministerial para la Reforma Psiquiátrica*, publicado en 1985 por el Ministerio de Sanidad y Consumo[13].

— En segundo término, la nueva corriente asistencial, promovida por dicho proceso de reforma, que aboga por una desinstitucionalización del paciente psiquiátrico y por potenciar su integración en la comunidad. Elementos esenciales de esta nueva política sanitaria son tanto la creación de unidades de internamiento psiquiátrico en el hospital general y de centros comunitarios de salud mental, como la puesta en marcha de servicios alternativos en la comunidad. Y todo ello con el objetivo de satisfacer de manera global las necesidades sociosanitarias que los pacientes plantean, incluyendo, por ejemplo, las de reinserción sociolaboral y de alojamiento en residencias supervisadas. Como consecuencia de todo este desarrollo de servicios, el cierre de los hospitales mentales se ha planteado, no como un objetivo en sí de la reforma, sino como la consecuencia de su superación y sustitución por las nuevas alternativas asistenciales. Sin embargo y pese a las prometedoras previsiones iniciales de éxito lo cierto es que, como hemos verificado en un trabajo nuestro, el proceso de reforma psiquiátrica promovido en nuestro país no ha dejado de ser un proceso todavía inacabado en el que se detectan marcadas desigualdades inter-territoriales así como un deficiente desarrollo de los servicios comunitarios[14], hecho que por lo demás reproduce lo acaecido en otros países de nuestro entorno[15].

LOS CONCEPTOS DE "NECESIDAD", "DEMANDA" Y "UTILIZACIÓN DE SERVICIOS" EN ATENCIÓN PRIMARIA

Conviene que analicemos una serie de conceptos como son los de "necesidad", "demanda" y "utilización de servicios", dada su implicación para la atención primaria. Estos términos aportan una dimensión de política y gestión sanitaria a otro concepto, fundamentalmente epidemiológico, que es el de morbilidad. Basándonos en la formulación planteada por Mathew[16], podemos definir "necesidad", en el contexto médico-sanitario, como: *Aquella enfermedad o situación de minusvalía para la que es posible efectuar ofertas asistenciales o terapéuticas clínicamente efectivas y socialmente aceptables*. Se añade así al concepto de morbilidad, otra serie de valores que se refieren a aspectos tan fundamentales como: i) la susceptibilidad para recibir ayuda (es decir, recibir un adecuado tratamiento), desde el punto de vista de las características de la enfermedad y de la disponibilidad y accesibilidad de los recursos asistenciales, y ii) la aceptación personal y social de las medidas terapéuticas y de los servicios encargados de dispensarlas. Estos aspectos dependen de las propias actitudes de la población hacia la enfermedad mental y los servicios médicos y psiquiátricos. Las actitudes, por otra parte, están también condicionadas por una amplia serie de variables sociales y culturales.

Íntimamente relacionados con el concepto de "necesidad" se encuentran los de "demanda" y "utilización de servicios", que son esenciales para la comprensión del papel que la asistencia primaria desempeña en la atención a la enfermedad mental. "Demanda" hace referencia al autorreconocimiento o heterorreconocimiento de una "necesidad médico-sanitaria" y a su consiguiente articulación en una solicitud de ayuda médica, bien por parte del paciente o de una persona significativa de su entorno. En un sistema asistencial moderno y suficientemente desarrollado, toda "demanda", e idealmente toda "necesidad", ha de corresponderse con una utilización de los recursos asistenciales, que sea capaz de satisfacer las necesidades del individuo, al menor coste, y en el menor nivel de especialización posible. El componente de "menor coste" se justifica por sí mismo. El de "menor nivel de especialización" puede que precise una clarificación. Su relevancia se deriva del hecho de que mediante él se garantizan la optimización de los recursos sanitarios, el evitar una innecesaria "psiquiatrización" de los pacientes y el minimizar el estigma que tradicionalmente caracteriza a las alteraciones psiquiátricas, y que hace que, como menciona Mann[1], una gran mayoría de los pacientes con patologías psiquiátricas menores, fundamentalmente depresivas y de ansiedad, prefieran ser tratados en los servicios de atención primaria. Son precisamente estos dos componentes relativos al coste y al nivel de especialización los que justifican, en la opinión de la mayoría de los expertos, que la atención primaria haya de desempeñar un papel tan relevante en la atención a la enfermedad psiquiátrica.

La adecuada y eficiente utilización de los recursos sanitarios exige, desde nuestro punto de vista, una serie de requisitos que pasaremos a señalar: 1) la existencia de una necesidad real; 2) la presencia de un proceso de elaboración cognitiva y afectiva en el que dicha necesidad pase a ser reconocida por el individuo o por su entorno y valorada en su justa dimensión; 3) un proceso de evaluación en el que se decida cuál de las agencias asistenciales con capacidad potencial de satisfacer dicha necesidad, cumple el múltiple requisito de ser *accesible, efectiva, generadora del mínimo coste, y aceptable*; 4) que se establezcan la demanda y el contacto de manera adecuada y con el servicio más apropiado, y 5) que dicho contacto vaya seguido de una actuación tal que sea capaz de satisfacer las necesidades reales del individuo, minimizando el sufrimiento y el coste que tanto a nivel individual como familiar y social, conllevan la enfermedad y el propio tratamiento.

Este complejo proceso exige que toda condición morbosa, para ser adecuadamente resuelta, haya de configurarse inicialmente como una "necesidad" y de vehiculizarse a través de una "demanda", y una posterior "utilización de recursos". Conviene además tener presente que dicho proceso depende, como es logico, de la existencia de una enfermedad (bien sea ésta física o psíquica) pero también de condicionamientos socio-culturales, administrativos, e incluso político-ideológicos. En él el psiquiatra tiene un escaso papel que desempeñar, dependiendo la toma de decisiones fundamentalmente del paciente, la familia y, como veremos más adelante, los médicos de atención primaria. Los mecanismos que operan a lo largo de este proceso han sido magistralmente descritos por Goldberg y Huxley[9], en su ya clásica monografía; *Mental illness in the Community: the pathway to psychiatric care*. En ella nos proponen los autores un modelo explicativo con el que entender los flujos de la demanda y de la provisión de servicios en salud mental. En dicho modelo, a partir de la conceptualización de cinco niveles escalonados de localización y manejo de la enfermedad mental, se establecen cuatro filtros que es preciso superar para ir ascendiendo en la utilización de crecientes niveles de especialización en la atención psiquiátrica (fig. 1).

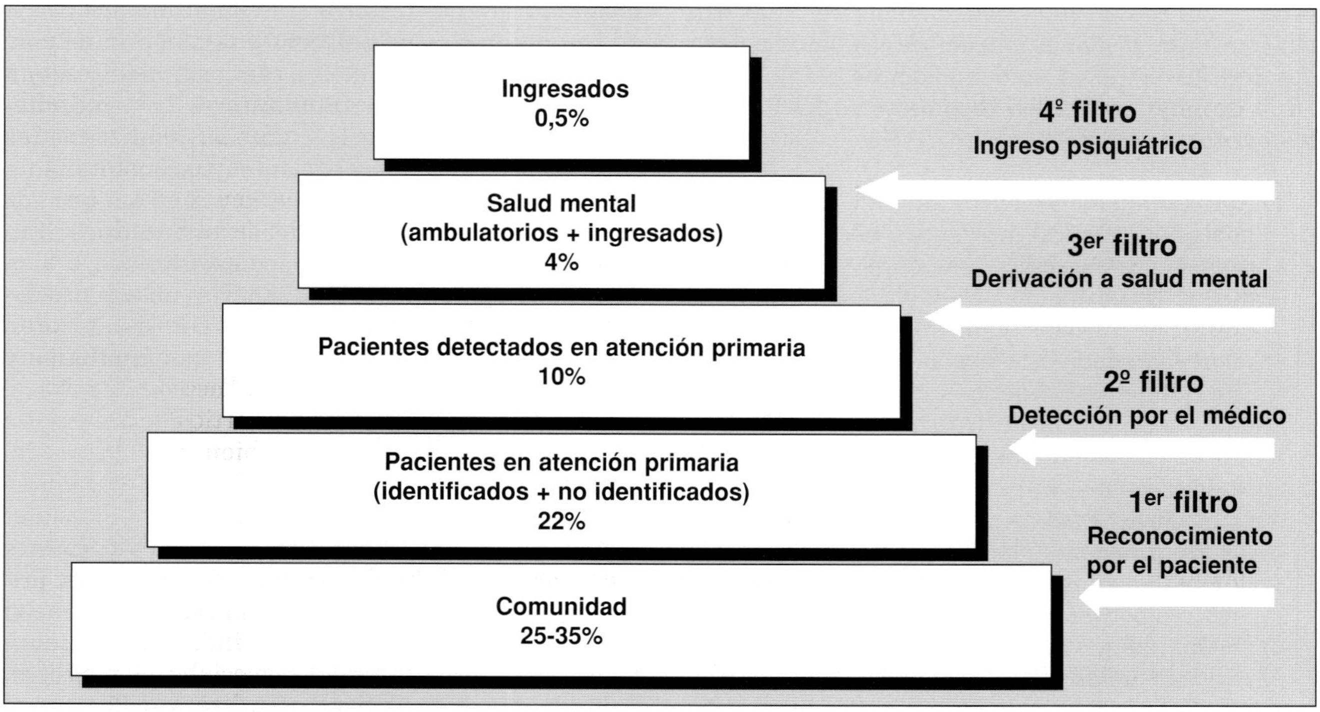

Figura 1. Modelo de Goldberg y Huxley con cinco niveles y cuatro filtros. Las cifras representan el porcentaje aproximado de pacientes en cada nivel tomando como referencia la población general.

La relevancia de este modelo para la atención primaria radica, como veremos a lo largo de este capítulo, en que a través de él podemos enmarcar la complejidad del quehacer del médico general en salud mental. Es por ello por lo que nos parece interesante esbozar a continuación alguno de los aspectos más significativos de este modelo, aun a pesar de que éste ya ha sido ampliamente difundido en nuestro país.

Introducción al modelo de Goldberg y Huxley sobre los flujos de la demanda en salud mental

Como hemos indicado, este modelo consta de una serie de niveles y filtros, los cuales pasaremos a resumir, dando así una visión global que permita contextualizar las informaciones más específicas que sobre algunos de sus elementos nos aporten otros autores en este libro.

Primer nivel

El primer nivel representa la morbilidad psiquiátrica existente en la comunidad. Como veremos con mayor detalle en un próximo capítulo de este libro, su prevalencia oscila en los diversos trabajos entre el 10% y el 30%. La patología psíquica en este nivel predomina en las mujeres y se asocia con la presencia de factores sociales de tipo negativo y, sobre todo, con la enfermedad somática[2]. Las conclusiones que podemos extraer de los datos aportados por los estudios epidemiológicos psiquiátricos en la comunidad pueden resumirse en los siguientes puntos:

1) Aproximadamente entre un 7% y un 15% de la población general presenta "necesidades" de atención psiquiátrica, siendo el porcentaje de dichas "necesidades" el doble en las mujeres que en los varones, y mayor conforme se incrementa la edad. Este hecho nos permite anticipar que, en situaciones idóneas de accesibilidad y aceptación de los servicios médicos, el número de demandas que cabe esperar por parte de la población general debería acercarse a estas cifras. Esto ha de ser tenido en cuenta en los programas de planificación asistencial y en la evaluación de la utilización de los servicios médicos por parte de la población.
2) Dichas "demandas" asistenciales son, en la mayoría de los casos, la expresión de una combinación de "necesidades" de índole física y psíquica, tendiendo con frecuencia a ser formuladas a través de síntomas o quejas somáticas[17].
3) Estas demandas, que deberían en gran medida ser atendidas en los servicios de atención primaria, están generando tan sólo en un reducido número de casos su primer contacto con los servicios psiquiátricos especializados. Ahora bien, como se ha podido constatar en distintos estudios, de los individuos afectos de patología mental existentes en la comunidad, tan solo un escaso porcentaje de ellos contactan con los servicios de AP. Así Bebington y cols.[17] Encontraron que de los pacientes afectos de cuadros neuróticos tan solo 1/3 consultaron con la atención primaria. Y similares datos fueron obtenidos por Verhaap y cols.[18] en un reciente trabajo en el que observaron que el 10% de los individuos afectos de patología psiquiátrica existentes en la comunidad no contactaron con los servicios de AP. Estos hechos revelan la magnitud de las necesidades no satisfechas existentes en la comunidad.
4) Esas "necesidades" y "demandas" están influidas por factores sociales y culturales, e incluso por la propia estructura y organización sanitarias.

En lo que se refiere al hecho de reconocerse como enfermo y a la búsqueda de ayuda (*primer filtro* de modelo de Goldberg y Huxley), ambos están condicionados por procesos dinámicos y de índole sociocultural. En ellos, las figuras clave son el paciente y las personas significativas de su entorno, quienes condicionan el patrón de *conducta de enfermedad* adoptado[18,19]. Los factores que condicionan el hecho de reconocerse como enfermo y también el acto de establecer contacto con los servicios médicos han sido estudiados por distintos autores[20-23] y recientemente por Meltzer y cols.[24] quienes analizando las razones por las que los pacientes no consultaban a su médico general en circunstancias en las que sus familiares pensaban que si deberían hacerlo, encontraron que los motivos principales eran que, o bien pensaban que nadie podía ayudarles en sus problemas o que ellos debían curarse por si mismo, o incluso por miedo "al que dirán", sus familiares y amigos.

Segundo nivel

El segundo nivel hace referencia a los pacientes que son atendidos en los servicios de atención primaria. Una vez establecido el contacto asistencial con este nivel, se incorpora en el diálogo del paciente con su entorno la figura del médico de cabecera, quien habrá de "certificar" el papel de enfermo del paciente. Esta labor no está exenta de complejidad, en parte por el hecho de que, aunque muchos de los pacientes con alteraciones psiquiátricas son conscientes de sus problemas psicológicos, la mayor parte de ellos tienden a expresarlos bajo la forma de síntomas físicos, pero también por la marcada interacción existente entre lo somático y lo psíquico. En este sentido, se ha podido comprobar que el sexo femenino y determinadas variables sociales de tipo negativo (ausencia de trabajo, clase social baja, etc.) condicionan de manera significativa la interacción entre lo somático y lo psíquico, dificultando aún más dicho proceso de reconocimiento[25]. Verhaak y cols.[18], analizando la manera como las características clínicas y sociodemográficas de los pacientes condicionaban el establecimiento de un diagnóstico psiquiátrico por el médico general, encontraron que de los pacientes afectos de una patología siquiátrica: el 10% no contactaron con el MG, el 40% visitaron al MG pero recibieron un diagnostico somático y tan solo el 50% recibieron un diagnostico psiquiátrico. Los trastornos afectivos eran más frecuentemente diagnosticados que los trastornos de ansiedad y lo problemas relacionados con el consumo de alcohol. Encontraron además que la probabilidad de recibir un diagnóstico se incrementaba con el número de contactos. A su vez, observaron que la capacidad del MG de establecer un diagnóstico psiquiátrico dependía en gran medida de que el paciente aportara de manera clara y explicita datos sugerentes de la presencia de patología.

Tercer nivel

El tercer nivel está integrado por aquellos pacientes que, hallándose en contacto con los servicios de atención primaria y padeciendo un trastorno mental, son correctamente identificados por el médico. Es esto último (la correcta identificación por parte del médico) lo que constituye el segundo filtro descrito en dicho modelo. La presencia de dicho filtro se asocia, como es lógico, a la existencia de un porcentaje de pacientes con patología psíquica que quedan sin ser identificados correctamente y que recibe el nombre de "morbilidad psiquiátrica oculta"[9], en contraposición con el de "morbilidad psiquiátrica conspicua", establecido por Kessel[26] para referirse a aquella que sí era correctamente identificada. La mayoría de los estudios desarrollados en atención primaria han demostrado que tan sólo entre un tercio y la mitad de los casos son reconocidos correctamente por el médico de atención primaria[6,27,28].

La naturaleza de este nivel, y los factores que condicionan el proceso de identificación de la patología mental por parte del médico de atención primaria se resumen en la tabla I. Dentro de ellos, como vemos, se pueden diferenciar:

i) Los factores relacionados con el paciente, entre los que se contemplan tanto sus características sociodemográficas como los aspectos clínicos. Dentro de estos últimos tenemos que decir que estudios recientes han demostrado que la discapacidad es un factor facilitador del diagnóstico de enfermedad mental en la atención primaria[29]. Aspecto este especialmente relevante sobre todo si consideramos que es precisamente la depresión y los trastornos de ansiedad los que se asocian a mayores cifras de discapacidad[30].
ii) Los relacionados con el médico, entre los que destacan su nivel de conocimientos sobre la enfermedad, pero de manera especial sobre su tratamiento y manejo. Además las actitudes del médico sobre el paciente, la patología mental y su tratamiento son también relevantes, al igual que lo es su habilidad para llevar a cabo una adecuada entrevista.
iii) Finalmente los aspectos relativos a la estructura, organización y funcionamiento de las unidades de atención primaria juegan también un papel significativo en el reconocimiento de la enfermedad mental por parte del médico general.

El reconocimiento de un paciente como afecto de patología mental es sólo un primer paso, al que han de seguir la adjudicación de un diagnóstico concreto y un tratamiento apropiado. Los problemas aumentan en este terreno, dada la relativa complejidad de la nosología psiquiátrica y, por otra parte, las peculiaridades que tienen los pacientes atendidos en atención primaria y que les diferencia de los atendidos a otros niveles. Por ello ha surgido la necesidad de desarrollar sistemas de clasificación específicos para la atención primaria. Ejemplo de esta necesidad fue la creación del sistema CIPSAP por la WONCA (Federación de Asociaciones Nacionales de Médicos de Atención Primaria) y, como veremos con detalle en el capítulo correspondiente de este manual, el desarrollo de versiones específicas para atención primaria de los sistemas nosológicos imperantes en la psiquiatría mundial CIE-10-AP y DSM-IV [31, 32]

A los problemas de identificación y diagnóstico descritos, se suman las posibles deficiencias existentes en el manejo de los pacientes, sobre todo en lo que se refiere a su tratamiento psicofarmacológico, las cuales como han demostrado Bebington y cols. afectan a un significativo número de pacientes[17]. Estos errores, que coexisten con el hecho de que los psicofármacos son, en muchos consultorios de atención primaria, la principal categoría de fármacos prescritos (alcanzan el 30% del global de las

Tabla I
Factores que influyen (favoreciendo) en el correcto reconocimiento de la enfermedad mental por parte del médico de atención primaria

Factores relacionados con el paciente		**Factores relacionados con el médico**	**Factores relacionados con el sistema sanitario**
Sociodemográficos • Sexo femenino • Edad media • No estar casado • Desempleo • Educación baja • No pertenecer a minorías étnicas	***Clínicos*** • Haber realizado consultas previas • Tristeza como síntoma • Ánimo no reactivo • Presentación con quejas psicológicas • Severidad global de la clínica • Comorbilidad • Peor funcionamiento global • Ausencia de enfermedad física	***Conocimientos*** • Sobre síntomas y tratamientos ***Actitudes*** • Mostrar interés • Preguntar por el ambiente del paciente • Ser sensible a pistas no verbales ***Habilidades de entrevista*** • Comenzar por preguntas abiertas • Preguntar por los sentimientos • Hacer comentarios empáticos	• Mayor tiempo disponible • Funcionamiento individualizado (*vs.* colectivo) • Financiación de “pago por consulta” (*vs.* “prepago”)

prescripciones en el estudio de Mann[1]), suelen ser el resultado o bien de la prescripción de dosis insuficientes del psicofármaco, o incluso de una tendencia a prescribir exclusivamente ansiolíticos para la mayoría de los trastornos psiquiátricos[33]. El sufrimiento psicológico y el consumo adicional de recursos médicos que los errores diagnósticos y terapéuticos generan se vuelven especialmente dramáticos al considerar que, con adecuados niveles de identificación y manejo, la mayoría de estos trastornos se resolverían adecuadamente en la atención primaria. Así, Tiemens y cols.[34] han demostrado, al menos para los cuadros depresivos, que la capacitación de los médicos generales en el reconocimiento, diagnóstico y tratamiento de los trastornos puede mejorar el curso evolutivo de los pacientes a corto plazo, especialmente en los cuadros de inicio reciente. No obstante los pacientes afectos de un cuadro de depresión crónica y recurrente parecen precisar de tratamientos más especializados tanto a corto como a largo plazo. Ahora bien, el reconocimiento en la atención primaria de un trastorno mental es una condición necesaria, pero no suficiente, para mejorar el curso evolutivo de los pacientes. Los estudios que analizan la asociación entre reconocimiento y curso evolutivo muestran resultados inconsistentes, sobre todo en los centrados en las patologías crónicas. Ello no ocurre sin embargo cuando se incluyen solo pacientes con un nuevo episodio y estudios en los que el reconocimiento fue seguido de un adecuado tratamiento. Ello demuestra que el reconocimiento, seguido de adecuado diagnóstico y tratamiento, en las fases tempranas de la enfermedad se asocia a un buen curso evolutivo de la enfermedad.

El reconocimiento de la trascendencia sociosanitaria de los problemas inherentes a este nivel ha propiciado el desarrollo de una serie de estrategias encaminadas a mejorar el diagnóstico y manejo de los trastornos psiquiátricos en la atención primaria. Estas estrategias se han centrado principalmente en: 1) la creación de sistemas nosológicos específicos para la atención primaria; 2) el desarrollo de programas educativos dirigidos a mejorar el reconocimiento de la enfermedad mental por parte de los profesionales que trabajan en estos servicios, y 3) la aparición de guías para el tratamiento de los pacientes con problemas psiquiátricos[35].

Cuarto nivel

El cuarto nivel representa a aquellos pacientes que se encuentran en contacto con los servicios psiquiátricos. Aun cuando en nuestro país el propio paciente puede todavía acceder directamente a los servicios especializados, y esto incluye también a los psiquiátricos, no cabe la menor duda de que el acceso a estos servicios depende de la referencia de los pacientes por parte de los médicos de atención primaria (que es lo que constituye el tercer filtro). Este hecho se ha evidenciado claramente en el trabajo sobre "rutas asistenciales" realizado bajo los auspicios de la Organización Mundial de la Salud en una amplia serie de países incluyendo el nuestro[36,37]. La figura 2 nos presenta los datos sobre las rutas asistenciales seguidas por los enfermos psiquiátricos de la población general de Cantabria.

Los datos de la figura 2, nos permiten concluir que: 1) para todas las patologías psiquiátricas, el médico general constituye la principal puerta de entrada al sistema sanitario, siendo esto especialmente claro en la patología "neurótica" (65% de los pacientes), en los trastornos del humor (56%) y en la esquizofrenia (47%), y 2) que en todas las patologías psiquiátricas (con la única excepción de los cuadros psicoorgánicos) el médico general es la principal fuente de referencia de los pacientes a los servicios psiquiátricos especializados[36,37].

Por lo tanto, la nueva realidad que surge de la creciente sofisticación de los servicios sanitarios y también de las presiones derivadas de los procesos de gestión de los recursos, sitúa a los médicos generales en la puerta de entrada de los pacientes a los servicios psiquiátricos especializados. Esta privilegiada posición que el médico de atención primaria ocupa en el sistema de la asistencia psiquiátrica, le obliga a actuar como filtro que establece cuáles son los pacientes que han de ser referidos a los servicios especializados y cuáles los que permanecen bajo su cuidado. La permeabilidad de este filtro está condicionada, entre otros, por: factores sociodemográficos, las características de la enfermedad, aspectos relacionados con los servicios psiquiátricos y de manera muy especial con las características del propio médico general (tabla II), siendo el papel que ejerce este último elemento especialmente significativo. Así, el trabajo llevado a cabo recientemente por Kravitz y cols.[38] ha evidenciado que la referencia de pacientes se dio con menor frecuencia entre aquellos médicos que presentaban mayores niveles de confianza y seguridad en sí mismos en el manejo de los antidepresivos, y eran más elevados en aquellos que soportaban una mayor carga administrativa o habían sufrido una experiencia personal de tratamiento psicoterapéutica por depresión.

Quinto nivel

El quinto nivel está representado por aquellos pacientes que son finalmente ingresados en unidades

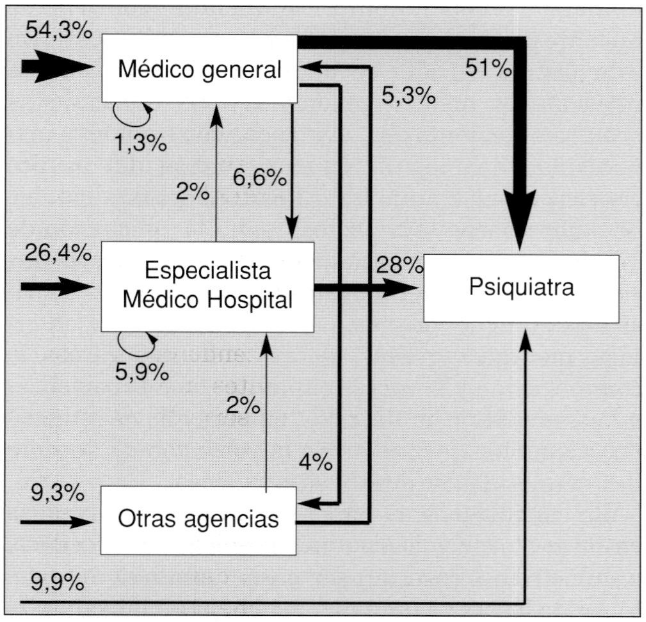

Figura 2. Rutas asistenciales globales de los trastornos mentales en Cantabria. Las cifras representan el porcentaje de pacientes que acceden por cada ruta. Tomado de Vázquez-Barquero y cols., 1993.

TABLA II

FACTORES QUE INFLUYEN EN LA DERIVACIÓN A LOS SERVICIOS ESPECIALIZADOS POR PARTE DEL MÉDICO (TERCER FILTRO)

Variables sociodemográficas Este filtro es más permeable a los varones, a los grupos de edad más joven, o a los niveles socioculturales altos.
Naturaleza de la enfermedad Es referida con mayor frecuencia, la patología psicótica, la asociada a alteraciones conductuales y los trastornos de personalidad. Lo son con menor frecuencia los trastornos ansiosos y depresivos leves.
Características del médico Tienden a referir con mayor frecuencia a los servicios especializados los médicos de mayor edad, los de las zonas urbanas, aquellos que han desarrollado actitudes negativas ante la enfermedad mental, o que poseen niveles de formación más bajos.
Características de los propios servicios psiquiátricos Se ve facilitada la referencia de los pacientes en aquellas áreas sanitarias donde se potencia el modelo de asistencia psiquiátrica comunitaria.

de internamiento psiquiátrico, bien se encuentren éstas situadas en el hospital psiquiátrico o en unidades psiquiátricas de un hospital general. Es precisamente en el acceso a este nivel donde el psiquiatra asume por primera vez un claro protagonismo, no desempeñando aquí ningún papel el médico de atención primaria (cuarto filtro). Las marcadas oscilaciones en los porcentajes de ingresos psiquiátricos existentes en los distintos países, o incluso en el caso de nuestro país en las distintas comunidades, muestra que el internamiento psiquiátrico depende no sólo de las características psicopatológicas de los pacientes, sino también de otro tipo de condicionantes. Entre ellos hay que destacar los condicionantes socioculturales, e incluso los relacionados con la política asistencial adoptada. Por ello, como indican Goldberg y Huxley[9], también el psiquiatra introduce una clara distorsión en este filtro. Como ocurría en los casos anteriores, ciertas formas de patología mental, sobre todo aquellas que se asocian a una mayor conflictividad o dificultad de manejo, tienden a pasar con mayor facilidad este filtro, al igual que ocurre con los varones, los pacientes de la clase social baja, o aquellos que se encuentran en situaciones de aislamiento o de falta de apoyo social. Es además importante tener en cuenta el efecto que en este filtro ejerce la política asistencial. Sobre todo, a la vista de que esta política camina hoy en día en el sentido de una progresiva eliminación de las hospitalizaciones psiquiátricas, sobre la base de su sustitución por el tratamiento en servicios alternativos de tipo comunitario.

Una extensión al modelo de Goldberg y Huxley

Conviene que aclaremos que el flujo de la demanda descrito, que progresa en el sentido de una búsqueda de servicios psiquiátricos cada vez más especializados, puede tomar un sentido inverso para descender a niveles más bajos de especialización. Así, una alternativa asistencial para el psiquiatra es la de remitir a sus pacientes para control y manejo a los servicios de atención primaria. Es, por lo tanto, desde nuestro punto de vista necesario introducir en el modelo de Goldberg y Huxley un nuevo elemento que nosotros definiríamos como "quinto filtro". Es éste nuevo componente el que regula las condiciones bajo las que los pacientes que son atendidos por los servicios psiquiátricos especializados son nuevamente remitidos, para su control ambulatorio y seguimiento, a los médicos de atención primaria. Este proceso está asumiendo un gran relevancia en el desarrollo actual de los servicios de atención primaria y cada día más, dichos servicios pasan a ser responsables (a veces a través de modelos de "tratamiento compartido") del seguimiento a largo plazo de cuadros psiquiátricos cuyo tratamiento fue inicialmente instaurado por los servicios psiquiátricos especializados. Esta actividad, como veremos en la sección de *prevención* de este manual, tiene además una gran importancia para la prevención de recaídas y, en última instancia, para la prevención de discapacidades. Llama la atención ver que, pese a su trascendencia, este elemento ha sido escasamente estudiado, desconociéndose tanto los factores que lo condicionan, como la naturaleza y las cifras de patología que en él se ven involucradas. Una aproximación al conocimiento de las cifras de pacientes implicados en este movimiento desde los servicios psiquiátricos especializados hacia los servicios de atención primaria la tenemos en el trabajo de Melzer y cols.[39]. En él se observa que cerca de un tercio de los enfermos psicóticos tratados en las unidades psiquiátricas pierden, al año de ser dados de alta, el contacto con los servicios psiquiátricos especializados y pasan a depender exclusivamente de su médico de atención primaria. Incluso en aquellas ocasiones en las que los servicios especializados continúan asumiendo el control de los pacientes, el médico general con frecuencia tiene un claro protagonismo a través de su colaboración en programas de "atención compartida" a dichos pacientes. De manera similar Lewin y Carr (1998)[40] han demostrado que un alto porcentaje de médicos generales (75%) se hacían cargo del tratamiento de pacientes psicóticos, de los cuales en los 2/3 el tratamiento era compartido con el especialista pero en el 1/3 restante era manejado de manera independiente, habiendo confirmado recientemente dichos autores estos resultados[41]. En este último estudio se demostró además que los roles de los médico generales y los especialistas eran complementarios, evidenciándose además una necesidad de mejorar la capacitación del médico general en el tratamiento farmacológico y manejo de dichos pacientes. Se llega así a la conclusión de que los servicios especializados han de mejorar las estrategias de intervención conjunta con los servicios de atención primaria en la atención a los enfermos mentales graves, sobre todo mejorando la comunicación y el acceso rápido de dichos pacientes a los servicios psiquiátricos, cuando ello es requerido, y también garantizando la provisión de adecuados niveles de asesoría y supervisión.

Si, como vemos, el papel de la atención primaria resulta relevante, para unos trastornos que, como la esquizofrenia, resultan ser paradigmáticos del quehacer de los servicios psiquiátricos especializados, la situación es todavía más manifiesta en aquellas patologías que se consideran más susceptibles de la actuación en atención primaria, como ocurre con los trastornos afectivos, los cuadros de ansiedad, los trastornos somatomorfos o los de adaptación, los cuales terminan generalmente siendo devueltos por el psiquiatra para su manejo y control en la atención primaria.

Finalmente, conviene que reflexionemos sobre el hecho de que con frecuencia en este proceso de referencia de los enfermos psiquiátricos a los servicios de atención primaria puedan tener una influencia decisiva factores distintos a los estrictamente ligados al proceso psicopatológico. Tal sería, por ejemplo, el caso de las actitudes y opiniones que los servicios especializados tengan acerca de la capacidad de las unidades de atención primaria para manejar adecuadamente la enfermedad mental, y también de la receptividad de los propios servicios de atención primaria a asumir dichas responsabilidades.

La integración de la atención primaria con los servicios psiquiátricos especializados

Como hemos visto, el modelo de Goldberg y Huxley describe de manera exhaustiva el papel central que el médico general asume en el proceso a través del que el individuo afecto de alteraciones mentales satisface sus demandas de atención psiquiátrica. De todo lo expuesto se deduce que el papel del médico general es esencial para minimizar el sufrimiento y los costes que la enfermedad mental genera en el paciente, la familia y a la sociedad, pero también para optimizar el funcionamiento de los recursos sanitarios. Su función en la identificación precoz y en el manejo de la psicopatología resulta además fundamental para la puesta en marcha de actuaciones preventivas en los distintos niveles de prevención primaria, secundaria y terciaria. Ahora bien, esta actuación preventiva del médico general deberá extenderse también a los individuos enfermos que, no siendo capaces de traspasar el primer filtro del modelo de Goldberg y Huxley, permanecen en la comunidad sin recibir el adecuado tratamiento psiquiátrico. Para ello, su labor preventiva deberá incluir programas educativos dirigidos a actuar sobre los mecanismos que condicionan el proceso a través del que la población identifica y asume la presencia de alteraciones mentales y, subsiguientemente, formula las pertinentes demandas de asistencia psiquiátrica.

Lo que queda todavía por definir con precisión, y de manera que sea aceptado por todas las instancias implicadas, es la naturaleza de las patologías sobre las que el médico de atención primaria ha de asumir este protagonismo. Podemos afirmar que los cambios ocurridos en los últimos años en las políticas sanitarias han promovido la aceptación generalizada de que asuman un papel relevante en el tratamiento de las denominadas "patologías psiquiátricas menores", incluyendo dentro de ellas fundamentalmente los trastornos adaptativos[42]. Sin embargo, la conveniencia de que estos profesionales se responsabilicen también del manejo de la globalidad de la patología neurótica sigue suscitando un amplio debate dentro del mundo de la psiquiatría, de la atención primaria, y también, cómo no, de la gestión sanitaria. Debate al que, aparte de razones científicas y éticas muy justas y razonadas, no le son ajenas también otras ligadas al reparto de las áreas de poder y de la adjudicación de recursos[26,43]. A este debate se han incorporado también en los últimos tiempos otros profesionales de la salud, como es el caso de los psicólogos, los trabajadores sociales o los *counsellors*, y también presiones provenientes del mundo de la industria farmacéutica. En relación con las psicosis y las patologías psiquiátricas mayores y de larga evolución, es aceptado hoy en día por un gran número de autores que la atención primaria desempeña un papel esencial, pero complementario, en el diagnóstico precoz de dichos trastornos, en su seguimiento a largo plazo controlando su estado psíquico y somático y promoviendo el cumplimiento terapéutico, y también en la prevención de recaídas. Para satisfacer dichos objetivos es primordial garantizar que la involucración de la atención primaria en el manejo a largo plazo de los pacientes psiquiátricos se lleve a cabo a través del "modelo de atención compartida" con los servicios especializados[44,45].

Ahora bien, en el ejercicio de todas estas funciones en salud mental, el médico de atención primaria no deberá actuar de manera aislada y descoordinado del resto del sistema de atención a la enfermedad mental. Ello implica que dichos servicios propicien el desarrollo de estrategias de enlace con los servicios psiquiátricos especializados, al tiempo que es esencial que en su quehacer los especialistas en psiquiatría asuman también como reto el trabajar en íntima colaboración con los servicios de atención primaria. Se entiende así que, paralelamente con el cambio ocurrido en los servicios de atención primaria, los servicios psiquiátricos de los países occidentales se hayan visto también sometidos a un proceso de transformación institucional. Dicho proceso se ha caracterizado fundamentalmente por el desarrollo de unidades de hospitalización psiquiátrica en los hospitales generales y por la creación de servicios comunitarios. Dentro de estos últimos, es de resaltar la creación de unidades de salud mental, encargadas de asumir como una de sus funciones prioritarias, precisamente, el trabajar en íntima colaboración con los servicios de atención primaria, a los que han de prestar asesoría y apoyo. Así, los especialistas en psiquiatría se están viendo obligados a desempeñar su actividad profesional en el seno de, o en estrecha colaboración con, los servicios de atención primaria. En este proceso de colaboración, el equipo de salud mental comunitaria, como se indica en el "Informe Kings"[46], debe identificar para cada centro de atención primaria a un "profesional responsable" que actúe como figura de enlace resolviendo los problemas que los enfermos mentales plantean, y ayudando a la formulación y desarrollo de los programas terapéuticos y, en general, facilitando la comunicación entre los profesionales de ambos equipos[47]. Unido a la designación de este profesional de enlace, los servicios especializados deben ser, además, conscientes de la necesidad de satisfacer los requerimientos básicos de los servicios de atención primaria (tabla III). A ellos, como vemos en la tabla, se incorporan no sólo exigencias de manejo rápido y eficiente de sus demandas de apoyo asistencial, sino también la necesidad de garantizar adecuados niveles de comunicación y supervisión. Las exigencias de comunicación y supervisión incluyen, entre otros, informes claros acerca de los objetivos del tratamiento y de las responsabilidades a asumir por cada una de las agencias y profesionales, guía acerca del manejo terapéutico de los pacientes, información sobre posibles predictores de las recaídas, o acceso a adecuados sistemas de información acerca de la enfermedad y su manejo[48]. Hay que señalar que otra posibilidad de integración de la atención primaria con los servicios especializados de salud mental es la que surge en torno al desarrollo de programas conjuntos de investigación en esta área de la enfermedad mental. Sobre todo cuando dichos proyectos se basan en la actividad clínica diaria y en la evaluación de la eficacia de los programas terapéuticos desarrollados.

Tabla III

Requerimientos del médico general con respecto a la actuación de los servicios psiquiátricos especializados (adaptado de Strathdee, 1992)[48]

- Escaso intervalo de espera entre la referencia de los pacientes y la consulta.
- Accesibilidad y posibilidades de comunicación.
- Información sobre la enfermedad y tratamientos existentes (a poder ser en forma de folletos o monografías).
- Normas y orientaciones claras con respecto al manejo de los pacientes.
- Especificación de los objetivos del tratamiento.
- Indicaciones acerca de la posible respuesta al tratamiento, complicaciones y efectos secundarios.
- Revisión al menos cada seis meses de los pacientes crónicos bajo su cuidado.
- Clara especificación del papel del especialista y del médico general en el tratamiento del paciente.

Por todo lo expuesto, es fácil de entender que el nivel de integración de la atención primaria con los servicios psiquiátricos especializados haya experimentado grandes y profundos cambios. Ello se comprueba, por ejemplo, en el hecho de que el porcentaje de centros de atención primaria que mantienen lazos con los servicios de salud mental se ha incrementado considerablemente, siendo, por ejemplo, este porcentaje todavía mayor en aquellos centros "detentadores de presupuesto" que en el Reino Unido poseen independencia administrativa y capacidad de compra de servicios (*fundholding practices*). Las implicaciones de esta nueva estructuración sanitaria, iniciada al principio de los años 1990 en el Reino Unido, en la que un alto porcentaje de recursos económicos es adjudicado a los centros de atención primaria dándoles independencia administrativa y capacidad de compra de servicios, para la organización de la asistencia en salud mental está todavía sujeta a una amplia controversia, la cual se escapa a los objetivos de este capítulo, y también necesitada de evaluación (para tener algunas perspectivas sobre este tema, véase[49]). Sin embargo, lo que es innegable es que la instauración de dicho modelo de gestión sanitaria ha generado un considerable incremento del número de los profesionales de la salud mental que trabajan en estrecha colaboración con los centros de atención primaria. Así, por ejemplo, en el estudio de Thomas y Corney[50] se indica que, dos años después de la implementación en 1990 en Inglaterra del "New Contract" para la atención primaria[51], un 48% de los médicos generales habían establecido algún tipo de vinculación con una enfermera psiquiátrica comunitaria, un 21% con una trabajadora social, un 17% con un *counsellor*, un 16% con un psiquiatra, y un 15% con un psicólogo, y a similares conclusiones se ha llegado en otros trabajos [52,53].

La integración de los profesionales de la salud mental en la atención primaria ha sido defendida por muchos autores, sobre la base de que con ello: i) se facilita el acceso de los pacientes al tratamiento de sus problemas psiquiátricos promoviendo sus tempranos diagnóstico y tratamiento; ii) se incrementa la involucración de las familias y la sociedad en su atención, disminuyendo los elementos de discriminación y estigmatización; iii) se mejoran el seguimiento y control a largo plazo de sus dolencias previniendo las recaídas, y iv) se incrementan los niveles de satisfacción de los pacientes, familias y profesionales de la salud mental. No obstante, hay que reconocer que existen también autores que plantean que dicha integración no deja de ser problemática. Primero, porque no está claro que no implique un incremento de los costes sanitarios, pero sobre todo ante el temor de que con ella se abandone la atención a los pacientes psiquiátricos más necesitados. Y finalmente porque, según algunos autores, la relación coste/eficacia a largo plazo de los tratamientos psiquiátricos realizados en atención primaria está todavía por demostrar[54,55], como lo están también las ventajas e inconvenientes de cada uno de los modelos de colaboración descritos para la integración de la salud mental con la atención primaria[39]. Finalmente, y como aportación más reciente a la controversia mantenida sobre integración de la salud mental en la atención primaria podemos decir que el trabajo de Reiss-Brennan[56] ha demostrado con rotundidad la conveniencia y viabilidad de dicha integración.

Modelos de integración de la atención primaria con los servicios psiquiátricos especializados

El estudio y descripción de la manera cómo los servicios psiquiátricos especializados deben integrarse con los de atención primaria para garantizar un eficiente manejo de los trastornos psiquiátricos, y el desarrollo de adecuados programas de promoción de la salud mental, han sido objeto de creciente interés por parte de los planificadores y gestores de la sanidad, pero también de los propios clínicos e investigadores. Tal es el caso, por ejemplo, de los tres modelos de integración propuestos, ya en 1981, por Williams y Clare[57], para explicar las posibilidades de interacción de los servicios especializados con los de atención primaria y que ellos definieron como: *"modelo de reemplazo"* en el que el psiquiatra se ve substituido por el médico general; *"modelo basado en el incremento de recursos especializados"* que posibilitaría la existencia de unos mayores porcentajes de pacientes referidos desde la atención primaria; y el *"modelo de consulta y enlace"* en el que se daría una integración funcional de ambos servicios. Sin embargo, las transformaciones ocurridas en la mayoría de los países occidentales en la gestión sanitaria, al menos en lo que se refiere a la asistencia psiquiátrica y la atención primaria, ha generado unas crecientes complejidad y variabilidad en los modos de cooperación entre ambos tipos de servicios. No obstante, aun reconociendo la gran diversidad de experiencias de interacción existentes hoy en día entre los servicios psiquiátricos especializados y los de atención primaria, pensamos que los elementos organizativos y estructurales que las caracterizan pueden quedar resumidas en una serie de modelos de integración, los cuales pasaremos a describir a continuación. Conviene, no obstante, decir que dichos modelos son, en realidad, formulaciones teóricas, lo cual implica que muchas de las experiencias de integración que se observan en la realidad de los servicios clínicos incorporan, en la práctica, características de distintos modelos.

El primer modelo, que ha resultado ser el paradigma de las nuevas tendencias de integración de la psiquiatría en la comunidad y en la atención primaria, es el que se desarrolla en el seno de muchos de los *"equipos comunitarios de salud mental"*. En ellos, los psiquiatras y trabajadores de la salud mental, aunque con responsabilidad específica sobre los problemas psiquiátricos de un área geográfica determinada, asumen también como una de sus obligaciones el desarrollar actividades de asesoría en los servicios de atención primaria con los que, por otra parte, han de trabajar en estrecha colaboración. Los niveles de integración observados en este modelo son variables, y dependen fundamentalmente de las políticas sanitarias imperantes en cada comunidad, y de los intereses de los profesionales que en ellos trabajan. En los niveles máximos de integración, que generalmente se dan cuando estos equipos están físicamente localizados en los centros de atención primaria[58], esta labor de asesoría y apoyo puede configurarse de tal manera que podemos ya hablar de un auténtico modelo de *"consulta y enlace"*, como el que más adelante describiremos.

El segundo modelo, que podríamos denominar *"consulta psiquiátrica ambulatoria en la atención primaria"*, ha sido sin duda el más frecuentemente utilizado en algunos países, como es el caso del Reino Unido (al menos hasta la implementación en 1990 del "New Contract"), aunque en el nuestro haya tenido un escaso desarrollo. Se caracteriza porque en él los psiquiatras pasan, de manera programada, visita regular en los centros de atención primaria, viendo los casos psiquiátricos nuevos y los seguimientos, de manera similar a como lo harían en los centros de salud mental[59,60]. En él el médico general y el psiquiatra trabajan, pese a su proximidad, de manera independiente, manteniendo sólo reuniones muy esporádicas y generalmente de carácter informal. En realidad, no se puede hablar en él de una auténtica integración de la psiquiatría y la atención primaria. No obstante su impacto en la atención integral a los pacientes con alteraciones psiquiátricas suele ser alto, en gran medida debido a la proximidad física que facilitan los contactos informales entre los psiquiatras y los profesionales de los centros de atención primaria.

El tercer modelo, es el que se podría denominar *"vinculación de un profesional de salud mental en los servicios de atención primaria"*. En él los servicios de atención primaria establecen vínculos directos y estables (en algunos modelos asistenciales a través de la "compra de servicios") con un profesional de la salud mental, generalmente distinto al psiquiatra (por ejemplo un psicólogo, asistente social, enfermero psiquiátrico), que pasa a trabajar directamente con ellos y con una dependencia siempre funcional y en algunos casos incluso administrativa. La labor que estos profesionales asumen oscila, dependiendo de los centros, entre una función de asesoría y apoyo en el diagnóstico y tratamiento de los pacientes con alteraciones psiquiátricas, generalmente de tipo neurótico, y la propia y autónoma responsabilización de su manejo[61]. Es éste el modelo adoptado en el Reino Unido por los centros de atención primaria con capacidad de compra de servicios (*fundholding practices*) mencionados previamente. Las ventajas e inconvenientes de la inclusión de estos profesionales y recursos económicos en dichos servicios de atención primaria, con el consiguiente (aunque no explicitado) detrimento de los servicios especializados, ha sido objeto de un profundo debate[42]. En este sentido, existe ciertamente la preocupación de que el traslado de los recursos de salud mental a estos centros de atención primaria con capacidad de compra de servicios, pudiera implicar una excesiva adjudicación de recursos a las patologías menos graves, generalmente transitorias y con buenos resultados terapéuticos a corto plazo (y, por lo tanto, con una alta imagen en términos relación coste/beneficio), en detrimento de la calidad de la asistencia a la patología psiquiátrica más grave y crónica y la cual, por su escasa respuesta a los tratamientos y altas exigencias de recursos sanitarios, tendería a quedar marginada y desatendida.

Existe un cuarto modelo que es el denominado de *"consulta y enlace"*. En él se hace un especial énfasis en el desarrollo de lazos estrechos entre los equipos de atención primaria y de psiquiatría. Para ello, el psiquiatra y otros profesionales del servicio de psiquiatría mantienen reuniones periódicas con el personal de atención primaria en las que se discuten los pacientes problemáticos, y a veces se les ve. El objetivo de este modelo es múltiple: i) desarrollar las capacidades del médico de atención primaria para identificar y manejar, de manera autónoma, a los pacientes con alteraciones psiquiátricas; ii) reducir el porcentaje de individuos afectos de alteraciones psiquiátricas menores y de patología neurótica, que son referidos a los servicios especializados, y iii) incrementar la temprana identificación de la patología psiquiátrica mayor por parte del médico general, facilitando además su referencia a los servicios psiquiátricos especializados, y su manejo conjunto a través de modelos de "tratamiento compartido"[62,63]. En sus formas más puras este modelo incorpora los elementos expuestos en la tabla IV[42].

TABLA IV
CARACTERÍSTICAS DEL MODELO DE CONSULTA Y ENLACE

- Se planifican contactos regulares —al menos uno al mes—, en el servicio de atención primaria, de uno o varios de los profesionales del servicio de psiquiatría (psiquiatra, psicólogo, enfermera psiquiátrica) con los profesionales de la atención primaria.
- Se discuten en las reuniones conjuntas los casos problemáticos, para posibilitar su manejo en atención primaria sin ser referidos a los servicios especializados.
- Se decide en las reuniones conjuntas qué pacientes han de ser referidos a los servicios especializados.
- Cuando se ha referido un paciente determinado al servicio especializado, se discute en las reuniones conjuntas la evolución del paciente, estimulando siempre que es posible la colaboración de la atención primaria en un "modelo de tratamiento compartido".

Finalmente, ante la gran complejidad de servicios y profesionales dedicados a la atención al enfermo mental el "National Institute of Clinical Effectiveness —NICE—", ha propuesto, recientemente, un nuevo modelo de interacción entre los distintos servicios que atienden a la enfermedad mental y que como es lógico afecta también a los de atención primaria; nos referimos al "Modelo de Atención en Escalones", en el que se trata de dar respuesta a las tres preguntas básicas que definen las distintas alternativas de interacción: ¿Quién es el responsable de la provisión de los cuidados?; ¿Qué tipo de cuidados se ofertan?; ¿En que nivel asistencial se ofertan los cuidados? Ejemplo, de la aplicación de dicho modelo la tenemos en la figura 3, elaborada para los trastornos depresivos, pero que como es lógico es aplicable al resto de las enfermedades mentales y en la que quedan explicitados para los distintos grados de severidad psicopatológica (leve, moderada, severa) y problemas relacionados (reconocimiento, prevención de riesgo vital) los tipos de intervención que se ofrecen y los dispositivos y profesionales responsables de la provisión de cuidados[64]. En este esquema, como ha demostrado la reciente revisión de la literatura realizada por Gensichen y cols.[65] para las depresiones, el "case management" resulta ser una modalidad de gestión de las intervenciones altamente efectiva en atención primaria. Sin embargo su alto coste no permite incorporarla como estrategia estándar en dichos servicios, precisando el desarrollo de modelos de intervención más "costeefectivos".

La formación continuada en salud mental del médico de atención primaria

Finalmente, tenemos que decir que el protagonismo que la atención primaria está asumiendo en la salud mental exige la puesta en marcha de programas de formación continuada de los profesionales encargados, en ese ámbito, del manejo de dichos trastornos. Esta necesidad ha sido ampliamente reconocida por las instituciones sanitarias e incluso

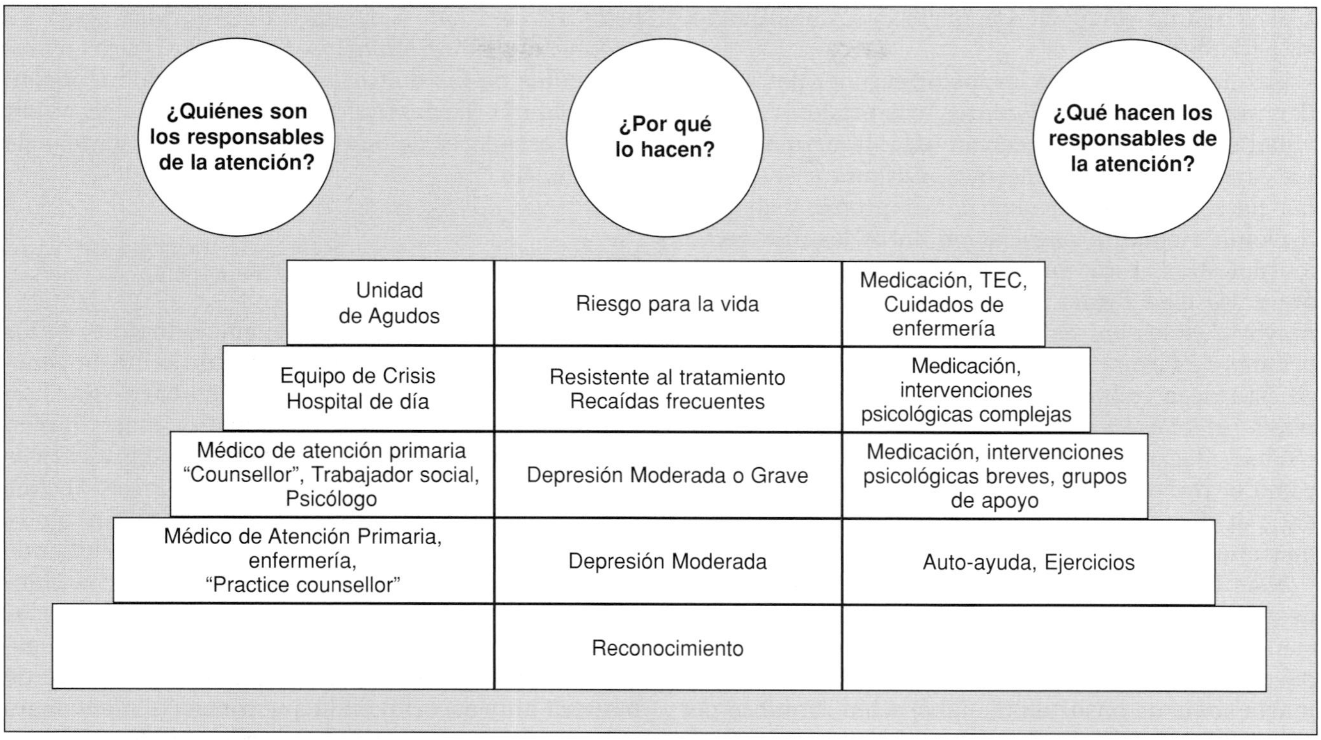

Figura 3. Modelo de atención psiquiátrica en escalones.

por los mismos médicos generales. Así, por ejemplo, en una encuesta realizada en nuestro país sobre las necesidades de formación en salud mental de los médicos de atención primaria, un 78% de ellos mostraron un alto interés por la formación en este campo[66].

En el mismo sentido, en 1992 el Real Colegio Inglés de Médicos Generales puso en marcha un programa nacional de formación en salud mental para los médicos generales, financiado por el Departamento Inglés de la Salud. En él tutores seleccionados en los propios centros de atención primaria, utilizando material didáctico especialmente diseñado para satisfacer las necesidades de cada centro, trataban de optimizar en los médicos generales la detección y manejo de las alteraciones psiquiátricas[67]. Un ejemplo similar, aunque dirigido a una patología específica, lo tenemos en la "Defeat Depression Campain", desarrollada en el Reino Unido por el *Royal College of Psychiatric* en asociación con el *Royal College of General Practitioners*[68,69] para optimizar el diagnóstico y tratamiento de la depresión.

La experiencia adquirida con estos modelos de programas de formación continuada, aparte de evidenciar la complejidad de su desarrollo, ha planteado una serie de interrogantes acerca de cuál ha de ser la metodología didáctica idónea para su implementación, y quiénes han de ser los docentes ideales. Tenemos que reconocer que la docencia de la salud mental a los médicos generales todavía descansa, en la mayoría de los países, y ello es aplicable también al nuestro, en docentes de los servicios especializados generalmente vinculados al mundo académico. Aunque esto garantiza un alto nivel de formación en las áreas docentes a impartir y en la propia actividad docente, tiene la desventaja de su posible desconocimiento de la realidad y necesidades de los servicios de atención primaria y de una cierta predisposición a repetir, en los programas de educación continuada para los profesionales de dichos servicios, los objetivos y técnicas docentes que se aplican en el pre-graduado. En este sentido, no hay que olvidar que, como Freeling[70] apunta, ambos niveles de educación pre-graduada y post-graduada persiguen objetivos muy diversos y precisan de técnicas docentes diferenciadas. Así, mientras que la educación pre-graduada está dirigida, fundamentalmente, a capacitar a los alumnos a descubrir lo que la medicina puede hacer por los enfermos, y a adquirir los conocimientos teóricos, las habilidades prácticas y las actitudes adecuadas, para desarrollar los niveles básicos de la actividad médica, sentando además las bases de futuros aprendizajes, los programas de educación médica continuada habrán de estar dirigidos preferentemente a transmitir habilidades más específicas cuya necesidad haya sido evidenciada por la experiencia clínica, e incluso a propiciar en los médicos en ejercicio el interés por identificar sus propias necesidades de formación, a través de una percepción más realista y objetiva, de su actividad clínica.

Así, la noción de que los médicos generales aprenden mejor en modelos docentes "orientados a su actividad", en los que la docencia está desarrollada por los propios médicos generales, dirigida a satisfacer las necesidades derivadas de su propio trabajo, y decidida mediante negociación entre los alumnos y los docentes, está tomando fuerza en los últimos años. De esta forma, se puede observar que en la mayoría de los países la implementación de los programas de formación continuada del médico general se esta desarrollando de acuerdo con dichos principios[66,71-73]. Pese a ello, la puesta en práctica de dichos modelos docentes no ha estado exenta de problemas, como el trabajo de Singleton y Tylee[71] se ha encargado de desvelar, exigiendo una re-evaluación de los distintos elementos didácticos que los integran.

Por todo lo expuesto, tenemos que concluir que, desde nuestro punto de vista y recogiendo la experiencia adquirida en este campo, el desarrollo de adecuados programas de formación en atención primaria se ha de basar en la elaboración conjunta por los servicios psiquiátricos especializados y los de atención primaria de programas que satisfagan las necesidades concretas de los profesionales que en ella trabajan, ajustándose por lo tanto a ellas en sus contenidos y técnicas docentes. En este contexto la selección de los docentes deberá hacerse en base a los objetivos concretos de cada unidad didáctica, de forma que para algunas de ellas los más adecuados serán los docentes procedentes de los servicios especializados y para otros los de la atención primaria. Y en todo caso, teniendo en cuenta que la docencia a estos niveles habrá siempre de ser vista como un proceso multidisciplinario, en el que se integren profesionales de las distintas disciplinas que trabajan en el campo de las enfermedades mentales, y por tanto poseedores de distintas tecnologías y áreas de experiencia.

CONCLUSIÓN

Las profundas transformaciones ocurridas en los últimos años en el sistema general de salud en general y en los servicios psiquiátricos en particular han hecho que los servicios de atención primaria hayan de asumir, cada día más, porcentajes significativos de la atención a los enfermos psiquiátricos. Dichas actividades que inicialmente se centraban en la patología psiquiátrica menor se están extendiendo también a la patología psiquiátrica mayor. Se plantea así la necesidad de garantizar que los servicios especializados y de atención primaria adopten eficaces estrategias de integración, que garanticen, de manera muy especial en lo que concierte a patología psiquiátrica severa, el desarrollo de "modelos de asistencia compartida". En él los servicios psiquiátricos han de hacer posible, no solo una facilidad de acceso en los procesos de derivación, sino también adecuados niveles de supervisión y consultoría. Para ello es esencial que los servicios de psiquiatría designen personal de referencia para el enlace con los servicios de atención primaria, y establezcan claros canales de comunicación. El desarrollo de programas de formación continuada "orientados a la actividad " resulta ser también relevante.

LECTURAS RECOMENDADAS

Goldberg D, Huxley P: *Common Mental Disorders: A Biopsicosocial Model.* London, Tavistock, 1992.

Se trata de una monografía en la que los autores, basándose en un previo y bien conocido libro suyo, construyen un modelo bio-psicosocial para los trastornos psiquiátricos comunes. Sus planteamientos son de sumo interés para los profesionales de la salud mental y los de atención primaria.

David Goldberg and Ian Goodyer (2005). The Origins and Course of Common Mental Disorders. Routtledge. Londres.

Se trata de una breve monografía en la que los autores describen con un estilo fácil e ilustrativo la naturaleza, causas y características de los trastornos emocionales y conductuales más relevantes en las distintas fases del ciclo vital. Aportan además un modelo explicativo relevante desde la perspectiva de la atención primaria, en el que analizan conceptos claves para la enfermedad mental como son los de: vulnerabilidad, desestabilización, resolución espontánea y prevención.

WHO Guide to Mental and Neurological Health in Primary Care (2º Edition). World Health Organization. Geneva, 2004.

Se trata de un manual conciso, actualizado y de fácil lectura, específicamente desarrollado para la Atención Primaria. En él se tratan aspectos relevantes para la comprension y el manejo de las enfermedades neurológicas y psiquiátricas.

BIBLIOGRAFÍA

1. Mann A: Depression and Anxiety in Primary Care: The epidemiological evidence. En: Jenkins R, Newton J, Young R (eds.): *The Prevention of Depression and Anxiety: The role of the primary care team*. London, HMSO, 1992.

2. Vázquez-Barquero JL: Mental Health in Primary Care Settings. En: Goldberg D, Tantam D (eds.): *The Public Impact of Mental Disorders*. Toronto, Hogree & Huber Publishers, 1990.

3. Vázquez-Barquero JL, Wilkinson G, Williams P, Díez-Manrique JF, Peña C: Mental health and mental consultation in primary care settings. *Psychol Med* 1990; 20:681-694.

4. Vázquez-Barquero JL, Díez-Manrique JF, Gaite L, Iglesias C, Artal A, Roberts SE, Wilkinson G: Why people with minor psychiatric morbidity consult a doctor. *Psychol Med* 1992; 22:495-452.

5. Vázquez-Barquero JL, García J, Artal J, Iglesias C, Montejo J, Herrán A, Dunn G: Mental health in primary care. An epidemiological study of morbidity and utilization of health resources. *British Journal of Psychiatry* 1997; 170:529-535.

6. Toft, T, Fink P, Oernboel E y cols.: Mental disorders in primary care: prevalence and co-morbidity among disorders. Results from the Functional Illness in Primary care (FIP) study. *Psychological Medicine* 2005, 35:1175-1184.

7. Starfield B: Is primary care essential? *Lancet* 1994; 344:1129-1133.

8. Williams P, Balestrieri M: Psychiatric Clinics in General Practice: do they reduce admissions? *British Journal of Psychiatry* 1989; 154:67-71.

9. Goldberg D, Huxley P: *Mental illness in the Community. The pathway to psychiatric care.* Londres, Tavistock / Routledge, 1980.

10. Goldberg D, Huxley P: *Common mental disorders. A biosocial model*. Londres, Tavistock/ Routledge, 1992.

11. Wells KB, Stewart A, Hays RD, Burnam A, Rogers W, Daniels M, Berry S, Greenfield S, Ware J: The functioning and well-being of depressed patients. Results from the medical outcomes study. *JAMA* 1989; 262:914-919.

12. Narrow WE, Regier DA, Rae DS, Manderscheid RW, Locke BZ: Use of mental services by persons with mental and addictive disorders. Findings from the National Institute of Mental Health Epidemiologic Catchment Area. *Archives of General Psychiatry* 1993; 50:95-107.

13. Ministerio de Sanidad y Consumo. Informe de la Comisión Ministerial para la Reforma Psiquiátrica. Madrid 1985.

14. Vázquez-Barquero JL, García J, Torres-González J: Spanish psychiatric reform: what can be learned from two decades of experience? *Acta Psychiatrica Scandinavica* 2001; 104 (Suppl 410):89-95.

15. Becker T, Vázquez-Barquero JL: The European perspectiva of psychiatric reform. *Acta Psychiatrica Scandinavica,* 2001; 104 (Suppl 410):8-14.

16. Mathew GK: Measuring needs and evaluating services. En: McLachlam G (ed.): *Portafolio for health problems and progress in medical care.* Sixth series. London, Oxford University Press, 1971.

17. Bebbington P, Meltzer H, Brugha TS y cols.: Unequal access and unmet need: neurotic disorders and the use of primary care services. *Psychological Medicine* 2000; 30:1359-67

18. Verhaak PF, Schellevis FG, Nuijen J y Volkers AC: Patients with a psychiatric disorder in general practice: determinant of general practitioner's psychological diagnosis. *General Hospital Psychiatry* 2006; 28(2):125-132.

19. Mechanic D: *Medical Sociology: A selective view*. New York, The Free Press, 1968.

20. Williams P, Wilkinson G, Arreghini E: The determinants of help-seeking for psychological disorders in primary health care settings. En: Sartorius N, Goldberg D, de Girolamo G, Costa e Silva JA, Lecrubier Y, Wittchen HU (eds.): *Psychological disorders in general medical settings*. Hogrefe & Huber Publishers, 1990.

21. Üstün TB, Sartorius N: *Mental Illness in General Health Care*. Chichester, John Wiley & Sons. On Behalf of the WHO, 1995.

22. Carr-Hill RA, Rice N, Roland M: Socioeconomic determinants of rates of consultation in general practice based on fourth national morbidity survey of general practices. *BMJ* 1996; 312:1008-1012.

23. Madianos MG, Madianou D, Stefanis CN: Help-seeking behaviour for psychiatric disorder from physicians or psychiatrists in Greece. *Social Psychiatry and Psychiatric Epidemiology* 1993; 28:285-291.

24. Meltzer H, Bebbington P, Brugha TS y cols.: The reluctance to seek treatment for neurotic disorder. *Journal of Mental Health,* 2000; 9:319-27.

25. Vázquez-Barquero JL, Peña C, Díez Manrique JF, Arenal A, Quintanal RG, Samaniego C: The influence of sociocultural factors on the interaction between physical and mental disturbances in a rural community. *Social Psychiatry and Psychiatric Epidemiology* 1988; 23:195-201.

26. Kessel N: Who ought to see a Psychiatrist? *Lancet* 1963; 1092-95.

27. Higgins ES: A review of unrecognized mental illness in primary care. *Archives of Family Medicine* 1994; 3:908-917.

28. Agüera LF, Reneses B, Muñoz PE: *Enfermedad Mental en Atención Primaria*. Madrid, Editorial FLAS COYVE, 1996.

29 Colliung S: The MaGPIe Research Group; Disability and the detection of mental disorders in primary care; *Social Psychiatry and Psychiatric Epidemiology* 2005; 40:994-1002.

30 Sanderson K, Andrews G: Prevalence and severity of mental health related disability and relationship to diagnosis. *Psychiatric Services* 2002; 53 (1):80-86.

31. CIE-10-AP. Capítulo 5: *Pautas diagnósticas y de actuación ante los trastornos mentales en Atención Primaria*. Madrid, Ed. Izquierdo SA, 1996.

32. American Psychiatric Association: *DSM-IV Atención Primaria*. Barcelona, Masson SA, 1996.

33. Vázquez-Barquero JL, Díez-Manrique JF, Peña C, Arenal A, Cuesta MJ, Artal JA: Patterns of psychotropic drug use in a Spanish rural community. *British Journal of Psychiatry* 1989; 155:633-641.

34.Tiemens BG, Ormel J, Jenner JA y cols.: Training primary care physiciams to recognise, diagnose and manage depression: does it improve patient outcomes? *Psychological Medicine* 1999; 29:4, 833-846.

35. AHCPR (Agency for Health Care Policy and Research): Depression Guideline Panel, US Department of Health and Human Services. Clinical Practice Guideline, Depression in Primary Care; Vol 2. Treatment of Major Depression. AHCPR Publication Nº 93-0551. Washington, DC: U.S. Government Printing Office. 1993.

36. Vázquez-Barquero JL, Herrera Castanedo S, Artal JA, Cuesta Núñez J, Gaite L, Goldberg D, Sartorius N: Pathways to psychiatric care in Cantabria. *Acta Psychiatrica Scandinavica* 1993 a; 88:229-234.

37. Vázquez-Barquero JL, Herrera Castanedo S, Artal JA, Cuesta Núñez J, Goldberg D, Sartorius N: Factores implicados en las "rutas asistenciales" en salud mental. *Actas Luso Españolas de Neurología y Psiquiatría* 1993 b; 21:189-203.

38. Kravitz RL, Franks P, Feldman M y cols.: What drives referrals from primary care physicians to mental health specialists? *Journal of General Internal Medicine* 2006, 21 (6) 584-589.

39. Melzer D, Hale AS, Malik SJ, Hogman GA, Wood S: Community care for patients with schizophrenia one year after hospital discharge. *British Medical Journal* 1991; 303:1023-1026.

40. Lewin, Carr VJ: Rates of Treatment of schizophrenia by general practitioners. *Med J Aust* 1998 168:166-169.

41. Carr VJ, Lewin T, Barnard RE y cols.: Attitudes and roles of general practitioners in the treatment of schizophrenia compared with community mental health staff and patients. *Social Psychiatry an Psychiatric Epidemiology* (2004) 39:78-84.

42. Gask L, Sibbald B, Cree F: Evaluating models of working at the interface between mental health services and primary care. *British Journal of Psychiatric* 1997; 170:6-11.

43. Morgan D: Psychiatric cases: an ethnography of the referral process. *Psychological Medicine* 1989; 19:743-753.

44. Kendrick T, Sibbald B, Burns T y cols: Role of general practitioners in the care of long-term mentally ill patients. *British Medical Journal* 1991; 302:508-510.

45. Verdoux H, Cougnard A, Grolleau S y cols.: How do general practitioners manage subjects with early schizophrena and collaborate with mental health professionals? A postal survey in South-Western France. *Social Psychiatry and Psychiatric Epidemiology* 2005; 4:802-98.

46. Kings M: (ed.): Shared care of patients with mental health problems. Report of a joint working group of the Royal College of Psychiatriscs and the Royal College of General Practitioners. (Occasional paper 60). London, RCGP, 1993.

47. Kerwick S, Goldberg D: Mental Health Care in the Community: What should be on the Agenda? (Editorial). *British Journal of General Practice, June,* 1997.

48. Strathdee G: Liaison between Primary and Secondary Care Teams Towards Early Intervention. En: Jenkins R, Newton J, Young R (eds.): *The Prevention of Depression and Anxiety: The role of the primary care team*. London, HMSO, 1992.

49. Ortún V, Gervás J: Fundamentos y eficiencia de la atención médica primaria. *Medicina Clínica* 1996; 106:97-102.

50. Thomas R, Corney RH: A survey of schemes linking mental health professionals to general practice in six district health authorities. *British Journal of General Practice* 1993; 42:358-361.

51. Department of Health. General Practice in the National Health Service: the 1990 Contract: The Government's Programme for Changes to GP's Terms of Service and Remuneration System: London Department of Health, 1989.

52. Sibbald B, Addington-Hall J, Brenneman D, Freeling P: Counsellors in England and Welsh general practices: their nature and distribution. *British Medical Journal* 1993; 306:29-33.

53. Green B: Developing a primary care and community psychology service. *Clinical Psychology Forum.* March 1994; 32-35.

54. Corney RH: Counselling in Primary Practice - does it work? Discussion Paper. *Journal of the Royal Society of Medicine* 1990; 83:253-257.

55. Gournay K, Brooking J: Community Psychiatric nurse in primary health care. *British Journal of Psychiatry* 1994; 165:231-238.

56. Reiss-Brennan B: Can mental health integration into primary care setting improve quality and lower costs? A case Study. *J Manag Care Pharm* 2006; 12 (2 Suppl), 14-20.

57. Williams P, Clare AW: Changing patterns of psychiatric care. *BMJ* 1981; 282:375-377.

58. Jackson MG, Gater R, Goldberg D y cols: A new community mental health team based in primary care. *British Journal of Psychiatry* 1993; 162:357-384.

59. Tyrer P: Psychiatric clinics in general practice: an extension of community care. *British Journal of Psychiatry* 1984; 145:9-14.

60. Bailey J, Black M, Wilkin D: Specialist outreach clinics in general practice. *British Medical Journal* 1994; 308:1083-1086.

61. Sibbald B, Addington-Hall J, Brenneman D y cols.: Counsellors in English and Welsh general practices: their nature and distribution. *British Medical Journal* 1993; 306:29-33.

62. Mitchell ARK: Psychiatris in primary health care settings. *British Journal of Psychiatry* 1985; 147:371-379.

63. Deys C, Dowling E, Golding V: Clinical psychology: a consultative approach in general practice. *Journal of the Royal College of General Practitioners* 1989; 39:342-344.

64. David Goldberg and Ian Goodyer: The Origins and Course of Common Mental Disorders. Routtledge. Londres, 2005.

65. Gensichen J, Beyer J, Uth M y cols.: Case management to improve major depression in primary health care: a systematic review. *Psychological Medicine,* 2006; 36:7-14.

66. Girón Giménez M, Montoya Rico L: Determinación de las necesidades de formación en salud mental en atención primaria a partir de una encuesta de opinión. *Atención Primaria* 1990; 7:714-719.

67. Secretary of State for Health: *The Health of the Nation.* London, HMSO, 1991.

68. Priest RG: A new Initiative on depression (editorial). *British Journal of General Practice* 1991; 41:487.

69. Paykel ES, Priest RG: Recognition and management of depression in general practice: consensus statement. *BMJ* 1992; 305:1198-1202.

70. Freeling P: Implications for General Practice Training and Education. En: Jenkins R, Newton J, Young R (eds): *The Prevention of Depression and Anxiety: The role of the primary care team.* London, HMSO, 1992.

71. Singleton A, Tylee A: Continuing Medical Education in Mental Illness: a paradox for general practitioners. *British Journal of General Practice* 1996; 46:339-341.

72. Coles C: Learned-centred education in primary care. *Postgraduate Education in General Practice* 1994; 5:19-25.

73. Muir Gray, JA: Continuing education:what techniques are effective? *Lancet* 1986; i:69-73.

1.2

Epidemiología de la enfermedad mental en la comunidad

JOSÉ LUIS AYUSO MATEOS, JESÚS ARTAL Y JOSÉ LUIS VÁZQUEZ-BARQUERO

INTRODUCCIÓN

En sus orígenes, la epidemiología se limitaba al estudio de las enfermedades infecciosas, extendiéndose posteriormente a todo el campo de la medicina. Su introducción dentro de la psiquiatría fue relativamente tardía, pero, en este campo, durante los últimos años las investigaciones epidemiológicas y sociales se han hecho imprescindibles, ya que no sólo permiten conocer los factores que intervienen en el origen y mantenimiento de la enfermedad mental, sino que, además, aportan información fundamental para la distribución de los recursos sanitarios, facilitando, a su vez, el diseño de estrategias preventivas y terapéuticas. La morbilidad psiquiátrica existente en la comunidad constituye la fuente directa de la patología atendida en los centros *de atención primaria (CAP)* y, por lo tanto, su estudio resulta imprescindible para comprender los procesos de filtraje que se producen en el desarrollo a través del que los individuos enfermos establecen contacto con la atención primaria, tal y como analizaron en su modelo ya clásico Goldberg y Huxley[1]. En este capítulo nos centraremos en la descripción de los resultados de la aplicación de la investigación en epidemiología al conocimiento de la morbilidad psiquiátrica en la población general y su relevancia para el análisis de las consecuencias sociales y económicas de los trastornos mentales.

Una de las dificultades propias del estudio de los trastornos psiquiátricos es la definición de *caso* y en ella radica la explicación de los resultados contradictorios obtenidos en los diversos estudios. Por lo tanto, resulta recomendable tener en cuenta el grado de similitud metodológica existente en los distintos estudios a la hora de establecer comparaciones. Para elaborar diagnósticos fiables, es necesario utilizar *criterios diagnósticos operativos* con los que se puedan determinar de manera válida la presencia, y en su caso el nivel de severidad, de un trastorno dado. Esto se consigue con las ya clásicas entrevistas psiquiátricas *Present State Examination (PSE)*[2] y *Diagnostic Interviw Schedule (DIS)*[3], así como con las más recientes, derivadas de ellas, *Schedules for Clinical Assessment in Neuropsychiatry*[4] *(SCAN)* y *Composite International Diagnostic Interview (CIDI)*[5], desarrolladas ambas por la *Organización Mundial de la Salud (OMS)*. Tanto en el *PSE* como en el *SCAN* la evaluación se realiza por personal clínico experimentado (psiquiatras, psicólogos clínicos). El *SCAN* es capaz de generar diagnósticos de la *Clasificación Internacional de Enfermedades de la OMS (CIE-10)* y del *Manual Diagnóstico y Estadístico de la Asociación Psiquiátrica Americana (APA) (DSM-IV)*. Por su parte, el *DIS* y el *CIDI* son administrados por personal no clínico, tras un período de formación específica.

En el presente capítulo revisaremos los estudios más importantes llevados a cabo durante los últimos años, con diseños fiables y utilizando fundamentalmente los instrumentos de evaluación psiquiátrica previamente mencionados. Centraremos nuestro interés en los aspectos referentes a la morbilidad psiquiátrica en España, dentro del contexto mundial, y su relación con factores sociodemográficos, estudiando por separado los trastornos que por su frecuencia (trastornos afectivos y ansiosos) o por su dificultad de manejo (demencias, trastornos psicóticos y abuso de sustancias) resultan de mayor relevancia en la atención primaria.

MORBILIDAD PSIQUIÁTRICA EN LA POBLACIÓN GENERAL

Inicialmente nos ocuparemos de la morbilidad psiquiátrica a nivel global, para después pormenorizar en los aspectos más relevantes de los tipos de patología observada con mayor frecuencia en los estudios comunitarios.

Patología psiquiátrica global

En la tabla I aparecen las tasas de prevalencia de trastornos psiquiátricos halladas en los estudios comunitarios nacionales e internacionales, realizados en las dos últimas décadas. Como vemos, las cifras oscilan a nivel general entre el 9 y el 29% para los estudios internacionales y entre el 11 y el 19% para los nacionales, apareciendo en todos ellos un predominio femenino que más tarde revisaremos.

La realización del *Epidemiologic Catchment Area (ECA)*[6] supuso un hito en la *epidemiología psiquiátrica*. Se estudiaron casi 20.000 personas en cinco comunidades diferentes de los EE.UU. (New Haven, Baltimore, Durham, St Louis y Los Ángeles). Se encontró que el 15% de la población tenía problemas mentales o abuso de sustancias. Los trastornos de ansiedad predominaban en las mujeres, y cuando el análisis se restringía a las categorías contempladas en los estudios europeos y australianos que usaban el *PSE*, los resultados eran similares a pesar de las diferencias metodológicas. De esta forma, el *ECA* se convirtió en la principal fuente de datos sobre trastornos mentales en los EE.UU. y en todo el mundo. Un paso más lo constituyó la realización del *National Comorbidity Survey (NCS)*[7], cuyas principales aportaciones respecto al *ECA* son: 1) los diagnósticos se realizan en él en base al *DSM-III-R*, incluyendo la información que permite ciertas comparaciones con el *DSM-IV* y la *CIE-10*; 2) además del cálculo de la prevalencia y la incidencia, analiza los factores de riesgo, y 3) el estudio se llevó a cabo en una muestra nacional representativa (no restringida como el *ECA*), permitiendo, por lo tanto, estudiar las variaciones interregionales y urbanas-rurales. Para una prevalencia de un año, las cifras generales del *NCS* eran concluyentes: casi el 50% de los participantes habían padecido *algún trastorno mental* a lo largo de su vida y cerca del 30% lo habían presentado en los 12 meses previos. Junto con el *trastorno depresivo mayor* y la *dependencia alcohólica*, los *trastornos de ansiedad* eran los diagnósticos más frecuentes. Estas elevadas tasas de morbilidad con respecto a los hallazgos de otros estudios se explican en buena parte por las diferencias metodológicas entre el *CIDI* que se usó en el *NCS* y otros instrumentos diagnósticos. También se han atribuido estas diferencias al uso de una muestra nacional, a la edad más joven de la muestra y al uso de factores de corrección para ajustar el sesgo de los individuos que se negaron a participar en el estudio.

Las tasas de prevalencia de la enfermedad mental en los estudios españoles realizados en Cantabria y Barcelona utilizando el *PSE-9* están en torno al 20% en las mujeres y al 8% en los varones (tabla I). Estas cifras son superiores a las obtenidas en Camberra y Londres, y similares a las encontradas por Mavreas y cols. en Atenas, utilizando el mismo instrumento diagnóstico en los tres casos. Las diferencias metodológicas quedan en ellos reducidas al mínimo. En estas circunstancias, la explicación posible para las diferencias de morbilidad radica en las variaciones existentes entre las comunidades anglosajonas y las de los países del sur de Europa, no sólo en cuanto a los factores culturales, sino también en relación con posibles cambios en la sensibilidad y especificidad con las que puede aplicarse un instrumento de origen anglosajón en la entrevista de poblaciones con otros códigos sociales y culturales.

Es sabido que los criterios de definición de un *caso psiquiátrico* del *CIS* son más laxos que los de otros instrumentos, por ejemplo, el *PSE* o el *SCAN*, lo que generaría cifras más altas de morbilidad psiquiátrica. Por lo tanto, pudiera plantearse que tales diferencias responden a variaciones reales de la morbilidad, aspecto éste que debería ser verificado en futuros estudios. Roca y cols.[8] hallan una prevalencia del 19,4% con criterios *DSM-III-R* y casi de un 22% con criterios *CIE-10* en Formentera utilizando el *SCAN*. Estas cifras son las más elevadas, con diferencia, de nuestro país y sólo están superadas por el estudio de Uganda con *PSE*[9]. Dejando aparte la posibilidad de que existan realmente tan importantes diferencias de morbilidad psiquiátrica en nuestro medio, conviene recordar que el *SCAN* es

TABLA I
PREVALENCIA DE PATOLOGÍA MENTAL SEGÚN EL SEXO EN DIVERSOS ESTUDIOS COMUNITARIOS INTERNACIONALES Y NACIONALES

Estudio	**Instrumento diagnóstico**	**N**	**Lugar**	**Prevalencia de patología**		
				Mujeres	**Varones**	**Total**
Henderson y cols.[59]	PSE-ID CATEGO	157	Camberra (Australia)	11,1	7,1	9,1
Orley y cols.[60]	PSE-ID CATEGO	206	Uganda	29,1	19,4	24,3
Bebbington y cols.[61]	PSE-ID CATEGO	310	Londres (Reino Unido)	14,9	6,1	10,5
Mavreas y cols.[62]	PSE-ID CATEGO	489	Atenas (Grecia)	22,6	8,6	15,6
Regier y cols.[6]	DIS DSM-III	1.857	EE.UU. 5 Centros	16,6	14,0	15,3
Lehtinen y cols.[63]	PSE-ID CATEGO	742	Finlandia	12,4	6,9	9,7
Kessler y cols.[64]	UM-CIDI DSM-III-R	8.098	EE.UU.	31,2* 47,3**	27,7* 48,7**	29,5 48,0
Demyttenaere y cols.[65]	DSM-IV	CIDI	14 países			4,3%* China 26,4%* EEUU
Vázquez-Barquero y cols.[66]	CIS ICD-9	415	Navarra	17,2	5,7	11,5
Vázquez-Barquero y cols.[17]	PSE-ID CATEGO	1.223	Cantabria	20,6	8,1	14,3
Herrera y cols.[67]	PSE-ID CATEGO	131	Barcelona	20,1	8,2	14,2
Seva y cols.[68]	CIS DSM-III	1.200	Zaragoza	14,0	8,8	11,8
Ortega y cols.[29]	CIS DSM-III-R	793	La Rioja	12,6	12,2	12,4
Roca y cols.[8]	SCAN DSM-III-R	697	Formentera	23,6	15,2	19,4
Haro y cols.[69]	CIDI	5.473	España	5,2	11,4	8,4%

PSE = Present State Examination.
CIS = Clinical Interview Schedule.
DIS = Diagnostic Interview Schedule.
UM-CIDI = University of Michigan Composite International Diagnostic Interview.
SCAN = Schedules for Clinical Assessment in Neuropsychiatry.

* Prevalencia en los últimos 12 meses.
** Prevalencia a lo largo de toda la vida.

capaz de detectar patologías que se escapan a otros instrumentos, incluido el *PSE*, como es el caso del deterioro cognitivo, los trastornos de alimentación o el abuso de sustancias. Las elevadas tasas de prevalencia obtenidas con el *CIDI* en EE.UU. (*NCS*) no resultan comparables a las españolas porque obtienen prevalencias anuales y a lo largo de la vida, pero debemos tener en cuenta también que este instrumento, a diferencia del *PSE*, *CIS* o *SCAN*, es administrado por personal no especializado, lo que tiende a aumentar las cifras de falsos positivos.

En fecha reciente se ha completado el estudio ESEMeD-España. Este es un estudio cuantitativo que forma parte del proyecto ESEMeD-MHEDEA sobre la epidemiología de los trastornos mentales llevado a cabo conjuntamente en seis países de la Comunidad Europea (Alemania, España, Francia, Holanda, Italia y Bélgica). Se trata de una encuesta personal domiciliaria realizada a una muestra representativa de la población española mayor de 18 años. Se excluyeron de la población de estudio las personas institucionalizadas (aquellos individuos viviendo en prisiones, hospitales, hoteles u otras instituciones) y aquellas que no hablaban español. El estudio es transversal y el trabajo de campo se realizó entre septiembre de 2001 y septiembre de 2002.

Con el fin de asegurar la representatividad de cada una de las comunidades autónomas y de tamaños de población, la selección de la muestra se realizó de manera estratificada por comunidad autónoma y tipo de municipio (menos de 10.000 habitantes, de 10.001 a 50.000, de 50.001 a 250.000 y mayores de 250.000 habitantes). El cuestionario utilizado es la versión del Composite International Diagnostic Interview (WMH-CIDI) desarrollada para la iniciativa de la OMS Encuestas de Salud Mental (WHO World Mental Health Surveys)[10]. La WMH-CIDI está estructurada en 38 secciones e incluye una versión revisada de la Composite International Diagnostic Interview[11], CIDI, junto con información sobre la discapacidad y calidad de vida, uso de servicios, tratamientos psicofarmacológicos y factores de riesgo. La CIDI está diseñada para ser administrada por entrevistadores legos en psiquiatría y obtener mediante la aplicación de algoritmos los diagnósticos de los trastornos mentales siguiendo las clasificaciones internacionales ICD-10[12] y DSM-IV[13]. Además de recoger información sobre la prevalencia e incidencia de los trastornos mentales, el estudio ESEMeD también recoge información en cuanto a utilización de servicios, y tipos de tratamiento. La tabla II refleja las prevalencias para los trastornos psiquiátricos más frecuentes en la población general europea y de otros países.

Trastornos depresivos

La investigación epidemiológica ha documentado una alta prevalencia de trastornos depresivos en la comunidad[1]. Se ha comprobado que la mayoría de los pacientes con trastornos depresivos son mujeres. Por otra parte, la historia natural de los pacientes deprimidos, a pesar del tratamiento, indica una alta proporción de cronicidad, recaídas y recurrencias. Thornicroft y Sartorius[14] en un estudio transcultu-

TABLA II
PREVALENCIA POR DIAGNÓSTICOS EN LOS DIVERSOS ESTUDIOS COMUNITARIOS INTERNACIONALES, UTILIZANDO INSTRUMENTOS ESTANDARIZADOS

Autor, lugar y año	Instrumento	Prevalencia (%)							
		Trastornos depresivos		Trastornos de ansiedad		Esquizofrenia y otras psicosis no afectivas		Abuso de alcohol y otras sustancias	
		V	M	V	M	V	M	V	M
Henderson y cols. (1977) Australia[59]	PSE	2,6	6,7	4,1	3,0	0,4	1,0		
Bebbington y cols. (1981) Inglaterra[61]	PSE	4,8	9,0	1,0	4,5	0,3	0,0		
Mavreas y cols. (1986) Atenas[62]	PSE	4,3	10,1	3,9	12,1	0,4	0,0		
Lehtinen y cols. (1990) Finlandia[63]	PSE	2,9	7,6						
Romanoski y cols. (1992) EE.UU.[70]	PSE	2,9	8,3						
Regier y cols. (1993) EE.UU.[71]	DIS	3,5	6,6	4,7	9,7	0,7	0,7	5,0	0,9
Kessler y cols. (1994) EE.UU.[72]	CIDI (un año)	8,5	14,1	11,0	22,6	0,5	0,6	14,1	5,3
Alonso y cols. (2004) 6 países[73]	CIDI (un año)	2,8	5,6	3,8	8,7		1,7	0,3	

PSE = Present State Examination.
DIS = Diagnostic Interview Schedule.
CIDI = Composite International Diagnostic Interview.

ral y multicéntrico de seguimiento durante 10 años comprobaron que 1/5 de los pacientes se recuperaban completamente, 1/5 evolucionaban hacia la cronicidad, y el resto presentaban periodos de recuperación y recaídas. El impacto de la patología depresiva sobre la comunidad es mayor que el de muchas enfermedades crónicas y su capacidad potencial para ocasionar un grave trastorno individual y social se puede equiparar a la del alcohol y el tabaco.

El interés por el estudio de las tasas de *prevalencia* de los trastornos depresivos data de hace varias décadas. A pesar del escaso grado de desarrollo metodológico existente en aquel entonces, se apuntaban claramente dos conclusiones que se verían confirmadas posteriormente: la prevalencia era mayor en la mujer, y los trastornos depresivos *endógenos* representaban sólo una pequeña proporción dentro del espectro depresivo. En una *segunda generación de estudios* epidemiológicos se estudiaron los síntomas y síndromes generales, mediante escalas sintomáticas, obteniéndose unas cifras de prevalencia para los síntomas depresivos de entre el 10-20% y valores más altos en el sexo femenino. Actualmente existen unos 50 instrumentos validados para la detección de patología depresiva. Dentro de las escalas autoaplicadas, las versiones del Cuestionario de Salud General (GHQ28; y GHQ12) y del Cuestionario para la Depresión de Beck (BDI) han sido ampliamente utilizadas a nivel internacional y nacional[15].

El interés por el estudio de los síntomas depresivos se ha renovado recientemente con el uso de *escalas auto-aplicadas*. Una de las razones ha sido que, utilizando datos de estudios epidemiológicos a gran escala como el *ECA*, se ha podido comprobar que la existencia de síntomas depresivos es un factor de riesgo a corto plazo para el desarrollo de episodios depresivos mayores. En los años 1970 y 1980 se desarrollaron trabajos comunitarios que ya incluían el uso de entrevistas psiquiátricas estandarizadas y criterios diagnósticos operativos de *caso*. Entre éstos destacan los que utilizan como instrumento de medida psicopatológica el *PSE* o el *DIS*, así como el *CIS* o el *SCAN* en nuestro país. Las cifras de prevalencia fluctúan entre el 2,9 y 4,8% para los hombres y entre el 7,8 y 10,4% para las mujeres con el *PSE*. Las cifras inferiores halladas en los estudios que utilizan el *DIS* se deben a que, al contrario que el *PSE*, este instrumento no incluye los trastornos depresivos menores. De cualquier manera, las tasas de prevalencia de depresión mayor encontradas con sendos instrumentos son similares, lo que confirma la fiabilidad de los dos sistemas. En Formentera se encontraron cifras de depresión en torno al 2,2% utilizando el *SCAN*, que es sensiblemente más baja que la encontrada en estudios previos realizados con otros instrumentos.

Con el objetivo de llevar a cabo un estudio epidemiológico específico sobre la prevalencia de los trastornos afectivos en la población general, incluyendo los trastrornos depresivos menores, nosotros llevamos a cabo el estudio ODIN[16], utilizando también el *SCAN*. La muestra de estudio está constituida por adultos entre 18 y 64 años recogidos en cinco países de la Unión Europea y seleccionada bien a través de los datos del censo municipal (Noruega, Finlandia y España), o a través de los registros de atención primaria (Gran Bretaña e Irlanda). Para la identificación de los casos de depresión se utiliza un diseño en dos fases; en la primera se usa un instrumento autoaplicado (BDI) para la selección de casos probables, seguido de una entrevista diagnóstica estructurada, el SCAN. La prevalencia de trastornos depresivos en el mes previo a la evaluación detectada en este estudio fue para varones de 1,1% y para mujeres de 2,9%. Estos datos son superponibles a los encontrados en el estudio ESEMeD-España y reflejan unas cifras de prevalencia de depresión sensiblemente más bajas en España que en el resto de los países europeos incluidos en el estudio ODIN.

Trastornos de ansiedad

El creciente interés por el estudio de los trastornos de ansiedad es debido, no sólo a las grandes demandas de atención sanitaria que estos trastornos plantean, sino también a la existencia de una gran variedad de tratamientos que pueden resultar efectivos, paliándose así su gran impacto, tanto en sufrimiento personal como en el funcionamiento y las repercusiones económicas sobre el individuo y la sociedad.

En primer lugar, conviene establecer una delimitación nosológica de los trastornos de ansiedad. Además de tener en cuenta el solapamiento de estos cuadros entre sí, debemos afrontar su frecuente *comorbilidad* con otros trastornos, especialmente la depresión. Desde el punto de vista nosológico, el espectro de trastornos incluidos en la categoría de *trastornos de ansiedad* tal como lo considera el *DSM-IV* (ansiedad generalizada, ataques de pánico, fobias y trastorno obsesivo-compulsivo) han sido el núcleo fundamental de investigación en los trabajos epidemiológicos más relevantes realizados en los últimos años. En las tablas I y II aparecen los estudios comunitarios europeos y españoles que utilizan *PSE, CIS o SCAN* como instrumento de evaluación. El diagnóstico, generado con *CIE-9*, arrojaba unas tasas de entre un 2 y un 8% de trastornos de ansiedad al cabo de un mes. El hecho de que los estudios de Cantabria y Atenas encontraran cifras similares, y el de Camberwell unos valores más bajos, se interpretó como debido al predominio de trastornos por ansiedad en las culturas mediterráneas, en contraste con el predominio de la depresión en el norte de Europa. En el estudio de Formentera aparece una prevalencia del 3,5% de trastornos de ansiedad aplicando criterios *DSM-III-R,* pudiendo explicarse las diferencias fundamentalmente porque el *CIS*, como ya hemos resaltado, utiliza criterios de *caso* bastante más laxos que el *SCAN*. Donde no existen discrepancias es en el absoluto predominio del sexo femenino en este tipo de trastornos, que se corrobora en casi todos los estudios.

En el *Estudio de Salud de Cantabria*[17], la *neurosis de ansiedad* presentaba unas cifras del 4,4%, la *neurosis fóbica* del 3,4% y la *neurosis obsesiva,* una escasa proporción del 0,1%, con clara preponderancia del sexo femenino en todos los diagnósticos. Con posterioridad, sobre todo en países anglosajones, se fueron desarrollando trabajos epidemiológicos que utilizaban el *DIS* o el *CIDI* como instrumento diagnóstico y el *DSM-III* de la *APA* como criterio nosológico. En general, las cifras son sensiblemente más altas que las reflejadas en los trabajos anteriores que utilizaban el *PSE*. Esto puede ser atribuido, no sólo al hecho de que el *DIS* sea administrado por personal no clínico, mientras que el *PSE* lo es por psiquiatras, sino también porque los criterios del *DSM-III* abarcan una gama más amplia de diagnósticos que la *CIE-9* (por ejemplo, el trastorno de pánico). EL estudio ESEMeD en la muestra española refleja unos resultados similares.

Esquizofrenia

Tradicionalmente, la epidemiología de la esquizofrenia ha sido objeto de una notable controversia, debatiéndose si el trastorno podía ser caracterizado o no por unas tasas de incidencia y prevalencia relativamente constantes tanto a través de las distintas poblaciones como a lo largo del tiempo. Los diferentes estudios realizados hasta la fecha han mostrado cierta convergencia —si bien harto moderada— en los resultados obtenidos, aun reconociendo la existencia de áreas geográficamente limitadas con cifras de prevalencia o incidencia muy superiores o muy inferiores a las consideradas como promedio. El estudio tomado habitualmente como referencia en la investigación epidemiológica de la esquizofrenia es el ambicioso proyecto de la OMS que realizó el seguimiento de muestras de 10 países diferentes entre los años 1978 y 1980[18]. Se estimaron distintas cifras de incidencia anual para la población —entre 15 y 54 años— de doce emplazamientos diferentes del mundo (Colombia, República Checa, Dinamarca, India —un área rural y otra urbana—, Irlanda, Japón, Nigeria, Rusia, Reino Unido, Estados Unidos —Honolulu y Rochester—) según dos criterios diferentes de esquizofrenia: una definición en sentido amplio (diagnóstico CIE-9) y otra estricta (mediante la herramienta CATEGO según los síntomas posteriormente incorporados a la CIE-10). Los resultados aparecen indicados en la tabla III.

Como los propios autores señalan, si se aplica una definición "amplia" del trastorno se obtiene una mayor variabilidad (sitúan la cifra de incidencia anual entre el 16 y el 42 por cada 100.000 habitantes, aproximadamente) hallándose diferencias significativas entre los distintos emplazamientos del estudio. Sin embargo, cuando es aplicado el criterio estricto, se obtienen resultados notablemente homogéneos, que situarían la cifra de incidencia anual

TABLA III

ESTUDIO DE 10 PAÍSES DE LA OMS. CIFRAS DE INCIDENCIA ANUAL DE ESQUIZOFRENIA (POR 1.000)[18].

País	Área	Definición "amplia"			Definición "estricta"		
		Hombres	Mujeres	Total	Hombres	Mujeres	Total
Colombia	*Cali*	0,14	0,06	0,10	0,09	0,04	0,07
República Checa	*Praga*	0,06	0,12	0,09	0,04	0,08	0,06
Dinamarca	*Aarhus*	0,18	0,13	0,18	0,09	0,05	0,07
India	*Chandigarh (área rural)*	0,37	0,48	0,42	0,13	0,09	0,11
India	*Chandigarh (área urbana)*	0,34	0,35	0,35	0,08	0,11	0,09
Irlanda	*Dublín*	0,23	0,21	0,22	0,10	0,08	0,09
Japón	*Nagasaki*	0,23	0,18	0,21	0,11	0,09	0,10
Nigeria	*Ibadan*	0,11	0,11	0,11	0,09	0,10	0,10
Rusia	*Moscú*	0,25	0,31	0,28	0,03	0,03	0,02
Reino Unido	*Nottingham*	0,28	0,15	0,24	0,17	0,12	0,14
Estados Unidos	*Honolulu*	0,18	0,14	0,16	0,10	0,08	0,09
Estados Unidos	*Rochester*	0,15	0,14	0,15	0,09	0,08	0,09

alrededor del 10 por 100.000. Por tanto, parte de la heterogeneidad observada en distintos estudios puede deberse a deficiencias en el sistema diagnóstico.

Jablensky[19] lleva a cabo, en una publicación posterior, una revisión de los principales estudios epidemiológicos realizados entre la década de los treinta y el año 2000. Obtiene estimaciones de prevalencia para países desarrollados que van desde un 2,4 a un 7,0 (puntual) y un 15,0 por 1.000 (vital). Para países en desarrollo, las cifras obtenidas son en promedio ligeramente inferiores, aunque se mueven entre extremos del mismo orden que en el caso de los países desarrollados: 1,4 y 7,1 por 1.000 (puntual). El autor considera que, atendiendo a los resultados obtenidos en estos estudios, puede aceptarse como válida una cifra de prevalencia situada entre el 1,4 y el 4,6 por 1.000. Respecto a la incidencia, Jablensky establece una distinción entre estudios sobre poblaciones europeas o norteamericanas y poblaciones asiáticas o caribeñas, si bien no pueden apreciarse grandes diferencias en cuanto a los resultados obtenidos en cada grupo: en el primero, las cifras oscilarían entre el 9-14 y el 54 por 100.000; en los países asiático-caribeños, se situarían entre el 17 y el 41 por 100.000. El autor concluye que la cifra de incidencia real podría situarse entre el 17 y el 54 por 100.000. Pese a que tanto en prevalencia como en incidencia las estimaciones más altas casi triplican las más bajas, podemos considerar que los resultados muestran cierto grado de homogeneidad, sobre todo teniendo en cuenta que en epidemiología el rango de variación para enfermedades no psiquiátricas suele ser de un orden mayor.

Dos revisiones sistemáticas más recientes realizadas por McGrath y cols.[20] y Saha y cols.[21] (centradas, respectivamente, en incidencia y prevalencia) muestran consistencia con las cifras propuestas por Jablensky con estimación obtenida para la incidencia es del 15,2 por 100.000. En cuanto a prevalencia, los resultados también coinciden a grandes rasgos con los obtenidos por Jablensky (prevalencia puntual: 4.56 por 1.000, anual: 3.30 por 1.000, vital: 4.00 por 1.000) aunque los autores advierten que, a la luz de estos datos, deberían cuestionarse algunas cifras tradicionalmente admitidas —como la que, según la cuarta edición del *Diagnostic and Statistical Manual of Mental Disorders* (DSM-IV), sitúa la prevalencia vital del trastorno entre un 0,5% y un 1%, pues resultaría demasiado elevada—. Un aspecto relevante del trabajo de Saha y cols. es la distinción que realizan, en función del rigor metodológico utilizado, entre estudios de calidad alta, media o baja. La cifra de prevalencia varía en función de cuál de estas categorías consideremos: 2,88 por 1.000 para estudios de baja calidad, 2,90 por 1.000 para los de media y 5,18 por 1.000 para los de alta. Los autores justifican las diferencias indicando que, cuanto mayor es la calidad del estudio, resulta esperable que éste identifique un mayor número de casos esquizofrénicos. Según este criterio, la cifra real de prevalencia podría estar más cerca del 5 por 1.000 que del 2 por 1.000.

En cuanto al estudio de los cambios en la incidencia de la esquizofrenia a lo largo del tiempo, no parecen existir datos concluyentes sobre la evolución del trastorno. El trabajo de revisión de Goldner y cols., ya mencionado, parece indicar que existe una cierta tendencia al aumento entre la década de los setenta y la de los noventa. Y a pesar de que buena parte de la literatura publicada defienda una reducción gradual[22,23], Boydell y cols.[24], en su estudio sobre la población inglesa de Camberwell a lo largo de treinta años, también llegan a una conclusión pesimista: durante ese período la incidencia del trastorno se ha duplicado y además la edad de brote se ha ido reduciendo progresivamente (observan que el incremento de casos es más significativo en la población menor de 35 años). Sin embargo, tampoco habría que excluir posibles influencias introducidas por el cambio en el tipo de criterio diagnóstico. Por ejemplo, Allardyce y cols.[25] realizan el seguimiento de la población en dos áreas del suroeste escocés —Dumfries y Galloway— entre 1979 y 1998, encontrando un declive significativo de la incidencia de esquizofrenia diagnosticada (entre 1979 y 1996 se utilizó el criterio CIE-9, de 1996 en adelante el CIE-10). Sin embargo, cuando se revisan los datos aplicando el algoritmo informático OPCRIT (*Operational Checklist for Psychotic Disorders*) según criterio CIE-10 o DSM-IV, no se aprecian diferencias significativas a lo largo del tiempo.

El número de estudios sobre la epidemiología de la esquizofrenia realizados en España es escaso, y en la mayoría de las ocasiones concentran su atención sobre áreas muy localizadas con un número reducido de casos. La aportación más completa corresponde al estudio de Vázquez Barquero y cols.[26] sobre el primer episodio de esquizofrenia entre la población cántabra. Los autores toman en consideración a todos los sujetos de la comunidad que contactaron por primera vez con un profesional psiquiátrico y recibieron el diagnóstico de esquizofrenia (DSM-III-R o CIE-9) durante un período de dos años (el estudio se inició en 1989). Las conclusiones que este grupo de investigadores alcanza respecto a la incidencia del trastorno en la comunidad cántabra se muestran coherentes con los datos disponibles a partir de estudios internacionales: la cifra estimada de incidencia es de un 19 por 100.000 (18,8 para los varones, 19,3 para las mujeres) para población en riesgo (definida por los autores como aquella con edades comprendidas entre los 15 y los 54 años). Si en lugar de este grupo se considera la población total, la incidencia caería a un 8,0 por 100.000 (8,4 para los varones, 8,0 para las mujeres). También se estima la cifra cuando el diagnóstico empleado es el S+ de la herramienta CATEGO. Para la población en riesgo, el valor de incidencia anual obtenido es de 13 por 100.000 (12,7 para los varones, 14,4 para las mujeres). Un dato a considerar es que los autores no encuentran diferencias significativas en la distribución por sexos del trastorno, hecho que contrasta con los resultados de los estudios anteriormente citados. Sí que las hallan, por el contrario, en la distribución de ambos sexos en relación con el tipo de entorno: en entornos rurales, el número de mujeres que desarrolla el trastorno resulta significativamente mayor que el número de hombres. Respecto a la edad de inicio, en el estudio de primeros episodios de Cantabria la muestra seleccionada presentó una edad media de 26 años con diferencias significativas en función del sexo (24 años fue el promedio para los varones y 27 para los mujeres). Los autores afirman que las edades se encuentran por debajo que las que suelen aparecer en estudios de "primera admisión", pero del mismo orden que las obtenidas en los estudios de "primer contacto".

El número creciente de registros de casos que han ido surgiendo en España a lo largo de los últimos años aporta una nueva perspectiva a la investigación epidemiológica y permite una estimación más fiable de las cifras reales del trastorno esquizofrénico en nuestro país, si bien, al menos por el momento, no existe ningún registro que abarque el territorio nacional al completo. Los resultados obtenidos en 1998 se muestran coherentes con los valores habitualmente asumidos de prevalencia mundial, pues se mueven en entre el 2 y el 4,5 por 1.000.

Consumo de alcohol

La *Encuesta Nacional de Salud (ENS)*[27] que viene realizando el *Ministerio de Sanidad y Consumo (MSC)* sobre el total de la población española hizo patente un marcado predominio masculino en todas las formas de consumo excesivo de alcohol. Los estudios realizados en las distintas comunidades españolas corroboran estos hallazgos, siendo equiparables a los de otros países occidentales. Además de las encuestas nacionales, disponemos de información a partir de estudios epidemiológicos detallados a nivel regional. Un ejemplo de ello es el estudio de Díez-Manrique y cols. en el total de la población de Cantabria, donde la prevalencia de consumo habitual excesivo de alcohol fue de 0,22% para las mujeres frente al 14,36% en los varones[28], o por Ortega y cols. en La Rioja, donde el 8,8% de los varones y el 0,8% de las mujeres son consumidores excesivos de alcohol[29]. Paralelos resultados se obtienen en la población general en Sevilla en los estudios llevados a cabo por Gilli y cols.[30], donde casi un 20% de los varones entre 18 y 65 años cumplen dos o más criterios del síndrome de dependencia alcohólica descrito en la *ICD-10*. En términos generales, se puede decir que la *ratio* varón: mujer para bebedores moderados es de 3:2 y para bebedores excesivos de 5:1, encontrándose en los casos de alcoholismo en torno al 14:1.

Consumo de otras sustancias

El componente de legalidad o ilegalidad de las sustancias de abuso hace que se generen dinámicas sociales y actuaciones médicas y legales muy diferenciadas. En los estudios realizados en nuestro país se comprueba que el uso de drogas como *cannabis*, heroína, cocaína, analgésicos morfínicos, inhalantes y alucinógenos es más frecuente en los varones que en las mujeres, con razones de prevalencia de consumo varón: mujer entre el 4:1 y 7:1[27]. Por el contrario, el empleo de sustancias psicoactivas medicalizadas (tranquilizantes, analgésicos comunes e hipnóticos) resulta ser más frecuente en las mujeres que en los varones en la práctica totalidad de los estudios[31]. Aun cuando el desarrollo de psicopatología debería ser la causa principal del consumo de psicofármacos, lo cierto es que un alto porcentaje de su prescripción está asociada a patología física. Los estudios en la población general revelan bajas cifras de consumo de psicofármacos en las mujeres en ausencia de patología tanto física como psíquica (1%), alcanzando cifras similares en presencia de cualquiera de ambas, de forma aislada (17-18%) y produciéndose un dramático aumento cuando ambos tipos de trastornos se asocian (36%).

El análisis de los pacientes que acceden a los servicios dedicados al tratamiento de las adicciones proporciona una información muy útil, aunque sesgada, acerca del consumo de drogas. Los datos aportados por el *Sistema Estatal de Información sobre Toxicomanías*[32] *(SEIT)*, en relación con el inicio del tratamiento revela que la proporción de mujeres es del 20%, aumentando al 29% en los grupos de metadona. En estudios llevado a cabo en unidades con programa de antagonistas opiáceos, se observa un discreto aumento del porcentaje de mujeres con respecto a los varones.

El análisis de la Encuesta Domiciliaria sobre Abuso de Drogas en España[33] revela que: 1) las drogas de mayor consumo en nuestro país son, por este orden, alcohol, cannabis, hipnosedantes, cocaína en polvo y éxtasis 2) las vías de obtención de las distintas drogas ofrecen diferencias, siendo la fuente de obtención más común de los tranquilizantes, hipnóticos y analgésicos (morfínicos y comunes) la prescripción médica, al contrario que en el resto, cuyas vías de obtención son extramédicas, y 3) existe una clara relación entre el tipo de droga y la motivación aducida para el consumo, diferenciándose dos bloques muy específicos, el uno compuesto por la asociación sustancia/medicamento y *motivaciones sintomatológicas* (dormir, calmar los nervios, calmar el dolor) y el otro integrado por la asociación de las *sustancias/droga* con motivaciones relacionadas con la necesidad de experimentación, huida, liberación, confrontación con la normativa social, y manejo de dificultades de integración grupal.

Deterioro cognitivo y demencia

La importancia social de la demencia se ha incrementado enormemente con el gran aumento de la expectativa de vida a nivel mundial, pero sobre todo en los países occidentales. Se calcula que para el año 2000 el número de personas mayores de 65 años alcanzará una cifra de 423 millones, perteneciendo a países en desarrollo casi el 50% de las mismas y siendo en los más ancianos donde el incremento de demencias será mayor. Un avance significativo en el estudio de la demencia, ocurrido en los últimos años, es el desarrollo de criterios diagnósticos estandarizados que hacen posible que los diferentes investigadores informen de sus hallazgos en términos nosológicos precisos que permiten establecer comparaciones fiables. Así, por ejemplo, la OMS ha publicado criterios para el diagnóstico de demencias, aplicables internacionalmente, en la *Clasificación Internacional de Enfermedades —CIE-10*, y la APA incluye también sus criterios diagnósticos en la *DSM-IV*.

Existen tres tipos de abordaje en la investigación de los trastornos cognitivos. En un primer caso, los investigadores evalúan a cada individuo por los resultados obtenidos en un breve test cognoscitivo, evitando deliberadamente realizar un diagnóstico. Este fue el abordaje utilizado en los estudios de la ECA[6], adoptándose como indicativo de *alteración cognoscitiva grave* una puntuación igual o menor a 17 en el *Mini-mental state examination (MMSE)* de Folstein[34]. Se supone que una gran parte de estas personas alcanzarían el mismo diagnóstico empleando otros criterios diagnósticos, como los de la *DSM-IV* o la *CIE-10*, pero resulta imposible precisar con exactitud dicha proporción. Un segundo abordaje es el uso de un examen estandarizado tras el despistaje inicial de la muestra. Tanto el *Geriatric Mental State Examination*[35], como el *Cambridge Mental Disorder of the Elderly Examination (CAMDEX)* de Roth y cols.[36], producen diagnósticos congruentes con la *CIE-10* o el *DSM-IV*. Finalmente, una tercera aproximación al estudio epidemiológico de la demencia es el desarrollo de un instrumento basado en los criterios de la *CIE-10* y la *DSM-IV*, de modo que cada uno de los elementos requeridos o de las características clínicas están cubiertos en el examen. El resultado ha sido *la Canberra Interview for the Elderly*[37] *(CIE)*, construida para su aplicación en estudios epidemiológicos sobre demencia, depresión y discapacidad en ancianos. Puede ser realizada por un entrevistador no experto, y se ha comprobado su validez y fiabilidad en varias series clínicas estudiadas por Mackinnon y cols.[38].

Se dispone de datos de prevalencia de la demencia en varias partes del mundo, entre las que se incluyen África, Australia, China, Europa, Escandinavia, Japón, la Federación Rusa, Norteamérica y Singapur, lo que nos permite llegar a las siguientes conclusiones: 1) la prevalencia de la demencia se duplica cada vez que se incrementa la edad en 5,1 años desde los 60 a los 90 años; 2) no se encuentran diferencias relevantes entre ambos sexos; 3) se aprecian ciertas diferencias de prevalencia entre las distintas comunidades, y 4) en Europa y Norteamérica la enfermedad de Alzheimer (EA) es más frecuente que la demencia vascular, siendo ésta mucho más prevalente en China, Japón y la Federación Rusa.

Mención especial merece el trabajo llevado a cabo en Aragón por Lobo y cols., específicamente sobre la epidemiología de las demencias[39] (tabla IV). En él se aplicaron a una muestra representativa de la poblacion general la versión española del *Geriatric Mental State (GMS)*, instrumento que ha demostrado ser altamente fiable para el estudio de las alteraciones cognoscitivas del anciano. Los resultados encontrados en dicho estudio revelaron una prevalencia global de las demencias del 6,84% para los varones y del 4,23% para las mujeres, siendo las cifras de demencias tipo Alzheimer en los varones del 4,79% y en las mujeres del 3,70%. La prevalencia total de demencias se situó en torno al 5,5%, muy similar a la encontrada por Seva y cols. en Zaragoza, aplicando el *CIS* con criterios *DSM-III*. Las altas prevalencias de cuadros de demenciación encontradas en la comunidad gallega son, sin lugar a dudas, consecuencia de haber utilizado para el diagnóstico de dichos procesos exclusivamente el cuestionario *MMSE* en su versión española. Dicho instrumento, como hoy en día se sabe, tiende a sobrediagnosticar las alteraciones cognoscitivas, no debiendo, por lo tanto, ser utilizado como único criterio para el diagnóstico de las demencias en la población general.

FACTORES SOCIODEMOGRÁFICOS

La identificación y estudio de las distintas variables asociadas a la enfermedad mental, constituye

TABLA IV
PREVALENCIAS DE DEMENCIA POR SEXOS OBTENIDAS EN LOS DIVERSOS ESTUDIOS COMUNITARIOS REALIZADOS EN NUESTRO PAÍS

Autor y año	**Lugar**	**Prevalencia de demencias (%)**		
		Varón	**Mujer**	**Total**
Vázquez-Barquero y cols. (1982)	Valle del Baztán (Navarra)	2,6	3,8	3,2
Mateos y Rodríguez (1989)	Comunidad Gallega	22,6	47,7	35,2
Seva y cols. (1992)	Zaragoza			5,0
Villaverde y cols. (1993)	Tenerife	0,3	1,2	0,8
Lobo y cols. (1995)	Aragón	6,8	4,2	5,5
Media total		**8,1**	**14,2**	**9,9**

otro de los objetivos básicos de la investigación epidemiológica. Por lo tanto analizaremos brevemente la influencia que algunos factores sociodemográficos significativos mantienen con la morbilidad psiquiátrica.

Sexo

Como ya hemos ido viendo a lo largo de este capítulo, se ha comprobado un claro predominio de trastornos psíquicos en las mujeres (tabla I), siendo con frecuencia su prevalencia el doble de la detectada en varones en casi todos los estudios. Si profundizamos en el estudio de este hallazgo sin embargo, encontraremos que la mayor vulnerabilidad de las mujeres a la enfermedad psíquica no ocurre en todas las categorías diagnósticas, sino a expensas de los trastornos depresivos y ansiosos. Por el contrario, en los cuadros de la esfera psicótica, tanto los trastornos esquizofrénicos como los trastornos bipolares, no se observan diferencias significativas. Finalmente, se ha observado una mayor vulnerabilidad de los hombres para sufrir trastornos de personalidad, consumo patológico de alcohol y otras sustancias y demencias.

Hace casi dos décadas, Weissman y Klerman revisaron las posibles causas de las diferencias sexuales en la patología depresiva, poniendo de relieve el papel que jugaban en ellas los factores socioculturales[40]. Posteriormente, en 1978, Brown y Harris proponían el ya clásico modelo de la *vulnerabilidad*. Este modelo, intentando explicar la mayor morbilidad del sexo femenino, postula la existencia de cuatro factores de vulnerabilidad (pérdida de la madre antes de los 15 años, presencia de tres o más hijos menores de 14 años en el hogar, falta de intimidad conyugal y ausencia de trabajo fuera de casa). Su contribución al desarrollo de cuadros depresivos es sólo posible cuando dichos factores se asocian a un factor precipitante (acontecimiento vital estresante). Sin embargo, este modelo no ha podido ser replicado en todas las comunidades investigadas. Este es el caso, por ejemplo, del estudio realizado por Vázquez-Barquero y cols. en Cantabria[17], donde se observó que la ausencia de trabajo fuera del hogar y la presencia de niños menores de 14 años actuaban en las mujeres como factores protectores. Este hallazgo fue interpretado como el resultado del papel que la maternidad y la ausencia de trabajo fuera del hogar desempeñaron en la consecución de un alto nivel de valoración social en las mujeres de nuestro medio rural. Por el contrario, en los varones, el desempleo sí se asoció de manera significativa a mayores cifras de cuadros depresivos.

Hasta hace bien poco, la mayoría de los estudios tendían a presentar tasas de incidencia para la esquizofrenia discretamente más altas en los hombres. Sin embargo, el trabajo realizado por el Grupo de Mannheim parece haber demostrado que el predominio de los varones está relacionado con sesgos en la selección de la población, de forma que en la actualidad se tiende a considerar que la incidencia global de la esquizofrenia es similar en ambos sexos.

Las bajas cifras de consumo excesivo de alcohol encontradas en las mujeres no indican, en modo alguno, que el alcoholismo no sea un problema a tener en cuenta en ellas. Es más, podemos decir que en la mayoría de los estudios realizados en nuestro país se observa una incorporación creciente de las mujeres al consumo de alcohol, apareciendo un incremento significativo de su prevalencia en los grupos de edad más joven. Tal es el progresivo aumento del consumo de alcohol en las mujeres que al menos en la comunidad gallega, en las edades comprendidas entre los 16-20 años se dan porcentajes de consumo excesivo de alcohol similares para los dos sexos. Esta tendencia también ha sido observada en otros países europeos en los que, por ejemplo, el 25% de los alcohólicos de las grandes ciudades son mujeres. La creciente incorporación de las mujeres jóvenes a patrones de conducta alcohólica, tradicionalmente masculinos, se evidencia también en el análisis realizado en Cantabria sobre traumatismos craneoencefálicos y consumo excesivo de alcohol. En él se puso de manifiesto que, de manera similar a lo que ocurría en los varones, el 40% de los traumatismos craneoencefálicos en las mujeres se asociaban a un consumo excesivo de alcohol, dándose la mayoría de ellos en los grupos de edad más joven y durante los fines de semana.

Las diferencias varón/mujer en cuanto al consumo excesivo de alcohol se manifiestan también en las formas y modos de beber. Así, distintos autores han defendido que el beber femenino se caracteriza por: 1) ser más tardío en su aparición; 2) expresarse más a través de conductas solitarias; 3) estar más frecuentemente asociado a acontecimientos vitales estresantes, y 4) presentar un desarrollo más rápido de la enfermedad y de los problemas relacionados con ella. Además, se ponen de manifiesto diferencias en la búsqueda de ayuda, siendo las mujeres más proclives a hacerlo en las unidades de salud mental, y no en otras instancias públicas (centros de atención a problemas relacionados con el alcohol o para el tratamiento de abuso de sustancias, servicios de urgencias, centros de atención primaria).

En la población española, la utilización de drogas ilegales por las mujeres es un hecho relativamente reciente, afectando sobre todo a las más jóvenes quienes, como ocurría con el consumo de alcohol, tienden a equiparar sus patrones conductuales a los masculinos, aunque todavía sin alcanzar sus porcentajes de consumo. Como ya hemos indicado, las tasas de consumo de sustancias en las mujeres son claramente inferiores a las de los varones, tanto en lo que respecta a los estudios de población general, donde encontramos una razón varón: mujer que varía entre 7:1 y 4:1, como en los estudios realizados dentro de programas de tratamiento, en los que las mujeres no suelen constituir más que la quinta parte de los pacientes, aunque pasan del 25% en algunos estudios sobre metadona. En líneas generales, el consumo de drogas que implican una transgresión social y un marcado desarraigo y problemática psico-social predomina en los varones y, aunque en menor medida, también en las mujeres de edad más joven, mientras que el abuso que se da en un contexto socializado, generalmente medicalizado, y con buenos niveles de adecuación psicológica e integración social, ocurre en las mujeres de edades más avanzadas. Un tipo específico de droga, los analgésicos morfínicos, situándose a caballo entre ambos patrones, presenta una prevalencia de consumo bimodal, con un primer pico entre los 21-29 años, quizá como sustitutivo de la heroína, y otro a partir de los 51 años, sin duda como consecuencia de tratamientos médicos del dolor. El *ECSC* puso de manifiesto el predominio de consumo de psicofármacos y analgésicos por parte de las amas de casa sin trabajo extradoméstico, siendo este aspecto también confirmado en el estudio realizado por el *CIS*. En el *ECSC,* el alto nivel educacional o la presencia de actividades fuera del hogar se asoció en las mujeres con un consumo significativamente más bajo, similar al de los varones, muy probablemente porque el mayor consumo de psicofármacos y analgésicos se relaciona con mayores niveles de estrés.

Si bien los datos obtenidos en nuestro país sugieren que las demencias son globalmente más prevalentes en las mujeres (tabla IV), los resultados de la revisión realizada por Jorm[41] revelan que esto es así exclusivamente en las demencias tipo Alzheimer, invirtiéndose la relación mujer/varón en las demencias vasculares. No obstante, el estudio de Lobo y cols. evidencia que para todos los tipos de demencias las cifras son significativamente más altas en los varones.

Edad

En general, se puede decir que el riesgo global de patología aumenta con la edad. Encontramos que hay un pico de morbilidad depresiva en torno a las edades medias de la vida; 45-64 años para las mujeres y 35-64 años para los hombres. Sin embargo, otros estudios dan resultados diferentes, encontrándose la depresión mayor más frecuentemente en las edades jóvenes, siendo la distimia más prevalente en edades comprendidas entre los 30 y los 65 años. Para la depresión mayor, la edad media de comienzo en el *ECA* era de 27,4 años y para el trastorno bipolar de 21,2. El *NCS* halló un mayor riesgo en los menores de 45 años y la *odds ratio* (estimación del riesgo relativo) del grupo de edad comprendido entre los 15 y los 24 años era de 1,74, significativamente más alto que el encontrado en el grupo de edad de 45-54 años. Las edades de comienzo eran similares para hombres y mujeres.

La constante asociación encontrada en las distintas culturas y áreas geográficas entre la edad de inicio y la incidencia de la esquizofrenia ha llevado a considerar dicha variable como un indicador de posible significación etiológica. Con un claro predominio en el grupo de edad más joven, se puede asumir que la edad de máximo riesgo para la esquizofrenia se sitúa por debajo de los 25 años. Respecto a la edad de inicio, en el estudio de primeros episodios de Cantabria la muestra seleccionada presentó una edad media de 26 años con diferencias significativas en función del sexo (24 años fue el promedio para los varones y 27 para los mujeres). Los autores afirman que las edades se encuentran por debajo de las que suelen aparecer en estudios de "primera admisión", pero del mismo orden que las obtenidas en los estudios de "primer contacto".

En los hombres, el inicio de la esquizofrenia tiene lugar, por término medio con un pico de incidencia más agudo, entre tres y cinco años antes que en las mujeres. De esta manera, el máximo riesgo se sitúa en el período de los 15 a los 24 años para los hombres, y de los 25 a los 34 para las mujeres. También en Cantabria encontramos una media de edad más alta en las mujeres (27,5 años) que en los varones (23,18 años). En general, esta relación entre sexo y edad de inicio tiende a ser interpretada a través de una asociación con los factores que determinan el inicio de la enfermedad, más que por una relación etiológica directa.

El mayor consumo de alcohol predomina en los varones de edades intermedias (25-35 años) y en las mujeres jóvenes (menores de 20 años), observándose que el consumo desciende con la edad, tanto en nuestro país, como en otros países occidentales. En el estudio de Cantabria, el consumo excesivo se producía por encima de los 30 años, tanto en varones como en mujeres, siendo el grupo de mayor riesgo, tanto en cantidad como en frecuencia, el de los varones con edades comprendidas entre los 30 y los 49 años. Por el contrario, el consumo de psicofármacos se incrementa con la edad, pasando de un 3,3% en el grupo de edad de 16-44 años al 7,6% en el de 45-64 años y al 10,5% en el de más de 65 años. La edad de inicio del consumo de drogas ilegales se sitúa entre los 15 y los 21 años, siendo la edad media de los pacientes en tratamiento de deshabituación de unos 25 años, sin encontrarse diferencias entre los sexos.

La edad constituye también una variable relevante en el desarrollo de los cuadros de demencia, duplicando su prevalencia en cada incremento de 5 años, desde los 60 a los 90 años. Dicha morbilidad alcanza así unas tasas que superan el 20%, entre los 85 y los 90 años, llegando a superar el 30% a partir de este último límite de edad. El incremento de los trastornos cognitivos con la edad se ha verificado igualmente en los estudios llevados a cabo por Lobo y cols. en nuestro país.

Estado civil

La relación que se observa entre el estado civil y la tasa de trastornos afectivos es clara y, según algunos autores, dependiente de la edad y del sexo. En el *ECA* los *casados* y los *nunca divorciados* tenían las tasas de prevalencia más bajas, y los *divorciados* las más altas, aun después de controlar el sexo, la edad y la raza. En el *NCS* los resultados eran similares: los *casados* y *nunca casados* tenían unas *odds ratio* de 0,39 y 0,52, ambas significativamente menores que los de los *separados*, *viudos* o *divorciados*. El riesgo parece depender del sexo. Así, las mujeres solteras tienen tasas más bajas que las casadas, mientras que en los hombres ocurre a la inversa.

La naturaleza de la relación entre estado civil y trastornos afectivos es difícil de precisar, ya que ambos pueden actuar como causa y como consecuencia. El divorcio y la viudedad actúan como acontecimientos vitales estresantes y afectan a la red de apoyos sociales, aumentando así el riesgo de padecer un trastorno depresivo. Por otro lado, los trastornos afectivos pueden favorecer una ruptura conyugal, generando de esta manera factores vitales estresantes.

La gran mayoría de los pacientes esquizofrénicos son *solteros*, con una frecuente asociación al sexo masculino, edad de inicio precoz y convivencia en núcleo familiar paterno. La persistencia de este hallazgo ha llevado a la formulación de varias hipótesis, que consideran el aislamiento social y otros factores intensificadores del estrés, como las circunstancias potencialmente relacionadas con un incremento del riesgo. La esquizofrenia en sus estadios iniciales parece ser un obstáculo para el matrimonio, constituyéndose los *solteros* como un grupo en el que actúan factores de selección negativos *(hipótesis de la selección)*. Por otra parte, el matrimonio o una relación estable, establecidos más tempranamente en las mujeres, puede ocasionar un retraso en el inicio de la enfermedad o de su primera hospitalización, comportándose así como un factor protector *(hipótesis de la protección)*. Ambas hipótesis deben ser vistas como complementarias a la hora de explicar la relación entre estado civil, sexo y esquizofrenia.

En el *EPEEC* de Cantabria, con un 74% de pacientes solteros, encontramos una asociación del estado civil con la edad de inicio de la enfermedad, asociación que fue, por lo demás, confirmada por todos los estudios. Se encontró así que en aquellos estudios que presentan edades medias inferiores hay una mayor proporción de *solteros* y, al contrario, en aquellos estudios que refieren medias de edad más altas (35,2 años) se da una menor proporción. Sobre la base de una edad de inicio precoz y una tendencia a casarse más tardíamente, el grupo de varones de nuestra población muestral se caracteriza por ser soltero y vivir en el núcleo familiar paterno, siendo dichas asociaciones confirmadas por la mayoría de los autores.

En las mujeres, el porcentaje más alto de adicción a las drogas ilegales se da en el estado civil casado, mientras que en los varones esto ocurre en los solteros. Igualmente, las mujeres consumidoras de psicofármacos prescritos son también con mayor frecuencia casadas. En lo que respecta al consumo de alcohol las cosas son diferentes, observándose un aumento significativo de la tasa de bebedores de riesgo entre solteros y separados, sin que se encuentren diferencias según el sexo ni la edad. Sin embargo, el estado civil no se comportó en el estudio de Cantabria, ni tampoco en el estudio de La Rioja como una variable relevante en relación con el consumo de alcohol.

No parecen encontrarse diferencias importantes en función del estado civil en las personas afectas de demencia en nuestro país, salvo una menor tasa encontrada en las mujeres solteras menores de 70 años en la comunidad gallega.

Nivel socioeconómico

Los resultados encontrados en relación con este factor no son uniformes, aunque apuntan hacia una relación inversa entre el nivel socioeconómico y la prevalencia de los trastornos afectivos. En el estudio *ECA* no se halló relación significativa alguna entre la morbilidad psiquiátrica y el nivel socioeconómico, aunque las tasas eran más elevadas entre los que habían permanecido sin trabajar durante los últimos cinco años. En el *NCS* las amas de casa y *otras* categorías laborales tenían también un riesgo aumentado de depresión mayor, en comparación con los trabajadores y estudiantes. Los niveles educacionales inferiores y el desempleo, así como los ingresos bajos, se relacionaron con un riesgo mayor de padecer un trastorno mental.

En lo que respecta al trastorno bipolar clásicamente se citaban prevalencias superiores para los niveles socioeconómicos altos, pero los resultados obtenidos en estudios recientes no han corroborado dicha asociación. Esto se ha atribuido a un sesgo en los estudios previos, el cual parece estar generado por una excesiva tendencia a diagnosticar *manía* en clases sociales superiores y *esquizofrenia* en las inferiores.

Parece existir una clara relación entre la clase social baja y la patología esquizofrénica, aunque la naturaleza de dicha relación no está clara. Hasta el momento no hay una teoría lo suficientemente contrastada que explique dicha asociación, existiendo dos hipótesis, que tradicionalmente se han presentado como contradictorias, aunque hay en la actualidad suficientes evidencias como para plantear, al menos en la esquizofrenia, que pueden interpretarse como complementarias. A continuación resumiremos dichas hipótesis.

Hipótesis del origen social

Se defiende en ella que el incremento de la patología esquizofrénica es consecuencia de la pobreza y de las privaciones existentes en las áreas más desintegradas de la comunidad. Además del aislamiento social, los factores de estrés y las carencias de sistemas válidos de comunicación, también se dan en el individuo marcados déficit de recursos psicológicos y sociales con los que hacer frente a las privaciones del entorno, siendo todo ello responsable del inicio del cuadro psicótico. Unido a dichos factores ambientales, también se han involucrado otros factores. Tal es el caso, por ejemplo, de un mayor riesgo de lesiones fetales relacionadas con un nivel inferior de cuidado maternal y obstétrico, un mayor riesgo de exposición a agentes infecciosos y ambientales potencialmente lesivos, una maduración cerebral más tardía y una posible predisposición genética. Todos ellos, por lo tanto, actuarían como factores potenciadores del riesgo de desarrollar dicha enfermedad.

Hipótesis de la selección social

Dicha hipótesis postula que el descenso social, en su forma activa *(segregación)* o pasiva *(drift),* puede actuar a la vez como mecanismo de selección o como fuente de estrés y, como tal, asociarse a la esquizofrenia. Tal descenso social para algunos autores se produciría por la propia incapacidad del individuo o a través de mecanismos ambientales activos que le impulsan en el sentido de una segregación a áreas con altos niveles de aislamiento. Sin embargo, otros defienden que es la falta de ascenso el factor decisivo a la hora de producir esta marginación y residuo sociales.

Los trastornos relacionados con el alcohol pueden encontrarse entre personas de cualquier nivel socioeconómico. Con matizaciones, parece que se evidencia una mayor prevalencia de consumo excesivo de alcohol en las clases menos favorecidas[26,46,72,75], pero en la comunidad gallega se observó también un pico de consumo excesivo, prácticamente similar, en los varones de las clases más altas[26], del mismo modo que Gabe y Thorogood[42] encuentran un aumento del porcentaje de mujeres abstemias en las clases menos favorecidas. Menos clara está la relación entre clase social y consumo de drogas. Si bien en la práctica totalidad de los estudios encontramos a pacientes con niveles educacionales bajos, generalmente desempleados, y con niveles socioeconómicos bajos, existen también datos que sugieren que la extracción social de origen puede no ser una variable significativa Esta aparente contradicción se debe al hecho de que, como consecuencia del hábito adictivo, se produce en estos pacientes un deterioro en los rendimientos sociales y educacionales con el consiguiente descenso de nivel socioeconómico, siendo por lo tanto aplicable también en este caso la teoría de la *selección social*.

Es frecuente encontrar en los estudios realizados una relación significativa entre demencia y niveles educacionales bajos, si bien la tendencia actual es a considerar tales hallazgos como debidos a sesgos metodológicos. No obstante, se ha sugerido que la falta de educación hace que, al reducirse la "reserva" del cerebro, se de una más temprana aparición de los síntomas de demencia. En nuestro país, Mateos y Rodríguez encuentran en la población general gallega un predominio de todos los indicadores de clase social baja, incluida la presencia de nivel educacional bajo, en las personas con trastornos cognoscitivos. En el mismo sentido, Lobo y cols. confirman el nivel educacional bajo como una variable relevante.

Acontecimientos vitales

Los estudios llevados a cabo en la comunidad por Brown y cols.[43] pusieron de manifiesto la contribución de los acontecimientos vitales en la patogenia de la depresión. En la actualidad se admite que aunque menos del 10% de los que tienen un acontecimiento vital relevante desarrollan más tarde una depresión, el riesgo de tenerla es seis veces mayor si éste ha acaecido. Por otra parte, se ha observado que en los pacientes deprimidos la presencia de acontecimientos estresantes en los seis meses previos es tres veces más alta que la que se observa en grupos de controles, aunque bien es cierto que un tercio de dichos pacientes deprimidos no refieren ningún acontecimiento estresante. También se ha estudiado la influencia de los acontecimientos vitales en el inicio, curso y recaídas de los trastornos depresivos. Las pérdidas desempeñan un papel más importante en la depresión, mientras que los acontecimientos que suponen peligro o amenaza se asocian más con la aparición de la ansiedad, combinándose ambos tipos de acontecimientos en los cuadros mixtos ansioso-depresivos. Estudios recientes han sugerido que son precisamente las experiencias amenazadoras e indeseables las que ejercen un efecto más significativo, siendo dicho influjo más limitado en el caso de los acontecimientos vitales relacionados con éxito o con pérdidas interpersonales.

La relación entre acontecimientos vitales y comienzo de los problemas relacionados con el consumo de alcohol no está totalmente aclarada. Hay trabajos que demuestran una relación entre acontecimientos vitales estresantes y consumo excesivo en los varones, y otros, por el contrario, no encuentran asociación entre aquéllos y el inicio del problema etílico en las mujeres. Tampoco queda claro si existe una diferente manera de reaccionar ante vivencias estresantes entre los varones y las mujeres. Esta falta de precisión en los hallazgos puede ser debida a que el vínculo entre acontecimientos vitales e inicio del consumo alcohólico es difícil de establecer en estudios retrospectivos como los que en esta área se han realizado. Por tanto, queda pendiente de verificar en estudios prospectivos en los que dicha asociación pueda ser estudiada de manera más precisa.

Finalmente, no parece haberse encontrado relación alguna entre la existencia de acontecimientos vitales adversos (muerte del cónyuge o de un hijo, divorcio, etc.) y la presencia de cuadros demenciales, ni existen estudios rigurosos en este aspecto en relación con el consumo de drogas.

Apoyo social

La mayor parte de la investigación del efecto del medio ambiente en psiquiatría, y más especialmente en los trastornos afectivos, se ha centrado en el estudio de su capacidad para contrarrestar el impacto del estrés sobre la salud. El apoyo social ha llegado a ser un constructo inmensamente popular e importante en la investigación de la salud mental, aunque su análisis se ha limitado, por lo que conocemos, a la patología afectiva, quedando pendiente su estudio en otros trastornos psiquiátricos. Compartimos la opinión de que el concepto de *apoyo social* incluye elementos objetivos tanto como subjetivos, pudiéndose distinguir, en lo que a él respecta, cuatro componentes: la *red social* (el grupo de individuos disponibles para el sujeto), las *interacciones sociales* (frecuencia de relaciones), el *apoyo social percibido* (la valoración subjetiva de las relaciones con la red social) y, por último, el *apoyo instrumental* (los servicios concretos ofrecidos por la red social). Así, a la hora de analizar posibles déficit podemos encuadrar dentro de la primera categoría la falta de esposo/a, dentro de la segunda el aislamiento social y dentro de la tercera la falta de un confidente, estando todos ellos, como es fácil de entender, relacionados con una mayor probabilidad de desarrollar trastornos depresivos. Por el contrario, el apoyo social muestra un efecto tanto protector del comienzo de la depresión[44], como modificador de su curso y funcionamiento, así como del pronóstico[45]. De esta manera, una mayor red social, pero sobre todo un mayor apoyo social percibido, hacen menos probable el desarrollo de una psicopatología y, en caso de aparecer ésta, mejoran su curso y su pronóstico.

Un concepto próximo al de apoyo social es el de *integración social,* que incorpora los patrones de las conductas colectivas tendentes a asegurar la supervivencia y el bienestar de la comunidad. Otros aspectos, como el lugar de residencia o el empleo, pueden ser vistos como proveedores de una red de apoyo específica. En los resultados obtenidos en el *ECSC*, se apreció la influencia positiva, por ejemplo, del empleo y la integración socio-religiosa, los cuales hemos visto que actúan como amortiguadores del estrés y desajuste social, volviendo por lo tanto su pérdida más vulnerable al individuo frente a los factores estresantes.

IMPACTO DE LAS ENFERMEDADES MENTALES EN LA SALUD DE LA POBLACIÓN

La necesidad de una asignación de recursos más eficiente en el ámbito de la salud ha despertado en las últimas décadas el interés por obtener algún tipo de medida que permita cuantificar de forma estandarizada el impacto que las diferentes enfermedades provocan en la vida de los individuos, de modo que fuera posible establecer comparaciones que facilitaran la toma de decisiones a la hora de asignar prioridades. El índice más evidente y fundamental de la gravedad, en términos generales, de cada enfermedad sería, por supuesto, la letalidad asociada a la misma. Es fácil cuantificar el número de muertes producidas en una población que se atribuyen a una determinada enfermedad, o el número de años perdidos de vida por culpa de la misma. Sin embargo, el impacto de una enfermedad sobre el paciente no se limita ni mucho menos a aumentar el riesgo de su fallecimiento. La consideración y evaluación de resultados no mortales es, sin embargo, un fenómeno más reciente, debido a la dificultades de medida que plantea asumir tal objetivo. Dos razones fundamentales darían cuenta de la marginación de las medidas de resultados no mortales de las enfermedades. En primer lugar, la conocida *'regla de rescate'* (*rule-of-rescue*), que señalaría la necesidad perentoria de intervenir, en primer lugar, ante aquellos trastornos que supongan una amenaza para la vida del paciente; en segundo lugar, la heterogeneidad de las diferentes medidas de morbilidad que se aplican para las diferentes enfermedades. Para superar estas objeciones, sería deseable definir un índice sintético que incluyera tanto el impacto sobre la mortalidad de una determinada enfermedad como, de forma estandarizada, evaluaciones del funcionamiento de los individuos aquejados de tal enfermedad.

En respuesta a esta necesidad de ir más allá de las simples medidas de índices de mortalidad y de diagnóstico, la escuela de Salud Pública de la Universidad de Harvard —financiada por el Banco Mundial y la Organización Mundial de la Salud (OMS)— llevó a cabo en los años noventa el primer estudio de "carga global de la enfermedad" (GBD, *Global Burden of Disease*) en colaboración con el Banco Mundial y la OMS. Entre sus objetivos contaba el proporcionar una medida comprehensiva de carácter sintético que facilitara la información sobre cualquier enfermedad o lesión a la hora de tomar decisiones para la asignación de recursos. Tal índice recibió el nombre de DALY (*Disability Adjusted Life Years*; en español, AVAD: Años de Vida Ajustados por Discapacidad). La medida comprendía bajo un único indicador tanto los años de vida perdidos (AVPs) por muerte prematura como los años vividos con discapacidad (AVDs), de modo que un DALY podría ser entendido como un año de "vida saludable" perdido, y la carga de enfermedad entendida como la medida de la diferencia entre el estado de la salud actual y una situación ideal en la que el individuo prolongaría su vida hasta una edad avanzada libre de enfermedad y discapacidad. La determinación de los años de vida perdidos por culpa de una determinada enfermedad resulta, *a priori*, una tarea sencilla. Mayor complejidad entraña el cálculo del número de años vividos con discapacidad. El proceso de cálculo comprendería, en primer lugar, el establecimiento de un sistema descriptivo de estados de salud y, en segundo lugar, la asignación de un peso de discapacidad determinado (*disability weight*, el valor de cada peso oscilaría entre 0, salud perfecta, y 1, fallecimiento) que ponderaría el número de años que los individuos pasan en cada uno de los estados definidos.

La aplicación de los DALYs como medida fue sin duda uno de los hallazgos del estudio GBD, pues evaluar la discapacidad junto a la mortalidad permitió situar a los trastornos mentales, muy discapacitantes pero poco letales, entre las mayores causas de carga de enfermedad en el mundo. El estudio puso así de relieve la verdadera magnitud del impacto de los problemas mentales, tradicionalmente subestimada: al incluir la discapacidad en la valoración de las consecuencias de las enfermedades, los trastornos mentales provocaban una carga de enfermedad equiparable a las enfermedades cardiovasculares o a las respiratorias y superior a la de los tumores malignos o el VIH.

La OMS ha llevado a cabo un nuevo estudio de la carga global de la enfermedad esta vez para el año 2000 (CGE2000) con los mismos objetivos que el primero y una revisión de la metodología original[46]. El equipo de trabajo del CGE 2000 identificó la necesidad de revisar y actualizar las estimaciones epidemiológicas de prevalencia e incidencia realizadas para calcular los AVAD. Los resultados ya publicados en el informe sobre salud en el mundo de la OMS de 2001[46] reflejan como en las mujeres la depresión ocupa el primer lugar y el tercer lugar en hombres tras la enfermedad isquémica cardíaca y el abuso de alcohol. Una década después de primer estudio de CGE[47,48], los trastornos depresivos continúan siendo una de las principales causas de AVAD en el mundo (tabla V). Globalmente suponen el 4,46% de los AVAD totales y el 12,1% de los AVD. Las enfermedades perinatales, las infecciones respiratorias bajas, el SIDA y el VIH y la depresión unipolar constituyen las cuatro principales causas de AVAD para ambos sexos considerados combinadamente. Se aprecia una diferencia por sexos en la depresión, siendo la 4ª causa de AVAD en mujeres y la séptima en varones (5,6% *versus* 3,4% de AVADs totales, respectivamente)[49]. Existen marcadas diferencias en los patrones epidemiológicos entre las regiones ricas y las regiones pobres del mundo. Así, en los países desarrollados, la proporción de la carga de enfermedad debida a enfermedades transmisibles, maternales, perinatales y nutricionales oscila en torno al 5%, frente al 70-75% en África. La contribución de la depresión a la carga total en África en el año 2000 era de un 1,2%, mientras que en América representaba el 8% del total. Globalmente, en países de alta renta per cápita la carga de la enfermedad era de un 8,9%, mientras que en los de rentas bajas y medias era de un 4,1% del total de AVADs. En la subregión europea en la que está España, la depresión unipolar es la primera causa de AVAD en población general.

Las proyecciones llevadas a cabo por la OMS dentro del estudio de la CGE para el año 2020 señalan que la importancia relativa de los trastornos mentales alcanzará un 15% de la carga mundial, debido fundamentalmente a una mayor expectativa de vida de la población y una disminución de la carga atribuible a las enfermedades infecciosas[50]. Los datos correspondientes a países desarrollados, como el nuestro, sitúan tres patologías mentales (Depresión mayor unipolar, Esquizofrenia y Trastorno Bipolar) entre las veinte primeras tanto en el año 1990 como en las previsiones para el año 2020.

¿Qué se puede hacer para abordar este problema de salud y reducir esta carga de la enfermedad y a qué coste? En primer lugar, para poder conseguir reducir la carga de la enfermedad depresiva es necesario disponer de evidencias respecto a estrategias de intervención en salud mental que sean eficaces, generalizables y asumibles por el sistema sanitario en el que se van a llevar a cabo. Son múltiples las pruebas disponibles de la eficacia y el coste-efectividad de un amplio rango de intervenciones[51] farmacológicas y psicosociales para el tratamiento y el manejo de la depresión. A la hora de decidir cuáles de ellas pueden ser más adecuadas para el abordaje de estos problemas de salud desde una perspectiva poblacional, uno de los criterios a tener en cuenta es la ventaja en términos de coste-efectividad de unas intervenciones sobre otras. El análisis coste-efectividad es una técnica de evaluación económica en la que se comparan los efectos de dos o más intervenciones sanitarias en términos de unidades naturales de efectividad, mientras que los costes se valoran en unidades monetarias. La aplicación de ésta técnica es muy concreta. Se trata de comparar intervenciones que comparten los mismos objetivos, terapéuticos, si bien sus niveles de efectividad difieren entre sí.

Fundamentalmente, en un análisis de coste efectividad se determina de forma numérica cuál es la relación entre los costes de una intervención dada y las consecuencias de la misma, con la particularidad de que dichas consecuencias se evalúan en las mismas unidades naturales que pueden ser utilizadas en la práctica clínica habitual (p.ej., años de vida ganados, número de vidas salvadas)[52]. La metodología de los estudios de carga de enfermedad nos permite disponer de una misma unidad de efectividad, los AVAD en este caso, para comparar diferentes intervenciones para una misma patología y comparar en términos de coste efectividad el resultado de distintas intervenciones en distintas patologías. Con el objetivo de llevar a cabo estas comparaciones de manera sistemática la Organización Mundial de

Tabla V
Carga de enfermedad en el año 1990 y proyección para el año 2020

Año 1990			Año 2020		
Posición	**Causa**	**% Total**	**Posición**	**Causa**	**% Total**
1	Infección respiratoria de las vías bajas	8,2	1	Enfermedad cardíaca isquémica	5,9
2	Enfermedades diarreicas	7,2	2	Depresión mayor unipolar	5,7
3	Condiciones perinatales	6,7	3	Accidentes de tráfico	5,1
4	Depresión mayor unipolar	3,7	4	Enfermedad cerebrovascular	4,4
5	Enfermedad cardíaca isquémica	3,4	5	Enfermedad Pulmonar Obstructiva crónica	4,2
6	Enfermedad cerebrovascular	2,8	6	Infección respiratoria de las vías bajas	3,1
7	Tuberculosis	2,8	7	Tuberculosis	3,0
8	Sarampión	2,7	8	Guerras	3,0
9	Accidentes de tráfico	2,5	9	Enfermedades diarreicas	2,7
10	Anomalías congénitas	2,4	10	VIH	2,6

la Salud ha puesto en marcha el proyecto WHO-CHOICE (CHOosing Interventions that are Cost-Effective) proponiendo un nuevo modelo de análisis económico del coste efectividad de las intervenciones en el ámbito de la salud. El proyecto evalúa los costes y la efectividad de intervenciones ya existentes o nuevas comparándolas con la situación basal de no llevar a cabo ninguna de las intervenciones existentes[53]. Los resultados de este diseño permiten comparar un amplio rango de intervenciones que tengan como objetivo final la mejora del nivel de salud de las poblaciones. Hasta la fecha la OMS ha llevado a cabo, utilizando esta metodología, análisis comparativos del coste efectividad de intervenciones dirigidas al manejo de patologías de alta prevalencia y a la prevención de factores de riesgo para la salud[54,55]. Entre estos análisis comparativos son de relevancia para el tema que nos ocupa, el análisis comparativo del impacto a nivel poblacional de las distintas intervenciones para la depresión en diferentes regiones del mundo[56] que permite de situar la posición relativa de las intervenciones aplicables para el manejo de la depresión en dispositivos de atención primaria dentro de un conjunto global de intervenciones para diversos problemas de salud. En conjunto, las intervenciones más efectivas para la depresión son muy coste efectivas en términos relativos si las comparamos con otras estrategias terapéuticas utilizadas en medicina. Así, por ejemplo la implementación generalizada de programas de tratamiento de los trastornos depresivos con fármacos Inhibidores Selectivos de la Recaptación de Serotonina (ISRS) en los dispositivos de atención primaria tiene un coste por episodio depresivo tratado de 425 $ en Europa occidental, mientras que el de un abordaje psicoterapéutico breve es de 611 $ por episodio tratado, y el de los programas de tratamiento que además de la prescripción de un ISRS incorporan un modelo colaborativo del manejo del caso durante un año tiene un coste sensiblemente más alto, de 696$. El tratamiento con un ISRS en monoterapia tiene un coste por AVAD evitado de 6.526$ para la región Europea y el tratamiento colaborativo de 10.917 $ por AVAD evitado.

Más allá de las comparaciones entre alternativas de intervención para una misma enfermedad, es posible también hacer comparaciones entre intervenciones destinadas a problemas de salud diferentes. A titulo comparativo, si consideramos otras intervenciones en salud evaluadas hasta la fecha dentro del proyecto WHO-CHOICE, las intervenciones para la depresión tienen un mayor coste por AVAD evitado que las estrategias de prevención primaria en la desnutrición infantil pero están en el mismo rango de costes que los tratamientos para reducir la hipertensión y los niveles de colesterol[48,57]. Es interesante destacar como, en todas las regiones del mundo estudiadas en este análisis, el coste de evitar un AVAD en la depresión era menor que el valor de la renta *per cápita* anual. Este es el nivel de coste establecido por los expertos para considerar las intervenciones en salud como coste-efectivas[58].

Este tipo de información es enormemente útil a la hora de argumentar ante las autoridades sanitarias responsables de la asignación de recursos para la salud, el valor de invertir en el tratamiento de la depresión. Por un lado, nos permite poner en un contexto más amplio los resultados de las evaluaciones en salud mental y por otro lado nos sirve como herramienta para la toma de decisiones informadas sobre la distribución de los recursos sanitarios entre programas o intervenciones alternativas, que compiten entre sí por los recursos sanitarios.

LECTURAS RECOMENDADAS

Bruga D, Leff J: *Social Psychiatry.* London, Blackwell Scientific Publications, 1993.

Amplia revisión de los aspectos fundamentales de la psiquiatría social, con aplicación pormenorizada a cada tipo de patología psiquiátrica.

Goldberg D, Huxley P: London, *Common mental disorders. A bio-psico-social model.* Tavistock/Routledge, 1992.

Para profundizar en los aspectos fundamentales de los procesos de reconocimiento, filtrado y derivación de la patología mental desde la población general hasta los servicios de salud mental, a través de los equipos de atención primaria (desarrollados en su obra de 1980), dentro de un modelo bio-psico-social.

Dowrick, C. (2004). Beyond depression: a new approach to understanding and management. Oxford: OUP.

Visión personal de un médico de atención primaria sobre la depresión desde una perspectiva integradora.

BIBLIOGRAFÍA

1. Goldberg D, Huxley P: Mental illness in the community: The Patway to Psychiatric Care. London, Tavistock, 1980.
2. Wing JK, Sturt E: The PDE-ID-CATEGO System: A supplementary Manual. London: Institute of Psychiatry, 1978.
3. Robins LN, Wing J, Wittchen HU, Helzer JE, Babor TF, Burke J y cols.: The Composite International Diagnostic Interview. An epidemiologic Instrument suitable for use in conjunction with different diagnostic systems and in different cultures. *Arch Gen Psychiatry* 1988; 45:1069-77.
4. Vázquez-Barquero JL, Gaite L, Artal J: Desarrollo y verificación de la versión española de la entrevista psiquiátrica "Sistema SCAN". *Actas Luso Esp Neurol Psiquiatr Cienc Afines:* 1994; 22:109-20.
5. Robins LN, Wing J, Wittchen HU, Helzer JE, Babor TF, Burke J y cols.: The Composite International Diagnostic Interview. An epidemiologic Instrument suitable for use in conjunction with different diagnostic systems and in different cultures. *Arch Gen Psychiatry* 1988; 45:1069-77.
6. Regier DA, Boyd JH, Burke JD, Jr., Rae DS, Myers JK, Kramer M y cols.: One-month prevalence of mental disorders in the United States. Based on five Epidemiologic Catchment Area sites. *Arch Gen Psychiatry* 1988; 45:977-86.
7. Ustun TB,.Kessler RC: Global burden of depressive disorders: the issue of duration. *Br J Psychiatry* 2002; 181:181-3.
8. Roca M: Mental disorders on the island of Formentera: prevalence in the general population using the Schedules for Clinical Assessment in Neuropsychiatry. *Soc Psychiatry Psychiatr Epidemiol* 1999; 34:410-5.
9. Orley J, Wing JK: Psychiatric disorders in two African villages. *Arch Gen Psychiatry* 1979; 36:513-20.
10. Kessler RC, Ustun TB: The World Mental Health (WMH) Survey Initiative Version of the World Health Organization (WHO) Composite International Diagnostic Interview (CIDI). *International Journal of Methods in Psychiatric Research* 2004; 13:93-121.
11. Robins LN, Wing J, Wittchen HU, Helzer JE, Babor TF, Burke J y cols.: The Composite International Diagnostic Interview. An epidemiologic Instrument suitable for use in conjunction with different diagnostic systems and in different cultures. *Arch Gen Psychiatry* 1988; 45:1069-77.
12. World Health Organization. The ICD-10 Classification of Mental and Behavioural Disorders: Diagnostic Criteria for Research. 1993. Geneva. Ref Type: Pamphlet.
13. American Psychiatric Association. Diagnostic and Statistical manual of Mental Disorders. Washington, DC: 1994.
14. Thornicroft A, Sartorius N: The course and outcome of depression in different cultures: 10-year follow-up of the WHO Collaborative Study on the Assessment of Depressive Disorders. *Psychol Med* 1993; 23:1023-32.
15. Ayuso-Mateos JL, Vázquez-Barquero JL, Dowrick C, Lehtinen V, Dalgard OS, Casey P y cols.: Depressive disorders in Europe: prevalence figures from the ODIN study. *Br J Psychiatry* 2001; 179:308-16.
16. Ayuso-Mateos JL, Vázquez-Barquero JL, Dowrick C, Lehtinen V, Dalgard OS, Casey P y cols.: Depressive disorders in Europe: prevalence figures from the ODIN study. *Br J Psychiatry* 2001; 179:308-16.
17. Vázquez-Barquero JL, Díez-Manrique JF, Pena C, Aldama J, Samaniego RC, Menéndez AJ y cols.: A community mental health survey in Cantabria: a general description of morbidity. *Psychol Med* 1987; 17:227-41 .
18. Jablensky A, Sartorius N, Ernberg G, Anker M, Korten A, Cooper JE y cols.: Schizophrenia: manifestations, incidence and course in different cultures. A World Health Organization ten-country study. *Psychol Med Monogr Suppl* 1992; 20:1-97.
19. Jablensky A: Epidemiology of schizophrenia: the global burden of disease and disability. *Eur Arch Psychiatry Clin Neurosci* 2000; 250:274-85.
20. McGrath J, Saha S, Welham J, El Saadi O, MacCauley C, Chant D: A systematic review of the incidence of schizophrenia: the distribution of rates and the influence of sex, urbanicity, migrant status and methodology. *BMC Med* 2004; 2:13.

21. Saha S, Chant D, Welham J, McGrath J: A Systematic Review of the Prevalence of Schizophrenia. *PLoS Med* 2005; 2:e141.

22. Munk-Jorgensen P, Mortensen PB: Incidence and other aspects of the epidemiology of schizophrenia in Denmark, 1971-87. *Br J Psychiatry* 1992; 161:489-95.

23. Harrison G, Mason P: Schizophrenia-falling incidence and better outcome? *Br J Psychiatry* 1993; 163:535-41.

24. Boydell J, Van Os J, Lambri M, Castle D, Allardyce J, McCreadie RG y cols.: Incidence of schizophrenia in south-east London between 1965 and 1997. *Br J Psychiatry* 2003; 182:45-9.

25. Allardyce J, Morrison G, Van Os J, Kelly J, Murray RM, McCreadie RG: Schizophrenia is not disappearing in south-west Scotland. *Br J Psychiatry* 2000; 177:38-41.

26. Vázquez-Barquero JL, Cuesta Núnez MJ, Del V, Herrera CS, Gaite L, Arenal A: The Cantabria first episode schizophrenia study: a summary of general findings. *Acta Psychiatr Scand* 1995; 91:156-62.

27. Ministerio de Sanidad y Consumo. Encuesta Nacional de Salud. http://www.msc.es/estadEstudios/estadisticas/sisInfSan SNS/home.htm. 2005. Ref Type: Electronic Citation

28. Díez Manrique JF, Pena MC, García UE, Vázquez Barquero JL, Lequerica PJ, Alonso SM: [Prevalence and psychosocial patterns of alcohol consumption in Cantabria]. *Actas Luso Esp Neurol Psiquiatr Cienc Afines* 1991; 19:279-89.

29. Ortega MA, Seva A: Morbilidad psíquica diagnóstica en la población general de La Rioja. *An Psiquiatría* 1995; 11:320-6.

30. Gili M, Giner J, Lacalle JR, Franco D, Perea E, Diéguez J: Patterns of consumption of alcohol in Seville, Spain. Results of a general population survey. *Br J Addict* 1989; 84:277-85.

31. Vázquez-Barquero JL, Gaite L, Artal SJ, Arenal A, Herrera CS, Díez Manrique JF y cols.: [Development and verification of the Spanish version of the "scanning system" psychiatric interview ("Questionnaires for clinical evaluation in neuropsychiatry"]. *Actas Luso Esp Neurol Psiquiatr Cienc Afines* 1994; 22:109-20.

32. Ministerio de Sanidad y Consumo. *Sistema Estatal de Información sobre Toxicomanías.* http://www.pnsd.msc.es/Categoria 2/observa/seipad/home.htm. 2007. Ref Type: Electronic Citation

33. Ministerio de Sanidad y Consumo. Informes del Observatorio Español sobre Drogas (OED). http://www.pnsd.msc.es/Categoria2/observa/oed/home.htm. 2003. Ref Type: Electronic Citation

34. Folstein MF, Folstein SE, McHugh PR: "Mini-mental state". A practical method for grading the cognitive state of patients for the clinician. *J Psychiatr Res* 1975; 12:189-98.

35. Copeland JR, Kelleher MJ, Kellett JM, Gourlay AJ, Gurland BJ, Fleiss JL y cols.: A semi-structured clinical interview for the assessment of diagnosis and mental state in the elderly: the Geriatric Mental State Schedule. I. Development and reliability. *Psychol Med* 1976; 6:439-49.

36. Roth M, Tym E, Mountjoy CQ, Huppert FA, Hendrie H, Verma S y cols.: CAMDEX. A standardised instrument for the diagnosis of mental disorder in the elderly with special reference to the early detection of dementia. *Br J Psychiatry* 1986; 149:698-709.

37. The Canberra Interview for the Elderly: a new field instrument for the diagnosis of dementia and depression by ICD-10 and DSM-III-R. *Acta Psychiatr Scand* 1992; 85:105-13.

38. Mackinnon A, Christensen H, Cullen JS, Doyle CJ, Henderson AS, Jorm AF y cols.: The Canberra Interview for the Elderly: assessment of its validity in the diagnosis of dementia and depression. *Acta Psychiatr Scand* 1993; 87:146-51.

39. Lobo A, Saz P, Marcos G, Día JL, De la Cámara C: The prevalence of dementia and depression in the elderly community in a southern European population. The Zaragoza study. *Arch Gen Psychiatry* 1995; 52:497-506.

40. Weissman MM, Klerman GL: Sex differences and the epidemiology of depression. *Arch Gen Psychiatry* 1977; 34:98-111.

41. Jorm AF, Korten AE, Henderson AS: The prevalence of dementia: a quantitative integration of the literature. *Acta Psychiatr Scand* 1987; 76:465-79.

42. Gabe J, Thorogood N: Prescribed Drug-Use and the Management of Everyday Life - the Experiences of Black-And-White Working-Class Women. *Sociological Review* 1986; 34:737-72.

43. Brown GW, Harris TO, Hepworth C: Life events and endogenous depression. A puzzle reexamined. *Arch Gen Psychiatry* 1994; 51:525-34.

44. Dalgard OS, Bjork S, Tambs K: Social support, negative life events and mental health. *Br J Psychiatry* 1995; 166:29-34.

45. George LK, Blazer DG, Hughes DC, Fowler N: Social support and the outcome of major depression. *Br J Psychiatry* 1989; 154:478-85.

46. Mathers C, Stein, C, Ma Fat, D M, Rao C, Inoue M, Tomijima N, Bernard C, López AD and Murray CJL: *Global Burden of Disease 2000: Version 2 methods and results.* 2002. Geneva, WHO. Global Programme on Evidence for Health Policy Discussion Paper. Ref Type: Report.

47. World Health Organization. *World Health Report 2001. Mental health: New Understanding, New Hope.* Geneva, World Health Organization, 2001.

48. World Health Organization. *World Health Report 2002. Reducing risks, promoting healthy life.* Geneva, World Health Organization, 2002.

49. Ustun TB, Ayuso-Mateos JL, Chatterji S, Mathers C, Murray CJL: Global burden of depressive disorders in the year 2000. *Br J Psychiatry* 2003. Ref Type: In Press.

50. Murray CJL, López A: Alternative projections of mortality and disability by cause, 1990-220. *Lancet* 1997; 349:1498-504.

51. Simon GE KWVM: Cost-effectiveness of a collaborative care program for primary care patients with persistent depression. *Am J Psychiatry* 2001; 158:1638-44.

52. Prieto L, Sacristán JA, Rubio C, Pinto JL, Antoñanzas F, Rovira J and por el grupo ECOMED: El análisis coste-efectividad en la evaluación económica de las intervenciones sanitarias. *Medicina Clínica* 2004. Ref Type: In Press

53. Murray CJL, Evans D, Acharya A, BR: Development of WHO guidelines on generalised cost-effectiveness analysis. *Health Economics* 2000; 9:235-51.

54. Murray CJ, Lauer JA, Hutubessy RC, Niessen L, Tomijima N, Rodgers A y cols.: Effectiveness and costs of interventions to lower systolic blood pressure and cholesterol: a global and regional analysis on reduction of cardiovascular-disease risk. *Lancet* 2003; 361:717-25.

55. World Health Organization. *The World Health Report 2002; Reducing Risks, Promoting healthy life.* Geneva: WHO, 2002.

56. Chisholm D, Sanderson K, Ayuso-Mateos JL, Saxena, S: Reducing the global burden of depression: a population-level analysis of intervention cost-effectiveness in 14 epidemiologically-defined sub-regions (WHO-CHOICE). *Br J Psychiatry* 2004. Ref Type: In Press.

57. Murray CJL, Lauer J, Hutubessy R, Niessen L, Tomjima N, Rodgers A y cols.: Effectiveness and cost of interventions to lower systolic blood presure and cholesterol: a global and regional analysis on reduction of cardiovascular-disease risk. *Lancet* 2003; 361:717-25.

58. Commission on Macroeconomics and Health. *Macroeconomics and health: Investing in health for economic development.* Geneva: World Health Organization, 2001.

59. Henderson S, Duncan-Jones P, Byrne DG, Scott R, Adcock S: Psychiatric disorder in Canberra. A standardised study of prevalence. *Acta Psychiatr Scand* 1979; 60:355-74.

60. Orley J y cols.: Psychiatric disorders in two African villages. *Arch Gen Psychiatry* 1979; 36:513-4.

61. Bebbington P, Hurry J, Tennant C, Sturt E, Wing JK: Epidemiology of mental disorders in Camberwell. *Psychol Med* 1981; 11:561-79.

62. Mavreas V, Beis A, Mouyias A y cols.: Prevalence of psychiatric disorders in Athens. *Social Psychiatry* 1986; 21:172-81.

63. Lehtinen V, Lindholm T, Veijola J, Vaisanen E: The prevalence of PSE-CATEGO disorders in a Finnish adult population cohort. *Soc Psychiatry Psychiatr Epidemiol* 1990; 25:187-92.

64. Kessler RC y cols.: Lifetime and 12-month prevalence of DSM-III-R psychiatric disorders in the United States. Results from the National Comorbidity Survey. *Arch Gen Psychiatry* 1994; 51:8-19.

65. Demyttenaere K, Bruffaerts R, Posada-Villa J, Gasquet I, Kovess V, Lepine JP y cols.: Prevalence, severity, and unmet need for treatment of mental disorders in the World Health Organization World Mental Health Surveys. *JAMA* 2004; 291:2581-90.

66. Vázquez Barquero JL, Muñoz PE, Madoz JV: The interaction between physical illness and neurotic morbidity in the community. *Br J Psychiatry* 1981; 139:328-35.

67. Herrera R, Autonell J: Estudio epidemiológico en salud mental de la comarca del Baix Llobregat. *Informaciones Psiquiátricas* 1990; 120:111-30.

68. Seva A, Magallón R, Sarasola A, Merino JA: 2-Phase Psychiatric Epidemiologic Investigation in the City of Zaragoza (Spain). *European Journal of Psychiatry* 1991; 5:197-205.

69. Haro JM, Palacín C, Vilagut G, Martínez M, Bernal M, Luque I y cols.: [Prevalence of mental disorders and associated factors: results from the ESEMeD-Spain study]. *Med Clin (Barc)* 2006; 126:445-51.

70. Romanoski AJ, Folstein MF, Nestadt G, Chahal R, Merchant A, Brown CH y cols.: The epidemiology of psychiatrist-ascertained depression and DSM-III depressive disorders. Results from the Eastern Baltimore Mental Health Survey Clinical Reappraisal. *Psychol Med* 1992; 22:629-55.

71. Regier y cols.: One-month prevalence of mental disorders in the United States and sociodemographic characteristics: The epidemiological Catchment Area study. *Acta Psychiatr Scand* 1993; 45:977-86.

72. Kessler RC, McGonagle KA, Zhao S, Nelson CB, Hughes M, Eshleman S y cols.: Lifetime and 12-month prevalence of DSM-III-R psychiatric disorders in the United States. Results from the National Comorbidity Survey. *Arch Gen Psychiatry* 1994; 51:8-19.

73. Alonso J, Angermeyer MC, Bernert S, Bruffaerts R, Brugha TS, Bryson H y cols.: Prevalence of mental disorders in Europe: results from the European Study of the Epidemiology of Mental Disorders (ESEMeD) project. *Acta Psychiatr Scand Suppl* 2004; 21-7.

1.3

Epidemiología de los trastornos mentales en atención primaria

JOSEP MARÍA HARO, ALEJANDRA PINTO-MEZA Y ANTONI SERRANO-BLANCO

INTRODUCCIÓN

Las personas que acuden a centros de atención primaria de salud presentan frecuentemente problemas psicológicos y/o psiquiátricos. Durante los últimos años los estudios epidemiológicos realizados no solamente han reafirmado esta evidencia, sino que han descrito con exactitud el tipo de trastornos presentes, qué factores hacen variar su frecuencia y en qué circunstancias las personas que los padecen acuden a los centros de salud.

El interés por el estudio de los problemas de salud mental en atención primaria se remonta a los años 60 y 70, precisamente con el desarrollo del modelo asistencial mediante el cual el médico general se convierte en el punto central de la atención sanitaria al paciente. Entre el cúmulo de demandas y necesidades que presentan los pacientes, las alteraciones psicológicas y los problemas de salud mental se revelan como uno de los factores más presentes. En este entorno, se considera que fue Shepherd y su grupo de Londres los que realizaron los primeros trabajos sobre la frecuencia de los trastornos mentales en atención primaria hacia los años 60.

A partir de finales de los años 70, Goldberg y Huxley elaboran un modelo conceptual que ha resultado fundamental en el desarrollo de la epidemiología psiquiátrica en atención primaria. Este modelo, ya expuesto en capítulos anteriores, contiene niveles asistenciales (población general que no ha consultado, atención primaria, atención especializada ambulatoria, atención hospitalaria) y filtros entre niveles y nos sirve para entender qué problemas de salud mental nos podemos encontrar en los diferentes niveles asistenciales y los factores que influyen en recibir tratamiento. Además de ello Golberg y Huxley utilizan una serie de instrumentos de evaluación que, aplicados en estudios de doble fase*, constituyen la base de un cambio cualitativo en el conocimiento epidemiológico. A partir de estos primeros trabajos en el Reino Unido, se replicaron diseños parecidos de estudios epidemiológicos de doble fase en numerosos países, primero en Europa y posteriormente en otros continentes. La realización de estos trabajos internacionales ha ido generalmente en paralelo al desarrollo, en esos mismos países, de un modelo asistencial en que el médico de atención primaria constituye la principal puerta de entrada al sistema sanitario. Los hallazgos han sido

* Los estudios de doble fase son estudios en los cuáles todos los sujetos son entrevistados con un cuestionario de cribado en una primera fase. Solamente parte de ellos son entrevistados en segunda fase.

altamente consistentes, mostrando una alta prevalencia de trastornos mentales en atención primaria, fundamentalmente depresivos y de ansiedad, con una serie de factores asociados a variaciones epidemiológicas: los trastornos son más frecuentes en mujeres, en las personas separadas o viudas y en las que tienen menos red social o apoyo social.

Otro de los aspectos característicos de los trastornos mentales en atención primaria es la coexistencia de síntomas psiquiátricos con síntomas físicos. Las somatizaciones están presentes en muchos pacientes. Muchos de los pacientes con problemas psiquiátricos no consultan por el trastorno mental sino por los síntomas físicos que se pueden asociar a él, que son los que les preocupan. Esta suele ser es una de las explicaciones de la baja detección de los trastornos psiquiátricos, por el médico de atención primaria, que también se ha confirmado en muchos trabajos. Aproximadamente la mitad de las personas con trastornos mentales que acuden a su médico son diagnosticadas y tratadas.

El presente capítulo pretende ser una revisión y actualización de la epidemiología de los trastornos psiquiátricos en atención primaria. Con estos objetivos, describiremos los factores que influyen en que una persona con un trastorno mental consulte en atención primaria; cuáles son los principales trastornos presentes en este nivel asistencial; los aspectos sociodemográficos asociados a esta prevalencia; las características de las personas que consultan, en especial su comorbilidad con problemas médicos; y la repercusión de los trastornos tanto en la calidad de vida y funcionamiento de los pacientes como en el fenómeno de la hiperfrecuentación asistencial. El presente capítulo se referirá fundamentalmente a estudios realizados en España, aunque también incluiremos estudios de otros países cuando sea relevante.

VARIABLES QUE INFLUYEN EN EL ESTABLECIMIENTO DE CONTACTO CON ATENCIÓN PRIMARIA DE LAS PERSONAS CON PROBLEMAS MENTALES

Las personas que padecen trastornos psiquiátricos a menudo, acuden en búsqueda de ayuda profesional[1]. Este es el primer filtro descrito por Goldberg y Huxley en su modelo, el cual explica por qué no todas las personas con trastornos mentales en la comunidad se pueden detectar en atención primaria. Comprender los factores asociados a este tránsito nos explicará las diferencias entre la epidemiología psiquiátrica poblacional y la epidemiología de los trastornos mentales en atención primaria y además conocer mejor las personas con trastornos mentales que vienen a nuestros servicios.

En su primera descripción del modelo de filtros y niveles, Goldberg (1980), basándose en los resultados de Brown y Harris (1978) y Wing y cols. (1978), plantea que este primer filtro entre comunidad y atención primaria es muy permeable. Sin embargo, esto debe ser considerado desde una doble perspectiva. En primer lugar, como hemos mencionado, solamente una parte de las personas que presentan trastornos mentales acude a pedir ayuda. Desde este punto de vista, la versión de la alta permeabilidad era demasiado optimista y no llegaba al 40% los sujetos que consultaban por un problema psiquiátrico cuando lo padecía. Estas diferencias pueden ser debidas a que los estudios de Goldberg estaban basados en pacientes que padecían trastornos depresivos de una cierta gravedad. Pero, en segundo lugar, dado que los individuos consultan en atención primaria por cualquier motivo de salud, en los países con un sistema de atención sanitaria desarrollado, la mayoría de las personas contactan con el sistema sanitario en algún momento del año o de su vida por algún problema de salud. Por lo tanto, las personas con trastornos psiquiátricos también consultarán aunque sea por otro motivo.

Podemos agrupar los factores que determinan si una persona pide ayuda cuando se padece un trastorno mental en tres grupos: las variables que dependen de la propia persona y de su trastorno, las que dependen del entorno y las que dependen del sistema sanitario. Entre los factores personales está lo que desde Mechanic[2] se conoce como conducta de enfermedad. Este modelo psico-social intenta explicar el proceso desde que una persona presenta unos determinados síntomas hasta que decide consultar. El primer elemento en este proceso es que la persona intenta dar un sentido a lo que le acontece en función de su experiencia y conocimientos. Así, cuando un individuo sufre molestias físicas o psíquicas se pregunta sobre ellas e intenta interpretar su origen y causa. Se puede producir así un reconocimiento inicial de enfermedad. Otras personas, por el contrario, no prestan importancia a lo que les ocurre y/o no quieren molestar con ello a otros. Además de la evidente importancia de los factores de personalidad en este estadio, el principal factor asociado al reconocimiento de la solicitud de ayuda es la gravedad del trastorno. La rapidez de aparición de los síntomas también influye en la conducta de enfermedad: a mayor rapidez mayor frecuencia de consulta. En resumen, el que un individuo consulte al médico por un problema de salud dependerá de la gravedad de los síntomas, las alteraciones que provocan y las ideas que tiene esa persona de lo que pueden representar esos síntomas.

Las decisiones de búsqueda de ayuda están además afectadas por factores sociodemográficos como la edad, el sexo y el estado socioeconómico. Parece que las mujeres tienen más tendencia a consultar.

Así, mientras la prevalencia poblacional de trastornos mentales suele ser similar entre mujeres y hombres (el mayor número de mujeres con problemas de ansiedad y depresión suele ser compensado por los problemas de abuso de alcohol y otras sustancias y trastornos del control de los impulsos en los hombres) a nivel de atención primaria, son las mujeres las que más consultan y por tanto las que representan la mayoría de los casos detectados. Además de diferencias de género en la búsqueda de ayuda[3], también influye que las personas con trastornos relacionados con el uso de alcohol y sustancias, un problema fundamentalmente de hombres, suelen negarlos. Además, los hombres parecen acudir de manera preferente al sector médico especializado.

El rol del estrés en este proceso es múltiple. Por un lado, el estrés interviene en la aparición y detección de molestias somáticas. Mechanic planteó que a menudo las sensaciones físicas que aparecían como consecuencia de la tensión se atribuían a enfermedades, lo que incrementaba la complejidad y la aparente gravedad de las quejas somáticas y aumentaba el grado de consulta a los médicos. Cohen y Williamson[4], por otra parte, describieron que el aumento de la activación aumenta la atención sobre el cuerpo y una mayor percepción de las sensaciones físicas.

El papel del estrés puede ser diferente en función de si éste es agudo o crónico. La presencia de nuevos síntomas en el contexto de un estrés agudo no suele conducir a búsqueda de ayuda a menos que los síntomas estén claramente identificado por la persona como una enfermedad. Sin embargo, cuando esos mismos síntomas aparecen en un contexto de estrés crónico, la consulta es mucho más frecuente[5]. El mecanismo por el que parece producirse esta influencia del estrés en la consulta parece estar relacionado con la interpretación que se da a los síntomas (leves o graves) y con el deseo de ejercer un control sobre lo que le está pasando a uno mismo.

Una vez que el sujeto ha percibido el problema de salud como tal y decide que debe actuar, la persona habitualmente comenta lo que le pasa con otros de su entorno (amistades, familia, etc.) con el objeto de obtener información y consejo. En función de la reacción del entorno, el proceso se puede detener aquí, lo que sucede frecuentemente, o progresar al siguiente estadio[6]. Éste es la consulta a un profesional para obtener una información que se considere verídica sobre el posible estado de enfermedad.

La consulta a profesionales no siempre se hace a un médico, sino que también puede ser a un farmacéutico o a un paraprofesional, como los consejeros espirituales, curanderos o similares. Este tipo de consultas, que habían descendido durante varias décadas, ha empezado a aumentar, por un lado por el reconocimiento de las limitaciones del sistema sanitario y por otro por el aumento de personas de otras culturas o etnias que viven en España.

Este paso desde la decisión de consultar a efectivamente hacerlo y a qué nivel está condicionado por las rutas asistenciales. La ruta consiste en la secuencia de contactos con personas u organismos que realiza una persona y su familia en búsqueda de ayuda. También informa sobre qué tipo de respuestas reciben y dónde. Así, la descripción de las rutas asistenciales define las puertas de entrada al sistema sanitario, los niveles o lugares donde la demanda es atendida y las derivaciones. La ruta está estructurada y incluye una dirección y ordenación temporal de los diferentes contactos. Por ello proporciona una información básica sobre las conductas de búsqueda de ayuda y la provisión de cuidados de salud mental.

En un proyecto de la OMS[7], en que participaron centros españoles de Cantabria[8] y de Granada Sur[9], se describieron las rutas de acceso a asistencia en salud mental. La figura 1 muestra el diagrama de rutas asistenciales común al grupo de países participantes, en el cual están incluidos los dos centros españoles. El tamaño de las flechas indica la importancia relativa de cada ruta. Las cifras representan porcentajes sobre el total de los pacientes con trastorno psíquico en el período de un mes. La estructura presentada es similar en los países europeos y representa un sistema sanitario con un cierto nivel de desarrollo.

A la vez que muchas personas con problemas no consultan, otras con problemas menores pueden acudir a atención primaria en demanda de tratamiento. La medicalización de los problemas de la vida, con la búsqueda de soluciones más o menos inmediatas basadas en expectativas de la existencia de tratamientos no solamente para los problemas psiquiátricos sino también para las circunstancias vitales que nos provocan sufrimiento, ha conducido a que exista una demanda de atención en salud mental que no

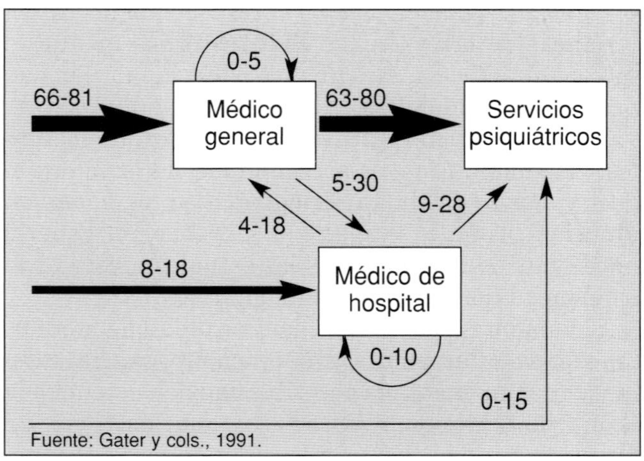

Fig. 1. Rutas de asistencia psiquiátrica en varios países, incluido España.

puede ser cubierta. Los mismos factores que influyen en la demanda de ayuda intervienen en este proceso, en especial el soporte que los sujetos reciben de su familia y su red social y la existencia de conflicto en estas redes. Así, el sistema sanitario estaría cubriendo unas necesidades de apoyo frente los problemas personales o insatisfacción que anteriormente cubría el entorno familiar y social. El conflicto queda agravado por la aparición de tratamientos farmacológicos no dirigidos a tratar enfermedades sino a mejorar la calidad de vida.

A pesar de todos estos filtros, un alto porcentaje de las personas que consultan por primera vez en un centro de salud presentan trastornos mentales. Por ejemplo, Vázquez-Barquero[10] y su equipo, en un estudio llevado a cabo en primeras consultas en centros de atención primaria, encontraron que la prevalencia de trastornos mentales en primeras visitas era del 11% en los hombres y del 15% en las mujeres. En los siguientes apartados nos centraremos en la descripción de las personas que efectivamente consultan y que tienen trastornos mentales.

CARACTERÍSTICAS DE LA INFORMACIÓN SOBRE SALUD MENTAL OBTENIDA EN ATENCIÓN PRIMARIA DE SALUD

La atención primaria, como primer nivel de atención médica, es el punto de contacto más cercano de la población a la atención sanitaria. El siguiente nivel, el de la atención especializada, es accesible solamente a una parte de los que acuden a atención primaria. En España, la atención psiquiátrica especializada está muy atomizada, ya que co-existen los centros de salud mental, los ambulatorios de los servicios de psiquiatría de los hospitales y el sector privado. Es por ello que en atención primaria de salud es donde podemos obtener una representación más cercana a la población general respecto de las características de las personas con trastornos mentales. Así, los estudios en este nivel asistencial nos pueden proporcionar muestras que permitan evaluar la prevalencia y características de los trastornos mentales. Además, la mayor accesibilidad de la información y mayor facilidad en entrevistar personas en atención primaria respecto a la población general hacen mucho más factibles los estudios a este nivel asistencial que en la comunidad.

Sin embargo, para entender la calidad de la información de salud mental en atención primaria debemos tener en cuenta la accesibilidad del sistema y la forma de seleccionar los sujetos que incluimos en nuestros estudios. En primer lugar, como se ha mencionado anteriormente, aunque no todas las personas que padecen un trastorno mental consultan en atención primaria por ese motivo, en un sistema accesible como el español, la mayor parte o toda la población consultará en atención primaria en algún momento, por lo cual todas las personas de un área o bien estarán en las bases de datos de los sujetos atendidos o entre las personas que son atendidas durante un periodo determinado. Puede incluso darse el caso de que el registro de personas que viven en un área determinada obtenido a nivel del centro de salud sea más representativo de la población del área que el censo o padrón municipal. Eso es así, por ejemplo, porque el sistema sanitario es probablemente más cercano a los inmigrantes que el censo o el padrón, dada la necesidad que tienen los inmigrantes de atención médica y por temer éstos posibles problemas legales si están en situación irregular y se registran en el censo o padrón. Además, muchas personas que se trasladan de domicilio se registran antes en el centro de salud que en el padrón municipal.

La representatividad de la información en atención primaria dependerá de la forma de selección de la muestra de estudio. Brevemente, podemos describir tres tipos de selección: las muestras prevalentes, las muestras incidentes y las muestras basadas en las bases de datos de personas atendidas. Los estudios realizados con muestras prevalentes, los cuales son la mayoría, se basan en entrevistas realizadas a las personas que acuden a los centros de atención primaria a consultar. Este tipo de muestra tendrá una sobre-representación de las personas denominadas "hiperfrecuentadoras" de servicios ambulatorios, por lo que previsiblemente tendremos personas con trastornos más graves y con mayor comorbilidad. Estos estudios son útiles para describir el peso asistencial que representan los trastornos mentales y cómo se atienden. Por otro lado, podemos obtener una muestra de casos incidentes en atención primaria, es decir, solamente valorar las personas que consultan por primera vez por un problema de salud. Esta muestra, necesariamente, será más representativa del total de personas con un trastorno mental en la población general y será más válida cuando queramos estudiar rutas asistenciales o el curso de los trastornos mentales. Finalmente, podemos obtener nuestra muestra no de las personas que acuden a ser atendidas, sino de las bases de datos de atención primaria. En un sistema sanitario accesible, estos datos pueden ser tan representativos, o incluso más como hemos visto anteriormente para algunos colectivos, que los datos censales o del padrón.

Estas tres formas de selección impactan en la prevalencia de trastornos mentales y resultados de los estudios. La comparación de las tasas de prevalencia obtenidas con las tres metodologías nos lo ilustra. En un estudio sobre la prevalencia de trastornos mentales en Madrid que reclutó una muestra prevalente, la frecuencia de depresión fue del 12,9%[19]. Por otra parte, Vázquez-Barquero[10], en un estudio llevado a cabo en primeras consultas en centros de atención primaria encontró que la prevalencia de depresión era de 4,7% en los hombres y 7,1% en las mujeres. Finalmente, en el contexto del estudio ODIN[11], que utilizó las bases de datos de atención primaria para seleccionar una muestra representativa de la población general, la prevalencia de depresión mayor en Cantabria fue del 1,8% en mujeres y 2% en hombres. Aunque estos datos son llamativos, hemos de señalar que no son directamente comparables por los diferentes instrumentos empleados en la selección de los casos y otras diferencias metodológicas.

DEFINICIÓN DE TRASTORNO PSIQUIÁTRICO

Otro aspecto metodológico fundamental a la hora de estudiar los trastornos psiquiátricos es obviamente qué es lo que entendemos por trastorno psiquiátrico. Desde los primeros estudios realizados en atención primaria hasta nuestros días, la evolución del concepto de caso psiquiátrico ha sido sustancial y además fruto de polémica. Esta polémica surge de la existencia de dos posturas frente al distress psicológico: la médica que defiende que este malestar refleja una enfermedad que requeriría tratamiento y la sociológica, que plantea que ese malestar es la consecuencia de una dificultad en afrontar adaptativamente un problema social. Mientras el enfoque médico se centra en el diagnóstico y proporcionar tratamiento, el enfoque sociológico está interesado en comprender y clarificar los dilemas del paciente.

Este debate queda ilustrado en un editorial de Middleton y Shaw[12] a partir de dos artículos publicados en una misma revista. En uno de ellos, Kessler y cols.[13] afirmaban, que más de la mitad de los pacientes atendidos en una consulta general padecían depresión y, en el otro se afirmaba que el tratamiento farmacológico antidepresivo con una psicoterapia tipo *counselling* era el mejor tratamiento para la depresión[14]. Middleton y Shaw afirman que la conclusión más evidente de esos dos estudios es que más de la mitad de las personas en seguimiento ambulatorio debería estar recibiendo tratamiento farmacológico antidepresivo. Por tanto, hemos de ser prudentes en la definición de caso psiquiátrico, especialmente teniendo en cuenta que las clasificaciones utilizadas actualmente para el diagnóstico (criterios DSM-IV de la Asociación Americana de Psiquiatría y criterios CIE-10 de la Organización Mundial de la Salud) fueron desarrolladas fundamentalmente a partir de los conocimientos obtenidos de pacientes de atención especializada y, por lo tanto, con un perfil diferente y más grave que los atendidos en atención primaria.

Bower y Gilbody[15] han realizado una clasificación de los trastornos mentales en atención primaria. Esos autores plantean la existencia de cuatro tipos de trastornos: a) los trastornos mentales graves y crónicos que difícilmente remiten y que causan una importante discapacidad (por ejemplo esquizofrenia, trastorno bipolar y trastornos mentales orgánicos); b) los trastornos mentales bien definidos, que suelen estar asociados a discapacidad, que tienen tratamientos farmacológicos y psicológicos efectivos y que suelen presentar remisiones y recaídas (por ejemplo depresión mayor, trastorno de ansiedad generalizada, trastorno obsesivo-compulsivo, trastorno de angustia); c) los trastornos que tienen un tratamiento fundamentalmente psicológico y que no necesariamente provocan discapacidad (como fobias o trastornos somatomorfos), y d) trastornos que tienden a remitir espontáneamente (como duelo o trastorno adaptativo). Esta clasificación nos debiera orientar a interpretar y valorar los datos de los estudios epidemiológicos y debe implicar un cambio en el diseño de los estudios, ya que no solamente es importante determinar transversalmente la sintomatología para clasificarlos, sino que también es necesario saber cuál es su impacto en el funcionamiento y la calidad de vida y cómo es su curso durante un periodo de tiempo. El diagnóstico psiquiátrico es un diagnóstico longitudinal, no transversal.

Desde un punto de vista de la investigación, Goldberg[16] clasificó los trastornos mentales presentes en atención primaria de tres maneras: 1) personas que puntúan alto en cuestionarios de cribado; 2) los "casos" diagnosticados por el médico, y 3) las personas diagnosticadas con entrevistas estandarizadas para la investigación. Evidentemente, la frecuencia de los tres tipos de trastornos es decreciente, pero también lo es la necesidad u oportunidad de tratamiento.

La polémica sobre la definición y clasificación de caso psiquiátrico tiene su paralelismo en el uso de instrumentos diagnósticos, los cuales obviamente son los que determinarán ulteriormente la clasificación de los sujetos. Los estudios epidemiológicos en atención primaria empezaron con diseños de doble fase. En la primera fase, se seleccionaban posibles casos de trastorno mental con un instrumento de cribado como por ejemplo el General Health Questionnaire (GHQ). En la segunda, una sub-muestra de los casos anteriores, que incluía fundamentalmente personas con una alta puntuación en el instrumento de cribado, eran entrevistadas con una entrevista diagnóstica. Éstas fueron inicialmente la Clinical Interview Schedule (CIS) o el Present State Examination (PSE-9), las cuales proporcionaban fundamentalmente diagnósticos tipo CIE-9 (neurosis de ansiedad, neurosis fóbica, neurosis depresiva, etc.). Con la influencia de la psiquiatría americana y el DSM con sus diferentes versiones, ha aumentado la tendencia a clasificar los trastornos mentales en entidades nosológicas más concretas (depresión mayor, trastorno de ansiedad generalizada, trastorno de angustia, etc.) con lo que se ha acentuado el problema de la comorbilidad: personas que a su vez cumplen criterios diagnósticos para más de un trastorno mental. Los instrumentos utilizados en estos estudios son la Composite Internacional Diagnostic Interview (CIDI), la Structured Clinical Interview for DSM (SCID) o el PRIME-MD entre otros. Por otra parte, el SCAN pretende ser una síntesis de instrumentos de los dos tipos, puesto que a partir del PSE-9 se construyó un instrumento que evalúa la psicopatología de manera dimensional, pero a la vez permite obtener diagnósticos siguiendo los criterios CIE-10 y DSM-IV.

FRECUENCIA Y FACTORES ASOCIADOS DE LOS TRASTORNOS MENTALES EN ATENCIÓN PRIMARIA

Aunque numerosos en España, los estudios epidemiológicos sobre trastornos mentales en atención primaria se centran casi exclusivamente en la determinación de la prevalencia a través de evaluaciones transversales de personas que acuden a recibir tratamiento en los centros de salud. Muy pocos estudios evalúan incidencia de trastornos mentales. El estudio Predict[17], un proyecto europeo sobre la incidencia y predictores de depresión en atención primaria, es el primer estudio epidemiológico que cuenta con muestras suficientes en España para producir estimadores estables sobre incidencia. Esto es gracias a la ampliación de la muestra europea con un estudio paralelo en España, el Predict-España[18], en el cual se ha evaluado una cohorte de pacientes en periodos de seis meses.

Respecto a estudios de prevalencia, describiremos primero los proyectos recientes que han evaluado de manera amplia la patología mental, descartando los estudios que se centran en uno o pocos trastornos. Destacamos tres estudios: el de Vázquez-Barquero y su equipo realizado en Cantabria[10], el de Baca-Baldomero y cols.[19] en Madrid y el de Serrano-Blanco y cols.[20] en Cataluña. El estudio de Vázquez-Barquero (tabla I) se realizó con una muestra de 823 pacientes de primera consulta, el de Baca-Baldomero con 395 pacientes que acudían a visitarse a centros de salud y el de Serrano-Blanco (tabla II) con 3.800 pacientes seleccionados en 78 centros de atención primaria, representativos de la población de Cataluña. Aunque los tres proyectos no son comparables, puesto que se han utilizado diferentes instrumentos de evaluación, sí nos pueden proporcionar una aproximación a la frecuencia de trastornos mentales en atención primaria. El estudio de Vázquez-Barquero se realizó con un diseño de doble fase. En la primera se administró el GHQ y en la segunda el SCAN. Los de Baca-Baldomero y Serrano-Blanco fueron de una fase. En el primero se administró tanto el SCAN como el PRIME-MD y en el segundo se

TABLA I

PREVALENCIA DE LOS PRINCIPALES TRASTORNOS MENTALES SIGUIENDO CRITERIOS CIE-10 EN CUATRO CENTROS DE SALUD DE CANTABRIA (VÁZQUEZ-BARQUERO Y COLS., 1997). LOS VALORES SON FRECUENCIAS Y DESVIACIÓN ESTÁNDAR

Diagnósticos CIE-10	Hombres	Mujeres
Psico-orgánico (F02, F07.0)	1,93 (1,15)	1,47 (0,75)
Psicosis (F20.3, F28	2,74 (2,04)	0,37 (0,37)
Depresión (F33.2, F32.0, F32)	4,57 (1,34)	7,10 (2,64)
Distimia (F34.1)	1,28 (0,93)	3,66 (1,20)
Ciclotimia (F34.0)	1,28 (0,93)	0,00 (0,00)
Ataques de pánico (F41.0, F42.1)	0,64 (0,65)	0,73 (0,52)
Ansiedad general (F41.1)	0,00 (0,00)	18,50 (4,58)
Trastorno obsesivo-compulsivo (F42.1)	0,64 (0,65)	0,37 (0,37)
Anorexia nerviosa atípica (F50.1)	0,00 (0,00)	1,47 (0,75)
Alcoholismo (F10.10)	1,28 (0,93)	0,73 (0,52)
Dependencia alcohol (F10.40, F10.33)	5,38 (4,09)	0,00 (0,00)
Abstinencia alcohol (F15.10, F11.10)	0,64 (0,65)	0,00 (0,00)
Fobia (F40)	0,00 (0,00)	2,34 (2,30)
Total patología psiquiátrica	**22,31 (6,28)**	**36,72 (5,55)**

TABLA II
PREVALENCIA EN LOS 12 MESES PREVIOS A LA ENTREVISTA DE TRASTORNOS MENTALES EN 38 CENTROS DE ATENCIÓN PRIMARIA EN CATALUÑA SIGUIENDO CRITERIOS DSM-IV (SERRANO-BLANCO Y COLS., 1996)

Trastorno	**Hombres 12 meses Prevalencia [IC 95%]**	**Mujeres 12 meses Prevalencia [IC 95%]**	**Total 12 meses Prevalencia [IC 95%]**
Algún trastorno mental	76,90 [73,31 - 80,49]	66,77 [63,22 - 70,32]	70,48 [67,46 - 73,49]
Algún trastorno del ánimo	7,89 [6,02 - 9,76]	16,68 [14,27 - 19,10]	13,41 [11,49 - 15,33]
Depresión mayor	5,43 [3,82 - 7,03]	12,07 [10,07 - 14,08]	9,60 [8,00 - 11,19]
Algún trastorno de ansiedad	10,86 [7,97 - 13,75]	19,92 [17,07 - 22,78]	16,61 [14,08 - 19,14]
Fobia específica	4,61 [2,92 - 6,29]	7,87 [5,95 - 9,79]	6,65 [5,03 - 8,27]
Trastorno de ansiedad generalizada	0,00 [0,00 - 0,00]	0,22 [0,00 - 0,46]	0,14 [0,00 - 0,29]
Trastorno de angustia	3,89 [2,75 - 5,04]	8,79 [7,06 - 10,52]	7,00 [5,81 - 8,19]
Agorafobia	1,81 [0,88 - 2,75]	4,46 [3,07 - 5,85]	3,48 [2,45 - 4,51]
Trastorno distímico*	1,79 [0,96 - 2,61]	3,86 [2,71 - 5,01]	3,09 [2,20 - 3,98]
Fobia social	1,82 [0,83 - 2,80]	1,92 [0,83 - 3,02]	1,90 [1,00 - 2,81]
Dependencia alcohol**	2,74 [1,74 - 3,74]	0,45 [0,14 - 0,75]	1,30 [0,84 - 1,75]

* El periodo evaluado comprende los dos últimos años.
** El periodo evaluado comprende sólo el último año.

administró la SCID para los diagnósticos de trastornos afectivos y de ansiedad y la MINI para el resto de los trastornos.

Como podemos observar en las tablas, la prevalencia de los trastornos mentales es alta y la podemos cifrar alrededor del 30-35% de las personas que se atienden. Los trastornos de ansiedad son los más frecuentes, seguidos por los trastornos depresivos, en concreto por la depresión mayor. Vemos una mucha mayor consistencia en las cifras de prevalencia de depresión mayor que en las de los otros trastornos, probablemente por el solapamiento que hay entre los trastornos de ansiedad, que hace que diferencias en instrumentos de evaluación puedan dar resultados dispares.

Junto con estos estudios generales, existen otros que han evaluado trastornos específicos, fundamentalmente la depresión. Ruiz-Doblado[21] evaluó a 221 sujetos de un entorno rural de Sevilla que fueron entrevistados con el Beck Depresión Inventory y posteriormente con el SCAN. La prevalencia de depresión fue de 7,2% y la de distimia de 6,7%. Aragonés[22] realizó un estudio en el cual se evaluaron 906 pacientes, los cuales recibieron un cribado de depresión con el Zung's Self-Rating Depression Scale, para posteriormente ser evaluados con la SCID. La prevalencia de depresión fue del 14,3%.

Los resultados de los estudios españoles son bastante consistentes con los proyectos internacionales. En el estudio de la OMS realizado en centros de salud de 15 países se estimó en un 24% la prevalencia promedio del conjunto de centros para cualquier tipo de trastorno psíquico según criterios CIE-10. Respecto a los diagnósticos específicos, la depresión (10,4%), el trastorno de ansiedad generalizada (7,9%) y la dependencia al alcohol (2,7%) fueron los tres trastornos de mayor prevalencia.

Varios factores sociodemográficos están asociados a la presencia de trastornos mentales. En primer lugar el género, ya que las mujeres tienen una prevalencia mayor, en algunos casos del doble, de trastornos depresivos y de ansiedad, mientras que predominan los hombres en los trastornos por abuso de alcohol y otras sustancias. Respecto a los trastornos depresivos, parece ser que la diferencia de género solamente está presente en la depresión mayor y no en la distimia. Algunos estudios, encuentran diferencias en frecuencia de trastornos mentales en función de la edad. El estudio de Vázquez-Barquero encontró que las personas más jóvenes tenían una mayor puntuación en el GHQ, aunque este patrón no se confirmó con los casos identificados por el SCAN. El de Serrano-Blanco y cols. mostró las mayores prevalencias en las personas mayores de 49 años, con una disminución en los grupos de edad de 50 a 64 y mayores de 64.

Respecto al nivel educacional los resultados son variables, ya que algunos estudios, como el de Vázquez-Barquero, logran encontrar una relación entre menor educación y mayor frecuencia de trastornos (quizá influido por el estrato socioeconómico de las personas con menor nivel educativo), mientras que otros no lo encuentran. En el estudio de Serrano-Blanco y cols. la mayor frecuencia de trastornos mentales fue en las personas con educación secundaria.

Las personas con enfermedades médicas físicas, como veremos más adelante, también tienen un mayor riesgo de padecer trastornos mentales.

PROBLEMAS DE SALUD MENTAL EMERGENTES EN ATENCIÓN PRIMARIA

La mayor parte de los estudios sobre salud mental en atención primaria se han centrado en la depresión, los trastornos de ansiedad y el abuso o dependencia de alcohol. En los últimos tiempos se han producido cambios significativos en la epidemiología de los trastornos mentales, con la aparición o el reconocimiento de nuevos síndromes fruto, en parte, de cambios sociales y, en parte, de una mejor evaluación de patologías anteriormente ignoradas. Entre estos problemas debemos destacar el trastorno de estrés post-traumático, los trastornos de la conducta alimentaria y los problemas de salud mental relacionados con la inmigración.

El trastorno de estrés post-traumático

El trastorno de estrés post-traumático (TEPT) está caracterizado por un cuadro de ansiedad, recuerdos repetidos y aislamiento social en una persona que ha tenido un acontecimiento vital que ha puesto en peligro su vida o lo ha presenciado en otros. Los estudios que lo han evaluado han encontrado una alta prevalencia en atención primaria de salud, aunque es un problema claramente infradetectado y también desconocido. En un estudio realizado con 311 personas en un centro de atención primaria de Valencia, Gómez-Beneyto y cols.[23] encontraron que la prevalencia-vida de TEPT era del 13,7% (9% en hombres y 17% en mujeres) y la prevalencia en el momento de la evaluación del 8,8% (4% en hombre y 12 en mujeres). Estas cifras pueden ser estimaciones al alta. La edad de inicio fue alrededor de los 23 años y la duración media del trastorno de 15 años. El haber experimentado el evento traumático a una edad temprana, el tener eventos repetidos, la presencia de síntomas disociativos después del evento traumático y, en las mujeres, el padecer un trastorno de personalidad, estaban asociados a un mayor riesgo de TEPT. Los acontecimientos traumáticos más frecuentes en los hombres eran el tener un accidente y el ser testigo de una muerte o un daño, mientras que en el caso de las mujeres eran la enfermedad, lesión o muerte de un ser querido y la agresión física. El TEPT que padecían las mujeres estaba habitualmente asociado a repetidos eventos traumáticos de contacto físico en las primeras décadas de la vida, mientras que en los hombres los accidentes eran los acontecimientos traumáticos más habituales.

Debemos entender el TEPT como un trastorno dimensional, que puede representar el extremo de un continuo de respuesta al estrés[24]. Así, muchas personas pueden presentar síntomas de TEPT sin llegar a todos los necesarios para cumplir con los criterios diagnósticos. Obviamente, la prevalencia de estos cuadros subclínicos de TEPT es mayor que la de la forma completa. Diversos estudios epidemiológicos han encontrado frecuencias de cuadros parciales alrededor del 20%, aunque probablemente se trata de sobreestimaciones con una escasa trascendencia clínica.

Los trastornos de la conducta alimentaria

Los trastornos de la conducta alimentaria son característicos entre los adolescentes y las mujeres jóvenes. En las adolescentes, estos trastornos son los terceros en orden de frecuencia, solamente detrás de la obesidad y el asma. Aproximadamente un 0,5% de las mujeres jóvenes tiene anorexia nerviosa y un 2% tiene bulimia nerviosa en algún momento de su vida[25]. Las cifras en hombres son muy inferiores. El trastorno es propio de sociedades occidentales y tiene relación con los ideales de belleza y con la presión por alcanzar el éxito. Los factores de riesgo personales de padecer anorexia son tener obesidad premórbida y un carácter perfeccionista o incluso obsesivo. Por otra parte, las personas con trastorno de la personalidad límite (caracterizado por un sentido de la identidad mal definido, inestabilidad emocional, tendencia a mantener relaciones o realizar actos de riesgo o autolesivos, abuso de sustancias, etc.) tienen más riesgo de padecer un trastorno bulímico. El tener padres con trastornos mentales, o vivir en familias o entornos sociales disfuncionales también está asociado a un mayor riesgo de padecer un trastorno de la conducta alimentaria.

A menudo estos trastornos se encuentran en atención primaria, aunque es raro que se consulte directamente por el problema de la conducta alimentaria. Muchos pacientes con anorexia consultan por astenia, mareo o falta de energía. En otros casos son traídos por padres u otros familiares que están preocupados por la pérdida acusada de peso o incluso por la amenorrea. Generalmente, los pacientes con anorexia no están preocupados por su pérdida de peso, lo que contrasta con pacientes que tienen una pérdida de peso importante por problemas médicos. La detección de la bulimia suele ser mucho más problemática que la anorexia si el paciente o sus acompañantes no lo refieren específicamente.

Los trastornos de la conducta alimentaria están a menudo presentes en los medios de comunicación, por lo que la preocupación social también ha aumentado. La mayoría de las evidencias indican, sin embargo, que estos trastornos, después de unos años de aumento de frecuencia, se han estabilizado. En un estudio de morbilidad atendida en atención primaria en Holanda[26], se encontró que la incidencia de anorexia en atención primaria se había estabilizado en una cifra baja de unos 15-20 casos de cada uno de los trastornos por cada 100.000 habitantes. Un estudio británico ha encontrado, incluso, que la incidencia en atención primaria de ese país había bajado[27]. Hay menos información respecto de la bulimia, que es un trastorno que se definió en los 80. Algún trabajo muestra un aumento de la incidencia en atención primaria[28], pero otros no la han detectado[26].

Un estudio de seguimiento de más de 20 años mostró que un 50% de las pacientes con anorexia nerviosa tenían un buen pronóstico, un 30% una recuperación parcial y un 20% prácticamente no se recuperaban. Sin embargo, aun en los pacientes en los que ha desaparecido la sintomatología principal, suele persistir una alteración de los hábitos alimentarios y dificultades de integración social. La muerte, por suicidio o por complicaciones cardiocirculatorias, no es infrecuente y puede llegar al 15-20% de los casos. Las personas con bulimia, un trastorno menos estudiado que la anorexia suelen tener un pronóstico parecido, aunque en general mejor.

Inmigración

La inmigración en Europa no es un fenómeno nuevo. En España, un país tradicionalmente de emigrantes, se ha invertido el flujo de población durante la última década. Esta reciente inmigración tiene algunas particularidades debido a la velocidad en que se está produciendo y por las restricciones legales impuestas que, junto con la existencia de una economía sumergida, ha provocado la aparición de grandes bolsas de inmigrantes ilegales.

Los grandes cambios que los inmigrantes sufren durante el proceso de migración se afrontan con la expectativa de encontrar una vida mejor. La migración es un proceso de cambio y duelo que representa uno de los mayores retos a los que nos podemos enfrentar. Se han definido siete duelos entre los inmigrantes: familia y amigos, lenguaje, cultura, casa, pérdida de status, pérdida de contacto con el grupo étnico, y exposición a riesgos físicos. A menudo el proceso de duelo no se completa y los viajes de regreso a casa los reavivan[29]. La dificultad para expresar la pena puede causar problemas psicológicos, que se agrava si se encuentran situaciones adversas en el sitio de destino.

Ante estas circunstancias, y a pesar de que la población que emigra es una población más sana y capaz que la media del país de origen, el riesgo de padecer un trastorno mental aumenta de manera considerable en los inmigrantes. Lamentablemente, los datos sobre su salud mental son escasos. Diversos estudios europeos han mostrado un aumento de los trastornos psicóticos en inmigrantes de algunas zonas geográficas (inmigrantes irlandeses, polacos y del caribe en Inglaterra; inmigrantes del norte de África y las Antillas en Holanda; entre otros) y en general una mayor frecuencia de trastornos depresivos y de abuso de alcohol (inmigrantes turcos en Holanda; senegaleses en Italia). En resumen, la mayoría de estudios confirman el mayor riesgo de trastornos mentales tanto psicóticos como depresivos y de ansiedad en inmigrantes.

En España, los estudios aún son menos. En un distrito de Madrid, después de los motivos obstétricos y ginecológicos, los trastornos depresivos fueron la segunda causa de consulta médica entre los inmigrantes sin documentos[30]. En una muestra aleatoria de inmigrantes en los servicios psiquiátricos, la depresión era más frecuente y el abuso de alcohol menos que en el grupo control[31].

Achotegui describió en nuestro país el síndrome de Ulises, rememorando el viaje lleno de dificultades que hizo el héroe griego, y que se caracteriza por un conjunto de síntomas reactivos a las grandes dificultades de adaptación que encuentran los inmigrantes, debido en gran parte a las circunstancias extremadamente duras a las que se enfrentan. Este síndrome está caracterizado por sintomatología depresiva con características atípicas, síntomas de ansiedad, disociativos y somatizaciones[32].

La atención sanitaria a los inmigrantes, integrada dentro del sistema sanitario general, presenta una serie de particularidades y dificultades. Entre ellas encontramos los problemas de comunicación, las diferencias culturales que complican el proceso diagnóstico, la diferente presentación de los trastornos, los modelos de enfermedad que tienen inmigrantes de culturas diferentes y que hacen que enfrenten de manera diferente los problemas de salud y la falta de educación específica de los profesionales sanitarios.

ENFERMEDAD FÍSICA Y TRASTORNO PSÍQUICO. COMORBILIDAD ENTRE SÍNTOMAS FÍSICOS Y TRASTORNOS MENTALES

Frecuentemente enfermedad física y enfermedad mental coexisten. Un estudio internacional de la OMS encontró que del 45% al 95% de los pacientes con depresión se presentaban a la consulta con síntomas somáticos[33]. Los pacientes con trastornos médicos físicos crónicos, como por ejemplo el cáncer o la patología coronaria[34,35] tienen mayor riesgo de padecer trastorno mental. Goldberg propuso una clasificación que toma en cuenta las complejas relaciones entre enfermedad física y trastorno psiquiátrico. En primer lugar, estaría la enfermedad física con un trastorno psiquiátrico secundario a la misma. Un segundo grupo sería el constituido por la coexistencia de enfermedad física y trastorno psiquiátrico, pero sin vínculo entre ambos procesos, de modo que el tratamiento de una entidad no influiría en la otra. El tercer apartado lo forman los trastornos somatizados, es decir, los síntomas físicos que derivan de un trastorno psiquiátrico. El cuarto y último grupo es el de las enfermedades puramente psiquiátricas, definidas como tales porque o bien el paciente no presenta ningún síntoma físico o bien, si lo presenta, es considerado por él mismo como parte de su trastorno psíquico. Estos dos últimos grupos definen a los que tradicionalmente se definen como pacientes somatizadores (grupo 3) o psicologizadores (grupo 4). Esta diferenciación se ha mostrado válida y estable en estudios de seguimiento, ya que en uno realizado en Zaragoza más del 85% de los pacientes somatizadores y psicologizadores mantenían su tipo de atribución al año del seguimiento[36].

Presentaciones somatizadas

La somatización, definida como "la presentación de problemas emocionales y estrés psicológico a través de la sintomatología física", es extremadamente frecuente en la población y explica el de 25 al 30% de las consultas en atención primaria[37]. Desde un punto de vista conceptual se pueden diferenciar tres formas, 1) la presentación de síntomas físicos no explicados médicamente (somatización funcional); 2) la hipocondriasis, consistente en la preocupación excesiva de padecer una enfermedad grave a pesar de la falta de evidencia y el refuerzo por parte del médico de que no se presenta, y 3) la presentación somatizada, entendida como la consulta al médico exclusivamente por síntomas médicos en personas con un trastorno mental[38].

En el estudio Zaragoza sobre somatización, en el que se entrevistó a 1.559 personas de 8 centros de atención primaria[38], se describió la frecuencia de cada uno de los tres tipos de somatización basándose en criterios aceptados internacionalmente. La presentación somatizada de trastornos mentales se describió con una frecuencia del 9%, la hipocondriasis del 6,7% y la somatización funcional del 16%. Debido a la alta superposición entre los tres (un 42% de los entrevistados había padecido los tres trastornos), la prevalencia global fue del 21%. Los resultados de estudios en otros países muestran unas prevalencias similares.

A pesar del solapamiento, el estudio refuerza también la validez y utilidad de entender las tres como entidades diferenciadas, ya que la sintomatología clínica mostró diferencias importantes, como por ejemplo mayor presencia de fatiga y de distimia pero menor de depresión en la somatización funcional y un mayor número de trastornos adaptativos en los pacientes con hipocondriasis.

Tradicionalmente, se ha caracterizado a las personas somatizadoras como mujeres de estratos socioeconómicos bajos. Sin embargo, esta visión no es cierta, ya que la proporción de hombres y mujeres es similar y no está nada claro el papel del nivel sociocultural. En general, las personas somatizadoras tienen una actitud poco positiva hacia los trastornos mentales, tiene menos capacidad de introspección, mayor temor de padecer un trastorno mental y presentan un alto grado de suspicacia. Parece ser, por otra parte, que expresan un bajo grado de neuroticismo. Sin embargo, no se encuentran diferencias entre somatizadores y psicologizadores en el grado de preocupaciones hipocondríacas o sobre enfermedades[37]. Como es esperable, las personas somatizadoras tienen una menor frecuencia de pensamientos depresivos como inferioridad, desesperanza, o culpa y también de síntomas depresivos comparados con los psicologizadores. También, otros síntomas psicopatológicos como ansiedad, irritabilidad o dificultades de concentración son menores en los pacientes somatizadores. Esto tiene una evidente trascendencia clínica, por la dificultad del diagnóstico basado en síntomas psicológicos en pacientes somatizadores. Cuando presentan algún tipo de síntomas psicológicos, los pacientes somatizadores suelen presentar síntomas de ansiedad, mientras que en los psicologizadores la sintomatología depresiva es más frecuente.

Un aspecto relevante, porque tiene implicaciones terapéuticas, es el diferente estilo atribucional de las personas somatizadoras respecto a las psicologizadoras, ya que las primeras atribuyen los síntomas somáticos a causas ambientales y somáticas, pero no a trastornos psicológicos. Por último, en los pacientes somatizadores, la depresión es menos grave, causa menos distrés y suele estar asociada a menor discapacidad. Así, se ha planteado que la somatización es un mecanismo defensivo que permite evitar sentimientos de culpa, responsabilidad o estigma social. Sin embargo, esta menor gravedad también podría ser debida a que los casos depresivos más graves no se pueden presentar simplemente como somatizaciones y la sintomatología psicopatológica es necesariamente evidente.

Hipocondría y trastorno por somatización

Ambos problemas se caracterizan por la presencia de múltiples síntomas físicos no explicados, un comportamiento del paciente como enfermo con importante invalidez, una discapacidad desproporcionada respecto a los síntomas explicados y una gran preocupación por la salud y la enfermedad. En la hipocondría predominan las preocupaciones con el trastorno por somatización dominan los síntomas físicos. Los síntomas más frecuentes del trastorno de somatización son el exceso de gas y la hinchazón abdominal, el dolor torácico, el mareo, el dolor abdominal, las palpitaciones y el dolor de espalda. Creda y Barski, en una revisión, encontraron que la frecuencia de los trastornos dependía de los criterios diagnósticos empleados[39]. Cuando éstos son estrictos, la prevalencia del trastorno de somatización en atención primaria es de alrededor del 1% y de la hipocondriasis del 4%. Sin embargo, si empleamos unos criterios ampliados sin exigir todos los síntomas diagnósticos, la prevalencia media en atención primaria de trastorno por somatización en seis estudios fue del 16,6% (rango: 7,3% al 35%) y de la hipocondriasis del 6,7%. En cinco de los seis estudios revisados, el trastorno de somatización era más frecuente en mujeres y en tres de cuatro en los sujetos con menos años de educación. La predominancia femenina aumenta cuando los criterios diagnósticos son los ampliados, mientras que no se ha encontrado esta predominancia en la hipocondriasis. Los dos trastornos se asocian también a cuadros depresivos y en menor frecuencia a trastornos de ansiedad. A mayor gravedad del trastorno de somatización o hipocondría, mayor es la asociación y gravedad del cuadro depresivo[39]. Sin embargo, hemos de tener en cuenta que esta relación cambiaría si definimos el trastorno de somatización con criterios DSM-IV, ya que según este manual no se realiza el diagnóstico cuando los síntomas de somatización pueden estar explicados por un cuadro depresivo subyacente.

Parece ser que el trastorno por somatización es una entidad diagnóstica con una alta tasa de remisión. En un estudio de la OMS, solamente un 25% de los casos mantuvieron el diagnóstico en el tiempo[40]. Estos resultados parecen más fiables que los encontrados por el estudio ECA, que mostraba que el índice de remisión era de sólo el 10%. La persistencia de la hipocondriasis es probablemente mayor que la del trastorno por somatización, con unas tasas de mantenimiento del 50%.

Hay entidades cercanas al concepto de trastorno por somatización, en las cuales se presentan molestias físicas y en cambio no se ha encontrado una explicación médica. Éstos son, por ejemplo, el síndrome de colon irritable, el dolor pélvico crónico y la fibromialgia[41]. Las personas que padecen estos síndromes suelen presentar malestar psicológico. Los estudios que han tratado de identificar factores etiológicos específicos para estos trastornos han producido resultados similares a los de los estudios sobre los factores asociados a los trastornos depresivos y ansiosos. Haber vivido en un entorno deprivado o la presencia de enfermedades en la infancia o en la familia, así como la presencia actual de estrés, parecen aumentar su frecuencia.

Los individuos tienen diferentes grados de autoconciencia de su cuerpo. Las personas con cualquier tipo de somatización suelen tener una percepción aumentada de las sensaciones corporales. Por ejemplo, en un estudio que analizó la percepción somatosensorial de individuos que padecían palpitaciones, unos niveles altos de autoconciencia somato-sensorial predecían la persistencia de los síntomas[42]. Esto crea un círculo en que la percepción aumentada incrementa las sensaciones, la cual a su vez aumenta [illegible] ansiedad y con ello la percepción. Por otra par[illegible] bién existen diferencias atribucionales [illegible] enfermedades. La atribución es [illegible] por el que las sensaciones [illegible] das en el contexto del cuerpo y su entorno físico y social. Usando el ejemplo de la fatiga, las atribuciones pueden ser o bien normalizadoras ("Estoy cansado porque he trabajado mucho y no estoy en suficiente forma"), somáticas ("Estoy cansado porque mis músculos se han debilitado por un virus"), o psicológicas ("Estoy cansado porque tengo una depresión"). Las personas con somatizaciones o hipocondriasis tienden a realizar muchas menos interpretaciones normalizadoras.

Enfermedad mental secundaria a enfermedad física

Las enfermedades físicas graves (por ejemplo el cáncer) están asociadas a un mayor riesgo de padecer trastorno mental. Esta asociación puede ser debida a diversos factores, el principal de los cuales es el estrés que provoca el padecer una enfermedad grave. Por otra parte, la comorbilidad también se puede dar por una acción directa de la enfermedad en el humor, como en algunos trastornos neurológicos o en síndromes para-neoplásicos, o por la potenciación de la enfermedad física con los trastornos mentales, como en el caso de la diabetes[43]. La tabla III muestra la prevalencia de trastornos mentales en función de la presencia de trastornos médicos crónicos en una muestra de 3.800 individuos en centros de atención primaria de Cataluña.

ACONTECIMIENTOS VITALES ESTRESANTES Y TRASTORNO PSÍQUICO EN ATENCIÓN PRIMARIA

Los trastornos mentales son entidades originadas por la interacción de factores endógenos, como los genéticos, y externos. En un trabajo de gran influencia en el análisis causal de los trastornos mentales, Caspi y cols.[44] encontraron una relación entre las variables genéticas del gen transportador de la serotonina (5-HT T) y el padecer un trastorno mental. Sin embargo, esta relación no estaba presente en todos los individuos homocigotos con la variante corta del gen (ss), sino que sólo en aquellos sujetos que,

TABLA III
PREVALENCIA DE TRASTORNOS MENTALES SIGUIENDO CRITERIOS DSM-IV EN LOS 12 MESES PREVIOS A LA ENTREVISTA EN FUNCIÓN DE LA PRESENCIA DE PATOLOGÍA MÉDICA CRÓNICA

Enfermedades crónicas		**Algún trastorno mental 12 meses Prevalencia [DE]**	**Algún trastorno estado del ánimo 12 meses Prevalencia [DE]**	**Algún trastorno ansiedad 12 meses Prevalencia [DE]**
Artrosis o Reumatismo	Sí	29,4 [25,6-33,1]	16,3 [13,3-19,3]	16,1 [12,8-19,3]
	No	29,7 [26,4-33,0]	11,4 [9,7-13,2]	17,1 [14,3-19,8]
Bronquitis	Sí	30,7 [25,4-36,0]	16,9 [11,5-22,3]	16,3 [12,2-20,4]
	No	29,5 [26,4-32,5]	13,0 [11,2-14,9]	16,7 [14,1-19,3]
Asma	Sí	32,2 [24,9-39,4]	19,4 [12,8-26,0]	19,1 [12,8-25,4]
	No	29,4 [26,4-32,4]	13,0 [11,1-14,9]	16,5 [14,0-19,0]
Diabetes	Sí	24,6 [19,2-30,0]	11,8 [8,0-15,6]	13,3 [8,6-18,0]
	No	30,1 [27,1-33,2]	13,6 [11,6-15,5]	17,1 [14,5-19,6]
Dolor lumbar	Sí	37,0 [33,1-40,8]	20,5 [17,2-23,7]	21,5 [18,7-24,3]
	No	24,7 [21,6-27,8]	8,8 [7,2-10,3]	13,5 [10,9-16,1]
Dolor cervical	Sí	36,3 [32,7-39,9]	20,3 [17,2-23,3]	22,4 [19,2-25,6]
	No	25,2 [21,8-28,5]	9,0 [7,2-10,7]	13,0 [10,4-15,5]
Cardiopatía	Sí	29,1 [23,3-35,0]	14,7 [10,7-18,7]	15,9 [11,1-20,7]
	No	29,6 [26,7-32,4]	13,2 [11,3-15,0]	16,8 [14,4-19,2]
Accidente vascular cerebral	Sí	14,8 [5,5-24,0]	8,2 [0,5-16,0]	9,0 [2,4-15,6]
	No	29,8 [26,8-32,8]	13,5 [11,6-15,4]	16,8 [14,3-19,3]
...de pecho/infarto	Sí	25,4 [16,2-34,5]	12,2 [7,0-17,4]	13,3 [5,5-21,1]
	No	29,7 [26,8-32,6]	13,4 [11,5-15,3]	16,8 [14,4-19,2]
... duodenal	Sí	33,9 [28,2-39,5]	16,9 [12,6-21,1]	19,7 [14,8-24,7]
	No	29,0 [26,0-32,1]	13,0 [11,1-14,9]	16,4 [13,8-19,0]
[illegible]	Sí	39,9 [34,6-45,1]	22,9 [18,6-27,2]	24,7 [19,7-29,7]
	No	27,2 [24,3-30,1]	11,2 [9,5-12,9]	14,9 [12,5-17,2]
[illegible]	Sí	31,6 [27,2-36,1]	16,1 [12,9-19,4]	19,2 [15,9-22,5]
		28,5 [25,4-31,6]	12,0 [10,3-13,6]	15,3 [12,7-17,9]

teniendo la variante corta del gen, habían experimentado acontecimientos vitales tempranos estresantes. Esta es la primera evidencia específica de la interacción de un gen con acontecimientos vitales estresantes en la génesis de los trastornos mentales.

Los acontecimientos vitales estresantes son sucesos externos al sujeto que provocan estados reactivos en los cuales se manifiesta una alteración emocional en forma de tensión. Por tanto, los acontecimientos vitales estresantes, tal como Lazarus los describió[45], lo son en la medida que el sujeto los evalúa como amenazantes y le provocan una alteración de su equilibrio emocional.

Holmes y Rahe[46] recopilaron la que hasta ahora es la lista de acontecimientos vitales más utilizada en investigación. Esta lista ha recibido numerosas críticas, pero no existe un instrumento alternativo tan ampliamente utilizado. Los autores obtuvieron la lista de acontecimientos preguntando a pacientes cuáles eran los sucesos más significativos en las áreas social, familiar y personal, los cuales exigían un cambio adaptativo. En nuestro medio, González de Rivera y cols.[47] han llevado a cabo una adaptación del instrumento.

La escala de acontecimientos vitales estresantes parece implicar que el estrés tiene un papel inespecífico en la génesis de problemas de salud mental. Así, en una persona con una predisposición a padecer un determinado problema de salud mental, un cúmulo de acontecimientos vitales estresantes lo pueden desencadenar, siempre y cuando esos acontecimientos superen la capacidad de adaptación del individuo. La capacidad de adaptación tiene que ver con los recursos propios y con el apoyo familiar y social que se puede recibir. Sin embargo, además de esta influencia inespecífica, también se ha estudiado el papel que acontecimientos vitales concretos tienen en el desarrollo de problemas psiquiátricos. Los factores más ampliamente estudiados son: 1) familiares, como una pérdida parental (especialmente si es temprana) y la falta de cuidados y abusos en la infancia; 2) de relación social, como la disfunción marital o un débil soporte social, y 3) de dificultad social, como desempleo o malas condiciones de vivienda.

El abuso sexual en la infancia es un factor altamente predisponente para padecer un cuadro depresivo en la edad adulta y probablemente también esté asociado a otros trastornos mentales que han estado menos estudiados. Weiss y cols.[48], en una revisión, muestran evidencias de que el abuso sexual causa, sobre todo en mujeres, una alteración en la regulación del eje hipotálamo-hipoficario-suprarrenal, que provocaría dificultades permanentes de adaptación a posteriores acontecimientos vitales. Los estudios sobre pérdida parental la han encontrado asociada no solamente a depresión sino también a otros trastornos mentales. Parece ser que la influencia de esta pérdida estaría mediada por la aparición de abandono o desatención por parte del entorno del niño. Brown y Harris encontraron que la baja autoestima ocupaba un lugar central en el desarrollo de episodios depresivos en el caso de las mujeres[49]. Los mismos autores, comparando a grupos de mujeres depresivas obtenidos de muestras de la población general y de consultas del Servicio Nacional de Salud Inglés, han mostrado que las experiencias que ellos describen como de humillación y atrapamiento tienen un importante papel como desencadenantes de depresión en ambos grupos. La adversidad social prolongada o estrés crónico también aumenta la vulnerabilidad. Murphy[50] encontró que dificultades sociales de orden mayor predecían episodios de depresión en mujeres ancianas vistas en servicios médicos generales. En otro estudio, un hallazgo de interés fue que los principales factores de vulnerabilidad para mujeres de clase trabajadora eran la carencia de relación afectiva, la muerte de la madre antes de los 11 años, la presencia en el hogar de tres o más niños menores de 14 años y el desempleo[51]. En general, precipitantes de carácter indeseable o que suponen una pérdida en un período previo de seis meses son susceptibles de desencadenar episodios depresivos. Entre éstos presentan particular importancia el duelo, el divorcio, la enfermedad severa en un familiar cercano y el desempleo.

Parece ser que todos estos acontecimiento vitales interaccionan entre sí sobre una base que es el temperamento. El neuroticismo, tal como lo definió Eysenck (personas nerviosas que se preocupan con facilidad y son fácilmente heridas), está probablemente marcado por factores genéticos y constituye una fuente de vulnerabilidad para los trastornos mentales ansioso-depresivos[52]. Kendler ha creado dos modelos que intentan explicar la aparición de depresión mayor en mujeres y en hombres[53,54]. (Fig. 2). En los dos casos las similitudes son mucho mayores que las posibles diferencias. En estos modelos, interaccionan múltiples factores en la causalidad de la depresión. La predisposición genética a la depresión parece actuar a través de unos niveles elevados de neuroticismo y un mayor riesgo al abuso de sustancias. Este neuroticismo parece estar asociado a un inicio precoz de problemas de ansiedad y baja autoestima. Por otra parte, Kendler define unos factores de riesgo de la infancia como son un ambiente familiar alterado, el abuso sexual y la pérdida parental. Las personas que vivieron en un ambiente familiar alterado durante la infancia tenían una mayor probabilidad de tener dificultades en el apoyo social posterior y también de presentar problemas de pareja, traumas y otras dificultades durante

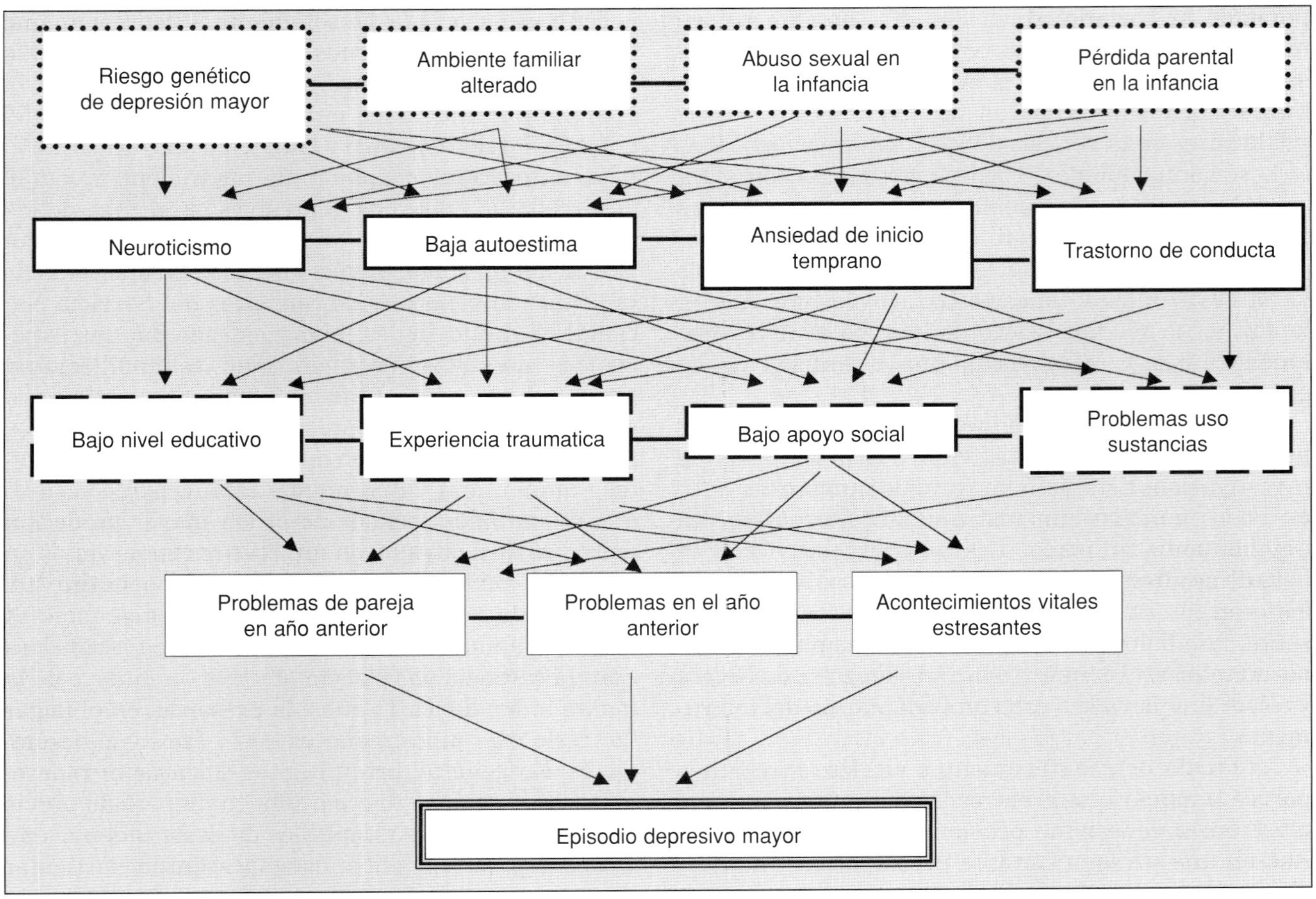

Figura 2. Modelo del desarrollo de la depresión mayor (adaptado de Kendler y cols., 2002[53], 2006[54]).

la edad adulta. El abuso sexual infantil estaba asociado a problemas de conducta. Estos problemas de conducta, conjuntamente con la baja autoestima, estaban asociados a un bajo rendimiento escolar. Todos estos factores a su vez se relacionaban con la presencia de acontecimientos vitales en el año previo al trastorno depresivo, que eran los que finalmente solían desencadenarlo.

RELACIÓN DE LA HIPERFRECUENTACIÓN CON EL TRASTORNO PSÍQUICO

La mayor parte de la utilización de servicios en atención primaria la realizan una pequeña parte de los pacientes. Varios estudios en España (Granada), Canadá, Estados Unidos y Finlandia han encontrado que del 12 al 15% de los pacientes ocupan el 50% de las visitas[55]. Esta hiperfrecuentación de una pequeña parte de los pacientes genera una sobrecarga que se añade al importante volumen asistencial de las consultas[56] y parece haberse incrementado en los últimos tiempos[57]. La hiperfrecuentación está influida por aspectos individuales, sociales y de la organización asistencial. Comprender los factores asociados a esta frecuentación puede ayudar a disminuir la problemática que causa en los servicios asistenciales.

Aunque la hiperfrecuentación es un fenómeno fácil de entender, su definición no es unívoca y existen varias perspectivas en su conceptualización. Por un lado, el concepto de hiperfrecuentación surge de los propios profesionales, que piensan que algunos pacientes consultan de manera excesiva o inadecuada respecto a los problemas que ellos pueden diagnosticar y tratar. Es, por tanto, una idea subjetiva que está muy influida por las posibilidades e indicaciones terapéuticas. Así, no se percibirá hiperfrecuentación cuando el médico cite al paciente de manera repetida o cuando se este en un programa de seguimiento que requiera de visitas frecuentes. Pero en cambio, el médico puede catalogar como hiperfrecuentador a un paciente que acude para pedir tratamiento por un problema que no tiene. La hiperfrecuentación está asociada a insatisfacción por parte del profesional y por parte del paciente.

Los trabajos de investigación, por el contrario, definen al hiperfrecuentador generalmente como la persona que acude al médico por encima de un número de visitas (por ejemplo, los sujetos que están en el percentil 90 de número de visitas realizadas en un año). Como la media de visitas de la población presenta grandes variaciones con la edad (consultas frecuentes los primeros años de vida, gran disminución en la edad media y aumento en personas mayores), el punto de corte para ser considerado hiperfrecuentador también debe ser ajustado por la edad. A partir de la definición de hiperfrecuentación basada en los pacientes que han superado un número de visitas en el año, hay dos grandes grupos de pacientes hiperfrecuentadores: las personas que tienen enfermedades físicas graves que necesitan controles frecuentes y las que tienen problemas psicosociales. Nos centraremos en el presente capítulo en este segundo grupo de hiperfrecuentadores.

La hiperfrecuentación debida a problemas psicosociales está asociada a factores sociodemográficos, a las creencias sobre la salud y enfermedad, a problemas de salud mental, a un pobre soporte social y conflictos o características familiares. Entre los primeros están ser mujer, estar viudo o divorciado y pertenecer a un estrato socioeconómico bajo[56]. Un estudio comparativo entre Granada y Liverpool mostró que el factor más fuertemente asociado a la hiperfrecuentación era la sintomatología depresiva. Otros factores individuales encontrados en este estudio eran padecer una enfermedad respiratoria y la autopercepción de mala salud. Otros trastornos mentales también se han encontrado asociados a la hiperfrecuentación, como por ejemplo la hipocondriasis[58,59]. Sin embargo, no todos los estudios han proporcionado resultados idénticos. Así, hay algunos en que la relación entre trastorno mental y utilización desaparecía cuando la presencia de otros trastornos y otros factores asociados eran tenida en cuenta.

Bellón y cols.[55] realizaron un estudio en un área de salud de Granada con casi 700 sujetos, de los cuales aproximadamente 250 eran hiperfrecuentadores. El modelo de regresión mostró que, de nuevo, el factor más fuertemente asociado a la alta frecuentación era el estado de salud mental medido con el GHQ. Después de éste, el número de enfermedades médicas y en tercer lugar la disfunción familiar. Un 26% de los hiperfrecuentadores presentaban disfunción familiar. De hecho, la alta frecuentación se suele aparecer en familias, lo que seguramente está relacionado a que las familias también comparten las maneras de percibir la enfermedad, interpretar los síntomas y las estrategias de enfrentarse a los problemas de salud.

Las personas con una red social amplia y disponible, tienden a proporcionarse más autocuidados y buscan atención médica menos frecuentemente que las personas que no tienen esa red social. Se ha postulado que los servicios de salud podrían contribuir a propiciar un papel de identidad a algunos enfermos al proveerles una justificación y una posibilidad para mantener conductas disfuncionales relacionadas con su enfermedad. Esto se vería favorecido por la fuerte tendencia de la cultura occidental a utilizar etiquetas médicas para experiencias sintomáticas muy banales.

Algunos estudios observacionales han encontrado que la utilización de servicios de salud mental está asociada a una disminución en el uso de otros servicios ambulatorios u hospitalarios. Este hallazgo, de verse confirmado, exigiría una explicación detallada. Existen varias posibles hipótesis alternativas. Una sería que, cuando reciben tratamiento psiquiátrico, los pacientes mejoran y dejan de acudir a otros servicios. Otra, menos optimista, explica el hecho por la simple sustitución de un servicio por otro sin que ello incida en la resolución del problema.

Las creencias sobre las enfermedades también se han relacionado con el uso de servicios. Los hiperfrecuentadores se perciben a sí mismos como más vulnerables a la enfermedad y cuando están enfermos juzgan su enfermedad como más grave y con más posibilidades de tener consecuencias[60].

DISCAPACIDAD ASOCIADA A TRASTORNO PSÍQUICO EN ATENCIÓN PRIMARIA

El proyecto Global Burden of Disease[61] ha mostrado que los trastornos mentales son una de las mayores fuentes de discapacidad en el mundo occidental. Un estudio de la OMS realizado en atención primaria ya adelantó resultados en esta dirección, puesto que mostró que existe un alto peso de los trastornos mentales en la discapacidad[62].

El modelo de impacto de las enfermedades en las personas define tres niveles de impacto. En primer lugar está el daño que provoca la enfermedad en el organismo. En segundo lugar, la pérdida funcional que ese daño provoca en la persona (discapacidad funcional) y en tercer lugar las dificultades en la vida y adaptación social que provoca esa discapacidad (minusvalía). Un ejemplo concreto puede ser una lesión medular (daño), que provoca una discapacidad (no poder desplazarse de manera autónoma) y una minusvalía (que dependerá en gran medida de si esa persona cuenta con un medio de transporte adaptado o si el entorno en el que vive tiene en cuenta a las personas con movilidad reducida).

El citado estudio de la OMS sobre los trastornos mentales en atención primaria de salud y sus consecuencias, realizado en 15 países, evaluó tanto la discapacidad y funcionamiento social apreciado por el médico como la autopercención del estado de salud del propio paciente. La autopercepción del estado de salud es un buen predictor de la mortalidad y de la calidad de vida, incluso mayor que la opinión del médico[63]. El estudio mostró una baja asociación entre tener un trastorno físico y un trastorno mental, pero sí que evidenció una alta correlación entre tener un trastorno mental y deterioro en el rol social y en la autopercepción del estado salud. El padecer un trastorno mental multiplicaba por tres o por cinco la probabilidad de estar discapacitado. Uno de los indicadores de mayor riesgo de discapacidad era el cumplir criterios diagnósticos para más que un trastorno psiquiátrico (comorbilidad psiquiátrica). Como hemos visto anteriormente, la comorbilidad entre trastornos es una consecuencia de realizar el diagnóstico con criterios diagnósticos operativos como el DSM que tienen una alta especificidad. Bajo otros modelos, por ejemplo el planteado por Tyrer en su síndrome neurótico general, esta comorbilidad debería ser entendida como mayor gravedad. La contribución de los trastornos mentales a la discapacidad es independiente de la existencia de una comorbilidad con un trastorno físico. Los modelos estadísticos realizados en el estudio de la OMS descrito, mostraron que la contribución de los trastornos mentales a la discapacidad era superior a la de los trastornos físicos. Sin embargo, este hallazgo debe ser evaluado con cautela porque las personas incluidas podrían tener unos trastornos físicos no graves.

La evaluación de la discapacidad asociada a los trastornos mentales en los estudios epidemiológicos ha permitido poner de manifiesto que no todas las personas diagnosticadas en estos estudios están afectadas de manera importante por el trastorno detectado[64]. En un estudio multinacional con 16 países, aproximadamente una cuarta parte de los trastornos mentales detectados eran leves y un tercio eran moderados, los cuales seguramente tienen poco impacto en los servicios y en la calidad de vida de las personas que los padecen. Esta puede ser una explicación al debate descrito anteriormente sobre la interpretación de las altas prevalencias de trastornos mentales en algunos trabajos, los cuales seguramente detectan trastornos leves de menor relevancia. Por ello, es recomendable que en los estudios epidemiológicos en que se evalúa la frecuencia de trastornos mentales se añadan instrumentos que nos permitan medir la gravedad y discapacidad asociada a los mismos. Sin estos instrumentos, la evaluación de la necesidad de tratamiento no atendida basada solamente en el diagnóstico puede conducir a una sobreestimación de las necesidades.

CONCLUSIONES

La epidemiología de los trastornos psiquiátricos en atención primaria ha conseguido caracterizar los problemas de salud mental presentes en este nivel asistencial, los cuales son frecuentes y, en muchos casos, asociados a molestias o enfermedades físicas. Esta comorbilidad y coincidencia a menudo dificulta el diagnóstico, ya que gran parte de las personas consultan por molestias físicas asociadas a los trastornos mentales más que por problemas psicológicos.

En la evaluación de los pacientes, debemos tener también en cuenta el papel de los acontecimientos vitales, los cuales en personas predispuestas pueden desencadenar episodios diagnosticables. Sin embargo, no toda reacción emocional a un acontecimiento vital corresponde a un trastorno mental. Precisamente, un acontecimiento vital, para serlo, debe provocar una respuesta emocional. En muchos casos esta será autolimitada y debemos evitar la medicalización de los problemas psicosociales.

La epidemiología psiquiátrica en atención primaria tiene, como una de sus funciones, detectar poblaciones que pueden requerir una atención especial. En este sentido las mujeres, los individuos jóvenes, las personas sin empleo o en circunstancias sociales adversas y los inmigrantes, tienen una mayor frecuencia de trastornos mentales y debemos tenerlo en cuenta en la evaluación de los pacientes.

Finalmente, el diagnóstico psiquiátrico basado en criterios operativos (DSM, ICD), que ha facilitado un gran avance en el conocimiento tiene limitaciones, fruto que basa el diagnóstico en cumplir unos criterios diagnósticos y a menudo no evalúa de manera adecuada la repercusión de los trastornos en el funcionamiento o la calidad de vida. Por ello, es necesario incorporar a los estudios epidemiológicos la evaluación de la calidad de vida, funcionamiento y discapacidad asociado a los trastornos. También se deberían realizar estudios de seguimiento para poder confirmar los hallazgos de los estudios de prevalencia y de incidencia.

LECTURAS RECOMENDADAS

Üstün TB, Sartorius N (eds.): Mental Illness in General Health Care: An International Study. Chichester/ New York/ Brisbane/ Toronto/ Singapore, John Wiley & Sons Ltd., 1995.

Resumen de la metodología y resultados de una investigación internacional promovida por la OMS en que se realizaron estudios epidemiológicos de los problemas de salud mental presentes en atención primaria en 15 países de Europa, Asia, África y América. Los estudios se realizaron con una metodología común, por lo que permiten comparar diferentes entornos y culturas. El libro describe los métodos, la implementación de los estudios y presenta resultados detallados para cada uno de los países, así como una discusión global de los resultados.

Susser E, Schwartz S, Morabia A, Bromet EJ: Psychiatric Epidemiology. Searching for the Causes of Mental Disorders. New York: Oxford Univeristy Press, 2006.

Descripción metodológica de los diferentes tipos de estudios en epidemiología psiquiátrica que se pueden utilizar para encontrar posibles causas o factores de riesgo de trastornos mentales. Se revisan los estudios de cohortes, de casos y controles y los diseños utilizados en psiquiatría biológica, en especial los diseños de estudios genéticos.

Tsuang MT, Tohen M: Textbook in Psychiatric Epidemiology. Second edition. New Cork, Wlyley-Liss Inc., 2002.

Actualización sobre los métodos en epidemiología psiquiátrica y principales resultados respecto los trastornos más prevalentes. El libro, a través de colaboraciones con expertos de cada una de las áreas, presenta los métodos utilizados en el diseños de los estudios, los instrumentos más utilizados y las particularidades del análisis. La segunda parte, centrada en cada uno de los trastornos, es un excelente resumen que puede ser leído de manera independiente del resto del texto.

Goldberg D, Huxley P: Common Mental Disorders. A Bio-Social Model. London and New York, Tavistock/Routledge, 1992.

Este libro, de los mismos autores que el ya clásico Mental Illness in the Community (1980), revisa y actualiza las implicaciones del modelo epidemiológico y de rutas asistenciales propuesto en el primero y pone al día datos en base a publicaciones más actualizadas, algunas de ellas de autores españoles. El núcleo del trabajo se centra en la propuesta de un modelo dimensional de enfermedad, al menos para los trastornos psiquiátricos más comunes, frente al modelo categorial clásico. Los autores discuten las ventajas e inconvenientes de ambos modelos, resaltando algunas aportaciones del modelo dimensional.

BIBLIOGRAFÍA

1. Bebbington PE, Meltzer H, Brugha TS, Farrell M, Jenkins R, Ceresa C, Lewis G: Unequal access and unmet need: neurotic disorders and the use of primary care services. *Psychological Medicine* 2000; 30:1359-1367.

2. Mechanic D: Medical sociology: a selective look. New York, The Free Press, 1968.

3. Moller-Leimkuhler AM: Barriers to help-seeking by men: a review of sociocultural and clinical literature with particular reference to depression. *J Affective Disord* 2002; 71:1-9.

4. Cohen S, Williamson GW: Stress and infectious disease in humans. *Psychol Bull* 1991; 109:5-24.

5. Cameron L, Leventhal EA, Leventhal H: Seeking Medical Care in Response to Symptoms and Life Stress. *Psychosomatic Med* 1995; 57:37-47.

6. Oliver MI, Pearson N, Coe N, Gunnell D: Help-seeking behaviour in men and women with common mental health problems: cross-sectional study. *Br J Psychiatry* 2005; 186:297-301.

7. Gater R, De Almeida e Sousa R, Caraveo J y cols.: The pathways to psychiatric care: a cross-cultural study. *Psychol Med* 1991; 21:761-774.

8. Vázquez-Barquero JL, Herrera Castanedo S, Artal JA y cols: Factores implicados en las "Rutas Asistenciales" en Salud Mental. *Actas Luso-Esp Neurol Psiquiatr* 1993; 21, 5:188-203.

9. Torres González F, Fernández Logroño J, Rosales Varo C: El camino hacia los servicios de salud mental (En el área de salud mental Granada-Sur). *Rev Asoc Esp Neuropsiq* 1991; 11-37:103-108.

10. Vázquez-Barquero JL, García J, Artal J, Iglesias C, Montejo J, Herrán A, Duna G: Mental health in primary care. An epidemiological study of morbidity and use of health resources. *Br J Psychiatry* 1997; 170:529-535.

11. Ayuso-Mateos JL, Vázquez-Barquero JL, Dowrick C, Lehtinen V, Dalgard OS, Casey P, Wilkinson C, Lasa L, Page H, Dunn G, Wilkinson G, ODIN Group: Depressive disorders in Europe: prevalence figures from the ODIN study. *Br J Psychiatry* 2001; 179:308-16.

12. Middleton H, Shaw I: Distinguishing mental illness in primary care. We need to separate proper syndromes from generalised distress. *BMJ* 2000; 320:1420-1.

13. Kessler D, Lloyd K, Lewis G, Pereira Gray D: Cross sectional study of symptom attribution and recognition of depression and anxiety in primary care. *BMJ* 1999; 318:436-9.

14. Malt UF, Robak OH, Madsbu HP, Bakke O, Loeb N: The Norwegian naturalistic treatment study of depression in general practice (NORDEP) -I: randomised double blind study. *BMJ* 1999; 318:1180-4.

15. Bower P, Gilbody S: Managing common mental health disorders in primary care: conceptual models and evidence base. *BMJ* 2005; 330:839-842.

16. David Goldberg: A classification of psychological distress for use in primary care settings. *Soci Sci Med* 1992 Jul; 35(2):189-93.

17. King M, Weich S, Torres F, Svab I, Maaroos H, Neeleman J, Xavier M, Morris R, Walker C, Bellón JA, Moreno B, Rotar D, Rifel J, Aluoja A, Kalda R, Geerlings MI, Carraca I, Caldas de Almeida M, Vincente B, Salidivio S, Rioseco P, Nazareth I: Prediction of depression in European general practice attendees: the PREDICT study. *BMC Public Health* 2006.

18. Bellón Saameño JA, Torres González F, Moreno Küstner B, King M, Nazareth I, Xavier M, Maaroos HI, Svad I, Neeleman J, Walker C, Aluoja A, Rotar D, Geerlings M, Vicente B, Saldivia S, y Predict Group: Predicción de futuros episodios de depresión en atención primaria: evaluación de un perfil de riesgo. En: Violán C, Bolíbar B, Cabezas C, Nin E. *Estudios multicéntricos en Atención Primaria.* Fundació Jordi Gol i Gurina. Barcelona (2006).

19. Baca-Baldomero E, Saiz Ruiz J, Aguera Ortiz LF, Caballero Martínez L, Fernández-Liria A, Ramos Brieva JA, Gil Miguel A, Madrigal Jiménez M, Porras Chavarino A: Prevalencia de trastornos psiquiátricos en asistencia primaria usando el cuestionario PRIME-MD. *Aten Primaria* 1931; 23:275-9.

20. Serrano-Blanco A, Palao D, Haro JM: Estudio de la prevalencia de depresión mayor y otros trastornos mentales en atención primaria en Cataluña. Generalitat de Catalunya, 2006.

21. Ruiz Doblado S: Prevalence of depressive symptoms and mood disorders in primary care: a Spanish rural study. *Int J Soc Psychiatry* 1999; 45: 180-9.

22. Aragonés E, Pinol JL, Labad A, Folch S, Melich N: Detection and management of depressive disorders in primary care in Spain. *Int J Psychiatry Med* 2004; 34:331-43.

23. Gómez-Beneyto M, Salazar-Fraile J, Marti-Sanjuan V, González-Luján L: Posttraumatic stress disorder in primary care with special reference to personality disorder comorbidity. *British Journal of General Practice* 2006; 56:349-354.

24. Grubaugh AL, Magrude KMr, Waldrop AE, Elha JDi, Knapp RG, Frueh BC: Subthreshold PTSD in Primary Care Prevalence, Psychiatric Disorders, Healthcare Use, and Functional Status. *J Nerv Ment Dis* 2005; 193:658-664.

25. Hsu LKG: Epidemiology of the eating disorders. *Psychiatr Clin N Am* 1996; 19:681-700.

26. Van Son G E, Van Hoeken D, Bartelds AI, Van Furth EF, Hoek HW: Time trends in the incidence of eating disorders: a primary care study in The Netherlands. *Int J Eat Disord* 2006; 39:565-569.

27. Currin L, Schmidt U, Treasure J, Jick H: Time trends in eating disorder incidence. *Br J Psychiatry* 2005; 186:132-135.

28. Keel PK, Klump KL: Are eating disorders culture-bound syndromes? Implications for conceptualizing their etiology. *Psicol Bull* 2003; 129:747-769.

29. Achotegui J: (2002). La depresión en los inmigrantes: una perspectiva transcultural. Ed Mayo, Barcelona.

30. Esteban y Pena MM: (2001). Motivos de consulta y características demográficas de una comunidad de inmigrantes "sin papeles" en el distrito de Usera-Villaverde (Madrid). *Aten Primaria* 27:25-8.

31. Pertinez J, Vilades Jene, Clusa G, Menacho I, Nadal S, Muns M: (2002). Descriptive study of mental disorder in ethnic minorities residing in an urban area of Barcelona. *Aten Primaria* 2002; 29:6-13.

32. Achotegui J: Emigrar en situación extrema. El síndrome del inmigrante con estrés crónico y múltiple (Síndrome de Ulises). Vertex 2005 Mar-Apr; 16(60):105-13.

33. Simon G, VonKorff M, Piccinelli M, Fullerton C, Ormel J: An international study of the relation between somatic symptoms and depression. *N Engl J Med* 1999; 341:1329-35.

34. Winell J, Roth AJ: Depression in cancer patients. *Oncology* 2004; 18:1554-60.

35. Thombs BD, Bass EB, Ford DE, Stewart KJ, Tsilidis KK, Patel U, Fauerbach JA, Bush DE, Ziegelstein RC: Prevalence of depression in survivors of acute myocardial infarction. *J Gen Intern Med* 2006; 21:30-8.

36. García-Campayo J, Campos R, Marco G, Pérez-Echeverría MJ, Lobo A, GMPPZ: Somatization in primary care in Spain, II: Differences between somatizers and psychologizers in primary care. *British Journal of Psychiatry* 1996; 168:348-353.

37. García-Campayo J, Sanz-Carrillo C: A Review of the Differences Between Somatizing and Psychologizing Patients in Primary care. *International Journal of Psychiatry in Medicine* 1999; 29, 337-345.

38. García-Campayo J, Lobo A, Pérez-Echeverría MJ, Campos R: Three forms of somatization in primary care in Spain. *Journal of Nervous and Mental Disorders* 1998; 186: 554-560.

39. Creeda F, Barsky A: A systematic review of the epidemiology of somatisation disorder and hypochondriasis. *Journal of Psychosomatic Research* 2004; 56:391-408.

40. Gureje O, Simon G: The natural history of somatisation in primary care. *Psychol Med* 1999; 29:669-76.

41. Burton C: Beyond somatisation: a review of the understanding and treatment of medically unexplained physical symptoms (MUPS). *British Journal of General Practice* 2003; 53:233-241.

42. Barsky AJ, Ahern DK, Bailey ED, Delamater BA: Predictors of persistent palpitations and continued medical utilization. *J Fam Pract* 1996; 42: 465-472.

43. Harris MD: Psychosocial aspects of diabetes with an emphasis on depression. *Curr Diab Rep* 2003; 3:49-55.

44 Caspi A, Sugden K, Moffitt TE, Taylor A, Craig IW, Harrington H, McClay J, Mill J, Martin J, Braithwaite A, Poulton R: Influence of life stress on depression: moderation by a polymorphism in the 5-HTT gene. *Science* 2003; 301:386-9.

45. Lazarus RS: Psychological Stress and the coping process. N. Y., McGraw-Hill, 1966.

46. Holmes TG, Rahe RH: The social readjustment rating scale. *J Psychosomatic Res* 1967; 11:213-218.

47. González de Rivera JL, Morera A: La valoración de sucesos vitales: Adaptación española de la escala de Holmes y Rahe. *Psiquis* 1983; 4:7-11.

48. Weiss EL, Longhurst JG, Mazure CM: Childhood sexual abuse as a risk factor for depression in women: psychosocial and neurobiological correlates. *Am J Psychiatry* 1999; 156:816-28.

49. Brown GW, Harris T: Life events and illness. London, Unwin and Hyman, 1989.

50. Murphy E: Social origins of depression in old age. *British Journal of Psychiatry* 1982; 141:135-142.

51. Harris TO: Psychosocial vulnerability to depression. En: Henderson S, Burrows G (eds.): *Handbook of Social Psychiatry.* Amsterdam, Elsevier, 1988.

52. Van Os J, Park SB, Jones PB: Neuroticism, life events and mental health: evidence for person-environment correlation. *Br J Psychiatry Suppl* 2001; 40:s72-7.

53. Kendler KS, Gardner CO, Prescott CA: Toward a comprehensive developmental model for major depression in women. *Am J Psychiatry* 2002; 159:1133-45.

54. Kendler KS, Gardner CO, Prescott CA: Toward a comprehensive developmental model for major depression in men. *Am J Psychiatry* 2006; 163:115-24.

55. Bellon JA, Delgado A, Luna JD, Lardelli P: Psychosocial and health belief variables associated with frequent attendance in primary care. *Psychological Medicine* 1999; 29:1347-1357.

56. Dowrick CF, Bellon JA, Gómez MJ: GP frequent attendance in Liverpool and Granada: the impact of depressive symptoms. *Br J Gen Pract* 2000; 50:361-5.

57. Gill D, Dawes M, Sharpe M, Mayou R: GP frequent consulters: their prevalence, natural history, and contribution to rising workload. *Br J Gen Pract* 1998; 48:1856-1857.

58. Pilowsky I, Smith QP, Katsikitis M: Illness behaviour and general practice utilisation: a prospective study. *J Psychosom Res* 1987; 31177-183.

59. Jyvasjarvi S, Joukamaa M, Vaisanen E y cols.: Alexithymia, hypochondriacal beliefs, and psychological distress among frequent attenders in primary health care. *Compr Psychiatry* 1999; 40:292-298.

60. Martin E, Rusell D, Goodwin S, Chapman R & Sheridan P: (1991). Why patients consult and what happens when they do? *BMJ,* 303:289-292.

61. http://www.who.int/topics/global_burden_of_disease/en/

62. Ormel J, Costa-Silva JA: The impact of psychopathology on ndisability and health perceptions. In: Üstün TB, Sartorius N (eds.): *Mental Illness in General Health Care: An International Study.* Chichester/ New York/ Brisbane/ Toronto/ Singapore, John Wiley & Sons Ltd., 1995; 335-246.

63. Idler EL, Kasl S: Health perceptions and survival: do global evaluations of health status really predict mortality? *J Gerontol* 1991; 46:885-865.

64. Demyttenaere K, Bruffaerts R, Posada-Villa J, Gasquet I, Kovess V, Lepine JP, Angermeyer MC, Bernert S, de Girolamo G, Morosini P, Polidori G, Kikkawa T, Kawakami N, Ono Y, Takeshima T, Uda H, Karam EG, Fayyad JA, Karam AN, Mneimneh ZN, Medina-Mora ME, Borges G, Lara C, De Graaf R, Ormel J, Gureje O, Shen Y, Huang Y, Zhang M, Alonso J, Haro JM, Vilagut G, Bromet EJ, Gluzman S, Webb C, Kessler RC, Merikangas KR, Anthony JC, Von Korff MR, Wang PS, Brugha TS, Aguilar-Gaxiola S, Lee S, Heeringa S, Pennell BE, Zaslavsky AM, Ustun TB, Chatterji S: WHO World Mental Health Survey Consortium. Prevalence, severity, and unmet need for treatment of mental disorders in the World Health Organization World Mental Health Surveys. *JAMA* 2004; 291:2581-90.

II.
EVALUACIÓN DEL PACIENTE CON TRASTORNOS MENTALES EN ATENCIÓN PRIMARIA

2.1

La entrevista psicológico-psiquiátrica

FRANCESC BORRELL I CARRIÓ

DIFICULTADES EN LA EXPLORACIÓN PSICOSOCIAL

No deja de ser curioso que los médicos de familia nos caractericemos por un conocimiento amplio (e incluso en bastantes ocasiones íntimo) de nuestros pacientes y, en cambio, experimentemos dificultades notables en la realización de una exploración y anamnesis psicológico-psiquiátricas.

Esta dificultad deriva de varios factores:

1. Necesidad de saltar de los síntomas corporales a las emociones y sentimientos del paciente. Los pacientes consultan por síntomas, pocas veces por "tristeza" o "ansiedad"[1]. Introducir estos elementos psicológicos puede ser recibido con desconfianza o franca hostilidad: "Doctor, no piense que lo que me pasa es de los nervios, ¿eh?".
2. Necesidad de habituarse a una anamnesis psicológica. La anamnesis psicológica exige unas habilidades a las que el médico de familia no suele estar acostumbrado. Decidir que "ahora" toca realizar una anamnesis en el área psicosocial supone como mínimo vencer la pereza de activar un conjunto de habilidades diferentes al seguimiento de un síntoma o signo de tipo biológico. El médico experimenta este paso con un... "y ahora, ¿qué le pregunto?".

Parecería que el entrevistador necesita "prepararse" para afrontar este tipo de anamnesis. Un fenómeno habitual que hemos constatado en los análisis de videograbaciones es el paso a lo psicosocial en "dos tiempos".

EJEMPLO 1: ABORDAJE DE LO PSICOSOCIAL EN DOS TIEMPOS

"El señor Juan tiene una precordialgia que obliga a un despistaje orgánico. Tras una anamnesis y exploración física minuciosa, el paciente, ya al final de la entrevista, declara encontrarse muy estresado. El médico —que no ha encontrado evidencias de enfermedad biológica— fácilmente establece una asociación entre síntomas y estrés subjetivo, pero se queda paralizado, sin saber aprovechar los pocos minutos aún disponibles para sacar provecho de esta situación. Pide unas pruebas con la esperanza de ganar tiempo y en una próxima entrevista 'prepararse el terreno' para lo propiamente psicosocial. Apunta en la historia clínica: 'En una próxima visita abordar aspectos psicológicos'".

Esta situación se repite de manera típica con pacientes afectados de "mareos" que, tras un despistaje orgánico, el médico detecta un problema de ansiedad. En lugar de avanzar en este terreno, el médico necesita un "segundo tiempo", interrumpe la entrevista, solicita unas pruebas y cita al paciente con la esperanza de haberse preparado para entonces en "lo psicológico". En el fondo el médico teme que aflore un malestar emocional que no sabrán contener[2]. En lugar de prepararse para su abordaje escogen una estrategia evitatoria.

Un efecto derivado de estas dificultades estriba en lo que hemos llamado "médicos en tránsito hacia un modelo biopsicosocial"[3]. Estos médicos sobreactúan y enfatizan lo psicológico hasta el punto de minusvalorar lo biológico (y por tanto pierden la orientación biopsicosocial). Entienden "abordaje integral" como psicosocial, e incurren en graves errores diagnósticos. Detrás de toda tristeza ven una depresión, pero no piensan en un debú parkinsoniano; detrás de toda inquietud, una ansiedad, pero no piensan en un hipertiroidismo... y así sucesivamente, sin establecer el diagnóstico diferencial con entidades biológicas. ¡Qué difícil parece ser encontrar un punto de equilibrio entre la clásica orientación biomédica y la biopsicosocial!

Organizar un plan de entrevista

Un buen entrevistador tiene unas características de base (tabla I), que le facilitan enormemente aplicar "paquetes" de habilidades de manera flexible para diferentes situaciones. Estos paquetes vienen condensados en la tabla II.

La tabla II debe interiorizarse para adquirir la tranquilidad de "saber en cada momento lo que puedo y debo preguntar". A veces se confunde al buen comunicador con aquel que pregunta mucho e informa muy extensamente. Craso error. Mejor comunicador es aquel que sabe activar al paciente para que aporte datos, pues estos datos tendrán alto valor semiológico, (no estarán inducidos por preguntas). También mejor comunicador es el que transmite el máximo de información en el formato más claro y breve, y se toma la molestia de verificar lo que ha entendido el paciente[4]. Y el óptimo comunicador tiene algo así como una lista de tareas que comprueba que se hayan realizado. Por ejemplo: ¿he determinado de manera suficiente la cronología de las molestias?, ¿he informado de la duración del tratamiento?, etc. Porque conoce el valor de los datos que aporta el paciente, y porque tiene unas tareas y unos objetivos que se ha marcado en esta entrevista, es capaz de optimizar su tiempo, interrumpir al paciente si fuera necesario y orientarlo de manera cordial, pero efectiva.

Uno de los mitos que persiste en relación con la entrevista psicológico-psiquiátrica es el tema del tiempo. Parecería que una buena entrevista debe ser siempre una entrevista larga, plagada de profundos silencios y revelaciones. Hay un punto de verdad en esta visión tal vez romántica: el punto de verdad es que los pacientes con malestar psicológico van a ser pacientes que requerirán más tiempo (incluso a veces enlentecen las consultas de manera exasperante para el médico). Pero justamente hablamos de dominar un serie de técnicas de entrevista para optimizar este tiempo y, ¡muy importante!, hacer de estos pacientes, percibidos como "difíciles", unos pacientes "normales". Tenemos que lograr que este perfil de pacientes no nos suponga una activación emocional especial, y tener la sensación de que nuestro abordaje es eficaz. Ahora bien: siempre tendremos media docena de pacientes (sobre un cupo de unos dos mil ciudadanos), potencialmente conflictivos o de trato muy difícil. Para estos pacientes organizar un plan de entrevista y aplicar técnicas de comunicación "alivia..., pero no cura", si se nos permite la expresión.

Tabla I

Características de comunicación deseables en un entrevistador

Cordial: da a entender a su interlocutor que es bienvenido y que experimenta deseos de comunicarse con él/ella.

Empático: es capaz de ponerse en la piel del otro.

Asertivo: sabe lo que tiene que hacer, a lo que tiene que decir "sí" y "no", cuáles son sus deberes y derechos.

Ordenado: tiene un plan de entrevista que va ejecutando.

Respetuoso: no pone en jaque ni critica las opciones vitales de sus pacientes. No se erige en juez ni da lecciones de moral. Tampoco culpabiliza.

Flexible: es capaz de cambiar los objetivos prefijados para una entrevista en función de los datos que van apareciendo.

Tabla II

Paquetes de habilidades a desarrollar en la anamnesis

1) *Escucha:*
- Facilitaciones, silencios funcionales, miradas que invitan (y activan) a hablar.

2) *Naturaleza del problema:*
- Cómo, cuándo y dónde del problema.
- Factores que agravan y que alivian.

3) *Salto psicosocial:*
- Véase tabla V.

4) *Repercusión biográfica:*
- Cambios en los hábitos del paciente.
- Creencias, expectativas.

En la tabla III resumimos un esquema general de plan de entrevista. El lector puede comprobar que en realidad hemos organizado de una manera orientativa las diferentes habilidades de la tabla II. De todas maneras, no hay que tomar esta tabla en un sentido literal, sino más bien —a partir del análisis de cada encuentro clínico— proceder a adaptar este esquema a los propósitos y objetivos concretos que nos hayamos propuesto.

¿CONOCER EL "AHORA" O CONOCER EL "AYER"? ESTRATEGIAS PARA LA EXPLORACIÓN PSICOLÓGICA

Uno de los retos básicos del médico de familia es conocer a sus pacientes "más allá de la demanda" que dichos pacientes realizan, aspecto clave para constituir una buena alianza terapéutica[5]. Para ello es necesario disponer de unos "datos de base" correctamente recogidos y actualizados, leer con atención la lista de problemas y situar la demanda actual en este contexto. Y aquí empiezan las dificultades.

En primer lugar, las historias clínicas de AP están en un 80% informatizadas. Los programas son variopintos, y todos se caracterizan por la presencia de una Lista de Problemas. Sin embargo esta mera lista de problemas no resulta suficientemente expresiva, ni tampoco siempre está actualizada. Algunos programas permiten trabajar por episodios, es decir, permiten acumular la información bajo el epígrafe del motivo de consulta o problema de salud. De esta manera cuando abrimos "ansiedad", pongamos por caso, salen todas las consultas realizadas por ansiedad. Estas Historias Clínicas son ventajosas, pero incluso así recomendamos realizar resúmenes periódicos, eso es, epicrisis "abiertas" que vamos remozando en la medida en que surgen datos de salud relevantes. Volveremos más adelante sobre el tema.

Crear las condiciones para que sea posible la exploración psicológica

Resulta clave en los primeros minutos de entrevista delimitar con claridad el propósito del paciente

TABLA III
PLAN DE ENTREVISTA: FORMATO GENERAL

Tarea a ejecutar	Técnicas posibles
Salutación cordial. Delimitar demanda	• Clarificar. • Prevenir demandas aditivas.
Apoyo narrativo (punto de fuga)	• Explíqueme más.... • Continúe, le escucho.
Información específica básica	• Naturaleza (características) del síntoma. • Forma de inicio y cronología. • Localización e irradiación. • Intensidad.
Complementaria	• Factores desencadenantes y asociados. • Factores que agravan y alivian. • Factores ambientales e yatrogénicos. • Otros datos epidemiológicos, familiares. • Antecedentes personales. • Evolución enfermedad e impacto.
Salto a esfera psicosocial	• Autoconocimiento, creencias y expectativas. • Personalidad y afectividad. • Funciones cognitivas, pensamiento. • Estrés, adaptación y *life events*.
Repaso de problemas anteriores	
Exploración física	• Acompañamiento.
Síntesis de problemas biopsicosociales *Registro de problemas: lista de problemas* *Elaboración de un plan diagnóstico-terapéutico*	

y darle un espacio para que lo exprese con sus propias palabras[6]. El paciente, además, aporta muchas veces unos síntomas con la urgencia del "soluciónemelo"... y si no lo ve claro, "por favor, no perdamos tiempo, remítame al especialista". En estas coordenadas el médico debe, en primer lugar, templar muy bien sus emociones, saber contener y, siguiendo en vena taurina, dar varios capotazos para entrar en materia de manera sosegada y efectiva. Obsérvese el siguiente ejemplo:

EJEMPLO 2: TEMPLAR, CONTENER Y GANAR LA CONFIANZA DEL PACIENTE

"La señora Carmen acude acompañada por su marido. Precisamente es este último quien toma la palabra para pedir un volante para el especialista de los nervios porque "así no puede continuar esta mujer". El médico se nota violentado al percibir cierto tono de menosprecio, pero se contiene y apunta: 'Sí, puede que sea necesario y no habrá ningún inconveniente, pero si me explican un poco de qué se trata el problema puede que nos sea a todos de utilidad. Yo la conoceré más, tal vez mientras esperan la visita podemos iniciar algún tratamiento, y en todo caso sabremos el tipo de centro y especialista que puede atenderla mejor'".

Obsérvese la *cesión intencional* con la que inicia su intervención el médico: "Sí, puede que sea necesario y no habrá ningún inconveniente..."[3]. Aunque directamente no ha concedido el volante, anuncia que no tiene oposición para ello. A eso llamamos cesión intencional: expresa la intención de considerar la petición, pero traslada el campo de atención del paciente o familiar hacia otra esfera. Ello disminuye las prevenciones de la familia, rebaja la tensión y permite que la exploración psicológica sea posible.

La segunda parte de la intervención proporciona sentido y relevancia a la misma relación médico-paciente. Lamentablemente muchas veces los propios médicos de familia tenemos que ser los voceros y propagandistas de nuestra tarea sanitaria, en la línea apuntada en este diálogo.

Autocontrol emocional y encuadre interno

En los primeros minutos de entrevista solemos adquirir una clara consciencia de lo que debemos hacer, lo que se pretende de nosotros, (eso es, la expectativa que tiene el paciente del encuentro), y también lo que sería de buena praxis realizar. A esta visión la llamamos "encuadre" de la entrevista. Si me apuran hay otra palabra muy apropiada: intencionalidad. El profesional adquiere conciencia de lo que allí y en aquel momento debe hacer, eso es, se dota de una intención. Un ejemplo clarificará la enorme importancia de dominar este encuadre inicial de la entrevista.

Los pacientes con dificultades de potencia sexual suelen llegar al urólogo con cierta hipótesis en su cabeza. La tarea de un buen urólogo será escucharles pero a la vez relativizar este prejuicio. Un urólogo lo expresaba así: "Cuando un paciente me insinúa que su impotencia tiene un origen psíquico, casi siempre apuesto porque es de origen biológico, y viceversa"[7]. Con esta norma el urólogo sin duda simplificaba deliberadamente el proceso de análisis, pero lograba vencer la tendencia a acomodarse en las interpretaciones ofertadas por el paciente. Resulta del máximo interés que el médico tenga una total independencia de criterio en relación a las ideas aportadas por el paciente y también a los diagnósticos que han emitido otros colegas antes que él/ella. A este proceso de aprender a dilucidar el encuadre que nosotros debemos hacer de la demanda, es decir, dilucidar los objetivos que nos proponemos a nivel diagnóstico y de intervención con "independencia de criterio", le llamaremos "dominio del encuadre interno".

Dominar el encuadre interno de la entrevista supone ganar unos segundos de reflexión y plantearnos: "¿Qué juicio de gravedad hago?, ¿cómo me está influyendo el conocimiento previo que tengo del paciente?, y ¿cómo me influyen las emociones negativas o positivas hacia este paciente?".

El ejercicio continuado de estas cuestiones conduce a un dominio progresivo del encuadre interno, pero los clínicos no especializados en salud mental estamos poco habituados a hacerlo. El profesional con experiencia clínica —aquel que envejece con sabiduría— reconoce las situaciones peligrosas y sabe rectificar un primer encuadre nacido de una súbita irritación, o un miedo abrupto hacia lo que pudiera pasarle al paciente, u otras emociones que sesgan su capacidad reflexiva, conduciéndole a juicios y conductas desacertadas. En términos de moda: desarrolla su inteligencia emocional[8]. Y observe algo curioso: en la medida en que rectificamos una primera actitud o emoción, en la misma medida aprendemos. Y cuanto más cuesta rectificar, más importante es el aprendizaje emocional que se deriva de ello. Un ejemplo final: cuando un paciente rechaza un diagnóstico que le ofrecemos, pero nosotros, por pura puntilla profesional, nos obstinamos en mantenerlo, sin atender a datos bastante obvios que aconsejarían como mínimo matizarlo.

Del síntoma actual a la biografía sanitaria

Casi todos los padecimientos psicosociales adquieren sentido semiológico en el contexto biográfico. Poco sabemos de una depresión si no somos capaces de averiguar los antecedentes de episodios similares, condicionantes de personalidad, de ambiente, etc. Pero este salto al contexto biográfico requiere tiempo y colaboración del paciente. Vamos a suponer que el primer escollo, el tiempo, deja de serlo (disponemos, por ejemplo, de unos 20 minutos, un auténtico lujo), y vamos a hacer esta suposición porque va a interesarnos analizar sin interferencias el otro gran escollo: la colaboración del paciente. Tenemos a este respecto dos situaciones bien distintas[9]:

- — El paciente consulta abiertamente porque "tengo una depresión", "me encuentro mal de los nervios", "debería ir al psicólogo", o expresión similar.
- — O, lo que es más frecuente, el paciente consulta por algo "somático", con una predisposición mejor o peor a admitir componentes psicológicos.

Examinemos la situación más difícil, es decir, cuando acude persuadido de que lo "mío es algo que me funciona mal en el cuerpo, y me lo tienen que encontrar y arreglar con alguna medicación".

Exploración psicológica del somatizador

En estos casos, aunque el médico sospeche desde el inicio que se trata de un cuadro de tipo psicológico o incluso psicopatológico, recomendamos dar los siguientes pasos:

1. Delimitar el motivo de consulta, facilitar la narrativa del paciente y averiguar el cómo, cuándo y dónde del síntoma o síntomas.

Muchas veces se trata de cuadros abigarrados que desorientan al clínico: parestesias, palpitaciones, precordialgias... El médico puede incluso reaccionar con mal humor y decirle al paciente: "Sólo le dejo escoger uno de estos síntomas, y otro día ya hablaremos de los otros". Al reaccionar así olvida que justamente en el polimorfismo del cuadro está una de las claves diagnósticas.

2. Explore siempre al paciente. Esta tarea es específica del médico de cabecera, ¡no lo hará el psiquiatra! Contemple seriamente un posible origen orgánico. Se impone concluir las tareas de la tabla III, explorar al paciente (¡muy importante!), y reabrir, si se cree necesario, la anamnesis, o posponer el diagnóstico hasta recabar nuevos datos. Por más años de experiencia que un profesional pueda tener, la confusión entre lo psicológico y lo biológico es siempre posible, sobre todo cuando estamos frente al inicio insidioso de enfermedades sistémicas. Por ejemplo: pruritos debidos a discrasias sanguíneas, astenias y "depresiones" de origen neoplásico, trastornos de conducta por síndromes orgánico-cerebrales... ¡incluso cuadros de "debilidad" atribuidos a "artrosis" por varios especialistas, y que solo al cabo de meses se descubre que es una Esclerosis Lateral Amiotrófica que debuta en paciente añoso!. Así de complicada y traidora resulta a veces la práctica de la medicina. A veces echar mano prematuramente de adjetivos como "trastorno psicosomático" o "cuadro vegetativo" traduce un intento del médico de cabecera para hacer más tolerable la incertidumbre, y a veces también para poner en entredicho el sufrimiento del paciente ("¡vaya exagerado/a!"). Pero tiene el defecto de crear una sensación de seguridad. Cuando el paciente se obstina en que "lo mío no son nervios ni depresión" como mínimo consulte el caso a otros colegas. Comparta riesgos. Se ahorrará muchos disgustos.

3. Una vez persuadidos del origen de los síntomas (lo que llamamos "certeza interior del clínico"), y, sobre todo, de su peligrosidad potencial, podemos iniciar una aproximación gradual y negociada para compartir nuestra interpretación de la realidad con la interpretación que hace el paciente. Es el proceso que llamamos "psicologizar", y que consideramos una habilidad clínica fundamental (véase en mayor detalle en las referencias[3,11,13,23]).

Veamos ahora la segunda situación: cuando el paciente se nos presenta declarando abiertamente el origen psicológico de sus síntomas.

La exploración psicológica del paciente con *insight*

Cuando un paciente se nos presenta de esta suerte —declarando que "debo estar mal de los nervios", por ejemplo— experimentamos un alivio considerable. Tendemos a pensar que posiblemente será así, y que en todo caso ya habrá un equipo especializado para hacerse cargo del caso. Sin embargo, nuevamente hay que vencer la tendencia a la pereza mental y preguntarse si, en efecto, el problema del paciente está en esta esfera, si "sólo se debe a problemas personales que está atravesando" o más bien constituye una constante biográfica que apunta hacia una psicopatología de base. También debemos emular al urólogo que citábamos más arriba, y preguntarnos: "¿Puede existir una etiología estrictamente biológica para este cuadro clínico?" Un cribaje tiroideo, metabólico o neurológico nunca sobra en el marco de la medicina de familia, porque esta es nuestra obligación, y nuestra aportación más genuina (que no la del psiquiatra).

Por consiguiente, el profesional debe desconfiar de los rótulos, sean éstos producidos por otros médicos, por la familia o por el propio paciente, y perseguir su propia versión de los hechos[10]. A eso le llamamos "independencia de criterio". No olvidemos la responsabilidad del médico de atención primaria de salud en esta encrucijada, pues la distinción entre un episodio de confusión de origen psicológico o debido a una enfermedad sistémica (por ejemplo, un lupus sistémico), recaen plenamente en él. Por otro lado, etiquetar a alguien como "depresivo" puede ser una excusa para evitar una comprensión real de su problema. Siempre es preferible saber describir un problema a saberle poner una etiqueta, porque si todo lo que tenemos del paciente es una etiqueta y ésta no resulta correcta, nos quedamos sin nada. En cambio, una buena descripción responde a una anamnesis minuciosa, y de ella siempre podrán rescatarse unos hechos significativos que ayuden a otro profesional —o a nosotros mismos en un estado más reflexivo.

Una vez verificamos el origen psicosocial de la demanda (a veces resulta del todo evidente que es así desde los primeros minutos de entrevista), algunos principios que rigen la anamnesis serían los siguientes (tabla IV):

1. Debemos provocar un estado de concentración y colaboración en el paciente para que medite las respuestas e intente describir su realidad de la manera más objetiva.
   Logramos que el paciente interiorice nuestras preguntas mediante una formulación abierta de las mismas, pero también gracias a sugestiones tales como: "Me gustaría que ahora se concentrara en lo que voy a preguntarle", o bien: "tómese su tiempo antes de responderme"[6].
2. Interesa más una anamnesis extensiva que abarque varias áreas biográficas, que una anamnesis muy profunda en una sola de estas áreas. Este punto vamos a desarrollarlo en el siguiente apartado.
3. El tercer aforismo que recomendamos reza así: respeta en el terreno de las emociones el ritmo que te proponga el paciente.

Balint M (1969) tiene algunas de sus páginas más brillantes a propósito de este tema: ¿cuándo y cómo detenernos si el paciente empieza justamente a abrirnos sus emociones? ¿Cómo continuar?[11,12].

Tabla IV
Principios de una anamnesis psicosocial

- Provocar un estado de concentración en el paciente.
- Preferir una anamnesis extensiva a una anamnesis focal.
- Perseguir los datos relevantes sin perder el plan de entrevista trazado.
- Tener algunas preguntas "comodines" para dar agilidad a la anamnesis.

Algunas normas generales serían las siguientes:

a) Alerta con las primeras visitas. Un paciente que se abre demasiado posiblemente da poco valor a su intimidad, y otro que se precipita dándonos excesiva confianza, posiblemente se avergonzará de ello y le perderemos.
b) Debemos guiarnos en buena parte por las claves no verbales, y respetar las resistencias cuando sospechemos que están bien establecidas. Dar tiempo al tiempo.
c) En caso de duda trasladar las diferentes opciones al paciente: "¿Prefiere que cambiemos de tema o piensa que puede serle de utilidad continuar hablando?".

4. Finalmente recomendamos tener algunas preguntas "comodines" que nos saquen de atolladeros. Por ejemplo, sospechamos malos tratos conyugales... ¿por dónde continuar? Aquí vendrían algunos comodines de uso general, por ejemplo: "¿lo ha consultado con alguien?, ¿en qué cree que puedo ayudarle?, etc". Otras consideraciones las encontrará el lector más adelante.

TÉCNICAS PARA EL MÉDICO PRÁCTICO

El símil del pintor es adecuado al tema que tratamos porque cuando realizamos una exploración psicosocial, en el fondo estamos retratando una realidad. Profundicemos en el símil.

Mal iríamos si intentáramos pintar un cuadro apurando hasta en los mínimos detalles un pétalo de la amapola sin atender a la perspectiva general del paisaje. De la misma manera enzarzarse en las preguntas clásicas del síndrome depresivo, ("¿está triste?, ¿se despierta de madrugada?", etc.), resulta poco pertinente si antes no tenemos datos de tipo estructural (composición familiar, tipo de trabajo, etcétera), y funcional (acontecimientos vitales, problemas de relación, etc.).

Uno de estos errores se debe a lo que llamamos "entrevistador estímulo-dependiente". Se trata de un entrevistador que pierde el hilo argumental de su plan de entrevista con la misma facilidad con la que inicia otra línea al socaire de los últimos comentarios aportados por el paciente. Si, por ejemplo, está dilucidando la naturaleza de una precordialgia, y el paciente le insinúa un estrés laboral, deja de lado sus pesquisas para centrarse en dicho estrés. ¿Quiere decir que el médico no tiene que escuchar lo que se aparta de su interés? En absoluto. Ahí queda el tema de la ansiedad, pero siempre para después de acabar la tarea que se había propuesto (dilucidar la precordialgia). En definitiva, debemos darnos un plan de entrevista e ir colocando mentalmente una cruz a las tareas que ya hemos efectuado.

El clínico experimentado constantemente se formula hipótesis. Por ejemplo: "¿Pudiera ser que este paciente tuviera un trastorno de personalidad... o más bien un cuadro reactivo?..." Estas hipótesis surgen al socaire de los datos que recoge. Por ello es tan importante que se proporcione a sí mismo datos de alta calidad, y, sobre todo, datos capaces de proporcionarle un conocimiento amplio y extensivo de la persona[13].

Técnica del borrador

La técnica del "borrador" consiste en el manejo flexible de una serie de preguntas que actúan como preguntas de cribaje sobre áreas importantes de la persona. Esta técnica tiene un óptimo rendimiento si se complementa con una observación del paciente a nivel no verbal.Veamos el primer aspecto.

Proponemos al lector que memorice las preguntas de la "anamnesis de 5 minutos para saltar al ámbito psicosocial" (tabla V). Cuando decimos memorizar, no lo decimos de manera retórica, sino literal, conscientes de la dificultad que entraña aquel instante en que nuestra mente queda en blanco, sin saber por dónde continuar. Es justamente entonces cuando está plenamente justificado echar mano de estas preguntas, auténticos comodines adaptables a muchas situaciones distintas y que nos salvan de un silencio incómodo.

La tabla V propone un orden en la anamnesis que acostumbra a ser bien aceptado. Al iniciar esta anamnesis por el descanso nocturno hace una transición suave entre lo somático y lo psíquico. Los tres últimos apartados (autoconocimiento, creencias, personalidad...) no siempre son pertinentes. Desde luego, esta anamnesis durará más o menos tiempo en función de la habilidad para regularla, pero acostumbra a ser posible cumplimentarla en el contexto de las visitas en régimen de cita previa. Invitamos al lector a que añada sus propias preguntas a la lista y tache las que no le convenzan, pero que en todo caso haga suya una breve metódica para empezar a entrar con agilidad en la esfera de lo psicosocial. Muy pronto se sorprenderá de los resultados, y tendrá la impresión de que en esta esfera las cosas no son especialmente más difíciles o distintas que en el plano biológico. No olvide la premisa: sólo aplicará esta metódica de trabajo si rememora las preguntas sin dificultad.

Uno de los aspectos sustantivos para asegurar un buen rendimiento de esta anamnesis breve es la

TABLA V
PROPUESTA DE ANAMNESIS DE 5 MINUTOS

Estrés y adaptación:
- ¿Qué tal descansa por la noche? ¿Pesadillas? ¿Alguna se repite?
- ¿Cree que los demás le exigen mucho?... ¿Más incluso de lo que usted piensa que puede dar?

Afectividad y curso del pensamiento:
- ¿Está pasando una mala temporada? ¿Qué tal va de estado de ánimo?
- ¿Hay algún tipo de pensamiento o idea que le dé vueltas por la cabeza, hasta el punto de molestarle?

Entorno del paciente:
- ¿Problemas en casa?
- ¿Y en el trabajo?
- ¿Cómo van las cosas con su... mujer, hijos, etc.?

Acontecimientos vitales:
- Últimamente o en el inicio del problema, ¿sucedieron cambios de cierta importancia en su vida?... ¿Ya sea a nivel familiar, o laboral?
- ¿Y problemas de otro tipo, como económicos, o de tipo legal?

Autoconocimiento del problema por parte del propio paciente:
- ¿A qué lo atribuye?
- ¿Con qué lo relaciona?

Creencias y expectativas:
- ¿Piensa que le puede ir bien algun tratamiento concreto que yo debiera saber? ¿Hay algo que yo pudiera hacer?
- Me gustaría saber su opinión respecto a si cree usted que tiene un problema de salud de los que se resuelven deprisa, o de los complicados.

Personalidad:
- ¿Cómo se describiría usted: como una persona habitualmente nerviosa, depresiva, alegre, irritable...?

capacidad del clínico para percatarse de que está tocando un tema importante[14]. Las señales no verbales son, en este sentido, una de las claves más constantes y útiles. Cuando perciba que un paciente realiza un esfuerzo para elaborar un material, el entrevistador deberá adecuar su reactividad para respetar el período de elaboración. Saber callar es tan importante como saber hablar.

En ocasiones el clínico confunde un silencio de elaboración como un silencio vacío del paciente. Muchas personas, sobre todo cuando están profundamente impactadas, tienen unos segundos de aparente ensimismamiento. Los entrevistadores sin experiencia rompen estos segundos (para ellos eternos). Por el contrario, el entrevistador experimentado es capaz de ajustar el plan de entrevista a los nuevos materiales que van surgiendo, atento a la menor pista que pudiera introducir un nuevo matiz a la problemática objeto de análisis, y sabiendo que aquel instante que le parece eterno apenas es un soplo en la subjetividad del paciente. A la inversa: hay personas que hablan por hablar, por simple miedo al silencio. No dude en reconducir la entrevista para que cada minuto sea provechoso.

Técnica del contexto biográfico: la patobiografía

Una técnica muy sencilla y que facilita una comprensión biográfica rápida del individuo es la realización de la patobiografía. Consiste en trazar una línea que arranque en la fecha de nacimiento (fig. 1) y acabe en el año actual, e ir situando en ella los acontecimientos y enfermedades más importantes. Las siguientes preguntas resultan de gran utilidad:

- Dónde nació.
- Infancia: hermanos, ¿eran felices?, ¿problemas relevantes?
- Emigración: años, motivos.
- Formación: estudios, formación profesional.
- Primer empleo.
- Boda y nacimiento hijos.
- Enfermedades relevantes. Impacto de las mismas.
- Fallecimientos y otros acontecimientos vitales.
- Momento en que le cambió el carácter (o la vida).
- Variaciones biográficas del humor o de la ansiedad.

Esta técnica puede complementarse con el genograma[15]. Ambas pueden realizarse en unos 5-10 minutos, a condición de saber activar y centrar la atención del paciente.

La exploración exhaustiva o detallista

Continuemos con el símil del pintor: ya tenemos un borrador inicial (anamnesis de "5 minutos") y también tenemos la visión en perspectiva (anamnesis biográfica). En este punto resulta obligado desarrollar un esquema de lo que debieran ser los "datos de base" a nivel psicosocial, tal como se indica en el capítulo que sobre la historia clínico-psiquiátrica ha escrito la profesora Carmen Leal para este libro, entendiendo que son datos para uso de un equipo de atención primaria, no para un equipo especializado.

Estos datos de base posiblemente no debieran completarse en toda su extensión más que en casos puntuales, pero resulta una excelente guía para escoger las preguntas adecuadas para cada área en la que deseemos mayor profundidad y "detallismo". Algunas de estas áreas plantean problemas conceptuales al médico de atención primaria, tal vez la de desarrollo personal y personalidad la que más. Procedamos por este motivo a su análisis.

Prov. León. Infancia feliz — *Emigran a Madrid* — 1970 — *Boda* — 1976 — *Depresión* — 1979

........../........../........../........../........../........../........../..........

1966 *Fallece padre en accidente* — 1974 *Trabaja en cadena de montaje* — 1978 *Primer parto* — 1984 *Segundo parto y depresión* — 1997

Esta patobiografía correspondería a una mujer nacida en 1955, cuya infancia transcurrió de manera feliz hasta que a los 11 años de edad fallece su padre en un accidente rural. Emigra a Madrid a los 15 años y a los 19 está trabajando en una cadena de montaje. Se casa a los 21 años y con 23 tiene su primer hijo. Al año de un aborto (25 años) padece un primer episodio depresivo, que se repite a los 29 años de edad, tras el segundo parto.

Figura 1. Patobiografía: un ejemplo.

LA PERSONALIDAD DEL PACIENTE

Posiblemente sea ésta una de las áreas donde más déficit existan en la formación del médico de familia, y fuente de constantes errores diagnósticos. Distinguir lo que es "personalidad" de lo que son síntomas nuevos no siempre es fácil. Entendemos por personalidad la manera habitual de obrar de una persona[16]. Esta manera de obrar viene determinada por su manera de ser, sentir y hacer (es decir, su temperamento y carácter)[17], y poco a poco va sedimentándose como un "estilo propio"[18] de resolver las diferentes situaciones de la vida. Siguiendo este hilo argumental, sabe de personalidad quien es capaz de establecer pronósticos de actuación[19]. Algo sabemos si "etiquetamos" a un paciente como "trastorno esquizotípico de la personalidad". Pero, sobre todo, sabe mucho quien afirma: "Va a aceptar mal su enfermedad y no será capaz de seguir un tratamiento prolongado".

¿Cómo llegar a un conocimiento profundo y predictivo de la "conducta habitual" de una persona? He aquí algunas recomendaciones:

1. Interésese por quién es esta persona fuera de la consulta. Supere etiquetas fáciles: "analfabeto", "pesado/a", etc. Busque datos que den una sustantividad y un valor intrínseco a esta persona: ¿qué aficiones tiene?, ¿cuáles son sus habilidades profesionales?, etc. En definitiva, supere estereotipos[20].
2. Produzca diálogos transparentes. En la tabla VI le recomendamos algunos temas que introducidos de manera creativa tienen un alto rendimiento. Por ejemplo:

EJEMPLO 3: CONSTRUIR DIÁLOGOS TRANSPARENTES

D. *—Se le ve disgustado, don Ramón...*
P. *—Motivos tengo... En el trabajo el jefe me tiene tirria...*
D. *—¿Sólo en el trabajo?*
P. *—No, no sólo. Hoy en día no te puedes fiar de nadie.*
D. *—¿Usted cree que las personas en general quieren perjudicarle?*
P. *—Bueno, en general, tampoco, pero que hay mucho listillo suelto por ahí...*
D. *—A ver... cuente, cuente...*
P. *—Todo el mundo se ha encontrado casos, ¿no?*
D. *—¿A lo largo de su vida se ha encontrado con muchos problemas debido a personas que le han querido perjudicar?"*

Comunicación no verbal y valoración de la personalidad

En otros textos hemos alertado sobre el peligro de confundir aspectos no verbales con rasgos o atributos de personalidad[21] (tabla VII).

Las personas rápidas de reflejos nos inducen a pensar que son también inteligentes. Si una persona

TABLA VI
AVERIGUAR RASGOS DE PERSONALIDAD EN LA CONSULTA DIARIA

a)	Con sus hijos/compañeros de trabajo, ¿es usted severo e inflexible o más bien abierto y tolerante?
b)	¿Le convencen fácilmente o es usted más bien terco en sus convicciones?
c)	¿Prefiere ser mandado o prefiere mandar?
d)	¿Se preocupa mucho por sus responsabilidades?
e)	¿Le gusta el riesgo, por ejemplo, conducir deprisa, deportes de aventura, etcétera.
f)	Cuando por la televisión dan noticias de catástrofes, ¿se le inundan los ojos de lágrimas o sabe sobreponerse?
g)	¿Cree que muchas personas tratan de hacerse amigas de usted para en el fondo aprovecharse?
h)	¿Puede pasarse horas pensando en un viaje que hará las próximas vacaciones?
i)	Si le empujan en el Metro, o le tocan la bocina en un semáforo (en caso de ser conductor), ¿se irrita con facilidad?
j)	¿Se arrepiente a veces de haber sido muy franco/a en sus opiniones o críticas hacia otras personas?
k)	¿Se nota la mayor parte del día tenso/a?
l)	¿A veces renuncia a hacer cosas por la vergüenza del "qué dirán"?
m)	¿Procura decir las cosas de la manera que ofenda menos?
n)	¿Tiene tendencia a dar o darse las culpas por las cosas que salen mal?
ñ)	¿Le gusta contradecir al jefe (si tiene empleo)?
o)	¿Está frecuentemente de mal humor sin saber por qué? ¿O más bien le gusta reír mucho?
p)	¿Hace todo lo posible para cambiar lo que no le gusta, o prefiere acomodarse a ello? Por ejemplo:... (adaptar ejemplo al paciente).
q)	Si le hacen una mala jugada... ¿acaba por devolverla? En otras palabras, ¿es usted rencoroso/a?
r)	¿Consigue lo que se propone?

Nota: basada en los factores de personalidad de Cattell[15].

Tabla VII
Confusiones al apreciar la personalidad de nuestros pacientes derivadas de un rasgo de comunicación no verbal

Rasgo observado...	Despierta en nosotros...
• Apariencia similar a la nuestra.	Identificación.
• Voz grave.	Autoridad, seguridad.
• Baja reactividad.	Seguridad.
• Taquipsiquia, rapidez reflejos.	Juicio de inteligencia.
• Repelencia verbal.	Repulsión, descrédito, dejar de escuchar.
• Repelencia por el olor.	Incomodidad, animadversión.

se parece a un conocido tendemos a pensar que también su personalidad es parecida, etc. En la tabla VII se introduce el concepto de repelencia verbal: un tono o timbre de voz que de inmediato despierta en nosotros un sentimiento de desagrado. Analice con sinceridad: ¿cuántas repelencias verbales tiene usted? (Si lo ignora, usted no domina un aspecto crucial de la primera impresión que recibe de las personas).

El lugar y momento de la relación como contaminante

Pero, además, el lugar y momento de la entrevista condiciona extraordinariamente la percepción de la personalidad y, más en general, la percepción del problema. ¡Cuántos problemas analizados en una segunda entrevista se ven de manera muy diferente en la primera! Depresiones reactivas pasan a ser depresiones crónicas recidivantes, pacientes psicóticos pasan a bipolares, y en un plano más biológico, algunos soplos sistólicos sencillamente desaparecen... Pero a un nivel menos importante, una persona chillona, a la que tildamos de "histérica", sencillamente grita como pauta cultural, sin otros atributos de lo que debiéramos entender por rasgo histriónico de la personalidad. O a un paciente que nos solicita una baja poco justificada lo tildamos de "manipulador y difícil", sin darle otras oportunidades para sorprendernos con rasgos positivos de personalidad. Considere estas situaciones:

— El individuo está pasando una etapa de estrés pronunciado. PELIGRO: formarnos una idea exagerada de algunos de sus rasgos de personalidad.
— El individuo ha perdido algún ser querido que estabilizaba su personalidad. PELIGRO: enjuiciarlo como más frágil de lo que realmente pueda ser.
— Mala relación con nosotros. PELIGRO: castigarlo con un estereotipo desagradable: manipulador, rentista, etcétera.
— Analfabetismo. PELIGRO: infravalorar su inteligencia.
— Origen cultural con pautas introvertidas o extrovertidas que nos chocan. PELIGRO: tildarle de "histerismo" o "alexitímico".
— Sobrevalorar unas conductas aparecidas de manera aislada. PELIGRO: sobrediagnosticar.
— Conductas de simulación o manipulación relativas a bajas laborales. PELIGRO: no tomarnos al paciente "en serio" en sucesivos encuentros (dar poca credibilidad a los síntomas).

LA GESTIÓN EFICIENTE DEL TIEMPO

Volvamos al tema de la gestión eficiente del tiempo. Hemos insistido más arriba en la necesidad de organizar un plan de entrevista para ser más eficientes. Quisiéramos en este apartado abordar el otro polo del problema: registrar y ordenar la información en el historial clínico.

La lista de problemas

La lista de problemas es una de las hojas más valoradas por el clínico. Sin embargo, muchas veces no refleja aspectos clave del paciente, en parte porque algunos profesionales apenas la utilizan, y en parte por todo lo contrario: una plétora de diagnósticos oscurecen la misma esencia de un contexto clínico. Por este motivo somos partidarios de complementar esta lista de problemas con un resumen capaz de jerarquizar y ordenar la información. Este resumen puede ser tan breve como: "Esta paciente arrastra un duelo desde hace dos años, con múltiples síntomas derivados en parte de una fibromialgia por insomnio, y en parte de otros procesos crónicos (artrosis, litiasis renal, reflujo esofagogástrico)". El resumen propuesto sería algo así como una epicrisis breve que vamos actualizando en cada visita, pero solo si la visita aporta datos relevantes para el seguimiento continuado.

Hoja de consulta

Recomendamos estructurar las diferentes entradas organizando la información por episodios o problemas, y siguiendo para cada consulta el acrónimo "SOEP" (datos subjetivos, objetivos, evaluación y plan) o acrónimos similares. Este método de trabajo va a permitirnos en ocasiones futuras rescatar rápidamente los datos relevantes, en primer lugar porque todas las entradas relativas —pongamos por caso— a un proceso de ansiedad aparecerán bajo el epígrafe "ansiedad", y también porque para cada consulta nos será posible atender al tipo de información relevante (por ejemplo el tratamiento realizado). A veces resulta apropiado también estructurar los datos subjetivos en lo que llamamos "anamnesis por áreas". La anamnesis por Áreas funciona de la siguiente manera:

EJEMPLO 4: APLICANDO UNA ANAMNESIS POR ÁREAS

Una paciente en tratamiento con antidepresivos acude a una visita de control. El médico aplica el plan de entrevista esbozado en la tabla III, y cuando llega a las preguntas específicas aplica una anamnesis por áreas:

D. —¿Ha logrado descansar bien?
P. —Sí, he mejorado bastante desde que tomo las pastillas.
D. —¿Cuántas horas duerme sin interrupciones?
P. —Unas seis...
D. —¿Y cómo se nota los dolores que tenía en la espalda?
P. —Aún tengo dolores aquí y aquí.

A medida que avanza la anamnesis, apunta la información siguiendo el siguiente esquema:

"SUEÑO: ha mejorado, conciliando el sueño unas seis horas.
"SOMA: disminución de las polialgias.
"ATENCIÓN: aún sufre despistes ocasionales.
"ANSIEDAD: es quizá el síntoma que ha mejorado más.
"PENSAMIENTOS: aún son pesimistas.
"ILUSIONES: ha empezado a cuidar el jardín.
"CUMPLIMIENTO: ha tomado todas las pastillas correctamente, etcétera".

Esta estrategia facilita una anamnesis orientada y eficaz.

A MANERA DE CONCLUSIÓN

A lo largo de estas páginas hemos insistido en varias ideas:

— Buenos diagnósticos derivan de buenos datos. Tenemos que proporcionarnos buenos datos a partir de una técnica de entrevista depurada[22].
— Ser eficientes en el uso del tiempo significa usar habilidades clínicas bien integradas en una disciplina de trabajo[23].
— Por consiguiente, leer este capítulo le va a servir de poco si no hace un esfuerzo para aplicar al menos algunas de las ideas y técnicas que en él se desarrollan. Las tablas pueden ser una buena guía para recordar lo más importante de este capítulo.
— No busque inicialmente grandes cambios. Propóngase un objetivo (por ejemplo, aplicar la anamnesis de "5 minutos", o la anamnesis por áreas), y —lo que es más importante— integre este avance en su manera habitual de actuar. En sucesivos meses vaya ampliando el abanico de técnicas.
— La única manera de mejorar nuestro perfil clínico es aplicar una voluntad de mejora tenaz y gradual. Si optamos por estrategias de "todo o nada", el resultado demasiadas veces es... nada. No se desanime por resultados parciales: apreciar el lado medio lleno de la botella es una capacidad básica para soportar los avatares de nuestra profesión.

LECTURAS RECOMENDADAS

Vallejo Ruiloba J: *Introducción a la psicopatología y la psiquiatría.* 6ª ed. Barcelona, Elsevier-Masson, 2006.

Un excelente manual donde se integran autores de diferentes tendencias, sin desmerecer en absoluto una unidad conceptual que gira en torno a la semiología. Tiene una primera parte donde se analizan los instrumentos y métodos clínicos y paraclínicos, los trastornos más habituales y las terapias.

Steven A: Cohen-Cole. *The Medical Interview: the three-function approach.* London, Mosby Year Book, 2000.

Toma de datos y comprensión del problema del paciente, construir una relación asistencial, y educar y motivar al paciente son las tres funciones de la entrevista sobre la que se estructura este libro, sin faltar capítulos clásicos como pacientes difíciles, problemas vitales, y un capítulo sobre cómo aprender a entrevistar.

Borrell F: *Entrevista Clínica.* Manual de estrategias prácticas. Barcelona, Semfyc, 2004.

La entrevista se compone de unas habilidades de comunicación y unas tareas que el clínico debe realizar. La entrevista semiestructurada ofrece una excelente oportunidad para adquirir un método de trabajo. A partir de este argumento, el libro desarrolla técnicas y estrategias para conseguir un método eficiente de entrevistar, pero a la vez cómodo para quien deberá utilizarlo: el clínico. A destacar dos niveles de lectura en el mismo texto: nivel básico para profesionales que se inician, y nivel avanzado, para profesionales que tienen formación en la materia. Glosario muy extenso y DVD con múltiples entrevistas e información complementaria.

BIBLIOGRAFÍA

1. Andersen SM, Harthorn BH: The Recognition, Diagnosis and Treatment of Mental Disorders by Primary Care Physicians. *Med Care* 1989; 27(9):869-886.

2. Tizón J: *Componentes psicológicos de la práctica médica.* Barcelona, Doyma, 1988.

3. Borrell F: *Entrevista Clínica: manual de estrategias prácticas.* Barcelona. SEMFyC, 2004.

4. Vikki A. Entwistle A, Ian S. Watt Ken Gilhooly, Carol Buggea, Neva Haites, Anne E. Walker: Assessing patients' participation and quality of decision-making: insights from a study of routine practice in diverse settings. *Patient Education and Counseling* 2004; 55:105-113.

5. Sergi Corbella y Luis Botella: La alianza terapéutica: historia, investigación y evaluación. *Anales de Psicología* 2003; 19 (2): 205-221.

6. Jeffrey D. Robinson, John Heritage Physicians' opening questions and patients' satisfaction Patient Education and Counseling 2006; 60:279-285.

7. Borrell F: La exploración psicológica en el marco de la entrevista de atención primaria. En: Aparicio D. (ed.): *Salud Mental.* Barcelona, Doyma, 1992.

8. Goleman D: *Inteligencia emocional.* Barcelona, Kairos, 1996.

9. Bulbena A: Epidemiología psiquiátrica descriptiva: contribuciones a la Asistencia Primaria. En: Aparicio D (ed.): *Salud Mental.* Barcelona, Doyma, 1992.

10. Dowie J, Elstein A: *Professional judgement.* Cambridge, Cambridge University Press, 1994.

11. Balint M: *El médico el paciente y la enfermedad.* Buenos Aires, Libros Básico, 1961.

12. David B. Seaburn, Diane Morse, Susan H. McDaniel, Howard Beckman, Jordan Silberman, Ronald Epstein: Physician Responses to Ambiguous Patient Symptoms. *J Gen Intern Med* 2005; 20:525-530.

13. Borrell F: *Decisiones en la cabecera del paciente.* Barcelona, Biblioteca Dupont. Doyma, 1996.

14. Ronald M. Epstein, Brian S. Alper, Timothy E: Quill, Communicating Evidence for Participatory Decision Making. *JAMA* 2004; 291(19):2359-2366.

15. Salem G: *Abordaje terapéutico de la familia.* Barcelona, Masson, 1990.

16. American Psychiatric Association. DSM-IV-TR: *Manual Diagnóstico y Estadístico de los Trastornos Mentales.* Barcelona, Masson, 2002.

17. Shapiro T, Hertzig E: Normal Child and adolescent development. In: *American Psychiatric Association.* DSM-IV. Washington DC, American Psychiatric Association 1994; 105-143.

18. Marina JA: *El laberinto sentimental.* Barcelona, Anagrama, 1996.

19. Cattell RB: *El análisis científico de la personalidad.* Barcelona, Ed. Fontanella, 1972.

20. Borrell F: Como trabajar en equipo. Gestion 2000. Barna, 2001.

21. Borrell F: *Detección de los trastornos de personalidad en el marco de la entrevista clínica. FMC* 1996; 3(3):143-153.

22. Borrell-Carrió F. Epstein R Preventing errors in clinical practice: a call for self-awareness *Ann Fam Med* 2004; 2(4):310-316.

23. Epstein RM: Mindful practice. *JAMA* 1999; 282: 833-839.

2.2

La historia clínico-psiquiátrica

Carmen Leal Cercos

INTRODUCCIÓN

La evaluación del paciente con trastornos psiquiátricos va a depender fundamentalmente de la entrevista clínica en la que, además de establecer el marco de la relación médico-enfermo y del proceso terapéutico, se procede a la elaboración de una historia clínica que ha de incorporar, al menos, una exploración del estado mental del paciente, una formulación diagnóstica y un planteamiento terapéutico y pronóstico. Como hemos tenido ocasión de ver en el capítulo que sobre la entrevista psiquiátrica realiza Borrel i Carrio en este libro, hoy en día se está de acuerdo en la necesidad de establecer, durante la entrevista, una relación empática que posibilite una auténtica comunicación entre médico y paciente[1]. Así, y aunque pequemos de repetitivos, nos parece conveniente que recordemos aquí los objetivos más relevantes de una entrevista clínica:

a. Establecer una relación empática con el paciente.
b. Obtener una historia clínica completa que recoja toda la información necesaria para el diagnóstico.
c. Detectar actitudes y sentimientos del paciente ante la enfermedad.
d. Observar el comportamiento no verbal del paciente (tono de voz, postura, gestos, movimientos, expresión facial, etc.).
e. Explorar el estado mental.
f. Realizar una formulación diagnóstica que tome en consideración los factores etiológicos implicados en cada caso.
g. Valorar la gravedad del paciente y las repercusiones de su trastorno sobre su vida cotidiana (a nivel familiar, social, laboral, etc.).
h. Establecer una alianza terapéutica con el paciente y elaborar el plan de manejo y tratamiento.

Son muy numerosas las recomendaciones dadas por distintos autores para llevar a cabo de manera adecuada una entrevista. Dichas recomendaciones quedan resumidas en la tabla I. Hemos de considerar, además, como ya hemos visto en el capítulo de Borrel y Carrio, los aspectos referentes a los dos protagonistas de la entrevista —el paciente y el médico—, de los cuales, como Borrel y Carrio nos indica y como certeramente analiza Tizón en su libro sobre los Componentes Psicológicos de la Práctica Médica[3], van a depender necesariamente el curso y sentido que dicho acto médico tenga.

Gregory[4] ha señalado algunas estrategias para conseguir información sobre temas o aspectos que el paciente oculta o se muestra reacio a dar. Éstas serían: 1) *particularización*, ir derivando desde preguntas muy generales a las concretas o específicas.

TABLA I
RECOMENDACIONES PARA LLEVAR A CABO UNA ADECUADA ENTREVISTA (MODIFICADAS DE KAPLAN Y SADOCK)[2]

- Ambiente adecuado, tranquilo y confortable.
- Saludo y presentación personal del médico.
- Dar muestras de empatía, sensibilidad y respeto.
- Mirar directamente al paciente y evitar tomar excesivas notas.
- No emitir críticas ni juicios de valor moralizantes.
- Controlar respuestas de enojo ante comentarios críticos del paciente.
- Prestar atención a a la comunicación no verbal.
- Utilizar un lenguaje adecuado al nivel educativo del enfermo.
- Fijar límites con firmeza cuando sea preciso hacerlo.
- No infravalorar los síntomas somáticos inexplicados.
- Tolerar el silencio.
- Asegurar la confidencialidad.
- No mostrar pesimismo.

2) *progresión*, elaborar un orden de preguntas desde las menos a las más íntimas; 3) *interpolación*, intercalar una pregunta fundamental entre otras rutinarias y neutras; 4) *orientación*, formular una pregunta que da por hecho una cuestión que se sospecha pero que no ha sido admitida y 5) *aplazamiento*, dejar para otro momento preguntas que supongan una excesiva carga emocional para el paciente, evitando así la posibilidad de un bloqueo.

Se han discutido mucho las ventajas e inconvenientes de distintos tipos de entrevista. La entrevista dirigida, estructurada o semiestructurada, obtiene toda la información deseada, pero puede sugerir respuestas y molestar al paciente al no dejarle expresar libremente su propia valoración y opiniones sobre lo que le ocurre; puede ser muy útil en pacientes muy pasivos o con poca capacidad de introspección. La entrevista libre, espontánea, suele ser preferida por muchos pacientes, sobre todo dado que, al darles ocasión de contar lo que les preocupa, les hace sentirse más cómodos y confiados. Dicho tipo de entrevista tiene, sin embargo, el inconveniente de facilitar la recolección de información irrelevante, dificultando la obtención de datos fundamentales. Probablemente una fórmula mixta resulta la más adecuada y en este sentido consideramos que toda entrevista debe comenzar siendo libre y alternar con preguntas dirigidas.

Asimismo, es preciso señalar que en nuestro campo la entrevista con la familia del enfermo es, a menudo, absolutamente imprescindible y no sólo por la información que nos pueden aportar sobre los síntomas, conducta y evolución del paciente, sino porque nos permite valorar sus actitudes, apoyo o rechazo hacia el paciente, así como la obtención de información relativa a factores tan relevantes para la génesis y mantenimiento de la enfermedad mental como pueden ser, por ejemplo, la excesiva expresividad emocional, etcétera.

Es evidente que existen situaciones especiales, como aquellas que se presentan sobre todo en los servicios de urgencias con pacientes agresivos o muy delirantes que requieren una intervención muy diferente, o aquellas otras que se dan en la interconsulta o en los servicios de psiquiatría de enlace, en los que con frecuencia es preciso modificar las características de la entrevista[1].

Como señala Cadoret[5], ante cualquier paciente visto en la atención primaria debe plantearse la evaluación de un posible trastorno psiquiátrico, sobre todo de aquellos que con mayor frecuencia pueden presentarse enmascarados tras una sintomatología somática (como ocurre en algunas depresiones) o no son comunicados fácilmente por el paciente salvo que se le interrogue acerca de ellos (consumo de alcohol y otras drogas, por ejemplo). Cualquiera que sea el aspecto inicial del paciente y sus síntomas de presentación, deben formularse preguntas en torno a síntomas depresivos, nerviosismo, consumo de alcohol y drogas o trastornos de la alimentación. En la tabla II aparecen los datos que pueden y deben alertar al médico sobre la existencia de un posible trastorno mental, y que por lo tanto deberán ser tenidos en cuenta en toda consulta médica.

Ahora bien, toda recogida de datos no tendría sentido si no fuera seguida por una formulación diagnóstica y terapéutica. La formulación, como señala Goldberg[6], es un proceso ideográfico que integra todos los datos clínicos requeridos para tratar al paciente y evaluar su pronóstico. Este proceso incluye las características individuales del enfermo que son necesarias para su manejo. Bebbington[7] plantea la formulación de un caso psiquiátrico siguiendo el esquema presentado, con modificaciones nuestras, en la tabla III, el cual nos parece interesante y fundamenta el esquema de historia clínica desarrollado por nosotros.

UN MODELO DE HISTORIA CLÍNICO-PSIQUIÁTRICA PARA LA ATENCIÓN PRIMARIA

Siguiendo el esquema de Bebbington, previamente descrito, proponemos el siguiente modelo de historia clínica y formulación diagnóstica que es, en realidad, el empleado en nuestro cuaderno de prácticas, y que nosotros pensamos puede servir de ayuda para llevar a cabo una adecuada formulación y manejo de la enfermedad mental en la atención primaria[8]. Dicha historia clínica habrá de incorporar las siguientes partes:

TABLA II
DATOS QUE DEBEN ALERTAR AL MÉDICO SOBRE LA PRESENCIA DE UN TRASTORNO PSIQUIÁTRICO[5]

A. Cambios recientes de personalidad o conducta.
Confusión.
Melancolía.
Euforia.
Conducta desorganizada.
Pérdidas de control.
Conductas disruptivas.
Violencia.

B. Dificultades o alteraciones permanentes de la conducta.
Dificultades de aprendizaje.
Problemas de disciplina.
Aislamiento social.
Conductas extrañas o extravagantes.
Consumo de drogas.

C. Síntomas médicos.
Crisis de ansiedad.
Síntomas somáticos inexplicados (somatizaciones).
Fatiga.
Anorexia.

TABLA III
FORMULACIÓN PSIQUIÁTRICA SEGÚN BEBBINGTON[7] (MODIFICADO POR LOS AUTORES)

1. Datos socio-demográficos:
   Sexo, edad, ocupación, etcétera.
2. Características del trastorno.
   Síntomas, curso, dificultades e interferencias en el funcionamiento social, nivel de malestar subjetivo, enfermedad física asociada o intercurrente, etcétera.
3. Diagnóstico.
4. Diagnóstico diferencial.
5. Formulación:
   Evaluación del significado relativo de posibles factores causales según un modelo bio-psico-social.
6. Plan de exploraciones: médicas, psicológicas y sociales.
7. Pronóstico a corto y largo plazo y factores determinantes del mismo.
8. Manejo y tratamiento del paciente orientado a la resolución de los problemas detectados.

Datos socio-demográficos

Dentro de ellos incluiremos, por ejemplo, edad, sexo, ocupación, estado civil, lugar de residencia, nivel educativo, religión (algunos datos no tienen por qué preguntarse al inicio de la entrevista).

Motivo de la consulta

Es éste un área importante que nos obligará a formular preguntas del tipo de: ¿Qué le pasa? ¿Desde cuándo?

A ser posible se debe recoger la información con las propias palabras del paciente.

Historia de la enfermedad actual

Con ella pretendemos conocer aspectos tales como:

- Síntomas y comienzo de los mismos.
- Circunstancias o acontecimientos vitales en relación con la aparición de los síntomas.
- Curso de la enfermedad, continuo, intermitente, recurrente, crítico.
- Cambios respecto al nivel previo de adaptación producidos por la enfermedad, a nivel familiar, social, laboral, etcétera.
- Presencia de factores de estrés o conflictos.
- Tratamientos recibidos hasta el momento actual: dosis, duración, efectos indeseables y cumplimentación. Hospitalizaciones.
- Atribución de la enfermedad.

Historia familiar

Es preciso que recabemos aquí información relativa a:

- Cada miembro de primer grado de la familia (padres, hermanos, hijos), especificando edad, enfermedades padecidas, carácter y relación con el paciente.
- Valoración, por el paciente, de su ambiente familiar, a nivel afectivo, situación económica, relaciones familiares y sociales.
- Otros antecedentes familiares de patología somática o psiquiátrica.

Historia personal

Es preciso que tenga un carácter psicobiográfico, centrada no sólo en la información objetiva sino en las vivencias subjetivas del paciente ante todas las circunstancias de su vida.

Los aspectos a reseñar serían:

- Embarazo, parto, lactancia y desarrollo psicomotor.
- Infancia: conducta. Hábitos alimentarios. Carácter. Relaciones familiares y con otros niños. Síntomas neuróticos (terrores nocturnos, miedo, enuresis, encopresis, rabietas, etc.). Escolaridad (inicio, rendimientos, relaciones con maestros y compañeros).
- Adolescencia: escolaridad (rendimiento, absentismo, relaciones con compañeros y profesores), trastornos de conducta, historia de pequeños delitos, problemas emocionales, consumo de drogas, pubertad.
- Edad adulta: situación familiar (relaciones familiares, matrimonio y sus circunstancias, hijos; historia laboral; situación laboral; servicio militar. Ocupación (cambios en el trabajo, desempleo, ascensos relaciones). Actividades de ocio, relaciones sociales.
- Historia sexual: desarrollo sexual. Identidad y orientación psicosexual. Disfunciones sexuales (impotencia, eyaculación precoz, anorgasmia, frigidez, etc.). Grado de satisfacción sexual. En las mujeres menarquía, embarazos, uso de métodos anticonceptivos, abortos, menopausia. Actitudes y sentimientos generales.
- Antecedentes de patología somática o psiquiátrica: fechas, diagnóstico, tratamiento.

Personalidad premórbida

En este apartado tratamos de recabar información sobre aspectos relativos al paciente, tales como: carácter, actitudes y estilo de vida, valores, aficiones, etcétera.

EVALUACIÓN DEL ESTADO MENTAL

Es ésta, sin lugar a dudas, el núcleo central de la historia clínica, e incluye la exploración de los signos, síntomas, rasgos de carácter y conductas del paciente. La exploración de dichos aspectos va a utilizar, siguiendo a Othmer y Othmer[9], tres estrategias diferentes: 1) *observación:* registro de toda la información referente a apariencia del paciente, nivel de conciencia, comportamiento motor y comportamiento no verbal, etc.; 2) *conversación:* va a permitir obtener información sobre atención/concentración, lenguaje, orientación, memoria y humor, etcétera; 3) *exploración:* en ella se investiga sobre funciones psíquicas, como la percepción, pensamiento, etcétera, que requieren preguntas estructuradas. El desarrollo detallado de la exploración psicopatológica será objeto del capítulo realizado por Pérez Retuerto y cols., en este libro, por lo que no le dedicaremos más atención aquí.

Diagnóstico

El diagnóstico no puede limitarse a ser un simple enunciado de una categoría diagnóstica, sino que debe incorporar un modelo diagnóstico multiaxial, que recoja con mayor amplitud las características del paciente. Los distintos sistemas de clasificación diagnóstica, que es posible utilizar en atención primaria han sido ampliamente revisados en el capítulo realizado por López-Ibor y Calcedo Barba para este libro. No obstante, queremos presentar aquí (tabla IV), dado su interés, los modelos de diagnóstico multiaxial, que han sido incorporados en las dos clasificaciones internacionales de los trastornos mentales (CIE-10 y DSM-IV)[10,11].

TABLA IV
DIAGNÓSTICOS MULTIAXIALES DE LA DSM-IV Y DE LA CIE-10

Diagnóstico multiaxial DSM-IV	
Eje I.	Trastornos clínicos.
Eje II.	Trastornos de personalidad. Retraso mental.
Eje III.	Enfermedades físicas.
Eje IV.	Problemas psicosociales y ambientales.
Eje V.	Valoración funcional global.
Diagnóstico multiaxial (CIE-10)	
Eje I.	Diagnósticos clínicos (T. mentales y físicos).
Eje II.	Incapacidades (cuidado personal, laboral, familiar, interacciones sociales).
Eje III.	Situaciones psicosociales anormales, problemas ambientales y transitorios.

Otra filosofía de formulación diagnóstica es la derivada de la llamada historia por problemas[12,13]. En ella, como es sabido, se elabora un listado de todos los problemas médicos, conductuales e individuales que afectan al paciente. A partir de dicho listado se formulan las actuaciones terapéuticas concretas para cada uno de dichos problemas, pudiendo ser también utilizada para evaluar los progresos terapéuticos realizados en cada área de problema.

Una vez establecido el diagnóstico debemos evaluar la gravedad de la enfermedad, sobre todo en lo referente a la repercusión que la misma tiene sobre la vida cotidiana del paciente. Esta repercusión puede se tipificada como leve, moderada o grave y debe analizarse en relación con diversos aspectos de la vida del paciente: relaciones familiares, de pareja, sociales, trabajo, ocio y calidad de vida.

DIAGNÓSTICO DIFERENCIAL

Nos referimos aquí, como es sabido, al análisis diferencial de las distintas alternativas diagnósticas sugeridas por la sintomatología presentada por el paciente. En él se argumentan los pros y los contras de cada uno de los posibles diagnósticos, para finalmente establecer aquel que cumple con más rigor los criterios diagnósticos y que, por lo tanto, presenta una mayor probabilidad de certeza. Creemos que puede ser útil que recordemos aquí las etapas que, en el proceso diagnóstico generado por la sospecha de un trastorno psiquiátrico, establece el DSM-IV para la atención primaria[14]. El algoritmo diagnóstico que fundamenta dichas etapas se elabora respondiendo a las siguientes preguntas, tras las sucesivas respuestas negativas:

a. ¿Los síntomas son debidos a enfermedad somática?
b. ¿Son debidos al uso de sustancias?
c. ¿Hay un estado de ánimo depresivo?
d. ¿Hay síntomas de ansiedad?
e. ¿Hay síntomas somáticos inexplicables?
f. ¿Hay deterioro de la memoria u otras funciones cognitivas?
g. ¿Hay abuso de sustancias y/o síntomas de abstinencia?
h. ¿Hay alteraciones del sueño?
i. ¿Hay trastornos sexuales?
j. ¿Hay trastornos de la conducta alimentaria?
k. ¿Hay síntomas psicóticos? (ideas delirantes, alucinaciones).
l. ¿Existen problemas psicosociales que pueden afectar a la salud?
m. ¿Hay pérdidas del control de impulsos, agresividad, etc.?
n. En la infancia-adolescencia ¿hay déficit intelectuales, problemas de aprendizaje, conducta, etc.?

Formulación de los factores etiológicos

Consiste en el análisis y verificación de los factores etiológicos, tanto de vulnerabilidad como de precipitantes y de mantenimiento. Tengamos en cuenta que todos ellos pueden ser de naturaleza biológica, psicológica o social. Los factores de vulnerabilidad han sido ya investigados en la historia personal y familiar del paciente. Entre los factores precipitantes o desencadenantes merece especial atención la valoración de los llamados acontecimientos vitales; el DSM realizó una clasificación de los estresores psicosociales que nosotros vamos a resumir brevemente de la adaptación de Fernández-Liria[15].

Estos estresores podrían ser agudos y crónicos, con los siguientes seis niveles de intensidad: ausencia, leve, moderado, grave, extremo y catastrófico. Veamos algunos ejemplos:

Agudos:

Leve:	Ruptura afectiva
Moderado:	Pérdida de empleo; separación matrimonial.
Grave:	Divorcio.
Extremo:	Muerte cónyuge. Enfermedad grave.
Catastrófico:	Muerte hijo. Suicidio familiar. Desastre natural.

Crónicos:

Leve:	Insatisfacción laboral. Peleas familiares.
Moderado:	Desavenencias matrimoniales. Problemas económicos, laborales.
Grave:	Paro.
Extremo:	Enfermedad crónica grave personal o familiar.
Catastrófico:	Prisión. Guerras.

PRUEBAS O EXPLORACIONES COMPLEMENTARIAS

No vamos a realizar aquí un estudio detallado de las pruebas de laboratorio que fundamentalmente estarán orientadas a descartar la organicidad del proceso o la comorbilidad con patología orgánica. Un plan de exploración rutinaria del paciente debe, no obstante, comprender:

a. Analítica completa de sangre: hemograma, función hepática, renal, glucemia, electrólitos, etcétera.
b. Función tiroidea.
c. Serología lúes y VIH.
d. Análisis de orina.
e. ECG.
f. Radiografía de tórax en pacientes mayores de 35 años.
g. Determinación de tóxicos, sobre todo si existe sospecha de consumo.
h. Niveles plasmáticos de fármacos cuando sea necesario (litio, por ejemplo).

Otras exploraciones dependerán del trastorno específico o de las necesidades derivadas de la instauración de una nueva terapéutica.

Por lo que a la exploración cerebral se refiere, además de la obligada exploración neurológica de rutina, el Instituto Nacional de Salud de los Estados Unidos plantea la utilidad de las siguientes exploraciones[16]:

a. EEG: cuando estén presentes trastornos de conciencia.
b. TAC: en caso de sospecha de trastornos psiquiátricos secundarios a patología cerebral y también en los siguientes casos[17]:
   - Demencias.
   - Psicosis.
   - Trastornos de personalidad o afectivos que comiencen después de los 50 años.
   - Déficit neurológicos.
   - Alcoholismo.
   - Síndromes confusionales.
c. RNM: para aquellos pacientes en los que la TAC proporcione resultados ambiguos o se precise descartar alguna patología neurológica específica.

Instrumentos de evaluación psiquiátrica y psicopatológica

Conviene también recordar aquí la posibilidad y conveniencia de utilizar en la atención primaria algunos de los instrumentos de detección y evaluación de la patología psiquiátrica existentes hoy en día. Tal es el caso, por ejemplo, del Cuestionario de Salud General de Goldberg —GHQ—[18,19], del Miniexamen Cognoscitivo —MEC—[20], o del AUDIT[21]. Dichos instrumentos, y otros más, han sido ampliamente revisados por Bulvena Vilarasa y cols., en un previo capítulo de este libro por lo que no les dedicaremos más espacio aquí.

PRONÓSTICO

Establecer un pronóstico del trastorno tanto a medio como a largo plazo exigirá un conocimiento adecuado de los posibles factores de mantenimiento (estrés crónico, falta de apoyo familiar o social, etc.) y de las posibilidades terapéuticas. En muchos casos y cuando se trata de procesos recurrentes habrá que prestar especial atención al riesgo de recaídas y a la prevención de las mismas.

Plan de manejo y tratamiento

Contemplará todas aquellas intervenciones terapéuticas farmacológicas, psicológicas, sociales, educativas y rehabilitadoras que el paciente precise orientadas a la resolución de los distintos problemas del mismo. También aquellas intervenciones que incluyan a otros miembros de la familia o a la pareja (terapia familiar, grupos psico-educativos, etc.). Será fundamental el establecimiento de una "alianza terapéutica" que module la relación con el paciente (visitas y su frecuencia, disponibilidad del médico, situaciones de urgencia, duración del tratamiento, etc.), así como los tratamientos (biológicos, psicoterapia, intervenciones familiares, etc.), realizados por el médico u otros miembros del equipo sanitario. Asimismo es preciso, en la mayoría de los pacientes, establecer desde el principio los objetivos del tratamiento (curación, mejoría, adaptación a situaciones de cronicidad, etc.). Todo plan terapéutico deberá incluir un pequeño programa educativo que abarque al menos aspectos relativos a la cumplimentación, control de efectos indeseables de la medicación, cambios en la sintomatología y vigilancia de recaídas.

LECTURAS RECOMENDADAS

Borrell i Carrió F: *Manual de Entrevista Clínica*. Barcelona, Doyma Ed., 1989.

Se trata de un pequeño manual, fundamentalmente dirigido a la atención primaria, en el que se analizan de manera detallada los distintos elementos de la entrevista médico-enfermo.

Tizón J: *Componentes psicológicos de la práctica médica. Una perspectiva desde la atención primaria*. Barcelona, Doyma Ed., 1988.

Se trata de un libro en el que se analizan desde una perspectiva psicodinámica y teniendo en cuenta las necesidades de la atención primaria, los aspectos psicológicos de la práctica médica. El primer capítulo del libro se centra, fundamentalmente, en el análisis de los elementos psicodinámicos de la consulta médica, utilizando para ello ejemplos de casos clínicos.

BIBLIOGRAFÍA

1. Borrell i Carrió F: *Manual de Entrevista Clínica*. Barcelona, Doyma Ed., 1989.
2. Kaplan HJ, Sadock BJ: *Psiquiatría clínica*. Madrid, Waverly Hispanica, 1996.
3. Tizón J: *Componentes psicológicos de la práctica médica. Una perspectiva desde la atención primaria*. Barcelona, Doyma Ed., 1988.
4. Gregory D: *Psiquiatría clínica*. Méjico, Interamericana, 1970.
5. Cadoret RJ, King LJ: *Psychiatry in Primary Care*. St. Louis, Ed. The C.V. Mosby, 1983.
6. Goldberg D, Huxley P: *Common mental disorders: a bio-social model*. London, Tavistock Ed., 1992.
7. Bebbington PE, Hill PD: *A Manual of Practical Psychiatry*. Oxford, Blackwell Ed., 1985.
8. Gómez Beneyto M, Leal C, Montero M, Sanjuán J, Tabares R: *Cuaderno de Prácticas*. Valencia, Facultad de Medicina, 1996.
9. Othmer E, Othmer SC: *The clinical interview using DSM-IV*. Washington DC, American Psychiatric Press, 1989.
10. OMS: CIE-10 *Trastornos mentales y del comportamiento. Pautas diagnósticas y de actuación*. Madrid, Meditor, 1996.
11. Asociación Psiquiátrica Americana: *DSM-IV-AP*. Barcelona, Masson, 1997.
12. Weed LL: *Medical records, medical education and patient care*. Year Book Medical Publish Inc., 1970.
13. Birk P, Furth E: Manual for the problem-oriented medical record. *Med Res Nerv*. 1971; 42:40-50.
14. Pincus HA, Wise T, First MB: *DSM-IV Atención Primaria*. Barcelona, Ed. Masson, 1997.
15. Fernández Liria A: Clasificación en Psiquiatría. *Medicine* 1994; 66:2927-34.
16. Salvador Carrulla L: Entrevista y exploración psiquiátrica. Instrumentos de evaluación. Exploraciones complementarias. En: Ayuso JL, Salvador L (eds.): *Manual de Psiquiatría*. Interamericana, Madrid, McGraw-Hill, 1992.
17. Sopelana P, García-Noblejas J: Pruebas biológicas complementarias en la práctica psiquiátrica. *Medicine* 1994; 66:2909-15.
18. Goldberg D, Williams P: *A Users guide of the General Health Questionnaire*. Windsor, NFER Publishing Company, 1987.
19. Vázquez Barquero JL, Williams P, Díez Manrique JF, Lequerica J, Arenal A: The factor structure of the GHQ-60 in a community sample. *Psychological Medicine* 1988; 18:211-2.
20. Lobo A, Ezquerra F, Gómez Burgada F, Sala JM, Seva A: El Miniexamen cognoscitivo (un test sencillo práctico para detectar alteraciones intelectuales en pacientes médicos). *Actas Luso Españolas Neurol, Psiquiatr* 1979; 3:189-202.
21. Babor TF, De la Fuente JR, Saunders JB, Grant M: AUDIT. The Alcohol Use Disorders Identification Test. Guidelines for use in primary health care. World Health Organization, Geneva, 1989.

2.3

La exploración del estado mental

MODESTO PÉREZ RETUERTO, JAVIER VÁZQUEZ-BOURGON, LUIS GAITE Y ANTONIO LABAD ALQUÉZAR

LA EXPLORACIÓN DEL ESTADO MENTAL. INTRODUCCIÓN

La exploración del estado mental se encuadra, como ya hemos visto en el capítulo precedente de la Profesora C. Leal, como un elemento más dentro de la historia clínico-psiquiátrica, pero debiendo tener en cuenta que es el núcleo central de la evaluación psiquiátrica. Considerada a menudo como una práctica clínica laboriosa por los médicos de atención primaria, sobre todo con determinados pacientes, es cierto que precisa tiempo y dedicación. Pero, en sentido estricto, en la historia clínica psiquiátrica se siguen los mismos procedimientos que en las otras especialidades médicas, debiéndose explorar diversos aspectos tales como antecedentes personales, familiares, personalidad premórbida, la cronología y desarrollo de la enfermedad, etc. Es precisamente con la finalización de la historia clínica es decir, al realizar la exploración, en este caso del estado mental, no del físico, cuando se produce la divergencia. Es en este momento cuando, al contrario que en el resto de especialidades, en las cuales se dispone de datos objetivos, el entrevistador solo puede guiarse de síntomas subjetivos, a pesar de los esfuerzos realizados desde los inicios de la psiquiatría moderna para encontrar "signos" de enfermedad mental. De todas formas, en lo fundamental, el examen psiquiátrico es comparable a la exploración dirigida a evaluar cualquier otro tipo de patología "médica" y, al igual que ocurre en el resto de las áreas de la medicina, lo que se requiere es que el entrevistador posea unos conocimientos suficientes sobre las áreas a evaluar, unas técnicas de examen apropiadas, y que la exploración se realice de forma reglada y ordenada, con el fin de que los datos obtenidos sean útiles tanto para formular un correcto diagnóstico como para establecer un adecuado plan terapéutico.

Conviene señalar, no obstante, que la evaluación del enfermo mental posee unas singularidades propias. Éstas se derivan del hecho de que en psiquiatría es necesario tener en cuenta la influencia que los factores psicológicos y sociales ejercen sobre la psicopatología, y sobre todo que el elemento fundamental de la exploración psiquiátrica es la entrevista, cuya técnica se debe conocer y manejar correctamente. Unida a ésta, resultan también de especial ayuda, aunque como elementos complementarios, los tests psicológicos así como los métodos auxiliares de evaluación. Un análisis detallado de la evaluación de los pacientes a través de la aplicación de estudios neuropsicológicos, se efectúa en el capítulo siguiente, Instrumentos de evaluación de los trastornos mentales en atención primaria, que A.

Bulbena Vilarrasa y cols., han preparado para este mismo libro.

Abordar, como lo hacemos, el examen del estado mental desde la perspectiva de la atención primaria es, desde nuestro punto de vista, una cuestión de gran importancia sobre todo dadas las altas cifras de trastornos psiquiátricos existentes en este medio[1,2]. Para ello, el lector habrá de integrar los datos aquí aportados con los presentados en los capítulos que sobre La entrevista psiquiátrico-psicológica y La historia clínico-psiquiátrica han elaborado el Dr. Borrell i Carrió y la profesora C. Leal, respectivamente.

Para comenzar, es preciso indicar que la exploración del estado mental consiste en la evaluación y descripción de todas las áreas del funcionamiento psíquico, con el objetivo de determinar y explicar sus anomalías. Para ello el entrevistador, al igual que si de una exploración física se tratara, ha de seguir un modelo estructurado de evaluación, aunque adaptado a las circunstancias individuales y del momento. En su desarrollo, no deberá limitarse a la observación pasiva del hecho psicopatológico, sino que habrá de adoptar una postura activa, la cual, no obstante, ha de adecuarse a la situación psicológica del paciente, combinando la sintonización afectiva con una actitud neutral[3]. El objetivo final es, como ocurre en otras ramas de la medicina, el ser capaz de emitir una hipótesis diagnóstica o, al menos, establecer una serie de diagnósticos diferenciales, así como una aproximación terapéutica.

A continuación presentamos un esquema de exploración psicopatológica de los aspectos fenomenológicos más importantes de la enfermedad mental, incluyendo en las distintas experiencias a explorar una serie de preguntas que creemos pueden resultar útiles como orientación en el examen de los enfermos mentales en atención primaria. En la tabla I se muestran las diferentes áreas de la exploración psicopatológica que revisaremos en este capítulo.

ASPECTO EXTERNO Y CONDUCTA

Apariencia

El examen del estado mental debe comenzar, ya en los primeros momentos de la entrevista, por la observación de la apariencia general del paciente, incluyendo aspectos tales como la presentación, vestuario, arreglo y limpieza corporal, etc., debiendo reparar en si parecen apropiados a la edad, sexo, grupo cultural y clase social del paciente, pues estos elementos están claramente influidos por factores socio-culturales.

Pese a que signos de descuido personal, muy llamativos en ocasiones, pueden deberse exclusivamente a la pobreza, se aprecian también en diversas enfermedades mentales, pudiendo orientarnos su presencia hacia la existencia de trastornos como demencia, depresión o esquizofrenia, en todos los cuales puede existir un descuido importante del cuidado personal. De igual forma, un aspecto excesivamente arreglado y llamativo debe ser también motivo de atención, más aún si es de reciente aparición, pues nos puede estar indicando una autoestima elevada del individuo y orientarnos hacia la presencia de un cuadro maníaco o hipomaníaco, siendo frecuente que pacientes con trastorno bipolar ofrezcan una imagen muy distinta en los diferentes períodos de la enfermedad. Por otra parte, si la apariencia es notablemente excéntrica, puede también sugerir el inicio de un cuadro psicótico.

Sensorio

Resulta complicado definir la conciencia, como lo demuestra el hecho de que numerosos autores lo han pretendido a lo largo de la historia sin llegar a delimitar y acotar de una forma precisa el concepto y que, finalmente, se ha intentado entender desde sus diferentes aspectos, proponiéndose en la actualidad tres dimensiones básicas de la conciencia. En primer lugar, entenderíamos la conciencia como función de

Tabla I
Áreas de exploración psicopatológica

1. Aspecto externo y conducta
   a. Apariencia.
   b. Sensorio
   c. Conducta motora.
   d. Actitud ante el entrevistador.
2. Lenguaje
3. Estado de ánimo
   a. Subjetivo.
   b. Objetivo u observado.
   c. Actividad autonómica.
   d. Contenido.
4. Pensamiento
   a. Trastornos del curso.
   b. Trastornos del contenido.
   c. Trastornos de la vivencia.
5. Percepción
   a. Ilusiones.
   b. Alucinaciones.
   c. Despersonalización.
   d. Desrealización.
   e. Supuesto reconocimiento.
6. Orientación
7. Atención y concentración
8. Memoria
9. Inteligencia
10. Abstracción
11. *Insight* y juicio
12. Reacciones del entrevistador al paciente

interioridad real de la vivencia, que es la que permite distinguir la conciencia propia de las otras, la que discierne lo que está adentro de lo que está fuera. En segundo lugar, hablaríamos de la capacidad de reflexividad de la conciencia, entendida como el conocimiento de la conciencia en torno a sí misma y que proporciona la capacidad de evaluar constantemente lo que se está haciendo. Finalmente, nos referiríamos a la conciencia como función de alerta, que alude a la capacidad de la conciencia de relacionarse con las cosas. De todas formas, con sentido práctico y ánimo de sintetizar, se podría decir que la conciencia es la noción que tenemos de las sensaciones, pensamientos y sentimientos que se experimentan en un momento determinado; es la comprensión del ambiente que nos rodea y del mundo interno propio y de los demás.

La valoración del nivel de conciencia es un aspecto fundamental en la exploración inicial ya que, de no realizarse adecuadamente, puede ser motivo de importantes errores diagnósticos. Se comprobará con atención si el paciente está completamente alerta y despejado, o si existe una disminución del nivel de conciencia la cual, pese a que puede estar provocada por una situación de cansancio excesiva o algunos trastornos psiquiátricos, es muy sugerente de la presencia de una patología orgánica subyacente, que hay que identificar y tratar correctamente. En estos pacientes debería realizarse un examen físico sistemático y minucioso, con especial atención en la esfera neurológica, y un completo y amplio estudio analítico.

Debemos considerar la conciencia como un continuum, siendo sus alteraciones de una dimensión de gravedad que va desde la lucidez hasta pacientes con absoluta pérdida de conciencia, es decir, en coma, existiendo entre ambos extremos diferentes niveles de alerta.

De origen neurológico en su mayoría, dada la importancia que tiene su evaluación para la realización de un correcto diagnóstico diferencial en psiquiatría, se realiza una breve descripción de los principales trastornos de la conciencia teniendo en cuenta que pueden distinguirse cuatro tipos: cuantitativos, cualitativos, alteraciones del yo corporal y alteraciones del yo psíquico.

Trastornos Cuantitativos

a) Elevación del nivel de conciencia. Hipervigilia

Se trata de un aumento o exaltación de la conciencia en donde la claridad es máxima y las informaciones se reciben con gran nitidez. Síntoma poco frecuente en la clínica habitual, su presencia se relaciona fundamentalmente con intoxicaciones por sustancias como cocaína, anfetaminas, LSD, etc., siendo un estado generalmente transitorio, derivado directamente del efecto tóxico. En cuanto a los trastornos psíquicos, puede observarse en los cuadros maniacos, en las formas iniciales de algunos tipos de esquizofrenia y también en el aura epiléptica.

b) Disminución del nivel de conciencia

Desde el más leve al más grave se diferencian cuatro grados.

— *Obnubilación:* Debilitamiento ligero del nivel de conciencia, con captación de los estímulos dificultosa porque la percepción es lenta e imprecisa. El paciente entiende órdenes sencillas pero el pensamiento está enlentecido, no comprendiendo órdenes más complejas. Sin estimulación el sujeto parece estar sumido en el sueño, pero se le puede despertar hablándole o tocándole. Provocada normalmente por una causa orgánica que repercute a nivel cerebral, también puede encontrarse en situaciones que cursen con deterioro cognitivo.

— *Somnolencia:* Siguiente grado en la disminución del nivel de conciencia, indica la incapacidad para sostener el estado de vigilia sin la aplicación de estímulos externos. Existe apatía, lentitud de movimientos y toda la actividad psíquica está muy dificultada debido a la tendencia al sueño. No es específica de ninguna causa, pero es frecuente tras sobredosificación de depresores del sistema nervioso central.

— *Sopor:* El sujeto se encuentra ya inconsciente y sólo se le puede despertar, y de forma muy fugaz, mediante estímulos intensos. Se producen movimientos de defensa, pero no existen manifestaciones verbales. La respiración, en general, es lenta y profunda.

— *Coma:* Constituye el nivel extremo en la pérdida cuantitativa de la conciencia. Hay una pérdida total de la conciencia con diversos grados de profundidad. No es posible despertar al paciente ni provocar movimientos de defensa, incluso con la aplicación de los estímulos más vigorosos. Las distintas causas de coma se pueden englobar en dos grandes grupos, las causas neurológicas y las tóxico-metabólicas.

Trastornos Cualitativos

a) Estado crepuscular

Descrito por primera vez en la epilepsia, en ocasiones se hace referencia a él como estrechamiento de la conciencia, debido a que es su rasgo más característico. La continuidad de la conciencia se halla interrumpida, disminuyendo la atención hacia el entorno, la cual se dirige de forma casi exclusiva hacia determinadas vivencias interiores, mientras que la conducta puede ser aparentemente normal. Típicamente tiene un inicio agudo y un final rápido, con una duración variable, de minutos a días, raramente semanas o meses. A pesar de la alteración de la conciencia, el paciente puede ser capaz de efectuar diferentes actividades como vestirse, conducir o pasear, e incluso realizar actos complejos de forma automática, como por ejemplo viajes, existiendo generalmente amnesia completa del episodio.

Puede observarse en diferentes patologías orgánicas, como la epilepsia, traumatismos craneales, embriaguez patológica, hipoxia cerebral, etc. Entre las causas psíquicas, podríamos destacar los trastornos disociativos y los desencadenados por catástrofes o emociones muy intensas.

b) Estupor

Viene caracterizado por una condición de no reactividad del sujeto, respondiendo sólo a estímulos intensos, siendo un estado en el que el paciente no se comunica, es decir, no habla (mutismo) y no se mueve (acinesia). Puede tener origen orgánico o psicógeno, siendo el diagnóstico diferencial difícil en muchas ocasiones. Cambios bruscos en la motilidad y en el seguimiento de la mirada parecen relacionarse más con el estupor orgánico, mientras que la resistencia activa a la apertura de los párpados, con tono de los miembros y reflejos normales, son más frecuentes en los cuadros psicógenos. Las causas orgánicas son fundamentalmente lesiones del sistema nervioso y las más frecuentes de estupor psicógeno son la catatonía y los cuadros de conversión.

c) Delirium

También denominado estado confusional agudo, es un síndrome cerebral orgánico, sin etiología específica, que se caracteriza por la presencia simultánea de trastornos de la conciencia y atención, de la percepción y de la psicomotricidad, junto a alteraciones del pensamiento, la memoria, las emociones y del ciclo sueño-vigilia[4]. Por tanto, afecta al conjunto de las capacidades psíquicas relacionadas con la conciencia, teniendo los síntomas un carácter fluctuante a lo largo del día, con empeoramiento por la noche. El compromiso vital es alto y los pacientes ancianos son más vulnerables. Las causas más frecuentes son trastornos orgánicos de diversa naturaleza (traumatismos cerebrales, fiebre, trastornos metabólicos e hidroelectrolíticos, fármacos, tóxicos, etcétera), siendo el *delirium tremens* por abstinencia alcohólica el ejemplo típico en psiquiatría.

Alteraciones del Yo Corporal

La conciencia del yo corporal hace alusión al conocimiento del propio ser en cuanto a su parte corporal. Los trastornos más significativos serían los siguientes.

a) Anosognosia

Con esta expresión nos referimos a la incapacidad de un sujeto para reconocer que una parte de su propio cuerpo se encuentra dañada o anulada funcionalmente. Sus trastornos más representativos son:

— *Síndrome de Antón-Babinski:* Se caracteriza por una negación de los pacientes de la presencia de un hemicuerpo, generalmente el izquierdo, tras padecer una hemiplejia. A menudo se asocia con un afecto embotado, apatía, falta de atención e indiferencia, pudiendo existir alucinaciones de tipo visual y cenestésico[5].
— *Síndrome de Gertsman:* Descrito en 1930, se caracteriza por incapacidad para nombrar los dedos de las manos (agnosia digital), para calcular (discalculia), para escribir (disgrafía) y por una confusión entre los lados derecho e izquierdo del cuerpo.

b) Miembro fantasma

Descrito hace ya varios siglos por Paré, se define como la falsa percepción de un miembro amputado. Sería un error en el proceso de plasticidad neuronal representacional de la corteza cerebral[6]. Es un fenómeno muy frecuente, de intensidad variable y que no ocurre sólo tras la pérdida de extremidades, sino también de otros órganos.

c) Asomatognosia

Incapacidad del individuo para reconocer, diferenciar e integrar las distintas partes de su esquema corporal. Suele estar asociada a lesiones del lóbulo parietal, al igual que la anosognosia, o como manifestación delirante en pacientes psicóticos o depresivos.

d) Agnosias parciales

Se denomina gnosia al conocimiento obtenido por medio de la elaboración de experiencias sensoriales. La incapacidad total o parcial para reconocer objetos, personas u otros estímulos sensoriales debido a la imposibilidad de transformar estas sensaciones simples en percepciones propiamente dichas se designa como agnosia. Trastorno típicamente neurológico, se distinguen varios tipos, según el canal sensorial afectado, siendo las principales.

— *Visuales:* El sujeto no puede comprender el significado de lo que ve, siendo incapaz de identificar los objetos a no ser que los toque, huela o escuche. La agudeza visual está intacta, la conciencia clara y no hay afasia.
— *Táctiles:* También conocida como astereognosia, en este trastorno el paciente no puede reconocer objetos conocidos al palparlos con los ojos cerrados.
— *Del esquema corporal:* Existe una incapacidad del individuo para identificar posiciones o segmentos del cuerpo. En la enfermedad de Alzheimer se ha descrito la autoprosopagnosia, consistente en que el sujeto no reconoce su propia cara.

Alteraciones del Yo Psíquico

La conciencia del yo psíquico haría referencia a la capacidad que tiene el sujeto de considerar todas sus actividades psíquicas como emanadas de él mismo. Sus cuatro caracteres formales, descritos por Jaspers, serían la conciencia de actividad, de identidad, de unidad y de los límites del yo, a los que podría añadirse la conciencia de existir o vitalidad del yo, señalado por Scharfetter.

Los trastornos de estos caracteres del yo pueden manifestarse en diferentes patologías mentales, entre ellas en la esquizofrenia, en donde los enfermos pueden llegar a vivenciar una verdadera disolución del yo. En posteriores secciones de este mismo capítulo se describirán los fenómenos relacionados con estas alteraciones.

Conducta motora

Engloba el examen de todos los aspectos no verbales de la conducta. El médico observará atentamente la marcha y libertad de movimientos del paciente, así como la postura (rigidez, tensión), nivel de actividad (retardo, inhibición, inquietud, agitación, etc.) y la expresión facial (tristeza, enfado, ansiedad, perplejidad, llanto, etc.). Se anotará igualmente cualquier movimiento involuntario o anormal, como temblores, tics, muecas, manierismos o movimientos estereotipados repetidos.

Dentro de los trastornos de la conducta motora, es muy importante el conocimiento de los rasgos principales de todos ellos, tanto por las implicaciones diagnósticas y terapéuticas que conlleva, como para realizar una correcta petición de evaluación o atención especializada. Las alteraciones más importantes (tabla II) en la práctica clínica diaria son las siguientes:

Temblor

Desorden muscular, generalmente de larga duración, caracterizado por movimientos oscilatorios uniformes, rítmicos e involuntarios, de pequeña amplitud, que desplazan uno o varios segmentos del cuerpo y que, predominantemente, afectan a la porción distal de las extremidades, aunque algunas veces pueden afectar a la cabeza. Puede aparecer de forma fisiológica en situaciones de miedo o fatiga, así como en multitud de trastornos, tanto orgánicos (neurológicos principalmente) como psíquicos, siendo típicamente el temblor de la ansiedad rápido, fino y regular, haciéndose más evidente con la intencionalidad.

Acatisia

Término que, inicialmente, describía una sensación desagradable de inquietud junto a la incapacidad de permanecer quieto, manifestándose por una

TABLA II
ALTERACIONES DE LA CONDUCTA MOTORA

1. Temblor
2. Acatisia
3. Estereotipias
   • Verbal, postural, cinética
4. Ecosíntomas
   • Ecomimia, ecopraxia, ecolalia
5. Inquietud psicomotriz
6. Agitación psicomotriz
7. Acinesia
8. Inhibición psicomotriz
9. Catalepsia
10. Oposicionismo. Negativismo
11. Obediencia automática
12. Manierismos
13. Distonía aguda
14. Discinesia tardía

necesidad imperiosa de moverse. Durante la entrevista el paciente puede levantarse del asiento en múltiples ocasiones e incluso puede ser incapaz de permanecer sentado, refiriendo una sensación subjetiva muy desagradable que le obliga a estar en movimiento. Sobre este sentimiento de desagrado es sobre lo que se ha incidido en los últimos años, más que en el hecho propio del movimiento. Es una reacción extrapiramidal frecuente, causa importante de incumplimiento terapéutico, que generalmente aparece poco tiempo después de iniciar el tratamiento con un antipsicótico[7], especialmente con los clásicos (haloperidol, clorpromazina, etc.), siendo los efectos secundarios de este tipo mucho menores y casi inexistentes con los nuevos atípicos (clozapina, quetiapina, olanzapina, etc.).

Estereotipias

Repetición constante, automática e inconsciente, sin ningún tipo de finalidad, de las mismas palabras, posturas o movimientos (estereotipia verbal, postural o cinética). Pueden observarse en los cuadros demenciales y en el retraso mental, constituyendo también un síntoma típicamente esquizofrénico, ligado en especial a las formas catatónicas.

Ecosíntomas

Se denomina así a la imitación o repetición automática de gestos, movimientos o palabras de otras personas, recibiendo los nombres de ecomimia, ecopraxia y ecolalia. Aparecen característicamente en los pacientes esquizofrénicos.

Inquietud psicomotriz

Sensación de desasosiego que acompaña a los estados de fuerte tensión psíquica. El paciente se muestra nervioso, se mueve continuamente, no puede permanecer quieto. Puede aparecer en numerosos trastornos psiquiátricos, neurológicos, metabólicos, etc.

Agitación psicomotriz

Estado de actividad muscular y psíquica muy incrementada, que generalmente carece de finalidad, en la que el paciente puede presentar las conductas y movimientos más variados. Supone un alto riesgo de autoagresión o heteroagresión y es la urgencia psiquiátrica por antonomasia, pudiendo aparecer en gran número de trastornos, destacando entre ellos los episodios maníacos, trastornos orgánico-cerebrales y cuadros psicóticos.

Acinesia

Estado caracterizado por disminución de la espontaneidad motora y la conducta, que va acompañada por gesticulación escasa, discurso no espontáneo y, particularmente, por la presencia de apatía y dificultad para iniciar las actividades habituales[8]. Además de constituir un rasgo característico de algunas patologías orgánicas, como la enfermedad de Parkinson, puede ser también un efecto secundario de los antipsicóticos, sobre todo de los clásicos, estando generalmente ausente con los nuevos antipsicóticos (clozapina, risperidona, olanzapina, etc.). Hay que valorarlo con atención, ya que puede confundirse con una depresión en pacientes tratados con antipsicóticos.

Inhibición psicomotriz

Hay un enlentecimiento de las funciones psíquicas y motoras, con retraso en el inicio del movimiento, que es más lento, y reducción de la cantidad total de movimientos, yendo acompañado generalmente por retardo en el lenguaje. En formas severas el paciente permanece casi inmóvil durante la entrevista. Es típico de la depresión.

Catalepsia

Se describe así una alteración psiocomotriz generalizada caracterizada por rigidez muscular, que puede acompañarse de flexibilidad cérea, y por la adopción de posturas corporales que el sujeto puede mantener durante mucho tiempo, a pesar de su incomodidad. Típica de la esquizofrenia catatónica.

Oposicionismo y negativismo

En ambas existe una oposición y rechazo de la cooperación a cualquier tipo de intervención o movilización en peticiones simples, sin existir ninguna razón aparente para ello. El oposicionismo es involuntario, manifestándose como una simple resistencia pasiva, mientras que el negativismo es voluntario, y va acompañado por conductas contrarias a las que se le indican al paciente (p.ej., si se le manda que abra la mano, la cierra con más fuerza).

Obediencia automática

Consiste en una exagerada cooperación por parte del paciente, el cual realiza de forma instantánea todas las instrucciones que se le indican, sin que aparentemente tenga en cuenta las consecuencias derivadas de su cumplimiento.

Manierismos

Actividades motoras, en principio normales y con propósito, y que parecen tener un significado social pero que son de apariencia extravagante o bien quedan fuera de contexto. Suelen aparecer en la forma hebefrénica y catatónica de la esquizofrenia.

Distonía aguda

Se manifiesta por una contracción incontrolable de la cara y el cuello (tortícolis, protrusión de la lengua), junto con espasmos y distorsiones de la cabeza, y en ocasiones crisis óculogira, en la cual los ojos se elevan y permanecen fijos en esa posición. Es una reacción extrapiramidal, sumamente desagradable para el enfermo y alarmante para la familia, que puede aparecer como reacción aguda a la toma de neurolépticos o presentarse días después del inicio del tratamiento antipsicótico.

Discinesia tardía

Se caracteriza por la presencia de movimientos involuntarios de la cara, tronco o extremidades, y generalmente se asocia de forma muy específica a la exposición prolongada a fármacos antidopaminérgicos, especialmente a ciertos antipsicóticos[9]. Es más frecuente en mujeres y en personas de más de 40 años.

Actitud ante el entrevistador

Hay que observar la actitud general del paciente durante la entrevista, describiendo si se ha mostrado colaborador, confiado, indiferente, pasivo, receloso, agresivo, etc. El médico tiende a considerar, habitualmente, la negativa de un paciente a cooperar como un fracaso por su parte o atribuirlo a que se trata de un paciente "difícil", pero no hay que olvidar que este comportamiento puede deberse a una reacción del paciente ante una situación poco familiar y estresante, mientras que otras veces es un síntoma de la propia enfermedad o una manifestación de un trastorno de personalidad. Es, por tanto, una parte importante de la evaluación, pues nos proporciona indicios de cómo el paciente se relaciona con el entorno, y nos puede ayudar tanto en la formulación diagnóstica como en la planificación terapéutica. Si se observa algún problema de actitud (p.ej., enfado, irritabilidad, etc.) durante la entrevista, se pueden realizar preguntas que permitan al paciente verbalizar sus sentimientos y disminuir por lo tanto el nivel de tensión, como, por ejemplo:

Parece usted enfadado o irritado por algo. ¿Es así?
Parece tenso y preocupado. ¿Es así?

LENGUAJE

El lenguaje ofrece información muy valiosa sobre la situación del sujeto que habla, pues es a través del lenguaje como las personas manifiestan lo que piensan o sienten, estando por lo tanto pensamiento y lenguaje estrechamente relacionados. Ello origina en ocasiones dificultades en la exploración, al existir problemas en discernir la diferencia esencial entre estas dos áreas del funcionamiento psíquico.

Los trastornos del lenguaje (tabla III) incluyen todos los problemas relacionados con la articulación, fluidez y velocidad del habla, entonación y volumen de la voz, defectos en la verbalización (balbuceos, tartamudeo) así como todo lo referente al vocabulario y riqueza del lenguaje. Las alteraciones del lenguaje más significativas que se suelen observar en la atención primaria son:

Retardo del lenguaje

La exploración de un paciente con lenguaje retardado requiere paciencia, pues existe un retraso en el inicio del lenguaje, con escasa cantidad del mismo. Suele ir asociado a tono bajo de la voz y lentitud del movimiento. Es muy sugestivo de enfermedad depresiva.

TABLA III
TRASTORNOS DEL LENGUAJE

1. Retardo del lenguaje
2. Mutismo
3. Presión del lenguaje
4. Disartria
5. Tartamudez
6. Estereotipias verbales
    - Palilalia, logoclonía, ecolalia
7. Neologismos
8. Afasia
    - Motriz, sensorial, psicógena

Mutismo

Sería la manifestación extrema del retardo y la máxima expresión de alteración del lenguaje. Se caracteriza por una total ausencia de lenguaje y, en consecuencia, una desaparición de toda comunicación verbal, sin que estén afectadas las capacidades instrumentales. Esta alteración puede verse en los cuadros depresivos severos, en la esquizofrenia o en el trastorno cerebral orgánico, especialmente en lesiones que afectan al diencéfalo. Eventualmente puede surgir como una manifestación de un cuadro histérico. En algunas ocasiones ocurre solamente en ciertos lugares o situaciones y no en otras, denominándose entonces mutismo electivo, apareciendo típicamente en determinados trastornos infantiles.

Presión del lenguaje

Esta expresión se refiere al incremento de la cantidad de lenguaje espontáneo en comparación con lo que se considera normal, generalmente acompañado por una elevación del volumen de la voz. Suele reflejar un flujo rápido de ideas que llegan a la mente del paciente. Puede resultar difícil interrumpir el discurso del enfermo.

Se observa de forma típica en los cuadros maníacos. Si no es muy llamativo durante la entrevista, se puede preguntar:

¿Le ha dicho la gente que habla demasiado y muy rápidamente, de manera que no pueden entenderle? o ¿siente que algo le impulsa a seguir hablando?

Disartria

Es un trastorno de la articulación del lenguaje, que se manifiesta como una alteración de la pronunciación, y puede estar originada por múltiples causas, desde alteraciones del sistema de la fonación a enfermedades del SNC (parálisis general progresiva, encefalitis, esclerosis en placas, etc.). Se denomina escándida cuando cada sílaba es pronunciada individualmente en forma serial, y farfullante cuando se refiere a una articulación poco diferenciada, manifestada por una tendencia a fundir sílabas y palabras, observándose con cierta frecuencia en sujetos emocionalmente trastornados. Para explorarla se puede indicar al paciente que repita frases de compleja articulación, por ejemplo:

"Ni sí, ni no, sino todo lo contrario".

Tartamudez

Alteración del ritmo y fluidez del lenguaje, caracterizado por interrupción del flujo del habla por la tendencia a repetir la sílaba inicial de una palabra. Puede tener su origen en un retraso del desarrollo psicomotor o bien ser de causa exclusivamente psicógena. Se agrava por el estrés emocional y la ansiedad.

Estereotipias verbales

Alteración en la que se produce la repetición de una misma palabra o frase, debiendo distinguir entre:

- *Palilalia:* repetición involuntaria de una palabra o frase varias veces seguidas. Propia de los pacientes afásicos, puede ser también una manifestación de esquizofrenia.
- *Logoclonía:* repetición espasmódica de sílabas en el medio o al final de una palabra.
- *Ecolalia:* repetición irrelevante de las últimas palabras o frases que han sido dirigidas al enfermo.

Neologismo

Se caracteriza por la creación y el uso de palabras o expresiones sin un significado generalmente aceptado, a las que el paciente da una significación concreta. Surgen típicamente en la esquizofrenia.

Afasia

Las afasias representan un trastorno del lenguaje producido por la lesión de ciertas regiones de la corteza cerebral o de las fibras nerviosas subcorticales, casi siempre en el hemisferio izquierdo, y cuya etiología es predominantemente de origen neurológico. Puede subdividirse en:

- *Afasia motriz de Broca:* se manifiesta como una imposibilidad para emitir palabras, estando indemne la musculatura del lenguaje. La compresión está relativamente conservada, pero se ha perdido la capacidad de hablar. El paciente tiene la sensación de "tener en la punta de la lengua" el nombre pedido.
- *Afasia sensorial de Wernicke:* hay una incapacidad para comprender el idioma hablado aun pudiendo oírlo perfectamente. El lenguaje es fluido, pero se ha perdido la conexión entre la palabra y su representación mental.

— *Afasia psicógena:* muy infrecuente, se observa de preferencia en personas jóvenes, especialmente mujeres, con rasgos neuróticos marcados. Forma parte de la clínica de un síndrome conversivo.

Las afasias se exploran mostrando al paciente algún objeto (bolígrafo, reloj, etc.) y preguntándole:

¿Cómo se llaman estos objetos?

ESTADO DE ÁNIMO

El estado de ánimo puede definirse como el tono sostenido y estable de sentimientos que prevalece con el tiempo en un paciente, aunque también pueden existir cambios de ánimo reactivos como ocurre en el duelo. Su correcta exploración tiene una gran importancia práctica, pues es una de las áreas de la vida psíquica que con mayor frecuencia se ve afectada, siendo motivo de petición de ayuda muy frecuentemente en atención primaria. La valoración del estado de ánimo consta de cuatro componentes principales: humor subjetivo, humor observado, actividad autonómica y contenido del pensamiento.

Estado de ánimo subjetivo

Se refiere al estado de ánimo manifestado y verbalizado por el paciente en la entrevista, y ha de examinarse con preguntas abiertas tales como:

¿Qué tal se ha encontrado de ánimo últimamente?
¿Cómo ha estado de ánimo en las últimas semanas?

Según la respuesta dada por el paciente deberemos continuar o no continuar, con cuestiones dirigidas a indagar la existencia de posibles síntomas depresivos o maníacos en el paciente.

Estado de ánimo objetivo u observado

Se refiere a las propias observaciones del evaluador referentes al tipo de expresión de los tonos de los sentimientos del paciente, y se realiza mediante el análisis de las conductas no verbales (expresión facial, postura y movimientos corporales), volumen y entonación de la voz, etc.

En este sentido hay dos aspectos fundamentales que debemos recoger: humor predominante y fluctuación del mismo, si aparece, durante la entrevista. Hay que reflejar los diferentes estados de ánimo del paciente como tristeza, ansiedad, desesperanza, felicidad, etc. En las ocasiones en que el paciente niega trastornos del humor, a pesar de que objetivamente hay evidencia de que éstos existen, el examen ha de ser más cuidadoso todavía, ya que puede estar intentando ocultar información muy valiosa.

Los trastornos del estado de ánimo más significativos son:

Tristeza

Probablemente es la manifestación clínica más importante en esta área y uno de los motivos de consulta más prevalentes en medicina general. Hay que investigar si se trata de una tristeza vital, en la que no se descubren factores exógenos precipitantes, característica de las depresiones endógenas, o de una tristeza reactiva que sería aquella que reúne las cuatro características siguientes:

— No se habría presentado de no haber mediado la vivencia o el factor desencadenante.
— Su aparición tiene lugar poco tiempo después del impacto de la vivencia.
— Su evolución cursa paralelamente a la vivencia estresante.
— Su contenido coincide con el de esta vivencia.

No debemos conformarnos solamente con que el paciente nos diga que se encuentra triste o deprimido, sino que debemos indagar sobre "cómo lo siente", "con qué frecuencia", "cómo interfiere en sus actividades diarias", etc.

La tristeza representa el síntoma esencial del trastorno depresivo, pero hay que tener siempre presente que en sí misma no es indicativa de enfermedad mental. Preguntas que se pueden realizar son:

¿Se ha sentido bajo de ánimo recientemente?
¿Describiría su estado de ánimo como de triste, decaído, desanimado, desesperado o profundamente deprimido?

La tristeza suele ir acompañada con mucha frecuencia por llanto o ganas de llorar, que igualmente pueden ser una manifestación de depresión o expresar simplemente una liberación de una tensión acumulada. Se puede preguntar:

¿Siente ganas de llorar a menudo?
¿Llora realmente?
¿Qué le hace comenzar a llorar?

Euforia

Es un estado de excesiva alegría y bienestar, que debe considerarse patológico cuando es claramente anormal y desproporcionado para las circunstancias del sujeto. Va acompañado por una sensación de aumento de la vitalidad y, generalmente, elevada actividad motora. Suele darse asociado a sonrisas o incluso risas francas y tener una cualidad contagiosa. Constituye un síntoma de varias enfermedades mentales, especialmente de los cuadros maníacos, aunque es preciso conocer que en la manía el paciente no siempre está alegre, sino que a veces se muestra extremadamente irritable y hostil como consecuencia de que se le intentan limitar sus actividades, pudiendo existir dificultades en el diagnóstico diferencial con un cuadro esquizofrénico. Cuando es un estado de buen humor transitorio y coherente con las circunstancias no tiene significación patológica. Podemos preguntar:

¿Se ha sentido a veces muy feliz o eufórico, sin que haya ninguna causa que lo justifique? ¿Tan eufórico que no era normal?

¿Fue esto diferente de su carácter habitual?

Irritabilidad

Hace referencia a excesiva sensibilidad o a una reacción exagerada de enfado propiciado, generalmente, por influencias externas. Es un síntoma bastante inespecífico y que puede aparecer en un gran número de enfermedades mentales, pero que es muy común en los trastornos del estado de ánimo. Puede manifestarse de forma episódica en forma de accesos de corta duración o bien de una forma más prolongada, en el sentido de lo que podría entenderse como un rasgo de personalidad.

¿Ha estado más impaciente o irritable de lo habitual?

¿Ha sentido a veces que Vd. se irrita o se muestra irascible con facilidad, incluso por pequeños problemas?

¿Se controla, o eleva la voz y explota sin razón?

¿Ha perdido realmente la calma y el control?

Labilidad afectiva

Se caracteriza por cambios rápidos, bruscos y transitorios de los sentimientos o del estado de ánimo, con pérdida del control sobre ellos. Estas fluctuaciones ocurren en respuestas a circunstancias o estímulos externos. Muy sugestivo de trastorno orgánico cerebral (p.ej., demencia), aunque también puede ocurrir en los trastornos de personalidad histriónicos y en la enfermedad maníaco-depresiva. Se asocia frecuentemente a incontinencia afectiva, que consiste en una exagerada y fácil expresión emocional de tal manera que los sentimientos surgen y se manifiestan con inusitada facilidad (p.ej., lloran fácilmente).

Ambivalencia afectiva

Se refiere a la coexistencia de emociones, actitudes, ideas o deseos contrapuestos hacia un determinado objeto o situación, sin que uno logre desplazar al otro, p.ej., querer y odiar al mismo tiempo. Puede aparecer en diversas enfermedades mentales, pero se experimenta de forma muy particular en la esquizofrenia, siendo para Bleuler uno de los cuatro síntomas principales de la esquizofrenia.

Aplanamiento o embotamiento afectivo

Es un estado caracterizado por la aparente pérdida de la capacidad de experimentar emociones. No hay ninguna manifestación de sentimientos frente a material o hechos con carga emotiva, y hay una grave reducción de la intensidad del tono emocional expresado[10]. Suele ir acompañado por apatía. Puede apreciarse en los trastornos mentales orgánicos, pero es muy típico de los trastornos esquizofrénicos, especialmente en los estados crónicos. No hay que confundirlo con la tristeza o afecto lento de los pacientes deprimidos.

Incongruencia afectiva

Hay una falta de armonía, una discrepancia, entre el estado de ánimo y la idea, el pensamiento o el lenguaje. Lo que se expresa emotivamente y lo que se verbaliza no guarda ninguna relación (p.ej., una persona se ríe al relatar una pérdida o muerte reciente de algún ser querido). En ocasiones se observa en personas expuestas a situaciones de estrés o fuerte tensión nerviosa, en cuyo caso tiene una escasa significación clínica, pero por lo general es un signo característico de esquizofrenia.

Irradiación afectiva

Capacidad que tiene el sujeto para que otras personas sintonicen con su estado de ánimo. Así, por ejemplo, la alegría del maníaco puede resultar contagiosa, pero en cambio la alegría insulsa del paciente con un síndrome frontal no lo será.

Reactividad emocional

Capacidad de respuesta a estímulos externos, que es fácilmente comprobable en la entrevista mediante la observación de la respuesta del paciente a temas tristes o jocosos.

Actividad autonómica

Se refiere al examen de las fluctuaciones en la actividad autonómica que muchas veces acompaña a los trastornos por ansiedad. Los síntomas manifestados más reiteradamente son palpitaciones, boca seca, sensación de ahogo, micciones más frecuentes, sudoración, etc. Generalmente ocurren en todos los trastornos mentales asociados con ansiedad, incluyendo enfermedad depresiva, estados de ansiedad (ansiedad generalizada, pánico, fobias), y esquizofrenia aguda y crónica. Podemos explorarlo mediante las siguientes preguntas:

Me gustaría preguntarle sobre los síntomas que suelen tener las personas cuando están ansiosas. Dígame si ha tenido alguno de ellos (p.ej., palpitaciones, boca seca, sudoración, nudo en la garganta, etcétera).

Contenido del pensamiento

Las alteraciones psicopatológicas correspondientes a esta área se verán en un próximo apartado.

PENSAMIENTO

Es aquella actividad psíquica en virtud de la cual los datos elaborados del conocimiento (ideas) se seleccionan y orientan alrededor de un propósito (tema) y que, siguiendo las vías establecidas por el proceso asociativo, debe conducir a conclusiones orientadas en la realidad. Se explora a través de su expresión por el lenguaje, si bien estas funciones deben ser estudiadas separadamente. Sus anomalías se muestran en la tabla IV.

Clásicamente los trastornos del pensamiento se han separado en dos grandes grupos: los trastornos del curso del pensamiento, entendiendo por tal la patología que se presenta en el flujo y la forma del pensamiento, y los trastornos del contenido o patología de la ideación. A ello hay que añadir los trastornos que afectan a la propia conceptualización de la vivencia del pensamiento.

TABLA IV
TRASTORNOS DEL PENSAMIENTO

1. Trastornos del curso
   - a. Trastornos en el flujo
     - Taquipsiquia
     - Bradipsiquia
     - Bloqueo del pensamiento
   - b. Trastornos en la forma
     - Fuga de ideas
     - Pensamiento circunstancial
     - Pensamiento tangencial
     - Perseveración
     - Disgregación
     - Incoherencia
     - Alogia
2. Trastornos del contenido
   - Preocupaciones
   - Rumiaciones
   - Ideas suicidas
   - Ideas sobrevaloradas
   - Ideas obsesivas
   - Ideas fóbicas
   - Pensamiento mágico
   - Ideas delirantes
3. Trastornos en la vivencia
   - Difusión del pensamiento
   - Inserción del pensamiento
   - Robo del pensamiento
   - Lectura del pensamiento

Trastornos del curso

Se evalúa el curso con el que fluye el pensamiento, es decir, cómo el paciente formula, organiza y expresa sus pensamientos. El paciente coherente es claro, fácil de seguir y lógico.

Trastornos en el flujo

Se registra la cantidad y velocidad de los pensamientos. Sus principales trastornos son:

a) Taquipsiquia o aceleración del pensamiento

El desarrollo del pensamiento es exageradamente rápido; hay una disminución del período de latencia de respuesta (el paciente tarda menos tiempo de lo normal en responder a las preguntas) y un aumento en la cantidad de habla espontánea, pasando el paciente rápidamente de un tema a otro. Puede observarse en la manía y en las intoxicaciones (anfetaminas, alcohol, etc.).

¿Siente que los pensamientos se le amontonan y le pasan rápidamente por la cabeza, como si estuvieran acelerados y usted tuviera demasiados pensamientos, comparado con lo habitual?

b) Bradipsiquia o inhibición del pensamiento

El desarrollo del pensamiento está retardado, con un discurso lento, existiendo un aumento en el período de latencia de las respuestas, un retraso en la asociación de ideas y enlentecimiento del habla (bradifasia). Se observa, de forma significativa, en los cuadros depresivos. Puede apreciarse igualmente en la deprivación del consumo de sustancias psicoestimulantes o en los estados de fatiga y agotamiento y, también, en algunas enfermedades orgánicas como la enfermedad de Parkinson.

c) Bloqueo del pensamiento

Interrupción súbita del curso del pensamiento antes de que haya sido completado, sin que exista ninguna razón que lo explique, de manera que el entrevistado se detiene en medio de una frase y no puede continuar con el tema, quedándose totalmente "en blanco" durante unos segundos. El discurso se puede reanudar con el mismo o con diferente tema. Es imprescindible preguntar al paciente qué sintió durante esos momentos y si pensaba en alguna cosa, ya que puede ocurrir que estuviera distraído por otros pensamientos, más que experimentando una ausencia total de los mismos, en cuyo caso no se puede hablar de bloqueo. El bloqueo se da de forma muy acusada en algunos pacientes esquizofrénicos, pero también puede observarse en personas normales, con ciertos rasgos de ansiedad, expuestas a determinadas situaciones (p.ej., estudiantes en los exámenes orales), no teniendo en este último caso, que se refiere más a un bloqueo de una idea o de un conocimiento que al bloqueo de toda la actividad mental, significación clínica.

¿Se bloquean repentinamente sus pensamientos, como si su mente se quedara completamente en blanco, aunque usted no haya querido dejar de pensar?

¿Cuándo esto acaba, puede continuar pensando desde el punto en que lo dejó?

Trastornos en la forma

Se evalúa la direccionalidad y la continuidad del pensamiento. Los trastornos más significativos son:

a) Fuga de ideas

Trastorno que se relaciona con el grado máximo de taquipsiquia y que se observa, típicamente, en los cuadros maníacos, aunque puede darse también en la esquizofrenia. Se manifiesta como un flujo de palabras a gran velocidad y casi continuo. Hay distraibilidad, y cualquier nuevo estímulo externo provoca una nueva idea, saltándose de una idea a otra sin que se concluya ninguna. Se pueden dar asociaciones de ideas por asonancia de palabras o por cambio en el sentido de una palabra. Debido a su rapidez el discurso parece incomprensible, pero si se presta atención se pueden percibir algunas asociaciones superficiales, que le dan cierta estructura.

Ha de diferenciarse de la denominada pseudofuga de ideas, en la cual el discurso resulta incomprensible sin que exista dicha aceleración, que en su grado máximo constituye la incoherencia ideoverbal en la que las frases son incomprensibles y no poseen una estructura gramatical. Este trastorno es más típico de la esquizofrenia, siendo la influencia de los estímulos externos mucho menor que en la fuga.

b) Pensamiento circunstancial

Trastorno de las asociaciones en el cual el paciente muestra una falta de dirección en el discurso, incorporando detalles excesivos, innecesarios, banales y superficiales, con múltiples incisos y paréntesis y con evidentes dificultades para llegar a la idea final, aunque si se le deja hablar el tiempo suficiente logra alcanzarla. A estas personas se las suele tildar también de prolijos (popularmente "palizas"). Puede ocurrir en epilépticos, en personas con deterioro senil y en la esquizofrenia.

c) Pensamiento tangencial

Falta de relación entre la pregunta y la respuesta dada. Hay un flujo de ideas al margen del tema, perdiéndose el paciente en divagaciones, en idas y venidas, introduciendo pensamientos que no están relacionados con la cuestión sobre la que se está tratando, no siguiendo una línea consistente, y no logrando llegar nunca al objetivo, a diferencia del pensamiento circunstancial en que sí se consigue alcanzar. El juego de palabras puede producir un efecto similar.

d) Perseveración

Consiste en la repetición persistente de la misma contestación ante diferentes preguntas, siendo el paciente incapaz de modificar sus respuestas. El pensamiento perseverante se presenta en algunos tipos de epilepsia, en los síndromes de deterioro cognitivo, como las demencias, y en cuadros esquizofrénicos crónicos.

e) Disgregación

En la disgregación existe una pérdida de la idea directriz como consecuencia de la ruptura de las asociaciones normales, fluyendo los pensamientos de una forma desordenada, sin conexión lógica. El paciente se desliza de un tema a otro, pudiendo o no pudiendo existir relación aparente entre ellos, volviéndose el contenido absurdo, sorprendente e incomprensible, bien porque aparecen fragmentos sin relación unos con otros, con una buena apariencia gramatical pero sin coherencia lógica, bien porque aparece una mezcla de palabras o sílabas desprovistas de sentido. Dicho trastorno es característico de la esquizofrenia.

f) Incoherencia

Considerada por algunos autores como una entidad idéntica a la disgregación, mientras que para otros sería un trastorno más severo, en el que no existe ninguna conexión lógica entre las diferentes palabras de una frase. La capacidad comunicativa es mínima y el lenguaje totalmente ininteligible tanto a nivel del discurso global como a nivel parcial de las frases constitutivas, lo que constituye el elemento decisivo para el diagnóstico diferencial con la disgregación. Típicamente surge en la esquizofrenia, y es considerado el trastorno formal del pensamiento más grave. A continuación mostramos el resumen de una carta, remitida por un paciente, que refleja en toda su magnitud el pensamiento inconfundiblemente incoherente.

Estimado Profesor:

Paz y bien. Necesito verle. Decreto 23 enero del Ministerio de Sanidad y Consumo, sobre uso de opiáceos, y fármacos. BOE 23 enero 1990.

"La sociedad, actual, es muy competitiva y autoelimina a los que no siguen su ritmo o camino". Ya estoy en el ecuador de la vida. 40 y algunos. Esta mañana he pasado un traumatillo. Por un "quítame esas pajas" (dicho de Castilla) la compañera (competitividad, 14 años de diferencia...) se produce un roce y no puedo evitar la chispa... y la explosión. Yo aludo a la no existencia de malicia, dolo en el hecho, trivial. Y ella responde: "de esta forma tendremos que cerrar la oficina". Y replico: con mezcla de broma-extrañeza: "pero hombre", al mes de empezar. Luego trato distendir y ella sigue "altiva". No valgo para la competitividad, aunque lea, relea...1, 6, 20 veces la ley Mújica y el código penal, en los viajes, trenes, bares, facultad de medicina. Y me invento la salida ("o huida de trabajo") ¿Qué hago? Me muestro humilde, caballero. 30 y 45 años. Alegar número 1 ella → yo partir de estrato inferior → agente (muy recordados los tiempos 5 años) → oficial de justicia. Modificaciones y cambios en cosas, personas. Paz y bien, no usemos la violencia, escuchemos, no tengamos el no salvo casos extremos. Tendamos la mano. Los franciscanos, Irala, Perines, sus comedores de pobres. Su humildad.

Por ley de vida todavía tendría o debería tener "cuerda" quince años más. Como salimos de esto todos los días escribo carta y algunos dos. En el mes de enero ya casi concluido, solo y me han contestado. Ayúdeme por favor, pero no puedo dejar de repetirlo: paz, paz y bien y no a la violencia. Y no a contestar no (parece rizar el rizo). Ayúdeme por favor.

Cedida por el Prof. Vázquez-Barquero.

g) Alogia

Es uno de los síntomas negativos característicos de la esquizofrenia, expresándose como un marcado empobrecimiento del pensamiento y la cognición. Los procesos del pensamiento parecen vacíos, lentos y rígidos. Las dos manifestaciones principales son el lenguaje vacío y no fluido (pobreza de lenguaje) y el lenguaje vacío fluido (pobreza del contenido de pensamiento). En la pobreza de lenguaje, hay una disminución de la cantidad del habla espontánea, siendo las respuestas breves, poco fluidas, vagas y no elaboradas. En la pobreza del contenido, el lenguaje es adecuado en cantidad y las respuestas suficientemente largas, pero proporcionan escasa información.

Trastornos del contenido

Se refiere a aquello sobre lo que el paciente habla, existiendo áreas sobre las que el médico debe preguntar explícitamente en caso de que el enfermo no las saque a colación.

Preocupaciones

Temas que son predominantes en el pensamiento del paciente, que habitualmente se revelan en su lenguaje espontáneo, y que pueden ser repetitivos a lo largo de la exploración. Han de tenerse en cuenta sólo las preocupaciones excesivas, desproporcionadas, pues muchas personas tienen preocupaciones (p.ej., cuando van a presentarse a un examen o ser intervenidas quirúrgicamente) apropiadas a las circunstancias, que no pueden ser consideradas patológicas. Se explora con preguntas como:

¿Se ha preocupado mucho últimamente?
¿Le dan vueltas y vueltas en la cabeza pensamientos desagradables?
¿Se preocupa más de lo necesario para el tipo de problemas que tiene?
¿Puede dejar de preocuparse mirando a la TV, leyendo o pensando en algo con lo que solía disfrutar?

Rumiaciones

Son ideas y temas repetitivos, generalmente de contenido desagradable y de duración prolongada, pero fuera del control del sujeto, y experimentadas con una intensidad y frecuencia exagerada. Gene-ralmente ocurren en estados de ansiedad y cuadros depresivos, reflejando el estado afectivo (p.ej., baja autoestima, hipocondriasis), así como en estados obsesivos, en cuyo caso se refleja la indecisión.

¿Tiende a estar rumiando sobre posibles desastres o se le introducen una y otra vez pensamientos absurdos en su cabeza?

Ideas suicidas

Es de suma importancia realizar una correcta exploración de las ideas suicidas, debido a los potenciales riesgos para la vida del paciente. Muchas veces existe temor por parte de los médicos a realizar preguntas sobre este asunto, por miedo a sugerir o reforzar las actitudes suicidas del enfermo. Muy al contrario, el poder hablar con total libertad sobre este problema generalmente refuerza la relación y confianza del enfermo en el médico, al comprobar que puede contar con su ayuda y comprensión en cualquier tipo de cuestiones, incluso en aquellas que le afectan más profundamente[11]. Además, la idea suicida no surge habitualmente de un momento a otro, ni porque se haya estado hablando con el médico, sino que es una idea pensada y planificada. La mayoría de los pacientes responden con sinceridad, pero tenemos que ser especialmente cuidadosos con los pacientes que eluden responder a estas cuestiones, ya que pueden estar intentando ocultar sus verdaderas intenciones.

Las ideas suicidas aparecen con mucha frecuencia en estados depresivos, siendo una causa importante de muerte, pero pueden formar parte de otros trastornos psiquiátricos, como la esquizofrenia. Se ha de seguir una graduación en las preguntas:

¿Ha sentido últimamente que no merece la pena vivir?
¿Se ha sentido cansado de la vida, o como si ésta no tuviera sentido?
¿Ha pensado alguna vez en dañarse a sí mismo?
¿Ha tenido ganas de acabar con todo, o ha deseado la muerte?
¿Ha estado pensando seriamente en el suicidio?
¿Ha hecho algún intento de suicidio recientemente?

Ideas sobrevaloradas

Son ideas que ocupan un lugar central en la vida del individuo, con un fuerte tono afectivo, que poseen un hondo significado para él, que le marcaron de alguna forma, y en torno a las cuales gira la conducta del paciente. Podría decirse que son afirmaciones exageradas por parte del paciente, mantenidas con una persistencia más allá de lo razonable. Se diferencian de las ideas obsesivas en que el sujeto no las reconoce como absurdas y, por tanto, no lucha contra ellas, y de las ideas delirantes en que a pesar de su tenacidad pueden ser corregidas. No son necesariamente patológicas, ya que pueden ser comprensibles y aceptadas en el contexto de determinadas situaciones, circunstancias o grupos sociales. Entre los trastornos en que pueden manifestarse estas ideas destacan los estados paranoides, los celos patológicos, hipocondría, etc.

Ideas, imágenes o impulsos obsesivos

Son ideas, pensamientos, imágenes o impulsos repetitivos, no deseados e irracionales, que el sujeto reconoce como infundados y absurdos, que se imponen al paciente sin que éste pueda hacer nada para librarse de ellos. Ocasionan una gran angustia, ya que el sujeto se resiste y defiende contra ellos, por lo que pueden interferir de forma notable en la actividad diaria del individuo que puede estar muy imposibilitada, debiéndose siempre describir el grado de interferencia que ocasionan. Pueden ir acompañadas por compulsiones, que son conductas rituales, repetitivas, que el paciente se siente obligado a realizar (p.ej., lavarse las manos, ordenar objetos, comprobar cosas, etc.), que no ocasionan ningún placer, pues también son reconocidas como absurdas, pero que cuando se completan originan un alivio temporal de la tensión. A diferencia del delirio existe una crítica de los pensamientos y de los actos. Típicas de los trastornos obsesivo-compulsivos, pueden surgir también en el síndrome de Gilles de la Tourette, etc. Podemos preguntar:

Algunas personas piensan que deben estar comprobando cosas que saben que han hecho, como cerrar la llave de paso del gas o los interruptores de la luz, etc. ¿Tiene usted ese problema?

¿Hay otros problemas de tipo similar, como pensamientos o imágenes desagradables e indeseadas que le vienen a la mente de manera irresistible y que usted no puede controlar? ¿Ha sido esto un problema para usted?

Ideas fóbicas

Existe un temor angustioso y un miedo excesivo, anormal y persistente provocado por un objeto o situación, que no parecen objetivamente peligrosos, sin fundamentos sólidos o aceptados como razonables. Es una reacción desproporcionada con la causa que lo provoca, es inexplicable e irracional según un razonamiento lógico y el sujeto también hace crítica de lo absurdo de su reacción. Es incontrolable por la voluntad y provoca la huida o evitación del objeto o situación temida. Aparece ante la presencia del objeto o situación a diferencia de la obsesión en que la sola idea puede bastar para provocar la angustia. No suelen explicarse espontáneamente en la entrevista por lo que hay que hacer preguntas específicas dirigidas a su detección[12].

¿Hay situaciones u objetos que aunque no despertarían temores a la mayoría de las personas, le hacen sentirse ansioso o con pánico? ¿Intenta evitar esas situaciones por ser desagradables o angustiantes?

Pensamiento mágico

Creencia de que las palabras, ideas o acciones pueden determinar o impedir un suceso por medios mágicos, sin tener en cuenta las leyes de causalidad lógicas. Aunque puede existir en la actividad mental normal, con frecuencia se observa en el trastorno obsesivo-compulsivo y en la esquizofrenia.

Ideas delirantes

Es la alteración por excelencia del contenido del pensamiento. Consiste en la existencia de una creencia falsa, fija, que no tiene ningún fundamento racional en la realidad, que surge sin una estimulación externa apropiada y que se mantiene inamovible frente a la razón. Se establecen por vía patológica sin que primen factores sociales o culturales, no siendo compartidas por otras personas del mismo grupo cultural. Si esta creencia es compartida y totalmente explicable dentro del grupo social en que vive el individuo, no se trataría de ideas delirantes, independientemente de lo raras y extravagantes que puedan parecer a las personas que no pertenecen a dicho grupo.

En el delirio hay que investigar: el grado de implicación del mismo en la vida del sujeto (extensión), el grado de distancia de los contenidos con la realidad convencional (rareza), el grado de creencia del sujeto de la realidad del delirio (convicción), el grado de falta de consistencia interna, lógica y sistematización (desorganización) y el grado de preocupación y aproximación del sujeto al contenido de sus delirios (presión)[13].

Según la entrevista SCAN[14] se requieren cuatro criterios diagnósticos para calificar una idea de delirante:

- La creencia es descrita claramente por el entrevistado con sus propias palabras, no se trata simplemente de una respuesta afirmativa a una pregunta.
- Se mantiene con una convicción subjetiva irresistible y dominante, aunque el grado de certeza puede fluctuar o estar disminuido.
- No es susceptible, o lo es muy escasamente, de ser modificada por experiencias o evidencias que lo contradigan; es inamovible.
- La creencia es imposible, increíble o falsa (a menudo llamada extravagante).

Clasificación de los delirios según su origen

En función de su origen, la vivencia delirante puede diferenciarse en dos tipos:

A. Vivencia delirante primaria

Típica del proceso esquizofrénico, el delirio aparece de forma primaria, directa, sin que sea un fenómeno fruto de la reflexión, como sucede con el resto de las creencias o ideas. Es incomprensible y no puede explicarse por la presencia de otros procesos patológicos. Pueden distinguirse varias formas de presentación:

a) Temple delirante: Se trata del elemento más importante en el concepto de "trema" de Conrad[15]. Constituye para la psiquiatría clásica el límite entre la vivencia normal y la delirante. Es un estado en que el paciente expresa qué: "algo está ocurriendo", "algo está cambiando", pero no sabe exactamente que. Es una sutil alteración de la fisonomía del campo psíquico global, que todo lo invade y domina. Dichas sensaciones van acompañadas de perplejidad, y de un profundo sentimiento de que algo inexplicable, que le angustia e inquieta, va a suceder. Una pregunta adecuada sería:

¿Ha tenido la sensación de que algo extraño que no puede explicar está sucediendo?
¿Algo que le angustia e inquieta?
¿Se siente confundido por sucesos extraños a los que es difícil dar una explicación?

b) Percepción delirante: Es la atribución de un significado especial, nuevo, casi siempre importante, como un aviso o mensaje, a un objeto normalmente percibido. Se da una significación anormal, incomprensible, a las percepciones reales, generalmente de forma autoreferencial. Se denomina interpretación delirante cuando se produce un proceso de elaboración del significado del objeto percibido.

¿Ve a veces mensajes en clave o un significado especial en la manera en que están dispuestas las cosas, o en los colores o en la manera en que sucede todo?

c) Ocurrencia o intuición delirante: Una percepción habitual ha cambiado radicalmente su significado, y de forma inesperada surge una idea delirante en forma de corazonada u ocurrencia repentina. Se ha de preguntar:

Cuando le ocurrió esto (el delirio) ¿cómo supo lo que significaba?
¿Le vino como caído del cielo?

d) Representación delirante: Hechos sucedidos años atrás son interpretados actualmente de forma errónea o delirante; una imagen o un recuerdo toman un significado totalmente nuevo. Se pueden realizar las mismas preguntas que en la intuición delirante.

B. Vivencias delirantes secundarias

Se trata de delirios que surgen en relación con, o secundariamente a, otros trastornos psíquicos u orgánicos, de tal forma que suelen desaparecer cuando remite el trastorno que las originó (p.ej., delirios de culpa o ruina en la depresión y megalomanías en la manía).

Clasificación de los delirios según su contenido

En función de sus contenidos se distinguen diferentes tipos de delirio, siendo los más significativos los siguientes:

- *Delirios de persecución*

El ambiente es vivenciado como agresivo y el paciente cree firmemente que hay una conspiración contra él o que de alguna manera está siendo acosado o perseguido. Alguien o alguna fuerza externa está intentando dañarle, causarle lesiones físicas, pretendiendo matarle, etc. Puede abarcar desde el simple hecho de que le quieren matar directamente hasta que se ha urdido un complot. Su grado de estructuración es variable y es típico de la esquizofrenia paranoide y de los trastornos delirantes. Se puede explorar con las siguientes preguntas.

¿Le parece que alguien está intentando dañarle, envenenarle o matarle?
¿Le están aislando?
¿Cree que hay un complot o una conspiración detrás de todo lo que le está ocurriendo?

- *Delirios de culpa*

Convicción inamovible de haber hecho algo imperdonable, sintiéndose el paciente culpable de todo lo que ha ocurrido, siendo sus síntomas la consecuencia de su incompetencia, sus pecados, etc., por todo lo cual merece ser castigado. Generalmente surgen en el contexto de un cuadro depresivo. Preguntas apropiadas para explorarlo son:

¿Tiende a censurarse por algo que haya hecho o pensado? ¿Se siente culpable o se avergüenza de sí mismo? ¿Le parece que debe ser castigado por ello?

- *Delirios de ruina*

Creencia delirante de que las posesiones materiales se han perdido, pudiendo el paciente llegar a asegurar que él y su familia están totalmente arruinados y en la más absoluta pobreza. Suelen aparecer en el contexto de una depresión.

¿Tiende a estar dando vueltas en la cabeza a pensamientos sobre desastres que pudieran a ocurrirle a Vd. o a los que le rodean, como por ejemplo arruinarse?

- *Delirios de control*

Se trata de una sensación subjetiva e intensa, que tiene el paciente, de estar bajo el control de alguna fuerza extraña o de alguien. Por ejemplo, de que los propios pensamientos o acciones están siendo controlados por alguna fuerza o ser exterior. A menudo va asociada con el delirio de persecución. Se pueden hacer preguntas tales como:

¿Ha sentido usted que está siendo controlado por una fuerza exterior?

¿Piensa que alguna persona le está controlando?

- *Delirios de celos*

Está centrado alrededor del tema de la infidelidad. El sujeto está convencido de que su pareja no le es fiel, no existiendo ninguna señal de que esto sea así. Busca continuamente señales o evidencias que corroboren su creencia, elaborando complicados planes para atrapar a los amantes. Debe diferenciarse de los celos patológicos no delirantes, en cuyo caso, a pesar de la falta de evidencias, el paciente se muestra preocupado por la fidelidad de su pareja, pero adquiere la forma de duda profunda, no de convicción plena. Como consecuencia de esta duda puede seguir a la pareja, leer sus diarios, etc. Característico de los pacientes alcohólicos, se puede explorar con las siguientes preguntas:

Dice la gente que usted es celoso ¿Es verdad?

¿Tiene celos de su esposo/a, amigo/a?

¿Qué pruebas tiene?

¿Está convencido de que esto es así?

- *Delirios somáticos*

Convicción delirante de que los propios órganos han dejado de funcionar, o se están pudriendo, o de que su cuerpo está de alguna manera alterado. A veces se acompaña de alucinaciones táctiles o de otro tipo. Debe distinguirse de la hipocondría, en la que existe una interpretación errónea de sensaciones físicas, que provoca una intensa y persistente preocupación, acompañada de breves períodos de alivio, sobre la posibilidad de padecer una enfermedad, a pesar de que exploraciones adecuadas y repetidas no hallan fundamento para ello.

Tanto el delirio dismorfofóbico como el de infestación podrían considerarse como delirios relacionados con el área somática. El primero, descrito ya en el año 1886, sería una convicción que el paciente tiene de padecer un defecto de la apariencia física que es inexistente o si existe, es una anomalía mínima que puede presentar un individuo aparentemente normal. El delirio de infestación se caracteriza por el convencimiento de estar infestado por pequeños parásitos. Son preguntas útiles, las siguientes:

¿Piensa usted que algo funciona mal en su cuerpo?

¿Le parece que su apariencia ha cambiado recientemente?

¿Son sus rasgos o su cuerpo como siempre?

¿Hay realmente un cambio que otras personas puedan ver, o es solamente una sensación?

¿Está convencido de que esto es así?

- *Delirios de grandeza*

El paciente tiene una idea exagerada de sus cualidades, capacidades, habilidades o de su propia importancia, creyendo, por ejemplo, que es un personaje famoso. Característicos de los cuadros maníacos, se pueden explorar preguntando:

¿Tiene usted poderes o capacidades especiales, que el resto de las personas no tienen?

¿Piensa usted que va a conseguir grandes cosas?

- *Delirios religiosos*

El paciente está preocupado por falsas creencias de tipo religioso. No se deben incluir creencias o experiencias religiosas ampliamente aceptadas, y consideradas normales en el contexto socio-cultural del paciente.

¿Ha tenido alguna experiencia religiosa difícil de explicar?

- *Delirios nihilistas*

Convicción de la no existencia de uno mismo, de parte de uno mismo, de los otros o del mundo. Cuando el paciente sostiene que está muerto, que carece de cuerpo material, etc., se denomina delirio de Cotard.

¿Piensa que parte de su cuerpo o de su mente ha desaparecido, como si no tuviera cabeza, cerebro, pensamientos o mente?

- *Delirios de referencia*

La conducta de los demás se refiere a uno mismo. Hay significados ocultos relacionados con el sujeto en cualquier suceso cotidiano. Las acciones están específicamente dirigidas hacia él, y tienen un doble significado. Cuando se sistematiza puede adquirir la forma de un delirio de persecución. Hay que realizar el diagnóstico diferencial con las ideas simples de referencia, que son de tipo neurótico y que se caracterizan por la presencia de sentimientos de incomodidad y de ser observados por otras personas, junto a una sensación de vergüenza, que es desproporcionada en relación con cualquier posible causa. En estas últimas, la capacidad de introspección está conservada, aceptando el paciente que esos sentimientos se originan dentro de ellos mismos. Se pueden explorar preguntando:

¿Le parece que la gente deja caer comentarios respecto a usted o dice cosas con doble sentido?

¿Ve mensajes para usted en los periódicos, en la televisión o en la radio?
¿Puede poner un ejemplo?

• *Delirios de paramentos*

Se denominaría así a la creencia de que personas, animales y diversos materiales (gases, radiaciones, etcétera) pueden pasar a través de una estructura que debería suponer una barrera y que tendría que evitar dicho paso. Hay una permeabilidad de las paredes, suelos y techos a influjos perjudiciales. Es muy típico de los trastornos delirantes crónicos en los ancianos[16].

• *Delirios de identificación errónea*

Infrecuentes, pero muy llamativos, pueden aparecer en el contexto de diferentes patologías, como en los trastornos del estado de ánimo y los trastornos mentales orgánicos, pero fundamentalmente se manifiesta en los trastornos delirantes y en la esquizofrenia, típicamente en la de tipo paranoide. Clásicamente se distinguen cuatro tipos, siendo los más importantes el síndrome de Capgras y el de Frégoli.

Descrito en 1923, el *síndrome de Capgras* es el delirio de identificación más frecuente, desarrollando el paciente la creencia de que ciertas personas significativas, como el cónyuge, el hijo, los padres, etc., han sido reemplazados por impostores idénticos.

En el *síndrome de Frégoli* el sujeto identifica como familiares a individuos que en realidad no lo son. Aunque no exista una identidad física, al menos si la hay a nivel psicológico.

¿Siente que la apariencia de algunas personas que usted conoce bien ha cambiado de una manera que le sugiere que alguien pueda estar suplantándolas?
¿Le parece que las personas que le rodean no son lo que aparentan?
¿Qué quizá estén disfrazadas?

• *Delirio erotomaníaco o de Clérambault*

El paciente, no exclusivamente mujer, mantiene la creencia delirante de que una persona del sexo opuesto, por lo general mayor que ella y de un nivel social superior, por lo cual debe ocultar la relación por convencionalismos sociales, está enamorado de ella. Descrito por este autor en 1920 en un estudio sobre delirios pasionales, el sistema delirante se forma sobre la base de intuiciones, falsas demostraciones, ilusiones e interpretaciones sin alucinaciones. Puede manifestarse en la esquizofrenia, trastornos afectivos con síntomas psicóticos o como un subtipo de trastorno delirante.

¿La ama alguna persona que no lo reconoce públicamente?
¿Quién es?
¿Qué evidencia ha tenido de sus tentativas?

• *Delirios fantásticos*

Son delirios físicamente imposibles (extraterrestres, viajes interestelares), los pacientes pueden referir que han venido viajando en una estrella de plata, etcétera.

Trastornos de la experiencia (vivencia del yo) del pensamiento

Son experiencias psicopatológicas de difícil exploración. Su examen adecuado requiere no sólo la respuesta afirmativa del paciente a la pregunta, sino una descripción de la experiencia por parte del entrevistado. Las alteraciones más importantes son:

Difusión del pensamiento

El paciente experimenta que sus pensamientos se difunden fuera de su mente de manera que pueden ser escuchados por otros. Es una experiencia pasiva, en el sentido de que no es deseada, sino experimentada. Pueden realizarse preguntas tales como:

¿Le parece que sus pensamientos son en cierta forma públicos, no exclusivamente suyos, de manera que otros pueden saber lo que está usted pensando?

Inserción del pensamiento

El paciente carece del sentido normal de posesión de sus pensamientos, que no son suyos y se experimentan como extraños. Han sido insertados en su interior mediante algún mecanismo (radar, telepatía, etcétera). Pueden explorarse con preguntas del tipo de:

¿Le parece que en su mente hay pensamientos que no son los suyos propios; que parecen venir de algún otro sitio?
¿Cómo cree que se introducen en su mente?

Robo del pensamiento

El paciente cree que alguna fuerza externa le ha sacado los pensamientos de su cabeza, de manera que no tiene pensamientos. Es una experiencia pasiva, experimentada aunque no deseada, pero a diferencia de la difusión, hay un sentimiento de robo real, que puede ocasionar explicaciones delirantes. Realizar preguntas tales como:

¿Ha sentido usted que alguna fuerza externa o persona le extraigan sus pensamientos o se los envíen fuera de su mente?

Lectura del pensamiento

El paciente vivencia que los demás conocen sus pensamientos o que pueden leer su mente.

¿Le parece que sus pensamientos son leídos por otras personas?
¿Puede describirlo?

PERCEPCIÓN

Es aquella función psíquica por la que somos capaces de captar e identificar el mundo externo y nuestra propia corporalidad. Realizada a través de los sentidos, sucede a la estimulación de los órganos sensoriales periféricos. Sirve para orientarnos en el ambiente, entrar en contacto con un ahora y un aquí que representan una clave para la concienciación de la realidad exterior. Por lo tanto se compone de una percepción sensorial del objeto externo que está en el espacio (objetivo) y una representación del objeto en el estado mental (subjetivo). Las alteraciones más importantes (tabla V) son:

TABLA V
ANOMALÍAS DE LA PERCEPCIÓN

1. Ilusiones
2. Alucinaciones
   a. Auditivas
   b. Visuales
   c. Somáticas
   d. Otras
      - Olfativas
      - Gustativas
      - Hipnagógicas
      - Hipnopómpicas
3. Despersonalización
4. Desrealización
5. Supuesto reconocimiento

Ilusiones

Alteración perceptiva consistente en una interpretación errónea de un estímulo externo real, es decir, hay una deformación de la realidad sobre un objeto real, p.ej., al pasear en la oscuridad confundir las sombras con personas o un sonido cualquiera con pasos. Aunque pueden desarrollarse en todas las áreas sensoriales, generalmente son de tipo visual o auditivo. Clásicamente se describen tres tipos de ilusiones: las catatímicas o afectivas, las fantásticas o pareidolias y las de acabado o por inatención.

No son necesariamente patológicas, pudiendo ocurrir en situaciones de ansiedad, de miedo, de escasa atención, etc., siendo especialmente frecuentes en personas con déficit sensorial (sordera o ceguera parcial), y en el delirium. Las ilusiones deben distinguirse de las alucinaciones funcionales, en las que un estímulo externo neutro provoca la aparición de alucinaciones (p.ej., oír voces cuando se pone la lavadora, etc.).

Alucinaciones

Uno de los temas centrales en la historia de la psiquiatría, aún sigue siendo un problema psicopatológico sin resolver en algunos de sus aspectos, pero podría decirse que consiste en una percepción sensorial en ausencia de objeto o estímulo externo, con características similares a la percepción normal y con pleno convencimiento de realidad por parte del individuo. Tradicionalmente se han dividido en alucinaciones verdaderas, localizadas en el espacio exterior, y pseudoalucinaciones, circunscritas al espacio interior. Hay que valorar su frecuencia, intensidad, complejidad y el grado de interferencia que ocasionan en la actividad diaria del individuo. Pueden experimentarse en cualquier sistema sensorial, y según el área afectada se clasifican en:

Auditivas

Es el tipo de alucinación más frecuente. Consiste en la percepción de ruidos o sonidos (alucinaciones no verbales), que con certeza no ocurren en la realidad y que tampoco pueden ser explicados en base a procesos orgánicos (acúfenos, palpitaciones, etc.), o de voces claramente definidas (alucinaciones verbales), que no tienen un origen real en el mundo exterior. Pueden manifestarse como voces que hablan entre sí sobre el paciente, denominándose en este caso alucinaciones en tercera persona, o como voces que se dirigen directamente al paciente, hablándose entonces de alucinaciones auditivas en segunda persona. Las voces pueden tener diferentes características, pero generalmente se experimentan como desagradables y negativas (hostiles, amenazantes, etc.). Es particularmente importante explorar correctamente las voces imperativas (ordenan la realización de determinados actos, pudiendo el paciente ejecutar estas acciones y poner en riesgo la vida de los demás o su propia vida). Aparecen típicamente en los trastornos esquizofrénicos, aunque también pueden ocurrir en los trastornos afectivos que cursan con síntomas psicóticos, en cuyo caso las alucinaciones suelen ser congruentes con el estado de ánimo. Pueden explorarse realizando preguntas del tipo de:

¿Ha oído en alguna ocasión ruidos o voces cuando no había nadie cerca y no parecía posible que hubiera una explicación lógica?

¿Cómo son las voces? ¿Puede ponerme algunos ejemplos?

¿Oye voces entre sí o hablándole directamente a usted?

Visuales

Percepción de formas (objetos, animales, figuras de personas, etc.) que no están presentes en el mundo real, pudiendo ser elementales o complejas. Suelen ser muy vívidas y claras, asentándose en el espacio exterior. Siempre que se observen es obligatorio realizar una exploración completa del paciente, en busca de algún factor precipitante. Aunque, de forma excepcional, pueden ocurrir en los cuadros psicóticos, son típicas de los trastornos orgánicos cerebrales y de los cuadros de intoxicación por alucinógenos. En el *delirium tremens* son frecuentes las visiones de animales (zoopsias). Pueden explorarse realizando preguntas tales como:

¿Ha tenido visiones o ha visto cosas que otras personas no podían ver?

¿Qué es lo que vio?

Somáticas o cenestésicas

Se caracterizan por la falsa percepción de sensaciones corporales particulares como electricidad, quemaduras, ser tocado o pinchado, o la impresión de movimiento de arrastre bajo la piel en la "formicación". No deben confundirse con los delirios somáticos, y su evaluación ha de ser muy cuidadosa ya que con frecuencia es muy difícil decidir si se trata de una auténtica alucinación, por ejemplo, táctil o sexual, o de una interpretación delirante de un estímulo táctil o sexual real. Se diagnosticarán de forma definitiva sólo cuando la experiencia percibida sea muy extraña o elaborada.

¿Ha notado sensaciones extrañas o inexplicables: táctiles, térmicas, dolorosas o erráticas?

¿O como la sensación de que algo se arrastra bajo la piel?

Otro tipo de alucinaciones

a) Olfativas y gustativas

Percepción de olores y sabores que no están presentes, generalmente de características muy desagradables. Siempre hay que asegurarse de que no exista una causa que las produzca, como sinusitis, etcétera. En general se experimentan simultáneamente, y son muy típicas de las crisis uncinadas (lóbulo temporal). Para explorarlas se puede preguntar:

¿Ha notado olores o sabores poco habituales que no puede explicar?

b) Hipnagógicas e hipnopómpicas

Son denominadas por algunos autores alucinaciones fisiológicas, manifestándose como una falsa percepción corporal que ocurre durante el inicio del sueño (hipnagógica) o al despertarse (hipnopómpica). Habitualmente son una manifestación del sueño REM, y por sí mismas no son indicativas de patología, siendo experiencias que se asocian con el sueño normal. Se puede preguntar:

¿Tiene experiencias extrañas cuando se duerme o al despertarse?

Despersonalización

Sentimiento de extrañeza e irrealidad con respecto a uno mismo, teniendo el paciente la sensación de que algo de su cuerpo, de alguna forma, ha cambiado o que tiene algo diferente que no puede explicar, sintiéndose desconectado de sus experiencias, como viviéndolas desde lejos, hasta el punto de perder temporalmente el sentido de la realidad. Vivencia angustiosa y desagradable, es un sentimiento de "como si" el yo fuera irreal, teniendo el paciente cierta conciencia de distorsión de la experiencia, excepto en las ocasiones en que alcanza cotas delirantes. Ocurre con relativa frecuencia en la población normal, sobre todo adolescentes, mujeres y en situaciones de tensión o cansancio. Se observa característicamente en los trastornos de despersonalización[17], y con asiduidad se asocia a estados de ansiedad o fóbicos, más raramente a los cuadros esquizofrénicos. Se puede explorar preguntando:

¿Ha sentido que usted no era una persona real, como si no formara parte del mundo viviente? ¿Como si estuviera soñando?

Desrealización

Sensación de que el entorno (objetos, personas, etcétera) es de algún modo diferente, extraño, irreal. La experiencia puede tener una cualidad de "como si", en cuyo caso hay cierta conciencia de fenómeno anormal, o alcanzar rango delirante, existiendo en este caso una convicción plena de realidad de la experiencia, faltando esta cualidad de "como si". Generalmente se asocia a la despersonalización, pudiendo también aparecer asociada a los mismos cuadros clínicos que ésta. Para explorarla se puede preguntar al paciente:

¿Ha sentido recientemente como si el mundo fuera irreal o solamente una imitación de la realidad, como un escenario?

¿Le parece que las demás personas son irreales, como si estuvieran representando un papel, como actores en una función, como marionetas o incluso como muertos?

Supuesto reconocimiento

Vivencia del "déjà vu", que es la sensación que tienen los pacientes de conocer algo que, en realidad, es nuevo para el sujeto, o del jamais vu, experiencia contraria en la que sucesos comunes resultan completamente novedosos, como si no hubieran sucedido nunca. Puede aparecer en personas normales, y por sí mismo no es indicativo de patología[18].

¿Le parece que su vivencia del tiempo ha cambiado?

¿Le parece que su vida discurre de la misma manera que lo hacía antes?

ORIENTACIÓN

La orientación refleja la capacidad del individuo de saber en qué fecha, día y hora está (temporal), en qué lugar se encuentra (espacial) y quién es (persona), así como sus circunstancias actuales.

La orientación en el tiempo incluye preguntas como:

¿Qué día de la semana es hoy? ¿Qué día del mes? ¿Qué mes? ¿Qué año?

La orientación en el espacio se explora preguntando:

¿Dónde vive usted? ¿En qué lugar estamos ahora?

La orientación en la persona consiste en conocer su propio nombre y los nombres y papeles de las personas que le rodean.

¿Cómo se llama usted? ¿Quiénes son esas personas con las que está?

La orientación en el tiempo se altera con facilidad y es la primera que suele afectarse, pero los errores aislados en la hora, día e incluso mes no son diagnósticos de ningún trastorno mental. No obstante, los errores en el año sí son muy significativos. Posteriormente se suele afectar la orientación espacial y finalmente la personal. En los procesos que originan desorientación, la recuperación de estas funciones se inicia por la orientación relativa a la persona, seguida por la relativa al lugar, siendo la última en recuperarse la temporal.

Los trastornos de la orientación son muy sugestivos de la presencia de un trastorno orgánico cerebral, siendo un rasgo característico, junto con las oscilaciones del nivel de conciencia y disminución de la atención, del delirium. Sin embargo, errores en la orientación son también muy típicos en los cuadros demenciales, así como en los trastornos afectivos, en donde puede deberse a una disminución del interés, que suele estar presente en estos pacientes.

ATENCIÓN Y CONCENTRACIÓN

Reflejan la capacidad del individuo para mantener y concentrar su interés en una labor. Los defectos en la atención y concentración suelen ser muy evidentes mientras se realiza la entrevista, pues el paciente es incapaz de prestar atención a las preguntas que se le hacen y se distrae fácilmente con estímulos externos o internos. Los trastornos de la atención son muy comunes y pueden estar presentes en casi cualquier trastorno mental, pero ocurren especialmente en trastornos orgánicos y afectivos. Las capacidades de atención, concentración y memoria inmediata se suelen solapar, y es por esto que cuando el deterioro en la atención es muy manifiesto, habitualmente el paciente será incapaz de seguir y realizar los test de memoria, por lo que no proporcionarán información adicional y habrá que esperar a realizarlos en una entrevista posterior. Podemos, para explorarla, hacer preguntas del tipo de:

¿Ha sido su concentración últimamente tan buena como siempre o ha tenido problemas para fijar su atención?

¿Siente que no puede leer un artículo en el periódico o ver un programa de televisión hasta el final a pesar de haberlo podido hacer previamente?

MEMORIA

Se puede definir la memoria como la facultad que tenemos de registrar y retener las vivencias que nos ocurren, así como de recordar la información almacenada en el cerebro. Su pérdida se denomina amnesia, y puede ser retrógrada y anterógrada. La primera afecta a la información procesada antes del trastorno, por ejemplo, un traumatismo craneal, y la segunda a la información adquirida después. Se distinguen la memoria inmediata y reciente (ambas configuran la memoria de fijación) y la remota (conforma la capacidad de evocación).

Memoria inmediata y a corto plazo

La memoria inmediata representa la capacidad del paciente de recordar algo que se le ha dicho unos segundos antes. La prueba más utilizada es la repetición de palabras, pidiendo al paciente que repita el nombre de tres objetos no relacionados, e informándole de que posteriormente (a los cinco minutos) se le pedirá que recuerde esos tres objetos (memoria a corto plazo). Se puede explorar de la siguiente forma:

Voy a decirle los nombres de tres objetos. Al terminar, quiero que los memorice y me los repita: manzana, mesa y peseta. ¿Puede repetirlos?

Se continúa con la exploración, y cuando han transcurrido unos cinco minutos se pregunta:

¿Puede decirme ahora los tres objetos que le mencioné hace unos minutos?

Memoria reciente

Relacionada con el recuerdo de acontecimientos ocurridos en los últimos días. Aprovechando las cuestiones sobre aficiones, ingesta de alimentos, etcétera, se le puede preguntar:

¿Puede decirme qué programa de televisión vio ayer por la noche?

¿Puede decirme qué comió ayer?

Memoria remota

Se refiere al recuerdo de los sucesos o acontecimientos acaecidos a lo largo de la vida del paciente. Se explora preguntando sobre hechos significativos:

¿Cuándo se casó usted?
¿Cuándo falleció su esposo/a?
¿Cuándo es su cumpleaños?

En la evaluación de la memoria hay que tener siempre cuidado en identificar la presencia de "confabulación", que consiste en la invención de respuestas a las preguntas realizadas, con el objetivo de ocultar la pérdida de memoria.

Finalmente, conviene que recordemos que el deterioro de la memoria es el síntoma clave de las demencias, existiendo inicialmente dificultades en la memoria de fijación, mientras que en estados avanzados existe un déficit global.

INTELIGENCIA

Durante la entrevista y la exploración psicopatológica debe obtenerse una impresión general del nivel de inteligencia del paciente, bien a través del vocabulario utilizado, de la complejidad de los conceptos o de las habilidades sociales. Si estos elementos se correlacionan adecuadamente con el nivel educativo del paciente, y no existe deterioro de la memoria, podemos inducir un buen nivel de inteligencia. Si no fuera así, habría que estudiar un posible retraso mental, mediante la utilización de pruebas específicas de inteligencia.

ABSTRACCIÓN

Refleja la capacidad de expresar conceptos y de generalizar. Se estudia mediante el examen de semejanzas y el significado de refranes. Cuando las respuestas a estas cuestiones son muy extrañas o inapropiadas pueden indicar un trastorno esquizofrénico. Cuando existen dificultades para la abstracción se denomina pensamiento concreto, y su observación es muy sugerente de trastorno cerebral orgánico y de pobreza intelectual o cultural. Ejemplos típicos de preguntas dirigidas a explorar el significado de refranes o la capacidad de establecer semejanzas son las siguientes:

¿En qué se parecen una manzana y un plátano?
¿En qué se parecen una barca y un coche?

¿Puede interpretar este refrán?: "Perro ladrador, poco mordedor".

CONCIENCIA DE ENFERMEDAD (INSIGHT) Y JUICIO

Se denomina *insight* o "capacidad crítica" a la conciencia de enfermedad que puede tener el paciente. Es decir, al reconocimiento por parte del enfermo de su situación, atribuciones y necesidad de tratamiento. Generalmente el nivel de conciencia de enfermedad o *insight* oscila de unos momentos a otros dentro de la misma enfermedad, no debiendo tampoco ser visto como "un todo o nada". Su valoración tiene gran importancia tanto para el manejo y pronóstico del paciente, como en la planificación terapéutica, pues lógicamente si el *insight* es escaso o nulo, el cumplimiento del tratamiento va a resultar difícil y habrá que seguir con mucha atención la evolución del enfermo, por si precisara cuidados especializados u hospitalarios. Al contrario, cuando el *insight* es bueno, el manejo y control va a resultar más sencillo y el pronóstico global de la enfermedad tiende a ser mejor, al existir una mayor adherencia al tratamiento, un menor consumo de tóxicos y, en general, una disminución de las conductas de riesgo. Preguntas típicas para explorarlo son:

¿Qué piensa acerca de lo que le ocurre? ¿Cree usted que tiene alguna enfermedad?

¿Qué cree que puede haber causado esta enfermedad? ¿Cree que necesita algún tipo de ayuda?

El juicio refleja la capacidad del enfermo para tomar decisiones correctas y actuar a partir de ellas adecuadamente en situaciones sociales. Está particularmente afectado en la esquizofrenia, pero sobre todo en el trastorno cerebral orgánico. Se puede explorar preguntando:

¿Qué haría usted si encuentra en la calle un sobre con la dirección del destinatario?

Como se ha señalado en repetidas ocasiones a lo largo de este capítulo, es fundamental realizar una exploración psicopatológica completa del sujeto para llegar a un diagnóstico lo más preciso posible. Por este motivo, y como compendio final, en la tabla VI se recogen una serie de preguntas que se estiman como imprescindibles de realizar en el examen del estado mental y que pueden ayudar en la forma de

TABLA VI
PREGUNTAS BÁSICAS EN LA EXPLORACIÓN PSICOPATOLÓGICA

1. Contacto inicial
   - Me gustaría que me explicara de manera general los problemas físicos o mentales, que le hayan preocupado recientemente. ¿Diría Vd. que ha disfrutado últimamente de buena salud física y mental, o que por el contrario, ha tenido algún problema?
2. Estado de ánimo
   - ¿Como se ha encontrado de ánimo las últimas semanas? ¿Se ha sentido muy bajo de moral o por el contrario, muy feliz, eufórico o irritable sin que haya ninguna causa que lo justifique?
   - ¿Siente ganas de llorar a menudo? ¿Qué le hace comenzar a llorar?
   - ¿Ha tenido últimamente palpitaciones, sudoración, sensación de ahogo, etc., o se ha sentido más nervioso o inquieto de lo habitual?
3. Pensamiento
   - ¿Se ha preocupado mucho últimamente?
   - ¿Ha sentido alguna vez que no merece la pena vivir? ¿Ha tenido ganas de acabar con todo, o ha deseado la muerte?
   - ¿Experimenta a menudo sentimientos de ansiedad o de pánico en alguna situación especial? ¿Hay situaciones u objetos que le hacen sentirse ansioso o con pánico?
   - ¿Le vienen a la mente de manera irresistible pensamientos o imágenes desagradables y no deseadas que Vd. no puede controlar?
   - ¿Ha tenido la sensación de que algo extraño que no puede explicar está sucediendo?
   - ¿Le parece que alguien está intentando dañarle, perjudicarle o matarle?
   - ¿Le parece que la gente hace comentarios respecto a usted o dice cosas con doble sentido?
4. Percepción
   - ¿Le han pasado cosas que sean difíciles de explicar o de entender, como, por ejemplo oír voces o ver cosas?
   - ¿Ha oído ruidos o voces cuando no había nadie cerca y no parecía posible que hubiera una explicación lógica?
   - ¿Ha tenido visiones o ha visto cosas que otras personas no podían ver?
   - ¿Ha notado sensaciones extrañas o inexplicables?
5. *Insight* y juicio
   - ¿Que piensa acerca de lo que le ocurre?
   - ¿Cree que necesita algún tipo de ayuda?

afrontar determinados fenómenos y síntomas que, desde la atención primaria, en ocasiones se consideran delicados o difíciles de abordar.

REACCIONES DEL ENTREVISTADOR FRENTE AL PACIENTE

Refleja cuáles son nuestras propias reacciones y respuestas ante el paciente y su enfermedad. Es preciso que analicemos su naturaleza y sus posibles causas, tanto si han sido sensaciones agradables y positivas como frustrantes o negativas. La respuesta indica cosas acerca del paciente, pero también respecto al propio médico; por ello es esencial que éste tenga un adecuado conocimiento de sí mismo, de sus motivaciones y de sus reacciones ante los diversos tipos de patologías y de pacientes. Si el médico ha alcanzado dicho nivel de conocimiento, el análisis de las reacciones, sentimientos y emociones que el paciente le genera le puede decir mucho acerca de la personalidad del paciente y de su psicopatología, permitiéndole desarrollar estrategias terapéuticas más apropiadas.

LECTURAS RECOMENDADAS

Eguiluz I, Segarra R. *Introducción a la psicopatología.* Barcelona, Ars Médica, 2005.

Análisis profundo y detallado de todas las vivencias y fenómenos psicopatológicos, pero muy ameno y de fácil lectura. Muy recomendable para la atención primaria.

Kaplan H, Sadock B. *Sinopsis de psiquiatría. Ciencias de la conducta/Psiquiatría clínica, 9ª Edición.* Madrid, Waverly Hispánica, 2004.

A diferencia del tratado, dirigido fundamentalmente para especialistas, la sinopsis puede ser utilizada como un texto de consulta para médicos no especialistas, al sintetizar con precisión y detalle los principales conocimientos de la psiquiatría actual, tanto en aspectos de psicopatología, como terapéuticos y de investigación.

BIBLIOGRAFÍA

1. Haro JM, Palacín C, Vilagut G, Martínez M, Bernal M, Luque I, Codony M, Dolz M, Alonso J, Grupo ESEMeD-España: Prevalence of mental disorders and associated factors: results from the ESEMeD-Spain study. *Med Clin (Barc)* 2006; 126 (12):445-51.
2. Alonso J, Angermeyer MC, Bernert S, Bruffaerts R, Brugha TS, Bryson H y cols.: Prevalence of mental disorders in Europe: results from the European Study of the Epidemiology of Mental Disorders (ESEMeD). *Acta Psychiatr Scand Suppl* 2004; (420):21-27.
3. Gradillas Regodón V, Gradillas González V: *La entrevista clínica.* Barcelona, Ars Médica, 2006.
4. CIE-10: *Trastornos mentales y del comportamiento: descripciones clínicas y pautas para el diagnóstico.* Madrid, Ediciones Meditor, 1992.
5. Babinski J: Contribution a l'étude des troubles mentaux dans l'hémiplégie organique cérébrale (anosognosie). *Rev Neurol* 1914; 27:845-48.
6. Flor H, Elbert T, Knecht S, Wienbruch C, Pantey C, Birbaumer N, Larbig W, Taub E: Phantom-limb pain as a perceptual correlate of cortical reorganization following arm amputation. *Nature* 1995; 375:482-84.
7. Miller CH, Hummer M, Oberbauer H, Kurzthaler I, DeCol C, Fleischhacher WW: Risk factors for the development of neuroleptic induced akhatisia. *Eur Neuropsychopharmacol* 1997; 7(1):51-5.
8. Rifkin A, Quitkin F, Klein DF: Akinesia: a poorly recognized drug-induced extrapyramidal behavioural disorder. *Arch Gen Psychiatry* 1975; 32:672-74.
9. Margolese HC, Chouinard G, Kolivakis TT, Beauclair L, Miller R, Annable: Tardive dyskinesia in the era of typical and atypical antipsychotics. Incidence and management strategies in patients with schizophrenia. *Can J Psychiatry* 2005; 50(11):703-14.
10. Kaplan H., Sadock B: Signos y síntomas en psiquiatría. En: *Sinopsis de Psiquiatría. Novena Edición.* Madrid, 2004; 275-287.
11. Jacobs DG, Brewer ML: Application of The APA Practice Guidelines on Suicide to Clinical Practice. *CNS Spectr* 2006; 11(6):447-54.
12. Thompson MGG (ed.): *A Resident's Guide to Psychiatric Education.* New York, Plenum, 1979.
13. Kendler KS, Glazer WM, Morgenstern H: Dimensions of delusional experience. *Am J Psychiatry* 1983; 140:466-9.
14. Vázquez-Barquero JL: *SCAN, Cuestionarios para la evaluación clínica en Psiquiatría.* Madrid, Ediciones Meditor, 1993.
15. Conrad K: *La esquizofrenia incipiente. Ensayo de un análisis gestáltico del delirio.* Fundación Archivos de Neurobiología, Madrid, 1997.
16. Howard R, Castle D, O'Brien J: Permeable walls, floors, ceilings and doors. Partition delusions in late paraphrenia. *Int J Geriatr Psychiat* 1992; 7:719-24.
17. Simeon D, Knutelska M, Nelson D, Guralnik O: Feeling unreal: a depersonalization disorder update of 117 cases. *J Clin Psychiatry* 2003; 64(9):990-97.
18. Brown AS: A review of the déjà vu experience. *Psychol Bull.* 2003; 129(3):394-413.

2.4

Instrumentos de evaluación de los trastornos mentales en atención primaria

ANTONIO BULBENA VILARRASA, NORA IBARRA GANDIAGA,
JAVIER BALLESTEROS LÓPEZ Y JORDI GAGO RIUS

INTRODUCCIÓN

Los estudios realizados en diferentes países europeos en los últimos años, indican un incremento de la prevalencia de trastornos mentales en las consultas de los médicos de atención primaria. Este incremento se traduce en la presencia de enfermedades mentales como patología primaria o como trastorno coexistente con el motivo de consulta en casi la mitad de los pacientes que son diariamente atendidos en los centros de medicina general, sin olvidar la morbilidad oculta[1]. Esta morbilidad se manifiesta principalmente en forma de trastornos del estado de ánimo, ansiedad, trastornos somatoformos y abuso del alcohol, siendo asímismo frecuente la comobilidad entre las citadas patologías[2]. Sin embargo, la alta prevalencia de estos trastornos, no implica en muchos casos un estudio y/o derivación a un especialista, dejando en evidencia la necesidad de conocer y aplicar adecuadamente las técnicas básicas de detección, manejo, seguimiento y, en caso de valorarse necesario, derivación de los pacientes.

Los datos acerca del nivel de detección de la patología mental por parte de los médicos generales establece que, aproximadamente, el 50% de las personas que presentan enfermedades psiquiátricas no son registradas a su paso por la consulta de atención primaria. Los factores determinantes en el hecho de que muchos pacientes no sean ocasionalmente ni detectados ni tratados son de diversos tipos, desde las características del paciente (p.ej., edad, sexo, grado educativa, etc.), hasta la expresión de los síntomas (p.ej., manifestaciones somáticas o psíquicas), pasando por el profesional que le atiende (p.ej., grado de conocimiento y actitudes hacia la psiquiatría) y la entrevista que se realiza (p.ej., duración, lugar y tipo directivo o tipo abierto)[3]. Algunos de estos factores, como las características del paciente o la expresión de los síntomas, no son modificables. Sin embargo, existen varias razones por las que considerar el uso de un instrumento de medición en la práctica clínica. En concreto, las cualidades tanto del profesional como de la entrevista pueden verse beneficiadas por el uso de instrumentos y entrevistas estandarizadas que vengan a reforzar las habilidades pre-existentes y a facilitar la detección de los casos que pasen por las consultas del médico de familia[4].

En este capítulo abordaremos las bases de la medición clínica y de los instrumentos de uso clínico en psiquiatría y salud mental, para pasar después a describir y perfilar los usos de las escalas generales de detección, así como de los instrumentos específicos para las áreas de mayor recurrencia, haciendo hincapié en aquellos de los que se dispone de una versión en lengua española.

MEDICIÓN CLÍNICA

Para una buena selección y aplicación de los instrumentos en la práctica asistencial, es preciso conocer e interpretar correctamente las bases de la medición clínica. La medición en psiquiatría implica la aplicación de unas reglas para asignar valores numéricos al conjunto de componentes de la enfermedad mental. Las manifestaciones clínicas psiquiátricas incluyen tanto una dimensión subjetiva, como un conjunto amplio de síntomas, síndromes y manifestaciones, identificables y registrables clínicamente. Esto es fácil de entender en el mundo de la física, donde puede hablarse de metros, litros, gramos, etc. En el campo de la psiquiatría también existen instrumentos que, por analogía con la física, aportan unos valores numéricos que permiten discriminar grupos, predecir comportamientos futuros, o evaluar la magnitud de un síntoma.

Pero, realmente, ¿se pueden medir en condiciones científicas estados predominantemente subjetivos como, por ejemplo, la depresión o la ansiedad? Siendo la respuesta claramente afirmativa, puede añadirse que las condiciones de cantidad y calidad de los instrumentos en psiquiatría y salud mental están, probablemente, más desarrolladas que en otras áreas de la medicina. Para situar el instrumento psiquiátrico en este contexto, vamos a examinar brevemente en este apartado las características de la información que se produce en la entrevista psiquiátrica.

En la relación médico-paciente habitual, el conjunto de manifestaciones clínicas de los pacientes puede recogerse a través de dos vías: la evaluación directa del médico (p.ej., observa la inflamación en una articulación y escucha las quejas de dolor del enfermo) y la evaluación médica instrumental a través de instrumentos más o menos complejos, como pruebas radiológicas, de laboratorio, etc. En psiquiatría, independientemente de si la información procede del propio enfermo o de otras fuentes, la inmensa mayoría de las manifestaciones se recogen a través de la evaluación directa del clínico (lo que escucha, observa, etc.) y raramente por evaluación mecánica.

Las manifestaciones clínicas, psiquiátricas, si bien incluyen inexorablemente una dimensión subjetiva, comprenden también un conjunto amplio de síntomas, síndromes y manifestaciones que actualmente se hallan bastante definidos y, por lo tanto, son identificable y registrables clínicamente. Los instrumentos de evaluación clínica psiquiátrica se sitúan precisamente entre este fenómeno clínico psiquiátrico, cuya expresión es verbal y no verbal, y el clínico evaluador que utiliza sus sentidos.

Lo que aporta un instrumento es fundamentalmente una posibilidad de calibración, ya sea de presencia o ausencia de una característica, por ejemplo, un diagnóstico, o bien las dimensiones estimadas de un fenómeno como la gravedad de la depresión, lo que permite un tratamiento numérico.

Las características estructurales de los instrumentos permiten dividir todo el conjunto de pruebas de medición en psiquiatría en cinco grados de complejidad. Los inventarios descriptivos, también conocidos como checklists, son los instrumentos más sencillos. Los cuestionarios autoaplicados y las escalas de evaluación de síntomas ofrecen la posibilidad de gradación de cada ítem y su acumulación sumativa y por tanto, su tratamiento numérico. Éstas son las más numerosas y extendidas. Las entrevistas estructuradas son un conjunto de preguntas que se formulan siempre de manera sistemática para recoger así el mismo tipo de información. En su introducción fueron un hito en la investigación psiquiátrica ya que permitieron sistematizar la información que se preguntaba y también su recogida. Varían según la estructuración de las preguntas y, en consecuencia, del entrenamiento necesario para su pasación. Las más características son las de diagnóstico, como la SCID (Entrevista Clínica Estructurada para el Diagnóstico) de la que hay una versión en castellano para el DSM-IV-R[5]. En el nivel más elevado se encuentran las baterías compuestas, configurados por un conjunto de instrumentos estandarizados[6].

TIPOS DE MEDIDA Y SELECCIÓN DE ÍTEMS

Los instrumentos de medida que se aplican en ciencias de la salud permiten discriminar entre pacientes y no pacientes, evaluar la presencia e intensidad de determinados síntomas y predecir la evolución de la enfermedad en el tiempo. El propósito que persiga cada instrumento estará condicionado en función del área evaluada (p.ej., síntomas psiquiátricos, rasgos de personalidad, funciones como sueño, alimentación, autonomía social, etc.); el marco temporal; y el tipo de administración. El período de tiempo que se quiere estudiar con el instrumento es fundamental para interpretar los resultados, pues a pesar de existir variables bastante estables en el tiempo la mayoría oscilan. Así, por ejemplo, en los estudios epidemiológicos el período que se incluye en la evaluaciones, permite distinguir entre la prevalencia de enfermedad en la última semana, en los últimos seis meses o en toda la vida. En cuanto al tipo de administración, existen instrumentos autoaplicados y pruebas heteroaplicadas. Las ventajas los primeros son variadas, como la participación mas activa del paciente, la mayor proximidad con sus respuestas, la menor carga para el profesional, etc. Sin embargo la escolaridad del sujeto, la presencia de limitaciones intelectuales o sensoriales, o la negatividad pueden limitar este tipo de pruebas. Las escalas heteroaplicadas gozan de mayor valor específico y tienen la ventaja de que el entrevistador conoce el valor de cada ítem y de cada respuesta. Es recomendable familiarizarse con cualquier instrumento heteroaplicado que vaya a usarse, incluso llevar a cabo un cierto adiestramiento antes de su uso[7].

El *ítem* es la unidad básica de información de todos los instrumentos clínicos, y generalmente consta de una pregunta y de una o varias respuestas. Hay instrumentos de un solo ítem como las escalas analógicas de dolor o las de funcionamiento global, pero generalmente las escalas contienen entre 10 y 90 ítems. Hay diferentes modalidades de respuesta, desde la llamada Likert, que gradúa progresivamente la respuesta (0, 1, 2, 3), hasta la que agrupa las puntuaciones como, por ejemplo, las dos primeras respuestas como 0 y las dos siguientes como 1 (0, 0, 1, 1). Veamos un ejemplo de un ítem del tipo Likert.

Ejemplo: ítem nº 1 del índice acumulativo de enfermedad (IAE) que mide la gravedad de la enfermedad física y que ofrece cinco respuestas:

ÍTEM 1: corazón (grado de afectación)

0 No hay afectación de este órgano o sistema.
1 Afectación leve que no interfiere en la actividad normal. Tratamiento no absolutamente necesario. Pronóstico claramente favorable.
2 Afectación moderada que interfiere en la actividad normal. Tratamiento necesario. Pronóstico bueno.
3 Afectación grave, incapacitante. Tratamiento necesario con urgencia. Pronóstico reservado.
4 Afectación extremadamente severa con peligro de muerte. Tratamiento en estudio o no disponible. Pronóstico grave.

Las posibilidades matemáticas del ítem permiten distinguir cuatro *categorías de medida*. La más elemental es la medida *nominal*, ya que matemáticamente sólo permite contar los casos con el atributo nominal asignado; ejemplos característicos son el género y el estado civil. La segunda categoría es la *ordinal*, en la que los números se asignan en un orden creciente o decreciente, como por ejemplo 0 para inexistente, 1 para leve, 2 para moderado, 3 para grave y 4 para muy grave. En este caso se consiguen puntuaciones totales y parciales, lo cual permite mayor tratamiento matemático que en el caso precedente. Sin embargo, dado que el valor real y numérico entre cada categoría es incierto (en este tipo de escalas 1 no es exactamente la mitad de 2, ni tampoco el salto entre 0 y 1 es igual al salto de 1 a 2, ni entre 2 y 3), el tratamiento matemático es limitado. En psiquiatría la mayoría de escalas tienen esta configuración. La tercera categoría es la de *intervalo*, que además de proporcionar un orden en las respuestas como en el caso anterior, asegura que entre cada nivel de puntuaciones exista la misma magnitud. Finalmente, la ultima categoría de medición es la de *cociente (ratio)*, parecida a la de intervalo pero a diferencia de aquélla, tiene claro el límite de cero (no es así en la temperatura, ya que el cero se asigna arbitrariamente según los distintos sistemas Celsius, Fahrenheit, etc.). Ejemplos de este tipo de medición de cociente son las variables de espacio y tiempo, como por ejemplo la edad. La tabla I recoge las diferentes variantes de instrumentos de evaluación en psiquiatría y salud mental.

PARÁMETROS DE CALIDAD DE UN INSTRUMENTO DE MEDICIÓN CLÍNICA

Los criterios que determinan la calidad técnica de los instrumentos, y ayudan en la elección de un instrumento de medición clínica frente a otros, son tres: la consistencia, la fiabilidad y la validez[7].

La *consistencia interna* es el grado de homogeneidad del instrumento, el grado en que todos lo ítems participan de manera suficiente y equilibrada del constructo que se pretenda evaluar, como por ejemplo la depresión. Por lo tanto, esta medida solamente debe examinarse en escalas o instrumentos homogéneos o unidimensionales y no en aquellas escalas que evalúan más de una dimensión, como la ansiedad y la depresión puesto que, obviamente, aquellas estas escalas multidimensionales, no tendrán un coeficiente alto de consistencia interna. La determinación de este criterio de calidad se basa en el análisis de la correlación de los distintos ítems entre sí y con la puntuación global. Tiene un estadígrafo de medida conocido como el coeficiente alfa de Cronbach, cuyos valores oscilan entre 0 y 1, aceptándose una consistencia interna alta a partir de 0,7. Las preguntas fundamentales acerca de la consistencia interna de un instrumento son:

a) ¿Tienen todos los ítems de la escala una contribución mínima en la misma?
b) ¿ Tienen todos los ítems de la escala una contribución equilibrada o similar en la escala?
c) ¿Alguno de los ítems contribuye de forma claramente desviada con respecto a los demás?

TABLA I
TIPOS BÁSICOS DE INSTRUMENTOS DE EVALUACIÓN EN PSIQUIATRÍA Y SALUD MENTAL

Tipos de Instrumentos	Características	Ejemplos
Inventarios Descriptivos	Listas de comprobación de ítems que no permiten más que una recogida sistemática de información	1. Inventario de Efectos Secundarios (UKU).
Escalas de Evaluación	Son los instrumentos más habituales. Ofrecen la posibilidad de gradación acumulativa de los ítems y su tratamiento numérico. Cuando son autoaplicados se denominan también cuestionarios.	1. Escala de Hamilton de Depresión (HDRS). 2. STAI (cuestionario de Ansiedad Estado-Rasgo).
Entrevistas Estructuradas	Varían según la estructuración de las preguntas y del entrenamiento que requieren. Imprescindibles en el diagnóstico de investigación.	1. SCID para el diagnóstico DSM-IV. 2. CIDI (Composite International Diagnostic Interview).
Baterías Compuestas	Constan de diferentes instrumentos. Son complejos, pero proporcionan la mejor información disponible.	1. SCAN (Schedules for Clinical Assessment in Neuropsychiatry)

La *fiabilidad* informa sobre la estabilidad y precisión del procedimiento y nos determina el grado de reproducibilidad de una medida, analizada a partir del grado de error que se obtiene al reproducirla. Se puede calibrar en términos *test retest o como fiabilidad interexaminadores.* La primera se analiza repitiendo la misma evaluación tras un intervalo temporal, mientras que la segunda consiste en que dos evaluadores independientes evalúan la misma persona (p.ej., paciente con ansiedad) con el mismo instrumento. Si un instrumento no logra alcanzar suficiente fiabilidad no podrá ser nunca válido. Los estadísticos más característicos para medir el grado de concordancia son el coeficiente kappa[8] para medidas nominales y el Coeficiente de Correlación Intraclase (ICC)[9] para medidas continuas. Los valores de ambos oscilan entre 0 y 1. A continuación se reflejan los datos para la interpretación de los valores Kappa. Ésta sería muy similar para los valores del Coeficiente Intraclase.

Valor de Kappa	Nivel de acuerdo
< 0	pobre
0 - 0,20	bajo
0,21 - 0,40	regular
0,41 - 0,60	moderado
0,61 - 0,80	fuerte
0,81 - 1,00	casi perfecto

Las preguntas fundamentales acerca de la fiabilidad de un instrumento son:

a) ¿Usando el mismo procedimiento personas diferentes obtienen los mismos resultados?
b) ¿Usando el mismo procedimiento, la misma persona obtiene el mismo resultado en dos momentos distintos?
c) ¿Independientemente de quien lo use, el procedimiento empleado asigna la medida consistentemente?
d) ¿Cuánto margen de error se incluye en los números asignados a la medida?

La validez[10] nos determina el grado en que el instrumento mide realmente aquello que se quiere medir. En psiquiatría y salud mental las referencias comparativas se hacen con constructos teóricos, a veces muy bien estudiados como por ejemplo la depresión, o bien con los instrumentos más clásicos en un determinado campo clínico. Hay varios tipos de validez que repasaremos a continuación.

La Validez Aparente es la que los expertos en un campo le otorgan a un instrumento y la Validez de Contenido es la que relaciona el instrumento y sus ítems con los ámbitos que representan el tema o constructo a medir; ambas son generalmente aceptadas sin comprobaciones de tipo estadístico y por tanto se definen como descriptivas.

La Validez Concurrente es la que nos informa de que el mismo fenómeno (p.ej., depresión) evaluado por un instrumento conocido cuya validez haya sido previamente comprobada y se encuentre fuera de duda (p.ej., escala de Hamilton), proporciona un resultado similar al que estamos analizando.

La Validez Convergente se refiere a la equivalencia de las evaluaciones mediante dos métodos diferentes de un rasgo determinado (p.ej., evaluación de la depresión mediante una escala de evaluación y un test biológico). Este término también ha sido utilizado para denominar al uso de dos instrumentos de evaluación que cubren dimensiones diferentes para describir una tercera (p.ej., uso de escalas clínicas y de funcionamiento para estudiar la validez de una escala de calidad de vida).

La Validez Predictiva (Predictive Validity) se refiere a la probabilidad de que un instrumento dé un juicio correcto sobre el fenómeno observado. En otros términos, la validez predictiva es la capacidad que tenga un instrumento de anticiparnos la clasificación de un paciente en un grupo u otro. Ello se utiliza típicamente en la configuración de probable caso o probable no caso con los instrumentos de cribaje. Los parámetros que definen la capacidad predictiva de un instrumento psiquiátrico, son los mismos que se usan para las pruebas de laboratorio: Sensibilidad, Especificidad, Valor Predictivo Positivo, Valor Predictivo Negativo y Razón de Probabilidad o Likelihood Ratio. Repasaremos a continuación sus definiciones.

Sensibilidad: proporción de verdaderos positivos que son identificados correctamente por la prueba o instrumento. En términos probabilísticas se diría: probabilidad de obtener un resultado positivo de la prueba o instrumento en aquellos pacientes que tienen realmente el diagnóstico positivo.

Especificidad: proporción de verdaderos negativos que son identificados correctamente por la prueba o instrumento. En términos probabilísticas se diría: probabilidad de obtener un resultado negativo de la prueba o instrumento en aquellos pacientes que NO tienen realmente el Diagnóstico.

Valor Predictivo Positivo: proporción de pacientes que tienen la prueba o resultado del instrumento positivos que son luego correctamente diagnosticados como positivos con los métodos clásicos. En términos probabilísticas se diría: probabilidad de tener el diagnóstico positivo entre aquellos pacientes que tienen un resultado positivo en la prueba o instrumento.

Valor Predictivo Negativo: proporción de pacientes que tienen la prueba o resultado del instrumento negativos que son luego correctamente diagnosticados como negativos con los métodos clásicos. En términos probabilísticas se diría: probabilidad de tener el Diagnóstico negativo entre aquellos pacientes que poseen un resultado negativo en la prueba o instrumento.

Likelihood Ratio: probabilidad de obtener un resultado positivo si el paciente tiene la enfermedad comparada con la probabilidad de obtener un resultado positivo sin tener la enfermedad. Se obtiene de las demás ya que su cálculo es: sensibilidad / 1-especificidad.

La información sobre estos parámetros permite ajustar el punto de corte respecto al objetivo de aplicación del instrumento. Si se pretende hacer un estudio de muestreo en dos fases, se buscará el punto de corte que permita captar el máximo número de casos, aunque entre ellos se incluyan falsos positivos (especificidad aceptable con sensibilidad óptima). Si por el contrario, se pretende conocer la morbilidad probable en una población a través de la puntuación en el test, se seleccionará aquel punto de corte que permita descartar el mayor número de "no casos", aunque ello determine la pérdida de algunos falsos negativos (sensibilidad aceptable con una especificidad óptima).

En medicina clínica estos parámetros se aplican a cualquier tipo de pruebas diagnósticas. Ilustraremos estos parámetros con el ejemplo del valor de la ferritina sérica para diagnosticar la anemia ferropénica. Así, para un punto de corte de 65 nm/l (es decir, que una ferritina sérica < 65 se interpreta como positiva), esta prueba tiene una sensibilidad del 90%, una especificidad del 85%, un valor predictivo positivo del 73% y un valor predictivo negativo del 95%. El likelihood ratio es de 6[11].

En psiquiatría, estos parámetros, se aplican en las pruebas de cribaje como el GHQ (véase más adelante), que se utiliza en los estudios epidemiológicos en dos fases. En efecto, en los prolegómenos de la primera fase se examina, precisamente calculando dichos parámetros, cuál es el punto de corte más adecuado del instrumento de cribaje para detectar la enfermedad. Idealmente se trata de conseguir el punto de corte que ofrezca mayor sensibilidad y mayor especificidad, así como unos buenos valores predictivos. Dado que estos parámetros varían en función de la prevalencia de la enfermedad, en ocasiones se prefiere seleccionar puntos de corte más bajos que los que parecen más eficientes en prevalencias más altas, para garantizar mayores porcentajes de sensibilidad y de falsos negativos[12].

En resumen, la validez es un concepto que alberga distintos tipos y formas de identificar el valor propio y característico de un instrumento o prueba. Lo más habitual es aplicar pruebas de validez concurrente para las escalas nuevas y pruebas de validez predictiva en los instrumentos de cribaje.

Las preguntas fundamentales acerca de la validez de un instrumento son:

a) ¿Los números asignados por un procedimiento son similares a los que serían asignados por otro procedimiento diseñado para medir el mismo atributo?
b) ¿Los números asignados pueden predecir comportamientos futuros o rendimientos apropiados en relación con el atributo medido?
c) ¿Los distintos componentes del procedimiento de medida (ítems) cuadran con los distintos constituyentes del atributo?

d) ¿Los sujetos diferenciados por este procedimiento, según tengan o no tengan el atributo, se comportan separadamente o se solapan?

SELECCIÓN DE UN INSTRUMENTO DE EVALUACIÓN CLÍNICA

Para seleccionar un instrumento proponemos cuatro pasos (tabla II):

Primer paso: ¿por qué usar un instrumento?

Aspectos positivos

Del síntoma al ítem. La información clínica que surge en el transcurso de la relación con el enfermo psiquiátrico aparece a menudo de manera muy desordenada y dispersa. La posibilidad que nos dan los instrumentos de sintetizar y codificar toda esa información, y especialmente de codificarla en forma de síntomas, facilita la comunicación clínica y la taxonomía de síntomas y enfermedades. Agrupando y presentando los síntomas en forma de ítems, el uso de los instrumentos estandarizados, permite alcanzar mayor concreción, que de otro modo podrían no quedar suficientemente especificados o recogidos en la entrevista.

De la entrevista al instrumento clínico. El valor de la entrevista clínica es cualitativamente indiscutible, pero desde el punto de vista cuantitativo es conocido que lo que se recuerda del contenido informacional entre médico y paciente es sorprendentemente pequeño. Por otra parte, la perspectiva subjetiva y la perspectiva objetiva frente a un mismo fenómeno no siempre coinciden. La concordancia entre instrumentos autoaplicados y los aplicados por el entrevistador es alta pero no perfecta. En otras palabras, lo que se declara en un cuestionario (autoaplicado) es ligeramente distinto de lo que se declara ante un encuestador. Así, desde el punto de vista clínico, los instrumentos autoplicados permiten recoger información que en una entrevista hubiera sido más difícil de obtener.

Por último, y en sentido estricto, puede afirmarse que la amplitud y complejidad de una entrevista diagnóstica clínica psiquiátrica se halla más allá de lo que es un instrumento. Pero también es cierto que la formulación sistemática de todas y cada una de las preguntas, y la recogida, interpretación y codificación de todas las respuestas, sí puede hacerse con un instrumento. Precisamente este planteamiento ha sido una de las grandes aportaciones de la metodología a la investigación psiquiátrica de los últimos años: la existencia de entrevistas estructuradas que no se "olvidan" de ninguna pregunta y "anotan" todas las respuestas en unas condiciones de validez y fiabilidad correctas.

Del método al fin. El acto clínico implica un método en la recogida de información por lo que, aunque el fin de una entrevista clínica no sea la aplicación de instrumentos, la información generada exige unas condiciones científicas de validez y de fiabilidad. A cada pregunta que hacemos al paciente le estamos asignando inherentemente, una sensibilidad, una especificidad y unos valores predictivos. De este modo, no tendrían el mismo valor de sensibilidad y valor predictivo frente a un probable depresivo, una pregunta sobre la presencia de insomnio de segunda parte que otra sobre sus fobias escolares.

La capacidad de llevar a cabo entrevistas con ese virtual rigor, actualmente promovida por la llamada medicina basada en la evidencia[13], cobra una vigencia inexcusable cuando se quiere hacer investigación. En ese momento hay que mantener el trabajo clínico dentro de los principios de la buena práctica, pero además, hay que incluir de forma manifiesta la calibración de los fenómenos clínicos dentro del paradigma empírico de la ciencia, es decir, que sus observaciones deben ser empíricas (asequibles a algún tipo de valoración objetiva), públicas (observables por otros investigadores y no privativas de uno solo) y repetibles (que puedan ser repetidas por otros investigadores). Para ello el adecuado uso de instrumentos de medición clínica es imprescindible.

Aspectos negativos

Del síntoma al ítem. La información clínica que aparece en el transcurso de una relación médico-enfermo completa es amplia y compleja. No cabe duda de que la información clínica se reduce ligeramente cuándo se convierte en síntomas, pero más aún si éstos se convierten en ítems. El síntoma es uno de los principales elementos de comunicación clínica y por lo tanto es un elemento informativo aunque por otra parte, también sabemos que en ocasiones las transcripciones directas del relato relato del paciente pueden ser realmente más informativas. Por lo tanto, a veces el uso de instrumentos puede reducir el volumen de información clínica relevante.

De la entrevista a la escala. El uso de instrumentos no debe ser un método para recoger información que no se pueda obtener en la entrevista, sino un método de recogerla sistemáticamente y poder tratarla en base a la calibración que se haya elegido. Puede haber quien, erróneamente, crea que un instrumento de medición clínica sirve para reemplazar una entrevista clínica.

Tabla II
Pasos para la selección de un instrumento

Primer paso: ¿porqué un instrumento?

- Si se quieren convertir los síntomas y manifestaciones psiquiátricas en ítems para recogida sistemática y numérica
- Si se quiere entrevistar de forma estructurada, completa y validada
- Si se quiere usar un método complementario
- Si se quiere llevar a cabo una investigación clínica

Segundo paso: ¿qué nos proponemos medir con el instrumento?

- Área evaluada:
  - Manifestaciones (síntomas, funciones, rasgos, diagnósticos, etc.)
  - Bases (biológicas, sociales o psicológicas)
  - Tratamientos (psicoterapias, farmacología, ambientales, etc.)
  - Relación / Escenario (conducta del entrevistador, circuito sanitario, etc.)
- Función de la Evaluación:
  - Predicción (cribaje, predicción de cuidados, predicción de ingreso, etc.)
  - Discriminación (entre grupos con respecto a una o más variables)
  - Evaluación (intensidad de las manifestaciones o cambio en el tiempo)
- Marco temporal:
  - Retrospectivo (un mes, seis meses, un año, toda la vida, etc.)
  - Momento actual
  - Seguimiento en el tiempo
- Evaluación (intensidad de las manifestaciones o cambio en el tiempo)

Tercer paso: ¿se puede aplicar el instrumento?

- Comprobar los coeficientes de fiabilidad (test-retest o interexaminadores)
- Comprobar los coeficientes de validez (concurrente, predictiva, etc.)
- Comprobar los coeficientes de consistencia interna si es un instrumento de una dimensión
- Comprobar y corregir si es preciso la comprensión de los ítems
- Comprobar y corregir si es preciso la aceptabilidad de los temas
- Comprobar y corregir si es preciso los sesgos en la cumplimentación

Cuarto paso: ¿merece la pena (el esfuerzo) aplicar un instrumento?

- Si se garantiza la existencia de un proyecto clínico / evaluativo con objetivos y / o hipótesis si es de investigación, que fundamente el uso de instrumentos
- Si se han calibrado correctamente los costos en tiempo, en material, en instrumental, en espacios, humanos (entrevistadores y pacientes) y éticos (p.ej., consentimiento, etc.)
- Si NO se emplean instrumentos redundantes, poco validados, poco fiables o éticamente dudosos

Del método al fin. Los instrumentos son un método de recogida de información pero no son propiamente un fin en la práctica clínica. En cambio, sí pueden ser un fin para un metodólogo. Sin embargo, no es infrecuente que cuando un clínico empieza a familiarizarse con el uso de instrumentos y los ve repetidamente reflejados en los artículos científicos se vuelque en su uso, sorteando así la perspectiva clínica natural de recogida de información directa de la relación médico enfermo.

En conclusión, los instrumentos de evaluación clínica en psiquiatría y salud mental, son de gran utilidad para recoger la información clínica de manera sistemática y para recoger perspectivas subjetivas del cuadro. Además, permiten comprobar objetivamente la presencia o ausencia de ciertos atributos como por ejemplo criterios diagnósticos, permiten mesurar la gravedad o severidad de algunos constructos y finalmente, permiten comprobar cuantitativamente su evolución temporal. Su valor es insustituible en investigación, mientras que en la práctica clínica pueden ser de mucha utilidad para incorporar elementos de calibración empírica, por ejemplo, para comprobar presencia, gravedad o evolución. No obstante, no hay que olvidar que teóricamente todo lo que registra un instrumento es obtenible en una entrevista suficientemente larga y correcta.

Segundo paso: ¿qué nos proponemos medir con el instrumento?

Esto se refiere al propósito que se persigue y se concreta en cuatro aspectos prácticos (qué, para qué, cuándo y quién):

a) El área evaluada (p.ej., síntomas psiquiátricos, rasgos de personalidad, funciones como el sueño, alimentación, autonomía social, frecuentación en la consulta, enfermedad física, cumplimiento de medicación, tratamientos recibidos, etcétera).

b) La función de la evaluación. Anteriormente nos referíamos a tres tipos de medición según su función:

— Predicción: como, por ejemplo, determinar la probabilidad de caso o no caso con un instrumento de cribaje.

— Discriminación: como, por ejemplo, distinguir casos y controles con respecto a una variable. Esto sería aplicable al examinar a pacientes agorafóbicos y controles con respecto a la presencia de pruebas vestibulares anormales o también para examinar si un tratamiento ha sido eficaz en un diseño de ensayo clínico.

— Evaluación: como, por ejemplo, calibrar la gravedad o severidad de una depresión a través de la escala de Hamilton.

c) El marco temporal. Es preciso determinar el periodo de tiempo que se quiere estudiar con el instrumento. Hay variables bastante estables en el tiempo pero la mayoría oscilan. El periodo que se incluye en la evaluación es fundamental para interpretar los resultados, como sucede en los estudios epidemiológicos, en los que se distingue entre la prevalencia de la enfermedad en la última semana, en los últimos seis meses y en toda la vida. Hay instrumentos que sugieren dos mediciones diferenciadas con respecto al tiempo, como es el caso del STAI de ansiedad (véase más adelante), que comprende una medida de rasgo y otra de estado.

d) El tipo de administración. Las ventajas de un instrumento autoaplicado o cuestionario son variadas, como la participación más activa del paciente, la mayor proximidad con sus respuestas, la menor carga para el investigador, etcétera. Sin embargo, la escolaridad del sujeto, la presencia de limitaciones intelectuales o sensoriales o la negatividad pueden limitar este tipo de pruebas. Las escalas heteroaplicadas gozan de mayor valor específico y tienen la ventaja de que el entrevistador conoce bien (si se ha entrenado adecuadamente) el valor correcto de cada ítem y de cada respuesta. A menudo en investigación se utilizan ambos tipos de instrumentos. Es recomendable familiarizarse con cualquier instrumento heteroaplicado que vaya a usarse, incluso llevar a cabo un cierto adiestramiento (que culmina idealmente en la determinación de su fiabilidad) antes de su uso.

Tercer paso: ¿se puede aplicar un instrumento?

Para aplicar un instrumento deben tenerse en cuenta todos los factores hasta ahora mencionados, especialmente los de calidad. No debe usarse un instrumento que no tenga valores aceptables de fiabilidad o de validez. A menudo, como primera parte de un estudio, se dedica un periodo suficiente a probar y calibrar todos los instrumentos. Es preferible programar y presupuestar este período de calibración, antes que empezar un estudio en condiciones de baja calidad de medición (lo que a menudo coincide con diseños investigativos insuficientes).

Finalmente, en este apartado añadiremos tres factores muy prácticos para seleccionar instrumentos en relación con la composición de los ítems.

a) La comprensión de los ítems en el entorno sociocultural del paciente. En ocasiones las traducciones no reflejan correctamente las versiones originales y ello debe comprobarse con la aplicación de una metodología especial[14]. Por ejemplo, la expresión popular inglesa de tener "butterflies in the stomach" no debe traducirse por mariposas en el estómago, sino por cosquillas desagradables en el vientre. Otras veces, la población en estudio no es la idónea para comprender algunos ítems complejos, como puede ser el caso de algunas preguntas de despersonalización o de interpretación de proverbios en un medio iletrado.

b) La aceptabilidad de los ítems, que a veces pueden puntuarse irregularmente por resultar socialmente incómodos (p.ej., la homosexualidad, SIDA, retraso mental, etc.) o por ser un cuestionario muy largo que produce fatiga en el paciente.

c) Los sesgos en la cumplimentación son muy numerosos y algunos muy bien estudiados en psicometría, como tendencia central (tendencia a contestar con la puntuación intermedia), tendencia derecha-izquierda (tendencia a contestar en uno de los extremos si el paciente percibe que es la columna de los aciertos), o la deseabilidad social (tendencia a contestar lo que es más aceptable personal y socialmente).

Cuarto paso: ¿merece la pena (el esfuerzo) aplicar un instrumento?

El esfuerzo que supone aplicar un instrumento o conjunto de instrumentos hay que contrastarlo con respecto a las ventajas que eso conlleva. A veces se observan protocolos muy copiosos con instrumentos redundantes y/o poco apoyados por datos de fiabilidad y validez. Peor aún, otras veces no se han establecido adecuadamente las hipótesis del trabajo y por tanto se trata de lo que se conoce en investigación como "viaje de pesca" (fishing trip). Pero aún cuando se hayan seleccionado adecuadamente los instrumentos, siempre es preciso llevar a cabo un cierto entrenamiento, lo que supone un costo económico, de tiempo y de esfuerzo, tanto del paciente como del evaluador. En estas circunstancias, hay que fundamentar bien los propósitos y sopesar bien las ventajas *versus* los costes de varios tipos que va a generar el uso de los instrumentos.

No hay duda de que los instrumentos de cribaje han mejorado la capacidad de detección del médico de atención primaria y esto es de gran interés sanitario. Sin embargo, queda claro en varios de los estudios a tal efecto, que la eficacia en el tratamiento aumenta no sólo con la disponibilidad de los resultados de las pruebas de cribaje, sino con la formación, comentarios e intercambio de información[15].

INSTRUMENTOS DE MEDIDA DE MORBILIDAD PSIQUIÁTRICA GENERAL EN ATENCIÓN PRIMARIA

La fase evaluativa en atención primaria tiene dos objetivos básicos que cumplir con respecto a la morbilidad psiquiátrica: la detección, o determinación de la probabilidad de caso o no caso psiquiátrico, y el diagnóstico del mismo. En el primer estadio se efectúa un cribaje de pacientes con cuestionarios apropiados que identifican casos probables, y en una segunda fase los casos probables encontrados son evaluados con otros instrumentos más específicos y completos para confirmar su diagnóstico.

El instrumento de detección ha de cumplir ciertos requisitos: ser breve para poder ser aplicado en las visitas médicas sin consumir excesivo tiempo; sencillo y práctico de administrar; requerir un tiempo mínimo de aprendizaje y entrenamiento; ser aplicable a todos los pacientes; y ser lo suficientemente exhaustivo o completo para detectar el amplio abanico de patología existente. Por otro lado, debería ser altamente sensible y aceptablemente específico incluso en los casos que se encuentren bajo el umbral, frecuentes en la población de atención primaria, para poder hacer su detección precoz y su tratamiento. Finalmente, de manera ideal, debería encontrarse validado en la lengua de la cultura propia del lugar dónde vaya a utilizarse con objeto de eliminar los sesgos que las diferencias culturales suponen en la manera en que se responde a los ítems de un test. Sin embargo, es frecuente utilizar instrumentos muy generalizados, generalmente provenientes del mundo anglosajón, sin cuestionarse si éstos han sido previamente utilizados en muestras de paciente similares a los que se encuentran en los ambulatorios dónde trabajamos. El desarrollo y la selección de los instrumentos a utilizar en diferentes población implica, como se ha podido comprobar hasta ahora, mucho más que una simple traducción. Este aspecto implica también diferencias significativas en el análisis de los resultados obtenidos tras la aplicación de una prueba, por lo que no pueden entenderse como válidos unos resultados interpretados en función de un grupo muestral de referencia que no sea similar a la población a la que pertenezca el individuo evaluado.

A pesar de que el instrumento perfecto no existe, algunas pruebas han alcanzado un grado de desarrollo y de uso tal, que pueden utilizarse con suficiente conocimiento de sus capacidades y limitaciones.

Los instrumentos de cribaje pueden ser generales o específicos. Los primeros pretenden detectar la patología psiquiátrica general, mientras que los segundos buscan documentar patologías psiquiátricas específicas como ansiedad, depresión, demencia, etcétera. A continuación, se iniciara la descripción de las primeras.

General Health Questionnaire (GHQ)[16,17]

Se trata del instrumento internacional más utilizado para la detección de posible patología psiquiátrica. Está traducido a más de dieciséis idiomas y tiene versiones de 30, 28, 20 y 12 ítems, además del instrumento original de 60 ítems. Se trata de un cuestionario autoadministrado diseñado originariamente para su uso en atención primaria y estudios comunitarios. La aplicación puede llevar entre 5 y 10 minutos. Es un instrumento de gran valor en la detección del la psicopatología más frecuente en la consulta de medicina general, aunque encuentra limitaciones en enfermos esquizofrénicos, maníacos, alcohólicos, drogodependientes y en pacientes crónicos estables, pues los ítems se refieren a cambios recientes en la situación del paciente.

TABLA III
ÍTEMS DE LAS PRUEBAS PRESENTADAS

ÍTEM MUESTRA DEL GHQ-28
¿Se ha sentido agotado y sin fuerzas para nada?
Mejor que lo habitual
Igual que lo habitual
Peor que lo habitual
Mucho peor que lo habitual

ÍTEM MUESTRA DEL WHO-DAS II
Cuidado Personal del paciente durante el mes anterior

Ausencia de disfunción: Nivel y patrón de cuidado personal normal en su contexto. Interés adecuado en su apariencia ...	0
Disfunción mínima: Mantiene un nivel adecuado en las tres áreas (higiene personal y salud física, hábitos alimentarios, pertenencias y espacio físico) con supervisión ocasional o disminución del cuidado personal cuando no tiene supervisión. Se pone de manifiesto cierto deterioro del aspecto físico ...	1
Disfunción obvia: Disfunción manifiesta y sostenida en su cuidado personal y apariencia que tiene consecuencias sobre el paciente ...	2
Disfunción grave: Disminución marcada en todos los aspectos del cuidado personal que debe persistir durante más de la mitad del periodo evaluado ...	3
Disfunción muy grave: Su falta de cuidado personal tiene consecuencias graves como deterioro de la salud física si no se le supervisa ...	4
Disfunción máxima: Desinterés completo en la propia apariencia. Es incapaz de cuidar de sí mismo y necesita supervisión constante en las tres áreas ...	5

ÍTEM MUESTRA DEL PRIME-MD
Durante las últimas dos semanas, ¿con qué frecuencia ha sido perturbado por alguno de los siguientes problemas?
1. Poco interés o placer al hacer las cosas

Nunca Varios días Más de la mitad del tiempo Casi a diario

ÍTEM MUESTRA DEL SCL-90-R
¿Hasta que punto se ha sentido molesto por sentir miedo de los espacios abiertos o la calle?
0: Nada 1: Un poco 2: Moderadamente 3: Bastante 4: Mucho/Extremadamente

---

ÍTEM MUESTRA DEL BDI
¿Qué esperas del futuro?
Me siento desanimado cuando pienso en el futuro
Creo que nunca me recuperaré de mis penas
No soy especialmente pesimista, ni creo que las cosas me vayan a ir mal
No espero nada bueno de la vida
No espero nada. Esto no tiene remedio

ÍTEM MUESTRA DEL HDRS
Ánimo depresivo (tristeza, desesperanza, indefensión, inutilidad)
0. Ausente
1. Estos sentimientos sólo se mencionan al preguntarle
2. Estos sentimientos se expresan verbalmente de forma espontánea
3. Muestra estos sentimientos de forma no verbal, por ejemplo, en la expresión de la cara, postura, voz y tendencia al llanto
4. El paciente muestra estos sentimientos casi de forma exclusiva en su comunicación espontánea, tanto verbal como no verbal

---

ÍTEM MUESTRA DEL SDS
Me siento triste y deprimido A B C D
A: Muy poco tiempo, muy pocas veces, raramente
B: Algún tiempo, algunas veces, de vez en cuando
C: Gran parte del tiempo, muchas veces, frecuentemente
D: Casi siempre, siempre, casi todo el tiempo

TABLA III
ÍTEMS DE LAS PRUEBAS PRESENTADAS (CONTINUACIÓN)

ÍTEM MUESTRA DEL GDS
¿Se ha encontrado usted básicamente satisfecho con su vida? SÍ NO

ÍTEM MUESTRA DEL MADRS
Tristeza observada. Representa el abatimiento, la melancolía y la desesperación (algo más que una simple tristeza normal y pasajera) que se refleja en la manera de hablar, la expresión facial y la postura. Evalúe el grado de incapacidad para animarse.
0. Sin tristeza
2. Parece decaído/a pero se anima sin dificultad.
4. Parece triste y desgraciado/a la mayor parte del tiempo.
6. Parece siempre desgraciado/a. Extremadamente abatido/a.

ÍTEM MUESTRA DEL BAI
Grado de molestia que le ha provocado cada síntoma en los últimos siete días [Ítem 2: Acaloramiento; Ítem 3: Debilidad en la piernas; Ítem 4: Incapacidad para relajarse].
0: Ninguno 1: Ligero 2: Moderado 3: Grave

ÍTEM MUESTRA DEL STAI
Estoy preocupado por posibles desgracias futuras [Ítem 2, Escala de Ansiedad Estado]
0: Nada 1: Algo 2: Bastante 3: Mucho

ÍTEM MUESTRA DEL CAS
Aprensión
4: Sensación de estar al borde de algún desastre que no se puede explicar. Esta experiencia no tiene por qué ser continua y puede ocurrir varias veces al día en forma de episodios breves.
3: Como lo descrito anteriormente, pero la experiencia no ocurre más de una vez al día.
2: Percepción de desastre sin motivo que no es grave, aunque causa clara inquietud. El paciente quizá no utilice términos como "desastre" o "catástrofe", pero puede expresar su experiencia con alguna frase como "me siento como si algo malo fuera a suceder".
1: Aprensión leve de la que el paciente es consciente pero que no le causa inquietud.
0: No hay sensación anticipatoria inmotivada de desastre.

ÍTEM MUESTRA DEL PQ
Irritabilidad (Se irrita o enfada con facilidad)
1: Ausente 2: Muy Leve 3: Leve 4: Moderada 5: Moderadamente grave 6: Grave 7: Muy grave

ÍTEM MUESTRA DEL EADG
¿Ha tenido alguno de los siguientes síntomas: temblores, hormigueos, mareos, sudores, diarrea?
SÍ NO

ÍTEM MUESTRA DEL HAD
Me siento inquieto/a como si no pudiera parar de moverme
3: Realmente mucho 2: Bastante 1: No mucho 0: En absoluto

ÍTEM MUESTRA DEL EDI
La presente escala mide distintas actitudes, sentimientos y conductas. Algunas de las preguntas se refieren a la comida y a la forma de comer y otras a sus propios sentimientos. No hay respuestras correctas o incorrectas. Por favor, sea completamente sincero/a en sus respuestas.
Ítem 11. Me siento muy culpable después de comer en exceso.
- Siempre
- Habitualmente
- A menudo
- A veces
- Raramente
- Nunca

TABLA III
ÍTEMS DE LAS PRUEBAS PRESENTADAS (CONTINUACIÓN)

ÍTEMS DEL CAGE

1. ¿Ha tenido en alguna ocasión la impresión de que debería beber menos?
2. ¿Le ha molestado alguna vez que la gente criticara su forma de beber?
3. ¿Se ha sentido alguna vez culpable por su hábito de beber?
4. ¿Alguna vez le ha ocurrido que la primera cosa que ha hecho por la mañana ha sido tomar una copa para calmar los nervios?

ÍTEMS MUESTRA DEL MALT

Parte autoadministrada. Ítems 1 y 2 (un punto por respuesta afirmativa)

Últimamente me tiemblan a menudo las manos

A temporadas tengo náuseas y ganas de vomitar, especialmente por las mañanas.

Parte cumplimentada por el médico. Ítems 1 y 2 (cinco puntos por respuesta afirmativa)

Enfermedad hepática de origen alcohólico

Polineuropatía (excluidas otras causas)

ÍTEMS MUESTRA DEL AUDIT

Ahora voy a hacerle algunas preguntas sobre el consumo de bebidas alcohólicas. Me refiero a bebidas como la sidra, la cerveza, la cerveza llamada sin alcohol, vino, licores, coñac, ginebra y otros. Para entendernos, a partir de ahora, cuando nos refiramos a una "bebida alcohólica", sería el equivalente a: una caña de cerveza, o una compa de vino, o un vermut, o una copa de licor de frutas, o medio cuba libre o medio whisky.

¿Con que frecuencia toma usted alguna bebida alcohólica?

Nunca. Menos de una vez al mes.

2-3 veces al mes

2-3 veces por semana

Cuatro o más veces por semana.

ÍTEM MUESTRA DEL BPRS

Ítem 12: Conducta alucinatoria: percepciones sin que pueda identificarse un estímulo exterior que las justifique. Valorar solamente aquellas experiencias que hallan ocurrido durante la última semana y que puedan fácilmente distinguirse de los procesos mentales y de imaginación que ocurren en personas normales.

1: Ausente

2: Muy Ligero

3: Ligero

4: Moderado

5: Moderado/Grave

6: Grave

7: Muy Grave

ÍTEM MUESTRA DEL MEC

Fijación:

Repita estas tres palabras: Peseta-Caballo-Manzana.

Concentración y cálculo:

Si tiene 30 pesetas y me va dando de 3 en 3, ¿cuántas le van quedando?

ÍTEM MUESTRA DEL LSP

Ítem 23. ¿Puede esta persona preparar normalmente (si lo precisa) su comida?

ÍTEM MUESTRA DEL CBI

¿Siente usted que su familiar / paciente solicita más ayuda de la que realmente necesita?

Nunca   Casi nunca   A veces   Frecuentemente   Casi Siempre

ÍTEM MUESTRA DEL VSSS

Ítem 14. Capacidad del personal de enfermería para escuchar.

1 (Malísima)   2   3   4   5 (Excelente)

El punto de corte que permite discriminar probables casos de probables no casos es de 10/11 en al versión de 60 ítems o de 6/7 en la de 28 ítems. La versión de 28 ítems de la prueba, la más utilizada en al actualidad, contiene, además de la valoración global, cuatro subescalas para valorar síntomas de origen psicológico, angustia/ansiedad, disfunción social y depresión.

WHO-DAS II[18]

Es una herramienta desarrollada por la OMS que mide el funcionamiento y la discapacidad y es conceptualmente compatible con la Clasificación del Funcionamiento, de la Discapacidad y de la Salud (CIF). Los dominios que considera la prueba son seis: (1) Comprensión y comunicación con el entorno; (2) Capacidad para moverse alrededor/entorno; (3) Cuidado personal; (4) Relacionarse con otras personas; (5) Actividades de la Vida Diaria (casa y trabajo), y (6) Participación en la sociedad. La evaluación se circunscribe a los cambios sucedidos en los últimos 30 días, con objeto de determinar la cantidad y grados de dificultades encontrados en actividades que una persona actualmente hace en oposición a las que le gustaría o puede hacer pero que, por diversos motivos (personales o ambientales), no hace. Cada ítem se puntúa con una escala de valoración que va desde "Ninguna o nada de dificultad" hasta "No puede hacerlo o muchísima dificultad" pasando por tres puntos intermedios (leve, moderada o severa dificultad). La CIF propone la identificación de cada uno de los niveles con un porcentaje de dificultad que correlaciona de la siguiente manera: No hay (0 a 4%); Ligera (5 a 24%); Moderada (25 a 49%), Grave (50 a 95%) y Completa (96 a 100%), permitiendo obtener un índice de discapacidad general.

Primary Care Evaluation of Mental Disorders (PRIME-MD)[19]

Se trata de un sistema diseñado para facilitar el reconocimiento y el diagnóstico rápido de los trastornos mentales más prevalentes en la consultas de atención primaria. Está basado en los criterios diagnósticos del DSM-IV modificados para facilitar su uso en atención primaria y su aplicación no se extiende más allá de los 10 minutos. Está compuesto por un cuestionario autoadministrado para el paciente y una entrevista heteroadministrada para el profesional. El primero consta de 25 ítems que abarcan cinco grandes áreas diagnósticas: trastornos del estado de ánimo, trastornos de ansiedad, trastornos de la conducta alimentaria, trastornos somatomorfes y trastornos de abuso o dependencia del alcohol. La entrevista está organizada en los mismos cinco módulos, consta de 60 ítems y se utiliza para ampliar la información de aquellas áreas a las que el paciente ha respondido positivamente en el cuestionario previo. La versión española del instrumento tiene una sensibilidad del 81% y una especificidad del 66% respectivamente.

SCL-90-R[20]

Se trata de un cuestionario autoadministrado desarrollado a partir de la Hopkins Symptom Checklist (HSCL) y del SCL-90. Consta de 90 ítems que se puntúan en una escala tipo Lickert que va desde el 1 al 5 en función de la frecuencia, duración, e intensidad de los síntomas. Permite recoger información acerca de las dimensiones de hipersensibilidad, depresión, hostilidad, fobia, somatización, obsesionalidad-compulsividad, paranoidismo y psicoticismo, pero no trata de calibrar la probabilidad del caso. Son necesarios 20 minutos para completar la prueba y el sujeto requiere unas capacidades mínimas de capacidad intelectual y sensorial. Puede utilizarse para detectar y para seguir la evolución de la enfermedad mental. La suma de los valores globales para cada dimensión sintomática permite calcular el índice sintomático global, cuya intensidad guarda relación con la gravedad de la psicopatología presente.

Escalas de Funcionamiento Global: GAS-GAF[21]

Finalmente, otra posibilidad de calibración es recoger de forma sintética la psicopatología y el funcionamiento del paciente en una escala de un solo ítem. La escala de Evaluación de la Actividad Global es un instrumento para la valoración del funcionamiento global o general en sujetos, durante un periodo específico de tiempo, como un continuo de enfermedad psicológica o psiquiátrica a estado de salud. Está basada en los trabajos de Endicott y cols. Contiene un único ítem, que se puntúa mediante una escala que oscila entre 100 (reservada para aquellos individuos que no sólo están exentos de psicopatología, sino que muestran rasgos considerados como de salud mental positiva como son funcionamiento superior, elevados intereses, integridad, calidez...) y 1 (manifiesta expectativa de muerte). La puntuación de 0 se reserva para cuando la información no es adecuada.

Su aplicación debe ser heteroadministrada y el marco temporal valorado el momento actual. La información puede obtenerse de cualquier fuente existente, ya sea la entrevista con el paciente o grabaciones del paciente. Ha demostrado poseer una adecuada sensibilidad al cambio y ser un buen predictor de reingreso hospitalario. La tabla IV recoge los ítems de la prueba.

INSTRUMENTOS DE MEDIDA DE MORBILIDAD PSIQUIÁTRICA ESPECÍFICA EN ATENCIÓN PRIMARIA

Depresión

Beck Depression Inventory (BDI)[22]

Instrumento autoadministrado que presenta Buena fiabilidad, validez y sensibilidad para detectar la depresión, aunque no tan buena para determinar la gravedad y el cambio. Está compuesta por 21 ítems que valoran síntomas de depresión adjudicándoles un grado de intensidad. Tiene la ventaja de que no se encuentra muy influida por la sintomatología física. Tiene varias traducciones españolas. El punto de corte para distinguir un caso de depresión de un no caso es de 17, con excepción de las muestras de personas mayores para las que se sugiere un punto de corte de 11.

Hamilton Depression Rating Scale (HDRS)[23]

Es una escala heteroadministrada para valorar la intensidad de la sintomatología en la semana previa a la entrevista con el paciente. La puntuación se

TABLA IV
ESCALA DE FUNCIONAMIENTO GLOBAL (GAS)

Apellidos .... *Nombre* .... *N.º Historia* .... *Fecha* ....

Psicopatología	Nivel de funcionamiento	Ayuda exterior	*Rango*
No	Superior	No	100-91
No	Bueno	Búsqueda ayuda infrecuente	91-81
Síntomas leves o transitorios	Bueno	Búsqueda ocasional ayuda	80 71
Sínts. leves del tipo: ánimo depresivo, insomnio leve	Algunas dificultades en diferentes áreas. Relaciones interpersonales conservadas.	Búsqueda ocasional ayuda. No sería considerado "enfermo".	70-61
Sints. moderados del tipo: ánimo deprimido, pérdida autoestima, ánimo eufórico, presión del habla leve	Dificultades. Escasos Amigos. Conducta antisocial discreta.	Necesidad de ayuda externa.	60-51
Cualquier sint. grave: ideación suicida, rituales obsesivos, crisis de ansiedad repetidas, adicción a tóxicos	Deterioro evidente. Conducta antisocial	Sería considerado enfermo	50-41
Tno. psicopatológico en entrevista: tr. lenguaje, del humor, de la capacidad de juicio	Deterioro importante en diversas áreas: trabajo, relaciones sociales, familia.		40-31
Conducta influida por delirios y alucinaciones. Grave deterioro del lenguaje. Conducta bizarra.	Incapaz de funcionar en cualquier área. Sin actividades		30-21
Deterioro grave en la comunicación. Conducta auto o heterolesiva	Sin actividades	Necesita supervisión para su cuidado personal (autolesiones, higiene...)	20-11
Intentos repetidos de suicidio. Sin higiene personal mínima. Conducta totalmente desestructurada.		Necesidad constante e supervisión para su supervivencia.	10-01

Tiempo Evaluado: Semana previa al a fecha de la evaluación.
Examinador:

obtiene de acuerdo a la información obtenida en la entrevista clínica, y acepta información complementaria de otras fuentes secundarias. Su versión original consta de 21 ítems (HDRS-21), aunque la versión más utilizada es la 17 ítems (HDRS-17). También se describe en la literatura una versión reducida a 6 ítems (HDRS-6). Su administración requiere aproximadamente de 30 minutos para la versión de 21 ítems. Los ítems que la componen presentan 3 ó 5 opciones de respuesta ordinal (de 0 a 2 puntos o de 0 a 4 puntos), y la puntuación total de la escala oscila entre 0 puntos (ausencia de síntomas depresivos) y 66 (síntomas depresivos graves) para la HDRS-21; de 0 a 54 para la HDRS-17 y de 0 a 22 para la HDRS-6. Tiene un amplio y reconocido uso aunque no incluye preguntas estandarizadas y requiere un entrenamiento previo para su pasación. La escala puede detectar el trastorno depresivo, valorar su gravedad y cambiar con la evolución.

Zung Self-Rating Depression Scale (SDS)[24]

Es la escala autoadministrada más utilizada para detectar a los pacientes depresivos. Presenta 20 frases relacionadas con la depresión que se evalúan en cuatro grados de gravedad según la frecuencia con que se presentan. Está validada en castellano y es sencilla y rápida de aplicar.

Geriatric Depression Scale (GDS)[25]

Es la escala autoadministrada más utilizada en la población geriátrica no demenciada para evaluar a los pacientes depresivos. Está formada por 29 ítems puntuados en forma de ausente/presente. Existen varias versiones en castellano, una de ellas para atención primaria.

Montgomery-Asberg Depression Rating Scale (MADRS)[26]

Es una escala heteroadministrada mediante entrevista, específicamente diseñada para evaluar la intensidad de los síntomas depresivos en adultos, así como los efectos del tratamiento antidepresivo. Es un instrumento breve, formado por 10 ítems relacionados con otros tantos síntomas depresivos distintos. Cada ítem es puntuado en función de una escala tipo Likert con 7 grados de gravedad, siendo el 0 ausencia del síntoma y el 6 máximo nivel de gravedad del síntoma. Sumando las puntuaciones parciales de cada ítem se obtiene la puntuación total de la escala que oscila entre 0 y 60. El punto de corte admitido es de 10.

Ansiedad

Beck Anxiety Inventory (BAI)[27]

Instrumento autoadministrado que presenta Buena fiabilidad, validez y sensibilidad para detectar la ansiedad. Esta formado por un listado de 21 síntomas que pueden ser valorados según su grado de intensidad y están principalmente centrados en las características psicofisiológicas de la ansiedad. La puntuación total de la escala va de 0 a 63, siendo el punto de corte propuesto de 26 para la probabilidad de un caso de trastorno de ansiedad.

State-Trait Anxiety Inventory (STAI)[28]

Es la escala autoadministrada de ansiedad más utilizada. Presenta 20 ítems para valorar la ansiedad de estado (en el momento de la evaluación) y otros 20 para la evaluación de la ansiedad rasgo referida al estado habitual del paciente. Ambas subescalas pueden utilizarse por separado empleando por ejemplo, la de rasgo para seleccionar a los pacientes y la de estado para valorar el efecto del tratamiento. Cada ítem se puntúa en una escala de cuatro grados de severidad. La escala evalúa únicamente la ansiedad psicológica, sin incluir las alteraciones somáticas asociadas. Es sensible y fácil de completar y se halla comercializada por TEA.

Clinical Anxiety Scale (CAS) y Physician Questionnaire (PQ)[29]

Son escalas heteroadministradas que valoran la gravedad de la sintomatología presente en pacientes diagnosticados de ansiedad. El lapso e evaluación de la CAS comprende los dos últimos días, mientras que el del PQ es la última semana. La CAS se diseñó a partir de las áreas de contenido presentes en la HARS (Hamilton Anxiety Rating Scale) y consta de 7 ítems que puntúan, cada uno, en una escala ordinal de 5 puntos (0-4). Está diseñada especialmente para la evaluación de la sintomatología psicológica y se encuentra poco influida por las manifestaciones somáticas de la ansiedad. El PQ incluye 14 ítems que se valoran en una escla ordinal de 7 puntos (1-7), y evalúa sintomatología neurótica y su respuesta al tratamiento. La sintomatología que recoge son los síntomas más comunmente observados y familiares a los médicos generales. Ésta prueba incluye una agrupación de síntomas emocionales (ítems 1 a 5), otra de síntomas somáticos (ítems 6 a 10), una valoración global (ítems 1 a 13), y 1 ítem independiente que valora la gravedad general del trastorno de ansiedad (ítem 14). Debido a su brevedad, ambas escalas pueden ser útiles en la valoración de los trastornos de ansiedad en asistencia ambulatoria, bien hospitalaria, bien de atención primaria.

Ansiedad y Depresión

Escala de Ansiedad y Depresión de Goldberg (EADG)[30]

La escala fue concebida para permitir la detección de los dos trastornos psicopatológicos más frecuentes en Atención Primaria. Es un instrumento sencillo, breve y de fácil manejo, apropiado para ser administrado por el médico de Asistencia Primaria. Puede servir de guía de la entrevista, así como de indicador de la prevalencia, gravedad y evolución de dichos trastornos. La versión castellana ha demostrado su fiabilidad y validez en el ámbito de la Atención Primaria y tiene una sensibilidad (83,1%), especificidad (81,8%) y valor predictivo positivo (95,3%) adecuados.

Hospital, Ansiedad y Depresión (HAD)[31]

Escala de 14 ítems diseñada para la evaluación de la ansiedad y la depresión en pacientes ambulatorios no psiquiátricos. Se trata de una medida de estado que contiene dos escalas, una para la ansiedad y otra para la depresión. Para su valoración se considera que entre 0 y 7 no indica caso, entre 8 y 10 sería un caso dudoso y la puntuaciones superiores a 11 son, probablemente, casos en cada una de las subescalas. Una de sus principales virtudes es la supresión de los síntomas somáticos para que se pueda evaluar independientemente de la enfermedad somática subyacente. Se trata de un intrumento útil validado en nuestro medio y de especial interés y utilidad en el contexto de la atención primaria[32].

Trastornos de la Alimentación

Eating Disorders Inventory (EDI)[33]

Instrumento diseñado para recoger trastornos psicológicos y conductuales que se consideran fundamentales en los distintos trastornos de la alimentación. Tiene 64 ítems autoaplicados (por lo tanto depende si el individuo está o no está dispuesto a responder), y se compone de ocho subescalas: tendencia a la delgadez, bulimia, insatisfacción con el propio cuerpo, ineficacia (dificultades en el autocontrol), perfeccionismo, desconfianza interpersonal, conciencia interoceptiva (dificultades para calibrar las emociones y percepciones corporales propias) y temores de maduración (resistencia a la asunción de responsabilidades de adulto). Es útil en la identificación y discriminación de casos, así como también como medida de cambio. De entre todos los instrumentos para calibrar los trastornos de la alimentación, es el que goza de mayor prestigio clínico y psicométrico. Así, aun cuando un probable caso de anorexia no haya dado toda la clínica activa, una puntuación elevada en la subescala de insatisfacción con el propio cuerpo o de insatisfacción interoceptiva, puede ser motivo de seguimiento específico en atención primaria.

Alcoholismo

Existen diversos instrumentos diseñados para recoger información de cribaje y evaluación de los problemas relacionados con el alcohol. En el caso de otras toxicomanías (opiáceos, cocaína, etc.), la sensibilidad y especificidad de las determinaciones de laboratorio alcanzan valores predictivos mejores que cualquier instrumento clinicométrico.

CAGE[34]

Es el cuestionario más utilizado para el *screening* del alcoholismo. Presenta cuatro preguntas sencillas: la respuesta afirmativa a una de ellas es suficiente para recomendar una evaluación más rigurosa, y dos respuestas afirmativas o más son indicativas de alcoholismo.

Munchner Alkoholismus test MALT[35]

Cuestionario de 26 ítems que responde el paciente y otros 7 que completa el médico. Se trata de un instrumento de aproximación diagnostica a la dependencia alcohólica. Tiene una versión validada en población española.

Alcohol Use Disorders Identification Test (AUDIT)[36]

Se trata de una entrevista estructurada, breve, desarrollada por la OMS, que tiene el objetivo de identificar a aquellos individuos cuyo consumo de alcohol resulta peligroso para su salud. Comprende diez preguntas: tres respecto a la cantidad y frecuencia del consumo alcohólico, tres respecto al hábito de beber y cuatro en relación con problemas o reacciones psicológicas adversas que tengan relación con el consumo de alcohol. Puede ser autoaplicado o heteroaplicado, con una duración de unos 2 minutos como máximo. Incluye una escla complementaria para el caso de que el paciente sea poco colaborador y resulte preciso anotar signos indirectos. En las primeras comprobaciones de validez y fiabilidad resulto muy eficaz para el diagnóstico de la dependencia alcohólica, así como para la discriminación de los bebedores excesivos de los bebedores moderados.

Psicosis

Brief Psychiatric Rating Scale (BPRS)[37]

Fue diseñada por Overall y Gorham con objeto de valorar la respuesta al tratamiento farmacológico en pacientes psicóticos, aunque también se ha utilizado para el diagnóstico y para la clasificación sindrómica de este cuadro.

Existen múltiples versiones con diferentes sistemas de puntuación (0-6, 1-7, 0-4) y con variable número de ítems (10, 16, 18, 20, 22, 14). En nuestro país se encuentra validada la versión de 18 ítems con siete grados de gravedad.

Debe ser administrada por un terapeuta experimentado tras una entrevista semiestructurada de unos 15-25 minutos. Existen dos ítems más finales, uno de gravedad y otro de mejoría general. Cada ítem debe valorarse entre 1 y 7 puntos. Se presentan los llamados *puntos de anclaje* que son definiciones o descripciones de los ítems y de la valoración de los mismos y que ayudan a homogeneizar su cumplimentación investigando sobre lo sucedido en la última semana. Es una de las escalas más ampliamente utilizada para valorar la respuesta al tratamiento. También es apropiada como clasificación de la sintomatología predominante (positiva o negativa). Los síntomas de la escala abarcan un amplio espectro. Hacen referencia a psicosis, ansiedad y depresión, fundamentalmente. El resultado se expresa como la suma de las puntuaciones de todas las respuestas.

Demencias

Mini-Examen Cognoscitivo (MEC)[38]

El MEC es la versión adaptada y validada en España del MMSE de Folstein. Se trata de un test de cribaje de demencias, útil también en el seguimiento evolutivo de las mismas. Existen dos versiones, de 30 y de 35 puntos respectivamente. Tanto en una versión como en la otra los ítems están agrupados en 5 apartados que comprueban orientación, memoria de fijación, concentración y cálculo, recuerdo diferido, lenguaje y construcción. El punto de corte para demencia en la escala de 30 ítems se establece habitualmente en 24 puntos. Si hay que anular algún punto (a causa de analfabetismo, ceguera, hemiplejia...) se recalcula proporcionalmente.

Otros

Perfil de Habilidades de la Vida Cotidiana (LSP)[39]

Las habilidades de comunicación, autocuidado e iniciativa constituyen, entre otros, los elementos más relevantes en el quehacer cotidiano de los enfermos mentales crónicos por encima de son los síntomas específicos de su enfermedad. Existen numerosas escalas dedicadas a evaluar estas capacidades, entre ellas el LSP especialmente válida a la hora de predecir incapacidad y reingresos. Está referida a los tres meses previos a la evaluación y la completan los cuidadores del paciente. Consta de 39 ítems y permite recoger información acerca de cuatro dimensiones: contacto y comunicación social, comportamiento social interpersonal, comportamiento social no personal, vida autónoma y autocuidado.

Escala de Sobrecarga del Cuidador de Zarit (Caregiver Burden Interview - CBI)[40]

Una de las consecuencias del aumento de cronicidad de muchas enfermedades ha sido la sobrecarga de los cuidadores familiares. La escala de Zarit consta de 22 ítems que valoran la morbilidad psiquiátrica en los cuidadores de pacientes con enfermedades crónicas. Puede ser un instrumento muy útil para examinar los factores individuales y ambientales relacionados con la sobrecarga del cuidador y para evaluar la eficacia de los programas de apoyo al cuidador, cuyo riesgo psicopatológico está bien documentado.

Cuestionario de Satisfacción con los Recursos Sanitarios de Verona (Verona Service Satisfaction Scale - VSSS)[41]

La escala consta de 54 preguntas en dos versiones, una para pacientes y otra para familiares. Se trata de un cuestionario que cubre siete dimensiones de satisfacción con el servicio: satisfacción general, habilidades profesionales y comportamiento, información, acceso, eficacia, tipos de intervención y desempeño con familiares. Los niveles satisfactorios en la VSSS son proporcionados en una escala Likert de cinco puntos. El instrumento ha sido validado por medio de ensayos en comunidades psiquiátricas.

RESUMEN Y CONCLUSIONES

Tras valorar las dimensiones de morbilidad psiquiátrica en atención primaria y las dificultades en su detección y medición, hemos seleccionado un listado breve de instrumentos válidos y de fácil aplicación en atención primaria.

El uso de instrumentos de medición clínica, si se hace con adecuación metodológica y conociendo bien las características del mismo, mejora sensiblemente la capacidad de detección y seguimiento de los trastornos psiquiátricos en atención primaria. Asimismo, conviene recordar, que, a pesar de los mínimos inconvenientes que como instrumentos clinimétricos pueden tener, los instrumentos psiquiátricos y su historia han dado un empuje notable a la investigación médica con relevantes aportaciones, tanto teóricas como prácticas,. en el complejo campo de la validez y fiabilidad diagnósticas.

LECTURAS RECOMENDADAS

Salvador-Carulla L, Romero López-Alberca C, González Saiz F: Guías para la descripción y la selección de instrumentos de evaluación en psiquiatría. En: Bulbena A, Berrios GA, Fernández de Larrinoa P (Ed). Medición clínica en psiquiatría y psicología. Barcelona, Masson, 2000.

Capítulo de revisión de las características de la medición clínica en psiquiatría y psicología. Se revisan los parámetros cuantitativos y cualitativos de los instrumentos y se ofrecen ejemplos ilustrativos.

Wincata J, Weiss M, Marquart B, Alexandrowicz R: *Screening* instruments for general hospital and primary care patients. *Adv Psychosom Med* 2004; 26:74-97.

Artículo que refleja la utilidad de la aplicación de escalas de cribaje en atención primaria para la detección de trastornos mentales.

Duch Campodarbe FR, Ruiz de Porras Rosselló L, Gimeno Ruiz de Porras D: Recursos psicométricos utilizables en atención primaria. Barcelona, Novartis, 2000.

Selección de escalas y tests psicométricos utilizables en Atención Primaria cuyo objetivo es facilitar un criterio homogéneo y un lenguaje de evaluación común. Incluye pruebas de evaluación de malestar general, ansiedad, depresión, alcoholismo, déficit cognitivos, etc.

BIBLIOGRAFÍA

1. Ansseau M, Dierick M, Buntinkx F, Cnockaert P, De Smedt J, Van Den Haute M, Vander Mijnsbrugge D: High prevalence of mental disorders in primary care. *Journal of Affective Disorders* 2004; 78:49-55.
2. Toft T, Fink P, Oernboel E, Christensen K, Frostholm L, Olesen F: Mental disorders in primary care: prevalence and co-morbidity among disorders. Results from the Functional Illness in Primary care (FIP) study. *Psychological Medicine* 2005; 35:1175-1184.
3. Herrán A, Vázquez-Barquero JL, Artal J, García J, Iglesias C, Montejo J, Díez-Manrique JF: El reconocimiento de la enfermedad mental en Atención Primaria y sus factores determinantes. *Actas Españolas de Psiquiatría* 1999; 27(2):87-95.
4. Collings S, MaGPIe Research Group: Disability and the detection of mental disorders in primary care. *Soc Psychiatry Psychiatr Epidemiol* 2005; 40(12):994-1002.
5. First MB, Spitzer RL, Gibbon M, Spitzer RL, Williams JBW: Guía del usuario para la entrevista clínica estructurada para los trastornos del eje I del DSM-IV® SCID-I. 1.ª ed. Masson, 1999, Barcelona.
6. Bulbena A, Berrios GA, Fernández de Larrinoa P: (Ed). *Medición clínica en psiquiatría y psicología*. Barcelona: Masson, 2000.
7. Bulbena Vilarrasa A, Ibarra Gandiaga N, Ballesteros Rodríguez J: Entrevistas estructuradas, cuestionarios y escalas de evaluación en psiquiatría. En: Vallejo J, Leal C. *Tratado de Psiquiatría*. Ars Médica, 2005.

8. López de Ullibarri Galparsoro I, Pita Fernández S: Medidas de concordancia: el índice Kappa. *Cad Aten Primaria* 1999, 6:169-171.

9. Prieto L, Lamarca R, Casado A: La evaluación de la fiabilidad en las observaciones clínicas: el coeficiente de correlación intraclase. *Medicina Clínica* 1998; 110(4):142-145.

10. Fleiss JL: Statistical methods for rates and proportions, 2nd edition. New York: Wiley, 2000.

11. Sackett DL, Richardson WS, Rosenberg W, Haynes RB: *Evidence Based Medicine*. New York, Churchill and Livingstone, 1997.

12. Galaverni E, Pozo Navarro P, Bellini M: Estudio sobre síntomas de pánico en atención primaria. *Atención Primaria* 2005; 36(6):312-316.

13. De Maeseneer JM, Van Driel ML, Green LA, Van Weel C: The need for research in primary care. *Lancet* 2003; 362:1314-9.

14. Serra-Sutton V, Herdman M: Metodología de adaptación transcultural de instrumentos de medida de la calidad de vida relacionada con la salud. Informatiu AATM (Agencia de Evaluación de Tecnología e Investigación Médica), 2001; número 24.

15. Kahn LS, Halbreich U, Bloom MS, Bidani R, Rich E, Hershey CO: *Screening* for mental illness in primary care clinics. *Int J Psychiatry* 2004; 34(4):345-362.

16. Goldberg D, Williams P: Cuestionario de Salud General (GHQ). *General Health Questionnaire*. Aula Magna, 2001.

17. De la Revilla Ahumada L, De los Ríos Álvarez AM, Luna del Castillo B: Utilización del Cuestionario General de Salud de Goldberg (GHQ-28) en la detección de los problemas psicosociales en la consulta del médico de familia. *Atención Primaria* 2004; 33(8):417-422

18. Vázquez-Barquero JL, Vázquez Bourgon E, Herrera Castanedo S, Saiz J, Uriarte M, Morales F, Gaite L, Herrán A, Ustun TB: [Spanish version of the new World Health Organization Disability Assessment Schedule II (WHO-DAS-II): initial phase of development and pilot study. Cantabria disability work group]. *Actas Esp Psiquiatr* 2000; 28(2):77-87.

19. Baca-Baldomero E, Saiz Ruiz J, Porras Chavarino A: Detección de trastornos mentales por médicos no psiquiatras: utilidad del cuestionario PRIME-MD. *Medicina Clínica* 2001; 116 (13):504-509.

20. Martínez-Azumendi O, Fernández-Gómez C, Beitia-Fernández M: [Factorial variance of the SCL-90-R in a Spanish out-patient psychiatric sample]. *Actas Esp Psiquiatr* 2001; 29(2):95-102.

21. Endicott J, Spitzer RL, Fleiss J, Cohen J: The Global Assessment Scale: a procedure for measurement overall severity of psychiatric disturbance. *Archives of General Psychiatry* 1976; 33:767-771.

22. Penley JA, Wiebe JS, Nwosu A: Psychometric properties of the Spanish Beck Depression Inventory-II in a medical sample. *Psychol Assess* 2003; 15(4):569-77.

23. Bobes J, Bulbena A, Luque A, Dal-Ré R, Ballesteros J, Ibarra N y el Grupo de Validación en Español de Escalas Psicométricas (GVEEP): Evaluación psicométrica comparativa de las versiones en español de 6,17 y 21 ítems de la Escala de valoración de Hamilton para la evaluación de la depresión. *Medicina Clínica* 2003; 120(18):693-700.

24. Thurber S, Snow M, Honts CR: The Zung Self-Rating Depression Scale: convergent validity and diagnostic discrimination. *Assessment* 2002; 9(4):401-5.

25. Fernández-San Martín MI, Andrade C, Molina J, Muñoz PE, Carretero B, Rodríguez M, Silva A: Validation of the Spanish version of the geriatric depression scale (GDS) in primary care. *Int J Geriatr Psychiatry* 2002; 17(3):279-87.

26. Lobo A, Chamorro L, Luque A, Dal-Ré R, Badía X, Baró E y el Grupo de Validación en Español de Escalas Psicométricas (GVEEP): Validación de las versiones en español de la Montgomery-Asberg Depression Rating Scale y la Hamilton Anxiety Rating Scale para la evaluación de la depresión y de la ansiedad. *Medicina Clínica* 2002; 118(13):493-499.

27. Leyfer OT, Ruberg JL, Woodruff-Borden J: Examination of the utility of the Beck Anxiety Inventory and its factors as a screener for anxiety disorders. *J Anxiety Disord* 2006; 20(4):444-58.

28. Oei TP, Evans L, Crook GM: Utility and validity of the STAI with anxiety disorder patients. *Br J Clin Psychol* 1990; 29(4):429-32.

29. Bulbena A, Bobes J, Luque A, Dal-Ré R, Ballesteros J, Ibarra N y el Grupo de Validación en Español de Escalas Psicométricas (GVEEP): Validación de las versiones en español de la Clinical Anxiety Scale y del Physician Questionnaire para la evaluación de los trastornos de ansiedad. *Medicina Clínica* 2003; 121(10):367-374.

30. Montón C, Pérez Echeverría MI, Campos R y cols.: Escalas de ansiedad y depresión de Goldberg: una guía de entrevista eficaz para la detección del malestar psíquico. *Atención Primaria* 1993; 12(6):345-9.

31. Quintana JM, Padierna A, Esteban C, Arostegui I, Bilbao A, Ruiz I: Evaluation of the psychometric characteristics of the Spanish version of the Hospital Anxiety and Depression Scale. *Acta Psychiatr Scand* 2003; 107(3):216-21.

32. Runkewitz K, Kirchmann H, Strauss B: Anxiety and depression in primary care patients: predictors of symptom severity and developmental correlates. *J Psychosom Res* 2006; 60(5):445-53.

33. Tasca GA, Illing V, Lybanon-Daigle V, Bissada H, Balfour L: Psychometric properties of the eating disorders inventory-2 among women seeking treatment for binge eating disorder. *Assessment* 2003 Sep; 10(3): 228-36.

34. Ewing JA: Screening for alcoholism using CAGE. Cut down, Annoyed, Guilty, Eye opener. *JAMA* 1998; 280(22):1904-5. Erratum in: *JAMA* 1999; 281(7):611.

35. Perula de Torres LA, Fernández-García JA, Arias-Vega R, Muriel-Palomino M, Márquez-Rebollo E, Ruiz-Moral R: [Utility of MALT (Munchner Alkoholismus Test) questionnaire for detection of alcoholism in women] *Med Clin (Barc)* 2005; 125(12):453-5.

36. Babor TF, De la Fuente JR, Saunders JB, Grant M: AUDIT. The Alcohol Use Disorders Identification Test. Guidelines for use in primary health care. World Health Organization, Geneva, 1989.

37. Leucht S, Kane JM, Kissling W, Hamann J, Etschel E, Engel R: Clinical implications of Brief Psychiatric Rating Scale scores. *Br J Psychiatry* 2005; 187:366-71.

38. Vinyoles Bargallo E, Vila Doménech J, Argimón Pallas JM, Espinas Boquet J, Abos Pueyo T, Limón Ramírez E: [Concordance among Mini-Examen Cognoscitivo and Mini-Mental State Examination in cognitive impairment *screening*]. *Aten Primaria* 2002; 30(1):5-13.

39. Ballesteros Rodríguez J, Martínez Pena L, Martín Carrasco M, Ibarra Gandiaga N, Bulbena Vilarrasa A: [Assessment of the Life Skills Profile and the Brief Psychiatric Rating Scale as predictors of the length of psychiatric hospitalization] *Actas Esp Psiquiatr* 2002; 30(4):225-32.

40. Schreiner AS, Morimoto T, Arai Y, Zarit S: Assessing family caregiver's mental health using a statistically derived cut-off score for the Zarit Burden Interview. *Aging Ment Health* 2006;10(2):107-11.

41. Ruggeri M, Lasalvia A, Dall'Agnola R, Van Wijngaarden B, Knudsen HC, Leese M, Gaite L, Tansella M: Development, internal consistency and reliability of the Verona Service Satisfaction Scale-European Version. EPSILON Study 7. European Psychiatric Services: Inputs Linked to Outcome Domains and Needs. *Br J Psychiatry Suppl* 2000; (39):41-8.

2.5

La comunicación entre el médico de atención primaria y el psiquiatra

JAVIER GARCÍA CAMPAYO Y FERNANDO OROZCO

INTRODUCCIÓN

La importancia de la atención primaria en el tratamiento del enfermo psiquiátrico

La mayoría de los modelos de salud mental occidentales, incluido el español, se han basado en la denominada "Psiquiatría Comunitaria" que consiste, con importantes variaciones, en las concepciones teóricas y en las estrategias de desarrollo, en el desplazamiento de la asistencia desde el hospital psiquiátrico a la comunidad. Uno de los elementos clave de la Psiquiatría Comunitaria es la transferencia del tratamiento de los trastornos mentales leves (trastornos de ansiedad, depresión y trastornos de adaptación) desde los servicios de salud mental hasta atención primaria. La razón es evidente: desde los trabajos de Goldberg[1,2] se sabe que la prevalencia de los trastornos psiquiátricos leves en la comunidad es tan elevada que, ningún país del mundo, por desarrollado que esté, dispondrá de medios económicos suficientes para que estos pacientes puedan ser atendidos por especialistas en psicología y psiquiatría.

Para hacernos una idea veamos las cifras: sabemos que entre un cuarto y un tercio de los pacientes que acuden al médico de familia padecen patología psiquiátrica y que, de ellos, el 80-90% presentan patología psiquiátrica que podríamos denominar "menor" (aunque producen un gran sufrimiento a los pacientes y enorme gasto sanitario): trastornos depresivos, ansiosos y trastornos de adaptación[3]. De ellos, el médico de familia deriva a salud mental solamente alrededor de un 5%[4]. Sólo este pequeño porcentaje, ya satura los servicios de salud mental de los países occidentales, por tanto, por mucho que se hipertrofiasen estos servicios hasta duplicarse o triplicarse, podrían llegar a tratar, como máximo, hasta el 10% o el 15% de esa enorme masa de pacientes con malestar psicológico existente en atención primaria. Pero ¿qué pasaría con el resto, con el otro 85-90%? Tendría que ser necesariamente tratado por el médico de familia. Por otra parte, siempre existiría un porcentaje de pacientes reacio a ser derivado a salud mental por prejuicios respecto al estigma de la enfermedad mental, dificultades en la accesibilidad u otras circunstancias, que también debería ser abordado en el primer nivel.

Por tanto, en la mayoría de los países los médicos de atención primaria son los auténticos psiquiatras ya que atienden a casi el 95% de los pacientes con malestar psicológico. Sin embargo, esta importante función dentro del sistema sanitario requiere que los médicos de familia dispongan de un acceso fácil y estructurado a los servicios de salud mental.

Características específicas de atención primaria

Las principales razones por las que el médico de familia se encuentra en una posición privilegiada para poder facilitar asistencia a los pacientes afectos de trastorno mental están resumidas en la tabla I. También en esta tabla describimos las limitaciones del tratamiento en dicho medio.

Modelos de comunicación atención primaria-salud mental

En países como Gran Bretaña existe legislación específica como el "Care Programme Approach" (CPA), que estipula un conjunto de normas de funcionamiento para llevar a cabo una planificación efectiva de la atención de las necesidades y el tratamiento de los enfermos mentales, y cómo coordinar la actuación de los diferentes profesionales participantes en la asistencia[4].

En España no están reglamentados estos modelos de comunicación y la variabilidad entre autonomías es enorme. En general, el papel del médico de familia en el tratamiento de los enfermos con trastornos mentales dentro de nuestro sistema sanitario ha dependido siempre del interés que el propio profesional muestre por la salud mental. Como norma habitual, podemos resumir que si hay una buena predisposición por estos temas, el médico de familia aborda y trata los trastornos psiquiátricos leves en un primer intento, permaneciendo en una actitud pasiva y derivando al psiquiatra los cuadros psicóticos o trastornos afectivos mayores y limitándose, con estos pacientes, a repetir las prescripciones que éste realiza. Si la predisposición hacia la salud mental no es tan positiva, en muchas ocasiones debido a una deficiente formación, la derivación y posterior inhibición con casi todos los enfermos psiquiátricos viene a ser la regla en estos profesionales.

TABLA I
VENTAJAS Y LIMITACIONES DEL ABORDAJE DE LOS TRASTORNOS PSIQUIÁTRICOS EN ATENCIÓN PRIMARIA

Ventajas
1. La facilidad de acceso que presentan las consultas de atención primaria en nuestro sistema sanitario.
2. Ausencia del estigma asociado a las consultas de salud mental.
3. El conocimiento que el médico de familia posee del paciente y de su familia, lo que facilita enormemente el abordaje de los problemas de salud mental.
4. El conocimiento del entorno comunitario (redes, relaciones, drogas...), tan importante, a veces, en la evolución de los trastornos mentales.

Limitaciones
1. La limitación de recursos, sobre todo humanos: Las características del paciente con trastorno mental requieren una gran disponibilidad del recurso tiempo, bastante por encima de los 6 minutos de que dispone, de media, el médico de familia por consulta en nuestro país.
2. La estructura del sistema que no facilita la interrelación entre psiquiatras y médicos de familia: dificultad para compartir espacios y conocimientos (sesiones, consultas personales, telefónicas...).
3. La resistencia y dificultad para el trabajo en equipo, que aún permite que la enfermedad mental siga abordándose sin una mentalidad de grupo: psiquiatra, psicólogo, trabajadora social, enfermera y médico de familia actúan sobre un mismo enfermo sin una estrategia de grupo y sin coordinación.

Cada vez más existe la tendencia continuar y mantener el tratamiento iniciado por el psiquiatra en los enfermos con trastorno mental grave (esquizofrenia, trastorno bipolar...), apoyándose en los médicos de familia como profesionales más accesibles a los enfermos una vez fuera del hospital o centro de media o larga estancia[5,6]. Esta realidad requiere nuevas estrategias de comunicación y adaptación de los actores que intervienen en el proceso, desde una mayor comunicación entre psiquiatras y médicos de familia, a programas de concienciación de la comunidad en cuanto al cambio en la concepción de la enfermedad psiquiátrica y sus nuevas formas de abordaje. El objetivo es romper con el antiguo concepto del enfermo psiquiátrico considerado como un ser poseído y "loco", que debía ser apartado de la comunidad para su tratamiento e incorporar las nuevas corrientes de la psiquiatría y las neurociencias, en las que la enfermedad psiquiátrica es considerada al mismo nivel que cualquier otra enfermedad orgánica. La situación del centro de atención primaria es privilegiada para identificar y caracterizar las necesidades más prevalentes en la población.

FORMAS DE COMUNICACIÓN

Las formas más comunes de comunicación entre el médico de familia y los servicios de salud mental son: la escrita, la entrevista personal, la telefónica y la comunicación por intranet/internet.

Comunicación escrita

Constituye la forma tradicional de comunicación y la más usada entre los médicos de familia y los psiquiatras. La comunicación escrita presenta varias *ventajas:* 1. Se trata de un medio de comunicación que cumple la misión de servir como registro permanente de las dos partes implicadas en el proceso (médico de familia y psiquiatra), lo que hace posible referirse a este registro en situaciones posteriores para aclarar puntos, confirmar el cumplimiento y recabar datos concretos con posterioridad para actividades de investigación y también para fines legales. Este punto es clave en momentos de elevada judicialización de la medicina como el que vivimos. 2. Por otra parte, una ventaja adicional de la comunicación escrita es que no es necesario que ambas partes tengan que ponerse de acuerdo para reunirse en un lugar determinado a una hora precisa, aspecto también reseñable en un sistema sanitario tan colapsado como el español. 3. Por último, la comunicación directa entre profesionales permite que pueda incluirse aspectos de la historia del paciente confidenciales o "políticamente incorrectos" que serían más difíciles de transmitir mediante informes entregados por medio del propio enfermo.

El principal *inconveniente* de la comunicación escrita es la lentitud, que depende de la eficacia de los servicios de correos externos o internos que utilice el sistema sanitario implicado. Este problema se intenta subsanar mediante las nuevas tecnologías como el uso de fax o redes informáticas tipo intranet o internet, que posteriormente discutiremos y que no están exentas de otros problemas. Como consecuencia, la expectativa es que la vía de comunicación escrita permanecerá como una de las más usadas en el futuro por sus indudables ventajas.

Otro tipo de comunicación escrita más estructurada son las guías o pautas de actuación clínica *(guidelines),* que han sustituido a los antiguos programas y protocolos, y que permiten garantizar una actuación correcta a distintos profesionales facilitando posteriores procesos de evaluación de la eficacia. La instauración de programas de calidad y de gestión por procesos en la mayoría de los sistemas sanitarios obliga a que la comunicación salud mental-atención primaria sea considerada un proceso más, tributario de guías específicas. En estas guías debe quedar constancia escrita del responsable de su aplicación, nombre del profesional, centro de trabajo, teléfono, nombre de cuidador principal, necesidades del paciente y medidas a adoptar para satisfacerlas y de la evolución del proceso. Sin duda, este sistema estandarizado será el futuro de la comunicación escrita entre profesionales.

Comunicación por internet/intranet

La limitación principal de la comunicación escrita, que es la lentitud, ha sido superado con la introducción del fax y, sobre todo, el ordenador en la consultas gracias al acceso a través de Internet, correo electrónico y redes locales, a estos nuevos tipos de comunicación. Sin embargo, el inconveniente no resuelto todavía es la preservación de la confidencialidad en un doble sentido: 1. Es relativamente fácil enviar información, tanto por fax como por e-mail, a un destinatario al que no se pretendía hacer llegar esos datos, y 2. Aún existe dificultad para hacer inaccesibles los sistemas informáticos a los piratas informáticos.

Actualmente, cuando la mayoría de los profesionales sanitarios tienen acceso a Internet, este medio se está convirtiendo en una prometedora manera de transmitir información que no es específica de ningún paciente. Por ejemplo, una página WEB puede ser muy útil para que un servicio especializado pueda difundir regularmente información actualizada con respecto a las actividades que desarrolla, y a la manera de ponerse en contacto con los miembros de ese servicio.

Comunicación personal

En nuestro país no existe una gran tradición en la realización de procesos de comunicación personal entre el médico de familia y el psiquiatra (ni entre médicos de distintas especialidades en general) y, frecuentemente, esta comunicación ha estado relegada a actividades de formación impartida por psiquiatras, principalmente sobre aspectos farmacológicos, financiada por la industria farmacéutica, y en los que el papel del médico de familia era fundamentalmente pasivo.

Existe una gran dificultad en el trabajo en equipo de los profesionales de la medicina, ya que nuestra formación ha sido individualista (no en equipo), basada en una sola especialidad (no multidisciplinar), centrada en el médico (no el paciente) y centrada en la enfermedad (no en las soluciones). Este tipo de entrenamiento no ha facilitado el abordaje de los problemas de salud de una manera multidisciplinar y coordinada como se requiere en la actualidad, ya que a los profesionales de la medicina nos faltan habilidades para el trabajo en equipo.

No vamos a describir aquí los diferentes "modelos de relación" que pueden desarrollarse para estructurar el trabajo conjunto entre atención primaria y salud mental y que se exponen más detenidamente en otros capítulos de este libro. Todos ellos usan la comunicación personal como forma de comunicación principal. Con independencia de cuál sea el modelo escogido, uno de los objetivos fundamentales de cualquier comunicación personal será que los participantes lleguen a conocerse entre sí y, de esta manera, establezcan las bases de una relación laboral más fructífera. En la mayoría de los casos llegar a establecer este vínculo contribuye notablemente a incrementar la efectividad de la comunicación y a que se consiga solucionar de forma satisfactoria los problemas existentes.

Por tanto, las principales ventajas de la comunicación personal son: 1. Es la manera más adecuada de establecer buenas relaciones interpersonales entre los médicos generales y los especialistas, lo que es la base para una comunicación exitosa y para una rápida solución de los problemas gracias al "factor afectivo". 2. Es el mejor medio de comunicación para resolver tareas complejas en las que hay que llegar a acuerdos como: qué estrategia desarrollar en el tratamiento de un paciente o la discusión de casos clínicos. 3. Es el sistema para diseñar aspectos no aplicables a pacientes concretos como el funcionamiento de los servicios de salud mental o los servicios sociales, el diseño de protocolos de derivación y la planificación de los programas docentes en que ambas instancias están involucrados.

Los inconvenientes de la comunicación personal también deben ser conocidos: 1. Los objetivos deben estar bien establecidos de antemano, porque de lo contrario el riesgo de divagar y de no alcanzar las metas propuestas alargando los tiempos es muy elevado. 2. Que las reuniones sean fundamentalmente de carácter social más que laboral. Aunque presentan el aspecto beneficioso del aumento de la relación, si no se manejan de manera adecuada, facilitan la aparición de enemistades entre los participantes, lo que acaba constituyendo un obstáculo insalvable para mantener una comunicación efectiva a nivel profesional.

El trabajo en equipo debiera facilitar el encuentro entre las personas que lo componen y el abordaje eficaz de los conflictos. Sin embargo, en ocasiones son inevitables los roces, los agravios y la competitividad que nos conduce a querer ser "los mejores" en vez de buscar ser unos buenos profesionales con capacidad de colaboración. Por tanto, se debe propugnar unas relaciones profesionales emocionalmente "inteligentes", establecidas bajo el signo del reconocimiento y la aportación positiva y en la que resultan imprescindibles las interacciones personales frecuentes. Además, se debe fomentar y estimular un ambiente de aportación crítica que facilite y valore la visión multidisciplinaria que nos lleve a analizar los problemas desde una perspectiva multidimensional tan necesaria en la enfermedad mental.

Comunicación telefónica

Poco utilizada en nuestras consultas, entre otras razones porque el teléfono directo no siempre se encuentra accesible en ellas, la consulta telefónica presenta *ventajas* en cuanto al ahorro del tiempo y a la resolución inmediata de problemas puntuales. El tiempo es el elemento más preciado para el profesional y también para el paciente, de ahí que deba constituir una herramienta clave dentro de la consulta. El uso del teléfono permite relaciones rápidas y sin intermediarios, lo que facilita consultas puntuales y breves para resolver dudas, aconsejar, aclarar, pautar tratamientos de emergencia, tranquilizar, etc. situaciones que no se podrían producir si hubiese que esperar a concertar una cita personal y, mucho menos, una comunicación escrita. El principal *inconveniente* serían las interrupciones durante la consulta, lo que produciría no sólo pérdida de tiempo en el continuum de la misma con los pacientes que se atienden en ese momento, sino desconcentración, pérdida de la calidad de la relación médico-paciente y generación de estrés en el profesional por el incumplimiento del horario previsto. Para resolver este problema, es necesario el establecimiento de un tiempo libre exclusivo para consultas telefónicas, en el que el profesional dedica un periodo del horario de trabajo, a determinar por el equipo y según las necesidades, a atender este tipo de consultas.

Las consultas telefónicas suelen ayudar a asumir responsabilidades por los médicos de familia, ya que son especialmente útiles con pacientes difíciles o en situaciones de urgencia, en las que el acceso rápido a los servicios de salud mental y, por lo tanto, al psiquiatra no son posibles. Pueden usarse ayudas tipo buscapersonas o teléfono móvil, aunque ambos instrumentos no son habituales en el trabajo habitual de la interconsulta salud mental-atención primaria.

SITUACIÓN DE LA COMUNICACIÓN ENTRE LOS SERVICIOS DE ATENCIÓN PRIMARIA Y SALUD MENTAL

Aunque existe una gran variedad de sistemas de comunicación entre los profesionales de atención primaria y salud mental, cada uno con características específicas, en la práctica clínica diaria no siempre la comunicación es suficientemente eficaz. Una cuestión clave para evaluar la calidad de los servicios sanitarios es: ¿cómo es de efectiva la comunicación entre los diferentes niveles del sistema sanitario? En un intento de responder a esta pregunta, se han realizado estudios en distintos países, llegando a la conclusión de que no es todo lo idónea que debiera.

En la tabla II resumimos algunas conclusiones sobre la comunicación atención primaria salud-mental en España. Como puede observarse, atención primaria se considera sobrepasada por el gran volumen de pacientes psiquiátricos y con escasa pre-

TABLA II
PRINCIPALES CONCLUSIONES SOBRE LA COMUNICACIÓN ATENCIÓN PRIMARIA-SALUD MENTAL EN ESPAÑA

a) Opinión sobre la demanda psiquiátrica en atención primaria[7,8]
- Atención primaria no puede hacerse cargo de semejante volumen de demanda.
- Los médicos de familia necesitan más tiempo por paciente.
- Los médicos de familia necesitan mayor formación en habilidades de salud mental.

b) Opinión sobre la interconsulta con los servicios de salud mental[7,8]
- Atención primaria dice tener suficiente conocimiento sobre cómo funciona salud mental.
- Los médicos de familia solicitan mayor accesibilidad y coordinación con psiquiatras y psicólogos.
- Las formas de comunicación más valoradas desde atención primaria son: 1. La comunicación personal (80,4%) y 2. La comunicación telefónica (78,4%).
- Las principales causas de derivación son: 1. El suicidio (96,1%) y 2. Los síntomas psiquiátricos graves (94%).
- Los temas que más valoran los médicos de familia de su relación con salud mental son:
  1. La posibilidad de compartir responsabilidades en el tratamiento de los pacientes psiquiátricos (71,1%) y
  2. Apoyo en el seguimiento de los pacientes (69,6%).

c) Opinión sobre las derivaciones como tal[9,10]
- Los médicos de atención primaria especializados en medicina de familia incluyen más frecuentemente datos de psicopatología y peticiones explícitas.
- La precisión diagnóstica es aceptable (61%), pero es más baja en trastornos de adaptación y trastornos de personalidad así como en pacientes derivados de forma urgente.
- Los pacientes derivados de forma urgente no difieren en características clínicas ni en gravedad respecto a los derivados de forma normal.
- La mayor concordancia diagnóstica ocurre en patologías graves como psicosis (kappa = 0,77) y retraso mental (kappa = 0,85) y la mínima en los trastornos depresivo-ansiosos (kappa = 0,24).
- La mayor concordancia terapéutica se observa en los tratamientos de las enfermedades graves como son los neurolépticos (kappa = 0,66).

paración y tiempo para atenderlos. Por eso, y pese a que se valoran positivamente los servicios de salud mental en el 60,4% de los casos[7], todavía existe un amplio margen de mejora en el funcionamiento de la comunicación entre los servicios de salud mental y atención primaria en nuestro país.

En otros países, los estudios llegan a conclusiones similares: los médicos generales no desean realizar un seguimiento psiquiátrico de los pacientes con enfermedades mentales más graves, como las psicosis[11], o más complejos, como los trastornos somatomorfos[12], y sus dificultades en la comunicación con los servicios de salud mental son similares a los descritos en nuestro país[13]. Curiosamente, los psiquiatras se encuentran bastantes satisfechos tanto de la cantidad de pacientes derivados como de la calidad de la información que reciben de los médicos de atención primaria[14], aspectos que, en general, no encontramos en España.

OBSTÁCULOS PARA LA COMUNICACIÓN ENTRE ATENCIÓN PRIMARIA Y SALUD MENTAL

Hemos comprobado que existen problemas de comunicación entre atención primaria y los servicios de salud mental, lo que a su vez produce una escasa participación de los médicos de familia en el tratamiento de los pacientes psiquiátricos graves y una sobrecarga de los servicios de salud mental con enfermos psiquiátricos "menores" (trastornos depresivos, de ansiedad y trastornos adaptativos). Todo ello disminuye la calidad de la atención de todos los pacientes psiquiátricos en general. ¿Por qué se produce esta situación? En la tabla III se resumen las principales razones que pueden dificultar la comunicación entre los servicios de atención primaria y los de psiquiatría. Consideraremos de forma independiente los que se originan desde atención primaria, desde salud mental y simultáneamente en ambos niveles, aunque, realmente, las interacciones en ambos sentidos son tan importantes que esta distinción resulta más bien teórica.

Como se ve son múltiples y diferentes. *Desde atención primaria,* seguramente el más importante en nuestro sistema sanitario es su enorme saturación que fuerza a que el profesional disponga de sólo unos 5 minutos para ver a cada paciente. El médico de primaria sabe que los enfermos psiquiátricos por su complejidad, y a veces porque su formación en este tema es incompleta (ya que en las facultades de medicina españolas ha existido tradicionalmente un cierto sesgo biologicista), van a requerir más tiempo de consulta. Pues bien, este hecho, facilita que muchos de ellos presenten un cierto rechazo hacia la enfermedad psiquiátrica, no tanto por la enferme-

TABLA III
OBSTÁCULOS PARA LA ADECUADA COMUNICACIÓN ENTRE ATENCIÓN PRIMARIA Y SALUD MENTAL

a) Obstáculos que surgen en atención primaria

- Saturación de la demanda asistencial: exceso de número de pacientes por profesional con escaso tiempo por paciente.
- Prejuicios sobre el tratamiento de los enfermos mentales: requieren más tiempo, son más complejos, etc.
- Falta de formación en habilidades en salud mental (más acusado en profesionales que no han cursado la especialidad de medicina de familia[8]).
- Inexistencia o baja calidad de los informes de derivación: breves o con carencia de detalles importantes: antecedentes psiquiátricos, psicopatología, diagnóstico, tratamiento y, sobre todo, demanda específica que se solicita a salud mental.

b) Obstáculos originados en salud mental

- Expectativas poco realistas (y no negociadas con los médicos de primaria del propio equipo) sobre el papel que debe desempeñar el médico general en el tratamiento del paciente.
- La sectorización por zonas geográficas implica que cada centro de salud mental se coordina con varios equipos de atención primaria, por lo que es posible que cada equipo quiera trabajar de forma diferente.
- Inexistencia o baja calidad de las hojas de respuesta a la derivación: breves o sin los datos básicos sobre el paciente como diagnóstico, tratamiento o, sobre todo, en qué nivel asistencial se va a realizar el plan de seguimiento. La ausencia de informes es más frecuente en los miembros no médicos del equipo de salud mental porque están menos acostumbrados a realizarlos.

c) Obstáculos que surgen en ambos niveles simultáneamente

- No se definen claramente las responsabilidades de cada nivel en el tratamiento del paciente.
- Dificultad para encontrar horarios adecuados para los dos equipos de profesionales para realizar las reuniones entre atención primaria-salud mental y para habilitar horarios para las consultas telefónicas.

dad como tal, sino por lo que implica de sobreesfuerzo en la consulta. Esta misma saturación del sistema es la que facilita que los informes de derivación a salud mental sean de baja calidad, porque un buen informe también consume tiempo. De hecho, es frecuente que los médicos generales sólo escriban un informe inicial al remitir al enfermo a salud mental y no vuelvan a informar nunca más con respecto a sus contactos con el paciente, incluso cuando el psiquiatra participe en el tratamiento a largo plazo del paciente y esté informando regularmente al médico.

Los principales obstáculos *a nivel de salud mental* tienen que ver con la estructura del sistema sanitario que, debido a la sectorización, el centro de salud mental tiene que coordinarse con varios equipos de atención primaria que pueden tener diferentes formas de trabajo o funcionamiento, además de que algunos de ellos pueden encontrarse relativamente alejados. También puede deberse a las expectativas de los profesionales de salud mental, a menudo poco realistas, y otras veces basadas en la aplicación mecánica y no negociada con los propios equipos de guías clínicas. Una de las causas de este problema es el relativo desconocimiento de los psiquiatras respecto al funcionamiento de la atención primaria porque, aunque la rotación por salud mental de los residentes de medicina de familia es obligatoria, la rotación por atención primaria de los residentes de psiquiatría es excepcional en nuestro país. Por último, otro de los obstáculos frecuentes es la baja calidad de las hojas de respuesta a la derivación.

Para finalizar, existirían obstáculos que surgen *en ambos niveles simultáneamente*. Existen dos muy importantes: La primera es la dificultad para encontrar horarios comunes para establecer reuniones para la comunicación personal y para la comunicación telefónica. La falta de tiempo y la enorme sobrecarga de trabajo en ambos niveles son la causa de este problema. Pero también una causa importante sería el segundo obstáculo: Los médicos generales estarían más dispuestos a asistir a reuniones y a participar activamente en el tratamiento conjunto de los pacientes psiquiátricos, sobre todo de los más complejos, si se definiera con mayor claridad el papel que debían desempeñar y las responsabilidades que tenían que asumir con respecto a los protocolos globales acordados entre los propios médicos y los equipos de salud mental[15]. En este sentido, resulta clave que las reuniones entre los equipos tengan una agenda bien especificada, estén dirigidas por un líder con cierto carisma dentro del grupo y se guíen por unos criterios de eficiencia que satisfagan a los participantes porque, de lo contrario, las ausencias de los profesionales de primaria harán fracasar la comunicación.

ESTRATEGIAS PARA MEJORAR LA COMUNICACIÓN ENTRE ATENCIÓN PRIMARIA Y SALUD MENTAL

Son múltiples las estrategias que se han propuesto para mejorar la comunicación entre ambos niveles asistenciales. En este momento, en el que la mayoría de los servicios sanitarios occidentales están aplicando sistemas de mejora de la calidad (la sanidad europea y, concretamente, la española, utiliza el sistema EFQM[16]), la comunicación entre los dos niveles asistenciales se considera un proceso asistencial más. Nuestro grupo ha propuesto, basados en la bibliografía previa y en nuestra experiencia clínica y de gestión, las medidas que resumimos en la tabla IV.

Es necesario facilitar el desarrollo de entrevistas personales entre salud mental y atención primaria de forma regular y sistemática, recomendándose una frecuencia mínima de una vez al mes. Hay que insistir en este hecho porque, a veces, aunque ambos equipos compartan espacio físico en un mismo centro de salud, esto no implica que establezcan contacto o interactúen entre sí. Hay que insistir en que estas sesiones deben estar basadas en los intereses de los médicos de familia, no en el de los psiquiatras, porque si no los profesionales de atención primaria tienen la sensación de ser tratados como estudiantes. Independientemente de comentar casos, ver pacientes conjuntamente o trabajar sobre situaciones clínicas generales, es útil tener reuniones periódicas para discutir el funcionamiento de las derivaciones, los procesos de formación mutuos o las responsabilidades que se asignan a cada equipo. En cuanto a la comunicación telefónica, si no ha existido comunicación personal previa, es casi imposible que se desarrolle de forma mínimamente satisfactoria. Sobre esta base, es necesario disponer de los datos telefónicos actualizados así como del horario más adecuado para que cada profesional pueda realizar consultas telefónicas. Se da por supuesto que se tiene claro qué se quiere consultar.

Las consultas escritas, de nuevo, presentan un amplio margen de variabilidad. Es importante entrenar a los profesionales de ambos equipos a redactar hojas de interconsulta que contengan información fundamental que, simultáneamente, sean breves (se recomienda una extensión siempre inferior a un folio)[18] y que tengan cierta estructuración. Los contenidos pueden incluir los que se resumen en la tabla V.

TABLA IV
MEDIDAS PARA MEJORAR LA COMUNICACIÓN ENTRE ATENCIÓN PRIMARIA Y SALUD MENTAL

A) Entrevista personal

- Implementar entrevistas personales entre el personal de salud mental y atención primaria de forma regular y sistemática. Una frecuencia habitual recomendada por lo expertos es de una entrevista/mes[17].
- Las entrevistas deben estar estructuradas para comentar casos, ver pacientes conjuntamente de los médicos de familia o trabajar sobre situaciones clínicas generales, siempre basado en los intereses de los médicos de primaria.
- Reuniones específicas sobre el funcionamiento de la interconsulta y la formación mutua (la de salud mental sobre atención primaria y la de atención primaria sobre los residentes de psiquiatría y psicología), así como de la distribución de funciones/responsabilidades de cada equipo (aunque existan normativas nacionales o regionales sobre la distribución de estas responsabilidades, deben actualizarse y acordarse de nuevo en cada centro).

B) Comunicación telefónica

- Cada profesional de ambos equipos (primaria y salud mental) debe disponer de los números telefónicos actualizados y del horario más adecuado para recibir llamadas de los miembros del otro equipo.

C) Comunicación escrita

- Hojas de interconsulta, por parte de los profesionales de ambos equipos, breves[18], estandarizadas y con la información fundamental.

D) Medidas generales a aplicar dentro del sistema sanitario

- Participación de los médicos generales en la formación en las especificidades de la atención primaria a los psiquiatras o, al menos, a los residentes de psiquiatría.
- Desarrollo de protocolos de tratamiento compartidos entre ambos niveles de los principales trastornos psiquiátricos (trastornos depresivos, de ansiedad y adaptativos), basados en recomendaciones de medicina basada en la evidencia y consensuados entre ambos equipos.
- Historia médica electrónica compartida entre el hospital y atención primaria accesible a partir de la página web del hospital mediante claves personalizadas adscritas al profesional sanitario (y trazables) de forma que se asegure la confidencialidad. Este sistema funciona ya en muchos hospitales.
- Trabajar de forma conjunta con atención primaria desde el inicio de la formación psiquiátrica[19].

TABLA V

INFORMACIÓN CLAVE QUE CADA PROFESIONAL ESPERA DEL OTRO EN EL INFORME DE DERIVACIÓN Y DE DEVOLUCIÓN

a) Información que el psiquiatra espera del médico de familia:

- Historia familiar.
- Historia psiquiátrica personal.
- Principales síntomas o problemas.
- Medicación prescrita hasta ese momento.
- Razón para la derivación.
- Expectativa de evolución (es decir, quién continuará tratando al paciente).
- Detalles delicados sobre los que el paciente puede que no desease hablar inicialmente.

b) Información que el médico de familia espera del psiquiatra:

- Diagnóstico psiquiatrico.
- Tratamiento y tipo de seguimiento, con indicaciones claras de cómo debe continuarse el tratamiento y quién debe hacerlo.
- Pronóstico del enfermo.

Por último, habría una serie de medidas generales que tendrían que ser aplicadas dentro del sistema sanitario. Algunas ya están siendo implementadas, como la historia médica electrónica compartida entre el hospital y atención primaria o el desarrollo de protocolos de tratamiento compartidos entre ambos niveles de los principales trastornos psiquiátricos, pero otros están todavía lejos de producirse, como la participación de los médicos generales en el entrenamiento en las especificidades de la atención primaria a los residentes de psiquiatría o la posibilidad de que los psiquiatras trabajen de forma conjunta con atención primaria desde el inicio de su formación psiquiátrica, es decir, desde la residencia[19].

EL CONTENIDO DE LA COMUNICACIÓN ENTRE PROFESIONALES DE ATENCION PRIMARIA Y SALUD MENTAL

Habitualmente el médico general redacta un primer informe cuando remite al paciente al especialista y, posteriormente, el psiquiatra suele contestar al médico de familia para comunicarle cuál es su diagnóstico y el plan de tratamiento que recomienda o para dar su opinión sobre el tratamiento que había prescrito el médico general. Pero, ¿qué incluye cada profesional en dicha comunicación y, lo que resulta más importante, qué espera cada uno de ellos que el otro incluya en el informe de derivación?

En la tabla V resumimos en la primera parte, los datos que los psiquiatras esperan que los médicos de familia les informen en los volantes de derivación[17,20]. Sin embargo, lo que realmente aparece en dicho volantes es bien diferente: En Gran Bretaña[17,20], habitualmente se incluyen detalles sobre los problemas fundamentales de la enfermedad y los motivos para remitir al enfermo, así como el historial psiquiátrico. Resulta más raro que se envíe información sobre la historia familiar; un tercio de los informes carece de datos sobre la medicación que se le está administrando al paciente, y sólo unos pocos informan sobre la duración del tratamiento prescrito. En casi todos los casos queda muy claro si los médicos generales quieren sólo consejo y van a continuar tratando al paciente o si bien prefieren que el paciente sea supervisado por el psiquiatra. En España[9,10,21], sin embargo, la calidad de las derivaciones es menor y no sólo el porcentaje de volantes que describen datos fundamentales como los síntomas psiquiátricos que presenta el paciente o el tratamiento farmacológico pautado suele ser inferior al 50%, sino que aspectos esenciales para el funcionamiento de la interconsulta como que el médico de familia especifique si desea sólo consejo y quiere continuar tratando al paciente o si prefiere que el paciente sea supervisado por el psiquiatra, es excepcional que se especifique en un volante. A menudo, no se aclara porque las indicaciones y beneficios de la consulta única[22] no se conocen suficientemente en nuestro país.

En la misma tabla V, en la segunda parte, se describe la información que el médico de familia espera del psiquiatra en los volantes de interconsulta, después de que ha examinado al paciente. De nuevo, lo que se observa en los volantes no siempre tiene que ver con las expectativas: Habitualmente, en Gran Bretaña, los informes del psiquiatra aportan datos sobre cómo se va a realizar el seguimiento, el diagnóstico y el tratamiento, aunque es raro que se incluya información respecto al pronóstico[17, 20]. Sin embargo, en nuestro país, aunque se incluyan datos sobre diagnóstico y tratamiento, no suele especificarse quién y cómo va a realizar el seguimiento, ya que las consultas de salud mental tienden a retener a la mayoría de los pacientes.

Un aspecto diferencial entre ambos profesionales es la extensión de los informes[17,20]: Mientras los psiquiatras se quejan de la brevedad excesiva (generalmente asociada a ausencia de datos relevantes) de los volantes de atención primaria y explicable por la tremenda presión asistencial de nuestro sistema, los médicos de familia se lamentan de que los informes de psiquiatría, sobre todo si los realizan profesionales jóvenes y/o con menor experiencia, tienden a ser largos y prolijos (sin que necesariamente incluyan los datos que ellos esperan). Si el informe es extenso, lo que solicitan es que, por lo menos, se encuentren estructurados en secciones para que sean más comprensibles y rápidos de leer.

CONCLUSIONES

Para conseguir que un sistema de salud funcione de forma adecuada la comunicación entre las diferentes secciones que lo componen constituye una necesidad fundamental. Cuando hablamos de servicios de salud mental, la comunicación entre los niveles que conforman atención primaria y consultas externas de psiquiatría/salud mental es crítico, según lo que sabemos en base a la Teoría de Niveles y Filtros de Goldberg[1,2] ya que entre estos dos niveles es donde ocurre el mayor flujo de pacientes. A lo largo de todo este capítulo hemos comprobado que el nivel de comunicación entre atención primaria y salud mental dista de ser óptimo en los países occidentales (España incluida), y que esto repercute en el funcionamiento de los servicios de salud mental (y del sistema sanitario en su conjunto), en la salud de los ciudadanos y en la satisfacción/motivación de los profesionales de la salud.

Para mejorar la comunicación entre estos dos niveles, y siguiendo las actuales teorías sobre calidad[16], la comunicación debe considerarse un proceso y analizarse como tal, estudiando en cada centro específico los obstáculos que limitan la puesta en marcha de este proceso, buscando desarrollar soluciones consensuadas por los equipos que permitan resolver los problemas principales, e instaurando grupos de calidad que faculten el seguimiento de las dificultades y su posterior resolución, en una dinámica de mejora continua. Este es el modelo que estamos desarrollando en nuestro hospital, con importantes éxitos aun que no exento de dificultades[23].

Aparte de estos aspectos específicos de cada centro, en este capítulo hemos resumido una serie de recomendaciones que resultarán de interés general para mejorar el nivel de comunicación. Consiste en describir el funcionamiento de los diferentes medios de comunicación (escrita, telefónica, personal, electrónica) entre los niveles de atención primaria y salud mental, especificar su utilidad y limitaciones, analizar la situación de esta comunicación en los países occidentales y enfatizar los principales obstáculos que se observan para su desarrollo y qué estrategias recomendamos para mejorar la comunicación.

En nuestra opinión, y como conclusión, los dos aspectos más importantes son: a nivel local, la relación personal entre profesionales de atención primaria y salud mental que permitirá desarrollar una buena comunicación personal (y secundariamente telefónica y escrita) con reuniones periódicas. Junto a esto, es necesario uno o más líderes que permitan que la buena relación no degenere en actividades sociales y no profesionales, y que den estructura a las sesiones focalizándose en la discusión de casos, problemas docentes o administrativos o cualesquiera otros de interés, pero siempre con un guión previo que permita que los participantes sientan que aprovechan el tiempo. A nivel institucional, es necesario que, desde la residencia, profesionales de salud mental y atención primaria trabajen juntos, y sean formados por especialistas de la otra especialidad (sobre todo, que los residentes de psiquiatría y psicología sean formados durante algún tiempo en primaria para que conozcan su entorno); esto facilitará el trabajo conjunto posterior y que los informes y solicitudes de primaria sean atendidos más adecuadamente desde salud mental, una vez que se comprenden sus necesidades específicas y las presiones a las que se ve sometidos.

LECTURAS RECOMENDADAS

King M, Pullen I: Communication between general practitioners and psychiatrists. En: Pullen I, Wilkinson G, Wright A, Gray DP. *Psychiatry and General Practice Today.* London: Royal College of Psychiatrists and Royal College of General Practitioners, 1994.

Es un capítulo clásico sobre este tema por dos autores británicos especializados en el tema, que se inscribe dentro de un libro que puede considerarse un auténtico manual sobre la psiquiatría en atención primaria. Este capítulo específico resume las principales formas de comunicación entre ambos niveles (personal, escrita y telefónica) con la descripción del estado de la cuestión en Gran Bretaña y con recomendaciones sencillas sobre cómo mejorarlas.

Faulkner A, Mills N, Bainton D, Baxter K, Kinnersley P, Peters TJ, Sharp D: A systematic review of the effect of primary care-based service innovations on quality and patterns of referral to specialist secondary care. *Br J Gen Pract* 2003; 53:878-84.

Es una revisión sistemática de los estudios realizados entre 1980 y 2001 que evalúan las iniciativas de mejora de la comunicación entre atención primaria y atención especializada. Se evaluaron 139 estudios y la principal variable de resultado fue la calidad de derivación entre atención primaria y atención especializada. Se concluye que el número de soluciones innovadoras para mejorar la comunicación entre primaria y especializada es escasa pero creciente y deben ser apoyadas.

Lucena RJ, Lesage A, Elie R, Lamontagne Y, Corbiere M: Strategies of collaboration between general practitioners and psychiatrists: a survey of practitioner's opinions and characteristics. *Can J Psychiatry* 2002; 47:750-58.

Es uno de los más recientes estudios sobre la opinión de los médicos de familia sobre posibles estrategias de colaboración con salud mental. La mayoría se encuentran de acuerdo en sistemas de colaboración entre salud mental y atención primaria que incluyan mejora de la comunicación y educación médica continuada, pero rechazan estrategias del tipo de psiquiatras consultores que implican importantes alteraciones de los roles profesionales establecidos.

BIBLIOGRAFÍA

1. Goldberg D, Bridges K, Duncan-Jones P, Grayson D: Dimensions of neuroses seen in primary care settings. *Psychological Medicine* 1987; 17:461-71.
2. Goldber D, Huxley P: Enfermedad mental en la comunidad. Madrid, Nieva, 1990.
3. García-Campayo J, Campos R, Marcos G, Pérez-Echeverría MJ, Lobo A, GMPPZ: Somatisation in primary care in Spain. II. Differences between somatisers and psychologisers. *Br J Psychiatry* 1996; 168:348-353.
4. Bindman J, Johnson S, Wright S, Smuzkler G, Bebbington P, Kuipers E, Thornicroft G: Integration between primary and secondary services in the care of the severely mentally ill: patients' and general practitioners' views. *Br J Psychiatry* 1997; 171:169-74.
5. King M: Management of patients with schizophrenia in general practice (editorial). *British Journal of General Practice* 1992; 42:31-31.
6. Verdoux H, Cougnard A, Grolleau S, Besson R, Delacroix F: How do general practitioners manage subjects with early schizophrenia and collaborate with mental health professionals? A postal survey in South-Western France. *Soc Psychiatry Psychiatr Epidemiol* 2005; 40:802-98.
7. Beltrán M, Salleras N, Solanas P, Igual E, García Oria M: Abordaje de los problemas de salud mental desde atención primaria: relación con los servicios de apoyo especializado. *Atención Primaria* 2001; 28:39-45.
8. Latorre J, López J, Montañes J, Parra M: Demandas percibidas y necesidades de formación en salud mental de los médicos de atención primaria. *Atención Primaria* 2005; 36:85-92.
9. Herrán A, López JR, Ganzo H, Cadinanos A, Díez JF, Vázquez Barquero J: Derivación de pacientes con trastornos mentales desde atención primaria a las unidades de salud mental. *Actas Esp Psiquiatr* 2000; 28:13-21.
10. Miranda I, Peñarrubia MT, García Bayo I, Carames E, Soler M, Serrano A: ¿Cómo derivamos a a salud mental desde atención primaria? *Atención Primaria* 2003; 32:524-30.
11. Kendrick T, Burns T, Freeling P: Randomised controlled trial of teaching general practitioners to carry out structured assessments of their long term mentally ill patients. *British Medical Journal* 1995; 311:93-98.
12. García-Campayo J, Sanz Carrillo C, Yoldi A, López-Aylon R, Montón C: Management of somatisers in primary care: are family doctors motivated? Australia & New Zealand *Journal of Psychiatry* 1998; 32:528-533.
13. Bridman J, Jonson S, Wright S, Szmukler G, Bebbington P, Kuipers E, Thornicroft G: Integration between primary and

secondary services in the care of the severely mentally ill: patients' and general practitioners' views. *British Journal of Psychiatry* 1997; 171:169-174.

14. Tanielian TL, Pincus HA, Dietrich AJ, Williams JW Jr, Oxman TE, Nutting P, Marcus SC: Referrals to psychiatrists. Assessing the communication interface between psychiatry and primary care. *Psicosomatics* 2000; 41:245-52.

15. Nazareth I, King M, Davies S: Care of schizophrenia in general practice: the general practitioner and the patient. *British Journal of General Practice* 1995; 45:343-347.

16. Modelo EFQM de Excelencia. Club Gestión de Calidad, 2001.

17. King M, Pullen I: Communication between general practitioners and psychiatrists. En: Pullen I, Wilkinson G, Wright A, Gray DP. *Psychiatry and General Practice Today.* London: Royal College of Psychiatrists and Royal College of General Practitioners, 1994; 251-64.

18. Yellowlees AJ, Pullen D: Communication between psychiatrists and general practitioners: What sort of letters should psychiatrists write? *Health Bulletin (Scotland)* 1984; 42:285-96.

19. Kates N: Sharing mental health care. Training psychiatric residents to work with primary care physicians. *Psychosomatics* 2000; 41:53-57.

20. Pullen I, Yellowlees AJ: Is communication improving between general practitioners and psychiatrists? *BMJ* 1985; 290:31-33.

21. García-Campayo J, Sanz Carrillo C, Jimeno A: Respuesta: Los volantes de interconsulta Psiquiatría-Atención Primaria. *Atención Primaria* 1994; 14:638-639.

22. García-Campayo J, Sanz Carrillo C, Jimeno A: Utilización de la consulta única en la interconsulta Psiquiatría-Atención Primaria. *Atención Primaria* 1994; 13:136-138.

23. Caro F, García Campayo J, Pérez Poza A: Mejora de la Asistencia de los Trastornos depresivos y por Ansiedad: Un Programa Piloto entre Atención Primaria y Salud Mental. Proyecto seleccionado y financiado en el Programa de Apoyo a las iniciativas de mejora de la calidad en el Servicio Aragonés de Salud, 2005.

2.6

Clasificación de la enfermedad mental en atención primaria

JUAN JOSÉ LÓPEZ-IBOR ALIÑO Y ALFREDO CALCEDO BARBA

INTRODUCCIÓN

La aplicación de diferentes sistemas de clasificación en psiquiatría se ha convertido en los cuatro últimos decenios en un tema de la máxima actualidad. Las clasificaciones actuales han permitido un mayor consenso y han facilitado el intercambio de información entre los profesionales de una manera más fiable. Desde la clasificación de Pinel, a finales del siglo XVIII, que podemos considerar como una pionera en el ámbito de las enfermedades mentales, la psiquiatría ha recorrido un largo camino hasta llegar a la situación actual. No es el objeto de este trabajo hacer una revisión exhaustiva de los diferentes sistemas nosológicos que existen en la actualidad, por lo que remitimos al lector interesado a textos especializados en la materia.

Pretendemos ocuparnos del problema de la enfermedad mental en el ámbito de la atención primaria (AP) y, más concretamente, de la utilización de sistemas de clasificación para este propósito en dicho campo. Y la primera cuestión que nos vamos a plantear es la importancia del problema. Es probable que al lector se le plantee la siguiente cuestión: si ya existen dos grandes sistemas nosológicos aplicados en la actualidad en psiquiatría, ¿por qué hemos de ocuparnos de crear otros instrumentos específicos para la AP?; ¿por qué no pueden ser aplicables los ya existentes sin más? A tales cuestiones pretendemos responder a lo largo de este capítulo.

Es indudable que el problema del manejo de las enfermedades mentales en AP es de capital importancia, tanto en los países desarrollados como en aquellos en vías de desarrollo. La tendencia general, tanto en unos como en otros, es la de transferir al máximo posible la demanda asistencial al estrato de la AP. En unos casos con la finalidad de reducir costes en los sistemas sanitarios, globalmente muy deficitarios, y en otros como la mejor solución ante la falta de recursos disponibles para la asistencia especializada en salud mental. Sean cuales fueren las razones que lo motivan, el hecho es que al médico de atención primaria (MAP) se le exige cada vez más que se ocupe de diagnosticar, tratar y tomar a cargo a los individuos que padecen enfermedades mentales y acuden a sus consultas.

Los estudios realizados sobre la capacidad de detección y manejo de la enfermedad mental de los MAP indican que existen unas graves deficiencias. En una revisión[1], hemos encontrado que el porcentaje de los trastornos psiquiátricos no diagnosticados oscila entre el 33% y el 79%. En el mismo trabajo hemos encontrado que esta no detección tiene implicaciones importantes en el curso del trastorno.

En el caso de los trastornos de ansiedad se demostró que aumentaba su duración, y en el conjunto de los trastornos aumentaban las bajas laborales y la discapacidad social.

LA NECESIDAD DE LAS CLASIFICACIONES

Podemos considerar que la moderna elaboración del concepto de enfermedad surge en Europa con la figura de Thomas Sydenham[2], quien escribió:

> *"La naturaleza es uniforme y consistente en la producción de enfermedades; tanto es así, que en la misma enfermedad en diferentes personas la mayoría de los síntomas son similares; y los fenómenos individuales que podríamos encontrar en la enfermedad en Sócrates, también los encontraríamos en la enfermedad de un simple."*

Esta forma de entender la enfermedad hizo que fuera posible la realización de clasificaciones. Del mismo modo que los zoólogos y los botánicos buscaban puntos en común en la anatomía animal y vegetal, para delimitar las diferentes especies, los médicos podrían hacer algo parecido con las enfermedades. En todos estos casos el objetivo era identificar las características comunes que permitían agrupar a los individuos que las presentan dentro de una clase (de ahí el término clasificación, un listado de clases).

Y, desde el siglo XVII hasta nuestros días, los constantes avances de las ciencias médicas han permitido que podamos conocer, cada vez mejor, las enfermedades que afectan al ser humano. Estos conocimientos han hecho que las diferentes clasificaciones de las enfermedades que han existido más o menos formalmente hayan tenido que evolucionar constantemente. Un ejemplo de ello lo encontramos en las fiebres, que a finales del siglo XVII eran consideradas como una entidad nosológica en sí misma y ahora sabemos que tan sólo se trata de un síntoma, más bien inespecífico, y puede tener múltiples causas.

Como señalan Goldberg y Huxley[3], las clasificaciones tienen tres objetivos básicos: primero, facilitan el trabajo clínico; segundo, nos permiten obtener grupos homogéneos para la investigación; y tercero, facilitan la organización administrativa de la asistencia sanitaria. Las clasificaciones permiten que el clínico pueda agrupar, de manera coherente, un conjunto de datos clínicos y de exploraciones complementarias dentro de una categoría. Esto le va a permitir establecer un pronóstico y una estrategia terapéutica adecuados. Las clasificaciones permiten a los investigadores delimitar más claramente las zonas de estudio, evitan las discrepancias entre los distintos grupos investigadores, y facilitan la transmisión de los conocimientos. Desde un punto de vista administrativo, nos ayudan a recoger información sobre la situación epidemiológica en una comunidad determinada, y facilita la planificación de las necesidades asistenciales.

Hasta hace bien poco tiempo, en el diseño de las clasificaciones ha tenido más peso lo administrativo que la aplicación en la clínica cotidiana y la investigación. Sin embargo, en las clasificaciones actuales se han tenido en cuenta todos estos ámbitos, y por ello han participado en sus comités de elaboración expertos procedentes de la clínica, la investigación y la administración sanitaria. En la actualidad disponemos de clasificaciones que están pensadas no sólo para codificar los datos, sino también para investigar y para la consulta del clínico.

LAS CLASIFICACIONES INTERNACIONALES DE LAS ENFERMEDADES

El desarrollo de una clasificación internacional surgió por primera vez en el Primer Congreso Internacional de Estadística, que tuvo lugar en Bruselas en 1853[4]. Allí se solicitó a William Farr (el primer estadístico médico que hubo en Inglaterra) y a Marc d'Espine, de Ginebra, que prepararan "una nomenclatura uniforme de causas de muerte aplicable en todos los países". Dos años después, en París, durante el segundo congreso estadístico, ambos autores trajeron sus propuestas. Cada uno utilizó criterios diferentes, por lo que se produjo un gran debate en el congreso. Finalmente se adoptó una lista de compromiso que incluía 138 categorías.

Desde esta lista inicial de 1855 ha habido sucesivas revisiones en 1874, 1880 y 1886. En 1893, el Instituto de Estadísticas Internacionales, liderado por J. Bertillon, propuso una nueva clasificación que seguía como criterio básico los diferentes órganos y aparatos. En 1899 el Instituto aprobó esta clasificación, que un año después fue adoptada oficialmente por el gobierno francés, que recomendó que fuera revisada cada 10 años. Durante los años 1920 y 1930 la organización de la salud de la Liga de las Naciones también apoyó la clasificación de Bertillon.

Después de la Segunda Guerra Mundial, tuvo lugar en Nueva York, en 1946, una conferencia internacional de salud, y allí se propuso que la recién creada Organización Mundial de la Salud (OMS) se encargara de realizar la sexta revisión de la "Lista de Enfermedades y Causas de Muerte". Ésta tuvo lugar en Francia en 1948. La séptima revisión se realizó en Francia, mientras que la octava, novena y décima tuvieron lugar en Ginebra en 1965, 1975 y 1989, respectivamente.

LA DÉCIMA REVISIÓN DE LA CLASIFICACIÓN INTERNACIONAL DE ENFERMEDADES (CIE-10)

La décima revisión de la CIE era diferente de sus precedentes en diferentes aspectos. En primer lugar, ha sido construida utilizando un sistema de códigos alfanuméricos con una letra seguida por tres números. Esto ha permitido una mayor flexibilidad y se ha conseguido que cada uno de los grandes grupos de enfermedades tenga un capítulo propio. De las 26 letras disponibles en el alfabeto inglés se han utilizado 25, cada una con 100 categorías de tres dígitos. Se ha reservado la letra U para cambios posteriores que pueda haber antes de la siguiente revisión. En algunos casos el mismo grupo de enfermedades ocupa más de una letra. Por ejemplo, las enfermedades infecciosas están incluidas desde el A00 hasta el B99. Dentro de cada capítulo existen unas "categorías reserva" que se pueden utilizar en modificaciones y revisiones posteriores.

Se han incluido dos capítulos en la CIE-10 que antes no aparecían en las clasificaciones: causas externas de traumatismo, y los factores que influyen en el estado de salud y en el contacto con los servicios de salud. Este último ha facilitado la creación de un tercer eje en la presentación multiaxial de la CIE-10 para psiquiatría.

Otra innovación importante de la décima revisión ha sido la realización de estudios de campo en algunos capítulos, para valorar su aplicabilidad en la práctica clínica y el grado de acuerdo que obtenían los profesionales utilizando la clasificación. Esto se ha hecho en los capítulos de trastornos mentales y del comportamiento, el capítulo de causas de heridas e intoxicaciones, y el de causas externas de morbilidad y mortalidad.

Los creadores de la CIE-10 también han sido notoriamente innovadores al proponer no sólo una clasificación, sino una familia de clasificaciones. La parte nuclear de la "familia" estaría constituida por el listado de tres dígitos. Este listado original ha sido ampliado en algunos casos a sistemas de cuatro dígitos, y así se particulariza su utilización en determinados contextos. Esta ampliación se hace mediante ramificaciones del núcleo original que, de este modo, no precisa ser modificado. En esta línea se han hecho adaptaciones de la clasificación para determinadas especialidades como la psiquiatría o la neurología.

Dentro de esta filosofía se están creando instrumentos adicionales que, en la línea de la CIE-10, están orientados a analizar los problemas concretos. Como ejemplos, podemos mencionar la Clasificación Internacional del Funcionamiento, la Discapacidad y la Participación (CIF)[5]. También se han desarrollado clasificaciones de procedimientos, de motivos de consulta, así como una nomenclatura internacional de enfermedades. Aquí incluimos la adaptación del capítulo de enfermedades mentales de la CIE-10 para AP (CIE-10-AP), de la que hablaremos más adelante.

LAS CLASIFICACIONES DE LAS ENFERMEDADES MENTALES

Desde un punto de vista histórico, el problema de la clasificación de las enfermedades mentales surgió más tardíamente que en el resto de la medicina. A lo largo de todo el siglo XIX se habían venido generando muy afinadas descripciones clínicas de los principales trastornos psiquiátricos. Sin embargo, a finales de esta centuria fue Emil Kraepelin quien publicó un tratado de enfermedades mentales, en el que se recogen la mayoría de las categorías que conocemos. Kraepelin no elaboró una clasificación, pero sí aportó a la psiquiatría una sistematización moderna de las enfermedades mentales. En las diferentes revisiones que Kraepelin efectuó en su tratado fue introduciendo pequeñas modificaciones que surgían de nuevos hallazgos en la observación clínica.

Sin embargo, el interés por clasificar las enfermedades mentales disminuyó notablemente en el mundo occidental desde Kraepelin hasta finales de los años 1960. Probablemente, esto se ha debido a la influencia de la doctrina psicoanalítica en la psiquiatría. El psicoanálisis freudiano ha defendido siempre que la enfermedad mental se trata, en cada individuo, de una situación única e irrepetible, y provocada por una conjunción de factores pasados y actuales que configuran el cuadro clínico.

A finales de los años 1960 un grupo de psiquiatras pioneros empezaron a plantearse el problema de la fiabilidad diagnóstica en psiquiatría. Un famoso estudio[6] demostró que había, por ejemplo, grandes diferencias entre los psiquiatras británicos y los norteamericanos al diagnosticar la esquizofrenia. Se observó que los primeros utilizaban el diagnóstico de esquizofrenia con mayor frecuencia, mientras que los segundos hacían lo propio con la psicosis maníacodepresiva.

A principios de los años 1970 se propuso como solución la elaboración de sistemas de clasificación basados en criterios operativos, y con una fiabilidad demostrada en los estudios de campo. De este modo surgieron sistemas de diagnóstico siguiendo este modelo (criterios RDC, criterios de Feighner, etc.) que fueron el embrión de las clasificaciones actuales (DSM-IV y CIE-10).

En 1980 se publicó la DSM-III por la Asociación de Psiquiatría Americana. Si bien no puede ser considerada como una clasificación en sentido estricto, ya que a efectos de codificación utilizaba el sistema de la CIE-9, supuso un cambio importante en la nosología psiquiátrica. A diferencia de la CIE-9, que tan sólo daba breves definiciones de cada trastorno, la DSM-IV aportaba criterios de inclusión y exclusión para diagnosticar cada trastorno. La aplicación de criterios operativos incrementó notablemente el grado de consenso entre los profesionales. Por primera vez, un sistema de clasificación servía para algo más que para la codificación epidemiológica y administrativa. Su utilidad para el clínico y el investigador era evidente.

El DSM-III fue modificado en 1987 (dando lugar a la DSM-III-R), en 1994 apareció la DSM-IV, y en 2002 la DSM-IV-TR[7] (tabla I), que conceptualmente no tiene grandes diferencias con respecto a sus predecesoras. Quizá, como ha señalado uno de sus autores pioneros, Robert Spitzer[8], el DSM-IV tiene el inconveniente de que ha sido diseñado pensando más en la investigación que en la clínica diaria, lo que ha hecho perder utilidad en la actividad clínica.

Siguiendo esta nueva orientación teórica surgió el capítulo V de la 10ª edición de la Clasificación Internacional de Enfermedades, patrocinada por la OMS (tabla II). Fruto de un amplio consenso internacional ha aparecido la CIE-10 en 1992[9]. En ella se incluyen diversos formatos dentro de la clasificación. El primero que apareció está destinado a las "Descripciones clínicas y pautas para el diagnóstico", el segundo está constituido por los criterios de investigación, y el último es la versión multiaxial.

TABLA I
CATEGORÍAS DE LA DSM-IV

- Trastornos de inicio en la infancia, la niñez o la adolescencia.
- Delirium, demencia, trastornos amnésicos y otros trastornos cognoscitivos.
- Trastornos mentales debidos a una enfermedad médica.
- Trastornos relacionados con sustancias.
- Esquizofrenia y otros trastornos psicóticos.
- Trastornos del estado de ánimo.
- Trastornos de ansiedad.
- Trastornos somatoformes.
- Trastornos facticios.
- Trastornos disociativos.
- Trastornos sexuales y de la identidad sexual.
- Trastornos de la conducta alimentaria.
- Trastornos del sueño.
- Trastornos del control de los impulsos no clasificados en otros apartados.
- Trastornos adaptativos.
- Trastornos de la personalidad.
- Otros problemas que pueden ser objeto de atención clínica.

Dado que tanto la DSM-IV como la CIE-10 están basadas en la misma filosofía, ambos sistemas son totalmente compatibles. Para conseguir esto la Asociación de Psiquiatría Americana y la Organización Mundial de la Salud crearon un comité conjunto para compatibilizar al máximo ambas clasificaciones. De hecho, y fruto de este consenso, la DSM-IV sigue el sistema de codificación de la CIE-10.

LAS ENFERMEDADES MENTALES EN ATENCIÓN PRIMARIA

La actividad propia de la AP tiene ciertas peculiaridades que la diferencian de la práctica médica en otros niveles. Esto se ha hecho especialmente evidente con la aparición de sistemas nosológicos específicos para la AP. Como veremos más adelante, estos sistemas han aparecido como adaptaciones de sistemas más globales (caso de la CIPSAP-2), o como una creación propia de la federación de asociaciones nacionales de médicos de atención primaria, la WOMCA (caso de la CIAP).

La impresión inicial que se tiene de las clasificaciones de las enfermedades mentales en AP es que se trata de una versión simplificada de las clasificaciones originales. En el caso de la CIE-10, por ejemplo, se ha abandonado el sistema de los criterios operativos; las definiciones de cada enfermedad son mucho más reducidas, y el nivel de conocimientos que transmiten es menor que el de la clasificación original.

Estas discrepancias son debidas a la diferente de perspectiva de la práctica entre los psiquiatras y los

TABLA II
CIE-10. GRUPOS DE CATEGORÍAS PRINCIPALES

F00-F09	Trastornos mentales orgánicos, incluidos los sintomáticos.
F10-F19	Trastornos mentales y del comportamiento debidos al consumo de sustancias psicotropas.
F20-F29	Esquizofrenia, trastorno esquizotípico y trastornos de ideas delirantes.
F30-F39	Trastornos del humor (afectivos).
F40-F49	Trastornos neuróticos, secundarios a situaciones estresantes, y somatomórficos.
F50-F59	Trastornos del comportamiento asociados a disfunciones fisiológicas y a factores somáticos.
F60-F69	Trastornos de la personalidad y del comportamiento del adulto.
F70-F79	Retraso mental.
F80-F89	Trastornos del desarrollo psicológico.
F90-F98	Trastornos del comportamiento y de las emociones de comienzo habitual en la infancia y adolescencia.
F99	Trastornos mentales sin especificación.

MAP. Ésta se debe a dos aspectos fundamentales[10]. En primer lugar el encuadre de la entrevista. En el caso de la psiquiatría el paciente acude a la consulta asumiendo que padece un trastorno mental que merece la atención y el tratamiento de un especialista. Sin embargo, en la AP el paciente acude con una presunción de enfermedad mental en un porcentaje de casos muchísimo menor, y esto va a condicionar en gran medida el desarrollo de la entrevista. En segundo lugar, hay una importante diferencia en lo que podríamos llamar el "tiempo terapéutico", que es el tramo de la entrevista que, una vez finalizada la recogida de información y la exploración, se dedica a acciones concretas para solucionar el problema (recomendaciones, información al paciente y su familia, prescripción de la medicación, etc.). Es evidente que el tiempo terapéutico de que dispone el MAP es mucho menor que el del psiquiatra para orientar y tratar el caso. En palabras de David Goldberg, es un error pretender con estos instrumentos que los MAP se comporten como psiquiatras. El objetivo básico debe ser que los MAP vayan adquiriendo habilidades concretas para la detección y el manejo de las enfermedades mentales sin modificar el estilo de trabajo que aplican habitualmente[10].

Según los datos de los estudios de campo para la CIE-10-AP, una gran parte de nuestros MAP atienden cada día en su consulta a más de cincuenta enfermos, y el tiempo dedicado a cada consulta tiene una media de 7-8 minutos. Algunos MAP del estudio refieren que a los casos complicados les dedican algo más de tiempo para recoger información.

EL PROBLEMA CATEGORIAL/DIMENSIONAL EN ATENCIÓN PRIMARIA

Desde un punto de vista nosológico, uno de los problemas más importantes con que nos encontramos en la enfermedad mental en AP es el de las denominadas enfermedades mentales comunes[3]. Con esto nos referimos a ese gran número de trastornos emocionales que atienden los MAP. Tales problemas han recibido diferentes rúbricas: trastornos emocionales, problemas ansiosos depresivos, etc. La característica principal en todos ellos es el predominio de la sintomatología de tipo ansioso o depresivo.

Otro elemento a considerar en estos trastornos es el importante componente reactivo que conllevan. Es frecuente que estos enfermos planteen al médico su problema relacionado con acontecimientos vitales recientes, falta de soporte social o situaciones de estrés crónico. En estos casos el enfermo acude refiriendo que se siente desbordado por los problemas y que, al no poder afrontarlos, se encuentra angustiado y con el ánimo bajo.

Con frecuencia nos encontramos con el problema de que estos casos son difícilmente encuadrables en las clasificaciones actuales de las enfermedades mentales. Ante este problema los creadores de la CIE-10 han incluido una novedosa categoría: el trastorno mixto ansiedad-depresión. Este nuevo constructo pretende abarcar todos aquellos trastornos que no cumplan los criterios tanto de un trastorno depresivo como del trastorno de ansiedad generalizada. Es de destacar que el DSM-IV no acepta la existencia de esta categoría.

Como señala Goldberg[3], este problema va más allá de la mera existencia o ausencia del trastorno, e implica un profundo y viejo problema conceptual dentro de la nosología psiquiátrica: la distinción categorial/dimensional. Las clasificaciones actuales parten de un modelo teórico según el cual cada categoría es considerada cualitativamente diferente del resto, así como del estado de salud normal.

Sin embargo, este modelo no podría ser aplicable a las denominadas enfermedades mentales comunes en las que la mera distinción entre la salud y la enfermedad muchas veces resulta complicada. Goldberg[3] propone un modelo dimensional para explicar estos trastornos y defiende que existe en el individuo una vulnerabilidad que se sustenta en una estructura neurótica de la personalidad. Esta vulnerabilidad vendría determinada por múltiples causas: en primer lugar por factores genéticos, ya que se ha demostrado que el neuroticismo es un rasgo con un componente genético importante. Esta vulnerabilidad también vendría determinada por acontecimientos vitales antiguos, la adversidad y el estrés crónico. También habría factores protectores que amortiguarían los efectos nocivos de los acontecimientos vitales.

LAS CLASIFICACIONES DE LAS ENFERMEDADES MENTALES EN ATENCIÓN PRIMARIA CIPSAP-2

Entre los organismos que más se han caracterizado por desarrollar un sistema de clasificación en AP destaca la WONCA (World Organisation of National Colleges, Academies, and Academic Associations of General Practitioners/ Family Physicians). Teniendo como fundamento la Clasificación Internacional de las Enfermedades de la Organización Mundial de la Salud (OMS), en 1975 la WOMCA promocionó y publicó la *Clasificación Internacional de Problemas de Salud* (CIPSAP), también conocida por sus siglas en inglés (ICHPPC). Tras la aparición de la CIE-9 fue necesario revisar la CIPSAP y se publicó la CIPSAP-2 en 1979, y fue reconocida por la OMS como la adaptación de la CIE-9 para su uso en AP y fue denominada CIE-9-MG. Los epígrafes de ambas clasificaciones (CIPSAP-2 y CIE-9) coinciden en un 50% aproximadamente. El objetivo de la CIPSAP es clasificar los problemas de las personas que se sienten enfermas, y de las que, estando sanas, buscan evaluación, atención y consejo experto en AP. Esta clasificación permite hacer comparaciones estadísticas fiables de morbilidad y volumen de trabajo realizado en cualquier lugar del mundo. En el caso concreto de España, la CIPSAP es la clasificación que más se ha difundido y popularizado en los últimos años; según el resultado de una encuesta sobre el conocimiento y uso de las clasificaciones en AP, el 73% de los médicos que utilizan clasificaciones usa la CIPSAP-2 en alguna de sus versiones[11].

Versión multiaxial de la CIPSAP-2

La OMS ha propuesto desarrollar esta versión de la clasificación CIPSAP-2[12]. Los tres ejes están constituidos por problemas físicos, psicológicos y sociales. Se define un problema psicológico como "sentimientos, pensamientos y/o conductas reconocidas como morbosas o desproporcionadas con respecto a cualquier acontecimiento o dificultad, que provocan distrés al individuo en cuestión, son una fuente de quejas para otros, o son un peligro real o potencial para su salud". Se considera un problema social "un rasgo o cambio en la relación del individuo con otras personas, grupos u organizaciones, o con su entorno físico, que puede ser perjudicial para su bienestar general, o para su salud mental o física" (tablas III y IV).

CIPAP: clasificación internacional del proceso en atención primaria

Esta clasificación supone un paso más en los sistemas clasificatorios en AP. En el apartado anterior

TABLA III
CLASIFICACIÓN INTERNACIONAL DE LOS PROBLEMAS DE SALUD EN ATENCIÓN PRIMARIA. 2.ª EDICIÓN (CIPSAP-2).
LISTADOS DE PROBLEMAS PSICOLÓGICOS

P00	No hay problemas psicológicos.	P13	Trastornos de la personalidad.
P01	Se siente ansioso, tenso o nervioso.	P14	Problemas sexuales.
P02	Se siente deprimido.	P15	Problemas de alimentación.
P03	Se siente irritable o enfadado.	P16	Problemas psicofisiológicos (incluye síntomas físicos exacerbados por factores psicológicos).
P04	Se siente inquieto o agitado.	P17	Problemas de aprendizaje.
P05	Alteración del sueño.	P18	Problemas emocionales en la infancia.
P06	Se siente cansado o apático.	P19	Problemas de conducta en la infancia.
P07	Se siente insatisfecho.	P20	Trastorno psicótico orgánico.
P08	Alteraciones de la memoria o concentración.	P21	Trastorno esquizofrénico y paranoide.
P09	Ideas suicidas, impulsos o actos.	P22	Psicosis afectiva.
P10	Delirios, alucinaciones u otros fenómenos psicóticos.	P23	Otras psicosis no orgánicas.
P11	Aislamiento social.	P24	Retraso mental.
P12	Problemas relacionados con el consumo de sustancias.	P25	Otros (especificar).

Clare y cols., 1992[12].

TABLA IV
CLASIFICACIÓN INTERNACIONAL DE LOS PROBLEMAS DE SALUD EN ATENCIÓN PRIMARIA. 2.ª EDICIÓN (CIPSAP-2).
LISTADOS DE PROBLEMAS SOCIALES

S00	No hay problemas psicosociales que contribuyan a la visita.	S09	Aislamiento social.
S01	Problemas conyugales o de pareja.	S10	Problemas financieros.
S02	Problemas padres-hijos.	S11	Problemas con el sistema educativo.
S03	Disrupción familiar.	S12	Problemas ocupacionales.
S04	Otros problemas de relación familiar.	S13	Problemas legales.
S05	Problemas por cuidar a una persona enferma, discapacitada o anciana.	S14	Circunstancias personales que impiden el acceso a la atención sanitaria.
S06	Problemas de casa.	S15	Circunstancias ambientales nocivas para la salud.
S07	Cambio de residencia.	S16	Problemas que surgen de prácticas sociales, culturales o sistemas de creencias.
S08	Otros problemas interpersonales no familiares.	S17	Otros (especificar).

Clare y cols., 1992[12].

hemos visto que el objetivo era clasificar los diferentes problemas clínicos en AP. El objetivo de la CIPAP es clasificar los procesos que tienen lugar en la AP. Está diseñada para estudiar los eventos que se inician con el contacto de una persona con un profesional de AP, incluyendo los procedimientos diagnósticos, tratamientos y aspectos administrativos de la consulta, y terminan con los planes de seguimiento. La clasificación cuenta con nueve secciones.

CIAP: clasificación internacional en atención primaria

Las clasificaciones anteriores están orientadas para catalogar la información facilitada por el paciente. La CIAP está pensada para combinar tres aspectos de la atención clínica: en primer lugar la razón de consulta que es el motivo que, según el paciente, justifica su consulta. En segundo lugar las enfermedades y problemas identificados, que son las entidades que requieren algún tipo de intervención, según el criterio del profesional. Finalmente está el proceso de atención, que es todo lo que se hace o se manda hacer en el curso de la valoración de una razón de consulta, enfermedad o problema identificado por el profesional. Se han estudiado las correspondencias entre la CIAP y la CIE-10, por lo que podemos considerar ambas clasificaciones como ampliamente compatibles en el capítulo de las enfermedades mentales[13,14]. En la tabla V están recogidos los principales grupos de trastornos psiquiátricos atendidos en AP desde la perspectiva de la CIAP[15].

DSM-IV-AP: versión del DSM-IV para atención primaria

Directamente relacionada con el DSM-IV, ha sido publicada recientemente y ya se ha visto traducida al castellano[16]. Se basa fundamentalmente en un sistema de algoritmos para llegar al diagnóstico. Se ha criticado de ella que su manejo es excesivamente farragoso, lo que puede dificultar su aplicación en la clínica (tabla VI).

EL PROBLEMA ENFERMEDAD/CONDUCTA DE ENFERMEDAD

Otra de las características importantes de la atención primaria está en que muchas veces resulta difícil distinguir si la persona que acude a consulta tiene o no tiene una enfermedad susceptible de tratamiento. En estos casos el enfermo refiere determinadas molestias que no necesariamente van a ser consideradas por su médico como una entidad nosológica susceptible de tratamiento (tabla VII). No es raro que acudan personas a una consulta de atención primaria en las que el médico que las atiende no detecta ningún trastorno. Esto no es tan frecuente como en otras especialidades médicas en las que, al venir los enfermos derivados por otros profesionales de la medicina, la incidencia de *no diagnósticos* es mucho menor. Por ello, los médicos de atención primaria deben evaluar (y clasificar) también estos casos. Desde la psicología social se han definido diferentes patrones de conducta que tienen que ver con esta cuestión[17]:

i) *Conducta de salud* (health behavior): es la actividad realizada por una persona que se considera sana con el fin de prevenir la enfermedad o detectarla en una etapa asintomática.
ii) *Conducta de enfermedad* (illness behavior): cualquier actividad realizada por una persona que se siente enferma, para definir el estado de su salud y conseguir el remedio adecuado.
iii) *Conducta de rol de enfermo:* cualquier actividad realizada con el propósito del restablecimiento, por aquellos que se consideran a sí mismos enfermos. Incluye recibir tratamiento de los terapeutas adecuados, generalmente implica un amplio abanico de conductas independientes, y provoca un cierto grado de abandono de las obligaciones habituales.

El modelo de creencias de la salud (Health Belief Model) fue desarrollado por un grupo de investigadores[18] para intentar predecir las conductas preventivas de salud del individuo. La disposición para adoptar acciones relacionadas con la salud dependen de un grupo de factores:

— *Susceptibilidad:* son las creencias del individuo con respecto a la probabilidad de contraer una enfermedad.
— *Severidad:* la gravedad que percibe el individuo en las consecuencias de padecer la enfermedad.
— *Beneficios:* ventajas que cabe esperar en caso de adoptar una acción que reduzca la amenaza a la salud.
— *Barreras:* cualquier curso de acción puede tener determinadas consecuencias. Puede haber cierto grado de distrés físico, psicológico o financiero que limite la acción concreta.
— *Pistas para la acción:* se refieren a estímulos que pueden activar la conducta de salud. Pueden ser internos (sensaciones corporales) o externos (la familia o los medios de comunicación).
— *Motivación con respecto a conductas preventivas:* que se refiere al interés que tiene la persona en

TABLA V
LISTADO DE TRASTORNOS PSIQUIÁTRICOS DE LA CIAP

CIAP	CIE-10*	Término
P01	R45.0	Ansiedad, nerviosismo, tensión.
P02	F43	Estrés, situación transitoria.
P03	R45.2	Sensación de tristeza.
P04	R45.1,R45.4	Sensación, conducta irritable.
P05	R54	Sensación, conducta senil, edad.
P06	F51	Alteración del sueño, insomnio.
P07	F52.0	Inhibición, pérdida deseo sexual.
P08	F52.R	Inhibición, pérdida satisfacción sexual.
P09	F54,F65,F66	Relativo a preferencias sexuales.
P10	F95,F98.4,F98.5,F98.6	Tartamudeo, disfemia, tics.
P11	F98.2,F98.3	Problemas de alimentación en niños.
P12	F98.0	Enuresis.
P13	F98.1	Encopresis.
P15	F10.R	Abuso crónico de alcohol.
P16	F10.0	Abuso agudo de alcohol.
P17	F17	Abuso de tabaco.
P18	F13,F19,F55,F16	Abuso de fármacos.
P19	F1x	Abuso de drogas.
P20	R41,R41r,R44	Alteración de la memoria, concentración.
P21	F90	Niño hiperactivo/hipercinético.
P22	F91,F92,F93,F94	Relativo a la conducta de los niños.
P23	F91,F92,F94	Relativo a la conducta de los adolescentes.
P24	F80,F81,F82,F83,F88,F89	Alteraciones específicas del aprendizaje.
P25	Z65.8	Cambio estado/situación de un adulto.
P27	Z71.1	Miedo a padecer una enfermedad mental.
P28	R68.8	Limitación función/minusvalía.
P29	F45.R,F98.R,R44,R46,Z64	Otros signos y síntomas psicológicos.
P70	F00,F01,F02,F03,G30,F05.1	Demencia senil/Alzheimer.
P71	F04,F05.R,F06,F07,F09	Otras psicosis orgánicas.
P72	F2x	Esquizofrenia, todos los tipos.
P73	F30,F31,F34.0	Psicosis afectivas.
P74	F41	Alteración de ansiedad/estado de ansiedad.
P75	F44,F45.0,F45.1,F45.2	Alteraciones histéricas/hipocondríacas.
P76	F32,F33,F34.R,F38,F39	Alteraciones depresivas.
P77	F99	Intento de suicidio.
P78	F48.0	Neurastenia, sobrecarga psíquica.
P79	F40,F42,F48.3	Otras alteraciones neuróticas.
P80	F6x	Alteraciones de la personalidad.
P85	F7x	Retraso mental.
P98	F84	Otras psicosis inespecíficas.
P99	F53,F54,F59,F99	Otras alteraciones mentales, psicológicas.

Shepherd y cols.[19].
*Correspondencia con la CIE-10.

TABLA VI
ALGORITMOS DE LA DSM-IV-AP

A. Humor depresivo.
B. Ansiedad.
C. Síntomas médicos no explicados.
D. Alteración cognitiva.
E. Uso problemático de sustancias.
F. Alteración del sueño.
G. Disfunciones sexuales.
H. Cambio de peso o conducta alimentaria anormal.
I. Síntomas psicóticos.

la prevención de las enfermedades y el mantenimiento de la salud.

— *Otros factores socioculturales:* como los demográficos, étnicos, sociales y de la personalidad que puedan intervenir en la conducta de salud.

Por esto, es importante para los MAP la posibilidad de codificar no sólo los trastornos detectados, sino también los motivos de consulta, ya que aportan datos relevantes sobre la conducta de salud y enfermedad que tiene la población atendida. Como veremos más adelante, esto también ha sido recogido en la CIAP. Sin embargo, no se presta tanta atención a este problema en las clasificaciones derivadas del DSM-IV y la CIE-10. En la tabla VII están recogidos los principales grupos de trastornos psiquiátricos atendidos en AP desde la perspectiva de la CIAP[15].

Otra característica importante de las clasificaciones procedentes de la atención primaria es la tendencia a tener criterios de inclusión, y pocos criterios de exclusión. En las clasificaciones psiquiátricas existen diversos trastornos que tienen una sintomatología parecida y se incluyen criterios de exclusión para diferenciarlos unos de otros. En las clasificaciones procedentes de la atención primaria no se valora esta cuestión*.

Otro punto a destacar es la gran abundancia de trastornos subumbrales (códigos R) y problemas sociales (códigos Z)[15] que se incluyen en la CIAP (tabla V). Esto pone de manifiesto la gran importancia que tienen en la práctica clínica estos problemas, hasta el punto de que son incluidos en el mismo apartado**. No es extraño que coexistan problemas físicos con otros de tipo psicológico y/o social. Por ello, además de las propuestas de la CIPSAP-2, existen otros modelos de codificación de poblemas mixtos (tabla VIII)[19].

TABLA VII
PRINCIPALES PROBLEMAS DE SALUD MENTAL EN ATENCIÓN PRIMARIA

1. ENFERMEDADES MENTALES ORGÁNICAS: incluye las demencias de cualquier tipo, las psicosis orgánicas y el retraso mental.
2. ABUSO DE SUSTANCIAS: incluye todo lo relacionado con la dependencia a cualquier tipo de sustancia incluyendo el alcohol.
3. DIAGNÓSTICOS NOSOLÓGICOS: incluye trastornos como la esquizofrenia, los trastornos afectivos y de ansiedad, enfermedad depresiva, trastornos de la conducta alimentaria, etc. En este grupo se incluyen todos aquellos diagnósticos en los que no hay dudas sustanciales con respecto a que el paciente cumple los criterios diagnósticos del trastorno. En general, también se incluyen los trastornos psiquiátricos graves.
4. PROBLEMAS DE LA CONDUCTA EN LOS NIÑOS: incluye problemas como el tartamudeo, la enuresis, encopresis, problemas de conducta en la adolescencia, trastorno por déficit de atención.
5. PROBLEMAS SEXUALES: incluye la inhibición o pérdida del deseo sexual, preocupaciones por la orientación sexual, etc.
6. PROBLEMAS DE SENTIMIENTOS: incluye casos en los que el paciente refiere sentirse ansioso, triste, estresado, irritable, viejo, con problemas de sueño, con problemas de memoria, o crisis vitales.
7. MIEDO A LAS ENFERMEDADES.
8. PROBLEMAS CON LAS CONDICIONES DE VIDA: situaciones como paro, pobreza, dificultades culturales, bajo nivel educativo, agresiones, etc.
9. PROBLEMAS FAMILIARES:incluye enfermedades en algún miembro de la familia, situaciones de duelo por la muerte de un familiar, problemas de relación con alguien de la familia, etc.

Lamberts y Hofmans-Okkes (1993)[15].

CIE-10-AP: CLASIFICACIÓN INTERNACIONAL DE LOS TRASTORNOS MENTALES Y DEL COMPORTAMIENTO EN LA ATENCIÓN PRIMARIA

Dentro de las diferentes versiones que se han desarrollado de la CIE-10 se ha creado la CIE-10-AP[20], con el fin de familiarizar a los MAP con las categorías más frecuentes de trastornos psiquiátricos que son atendidos en AP. Para ello se han creado 25 categorías (tabla IX) diagnósticas en las que se recogen diagnósticos individuales, o se agrupan varias categorías diagnósticas de la CIE-10. Por ejemplo, dentro de la categoría "Trastornos por consumo de drogas" se incluyen todas las entidades nosológicas que se pueden encontrar por el consumo de diferentes sustancias psicoactivas. Del mismo modo, en el apartado "Trastornos psicóticos crónicos" serían incluibles todos los trastornos esquizofrénicos, así como los trastornos de ideas delirantes

*Por ejemplo, la CIAP incluye dentro del apartado de las esquizofrenias (P72) a todos los trastornos psicóticos que abarcan los códigos F20-F29. A todos los trastornos bipolares y los trastornos afectivos persistentes dentro del término psicosis afectivas (P73). Todos los trastornos relacionados con el consumo de alcohol crónico en el apartado P15, etcétera. La definición de esquizofrenia (P73) en la CIAP es: "distorsiones características y fundamentales del pensamiento, las percepciones y los afectos que son inapropiados o aplanados (por ejemplo, eco o inserción del pensamiento, aislamiento, percepciones delirantes, voces alucinatorias, delirios de control) junto con una claridad de conciencia y una capacidad intelectual no afectada". La definición de enfermedad depresiva es "una alteración fundamental en el afecto o el ánimo hacia la depresión. El humor, la energía y la actividad están descendidos de manera simultánea, junto a una capacidad alterada para el disfrute, el interés y la concentración. El sueño y el apetito también suelen estar afectados, así como la confianza y la autoestima".

**Por ejemplo, se incluyen términos tan ambiguos como sensación de tristeza (P03), ansiedad, nerviosismo, tensión (P01), miedo a padecer una enfermedad mental (P27), alteración de la memoria, concentración (P20), etc.

Tabla VIII
Lista de comprobación de los problemas psicosociales en atención primaria

Uno de los problemas que ha atendido en la consulta:	
1. Era psiquiátrico	Ejemplo: depresión, ansiedad, trastorno de la alimentación.
2. Era una adicción	Ejemplo: alcohol, tabaco o abuso de drogas.
3. Era físico secundario a un trastorno psiquiátrico o adictivo subyacente	Ejemplo: paciente con cefaleas o dolor de espalda causado por depresión, paciente con dolor en el pecho y disnea secundarios a ansiedad, paciente con una hemorragia digestiva secundaria y alcoholismos.
4. Era físico con un problema psicosocial contribuyendo a su etiología	Ejemplo: niño con dolor de estómago cuyos padres se han divorciado recientemente, niño con erosiones que está sufriendo abusos físicamente, paciente con una úlcera cuyo cónyuge ha fallecido recientemente.
5. Era físico y un problema psicosocial fue considerado en el tratamiento	Ejemplo: falta de dinero para comprar la medicación prescrita, gestionar en casa el cuidado de un paciente incontinente, depresión causando un pobre cumplimiento de medicación.
6. Era físico y ha causado un problema psicosocial	Ejemplo: niño con parálisis cerebral que causa estrés en sus padres.
7. Era físico con el paciente y el paciente busca cuidados debido a la preocupación de otros	Ejemplo: paciente con tos desde hace cuatro meses cuya esposa quiere que se realice una radiografía de tórax.
8. Era físico y el médico actúa como un agente social	Ejemplo: análisis prematrimoniales, evaluación de la discapacidad, examen físico escolar, alta laboral.
9. Resultó en una demanda de asesoramiento	Ejemplo: paciente diabético en seguimiento con un duelo por la muerte de un hijo, niño sano cuyos padres se han separado.
10. Control de natalidad, evaluación de una disfunción sexual	
11. Requerimiento al médico para tratar cuestiones transculturales, diferencias de clases o cuestiones religiosas	Ejemplo: mujer india remisa a tratar preocupaciones sexuales, testigo de Jehová que rechaza una transfusión de sangre.
12. Fue relacionado con otros problemas psicosociales no descritos anteriormente	
13. No son aplicables ninguno de los anteriores	

Sheff y cols., 1994[19].

persistentes. En las **figuras 1** y **2** presentamos el organigrama de la exploración de la enfermedad mental del adulto en atención primaria. Como vemos en ellas, las pautas de actuación se basan primero en la observación de la conducta y en segundo término en el estudio del síntoma más llamativo.

Cada una de las 25 categorías de la CIE-10-AP viene desarrollada en una ficha individualizada para facilitar el manejo al usuario. Todas las fichas constan de los mismos apartados:

— Quejas presentes.
— Pautas para el diagnóstico.
— Diagnóstico diferencial.
— Información esencial para el paciente y su familia.
— Recomendaciones específicas a pacientes y sus familiares.
— Medicación.
— Consulta a un especialista.

Los fichas no están estructuradas de una manera tan rígida como en los criterios de investigación de la CIE-10, ni están desarrollados los temas tan extensamente como en el libro de descripciones clínicas y pautas para el diagnóstico. El objetivo de la CIE-10-AP es disponer de una orientación fácil de aplicar y rápida para realizar diagnósticos psiquiá-

TABLA IX
CIE-10-AP. LISTADO DE CATEGORÍAS

1	F00*	DEMENCIA
2	F05	DELIRIUM
3	F10	TRASTORNOS POR CONSUMO DE ALCOHOL
4	F11*	TRASTORNOS POR CONSUMO DE DROGAS
5	F17.1	CONSUMO DE TABACO
6	F20*	TRASTORNOS PSICÓTICOS CRÓNICOS
7	F23	TRASTORNOS PSICÓTICOS AGUDOS
8	F31	TRASTORNO BIPOLAR
9	F32*	DEPRESIÓN
10	F40*	TRASTORNOS FÓBICOS
11	F41.0	TRASTORNO DE PÁNICO
12	F41.1	TRASTORNO DE ANSIEDAD GENERALIZADA
13	F41.2	TRASTORNO MIXTO ANSIOSO DEPRESIVO
14	F43*	TRASTORNO DE ADAPTACIÓN
15	F44*	TRASTORNO DISOCIATIVO (HISTERIA DE CONVERSIÓN)
16	F45	TRASTORNOS SOMATOMÓRFICOS (QUEJAS SOMÁTICAS SIN EXPLICACIÓN)
17	F48.0	NEURASTENIA
18	F50*	TRASTORNOS DE LA CONDUCTA ALIMENTARIA
19	F51*	TRASTORNOS NO ORGÁNICOS DEL SUEÑO
20	F52	DISFUNCIÓN SEXUAL NO ORGÁNICA
21	F70	RETRASO MENTAL
22	F90	TRASTORNO HIPERCINÉTICO (DÉFICIT DE ATENCIÓN)
23	F91	TRASTORNO DISOCIAL
24	F98.0	ENURESIS NO ORGÁNICA
25	Z63*	REACCIÓN DE DUELO

Cuando un código se sigue de un asterisco significa que se incluye en él más de un código del capítulo V (F) de la CIE-10; p.ej.: F00* incluye F00-F04.

tricos. No existen puntos de corte, ni siquiera un sistema de recogida de puntuación de la intensidad de la sintomatología; por ello no puede ser considerada como un instrumento de *screening*. No es, tampoco, un instrumento de investigación sino una herramienta clínica que se pretende que sea usada en la práctica médica cotidiana. La CIE-10-AP no excluye la utilización de otras versiones de la CIE-10 u otras clasificaciones en las que se trate el caso con mayor amplitud y profundidad. Por ello, podría ser considerada como un mínimo de conocimientos que sería deseable que el MAP tuviera, y una orientación sobre cómo tomar decisiones.

La CIE-10-AP no sólo pretende ayudar en el diagnóstico, sino que también intenta orientar al médico sobre cómo manejar el caso y tomar decisiones terapéuticas. Para ello se dan pautas sencillas con respecto al manejo de la medicación y la utilización de técnicas psicoterapéuticas sencillas. Las orientaciones psicoterapéuticas aparecen en el apartado de "Recomendaciones específicas al paciente y su familia" y tienen una orientación cognitivo-conductual. Para ello, una vez seleccionada la conducta patológica, se enseña al médico a que asesore a la familia y al propio enfermo cómo identificar los reforzadores de la conducta patológica, para que puedan desarrollar estrategias que permitan modificar la conducta.

Además de las 25 fichas, hay otro material de interés para el clínico, como un índice de síntomas, dos diagramas de árboles de decisión y diverso material educativo para entregar a los enfermos y sus familiares.

La Clasificación Internacional del Funcionamiento (CIF)

Un aspecto cada vez más importante a considerar es el de las consecuencias de la enfermedad a largo plazo y las limitaciones el individuo para realizar las actividades de la vida cotidiana. Fue la OMS la que estableció los conceptos y creó la Clasificación Internacional de Deficiencias, Discapacidades y Minusvalías (CIDDM)[21]. Posteriormente, y tras un largo proceso de revisión, ha aparecido la segunda edición denominada Clasificación Internacional del Funcionamiento, la Discapacidad y la Salud (CIF)[5]. La clasificación y tipificación de las discapacidades se ha convertido en un objetivo prioritario en la nosología psiquiátrica, hasta el punto de que el comité asesor para la redacción del DSM-V lo considera un objetivo prioritario en su agenda para la investigación[22]. Interesa inicialmente definir los conceptos de deficiencia, discapacidad y minusvalía[21]:

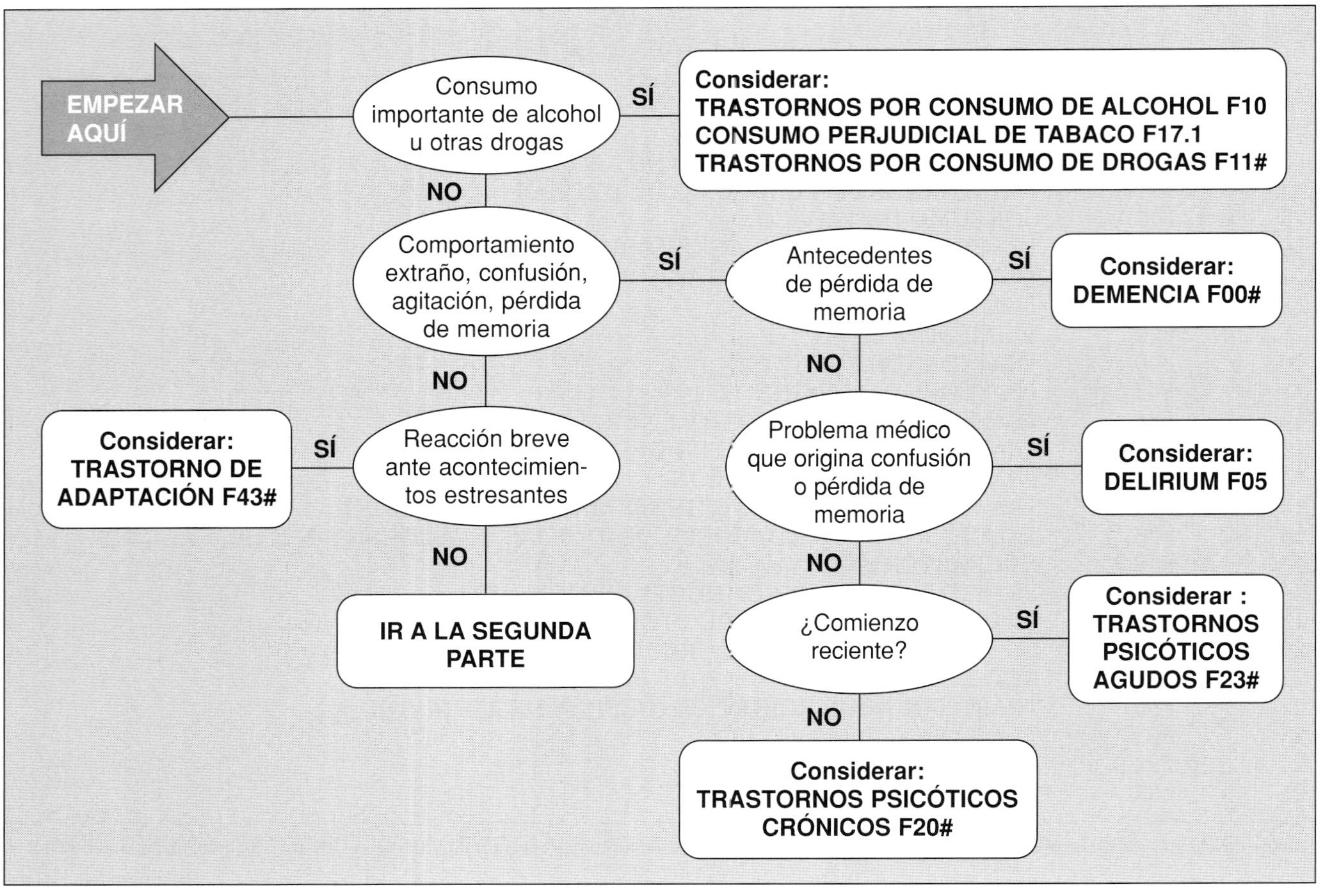

Figura 1. CIE-10 AP. Organigrama de la entrevista en adultos: primera parte.

— *Deficiencia:* según la CIDDM "dentro de la experiencia de la salud una deficiencia es toda pérdida o anormalidad de una estructura o función psicológica, fisiológica o anatómica... la deficiencia se caracteriza por pérdidas o anormalidades que pueden ser temporales o permanentes, e incluye la existencia o aparición de una anomalía, defecto o pérdida en una extremidad, órgano, tejido u otra estructura corporal, o un defecto en un sistema funcional o mecanismo del cuerpo, incluyendo los sistemas de la función mental". Una deficiencia no va asociada a una etiología concreta, de modo que varias enfermedades pueden dar lugar a una misma deficiencia. Por ejemplo, una afasia puede haber sido provocada por un accidente de tráfico, o por un accidente cerebro-vascular.

— *Discapacidad:* según la CIDDM "dentro de la experiencia de la salud, una discapacidad es toda restricción o ausencia (debida a una deficiencia) de la capacidad de realizar una actividad en la forma o dentro del margen que se considera normal para un ser humano... la deficiencia se refiere a las funciones propias de cada parte del cuerpo; por ello tiende a ser una noción algo idealista, que refleja una posibilidad en términos absolutos. La discapacidad, por el contrario, se refiere a actividades complejas o integradas que se esperan de la persona o del cuerpo en conjunto, como pueden ser las representadas por tareas, aptitudes y conductas".

— *Minusvalía:* según la CIDDM "dentro de la experiencia de la salud, minusvalía es una situación desventajosa para un individuo determinado, consecuencia de una deficiencia o de una discapacidad, que limita o impide el desempeño de un rol que es normal en su caso (en función de su edad, sexo y factores sociales y culturales)". La minusvalía sería un concepto cuyos parámetros dependen del contexto en el que se encuentra el individuo. Por ejemplo, una persona puede tener una discapacidad que en un país subdesarrollado le suponga una minusvalía importante, mientras que en un país desarrollado existe un mayor avance tecnológico que le permite una mayor integración laboral.

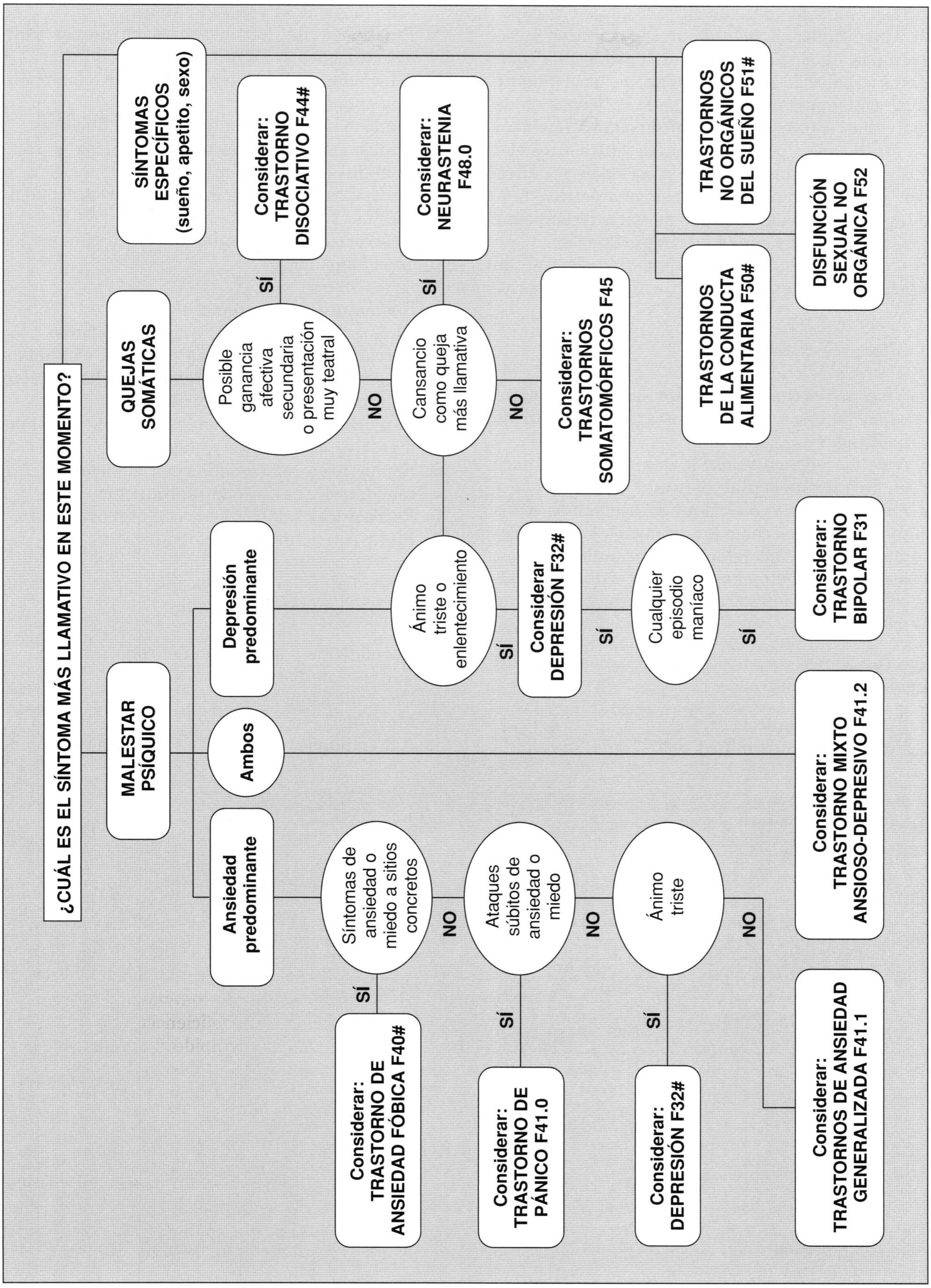

Figura 2. CIE-10 AP. Organigrama de la entrevista en adultos: segunda parte.

La OMS ha transformado su concepto de discapacidad y ha evolucionado desde una perspectiva puramente médico-biológica a otra más sensible a los componentes sociales de la discapacidad, y especialmente el efecto estigmatizante que tiene la catalogación de los individuos con secuelas de enfermedad. Considera que el estado de salud va a depender, entre otros elementos, de la respuesta que da la sociedad al individuo con una determinada alteración anatómica o funcional, y las limitaciones que tiene para desempeñar las tareas propias de su vida y circunstancias.

La CIF ha establecido un exhaustivo sistema de evaluación (fig. 3) en el que se incluye una descripción de:

1) Alteraciones anatómicas
2) Alteraciones funcionales
3) Nivel de actividad: lo que la persona sería capaz de hacer si se encontrara en un entorno facilitador
4) Nivel de participación: lo que la persona hace en su entorno actual
5) Factores contextuales: aquí se incluyen aspectos tan variopintos como los productos y la tecnología, el apoyo y las relaciones de familia, amigos, profesionales, etc; el apoyo de los sistemas públicos de protección social y sanitaria, y el entorno natural

Las funciones corporales se clasifican en los siguientes apartados:

1) Funciones mentales.
2) Funciones sensoriales y dolor.
3) Funciones de la voz y el habla.
4) Funciones de los sistemas cardiovascular, hematológico, o inmunológico y respiratorio.
5) Funciones de los sistemas digestivo, metabólico y endocrino.
6) Funciones genitourinarias y reproductoras.
7) Funciones neuromusculoesqueléticas y relacionadas con el movimiento
8) Funciones de la piel y estructuras relacionadas.

Las estructuras corporales se clasifican en los siguientes apartados:

1) Estructuras del sistema nervioso.
2) El ojo, el oído y estructuras relacionadas.
3) Estructuras involucradas en la voz y el habla.
4) Estructuras de los sistemas cardiovascular, inmunológico y respiratorio.
5) Estructuras relacionadas con los sistemas digestivo, metabólico y endocrino
6) Estructuras relacionadas con el sistema genitourinario y el sistema reproductor.
7) Estructuras relacionadas con el movimiento.
8) Piel y estructuras relacionadas.

La actividad al igual que la Participación se clasifica en los siguientes apartados:

1) Aprendizaje y aplicación del conocimiento.
2) Tareas y demandas generales.
3) Comunicación.
4) Movilidad
5) Auto cuidado.

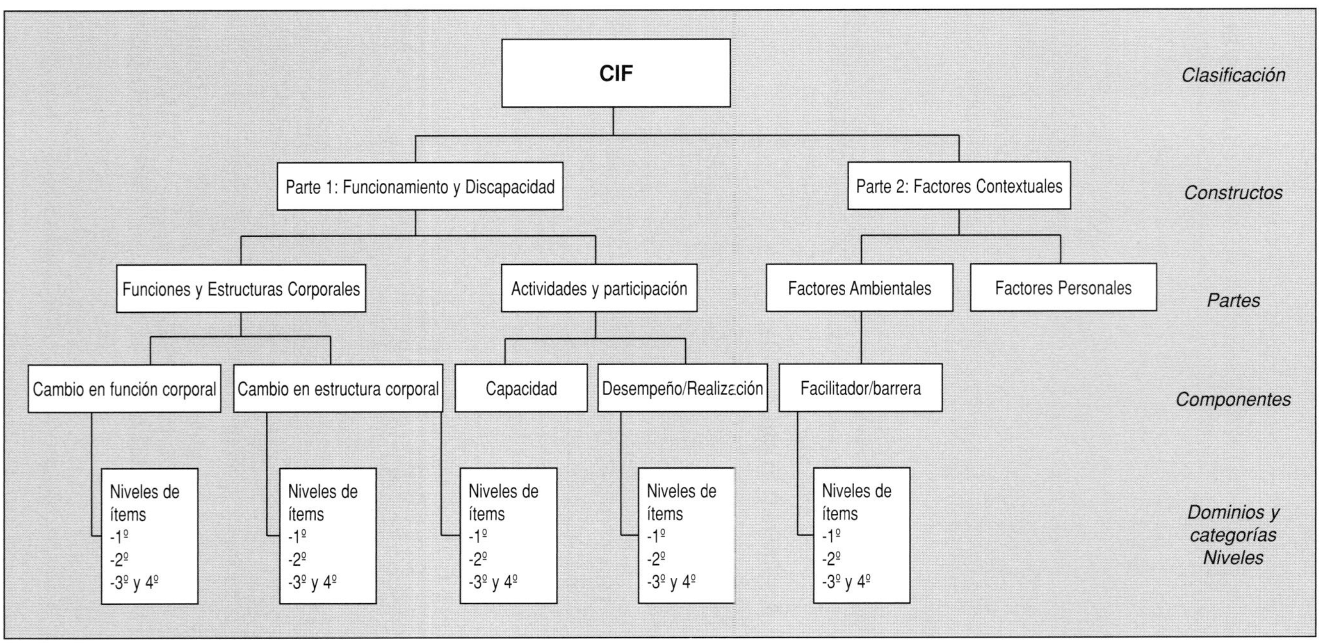

Figura 3.

6) Vida doméstica.
7) Interacciones y demandas interpersonales.
8) Áreas principales de la vida.
9) Vida comunitaria, social y cívica.

La CIF tiene un gran interés desde el punto de vista administrativo y de investigación, pero tiene algunas dificultades a la hora de su utilización práctica. Exige al clínico la codificación de un gran número de apartados. Por otro lado, es frecuente que en un mismo individuo esten presentes varias alteraciones anatómicas o funcionales, y también varias limitaciones del funcionamiento, por lo que el tiempo que invierte el clínico en la codificación es muy importante. Por ello existen instrumentos más sencillos que han sido desarrollados a partir de la CIF pero con un enfoque dimensional como la escala WHODAS-II[23-25]. En este instrumentos e agrupan los principales dominios de funcionamiento y podemos clasificar los casos dentro de un amplio rango. El WHODAS-II ha sido validado en España por lo que puede ser utilizado con facilidad[26].

Existen también otros instrumentos y clasificaciones para medir la discapacidad como es el caso de las Guías de la Asociación Médica Americana[27] y que han tenido gran influencia en el ámbito administrativo en nuestro país ya que son el fundamento de la normativa vigente que define el grado de minusvalía[28]. Las Guías AMA también tienen una gran complejidad al disponer de numerosos apartados, y tiene más utilidad administrativa que clínica. Tiene también un instrumento para valorar la discapacidad global pero también muy limitado.

CONCLUSIÓN

Es característico de la AP un volumen importante de casos en los que el trastorno más importante es un problema psiquiátrico. Por otro lado, la AP se distingue por tener unas características específicas que la diferencian del resto de la práctica médica que existe en otras especialidades. Las limitaciones en el tiempo disponible y la visión que tiene de sí mismo el enfermo mental que acude a la AP son características diferenciadoras. Existen diferentes abordajes nosológicos sobre la enfermedad mental en AP. Unos proceden de organizaciones de AP, y otros son adaptaciones específicas de los sistemas nosológicos de la psiquiatría. Todo ello pone de manifiesto la gran importancia que tienen en AP los problemas de salud mental, y que deben contar con un enfoque propio de esta especialidad.

LECTURAS RECOMENDADAS

OMS: CIE-10. *Trastornos mentales y del comportamiento. Pautas diagnósticas y de actuación en atención primaria.* Madrid, Meditor, 1996.

Versión resumida y adaptada para la atención primaria. Recoge los 25 trastornos más frecuentes que se detectan. Incluye, además de los criterios de diagnóstico, recomendaciones sobre cómo manejar estos trastornos desde el punto de vista farmacológico y psicoterapéutico.

Asociación Psiquiátrica Americana: DSM-IV-TR: Atención Primaria. Barcelona, Masson, 2004.

Es la versión para atención primaria de la DSM-IV-TR. Su objetivo es similar al de la CIE-10-AP aunque su diseño es completamente distinto. Incluye nueve árboles de decisión de los motivos de consulta más frecuentes. Aunque la idea de su diseño es original, creemos que en la práctica cotidiana su utilización es farragosa y complicada, al tener que recurrir continuamente a los árboles de decisiones.

OMS: CIE-10. *Trastornos mentales y del comportamiento. Descripciones clínicas y pautas para el diagnóstico.* Madrid, Meditor, 1992.

Asociación Psiquiátrica Americana: DSM-IV-TR Manual diagnóstico y estadístico de los trastornos mentales. Barcelona, Masson, 2002.

Algunos médicos de atención primaria consideran que las versiones para atención primaria de las clasificaciones psiquiátricas son excesivamente simples. En estos casos recomendamos la consulta a las versiones "madre" de las clasificaciones.

Goldberg D, Huxley P. *Common mental disorders: a biosocial model.* London, Routledge, 1992.

Uno de los investigadores más renombrados en el campo de las enfermedades mentales en atención primaria es David Goldberg. En unión con Peter Huxley, ha publicado dos libros especialmente importantes en este campo. El primero fue publicado en 1980, y el segundo es el que recomendamos, más actualizado y publicado en 1992. En él Goldberg y Huxley proponen un modelo explicativo de los que ellos denominan enfermedades mentales comunes, en las que predominan los síntomas ansiosodepresivos. Estos autores consideran que es posible utilizar un modelo dimensional en donde la enfermedad oscila en intensidad a lo largo del tiempo en función de la vulnerabilidad biológica, y de los estresantes a los que está sometido el individuo en su entorno habitual.

OMS: Clasificación Internacional del Funcionamiento la Discapacidad y la Salud. Ginebra, OMS, 2001. Versión en lengua española. IMSERSO, Madrid, 2004.

Una obra de referencia de la OMS sobre la valoración de la discapacidad en la que interesa conocer la conceptualización que utiliza.

BIBLIOGRAFÍA

1. Calcedo Barba A: La detección de trastornos psiquiátricos en atención primaria en *Libro del Año de Psiquiatría.* Edited by López-Ibor Aliño JJ. Madrid, Saned, 1995.
2. Sydenham T: *The entire works of Dr Thomas Sydenham.* (Ed J Swam) (cit en Goldberg D, Huxley P, 1992). London, Cave, 1742.
3. Goldberg D, Huxley P: *Common Mental Disorders: A Biosocial Model.* London, Tavistock, 1992.
4. Sartorius N: *Understanding the ICD-10 Classification of Mental Disorders. A pocket reference.* London, Science Press, 1995.
5. OMS: Clasificación Internacional del Funcionamiento la Discapacidad y la Salud. Ginebra, OMS, 2001.
6. Cooper JE, Kendall RE, Gurland B: *Psychiatric diagnosis in New York and London.* Londres, Oxford University Press, 1972.
7. Asociación Psiquiátrica Americana: DSM-IV-TR *Manual diagnóstico y estadístico de los trastornos mentales.* Barcelona, Masson, 2002.
8. Sadock BJ, Kaplan HI: *Classification of mental disorders in Comprehensive Textbook of Psychiatry.* Edited by Kaplan HI, Sadock BJ. Baltimore, Williams and Wilkins, 1995.
9. OMS: CIE-10. *Trastornos mentales y del comportamiento.* Descripciones clínicas y pautas para el diagnóstico. Madrid, Meditor, 1992.

10. Goldberg D: Comunicación personal. 1996.

11. García Ortiz L, Ramos Delgado E: *Guía del residente de medicina familiar y comunitaria.* Madrid, Smithkline Beecham, 1992.

12. Clare A, Gulbinat W, Sartorius N: A triaxial classification of health problems presenting in primary health care. *Soc Psychiatr & Epidemiol* 1992; 27:108-116.

13. Wood M, Lamberts H, Meijer S y cols.: The conversion between ICPC and ICD-10. Requierements for a family of classification systems in the next decade in *The International Classification of Primary Care in the European Community.* Edited by Lamberts H WM, Hofmans-Okkes IM. Oxford, Oxford University Press, 1993.

14. Shepherd S, Hofmans-Okkes IM: The multilanguage layer of ICPC in *The International Classification of Primary Care in the European Community.* Edited by Lamberts H, Woods M, Hofmans-Okkes IM. Oxford, Oxford University Press, 1993.

15. Lamberts H, Hofmans-Okkes IM: The classification of psychological and social problems in general practice. 1 ICPC in relation to ICD-10. *Huisarts en Weyenschap* 36 (suppl):5-13, 1993.

16. Asociación Psiquiátrica Americana: DSM-IV-AP. Barcelona, Masson, 1997.

17. Kasl S.V, Cobb S.: Health behavior, illness behavior and sick role behavior. *Arch Environmental Health* 12:246-266, 1966.

18. Rosenstock IM: The health belief model and preventive health behavior. *Health education monographs.* 1974; 2:354-386.

19. Sheff R, Rand W, Paterson JC y cols.: Psychosocial problems in primary care. *J Family Practice* 1994; 38:393-399.

20. OMS: CIE-10, *Trastornos mentales y del comportamiento.* Pautas diagnósticas y de actuación en atención primaria. Madrid, Meditor, 1996.

21. OMS: Clasificación internacional de deficiencias, discapacidades y minusvalías. *Manual de clasificación de las consecuencias de la enfermedad Madrid,* INSERSO, 1983.

22. Kupfer DJ, First MB, Regier DA: A research agenda for DSM-V. Washington, *American Psychiatric Press* 2002.

23. OMS: Disability Assessment Schedule, WHODAS II. Phase II Field Trials - Health Services Research. 36-Item Interviewer Administered, Day Codes version - February 2000. Ginebra, WHO, 2000.

24. Gallagher P, Mulvany F: Levels of ability and functioning: using the WHODAS II in an Irish context. *Disabil Rehabil* 2004; 26:506-17.

25. McKibbin C, Patterson TL, Jeste DV: Assessing disability in older patients with schizophrenia: results from the WHODAS-II. *J Nerv Ment Dis* 2004; 192:405-13.

26. Vázquez-Barquero JL, Vázquez Bourgon E, Herrera Castanedo S y cols.: [Spanish version of the new World Health Organization Disability Assessment Schedule II (WHO-DAS-II): initial phase of development and pilot study. Cantabria disability work group]. *Actas Esp Psiquiatr* 2000; 28:77-87.

27. American Medical Association: *Guías para la evaluación de las deficiencias permanentes.* Madrid, Instituto Nacional de Servicios Sociales, 1994.

28. Ministerio de Trabajo y Asuntos S: Real Decreto 1971/1999, de 23 de Diciembre, de procedimiento para el reconocimiento, declaración y calificación del grado de minusvalía. BOE 2000; 3317-3410.

III.
CLÍNICA DE LA ENFERMEDAD MENTAL EN ATENCIÓN PRIMARIA

3.1

Trastornos cognoscitivos y otros trastornos mentales orgánicos

José Ramón Vázquez Díaz, Modesto Pérez Retuerto,
Juan José Pérez Valencia y José Luis Vázquez-Barquero

INTRODUCCIÓN

En este capítulo abordaremos una serie de trastornos mentales que se caracterizan por presentar una afectación de las funciones cerebrales superiores sin la existencia de otra enfermedad mental que explique dichos trastornos. A su vez se abordarán otra serie de trastornos mentales que si bien no tienen por qué acompañarse de una afectación cognoscitiva, sí que son debidos a la acción directa de enfermedades médicas, mientras que los relacionados con el consumo de sustancias también tendrán un tratamiento específico en otro capítulo de esta obra.

Las demencias, por su incrementada prevalencia y relevancia para el dispositivo asistencial, tanto sanitario como sociosanitario, en atención primaria serán abordadas de modo independiente en el capítulo 3.2.

Tanto los trastornos cognoscitivos como otros trastornos mentales debidos a causa médica se denominan también trastornos mentales orgánicos cuando son atribuibles a los efectos fisiológicos directos de una enfermedad somática. Para que esto pueda considerarse así se requiere que, a través de la historia clínica, el examen físico y las pruebas complementarias pertinentes, podamos establecer el diagnóstico de una enfermedad médica y que la alteración psíquica se pueda relacionar etiológicamente con esa enfermedad. Esta relación etiológica no siempre resulta sencilla de establecer, ya que la aparición de las disfunciones cerebrales (cambios conductuales o psicológicos) pueden, en muchos casos, presentarse muy distanciadas en el tiempo, preceder al diagnóstico de la propia enfermedad o presentarse de un modo atípico, distinto del habitual.

Según la CIE-10[1], los criterios para clasificar un trastorno mental como de origen orgánico serían los siguientes:

1. Evidencia de una enfermedad, lesión o disfunción cerebral o de una enfermedad sistémica de las que pueden acompañarse de uno de los trastornos mencionados.
2. Relación temporal (semanas o pocos meses) entre el desarrollo de la enfermedad subyacente y el inicio del síndrome psicopatológico.
3. Remisión del trastorno mental cuando mejora o remite la presunta causa subyacente.
4. Ausencia de otra posible etiología que pudiera explicar el síndrome psicopatológico.

Las condiciones 1 y 2 justifican un diagnóstico provisional, pero la certeza diagnóstica aumenta de un modo considerable si están presentes las cuatro.

Cuando las disfunciones, enfermedades o daños afectan al cerebro de un modo directo y selectivo las denominaremos primarias y serán secundarias cuando son enfermedades sistémicas las que originan el trastorno mental.

De todos modos, existe una controversia no resuelta en torno al término "orgánico" y al concepto de la "organicidad" de los síndromes mentales, que probablemente deberá de acabar resolviéndose mediante la construcción de un nuevo paradigma para comprender los papeles de los factores neurobiológicos y psicosociales en los desórdenes psiquiátricos[2].

La gran cantidad de entidades nosológicas capaces de producir uno o varios trastornos mentales hacen que la organización y exposición de este tema sea, en general, compleja. No deben incluirse en este apartado, y por tanto ser denominados así, aquellos trastornos mentales que aparecen en el transcurso de una enfermedad médica, pero en los que no existe una razón fisiopatológica que los vincule a la misma, o bien aquellos otros que aún estando relacionados con una enfermedad médica, se explican mejor como otra enfermedad mental. Dichos trastornos son, por lo demás, descritos en detalle en los capítulos que Pérez Valencia y cols., Rojo Rodes y Miguel Ángel Benítez han elaborado para este libro. Tampoco se incluyen en el mismo los trastornos mentales relacionados o secundarios al consumo de alcohol o sustancias psicotrópicas que tienen un apartado específico tanto en la CIE-10[1] como en el DSM-IV[3], y que son, por otra parte, tratados en capítulos específicos para este libro.

Los trastornos mentales relacionados con un problema médico tienen una especial trascendencia en cuanto a su magnitud y gravedad entre determinadas poblaciones, como puede ser la población anciana o aquellas afectadas por determinados problemas de salud como ocurre en los pacientes infectados por el virus de la inmunodeficiencia humana (VIH), habiendo establecido algunos estudios que cerca del 30% de los pacientes con infección por VIH presentan algún tipo de desorden mental relacionado causalmente con la infección[4].

Seward y cols.[5] refieren que un 12% de las solicitudes de interconsulta al psiquiatra en un hospital de tamaño medio fueron debidas a desórdenes mentales orgánicos. Asimismo, Roulaux y cols.[6], en un estudio retrospectivo en el que analizan el contenido de 10 años de consulta de psiquiatría a ancianos, refieren que el 34,1% de los pacientes fueron diagnosticados de desorden mental orgánico.

A pesar de esto, los trastornos mentales orgánicos son, con mucha frecuencia, infradiagnosticados en pacientes geriátricos con síntomas psiquiátricos[7], siendo ésta una de las razones que contribuyen al mayor riesgo de muerte que ostentan los pacientes ancianos ingresados por un problema psiquiátrico, que puede llegar a ser de hasta 7,5 veces mayor que en la población general, tras los ajustes por edad y sexo preceptivos[8]. Estos autores observaron que la mayor parte de los pacientes que fallecieron tenían demencia y que los problemas médicos que afectaban a los fallecidos eran: del sistema circulatorio (34%, la mayoría de ellos cardiológicos), neumonías (19%), enfermedad de Parkinson (10%), problemas nutricionales (7%) y tumores (6%).

Si es de gran importancia para el médico de familia realizar la adecuada valoración de los síndromes psiquiátricos que se le presentan en consulta, no lo es menos establecer el adecuado diagnóstico etiológico, con el fin de distinguir los procesos que se pueden etiquetar de primarios o funcionales, de aquellos que tienen un origen orgánico. En la tabla I se exponen algunas de las características que suelen diferenciar a estos trastornos[9].

En un primer grupo, de forma extensa, abordaremos los cuadros agudos, cuyo prototipo es el delirium, y posteriormente los crónicos, integrados por los trastornos amnésicos. Las demencias se abordarán en el capítulo 3.2. Todos ellos son síndromes que quedarían incluidos en un grupo de trastornos con compromiso cognoscitivo. Un segundo grupo, constituido por los trastornos psicóticos, del estado de ánimo, de ansiedad, del sueño y de la personalidad, de origen orgánico, será examinado más superficialmente, al exhibir estos cuadros características similares a procesos clasificados en otras secciones.

DELIRIUM

Definición

Término que deriva del latín y que sugiere una desviación brusca del estado habitual del individuo. Ha recibido diferentes nombres, como síndrome cerebral agudo, encefalopatía metabólica o estado confusional agudo. Se define como un síndrome mental orgánico, de comienzo agudo o subagudo, de carácter transitorio y fluctuante y que produce una disfunción cognitiva global, con pérdida del conocimiento, de la atención y de la conciencia y que es secundaria a alteraciones difusas del metabolismo cerebral[10].

La CIE-10[1] lo define como un síndrome cerebral orgánico transitorio y de intensidad fluctuante, caracterizado por la presencia simultánea de trastornos de la conciencia, de la atención, de la percepción, del pensamiento, de la memoria, de la psicomotilidad, de las emociones y del ciclo vigilia-sueño. (tabla II).

TABLA I
ALGUNAS CARACTERÍSTICAS CLÍNICAS DE LOS TRASTORNOS MENTALES ORGÁNICOS FRENTE A LOS FUNCIONALES

Características	Orgánico	Funcional
Historia clínica		
Edad de inicio	Más avanzada	Generalmente jóvenes
Enfermedad médica	Relación temporal	No relacionada
Enfermedad psiquiátrica previa	Poco probable	Probable
Examen del estado mental		
Activación	Fluctuante o suprimida	Alerta
Orientación	Desorientado en tiempo, lugar y persona	Normal
Ilusiones	Muy probables	Poco probables
Alucinaciones	Predominios visuales	Auditivas
	Egodistonía	Egosintonía
Ideas delirantes	Estimuladas por el medio	Internas
	Corregibles	Sostenidas
Cognición	Alterada globalmente	Generalmente normal

Modificada de Perry y Markowitz, 1989[9].

TABLA II
CRITERIOS DIAGNÓSTICOS DEL DELIRIUM

Criterios CIE-10	Criterios DSM-IV
A. Enturbiamiento de la conciencia, por ejemplo, claridad reducida del conocimiento del medio, con habilidad reducida para focalizar, sostener o cambiar la atención. B. Trastornos de la cognición, que se manifiestan por: 1. Deterioro de la memoria inmediata y reciente, con mantenimiento relativamente intacto de la memoria remota. 2. Desorientación en tiempo, espacio o persona. C. Al menos una de las siguientes alteraciones psicomotrices: 1. Cambios rápidos e imprevistos de hipoactividad a hiperactividad. 2. Incremento del tiempo de reacción. 3. Incremento o disminución del flujo del habla. 4. Acentuación de las reacciones de sorpresa. D. Trastornos del ciclo sueño-vigilia, que se manifiestan por al menos uno de los siguientes síntomas: 1. Insomnio, que puede llegar a una pérdida completa del sueño, o inversión del ciclo sueño-vigilia. 2. Empeoramiento vespertino de los síntomas. 3. Sueños desagradables o pesadillas que pueden prolongarse durante la vigilia en alucinaciones o ilusiones. E. Instauración súbita y fluctuaciones diurnas del curso de los síntomas. F. Antecedentes o datos objetivos en las exploraciones clínica, neurológica y complementarias de una enfermedad cerebral o sistémica subyacente que pudiera razonablemente ser considerada como responsable de los síndromes clínicos de A a D.	A. Alteración de la conciencia con disminución de la capacidad para centrar, mantener o dirigir la atención. B. Cambio en las funciones cognoscitivas (como déficit de memoria, desorientación, alteración del lenguaje) o presencia de una alteración perceptiva que no se explica por la presencia de una demencia previa o en desarrollo. C. La alteración se presenta en un corto período de tiempo (habitualmente en horas o días) y tiende a fluctuar a lo largo del día. D. Demostración a través de la historia, de la exploración física y de las pruebas de laboratorio de que la alteración es un efecto fisiológico directo de un trastorno médico.

Inouye, 2006[11].

El DSM-IV[3] establece tres criterios básicos para el diagnóstico del delirium, como también puede verse en la tabla II. A estos tres criterios debe añadirse el de la enfermedad médica responsable del mismo.

Etiología

La causa del delirium es multifactorial y se han identificado dos grupos de factores que están implicados en su aparición. Unos, denominados factores predisponentes, que son aquellos que hacen al paciente más vulnerable de presentar este problema, y el otro, el de los factores precipitantes del mismo[11] (tabla III).

Este trastorno mental, de carácter transitorio, es una de las manifestaciones psicopatológicas más frecuentes e importantes en edades avanzadas y su presencia es, en muchos casos, el anuncio de un problema somático, más o menos grave, como puede ser la fiebre, el dolor, la deshidratación, una afección cardíaca, etcétera[10].

La prevalencia del delirium en las personas mayores varía en función del lugar donde ésta se estudie. Mientras que en los ancianos que viven en la comunidad oscila entre un 0,4 a un 1%, cuando ingresan en un hospital pasa a oscilar entre un 7 y un 38,5% [12]. De éstos, aproximadamente la tercera parte fallecerán en el hospital y otra tercera permanecerá ingresada durante largos períodos[13]. Se estima, a su vez, que el 10% de todos los pacien-

TABLA III
CAUSAS DE DELIRIUM

Factores predisponentes	Factores precipitantes
• Características demográficas Edad: mayor de 64 años Género: varón • Función cognitiva Demencia Trastorno cognitivo Antecedentes de delirium Depresión • Función física Dependencia funcional Inmovilidad Bajo nivel de actividad Antecedentes de caídas • Función sensorial Déficit visual Déficit auditivo • Disminución de la ingesta oral Deshidratación Desnutrición • Toma de medicamentos Polimedicación Toma de varios medicamentos psicoactivos Abuso de la ingesta de alcohol • Multimorbilidad Enfermedades graves Coexistencia de varias enfermedades Enfermedad renal o hepática crónica Antecedentes de ACV Enfermedades neurológicas Trastornos metabólicos Fracturas o traumatismos Enfermos en situación terminal Infección por VIH	• Medicamentos Hipnóticos Narcóticos Anticolinérgicos Polimedicación Abandono del alcohol o determinados medicamentos • Enfermedades neurológicas primarias ACV, particularmente en hemisferio no dominante Sangrado intracraneal Meningitis o encefalitis • Enfermedades intercurrentes Infecciones Complicaciones yatrogénicas Enfermedad aguda grave Hipoxia Shock Fiebre o hipotermia Anemia Deshidratación Déficit en el estado nutricional Bajo nivel de albúmina sérica Trastornos metabólicos Cirugía Ortopédica Cardíaca By-pass cardiopulmonar prolongado Otras cirugías Medioambientales Ingreso en unidad de cuidados intensivos Empleo de limitadores físicos Uso de sondaje urinario Realización de múltiples procedimientos Dolor Estrés emocional • Deprivación prolongada del sueño

Inouye, 2006[11].

tes ingresados por razones médicas o quirúrgicas presentarán, en un momento dado, episodios de delirium[14].

La preferente presentación del delirium en los pacientes ancianos se explica por la presencia, en este grupo de población, de mayor vulnerabilidad y morbilidad desencadenante[10]. Hay que tener presente que el delirium aparece siempre de forma secundaria o sintomática a una agresión o noxa que actúa directamente sobre el sistema nervioso central o de forma indirecta a partir de una afectación sistémica.

El delirium inducido por alcohol u otras sustancias psicotrópicas (consumo excesivo o abstinencia), si bien tiene una gran relevancia clínica, no está incluido en este apartado.

A pesar de su magnitud y gravedad, el delirium suele ser un problema infradiagnosticado, tanto en los pacientes hospitalizados como en atención primaria, siendo a menudo una forma atípica de presentación de enfermedades graves. Errores en el reconocimiento del delirium, y por tanto de la patología que subyace, pueden tener fatales consecuencias para el enfermo. Uno de los casos en los que esto puede ocurrir es en los pacientes con demencia dado que el delirium puede ser erróneamente interpretado como una exacerbación de la misma. A su vez otra causa del infradiagnóstico se produce cuando el delirium se manifiesta con hipoactividad y somnolencia.

En atención primaria, las causas más frecuentes de delirium son las alteraciones metabólicas e hidroelectrolíticas (deshidratación, hipoglucemia, hipercalcemia y alteraciones del equilibrio ácido-básico), la fiebre y las infecciones (respiratorias, urinarias, intraabdominales y sepsis), los trastornos circulatorios, los traumatismos, el dolor o la deprivación sensorial, los trastornos respiratorios que cursen tanto con hipoxemia como con hipercapnia y los trastornos neurológicos (enfermedad vascular cerebral)[15].

La patofisiología del delirium es insuficientemente conocida y se barajan explicaciones que implican a las teorías de la neurotransmisión (exceso dopaminérgico), de la inflamación (citoquinas) y del estrés crónico (hipercortisolismo crónico). Dada su heterogeneidad clínica y su naturaleza multifactorial, parece razonable pensar que estos diversos mecanismos patogénicos puedan estar implicados en su desarrollo[11].

Clínica

A pesar de las múltiples etiologías que pueden desencadenar delirium, el cuadro clínico es relativamente constante, caracterizándose por lo que sigue:

Alteración de la conciencia

De inicio agudo y curso fluctuante, es un hallazgo universal, siendo peor por la noche y mejor durante el día, remitiendo a medida que el proceso patológico subyacente se corrige. Es, pues, característico que el paciente muestre períodos asintomáticos y de lucidez alternados con otros de enturbiamiento de la conciencia, constituyendo esta fluctuación y variabilidad del cuadro una característica clínica fundamental para el diagnóstico. Durante el día, el paciente suele estar somnoliento, mientras que por la noche se halla despierto, inquieto y agitado, siendo el sueño fragmentado, oscilando entre estados de vigilia-sueño y ensoñación-alucinación. Los grados leves pueden ser difíciles de detectar, a no ser que el paciente sea explorado durante la noche o cuando se encuentra fatigado, pero en los casos graves puede ser imposible conseguir la atención del paciente, que responde sólo a las experiencias alucinatorias, siendo su lenguaje totalmente incoherente e incomprensible para el observador.

Desorientación

Ocurre primero en tiempo y posteriormente en espacio y persona. Fluctúa con el nivel de conciencia, pudiendo estar orientado durante el día y desorientado por la noche.

Pensamiento

Hay confusión junto con la alteración de la conciencia: se acelera o retarda, desorganizándose y volviéndose más concreto. El paciente tiene gran dificultad para comprender su situación, y el razonamiento, la solución de problemas, la capacidad de abstracción, el cálculo y otras funciones intelectuales se hacen imposibles.

Trastornos del registro, retención y recuerdo

Presentan amnesia anterógrada y retrógrada, con alteración de la memoria inmediata y reciente y un registro defectuoso de los acontecimientos.

Anormalidades perceptivas

Con frecuencia es lo primero que alerta al médico sobre la anormalidad del estado mental del paciente. Aproximadamente un 40% de estos pacientes pueden presentar, de modo transitorio, ilusiones y falsas interpretaciones, así como ideas delirantes, generalmente de persecución, siendo éstas poco sistematizadas.

Cuando presentan alucinaciones, comúnmente visuales, aunque también pueden ser auditivas o táctiles, tienden a ser intensas y terroríficas, considerándolas el paciente percepciones reales, por lo que con frecuencia intenta enfrentarse o escapar de ellas.

Cambios emocionales

Puede haber ansiedad e irritabilidad, siendo frecuente la labilidad afectiva que se expresa de diferentes formas (desde apatía o depresión hasta miedo o furia).

Psicomotricidad

Puede existir retardo psicomotor evidente junto con apatía, pero lo más habitual es que se produzca inquietud psicomotora severa, y el paciente puede intentar arrancar las ropas de la cama o levantarse de ella.

Según el estado de alerta y nivel de actividad, se pueden distinguir tres tipos:

- Tipo hipoalerta/hipoactivo: paciente con letargia y somnolencia, que responde lentamente a las preguntas, es poco activo y corre el riesgo de ser infradiagnosticado y etiquetado como deprimido.
- Tipo hiperalerta/hiperactivo: paciente inquieto y agitado, que habla como si estuviera bajo presión y en voz alta, asociado a hiperactividad del sistema nervioso simpático. Este tipo se da frecuentemente en la abstinencia alcohólica o a sedantes.
- Tipo mixto: se caracteriza por cambios impredecibles que van de la hipoactividad a la hiperactividad. Este tipo es frecuente en pacientes con encefalopatía metabólica.

Diagnóstico

Tras la detección de un síndrome confusional agudo mediante la exploración psicopatológica, resulta imprescindible realizar a estos pacientes una anamnesis y exploración general. El mini-examen cognoscitivo[16] o el Confusion Assessment Method (CAM)[17,18] pueden resultarnos de utilidad en la valoración de estos pacientes (Anexos I y II).

La exploración del estado cognitivo a la cabecera del enfermo es crucial. El insomnio, las pesadillas, las alucinaciones fugaces y la ansiedad son en muchas ocasiones prodrómicos de delirium. La repentina aparición de los disturbios cognitivos y de la atención, así como su tendencia a fluctuar en severidad durante el día y empeorar durante la noche, son signos virtualmente diagnósticos de delirium. A su vez hemos de tener en cuenta que el delirium en las personas mayores se manifiesta con mucha frecuencia con letárgia.

En caso de duda, puede ayudar al diagnóstico el electro-encefalograma (EEG), la tomografía axial computerizada e incluso la resonancia magnética nuclear, que son pruebas que no están al alcance de la mayoría de los médicos de familia.

El EEG deberá mostrar un enlentecimiento difuso de la actividad de base. Si el delirium es por abstinencia a alcohol o a sedantes-hipnóticos, presentará un patrón diferente en el EEG, caracterizado por actividad rápida con ondas de muy baja amplitud[19].

Las pruebas de neuroimagen deben de tenerse en cuenta en los casos en que el delirium se asocie a signos neurológicos focales de nueva aparición, en los casos de historia o signos de traumatismo craneal, si se sospecha encefalitis o en los casos en los cuales no se descubre causa desencadenante. A su vez, puede ser útil su uso en los casos, por ejemplo, de pacientes agitados, en los que no es posible realizar la anamnesis o la exploración neurológica completa.

Tras el diagnóstico del delirium se han de estudiar las causas desencadenantes para lo cual será necesaria la realización de una serie de pruebas diagnósticas como la radiología de torax, el ECG, hemograma y bioquímica sanguínea, análisis de orina, equilibrio acido-base y gasometría. Dado que algunas de estas pruebas pueden no ser accesibles en atención primaria o demorarse en exceso sus resultados, la mayor parte de los pacientes en los que se diagnostica el delirium serán subsidiarios de ingreso hospitalario.

Es importante también realizar el diagnóstico diferencial con la demencia (tabla IV), dado que con frecuencia ambos cuadros pueden confundirse o presentarse de modo simultáneo[10], pero también debe establecerse con la depresión y con algunos cuadros psicóticos. En caso de duda lo más útil es asumir que se trata de un delirium e intentar descartar la presencia de problemas médicos desencadenantes, teniendo especial cuidado con los pacientes con demencia o con problemas psiquiátricos conocidos dado que en ellos también se puede desencadenar delirium en el curso de una enfermedad aguda[20].

Pronóstico

La presencia de delirium, sobre todo en las personas mayores, tiene un significado pronóstico adver-

TABLA IV
DIAGNÓSTICO DIFERENCIAL DEL DELIRIUM

	Delirium	Demencia	Psicosis
Comienzo	Súbito	Insidioso o gradual	Súbito
Curso clínico	Fluctuante con exacerbaciones nocturnas	Progresivo	Estable
Nivel conciencia	Disminuido	Normal	Normal
Atención	Alterada globalmente	Normal excepto en casos severos	Normal. A veces alterada o desordenada
Estado cognitivo	Alterado globalmente	Alterado globalmente	Generalmente normal
Percepción	Alucinaciones frecuentes (especialmente visuales)	Alucinaciones raras	Alucinaciones auditivas
Ideas delirantes	Poco sistematizadas Fluctuantes	Generalmente ausentes	Sostenidas Sistematizadas
Orientación	Disminuida, predominantemente de noche	Desorientación en tiempo, espacio y persona en fases avanzadas	Generalmente buena
Actividad psicomotriz	Retardada, agitada o mixta	A menudo normal	Generalmente normal Algunas veces agitación o inhibición
Lenguaje	Incoherente (lento o rápido)	Afasia. Perseverancia	Normal. En algunos casos alterado
Patología física o sustancias tóxicas	Una o las dos pueden estar presentes	En general ausentes, especialmente en demencia Alzheimer	Generalmente ausentes

Modificada de Lipowski, 1989[10].

so, que se manifiesta en un empeoramiento funcional, tanto en las capacidades física como cognitiva, en un aumento de la mortalidad y, en los pacientes ingresados, en aumento en los consumos de estancias hospitalarias[21].

A su vez se ha descrito persistencia de los signos de delirium en determinados pacientes durante largos períodos de tiempo, como puede ser el delirium en el contexto de pacientes afectos de demencia. La aparición del delirium puede ser también el presagio de futuros problemas de fragilidad en las personas mayores.

Las personas que padecen delirium tiene una probabilidad de muerte incrementada que se ha estimado del 14% al mes y del 22% a los seis meses. Si bien parte de esta mortalidad incrementada se explica por la patología de base, se ha observado que el delirium es un factor independiente de mortalidad a los seis y doce meses tras la hospitalización.

Tratamiento

En primer lugar, tranquilizar a la familia en el sentido de que el delirium es un desorden, en sí mismo, transitorio, si bien es en muchas ocasiones un problema grave o un predictor de la gravedad de la enfermedad de base que lo desencadena. A continuación debe valorarse la disposición de la familia a colaborar con los profesionales sanitarios (médico de familia y enfermera/o) en la atención a dicho paciente. Si esta premisa se da, hemos de valorar si no existe un compromiso vital y si las causas del delirium son conocidas y tratables en el domicilio. Si alguno de estos tres elementos no se cumple, el paciente debe ser derivado al hospital (véase el árbol de decisión en la fig. 1).

El tratamiento del paciente con delirium consta de tres ejes básicos: identificación y corrección de la enfermedad o enfermedades desencadenantes del mismo, que deben ser resueltas tan pronto como sea posible; los cuidados generales que deben proporcionarse a estos pacientes; y el tratamiento sintomático, fundamentalmente de la agitación psicomotriz.

Tratamiento causal

Aunque muchos de los procesos que pueden desencadenar un estado confusional agudo son fácilmente detectables y tratables en atención primaria, es conveniente no olvidar que su etiología es frecuentemente multifactorial, por lo que no debemos conformarnos con la primera causa detectada, sino que

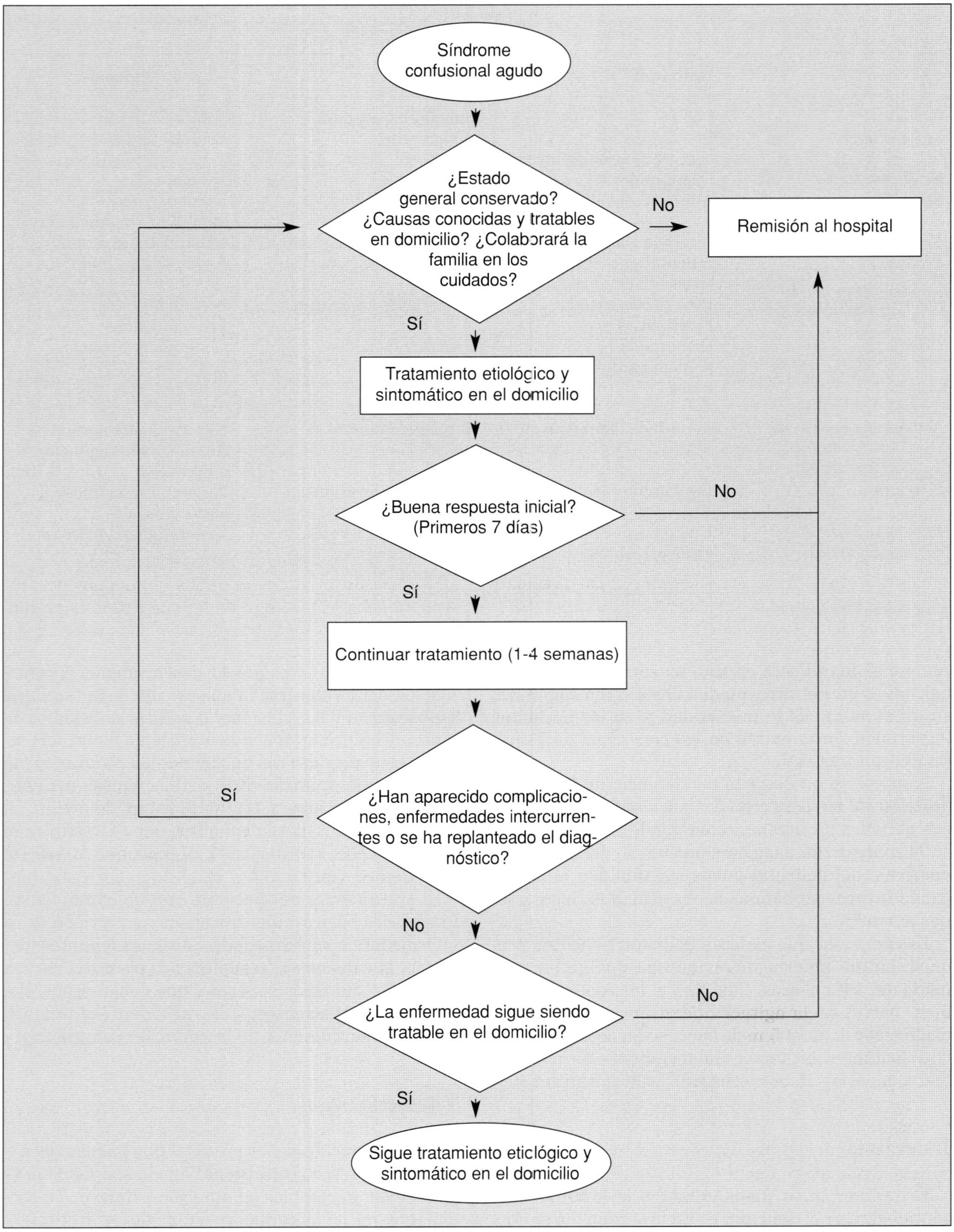

Figura 1. Árbol de decisión en el síndrome confusional agudo.

resulta obligado completar el sistema de estudio en previsión de problemas añadidos o concomitantes.

Cuidados generales

El delirium es para los pacientes una experiencia altamente estresante, por lo que:

- Debe garantizarse una atención regular del médico y la enfermera, así como la disponibilidad permanente de un cuidador (por regla general, un familiar).
- Debe proporcionarse al paciente un entorno adecuado, evitar los sobreestímulos (ruidos, visitas, etc.), siendo conveniente que la habitación esté en silencio y bien iluminada.
- Debe favorecerse la orientación del paciente, para lo cual es útil la presencia en la habitación de objetos que le sean familiares, así como de un calendario y un reloj claramente visibles.
- Deben tomarse las medidas necesarias para mantener el adecuado estado nutricional y de hidratación del paciente.
- Garantizar la adecuada movilización con el fin de prevenir la parición de úlcera por presión o trombosis venosas profundas.
- Debe revisarse toda la medicación que estuviera tomando el paciente, retirando toda aquella que no sea estrictamente imprescindible, en especial los fármacos con efecto anticolinérgico.
- La cama debe protegerse de modo adecuado con el fin de evitar las caídas.

Tratamiento sintomático

Se centra fundamentalmente en la sedación, siendo el haloperidol el fármaco de elección en estos pacientes, por su potencial sedativo, sus bajos efectos anticolinérgicos y por no producir hipotensión ortostática severa. Se recomienda comenzar con dosis bajas (0,5-2 mg/8 h), con valoración periódica del efecto terapéutico, ajustando las dosis si fuera necesario. Ante la agitación franca, puede administrarse a dosis de 2-5 mg/8 h por vía i.m., controlándose la mayoría de los pacientes con dosis inferiores a 20 mg/día. Puede causar efectos secundarios extrapiramidales como acatisia, rigidez, distonías y aquinesias.

Las benzodiazepinas, excepto en ciertos casos de delirium por abstinencia de alcohol o sedantes, no son recomendables como tratamiento del delirium. Ocasionalmente pueden ser útiles como tratamiento sedativo coadyuvante al neuroléptico, en los casos en que no hay respuesta al neuroléptico solo. Pueden causar depresión respiratoria, por lo que deben usarse con precaución, sobre todo si se requieren dosis elevadas.

Una respuesta adecuada al tratamiento debe ser perceptible en el curso de la primera semana; a pesar de ello pueden persistir síntomas menores durante unas seis semanas. Si no se produjera la mejoría en el tiempo esperado, sería conveniente replantearse el diagnóstico de la o las enfermedades que hayan podido desencadenar esa situación[11].

Por lo que se refiere al uso de los antipsicóticos atípicos (risperidona, olanzapina y quetiapina) la mayor parte de los ensayos se han realizado en pacientes con demencia cuando presentan ideas delirantes, agitación o agresividad[21]. Si bien diversos estudios avalan su eficacia clínica comparados con placebo o incluso con el haloperidol, la presencia de efectos secundarios graves hacen que su balance beneficio-riesgo no sea mejor que el haloperidol[22-25]. Los resultados de una revisión de la Colaboración Cochrane señalan que la risperidona produce una mejoría significativa de la agresividad y la psicosis comparada con placebo, pero se incrementa la incidencia de eventos adversos cerebrovasculares graves y efectos secundarios extrapiramidales. A su vez se aprecia un incremento de los abandonos del tratamiento. La FDA (Food and Drug Administration) sugiere un incremento de la mortalidad asociada al uso de estos fármacos[26].

Prevención

La adopción de medidas adecuadas de prevención nos ayuda a reducir tanto su incidencia como las complicaciones derivadas. El Yale Delirium Prevention Trial ha identificado seis factores sobre los que resultaría eficaz intervenir de un modo clínicamente relevante con el fin de evitar la aparición del delirium[27].

- Actividades de orientación y terapéuticas dirigidas a mejorar la afectación cognitiva.
- Movilización precoz en el caso de un proceso que conlleve reposo.
- Fomentar intervenciones no farmacológicas y minimizar el uso de psicofármacos.
- Prevenir la deprivación de sueño.
- Facilitar la conexión del paciente con el medio (garantizar que tiene sus gafas o audífonos si los usaba).
- Evitar la deshidratación.

Cuando el delirium ya está instaurado, el esfuerzo va dirigido a prevenir la aparición de complicaciones. A su vez y dado que la aparición de delirium empeora el pronóstico a largo plazo del paciente, es conveniente garantizar en los casos de ingreso hospitalario, una buena planificación del alta y una buena coordinación asistencial con atención primaria.

TRASTORNO AMNÉSICO DEBIDO A UNA ENFERMEDAD MÉDICA

Definición

Se caracteriza por un deterioro de la memoria, tanto reciente como remota, con amnesia anterógrada y retrógrada, estando la memoria inmediata preservada, y con evidencia de causa orgánica subyacente, no existiendo alteración de la conciencia ni evidencia de cambios cognitivos o de la personalidad. No se aprecian otros déficit (afasias, apraxias, etc.), o al menos no de forma relevante, frente al síndrome amnésico.

Estos trastornos se clasifican como transitorios si la alteración de la memoria es inferior a un mes o crónicos cuando su duración es superior.

En la tabla V se muestran los criterios diagnósticos CIE-10[1] y DSM-IV[3] para este trastorno.

Etiología

Cualquier agente que lesione el circuito hipocampo-fórnix-cuerpos mamilares-tálamo puede producir un trastorno amnésico.

Es un trastorno relativamente poco frecuente, siendo numerosas las enfermedades que pueden originar, de forma transitoria o crónica, un trastorno amnésico, como se puede ver en la tabla VI.

Entre las causas más frecuentes en nuestro medio se incluyen: el traumatismo craneal, lesiones ocupantes de espacio, accidentes cerebro-vasculares, síndrome de Wernicke-Korsakoff y la amnesia global transitoria.

Clínica

Es característica la incapacidad para adquirir información nueva, con una preservación de la capacidad de mantener la atención, la evocación de la información remota y las restantes funciones cognitivas. La memoria anterógrada es la más afectada, por lo que puede existir desorientación témporo-espacial. La memoria retrógrada puede estar tam-

TABLA V
CRITERIOS DIAGNÓSTICOS DEL TRASTORNO AMNÉSICO ORGÁNICO

Criterios CIE-10	Criterios DSM-IV
A. Alteración de la memoria, que se manifiesta por los dos criterios siguientes: 1. Deterioro de la memoria para hechos recientes (alteración del aprendizaje de nuevo material), con un grado suficiente para interferir en la vida diaria. 2. Reducción de la capacidad de recordar experiencias pasadas. B. Ausencia de: 1. Déficit de la memoria inmediata. 2. Obnubilación de la conciencia o trastornos de la atención. 3. Deterioro intelectual global (demencia). C. Presencia objetiva (exploraciones clínica, neurológica y complementarias) o antecedentes de un traumatismo o enfermedad cerebral (excluyendo la encefalopatía alcohólica) los cuales pueden razonablemente considerarse como responsables de las manifestaciones clínicas descritas en A. La presencia de confabulaciones, la falta de conciencia de enfermedad y las alteraciones emocionales (apatía, falta de iniciativa) son elementos sugestivos, aunque no indispensables, para el diagnóstico.	A. El deterioro de la memoria se manifiesta por un déficit de la capacidad para aprender información nueva o por la incapacidad para recordar información aprendida previamente. B. La alteración de la memoria provoca un deterioro significativo de la actividad laboral o social y representa una merma importante del nivel previo de actividad. C. La alteración de la memoria no aparece exclusivamente en el transcurso de un delirium o de una demencia. D. Demostración a través de la historia, de la exploración física o del laboratorio, de que la alteración es un efecto directo de la enfermedad médica (incluyendo un traumatismo físico). Especificar si: Transitorio: el deterioro de la memoria dura menos de un mes. Crónico: el deterioro de la memoria dura más de un mes.

TABLA VI
CAUSAS DEL TRASTORNO AMNÉSICO

- Traumatismo cerebral
- Nutricionales
  Síndrome de Korsakoff (déficit de tiamina)
- Accidentes cerebrovasculares
  Infarto de la arteria cerebral posterior
  Infarto bilateral del hipocampo
- Amnesia global transitoria
- Infecciones
  Encefalitis por herpes simple
  Meningitis tuberculosa
- Lesiones ocupantes de espacio
  Neoplasias, abscesos
  Hemorragia subaracnoidea
- Anoxia cerebral
  Insuficiencia respiratoria aguda
  Accidente anestésico
  Paro cardíaco
  Ahogamiento
- Terapia electroconvulsiva
- Hipoglucemia aguda
- Epilepsia del lóbulo temporal
- Enfermedades metabólicas

bién afectada, aunque en menor grado. La memoria inmediata está típicamente conservada, lo que en un primer contacto hace que estos pacientes parezcan normales, pues son capaces de retener informaciones breves que les permiten contestar inicialmente, aunque las olvidan en cuanto se distraen. Este déficit de memoria es más frecuente en las tareas que requieren recuerdo espontáneo y se hace evidente cuando el examinador proporciona al paciente estímulos para que los evoque después. Pueden estar en relación con estímulos verbales o visuales en función del área del cerebro afectada[28].

En las fases iniciales es frecuente la confabulación, o narración de sucesos imaginarios para rellenar los fallos de memoria existentes. Este hecho hace aconsejable contrastar con los familiares el contenido de los relatos que se obtienen de la entrevista clínica. Muchos pacientes muestran una falta importante de introspección en relación con sus déficit de memoria, por lo que frecuentemente niegan sus dificultades. Como síntomas asociados puede darse apatía, falta de iniciativa, labilidad emocional y afecto superficial. Si bien pueden existir déficit menores de otras funciones cognitivas, las pruebas neuropsicológicas cuantitativas demuestran déficit específicos de memoria, con ausencia de otros trastornos cognoscitivos.

El curso es muy variable, dependiendo de la etiología. Habitualmente se estabiliza con el curso de los años, y aunque el cuadro es crónico y con pocas remisiones, el deterioro socio-laboral generalmente es moderado.

En nuestro medio, como se ha mencionado ya, las causas principales de trastorno amnésico orgánico son:

— *Traumatismo craneal*: cursa con pérdida de memoria de hechos ocurridos antes del accidente o amnesia retrógrada, generalmente de corta duración, y con pérdida de memoria desde el momento de la lesión hasta la recuperación, denominada amnesia post-traumática, de duración variable. Los dos factores que mejor se correlacionan con la severidad del daño orgánico son la duración de la inconsciencia y la duración de la amnesia post-traumática. Cuando ésta es superior a 24 horas, los pacientes serán afortunados si se recuperan sin ningún grado de deterioro intelectual.

— *Síndrome de Wernicke-Korsakoff*: debido a un déficit de tiamina como consecuencia de la ingesta prolongada y excesiva de alcohol. La fase aguda o encefalopatía de Wernicke se distingue clínicamente por oftalmoplejía, ataxia y confusión, representando el síndrome de Korsakoff la fase amnésica crónica, caracterizada por incapacidad total para aprendizaje de material nuevo, con memoria remota relativamente preservada. El paciente suele estar desorientado en el tiempo, estando el resto de las funciones mentales generalmente conservadas. En fases iniciales es frecuente la confabulación y hay un grado variable de pérdida de conciencia del déficit. Sólo un 25% de los pacientes que desarrollan amnesia crónica tienen diagnóstico clínico previo de encefalopatía de Wernicke. El curso es insidioso.

— *Amnesia global transitoria*: inicio súbito de amnesia anterógrada severa que se mantiene durante unas horas —excepcional durante más de 12—, con regreso a la normalidad, manteniendo una amnesia total del episodio. De etiología incierta, es más común en los hombres y entre los 50 y 80 años, siendo el pronóstico favorable.

Diagnóstico

Para un correcto diagnóstico el clínico debe, en primer lugar, definir mediante una buena anamnesis las características del deterioro de memoria que presenta el paciente. Puesto que este trastorno se caracteriza por afectación de la memoria reciente y menor de la remota, con conservación de la inmediata, es de utilidad distinguir en cuál de los tres tipos existe deterioro. La memoria inmediata (retiene información en el nivel consciente alrededor de 30 segundos) se refiere a la capacidad de retener material nuevo en tanto no se distraiga la atención, y se suele explorar haciendo repetir al paciente 6 ó 7 dígitos de corrido. La memoria reciente (recuerdo de información presentada minutos, horas o días antes) está en relación con la capacidad de retener nuevo material después de que se ha distraído al paciente, y se valora pidiéndole que recuerde los nombres de tres objetos presentados durante cinco minutos antes, en la misma entrevista. La memoria remota (recuerdo de acontecimientos ocurridos hace meses o años) se refiere al conocimiento del sujeto acerca del mundo y de su historia personal, y se investiga preguntándole sobre sucesos de su vida y hechos de interés periodístico[29].

En segundo lugar, establecer por la clínica, exploración física y pruebas complementarias, la presencia de una enfermedad médica que pueda justificar el cuadro. Aunque la mayoría de las causas de amnesia temporal se suelen demostrar con una historia clínica y exploración física detalladas, pues los pacientes suelen tener antecedentes patológicos, hábitos y síntomas, que colocan al clínico en la pista de una enfermedad sistémica o cerebral causante del deterioro, puede ser necesario en situaciones menos claras (amnesia global transitoria) realizar estudios para descartar una causa estructural subyacente (TAC, RNM), epilepsia (EEG), enfermedad cardiovascular (ECG, analítica general). Aunque no hay datos específicos de este trastorno en pruebas como la TC o la RNM, es frecuente la lesión de estructuras mediales de los lóbulos temporales.

Finalmente, hay que determinar si existe relación etiológica entre ambos, sirviendo de orientación las siguientes consideraciones: que exista asociación temporal entre inicio, reagudización y remisión de la enfermedad médica y el trastorno amnésico; descartar la presencia de síntomas típicos de trastorno mental primario y que existan datos en la literatura que avalen la asociación.

Diagnóstico diferencial

Debe establecerse con el delirium y la demencia, en los que también existe deterioro de la memoria. El diagnóstico se hará por el cuadro clínico y la extensión de los déficit.

Debe distinguirse de la amnesia disociativa, en la que no hay déficit del aprendizaje y recuerdo de información nueva, sino incapacidad para recordar contenidos de naturaleza traumática o estresante.

Asimismo, deben descartarse los trastornos facticios, en los que no hay etiología orgánica conocida y las pruebas sistemáticas de memoria dan resultados inconsistentes.

Tratamiento

Cuando es posible, el de la enfermedad causal, proporcionando además medidas de apoyo, principalmente a la familia, para ayudarlos a afrontar el problema de falta de memoria y las deficiencias de autocuidados que aparecen en trastornos graves. En algunos casos son útiles los programas de terapia de la memoria, en los que se enseña a los pacientes la utilización de técnicas de mnemotecnia[30].

Algunas veces, es posible actuar sobre personas de riesgo para que no desarrollen la enfermedad, como ocurre con la administración preventiva de tiamina (100 mg/día vía oral) a los pacientes alcohólicos y malnutridos para evitar la aparición del síndrome de Wernicke-Korsakoff.

Están en estudio múltiples sustancias dirigidas a impedir el deterioro de la memoria, bien sea en los casos de demencia como en otros trastornos de la misma. Sustancias tales como la nicotina, la testosterona, el beta-hidroxi-butirato, la ginko biloba o la rosiglitazona, entre otras, están siendo probadas para su uso clínico sin resultados aun concluyentes[31-35].

TRASTORNOS PSICÓTICOS DEBIDOS A UNA ENFERMEDAD MÉDICA

Definición

Se define como la presencia de ideas delirantes y/o alucinaciones persistentes que se deben a un efecto fisiológico directo de una enfermedad médica. No debe asociarse a un descenso del nivel de conciencia o pérdida significativa de las funciones cognitivas.

Etiología

Las enfermedades relacionadas con este síndrome pueden dividirse en enfermedades que afectan primeramente a la estructura y funcionamiento cerebral y enfermedades sistémicas con repercusión sobre el sistema nervioso central, como se ve en la tabla VII.

Diagnóstico

Los criterios diagnósticos establecidos en la CIE-10[1] y el DSM-IV[3] se muestran en la tabla VIII, codificándose estos trastornos en la CIE-10 bajo la denominación de alucinosis orgánica y trastorno de ideas delirantes orgánico.

TABLA VII
CAUSAS MÉDICAS DE LOS TRASTORNOS PSICÓTICOS

- Enfermedades que afectan primariamente a la estructura y funcionamiento cerebral
  - — Traumatismos
  - — Neoplasias
  - — Enfermedad vascular cerebral
  - — Epilepsia
  - — Migraña
  - — Sordera y lesiones del nervio auditivo
  - — Infecciones del sistema nervioso central
  - — Enfermedad de Huntington
- Enfermedades sistémicas con repercusión sobre el sistema nervioso central
  - — Enfermedades endocrinas: enf. de Addison o afectaciones tirodeas y paratiroideas hiperfuncionantes o hipofuncionantes
  - — Enfermedades metabólicas
  - — Alteraciones del equilibrio hidroelectrolítico
  - — Enfermedades hepáticas
  - — Enfermedades renales
  - — Enfermedades autoinmunes: lupus eritematoso sistémico

Según la CIE-10, la alucinosis orgánica se caracteriza por la presencia de alucinaciones persistentes o recurrentes en ausencia de obnubilación de la conciencia, deterioro intelectual, trastorno de memoria o predominio de ideas delirantes, e incluye el delirio dermatozoico y el estado alucinatorio orgánico (no alcohólico), excluyendo la alucinosis alcohólica. Si en el cuadro clínico los síntomas alucinatorios no son prominentes, sino que predominan ideas delirantes persistentes o recurrentes, el diagnóstico será trastorno de ideas delirantes orgánico.

Clínica

Suele ser de comienzo agudo y durar días o semanas, dependiendo la clínica de la causa desencadenante. Las alucinaciones pueden afectar a cualquier área sensorial, siendo más frecuentes las visuales y auditivas. Los delirios pueden ser muy prominentes, predominando el tipo paranoide. En la epilepsia pueden aparecer ideas delirantes persistentes, junto con alucinaciones aisladas de cualquier tipo, que son más frecuentes en las originadas en el lóbulo temporal, en tanto que las lesiones que afectan al lóbulo parietal no dominante suelen producir también anosognosia. El hipoparatiroidismo puede producir cuadros psicóticos que se relacionan con la hipomagnesemia[36], habiéndose observado igualmente este trastorno en pacientes con infección por VIH[37].

TABLA VIII
CRITERIOS PARA EL DIAGNÓSTICO DE TRASTORNO PSICÓTICO DEBIDO A ENFERMEDAD MÉDICA

Criterios CIE-10	Criterios DSM-IV
Se recogen 2 categorías: **1. Alucinosis orgánica.** Presencia de alucinaciones persistentes o recurrentes en cualquiera de sus modalidades y ausencia de obnubilación de la conciencia, de deterioro intelectual significativo, de trastorno de memoria y de predominio de ideas delirantes. Excluye la alucinosis alcohólica. 2. **Trastorno de ideas delirantes orgánico.** Presencia de ideas delirantes (de persecución, de transformación corporal, de celos, de enfermedad o muerte de uno mismo o de otra persona). Pueden estar presentes alucinaciones, trastornos del pensamiento o fenómenos catatónicos aislados. La conciencia y la memoria no deben estar afectadas. En ambos tipos se han de satisfacer las pautas generales CIE-10 para aceptar una etiología orgánica.	A. Alucinaciones o ideas delirantes acusadas. B. A partir de la historia clínica, la exploración física o las pruebas de laboratorio, hay pruebas de que la alteración es un efecto fisiológico directo de una enfermedad médica. C. La alteración no se explica mejor por la presencia de otro trastorno mental. D. La alteración no aparece exclusivamente en el transcurso de un delirium. Según la sintomatología predominante: • Con ideas delirantes. • Con alucinaciones.

Tratamiento

El papel del médico de familia es fundamental tanto en el diagnóstico precoz del desorden mental y sus causas, como en las tareas de tratamiento y cuidados del paciente y su familia.

Ante la sospecha de un cuadro psicótico y, por tanto, también en el caso de que se relacione con una enfermedad médica, deberá remitirse al paciente al hospital para su adecuada valoración por el psiquiatra y el servicio médico correspondiente, con el fin de establecer un diagnóstico sindrómico y etiológico. A su vez, debe ser tarea de los especialistas del segundo nivel, coordinarse en el establecimiento de los tratamientos necesarios, tanto para el desorden psiquiátrico como para el orgánico.

El médico de familia participará activamente en el seguimiento del paciente, evaluando la eficacia terapéutica y ajustando la medicación durante las recaídas leves, coordinando los recursos necesarios para la atención y dando apoyo general y consejo tanto al paciente como a la familia, siempre en estrecha colaboración con el nivel secundario[38].

En el tratamiento, el primer principio terapéutico deberá ser la identificación de la causa subyacente para su corrección. Como tratamiento sintomático, son de elección los neurolépticos[39], fundamentalmente haloperidol (5-15 mg/24 h), pudiendo ser útiles también los antipsicóticos atípicos, como la clozapina[40], risperidona y olanzapina. Para un estudio más detallado del tratamiento sintomático de estos cuadros, véanse los capítulos de *Trastornos psicóticos* y *Utilización de antipsicóticos en atención primaria,* en este mismo libro.

TRASTORNOS DE ANSIEDAD Y DEL ÁNIMO DEBIDOS A ENFERMEDAD MÉDICA

Consiste en la existencia de ansiedad o una alteración del ánimo predominante y persistente, etiológicamente relacionadas con un factor orgánico, existiendo una amplia gama de enfermedades relacionadas con este trastorno. Para efectuar el diagnóstico debe existir una historia clínica, una exploración física y unos hallazgos de laboratorio que confirmen que la alteración es consecuencia o manifestación directa de una enfermedad médica, y no debe hacerse en el contexto de un delirium o una demencia. Estos trastornos se codifican independientemente tanto en la CIE-10[1] como en el DSM-IV[3], siendo idénticos los criterios para ambos excepto en lo referente al predominio de síntomas de ansiedad o anímicos. En la tabla IX se resumen los criterios diagnósticos.

Las enfermedades más asiduamente implicadas son endocrinológicas (hipotiroidismo e hipertiroidismo, hipocortisolismos e hipercortisolismos, feocromocitoma, hipoglucemias, etc.) y cardiorrespiratorias (arritmias, cardiopatía isquémica, insuficiencia cardíaca, tromboembolismo pulmonar, EPOC, etc.), siendo menos frecuentes las causas neurológicas (esclerosis múltiple, epilepsias parciales diencefálicas, tumores cerebrales próximos al tercer ventrícu-

TABLA IX
CRITERIOS DIAGNÓSTICOS DE TRASTORNOS DE ANSIEDAD Y DEL ÁNIMO DEBIDO A ENFERMEDAD MÉDICA

Criterios CIE-10	Criterios DSM-IV
A. Trastorno de ansiedad si hay predominio de los rasgos esenciales de un trastorno de ansiedad generalizada, de trastorno de pánico o de una combinación de ambos, y trastorno del ánimo si existe predominio de una alteración del estado de ánimo (maníaco, bipolar o depresivo). B. Ha de existir una relación causal directa con un trastorno cerebral o somático, cuya presencia deberá ser demostrada con independencia, por ejemplo, por medio de una adecuada exploración clínica y complementaria o deducida a partir de una adecuada información anamnésica. C. Deberá ser la consecuencia del presunto factor orgánico y no ser la expresión de la respuesta emocional al conocimiento de la presencia del mismo o a las consecuencias de los síntomas de un trastorno cerebral concomitante.	A. Trastorno de ansiedad si existe preponderancia en el cuadro clínico de ansiedad, obsesiones o crisis de angustia, y trastorno del ánimo si hay predominio de una notable y persistente alteración del estado de ánimo (depresivo, expansivo o ambos). B. A partir de la historia clínica, de la exploración física o de las pruebas de laboratorio se demuestra que las alteraciones son la consecuencia fisiológica directa de una enfermedad médica. C. Estas alteraciones no pueden explicarse mejor por la presencia de otro trastorno mental (p.ej., trastorno adaptativo con ansiedad en el que el agente estresante es una enfermedad médica grave). D. Estas alteraciones no aparecen exclusivamente en el transcurso de un delirium. E. Estas alteraciones provocan un malestar clínicamente significativo afectando a áreas importantes de la actividad del individuo.

lo, enfermedad de Wilson, enfermedad de Parkinson, encefalitis, etc.).

La frecuencia de los síntomas de ansiedad y los trastornos del ánimo en la consulta es tan alta[44], y las situaciones que los producen tan variadas en cuanto a su origen y gravedad, que discernir si los mismos son trastornos psiquiátricos primarios, están asociados a una enfermedad orgánica, aunque sin relación etiológica (síndrome depresivo postinfarto de miocardio), o son consecuencia directa de ella, pone a prueba la pericia del mejor médico de familia[41]. El proceso de toma de decisiones puede llevarlo a psicologizar el problema del paciente o, por el contrario, a someterlo a múltiples exámenes complementarios, la mayoría de las veces sin resultado ante el temor de etiquetar de "nervios" a un paciente que en la mayor parte de las ocasiones se resiste, de entrada, a tal diagnóstico. La valoración diagnóstica debe estar orientada a la patología médica sospechada que, según se trate, no siempre debe ser realizada en su totalidad por el médico de familia.

La función principal del médico de atención primaria en este trastorno es estar permanentemente alerta ante la posibilidad de que el mismo pueda estar en relación con una enfermedad médica subyacente. En este sentido son de utilidad las siguientes consideraciones, que ayudan al clínico a sospechar la existencia de un trastorno de ansiedad y/o del ánimo orgánico[28]:

- Comienzo antes de los 18 años o después de los 35, en pacientes sin historia psiquiátrica personal o familiar.
- Típicas fluctuaciones en la severidad y duración de los síntomas, característico de algunas enfermedades (crisis catecolaminérgicas de feocromocitoma).
- Duración inferior a los dos años.
- Ausencia de otros síntomas psiquiátricos (fobias, trastornos de conversión).
- Ausencia de un estresante psicosocial mayor reciente.

Un estudio detallado de la sintomatología de estos cuadros se realiza en los capítulos *Trastornos del estado de ánimo* y *Trastornos de ansiedad* y obsesivos, de este texto.

En el diagnóstico diferencial debe descartarse que los síntomas estén en relación con el uso de fármacos o tóxicos.

El tratamiento inicial irá dirigido a la detección y corrección de la enfermedad de base, siendo útiles como tratamiento sintomático las benzodiazepinas, debiendo utilizarse con precaución por la posibilidad de depresión respiratoria y por el metabolismo hepático de la mayoría de ellas, los antidepresivos, los neurolépticos y los beta-bloqueantes (propranolol) como mitigadores de la ansiedad periférica. En los capítulos *Utilización de los ansiolíticos e hipnóticos en atención primaria* y *Utilización de antidepresivos en atención primaria* de este mismo texto, se realiza un estudio detallado y extenso del tratamiento sintomático de estos trastornos.

TRASTORNOS DEL SUEÑO DEBIDOS A UNA ENFERMEDAD MÉDICA

Se trata de alteraciones del sueño que son lo suficientemente importantes como para requerir atención por parte del clínico de forma independiente y que es secundaria a los efectos fisiológicos de una enfermedad orgánica conocida, no incluyéndose en esta categoría la narcolepsia ni aquellos trastornos relacionados con la respiración.

Los criterios diagnósticos DSM-IV[3] se muestran en la tabla X. La CIE-10[1] no recoge este trastorno en el capítulo V de los *Trastornos mentales y del comportamiento,* sino en la sección G 47 del capítulo VI de *Enfermedades del sistema nervioso.*

TABLA X
CRITERIOS PARA EL DIAGNÓSTICO DE LOS TRASTORNOS DEL SUEÑO DEBIDOS A ENFERMEDAD MÉDICA

Criterios DSM-IV
A. Alteración prominente del sueño de suficiente gravedad como para requerir una atención clínica independiente.
B. A partir de la historia clínica, la exploración física o las pruebas de laboratorio, hay pruebas de que las alteraciones del sueño son la consecuencia fisiológica directa de una enfermedad médica.
C. Estas alteraciones no se explican mejor por la presencia de otro trastorno mental (p.ej., trastorno adaptativo en el que el agente estresante es una enfermedad médica grave).
D. Estas alteraciones no aparecen exclusivamente en el transcurso de un delirium.
E. Estas alteraciones del sueño no cumplen los criterios para la narcolepsia ni trastorno del sueño relacionado con la respiración.
F. Estas alteraciones provocan malestar clínicamente significativo o deterioro social, laboral o de otras áreas importantes de la actividad del individuo.

Los trastornos del sueño pueden asociarse a numerosas condiciones físicas o psicológicas, siendo menos frecuente que ocurran como un trastorno primario[42], habiendo una gran variedad de enfermedades, tanto neurológicas como sistémicas, que pueden ocasionar alteraciones del sueño.

Las enfermedades orgánicas pueden producir trastornos del sueño bien como consecuencia de alguno de sus síntomas, o en relación directa con las características fisiopatológicas de la enfermedad. En el primer caso tenemos, como ejemplo, el insomnio asociado al tinnitus, generalmente en ancianos[43]; el que se asocia al dolor de los pacientes con artralgias, fibromialgia, ulcus gastroduodenal, o hernia del hiato; el ligado a la disnea de la insuficiencia cardíaca o respiratoria; el que ocasiona la nicturia de la patología prostática o renal; el del prurito, la hipertermia o cualquier otro proceso que curse con malestar general. En el segundo caso se puede destacar, a modo de ejemplo, el insomnio asociado al hipertiroidismo, consecuencia de la exaltación funcional de los sistemas nervioso y cardiovascular[44].

Los trastornos del sueño pueden clasificarse en cuatro subtipos:

1. Tipo insomnio: dificultad para conciliar o mantener el sueño, o sensación de despertarse de un sueño no reparador. En función de la duración del síntoma, puede clasificarse en: transitorio, si es un proceso autolimitado de corta duración (2-3 días), de corto período cuando su duración es igual o inferior a las tres semanas, y de largo período cuando es superior a las tres semanas[45]. Es la alteración del sueño más frecuentemente asociada a una enfermedad médica, sugiriendo algunos estudios que en alrededor del 10% de los pacientes diagnosticados de insomnio, éste es de origen orgánico[46].
2. Tipo hipersomnia: excesiva duración del sueño nocturno o somnolencia excesiva durante las horas de vigilia.
3. Tipo parasomnia: hace referencia a comportamientos anormales o hechos fisiológicos que aparecen asociados al sueño, a fases específicas del sueño o en la transición sueño-vigilia (pesadillas, sonambulismo, terrores nocturnos, etc.).
4. Tipo mixto: se caracteriza por la presencia de múltiples síntomas relacionados con el sueño, sin que predomine ninguno de ellos.

El tratamiento del trastorno del sueño debe ir encaminado a resolver la causa que lo desencadena, o a aliviar el síntoma al cual se asocia, siendo eficaz, asimismo, recomendar algunas medidas útiles para mantener una adecuada higiene del sueño[44].

El tratamiento farmacológico del insomnio se basará en la indicación juiciosa de hipnóticos, que se prescribirán sólo cuando el insomnio sea severo, discapacitante o produzca en el sujeto un elevado sufrimiento. El trastorno del sueño es sólo un síntoma y como tal debe ser evaluado en el entorno de la enfermedad que lo produce, midiendo siempre el beneficio de una terapéutica sintomática en el conjunto de la enfermedad del paciente. Un estudio exhaustivo, tanto de la sintomatología como del tratamiento de este trastorno, se realiza en los capítulos *Trastornos del sueño* y *Utilización de ansiolíticos e hipnóticos en atención primaria,* en este mismo libro.

TRASTORNOS ORGÁNICOS DE LA PERSONALIDAD O DEBIDOS A UNA ENFERMEDAD MÉDICA

En este apartado trataremos de abordar un conjunto de manifestaciones clínicas, expresadas en diferentes formas de sentir y de comportarse que se considerarán trastornos de la personalidad en tanto en cuanto se apartan de un modo significativo de las formas de comportamiento habituales y que estarían causalmente relacionadas con la presencia de enfermedades médicas o alteraciones estructurales cerebrales.

Se han definido mejor los trastornos de la personalidad que la personalidad en sí misma y del mismo modo que existe una cierta insatisfacción con la forma de nombrar y clasificar la generalidad de los trastornos mentales orgánicos, dicha crítica aparece también en el caso de los trastornos orgánicos de la personalidad, dada la gran variabilidad o heterogeneidad de sus manifestaciones clínicas y la poca ayuda que dicha forma de clasificarlos presta a unas actuaciones clínicas con intención reparadora.

Los trastornos o cambios orgánicos de la personalidad se diferencian de los trastornos primarios de la personalidad en que lo orgánico irrumpe en la personalidad previa del individuo modificándola y porque las personas que sufren esa transformación de su personalidad por una causa médica presentan una expresión sindrómica de dichos cambios que es muy heterogénea y distinta a la de los trastornos primarios de la personalidad[47].

Tanto la DSM-IV[3] como la CIE-10[1] establecen unos criterios diagnósticos para este trastorno que se pueden ver en la tabla XI.

Etiología

Los factores etiológicos más habituales son las lesiones estructurales del cerebro debidas a enfer-

TABLA XI

CRITERIOS DIAGNÓSTICOS DE TRASTORNO ORGÁNICO DE LA PERSONALIDAD

Criterios CIE-10	Criterios DSM-IV
Trastorno se caracteriza por una alteración significativa de las formas habituales del comportamiento premórbido. Estas alteraciones afectan de un modo particular a la expresión de las emociones, de las necesidades y de los impulsos. Los procesos cognoscitivos pueden estar afectados en especial o incluso exclusivamente en el área de la planificación de la propia actividad y en la previsión de probables consecuencias sociales y personales, como en el llamado síndrome del lóbulo frontal. No obstante, se sabe que este síndrome se presenta no sólo en las lesiones del lóbulo frontal, sino también en lesiones de otras áreas circunscritas del cerebro. **Pautas para el diagnóstico** Claros antecedentes u otra evidencia de enfermedad, lesión o disfunción cerebral, en la presencia de dos o más de los siguientes rasgos: a) Capacidad persistentemente reducida para mantener una actividad orientada a un fin, concretamente las que requieran períodos largos de tiempo o gratificaciones mediatas. b) Alteraciones emocionales, caracterizados por labilidad emocional, simpatía superficial e injustificada (euforia, expresiones inadecuadas de júbilo) y cambios rápidos hacia la irritabilidad o hacia manifestaciones súbitas de ira y agresividad. En algunos casos el rasgo predominante puede ser la apatía. c) Expresión de necesidades y de impulsos que tienden a presentarse sin tomar en consideración sus consecuencias o molestias sociales (el enfermo puede llevar a cabo actos antisociales tales como robos, comportamientos sexuales inadecuados, comer vorazmente o no mostrar preocupación por su higiene y aseo personales). d) Trastornos cognoscitivos, en forma de suspicacia o ideas paranoides o preocupación excesiva por un tema único, por lo general abstracto (por ejemplo, la religión, el "bien y el mal"), o por ambas a la vez. e) Marcada alteración en el ritmo y flujo del lenguaje, con rasgos tales como circunstancialidad, "sobreinclusividad", pegajosidad e hipergrafía. f) Alteración del comportamiento sexual (disminución de la sexualidad o cambio del objeto de preferencia sexual). **Incluye:** • Síndrome del lóbulo frontal. • Trastorno de personalidad de la epilepsia límbica. • Síndrome postlobotomía. • Personalidad orgánica pseudopsicopática. • Personalidad orgánica pseudorretrasada. Estado postieucotomía. **Excluye:** • Transformación persistente de la personalidad tras experiencia catastrófica (F62.0). • Transformación persistente de la personalidad tras enfermedad psiquiátrica (F62.1). • Síndrome postconmocional (F07.2). • Síndrome postencefalítico (F07.1). • Trastornos de personalidad (F60.-).	DSM-IV a) Alteración duradera de la personalidad que representa un cambio de las características previas del patrón de personalidad del sujeto (en los niños la alteración se expresa por una acusada desviación del desarrollo normal o por un cambio significativo en el patrón habitual del comportamiento del niño y que se mantiene como mínimo durante un año). b) Demostración a través de la historia, de la exploración física o de las pruebas de laboratorio, de que la alteración es un efecto fisiológico directo de una enfermedad médica. c) La alteración no se explica mejor por la presencia de otro trastorno mental (incluyendo otros trastornos mentales debidos a enfermedad médica). d) La alteración no aparece exclusivamente en el transcurso de un delirium y no cumple los criterios diagnósticos para la demencia. e) La alteración causa un malestar clínicamente significativo o deterioro laboral, social o de otras áreas importantes de la actividad del individuo. El DSM-IV distingue los siguientes tipos de trastornos orgánicos de la personalidad para especificar el tipo: • Tipo lábil: si el síndrome predominante es la labilidad afectiva. • Desinhibido: con gran dificultad en el control de impulsos, manifestado por indiscreciones sexuales, etc. • Tipo agresivo: con predominio de las pulsiones agresivas. • Tipo apático: si el síntoma predominante es la apatía o indeferencia acusadas. • Tipo paranoide: con desconfianza, suspicacia e ideación paranoide, delusiva. • Otros tipos: si el síntoma predominante no es uno de los citados, por ejemplo, cambio de personalidad asociado a crisis comiciales. • Tipo combinado (mixto): si predomina más de un síntoma en el cuadro clínico, se combinan los caracteres anteriores. • Tipo no especificado: cuando se manifiestan otras características.

medades cerebrovasculares, neoplasias, o traumatismos craneales:

- Enfermedades vasculares: bien sean de tipo isquémico que afectan al territorio de la arteria cerebral anterior y también media, bien hemorrágicas por la rotura de un aneurisma de la arteria comunicante anterior o también la enfermedad vascular cerebral arteriosclerótica de pequeño vaso o los infartos lacunares, que producirían una afectación difusa.
- Afectación cerebral difusa que se produce en las enfermedades desmielinizantes.
- Tumores: se debe tener en cuenta que con frecuencia originan presentaciones subagudas del trastorno y pueden confundirse con el inicio de una demencia.
- Enfermedades degenerativas como la enfermedad de Pick.
- Traumatismos en la región fronto-orbitaria, que son la causa más frecuente.

El cuadro más paradigmático de este grupo de trastornos es el denominado Síndrome del Lóbulo Frontal.

SÍNDROME DEL LÓBULO FRONTAL

Es un trastorno mental orgánico caracterizado por la aparición de cambios significativos del comportamiento y del control de las emociones que se expresa con un deficiente control de los impulsos, obscenidades verbales, jocosidad, reacciones agresivas o por el contrario de apatía e indiferencia, inestabilidad emocional, baja sensibilidad en la relación interpersonal. Estos trastornos del afecto y del comportamiento pueden manifestarse con un funcionamiento motor, sensorial y cognitivo relativamente intactos.

Estas personas podrían incluso presentar mínimas alteraciones en los test de inteligencia o de funciones ejecutivas pero en la vida real tendrán grandes dificultades para la realización de tareas que requieran discernimiento, conciencia de lo que es socialmente adecuado o capacidad para evaluar las posibles consecuencias de sus actos.

Diversos estudios observaron que las personas con lesiones circunscritas al lóbulo frontal tendían a mostrar más comportamientos agresivos, violentos y antisociales. Se aprecia a su vez una fuerte evidencia de la relación entre la afectación focal prefrontal y los subtipos de personalidad desinhibida-agresiva[48].

Dentro del espectro de manifestaciones clínicas que producen las afectaciones del lóbulo frontal se observa una gran heterogeneidad, pudiendo expresarse como síndromes resultantes de las lesiones de alguna de las áreas frontales afectadas o como combinaciones de las mismas: disfunciones motoras, disfunción ejecutiva (que produce desorganización, inflexibilidad, baja capacidad para generar hipótesis y comprobarlas, afectación de la memoria), disminución de la motivación y de la energía o desinhibición. La explicación de estas diferentes formas de manifestarse viene dada por la propia localización de la lesión.

El modelo descrito por Alexander GE y cols.[49] identifica cinco circuitos paralelos, funcionalmente independientes, localizados en regiones concretas del lóbulo frontal: el área motora suplementaria, los campos oculares frontales, el cortex prefrontal dorsolateral, el cortex orbitofrontal y el cortex frontal medial.

A su vez, Cummings y cols.[50] vinculan tres síndromes comportamentales frontales, a la afectación de otros tantos circuitos fronto-estrio-talámicos, de tal manera que la afectación del circuito prefrontal dorsolateral estaría asociada a una alteración cognitivo-ejecutiva, la del circuito prefrontal latero-orbital con trastornos en la capacidad de autorregulación (el síndrome de desinhibición frontal), y la del circuito cingulado anterior con trastornos en la activación, afectando al comportamiento espontáneo y a la motivación, produciendo síndromes que se manifiestan con apatía.

Diagnóstico

Los criterios diagnósticos tanto siguiendo la CIE-10[1] como del DSM-IV[3] pueden verse en la tabla XI. Sin embargo debe hacerse constar que una de las grandes dificultades que existen para poder establecer un claro diagnóstico de trastorno orgánico de la personalidad es que es necesario conocer la personalidad previa, premórbida, del individuo para de ese modo poder establecer qué cambios son los que se han producido como consecuencia de un problema orgánico y su magnitud y duración, para poder ser catalogados realmente de trastorno. Ante la falta de un estudio previo de la personalidad del paciente, que será la situación más común, hay dos aspectos a resaltar por su importancia a la hora de iniciar un proceso diagnóstico: uno, es el gran valor que debe concederse a la opinión de la familia y convivientes dado que ellos serían capaces de captar un cambio significativo respecto a la situación previa y relatárnoslo con cierto detalle; otro, es el valor de la continuidad en la relación del médico de familia con sus pacientes que puede también ayudar a sospechar qué determinadas situaciones o comportamientos de su paciente se alejan de lo que era conocido y habitual en él.

A su vez si bien debe existir una enfermedad desencadenante del trastorno, ésta podría no haberse manifestado aún y ser los cambios comportamentales la primera manifestación observada que nos debería poner en la pista de la existencia de un problema médico subyacente. En este sentido pueden ser de ayuda los signos de organicidad de un trastorno mental expuestos en la tabla I.

La sospecha clínica de un trastorno de la personalidad de reciente comienzo en una persona adulta nos obliga a afrontar dos retos: el de constatar y diagnosticar con precisión dicho trastorno psiquiátrico y el de buscar y tratar, si es posible, la causa médica desencadenante del mismo.

Existen diversas escalas que intentan medir específicamente los cambios del comportamiento frontal así como otras diseñadas inicialmente para las demencias que podrían ser de aplicación en estos pacientes[51]:

Behavior Rating Inventory of Executive Functions (BRIEF)

Aplicable a niños de 5 a 18 años y tiene dos formas para evaluar la función ejecutiva en el domicilio o en el medio escolar.

Dysexecutive Questionnaire (DEX)

Fue diseñado para medir cambios emocionales motivacionales, comportamentales y cognitivos, pero no discrimina si se deben o no a una lesión frontal.

Frontal Behavioral Inventory (FBI)

Diseñado para mejorar la precisión diagnóstica de la demencia frontal, puede ser pasado obteniendo la información de los cuidadores.

Frontal Systems Behavior Scale (FrSBe)

Es una escala de comportamiento de 46 items que trata de medir el comportamiento asociado a la afectación del lóbulo frontal. Es de aplicación en adultos y permite establecer el comportamiento basal, premórbido, y el resultante después de la afectación frontal. Tiene dos formas, una autoadministrada para el paciente y otra dirigida a los familiares que tienen un contacto habitual con el paciente, que puede ser esposa, hijos u otra persona significativa.

No hay constancia de que ninguno de estos cuestionarios esté validado para su uso en nuestro medio y aún existen muchas limitaciones para que dichos sistemas de medición clínica tengan toda la utilidad necesaria para el diagnóstico de este tipo de pacientes.

Ante la sospecha del trastorno, dado el conocimiento previo que el médico de familia frecuentemente tiene del paciente, deberá ser capaz de sospechar, identificar y describir adecuadamente los cambios comportamentales observados y solicitar el apoyo del psiquiatra para completar el diagnóstico de estos complejos procesos. Del mismo modo y paralelamente deberá poner en marcha los estudios necesarios para el diagnóstico de la causa desencadenante.

El diagnóstico diferencial dependerá de las manifestaciones clínicas del síndrome, pero podrá tener que hacerse entre otros con la manía (hipomanía) en los casos de hiperactivación, con la depresión en los casos de apatía

Tratamiento

Dado que estos trastornos de la personalidad son secundarios a afectaciones orgánicas debe tratarse la causa desencadenante cuando ello sea posible. Bien es verdad que el propio trastorno comportamental va a interferir a veces de un modo importante en el buen cumplimiento del plan terapéutico, con frecuencia dirigido a rehabilitar y reintegrar a la sociedad a pacientes que han sufrido traumatismos craneales con secuelas físicas o accidentes vasculares.

A pesar de las distintas variantes descritas en el DSM-IV, con la finalidad terapéutica o pronóstica se propone clasificarlos en los que presentan dificultades para controlar y modular las emociones, y que presentan irritabilidad o labilidad emocional, y los que presentan apatía, dificultad para mantener una actividad orientada a un fin[52].

Se han ensayado programas de entrenamiento en habilidades sociales como parte de la rehabilitación neuropsicológica, que logran mejorar el nivel de autoconciencia del problema, una disminución de las quejas de los familiares sobre conductas agresivas, una mejora en la capacidad de modular su conducta en diferentes situaciones[53].

Algunos estudios han identificado que medicamentos con efecto dopaminérgico como la amantadina, la bromocriptina y la L-dopa podrían ser útiles en recuperación de pacientes con traumatismo cerebral grave, pero su efecto iría más dirigido a disminuir la agitación y a mejorar el nivel de recuperación de la conciencia tras el trauma grave que a mejorar la evolución del mismo en cuanto a su impacto en la recuperación de la personalidad premórbida del paciente[54].

Se han probado además carbamacepina, valproato, betabloqueantes y psicoestimulantes como el metilfenidato para tratar la agitación y la agresividad. Tan sólo los betabloquenates parecen haber demostrado su eficacia[55].

Anexo I
Miniexamen cognoscitivo (MEC).

	Respuesta correcta Puntos
Orientación	
• Dígame el día .... fecha .... mes .... estación .... año	(máx. 5).
• Dígame el hospital .... planta .... ciudad .... provincia .... nación	(máx. 5).
Fijación	
• Repita estas tres palabras: peseta-caballo-manzana	(máx. 3).
• Repetirlas hasta que las aprenda	
Concentración y cálculo	
• Si tiene 30 pesetas y me va dando de tres en tres, ¿cuántas le van quedando?	(máx. 5).
• Repita 5-9-2 (hasta que las aprenda). Ahora hacia atrás	(máx. 3).
Memoria	
• ¿Recuerda las tres palabras que le he dicho antes?	(máx. 3).
Lenguaje y construcción	
• Mostrar un bolígrafo ¿qué es esto? Repetirlo con un reloj	(máx. 2).
• Repita esta frase: «En un trigal había cinco perros»	(máx. 1).
• Una manzana y una pera son frutas», ¿verdad? ¿Qué son el rojo y el verde?	(máx. 1).
¿Qué son un perro y un gato?	(máx. 1).
• Coja este papel con la mano derecha, dóblelo por la mitad y póngalo en el suelo	(máx. 3).
• Lea esto y haga lo que dice: «Cierre los ojos»	(máx. 1).
• Escriba una frase cualquiera	(máx. 1).
• Copie este dibujo	(máx. 1).
Puntuación total..	/35

Un punto cada respuesta correcta.
Punto de corte: 23/24.
Igual o menor de 23: fallo cognitivo.

Lobo, 1979[16].

Anexo II
Algoritmo diagnóstico con el CAM (confusion assessment method)*

El diagnóstico del delirium mediante este método requiere la presencia de las características 1 y 2 y una cualquiera de 3 y 4.

1ª Característica:	*Comienzo agudo y curso fluctuante* Este dato es normalmente obtenido por el cuidador o algún miembro de la familia, que nos dará respuestas positivas a estas preguntas: ¿existe evidencia de algún cambio agudo en el estado mental basal del paciente?, ¿ha habido conductas anormales fluctuantes durante el día (que van y vienen y tienden a aumentar y disminuir)?
2ª Característica:	*Disminución del nivel de atención* Esta característica se muestra en la respuesta positiva a: ¿ha tenido el paciente dificultad para centrar la atención, siendo fácilmente distraíble, o ha tenido dificultad para seguir aquello que se estuviera diciendo?
3ª Característica:	*Pensamiento desorganizado* ¿Está siendo el pensamiento del paciente desorganizado, incoherente, inconexo o irrelevante, con un flujo de ideas ilógicas o poco claras, o cambiando de un modo impredecible de un tema a otro?
4ª Característica:	*Alteración del nivel de conciencia* ¿Cuál considera usted que es el nivel de conciencia del paciente? Normal (alerta), vigilante (hiperalerta), letárgico (somnoliento, pero despierta con facilidad), estuporoso (dificultad para despertar), coma (no despierta).

Inouye y cols., 1990[11].

LECTURAS RECOMENDADAS

Wise MG, Gray KF: Delirium, demencias y síndromes amnésicos. En: Hales E, Yudofsky C, Talbot A (eds.): *Tratado de Psiquiatría.* 2ª edición. Editorial Áncora, 1995; 327-371.

Se trata de un texto de fácil lectura en el que los autores realizan un amplio análisis y una revisión de los conocimientos actuales sobre estos trastornos.

Kaplan H, Sadock B, Grebb J: Delirium, dementia, and Amnestic and Other Cognitive Disorders and Mental Disorders Due to a General Medical Condition. En: Kaplan and Sadock's (eds.): *Synopsis of Psychiatry.* Seventh edition, 1994; 336-373.

Los autores realizan una revisión exhaustiva y profunda de los aspectos clínicos, etiológicos y terapéuticos más actuales y relevantes de los trastornos mentales orgánicos.

Goldberg D, Benjamin S, Creed F: Organic Brain Syndromes. En: *Psychiatry in Medical Practice.* 2ª edición, 1994; 151-173.

Texto corto, sencillo y fácil de leer, en el que el autor describe de forma elemental y clara los aspectos fundamentales y básicos de estos trastornos.

BIBLIOGRAFÍA

1. CIE-10: *Trastornos mentales y del comportamiento: descripciones clínicas y pautas para el diagnóstico.* Madrid, Ediciones Meditor, 1992.
2. Sachdev P: A critique of organic and its proposed alternatives. *Aust N Z J Psychiatry* 1996; 30(2):65-70.
3. Pichot P: DSM-IV. *Manual diagnóstico y estadístico de los trastornos mentales.* Barcelona, Masson SA, 1995.
4. Ayuso-Mateos JL, Bayón-Pérez C, Santo-Domingo-Carrasco J y cols.: *Arch Neurobiol Madr* 1991; 54(1):7-10.
5. Seward LN, Smith GC, Stuart GW: Concordance with recommendations in a consultation-liaison psychiatry service. *Aust N Z J Psychiatry* 1991; 25(2):243-54.
6. Roulaux TA, Oei TT, Jansen-op-deHaar MM: A decade of psychiatric consultation with elderly patients in a Dutch general hospital. *Int Psychogeriatr* 1993; 5(1):103-8.
7. Sheline Y: Quantifying undiagnosed organic mental disorder in geriatric inpatients. *Hosp Community Psychiatry* 1990; 41(9):1004-8.
8. Rossler W, Hewer W, Fatkenheuer B y cols.: Excess mortality among elderly psychiatric in-patients with organic mental disorder. *Br J Psychiatry* 1995; 167(4):527-32.
9. Perry SW, Markowitz J: Trastornos mentales orgánicos. En: Talbot JA, Hales RE, Yudofsky SC (eds.): *Tratado de Psiquiatría.* Madrid, The American Psychiatric Press, Áncora SA, 1989.
10. Lipowski ZJ: Delirium in the elderly patient. *N Engl J Med* 1989; 320(9):578-81.
11. Inouye SK. Delirium in older persons. *N Engl J Med* 2006 Mar 16; 354(11):1157-65.
12. Conn DK, Lieff S. Diagnosing and managing delirium in the elderly. *Can Fam Physician* 2001 Jan;47:101-8.
13. Pitkala K: Confusional states in the elderly: an underdiagnosed syndrome with a poor prognosis. *Nor Med* 1996; 111(6):184-8.
14. Lipowski ZJ: Delirium (Acute Confusional States). *JAMA* 1987; 258(13):1789-92.
15. Bosch JM, Riu S: Demencia. En: Freixas M (eds.): *CAAPS. Curso autoformativo en atención primaria de salud.* Vol 9. Barcelona, Fundació d´Atenció Primària, 1996.
16. Lobo A, Ezquerra J, Gómez F y cols.: El Mini-Examen Cognoscitivo: un test sencillo y práctico para detectar alteraciones intelectivas en pacientes médicos. *Actas Luso Esp Neurol Psiquiatr Cienc Afines* 1979; 3:189-98.
17. Inouye SK, Van Dick CH, Alessi CA y cols.: Clarifying Confusion: The Confusion Assessment Method; a new method for detection the delirium. *Ann Intern Med* 1990; 113:941-8.
18. Adamis D, Treloar A, MacDonald AJ, Martin FC: Concurrent validity of two instruments (the Confusion Assessment Method and the Delirium Rating Scale) in the detection of delirium among older medical inpatients. *Age Ageing* 2005 Jan; 34(1):72-5.
19. Hughes JR: A review of the usefulness of the standard EEG in psychiatry. *Clin Electroencephalogr* 1996; 27(1):35-9.
20. Altimir Losada S, Prats Roca M: Confusional syndrome in the elderly *Med Clin (Barc)* 2002 Sep 28; 119(10):386-9.
21. Leentjens AF, van der Mast RC: Delirium in elderly people: an update. *Curr Opin Psychiatry* 2005 May; 18(3):325-30.
22. Schneider LS, Dagerman K, Insel PS: Efficacy and adverse effects of atypical antipsychotics for dementia: meta-analysis of randomized, placebo-controlled trials. *Am J Geriatr Psychiatry* 2006 Mar;14(3):191-210.
23. Han CS, Kim YK: A double-blind trial of risperidone and haloperidol for the treatment of delirium. *Psychosomatics* 2004; 45(4):297-301.
24. Mittal D, Jimerson NA, Neely EP y cols.: Risperidone in the treatment of delirium: results from a prospective open label trial. *J Clin Psychiatry* 2004; 65(5):662-66738.
25. Parellada E, Baeza I, De Pablo J, Martínez G: Risperidone in the treatment of patients with delirium. *J Clin Psychiatry* 2004; 65(3):348-353.
26. Ballard C, Waite J: The effectiveness of atypical antipsychotics for the treatment of aggression and psychosis in Alzheimer's disease. *Cochrane Database Syst Rev* 2006 Jan 25; (1):CD003476.
27. Inouye SK, Bogardus ST Jr, Charpentier PA, Leo-Summers L, Acampora D,Holford TR, Cooney LM Jr: A multicomponent intervention to prevent delirium in hospitalized older patients *N Engl J Med* 1999 Mar 4; 340(9):669-76.
28. Rundell JR, Wisem MG: *Textbook of consultation liaison psychiatry.* Washington, The American Psychiatric Press, 1996.

29. Goldman HH: *Psiquiatría general.* México, Editorial Manual Moderno, 1996.

30. Bäckman L: Memory training and memory improvement in Alzheimer's disease: rules and exceptions. *Acta Neurol Scand Suppl* 1992; 139:84-9.

31. Watson GS, Cholerton BA, Reger MA, Baker LD, Plymate SR, Asthana S, Fishel MA, Kulstad JJ, Green PS, Cook DG, Kahn SE, Keeling ML, Craft S: Preserved cognition in patients with early Alzheimer disease and amnestic mild cognitive impairment during treatment with rosiglitazone: a preliminary study. *Am J Geriatr Psychiatry* 2005 Nov; 13(11):950-8.

32. Cherrier MM, Matsumoto AM, Amory JK, Asthana S, Bremner W, Peskind ER, Raskind MA, Craft S: Testosterone improves spatial memory in men with Alzheimer disease and mild cognitive impairment. *Neurology* 2005 Jun 28; 64(12):2063-8.

33. Reger MA, Henderson ST, Hale C, Cholerton B, Baker LD, Watson GS, Hyde K, Chapman D, Craft S: Effects of beta-hydroxybutyrate on cognition in memory-impaired adults. *Neurobiol Aging* 2004 Mar; 25(3):311-4.

34. White HK, Levin ED: Chronic transdermal nicotine patch treatment effects on cognitive performance in age-associated memory impairment. *Psychopharmacology* (Berl). 2004 Feb; 171(4):465-71.

35. van Dongen M, van Rossum E, Kessels A, Sielhorst H, Knipschild P: Ginkgo for elderly people with dementia and age-associated memory impairment: a randomized clinical trial. *J Clin Epidemiol* 2003 Apr; 56(4):367-76.

36. Ang AW, Ko SM, Tan CH: Calcium, magnesium and psychotic symptoms in a girl with idiopathic hypoparatiodism. *Psychosom Med* 1995; 57(3):299-302.

37. Niederecker M, Naber D, Riedel R y cols.: Incidence and aetiology of psychotic disorder in HIV infected patients. *Nervenartz* 1995; 66(5):367-71.

38. Jarabo J, Santos JL: Actitud ante una psicosis desde la atención primaria de salud. *FMC* 1996; 3(7):447-53.

39. Baos V: *Guía de uso de los medicamentos en atención primaria. Sociedad Española de Medicina de Familia y Comunitaria.* Barcelona, EdiDe, 1996.

40. Breier A, Buchanan RW, Kirpatrik B y cols.: Clozapine on positive and negative symptoms in outpatients with schizophrenia. *Am J Psychiatry* 1994; 151:20-26.

41. Bernardo M, Cuvi R: *Detección de trastornos psicopatológicos en atención primaria.* Barcelona, Sociedad Catalana de Medicina Psicosomática, 1989.

42. Mullan E, Katona C, Bellew M: Patters of sleep disorders and sedative use in seniors. *Drugs Aging* 1994; 5(1):49-58.

43. Alster J, Shemesh Z, Ornan M y cols.: Sleep disturbance associated with chronic tinnitus. *Biol Psychiatry* 1993; 34:84-90.

44. Serrano P: Manejo de los trastornos del sueño en las personas mayores. *FMC* 1997; 4(3):185-92.

45. Maczaj M: Pharmacological Treatment of Insomnia. *Drugs* 1993; 45(1):44-55.

46. Buysse DJ, Reynolds CF, Kupfer DJ y cols.: Clinical diagnoses in 216 insomnia patients using the International Classification of Sleep Disorders (ICSD), DSM-IV, and ICD-10 categories: a report from the APA/NIMH DSM-IV field trial. *Sleep* 1994; 17(7):630-7.

47. Sánchez P, Quemada JI: Trastorno orgánico de la personalidad. Aspectos conceptuales y diagnósticos. *Rev Neurol* 2000; 30(8):772-8

48. Brower MC, Price BH: Neuropsychiatry of frontal lobe dysfunction in violent and criminal behaviour: a critical review. *J Neurol Neurosurg Psychiatry* 2001 Dec; 71(6):720-6.

49. Alexander GE, DeLong MR, Strick PL: Parallel organization of functionally segregated circuits linking basal ganglia and cortex. *Annu Rev Neurosci* 1986; 9:357-381.

50. Cummings JL: Frontal subcortical circuits and human behavior. *Arch Neurol* 1993; 50:873-880.

51. Malloy P, Grace J: A Review of Rating Scales for Measuring Behavior Change Due to Frontal Systems Damage. Cognitive and Behavioral *Neurology* 2005; 18(1):18-27.

52. Muñoz-Céspedes JM, Paul Laprediza NM, Pelegrin-Valero C, Tirapu-Ustarroz J: Prognostic factors in head injuries. *Rev Neurol* 2001 Feb 16-28; 32(4):351-64.

53. Ojeda del Pozo N, Ezquerra-Iribarren JA, Urruticoechea-Sarriegui I, Quemada-Ubis JI, Munoz-Cespedes JM: Training in social skills in patients with acquired brain damage. *Rev Neurol* 2000 Apr 16-30; 30(8):783-7.

54. Karli DC, Burke DT, Kim HJ, Calvanio R, Fitzpatrick M, Temple D, Macneil M, Pesez K, Lepak P: Effects of dopaminergic combination therapy for frontal lobe dysfunction in traumatic brain injury rehabilitation. *Brain Inj* 1999 Jan; 13(1):63-8.

55. Fleminger S, Greenwood RJ, Oliver DL: Tratamiento farmacológico de la agitación y la agresión en personas con lesiones cerebrales adquiridas (revisión Cochrane traducida). En: La Biblioteca Cochrane Plus, número 2, 2006. Oxford, Update Software Ltd. Disponible en: http://www.update-software.com. (Traducida de The Cochrane Library, 2006 Issue 2. Chichester, UK: Jhon Wiley&Sons, Ltd).

3.2

Las demencias

MANUEL MARTÍN CARRASCO

INTRODUCCIÓN

Definición

Con el nombre de demencia se denomina un síndrome complejo de naturaleza orgánica, adquirido, caracterizado por la presencia de un deterioro permanente de la memoria y otras funciones intelectuales, frecuentemente acompañado de otras manifestaciones psicopatológicas y alteraciones del comportamiento, que ocurre sin afectación del nivel de conciencia, afectando al funcionamiento laboral y/o social del sujeto. La demencia es un síndrome clínico de etiología múltiple, por lo general de curso crónico y progresivo, pero no necesariamente irreversible[1].

Etiopatogenia

Las entidades que pueden dar lugar a una demencia son muy numerosas (tabla I). Suelen considerarse tres grandes grupos etiológicos: demencias degenerativas primarias (p.ej., enfermedad de Azheimer); demencias secundarias (p.ej., demencia vascular) y demencias combinadas o de múltiple etiología (p.ej., demencia mixta o demencia tipo Alzheimer con enfermedad cerebrovascular asociada). La forma de demencia más común es la enfermedad de Alzheimer (60%), seguida de la demencia vascular (15-20%) y la demencia asociada a la enfermedad de Parkinson (10-15%). Estas formas más frecuentes de demencia son irreversibles, pero hay que tener en cuenta que un 5-10% de las demencias son potencialmente reversibles, y entre ellas hay que destacar las asociadas al empleo de fármacos. El resto de las etiologías son infrecuentes y por lo tanto irrelevantes desde la práctica en atención primaria[2].

Epidemiología

La importancia asistencial de las demencias deriva de su asociación con el envejecimiento, el principal factor de riesgo para las formas más comunes de demencia, como la enfermedad de Alzheimer. De esta manera, el envejecimiento de la población que se ha producido en las sociedades occidentales en las últimas décadas ha ocasionado un aumento paralelo de la prevalencia e incidencia de la demencia, constituyéndose en un problema asistencial de primer orden.

Aunque a veces existen diferencias muy notables según los distintos estudios, puede afirmarse que la

TABLA I
CAUSAS DE DEMENCIA

Degenerativa • Enfermedad de Alzheimer • Demencia con cuerpos de Lewy • Enfermedad de Parkinson • Demencia frontotemporal • Enfermedad de Huntington • Parálisis supranuclear progresiva • Enfermedad de Wilson • Demencia asociada a enfermedad de neurona motora • Esclerosis múltiple	**Infecciosa** • Complejo Demencia-SIDA • Enfermedad de Creutzfel-Jakob • Neurosífilis
	Tóxica • Demencia alcohólica • Demencia postintoxicación con metales pesados (p.ej., Pb, Mg, Bi, Hg) • Id. disolventes orgánicos o agentes industriales (p.ej., tolueno, percloroetileno)
Vascular • Demencia multiinfarto • Estado lacunar • Enfermedad de Binswanger	**Procesos expansivos** • Tumores (primarios o secundarios) • Hematoma subdural crónico
Postencefalopatía • Demencia postraumática • Demencia pugilística • Demencia posthemorragia subaracnoidea • Demencia postanóxica (p.ej., paro cardíaco, intoxicación con CO)	**Endocrino / Metabólicas** • Hiper-hipotiroidismo • Hiper-hipoparatiroidismo • Síndrome de Cushing • Enfermedad de Addison • Déficit de vitaminas (p.ej., B1, B6, B12) • Déficit de folatos

prevalencia de demencia bien establecida en individuos de edad superior a los 65 años es del 8%, pero la cifra puede doblarse si incluimos a los sujetos con formas leves de demencia o con deterioro cognoscitivo superior al esperado para su edad y nivel educativo. La tasa de conversión de pacientes con demencia leve o deterioro cognoscitivo significativo a casos confirmados de demencia se sitúa en el 10%-12% anual. Existe unanimidad al considerar que la tasa de demencia depende sustancialmente de la edad, doblándose cada 5 años desde el 1% a 2% a los 65-70 años, hasta el 30% o más después de los 85 años. La tasa continúa aumentando incluso en las edades más avanzadas[3].

También hay que tener en cuenta que la demencia es mucho más frecuente entre las personas atendidas en los recursos asistenciales para ancianos que en los que permanecen residiendo en sus hogares. Las cifras varían considerablemente según los estudios, pero puede estimarse que el 75% de las personas mayores que residen en una institución padecen alguna forma de deterioro cognoscitivo clínicamente significativo, un síndrome demencial en la mayoría de los casos[4].

Como ya se ha comentado, el factor de riesgo más importante para la aparición de un síndrome demencial es la edad. Por lo que respecta a la distribución por sexos, la mayor esperanza de vida en las mujeres condiciona una prevalencia más alta de demencia en ellas. Sin embargo, no parece haber diferencias en la incidencia anual global de demencia, aunque las mujeres parecen tener una incidencia superior de enfermedad de Alzheimer a edades más avanzadas, mientras que los hombres presentan una incidencia superior de demencia vascular a edades más tempranas.

La repercusión asistencial de las demencias deriva de la pérdida de autonomía funcional y de la presencia de alteraciones psiquiátricas y conductuales. Por otra parte, la presencia de demencia condiciona en sí misma un aumento de mortalidad.

CLÍNICA

Las manifestaciones clínicas del síndrome demencial pueden ser muy variadas, dependiendo del tipo y localización del proceso etiológico. En general, suelen clasificarse como síntomas cognitivos, psiquiátricos, funcionales, y neurológicos[5]. Podemos hablar de demencia subcortical o cortical, según las áreas cerebrales donde se concentran los cambios patológicos, que se corresponden con los síntomas cognoscitivos y psicopatológicos que preferentemente se manifiestan. Esta clasificación no debe entenderse en términos absolutos, ya que con frecuencia existe un grado de solapamiento importante entre ambas, tanto en la clínica como en los cambios histopatológicos subyacentes, por lo que también puede hablarse de demencia córtico-subcortical. Así pues, las enfermedades de Alzheimer y Pick constituirían ejemplos de demencia cortical, mientras que en las enfermedades de Parkinson o Huntington lo serían de demencia subcortical. En cambio, la demencia vascular ofrece con frecuencia formas córtico-subcorticales.

Diagnóstico del Síndrome Demencial

La demencia es una entidad infradiagnosticada en todos los entornos clínicos, incluyendo la atención primaria. Hasta un 50% de los pacientes con demencia atendidos en AP puede carecer de un diagnóstico correcto[6]. Aunque no existen datos suficientes para recomendar el despistaje sistemático de demencia en todos los pacientes ancianos asintomáticos, es aconsejable indagar sobre la presencia de alteraciones cognitivas ante la menor sospecha, especialmente en sujetos de edad avanzada.

Los datos que sugieren la presencia de un síndrome demencial son las quejas de memoria, las dificultades en las actividades de la vida diaria, los cambios en la personalidad, o la aparición de síntomas psiquiátricos o trastornos del comportamiento. Hay que tener en cuenta que las quejas subjetivas de pérdida de memoria son un indicador menos fiable que el deterioro funcional, especialmente si es corroborado por un familiar u otro observador cercano al paciente.

El proceso diagnóstico del síndrome demencial debe seguir los siguientes pasos: 1) Establecer la presencia de deterioro cognitivo; 2) Caracterizar este deterioro cognitivo como demencia (Diagnóstico sindrómico); 3) Valorar el grado de repercusión funcional, familiar y social que representa (Grado de severidad), y 4) Identificar el tipo de demencia (Diagnóstico etiológico) (fig. 1).

A la hora de establecer la presencia de deterioro es aconsejable la realización de una prueba de funcionamiento cognitivo, ya que incluso si el resultado es negativo, puede resultar de gran utilidad para constatar la presencia de un déficit progresivo, con una utilidad similar a la que puede tener un electrocardiograma basal a la hora de valorar un dolor torácico. Además del divulgado Mini Examen Cognoscitivo (MEC)[7], el test del reloj[8] y el MIS[9] pueden resultar de interés para la detección del síndrome demencial. El MEC tiene las ventajas de ser ampliamente conocido y fácil de puntuar, y de valorar varias áreas cognitivas; sin embargo, debemos recordar su tendencia a ser menos sensible en pacientes con menor edad y mejor nivel educativo.

Una vez detectada la presencia de deterioro cognitivo, hay que establecer si tiene las características necesarias para considerarlo un síndrome demencial. Para ello conviene tener en cuenta si se cumplen los criterios diagnósticos de demencia. Los más empleados en la actualidad son los de la CIE-10[10] y el DSM-IV-TR[11], de igual manera que el resto de trastornos psiquiátricos. No existen diferencias importantes en el concepto de demencia que se recoge en ambos, aunque los primeros tienen un carácter más restrictivo, adecuado para el estudio epidemiológico, y los segundos están más orientados hacia su empleo en la clínica. La tabla II recoge los criterios del DSM-IV-TR, los más utilizados en este momento.

Aunque el elemento central de la definición de demencia en las dos clasificaciones es el deterioro cognoscitivo, en ambas se enfatiza la presentación generalizada de alteraciones psicopatológicas y del comportamiento (SPCD), que condicionan la gravedad del cuadro clínico.

El deterioro cognoscitivo debe ser objetivado a través de la exploración neuropsicológica, y corroborado por un informador fiable. La repercusión funcional, social o laboral, debe valorarse teniendo en cuenta el contexto sociocultural del sujeto. Dado que el diagnóstico de demencia supone un deterioro intelectual y funcional con respecto a un nivel previo, es necesario valorar el estado clínico desde una perspectiva biográfica.

Existe una tendencia en ambos sistemas de clasificación a destacar la presencia de afectación de la memoria como un requisito necesario para el diagnóstico de demencia. Este hecho deriva de la importancia del deterioro de la memoria como síntoma capital en la demencia de la enfermedad de Alzheimer (EA), considerada el paradigma de las demencias por su frecuencia[12]. Sin embargo, debe tenerse en cuenta que hay formas de demencia en las que el deterioro de la memoria no es un síntoma precoz ni predominante[13]. Es frecuente que la aparición de cambios en la personalidad, alteraciones del comportamiento, síntomas delirantes, trastornos afectivos u otras manifestaciones psicopatológicas señale el inicio de la demencia. La figura 2 recoge una propuesta de Árbol de Decisiones para el manejo del deterioro cognitivo en Atención Primaria.

Una vez que se ha comprobado la presencia de un déficit cognitivo, es necesario esclarecer si corresponde a un síndrome demencial o a otras entidades que pueden cursar con déficit cognitivo. Las principales entidades con las que hay que realizar un diagnóstico diferencial son las siguientes (tabla III):

Envejecimiento normal y Deterioro Cognitivo Leve

Una distinción diagnóstica fundamental es la que debemos realizar entre el envejecimiento normal y el declinar cognitivo patológico. Sin embargo, debemos tener en cuenta que no se ha conseguido establecer

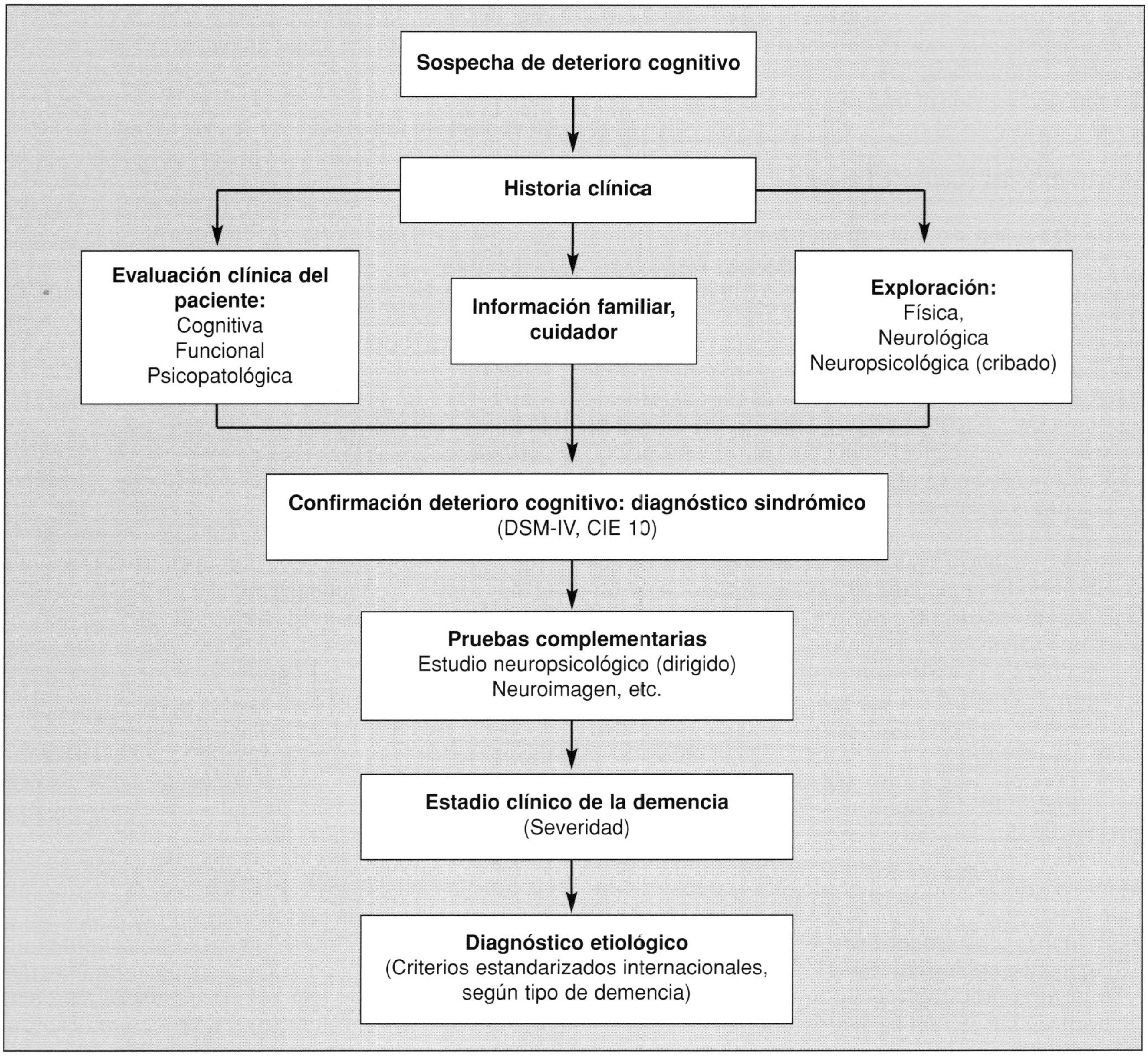

Figura 1. Proceso diagnóstico ante la sospecha de deterioro cognitivo.

TABLA II

CRITERIOS DE DIAGNÓSTICO DE DEMENCIA DEL DSM-IV-TR (RESUMIDOS)

A. Desarrollo de déficit cognoscitivos múltiples que se manifiestan por:
   1. Alteración de la memoria (alteración de la capacidad de aprender nueva información o de recordar información previamente aprendida).
   2. Una o más de las siguientes alteraciones cognoscitivas:
      a) afasia (alteración del lenguaje).
      b) apraxia (deterioro de la capacidad para llevar a cabo actividades motoras, a pesar de que la función motora está intacta).
      c) agnosia (fallo en el reconocimiento o identificación de objetos, a pesar de que la función sensorial está intacta).
      d) funciones ejecutivas (p. ej., planificación, organización, secuenciación y abstracción).

B. Los déficit cognoscitivos en cada uno de los criterios A1 y A2 provocan un deterioro significativo de la actividad laboral o social y representan una merma importante del nivel previo de actividad.

C. Los déficit no aparecen exclusivamente en el transcurso de un delirium.

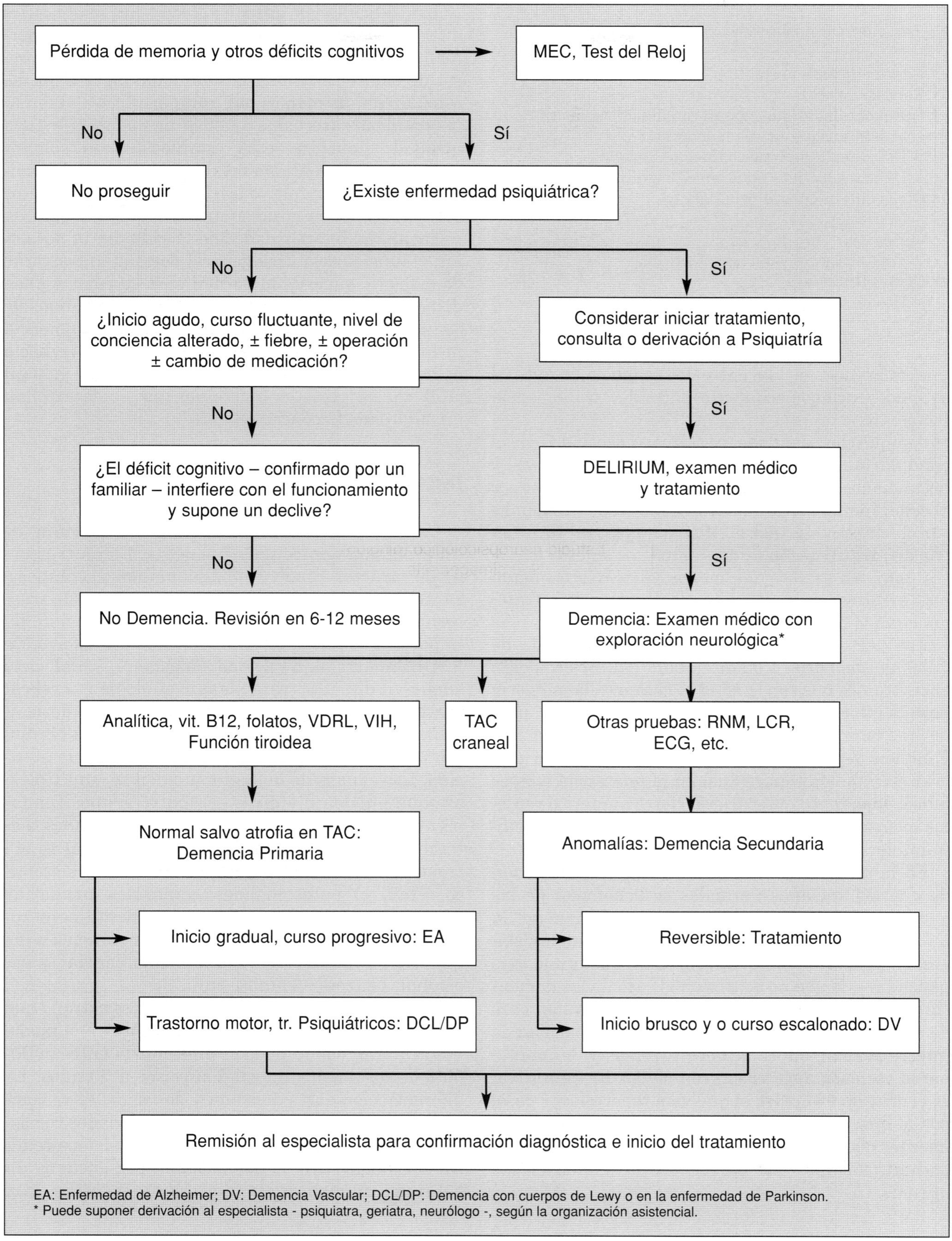

EA: Enfermedad de Alzheimer; DV: Demencia Vascular; DCL/DP: Demencia con cuerpos de Lewy o en la enfermedad de Parkinson.
* Puede suponer derivación al especialista - psiquiatra, geriatra, neurólogo -, según la organización asistencial.

Figura 2. Arbol de Decisiones ante la presencia de deterioro cognitivo en Atención Primaria

TABLA III
DIAGNÓSTICO DIFERENCIAL DEL SÍNDROME DEMENCIAL

- Envejecimiento normal
- Retraso mental
- Otras entidades que cursan con déficit cognitivo
  - Trastornos cognitivos menores
  - Delirium (síndrome confusional agudo)
  - Déficit selectivos (síndromes cognitivos focales)
- Otras enfermedades psiquiátricas
  - Depresión
  - Psicosis
  - Trastornos conversivos y facticios
- Otras situaciones
  - Uso de tóxicos

una diferencia nítida entre los cambios cognitivos asociados al envejecimiento normal y la demencia incipiente.

Aunque los cambios cognitivos asociados a la edad varían de individuo a individuo, los jóvenes y los ancianos pueden diferenciarse por lo general por el rendimiento en tareas de resolución de problemas ("problem-solving tasks"). Por ejemplo, en la pruebas de identificación de conceptos, los sujetos mayores emplean estrategias menos eficientes, cometen más errores y cambian más difícilmente de estrategia cuando advierten que es errónea.

Las personas mayores se quejan sobre todo de fallos de memoria. Con el estudio neuropsicológico, encontramos que con la edad se conserva la memoria para la información relevante y bien aprendida, pero declina la capacidad de procesar nueva información. También debemos tener en cuenta que existe una gran variabilidad individual en la tolerancia a estos fallos, de manera que para un cierto número de sujetos incluso el declive de memoria no patológico resulta intolerable, y busca por ello ayuda médica.

En la práctica clínica, resulta útil la observación de que los ancianos normales se benefician de las ayudas que les proporcionamos para manejar la información —por ejemplo, proporcionándoles claves, o presentando la información de forma más pausada—, lo que no ocurre en el caso de las demencias. Las áreas afectadas más precozmente en caso de demencia suelen ser la memoria, la capacidad de interrelacionar informaciones diversas y de mantener la atención ante tareas complejas. En definitiva, es el criterio evolutivo el que va a tener mayor peso, por lo que, en cualquier caso, es obligado el seguimiento regular de las capacidades cognitivas del paciente siempre que apreciemos un déficit en las mismas.

Las dificultades para establecer un diagnóstico diferencial entre la demencia y el envejecimiento normal, y la necesidad de establecer un diagnóstico precoz de síndrome demencial han dado lugar a que se establezcan, de manera un tanto artificiosa, diferentes entidades asociadas a déficit de memoria, y cuya utilidad clínica no está establecida con solidez. Actualmente, la entidad más estudiada es el denominado Deterioro cognitivo leve[14], que incluye a sujetos con las siguientes características: a) queja de pérdida de memoria; b) actividades de la vida diaria normales; c) función cognitiva general normal; d) trastorno de memoria superior al normal para su edad, y e) no demencia. Este grupo de pacientes puede diferenciarse tanto de la población normal como de la demencia incipiente, ya que, aunque su tasa de evolución hacia demencia es superior a la de la población general (15% vs. 2%), existen individuos que no desarrollan un síndrome demencial.

Delirium

La diferenciación entre demencia y delirium* es un problema clínico muy frecuente. Es un trastorno de carácter agudo o subagudo (días o semanas), caracterizado por la presencia simultánea de trastornos fluctuantes de la conciencia y atención, de la percepción, del pensamiento, de la memoria, de la psicomotricidad, de las emociones y del ciclo sueño-vigilia. Se trata de un síndrome cerebral inespecífico, cuyo rasgo fundamental es el descenso del nivel de conciencia, con una capacidad disminuida para focalizar, mantener o variar la atención. Las causas de delirium pueden ser múltiples, aunque pueden dividirse en cuatro grupos fundamentales: a) intoxicaciones, b) enfermedades sistémicas que afectan a la función cerebral (p.ej., trastornos metabólicos, infecciones, fallo sistémico, etc.), c) enfermedades cerebrales primarias (p.ej., tumores, traumatismos, accidente cerebrovascular, etc.), y d) abstinencia de sustancias a las que se ha desarrollado una dependencia (p.ej., alcohol, benzodiacepinas, etc.).

Teniendo en cuenta su etiología, no es extraño que el delirium sea especialmente frecuente en el medio hospitalario, donde pueden presentarlo entre el 30-50% de los sujetos de edad superior a 70 años. La diferenciación entre delirium y demencia se ve complicada por el hecho de que ambas entidades coexisten con frecuencia. Sin embargo, no podemos realizar un diagnóstico de demencia en presencia de un delirium; aunque exista una fuerte sospecha, hay

* El *Delirium* recibe con frecuencia otras denominaciones, como síndrome o estado confusional agudo.

que esperar a confirmarlo tras la desaparición del cuadro agudo.

Depresión

Muchas personas que sufren depresión presentan deterioro cognitivo. Aproximadamente el 50% de las personas de edad superior a 65 años con depresión presenta un deterioro cognitivo significativo. De ellos, alrededor del 10% puede presentar un deterioro tan notable que puede presentar problemas de diagnóstico diferencial con un síndrome demencial. Tradicionalmente, se ha definido a estos casos con el nombre de "pseudodemencia depresiva". Los factores de riesgo para presentar este tipo de cuadro clínico son: edad avanzada, baja educación, episodios previos de deterioro cognitivo intenso en la depresión, y presencia de lesiones cerebrales. Los sujetos con pseudodemencia depresiva presentan una variedad notable de síntomas cognoscitivos[15]. En general están afectados los rendimientos en pruebas que dependen del esfuerzo, la velocidad de procesamiento y la atención; en conjunto, el síndrome resultante presenta más características de tipo subcortical que cortical; en otras palabras, recuerda más a la demencia en la enfermedad de Parkinson que en la enfermedad de Alzheimer. La memoria es una de las funciones particularmente afectadas, tanto el aprendizaje de nueva información como la memoria reciente y el recuerdo libre. Los déficit se explican, al menos parcialmente, por la distraibilidad y falta de atención, lo que da lugar a una falta de organización y codificación de los materiales presentados; de forma típica, cuando se favorece la estructuración y organización (p.ej., al proporcionan pistas) los déficit de memoria se hacen menos aparentes. Aunque los síntomas de deterioro cognitivo mejoran con la terapia antidepresiva, con frecuencia permanecen síntomas residuales, y no es excepcional la evolución a demencia. Los aspectos principales para el diagnóstico diferencial entre ambas entidades se recogen en la tabla IV.

Otras entidades

El *retraso mental* comienza antes de los 18 años, y se caracteriza por una función intelectual general claramente inferior a la media, que no incluye necesariamente un déficit de memoria. La *esquizofrenia* puede asociarse a múltiples deterioros cognitivos y a una reducción de la función, pero la dificultad cognitiva tiende a ser menos grave y se produce sobre una constelación sintomática típica de síntomas psicóticos. El *trastorno amnésico* se caracteriza por una alteración pura de la memoria, sin una afectación relevante de otras áreas cognitivas. Finalmente, la demencia debe distinguirse de la *simulación* y del *trastorno facticio*, que generalmente manifiestan unos patrones de deterioro inconsistentes y que no son característicos de las distintas formas de demencia, con una ganancia clara del síntoma.

Otro aspecto relevante desde el punto de vista clínico es la consideración de la fase evolutiva del síndrome demencial, ya que el cuadro clínico al inicio o

TABLA IV

DIFERENCIAS ENTRE SÍNDROME DEMENCIAL Y DEPRESIVO CON AFECTACIÓN COGNITIVA ("PSEUDODEMENCIA DEPRESIVA")

	Depresión	**Demencia**
Historia y Curso Evolutivo	1. Inicio bien definido 2. Evolución rápida y corta (semanas) 3. Antecedentes previos de depresión o acontecimientos adversos	1. Inicio insidioso 2. Evolución lenta y larga (años) 3. No antecedentes previos
Cuadro Clínico	4. Quejas detalladas y elaboradas de deterioro cognitivo 5. Poco esfuerzo en responder 6. Síntomas afectivos presentes 7. Incongruencia entre el comportamiento y el déficit cognitivo 8. Mejoría vespertina	4. Quejas escasas. No conciencia de enfermedad 5. Se esfuerza para responder 6. Afecto plano, apatía 7. Congruencia entre el comportamiento y el déficit cognitivo 8. Empeoramiento vespertino y nocturno
Exploración	9. Respuestas displicentes antes de iniciar la prueba (i.e. "no sé") 10. Patrón de déficit incongruente 11. Lagunas de memoria específicas (p.ej., puntos "sensibles")	9. Respuestas intentando disimular el déficit 10. Patrón de déficit congruente 11. No hay lagunas específicas

en la fase final puede ser completamente diferente y exigir pautas de actuación totalmente distintas. Para valorar el estadio del síndrome demencial se han utilizado diferentes instrumentos, la mayor parte de ellos derivados del estudio evolutivo de la enfermedad de Alzheimer. Así pues, la validez fundamental de los mismos concierne a esta enfermedad y su aplicación a otras patologías es más dudosa. Los instrumentos de gradación de uso clínico en la enfermedad de Alzheimer más importantes son la Clinical Dementia Rating Scale (CDR)[16] y la Global Deterioration Scale (GDS)[17]. Para el resto de demencias, puede emplearse la gradación propuesta en el DSM-IV (leve, moderada y grave). En el estadio leve, el sujeto mantendría su autonomía personal e instrumental; en el moderado precisaría de ayuda para las funciones de tipo instrumental, mientras que en la fase avanzada se produciría una pérdida de funcionalidad incluso en las actividades básicas de autocuidado, y el sujeto sería completamente dependiente.

Los síntomas neuropsiquiátricos de las demencias

Estos síntomas no están incluidos en los criterios diagnósticos del síndrome demencial, aunque son muy frecuentes en las formas más comunes de demencia** y condicionan la gravedad clínica de la enfermedad. Por ejemplo, la sobrecarga del cuidador, la hospitalización del paciente o el ingreso en centros residenciales viene determinado la mayoría de las veces por la presencia de este tipo de síntomas. Este conjunto de síntomas tiene una etiología diversa, pero con frecuencia se desencadenan ante cambios ambientales u otros factores psicosociales. También es frecuente que aparezcan en el contexto de un *delirium* superpuesto al cuadro demencial, ya que la enfermedad demenciante aumenta la sensibilidad ante otras noxas cerebrales[18].

Algunos sujetos con demencia presentan comportamientos desinhibidos o despreocupación por las convenciones sociales; por ejemplo, conductas inadecuadas ante extraños, comentarios inapropiados, o desinhibición sexual. A veces se producen conductas agresivas, bien aisladas o en el contexto de resistencia o tozudez ante la realización de cuidados (p.ej., en las maniobras de higiene). El estado de ánimo deprimido, con o sin alteraciones neurovegetativas, es bastante frecuente. En ocasiones se acompaña de conductas suicidas, especialmente en sujetos en fases iniciales, que conservan la capacidad cognitiva para elaborar y realizar un plan suicida. La ansiedad es frecuente, dado que la capacidad de control del entorno está disminuida, y en algunos casos adopta la forma de "reacciones catastróficas", o crisis emocionales intensas con agitación que se desencadenan ante factores estresantes relativamente menores, como cambios en la rutina habitual o en el entorno. Pueden aparecer síntomas psicóticos, como delirios y alucinaciones. Los delirios tienen con frecuencia una temática de tipo persecutorio (p.ej., ideas de robo) o de identificaciones erróneas. Las alucinaciones visuales son las más frecuentes. Las alteraciones motoras, como inquietud o deambulación sin sentido, son frecuentes, y con frecuencia aparece un periodo máximo de agitación —con o sin otros síntomas psiquiátricos— al atardecer o primeras horas de la noche.

La demencia se acompaña a veces de alteraciones motoras, que pueden incluir trastornos de la marcha, disartria, disfagia y movimientos anormales. Pueden aparecer también otros síntomas neurológicos, como epilepsia o mioclonías.

DEMENCIAS ESPECÍFICAS

Enfermedad de Alzheimer

Es la forma más frecuente de demencia. Se caracteriza por un síndrome demencial de inicio insidioso y curso progresivo, que comienza por la memoria reciente para seguir luego con afasia, apraxia y agnosia al cabo de varios años. Los déficits de función ejecutiva —p.ej., la realización de tareas en las que es necesaria la planificación y ejecución de una serie de pasos— se aprecian también de forma típica al principio de la enfermedad. Con frecuencia aparecen cambios de personalidad o irritabilidad en las fases iniciales. En las fases medias y avanzadas son frecuentes los síntomas depresivos y psicóticos. Conforme avanza la enfermedad aparecen incontinencia, alteraciones en la marcha y otros trastornos motores, y en la fase terminal el paciente permanece encamado, con pérdida total del lenguaje y problemas para la deglución. En esta última fase también aparecen mioclonías y crisis epilépticas. La progresión es gradual, pero con un declive constante, y el período medio de tiempo transcurrido entre el comienzo de los síntomas y el fallecimiento es de 8-10 años. A veces existen períodos de estabilización, pero luego se reanuda el curso de la enfermedad[19].

La enfermedad de Alzheimer comienza típicamente a edad avanzada, generalmente tras los 60 años

** A modo de ejemplo, el 90% de los pacientes con enfermedad de Alzheimer puede presentarlos a lo largo de la enfermedad.

(90% de los casos), aunque excepcionalmente puede comenzar antes, incluso a los 30 años. Existe un alto grado de acuerdo en que la prevalencia para la población mayor de 65 años se encuentra entre el 6-8 %, doblándose cada 5 años a partir de dicha edad, de manera que más del 30% de la población de edad superior a los 85 años estaría afectado. Los factores de riesgo bien establecidos para la enfermedad de Alzheimer son el envejecimiento, y la presencia de antecedentes familiares de la enfermedad o de síndrome de Down. Otros factores más dudosos son el sexo femenino, la presencia de enfermedad cerebrovascular y sus factores de riesgo asociados, los traumatismos craneoencefálicos con pérdida de conciencia, el nivel educativo bajo, y los antecedentes de depresión.

El diagnóstico de la enfermedad de Alzheimer se realiza a través de una historia clínica y exploración cuidadosa, descartando otro tipo de demencias. Las pruebas de neuroimagen estructural muestran por lo general signos de atrofia cortical generalizada, de predominio frontotemporal, pero no es infrecuente la falta de hallazgos significativos. El diagnóstico definitivo se basa en el estudio microscópico del cerebro, que revela la presencia de numerosas placas seniles y ovillos neurofibrilares ampliamente distribuidos por la corteza cerebral.

Demencia vascular

El término de demencia vascular (DV) hace referencia a una enfermedad vascular que causa lesiones cerebrales y alteraciones cognoscitivas múltiples; dicho de otro modo, es la demencia causada por lesión vascular cerebral, tanto de tipo isquémico como hemorrágico o hipóxico. A estos dos requisitos (presencia de demencia y de enfermedad vasculocerebral) se une un tercero: el de la relación razonable entre ambos requisitos. La DV está caracterizada por un amplio abanico de signos y síntomas neurológicos y neuropsicológicos, reflejo de la heterogeneidad de las lesiones responsables.

Es característico que presente un inicio brusco y un curso escalonado, en el contexto de una enfermedad cerebrovascular documentada mediante la historia clínica, los signos y síntomas neurológicos focales (pseudobulbares, trastornos de la marcha, extrapiramidales, enlentecimiento psicomotor y alteración esfinteriana), y los estudios de neuroimagen. El patrón de los déficit cognitivos es frecuentemente irregular, según las zonas cerebrales afectadas, de manera que determinadas funciones se ven afectadas muy precozmente, y otras se mantienen indemnes hasta fases muy avanzadas. Son frecuentes las alteraciones emocionales (p.ej., depresión, disforia, labilidad afectiva, etc.) desde el comienzo del síndrome demencial.

El envejecimiento, junto con los factores de riesgo de patología cerebrovascular (p.ej., hipertensión arterial, diabetes, obesidad, etc.) son los factores significativamente asociados a la demencia vascular, auque con respecto a la edad hay que señalar que a partir de los 75 años la enfermedad pasa a ser menos frecuente, al contrario de lo que ocurre en la enfermedad de Alzheimer, cuya incidencia aumenta constantemente.

La relación entre enfermedad de Alzheimer y demencia vascular es compleja, debido en parte a que tanto la enfermedad de Alzheimer como los accidentes cerebrovasculares son frecuentes, y es habitual que coexistan, y a que datos recientes sugieren que la presencia de ictus subclínicos pueden aumentar la expresividad clínica de la enfermedad de Alzheimer[20].

Demencia Mixta

Clásicamente, el término demencia mixta hacía referencia a aquellas demencias en las que había lesiones neuropatológicas correspondientes a ambas entidades; la EA y la DV. La asociación de lesiones degenerativas y vasculares parece ser algo más que meramente casual, y responder a mecanismos etiopatogénicos compartidos. Actualmente se considera demencia mixta a aquella que clínicamente orienta hacia una EA, aunque las pruebas de neuroimagen y los factores de riesgo orienten hacia una DV.

La llamada demencia mixta representa, en la mayor parte de los estudios epidemiológicos, la segunda o la tercera causa de demencia, tras la enfermedad de Alzheimer y la demencia vascular. No hay criterios diagnósticos, clínicos o patológicos que definan claramente el concepto de demencia mixta. Representa actualmente, desde un punto de vista nosológico, un concepto controvertido y no resuelto. La DSM-IV-TR la incluye dentro del concepto "demencia debida a múltiples etiologías" (F02.8) y la ICD-10 en el de "demencia en la enfermedad de Alzheimer atípica o mixta" (F00.2).

Demencia en la enfermedad de Parkinson

La enfermedad de Parkinson es un trastorno neurológico progresivo caracterizado por temblor, rigidez, acinesia e inestabilidad postural. En un porcentaje elevado de casos —30-50%— se acompaña de demencia. Típicamente se trata de un síndrome demencial de inicio insidioso y carácter progresivo, caracterizado por enlentecimiento cognitivo, alteración de la memoria que se beneficia de claves, y alteración de las funciones ejecutivas[21]. Es frecuente la presencia de síntomas depresivos y psicóticos, lo que dificulta el tratamiento de la sintomatología motora.

Demencia con cuerpos de Lewy

Se trata de una entidad similar a la enfermedad de Alzheimer desde el punto de vista clínico, pero de inicio más precoz, evolución más rápida, y presencia característica de síntomas psicóticos (i.e., alucinaciones visuales) y síntomas parkinsonianos. Existe una hipersensibilidad característica a los fármacos antipsicóticos. Desde el punto de vista histopatológico se caracteriza por la presencia de cuerpos de Lewy diseminados por la corteza cerebral. En la actualidad se postula que constituye la misma entidad que la demencia en la enfermedad de Parkinson.

Otros trastornos causantes de demencia progresiva

Hay otros trastornos que pueden causar una demencia progresiva. Entre ellos destaca la *demencia por degeneración frontotemporal*. Se denomina así a un conjunto de entidades con diversas formas clínicas y anatomopatológicas, pero que se caracteriza en conjunto por una atrofia cerebral progresiva que predomina en los lóbulos frontales y regiones anteriores de los lóbulos temporales, y una clínica en la que predominan las alteraciones del comportamiento (desinhibición), la personalidad, el lenguaje y un trastorno de las funciones ejecutivas. Típicamente, la memoria está preservada en las fases iniciales. En el momento actual, existen datos que permiten suponer que existe una entidad nosológica común subyacente. La enfermedad de Pick, con unas características más precisas, reconocida en las clasificaciones CIE-10 y DSM-IV-TR, quedaría incluida en este concepto. También hay que recordar aquí la *enfermedad de Huntington* —un trastornos autosómico dominante que afecta a los ganglios basales y otras estructuras subcorticales— y la *enfermedad de Creutzfeldt-Jakob* —una encefalopatía espongiforme rápidamente progresiva causada por priones—.

TERAPÉUTICA

Introducción

La terapéutica de la enfermedad de Alzheimer y el resto de demencias es compleja, por una serie de hechos: a) abarca tanto al paciente como a sus cuidadores, b) el síndrome clínico es múltiple y variable, con lo que las estrategias de tratamiento deben ir variando al unísono, c) el paciente es atendido simultáneamente por varios profesionales y/o especialidades, con el riesgo consiguiente de conflictos, d) se trata generalmente de pacientes ancianos, con frecuente pluripatología y plurimedicación, y e) a lo largo de la evolución pueden sucederse diversos entornos clínicos y asistenciales: atención primaria, unidades de hopitalización, centros de día y centros residenciales. En cualquier caso, existe un alto grado de consenso hacia el hecho de que el manejo terapéutico de las demencias se realiza primordialmente en Atención Primaria, debiendo considerarse el resto de servicios especializados como complementarios[1,22].

Las fases que atraviesa el tratamiento de la enfermedad de Alzheimer son las siguientes:

- Establecer una alianza terapéutica con el paciente y su familia.
- Realizar un estudio diagnóstico completo e implementar los cuidados médicos generales que pudieran ser necesarios.
- Establecer las medidas terapéuticas específicas teniendo en cuenta:
  - El patrón sintomatológico del paciente.
  - La posible eficacia dentro del conjunto de las áreas afectadas: cognitiva, funcional y conductual.
  - La tolerancia y los efectos adversos, incluyendo la interacción con otros tratamientos.
- Valorar y controlar el estado psicopatológico.
- Determinar la frecuencia de las visitas.
- Vigilar la seguridad e intervenir cuando sea necesario (p.ej., suicidio, violencia, entorno seguro, fugas, prevención de caídas, atención y malos tratos).
- Aconsejar al paciente y a su familia respecto a actividades de riesgo (p.ej., conducción, licencia de armas, etc.).
- Educar al paciente y a la familia respecto a la enfermedad y los tratamientos posibles.
- Recomendar a la familia posibles ayudas para los cuidados y apoyo.
- Orientar a la familia para la toma de medidas en cuestiones económicas y legales, teniendo en cuenta el pronóstico.

Tradicionalmente, el objetivo fundamental en el tratamiento de la enfermedad de Alzheimer y el resto de las demencias ha sido mejorar el funcionamiento cognitivo. Sin embargo, con el paso del tiempo se ha ido generando una evidencia cada vez mayor de que era necesario añadir otros aspectos a la hora de evaluar la respuesta al tratamiento. Entre estas áreas de respuesta terapéutica podemos citar la capacidad funcional, los trastornos psiquiátricos y del comportamiento, la sobrecarga del cuidador, la calidad de vida y la utilización de recursos. La mejoría o la estabilización en cada una de estas áreas puede representar un beneficio terapéutico importante, y se están introduciendo cada vez con mayor frecuencia entre los instrumentos de evaluación empleados en los ensayos clínicos. Por otra parte, existe una evidencia cada vez más importante de que las medidas terapéuticas eficaces lo son de una forma global. Ejemplos de ello son la capacidad de los fármacos anticolinesterásicos de mejorar la situación en varias de las áreas mencionadas.

Tratamientos farmacológicos

El tratamiento de las demencias ha mejorado notablemente a lo largo de la última década, con la aparición de nuevos agentes farmacológicos, especialmente sustancias destinadas a la mejoría global del síndrome demencial, como los inhibidores de la colinesterasas (IACEs) y la memantina.

Inhibidores de la colinesterasa

El mecanismo básico de actuación de estas sustancias es la inhibición de la acetilcolinesterasa, la enzima que degrada la acetilcolina en el espacio intersináptico, consiguiendo así una potenciación de la transmisión colinérgica. Este tipo de neurotransmisión está implicado en los procesos de memoria y otras funciones cognitivas, y se encuentra profunda y precozmente afectado en la enfermedad de Alzheimer y otras demencias (*hipótesis colinérgica*)[23]. Los IACEs donepezilo, rivastigmina y galantamina se encuentran actualmente disponibles (tabla V). Donepezilo y galantamina son inhibidores selectivos de la acetilcolinesterasa, mientras que rivastigmina posee también actividad sobre la butirilcolinesterasa, y galantamina posee actividad de modulación alostérica de los receptores nicotínicos presinápticos. Tanto donepezilo como galantamina se metabolizan a nivel hepático a nivel del citocromo P450 (CYP2D6 y CYP3A4), por lo que interactúan con sustancias que inhiben estas sustancias, como la fluoxetina y paroxetina, aumentando el riesgo de efectos adversos de tipo colinérgico. Rivastigmina no tiene metabolismo hepático, por lo que el riesgo de interacciones en menor. La vida media de las sustancias también es diferente, lo que determina la necesidad de una o dos dosis al día. Sin embargo, hay que señalar que la relevancia clínica de estas diferencias es pequeña.

La eficacia de estas sustancias ha sido estudiada en mas de 30 ensayos controlados, la mayoría de ellos durante períodos de estudio de seis meses. En general los resultados han sido positivos, con un efecto medio de 2,7 puntos en la escala ADAS-Cog 0 1,7 en el MMSE. También se han registrado efectos beneficiosos en los síntomas psiquiátricos y en la funcionalidad. No se han podido constatar diferencias notables entre las distintas sustancias[24].

En el momento actual su indicación se limita a las fases leve y moderada de la enfermedad de Alzheimer, aunque hay datos de que pueden ser eficaces en fases avanzadas. No puede considerarse que modifiquen el curso de la enfermedad, pero sí que atenúen sus síntomas, y su efecto puede prolongarse hasta 5 años, a tenor de los estudios actuales[25]. También hay datos favorables hacia la posibilidad de que puedan reducir la tasa de conversión de *Deterioro cognitivo* leve a enfermedad de Alzheimer. En general son fármacos bien tolerados, y los efectos adversos se limitan por lo general a molestias gastrointestinales (p.ej., náuseas, vómitos, diarrea), que suelen minimizarse con la administración conjunta de alimentos y por un escalado progresivo de la dosis.

Los IACEs también han demostrado eficacia en otras demencias en las que hay un déficit de actividad colinérgica, como es el caso de la rivastigmina en la

TABLA V
PROPIEDADES FARMACOLÓGICAS DE LOS IACEs

	Donepezilo	**Galantamina**	**Rivastigmina**
Inhibición	Selectiva	Selectiva	No Selectiva
AChE	Reversible	Reversible	Pseudoirreversible
Eliminación	Hepática y renal	Hepática	Renal
T _ plasmática	70 h	5-7 h	1-2 h
Posología diaria	1 vez al acostarse	2 veces con comida[1]	2 veces con comida
Dosis eficaces (mg/día)	10>5>plac.	24-12>1-8=plac.	12-6>1-4 = plac

[1] Existe una formulación retardada de galantamina de reciente introducción que permite una única toma al día

enfermedad de Parkinson[26] o en la demencia con cuerpos de Lewy[27]. También hay estudios favorables con galantamina en enfermedad de Alzheimer con componente vascular[28] y con donepezilo en demencia vascular[29].

Memantina

La memantina es un fármaco antagonista del receptor NMDA de tipo no competitivo, que presenta una afinidad moderada voltaje dependiente. Tiene indicación de uso en pacientes con enfermedad de Alzheimer en estadio moderado o avanzado. La base etiopatogénica para su utilización se encuentra en la alteración demostrada de las vías glutamatérgicas en la enfermedad de Alzheimer, que condiciona una entrada excesiva de calcio en la neurona, lo que da lugar a una alteración de la homeostasis que resulta en daño neuronal. Los estudios han demostrado un efecto positivo en los síntomas cognitivos y neuropsiquiátricos. Asimismo, existen datos de que la terapia combinada con IACESs puede mejorar los resultados del IACE[30;31]. Esta sustancia tiene una buena tolerabilidad, y los efectos adversos son muy escasos.

Tratamiento de los síntomas neuropsiquiátricos

Como ya se ha comentado, los síntomas neuropsiquiátricos son responsables en gran medida de la gravedad clínica de las demencias. Los fármacos más empleados son los antipsicóticos, indicados en el tratamiento de los síntomas psicóticos, especialmente si se acompañan de agresividad o agitación. Los efectos adversos de estos fármacos, particularmente la sedación excesiva y los efectos extrapiramidales, se hacen notar con mucha frecuencia en estos enfermos. Los fármacos de segunda generación poseen importantes ventajas es esta población sobre los fármacos clásicos, debido especialmente a su mejor perfil de efectos adversos de tipo extrapiramidal. Existen diversos estudios con resultados positivos con risperidona, olanzapina y quetiapina. Esta última sustancia está especialmente indicada en casos de demencia con síntomas de tipo parkinsoniano. No obstante, hay que recordar que los sujetos ancianos con demencia constituyen una población de riesgo para el uso de antipsicóticos, y que estas sustancias deben emplearse con cautela, intentando limitar al máximo las dosis empleadas y la duración del tratamiento[32]. Otros fármacos empleados en caso de falta de respuesta son los eutimizantes, como el valproato, la carbamazepina, o el trazodone.

Ya se ha comentado que los síntomas depresivos y ansiosos son muy frecuentes en los pacientes con demencia, causando un deterioro notable de la calidad del paciente y de sus cuidadores. Estos síntomas responden bien a las sustancias antidepresivas y ansiolíticas. Particularmente, los antidepresivos ISRSs sertralina y citalopram han sido estudiados en pacientes con demencia, presentando buenos resultados en cuanto a eficacia y tolerancia. Otras sustancias como mirtazapina también pueden emplearse en caso de síntomas depresivos, con la ventaja adicional de su efecto beneficioso sobre el sueño y el apetito, con frecuencia alterados en estos pacientes. Las benzodiacepinas deben ser empleadas con cautela en pacientes con demencia, para evitar posibles efectos sedantes o el desarrollo de tolerancia. El trazodone es una sustancia que también presenta ventajas en caso de trastornos del sueño, especialmente si se asocian con agitación nocturna[33;34].

Terapias no farmacológicas

La atención de los pacientes con demencia incluye una amplia gama de intervenciones psicosociales para el paciente y su familia. Con frecuencia la aplicación de los mismos desborda el marco de la Atención Primaria, al menos en su organización actual. Sin embargo, debemos conocer su existencia. Aunque estos tratamientos difieren en su filosofía, enfoque y metodología, tienen unos objetivos generales que se solapan, en cuanto a la mejoría de calidad de vida del pacientes y sus cuidadores, y la mejora de la funcionalidad en el contexto de los déficits existentes. Aunque son pocos los tratamientos de este tipo que han sido estudiados mediante ensayos controlados y aleatorizados, existen cada vez más evidencias sobre su eficacia, y muchos de ellos están respaldados por la práctica clínica. Las psicoterapias o intervenciones psicosociales para la demencia pueden clasificarse en cuatro grandes grupos: orientados a la conducta, orientados a las emociones, orientados a la cognición y orientados a la estimulación.

Terapias orientadas a la conducta

Son técnicas destinadas a reducir las conductas problemáticas (p.ej., agresión, gritos, deambulación incontrolada). El denominado análisis "ABC" se basa en una evaluación de los antecedentes y de los resultados específicos de los comportamientos anómalos, así como en una descripción cuidadosa de la conducta a tratar. Posteriormente, el análisis permite la aplicación de técnicas conductuales específicas. Por ejemplo: a) Control de antecedentes, o modificación de los acontecimientos que desencadenan la conducta problema, b) Extinción, o no recompensa de la conducta problema, lo que disminuye su repetición, y c) Refuerzo diferencial, o aplicación del refuerzo positivo únicamente cuando se presenta una conducta más adaptada que la conducta problema

Pese a los resultados positivos que ofrecen la mayoría de los estudios que valoran las intervenciones conductuales en pacientes con demencia, existen todavía dificultades para su aplicación generalizada, especialmente la estandarización y protocolización tanto de las técnicas de valoración conductual, como de las terapias y de la evaluación de resultados[35].

Enfoques orientados a las emociones

Estas intervenciones incluyen la psicoterapia de apoyo, la terapia de reminiscencia, la terapia de validación, la integración sensorial, y la terapia de presencia simulada. Todas ellas incluyen el reconocimiento del estado emocional actual del paciente, y la utilización individualizada de las funciones cognitivas que permanezcan para mejorar el bienestar emocional del paciente. Los datos objetivos sobre su eficacia son muy limitados.

Enfoques orientados a la cognición

Estas técnicas incluyen la orientación a la realidad y el entrenamiento de capacidades. El objetivo de los mismos consiste en la reeducación de los déficit cognitivos, generalmente en un contexto grupal. Las mejorías que se aprecian con los mismos están supeditadas a su continuidad.

Enfoques orientados a la estimulación

Entre ellos se encuentran la terapia ocupacional, recreativa y artística. Se caracterizan porque proporcionan una estimulación, movilizando así los recursos cognitivos de que dispone el paciente. Además, aumentan el bienestar del paciente, mejoran su socialización, y le apartan de la realización de actividades peligrosas o frustrantes. Existen datos de que mejoran el estado de animo del paciente y reducen los problemas de comportamiento, aunque el mejor aval para su puesta en práctica procede del sentido común y las informaciones testimoniales de los cuidadores de personas con demencia.

LECTURAS RECOMENDADAS

Consenso Español de Demencias (2ª edición).

Este Consenso, auspiciado por la Sociedad Española de Psicogeriatría y la Sociedad Española de Psiquiatría, recoge los avances más importantes en el campo del diagnóstico y tratamiento de las demencias. Hace hincapié en la importancia de los síntomas neuropsiquiátricos, en la sobrecarga del cuidador, la relevancia de los aspectos éticos y legales, y la organización asistencial en el campo de las demencias.

Demencias desde la Atención Primaria.

Se trata de una Guía Clínica impulsada por la SEMFYC, en la que colaboraron expertos de otras especialidades. Es un texto muy completo y práctico, que aúna el rigor científico con recomendaciones sensatas llenas de sentido clínico.

Demencias. Investigación, diagnóstico y tratamiento.

Es uno de los manuales sobre demencias de mayor reconocimiento a nivel internacional, del que tenemos la suerte de contar con una cuidada versión en castellano. Muy recomendable para aquellos que deseen profundizar en el estudio de las demencias.

BIBLIOGRAFÍA

1. Martín Carrasco M: Consenso Español sobre Demencias. Barcelona, SANED, 2005.

2. Weiner MF, Lipton AM: Demencias. Investigación, diagnóstico y tratamiento. Barcelona, Masson, 2005.

3. López-Pousa S: Epidemiología de las demencias. In: Alberca R, López-Pousa S, editors. *Enfermedad de Alzheimer y otras demencias*. Madrid, Editorial Médica Panamericana, 2002; 25-34.

4. Rosenblatt A, Samus QM, Steele CD, Baker AS, Harper MG, Brandt J y cols.: The Maryland Assisted Living Study: prevalence, recognition, and treatment of dementia and other psychiatric disorders in the assisted living population of central Maryland. *J Am Geriatr Soc* 2004; 52(10):1618-1625.

5. American Psychiatric Association. Guía Clínica para el tratamiento de la enfermedad de Alzheimer y otras demencias del anciano. Barcelona, Medical Trends, S.L., 2006.

6. Boustani M, Peterson B, Hanson L, Harris R, Lohr KN: Screening for dementia in primary care: a summary of the evidence for the U.S. Preventive Services Task Force. *Ann Intern Med* 2003; 138(11):927-937.

7. Lobo A, Saz P, Marcos G, Dia JL, de la CC, Ventura T y cols.: Revalidación y normalización del Mini-Examen Cognoscitivo (primera versión en castellano del Mini-Mental Status Examination) en la población general geriátrica. *Med Clin (Barc)* 1999; 112(20):767-774.

8. Cacho J, García-García R, Arcaya J, Vicente JL, Lantada N: Una propuesta de aplicación y puntuación del test del reloj en la enfermedad de Alzheimer. *Rev Neurol* 1999; 28(7):648-55.

9. Bohm P, Pena-Casanova J, Gramunt N, Manero RM, Terron C, Quinones-Ubeda S: [Spanish version of the Memory Impairment Screen (MIS): normative data and discriminant validity]. *Neurologia* 2005; 20(8):402-411.

10. OMS. CIE-10. Décima Revisión de la Clasificación Internacional de Enfermedades. Trastornos mentales y del comportamiento. *Descripciones Clínicas y Pautas para el Diagnóstico*. Madrid, Meditor, 1992.

11. APA. DSM-IV-TR Manual diagnóstico y estadístico de los trastornos mentales. Madrid, Masson, 2002.

12. Grupo de Estudio de Neurología de la Conducta y Demencias SEP: Guías en Demencias. Conceptos, criterios y recomendaciones para el estudio del paciente con demencia. *Revisión* 2002. Barcelona, Masson, 2003.

13. Cummings JL, Benson F: *Dementia. A Clinical Approach*. Stoneham (MA): Butterworth-Heinemann, 1992.

14. Petersen RC, Smith GE, Waring SC, Ivnik RJ, Tangalos EG, Kokmen E: Mild cognitive impairment: clinical characterization and outcome. *Arch Neurol* 1999; 56(3):303-308.

15. Lockwood KA, Alexopoulos GS, Kakuma T, van Gorp WG: Subtypes of cognitive impairment in depressed older adults. *Am J Geriatr Psychiatry* 2000; 8(3):201-208.

16. Hughes CP BLDWyc: A new clinical rating scale for the staging of dementia. *Br J Psychiatry* 1982; 140:566-72.

17. Reisberg B, Ferris SH, de Leon MJ, Crook T: The Global Deterioration Scale for assessment of primary degenerative dementia. *Am J Psychiatry* 1982; 139(9):1136-1139.

18. Cole MG: Delirium in elderly patients. *Am J Geriatr Psychiatry* 2004; 12(1):7-21.

19. Martín Carrasco M: La enfermedad de Alzheimer. Un trastorno neuropsiquiátrico. Barcelona, Ars Medica, 2004.

20. Snowdon DA, Greiner LH, Mortimer JA, Riley KP, Greiner PA, Markesbery WR: Brain infarction and the clinical expression of Alzheimer disease. The Nun Study. *JAMA* 1997; 277(10):813-817.

21. Miyasaki JM, Shannon K, Voon V, Ravina B, Kleiner-Fisman G, Anderson K y cols.: Practice Parameter: evaluation and treatment of depression, psychosis, and dementia in Parkinson disease (an evidence-based review): report of the Quality Standards Subcommittee of the American Academy of Neurology. *Neurology* 2006; 66(7):996-1002.

22. Riu Subirana S, Cubero González P: Demencias desde la Atención Primaria. Barcelona, SEMFYC, 2005.

23. Terry AV Jr, Buccafusco JJ: The cholinergic hypothesis of age and Alzheimer's disease-related cognitive deficits: recent challenges and their implications for novel drug development. *J Pharmacol Exp Ther* 2003; 306(3):821-827.

24. Birks J: Cholinesterase inhibitors for Alzheimer's disease. *Cochrane Database Syst Rev* 2006; (1):CD005593.

25. Blennow K, de Leon MJ, Zetterberg H: Alzheimer's disease. *Lancet* 2006; 368(9533):387-403.

26. Emre M, Aarsland D, Albanese A, Byrne EJ, Deuschl G, De Deyn PP y cols.: Rivastigmine for dementia associated with Parkinson's disease. *N Engl J Med* 2004; 351(24):2509-2518.

27. McKeith I, Del Ser T, Spano P, Emre M, Wesnes K, Anand R y cols.: Efficacy of rivastigmine in dementia with Lewy bodies: a randomised, double-blind, placebo-controlled international study. *Lancet* 2000; 356(9247):2031-2036.

28. Bullock R, Erkinjuntti T, Lilienfeld S: Management of patients with Alzheimer's disease plus cerebrovascular disease: 12-month treatment with galantamine. *Dement Geriatr Cogn Disord* 2004; 17(1-2):29-34.

29. Roman GC, Wilkinson DG, Doody RS, Black SE, Salloway SP, Schindler RJ: Donepezil in vascular dementia: combined analysis of two large-scale clinical trials. *Dement Geriatr Cogn Disord* 2005; 20(6):338-344.

30. Dantoine T, Auriacombe S, Sarazin M, Becker H, Pere JJ, Bourdeix I: Rivastigmine monotherapy and combination therapy with memantine in patients with moderately severe Alzheimer's disease who failed to benefit from previous cholinesterase inhibitor treatment. *Int J Clin Pract* 2006; 60(1):110-118.

31. Tariot PN, Farlow MR, Grossberg GT, Graham SM, McDonald S, Gergel I: Memantine treatment in patients with moderate to severe Alzheimer disease already receiving donepezil: a randomized controlled trial. *JAMA* 2004; 291(3):317-324.

32. Schneider LS, Dagerman K, Insel PS: Efficacy and adverse effects of atypical antipsychotics for dementia: meta-analysis of randomized, placebo-controlled trials. *Am J Geriatr Psychiatry* 2006; 14(3):191-210.

33. Herrmann N: Recommendations for the management of behavioral and psychological symptoms of dementia. *Can J Neurol Sci* 2001; 28 Suppl 1:S96-107.

34. Franco KN, Messinger-Rapport B: Pharmacological treatment of neuropsychiatric symptoms of dementia: a review of the evidence. *J Am Med Dir Assoc* 2006; 7(3):201-202.

35. Teri L, Logsdon RG, McCurry SM: Nonpharmacologic treatment of behavioral disturbance in dementia. *Med Clin North Am* 2002; 86(3):641-56, viii.

3.3

Esquizofrenia y trastornos delirantes

BENEDICTO CRESPO FACORRO, JAVIER VÁZQUEZ-BOURGON
Y ROCÍO PÉREZ IGLESIAS

INTRODUCCIÓN

En el presente capítulo trataremos de los trastornos mentales que habitualmente se incluyen dentro del grupo de las esquizofrenias, de los trastornos de ideas delirantes, y de aquellos trastornos que entre sus características esenciales aparecen los síntomas psicóticos. El término *psicótico* ha sido históricamente utilizado para definir distintos estados psicopatológicos. Así, se ha descrito como "trastorno mental que ocasiona un deterioro que interfiere con la introspección y la capacidad para responder a las demandas cotidianas de la vida o para mantener un contacto adecuado con la realidad". Otras definiciones más restrictivas se refieren a la presencia de ideas delirantes y alucinaciones manifiestas, y a la ausencia de conciencia de la naturaleza morbosa del cuadro[1]. Conviene tener presente que, además de aparecer en las esquizofrenias y trastornos de ideas delirantes, también podemos encontrar con relativa frecuencia síntomas psicóticos en los trastornos afectivos (depresión, manía), trastornos esquizoafectivos, cuadros de delirium, de forma secundaria al consumo de tóxicos y como síntomas de enfermedades orgánicas. Sin embargo, estas patologías son tratadas con detalle en otros capítulos del libro por lo que no haremos referencia a ellas aquí.

Los modelos actuales de manejo de la enfermedad mental en la comunidad y en las unidades de internamiento psiquiátrico de hospital general han propiciado que, aun cuando los servicios especializados sigan siendo los principales responsables de la asistencia a los pacientes con trastornos psicóticos, ésta debe ser asumida también por los médicos de atención primaria a través de "modelos de asistencia compartida". Así, como Lewin y Carr, (1998)[2] han demostrado, un alto porcentaje de médicos generales (75%) se hacía cargo del tratamiento de pacientes psicóticos, de los cuales 2/3 de los casos el tratamiento era compartido con el psiquiatra, siendo el 1/3 restante manejado de manera independiente por el médico de atención primaria. En un estudio posterior demuestran, entre otros aspectos, que los pacientes valoran la involucración del médico de atención primaria muy positivamente, siendo su papel y el de los especialistas complementario, sobre todo en relación con la detección temprana y la prevención de recaídas[3].

Así, el papel del médico general en la atención a los pacientes psicóticos implica cada día más: 1) participar en el diagnóstico temprano de dichos trastornos; 2) identificar y derivar a los pacientes con episodios agudos, o con recidivas, a los servicios especializados; 3) administrar psicofármacos en los casos urgentes, remitiendo cuando sea preciso a los pacientes para hospitalización; 4) verificar el estado físico y psíquico del paciente psicótico crónico; 5) supervisar los efectos secundarios de la medicación; y 6) apoyar a los pacientes y a las familias en su adaptación a la enfermedad, en la resolución de los problemas sociales y en su reintegración en la comunidad.

ESQUIZOFRENIA

Bajo el concepto de esquizofrenia englobamos hoy en día un conjunto de trastornos psiquiátricos que aunque con una evidente disparidad psicopatológica (psicóticos, afectivos, cognitivos, etc.), se asocian con efectos muy negativos sobre el funcionamiento y la personalidad del individuo afecto. Su tendencia a la cronicidad y el importante deterioro de la calidad de vida del paciente y de las personas de su entorno que genera hace que la esquizofrenia sea una enfermedad mental con una gran repercusión social.

Epidemiología

La reciente revisión de la literatura realizada por Saha y cols., 2005[4] revela que entre siete y ocho personas por mil padecerán esquizofrenia a lo largo de su vida, situándose, en un momento concreto la prevalencia media para la enfermedad (Prevalencia puntual) en el 4,6 por 1000. Al mismo tiempo la incidencia de la enfermedad se sitúa en torno al 1 por diez mil/año[5,6]. La tasa de incidencia de esquizofrenia es ligeramente mayor en hombres que en mujeres. La edad de presentación se sitúa entre los 15 y los 35 años (50% por debajo de los 25 años), siendo infrecuente después de los 40 años. Se presenta más frecuentemente entre individuos solteros que entre los casados, en grupos de bajo nivel socioeconómico y en emigrantes[4].

En estudios epidemiológicos realizados en los servicios de atención primaria destacan unas cifras relativamente altas de prevalencia (3,1% en población atendida a este nivel asistencial), siendo también digno de tenerse en cuenta la hiperfrecuentación y el alto consumo de recursos que estos pacientes generan en dichos servicios[7].

La esquizofrenia causa un alto grado de discapacidad[8]. En un estudio internacional realizado en 14 países para valorar el grado de discapacidad asociado con diferentes enfermedades físicas y mentales, los participantes consideraron la esquizofrenia como la tercera causa de discapacidad, situándola por delante de la paraplejia o la ceguera[9]. Asimismo, en el estudio sobre Global Burden of Disease, se consideró que la esquizofrenia era responsable del 1,1% de los DALYs (disability-adjusted life years) y un 2,8% de los YLDs (years lived with disability)[10,11]. En el World Health Report, la esquizofrenia aparece entre las grandes causas de discapacidad en el mundo, ocupando, en el grupo de edad comprendido entre los 15-44 años, la octava posición[12].

El coste económico de la esquizofrenia para la sociedad en los EE.UU es especialmente alto, siendo los costes indirectos los principales responsables de este elevado gasto[13]. Los costes económicos encontrados para dicha enfermedad en Europa son también altos[14] y los factores que determinan su alto coste en España son similares a los encontrados en estudios realizados en otros países[15]. Además, se sabe que también las familias de las personas afectadas por dicha enfermedad sufren una considerable sobrecarga a causa de los síntomas de la enfermedad[16]. Por todo ello la atención a esta patología se considera de máxima relevancia, siendo necesario implicar en dicha actividad también los servicios de atención primaria.

Etiología

Aunque históricamente se ha perseguido demostrar el papel suficiente de diversos factores (genéticos, biológicos, ambientales y psicosociales) como causantes o precipitantes de la esquizofrenia, ninguna teoría ha obtenido una aceptación plena hasta la actualidad, de tal manera que las hipótesis actuales defienden la existencia de mecanismos etiopatogénicos multifactoriales.

Hipótesis genética

La evidencia de la contribución genética en los mecanismos etiopatogénicos de la esquizofrenia se fundamenta en estudios familiares, de gemelos y de adopción.

Estos estudios han demostrado una prevalencia más alta de la enfermedad entre los familiares de los pacientes esquizofrénicos, siendo el riesgo directamente proporcional al número de genes que cada familiar comparte con el enfermo. Los datos de prevalencia de esquizofrenia en familiares quedan reflejados en la tabla I[17].

Los estudios con gemelos han descrito una tasa elevada de concordancia para los gemelos monocigotos (45%), y significativamente más baja para los heterocigotos (15%). Los estudios de adopción han evidenciado que hijos de madres esquizofrénicas, adoptados por familias libres de la enfermedad, muestran un riesgo de morbilidad similar al de hijos

TABLA I
PREVALENCIA DE LA ESQUIZOFRENIA EN POBLACIONES ESPECÍFICAS

Población general	1-1,5%
Familiares en segundo grado	5-6%
Familiares directos	10-12%
Hijo de dos progenitores esquizofrénicos	40%
Gemelos dicigotos	12-15%
Gemelos monocigotos	45-50%

de esquizofrénicos no adoptados. Es interesante comprobar cómo el hecho de tener un progenitor esquizofrénico aumenta el riesgo de padecer no sólo esquizofrenia sino también un trastorno esquizotípico de la personalidad[18].

Resulta además ilustrativo reseñar que la esquizofrenia posee una heredabilidad estimada significativamente más alta que otras condiciones médicas como el cáncer de mama o la patología cardíaca, situándose entre el 60-85%[19]. Pese a ello la búsqueda de genes involucrados en la enfermedad no ha resultado concluyente. Esto puede ser debido al hecho de que la esquizofrenia se debe más que a la alteración de un gen único, a la posible existencia de múltiples "genes de susceptibilidad" con un tamaño de efecto pequeño y desigual que interaccionan entre sí y con el entorno. Actualmente los genes candidatos para los que existe una evidencia más sólida, al haber sido replicados varias veces, son: el gen de la Neuroregulina (NRG1), que se trata de un gen largo situado en 8p12-21 y que parece jugar un papel significativo en los procesos de mielinización; y el gen de la Disbindina (DTNBP1) localizado en el cromosoma 6p22 y parece estar relacionado con la neurotransmisión glutamatérgica; otros genes como el que codifica la Catecol-O-Metyl Transferasa (COMT) o el del Regulador de Señalamiento 4 de Proteína G (RGS4) han sido también postulados como candidatos en la etiopatogenia de la esquizofrenia, aunque con menor evidencia (Owen y cols., 2005)[20].

Hipótesis neurobiológicas

Diversas pruebas indican que los síntomas de la esquizofrenia están relacionados con anomalías neuroquímicas y/o estructurales cerebrales. La explicación más aceptada sobre la fisiopatología de la enfermedad es la "hipótesis dopaminérgica". Esta hipótesis sugiere que los síntomas de la esquizofrenia se deben principalmente a una disfunción a nivel de los circuitos dopaminérgicos mesolímbico y mesocortical. Se ha comprobado que aquellas sustancias que producen estimulación de los receptores dopaminérgicos centrales (por ejemplo: L-Dopa, anfetamina) pueden producir síntomas similares a los descritos en la esquizofrenia. Por otro lado, la evidencia más importante que apoya la hipótesis dopaminérgica ha sido el hecho de la mejoría clínica demostrada por los fármacos antipsicóticos asociada a su capacidad de bloquear los receptores dopaminérgicos, fundamentalmente los receptores tipo 2 (RD2). Sin embargo, la eficacia demostrada también por los nuevos antipsicóticos (conocidos como de segunda generación o atípicos) que presentan un perfil menos específico de bloqueo RD2 hace pensar que también hay otros sistemas de neurotransmisión (noradrenalina, serotonina, glutamato, GABA), implicados en los mecanismos fisiopatológicos de la esquizofrenia. Finalmente, en los últimos años, y en base a las aportaciones realizadas por las investigaciones en el campo de la genética, está cobrando fuerza la teoría de la existencia de una disfunción en la transmisión glutamatérgica en la esquizofrenia[21].

Hipótesis basadas en factores medioambientales

En la medida en que la heredabilidad estimada de la esquizofrenia se puede situar en el 60-85%, está clara la relevancia que los factores medioambientales tienen como mecanismos etiopatogénicos de la enfermedad. Dentro de éstos se halla un amplio abanico de factores para los que el riesgo relativo suele ser con frecuencia difícil de asignar. La existencia de complicaciones obstétricas[24]; las infecciones maternas durante el embarazo[25; 6], el consumo de sustancias tóxicas en general, y de manera especial el consumo mantenido de cannabis[26]. También es destacable la importancia que pueden tener la concurrencia de factores sociales negativos, de entre los que podemos destacar la inmigración[27] y la presencia de factores de estrés social[28]. Otro factor ambiental que está cobrando peso en los últimos años, como factor causal de la esquizofrenia son los traumas infantiles, englobando el abuso sexual y físico, el abandono y el abuso emocional.

Así, Read y cols. (2005) en una revisión de la literatura existente hasta el 2004, sobre la relación entre trauma infantil y psicosis/esquizofrenia concluyen que el abuso infantil es un factor causal de psicosis y esquizofrenia y más específicamente de síntomas específicos de esquizofrenia como las alucinaciones auditivas mandatorias[29]. Pero además hallan que existe una relación "dosis-dependiente" por la cual, a mayor severidad del trauma, mayor riesgo hay de desarrollar clínica psicótica en el futuro.

Los procesos de urbanización parecen jugar también un papel significativo en el origen y mantenimiento de estos cuadros. Así se ha observado frecuentemente en la literatura que aquellos individuos que han nacido y se han criado en un núcleo urbano son más propensos a desarrollar una esquizofrenia si se comparan con aquellos nacidos y criados en medios rurales[30, 31, 6]. Esta asociación entre esquizofrenia y niveles de urbanización ha sido, sin embargo, en ocasiones cuestionada[4, 32].

Hipótesis psicológicas

Los pacientes esquizofrénicos presentan un estado anómalo de *arousal*, que se ha relacionado con el aislamiento social. También se han descrito alteraciones en las relaciones familiares y en la comunicación, aunque probablemente sean consecuencia de la enfermedad más que causa de la misma.

Desde el punto de vista familiar, la "expresividad emocional" –EE– aumentada también ha sido implicada en el desarrollo de la esquizofrenia, aunque la relación parece más clara con las recaídas que con el inicio de la enfermedad. A la hora de hablar de los factores desencadenantes de las recaídas trataremos de este tema con más detalle.

Alteraciones cerebrales demostradas con técnicas de neuroimagen

El interés por estudiar la posible existencia de anomalías cerebrales específicas presentes en los pacientes que sufren la esquizofrenia, se fundamenta en avanzar en el estudio de los mecanismos biológicos implicados en las hipótesis etiopatogénicas de la enfermedad. Este avance históricamente se ha visto limitado por las dificultades de estudiar *in vivo* el cerebro. Las posibilidades que en la actualidad ofrecen las técnicas de neuroimagen permiten acercarnos de manera válida y fiable a este conocimiento. Las técnicas de neuroimagen se pueden clasificar como técnicas de neuroimagen estructural y funcional.

En el campo de la neuroimagen estructural utilizando la tomografía axial computerizada (TAC) y la resonancia magnética (RM)[22], hay que decir que no disponemos de ningún signo biológico cerebral que pueda ser utilizado como elemento diagnóstico de la esquizofrenia. Si bien, a pesar de esto, sí se han encontrado estructuras que aparecen afectadas en la enfermedad. De éstas destacaremos la existencia de anomalías en el volumen de los ventrículos laterales cerebrales y el descenso del volumen de sustancia gris en el lóbulo temporal. Estas alteraciones estructurales aparecen ya en etapas tempranas de la enfermedad, como se ha visto en estudios realizados con pacientes con un primer episodio de psicosis, lo cual apoya la idea de que estas lesiones no se deben a la cronicidad de la enfermedad ni a la acción deletérea de los tratamientos psicofarmacológicos.

En el campo de la neuroimagen funcional[23], el hallazgo más replicado mediante Tomografía por emisión de positrones (PET) y Tomografía por emisión de fotón único (SPECT) es el patrón de hipofrontalidad (disminución relativa del metabolismo y/o del flujo sanguíneo cerebral regional del córtex prefrontal).

Como ocurría con las anomalías encontradas mediante técnicas estructurales, esta hipofrontalidad, también aparece desde las etapas iniciales de la enfermedad. La hipofrontalidad en la esquizofrenia se hace más notable ante demandas de actividad (activación cognitiva).

Otros hallazgos interesantes en neuroimagen funcional es la asociación entre determinados síntomas específicos de la esquizofrenia y variaciones en el metabolismo en regiones cerebrales concretas. En este sentido se ha constatado la asociación entre la presencia de alucinaciones auditivas y un aumento en el metabolismo en el lóbulo temporal izquierdo (área de córtex auditivo) mediante técnicas de PET y SPECT. De la misma manera, la esquizofrenia deficitaria o de curso defectual se asocia a una marcada hipoperfusión frontal de carácter irreversible.

En esta línea, la utilización de otra técnica como la Resonancia Magnética funcional (RMf) ha demostrado que existe un mayor Flujo Sanguíneo Cerebral (FSC) en las regiones posteriores del cerebro, tendencia a la lateralización patológica e incremento de la actividad en el córtex auditivo primario asociado a la presencia de alucinaciones auditivas.

A pesar de todos estos hallazgos en los estudios de investigación, la significación de las anormalidades encontradas y la repercusión a niveles clínicos de las mismas están aún por aclarar.

Clínica

La esquizofrenia es una enfermedad que habitualmente se manifiesta entre los 15 y los 35 años a través de una serie de síntomas que son la expresión de profundas alteraciones de la percepción, cognición, lenguaje, pensamiento, afecto, psicomotricidad y sentido de uno mismo. El estudio de las fases tempranas de la esquizofrenia ha revelado que el inicio del primer episodio agudo de la enfermedad suele estar precedido de la presencia de una personalidad premórbida y sobre todo de una fase prodrómica, siendo estas fases especialmente relevantes a la hora de promover la identificación y tratamiento temprano de la enfermedad. Es por ello que nos parece relevante hacer una breve mención a estos dos aspectos: Personalidad Premórbida y Fase Prodrómica.

Personalidad premórbida

Al analizar la personalidad que presentaban los pacientes previamente al desarrollo de la esquizofrenia vemos como la mayoría tiene una personalidad premórbida normal. Si bien la personalidad premórbida más frecuente es una personalidad normal, cabe destacar que ciertos rasgos son más frecuentes entre aquellos pacientes con esquizofrenia.

En este sentido destaca el aislamiento social y emocional presente en estos pacientes. Suelen ser sujetos con escasas relaciones de amistad y confidencialidad, y con ausencia de habilidades sociales. Muestran preferencia por actividades solitarias y conductas excéntricas, evitan la competitividad y buscan refugio en la fantasía. Estas características constituyen los rasgos esquizoides de la personalidad. Entre los antecedentes infantiles son habituales la timidez excesiva, la hipersensibilidad, así como una menor sociabilidad que otros niños de su misma edad. Por lo tanto la identificación en edades tempranas de una personalidad premórbida debe alertarnos, en presencia de otros indicadores como la carga genética familiar, el aislamiento social, etc. frente a un posible riesgo de desarrollo de la enfermedad.

Fase Prodrómica

Se define como fase prodrómica el período previo a la aparición de sintomatología evidente de enfermedad (alucinaciones, delirios, conductas bizarras), y se caracteriza por la existencia de síntomas inespecíficos (ansiedad, irritabilidad, cambios de hábitos...). Está ampliamente reconocido que en la mayoría de los casos el primer episodio de esquizofrenia viene precedido de una fase prodrómica. Así, por ejemplo, en el estudio ABC, Häfner y col. (2002)[33], han demostrado que el 73% de los pacientes hospitalizados por un primer episodio de esquizofrenia experimentaba una fase prodrómica, mientras que el 27% restante presentaba un episodio agudo. Como media la fase prodrómica se prolonga unos cinco años, durante los que se presentan una serie de síntomas, a menudo inespecíficos, y en los que se hace ya evidente el inicio de un deterioro del funcionamiento, un creciente aislamiento social, y la presencia de síntomas positivos o negativos de baja intensidad (fig. 1). Este período se caracteriza por una gran dificultad para ser identificado lo cual propicia que pase un mayor tiempo sin ser tratado. La relevancia de este largo período de tiempo que pasa la enfermedad sin tratar radica en que hoy en día se postula que un mayor período sin tratar conlleva un peor curso evolutivo de la enfermedad y con una peor respuesta al tratamiento[34].

Íntimamente relacionados con el síndrome prodrómico se encuentran lo que algunos autores definen como "Criterios de Alto Riesgo de Transición a Psicosis"[35], y que en teoría delimitan la probabilidad que el paciente tiene de transitar desde un estado de alto riesgo de psicosis (*at risk mental state -ARMS-*) a un claro episodio de esquizofrenia. Dentro de estos criterios se describen, entre otros, la presencia de: (i) síntomas psicóticos atenuados (ideas de referencia, ideaciones mágicas, pensamientos y discursos extraños, etc.), y; ii) síntomas psicóticos limitados breves e intermitentes (delirios, alucinaciones, etc., breves, de duración limitada a unos días y que remiten espontáneamente). Estos criterios, que son fundamentalmente fenomenológicos, y se basan en los síntomas de la esquizofrenia, pueden ser utilizados para la detección temprana de la enfermedad, y en algunos casos para reducir el riesgo de transición a las psicosis desde la *fase de alto riesgo de psicosis*. Los estudios más recientes confirman que es posible una detección más temprana de los pacientes que encontrándose en una fase prodrómica contactan con los servicios sanitarios, con frecuencia de atención primaria, solicitando ayuda[35]. En la detección temprana, por lo tanto, el papel de los médicos de atención primaria cobra especial relevancia, permitiendo instaurar una temprana derivación y tratamiento del paciente por parte de los servicios especializados, lo cual mejorará el curso evolutivo de la enfermedad.

Modo de inicio del Episodio de Esquizofrenia

En ocasiones la enfermedad presenta un inicio abrupto con una limitada o nula fase prodrómica que habitualmente se asocia a un acontecimiento estresante severo (p.ej., fracaso en los estudios o una ruptura de pareja). Se desarrolla entonces, en el curso de unos pocos días, un cuadro florido consistente, unas veces, en delirios, alucinaciones, síntomas de agitación e incluso, en ocasiones, conductas agresivas relacionadas con los síntomas psicóticos. Puede también estar dominado el cuadro por la perplejidad y la angustia, con marcadas vivencias de cambio personal y del entorno.

Otras veces por el contrario el inicio de la enfermedad es insidioso y con un largo período prodrómico y caracterizado por la presencia de síntomas

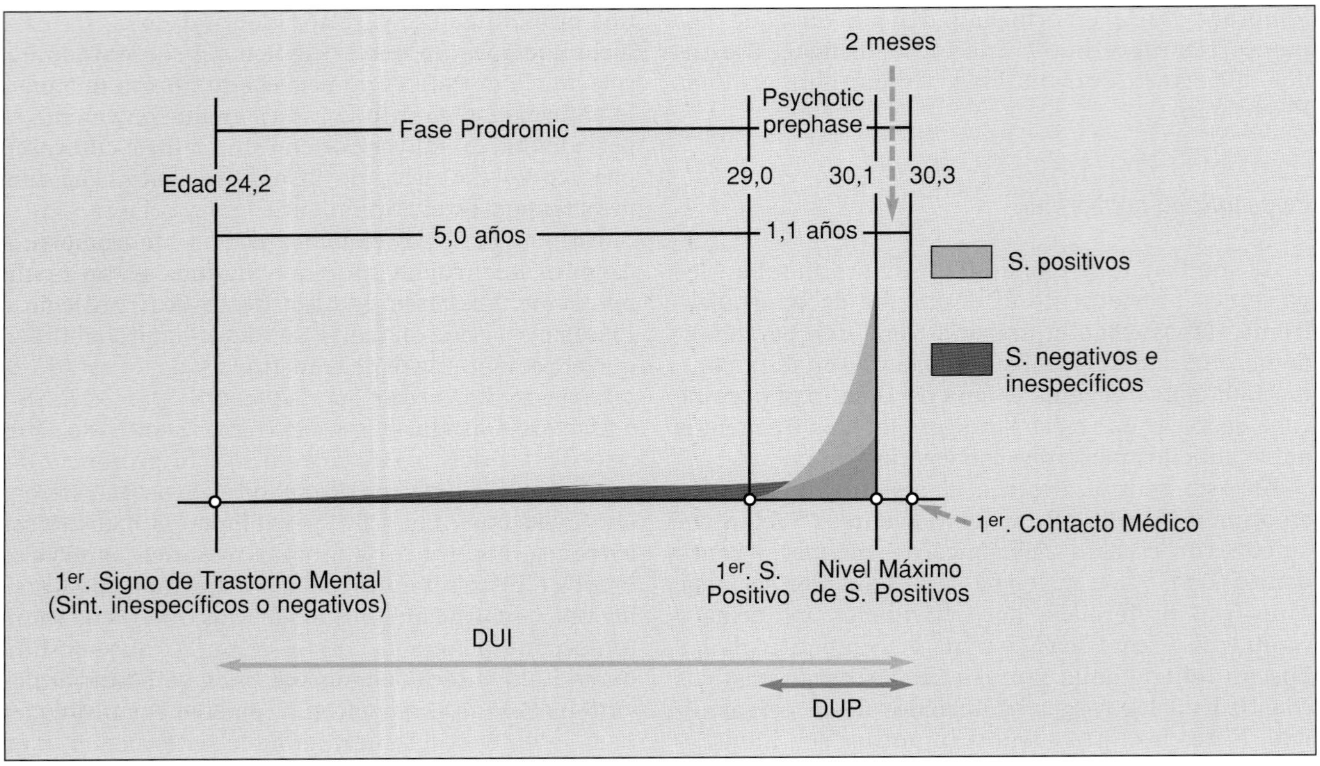

Figura 1. El inicio de la Psicosis en la fase previa al primer contacto asistencial.

defectuales a nivel cognitivo y afectivo, de forma que puede resultar difícil precisar el momento del inicio. Se observa, por ejemplo, en dichas situaciones cómo un joven con una conducta y un rendimiento académico adecuados se convierte lentamente en un sujeto aislado e introvertido. En esta nueva situación el paciente adquiere, a veces, un nuevo interés por los temas relacionados con la religión, la psicología y el ocultismo, y progresivamente abandona el contacto con sus amistades. Pierde su iniciativa y vivacidad, deja de lado sus planes y ambiciones de futuro, deja de asistir a clase, disminuye su rendimiento académico e incrementa el número de horas que pasa aislado en su habitación. Puede también en estos momentos mostrar mayor interés por el consumo de sustancias tóxicas. El cambio de conducta generalmente progresa en gravedad hasta que algunos días, meses o años después, repentinamente se hace evidente que presenta una sintomatología positiva florida.

Sintomatología

A lo largo de los años los síntomas de la esquizofrenia se han agrupado de varias formas. La más significativa fue la que dio lugar a la diferenciación por K. Schneider de los "síntomas de primer orden" (tabla II). Tradicionalmente se pensaba que éstos eran patognomónicos de la enfermedad; hoy sin embargo se sabe que, aunque muy sugestivos de la presencia de esquizofrenia, pueden también darse en otros trastornos. En fechas más cercanas, Crow clasificó los síntomas de la esquizofrenia en *positivos* (exageración de la función normal) y *negativos* (indicativos de un déficit) (véase la tabla III). Desde la aparición de los criterios diagnósticos operativos, todos estos síntomas se han agrupado en síndromes clásicos como los de la clasificación CIE-10[36]. En los últimos años, la atención sobre el estudio de la sintomatología de la esquizofrenia está cambiando de enfoque y están cobrando más importancia las disfunciones cognitivas presentes en la enfermedad.

A continuación describiremos cada uno de los epígrafes que componen el cuadro clínico de la enfermedad.

a. Alteraciones de funciones cognitivas

Las disfunciones cognitivas presentes en la esquizofrenia afectan a un amplio rango de funciones. Tal es el caso de la atención, el aprendizaje, la memoria, concentración, pensamiento abstracto y capacidad para resolver problemas, los cuales se encuentran en mayor o menor medida afectados. Es por ello por lo que los pacientes afectos de esquizofrenia presentan, incluso ya en las fases iniciales de la enfermedad, un declive cognitivo que dificulta su funciona-

TABLA II
SÍNTOMAS ESQUIZOFRÉNICOS DE PRIMER ORDEN (K. SCHNEIDER)

- *Alucinaciones auditivas,* en forma de
  - Sonorización del pensamiento.
  - Una o más voces que hablan del paciente en tercera persona.
  - Voces que comentan lo que está haciendo el paciente.
- *Trastornos de la propiedad del pensamiento*
  - Robo del pensamiento.
  - Eco del pensamiento.
  - Imposición del pensamiento.
- *Percepción delirante*
- *Delirios*
  - De pasividad somática, en forma de sensaciones corporales que se atribuyen a fuerzas externas que actúan a distancia.
  - Delirios de control e influencia, en los que las emociones, los impulsos o los movimientos son impuestos o controlados por fuerzas físicas o espirituales ajenas al paciente.

miento en las tareas de la vida diaria, empeorando con frecuencia los rendimientos académicos y laborales[37]. Estas limitaciones se hacen, como es lógico, más evidentes en situaciones en las que se somete al paciente a niveles más altos de exigencia/rendimiento sociales o laborales. Se justifica así que en los últimos años se esté dando una creciente importancia a las disfunciones cognitivas como medida del curso evolutivo y se haga más énfasis en su tratamiento tanto a través de estrategias farmacológicas como psicológicas.

b. Trastornos sensoperceptivos

Las alucinaciones han sido consideradas tradicionalmente como el sello de la esquizofrenia. Aunque pueden presentarse en otros trastornos, incluyendo los trastornos del estado de ánimo y los orgánicos, las alucinaciones se asocian de forma característica a la esquizofrenia. Las características y modos de explorar las alucinaciones ha sido ya tratados por Pérez Retuerto y colaboradores en otro capítulo de

TABLA III
SÍNTOMAS NEGATIVOS/POSITIVOS EN ESQUIZOFRENIA

Síntomas negativos	Síntomas positivos
Aplanamiento afectivo	***Alucinaciones***
Invariabilidad de la expresión facial	Auditivas
Disminución de movimientos espontáneos	Voces comentando o conversando
Escasez de gestos expresivos	Visuales
Contacto pobre con la mirada	Olfativas-gustativas
Ausencia de respuesta afectiva	Somáticas-táctiles
Afecto inapropiado	
Ausencia de inflexiones en el habla	***Ideas delirantes***
	De persecución
Alogia	Celotípicas
Pobreza del habla	De culpabilidad, de pecado
Bloqueo	De grandeza
Aumento de latencia de respuestas	Religiosas
	Somáticas
Abulia-apatía	De referencia
Higiene personal insufiente	De control
Anergia física	De lectura de la mente
Falta de persistencia en trabajo o escuela	Eco, inserción, difusión del pensamiento
Anhedonia-asocialidad	***Conductas extrañas***
Escasez de intereses o actividades	Alteración en conducta social y sexual
Escaso interés sexual	Agresividad, agitación
Pocas relaciones con amigos y compañeros	Conducta estereotipada, repetitiva
	Alteración en vestido y apariencia
Alteración de la Atención	
Distraibilidad social	***Trastornos formales del pensamiento***
	Descarrilamiento
	Tangencialidad
	Incoherencia
	Circunstancialidad
	Asociaciones sonoras

este libro, por lo que nos limitaremos aquí a describir brevemente los tipos de alucinaciones que con mayor frecuencia aparecen en estos cuadros.

Alucinaciones auditivas. Constituyen uno de los síntomas más frecuentes de la esquizofrenia. Se presentan como ruidos, música, palabras aisladas, frases cortas o conversaciones complejas. Las voces que el paciente oye pueden ser únicas o múltiples, masculinas o femeninas, de personas conocidas o desconocidas, congruentes o no con el estado afectivo predominante. Tradicionalmente la psiquiatría ha establecido una distinción entre las alucinaciones verdaderas (localizadas en el espacio exterior) y las pseudoalucinaciones (localizadas en el interior de la mente). Sin embargo, esta diferenciación no tiene especial significación diagnóstica.

Alucinaciones visuales. Son poco frecuentes en la esquizofrenia, aunque es común que el paciente describa alucinaciones auditivas asociadas a pseudoalucinaciones visuales e ideación delirante. Su naturaleza varía desde flashes de luz o color, hasta formas complejas de objetos, gente o situaciones. Ante la presencia predominante de alucinaciones visuales debemos descartar la existencia de causas orgánicas y el consumo de sustancias tóxicas que justifiquen la aparición de los síntomas.

Alucinaciones olfativas, gustativas y basadas en sensaciones corporales. El hecho de que con frecuencia se asocian a una ideación delirante en ocasiones es difícil establecer si el paciente presenta auténticas alucinaciones o bien los fenómenos descritos corresponden a interpretaciones delirantes de estímulos reales. Se suelen presentar como olores y sabores especiales con un significado concreto. Las alucinaciones basadas en sensaciones corporales pueden ser: superficiales, cenestésicas o viscerales. Las primeras suelen ser sensaciones de calor o frío, de tacto, de pinchazos o corrientes. Las cenestésicas se centran en los músculos y articulaciones. Y las alucinaciones viscerales pueden presentarse como sensaciones de dolor, distensión, estiramiento o pesadez, y suelen aparecer en el contexto de un cuadro delirante. Algunos tipos de alucinaciones superficiales son más frecuentes en cuadros orgánicos, especialmente en intoxicación por cocaína.

c. Trastornos del pensamiento

Son los síntomas fundamentales de la esquizofrenia. Pueden clasificarse como trastornos del contenido y del curso del pensamiento.

Trastornos del contenido del pensamiento. Reflejan las ideas del paciente, creencias e interpretaciones de estímulos. Los delirios constituyen el ejemplo más claro. Son variables en el tipo y sobre todo en los detalles del contenido. Las características necesarias para hablar de contenido delirante y los modos de explorar este tipo de experiencias también han sido descritos en otro apartado de este libro.

Son muy frecuentes en la esquizofrenia los delirios de *referencia* (el paciente asegura que la prensa hace referencia a su persona, la radio emite mensajes especiales para él, etc.). También son comunes los delirios de *persecución* (el individuo se siente perseguido por vehículos de policía, se siente espiado, etc.). La finalidad de estas acciones, según la interpretación del paciente, puede ser variable, pero en la mayoría de los casos el fin es hostil y malévolo. Otros delirios que pueden darse son los de *grandeza, religiosos, sexuales, hipocondríacos o somáticos*, que no tienen un significado diagnóstico a no ser que su contenido sea marcadamente extravagante.

Las ideas delirantes más características y con significación diagnóstica son: la difusión del pensamiento (por algún mecanismo sus pensamientos son conocidos inmediatamente por otras personas), el robo del pensamiento (sus ideas son sustraídas), la inserción del pensamiento (se introducen en su mente pensamientos ajenos a él) y las ideas de control (el paciente siente que no controla sus propios pensamientos o sensaciones y que alguna fuerza externa intenta dominarle).

Trastornos formales del pensamiento. Los trastornos formales se pueden clasificar en positivos y negativos. Son, como ya hemos visto en el capítulo de la exploración psicopatológica, objetivables a través del lenguaje escrito y del oral. Dentro de los trastornos positivos podemos destacar la *disgregación* (resultado de la pérdida de asociaciones entre una frase y la siguiente), el *descarrilamiento* (deslizamiento de un tema a otro con lenguaje coherente pero sin cohesión), la *tangencialidad* (falta de relación entre la pregunta y la respuesta dada) y la *circunstancialidad* (pobreza del contenido del habla, con gran riqueza de detalles innecesarios). La alogia o *pobreza de pensamiento* (incapacidad para realizar generalizaciones abstractas) en todas sus formas es la alteración formal del pensamiento negativa mas característica.

d. Lenguaje

Es el reflejo del trastorno del pensamiento subyacente y en ocasiones difícil de diferenciar de esas alteraciones. Suele ser característico el descarrilamiento del lenguaje, que traduce la pérdida de la capacidad de asociación entre ideas y lleva al paciente a pasar de un tema a otro sin seguir una línea lógica. A veces el discurso aparece vacío de significación, circunstancial, o centrado en detalles insignificantes, con incapacidad para manejar conceptos abstractos. Las respuestas pueden ser tangenciales, es decir, no relacionadas en modo alguno con lo que se ha preguntado.

Es frecuente el uso de un vocabulario muy restringido, por lo que algunas palabras pueden utilizarse y repetirse constantemente sin razón aparente. También es habitual la utilización del significado dominante de una palabra cuando el contexto demanda el uso de otro significado menos común, y la presencia de asociaciones irrelevantes entre palabras. El paciente puede emplear neologismos, es decir, palabras propias construidas por el paciente con un significado especial. Menos frecuentes son la perseveración (presencia de palabras o frases repetidas continuamente hasta carecer de sentido) y la ecolalia (repetición de palabras o frases que se pronuncian en presencia del paciente). En estos pacientes es común un discurso sin inflexiones, monótono y sin expresividad no verbal.

e. Humor y afectividad

El humor y la afectividad son alteraciones psicopatológicas que con frecuencia se ven en los pacientes que sufren esquizofrenia. Los trastornos de la afectividad más característicos son los siguientes:

Aplanamiento afectivo. El paciente se muestra indiferente y apático. Este hecho se manifiesta en forma de una expresión facial inmodificable, una disminución de los movimientos espontáneos, pobreza de gestos expresivos y de contacto visual, carencia de inflexiones vocales y enlentecimiento del habla. También es frecuente que refiera anhedonia o incapacidad para experimentar placer. Este aplanamiento o embotamiento afectivo es la alteración del afecto más característica de la esquizofrenia.

Respuesta emocional inapropiada. Se manifiesta por una expresión afectiva que no se corresponde con la respuesta esperada mediante una valoración del entorno. Así, el paciente puede sonreír mientras habla de algún tema trágico o enfadarse ante cualquier comentario banal. También pueden aparecer respuestas emocionales extravagantes, estados emocionales caracterizados por la presencia de una marcada exaltación y experiencias de omnipotencia, éxtasis religioso, terror incontrolable por la vivencia de una desintegración de la personalidad y de ansiedad por la creencia de la futura destrucción del universo.

Hipersensibilidad emocional. Son pacientes especialmente sensibles ante conductas de rechazo o mínimamente agresivas por parte de los demás, que pasarían inadvertidas para personas sanas.

Alteraciones del humor. La alteraciones del humor que aparecen corresponden a la aparición de alteraciones primarias o adaptativas en las cuales el paciente puede estar deprimido, ansioso, irritable o eufórico.

f. Alteraciones de la psicomotricidad

Los pacientes pueden presentar cambios en el comportamiento psicomotor, traducidos por episodios de agitación o retraimiento, adopción de posturas marcadamente extrañas, muecas, rituales, e incluso catatonía. En el capítulo realizado por Pérez Retuerto y colaboradores para este libro se describen los síntomas catatónicos más significativos.

g. Orientación y Memoria

En la esquizofrenia se mantiene preservada la orientación alopsíquica (en su entorno) y autopsíquica (en su persona), al tiempo que la memoria permanece indemne.

h. Apariencia y conducta

Algunos pacientes en fase aguda pueden presentar un aspecto y apariencia totalmente normales. Sin embargo, como consecuencia de la aparición de alguna de las características psicopatológicas arriba descritas algunos pacientes muestran un aspecto descuidado con abandono importante de la higiene personal, utilizan vestimentas estrafalarias con colores vivos y accesorios extraños. Su comportamiento durante la entrevista puede variar, oscilando desde una actitud pasiva y de ensimismamiento hasta la desinhibición o agresividad.

Criterios diagnósticos

Aunque no se han identificado síntomas patognomónicos, la CIE-10 considera que ciertos fenómenos psicopatológicos tienen una significación especial para el diagnóstico de esquizofrenia. En la tabla IV quedan reflejados los criterios diagnósticos utilizados en la CIE-10 para el diagnóstico de esquizofrenia.

TABLA IV

CRITERIOS DIAGNÓSTICOS DE ESQUIZOFRENIA SEGÚN CIE-10

Aunque no se han identificado síntomas patognomónicos, la CIE-10 considera que ciertos fenómenos psicopatológicos tienen una significación especial para el diagnóstico de esquizofrenia, los cuales pueden presentarse asociados entre sí. Éstos son:

a) Eco, robo, inserción de pensamiento o difusión del mismo.
b) Ideas delirantes de ser controlado, de influencia o de pasividad, claramente referidas al cuerpo, a los movimientos de los miembros o a pensamientos o acciones o sensaciones concretos y percepción delirante.
c) Voces alucinatorias que comentan la propia actividad, que discuten entre ellas sobre el enfermo u otros tipos de voces alucinatorias que proceden de otra parte del cuerpo.
d) Ideas delirantes persistentes de otro tipo que no son adecuadas a la cultura del individuo o que son completamente imposibles, tales como las de identidad religiosa o política, capacidad y poderes sobrehumanos.
e) Alucinaciones persistentes de cualquier modalidad, cuando van acompañadas por ideas delirantes no estructuradas y fugaces sin contenido afectivo claro, o ideas sobrevaloradas persistentes, o cuando se presentan a diario durante semanas, meses o permanentemente.
f) Interpolaciones o bloqueos en el curso del pensamiento, que dan lugar a un lenguaje divagatorio, disgregado, incoherente o lleno de neologismos.
g) Manifestaciones catatónicas, tales como excitación, posturas características o flexibilidad cérea, negativismo, mutismo, estupor.
h) Síntomas "negativos" tales como apatía marcada, empobrecimiento del lenguaje, bloqueo o incongruencia de la respuesta emocional (estas últimas habitualmente conducen a retraimiento social y disminución de la competencia social). Estos síntomas no se deben a depresión o a medicación neuroléptica.
i) Un cambio consistente y significativo de la cualidad general de algunos aspectos de la conducta personal, que se manifiesta como pérdida de interés, falta de objetivos, ociosidad, estar absorto y aislamiento social.

La CIE-10 considera que el requisito habitual para el diagnóstico de esquizofrenia es la presencia de *un síntoma muy evidente o dos o más si son menos evidentes, de cualquiera de los grupos uno a cuatro, o síntomas de por lo menos dos de los grupos referidos entre el cinco y el ocho*, que hayan estado presentes la mayor parte del tiempo durante un *período de un mes o más*.
El diagnóstico de esquizofrenia no deberá hacerse en presencia de síntomas depresivos o maníacos relevantes, a no ser que los síntomas esquizofrénicos antecedieran claramente al trastorno afectivo. Tampoco deberá diagnosticarse en presencia de una enfermedad cerebral manifiesta o durante una intoxicación por sustancias psicotrópicas o una abstinencia de las mismas.

Debemos destacar, como datos más relevantes, que el diagnóstico de esta entidad no deberá hacerse en presencia de: 1) síntomas depresivos o maníacos relevantes, a no ser que los síntomas esquizofrénicos antecedan claramente al trastorno afectivo; 2) una enfermedad cerebral manifiesta; 3) una intoxicación por sustancias psicotrópicas o una abstinencia de las mismas. Los síntomas deberán estar presentes durante al menos un mes.

Cuadros clínicos

Según la CIE-10, distinguiremos los siguientes tipos de esquizofrenia:

Esquizofrenia paranoide

Es el tipo de esquizofrenia más frecuente en la mayor parte del mundo. En el cuadro clínico predominan las ideas delirantes relativamente estables, a menudo paranoides, que suelen ir acompañadas de alucinaciones, en especial de tipo auditivo. Sin embargo, los trastornos afectivos, de la voluntad, del lenguaje y los síntomas catatónicos suelen ser poco llamativos.

El curso de la esquizofrenia paranoide puede ser episódico, con remisiones parciales o completas, o crónico. El inicio tiende a ser más tardío que en las formas hebefrénica y catatónica.

Esquizofrenia hebefrénica o desorganizada

Se trata de una forma de esquizofrenia en la que los trastornos afectivos son importantes, apareciendo un afecto insulso, con risas inmotivadas y vacías, ausencia de resonancia afectiva, etc. Las ideas delirantes y las alucinaciones son transitorias y fragmentarias, y es frecuente el comportamiento irresponsable e imprevisible. El pensamiento aparece desorganizado y el lenguaje es divagatorio e incoherente. Hay una tendencia a permanecer solitario y el comportamiento carece de propósito. Aparece típicamente en personas jóvenes y tiene un pronóstico malo por la rápida aparición de síntomas negativos, en especial el embotamiento afectivo y la abulia.

Esquizofrenia catatónica

Es un tipo de esquizofrenia poco frecuente en países industrializados. Su primordial característica es la presencia de trastornos psicomotores graves, que varían desde la hipercinesia al estupor, o de la obediencia automática al negativismo. Los pacientes pueden, en ocasiones, mantener por largos períodos de tiempo y aparentemente sin cansancio o signos de agotamiento o sufrimiento, posturas corporales antigravitatorias, rígidas o atípicas. Las manifestaciones catatónicas pueden ir acompañadas por estados oniroides con alucinaciones escénicas muy vívidas.

Esquizofrenia indiferenciada

Se trata de un conjunto de trastornos que satisfacen las pautas para el diagnóstico, pero no se ajustan a ninguno de los tipos catatónico, hebefrénico o paranoide, ni reúnen las pautas para la esquizofrenia residual o la depresión post-esquizofrénica.

Esquizofrenia simple

Es un trastorno poco frecuente, de temprana aparición, y caracterizado por presentar un desarrollo insidioso aunque progresivo, con un comportamiento extravagante, incapacidad para satisfacer las demandas de la vida social y una disminución del rendimiento en general. No hay evidencia de alucinaciones ni de ideas delirantes. Pueden aparecer síntomas negativos sin haber sido precedidos por síntomas psicóticos positivos claros. El afecto está embotado, con escasa respuesta emocional y pobreza afectiva, lo que la diferencia de la esquizofrenia hebefrénica.

Esquizofrenia residual

Se trata de lo que podríamos denominar como el punto final de un curso crónico de la enfermedad, y en el que se ha producido un deterioro progresivo desde los estados iniciales hasta los finales, estando caracterizado por la presencia de síntomas negativos y de deterioro persistente, aunque no necesariamente irreversible. Son pacientes que hoy en día, y debido a las nuevas estrategias de tratamiento psiquiátrico comunitario, contactan con frecuencia con la atención primaria. En ellos el médico general puede observar signos claros de: inhibición psicomotriz, embotamiento afectivo, falta de actividad e iniciativa, pasividad, empobrecimiento de la calidad o contenido del lenguaje y de la comunicación no verbal (expresión facial, contacto visual, entonación y postura), deterioro del aseo personal y del comportamiento social, etc. En estos pacientes el deterioro se produce en ausencia de demencia u otro trastorno cerebral orgánico, no dándose tampoco un cuadro de depresión crónica.

Mecanismos precipitadores de recaídas

La tasa de recaídas se aproxima al 50% en el primer año bajo condiciones normales de tratamiento, y llega al 85% en los años siguientes[38]. Sin embargo, no debemos confundir recaída con ingreso hospitalario, dado que muchas recaídas en realidad no precisan de ingreso y también porque con frecuencia, y aunque esto no sea lo adecuado, el ingreso hospitalario está en estos pacientes a veces motivado por factores distintos a los puramente psicopatológicos. Aun cuando, debido a la multidimensionalidad de la enfermedad, no resulta fácil predecir las recaídas a nivel individual, sí disponemos de datos suficientes como para establecer con certeza los factores que condicionan su aparición. Los más importantes son los siguientes:

Abandono del tratamiento psicofarmacológico o tratamiento inadecuado

Está claramente demostrado que el incumplimiento terapéutico incrementa de manera significativa el riesgo de recaídas. Una combinación de factores condicionan una mala adherencia al tratamiento: 1) el hecho de que el paciente no suele sentir bienestar ni mejoría con la toma regular de fármacos, notando en muchos casos con mayor claridad los efectos secundarios; 2) la falta de conciencia de enfermedad que le hace pensar que no precisa medicación alguna, y 3) la deformación de la realidad que le lleva a valorar incorrectamente el origen y curso evolutivo de los síntomas y la aparición de déficits. Por lo tanto, es función del especialista, pero también del médico de atención primaria el contrarrestar dichos mecanismos. Por otro lado, hay que tener presente que, ya no la ausencia de tratamiento, sino que incluso las dosis inadecuadamente bajas de neurolépticos aumentan también el riesgo de recidivas. En este sentido conviene recordar que los profesionales tienden a infravalorar el riesgo de recaída, y sobreestimar los efectos secundarios del tratamiento.

Factores ambientales

Entre los factores ambientales que pueden precipitar las recaídas podemos destacar los siguientes:

a. Alta "expresividad emocional" en la familia

Las recaídas son más frecuentes en pacientes pertenecientes a familias con alta expresividad emocional. Ésta se caracteriza, en líneas generales, por la presencia de: 1) comentarios críticos, que se dan en el contexto de una tendencia de los familiares a expresar (también en la entrevista) un alto nivel de comentarios y actitudes críticas hacia el paciente; 2) hostilidad-agresividad, que se manifiesta por la presencia de críticas y actitudes de rechazo dirigidas hacia el propio paciente más que hacia su conducta; 3) excesiva involucración, que se expresa a través de una interacción con el paciente excesivamente emocional, una tendencia a la sobreprotección y un comportamiento controlador. Los miembros de familias con estas características suelen tener altas expectativas respecto al enfermo, viven en un ambiente de gran tensión, con incapacidad de conseguir autocontrol en las crisis. Existe poca objetividad respecto a la situación real, desarrollan un estilo de relación en el que predomina la confrontación y los bajos niveles de empatía, dándose también en ellos una tendencia a inmiscuirse excesivamente en la vida del paciente.

b. Presencia de acontecimientos vitales estresantes

Está claramente demostrado que la concurrencia de factores externos de estrés y de acontecimientos vitales estresantes facilitan la aparición de recaídas.

c. Consumo de sustancias psicoactivas

Nos referimos de manera especial al consumo de *cannabis*, el cual, por otra parte, se da con mucha frecuencia en estos pacientes propiciando la aparición de recaídas. Por ello, tanto desde los servicios especializados como desde la atención primaria se deben poner en marcha estrategias para el control de su consumo.

Factores psicopatológicos

Se ha señalado que la presencia en los pacientes de un síndrome disfórico, con ansiedad, tensión, alteraciones en el estado anímico, cambios en el patrón de sueño y pérdida de apetito, predice la aparición de recaídas. En este sentido es importante señalar la dificultad de diferenciar si este síndrome es previo o representa ya una sintomatología inicial de la recaída.

Factores individuales

En este apartado debemos destacar la peor evolución y el mayor número de recaídas de los varones. Diversas teorías hormonales han sido postuladas para explicar la mejor evolución de las mujeres.

Mortalidad y Morbilidad médica en la Esquizofrenia

Disponemos en la actualidad de un acúmulo creciente de datos que demuestran que en los pacientes con patología psiquiátrica severa y crónica, y de manera específica en aquellos afectos de esquizofrenia existe una mayor comorbilidad somática y mortalidad[39], estimándose que la expectativa de vida de estos pacientes es aproximadamente 10 años menor que la de una persona sin esquizofrenia. Así, en estos pacientes la mortalidad es 2 a 4 veces mayor que la existente en la población general, siendo el suicidio la causa principal de este aumento de mortalidad. Aproximadamente una tercera parte de estos pacientes intenta suicidarse y 1 de cada 10 finalmente lo logra.

Existen unos factores de riesgo de suicidio en pacientes con esquizofrenia. Dentro de los factores de riesgo encontrados los más significativos son:

- La desesperanza es el factor psicopatológico de riesgo más significativo de la conducta suicida.
- Presencia de antecedentes de cuadros depresivos y de tratamiento antidepresivo.
- La presencia de un cuadro grave e inicio tórpido, con un alto número de reingresos, mayor número de síntomas, mala respuesta al tratamiento, y peor ajuste social.
- "Perfil de riesgo" de suicidio: varón, joven, soltero, desempleado, en los primeros años de la enfermedad y con antecedentes de tentativas previas. El subtipo paranoide y un mayor nivel educativo predisponen a un mayor riesgo de suicidio.

Se ha descrito cuál sería el perfil del paciente de alto riesgo: paciente joven, períodos posteriores al alta y en los estadios iniciales de la enfermedad. A través del conocimiento de estos factores de riesgo podremos, no sólo analizar el curso y pronóstico de nuestros pacientes sino, y lo que es más importante, poner en marcha estrategias de intervención adecuadas[40].

Coincidiendo con los datos antes descritos, en el meta-análisis realizado por Brown (1997) se encontró un incremento en la mortalidad que se debía en parte (30% del incremento) a los accidentes y a los suicidios, siendo el resto del incremento de la mortalidad debido a la presencia de patologías orgánicas comórbidas[41]. Dentro de éstas cabe destacar el incremento de patologías vasculares, obesidad, alteraciones metabólicas, hipertensión arterial y diabetes[39]. La aparición de obesidad y alteraciones metabólicas en estos pacientes está en la actualidad adquiriendo una especial relevancia en la medida que su presencia se está viendo significativamente incrementada por el efecto del tratamiento a medio y largo plazo con algunos de los fármacos antipsicóticos de segunda generación.

Exploraciones complementarias

Ante un paciente con sintomatología psicótica el médico deberá, en primer lugar, descartar cualquier causa orgánica (enfermedad médica y/o intoxicación por tóxicos) que pueda justificar el cuadro. De esta forma, las pruebas complementarias realizadas formarán parte de la tarea de diagnóstico y diagnóstico diferencial.

Pero además, en estos pacientes, tanto en una primera evaluación como en el seguimiento, hemos de realizar otras pruebas complementarias para descartar otras patologías concomitantes. Esto es así ya que, como hemos visto, en la esquizofrenia se da una alta comorbilidad de patología somática, sobre todo relacionada con enfermedades cardiológicas y problemas metabólicos entre los que hay que destacar la diabetes mellitus y las alteraciones lipídicas[39, 41].

Diagnóstico diferencial

Ante un posible cuadro de esquizofrenia deberá siempre plantearse el diagnóstico diferencial con los siguientes trastornos:

Trastornos médicos y neurológicos

Debutan con alteraciones de la memoria, orientación y cognición, y con alucinaciones visuales y signos de focalidad neurológica por lesión del SNC. Es preciso descartar:

— Intoxicación por sustancias (cocaína, alucinógenos...).
— Infecciones del SNC (encefalitis herpética...).
— Trastornos vasculares (lupus eritematoso sistémico).
— Convulsiones parciales complejas (epilepsia del lóbulo temporal).
— Enfermedades degenerativas (enfermedad de Huntington).
— Alucinosis alcohólica.

Trastornos psicóticos agudos (Psicosis reactivas breves)

Los síntomas persisten menos de un mes y son secundarios a un factor de estrés psicosocial claramente identificable. Con frecuencia aparece asociada a la sintomatología psicótica una alteración del nivel de conciencia, presentando cierto grado de confusión y perplejidad. El pronóstico a priori de estos cuadros es francamente mejor que en la esquizofrenia aunque siempre es necesario un control y seguimiento durante los meses posteriores a la resolución de la clínica aguda.

Trastornos del estado de ánimo

a. Trastorno depresivo mayor

Los pacientes deprimidos pueden presentar delirios paranoides secundarios a su trastorno afectivo, aunque los delirios más frecuentes son los de ruina, culpa o hipocondríacos. En este caso son más notorias las alteraciones del ánimo y se suelen asociar síntomas vegetativos. La existencia de historia familiar de trastorno afectivo y de antecedentes familiares de respuesta a tratamiento con antidepresivos son frecuentes.

b. Trastorno bipolar, descompensación maníaca

Los sujetos con un episodio maníaco pueden presentar delirios de grandeza o paranoides, que son evidentemente secundarios al trastorno del estado de ánimo primario, y que se asocian con ánimo eufórico y lábil, antecedentes familiares de trastorno bipolar e historia previa de respuesta favorable a las sales de litio.

Trastorno esquizoafectivo

Los síntomas anímicos se presentan de manera conjunta con los síntomas de esquizofrenia, pero debe haber alucinaciones y delirios durante dos semanas en ausencia de síntomas anímicos notorios en alguna fase de la enfermedad.

Trastornos de la personalidad

En el trastorno de la personalidad tipo paranoide no hay verdaderos delirios, aunque pueden aparecer ideas sobrevaloradas. El trastorno esquizotípico puede ser difícil de diferenciar de una auténtica esquizofrenia. La edad de comienzo suele ser más temprana y el curso más insidioso en los trastornos de personalidad.

Trastorno de ideas delirantes

Describiremos esta entidad detalladamente en el siguiente apartado de este capítulo.

Tratamiento

Como se especifica en la *Guía de Recomendaciones de Actuación y Buena Práctica Clínica para el Tratamiento de la Esquizofrenia* elaborada por el *Real Colegio de Psiquiatras de Australia y Nueva Zelanda*, descrita de forma resumida en la tabla V, el tratamiento de la esquizofrenia incorpora, hoy en día, un amplio rango de intervenciones que van desde la farmacológica a la psicológica y social, exigiendo por lo tanto una actividad multidisciplinar, en la que el médico de atención primaria ocupa un lugar relevante[42].

Desde un punto de vista práctico resulta útil describir modalidades de intervención terapéutica diferen-

TABLA V
RESUMEN DE RECOMENDACIONES DE ACTUACIÓN Y BUENA PRACTICA CLÍNICA EN EL TRATAMIENTO DE LA ESQUIZOFRENIA Y TRASTORNOS RELACIONADOS

1. La detección temprana y el tratamiento global e intensivo de los primeros episodios ha de ser una prioridad, dado que ello tiene un impacto significativo sobre el curso evolutivo ("outcome").
2. Se ha de garantizar, al menos durante los 3-5 primeros años (período crítico), la presencia de un tratamiento intensivo y sostenido.
3. La administración de medicación antipsicótica constituye la piedra angular del tratamiento, siendo los nuevos antipsicóticos por su mejor tolerabilidad el tratamiento de elección en la mayoría de los casos. No obstante estos tratamientos también tienen tanto a corto como a largo plazo efectos nocivos por lo que han de estar sujetos a una estrecha monitorización.
4. La Clozapina debe de ser utilizada de forma temprana en el curso evolutivo tan pronto como haya indicios de resistencia terapéutica al menos a dos antipsicóticos.
5. Se ha de garantizar la administración temprana de intervenciones psico-sociales comprehensivas (intervenciones familiares, terapia cognitivo-conductual, rehabilitación vocacional, prevención de consumo de sustancias, etc.) dirigidas tanto a pacientes como a familias y administradas de manera programada por personal adecuadamente entrenado.
6. Se ha de garantizar la intervención sobre el ajuste social, apoyos sociales, así como sobre los aspectos ocupacionales, laborales, residenciales, y sobre el medio cultural y ambiental de los pacientes.
7. Las intervenciones han de ser personalizadas teniendo en cuenta la fase de la enfermedad, y los aspectos relacionados con el sexo, el medio cultural, etc.
8. Se ha de procurar que tanto los familiares como los usuarios participen activamente en el desarrollo y provisión de servicios.
9. Se ha de garantizar el mantenimiento de un adecuado nivel de salud física, así como la prevención y tratamiento temprano de posibles enfermedades físicas, dado que estos aspectos han sido generalmente olvidados generando altos niveles de morbilidad física y mortalidad en estos pacientes.
10. Los médicos generales han de estar siempre estrechamente involucrados en la identificación y tratamiento de estos pacientes. Ello debe de hacerse siempre a través de estrategias de intervención compartidas con los servicios especializados. La intervención aislada de los MG en este campo con mínima o sin ninguna involucración del especialista ha de ser vista como un estándar de atención inaceptable. El tratamiento óptimo de la Esquizofrenia requiere una aproximación multidisciplinar con un psiquiatra experimentado asumiendo el papel central.

Modificada de McGorry & RANZCP CPG Team, 2005[41].

ciadas para cada una de las tres fases más significativas del curso evolutivo del trastorno: pre-psicótica/prodrómica; primer episodio/reagudización; mantenimiento. Los aspectos más relevantes del tratamiento de dichas fases los mencionaremos a continuación.

Tratamiento de la fase pre-psicótica o prodrómica

Como hemos indicado, se considera esencial hoy en día valorar la posibilidad o el riesgo de desarrollar un cuadro psicótico ante la presencia de los que hemos denominado síntomas prodrómicos o "síntomas de alto riesgo de psicosis". Dicho riesgo cobra especial relevancia en personas jóvenes, con consumo de sustancias (principalmente cannabis) y en las que el aislamiento social, las pérdidas de funcionamiento y la conducta extraña se hacen evidentes. En la actualidad no existe un consenso acerca de cuáles son los marcadores de riesgo de transición a psicosis que poseen un suficiente poder predictivo. Así, no se considera recomendable con carácter general instaurar en estas fases prodrómicas tratamiento con fármacos antipsicóticos. Dicho tipo de intervención psicofarmacológica (pero con antipsicóticos atípicos a dosis bajas) sí está recomendada cuando el paciente presenta, durante al menos una semana, síntomas psicóticos, o cuando estos aun a pesar de ser más breves y transitorios están asociados a riesgo de suicidio o agresión[42].

En todo caso, en este período lo que sí se debe es garantizar un adecuado seguimiento de la evolución del cuadro, así como una intervención psicoterapéutica de tipo clarificador y de apoyo dirigida tanto al paciente como a la familia. En estas fases el papel del médico general es de especial relevancia, siendo con frecuencia una persona clave para la identificación temprana del cuadro.

Tratamiento del Primer Episodio o de las Reagudizaciones

Aunque el primer episodio y las reagudizaciones constituyen situaciones clínicas muy diferenciadas serán tratadas aquí conjuntamente ya que poseen objetivos terapéuticos coincidentes. El objetivo terapéutico en ellas es: i) reducir al máximo los períodos de tiempo que trascurre desde el inicio de los síntomas floridos y la instauración del tratamiento farmacológico adecuado, para lo que es esencial identificar los síntomas indicativos de riesgo de inicio del trastorno o de recaída; ii) establecer de manera precoz un tratamiento correcto; iii) garantizar una apropiada alianza terapéutica tanto del paciente como de la familia sobre la que se desarrollará la adherencia al tratamiento.

En líneas generales, el tratamiento de la fase aguda de la esquizofrenia requerirá de una atención psiquiátrica especializada. Aun cuando en dichas situaciones la hospitalización a tiempo completo continúa siendo una opción importante, se ha de procurar realizar, siempre que sea posible, tratamientos de tipo ambulatorio o en régimen de hospitalización a tiempo parcial. Cuando el tratamiento en régimen de hospitalización a tiempo completo es la alternativa obligada se ha de procurar que ésta sea lo más breve posible y a poder ser en unidades psiquiátricas de un hospital general. Con ello se consigue minimizar los efectos de estigmatización y marginación social.

El papel del profesional de atención primaria en estas fases se centrará fundamentalmente en:

- La detección temprana de los primeros síntomas de la enfermedad.
- La correcta derivación a los servicios de psiquiatría ambulatorios u hospitalarios. Los criterios de derivación a los servicios especializados de psiquiatría quedan reflejados en la tabla VI[43].
- El manejo de situaciones de urgencia (domiciliarias o en consulta de demanda) ante pacientes agresivos o con nula conciencia de enfermedad que precisen de una intervención inmediata.

Principios de la Intervención

En líneas generales podemos decir que el tratamiento del primer episodio se diferencia de manera clara del de las subsiguientes recaídas, no tanto porque se da en lo que ha sido denominado como "período crítico" o de máxima susceptibilidad, sino porque en él las estrategias de intervención psico-educativa dirigidas a la familia y paciente son especialmente relevantes.

Tratamiento Psicosocial

Las intervenciones psicosociales, que constituyen un elemento central del tratamiento de la fase aguda y de manera especial de los primeros episodios, están dirigidas a garantizar, por medio de la psicoeducación y el desarrollo de intervenciones psicológicas específicas: i) el conocimiento de la enfermedad y de su tratamiento (tipos de medicaciones y sus efectos, etc.); ii) la promoción de adecuados patrones de conducta y estilos de vida compatibles con la prevención de recaídas; iii) la promoción de adecuados niveles de alianza terapéutica y adherencia; iv) la prevención y en su caso tratamiento psicológico de determinadas comorbilidades como consumo y/o abuso de sustancias, depresión, ansiedad, conductas

Tabla VI
Criterios de derivación de un paciente esquizofrénico desde la atención primaria

A) Ante un primer episodio agudo, con la finalidad de:
- Descartar diagnósticos alternativos.
- Estudiar factores precipitantes del episodio (socio-familiares, intrapsíquicos, somáticos o farmacológicos).
- Realizar pruebas complementarias de neuroimagen.
- Estabilizar la dosis de la medicación antipsicótica.
- Realizar un análisis de la posible evolución futura.

B) Realización de procedimientos especiales, como la terapia electroconvulsiva.

C) Situaciones que impliquen conductas de auto/hetero-agresividad que impidan el manejo a nivel ambulatorio.

D) Presencia de ideas autolíticas.

E) Clínica resistente al tratamiento o cualquier otra situación en la que el paciente es incapaz de cuidarse a sí mismo.

F) Existencia de efectos secundarios de la medicación incapacitantes o que suponen un riesgo para el paciente (p.ej., pseudoparkinsonismo grave, discinesia tardía grave, síndrome neuroléptico maligno).

suicidas, etc. v) reajuste social y vocacional, así como el entrenamiento en habilidades sociales, etc.

El desarrollo de programas que incluyan intervenciones psico-sociales es un elemento esencial dentro del proceso terapéutico de las primeras fases de la Esquizofrenia. Por lo tanto su desarrollo ha de descansar sobre una adecuada dotación de recursos, debiendo ser llevado a cabo por profesionales con suficientes niveles de capacitación.

Tratamiento Farmacológico

Aun cuando el abordaje farmacológico de la esquizofrenia se describirá ampliamente en otro capítulo del libro sobre la utilización de antipsicóticos, parece oportuno que formulemos aquí algunas normas prácticas sobre el tratamiento de estos trastornos:

a.- Elección del fármaco antipsicótico.

Respecto a la elección del antipsicótico es preciso considerar su potencia antipsicótica, su perfil de acción clínica, el efecto sobre otros sistemas neurotransmisores, sus posibles efectos secundarios y el estado clínico del paciente (tabla VII).

Los antipsicóticos clásicos (haloperidol, clorpromazina, trifluoperazina, perfenazina) tienen gran afinidad por receptores dopaminérgicos, son eficaces ante los "síntomas positivos" y producen como efecto secundario el clásico "síndrome neuroléptico" con ensimismamiento, parkinsonismo, etc. Los antipsicóticos atípicos (clozapina, olanzapina, risperidona, quetiapina, ziprasidona, aripiprazol, amisulprida) tienen afinidad por distintos tipos de receptores, parecen ser mas eficaces sobre los "síntomas negativos" y no producen síndrome neuroléptico. En muchos de ellos se han descubierto, no obstante, otros efectos secundarios como aumento importante de peso a medio y largo plazo, dándose un aumento de la tasa de obesidad muy por encima de los valores de la población general. Otros efectos secundarios que pueden aparecer con los antipsicóticos atípicos son la diabetes mellitus y la hiperlipemia. La importante implicación de estos efectos secundarios en el estado de salud de los pacientes (riesgo cardiovascular, etc.) exige que sean tomados en consideración y se monitorice a corto y largo plazo.

El tratamiento con antipsicóticos atípicos constituye no obstante hoy en día la opción preferente para el tratamiento de la esquizofrenia, dado su gran poder antipsicótico, actividad frente a síntomas negativos, y escasos efectos secundarios.

b. Dosis de neuroléptico a administrar

Las dosis medias de neuroléptico que se deben administrar para la remisión del cuadro agudo, se sitúan entre 5 y 15 mg de haloperidol o las dosis equivalentes de otros fármacos (tabla VII). En principio, el neuroléptico debe mantenerse, al menos, ocho semanas a la dosis máxima que tolere el paciente antes de considerar que ha sido ineficaz.

c. Respuesta inadecuada

En caso de respuesta inadecuada al tratamiento antipsicótico deberá seguirse la siguiente estrategia de actuación:

— Aumentar la dosis del antipsicótico hasta los límites superiores (p.ej., 20 mg/día de Olanza-

TABLA VII
ANTIPSICÓTICOS COMERCIALIZADOS EN ESPAÑA DE MAYOR INTERÉS EN ATENCIÓN PRIMARIA

Grupo Farmacológico	Fármaco	Nombre comercial	Dosis (mg/día) Medias V.O.	Presentaciones
Fenotiacinas	Clorpromazina	*Largactil*	300-800	Compr. de 25 y 100 mg Gotas: 1 gota = 1 mg Viales i.m.: 5 ml de 25 mg
	Tioproperazina	*Majeptil*	30-120	Compr. de 10 mg
	Perfenazina	*Decentan*	12-24	Compr. de 8 mg
	Levopromazina	*Sinogan*	50-300	Compr. de 25 y 100 mg Gotas: 1 gota = 1 mg Viales i.m.: 10 y 25 mg
Butirofenonas	Haloperidol	*Haloperidol*	5-25	Compr. de 10 mg Gotas: 10 gotas = 1 mg Viales i.m./v.o.: 5 mg
Tioxantenos	Zuclopentixol	*Cisordinol* *Clopixol*	25-150	Compr. de 25 mg Acufase (acetato): viales 50 mg Depot (decanoato): viales 1ml, 200 mg Gotas: 1 gota = 1 mg
Benzamida	Amisulprida	*Solian*	400-800	Compr. de 100; 200 y 400 mg
Dibenzodiacepina	Clozapina	*Leponex*	100-700	Compr. de 25 y 100 mg
Tienobenzodiazepina	Olanzapina	*Zyprexa*	5-30	Compr. de 2,5; 5; 7,5; 10; 15 y 20 mg Bucodispersable de 5; 10; 15 y 20 mg Vial im.: 10 mg
Dibenzotiacepina	Quetiapina	*Seroquel*	400	Compr. de 25; 100; 150; 200 y 300 mg
Dihidroquinolinona	Aripiprazol	*Abilify*	15-30	Compr. 5; 10; 15 y 30 mg
	Ziprasidona	*Zeldox*	80-160	Comp. 20; 40; 60 y 80 mg Viales IM 1 ml (20mg) Suspensión oral 10 mg/ml
Benzisoxasol	Risperidona	*Risperdal* genérico	2-8	Compr. de 1; 2; 3 y 6 mg Solución oral 1 mg/ml Bucodispersable de 0,5; 1; 2; 3 y 4 mg Depot: 25; 37,7 y 50 mg

pina). Se ha postulado en diferentes estudios que esta medida puede tener efectos similares a los del uso de la clozapina (antipsicótico por excelencia en cuadros resistentes) evitando los riesgos que presenta el uso de esta última.

— Cambiar a un neuroléptico de un grupo farmacológico diferente del que se ha usado en primer lugar.
— Si persiste la no respuesta, o ante efectos secundarios muy relevantes, puede emplearse la clozapina (iniciar con 12,5-25 mg/día y aumentar gradualmente de dosis). La prescripción de clozapina está restringida a los psiquiatras*.
— Potenciación con un segundo neuroléptico. No existen datos sobre combinaciones específicas más eficaces, si bien las pautas más utilizadas son combinar un antipsicótico atípico con un antipsicótico convencional de potencia elevada o la combinación de dos antipsicóticos atípicos. Al realizar esta estrategia terapéutica deberá elegirse el segundo antipsicótico en función de la criterios de complementariedad farmacodinámica (actuación sobre receptores distintos).
— Combinación con otros fármacos. Como fármacos coadyuvantes pueden utilizarse estabilizadores del ánimo (p.ej., sales de litio, carbamazepina)[44].
— En determinados casos, con sintomatología catatónica o componente afectivo importante, puede ser necesario el uso de terapia electroconvulsiva.

Finalmente, otro factor a tener en cuenta a la hora de elegir el antipsicótico y las dosis a administrar es el relacionado con el hecho de si nos encontramos ante un primer episodio o ante una recaída o recidiva.

En los primeros episodios y en especial en pacientes sin tratamiento previo (drug-naïve) el tratamiento psicofarmacológico ha de ser introducido con sumo cuidado, con las dosis mínimas eficaces, garantizando el control conductual que minimice las situaciones de riesgo pero al mismo tiempo promoviendo la alianza terapéutica y la adherencia a través de la consecución de los mínimos efectos secundarios posibles. Es aconsejable, en esta línea, un régimen conservador de incremento progresivo de la dosis, teniendo en cuenta que estos pacientes pueden requerir dosis bajas para el control y remisión de sus síntomas. Con frecuencia habrá que combinar la medicación antipsicótica incisiva con estrategias de sedación con benzodiazepinas. Como tratamiento de primera opción en estos casos tendremos los antipsicóticos atípicos dada su mejor tolerabilidad y bajo riesgo de efectos extrapiramidales y diskinesia tardía. Ejemplo de pautas comunes de tratamiento son:

Inicio con dosis bajas de antipsicóticos (p.ej., Risperidona 3 mg/día; Ziprasidona 120 mg/dia; Quetiapina 400 mg/día; Aripiprazol 15 mg/día, Olanzapina 10 mg/día) junto a benzodiazepinas (p.ej., Clonazepan 0,5 mg/8h) con seguimiento estrecho para realizar modificaciones rápidas de las dosis.

Recientemente están saliendo a la luz nuevos estudios, como es el caso del estudio CATIE[45], en los que se equipara los antipsicóticos clásicos utilizados a dosis bajas a los atípicos, justificándose así la continuidad de su uso, tanto en pacientes con enfermedades ya evolucionadas como en paciente con un primer episodio de psicosis. Futuros estudios comparando de manera rigurosa y con dosis equipotentes, la eficacia y seguridad a medio y largo plazo de los neurolépticos típicos y atípicos.

En las reagudizaciones psicóticas

A nivel práctico, se prefiere pautar en primer lugar aquel antipsicótico al que el paciente ha respondido anteriormente. En cualquier caso, y ya que ningún antipsicótico es a nivel general significativamente superior al resto, se elegirá según el perfil de efectos secundarios que haya presentado el paciente.

En el caso de que se haya detectado un riesgo real de baja adherencia al tratamiento se recomienda la instauración de un antipsicótico de depósito o de larga duración, recomendándose como primera opción el uso de neurolépticos atípicos de acción prolongada, como por ejemplo la risperidona (p.ej., al introducir la risperidona de depósito —*Risperdal Consta*—, debe solaparse ésta con el antipsicótico oral durante al menos tres semanas a la dosis mínima eficaz del antipsicótico oral. A partir de ese momento se puede iniciar la retirada del antipsicótico oral. En términos prácticos la dosificación del *Risperdal Consta* equivale a la décima parte de la dosis oral, así *Risperdal Consta* de 37,5 mg ≈ 3,7 mg/día de risperidona).

Tratamiento de mantenimiento

Los objetivos de establecer un tratamiento a largo plazo se centran en tres puntos esenciales:

- Controlar los síntomas tanto productivos como defectuales (negativos).
- Evitar las recaídas.
- Favorecer la integración socio-laboral y familiar del paciente esquizofrénico.

Podemos considerar como directrices para el tratamiento farmacológico de mantenimiento las siguientes:

a. El tratamiento de mantenimiento debe afectar a todos los pacientes

Aproximadamente el 90% de los enfermos que no tienen cobertura neuroléptica sufrirán una recaída, siendo las consecuencias sociales de dichas recaídas más perjudiciales que el riesgo que implica el propio tratamiento. Dado que no es posible identificar anticipadamente al pequeño grupo de pacientes que no presentarán recaídas, y como las consecuencias de éstas pueden ser devastadoras, es aconsejable un tratamiento neuroléptico en todos los pacientes.

b. El tratamiento de mantenimiento debe prolongarse por un período de tiempo suficiente

Como ya se ha indicado, es imperativo que el tratamiento de mantenimiento de la esquizofrenia se prolongue, a dosis adecuadas, durante un período de tiempo suficiente. Para ello el médico de atención primaria debe estar dispuesto a, y disponer de la información suficiente para, contrarrestar las presiones que el paciente, o incluso las familias, le hagan en relación con una temprana interrupción del tratamiento. Los criterios a utilizar son los siguientes:

i) *Tras un primer episodio agudo,* se recomienda mantener el tratamiento como mínimo dos años con el propósito de minimizar el riesgo de recaídas y maximizar las posibilidades de alcanzar los objetivos socio-laborales esperables en estos pacientes.
ii) *En los pacientes que han sufrido dos episodios* se recomienda mantener el tratamiento por una duración no inferior a cinco años.
iii) *Si han existido dos o más episodios psicóticos,* o en aquellos pacientes que durante las exacerbaciones pueden poner en peligro tanto su vida como la de terceras personas, se recomienda mantener el tratamiento de manera continua a lo largo de la vida.

c. Importancia del cumplimiento y la medicación de acción prolongada

A pesar de la importancia en la continuidad del tratamiento antipsicótico en la prevención de recaídas, la mayoría de los pacientes lo abandonan o lo toman de forma irregular en algún momento de la enfermedad, debido principalmente a una mala actitud hacia la medicación y en ocasiones por la existencia de efectos secundarios no deseados.

Por ello, en las últimas décadas se han desarrollado estrategias de intervención dirigidas a garantizar el cumplimiento terapéutico. Una de dichas estrategias terapéuticas es la basada en la sustitución del tratamiento oral por el tratamiento con antipsicóticos de depósito tradicionales, y más recientemente con los antipsicóticos atípicos de efecto prolongado.

Estos antipsicóticos de acción prolongada presentan una mayor eficacia en la prevención de recaídas frente a los antipsicóticos orales, disminuyendo como consecuencia la tasa de reingresos y mejorando el pronóstico[46].

Las distintas alternativas a utilizar en estos casos se describen en la tabla VIII.

d. Importancia de garantizar una dosificación óptima de neurolépticos

Como ya se ha indicado repetidamente, es esencial no sólo que el paciente mantenga el tratamiento con neurolépticos sino, además, que éstos alcancen las dosis óptimas. Aunque no ha sido establecida una curva dosis-respuesta para la medicación de mantenimiento, sí existen unas dosis mínimas recomendadas, debiéndose no obstante tener presente que el tratamiento debe individualizarse. En general, se puede decir que la mayor parte de los pacientes permanecen estables con dosis algo menores a las necesarias para controlar el episodio agudo. En las tablas VII y VIII se especifica qué neuroléptico es posible utilizar en el tratamiento a largo plazo, la vía y frecuencia de administración, y las dosis recomendadas.

Cuidados integrales del enfermo esquizofrénico

Finalmente, hay que recalcar que el tratamiento óptimo de estos pacientes no debe basarse exclusivamente en la prescripción de antipsicóticos, con ser éstos trascendentales, sino que debe ser contemplado desde una perspectiva más amplia en la que se integren también estrategias psico-sociales dirigidas a prevenir la aparición de discapacidades o a incidir, mediante estrategias rehabilitadoras, sobre los déficits psico-sociales derivados de la enfermedad. Para realizar un abordaje integral del paciente esquizofrénico debemos considerar los siguientes aspectos:

a. Tratamiento psicosocial

Es éste un elemento esencial en el tratamiento a largo plazo de la esquizofrenia. Aun cuando su desarrollo depende en gran medida de los servicios especializados, el médico de familia tendrá también en él un importante papel que cumplir. La actuación de los profesionales de la atención primaria, en coordinación con los de los Servicios Sociales, irá encaminada a[40, 47]:

- Fortalecer la red de apoyo social del paciente.
- Implementar sus habilidades sociales, mediante el entrenamiento en técnicas de resolución de problemas y técnicas de manejo de ansiedad para mitigar el "arousal" propio de los posibles acontecimientos estresantes previos a la recaída, y mediante educación en comunicación verbal y no verbal.
- Fomentar el desarrollo de conductas de autonomía y cuidado personal.
- Estimular la participación en actividades de ocio y grupos psico-educativos.
- Favorecer la integración en el ámbito laboral.

TABLA VIII
TRATAMIENTO A LARGO PLAZO DE LA ESQUIZOFRENIA

Fármaco	Mínima dosis eficaz	Duración (semanas)	Rango de dosis habitual
Preparaciones depot			
Decanoato de flufenazina (*Modecate*)	6,5-12,5 mg i.m.	Cada 2-3	0,5-2 ml (1 ml = 25 mg)
Palmitato de pipotiazina (*Lonseren*)	50 mg i.m.	Cada 4	2-6 ml (1 ml = 25 mg)
Decanoato de zuclopentixol (*Cisordinol depot*)	100 mg i.m.	Cada 2-4	1-2 ml (1 ml = 200 mg)
Acetato de zuclopentixol (*Cisordinol acufase*)	50 mg i.m.	Cada 3 días	1-3 ml (1 ml = 50 mg)
Preparaciones de efecto retardado			
Risperidona consta (*Risperdal Consta*)	37,5 mg i.m.	Cada 15 días	37,5 mg- 75 mg

b. Tratamiento rehabilitador

En líneas generales, la rehabilitación del paciente esquizofrénico, como la de un enfermo crónico, ha de formularse de acuerdo con unos objetivos que se ajusten a las posibilidades reales del paciente, con la intención de conseguir que viva en casa con unas ocupaciones y responsabilidades reales y evitando así la monotonía excesiva y la sobrecarga emocional[47]. Aun cuando este tipo de programas depende fundamentalmente de los servicios psiquiátricos especializados y de los servicios sociales, también en su desarrollo los profesionales de la atención primaria pueden tener un papel relevante, por ejemplo, monitorizando el desarrollo del programa y la incidencia que éste tenga en el ajuste psicosocial de los pacientes.

c. El médico de familia ante el manejo a largo plazo del paciente esquizofrénico

En la práctica asistencial habitual de una consulta de atención primaria no es infrecuente comprobar que los pacientes que presentan esquizofrenia u otras patologías psicóticas reciben una atención menos adecuada que la del resto de las clásicas patologías físicas crónicas. Aunque esto es, dada la situación actual, en parte comprensible, no deja de representar una discriminación sanitariamente injustificada. Sin embargo, puede establecerse un claro paralelismo entre el manejo de la esquizofrenia y el de enfermedades crónicas que, como por ejemplo la diabetes, son seguidas de forma habitual en el marco de la atención primaria. Ambas patologías son diagnosticadas con criterios precisos (niveles de glucemia o presencia de criterios diagnósticos operativos); la etiología de ambas incluye factores genéticos y ambientales; en la evolución clínica pueden existir síntomas de descompensación aguda o derivados de complicaciones crónicas; ambas requieren tratamiento a largo plazo, y las actividades preventivas están encaminadas al control de la enfermedad, la prevención de complicaciones o recaídas, fomentar el autocuidado, aportar medidas de educación y adaptación al entorno. Por todo ello, y en base a lo expuesto a lo largo de este capítulo es preciso que los médicos de atención primaria se involucren activamente en el manejo a largo plazo de estos pacientes a través de estrategias de atención compartida con los servicios especializados. En este sentido es esencial promover en la atención primaria un *modelo de asistencia compartida* del paciente esquizofrénico y sus familiares, que incluya, por ejemplo, programas psicoeducativos, que abarquen aspectos tales como:

- Informar al paciente sobre la enfermedad y sus consecuencias.
- Discutir con el paciente y los miembros de la familia el plan de tratamiento para obtener su implicación en el mismo, explicando sus efectos secundarios y haciendo énfasis en el hecho de que la medicación es el elemento principal del tratamiento y que servirá para prevenir las recaídas.
- Informar al paciente y familia sobre los signos y síntomas precoces de recaída para prevenir la descompensación aguda, y sobre la relevancia del desarrollo de adecuados patrones de conducta, y de manera especial de la prevención de consumo de sustancias.
- Estimular al paciente a que respete las normas sociales (vestido, apariencia, comportamiento).
- Animar al paciente a que realice sus tareas al mayor nivel en el que razonablemente pueda llevarlas a cabo, tanto en el trabajo como en otras actividades de la vida diaria.
- Prevenir el desarrollo de patología física, a través de la promoción de hábitos de vida saludables, y en aquellos casos que dichas patologías se han desarrollado, garantizar su temprana identificación y tratamiento.

Curso y pronóstico

Se acepta hoy en día, como norma general, que aproximadamente un tercio de los pacientes se recupera plenamente, llevando una vida hasta cierto punto normal; un segundo tercio continúa presentando síntomas significativos que, no obstante, le permiten desenvolverse dentro de la sociedad; y el tercio restante presenta un notorio deterioro, requiriendo ingresos hospitalarios frecuentes[48]. Alrededor del 10% de los pacientes incluidos en este último grupo precisan permanecer a largo plazo en una institución psiquiátrica. Vemos así como la historia natural de la esquizofrenia se caracteriza por presentar una gran heterogeneidad en el curso de la enfermedad.

Los datos obtenidos de estudios de pacientes con primeros episodios de psicosis, sobre los que no han podido actuar factores de confusión derivados de la cronicidad o el tratamiento, constatan también la heterogeneidad del curso de la esquizofrenia, encontrándose que entre un 25 y un 35% de los pacientes que desarrollan un primer episodio psicótico presentan uno o más episodios con escasos o ningún síntoma residual. El resto desarrollan múltiples episodios con un grado de deterioro variable, pero creciente, durante el curso de la enfermedad[46].

Se han descrito unas serie de patrones de curso (7 según el DSM-IV) que permiten describir las características del curso de los síntomas de la esquizofrenia a lo largo del tiempo, y que son: episódico con síntomas residuales inter-episódicos, episódico sin síntomas residuales inter-episódicos, continuo, episodio único en remisión parcial, episodio único en remisión total, otro patrón o no especificado y menos de un año desde el inicio de los primeros síntomas de fase activa.

Por último, y al margen de los patrones de curso señalados, se han identificado también una serie de fases bien reconocidas en las que se pueden describir estructuras psicopatológicas y factores asociados bien diferenciados, justificándose de esta forma la necesidad de instaurar en ellas programas de intervención específicos. Estas fases son: la fase prodrómica; la fase activa; y la residual.

Factores asociados al curso evolutivo de la esquizofrenia

Existe una serie de factores que se asocian a un peor o mejor curso de la esquizofrenia. El conocimiento de estos factores y su identificación en la consulta nos permite predecir, en parte, cual va a ser el curso evolutivo de la enfermedad, y desarrollar estrategias de intervención más eficaces y que se aproximen más a las necesidades de cada paciente.

Los factores predictores de curso pueden ser clasificados en tres grupos:

i. Relacionados con las características propias del individuo: sexo, edad de inicio, clase social, empleo, raza, emigración y país de origen, urbanización, redes de apoyo social.
ii. Relacionados con las características del cuadro/enfermedad: historia familiar, Emoción Expresada, psicopatología, forma de inicio, número de recaídas, alteraciones estructurales cerebrales, personalidad previa, ajuste premórbido, consumo de tóxicos.
iii. Relacionados con la estructura asistencial: la duración del período de psicosis sin tratar (DUP), tratamiento antipsicótico adecuado en todos sus aspectos.

En la tabla IX se especifican, de forma resumida, los principales factores pronósticos de la esquizofrenia.

El conocimiento de estos factores nos permite predecir el curso de la enfermedad. Pero más importante aun es que alguno de ellos es susceptible de ser modificado a través de actuaciones específicas. La cercanía del médico de Atención Primaria a sus pacientes le sitúa en una posición de ventaja para la identificación de estos factores y la intervención sobre ellos. De entre los factores pronósticos susceptibles de ser modificados alguno de los más relevantes son: el consumo de tóxicos, la duración de psicosis sin tratar y el tratamiento antipsicótico[46].

TRASTORNOS DE IDEAS DELIRANTES

Definición

Los trastornos de ideas delirantes comprenden un grupo pequeño, pero importante, de manifestaciones caracterizadas por la presencia de ideas delirantes bien sistematizadas y no extravagantes, acompañadas por un afecto apropiado a la ideación,

TABLA IX
FACTORES PRONÓSTICOS EN LA ESQUIZOFRENIA

Buen pronóstico	Mal pronóstico
Inicio tardío	Inicio en jóvenes
Factores precipitantes evidentes	Sin factores precipitantes
Comienzo agudo	Comienzo insidioso
Ausencia de antecedentes premórbidos	Malos antecedentes sociales, sexuales y laborales premórbidos
Predominio de síntomas positivos	Síntomas negativos
Presencia de síntomas afectivos	Comportamiento retraído, autista
Estado civil casado	Soltero, divorciado o viudo
Antecedentes familiares de trastornos afectivos	Antecedentes familiares esquizoafectivos o de esquizofrenia
Buenos sistemas de apoyo	Deficientes sistemas de apoyo
	Signos y síntomas neurológicos
	Antecedentes de traumatismo perinatal
	Ausencia de remisiones en tres años
	Numerosas recaídas
	Antecedentes de agresión

generalmente con ausencia de alucinaciones, y con una conservación completa de la claridad y del orden en el pensamiento, la voluntad y la acción. Es de destacar que, aunque la enfermedad sigue un curso crónico, no se observa un deterioro de la personalidad. La CIE-10 establece para estos trastornos una serie de criterios diagnósticos que quedan descritos en la tabla X.

Epidemiología

La prevalencia estimada de trastornos de ideas delirantes se sitúa en torno al 0,03% y la incidencia anual entre el 0,001-0,003%[1]. Estas cifras, sin embargo, subestiman la verdadera morbilidad del trastorno delirante, ya que hoy se sabe que existen más enfermos de los que acceden a los servicios especializados de asistencia psiquiátrica. Esto es debido a la ausencia en estos pacientes de una clara conciencia de enfermedad, al aislamiento social que muchos de ellos presentan, y al hecho de que en muchos casos pueden realizar una vida aparentemente normal, ya que su funcionamiento sólo se ve interferido en aquello que concierne al delirio.

Por todo lo expuesto, el papel del médico de familia en la identificación de esta patología se vuelve esencial, dado que muchos de aquellos pacientes que no acceden a los servicios especializados o que no se presentan con síntomas evidentes de alteración mental, todavía contactan, aunque sea por otros problemas médicos o sociales, con los servicios de atención primaria, siendo por lo tanto susceptibles de ser identificados ante la sospecha de la presencia de dichos trastornos.

La edad típica de inicio de esta patología es la adulta tardía. El primer ingreso suele darse entre los 40 y 55 años. La distribución por sexos es de un ligero predominio de mujeres, aunque estas diferencias van asociadas al tipo de delirio. Así, por ejemplo, el delirio paranoide es más común entre los varones mientras que el erotomaníaco y el hipocondríaco lo son en las mujeres.

Clínica

Ideas delirantes

La característica clínica fundamental de estos trastornos es la aparición de una idea delirante, falsa, firmemente arraigada y resistente a todas las argumentaciones. El delirio es sistematizado, formando parte de un sistema ramificado desde un tema nuclear, y es encapsulado, de tal manera que no se ven afectados patológicamente el resto de los procesos del pensamiento normal. La extensión de la idea delirante es variable, pudiendo en algunos casos implicar amplias áreas de la vida del paciente, pero nunca llegar a afectar al resto de su personalidad.

A diferencia de los delirios esquizofrénicos, la idea delirante del paranoide no suele ser incomprensible ni absurda. Por lo general, la creencia del paranoide es posible, lógicamente argumentable, pero inaceptable en su conjunto.

De acuerdo con el contenido de las ideas delirantes, se distinguen varios tipos de trastorno delirante: persecutorio, erotomaníaco, de celos, de grandeza, hipocondríaco, de infestación o dismorfofóbico. Aunque pueden existir trastornos delirantes con otros contenidos.

La ideación delirante de *persecución* aparece como la más frecuente y se puede desarrollar a partir de una situación real que suscita cierta sospecha y que es reemplazada por el sistema delirante, al que progresivamente se van incorporando nuevos detalles, dada la tendencia de estos individuos a interpretarlo todo. A partir de entonces, los "perseguidores" harán notar su presencia en cualquier lugar, y le impedirán permanecer tranquilo, según las explicaciones que el propio paciente da.

TABLA X

CRITERIOS DIAGNÓSTICOS DE LOS TRASTORNOS POR IDEAS DELIRANTES, SEGÚN LA CIE-10

- Presencia de una idea delirante o de un grupo de ideas delirantes relacionadas entre sí (distintas a las indicadas como típicamente esquizofrénicas).
- Las ideas delirantes más frecuentes son las de persecución, de grandiosidad, hipocondríacas, de celos o eróticas.
- Las ideas delirantes referidas en el punto anterior deben estar presentes durante por lo menos tres meses.
- No se deben satisfacer los criterios generales para esquizofrenia (F20.0-F20.3).
- No pueden estar presentes alucinaciones persistentes de ningún tipo (aunque se permite la presencia de forma transitoria u ocasional de voces alucinatorias que no son en tercera persona y no comentan la propia actividad).
- Pueden presentarse síntomas depresivos de una manera intermitente e incluso un episodio depresivo completo (F32) siempre que las ideas delirantes no coincidan con las alteraciones del estado del ánimo.
- Criterio de exclusión más frecuentemente usado: no hay evidencia de lesión cerebral primaria o secundaria en sentido indicado en F00-F09, ni de trastorno psicótico debido al consumo de sustancias psicoactivas (F1x.5).

El delirio *erotomaníaco* se caracteriza por la creencia de ser amado por alguien, de modo que los gestos y comentarios del pretendiente son interpretados como signos de amor. Eventualmente se pueden sentir abandonados e intentar algún tipo de venganza. Este delirio se conoce como síndrome de Clérambault.

En el delirio *celotípico* el paciente cree que su pareja es infiel. Se puede acompañar de otras creencias anormales, como, por ejemplo, que su compañero intenta envenenarlo o infectarlo con una enfermedad venérea. Suele ir acompañado por una gran agresividad.

El individuo con un delirio de *grandeza* está convencido de ser una persona importante, que puede realizar toda clase de inventos y descubrimientos, o que forma parte de grandes organizaciones. Suele describir su delirio de forma tan entusiasta y locuaz que puede parecer un enfermo maníaco.

El delirante *hipocondríaco* se preocupa por el aspecto, olor o funcionamiento corporal. Es frecuente la creencia de desprender un olor desagradable que el paciente no puede percibir, pero interpreta comentarios triviales o determinadas reacciones como signo de rechazo a causa de su olor. Si el paciente puede olerlo, se trata de una alucinación y debe hacernos pensar en otros trastornos como esquizofrenia o una enfermedad orgánica.

La creencia de estar infestado por insectos u otros cuerpos extraños bajo la piel es característica del delirio de *infestación o parasitosis*.

En el delirio *dismorfofóbico*, el individuo considera que posee alguna deformidad, a diferencia del delirio hipocondríaco, que está caracterizado por la convicción de tener una enfermedad grave que le lleva a realizar múltiples consultas médicas.

Una condición especial relacionada con los estados paranoides es aquélla en la que el delirio es compartido por dos o más personas. Esta situación se conoce, dentro de la nosología clásica, como *folie á deux,* y aparece como trastorno de ideas delirantes inducidas en la CIE-10. Casi siempre las dos personas son familiares cercanos, aislados del entorno por su lengua, cultura o factores geográficos, y característicamente el contenido delirante es el mismo.

Alucinaciones

Las alucinaciones pueden estar presentes, pero no son el síntoma predominante; pueden aceptarse como un síntoma más del cuadro delirante.

Trastornos formales del pensamiento

Si existe un trastorno formal del pensamiento no es lo suficientemente importante como para afectar la comunicación, como ocurre con el paciente esquizofrénico.

Alteraciones de la conducta

La conducta del paranoide es normal, siempre que no se aborde el contenido de su delirio. En aquellos casos en los que aparecen trastornos de conducta éstos son fácilmente explicables por las ideas delirantes[49]. A pesar de esto, la actitud del paciente puede resultar chocante si no se conoce su enfermedad.

Diagnóstico diferencial

Siempre que nos encontremos ante un paciente delirante, dada la infrecuencia del trastorno paranoide, es necesario realizar un diagnóstico diferencial. Hay, en estos casos, que considerar fundamentalmente los trastornos mentales orgánicos, la esquizofrenia y los trastornos afectivos. A ellos nos referiremos a continuación.

Trastornos mentales orgánicos

Entre los trastornos mentales orgánicos, aquellos de naturaleza aguda, como el delirium, pueden presentarse con ideas delirantes transitorias y cambiantes que contrastan con la estabilidad del delirio de los trastornos mentales orgánicos crónicos. Además, el delirium se caracteriza por presentar alteraciones cognitivas (desorientación y fallo de memoria) y fluctuaciones en el nivel de conciencia. Dichos síntomas no aparecen en el trastorno delirante.

Los trastornos mentales orgánicos crónicos, como la demencia, pueden presentar, sobre la base del deterioro cognitivo, que puede pasar en un principio desapercibido, una clara ideación delirante y suspicacia. Mediante una exploración psicopatológica completa y un test de deterioro neuropsicológico, se puede realizar un diagnóstico correcto. El estudio detallado de estos cuadros se expone en el capítulo de este libro sobre los trastornos mentales orgánicos.

Otros trastornos orgánicos con los que es preciso establecer un diagnóstico diferencial son, aquellos que aparecen de manera secundaria al consumo de tóxicos como la anfetamina o la cocaína, y de fármacos, como los esteroides o la L-Dopa.

Entre las etiologías más frecuentes de los delirios orgánicos hay que destacar las enfermedades de Huntington y la de Wilson, la epilepsia del lóbulo temporal, el Lupus eritematoso sistémico, la porfiria, la anemia perniciosa, el hipoparatiroidismo, la enfermedad de Addison y los procesos infecciosos.

Esquizofrenia

La existencia de delirios extravagantes, de aplanamiento o inadecuación afectiva y de incoherencia o notable pérdida de la capacidad asociativa, apoyarán el diagnóstico de esquizofrenia. Los criterios para establecer un diagnóstico diferencial entre paranoia y esquizofrenia quedan reflejados en la tabla XI[50].

Trastornos afectivos

Debemos pensar en un trastorno afectivo siempre que el contenido del delirio sea de tipo depresivo o expansivo, o cuando existan antecedentes familiares o personales de enfermedad afectiva. También puede resultar útil tener en cuenta la cronología en la aparición de la ideación delirante, previa o posterior a la aparición de la sintomatología depresiva. Serán también dignos de consideración en el diagnóstico diferencial, si existieran, los sentimientos de culpa o castigo, con los que el paciente deprimido vive un delirio de persecución. En lo que respecta a la manía, las alteraciones psicomotoras propias de este cuadro estarán ausentes en un trastorno delirante de grandeza o erotomaníaco.

Trastorno hipocondríaco

El diagnóstico diferencial entre un paciente hipocondríaco y uno afecto de un trastorno delirante somático se fundamenta en la preocupación del primero acerca de la posibilidad de tener una enfermedad, frente a la firme convicción del segundo de padecerla.

Trastorno paranoide de la personalidad

El trastorno paranoide de la personalidad puede plantear un problema diagnóstico cuando el paciente empieza a interpretar todo a su manera y de forma tan superlativa que nos puede parecer delirante. Sin embargo, otros rasgos de su personalidad (desconfianza, rigidez, egocentrismo), y el hecho de que sus interpretaciones rara vez llegan a ser delirantes nos ayudarán a establecer un diagnóstico diferencial correcto.

El médico de familia ante los cuadros paranoides

Respecto al abordaje del paciente paranoide en el marco de la atención primaria, conviene mencionar que es útil que el médico de familia tenga en cuenta que es importante al establecer la relación terapéutica ser flexible y darse cuenta del sufrimiento que se deriva del delirio. Sólo así se podrá empatizar con el paciente de una forma adecuada. En lo que respecta a la confrontación del sistema delirante, es mejor no hacer una crítica directa del delirio, aunque se debe cuestionar al enfermo en lo referente a las consecuencias negativas que se derivan de sus síntomas psicóticos, haciéndole ver lo contraproducente de su conducta. Se deberá mantener una actitud de firmeza empática, intentando mediar entre el paciente y otros (familia, instituciones...), e intentar anticiparse a posibles acciones indeseables consecuencia de la ideación delirante.

En las entrevistas con el paciente con un trastorno de ideas delirantes, el médico debe mantener una actitud conciliadora, sin confrontar desde un primer momento el delirio ya que el objetivo principal es crear una buena alianza terapéutica.

Tratamiento de los cuadros paranoides

Los antipsicóticos resultan eficaces en muchos de estos cuadros, sobre todo en aquellos que presentan delirio de infestación. La superioridad que algunos autores han atribuido al pimozide frente al resto de los antipsicóticos, está todavía sujeta a controversia, a pesar de que su uso es frecuente en dichos trastornos.

TABLA XI
DIAGNÓSTICO DIFERENCIAL ENTRE TRASTORNO PARANOIDE Y ESQUIZOFENIA

Paranoia	**Esquizofrenia**
Inicio 35- 45 años	Inicio 20-30 años
Personalidad previa paranoica	Personalidad previa esquizoide
Delirio bien sistematizado	Delirio mal sistematizado
Con propagación social	Sin propagación social
Cierta comprensibilidad lógica del delirio	Escasa comprensibilidad lógica
Poco frecuente	Más frecuente
Evolución crónica: desarrollo	Evolución crónica: proceso

Manschreck y Khan (2006)[51], encuentran que aproximadamente el 50% de los pacientes tratados con diferentes antipsicóticos responden al tratamiento, además, no hallan diferencias significativas en la eficacia entre los antipsicóticos atípicos y los clásicos.

La escasa conciencia de enfermedad que caracteriza a estos cuadros, implica que los pacientes presenten gran resistencia a tomar medicación. Esto hace que sea recomendable el uso de antipsicóticos atípicos por su perfil de efectos secundarios más tolerable, y en cualquier caso el uso de dosis mínimas eficaces para minimizar la aparición de efectos secundarios. Será además importante dar abundantes explicaciones e intentar implicar al paciente en la decisión de realizar el tratamiento.

Las pautas generales recomendadas para el empleo de antipsicóticos en estos cuadros son las siguientes:

- Comenzar con dosis bajas e ir subiendo si existe buena tolerancia.
- Cambiar a otro fármaco, si es posible de otra familia química, si no se obtiene efecto en 6-8 semanas.
- Mantener el fármaco de forma indefinida si ha sido efectivo, bajándolo progresivamente, pero de forma muy lenta, hasta alcanzar la mínima dosis eficaz[52].

Existen buenos resultados con el uso de antidepresivos en los casos en los que se dan asociados síntomas depresivos, sintomatología obsesivo-compulsiva, o cuando existen antecedentes personales o familiares de trastorno afectivo.

En general, los pacientes que presentan un trastorno de ideas delirantes, pueden ser tratados a nivel ambulatorio. Sin embargo, en determinadas ocasiones se puede hacer necesario ingresar al paciente. En este sentido habrá que considerar la hospitalización del paciente cuando se observan importantes alteraciones de conducta o si se manifiestan actitudes que indiquen un riesgo elevado de heteroagresividad.

Curso y pronóstico

El curso de los trastornos delirantes crónicos es muy variable: pueden existir remisiones completas, con o sin recaídas, o pueden cronificarse. En el pronóstico no se observa un deterioro de la personalidad como sucede en la esquizofrenia. Como factores indicadores de buen pronóstico podemos señalar: un buen ajuste ocupacional y social, sexo femenino, inicio antes de los 30 años, desarrollo rápido de la enfermedad, corta duración y presencia de factores precipitantes.

El delirio, por lo general, se manifestará siguiendo un curso fluctuante aunque sin dejar de estar latente. El paciente desarrollará una vida "normal" en su medio, desempeñando cierta capacidad de autocontrol. Las fases en las que aumenta la actividad delirante suelen ir asociadas a la reaparición de alguno de los factores desencadenantes. Los pacientes ingresan en numerosas ocasiones debido a la coincidencia con problemas sociales, con conflictos interpersonales (p.ej., conflictos con vecinos, familiares, etc.) o con patología co-mórbida[50].

LECTURAS RECOMENDADAS

Roca Bennasar M. (Coordinador): Trastornos Psicóticos. Barcelona, *Grupo Ars XXI de Comunicación*. 2006.

Reciente obra monográfica sobre la esquizofrenia en la cual se revisan todos los nuevos hallazgos de las diferentes areas de conocimiento relacionadas con esta enfermedad aportando una visión actualizada y exhaustiva de la esquizofrenia.

Goldberg D: Schizophenia and allied states. En: *Psychiatry in Medical Practice*. 2ª edición. 1994; 175-187.

El autor expone de forma sencilla los aspectos más relevantes de la esquizofrenia que es preciso tener en cuenta desde el ámbito de la atención primaria.

Burns T, Kendrick T: Schizophrenia. En: Pullen Y (ed.): *Psychiatry and general practice today*. London, Royal College of Psychiatrits and Royal College of General Practitioners, 1994.

Los autores realizan un estudio detallado de aspectos prácticos relativos al manejo y seguimiento a largo plazo de los pacientes esquizofrénicos en la consulta del médico de familia.

Chinchilla A: Sintomatología, clínica, diagnóstico, diagnóstico diferencial, pronóstico y criterios de ingreso. En: Chinchilla A (ed.): *Las esquizofrenias*. Barcelona, Editorial Masson SA, 1996.

Se trata de un capítulo en el que de una forma exhaustiva, pero clara, se realiza un abordaje global de la esquizofrenia.

Jenkins R, Field V: *The Primary Care of Schizophrenia*. 2ª edicion. HMSO, London, 1996.

Se recoge en esta monografía una serie de conferencias relacionadas con el manejo de la esquizofrenia en el marco de la atención primaria, promocionadas por el Departamento Inglés de la Salud y el Real Colegio Inglés de Atención Primaria. En ellas se revisan de manera sencilla aspectos esenciales para la identificación y manejo de estos pacientes, incorporándose también temas sobre aspectos preventivos.

BIBLIOGRAFÍA

1. American Psychiatric Association: *DSM-IV Manual diagnóstico y estadístico de los trastornos mentales*. Masson, 1995.
2. Lewin TJ y Carr VJ: Rates of treatment of schizophrenia by general practitioners. *Med J Aust* 1998; 168:166-169.
3. Carr VJ, Lewin T, Barnard RE y cols.: Attitudes and roles of general practitioners in the treatment of schizophrenia compared with community mental health staff and patients. *Social Psychiatry and Psychiatric Epidemiology* 2004; 39:78-84.
4. Saha S, Chant D, Welham J, McGrath J: A systematic Review of the Prevalence of Schizophrenia. *PloS Med* 2005; 2 (5):e141, 0413-0433.
5. Vázquez-Barquero JL, Cuesta MJ, de la Varga M, Herrera Castanedo S, Gaite L, Arenal A: The Cantabria first episode schizophrenia study: A summary of General Findings. *Acta Psychiatrica Scandinavica* 1995; 91:156-162.
6. Pelayo-Terán JM, Crespo-Facorro B, Pérez-Iglesias R y cols.: Epidemiological factors associated to the incidence of first-episode non-affective psychosis in Cantabria: Insights from the Clinical Programme on First Episode Psychosis of Cantabria (PAFIP) (2006) en prensa.
7. Warner R, Girolano G: Esquizofrenia. Epidemiología de los trastornos mentales y de los problemas psicosociales. Madrid, Ediciones Meditor, 1995; 63-64.
8. Ertugrul A y Ulug B: The influence of neurocognitive deficits and symptoms on disability in schizophrenia. *Acta Psychiatr Scand* 2002; 105(3):196-201.
9. Ustun TB, Rehm J, Chaterji S y cols.: Multiple-informant ranking of the disabling effects of different health conditions in 14 countries. WHO/NIH Joint Project CAR Study Group. *Lancet* 1999; 354(9173):111-115.
10. Murray C, López A: The global burden of disease. World Health Organization, 1996. World Health Organization and the World Bank; Geneva.

11. Rossler W, Salize HJ, van Os y cols.: Size of burden of schizophrenia and psychotic disorders. *Eur Neuropsychopharmacol* 2005; 15(4):399-409.

12. WHO World Health Report: new understanding, new hope, 2001, Geneva.

13. Wu EQ, Birnbaum HJ, Shi L y cols.: The economic burden of schizophrenia in the United States in 2002. *J Clin Psychiatry* 2005; 66(9):1122-1129.

14. Andlin-Sobocki P, Rossler W: Cost of psychotic disorders in Europe. *Eur J Neurol* 2005; 12 Suppl 1:74-77.

15. Vázquez-Polo FJ, Negrim M, Cabases JM y cols.: An analysis of the costs of treating schizophrenia in Spain: a hierarchical Bayesian approach. *J Ment Health Policy Econ* 2005; 8(3):153-165.

16. Schulze B, Rossler W: Caregiver burden in mental illness: review of measurement, findings and interventions in 2004-2005. *Curr Opin Psychiatry* 2005; 18(6):684-691.

17. Kaplan H, Sadock B: Esquizofrenia. Psiquiatría Clínica. Barcelona, Waverly Hispánica SA, 1996.

18. Goldberg D: Schizophrenia and allied states. En: *Psychiatry in Medical Practice.* 2ª edición. 1994; 175-187.

19. Merikangas KR, Risch N: Will the genomics revolution revolutionise psychiatry? *Am J Psychiatry* 2003; 160:625-635.

20. Owen MJ, Craddock N, O'Donovan MC: Schizophrenia: genes at last? *Trenes in Genetics* 2005; 21 (9):518-525.

21. Collier DA, Li T: The genetics of schizophrenia: Glutamate not dopamine? *Eur J Pharmacol* 2003; 480:177-184.

22. Crespo-Facorro B, Arango C, Bernardo E, Parellada E: Morfología cerebral en la esquizofrenia: estudios de neuroimagen cerebral. En: Arango López C, Crespo-Facorro B y Bernardo Arroyo M (editors). *Neuroimagen en Psiquiatría.* Ars Médica. Barcelona, 2003; 107-130.

23. Parellada E, Bernardo E, Crespo-Facorro B y Arango C: Esquizofrenia. Neuroimagen funcional. En: Arango López C, Crespo-Facorro B y Bernardo Arroyo M (editors). *Neuroimagen en Psiquiatría.* Ars Médica. Barcelona, 2003; 131-148.

24. Cannon M, Jones PB, Murray RN: Obstetric complications and schizophrenia: Historical and meta-analytic review. *Am J Psychiatry* 2002; 159 (7):1080-1092.

25. Tochigi M, Okazaki Y, Kato N, Sasaki T: What causes seasonality of birth in schizophrenia? *Neurosci Res* 2004; 88:1-11.

26. Arseneault L, Cannon M, Witton J y Murray RM: Causal association between cannabis and psychosis: Examination of the evidence. *Brit J Psychiatry* 2004; 184: 110-117.

27. Hutchinson G, Haasen C: Migration and schizophrenia. The challenges for European psychiatry and implications for the future. *Soc Psychiatry Psychiatr Epidemiol* 2004; 39:350-357.

28. Gispen-de Wied C: Stress in schizophrenia: An integrative view. *Eur J Pharmacolo* 2000; 405:375-384.

29. Read J, van Os J, Morrison AP, Ross CA: Childhood trauma, psychosis and schizophrenia: a literature review with theoretical and clinical implications. *Acta Psychiatr Scand* 2005; 112:330-350.

30. Marcelis M, Navarro-Mateu F, Murray R y cols.: Urbanization and psychosis: A study of 1942-1978 birth cohorts in the Netherlands. *Psychol Med* 1998; 28:871-879.

31. Pedersen CB, Mortensen PB: Evidence of a dose response relationship between urbanicity during upbringing and schizophrenia. *Arch Gen Psychol* 2001; 58:1039-1046.

32. Austin J: Schizophrenia: An update and review. *Journal of Genetic Counselling* 2005; 14 (5):329-340.

33. Häfner H, Maurer K, Klosterkötter J y cols.: The early course of schizophrenia. En: Häfner H (ed.): *Risk and Protective Factors in Schizophrenia* –Towards a Conceptual Model of the Disease Process. Darmstadt: Steinkopff, 2002; 207-28.

34. González-Blanch Bosch C, Crespo Facorro B, Pelayo-Teran JM y cols.: Relevancia del período de psicosis sin tratar (DUP) en la evolución y pronóstico de las psicosis. En: Vázquez-Barquero y cols. (editores). *Las Fases Iniciales de las Enfermedades Mentales: Psicosis.* Masson, Barcelona, 2005; 39-45.

35. Schultza-Lutter F, Klosterkötter J, Ruhrmann S: Factores Psicopatológicos de Predicción de Psicosis. En: Vázquez-Barquero y col (editores). *Las Fases Iniciales de las Enfermedades Mentales: Psicosis.* Masson, Barcelona, 2005; 39-45.

36. Organización Mundial de la Salud: CIE 10 Trastornos mentales y del comportamiento. Descripciones clínicas y pautas para el diagnóstico. Madrid, Meditor, 1992.

37. Muesser KT, McGurk SR: Schizophrenia. *Lancet* 2004; 363:2063-2072.

38. González-Pinto A, Gutiérrez M, Elizagarate E: Prevención de recaídas en esquizofrenia. En: *Esquizofrenia, entre la sociogénesis y el condicionamiento biológico (II).* Barcelona, Ediciones en Neurociencias, 1995; 41-54.

39. Goff DC, Cather C, Ewin E y cols.: Medical Morbidity and Mortality in Schizophrenia: Guidelines for psychiatrists. *J Clin Psychiatry* 2005; 66:183-194.

40. Kuipers E: The prevention of social disability in schizophrenia. En: Tony Kendrick (ed.): *The prevention of mental illness in primary care.*

41. Brown S: Excess mortality of schizophrenia: a meta-analysis. *Br J Psychiatry* 1997; 171: 5002-5008.

42. McGorry P and CPG Editorial Team: Royal Australian and New Zealand College of Psychiatrists. Clinical practice guidelines for the treatment of schizophrenia and related disorders. *Australian and New Zealand Journal of Psychiatry* 2005; 39:1-30.

43. Chinchilla A: Sintomatología, clínica, diagnóstico, diagnóstico diferencial, pronóstico y criterios de ingreso. En: Chinchilla A (ed.): *Las esquizofrenias.* Barcelona, Masson, 1996.

44. Woo TU, Zimmet SV, Wojcik JD, Canuso CM, Green AI: Tratamiento de la esquizofrenia. En: Schatzberg AF y Nemeroff CB (eds). *Tratado de Psicofarmacología.* Barcelona, Masson. 2006; 979-1008.

45. Lieberman JA, Stroup TS, McEvoy JP y cols.: Effectiveness of antipsychotic drugs in patients with chronic schizophrenia. Clinical Antipsychotic Trials of Intervention Effectiveness (CATIE) Investigators. *N Engl J Med* 2005; 353:1209-23.

46. Martínez González I, Vázquez-Bourgon J, Crespo Facorro B, Vázquez-Barquero JL: Historia natural, curso y evolución de la esquizofrenia. En: Roca Bennasar M. (coord.). *Trastornos Psicóticos.* Barcelona, Grupo Ars XXI de Comunicación, 2006; 185-212.

47. Burns T, Kendrick T: Schizophrenia. En: Pullen Y (ed.): *Psychiatry and general practice today.* London, Royal College of Psychiatrists and Royal College of General Practitioners, 1994.

48. Vázquez-Barquero JL, Cuesta MJ, Herrera Castanedo S, Lastra I, Herrán A, Vázquez-Bourgon ME, Dunn G: The Cantabria First Episode Schizophrenia Study. A 3-years follow-up. *British Journal of Psychiatry* 1999; 174:141-9.

49. Díaz M: Parafrenia y psicosis paranoides. En: Chinchilla A (ed.): *Las esquizofrenias.* Barcelona, Editorial Masson SA, 1996.

50. Bulbena A: Trastorno delirante (Paranoia) y otras psicosis delirantes crónicas. En: Vallejo Ruiloba J (Ed.): *Introducción a la Psicopatología y la Psiquiatría.* 6ª edición. Masson, 2006; 469-484.

51. Manschreck TC, Khan NL: Recent advances in the treatment of delusional disorder. *Can J Psychiatry* 2006; 51(2):114-9.

52. Plummed J, Pérez F, Llorens P: Paranoia y psicosis paranoides. En: *Manual del residente de psiquiatría.* Tomo I. Madrid, Litofinter SA, 1997; 1018-1019.

3.4

Trastornos depresivos

ANDRÉS HERRÁN, BEATRIZ RODRÍGUEZ CABO Y JOSÉ LUIS VÁZQUEZ-BARQUERO

INTRODUCCIÓN

Los trastornos depresivos son un grupo de enfermedades psiquiátricas caracterizadas por tener como síntoma principal una alteración del ánimo en el sentido de ánimo bajo o depresivo. Dicho grupo comprende diversos trastornos como son la Depresión Mayor, el Trastorno Depresivo Recurrente o la Distimia. Los trastornos depresivos están integrados en las clasificaciones psiquiátricas dentro del grupo de los trastornos del estado de ánimo, el cual también incluye enfermedades mentales con alteraciones del ánimo en el sentido opuesto, es decir, un ánimo patológicamente elevado o maníaco.

La importancia de este grupo de enfermedades radica en su alta prevalencia en la población general y en la discapacidad tan grave que generan. Se sabe que una de cada cinco personas presentará un trastorno del estado de ánimo durante toda su vida y que en los pacientes con alguna patología médica se presentan hasta en un 20% de los casos, siendo las cifras todavía más altas en algunos grupos concretos de enfermedades como las cardiovasculares, las oncológicas o las neurológicas. Por otro lado, los trastornos depresivos generan una discapacidad funcional mayor que el resto de las enfermedades médicas crónicas, siendo superados en este sentido solamente por las enfermedades cardiovasculares. Además, cada vez está más clara su influencia negativa en la evolución de patologías físicas, habiéndose demostrado que los pacientes depresivos tienen una morbi-mortalidad (no sólo atribuible al suicidio) superior a la población general. Todo ello hace que los costes en términos económicos y de salud generados por estas enfermedades alcancen cifras difícilmente asumibles por la comunidad.

Este capítulo tiene como objetivo hacer un repaso de los diferentes trastornos depresivos atendiendo a su epidemiología, características clínicas, diagnóstico y tratamiento, poniendo mayor énfasis en los aspectos más prácticos de su identificación y tratamiento en el día a día de la práctica clínica en atención primaria.

Clasificación de los Trastornos Depresivos

Como se ha mencionado anteriormente, los trastornos depresivos se encuentran incluidos —junto con los trastornos del espectro bipolar— dentro del grupo de los trastornos del estado de ánimo. Los trastornos del estado de ánimo se clasifican basándose en la presentación de síntomas del estado del ánimo a lo largo del tiempo. Un paciente se puede presentar en un momento dado con síntomas depresivos (donde la tristeza y la pérdida de interés son los síntomas más característicos) o síntomas maníacos (donde son típicos la euforia o la irritabilidad). A lo largo de su vida, un mismo paciente puede presentar un solo cuadro maníaco o depresivo o una sucesión o recurrencia de ellos (de hecho esto es lo más frecuente). Según el *número* (único o varios) y *tipo* de los episodios (depresivos o maníacos) es cómo clasificamos los trastornos afectivos. De forma resumida, los trastornos del estado de ánimo son la Depresión Mayor o Episodio Depresivo (el trastorno más característico), que cuando se repite se denomina Trastorno Depresivo Recurrente, y cuando se alterna con episodios maníacos se denomina Trastorno Bipolar. En algunos pacientes, la sintomatología depresiva se presenta con menos intensidad pero con mayor duración, cuadro denominado Distimia. En la Ciclotimia, se alternan fases depresivas y maníacas de "baja intensidad" y "larga duración". Cada uno de estos cuadros presenta unos criterios diagnósticos diferenciales, algunas peculiaridades etiopatogénicas y un tratamiento y pronóstico en muchos casos bien definidos.

Centrándonos en los trastornos depresivos es importante atender a los siguientes parámetros: la intensidad, la duración y la recurrencia o no de la tristeza patológica. Cuando un paciente con un ánimo depresivo acude a nuestra consulta deberemos tener claro el *cuándo* y el *cuánto*; es decir, saber cuándo comenzó a sentirse así (si son más de dos semanas puede que se trate de una depresión mayor, si son más de dos años podría ser una distimia) y conocer también el grado de tristeza que tiene (si es muy profunda nos orientará hacia la depresión mayor y si es más leve hacia la distimia). Conocidos estos datos, deberemos preguntar a nuestro paciente por episodios anteriores similares que, si han estado presentes (de hecho esto es lo más frecuente), nos orientarán hacia el diagnóstico de trastorno depresivo recurrente. Por el contrario, si lo que han existido han sido episodios de ánimo exaltado o eufórico, deberemos orientar el diagnóstico hacia un trastorno del espectro bipolar.

Los dos sistemas nosológicos psiquiátricos utilizados en la actualidad (Clasificación Internacional de Enfermedades de la Organización Mundial de la Salud[1], —CIE 10 de la OMS— y Manual Diagnóstico y Estadístico de las Enfermedades Mentales de la Asociación Psiquiátrica Americana [Texto Revisado][2] —DSM-IV-TR—) ofrecen un esquema de clasificación, y unos criterios diagnósticos similares (tabla I). También existen versiones de la CIE 10 y del DSM-IV para atención primaria. La CIE 10 para atención primaria[3] contempla tan sólo el trastorno bipolar y la depresión (además del trastorno mixto ansioso-depresivo). Como en el resto de los trastornos que aborda, no da criterios, sino unas pautas para el diagnóstico y consejos para su manejo. La versión del DSM IV para atención primaria[4] considera prácticamente los mismos trastornos y mismos criterios que el DSM-IV original descritos en forma de algoritmos diagnósticos. La descripción detallada de estos sistemas nosológicos ha sido realizada en el capítulo 2.6 de este libro.

Puesto que los trastornos del espectro bipolar se abordarán en el siguiente capítulo, en éste haremos referencia únicamente a los síndromes depresivos, sin olvidar que éstos pueden aparecer tanto aisladamente como combinados con episodios de ánimo patológicamente elevado. A continuación se definen

Tabla I
Clasificación de los trastornos afectivos según la CIE 10 y la DSM-IV-TR

CIE 10		**DSM-IV-TR**	
F 30	Episodio maníaco	F 30	Trastorno bipolar I, episodio maníaco único
F 31	Trastorno bipolar	F 31	Trastorno bipolar
F 32	Episodio depresivo	F 32	Trastorno depresivo mayor, episodio único
F 33	Trastorno depresivo recurrente	F 33	Trastorno depresivo mayor, recidivante
F 34	Trastornos afectivos persistentes	F 34	
	Ciclotimia (F 34.0)		Trastorno ciclotímico (F 34.0)
	Distimia (F 34.1)		Trastorno distímico (F 34.1)
F 38	Otros trastornos del humor		
	Trastorno afectivo mixto (F 38.00)		
	Trastorno depresivo breve recurrente (F 38.10)		
F 39	Trastorno del humor afectivo sin especificación	F 39	Trastorno del estado de ánimo no especificado
F 06.3	Trastorno del humor (afectivo) orgánico	F 06.3	Trastorno del estado de ánimo debido a enfermedad médica
F 11.72 a F 19.72	Trastorno afectivo residual inducido por sustancias	F 10.8 a F 19.8	Trastorno de estado de ánimo inducido por sustancias

de forma breve los principales trastornos que se presentan en la CIE 10, que es el sistema de clasificación que seguiremos en este capítulo, poniendo entre paréntesis el diagnóstico equivalente en la DSM-IV-TR.

— *Episodio Depresivo* (*Trastorno Depresivo Mayor, episodio único*): es el trastorno depresivo más característico. Para su diagnóstico se deben cumplir el número de criterios suficientes para diagnosticar un episodio depresivo al menos durante dos semanas. Puede ser *leve*, *moderado* o *grave*, y en el caso de este último *con y sin síntomas psicóticos*.
— *Trastorno Depresivo Recurrente* (*Trastorno Depresivo Mayor Recidivante*): para su diagnóstico se requiere que se hayan sufrido al menos dos episodios depresivos. Al igual que el episodio depresivo, puede ser también *leve*, *moderado* o *grave con o sin síntomas psicóticos*. En el 70% de los casos, lo que era inicialmente un episodio depresivo, se acabará convirtiendo en un trastorno depresivo recurrente.
— *Distimia* (*Trastorno Distímico*): consiste en una alteración del humor persistente, caracterizada por un ánimo bajo, pero sin la gravedad necesaria como para diagnosticar un episodio depresivo, que además presenta una duración continuada de al menos dos años. Incluye lo que antes se denominaba *Depresión Neurótica* o *Neurosis Depresiva*.
— *Trastorno Depresivo Breve Recurrente*: comprende aquellos cuadros en los que con una alta frecuencia (mensualmente durante al menos un año) se presentan síntomas suficientes como para diagnosticar un episodio depresivo pero con una duración inferior a dos semanas. Este trastorno, en la clasificación DSM-IV-TR va incluido en el apartado *Trastorno Depresivo No Especificado*.
— *Trastorno Depresivo Orgánico* (o *Debido a Enfermedad Médica*): hace referencia a cualquier trastorno depresivo cuya génesis se pueda atribuir a través de la anamnesis o pruebas complementarias a una enfermedad médica. Debe ser consecuencia de un factor orgánico y no la respuesta emocional al conocimiento del mismo.
— *Trastorno Depresivo Inducido por Sustancias*: para su diagnóstico requiere que la clínica depresiva esté etiológicamente relacionada con el consumo de sustancias.

La secuencia diagnóstica que hay que seguir ante un paciente que se presenta con clínica depresiva en la consulta se muestra en la figura 1. Como ocurre con todos los trastornos mentales, el primer paso es descartar un trastorno inducido por enfermedad orgánica o consumo de sustancias. Finalmente, hay que recordar que cuando se presentan síntomas depresivos y de ansiedad, pero no en el grado necesario como para diagnosticar un trastorno depresivo o por ansiedad específico, el diagnóstico es de *Trastorno Mixto Ansioso Depresivo*. Cuando la clínica aparece desencadenada por algún estrés psicosocial (como problemas laborales o familiares) y tampoco cumple criterios para diagnosticar un trastorno depresivo o por ansiedad específico, el diagnóstico es de *Trastorno de Adaptación*.

En las siguientes páginas se expondrán los trastornos depresivos mayores (el episodio depresivo y el trastorno depresivo recurrente), y después el trastorno depresivo persistente (la distimia). El trastorno depresivo breve recurrente y los trastornos afectivos secundarios a enfermedades médicas y sustancias se comentan dentro del diagnóstico diferencial del Trastorno Depresivo Mayor.

TRASTORNO DEPRESIVO MAYOR

La depresión mayor es, junto a los trastornos de adaptación, la enfermedad psiquiátrica más frecuente atendida por el médico de atención primaria. Pese a ello suele estar infradiagnosticada. A continuación se hará una descripción de los aspectos más importantes de este cuadro. Se describen conjuntamente el Episodio Depresivo Único y el Trastorno Depresivo Recurrente. Ello viene motivado porque en la mayoría de los casos que ha estado presente un único Episodio Depresivo se presentan recurrencias y porque las características etiopatogénicas y clínicas son indistinguibles en los sujetos que han presentado un solo un episodio frente a los que han presentado varios. Entre estos dos trastornos las diferencias únicamente son claras en lo que respecta al pronóstico y tratamiento.

Epidemiología

En un estudio multicéntrico realizado en 5 países europeos se estimó la prevalencia puntual de depresión en población general como de un 8,6%, contando el sexo femenino con unas cifras más altas (10,1%) frente al masculino (6,6%). Asimismo aparecieron cifras menores de prevalencia en medio rural frente al urbano, a pesar de que existen otros trabajos que han referido frecuencias más elevadas en medio rural. Entre los diferentes países europeos aparecieron llamativas diferencias de prevalencia, atribuyéndose a diferencias culturales

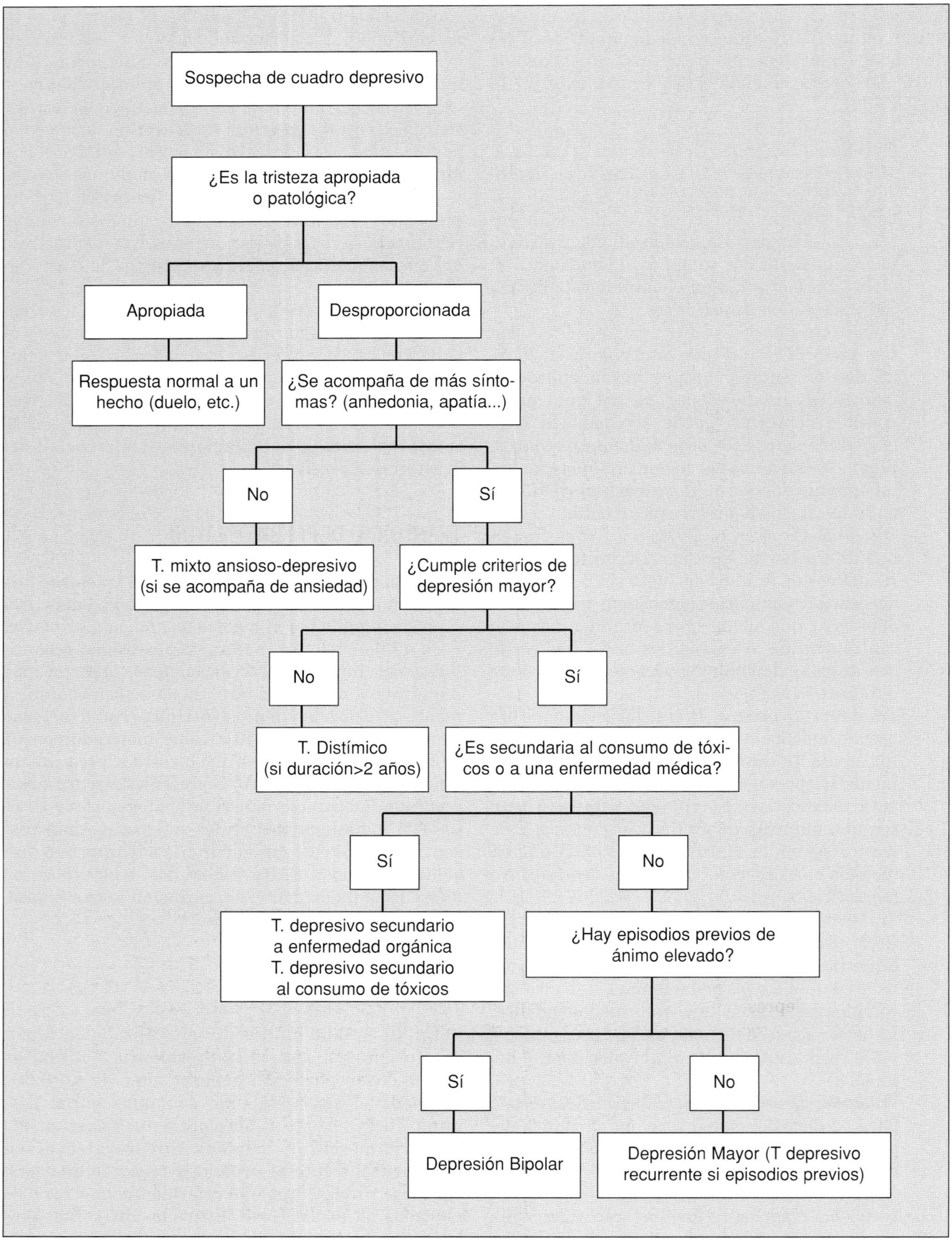

Figura 1. Secuencia diagnóstica ante un paciente con sospecha de depresión.

o perfiles de factores de riesgo distintos. España se mostró como el país europeo con las menores tasas del estudio[5].

En general, los trastornos depresivos alcanzan en la comunidad una prevalencia anual situada en torno al 5% de la población, con una prevalencia para toda la vida en torno al 15%. La edad media de comienzo de la depresión en los diversos estudios es bastante uniforme y se sitúa próxima a los 30 años, siendo similar en los dos sexos[6]. La prevalencia de depresión es significativamente más alta en poblaciones en contacto médico, como es el caso de los servicios de atención primaria, de forma que es el trastorno psiquiátrico observado con mayor frecuencia en este ámbito. En el estudio realizado por la OMS en centros de atención primaria de 14 países se constató una prevalencia superior al 10% de los primeros contactos[7].

En nuestro medio, también en un estudio de "primeras consultas" en atención primaria, se han encontrado tasas de prevalencia de depresión del 4,7% para los hombres y del 7% para las mujeres[8]. En cuanto a las tasas de incidencia, pese a haber pocos trabajos de este tipo, se puede establecer entorno a 500-1.000 nuevos depresivos por cada 100.000 habitantes y año. Estos aspectos se tratan con mayor profundidad en el capítulo sobre la epidemiología de la enfermedad mental.

Entre los factores sociodemográficos relaciones con la depresión destaca el *sexo*, siendo la prevalencia para los trastornos depresivos el doble en la mujer que en el hombre, al menos en las edades medias de la vida. Además, el riesgo de cronicidad es mayor en la mujer. Las diferencias entre los sexos no tienen una causa clara, pero sin duda intervienen factores tanto culturales (mayor expresión de quejas psíquicas en la mujer, obligaciones domésticas y familiares...) como biológicas (hormonales...). La *edad* de mayor riesgo está en torno a la tercera o cuarta década. El *estado civil* de "previamente casado" (separado o divorciado) es el que con más frecuencia se asocia a padecer trastornos depresivos mayores. Existe una relación inversa entre el *nivel socioeconómico* y la prevalencia de clínica afectiva, al menos para las depresiones leves. Finalmente, una amplia *red de apoyo social* parece ser un claro factor protector de la depresión. Con respecto a los factores médicos, la depresión es más prevalente entre personas con enfermedad médica, relación más clara cuando se trata de una enfermedad médica grave.

Es importante señalar que la relación entre depresión y suicidio, junto con otros cuadros afectivos, ha ido aumentando en los países industrializados con cada generación nacida durante el siglo XX. También parece que cada vez el inicio de la depresión ocurre a edades más tempranas. El incremento en el estrés, la reducción del apoyo social, y el consumo de sustancias asociado a la vida moderna podrían ser la causa, particularmente en los jóvenes. Ello ha motivado que la depresión haya ido escalando posiciones en la clasificación de las causas más importantes de discapacidad, situándose en la actualidad en cuarto lugar, misma posición que ocupa dentro de la clasificación de las enfermedades más costosas. Se espera que esta posición vaya variando en los años sucesivos de forma que la OMS prevé que para 2020 la depresión ocupará el segundo lugar en la clasificación de enfermedades que producen más discapacidad.

Etiología y áreas de investigación

La causa de los trastornos depresivos se ha investigado desde diversos puntos de vista, tanto biológicos, como psicológicos, sociales y culturales. Aunque hay hallazgos claros en alguna de las áreas, éstos solo contribuyen a explicar parte de la enfermedad. Esto es debido a que por una parte la depresión mayor es un síndrome compuesto por "varias enfermedades" (como sucede en el caso de la diabetes mellitus), mientras que por otra, y como sucede con muchas enfermedades médicas, su origen es multifactorial. Las áreas de estudio en el campo de la etiología de la depresión se dividen habitualmente en genéticas, biológicas y psicosociales.

Aspectos genéticos

Diversos estudios han mostrado que los familiares de pacientes depresivos padecen depresión con el triple de frecuencia que los familiares de los controles sanos. Aunque la evidencia de transmisión genética no es tan alta como en el trastorno bipolar, los gemelos monocigóticos muestran mayor concordancia (50%) que los dicigóticos (20%). Sin embargo, y a pesar de este claro factor genético implicado en la depresión, los estudios genéticos de ligamiento y de búsqueda de genes candidatos realizados hasta la fecha que intentaban identificar marcadores genéticos específicos (tales como polimorfismos del gen del transportador de serotonina —5-HT_2 o 5-HT_{1A}—), no han dado resultados satisfactorios. Por este motivo, la creencia más extendida es que puedan existir no sólo uno sino diversos genes susceptibles que predispongan a padecer depresión y que además éstos tengan que interactuar con factores del desarrollo y condiciones ambientales determinadas, para así poder finalmente determinar la aparición de un cuadro depresivo.

Aspectos biológicos

Bioquímica

A partir de la acción selectiva de los fármacos antidepresivos sobre receptores específicos en el SNC y de los estudios en sangre, orina, LCR y cerebro de personas deprimidas se han propuesto varias hipótesis etiopatogénicas de la depresión que implican a distintos neurotransmisores cerebrales. Ellos son, fundamentalmente, la serotonina, la noradrenalina y la dopamina (pero también GABA, acetilcolina, sustancia P...) y sobre estas hipótesis se están desarrollando los nuevos fármacos antidepresivos. Sin embargo, también es cierto que no se consideran como factores etiológicos primarios para la depresión sino que es probable que existan mecanismos subyacentes más primarios aún que expliquen dichas alteraciones biológicas. Hoy en día se acepta que estos distintos sistemas de neurotransmisores interactúan entre sí de forma que se pueden observar alteraciones de todos ellos así como respuesta clínica indistinta a antidepresivos con diferente mecanismo de acción.

Probablemente, el déficit de *serotonina* es la hipótesis etiológica de la depresión que ha recibido mayor apoyo experimental. Existen numerosos hallazgos que demuestran que hay una disfunción de este sistema, tanto demostrando hipofunción como hallazgo más frecuente (aumento de los receptores de serotonina en estudios postmortem de pacientes suicidas, metabolito de serotonina —5-HIAA— reducido en LCR de pacientes deprimidos y, suicidas) como hiperfunción (menor captación 5-HT en plaquetas, aumento de la transmisión serotoninérgica con el tratamiento antidepresivo crónico). También se ha sugerido que el efecto de los antidepresivos se relaciona con una *down-regulation* (disminución a la larga del número de receptores por efecto de la hiperactividad) de los receptores 5-HT_2. Hoy en día la creencia más aceptada es que las alteraciones en la serotonina están más relacionadas con la impulsividad y la conducta violenta que con la depresión propiamente dicha.

Con respecto a la noradrenalina, varios datos indican también hacia una disfunción de este sistema, de nuevo con hallazgos que orientan tanto a la hiperfunción (esta vez lo más frecuente) como a la hipofunción. Así, se ha observado hiposensibilidad de los receptores alfa adrenérgicos, cambios en los receptores adrenérgicos (aumento de los α_1 y reducción de los α_2) con el tratamiento antidepresivo, reducción de un metabolito de la noradrenalina —MHPG— en LCR de pacientes deprimidos, etc. Todo ello ha hecho suponer que una respuesta alterada y desigual por parte de este sistema a factores estresantes es lo que genera los síntomas. Con respecto a la disfunción noradrenérgica se ha relacionado con síntomas como la anhedonia, la ansiedad y la activación excesiva.

Finalmente, la dopamina no ocupa una posición tan clara en la fisiopatología de la depresión como los dos neurotransmisores anteriores pero determinados hallazgos, como la reducción de su actividad en la depresión y el aumento en la manía o bien la génesis de episodios depresivos con el uso de fármacos que pueden depleccionar la dopamina, han hecho que hoy en día sea considerada como otro de los posibles factores biológicos causantes de clínica depresiva. Las funciones más relacionadas con el sistema dopaminérgico parecen ser la génesis de conductas dirigidas a un objetivo y la activación conductual, mediando por tanto en la apatía y la abulia de los depresivos.

Endocrinología

Aunque se han documentado varias alteraciones neuroendocrinas en pacientes depresivos, éstas parecen estar relacionadas con las disfunciones monoaminérgicas observadas en el SNC y sus repercusiones sistémicas, no confiriéndolas por tanto, a excepción de las alteraciones en la función tiroidea, un papel importante en la etiología de la clínica depresiva.

En el eje *hipotálamo-hipofiso-suprarrenal,* los pacientes deprimidos acostumbran a presentar un hipercortisolismo y tener un aumento del tamaño adrenal. Además, en el test de la supresión de la dexametasona (inhibición de la secreción de cortisol tras la administración de dexametasona) los pacientes depresivos tienden a ser "no supresores", y mantener la secreción de cortisol (respuesta inhibitoria disminuida). Con respecto al eje *hipotálamo-hipófiso-tiroideo,* no podemos olvidar que aproximadamente un 5-10% de los pacientes depresivos muestran trastornos tiroideos al realizar las determinaciones analíticas elementales, los cuales pueden estar generando la clínica afectiva, por lo que es fundamental realizar esta determinación. Por otro lado, es frecuente también el hallazgo de una respuesta aplanada de la TSH a la administración de TRH, hecho este con escasa relevancia etiológica o terapéutica. Además existen algunos trabajos que demuestran otras anomalías, sobre todo en pruebas de estimulación (respuesta a CRH, a GHRH…).

Otros aspectos biológicos

Los paralelismos entre las características clínicas (afectivas, motoras y cognitivas) de la depresión y algunas enfermedades de los ganglios basales han sugerido una implicación de ciertas redes neuronales, sobre todo de corteza prefrontal, ganglios basales y sistema límbico. De hecho, *estudios de imagen* como la tomografía axial computarizada, la resonancia magnética, la tomografía por emisión de positrones y la de fotón simple han mostrado aumento de ventrículos cerebrales, lesiones en sustancia blanca subcortical, disminución de tamaño de caudado, putamen y cerebelo y reducción del flujo sanguíneo cerebral en regiones frontal y prefrontal (claramente las más importantes), del cingulado y temporal, siendo todos estos hallazgos más frecuentes en cuadros depresivos con síntomas psicóticos y en los de comienzo tardío (> 65años). En estudios *neurofisiológicos* se ha encontrado una asimetría en la activación de lóbulos frontales (mayor activación frontal derecha) pudiendo este hallazgo relacionarse más con síntomas específicos del trastorno que con la entidad clínica completa en sí. En *estudios de sueño* se han demostrado una mayor latencia y menor continuación del sueño, un mayor número de despertares, alteraciones en sueño de onda lenta y, sobre todo, alteraciones en el sueño REM (disminución de latencia y aumento en la densidad). Las alteraciones en la arquitectura del sueño explican por qué los pacientes se sienten cansados aunque parezca que duermen en exceso. También se han encontrado evidencias de *activación del sistema inmune,* posiblemente en estrecha relación con las alteraciones endocrinas.

Aspectos psicosociales

Los *acontecimientos vitales estresantes* se asocian de forma clara a la presencia de depresión. Se ha demostrado que aunque menos del 10% de los sujetos que padecen un acontecimiento vital relevante desarrollan posteriormente una depresión, existe un riesgo 6 veces mayor de padecerla si se han tenido circunstancias adversas. Otros trabajos han mostrado que los deprimidos presentan tres veces más acontecimientos vitales en los seis meses previos que los controles, aunque un tercio de los deprimidos no presenten ninguno. En adultos, los acontecimientos vitales más relacionados con la depresión son la pérdida del cónyuge y el desempleo, aunque el período de la vida donde se confiere más importancia a los acontecimientos estresantes es la infancia (pérdida de uno de los progenitores antes de los 11 años). Se ha postulado que los acontecimientos estresantes en niños y en los primeros episodios de los trastornos depresivos recurrentes podrían ser de especial importancia, al adquirir después la enfermedad un curso "más autónomo" de los acontecimientos externos.

Un escaso *apoyo social,* sobre todo dentro de la pareja y la falta de "confidentes", se han relacionado tanto con un mayor riesgo para el inicio de la depresión como con un peor pronóstico una vez aparecido el cuadro afectivo. Se considera que los sujetos con ciertos *trastornos de personalidad* están especialmente predispuestos a padecer trastornos depresivos. Los que se han implicado con más frecuencia son los trastornos límite, dependiente, histriónico y obsesivo. También ciertos *rasgos de la personalidad,* como el neuroticismo, se han implicado tanto en la presencia como en el pronóstico de la depresión, siendo éste peor en los sujetos con alto grado de neuroticismo.

Presentación clínica y subtipos de depresión

Como es bien sabido, los síntomas más característicos de la depresión son la tristeza, la pérdida de interés y la falta de energía y vitalidad. De hecho, la sola presencia de tristeza es la que hace que los legos definan como "deprimida" a una persona. Sin embargo, la presencia aislada de tristeza no es suficiente para poder afirmar que alguien padece un cuadro depresivo (tabla II). Dicha tristeza constituye tan sólo uno de los cuatro síntomas requeridos como mínimo para poder realizar el diagnóstico. Además de la tristeza y la falta de energía o interés, la depresión incluye síntomas a otros niveles que se clasifican en cuatro grandes grupos, síntomas emocionales, cognitivos, volitivos y somáticos:

- Los *síntomas emocionales* son la característica fundamental de la depresión e incluyen cambios en el estado de ánimo con tristeza, pesimismo, falta de ilusión, desesperanza y tendencia al llanto. Además se pueden presentar anhedonia (incapacidad para disfrutar con las cosas) que en los casos graves puede ser total, con falta de reacción incluso a estímulos placenteros.
- Los *síntomas cognitivos* derivan de la modulación del ánimo sobre la valoración negativa que el individuo hace de sí mismo del mundo y del futuro (la llamada "triada cognitiva de Beck"). Respecto a sí mismo, expresa ideas de minusvalía e inutilidad, viéndose inferior a los demás e incapaz de realizar tareas que antes hacía sin dificultad. El futuro aparece sombrío, sin posibilidad de recuperación, pudiendo llegar a la desesperanza, a la aparición de ideas de muerte —también llamado "tedio vital"— ("si tuviera un accidente no me importaría") e incluso ideas autolíticas (cuando la planificación suicida ya es clara). La disminución de la atención y

TABLA II
CRITERIOS DE EPISODIO DEPRESIVO DE LA CIE 10

1. Deben cumplirse dos de los criterios del primer grupo y dos del segundo durante al menos dos semanas.

Al menos dos de los siguientes
- Tristeza (humor depresivo)
- Pérdida de interés
- Fatigabilidad (disminución de la vitalidad)

Y al menos dos de los siguientes
- Disminución de atención y concentración
- Pérdida de confianza en sí mismo y sentimientos de inferioridad
- Ideas de culpa y de ser inutil
- Perspectiva sombría del futuro
- Pensamientos de autoagresiones o actos suicidas
- Trastorno el sueño
- Pérdida de apetito

— Presentando dos síntomas de cada grupo debe diagnosticarse *episodio depresivo leve.*
— Para diagnosticar un *episodio depresivo moderado* se deben tener dos del primer grupo y al menos tres (y preferiblemente cuatro) del segundo grupo.
— Para diagnosticar un *episodio depresivo grave* deben estar presentes los tres primeros síntomas y al menos cuatro del segundo grupo, además con una intensidad grave.

concentración suele llevar asociado un aparente deterioro de la memoria (más subjetivo que objetivo) que cuando es intenso y se produce en pacientes de edad avanzada da lugar a la llamada "seudodemencia depresiva". Lo habitual, sin embargo, es que clínicamente no sea evidente un deterioro cognitivo (orientación, lógica, abstracción...). Puede ser apreciable la bradipsiquia (lentitud del curso del pensamiento).

— En cuanto a los *síntomas volitivos*, aparecen abulia, apatía, falta de iniciativa y de capacidad de decisión para las tareas normales de la vida diaria, lo que junto al ánimo bajo y la anergia lleva a deterioro o abandono de la actividad laboral y/o doméstica.

— Los *síntomas somáticos* afectan a diversidad de "ritmos biológicos". Además de la habitual falta de energía o impulso y la bradicinesia (lentitud de los movimientos) los más notables son los trastornos del sueño y apetito. El sueño se afecta en la mayoría de los casos mostrando un insomnio de conciliación, sueño fragmentario o despertar precoz, además de sueño no reparador. Pueden aparecer otras alteraciones como pesadillas o mioclonias nocturnas. El apetito está disminuido de forma típica, con falta de gusto por las ingestas y en ocasiones disminución de peso. Es más raro la aparición de un aumento del apetito que se manifiesta, en ocasiones, en forma de "atracones" como los que ocurren en la bulimia (de hecho ambas enfermedades se pueden asociar). Se observa también disminución del deseo sexual. Otros síntomas son la tendencia a la somatización con cefaleas o lumbalgias. La mitad de los paciente depresivos vistos en atención primaria presentan quejas somáticas.

Es frecuente por otra parte que la sintomatología ansiosa aparezca asociada a la clínica depresiva, poniéndose de manifiesto por sentimiento de angustia, ataques de pánico, irritabilidad, síntomas autonómicos, evitación fóbica o determinadas cogniciones como preocupación por la muerte o sensación de peligro.

Por último, hay que considerar que en general los cuadros de depresión mayor atendidos en atención primaria tienden a ser de intensidad leve o moderada además de que el médico suele derivar a la atención especializada aquellos enfermos con cuadros depresivos severos.

Algunas depresiones se presentan con características clínicas distintivas. Éstas se relacionan con la gravedad y clínica predominante, las características del paciente y, por último, la presencia de otra enfermedad mental o patología física concomitante. Repasaremos a continuación algunos de dichos subtipos.

Subtipos de depresión según la gravedad

Una primera clasificación para cualquier episodio depresivo es la *especificación de la gravedad* (tablas

II y III). Tanto la CIE 10 como el DSM IV-TR consideran que una depresión se puede clasificar en *leve, moderada y grave.* La distinción se realiza sobre la base del número total de síntomas que presenta el paciente. Una implicación fundamental será el grado de incapacidad funcional producido por cada tipo. Los trastornos graves presentan una marcada incapacidad funcional. Por otra parte, constituyen una indicación más precisa para el tratamiento farmacológico, por una parte por su propia gravedad y por otra, por responder mejor a esta terapia.

Subtipos de depresión según las características clínicas

Además de cumplir los criterios generales, la depresión se puede clasificar, de acuerdo con la clínica predominante, en diversos subtipos que han mostrado unas características etiológicas, un curso, y una respuesta al tratamiento diferentes. Es interesante destacar que en los trastornos depresivos recurrentes cada individuo tiende a presentar un patrón de síntomas similar en los diversos episodios.

En los tratados clásicos se hablaba de una "depresión endógena" y una "depresión neurótica". Esta clasificación se ha abandonado porque presumía una etiología concreta relacionada con unas características clínicas, hecho que se ha visto que no es cierto. Según los sistemas nosologicos actuales[2], los cuadros más característicos son los siguientes (tabla III).

Los cuadros con *síntomas psicóticos* presentan, como su propio nombre indica, delirios o alucinaciones que habitualmente son congruentes con el estado de ánimo. Aquí, el paciente presenta de forma típica delirios de ruina (p.ej., piensa sin base real que hacienda le va a embargar todas sus posesiones, que tiene deudas insalvables), de culpa (p.ej., se cree responsable de algún fallecimiento o de la quiebra de alguna empresa sin que haya razones para creerlo) o hipocondríacos (p.ej., está convencido de tener un cáncer que nadie se atreve a confesarle o incluso tiene un delirio de negación en el que cree que no existen ni sus órganos). Estos

TABLA III
TIPOS DE CUADROS DEPRESIVOS

	Características	Implicaciones
Según la gravedad		
Leve	Sólo 4 síntomas	Hay incapacidad (laboral, doméstica...)leve o sin incapacidad
Moderada	Entre leve y grave	5 ó 6 síntomas
Grave	Presentan la mayoría de los síntomas (al menos 7)	Severa incapacidad
Según los síntomas		
Síntomas psicóticos	Delirios o alucinaciones Generalmente congruentes con el ánimo (p.ej., de culpa ruina o hipocondría)	Remitir al especialista. Puede requerir ingreso. Tratamiento con antidepresivos y antipsicóticos, incluso TEC
Síntomas atípicos	Hiperfagia o aumento de peso hipersomnia, sensación de pesadez, hipersensibilidad al rechazo de otros	De elección los inhibidores de recaptación de serotonina y los IMAOS Mejor pronóstico. Eficacia del tratamiento menos clara
Síntomas melancólicos o "síndrome somático"	Anhedonia, despertar precoz empeoramiento matutino, inhibición psicomotriz, pérdida de apetito y peso	Clara eficacia del tratamiento antidepresivo Considerar remisión a especialista
Síntomas catatónicos	Inmovilidad o agitación, negativismo, posturas y movimientos extraños Ecolalia o ecopraxia	Muy raro Remitir al especialista. Puede requerir ingreso
Patrón estacional	Comienzo habitual en otoño-invierno y remisión en primavera Predominio de anergia, hiperfagia, hipersomnia	Buena respuesta a fototerapia

síntomas psicóticos determinan siempre que el cuadro depresivo sea etiquetado como grave.

Los cuadros con *síntomas atípicos* presentan síntomas distintos a los que se dan "típicamente" en la depresión. Estos síntomas son aumento de apetito y peso, aumento de las horas de sueño, sensación de intensa pesadez, o "flojera" en brazos y piernas y marcada sensibilidad al rechazo interpersonal. El concepto de depresión atípica es próximo (aunque no idéntico) al de la antigua "depresión neurótica".

En los cuadros con *síntomas melancólicos* los pacientes sufren de una anhedonia completa con falta de reactividad a estímulos agradables, predominio matutino de los síntomas, despertar precoz (en vez de insomnio de conciliación), pérdida de peso secundaria a la hiporexia y enlentecimiento psicomotor. Este concepto es equiparable a la clásica "depresión endógena" en cuanto a su clínica, y puede darse (como cualquier otro subtipo) de forma reactiva a acontecimientos estresantes, o sin ellos.

Los pacientes con *síntomas catatónicos* presentan mutismo, negativismo o inmovilidad. Es un cuadro excepcional, incluso en la consulta del especialista. Por último, en la depresión con *patrón estacional,* el paciente (que padece un trastorno depresivo recurrente o un trastorno bipolar) sufre de episodios depresivos generalmente en la época de menos horas de luz (otoño o invierno) presentando mejoría cuando ésta aumenta (primavera). Los pacientes con patrón estacional suelen presentar síntomas atípicos.

Depresión coexistente con otros trastornos mentales

La comorbilidad de la depresión con los *trastornos por ansiedad* tiene especial relevancia en atención primaria. Los cuadros depresivos presentes en este medio, fundamentalmente de severidad leve-moderada, se suelen acompañar de síntomas ansiosos inespecíficos. Aunque algunos síntomas son comunes para los trastornos depresivos y por ansiedad, si se dan criterios para ambos, deben de hacerse los dos diagnósticos.

Los síntomas del estado de ánimo pueden ser la forma de presentación de los *trastornos de alimentación.* Más de la mitad de los pacientes con estos últimos han cumplido criterios de depresión a lo largo de su vida. En estados avanzados la malnutrición puede generar una clínica depresiva que a veces remite al recuperar el peso.

El *alcoholismo* es consecuencia de una depresión previa en menos del 5% de los pacientes. Sin embargo, un 20% de los pacientes alcohólicos muestran una depresión en el momento de la evaluación que en ocasiones remite al cesar el consumo.

Los *trastornos de personalidad* se asocian también de forma significativa a los trastornos depresivos (pero fundamentalmente en medios especializados). Es característica su presencia en el trastorno límite, pero también en otros como el evitativo y dependiente. Un trastorno de personalidad comórbido ensombrece el pronóstico del trastorno depresivo.

Depresión en poblaciones especiales

Depresión en infancia y adolescencia

Los trastornos depresivos afectan a sujetos de cualquier edad y por consiguiente los niños y adolescentes no están exentos de la posibilidad de sufrir una depresión mayor. La depresión en este grupo de edad es menos frecuente que en adultos, siendo muy baja su prevalencia en niños pequeños y aumentando con la edad, principalmente a partir de la pubertad y adolescencia.

Las características clínicas centrales de la depresión en niños y adolescentes son las mismas que en adultos (ánimo persistentemente bajo, pérdida de la capacidad de disfrutar, etc.) aunque puede además mostrar algunas características especiales. Por ejemplo, el ánimo puede mostrarse como irritable en vez de claramente deprimido, con rabietas y mal humor en niños e incluso agresividad en adolescentes. Es típico el retraimiento social así como la bajada notable en el rendimiento escolar, con menos alteraciones en lo que al sueño o al apetito se refiere en comparación con los adultos. También puede asociarse, sobre todo en adolescentes, a consumo de tóxicos legales o ilegales. Es típico que los niños más pequeños presenten una menor elaboración de síntomas cognitivos, mostrándose sobre todo irritables y con más quejas de tipo somático. Sin embargo, los adolescentes muestran mayor elaboración cognitiva con anhedonia y desesperanza.

A la hora de realizar el diagnóstico, éste se lleva a cabo igual que en el adulto, debiéndose cumplir los criterios necesarios especificados en la clasificación CIE-10 o DSM-IV-TR para el diagnóstico de depresión mayor. Con respecto al tratamiento, en niños y adolescentes se tiende con una mayor frecuencia a utilizar la psicoterapia (el enfoque cognitivo-conductual es el más recomendado) evitando el tratamiento farmacológico, al que se recurre en depresiones graves o que no hayan respondido a tratamiento psicoterapéutico. Con respecto a la farmacoterapia, los ISRS se muestran como los fármacos más adecuados para comenzar el tratamiento, necesitando los niños prepúberes unas dosis iniciales más reducidas[9].

Depresión en el anciano

La depresión en el anciano es frecuente, mostrando una prevalencia del 1% en población general, porcentaje que se eleva considerablemente en muestras hospitalarias o con tratamientos crónicos. En este período de la vida es frecuente que concurran numerosas circunstancias favorecedoras de la génesis de episodio depresivo (viudedad, enfermedad somática, acontecimientos vitales estresantes, condiciones sociales desfavorables). Es típica además su asociación a algunas enfermedades neurológicas como Enfermedad de Parkinson o Enfermedad de Alzheimer.

Con respecto a la presentación clínica, la depresión en el anciano se muestra con más frecuencia "enmascarada" puesto que en consulta no se presentan tanto refiriendo un ánimo bajo (o incluso lo pueden minimizar al ser preguntados directamente) sino con preocupaciones hipocondríacas (es típica la referida al ritmo intestinal) o quejas somáticas del tipo de fatiga y pérdida de apetito, síntomas por otra parte que pueden ser atribuidos a enfermedades médicas. Otro tipo de presentación de la clínica depresiva en el anciano es a través de fallos cognitivos y mnésicos, la llamada "pseudodemencia depresiva", que se solucionan completamente tras tratamiento antidepresivo eficaz. Por otra parte, también es más probable que aparezcan síntomas psicóticos en este grupo de pacientes. Es por estas diferencias en la presentación clínica que más de la mitad de las depresiones en el anciano no son diagnosticadas. Por ello es importante preguntar siempre acerca de pérdida de la capacidad de disfrutar con lo que le rodea, pérdida de interés o sentimientos de desesperanza y culpa.

Un concepto importante es el de "depresión vascular". Éste hace referencia a un subtipo concreto de depresión, más frecuente en edades avanzadas, el cual puede estar en relación con la instauración de daño vascular en zonas cerebrales subcorticales, principalmente las vías estriado-pálido-tálamo-corticales. Muestra unas características concretas como son su inicio tardío, asociación a factores de riesgo cardiovascular, menor sintomatología depresiva a nivel cognitivo y mayor retardo psicomotor, mayor deterioro cognitivo, hallazgos en los estudios de imagen cerebral y peor respuesta a tratamiento con curso más crónico y mayor mortalidad[10]. Este nuevo concepto está en relación con algunos hallazgos observados en la depresión del anciano como son su asociación a menor carga familiar de depresión pero mayor deterioro cognitivo, atrofia cerebral, cambios en sustancia blanca subcortical, comorbilidad con enfermedades médicas y mortalidad.

Con respecto al tratamiento farmacológico de la depresión en el anciano, es ésta una población más proclive a sufrir efectos secundarios por lo que se recomienda comenzar con dosis inferiores a las utilizadas en edades más tempranas, aunque la dosis final de tratamiento no tiene porqué diferir de la de pacientes más jóvenes. Los ISRS son ampliamente recomendados al contar con un perfil más seguro de efectos secundarios y no tener además efectos anticolinérgicos, que pueden empeorar la cognición. Los antidepresivos tricíclicos son agentes terapéuticos eficaces en el anciano pero cuentan con un peor perfil de efectos secundarios y con efectos anticolinérgicos (la nortriptilina y la desipramina son los que tienen un mejor perfil para su uso). La venlafaxina es recomendada al tener un perfil similar a los antidepresivos tricíclicos pero sin efectos anticolinérgicos. Con respecto al uso de benzodiacepinas en el anciano, en general no está indicado dado que pueden empeorar la función cognitiva o causar excesiva somnolencia, aunque su uso puede ser necesario en casos seleccionados[11].

Depresión postparto

La depresión postparto afecta a aproximadamente un 10% de las madres, presentando mayor riesgo aquellas madres con embarazos no deseados, condiciones económicas desfavorables, imposibilidad de alimentar al bebé con lactancia materna o que hayan sufrido cuadros afectivos previos.

La clínica se presenta de 3 a 6 meses tras el parto, y suele consistir en ánimo deprimido, llanto, ansiedad importante, insomnio, ideas de minusvalía y culpa y, en ocasiones, pensamientos ("fobias de impulsión") de hacer daño al bebé. Hay que diferenciarla de la "tristeza puerperal" *(maternity blues),* cuadro de menor intensidad y duración que es muy frecuente los primeros días tras el parto y que no precisa tratamiento.

Con respecto al tratamiento de estos cuadros, éste no difiere del de cualquier otro episodio depresivo. Ante la instauración de tratamiento farmacológico, habrá que valorar inhibir la lactancia materna si ésta aún se está produciendo[12].

Depresión en inmigrantes

Hoy en día el contacto en los sistemas de salud con pacientes procedentes de otros países y etnias es cada vez más frecuente. A la hora de enfrentarnos a estas poblaciones, el clínico se encuentra con grandes barreras como pueden ser el idioma, la diferente expresión de la sintomatología o las diferentes concepciones de la enfermedad. Ello explica que los estudios llevados a cabo en atención primaria de diferentes países hayan concluido que la patología depresiva en estas minorías está infradiagnosticada. Para intentar salvar estas barreras, el DSM-IV-TR incorpora una formulación cultural[2], cuyo objetivo es ayudar al clínico a la hora de evaluar a un paciente procedente de una cultura diferente a la occidental.

La presentación clínica de la depresión en inmigrantes puede variar notablemente a lo largo de las diferentes culturas, aunque los síntomas nucleares son constantes en todos los ámbitos (tristeza, falta de energía, pérdida de interés)[13]. Es frecuente que estos pacientes, generalmente aquellos procedentes de países con un menor nivel sociocultural, manifiesten un gran número de quejas somáticas (cefaleas, molestias abdominales...) así como una menor frecuencia y elaboración de sintomatología de tipo cognitivo.

Con respecto al tratamiento farmacológico, es importante tener en cuenta que podremos observar, en función de la etnia, respuestas diferentes al tratamiento o, por lo menos, diferencias a la hora de metabolizar los fármacos (como por ejemplo, las concentraciones más elevadas y sostenidas de antidepresivos tricíclicos en sujetos de raza asiática)[13].

Evaluación y Diagnóstico

En la práctica clínica "depresión" frecuentemente se equipara a "tristeza", cuando, en términos psiquiátricos, poseen dos significados diferentes. La tristeza es una emoción que puede ser patológica, en cuyo caso constituirá un síntoma, o no serlo (pensemos por ejemplo en la respuesta normal de nuestro ánimo ante la muerte de un familiar). Por otro lado, la Depresión es una entidad clínica mucho más compleja y bien definida para cuyo diagnóstico es obligatorio que estén presentes un número mínimo de síntomas durante un tiempo determinado (al igual que para poder realizar el diagnóstico de otras entidades clínicas como el Lupus Eritematoso Sistémico o la Artritis Reumatoide) si bien la tristeza o ánimo bajo es el síntoma esencial para el diagnóstico. Los criterios de episodio depresivo del CIE-10 se muestran en la tabla II. Si ha estado presente el número de síntomas requeridos durante al menos dos semanas, se diagnosticará un episodio depresivo mayor. Cuando el paciente refiera haber sufrido episodios depresivos previos se diagnosticará un trastorno depresivo recurrente[14,15].

Aunque el diagnóstico se establece basándose en los criterios clínicos, hay aspectos importantes referentes a la presentación del cuadro y a la utilización de instrumentos diagnósticos que deben señalarse.

Presentación

Los síntomas fundamentales que deben orientar al diagnóstico deben ser el ánimo bajo o tristeza (referido por el paciente y a veces apreciable en el rostro) y la pérdida de interés y capacidad para disfrutar. Sin embargo, con frecuencia ante el médico de cabecera los pacientes se presentan con quejas físicas, bien con las propias de la depresión (falta de energía, pérdida de peso, insomnio, ...), bien con síntomas físicos inespecíficos (cefaleas, presión en el pecho, "nudo en la garganta") o bien con las molestias de una enfermedad física concomitante. Probablemente (junto con el escaso tiempo disponible por parte del médico), ésta es la principal razón de que más de la mitad de los casos de depresión pasen sin ser detectados por el médico de atención primaria[16].

Entrevista e instrumentos psicométricos

Una vez establecida la sospecha de que un determinado paciente puede presentar un cuadro depresivo, la entrevista clínica debería transcurrir encaminada a evidenciar la presencia de los síntomas depresivos característicos, preguntando al paciente acerca de ellos. Se suele considerar más prudente comenzar la exploración por los aspectos físicos (como el apetito, sueño o energía) para pasar más adelante a aspectos más emocionales (ideas de minusvalía, visión del futuro, pérdida de interés) y después a preguntar por el tedio vital e ideas autolíticas o ideas delirantes. La práctica indica que los pacientes que presentan estas ideas las aceptan sin objeción y el propio hecho de confesar unas ideas de muerte puede tener un carácter tranquilizador.

A través de la entrevista clínica deberemos ser capaces de responder a las tres preguntas siguientes para intentar identificar correctamente el cuadro: ¿es la tristeza apropiada o patológica?; si se trata de una tristeza patológica, ¿es secundaria a una enfermedad física o al consumo de drogas o bien es un trastorno psiquiátrico primario?; y si se trata de una depresión primaria, ¿es una depresión unipolar o bipolar? (fig. 1).

En ocasiones puede resultar de ayuda el empleo de instrumentos diagnósticos diseñados específicamente para atención primaria como por ejemplo el *Prime MD*[17]. Su utilización sería más adecuada bien para pacientes especiales, en los que sin una entrevista sería difícil establecer el diagnóstico, o bien con fines de investigación. Otros instrumentos evalúan la gravedad una vez establecido el diagnóstico[18]. Entre los más utilizados en este medio está el *Cuestionario General de Salud de Goldberg* —GHQ—(sobre todo en su versión de 28 ítems) que evalúa psicopatología general, pero tiene una subescala de depresión, la escala de Hamilton, o el cuestionario de Beck. Estos instrumentos han sido revisados en el capítulo correspondiente de este libro.

Diagnóstico diferencial

El diagnóstico diferencial de la depresión debe establecerse tanto con otros trastornos mentales como con determinadas enfermedades médicas.

Diagnóstico diferencial con trastornos mentales

Trastornos del estado de ánimo

Establecer la diferencia con otros trastornos del estado de ánimo es posible en la mayoría de las ocasiones. Con el *trastorno bipolar* se basa en que en el trastorno depresivo recurrente no hay historia previa de episodios maníacos. En la *distimia* el número de síntomas existentes es menor de los cuatro requeridos en la depresión mayor y por definición presenta un curso más prolongado (más de dos años). En algunos casos, pacientes con una distimia sufren un empeoramiento en el que llegan a cumplir también criterios de depresión mayor (la llamada "depresión doble"). Los *trastornos de adaptación* con ánimo depresivo presentan un claro desencadenante (social, familiar, laboral...) que en ocasiones también está presente en la depresión mayor, pero con menor número de síntomas y no se cumplen los criterios necesarios para diagnosticar una depresión. Caso de cumplirse éstos, deberá diagnosticarse una depresión aunque el cuadro se haya presentado de forma claramente reactiva a algún acontecimiento. En el *trastorno mixto ansioso depresivo* también se presentan síntomas depresivos asociados a otros ansiosos, pero ninguno de los dos con gravedad suficiente como para cumplir criterios de un trastorno depresivo (como los de depresión mayor) o por ansiedad. El *trastorno depresivo breve recurrente* es un concepto de aparición reciente. Se presentan episodios que cumplen los criterios para depresión mayor menos en el criterio temporal (duran menos de 2 semanas, habitualmente 2 ó 3 días). Sin embargo, estos episodios se suelen presentar con una frecuencia mensual o mayor. Se sabe poco acerca de la frecuencia y curso de este trastorno. Probablemente se beneficien de tratamiento con inhibidores de recaptación de serotonina y con los nuevos antidepresivos.

El proceso de *duelo* se considera un proceso normal (no patológico) tras la pérdida de un ser querido. Ya que los síntomas son similares a los que presentan los pacientes depresivos, sólo debe establecerse el diagnóstico de depresión basándose en la persistencia de los síntomas más allá de lo propio en cada grupo cultural. El DSM IV-TR establece un límite arbitrario de más allá de 2 meses tras la pérdida, aunque esto pudiera ser un tiempo excesivamente corto para nuestro medio. La presencia de ciertos síntomas, como la persistencia de las ideas de inutilidad, culpa o muerte, o la presencia de un deterioro funcional continuado o inhibición psicomotriz sugerirán que el duelo se ha complicado con una depresión mayor.

Otros trastornos

En los trastornos *esquizoafectivos,* los episodios con síntomas depresivos se alternan con otros períodos en los que el paciente presenta síntomas psicóticos sin clínica afectiva. En la *esquizofrenia* (sobre todo en la fase residual) y en el *trastorno delirante* pueden presentarse síntomas depresivos de forma reactiva a los síntomas psicóticos, y a veces también se puede diagnosticar un trastorno depresivo adicional si la clínica lo justifica. Lo mismo puede suceder en otros cuadros como las *demencias,* los *trastornos somatomorfos* o los *trastornos de alimentación.*

Diagnóstico diferencial con trastornos afectivos orgánicos e inducidos por sustancias

Un aspecto de particular importancia en el diagnóstico diferencial de la depresión mayor en atención primaria es la relación entre los síntomas depresivos, las enfermedades médicas y el uso de fármacos. Las relaciones entre ellos son variadas. Es posible que la enfermedad médica cause la depresión, que la propicie en alguien por otra parte susceptible, que la depresión sea una reacción psicológica a los problemas generados por la enfermedad médica o que ambas coincidan por el azar[19]. En los dos primeros casos el diagnóstico debe ser *trastorno de estado de ánimo debido a enfermedad médica (o trastorno afectivo orgánico).* Este diagnóstico debe basarse en la historia clínica y en la relación temporal entre la enfermedad médica y el comienzo de la clínica depresiva. La realización de pruebas complementarias específicas para el diagnóstico diferencial de un cuadro depresivo primario con un cuadro depresivo secundario a una enfermedad médica o consumo de tóxicos nos podrán ayudar (tabla IV).

En el caso de que la depresión se considere una reacción psicológica a la enfermedad y no una con-

Tabla IV
Pruebas de detección de enfermedades médicas en la consulta psiquiátrica

1. Hemograma completo con recuento diferencial
2. Constantes bioquímicas sanguíneas (electrolitos, glucosa, calcio, magnesio, pruebas de función hepática y renal)
3. Pruebas de función tiroidea
4. RPR o VDRL
5. Análisis de orina
6. Estudios toxicológicos en orina
7. ECG
8. Radiografía de tórax (en pacientes > 35 años)
9. Si procede, concentraciones plasmáticas de cualquier fármaco que se esté administrando

secuencia fisiológica de ella, se deberá diagnosticar trastorno depresivo mayor. Los factores de riesgo para la aparición de una depresión concomitante en el curso de una enfermedad orgánica son: enfermedad física grave o crónica, un tratamiento agresivo, o la predisposición personal o familiar para padecer trastornos mentales. Es importante señalar que, en conjunto, la existencia de una depresión concomitante ensombrece el pronóstico de numerosas enfermedades médicas influyendo en el desarrollo de una mayor discapacidad y mortalidad asociadas a la enfermedad médica, y dificultando el cumplimiento terapéutico, por lo que es muy importante su detección y tratamiento.

Un hecho que ocurre con relativa frecuencia es que la depresión asociada a enfermedad médica no es detectada, puesto que algunos de los síntomas depresivos (como la hiporexia o la fatiga) se interpretan como consecuencias de la enfermedad orgánica en sí. Por ello es importante tener siempre en mente la posibilidad de que un cuadro depresivo esté presente y realizar un despistaje a través de preguntas más dirigidas a síntomas cognitivos de la enfermedad, como por ejemplo si el paciente se encuentra bajo de ánimo o si ha perdido la capacidad de disfrutar con todo lo que le rodea. Hay que tener en cuenta que una enfermedad médica por sí sola no puede explicar un ánimo bajo persistente ni una pérdida de la capacidad de disfrute generalizada.

Siguiendo el mismo razonamiento que se ha utilizado para la depresión asociada a enfermedades médicas, se debe diagnosticar *trastorno de ánimo inducido por sustancias* en el caso de un cuadro depresivo secundario a ellas. Estas diferenciaciones son importantes, ya que en el caso de un trastorno de ánimo debido a enfermedad médica o consumo de sustancias, el primer objetivo será tratar la enfermedad de base o intentar sustituir el fármaco, y si la clínica afectiva persiste después, tratarla adecuadamente. En el caso de que se diagnostique un trastorno depresivo mayor, se tratará de entrada la depresión de forma paralela a la enfermedad médica o el manejo de la medicación. El tratamiento en este último caso no diferirá del aplicado a un cuadro depresivo aislado, siendo importante vigilar que los fármacos prescritos puedan administrarse sin problemas en ese paciente debido a su enfermedad médica o bien a las posibles interacciones que pudieran surgir con otras medicaciones concomitantes. También será importante ajustar la dosis del fármaco en los casos que sea necesario.

Algunas enfermedades médicas y fármacos se asocian especialmente con la presentación de cuadros depresivos o trastornos de ánimo. Se muestran en la tabla V, y las más relevantes se comentan a continuación.

Enfermedades médicas

Algunas patologías concretas, como el infarto agudo de miocardio, la enfermedad de Parkinson, la esclerosis múltiple y el carcinoma pancreático, se asocian con más frecuencia a los cuadros depresivos y han sido por ello señaladas como posibles causas por sí mismas de un cuadro depresivo, aunque aún no existe evidencia suficiente para afirmarlo con total seguridad. Dentro de ellas, el infarto agudo de miocardio es la patología en la que en los últimos años se han llevado a cabo más estudios. Se ha observado tanto que éste ocurre con más frecuencia en pacientes con clínica depresiva previa, como que los pacientes con un infarto de miocardio previo suelen con alta frecuencia desarrollar un episodio depresivo. Las implicaciones pronosticas de esta asociación son de gran importancia puesto que la depresión sobreañadida a un infarto de miocardio constituye un indicador potente de mortalidad asociada al mismo.

También las enfermedades neurológicas que se asocian a depresión han sido bien estudiadas. Entre ellas es la Enfermedad de Parkinson la que lo hace con más frecuencia (cerca del 50% de los pacientes con Parkinson sufren un cuadro depresivo). Es común que la clínica depresiva anteceda a la aparición de síntomas motores claros, con un perío-

TABLA V
ENFERMEDADES Y SUSTANCIAS ASOCIADOS HABITUALMENTE A CLÍNICA DEPRESIVA

Enfermedades médicas	Sustancias
Neurológicas	*Fármacos cardiovasculares*
• Enfermedad de Alzheimer	• Reserpina
• Enfermedad de Parkinson	• Propanolol
• Enfermedad de Wilson	• Alfa-metildopa
• Enfermedad de Huntington	• Clonidina
• Esclerosis Múltiple	• Digital
• ACVA	• IECAS
• Lesiones ocupantes de espacio	• Bloqueantes canales del calcio
Endocrinas	• Hipocolesteromiantes
• Hipo e hipertiroidismo	*Antiinfecciosos-antiinflamatorios*
• Hipo e hiperparatiroidismo	• AINES
• Enfermedades de Cushing y Addison	• Interferón
• Hipogonadismo	*Hormonas*
• Hipoglucemia (incluida diabetes)	• Anticonceptivos orales
Cardiovasculares	• Corticoides
• Infarto de miocardio	• Esteroides anabolizantes
• Miocardiopatías	*Antineoplásicos*
Reumatológicas	*Psicofármacos*
• Lupus eritematoso sistémico	• Neurolépticos
• Artritis reumatoide	• Benzodiacepinas
• Síndrome carcinoide	*Otros*
• Fibromialgia	• Anticolinérgicos
Infecciosas	• Metoclopramida
• SIDA	• L-dopa
• Encefalitis	*Sustancias de abuso*
• Tuberculosis	• Alcohol
• Mononucleosis infecciosas	• Cocaína
• Cuadros virales	• Opiáceos
Oncológicas	• Anfetaminas
• Cáncer de páncreas	
• Otros tumores abdominales	
• Neoplasias cerebrales	
Otras	
• Anemias	
• Déficit vitamínicos (grupo B...)	

do de tiempo de aproximadamente 6 años entre la instauración de ambos. Con respecto al diagnóstico, los síntomas del Parkinson y la depresión pueden superponerse y dificultar el diagnóstico (lentitud psicomotriz, falta de expresividad facial, alteraciones del sueño y el apetito...); por lo que es de utilidad atender más a los síntomas cognitivos tales como ánimo persistentemente bajo, desesperanza e ideación suicida. Habrá que sospechar una depresión concomitante en cualquier paciente con Enfermedad de Parkinson en el que la función motora se deteriora bruscamente en días o semanas. También los pacientes con Enfermedad de Alzheimer, sobre todo en sus fases iniciales, pueden mostrar clínica depresiva en aproximadamente un 20% de las ocasiones. La Esclerosis Múltiple constituye otra enfermedad neurológica en la que los episodios depresivos son también frecuentes, con alrededor de un 25% de prevalencia, y con mayor tasa de suicidio que la población general. En ella la clínica depresiva se ha relacionado ya no sólo con la enfermedad sino también con algunos de los agentes terapéuticos utilizados como esteroides o fármacos antiespásticos. Finalmente, es común también la aparición de clínica depresiva en los primeros 6-24 meses tras un accidente cerebrovascular agudo, con unas cifras de prevalencia puntual entre el 10% y el 34%. Este hecho puede estar directamente relacionado con la zona infartada (la región frontal izquierda es la que muestra más asociación) o bien con las consecuencias generales del accidente cerebrovascular (dependencia de terceras personas, problemas económicos, pérdida de movilidad, pérdida neuronal para procesar eventos adversos, etc.).

En ocasiones pueden aparecer aisladamente labilidad emocional o apatía, lo cual será importante diferenciar de la depresión a la hora de hacer un diagnóstico correcto[20].

También algunas *enfermedades metabólicas* y endocrinas se han relacionado con la depresión. De ellas, la Diabetes Mellitus es la más importante, mostrando cifras tres veces mayores que la población general para el diagnóstico de depresión, aunque ésta es frecuente que pase desapercibida. La depresión concomitante se ha asociado en ella a un peor control de las cifras de glucemia —probablemente en relación con mal cumplimiento terapéutico— y más complicaciones médicas, así como mayor discapacidad en relación con la diabetes. El tratamiento de la depresión parece mejorar estos hechos. El hipotiroidismo es también una alteración metabólica que, si aparece, puede confundirse con un cuadro depresivo al poder provocar lentitud psicomotriz y tristeza, por lo que es recomendable la determinación de hormonas tiroideas ante un cuadro depresivo con sospecha de alteración tiroidea coexistente. También otras alteraciones endocrinas como la Enfermedad de Addison y, con más frecuencia, el hipercortisolismo o la interrupción brusca de un tratamiento con corticoides puede cursar con cuadros depresivos.

Dentro de los pacientes con *enfermedades infecciosas,* los pacientes con SIDA sufren con frecuencia cuadros depresivos mayores además de los trastornos adaptativos (ver el capítulo correspondiente). Los cuadros virales con frecuencia provocan un cuadro depresivo leve con predominio de astenia y trastornos de sueño y apetito. Éste es un hecho relativamente común y a veces tras epidemias gripales son frecuentes las consultas por recaídas depresivas en pacientes con historia previa e incluso aparición de clínica aparentemente depresiva en sujetos sin antecedentes.

Los pacientes con *enfermedades del sistema inmunológico,* en concreto con Lupus Eritematoso Sistémico, pueden presentar manifestaciones neuropsiquiátricas con alta frecuencia, siendo la depresión una de las que aparecen en mayor número de ocasiones y resultando muchas veces empeorada por el tratamiento farmacológico con corticoides.

Los *pacientes oncológicos* presentan clínica de depresión en un 25% de los casos, cifra próxima a la de los trastornos médicos en conjunto. La frecuencia es mayor en determinados tumores (cabeza de páncreas, digestivos). Un aspecto importante es la falta de diagnóstico en muchos de estos pacientes debido a la creencia de que los pacientes cancerosos tienen "buenas razones" para estar deprimidos. Debe de recordarse otra vez que el diagnóstico debe hacerse siempre que se den los criterios, independientemente de lo "comprensible" que parezca el cuadro en el contexto del paciente.

Trastornos inducidos por sustancias

Las sustancias implicadas con más frecuencia en la aparición de cuadros afectivos se muestran en la tabla V. Sin embargo, hay que decir que prácticamente cualquier sustancia es capaz de inducir un cuadro depresivo. Orientará hacia una relación causal *(trastorno de ánimo inducido por sustancias)* la asociación temporal entre la introducción de la sustancia o el aumento de dosis y la aparición de la clínica depresiva, así como el predominio de "síntomas biológicos" (como astenia, pérdida de peso o insomnio) sobre los "síntomas cognitivos" (como ideas de culpa o minusvalía o ideación autolítica).

En la práctica clínica, las sustancias implicadas con más frecuencia son algunos fármacos cardiovasculares (como betabloqueantes e inhibidores de la ECA) y hormonales (anticonceptivos orales y corticoides). También dos grupos de fármacos utilizados con frecuencia en otras enfermedades mentales como los antipsicóticos y los anticolinérgicos son capaces de causar clínica depresiva. Dentro de las sustancias de abuso, el alcohol es por su frecuente consumo una causa importante. La abstinencia de cocaína motiva típicamente un cuadro depresivo.

Curso y pronóstico

El curso del trastorno depresivo mayor es variable, y mientras unos pacientes presentan un único episodio (menos de la mitad) o pocos, otros presentan un curso con múltiples recurrencias y otros pueden desarrollar cronicidad con síntomas residuales (un 20%). Un 5-10% desarrollarán algún episodio maníaco (con lo que el diagnóstico cambiará a trastorno bipolar). Por último, hasta un 15% de las depresiones moderadas o graves se suicidan, aunque probablemente este porcentaje es bastante inferior para los cuadros depresivos leves-moderados atendidos en atención primaria. Por lo tanto, se puede decir que la visión de que los trastornos depresivos atendidos por el médico de cabecera constituyen una enfermedad leve y autolimitada es errónea[21].

La historia natural de la depresión sin tratamiento es de 6 a 12 meses (que es el tiempo que se recomienda mantener el tratamiento de mantenimiento). Las denominaciones del curso longitudinal de los trastornos afectivos están estandarizadas (Sociedad Española de Psiquiatría, 1997) y se utilizan habitualmente las denominaciones mostradas en la tabla VI[22].

TABLA VI
DENOMINACIONES DEL CURSO LONGITUDINAL DE LA DEPRESIÓN

- *Episodio:* período de tiempo durante el que el paciente presenta los síntomas que satisfacen los criterios diagnósticos.
- *Remisión parcial:* el paciente mejora durante un tiempo limitado y deja de cumplir los criterios pero todavía presenta síntomas.
- *Remisión completa:* el paciente mejora hasta quedar asintomático.
- *Recuperación:* período asintomático suficientemente duradero como para considerar que el episodio ha terminado (habitualmente se suele establecer entre 4-6 meses).
- *Recaída:* reagudización de la sintomatología que aparece durante la remisión pero antes de la recuperación, de forma que se vuelven a cumplir los criterios.
- *Recurrencia:* presentación de un nuevo episodio después de haberse producido la recuperación.

Se suelen citar como factores de mal pronóstico la gravedad clínica la edad avanzada, el sexo femenino, un bajo nivel educativo, una red de apoyo sociofamiliar escasa, un mal funcionamiento premórbido, rasgos anormales o trastornos de personalidad previos y la presencia de consumo de sustancias comórbido.

El suicidio en la depresión

La mayoría de los suicidios consumados así como las tentativas corresponden a personas con algún tipo de trastorno mental. Dentro de éstos, la primera posición la ocupa la depresión. Sin embargo, y a pesar de padecer un trastorno psiquiátrico, la mayoría de las personas que cometen un suicidio no está en ese momento recibiendo atención psiquiátrica especializada. Es por ello que el papel del médico de atención primaria resulta vital, puesto que está disponible y accesible a estos pacientes, tiene conocimiento del entorno social y familiar de la persona y es capaz de prestar ayuda de forma apropiada[23].

El riesgo de suicidio a lo largo de la vida en los sujetos con trastorno del estado de ánimo es del 10-15% y el riesgo de tentativas de suicidio aumentó hasta 41 veces en los pacientes deprimidos en comparación con aquellos que tenían otros diagnósticos en el estudio ECA. Las mujeres realizan tentativas de suicidio con mayor frecuencia que los varones, pero éstos tienen mayores probabilidades de consumarlo. Puede existir una asociación estadísticamente significativa entre el suicidio y los factores de riesgo tradicionales, como edad avanzada, pérdidas recientes, varón, depresión bipolar, psicosis, abuso de sustancias, antecedentes de otras tentativas y antecedentes familiares de suicidio (tabla VII), pero esta asociación no resulta necesariamente útil en la predicción del suicidio en un paciente determinado.

Un dato a tener también en cuenta es que gran parte de las personas deprimidas que consuman un suicidio suelen haber comunicado sus ideas a familiares o amigos en los días o semanas previos, o bien haber acudido a una consulta con su médico refiriendo quejas inespecíficas[24]. A la hora de prevenir el suicidio es de especial importancia la sensibilidad de los médicos de atención primaria para identificar y tratar la depresión[25] puesto que, como hemos mencionado anteriormente, un porcentaje importante de los cuadros depresivos pasan desapercibidos en la consulta.

Las estrategias para prevenir el suicidio desde la consulta de atención primaria se abordan en profundidad en el capítulo 5.5 de este libro.

TABLA VII
FACTORES QUE SUGIEREN UN AUMENTO DEL RIESGO DE SUICIDIO

Factores demográficos	**Síntomas**
• Sexo masculino	• Depresión grave
• Pérdida reciente	• Ansiedad
• Edad avanzada	• Desesperanza
• No haber contraído matrimonio	• Psicosis (sobre todo con alucinaciones imperativas)
Historia	**Pensamiento suicida**
• Antecedentes de tentativas de suicidio (sobre todo si son múltiples o graves)	• Presencia de plan concreto
• Antecedentes familiares de suicidio	• Disponibilidad de medios para llevar a cabo el plan
• Abuso activo de sustancias	• Ausencia de factores que pudieran alejar al paciente de la consumación
	• Ensayo del plan

Tratamiento

El tratamiento de los pacientes depresivos en el marco de atención primaria no incluye sólo el aspecto farmacológico, sino también la información al paciente y su familia, aspectos psicoterapéuticos y la derivación a los servicios especializados de salud mental cuando esté indicado. Los principios generales del tratamiento se muestran en la tabla VIII.

Información a pacientes y familias

El paciente y su familia o entorno, deben ser informados de que los síntomas que presenta constituyen una enfermedad. Suele ser útil poner como referencia alguna enfermedad médica (como la diabetes o la hipertensión) que también tienen un origen multifactorial, presentan síntomas de varios sistemas y precisan un tratamiento a largo plazo. La tendencia general debe ser la de desculpabilizar al paciente e indicarle que la mejoría es la regla. Se debe recalcar a la familia el hecho de que los síntomas no están bajo el control del sujeto (no es cuestión de "fuerza de voluntad") y hacerles partícipes en el tratamiento del paciente. Deberá recomendarse evitar tomar decisiones trascendentes ya que pueden estar mediatizadas por el humor depresivo. Todo ello forma parte del "manejo psicoterapéutico" (ver más adelante).

Tratamiento farmacológico

Se considera que la intervención más eficaz para lograr la remisión y evitar recaídas y recurrencias es el tratamiento farmacológico. Esto es aún más cierto en el marco de la atención primaria donde el médico no suele dominar las técnicas psicoterapéuticas que en algunos trabajos logran resultados similares a los fármacos (pero de menos rapidez y con un gasto de tiempo considerablemente mayor).

Los tratamientos farmacológicos más utilizados se muestran en la tabla IX. Este tema se trata de forma más amplia en el capítulo 4.2 de este mismo libro. A los clásicos antidepresivos heterocíclicos que bloqueaban la recaptación de varios neurotransmisores se han unido en las últimas décadas otros con mecanismo de acción diferente y como los Inhibidores Selectivos de Recaptación de Serotonina (ISRS), los Inhibidores Selectivos de la Recaptación de Serotonina y Noradrenalina (ISRSNA), la mirtazapina o la reboxetina. Otros tratamientos como la potenciación con litio u hormonas tiroideas, la terapia electroconvulsiva, la fototerapia, e incluso los propios IMAOS, suelen ser de prescripción exclusiva por el especialista.

La conducta a seguir una vez diagnosticada la depresión mayor se muestra en la figura 2. En principio, el médico de atención primaria debería tratar todos los cuadros de depresión mayor no complicada.

Elección de antidepresivo

No hay diferencias claras de eficacia entre unos antidepresivos y otros, por lo que la elección se basará en primer lugar en aquel antidepresivo que ha funcionado previamente en ese paciente (incluso en algún familiar) caso de existir tratamiento previo. De no haber antecedentes, la elección se hará en función del perfil de efectos secundarios.

Los ISRS son hoy en día los antidepresivos más utilizados y el tratamiento de elección, a priori, en cualquier episodio depresivo debido a sus escasos efectos secundarios y seguridad, eficacia idéntica a la de los antidepresivos clásicos tricíclicos y tetracíclicos[26] y fácil posología. Otro grupo emergente, seguro, eficaz y ampliamente utilizado es el de los ISRSNA. Además de estos dos grupos, hay otros antidepresivos con distinto mecanismo de acción (mirtazapina, reboxetina, bupropión, trazodona) que también son

TABLA VIII
PRINCIPIOS GENERALES EN EL TRATAMIENTO DE LA DEPRESIÓN

- Informar al paciente sobre el carácter de "enfermedad" de la depresión y de la eficacia del tratamiento antidepresivo. Considerar que 2/3 responderán a un primer antidepresivo.
- Estar familiarizado con un pequeño número de antidepresivos de distintos grupos farmacológicos.
- Al pautar tratamiento antidepresivo informar sobre la demora en la acción del fármaco (2-3 semanas) y de los efectos secundarios probables.
- Mantener el antidepresivo al menos 8 semanas a las dosis adecuadas antes de considerar que no es efectivo.
- Si no responde al tratamiento antidepresivo cambiar a otro de distinto perfil farmacológico y mantener de nuevo el tiempo adecuado.
- Si no responde a este segundo intento considerar derivación al especialista.
- Si ha respondido, mantener a igual dosis de 6 a 12 meses. Si es al tercero (o más) episodio de un trastorno depresivo recurrente considerar tratamiento indefinido.

TABLA IX

FÁRMACOS ANTIDEPRESIVOS MÁS UTILIZADOS EN EL MERCADO ESPAÑOL, DOSIS, ACCIÓN Y EFECTOS SECUNDARIOS MÁS FRECUENTES

Fármaco	Dosis (mg/día)	Mecanismo de acción	Sedación	Agitación / Insomnio	Anticoli-nérgicos	Hipoten-sión	Molestias gastroin-testinales	Aumento de peso	Otros
Heterocíclicos		Inhiben la recaptación de noradrenalina y serotonina. Bloquean también receptores (muscarínicos, histamínicos)							
Amitriptilina (Triptizol)	75-300	Predominio anticolinérgico	+++		+++	+++		+++	Posible cardiotoxicidad y disminución del umbral convulsivo
Clomipramina (Anafranil)	75-300	Predominio serotonérgico	++		++	++		++	Idem.
Imipramina (Tofranil)	75-300	Predominio adrenérgico	+	+	++	++	+	++	Idem.
Maprotilina (Ludiomil)	75-150	Predominio adrenérgico marcado	++		+	++		++	Disminución del umbral convulsivo
Mianserina (Lantanon)	60-120		+++			+		++	
Nortriptilina (Martimil, Paxtibi)	75-150	Predominio adrenérgico	+		+	+		+	
Trazodona (Deprax)	200-600		+++			++	+	+	Posible priapismo
Inhibidores de la MAO		Bloqueo de la monoaminooxidasa							
Tranilcipromina (Parnate)	30-50		+	+	+	+++	+	++	Posible reacción tiramínica (precisa dieta)
Moclobemida (Manerix)	450-900	Bloqueo reversible de la MAOA	+			+	+		
Inhibidores Selectivos de Recaptación de Serotonina		Inhiben la recaptación presináptica de la serotonina							Disfunción sexual Acatisia
Citalopram (Prisdal, Seropram)	20-60						+++		
Fluoxetina (Adofen, Prozac, Reneuron)	20-60			++			+++		
Fluvoxamina (Dumirox)	100-200		+				+++		
Paroxetina (Casbol, Frosinor, Motivan, Seroxat)	20-60		+		+		+++		
Sertralina (Aremis, Besitran)	50-200						+++		
Escitalopram (Cipralex, Esertia)	10-30			+			++		
Inhibidores Selectivos de recaptación de serotonina y NA		Inhiben la recaptación de S y NA							
Venlafaxina (Dobupal, Vandral)	75-300			++	+		+++	+	Posible hiperTA a dosis altas
Duloxetina (Cymbalta, Xeristar)	60			++			++		
Nuevos antidepresivos									
Mirtazapina (Rexer)	30-120	Antagonista alfa 2, 5HT2 y 5HT3	+++		++	+++	++	+	
Reboxetina (Irenor,Norebox)	8-12	Inhibe la recaptación de NA		+++	+	++			Cefalea, parestesias

ampliamente utilizados, aunque su uso es más frecuente en asociación a otros agentes terapéuticos. Los ISRS comprenden varios principios activos cuyas diferencias es conveniente conocer a la hora de prescribir el fármaco más indicado para cada cuadro depresivo. La fluoxetina tiene así carácter desinhibidor. La paroxetina y la fluvoxamina tienen un carácter más sedante. La paroxetina además (como la sertralina, el citalopram y el escitalopram) es eficaz en las crisis de angustia. El citalopram, el escitalopram y la sertralina tienen un carácter "neutro", con mínimo riesgo de interacciones con otros fármacos.

Los ISRSNA comprenden la venlafaxina y la duloxetina, recientemente aparecida en el mercado español. La venlafaxina es capaz tanto de actuar como inhibidor puro de la recaptación de serotonina a dosis bajas como inhibiendo la recaptación de serotonina y noradrenalina a dosis mayores, es bien tolerada y con eficacia demostrada así como escaso riesgo de interacciones con otros fármacos. La duloxetina está también indicada como tratamiento del dolor neuropático de origen diabético. Además de los anteriores, la trazodona y la mirtazapina tienen un perfil sedante y son de gran utilidad en pauta nocturna, para mejorar el sueño. El bupropión es de perfil sedante y es más utilizado para el tratamiento de la deshabituación tabáquica.

Los clásicos tricíclicos y tetracíclicos tienen una eficacia demostrada y menor coste, pero mayores efectos secundarios (sobre todo anticolinérgicos, antiadrenérgicos y antihistamínicos). La imipramina, nortriptilina y maprotilina tienen un efecto predominantemente activador, la clomipramina al ser serotonérgico estaría especialmente indicado cuando hay ideación obsesiva y la amitriptilina es claramente sedante y anticolinérgica.

En principio se debería comenzar por un ISRS u otro de los nuevos antidepresivos especialmente en aquellos pacientes en los que se prevea un mal cumplimiento terapéutico (por mayor sencillez de posología), en los que padezcan enfermedad cardiovascular, glaucoma de ángulo cerrado, retención urinaria, hipertrofia prostática considerable o tendencia a accidentes (por cardiotoxicidad y sedación de los heterocíclicos) y en aquellos con riesgo de intoxicación medicamentosa (por menor riego en la sobredosis de los nuevos antidepresivos). En los demás casos, se puede comenzar por cualquier antidepresivo. Independientemente del fármaco elegido, siempre hay que advertir de los posibles efectos secundarios de la medicación y de que el comienzo de la acción antidepresiva no se debe esperar hasta que se llevan 2 ó 3 semanas con una dosis terapéutica.

Si se ha optado por los ISRS, una dosis única matutina (20 mg/día de citalopram, fluoxetina o paroxetina, 50 mg/día de fluvoxamina o sertralina o 10 mg/día de escitalopram) ya es dosis terapéutica. Es preferible prescribir el fármaco a mitad de dosis durante la primera semana para mejorar la tolerancia inicial a estos fármacos. Existe una preparación de fluoxetina de liberación retardada que requiere una única toma semanal, indicada en la fase de mantenimiento de los cuadros que hayan respondido a este fármaco.

Dentro de los ISRSNA, la venlafaxina en su preparación de liberación retardada presenta menos efectos secundarios y se puede administrar en una única dosis diaria. Se inicia el tratamiento a dosis ya terapéuticas (75 mg/día) con aumento progresivo de dosis si es necesario. Con respecto a la duloxetina, se recomienda comenzar por 40-60 mg/día en toma única, dosis también terapéutica.

En el caso de los heterocíclicos (imipramina, clomipramina, etc.) hay que realizar una escalada de la dosis para mejorar la tolerancia. Se puede comenzar por 25 mg/día y subir otros 25 mg en períodos de tres días, hasta alcanzar en poco más de una semana unos 125 mg/día, que ya se considera dosis terapéutica.

Otros tratamientos

Además del tratamiento antidepresivo, debe establecerse un *tratamiento sintomático* para los síntomas asociados. En caso de ansiedad manifiesta (además de elegir un antidepresivo "sedante") puede asociarse una benzodiacepina. Sería conveniente el loracepam en ancianos y hepatópatas y el alprazolam en el caso de trastorno de pánico coexistente. En caso de insomnio se deben recomendar pautas de "higiene de sueño" y un hipnótico (zolpidem o una benzodiacepina) si precisa. Si existen síntomas psicóticos (aunque debería remitirse al especialista) debe asociarse al antidepresivo un neuroléptico, por ejemplo 3 a 5 mg/día de haloperidol o dosis equivalente de los nuevos antipsicóticos (ver capítulo 4.4) inicialmente.

Seguimiento

Es conveniente una revisión a las *tres semanas* aproximadamente. Los objetivos son mejorar el cumplimiento terapéutico, averiguar la posible aparición de efectos secundarios y valorar si ha comenzado a hacer efecto el antidepresivo. En el caso de que éste ya haya comenzado, es de esperar que la recuperación completa se retrase algunas semanas más. Si el efecto antidepresivo no es apreciable se debe subir progresivamente la dosis según la tolerancia de los efectos secundarios hasta un máximo

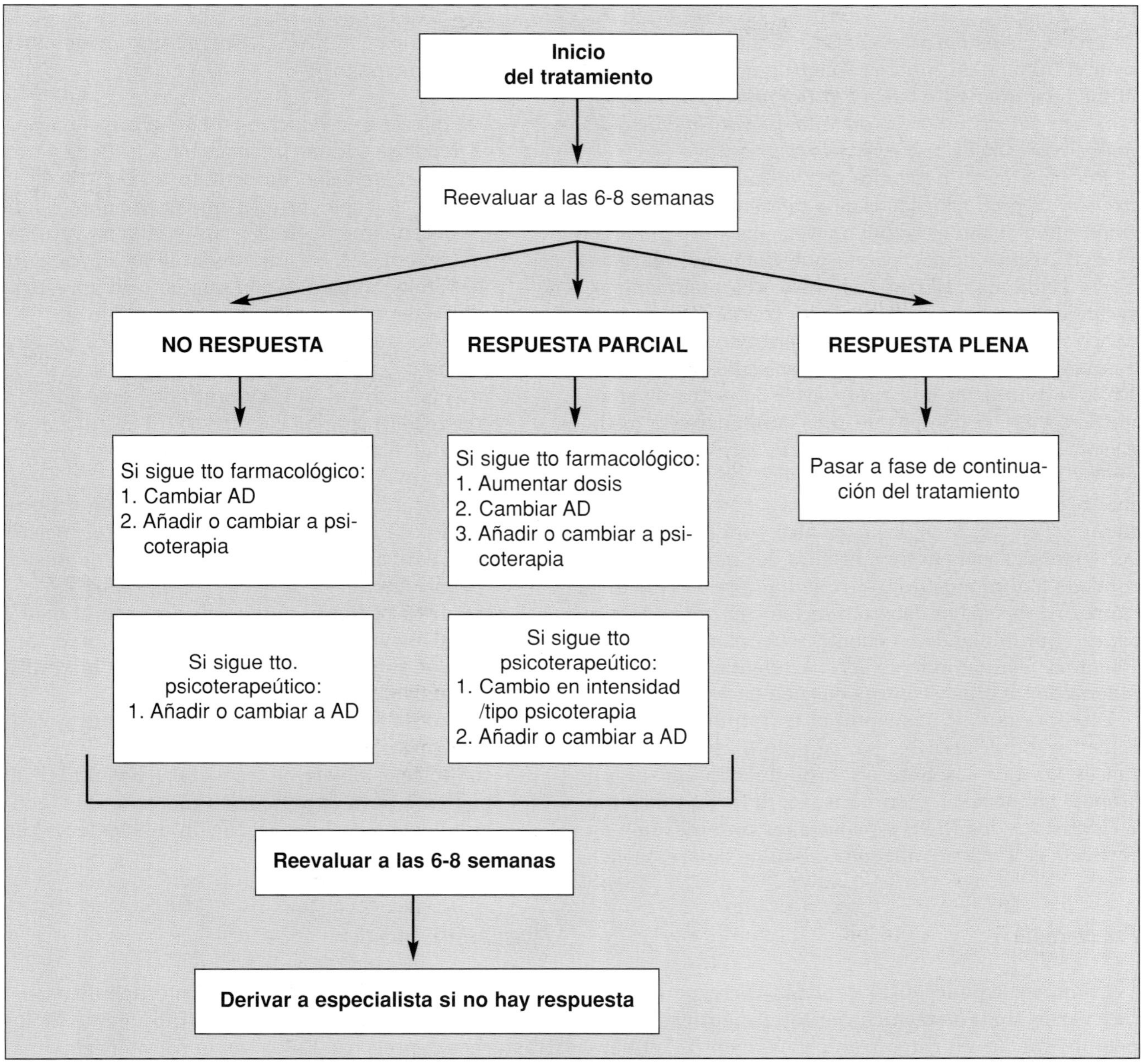

Figura 2. Árbol de manejo terapéutico en la depresión aguda.

de 250-300 mg/día de imipramina o dosis similar de otro heterocíclico; 40-60 mg/día de citalopram, fluoxetina o paroxetina; 30 mg/día de escitalopram; 200 mg/día de fluvoxamina o sertralina; 60 mg/día de duloxetina o 300 mg/día de venlafaxina.

Conviene una revisión a los *dos meses* (ocho semanas), ya que se considera que si no se ha respondido a un antidepresivo a dosis adecuada en este tiempo no habrá respuesta más adelante. Si hay una respuesta en este tiempo, se pasará al tratamiento de continuación. Si no la hay, habrá que intentar tratamiento con un nuevo antidepresivo de perfil farmacológico similar (otro ISRS si es que habíamos comenzado por uno de ellos) o diferente (por ejemplo un tricíclico o ISRSNA si primero habíamos usado un ISRS) y repetir el proceso. Si una vez repetido el proceso, revisado el diagnóstico y excluidos posibles factores perpetuantes persiste la clínica, debería ser referido para valoración al especialista (fig. 2).

Tratamiento de mantenimiento

Se denomina *tratamiento de continuación* a aquel que tiene como objetivo evitar recaídas; esto es, evitar la reaparición del mismo episodio depresivo (tabla VI). Como la duración del episodio depresivo (por su historia natural) se estima en unos 6 meses, éste suele considerarse el tratamiento de continuación mínimo. Así, una vez conseguida la remisión clínica de una depresión, *el antidepresivo debe mantenerse a la misma dosis durante un mínimo de 6-12 meses para un primer episodio depresivo.*

Por otra parte, hablamos de *tratamiento de mantenimiento* o profiláctico haciendo referencia a aquel que tiene como objeto el evitar nuevos episodios de enfermedad (recurrencias), por lo que tiene que alargase más en el tiempo. El tratamiento de mantenimiento se recomienda cuando se trata de un trastorno depresivo recurrente (más de un episodio depresivo) y en especial cuando ha habido al menos tres episodios depresivos. En este punto no hay tanto acuerdo entre diversos autores sobre el tiempo que debe mantenerse la medicación. Algunos[22] recomiendan *mantenerlo 3 a 5 años* en los que han tenido dos episodios en un plazo de menos de tres años o tres episodios separados por más tiempo. Por otro lado, los pacientes en tercer episodio con menos espacio entre episodios, los que tienen factores de mal pronóstico o los que han presentado más número de episodios deberían recibir *tratamiento indefinido.* Aun teniendo en cuenta estas pautas el tratamiento de mantenimiento deberá individualizarse considerando los pros y contras en cada paciente.

Siempre que se suspenda el tratamiento se debe hacer gradualmente, por ejemplo durante dos meses, ya que los heterocíclicos pueden causar un "rebote colinérgico" (con náuseas, diarrea, insomnio o cefaleas) y los ISRS en ocasiones un síndrome de retirada con mareo, náuseas, vómitos o parestesias.

Psicoterapia

Como se expone en el capítulo correspondiente, hay varios tipos de técnicas psicoterapéuticas que es posible aplicar en estos trastornos, bien de manera aislada o en combinación con las terapias farmacológicas. Se dispone de evidencias que indican que el tratamiento con ambas es más eficaz que el realizado con cada una de ellas por separado. A continuación presentaremos un breve resumen de las psicoterapias más significativas en el tratamiento de los cuadros afectivos.

Terapia de apoyo

La propia relación médico-paciente posee de por sí una propiedad psicoterapéutica de la que a veces el propio médico no es consciente, pero que resulta evidente si pensamos que el papel del médico no es la simple dispensación de medicamentos. Ésta ha sido denominada *terapia de apoyo* o *manejo psicoterapéutico* y es la que suele (y debe) emplearse en la práctica clínica habitual. Entre sus principales características están[27]:

- Establecer una relación empática con el paciente donde se obtiene información y se llega a una auténtica relación de confianza. Dentro de lo posible, se debe permitir que el paciente relate espontáneamente todos sus síntomas, problemas y temores. Es fundamental que el paciente no perciba al médico con una actitud apresurada. Se debe transmitir calma y confianza.
- Proveer una explicación racional para los síntomas del paciente. Asociar como parte de la misma enfermedad los síntomas emocionales (tristeza...) con los cognitivos (disminución de concentración y memoria...) y los biológicos (insomnio, hiporexia...).
- Ofrecer información sobre el tratamiento y pronóstico de la enfermedad del paciente. Insistir en el carácter temporal y cíclico de la depresión (el paciente no se "quedará siempre así").
- Guiar al paciente en su relación con el medio social y evitar que tome decisiones importantes que puedan estar mediadas por la clínica depresiva.
- Tratar de conseguir el apoyo de familia y otros (amigos, trabajo).
- Establecer objetivos realistas. Estimular al paciente para experiencias placenteras y actividades donde la consecución de objetivos sea probable.

Terapias sistematizadas

Por otra parte, hay técnicas psicoterapéuticas sistematizadas que se utilizan en el tratamiento de los trastornos depresivos. Éstas son la psicoterapia dinámica, la terapia cognitiva y la terapia interpersonal.

La *psicoterapia dinámica* no se utiliza con frecuencia en nuestro medio, al menos de una forma accesible para el médico de atención primaria. Por otra parte, tiene unos requerimientos relativamente exigentes (disponibilidad económica y de tiempo, buena capacidad de introspección), su utilización se suele limitar a la práctica privada y su eficacia en el tratamiento de la depresión mayor no está establecida en estudios controlados.

La *terapia cognitiva y la interpersonal* y sus variantes se utilizan con frecuencia para el tratamiento de la depresión mayor atendida en atención primaria. Se debe valorar su indicación en el caso de las depresiones: a) que no respondan según lo esperado a tratamiento farmacológico; b) cuando predominen claramente los síntomas "cognitivos" como sentimientos de inutilidad, culpa o pérdida de interés. Cuando se cumplan ambos criterios, se debe investigar acerca de los pensamientos y preocupaciones que afectan al paciente. En caso de que sean "preocupaciones realistas" (como problemas económicos, familiares, etc.) habrá que considerar técnicas de resolución de problemas y estrategias de afrontamiento. En caso de que los pensamientos o preocupaciones "no tengan una base real" habría que considerar técnicas cognitivas[28]. En lo casos en que no haya problemas reales (o sean irresolubles) ni distorsiones cognitivas evidentes, se puede utilizar un abordaje conductual como la *planificación de actividades,* donde se ayuda al paciente a establecer una agenda de actividades diarias dentro de sus posibilidades para promover aquellas que puedan ser gratificantes, incrementar la autoestima y evitar el encamamiento y las ideas de minusvalía.

Psicoterapia de resolución de problemas

La psicoterapia de resolución de problemas tiene sus fundamentos en la terapia interpersonal y conductual. Tiene un valor probado en atención primaria para trastornos de ansiedad, para trastornos depresivos (reduciendo su severidad y duración)[29] y para pacientes con intentos de suicidio y puede ser empleada además de por psiquiatras y psicólogos, por médicos generales y personal de enfermería. Se basa en la observación de que los síntomas emocionales son generalmente provocados por problemas de la vida. Consta de tres partes; primero, los síntomas del paciente son relacionados con sus problemas, luego los problemas son definidos y clarificados, y por último se hace un intento de resolver los problemas de una manera estructurada[30].

Para trastornos depresivos la duración del tratamiento se suele establecer en seis sesiones. Las dos primeras deberían estar próximas en el tiempo (una semana entre ambas). La primera sesión durará cerca de una hora debido a que incluye una detallada valoración de los problemas del paciente y una explicación de los fundamentos del tratamiento. Las sesiones siguientes durarán cerca de 30 minutos y van dirigidas a consolidar el aprendizaje inicial, evaluar los progresos y resolver problemas. Durante las sesiones se tratan de forma sucesiva siete fases:

- En la primera fase se trata de obtener una relación completa de los síntomas del paciente. Luego deben enumerarse los problemas del paciente (p.ej., problemas laborales, económicos o familiares) y hacerse una *conexión entre síntomas y problemas*. El terapeuta explica que la resolución satisfactoria de los problemas llevará a la resolución de los síntomas. Para motivar al paciente, es necesario transmitirle cierto optimismo, pero evitando fomentar expectativas no realistas.
- La segunda fase consiste en la *clarificación y definición de problemas*, para luego pedir al paciente que elija uno concreto e importante. Éste debería ser definido tan claramente como sea posible. Los problemas mayores deben ser descompuestos en otros más manejables (p.ej., se elige primero un problema de relación laboral con un superior).
- En la tercera se deben *elegir metas alcanzables*. Para hacer esta elección es importante tener en cuenta el balance entre los recursos del paciente y los obstáculos. Es preciso que el paciente tenga la sensación de logros tempranos en el tratamiento, por ello los objetivos propuestos deberían ser aquellos que puedan ser alcanzados rápidamente (p.ej., se plantea un cambio del puesto de trabajo).
- La cuarta consiste en *generar soluciones* una vez que un objetivo alcanzable ha sido señalado. Se le pide al paciente que enumere las soluciones que se le ocurran (p.ej., ir al paro, buscar un puesto en otra empresa, hablar con el superior inmediato o consultar al jefe de personal).
- En la quinta fase se debe *elegir una solución preferida* entre las diversas generadas, valorando pros y contras de cada una (p.ej., se elige plantear las alternativas al jefe de personal).
- En la sexta *se realiza la solución elegida*. Debe haber claras especificaciones de los pasos intermedios y cuándo deben darse. El paciente necesita tener un conjunto claro de tareas que debe completar. Estas tareas quedan señaladas como trabajo para casa y son anotadas en una hoja (p.ej., concertar una cita para la próxima semana y llevar por escrito las posibilidades de solución al jefe de personal).
- En la séptima fase se realiza la *evaluación*. Al comienzo de cada sesión se deben valorar los progresos realizados. El paciente habrá completado o intentado completar las tareas acordadas en la sesión anterior y recogido los resultados por escrito. Es importante destacar todo éxito por pequeño que sea (p.ej., si hay posibilidad de resolución del tema laboral establecer plazos para ella, si no la hay, elegir entre las alternativas restantes). Si han surgido dificultades se deben examinar las causas.

El objetivo global de esta intervención es conseguir que la resolución de algunos problemas permita al paciente obtener una sensación de control sobre su vida y así modificar la percepción de otras dificultades que puedan suceder en el futuro.

Terapia cognitiva

Sus objetivos son: controlar los pensamientos irracionales y distorsionados con respecto a uno mismo, el mundo y el futuro; modificar las creencias erróneas y; promover el autocontrol sobre los patrones de pensamiento, mediante comprobaciones lógicas, y la exposición a pensamientos alternativos. La terapia cognitiva en nuestro medio se desarrolla casi de forma exclusiva por los psicólogos clínicos. Está indicada la remisión al psicólogo de la Unidad de Salud Mental correspondiente en los casos indicados antes para la psicoterapia, cuando hay una recuperación incompleta de un episodio depresivo previo con síntomas residuales y cuando hay deterioro funcional persistente respecto al nivel previo.

Derivación al especialista

Los criterios de derivación a la Unidad de Salud Mental correspondiente de los pacientes con depresión mayor deben ser los siguientes:

- Síntomas psicóticos
- Ideas de suicidio
- Episodio depresivo como parte de un trastorno bipolar
- Cuadro grave que pueda precisar ingreso
- Falta de respuesta a un tratamiento adecuado (p.ej., a 2 antidepresivos a dosis y tiempo adecuados)
- Petición del paciente. Es un criterio relativo, pero que en la práctica se da con gran frecuencia.

DISTIMIA

La CIE-10 considera como trastornos afectivos persistentes a la distimia y a la ciclotimia. Antes se les denominaba "trastornos subafectivos", considerando que eran formas menores de la depresión mayor y del trastorno bipolar respectivamente. Sin embargo, hay datos disponibles para defender que son entidades diferentes desde un punto de vista biológico y psicosocial.

La distimia, o trastorno distímico (en la denominación del DSM-IV), tiene como característica esencial el ser un trastorno crónico que persiste al menos dos años y en el que se da, durante la mayoría de los días, un estado de ánimo depresivo que no alcanza un grado de severidad como para cumplir los criterios de un trastorno depresivo mayor. Gran parte de estos pacientes corresponden a lo que antes se denominaba "neurosis depresivas".

Epidemiología

En los estudios epidemiológicos comunitarios se ha encontrado una prevalencia aproximada del 3% con una frecuencia para las mujeres del doble o el triple que para los hombres. Se considera que es más frecuente en mujeres de edad media, solteras y de escasos recursos económicos. En el estudio realizado por la OMS[7] se encontró una prevalencia del 2,1% de los pacientes atendidos en los centros de atención primaria.

Etiología y áreas de investigación

Aunque la investigación ha sido mucho menor que la realizada con respecto al trastorno depresivo mayor, los hallazgos sugieren que las bases biológicas pueden ser las mismas, aunque los resultados han sido menos concluyentes en estos cuadros. Esto ocurre, por ejemplo, en relación con el acortamiento de la latencia REM o la prueba de la supresión de la dexametasona. Sin embargo, se suelen considerar más relevantes en estos cuadros los factores relacionados con los acontecimientos vitales, los rasgos de personalidad, y la presencia de un escaso apoyo social. También son aplicables en estos casos las teorías cognitivas y psicodinámicas de la depresión.

Clínica y diagnóstico

Los síntomas son similares a los que se presentan en la depresión pero en menor intensidad y sin episodios bien delimitados, aunque pueden darse altibajos en la sintomatología[31]. Los criterios de la CIE-10 para el diagnóstico de distimia se muestran en la tabla X.

Algunos distinguen un comienzo precoz y otro tardío[32] (antes y después de los 21 años). En el diagnóstico de distimia se incluye un grupo más heterogéneo de pacientes que en el de Depresión Mayor y más aún que en el de Trastorno Bipolar. Se considera que es un "fondo de saco diagnóstico", incluyéndose en él cuadros etiopatogénicamente relacionados tanto con trastornos de personalidad, como con cuadros afectivos mayores mitigados, como otros relacionados con trastornos de adaptación a situaciones estresantes crónicas de difícil solución.

Los pacientes distímicos con frecuencia se encuentran quejosos y malhumorados y presentan baja autoestima y pesimismo ante el curso de su trastorno. Es frecuente que aparezcan en la consulta refiriendo multitud de síntomas y que, si atendemos únicamente a lo referido por ellos, se puedan cumplir criterios para una depresión mayor. Es importante por tanto la opinión del entorno familiar y social del paciente así

TABLA X
CRITERIOS CIE-10 DE DISTIMIA

A. Presencia de un período de al menos dos años de un estado de ánimo deprimido de forma continua o constantemente recurrente.
B. Los períodos de depresión no tienen la gravedad suficiente como para cumplir criterios de trastorno depresivo.
C. Por lo menos en algunos períodos deben hallarse tres o más de los síntomas siguientes:
  1. Disminución de vitalidad o actividad
  2. Insomnio
  3. Pérdida de confianza o sentimientos de inferioridad
  4. Dificultad para concentrarse
  5. Llanto fácil
  6. Pérdida de interés por actividades sexuales u otras placenteras
  7. Sentimientos de desesperanza
  8. Sentimientos de incapacidad respecto a las responsabilidades habituales
  9. Pesimismo sobre el futuro o cavilaciones sobre el pasado
  10. Aislamiento social
  11. Menor locuacidad de lo habitual

como nuestra visión objetiva del paciente. Todos estos hechos hacen que resulten "pacientes incómodos" para el médico. Éste suele verles como pacientes con poco aguante y poco gratificantes por su mala respuesta (a veces solamente subjetiva) a las intervenciones terapéuticas. En más de la mitad de los casos se presenta comorbilidad con otros trastornos mentales, sobre todo trastorno de pánico o abuso de sustancias. El deterioro social y laboral es frecuente ante el pesimismo que genera su evolución crónica.

Diagnóstico diferencial

Dado que los síntomas son iguales a los de la depresión, pero en menor grado, las relaciones son muchas veces complejas entre ambas entidades. Se considera que si hay clínica compatible con Distimia pero que ha seguido a un cuadro depresivo mayor, que no se ha resuelto completamente, el diagnóstico adecuado es el de *Trastorno Depresivo en Remisión Parcial*. Si por el contrario, el inicio del cuadro es como un trastorno distímico (con síntomas de al menos dos años de duración) pero luego empeora hasta cumplir criterios de depresión mayor deben realizarse ambos diagnósticos (distimia y depresión mayor). A este último cuadro se le denomina frecuentemente *"depresión doble"*.

Curso y pronóstico

El curso por definición es crónico. El pronóstico se puede modificar sustancialmente con tratamiento, aspecto que tiempo atrás se dudaba. Se estima que 1 de cada 4 pacientes no se recupera nunca completamente.

Tratamiento

Dada su cronicidad y su asociación a factores psicosociales y rasgos de personalidad alterados, se considera que en estos cuadros el manejo psicoterapéutico es más importante que en la Depresión Mayor. El médico debe ser consciente de que la culpabilidad que manifiesta el paciente hacia él mismo y los que le rodean, y los malos resultados terapéuticos, suelen generar sentimientos de rechazo hacia estos pacientes. Todo ello hay que tomarlo como parte de la enfermedad, siendo consciente de ello y evitando el nihilismo terapéutico. Es esencial mantener una buena relación terapéutica con el paciente y su familia, así como explicar aspectos de su enfermedad y el tratamiento de forma adaptada, favoreciendo siempre el buen cumplimiento terapéutico. Puede ser especialmente útil una aproximación terapéutica centrada en la planificación de actividades o en la resolución de problemas. En casos con clara distorsión de los pensamientos puede estar indicado una terapia cognitiva o incluso una psicoterapia dinámica.

En la literatura clásica se consideraba que los IMAO serían más eficaces en estos cuadros que los tricíclicos, sin embargo, cada día aparecen más datos apoyando los buenos resultados producidos por los nuevos grupos farmacológicos (ISRS y los nuevos antidepresivos), constando éstos además con un mejor perfil de efectos secundarios si tenemos en cuenta que el tratamiento deberá seguirse durante un tiempo largo o bien de por vida.

La remisión al especialista

Debería considerarse la derivación para evaluación al especialista cuando se han seguido pasos similares a los adoptados en la depresión, e intentado tratamiento con al menos dos grupos de antidepresivos a tiempo y dosis completas. El objetivo de la remisión sería descartar otra patología o comorbilidad (alteración de personalidad, trastornos de ansiedad...) y valorar la indicación de nuevos tratamientos farmacológicos o psicoterapias. Otras causas de derivación no son frecuentes, ya que estos pacientes por definición no presentan síntomas psicóticos y aunque el tedio vital es frecuente, la ideación suicida clara tampoco es habitual.

LECTURAS RECOMENDADAS

American Psychiatric Association: Practice guideline for the treatment of patients with major depressive disorder. American Journal of Psychiatry 2000; 157:(suppl. 4).

Revisión de la evidencia disponible en el tratamiento de la depresión. No se centra en estudios de atención primaria, pero aporta extensa información sobre diversos tratamientos e indicaciones para su uso, estableciendo también en cada caso la evidencia disponible.

Sadock BJ, Sadock VA (editores). Kaplan & Sadock´s Pocket Handbook of Clinical Psychiatry - Third edition. Philadelphia, Lippincott Williams & Wilkins, 2001.

Edición "de bolsillo" del conocido Tratado de Psiquiatría de Kaplan y Sadock. Aporta de forma esquemática los aspectos más importantes de los trastornos depresivos (y del resto de los trastornos psiquiátricos).

BIBLIOGRAFÍA

1. Organización Mundial de la Salud: CIE 10 Trastornos mentales y del comportamiento. Descripciones clínicas y pautas para el diagnóstico. Madrid, Meditor, 1992.
2. Asociación Psiquiátrica Americana: DSM-IV-TR. Manual diagnóstico y estadístico de los trastornos mentales. Texto Revisado. Barcelona, Masson, 2002.
3. CIE 10 Capítulo V: Pautas diagnósticas y de actuación ente los trastornos mentales en Atención Primaria. Adaptación para España. Madrid, Izquierdo SA, 1996.
4. American Psychiatric Association: DSM-IV Atención Primaria. Barcelona, Masson SA, 1997.
5. Ayuso-Mateos JL, Vázquez-Barquero JL, Dowrick C, Lehtinen V, Dalgard OS, Casey P, Wilkinson C, Lasa L, Page H, Dunn G, Wilkinson G, The ODIN Group: Depressive disorders in Europe: prevalence figures from the ODIN study. *British Journal of Psychiatry* 2001; 179:308-16.
6. Weissman MM, Bland RC, Canino GJ, Faravelli C, Greenwald S, Hwu HG, Joyce PR, Karam EG, Lee CK, Lellouch J, Lepine JP, Newman SC, Rubio-Stipec M, Wells E, Wickramaratne BJ, Wittchen HU, Yeh EK: Cross-national epidemiology of major depression and bipolar disorder. *JAMA* 1996; 276:293-299.
7. Goldberg DP, Lecrubier Y: Form and frequency of mental disorders across centres. En: Üstün TB, Sartorius N (eds.): *Mental illness in general health care.* An international study. Chichester, Wiley, 1995.
8. Vázquez-Barquero JL, García J, Artal J, Iglesias C, Montejo J, Herrán A, Dunn G: Mental health in primary care. An epidemiological study of morbidity and use of health resources. *British Journal of Psychiatry* 1997; 170:529-535.
9. Cancro R, Edmondson JC, Gabbard GO, Grebb JA, Manley M, Pataki CS, Sussman N: (eds): *Trastornos del estado de ánimo y suicidio en la niñez y la adolescencia.* En: Kaplan-Sadock Sinopsis de Psiquiatría. 9ª edición. Buenos Aires. Editorial Waverly Hispánica, 2004; 1274-1281.
10. Baldwin RC, O'Brien J: Vascular basis of late-onset depressive disorder. *British Journal of Psychiatry* 2002; 180:157-160.
11. Serby M, Yu M: Overview: Depression in the Elderly. *The Mount Sinai Journal of Medicine* 2003; 70 (1):38-44.
12. Cancro R, Edmondson JC, Gabbard GO, Grebb JA, Manley M, Pataki CS, Sussman N: (eds): *Psiquiatría y medicina de la reproducción.* En: Kaplan-Sadock Sinopsis de Psiquiatría. 9ª edición. Buenos Aires. Editorial Waverly Hispánica, 2004; 868-878.
13. Bhugra D, Mastrogianni A: Globalisation and mental disorders: Overview with relation to depression. *British Journal of Psychiatry* 2004; 184:10-20.
14. Cancro R, Edmondson JC, Gabbard GO, Grebb JA, Manley M, Pataki CS, Sussman N: (eds): *Trastornos del estado de ánimo.* En: Sinopsis de Psiquiatría de Kaplan & Sadock. 9ª edición. Buenos Aires. Editorial Waverly Hispánica, 2004; 534-590.
15. Depression guideline panel: Depression in primary care: Volume 1. Detection and diagnosis. Clinical practice guideline, number 5. Rockville, MD. U.U. Department of Health and Human Services, Public Health Service, Agency for Health Care Policy and Research. AHCPR Publication No. 93-0550, April, 1993.
16. Herrán A, Vázquez-Barquero JL, Artal J: La identificación de la depresión en atención primaria de salud. *Monografías de Psiquiatría* 1997; Número extra, 35-44.
17. Spitzer RL, Williams JBW, Kroenke K, Linzer M, deGruy FV, Hahn SR, Brody D: Prime-MD. Primary Care evaluation of mental disorders. Adaptación al español por Baca E, Saiz J, Agüera L, Caballero L, Fernández-Liria A, Ramos Brieva J. Pfizer SA.

18. Ramos J: Instrumentos de medida de la depresión. En: Ayuso JL, Saiz J (eds.): *Depresión. Visión actual*. Madrid, Aula Médica, 1997.

19. Peveler R, Carson A, Rodin G: ABC of psychological medicine: Depression in medical patients. *British Medical Journal* 2002; 325:149-52.

20. Rickards H: Depression in neurological disorders: Parkinson´s disease, multiple sclerosis and stroke. *Journal of Neurology, Neurosurgery and Psychiatry* 2005; 76:48-52.

21. Blacker CVR, Clare AW: Depressive disorder in primary care. *British Journal of Psychiatry* 1987; 150:737-751.

22. Sociedad Española de Psiquiatría: Guía práctica para el tratamiento de la depresión. Madrid, Editores Médicos SA, 1997.

23. WHO (Department of Mental Health). Preventing suicide: A resource for Primary health care workers. Geneve 2000.

24. Berardi D, Leggieri G, Berti Ceroni G, Rucci P, Pezzoli A, Paltrinieri E, Grazian N, Ferrari G: Depression in Primary Care: A Nationwide Epidemiological Survey. *Family Practice* 2002; 19:397-400.

25. WHO, Department of Mental Health. Preventing suicide: A resource for general physicians. WHO, Geneve, 2000.

26. Geddes JR, Freemantle N, Mason J, Eccles MP, Boynton J: ISRSs versus otros antidepresivos para los trastornos depresivos (Revisión Cochrane traducida). En: La Biblioteca Cochrane Plus, 2006 Número 1.

27. American Psychiatric Association practice guideline for the treatment of patients with major depressive disorder. *Am J Psychiatry* 2000; 157(4 Suppl):1-45.

28. Tylee A: Counselling in primary care. *The Lancet* 1997; 350:1643.

29. Dowrick C, Dunn G, Ayuso-Mateos JL, Dalgard OS, Page H, Lehtinene V, Casey P, Wilkinson C, Vázquez-Barquero JL, Wilkinson G: Problem solving treatment and group psychoeducation for depression: multicentre randomised controlled trial. *British Medical Journal* 2000; 321:1-6.

30. Ayuso JL, Álvarez E: Unidad didáctica 5. Depresión. Psicomedia 2000. Grupo Synthélabo, Madrid, 1996.

31. Kaplan HI, Sadock BJ, Grebb JA: (eds.): Trastorno distímico y trastorno ciclotímico. En: *Sinopsis de Psiquiatría.* 7ª edición. Buenos Aires. Editorial Médica Panamericana, 1996; 531-587.

32. Dubovsky SL, Davies R, Dubovsky AN: Trastornos del estado de ánimo. En: Hales RE, Yudofsky SC, Talbott JA (eds.): Editorial Masson. *Tratado de psiquiatría clínica.* 4ª edición. Barcelona, 2004; 439-542.

3.5

Trastornos bipolares y esquizoafectivos

CLARA PEDREJÓN, GUILLERMO HORGA Y EDUARD VIETA

TRASTORNOS BIPOLARES

Concepto

Los trastornos del estado de ánimo se caracterizan por una desregulación predominante del estado de ánimo y la actividad psicomotriz, con una alteración asociada de los biorritmos y algunas funciones cognitivas. El término bipolar fue introducido por Leonhard para diferenciar los trastornos afectivos en monopolares (unipolares) y bipolares, en función de la presencia o ausencia de manía, siguiendo el modelo dicotómico adoptado por Kraepelin, quien previamente había establecido la separación entre la demencia precoz (esquizofrenia) y la psicosis maníaco-depresiva (trastorno bipolar). La existencia de formas atenuadas de la enfermedad bipolar ha contribuido a desterrar el término de psicosis maníaco-depresiva; actualmente, la sintomatología psicótica, ausente en muchos pacientes, se considera simplemente un criterio de gravedad. Por tanto, la enfermedad bipolar se considera un trastorno afectivo caracterizado por la aparición fases de manía o hipomanía transitorias, generalmente alternando con fases depresivas, en el que los sujetos afectos sufren un deterioro de su funcionamiento global, al menos durante las recaídas.

Epidemiología

La enfermedad bipolar se ha identificado en todas las culturas y razas. El trastorno bipolar I podría afectar hasta al 1,6% de la población general, cifra que podría alcanzar entre el 3 y el 6,5% si se incluyen los casos de trastorno bipolar II y ciclotimia[1]. Los trastornos bipolares son ligeramente más frecuentes en el sexo femenino; mientras que en bipolares I la distribución entre sexos es equitativa, el trastorno bipolar II es el doble de frecuente en mujeres. La enfermedad puede debutar a cualquier edad, aunque habitualmente lo hace durante la segunda década de la vida. La aparición en edades tardías debe hacer sospechar enfermedades médicas asociadas.

Etiopatogenia

En el momento actual, las teorías vigentes acerca de la etiopatogenia de la enfermedad bipolar integran diversos hallazgos genéticos, neuroquímicos, hormonales, neuroanatómicos y psicosociales en un modelo biopsicosocial de vulnerabilidad-estrés, aplicable a gran cantidad de entidades nosológicas.

La observación de que alrededor del 50% de los pacientes con trastorno bipolar tienen historia familiar de la enfermedad, unida a los resultados de distintos estudios de gemelos, que afirman una concordancia de la enfermedad bipolar en monocigotos muy superior a la que aparece en gemelos dicigóticos (62% frente a 14%), demuestran el papel esencial de la genética en la etiopatogenia de la enfermedad bipolar. Obviando una herencia mendeliana, los análisis estadísticos sugieren un patrón de herencia poligénico, que implicaría ciertas regiones de los cromosomas 4, 6, 13, 15, 16, 18, 21 y 22, relacionados con una mayor vulnerabilidad para el desarrollo de la enfermedad[2]. Existen pruebas de que los factores genéticos, más allá de su papel clave en la etiopatogenia, influirían también en la expresión clínica y el curso del trastorno. Así, se han identificado diferencias entre los antecedentes familiares tanto de bipolares I y II, como en aquellos que presentan un curso de ciclación rápida.

Múltiples sistemas cerebrales y endocrinológicos se han implicado en la fisiopatogenia de la enfermedad bipolar. Un hallazgo ampliamente replicado consiste en la hiperactividad del eje suprarrenal en fases depresivas. Asimismo, hay evidencias de disfunción tiroidea en una proporción elevada de pacientes bipolares, siendo destacable la asociación entre hipotiroidismo subclínico y ciclación rápida[3]. En mujeres predispuestas, el momento de mayor riesgo de presentar una fase maníaca comprende las dos primeras semanas tras un parto; los rápidos cambios en la regulación de las hormonas sexuales, mediante su interacción con ciertos sistemas monoaminérgicos cerebrales, parece explicar la susceptibilidad durante este período.

Actualmente se dispone de suficientes datos como para afirmar que, en mayor o menor medida, las alteraciones del estado de ánimo de los pacientes bipolares reflejan anomalías en la actividad de ciertos sistemas básicos de neurotransmisión cerebral[4]. Se ha hallado un aumento del metabolismo de noradrenalina, así como un descenso en el de serotonina y dopamina, en diferentes regiones cerebrales de pacientes bipolares[5]. Comparada con la fase depresiva, la manía se asocia con un aumento de los niveles de noradrenalina y sus metabolitos en el líquido cefalorraquídeo; más que considerarse un factor causal, esta hiperactividad noradrenérgica, que puede preceder al viraje hacia manía, apoyaría la idea de una inestabilidad funcional cortical.

Los conocimientos acerca del mecanismo de acción del litio y otros fármacos eutimizantes han evolucionado desde los referidos a un efecto a nivel de neurotransmisores y receptores extracelulares hasta otros más recientes, que explican la acción sobre los mecanismos intracelulares de transducción de la señal sináptica, mediante la modulación de sistemas de segundos (AMPc, GMPc, fosfatidil-inositol) y terceros mensajeros (PKA, PKC), desembocando en cambios en la expresión genómica y, finalmente, modificando los procesos de neurogénesis y plasticidad neuronal. En este sentido, se ha encontrado una elevación de los niveles de PKA y PKC en plaquetas, así como de algunos sustratos de estos isoenzimas en tejido neural o células sanguíneas de enfermos bipolares. A su vez, las anomalías en la actividad de estos sistemas enzimáticos de transducción de señal en pacientes bipolares, son susceptibles de ser reguladas, en general a la baja, por la exposición crónica a litio, que atenuaría así la respuesta celular a distintos neurotransmisores. Este mecanismo de acción del litio podría explicar las propiedades neuroprotectoras de esta sal, así como el incremento de la neurogénesis que induce en el hipocampo[6].

Distintos estudios volumétricos de neuroimagen estructural han encontrado un aumento relativo del tamaño de ventrículos, tálamo o ganglios basales en enfermos bipolares, además de otros hallazgos menos contrastados como el agrandamiento de la amígdala[7]. Las hiperintensidades de la sustancia blanca en imágenes de resonancia magnética cerebral, un hallazgo inespecífico generalmente asociado a patología vascular, son más frecuentes en pacientes bipolares[8], especialmente en los ancianos. No obstante, los estudios de neuroimagen sobre el trastorno bipolar han contribuido a disipar la idea de la organización cerebral en base a la localización de funciones cognitivas específicas en regiones cerebrales concretas y aisladas. Los estudios de neuroimagen funcional han demostrado alteraciones dependientes de fase, como el hipometabolismo prefrontal cortical en la fase depresiva, además de otras independientes de la fase de la enfermedad. Entre estas últimas, destacan una hiperactividad cerebelar relativa y alteraciones de las interacciones recíprocas entre distintas áreas del sistema nervioso central, que podrían interpretarse como potenciales marcadores de rasgo.

Los acontecimientos vitales estresantes parecen intervenir en el desarrollo de la enfermedad en sujetos genéticamente vulnerables e influyen en el desencadenamiento de sucesivas recaídas, aunque, en general, a medida que estas se suceden, la enfermedad adquiere un carácter autónomo, independizándose de factores ambientales estresantes. Acontecimientos vitales adversos en la edad temprana podrían alterar la respuesta hormonal al estrés mediante modificaciones duraderas en la expresión génica, como ocurre en algunos animales[9].

Cuadro clínico

Se definen cuatro síndromes. Para el diagnóstico de trastorno bipolar es necesario haber presentado al menos uno de ellos o más de uno si se trata de un episodio depresivo (si no hay historia de manía, hipomanía o episodio mixto, el diagnóstico *a priori* es de depresión unipolar). Por haberse tratado los estados depresivos en otro capítulo, nos extenderemos fundamentalmente en la exposición de los síntomas maníacos, hipomaníacos y mixtos. Conviene recordar, sin embargo, algunas características de la depresión bipolar frente a la depresión unipolar.

Depresión bipolar

Aunque la depresión bipolar resulta transversalmente indistinguible de la depresión unipolar, aquella se acompaña con mayor frecuencia de inhibición psicomotriz, hipersomnia, hiperfagia, aumento de peso, una mayor variación diurna del humor con empeoramiento matutino más aparente, mayor variabilidad del humor y más variación de la sintomatología entre diferentes episodios. También hay más tendencia a experimentar síntomas psicóticos. Por ello, es fundamental averiguar a través del paciente y de sus familiares o acompañantes si ha habido antecedentes de manía, hipomanía o estados mixtos.

Manía

La manía es un cuadro de exaltación del estado de ánimo que puede acompañarse de irritabilidad. El enfermo maníaco aparenta un contacto fácil y jovial, pero a veces es difícil mantener una relación con él por su tendencia a la indiscreción y a invadir el terreno ajeno. Frecuentemente se viste de forma llamativa o extravagante. Cuando la manía es más grave, puede mostrarse desarreglado, sucio o incluso desnudo. En pacientes altamente irritables, el paso de la afabilidad a la agresión física es muy sutil. El paciente maníaco casi siempre intenta dirigir la entrevista, dificultándola con su distraibilidad y locuacidad. A menudo hay una sensación de euforia expansiva rodeada de cierta ironía. El paciente sonríe, hace bromas y chistes y parece dotado de un gran optimismo, que puede resultar contagioso. Algunos pacientes consiguen aumentar su productividad, aunque lo más común es que la progresión del cuadro desemboque en una total ineficiencia. La falta de autocrítica impide la corrección de errores cometidos. El señalamiento de éstos por terceros, así como pequeñas frustraciones o contrariedades, pueden desembocar en reacciones hostiles, pasando fácilmente de la alegría a la ira.

El aumento en la aceleración del curso del pensamiento, se traduce generalmente en un aumento de la locuacidad y de la velocidad de expresión verbal, lo que a su vez condiciona la característica verborrea de estos pacientes. La aceleración del curso del pensamiento puede dar lugar a frecuentes descarrilamientos, que se expresan en forma de fuga de ideas, llegando a un discurso incoherente. En ocasiones la velocidad del pensamiento es tal que el paciente se muestra bloqueado o catatónico. Debido a la notable distraibilidad, cualquier estímulo acaba invadiendo el discurso y desviándolo de su objetivo inicial. Las asociaciones rápidas pueden dar lugar a asonancias, rimas y juegos de palabras. Existe una elevada autoestima que hace sentirse al paciente omnipotente y capaz de cualquier empresa, repleto de poderes y sin limitaciones. En función de la gravedad del cuadro, los proyectos del paciente pueden ir desde realizar una inversión algo arriesgada, hasta salvar a la humanidad a través de alguna supuesta invención o acto altruista.

Alrededor del 75% de los pacientes presentan síntomas psicóticos. Las ideas delirantes pueden ser congruentes con el estado de ánimo, cuando revisten un carácter de grandiosidad, megalomanía o mesianismo. Es frecuente que la megalomanía conduzca al paciente a considerarse un ser especial, y por consiguiente envidiado o perseguido por sus enemigos, adoptando un cierto tono paranoide. Cada vez hay más evidencias de que en la manía pueden aparecer todo tipo de síntomas psicóticos, incluso los más característicos de la esquizofrenia. Para algunos autores, los delirios no congruentes con el estado de ánimo son incluso más frecuentes que los congruentes. La presencia de síntomas psicóticos no es necesariamente un indicador de gravedad. En la manía puede haber trastornos sensoperceptivos, aunque son menos frecuentes que en otras psicosis. Las alucinaciones auditivas pueden presentarse hasta en un tercio de los casos. Existe una hiperactividad que va desde la inquietud hasta la agitación psicomotriz, en que la actividad se convierte en improductiva. El paciente parece no poder detenerse; viene y va, gesticula, canta, vocifera, ríe, baila, involucra a los demás y realiza constantes llamadas de atención, adoptando en ocasiones actitudes histriónicas. Las fluctuaciones en la intensidad de la manía pueden hacer que, en cortos espacios de tiempo, el paciente aparente una conducta completamente normal[10].

El comportamiento social es bastante característico; existe un aumento de la sociabilidad, embarcándose en citas, compromisos y fiestas a las que invita a todo el mundo, incluso a desconocidos. La sociabilidad se acompaña de una exagerada generosidad, malgastando el dinero en costosos regalos e invirtiendo en negocios ruinosos, en los que involucra a familiares y conocidos, generándole todo ello notables dificultades cuando se recupera del episodio maníaco.

El deseo sexual y la actividad sexual están, generalmente, también aumentados, dando lugar a actitudes o indumentarias provocativas, promiscuidad y, en algunos casos, modificaciones del objeto sexual (por ejemplo, pacientes heterosexuales inician relaciones homosexuales).

El nivel de conciencia está conservado en la mayoría de los casos, pero existe una forma de manía, la manía confusa, que plantea dificultades en el diagnóstico diferencial con cuadros de delirium. Dicho cuadro es frecuente en los casos de debut postparto. Es frecuente observar déficits mnésicos, especialmente en la memoria a corto plazo, fruto de las dificultades de concentración y fijación de recuerdos que comporta la aceleración del pensamiento.

El paciente maníaco presenta casi invariablemente insomnio, que a menudo es uno de los síntomas precoces de descompensación. Puede ser de primera o segunda fase, o bien de ambas, y no va acompañado de sensación de fatiga, por lo que muchos pacientes lo niegan. De hecho, cabría hablar con más propiedad de una disminución de la necesidad de dormir.

Lo más común es que el paciente rechace estar enfermo, e incluso asevere encontrarse mejor que nunca. La conciencia de enfermedad puede adquirirse, sin embargo, a través de una adecuada psicoeducación del paciente cuando se encuentra en remisión sintomática, informándole del carácter de su enfermedad y enseñándole a reconocer los síntomas iniciales de manía cuando todavía hay cierta conservación de la autocrítica[11]. La tabla I muestra los criterios diagnósticos de un episodio maníaco.

Hipomanía

La hipomanía es un estado bien delimitado en el tiempo, de al menos cuatro días de duración, en el que existe una suave o poco intensa elevación del humor. El paciente está bullicioso, exaltado, autoconfiado, con pensamientos positivos y giros ocurrentes e ingeniosos, y un incremento de los niveles habituales de energía y actividad; el tono anímico, no obstante, es sostenido con cierta irritabilidad. Por definición, nunca hay síntomas psicóticos, como delirios y alucinaciones. La actividad y conducta no conlleva un deterioro importante socio-laboral, por lo que no es necesaria la hospitalización del paciente. Los pacientes raramente son conscientes de estar hipomaníacos y viven dicha situación como muy placentera, ya que se sienten más creativos, activos y sociables, aunque la mayor parte de los casos su comportamiento resulta inapropiado, desconsiderado y egocéntrico. La hipomanía casi nunca es, por tanto, motivo de consulta, y debe ir a buscarse en la anamnesis de un

TABLA I
CRITERIOS DSM-IV-TR PARA EL DIAGNÓSTICO DE EPISODIO MANÍACO

A. Un período diferenciado de un estado de ánimo anormal y persistentemente elevado, expansivo o irritable, que dura al menos una semana (o cualquier duración si es necesaria la hospitalización).

B. Durante el periodo de alteración del estado de ánimo han persistido tres o más de los siguientes síntomas (cuatro si el estado de ánimo es sólo irritable) y ha habido en un grado significativo:
1. autoestima exagerada o grandiosidad
2. disminución de la necesidad de dormir (p.ej., se siente descansado tras sólo tres horas de sueño)
3. más hablador de lo habitual o verborreico
4. fuga de ideas o experiencia subjetiva de que el pensamiento está acelerado
5. distraibilidad (p.ej., la atención se desvía demasiado fácilmente hacia estímulos banales o irrelevantes)
6. aumento de la actividad intencionada (ya sea socialmente, en el trabajo, en los estudios o sexualmente) o agitación psicomotora
7. implicación excesiva en actividades que tienen un alto potencial para producir consecuencias graves (p.ej., enzarzarse en compras irrefrenables, indiscreciones sexuales o inversiones económicas alocadas).

C. Los síntomas no cumplen los criterios para un episodio mixto.

D. La alteración del estado de ánimo es suficientemente grave como para provocar deterioro laboral o de las actividades sociales habituales o de las relaciones con los demás, o para necesitar la hospitalización con el fin de prevenir los daños a los demás o a uno mismo, o hay síntomas psicóticos.

E. Los síntomas no son debidos a los efectos fisiológicos directos de una sustancia (p.ej., una droga, un medicamento u otro tratamiento) ni a una enfermedad médica (p.ej., hipertiroidismo).

Nota: Los episodios parecidos a la manía que están claramente causados por un tratamiento somático antidepresivo (p.ej., un medicamento, terapéutico electroconvulsivo, fototerapia) no deben ser diagnosticados como trastorno bipolar I.

paciente deprimido. Dado que estos pacientes no suelen percibir de manera primaria los cambios en el estado de ánimo, como la euforia y la irritabilidad, hay que ir a buscar en la historia clínica el incremento de actividad, locuacidad, así como una disminución de las necesidades de sueño. Muchas veces son los familiares o quienes conviven con el paciente los que van a identificar mejor los episodios hipomaníacos del pasado, siempre que se les pregunte.

Episodio mixto

Los episodios mixtos pueden adoptar distintas formas sindrómicas pero consisten fundamentalmente en cuadros maníacos acompañados de sintomatología depresiva. Algunos pacientes muestran una marcada labilidad emocional, intercambiando la euforia con el llanto. Es frecuente la combinación de ánimo deprimido con aceleración del curso del pensamiento y ansiedad, lo que comporta un elevado riesgo suicida[12]. El sujeto puede estar agitado, inquieto, verborreico, y al mismo tiempo su pensamiento y emociones ser básicamente depresivas. Resultan difíciles de diagnosticar por su gran polimorfismo. En la anamnesis de estos pacientes se debe tener en cuenta la emotividad como un elemento importante a la hora de diagnosticar dicho estado, ya que es más característica de un episodio maníaco que depresivo, ayudándonos por tanto en el diagnóstico de estos estados psicopatológicos complejos y que revierten especial gravedad.

Disfunciones cognitivas en el trastorno bipolar

Una gran parte de los pacientes bipolares presentan sintomatología subsindrómica persistente y muchos de ellos están sintomáticos más de la mitad de sus vidas a pesar de seguir tratamiento farmacológico[13]. Pero incluso aquellos que consiguen una remisión clínica tienen dificultades para alcanzar una remisión funcional, es decir, para recuperar el nivel de funcionamiento premórbido[14]. Progresivamente existen, asímismo, más evidencias de que los pacientes bipolares presentan disfunciones cognitivas (en las áreas de atención, memoria, aprendizaje y funciones ejecutivas) y dificultades en su funcionamiento psicosocial que van más allá de los propios episodios de la enfermedad, persistiendo incluso durante los periodos de eutimia[15-19].

Diagnóstico y clasificación

El diagnóstico del trastorno bipolar es por ahora clínico, atendiendo a unos criterios predefinidos, y se fundamenta, en la presencia actual o pretérita, de un episodio maníaco, mixto o hipomaníaco. Los criterios para el diagnóstico de manía se han expuesto previamente. La hipomanía exige unos criterios similares, pero en menor número e intensidad; la duración mínima es de 4 días, y no deben existir síntomas psicóticos o mixtos ni deterioro social o laboral importante. Los episodios mixtos exigen la existencia de un síndrome maníaco y un síndrome depresivo al mismo tiempo, exceptuando el criterio de duración de los mismos (un mínimo de 7 días).

Clasificación

1. *Trastorno bipolar tipo I.* Se corresponde con la forma clásica de la enfermedad, en la que se dan episodios maníacos y depresivos, aunque también pueden darse episodios mixtos e hipomaníacos (tabla I). Para su diagnóstico basta con haber sufrido al menos un episodio maníaco o mixto.
2. *Trastorno bipolar tipo II.* Se caracteriza por el predominio de fases depresivas acompañadas en ocasiones de fases hipomaníacas. Si aparece un episodio maníaco o mixto el diagnóstico pasa a ser de bipolar tipo I.
3. *Trastorno ciclotímico.* Es una forma atenuada de trastorno bipolar que consiste en la alternancia rápida de síntomas depresivos e hipomaníacos, que no cumplen los criterios para un episodio depresivo mayor ni para uno hipomaníaco, y cuya duración es al menos de 2 años, pudiendo incluso persistir toda la vida.

Aunque el diagnóstico es clínico, ante un cuadro maníaco es conveniente realizar unas mínimas exploraciones complementarias, entre las que se incluyen un hemograma, pruebas de función renal y un perfil de hormonas tiroideas.

Instrumentos de cribaje en trastorno bipolar

El trastorno bipolar es una enfermedad psiquiátrica recidivante, crónica y que a menudo genera una notable invalidez para el paciente. Este tipo de trastorno no es siempre correctamente diagnosticado, retrasándose en muchas ocasiones el inicio de un tratamiento eficaz. La hipomanía es frecuentemente infradiagnosticada en la práctica clínica, dando lugar a un mayor diagnóstico de episodios depresivos mayores a expensas del trastorno bipolar tipo II. Una de las razones es que los pacientes con depresión no perciben los síntomas hipomaníacos como patológicos y por ello no relatan espontáneamente los mismos[20]. Con frecuencia, el trastorno bipolar es inicialmente diagnosticado y tratado como una depresión mayor unipolar.

TABLA II
CLASIFICACIÓN DE LOS TRASTORNOS BIPOLARES

Categorías
- Trastorno bipolar I
- Trastorno bipolar II
- Trastorno ciclotímico
- Trastorno bipolar no especificado

Según el episodio actual o más reciente
- Maníaco
- Hipomaníaco
- Mixto
- Depresivo

Según la gravedad del episodio
- Leve
- Moderado
- Grave, sin síntomas psicóticos
- Grave, con síntomas psicóticos
- En remisión parcial
- En remisión total

Según el curso longitudinal
- Con recuperación interepisódica total
- Sin recuperación interepisódica total

Patrones específicos de curso
- Con patrón estacional
- Con ciclos rápidos

Especificaciones en el episodio depresivo
- Crónico
- Con síntomas melancólicos
- Con síntomas atípicos

Otras especificaciones
- Con síntomas catatónicos
- De inicio en el postparto

Se ha estimado que el correcto diagnóstico y un tratamiento apropiado de pacientes bipolares tipo II se retrasa de 8 a 10 años[21,22]. La correcta identificación de un episodio de hipomanía es necesaria para diagnosticar correctamente el trastorno bipolar tipo II, presente en un elevado porcentaje de pacientes que acuden a una consulta de atención primaria. Éste es particularmente relevante, ya que el paciente que sufre episodios de hipomanía suele ir al médico cuando está deprimido. Por tanto, sería de gran utilidad para los clínicos disponer de un instrumento de cribaje para la detección de sintomatología hipomaníaca que pudiera administrarse fácilmente y permitiera identificar con precisión cambios sutiles en el estado anímico del paciente. En la actualidad ya se dispone de un instrumento de cribado en español para identificar a los pacientes con trastorno bipolar. El Mood Disorders Questionnaire, es un instrumento de cribado para los trastornos del estado de ánimo que actualmente está adaptado y validado al castellano[23].

MDQ (Mood Disorder Questionnaire)

El MDQ es un instrumento de *screening* para el trastorno bipolar, cuyo objetivo es detectar episodios de hipomanía en pacientes que acuden a consulta en centros de psiquiatría o consultas de atención primaria[24]. Es particularmente de utilidad para el médico de atención primaria, facilitando la detección de pacientes con alto riesgo de presentar un trastorno bipolar. Es un cuestionario muy sencillo, autoadministrado, que se contesta en menos de 5 minutos y que recoge la historia de síntomas maníacos e hipomaníacos a lo largo de la vida del paciente. Consta de 13 ítems de respuesta dicotómica basados en la experiencia clínica y en la sintomatología propuesta por el DSM-IV del trastorno bipolar I y II. Para afirmar que un individuo puede presentar un trastorno bipolar, el sujeto tiene que responder afirmativamente al menos a 7 de los 13 ítems. Además, el cuestionario presenta 2 ítems adicionales en los que la respuesta del sujeto debe manifestar que los síntomas descritos en los ítems anteriores acontecieron durante el mismo período y que le provocaron problemas moderados o graves. El MDQ ha demostrado una alta sensibilidad y especificidad, identificando correctamente a 7 de cada 10 pacientes con trastorno bipolar, mientras que descarta a 9 de cada 10 sujetos sin trastorno bipolar.

Otro instrumento que facilite la detección de forma satisfactoria de episodios hipomaníacos y que actualmente está también pendiente de ser validado al castellano, es el listado de síntomas de hipomanía-32 o HCL-32[23,25].

HCL-32 (Hypomania Checklist-32)

El HCL-32 es un instrumento de *screening*, cuyo objetivo es la identificación de síntomas de hipomanía en pacientes con trastorno depresivo mayor que facilite en la práctica clínica habitual establecer el diagnóstico del trastorno bipolar tipo II o de otros trastornos dentro del espectro bipolar. Dado que es frecuente que este grupo de pacientes sea diagnosticado y tratado en las consultas de atención primaria, sería de gran utilidad administrar dicho cuestionario a todos los pacientes con depresión, para de esta manera mejorar el diagnóstico y tratamiento de los pacientes bipolares y por tanto, su rendimiento sociolaboral y su calidad de vida. Es un cuestionario autoadministrado de 32 ítems, completado en un tiempo de de 5 a 10 minutos. A partir de 14 respuestas afirmativas en el listado de síntomas de hipomanía, indica una sensibilidad del 80% y una especificidad del 51%. Por tanto presenta una sensibilidad suficiente como para alertar de posibles casos con trastorno en la esfera bipolar que requieren de una evaluación psiquiátrica más detallada para orientar y establecer el diagnóstico.

Diagnóstico diferencial

No realizar correctamente el diagnóstico de trastorno del estado de ánimo, con el consiguiente resultado de no llevar a término un tratamiento específico, puede conllevar graves consecuencias. Muchos pacientes abandonan los estudios, pierden el trabajo, se divorcian o se suicidan. Igual que en otras enfermedades médicas para las que existen tratamientos específicos, realizar un diagnóstico preciso y un tratamiento precoz de las enfermedades mentales debe ser una prioridad para el médico. A pesar de los masivos esfuerzos educacionales, el infradiagnóstico e infratratamiento de los trastornos afectivos continúa siendo una constante en todo el mundo.

El diagnóstico diferencial debe plantearse siempre en primer lugar, con las siguientes entidades (tabla III).

Enfermedades médicas

El padecimiento de alguna enfermedad médica, la ausencia de historia previa de trastorno bipolar y de antecedentes familiares, así como el curso clínico ulterior, debe hacer sospechar un síndrome maníaco secundario de causa orgánica.

Consumo de sustancias

Además de diferenciar cuando el síndrome afectivo es debido al efecto fisiológico de una determinada sustancia, también se ha de considerar un posible enmascaramiento de la sintomatología afectiva característica en caso de consumo abusivo de sustancias comórbido. El abuso de drogas, especialmente de alcohol, es muy elevado en los pacientes bipolares, alcanzando hasta un 60% de los casos.

Esquizofrenia

Las principales fuentes de error en el diagnóstico diferencial entre trastorno bipolar y esquizofrenia son, según Akiskal, la sobrevaloración del cuadro clínico transversal, la confusión de sintomatología depresiva por síntomas negativos o residuales de esquizofrenia así como la atribución de especificidad esquizofrénica a los síntomas psicóticos más floridos.

Trastorno Esquizoafectivo

El diagnóstico diferencial es más sutil. Se tratará más adelante.

Depresión mayor unipolar

Sin una entrevista en profundidad con el paciente y con quienes conviven con éste, el riesgo de confundir un trastorno bipolar en fase depresiva con una depresión unipolar es muy elevado[1]. Para evitar esta confusión, el diagnóstico debe basarse en una historia completa que incluya instrumentos de despistaje fiables para la identificación de episodios de hipomanía o manía pasados, como los anteriormente expuestos.

Trastorno de personalidad

Aunque en algunos casos el paciente presenta ambos trastornos[26], se ha comprobado una excesiva tendencia a diagnosticar trastornos de personalidad, especialmente los del grupo B (antisocial, límite, histriónico y narcisista) así como a infradiagnosticar trastornos afectivos[27]. Casi un 20% de los trastornos bipolares II son confundidos con trastornos de la personalidad[28].

Se han de considerar otras entidades, como el trastorno del control de impulsos o el de la conducta alimentaria, que como en el caso del trastorno por dependencia o abuso de tóxicos comórbido, pueden enmascarar un diagnóstico de enfermedad bipolar.

Curso y evolución

El trastorno bipolar se caracteriza por ser una enfermedad crónica, con tendencia a la recurrencia episódica. Son muy pocos los pacientes que presentan un solo episodio a lo largo de su vida, por lo que el paciente debe ser informado acerca del elevado riesgo de recaídas y de la posibilidad de disponer de un tratamiento profiláctico desde el inicio de la enfermedad. Además, a medida que se suceden las recaídas disminuye el intervalo libre de síntomas. Goodwin y Jamison (1984)[4] calculan que entre dos tercios y tres cuartas partes de los pacientes ingresados por manía acaban reingresando por un nuevo episodio.

La edad de inicio habitual se sitúa entre los 20 y 30 años, aunque cada vez hay más indicios de que la enfermedad comienza a manifestarse durante la pubertad, e incluso antes, pero de una manera sutil e inespecífica. El trastorno también puede debutar en pacientes ancianos, aunque no es frecuente y habría que descartar en primer lugar causas orgánicas. Aunque infrecuente, también se recogen casos de debut durante la menopausia. Algunos pacientes presentan patrones específicos de curso:

TABLA III
CAUSAS ORGÁNICAS DE MANÍA

Enfermedades y lesiones
- Lesiones cerebrales
  - Accidente vascular cerebral
  - Traumatismo craneoencefálico
  - Tumores
- Esclerosis múltiple
- Epilepsia
- Enfermedades neurodegenerativas
  - Enfermedad de Parkinson
  - Enfermedad de Huntington
- Endocrinometabolopatías
  - Síndrome de Cushing
  - Enfermedad de Addison
  - Hipertiroidismo
  - Hipotiroidismo
  - Uremia
  - Postoperatorio
  - Hemodiálisis
  - Déficit de vitamina B_{12}
- Enfermedades autoinmunes y sistémicas
  - Lupus eritematoso diseminado
- Infecciones
  - SIDA
  - Meningoencefalitis

Sustancias
- Corticosteroides
- Broncodilatadores
- Andrógenos
- ACTH
- Antidepresivos
- Antiparkinsonianos
- Metoclopramida
- Cloroquina
- Isoniacida
- Alcohol
- Anfetamínicos
- Opiáceos
- Cocaína
- Alucinógenos
- Drogas de diseño

Cicladores rápidos

Son aquellos pacientes que presentan 4 episodios o más al año, muchas veces sin periodos asíntomáticos entre los mismos. Entre un 70-90% de los cicladores rápidos corresponden al sexo femenino[29]. Este curso se asocia en ocasiones a hipotiroidismo subclínico.

Patrón estacional

Se identifica en pacientes que recaen cada año por las mismas fechas.

Episodios postparto

En términos generales los primeros 15 a 21 días postparto, constituyen la época de mayor riesgo de recaída para la mujer, por lo que merece una estrecha vigilancia.

Pronóstico y complicaciones

Desde un punto sociolaboral, la enfermedad bipolar tiene un mal pronóstico. Sin embargo, un tratamiento farmacológico y psicoterapéutico son fundamentales para minimizar las secuelas y en un número no despreciable de casos se consigue una reinserción laboral e integración social adecuada. En general, la proporción de pacientes con problemas sociales y económicos es muy elevada, y evolucionan paralelamente al curso de la enfermedad, empeorando en función del número de recaídas.

Entre los factores de mal pronóstico se encuentran: antecedentes familiares de trastorno bipolar tipo I, curso de ciclación rápida o patrón estacional, un elevado número de episodios previos, síntomas mixtos, síntomas psicóticos no congruentes con el estado de ánimo, el abuso de sustancias, la existencia de un trastorno de personalidad concomitante y un mal cumplimiento terapéutico.

La complicación más grave es el suicidio. Entre un 15-20% de estos pacientes acaban falleciendo por autólisis. Otras complicaciones son el curso de ciclación rápida, favorecido por mala utilización de antidepresivos, la cronificación del trastorno, el abuso de sustancias, la ruptura conyugal, la conflictividad familiar, las pérdidas económicas, el deterioro laboral y de la red social, además de la dependencia afectiva de los progenitores o del cónyuge[30]. En la tabla IV se recogen las características más frecuentes del curso y complicaciones del trastorno bipolar.

Tratamiento

El tratamiento de los trastornos bipolares es fundamentalmente farmacológico. No obstante, un enfoque terapéutico óptimo debería incluir un programa psicoeducativo estructurado.

Tratamiento agudo de la manía

El tratamiento de la manía se debe instaurar en régimen de ingreso hospitalario, ya que el estado psicopatológico del paciente es generalmente incompatible con un tratamiento a nivel ambulatorio (fig. 1).

Dado que el tratamiento antidepresivo puede precipitar un estado maníaco o mixto, se deberá retirar este tratamiento en la medida de lo posible en caso de que el paciente lo recibiese.

Si el episodio de manía es leve, puede ser suficiente la monoterapia con litio, valproato, carbamazepina o un antipsicótico atípico como olanzapina. Debido al perfil de efectos secundarios más benigno de los antipsicóticos atípicos, éstos son preferibles a los típicos (p.ej., haloperidol). En caso de prescribirse antipsicóticos típicos, deben emplearse dosis bajas o moderadas y durante el menor tiempo posible, por el riesgo de favorecer un viraje hacia la depresión.

Si la manía es moderada o grave, debería considerarse el tratamiento combinado con un antipsicótico atípico más un eutimizante, como carbonato de litio a dosis de 800-1.600 mg/día, hasta alcanzar litemias de entre 0,8 a 1,2 mEq/L durante la fase aguda, o ácido valproico a dosis de 1.000-2.000 mg/día. La carbamazepina también es una opción.

El litio es un fármaco de acción lenta y muchas veces no es suficiente para contener de manera inmediata la inquietud psicomotora del paciente maníaco, por lo menos durante las dos primeras semanas; actualmente tiende a añadirse un antipsicótico atípico, de acción antimaníaca más rápida, al tratamiento con eutimizantes, ya sea con litio, o valproato. Muchas veces es necesario el uso de benzodiacepinas en el tratamiento de la agitación o el insomnio de estos pacientes, siendo preferible el uso de benzodiacepinas con acción antimaníaca, como es el caso de clonazepam[31]. Para evitar el insomnio de despertar precoz y por tanto favorecer una descompensación, es preferible el uso de benzodiacepinas de vida media intermedia o larga.

Si tras 2 ó 3 semanas en tratamiento con un eutimizante a niveles terapéuticos más un antipsicótico atípico, el paciente no ha mejorado sustancialmente, se debe valorar añadir haloperidol o cambiar el antipsicótico por clozapina. Si aún así no experimenta mejoría hay que plantear la posibilidad de la terapia electroconvulsiva (TEC).

TABLA IV
CARACTERÍSTICAS MÁS FRECUENTES DEL CURSO DE LOS TRASTORNOS BIPOLARES Y SUS COMPLICACIONES

Edad de inicio	20-30 años de edad
Forma de inicio	depresión (60%)
Patrón habitual	manía_depresión_eutimia (50-70%)
Número de episodios	7-9
Cronificación	5%
Ciclación rápida	15%
Deterioro laboral	70%
Deterioro familiar	50%
Deterioro social	60%
Trastornos neuropsicológicos	30%
Abuso de sustancias	60%
Intentos de suicidio	30-40%
Suicidio consumado	15-20%

Tratamiento agudo de la hipomanía

El tratamiento idóneo para la hipomanía lo constituyen los eutimizantes, principalmente el litio. En bipolares tipo I la hipomanía es, con frecuencia, el preludio de una fase maníaca, por lo que puede estar también indicado un fármaco antipsicótico. La risperidona a una dosis media de 3 mg/día ha demostrado ser una buena opción en pacientes hipomaníacos[32]. Si el paciente seguía un tratamiento antidepresivo, como en el caso de la manía, se debe proceder a su suspensión.

Tratamiento agudo de los estados mixtos

En la mayor parte de los casos es aconsejable el ingreso hospitalario, dado el elevado riesgo autolítico de estos pacientes. Dado que estos estados están más próximos a la manía que a la depresión, el tratamiento se asemejará más al empleado en la manía. Parece que este tipo de cuadros responde mejor a los antipilépticos valproato o carbamazepina que a litio, aunque su uso no debe desestimarse. Los antipsicóticos también son útiles, aunque a menores dosis que en la manía, por el riesgo de empeorar la sintomatología depresiva. Los antipsicóticos atípicos, incluyendo clozapina, risperidona, olanzapina, quetiapina, ziprasidona y aripiprazol parecen tener menor potencial depresógeno, por lo que son útiles en estos pacientes[33]. La utilización de antidepresivos es desaconsejable. La TEC se ha mostrado como un tratamiento efectivo en estos pacientes.

Tratamiento de la depresión bipolar

En el momento en que se diagnostica una depresión bipolar, nos podemos plantear la introducción del tratamiento con litio, pues a pesar de que su efecto antidepresivo tarda 6 semanas en aparecer, es un fármaco eficaz en el tratamiento de la depresión bipolar. De hecho, muchas veces se consigue mejoría del estado de ánimo de un paciente tratado previamente con litio, aumentando la dosis del mismo. Valproato y carbamazepina parecen menos eficaces como antidepresivos. Los nuevos antiepilépticos, en especial lamotrigina, han resultado eficaces en el tratamiento de la depresión bipolar[34]. Actualmente también se ha demostrado que olanzapina[35] y quetiapina[36], tienen

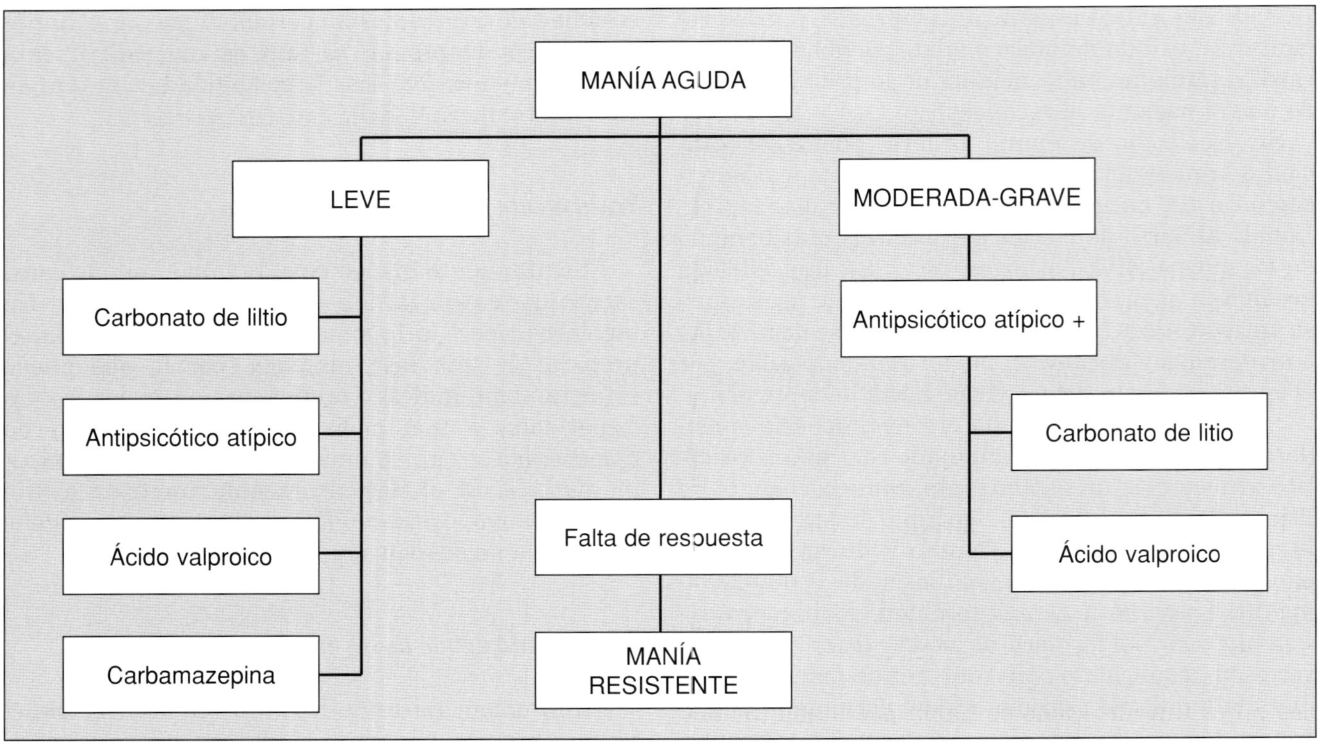

Figura 1. Algoritmo del tratamiento agudo de la manía.

propiedades antidepresivas. En principio, si la depresión no es muy grave y la situación lo permite, se debe plantear evitar los antidepresivos, dado el riesgo de precipitar un viraje hacia la manía o la inducción de ciclación rápida. Pero muchas veces se hace imprescindible el uso de los mismos; en tal caso son de elección los inhibidores selectivos de la recaptación de serotonina (ISRS), evitando en la medida de lo posible los antidepresivos tricíclicos, dado su mayor potencial de inducción de viraje. En ningún caso se deben usar antidepresivos sin asociar un fármaco eficaz en la prevención de fases maníacas o hipomaníacas (p.ej., litio, antipsicóticos, valproato, carbamazepina).

Tratamiento de mantenimiento

Dado que estamos ante una enfermedad recidivante, el tratamiento de mantenimiento es fundamental en los trastornos bipolares con la finalidad de evitar o disminuir las recaídas. Los fármacos indicados tienen propiedades eutimizantes, es decir previenen tanto recaídas en depresión como en manía (p.ej., litio, valproato, carbamazepina, oxcarbazepina, lamotrigina y olanzapina). Actualmente no existe consenso respecto a cuánto tiempo debe prolongarse el mismo en pacientes con un solo episodio maníaco. Aunque la tendencia actual es la de aconsejar tratamiento indefinido desde el primer episodio.

Las opciones terapéuticas para las que hay más pruebas empíricas que justifiquen su utilización como tratamiento de mantenimiento son carbonato de litio y lamotrigina. Otras posibles alternativas respaldadas por diversos ensayos controlados son valproato, carbamazepina y oxcarbazepina. En pacientes con muchas recaídas puede ser necesario combinar más de un eutimizante. También puede considerarse la TEC de mantenimiento en algunos casos, sin que se hayan descrito secuelas neurológicas por uso continuado de esta terapia.

En pacientes con predominio de episodios maníacos o de sintomatología psicótica se aconseja el tratamiento antipsicótico de mantenimiento, especialmente con antipsicóticos atípicos a dosis bajas. De dichos fármacos, el mejor estudiado es olanzapina, habiendo quedado demostradas sus propiedades eutimizantes. De hecho, si un paciente respondió favorablemente en fase maníaca a olanzapina, se recomienda mantener este fármaco después de haber remitido el episodio agudo.

Solamente en el caso de pacientes claramente propensos a la depresión más que a la manía y en pacientes bipolares tipo II con hipomanías leves pero depresiones graves, se contempla la posibilidad de un tratamiento antidepresivo profiláctico, especialmente con ISRS. Otra opción terapéutica a tener en cuenta en pacientes con predominio de episodios depresivos es el uso de lamotrigina.

Tratamiento de los cicladores rápidos

El primer paso debe ser la retirada de fármacos con alto potencial de viraje si es que el paciente los estaba tomando. Frecuentemente hay que recurrir a combinaciones de fármacos para tratar a estos pacientes. La lamotrigina podría ser especialmente eficaz en bipolares tipo II[37]. Dada la elevada frecuencia de hipotiroidismo subclínico en pacientes bipolares, especialmente en cicladores rápidos, se ha propuesto como alternativa terapéutica la levotiroxina a dosis entre 150 y 400 mcg/día, con respuesta favorable ocasional.

Tratamiento durante el embarazo

No es infrecuente que durante el embarazo la paciente experimente una mejoría de su trastorno bipolar pero también puede ocurrir lo contrario. Actualmente, si la paciente recibía litio de forma regular, se tiende a mantener este tratamiento, ya que se ha comprobado que el riesgo de malformaciones no es tan alto como se había postulado (menos del 1% de malformaciones cardíacas); se ha de valorar la relación beneficio/riesgo y la decisión de la paciente en cada caso. A medida que avanza la gestación, disminuye la concentración sérica de litio, por lo que será necesario subir la dosis hasta el momento del parto. Dado que el litio pasa a la leche materna, se desaconseja la lactancia materna.

De los eutimizantes al uso, quizá el que más riesgo teratógeno supone es valproato, siendo por ello poco recomendable en la paciente fértil o gestante. Por lo tanto, en la medida de lo posible se recomienda evitar el tratamiento eutimizante con antiepiléticos como valproato o carbamazepina, al menos durante el primer trimestre del embarazo. En el caso de pacientes graves en las que sea necesario mantener el tratamiento antiepiléptico se debe añadir ácido fólico al mismo, para así disminuir el riesgo de defectos de línea media.

Otra alternativa terapéutica a contemplar en la mujer embarazada y que no conlleva ningún riesgo teratogénico es la TEC.

En caso de recaída durante el embarzo, debería iniciarse el tratamiento con antidepresivos o antipsicóticos de probada seguridad (fluoxetina, haloperidol), hasta superar el primer trimestre, tras el cual pueden administrarse con mayor seguridad los reguladores del humor.

En caso de ser necesario el uso de benzodiacepinas son preferibles las de vida media corta y se deberán suspender de forma progresiva antes del parto, para evitar un síndrome de abstinencia en el neonato.

Por último, ya que durante el embarazo, el tratamiento de mantenimiento supone un riesgo incrementado de malformaciones fetales, si es posible se planificará el embarazo en una época propicia, tras un largo período de remisión y habiendo retirado de forma escalonada el tratamiento profiláctico.

Psicoterapia

Obviamente ningún enfoque psicoterapéutico puede sustituir a la medicación, pero sí puede complementarla. Actualmente se recomienda un modelo psicoeducativo, con gran componente informativo y educativo dirigido al paciente y sus familiares[38]. Gracias a diversos estudios controlados, se ha podido constatar la utilidad de la psicoeducación en la mejora del curso de los pacientes bipolares. Intervenciones de tipo cognitivo-conductual también se han mostrado eficaces. La psicoeducación ha sido aplicada con éxito a grupos de pacientes[39], reduciendo de forma eficaz las recaídas. Una de las explicaciones de su utilidad aunque no la única, es la mejoría del cumplimiento terapéutico[40]; aún en períodos de eutímia el 50% de los pacientes bipolares hacen un mal cumplimiento terapéutico.

La principal ventaja de un tratamiento psico-educativo en un grupo de larga duración es la mejora de la calidad asistencial percibida por nuestros pacientes, lo que obviamente repercute en una mejor alianza terapéutica y un mejor cumplimiento terapéutico. La psicoeducación persigue que el paciente conozca en que consiste el trastorno bipolar, sus causas y desencadenantes, los síntomas característicos de cada fase, las distintas opciones terapéuticas, el riesgo que conlleva el uso y abuso se sustancias, que aprenda a identificar precozmente los síntomas prodrómicos, a regular sus hábitos y a manejar situaciones de estrés. El objetivo final es conseguir que el paciente deje de sentirse culpable para sentirse responsable de su enfermedad y que de esta manera adquiera conciencia de la misma y por tanto de la necesidad de tratamiento. Otro objetivo es prevenir las complicaciones de la enfermedad (conducta suicida, rupturas afectivas, problemas sociolaborales o económicos). De esta manera, se puede mejorar la actividad social e interpersonal, incrementándose el bienestar y mejorando la calidad de vida del paciente, razón última de cualquier acto médico.

Consideraciones en el manejo del litio para el médico de atención primaria

Las sales de litio, comercializadas en España como carbonato de litio (Plenur®) en comprimidos de 400 mg, se administran exclusivamente por vía oral, alcanzando una biodisponibilidad del 100%. El pico de niveles plasmáticos aparece entre los 30 minutos y las 2 horas de la administración. El comienzo de acción es lento, teniendo una latencia para el efecto máximo de entre 7 y 14 días. Se elimina por vía renal en un 95%.

Antes de iniciarse un tratamiento con litio, se debe realizar una correcta anamnesis por aparatos, prestando especial atención a la función renal, tiroidea y cardíaca, descartar un posible embarazo, practicar un análisis que incluya hemograma, perfil tiroideo y parámetros de función renal y realizar un electrocardiograma si el paciente tiene antecedentes de problemas cardíacos o es mayor de 40 años.

Se recomienda iniciar el tratamiento a dosis fraccionadas para minimizar los efectos secundarios. A los 5 días del inicio del tratamiento, se analiza una primera litemia y en función de los valores obtenidos se ajusta la dosis del fármaco, hasta alcanzar niveles de 0,8-1,2 mEq/L en la fase aguda de manía o 0,6-0,8 mEq/L en la etapa de mantenimiento.

Una vez la clínica se ha estabilizado, se determinarán litemias seriadas con frecuencia trimestral, siempre extrayéndose la muestra para análisis 12 horas después de la última toma.

Hasta un 75% de los pacientes tratados con litio experimentan algún tipo de efecto secundario, aunque la mayoría de ellos son menores y pueden reducirse o eliminarse mediante una disminución de la dosis de litio (dosis-dependiente) o un cambio en la pauta de administración. Entre los tempranos, que aparecen sólo durante el pico plasmático, alcanzando una intensidad máxima a las 2 horas de la administración, destacan los síntomas gastrointestinales y el temblor distal. Este último puede disminuir con un preparado de liberación lenta o cambiando la pauta a una sola toma nocturna, mejorando en ocasiones con propanolol. Los síntomas gastrointestinales pueden mejorar administrando el litio con las comidas.

Entre los efectos adversos tardíos, destacan alteraciones electrocardiográficas, disfunción cognitiva, efectos neuromusculares, ataxia, discrasias hematológicas, disfunción sexual, sequedad mucocutánea, empeoramiento de procesos dermatológicos, edemas en extremidades inferiores y visión borrosa. El hipotiroidismo subclínico aparece en el 30% de los pacientes tratados con litio; es menos común la incidencia de hipotiroidismo clínico, estimada en un 5%. En caso de hipofunción tiroidea se recomienda el tratamiento hormonal sustitutivo; se prefiere el uso de T4 al de T3 en estos pacientes. El litio tiene un efecto similar al de la insulina, provocando una hipoglucemia relativa que conduce a un aumento de la ingesta y del peso corporal. Por este motivo, en pacientes diabéticos hay que monitorizar con especial cuidado la respuesta a la insulina. La poliuria-polidipsia puede darse hasta en el 15-70% de los tratados con litio, con un patrón de diabetes insípida nefrogénica hasta en el 10% de los casos. La poliuria suele tratarse pasando a una pauta de administración nocturna. Si persiste, el tratamiento se basa en garantizar una ingesta hídrica adecuada con una dosis de litio lo más baja posible. En casos resistentes puede ser útil la administración de un diurético. Otros efectos secundarios menos frecuentes son la nefritis intersticial y el síndrome nefrótico, en cuyo caso se ha de suspender el tratamiento con litio.

Los signos de alerta que deben hacer sospechar una intoxicación por litio consisten en la aparición de síntomas gastrointestinales (náuseas, vómitos, diarrea persistente), neurológicos (temblor intenso, hiperreflexia, vértigo, ataxia, disartria, confusión) y malestar general, a veces acompañados de otros como visión borrosa o edemas periféricos, en especial en pacientes con riesgo de aumento de la litemia. Las interacciones farmacológicas y otras situaciones que propician la deshidratación (vómitos o diarrea persistentes, sudoración importante, dieta hiposódica) pueden desencadenar una intoxicación sin previa modificación de la dosis de litio, al favorecer el incremento de su concentración. La mayoría de los pacientes presentan efectos tóxicos con unos niveles superiores a 1,5 mEq/L; ante la sospecha de intoxicación, el litio debe ser suspendido inmediatamente. Si la litemia es superior a 2,5 mEq/L constituye una emergencia médica, ya que pueden darse crisis comiciales, arritmias cardíacas, síncope, coreoatetosis, delirium y coma, con riesgo vital.

Las interacciones farmacológicas con el litio deben tenerse en cuenta. La mayoría de diuréticos, en especial los tiazídicos, espironolactona y triamtereno, pueden aumentar los niveles de litio. Quizá el diurético que causa menos retención de litio es la furosemida, ya que actúa a un nivel tubular más proximal que las tiazidas. Otros grupos de fármacos que pueden aumentar la litemia son: AINE, IECA, beta-bloqueantes y antibióticos (tetraciclinas, metronidazol).

Todo paciente que reciba tratamiento continuado con litio debe ser informado de las manifestaciones precoces de la intoxicación por litio. Se le debe facilitar una lista de los medicamentos que aumentan la litemia e informar acerca de situaciones en las que se puede generar una intoxicación sin haber modificado la dosis. Debe comer con suficiente sal, beber abundante agua (2-3 litros diarios) y evitar el consumo de cafeína.

Otras consideraciones del tratamiento eutimizante

Los anticonceptivos hormonales pueden afectar a las concentraciones séricas de lamotrigina. Se debe prestar especial atención a las mujeres que inicien o interrumpan los anticonceptivos hormonales durante el tratamiento con lamotrigina y notificarlo al psiquiatra, para así ajustar la dosis pertinente de lamotrigina. Si se inicia el tratamiento anticonceptivo, puede ser necesario aumentar la dosis de lamotrigina hasta el doble, siempre y cuando no reciba simultánemaente inductores de la glucuronidación hepática (p.ej., carbamazepina, fenitoína o rifampicina). Aunque no hay pruebas fehacientes, no se puede descartar una disminución de la eficacia del anticonceptivo oral en mujeres que reciben lamotrigina.

Criterios de remisión al especialista (psiquiatra)

El manejo del paciente que padece un trastorno bipolar corresponde al especialista. Pero el papel del médico de atención primaria en el trastorno bipolar es fundamental para manejar las posibles complicaciones médicas, asegurar el cumplimiento terapéutico en la medida de lo posible y en algunas ocasiones administrar un tratamiento hasta que el paciente sea valorado por el especialista o atendido en el servicio de urgencias. Es importante conocer los signos y síntomas que alertan de una posible intoxicación por litio, ya que en tal caso, se deberá suspender este fármaco durante un mínimo de 48 horas y en la mayoría de los casos remitir al paciente al servicio de urgencias.

Asimismo, es importante conocer los signos precoces de recaída para remitir al paciente al psiquiatra, de forma urgente en el caso de descompensaciones maníacas, para comenzar un tratamiento lo más precozmente posible y así disminuir la gravedad del cuadro. Los síntomas prodrómicos de la fase maníaca más frecuentes son: disminución de las horas de sueño o alteraciones en el patrón de sueño; irritabilidad, impaciencia o aumento de la frecuencia de discusiones; aumento del nivel de energia; aparición de nuevos intereses, proyectos o bien recuperación de intereses propios de otras etapas de la vida; aumento del deseo sexual. Los cambios en la manera de vestir, hablar más rápido o conducir más deprisa pueden ser otros síntomas que anuncien una fase de manía franca.

Los pródromos de una depresión bipolar son bastante más difíciles de detectar, aunque al ser el inicio más lento que el de un episodio de manía, existe más tiempo para actuar. Una de las formas prodrómicas más frecuentes es la apatía, que suele implicar un deterioro del patrón de actividad. Es frecuente también el descenso en el rendimiento académico-laboral, así como las quejas subjetivas de alteración de la memoria y la atención. El cansancio y el malestar físico son otros síntomas característicos. Los pacientes que comienzan una fase depresiva pueden empezar a disfrutar menos en las actividades de ocio o preocuparse por temas que habitualmente no resultaban problemáticos. Ante la detección de dichos síntomas prodrómicos en un paciente bipolar, se recomienda derivarle al psiquiatra antes de pautar ningún antidepresivo, dado el riesgo de inducir un viraje súbito hacia manía o favorecer la aparición de ciclación rápida.

Es oportuno remitir al especialista si una paciente bipolar desea quedar embarazada, para así planificar el embarazo y valorar la medicación más propicia durante el mismo. En el caso de que la paciente quede embarazada sin planificación previa, también deberá ser remitida a su especialista para valorar una reestructuración terapéutica.

TRASTORNOS ESQUIZOAFECTIVOS

Concepto

El trastorno esquizoafectivo es una entidad clínica definida por la conjugación de síntomas característicos de esquizofrenia y otros que conforman un síndrome afectivo, en la que ambos grupos de síntomas aparecen durante una parte sustancial de la evolución de la enfermedad. El término de psicosis esquizoafectiva fue acuñado por Kasanin para designar una serie de casos que difícilmente encajaban en la categoría de demencia precoz (esquizofrenia) o la de psicosis maníaco-depresiva (trastorno bipolar); ya otros autores habían señalado anteriormente la existencia de este grupo intermedio de pacientes. El concepto y los criterios diagnósticos del trastorno esquizoafectivo, que aún hoy en día suponen una de las discusiones más polémicas en el ámbito de la nosología psiquiátrica, han ido evolucionando, acercándose progresivamente hacia los trastornos afectivos.

Epidemiología

El trastorno esquizoafectivo podría suponer entre el 10 y el 30% de los cuadros psicóticos en pacientes hospitalizados. Su prevalencia se ha estimado entre un 0,5 y un 0,8%, dependiendo entre otras cosasde los criterios diagnósticos utilizados, aunque los datos epidemiológicos son escasos y difíciles de interpretar.

Etiopatogenia

Al no existir una clara delimitación del trastorno esquizoafectivo, las hipótesis etiopatogénicas postuladas incluyen factores relativos tanto a la esquizofrenia como a los trastornos bipolares. Las hipótesis más respaldadas actualmente sugieren que se trata de una categoría heterogénea que incluye formas de esquizofrenia, trastornos afectivos y quizá un subgrupo de esquizoafectivos puros, aunque otros autores defienden que el trastorno esquizoafectivo representa las formas intermedias de un *continuum* que va desde la esquizofrenia a los trastornos afectivos (Reinares y cols., en prensa). Los estudios de herencia han determinado que los factores genéticos juegan un papel al menos igual de relevante que para estos trastornos mentales.

Cuadro clínico, clasificación y diagnóstico

Por definición, en el trastorno esquizoafectivo puede aparecer cualquier síntoma de los clásicamente atribuidos a esquizofrenia añadido a síntomas afectivos en forma de síndrome maníaco, depresivo o mixto. Son frecuentes los delirios de perjuicio y autorreferencia, así como las alucinaciones auditivas. Algunos de estos pacientes presentan característicamente ilusiones y alucinaciones en la esfera visual, olfativa y cenestésica, fenómenos menos comunes en la esquizofrenia, en ocasiones unidos a un estado de perplejidad y agitación psicomotora.

Los esquizoafectivos bipolares pueden sufrir cuadros maniformes en los que la clínica psicótica puede oscurecer el componente afectivo. Suelen carecer de la jovialidad, sociabilidad y el ingenio de los maníacos puros. Los esquizoafectivos depresivos (unipolares) padecen episodios en los que se conjugan síntomas de esquizofrenia con clínica depresiva manifiesta. Las clasificaciones actuales admiten la existencia de episodios puramente esquizofreniformes (es decir, de duración entre 1 y 6 meses) en estos pacientes, aunque es habitual que las descompensaciones aúnen síntomas psicóticos abigarrados con clínica afectiva y el curso sea deteriorante, especialmente en esquizoafectivos depresivos[41].

El diagnóstico de esta entidad es clínico. Existen discrepancias notables entre los criterios diagnósticos empleados por las clasificaciones vigentes europeas (CIE-10) y americanas (DSM-IV). La CIE-10 exige para el diagnóstico la presencia de sintomatología típicamente esquizofrénica durante al menos dos semanas, en el mismo episodio en el que concurre un trastorno afectivo moderado o grave, apareciendo ambos simultáneamente durante al menos parte del episodio. La DSM-IV introduce un criterio longitudinal, requiriendo que en algún momento de la evolución coincidan un episodio afectivo junto con síntomas característicos de esquizofrenia, incluyendo los negativos, que haya sintomatología positiva durante 2 semanas en ausencia de síntomas afectivos acusados, y que la clínica afectiva ocupe una parte sustancial de la duración total de la enfermedad. Estas diferencias hacen que un subgrupo de pacientes reciban el diagnóstico de esquizoafectivos según la CIE-10 y de bipolares con síntomas psicóticos no congruentes con el estado de ánimo según la DSM-IV, aunque probablemente no existen grandes diferencias entre ambas en cuanto al curso clínico.

El diagnóstico diferencial debe establecerse con cuadros de etiología médica o debidos al efecto de sustancias, esquizofrenia y trastornos afectivos. La presencia de síntomas maniformes o mixtos en un paciente aparentemente esquizofrénico debe hacer reconsiderar este diagnóstico. Los síntomas depresivos, no obstante, participan con frecuencia en la evolución de la esquizofrenia, por lo que debe considerarse esquizoafectivo depresivo al paciente en el que el síndrome depresivo se da conjuntamente con los síntomas típicos de esquizofrenia en algún momento y supone una parte sustancial del tiempo total de evolución del trastorno.

Evolución

El curso clínico es variable, aunque en general supone un punto intermedio entre la esquizofrenia y el trastorno bipolar, considerando principalmente la adaptación sociolaboral de los pacientes[42]. Las complicaciones del trastorno esquizoafectivo son similares a las reseñadas en la esquizofrenia y el trastorno bipolar, siendo especialmente preocupante por su frecuencia y gravedad el suicidio.

Tratamiento

El pilar fundamental del tratamiento de las fases agudas de los trastornos esquizoafectivos consiste en el tratamiento antipsicótico. Se prefiere en general el uso de agentes atípicos como risperidona y olanzapina, dado el nivel de eficacia al menos comparable con haloperidol en ensayos controlados, junto con un efecto más favorable sobre la sintomatología depresiva y una menor incidencia de efectos secundarios extrapiramidales. Otros antipsicóticos atípicos como ziprasidona, quetiapina o aripiprazol disponen de datos limitados a favor de su eficacia en las fases agudas de este trastorno. En casos de resistencia al tratamiento antipsicótico siempre se debe considerar el uso de clozapina, cuya eficacia ha sido probada en distintos ensayos controlados y abiertos. El empleo de otros fármacos en combinación con antipsicóticos durante la descompensación aguda es una estrategia habitual, aunque las pruebas que apoyan esta práctica son escasas. Los más usados en combinación con antipsicóticos son los estabilizadores del estado de ánimo, fundamentalmente litio, ácido valproico o carbamazepina. Los datos de combinación con lamotrigina son escasos, aunque tendría sentido en pacientes con polaridad predominante depresiva[43]. La adición de antidepresivos en pacientes esquizodepresivos no se ha estudiado de forma sistemática, por lo que debería restringirse a pacientes con sintomatología depresiva grave refractaria al tratamiento antipsicótico; el uso de antidepresivos tricíclicos se desaconseja en general, puesto que hay datos que apuntan hacia un efecto negativo sobre la sintomatología psicótica y existe riesgo de inducción de ciclos rápidos, como se ha descrito en enfermos bipolares.

La naturaleza crónica y recurrente del trastorno esquizoafectivo obliga a establecer un tratamiento de mantenimiento que tenga por objetivo la reducción a medio y largo plazo de los episodios agudos y las complicaciones secundarias. En principio, una estrategia recomendable es mantener el tratamiento que se haya demostrado efectivo en la fase aguda. Los fármacos más estudiados como tratamiento profiláctico han sido risperidona, olanzapina, clozapina, haloperidol, litio, valproato y carbamazepina. Parece que la carbamazepina ofrece ciertas ventajas sobre el litio en el tratamiento de los pacientes esquizodepresivos, pero se debe ser cuidadoso con las interacciones, ya que la carbamazepina es un inductor del metabolismo y podría reducir la eficacia de otros fármacos, como los antipsicóticos. El litio podría ser una buena opción en pacientes esquizoafectivos bipolares con predominio de la clínica afectiva. Una de las combinaciones más estudiadas es la de clozapina junto con un estabilizador del estado de ánimo, en casos de fármaco-resistencia. Los pacientes que experimentan recaídas relacionadas con el incumplimiento terapéutico pueden beneficiarse del tratamiento con risperidona inyectable de larga duración.

La terapia electro-convulsiva se debe considerar en cuadros resistentes al tratamiento farmacológico, tanto durante la fase aguda como en la de mantenimiento.

Apenas hay estudios sobre la eficacia de la psicoterapia en estos pacientes. No obstante, el abordaje psicoeducativo, el entrenamiento en habilidades sociales y la terapia ocupacional pueden tener sus indicaciones.

LECTURAS RECOMENDADAS

Vieta E: Abordaje actual de los trastornos bipolares. Masson, Barcelona, 1999.

Texto breve y sencillo que aborda todos los aspectos clínicos relevantes para el diagnóstico y tratamiento de estos trastornos, escrito para médicos generales, residentes de psiquiatría, y psiquiatras no especializados en trastorno bipolar. La única área que ha quedado desfasada es la del tratamiento.

Vieta E: Novedades en el tratamiento del trastorno bipolar. Panamericana, Madrid, 2003.

Libro que incorpora los últimos avances terapéuticos y complementa el anterior.

Vallejo J: Introducción a la psicopatología y la psiquiatría (6ª edición). Elsevier-Masson, Barcelona, 2006.

Tratado ya clásico de psiquiatría en lengua española que incluye capítulos dedicados a los trastornos bipolares con información actualizada a fecha de hoy de sus aspectos clínicos, diagnósticos, y terapéuticos.

BIBLIOGRAFÍA

1. Hirschfeld RM, Calabrese JR, Weismann MM y cols.: *Screening* for bipolar disorder in the community. *J Clin Psychiatry* 2003; 6:53-59.

2. Fañanás L, Gutiérrez B: Etiopatogenia: genética. En: Transtornos Bipolares. Vieta y Gasto Edrs., Springer-Verlag Ibérica, 1997; 39-72.

3. Bauer MS, Whybrow PC, Winokur A: Rapid cycling bipolar affective disorder. I. Association with grade I hypothyroidism. *Arch Gen Psychiatry* 1990 May; 47(5):427-32.

4. Goodwin FK, Jamison KR: The natural course of manic-depressive illness. En: Post RM, Ballenger JC (eds.) *Neurobiology of mood disorders Baltimore,* Williams & Wilkins,1984; 20-3.

5. Young LT, Warsh JJ, Kish SJ, Shannak K, Hornykeiwicz O: Reduced brain 5-HT and elevated NE turnover and metabolites in bipolar affective disorder. *Biol Psychiatry* 1994 Jan 15;35(2):121-7.

6. Chen G, Masana MI, Manji HK: Lithium regulates PKC-mediated intracellular cross-talk and gene expression in the CNS in vivo. *Bipolar Disord* 2000 Sep; 2(3 Pt 2):217-36.

7. Strakowski SM, Adler CM, DelBello MP: Volumetric MRI studies of mood disorders: do they distinguish unipolar and bipolar disorder? *Bipolar Disord* 2002 Apr; 4(2):80-8.

8. Dupont RM, Butters N, Schafer K, Wilson T, Hesselink J, Gillin JC: Diagnostic specificity of focal white matter abnormalities in bipolar and unipolar mood disorder. *Biol Psychiatry* 1995 Oct 1;38(7):482-6.

9. AnismanH, Zaharia MD, Meaney MJ, Merali Z: Do early life-events permanently alter behavioural and hormonal responses to stressors? *Int J Dev Neurosci* 1998; 16:149-164.

10. Winokur G, Clayton, Reich T: Manic-Depressive Illnes. C. V. Mosby company, St Louis, mM.O., 1969.

11. Vieta E: Predicción de recaídas en los trastornos bipolares. En: Vallejo J (ed.) *Update Psiquiatría* 1996. Barcelona, Masson.

12. Strakowski SM, Keck PE, McElroy SL y cols.: Chronology of comorbid and principal syndromes in first-episode Psychosis. *Compr Psychiatry* 1995; 6:1-8.

13. Judd LL, Akiskal HS, Schettler PJ, Coryell W, Endicott J, Maser JD, Solomon DA, Leon AC, Keller MB: A prospective investigation of the natural history of the long-term weekly symptomatic status of bipolar II disorder. *Arch Gen Psychiatry* 2003; 60:261-269.

14. Tohen M, Hennen J, Zárate CM, Baldessarini RJ, Strakowski SM, Stoll AL, Faedda GL, Suppes T, Gebre-Medhin P, Cohen BM: Two-year syndromal and functional recovery in 219 cases of first-episode major affective disorder with psychotic features. *Am J Psychiatry* 2000; 157:220-8.

15. Ferrier IN, Thompson JM: Cognitive impairment in bipolar affective disorder. Implications for the bipolar diathesis. *Br J Psychiatry* 2002; 180:293-5.

16. Quraishi S, Frangou S: Neuropsychology of bipolar disorder: a review. *J Affect Disorder* 2002; 72:209-26.

17. Chowdhury R, Ferrier IN, Thompson JM: Cognitive dysfunction in bipolar disorder. *Curr Opin Psychiatry* 2003; 16:7-12.

18. Martínez-Arán A, Vieta E, Colom F, Reinares M, Torrent C, Benabarre A, Goikolea JM, Comes M, Salamero M: Cognitive Function across with (hypo) Manic, Depressed And Euthymic States In Bipolar Disorder. *Am J Psychiatry* 2004a; 161:262-270.

19. Martinez-Aran A, Vieta E, Colom F, Torrent C, Sanchez-Moreno J, Reinares M, Benabarre A, Goikolea JM, Brugue E, Daban C, Salamero M: Cognitive impairment in euthymic bipolar patients: implications for clinical and functional outcome. *Bipolar Disord* 2004b Jun; 6(3):224-32.

20. Scott J: Overcoming Mood Swings. Constable Robinson London 2002; 21-36.

21. Hirschfeld RMA, Lewis L, Vornik LA: Perceptions and impact of bipolar disorder: how far have we really come? Results of the national depressive and manic-depressive association 2000 survey of individuals with bipolar disorder. *J Clin Psychiatry* 2003a; 64:161-174.

22. Lish JD, Dime-Meenan S, Whybrow PC, Price RA, Hirschfeld RM: The National Depressive and Manic-depressive Association (DMDA) survey of bipolar members. *J Affect Disord* 1994 Aug; 31(4):281-94.

23. Sánchez-Moreno J, Vieta E, Zaragoza S, Barrios M, De Gracia M, Lahuerta J, Sánchez G: Proceso de adaptación al español del cuestionario Mood Disoder Questionnaire. *Psiq Biol* 2005; 12(4):137-43.

24. Hirschfeld RM, Williams JB, Spitzer RL, Calabrese JR, Flynn L, Keck PE, Jr., Lewis L, McElroy SL, Post RM, Rapport DJ, Russell JM, Sachs GS, Zajecka J: Development and validation of a *screening* instrument for bipolar spectrum disorder: the Mood Disorder Questionnaire. *Am J Psychiatry* 2000; 157:1873-1875.

25. Angst J, Adolfsson R, Benazzi F, Gamma A, Hantouche E, Meyer TD, Skeppar P, Vieta E, Scott J: The HCL-32: towards a self-assessment tool for hypomanic symptoms in outpatients. *J Affect Disord* 2005; 88:217-233.

26. Vieta E: Diagnosis and classification of psychiatric disorders. En: Sussman, N (dir): *Anticonvulsants in Psychiatry,* pags. 3-8. Round table series n 64. The Royal Society of Medicine Press, Londres, 1999b.

27. Akiskal HS, Mallya G: Criteria for the "soft" bipolar spectrum: treatment implications. *Psychopharmacol Bull* 1987; 23(1):68-73.

28. Vieta E, Gastó C, Otero A y cols.: Características clínicas del trastorno bipolar tipo II, una categoría válida de difícil diagnóstico. *Psiq Biol* 1994; 1:104-110.

29. Coryell W, Endicott J, Keller M: Rapidly cycling affective disorder. Demographics, diagnosis, family history and course. *Arch Gen Psychiatry* 1992; 49:126-131.

30. Vieta E, Martínez de Osaba M J, Colom F y cols.: Enhanced corticotropin-releasing hormone as a predictor of mania in euthymic bipolar patients. *Psychol Med* 1999a; 29:971-978.

31. Bottri T, Hu B, Hillaire-Buys D y cols.: Clonazepam in acute mania. Time-blind evolution of clinical response and concentrations in plasma. *J Affect Disord* 1995; 3:21-27.

32. Vieta E, Gastó C, Colom F, Reinares M, Martínez-Arán A, Benabarre A, Akiskal HS: The role of risperidone in bipolar II: An open six-month study. *J Affect Disord* 2001; 67:213-219.

33. Vieta E: The treatment of mixed states and the risk of switching to depression. *Eur Psychiatry* 2005; 20:96-100.

34. Calabrese JR, Bowden CL, Sachas S G y cols.: A double-blind placebo-controlled study of lamotrigine monotherapy in outpatients with bipolar I depression. *J Clin Psychiatry* 1999; 60:79-88.

35. Tohen M, Vieta E, Calabrese J y cols.: Efficacy of olanzapine and olanzapine-fluoxetine combination in the treatment of bipolar I depression. *Arch Gen Psychiatry* 2003b; 60:1079-1088.

36. Calabrese JR, Keck PE, Macfadden W y cols.: A randomized, double-blind, placebo-controlled trial of quetiapine in the treatment of bipolar disorder I or II depression. *Am J Psychiatry* 2005; 162:1351-1360.

37. Calabrese JR, Suppes T, Bowden CL, Sachs GS, Swann AC, McElroy SL, Kusumakar V, Ascher JA, Earl NL, Greene PL, Monaghan ET. A double-blind, placebo-controlled, prophylaxis study of lamotrigine in rapid-cycling bipolar disorder. Lamictal 614 Study Group. *J Clin Psychiatry* 2000 Nov; 61(11):841-50.

38. Vieta E, Colom F: Psychological interventions in bipolar disorder: From wishful thinking to an evidence-bases approach. *Acta Psychiat Scand* 2004; Suppl(422): 34-38.

39. Colom F, Vieta E, Martínez-Arán A y cols.: A randomized trial on the efficacy of group psychoeducation in the prophylaxis of recurrences in bipolar patients whose disease is in remission. *Arch Gen Psychiatry* 2003a; 60:402-407.

40. Colom F, Vieta E, Reinares M, Martinez-Aran A, Torrent C, Goikolea JM, Gasto C: Psychoeducation efficacy in bipolar disorders: beyond compliance enhancement. *J Clin Psychiatry* 2003b Sep; 64(9):1101-5.

41. Vieta E: Trastornoc bipolares y esquizoafectivos. En: Vallejo J (ed.): *Introducción a la Psicopatología y la Psiquiatría* (4ª ed). Barcelona, Masson, 1998; 541-570.

42. Benabarre A, Vieta E, Colom F y cols.: Bipolar disorder, schizoaffective disorder and schizophrenia: epidemiological, clinical and prognostic differences. *Eur Psychiatry.* 2001 Apr; 16(3):167-72.

43. Colom F, Vieta E, Daban C, Pacchiarotti I, Sánchez-Moreno J: Clinical and therapeutic implications of predominant polarity in bipolar disorder. *J Affect Disord* 2006; 93:13-17.

3.6

Trastornos de ansiedad

Andrés Herrán, Fernando Hoyuela, María Parrilla
y José Luis Vázquez-Barquero

INTRODUCCIÓN

La ansiedad es en principio una emoción humana normal, cuya función inicialmente es activadora ante una amenaza, movilizando actividad o tensión, lo que aumenta la capacidad de respuesta del individuo. Ante una situación potencialmente amenazante se producen una serie de cambios en el organismo destinados a la preparación para hacer frente a la amenaza. Esta respuesta tiene un carácter adaptativo desde el punto de vista filogenético, facilitando la focalización de la atención en la amenaza, la activación de los sistemas fisiológicos implicados en las respuestas motoras y la motivación para la acción. De hecho, la relación entre la activación producida por un agente estresante y la actuación o el rendimiento, suele mantener una forma de U invertida, según la ley formulada por Yerkes y Dodson (fig. 1). Si bien los niveles bajos y medios de activación hacen que ésta actúe como facilitador del rendimiento y ejecución de cualquier tarea, cuando se elevan demasiado los niveles de intensidad del estresante, la activación excesiva entorpece la ejecución.

Ansiedad normal y patológica

La ansiedad se transforma en una condición patológica en el momento en que el estímulo no la justifica o se produce de forma demasiado intensa o prolongada en el tiempo, por lo que la diferenciación entre lo que es normal y patológico se basa en la mayoría de los casos en criterios cuantitativos más o menos arbitrariamente consensuados. Así pues, los criterios para establecer la diferenciación entre lo normal y lo patológico se basan en la interferencia que los síntomas causan en la vida del sujeto, la incapacidad para controlarla, la falta de justificación por el objeto desencadenante, la duración y el acompañamiento de síntomas físicos. Por lo tanto, y como en el resto de las emociones, debemos considerar que la ansiedad es patológica cuando es:

- Persistente (criterio de duración).
- Generalizada (criterio de extensión).
- Desproporcionada (para el estímulo que las origina).
- Sin capacidad de respuesta (no puede ser controlada).
- Dolorosa.

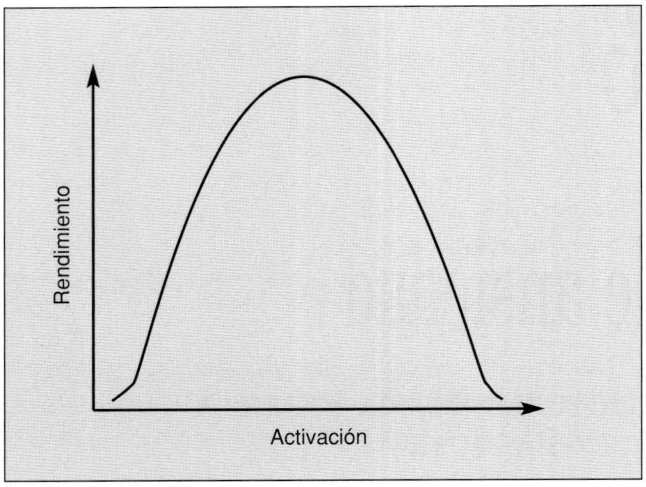

Figura 1. Ley de Yerkes-Dodson.

Desde el punto de vista psicopatológico, la ansiedad se define como una sensación de tensión que anticipa la presencia de un daño al organismo. Es una emoción similar al miedo, pero en la que a diferencia de éste, no hay una causa inmediata. De hecho a la ansiedad se la suele denominar "el miedo sin objeto". La ansiedad se manifiesta a varios niveles. Se suele hablar de manifestaciones cognitivas, motoras, vegetativas y conductuales:

- Cognitivas; temor, insomnio, irritabilidad.
- Motoras; temblor, tensión muscular, fatigabilidad.
- Vegetativas; disnea, palpitaciones, náuseas, sudoración, polaquiuria, escalofríos.
- Conductuales; evitación, huida.

A veces se distingue entre la *ansiedad* (el componente psíquico de temor indefinido) y *angustia* (relacionado con el componente somático y visceral, con la inhibición, etc.), pero en ocasiones —sobre todo en el lenguaje popular— los dos términos se usan de forma indistinta. De hecho, la Clasificación Internacional de Enfermedades de la OMS (CIE-10), en su prólogo a la edición española, resalta que considera como sinónimos a las palabras ansiedad y angustia.

Ansiedad y trastornos de ansiedad

Como se ha comentado, la ansiedad puede presentarse desde en condiciones "normales" hasta en cualquier trastorno mental. Por su parte, los trastornos de ansiedad son un conjunto de enfermedades mentales en las que la ansiedad es el síntoma fundamental. Como otros trastornos, tanto la CIE-10 como el manual diagnóstico de la Asociación Psiquiátrica Norteamericana (DSM-IV) proponen criterios diagnósticos de inclusión para todos ellos. Una diferencia fundamental entre este grupo de trastornos y otros trastornos mentales, es que en los trastornos de ansiedad, los *síntomas* son similares en los diversos trastornos; son síntomas de ansiedad patológica. La diferencia entre ellos estriba en la situación en la que se presenta esta ansiedad patológica y que se muestran de forma sencilla en la tabla I (ver más adelante en "Cuadros Clínicos").

El Trastorno Obsesivo Compulsivo ha estado clásicamente incluido dentro de la categoría de trastornos de ansiedad, pero varios hallazgos desde el punto de vista clínico, etiológico, etc. han llevado a varios autores a separarlo de los otros trastornos de ansiedad. El Trastorno Obsesivo Compulsivo se trata en el siguiente capítulo de este libro (3.7).

A continuación se repasarán las hipótesis etiológicas sobre la ansiedad. Posteriormente se reseñan la epidemiología, curso, pronóstico, consecuencias y tratamiento general de los trastornos de ansiedad. Finalmente, se describen las características clínicas y del tratamiento de los diferentes trastornos de forma separada.

ETIOPATOGENIA

Al igual que en otros trastornos mentales es necesario considerar la psicopatología ansiosa desde un punto de vista biopsicosocial en la que se implican diferentes mecanismos y situaciones en interacción compleja. Ningún modelo por separado puede explicar totalmente el desarrollo de esta condición, por lo que casi nunca podemos centrarnos

TABLA I
CLASIFICACIÓN DEL TRASTORNO DE ANSIEDAD SEGÚN LA PRESENTACIÓN DE LA ANSIEDAD

Súbita	Trastorno de angustia
Sin escapatoria	Agorafobia
Objeto o situación	Fobia específica
Relaciones sociales	Fobia social
Consecuencia de trauma	Trastorno por estrés postraumático y por estrés agudo
Constante	Trastorno de ansiedad generalizada

en una causa única en la explicación de un cuadro o en la búsqueda de soluciones. Evidentemente, esto tiene repercusiones en el tratamiento, y en la mayoría de los casos el mejor abordaje suele ser utilizar de forma conjunta farmacoterapia y psicoterapia.

Teorías Biológicas

Hipótesis Neurobioquímicas

Diferentes estudios de provocación ponen de manifiesto la importancia de los factores bioquímicos en los trastornos de ansiedad: cafeina, lactato, yohimbina, CO_2, etc., así como los cambios derivados del proceso de hiperventilación (hipocapnia, etc.). Otras hipótesis destacan la alteración de la acción de la noradrenalina, la hipersensibilidad vegetativa adrenérgica periférica, así como la disfunción de otros neurotransmisores como la serotonina o el GABA.

Desde la perspectiva neuroendocrinológica se ha implicado al eje hipofisosuprarrenal en la ansiedad anticipatoria y generalizada. Los estudios de sueño han demostrado una disminución de la latencia y densidad REM, aunque menos acusada que en los pacientes depresivos.

Hipótesis Neuroanatómicas

Entre las estructuras neuroanatómicas más estudiadas destacan el *locus coeruleus*, implicado en el origen de las crisis de angustia, y el cortex prefrontal en relación con la ansiedad anticipatoria. Algunos estudios con neuroimagen estructural y funcional se han encontrado alteraciones en los ventrículos laterales y el lóbulo temporal, en el córtex frontal y áreas occipitales, si bien los resultados no son concluyentes.

Hipótesis Genéticas

Factores ligados a la herencia genética serían la estructura y el funcionamiento del sistema nervioso central y la forma de reaccionar de éste (hiperreactividad). Los factores genéticos parecen especialmente implicados en la herencia del trastorno de angustia y menos en la ansiedad generalizada y fobias (excepto en la del tipo sangre-inyecciones). El modo de transmisión —como en el resto de los trastorno mentales— no está claro, pero parece probable un patrón poligénico con baja penetrancia.

Teorías Psicológicas

Modelos Conductuales

Los modelos conductuales explicarían las respuestas de ansiedad como fruto de procesos de condicionamiento ante determinados estímulos. A través de diferentes asociaciones se podrían generalizar a toda una gama de estímulos sin necesidad de experimentar una interacción directa con los mismos. Por otro lado, estos modelos enfatizan la importancia de las consecuencias de las conductas realizadas ante los estímulos ansiógenos, explicando el mantenimiento de las evitaciones. Mientras que el objetivo del tratamiento sería conseguir un descenso de la ansiedad mediante la confrontación continuada con la situación temida, la existencia de un mecanismo de reforzamiento negativo en las respuestas de escape o evitación hace que los miedos se perpetúen.

Modelos Cognitivos

Los modelos cognitivos enfatizan la importancia del procesamiento de información en la sintomatología ansiosa. En condiciones normales, la ansiedad se produce cuando un individuo se ve expuesto a una situación amenazante, ante la cual no dispone de recursos suficientes. Los individuos con trastornos de ansiedad presentarían unos sesgos y distorsiones cognitivas en el procesamiento de información que les llevarían, por un lado, a magnificar el carácter amenazante de eventos y situaciones, y por otro, a minimizar sus recursos y capacidades para hacer frente a tales situaciones. Este proceso explica la ansiedad sufrida ante eventos que no la producen en otros individuos, así como la expectación ansiosa y la consiguiente evitación.

Modelos Psicodinámicos

Desde el modelo psicoanalítico clásico se entiende la ansiedad como resultado de la excitación sexual no canalizada adecuadamente. La tensión generada por la excitación sexual no liberada pone en marcha diferentes mecanismos de defensa ante un peligro pulsional inaceptable para el yo, siendo la sintomatología ansiosa consecuencia del fracaso en su elaboración psíquica.

Modelos Personológicos

Determinadas características de personalidad hacen a las personas más sensibles a padecer mayores reacciones ante situaciones estresantes. Entre ellas pueden destacarse el *neuroticismo* o la *ansiedad rasgo* como tendencia a experimentar episodios de ansiedad, así como determinados trastornos de la personalidad.

OTROS FACTORES DE RIESGO Y FACTORES ETIOPATOGÉNICOS

En trabajos epidemiológicos a gran escala (ver más adelante) se han documentado las influencias de los factores sociodemográficos sobre los trastornos por ansiedad y así se han mostrado como factores de riesgo para los trastornos de ansiedad[1].

- Para el trastorno de pánico: el sexo femenino y las edades medias.
- Para la agorafobia: también el sexo femenino y la raza afro-americana. Respecto al medio rural-urbano hay datos contradictorios.
- Para la fobia social: el sexo femenino, tener de18 a 29 años, la educación baja, el estado civil soltero y la clase socioeconómica baja.
- Para la ansiedad generalizada, el sexo femenino, una edad por debajo de 30 años, y la raza afro-americana.

Se han encontrado altas tasas de acontecimientos vitales estresantes —sobre todo producidos en la infancia— en muestras de individuos con trastorno de pánico y otros trastornos de ansiedad. Los acontecimientos vitales negativos más consistentemente encontrados son: pérdidas o separaciones tempranas, entornos familiares gravemente desestructurados; abuso físico o sexual; y abuso de alcohol parental o divorcio de los progenitores. Asimismo, el trastorno de pánico se relaciona con otras condiciones como la ansiedad de separación en la infancia, o la sensibilidad a la ansiedad [2].

EPIDEMIOLOGÍA

Los trastornos de ansiedad forman el grupo de trastornos mentales más comunes en la población general [3,4]. Las tasas de prevalencia para toda la vida son de 1 de cada cinco hombres y casi una de cada tres mujeres. Debemos ser especialmente cuidadosos en el diagnóstico, ya que es un grupo de trastornos en el que la comorbilidad es altamente frecuente, tanto entre ellos como con otras condiciones psiquiátricas —principalmente con la depresión— oscilando esta comorbilidad entre un 30% de manera temporal, hasta un 60% para toda la vida.

En el estudio *Nacional Comorbidity Survey*[5] la fobia social y la fobia simple conformaban dos de los cuatro diagnósticos más frecuentes junto con el trastorno depresivo mayor y la dependencia alcohólica. En concreto, para un año, el 17% de la población había presentado un trastorno de ansiedad. La fobia social y la fobia simple con un 8 y 9% respectivamente eran los cuadros más prevalentes. La ansiedad generalizada afectaba a un 3% de la población, el trastorno de pánico al 2,3% y la agorafobia sin ataques de pánico a un 2,8%. En la tabla II se presentan los datos del *European Study of the Epidemiology of Mental Disorders* (ESEMeD)[3], el estudio epidemiológico a gran escala más reciente que fue realizado en 6 países europeos (entre ellos en España). Se muestran las tasas de prevalencia a un año y para toda la vida de los distintos trastornos de ansiedad.

En lo que se refiere a poblaciones atendidas en atención primaria, hay que hacer especial mención al estudio multicéntrico de la OMS *Psychological Problems in General Health Care*[6] llevado a cabo con más de 25.000 pacientes en centros de atención primaria en 14 países. En él, se encontraron unas prevalencias del 7,9% de ansiedad generalizada, el 1,1% de ataques de pánico, el 1% de agorafobia con pánico y el 0,5% en la población estudiada con agorafobia sin pánico.

Finalmente, hay que recordar que los estudios epidemiológicos indican que la comorbilidad es más la norma que la excepción dentro de los trastornos mentales, y que el hecho de presentar otro trastorno mental en realidad aumenta las probabilidades de padecer también un trastorno de ansiedad. En estos estudios se demuestra que entre el 50 y 60 por ciento de los sujetos diagnosticados de un trastorno mental cumplen en realidad criterios para más de dos trastornos. En los trastornos por ansiedad es frecuente la comorbilidad con los trastornos por abuso de sustancias, los trastornos psicóticos, y fundamentalmente con los cuadros depresivos, que por ejemplo hasta en un tercio de los casos pueden ir acompañados de ataques de pánico.

En general, los trastornos de ansiedad presentan un curso relativamente estable y una cronicidad mayor a la que se les suele suponer. En una revisión sobre estudios longitudinales en pacientes con trastornos de ansiedad, tanto en la comunidad como en atención primaria, se concluyó que los pacientes con cuadros ansiosos presentaban un curso caracterizado por cierta cronicidad, con síntomas residuales, con deterioro en la función social incluso tras años, y una frecuente complicación con cuadros depresivos. Los mejores predictores de su curso son la gravedad y duración de los síntomas, así como la comorbilidad con síntomas depresivos. En trabajos realizados específicamente en atención primaria con pacientes en tratamiento se ha demostrado que aunque los pacientes mejoran hasta el dejar de cumplir

TABLA II
PREVALENCIA DE TRASTORNOS MENTALES EN SEIS PAÍSES EUROPEOS (ESTUDIO ESEMeD)

	Prevalencia para toda la vida (%)			*Prevalencia anual (%)*		
	Total	*Hombres*	*Mujeres*	*Total*	*Hombres*	*Mujeres*
Cualquier trastorno de ansiedad	13,9	9,5	17,5	6,4	3,8	8,7
Trastorno de angustia	2,1	1,6	2,5	0,8	0,6	1,0
Agorafobia	0,9	0,6	1,1	0,4	0,2	0,6
Fobia específica	7,7	4,9	10,3	3,9	1,5	5,0
Fobia social	2,4	1,9	2,9	1,2	0,9	1,4
Trastorno por Estrés Postraumático	1,9	0,9	2,9	0,9	0,4	1,3
Trastorno de ansiedad generalizada	2,8	2,0	3,6	1,0	0,5	1,3

Alonso y cols, 2004[3].

los criterios diagnósticos, con frecuencia no se recuperan totalmente y este estado de remisión parcial se asocia a una discapacidad residual[7].

CONSECUENCIAS DE LOS TRASTORNOS POR ANSIEDAD

Podemos clasificar las consecuencias de los trastornos por ansiedad en aquellas que repercuten en el propio individuo y las consecuencias de otro tipo (económicas, etc.). En el primer sentido se pueden incluir los trabajos sobre la calidad de vida. Los trastornos de ansiedad se encuentran asociados a una pobre calidad de vida y a un claro deterioro social y ocupacional en los pacientes que lo padecen[8]. En cuanto a las consecuencias para la sociedad, constituyen la mayor parte del gasto económico generado por las enfermedades mentales en los EEUU, con un 32% del total, por encima de trastornos como la esquizofrenia o los trastornos depresivos[9].

Como muestra, en la tabla III se representa la discapacidad de varios trastornos de ansiedad y otros trastornos mentales en el estudio de la OMS en atención primaria comentado anteriormente [7], donde por ejemplo, la disfunción ocupacional moderada o severa se da en al menos uno de cada cuatro pacientes con ansiedad generalizada y en la mitad de los que tienen trastorno de pánico.

TRATAMIENTO GENERAL DE LOS TRASTORNOS DE ANSIEDAD

Como en otros trastornos mentales, el tratamiento de los pacientes con trastornos de ansiedad en atención primaria no incluye sólo el aspecto farmacológico, sino también la información al paciente y su familia, tratamientos psicoterápéuticos y derivación a los servicios mental cuando esté indicado. Los principios generales del tratamiento son comunes a los comentados para los pacientes con trastornos depresivos, por lo que se remite al lector al capítulo 3.4 de este libro.

La necesidad de tratamiento dependerá de la severidad y persistencia de los síntomas, el grado de afectación de las diversas áreas de funcionamiento del individuo y la comorbilidad psiquiátrica asociada.

TABLA III
DISCAPACIDAD SEGÚN DIAGNÓSTICO CIE-10 DE TRASTORNOS DE ANSIEDAD Y OTROS TRASTORNOS MENTALES

Diagnóstico CIE-10	**Disfunción ocupacional moderada/severa (%)**	**Disfunción física moderada/severa (%)**
PACIENTES PSIQUIÁTRICAMENTE SANOS	7	12
Trastorno de pánico	53	34
Agorafobia	14	47
Ansiedad generalizada	26	53
Episodio depresivo	39	46
Neurastenia	37	48
Hipocondría	42	45
Dependencia alcohólica	20	18
Trastorno por Somatización	21	42

Olmer y Costa e Silva, 1995[7].

El manejo de estos problemas requiere un abordaje integral. En general, la eficacia del tratamiento psicológico y farmacológico es similar en el tratamiento agudo aunque a largo plazo los estudios parecen indicar que las tasas de recaída son menores tras terapia cognitivo conductual que tras tratamiento farmacológico.

El efecto de ambas terapias usadas conjuntamente no ha ofrecido resultados claros en los diversos trastornos, pero es habitual en la práctica clínica y parece el objetivo razonable, al menos en algunos pacientes. Hay que prestar especial atención a las preferencias del paciente respecto al tratamiento que predecirá un buen resultado. Ante la negativa a tomar fármacos pero con una buena disposición para colaborar en psicoterapia, esta opción será la que habrá que valorar desde un primer momento.

Aparte de estas normas generales de tratamiento de los cuadros de ansiedad, para cada trastorno específico se mencionan más adelante las intervenciones terapéuticas sobre las que se dispone de mayor evidencia de su eficacia. Hay que recordar sin embargo que la mayor parte de los estudios a los que se hará referencia han sido realizados con poblaciones de pacientes de atención especializada, y es probable que intervenciones mas sencillas (p.ej., relajación, psicoterapias no estructuradas, farmacoterapia breve) sean eficaces en gran parte de los trastornos de ansiedad atendidos en primera instancia en atención primaria.

Tratamiento Farmacológico

El tratamiento farmacológico de los diversos trastornos de ansiedad se basa en el empleo de Inhibidores Selectivos de Recaptación de Serotonina —ISRS— (por ejemplo: escitalopram, sertralina, paroxetina, fluoxetina) en primera línea, o bien en la utilización de otros antidepresivos como el IRSN venlafaxina, y en ciertas ocasiones benzodiacepinas (BZDs) de forma concomitante. Excepto los casos de ansiedad fóbica y agorafobia sin trastorno de pánico, en los que el tratamiento es fundamentalmente psicoterápico, los demás trastornos de ansiedad en general mejorarán con estos fármacos.

No obstante, es frecuente que los pacientes se muestren reacios a tomar *antidepresivos*, bien por determinadas creencias acerca de los psicofármacos (riesgo de dependencia, efectos secundarios nocivos, etc.), bien por atribuir sus síntomas a una fuente externa de estrés y no a un proceso mórbido. En estos casos, el reorientar dicha visión ofreciendo psicoeducación acerca de su proceso e informar acerca de los fármacos será fundamental para conseguir una buena adherencia terapéutica. Será necesario explicar que los antidepresivos también son efectivos en los trastornos de ansiedad pero que la respuesta terapéutica puede ser lenta, y que además no producen dependencia pero sí síntomas de discontinuación si se suspenden bruscamente. Asimismo, el incremento inicial de ansiedad experimentado por algunos pacientes, consecuencia de la combinación de los efectos secundarios junto al estado de hipervigilancia, puede conducir a abandonos del tratamiento. Será fundamental ofrecer información acerca de los efectos secundarios más comunes, incremento inicial de la ansiedad, insomnio, molestias gastrointestinales y disfunción sexual —en el medio plazo—, señalando que en muchos casos estos síntomas desaparecen en días o semanas. Es importante señalar que los ISRS además de actuar sobre los síntomas de ansiedad, también mejoran la sintomatología depresiva que con frecuencia acompaña estos cuadros, fundamentalmente el trastorno de pánico o la fobia social.

Las *benzodiacepinas* son efectivas y ofrecen una rápida acción terapéutica, pero dado su potencial para crear dependencia, sus efectos secundarios (sedación, efectos cognitivos) y los síntomas de rebote tras su suspensión, su uso debe restringirse al manejo a corto plazo, durante el inicio del tratamiento con ISRS hasta que éste comience a ser efectivo, en momentos de crisis ocasional o cuando la gravedad es importante y está limitando la vida del paciente. En general, intentaremos emplear las de liberación retardada o vida media larga y no mantenerlas por períodos de más de 6 a 8 semanas, tras las cuales se suspenderán gradualmente. Cuando existe un abuso de alcohol comórbido o sospecha de trastorno de personalidad subyacente la mejor opción es intentar evitarlas.

Respecto a la duración del tratamiento, deberemos informar al paciente de que, una vez conseguida cierta mejoría clínica o remisión, el tratamiento debe continuarse a dosis terapéuticas durante al menos un año para evitar recaídas, y posteriormente disminuirse gradualmente evaluando la posible reaparición de los síntomas.

Otros grupos de fármacos como los antidepresivos tricíclicos, anticonvulsivos o antipsicóticos serán opciones a valorar por el especialista y no se ofrecerán como primera elección.

Psicoterapia

La intervención psicológica en general, se ha mostrado más eficaz que la ausencia de tratamiento, que el placebo y que algunas intervenciones psicofarmacológicas para estos trastornos.

Las terapias psicológicas para las que existe actualmente validez empírica son la cognitiva, la conductual y la combinación de ambas —terapia cognitivo-conductual (TCC)—. Los fundamentos de estos tratamientos proceden respectivamente de las teorías cognitivas y conductuales sobre los trastornos de ansiedad. De manera resumida, los *acercamientos cognitivos* asumen que enseñar a los pacientes a identificar y modificar sus "interpretaciones erróneas" permite cambiar sus esquemas cognitivos y por lo tanto la mejora clínica del trastorno [10]. Por su parte, las *aproximaciones conductuales* se centran más en el afrontamiento de las sensaciones físicas en el caso del trastorno de angustia y de las situaciones temidas en el caso la agorafobia, las fobias específicas y la fobia social [11]. Un acercamiento cognitivo-conductual, como es lógico, es aquel que combina los fundamentos teóricos y prácticos de los dos previos.

Otras psicoterapias con menos apoyo científico, pero utilizadas en ciertos casos son la psicodinámica, la resolución de problemas y la biblioterapia. La *intervención psicodinámica* en pacientes con ansiedad se centra en la identificación y manejo de las emociones negativas, especialmente aquellas relacionadas con temas psicológicos de miedo de separación, miedo de constricción y la necesidad de control interpersonal. Aunque empiezan a aparecer estudios en este sentido, la evidencia disponible es poca por el momento y ocupan un lugar secundario. En cuanto a las *técnicas de resolución de problemas*, mientras que unos trabajos encuentran que una terapia de este tipo mejora la sintomatología ansiosa si se añade a la exposición en vivo, otros concluyen que no difiere de la exposición aislada.

La autoayuda, en forma de *biblioterapia* o el uso de material escrito o programas de ordenador así como grabaciones de audio o video con el propósito de comprender el propio problema y aprender estrategias para resolverlo, ha mostrado ser más efectiva en reducir la ansiedad en casos de fobia específica y cuando el paciente está altamente motivado para seguir un tratamiento psicoterápico, así como en casos de ansiedad leve. El material como único recurso es menos efectivo que una psicoterapia ortodoxa, pero dado que se trata de una alternativa "rentable" de tratamiento hay varios estudios en desarrollo para intentar demostrar su eficacia, la mayoría de ellos en pacientes con trastorno de pánico. En este sentido se ha empleado con éxito frente a la lista de espera en programas de prevención de recaídas en cuanto a la reducción de los ataques, de la ansiedad anticipatoria, de las cogniciones de pánico, de la evitación y de la depresión.

Finalmente, las *técnicas de relajación*, siendo la más comunes la relajación progresiva y el entrenamiento autógeno, han demostrado efectividad en el trastorno de pánico y en la ansiedad generalizada. En otros trastornos de ansiedad, aunque existe diferencia entre esta técnica y la gente en lista de espera, es menos eficaz que otro tipo de intervenciones como una terapia cognitivo conductual reglada.

Sin embargo, y a pesar de estos hallazgos positivos, la aplicación de la psicoterapia no ha sido por lo general realizada en poblaciones específicas de pacientes en atención primaria al igual que en el caso de la farmacoterapia. En consecuencia, los estudios existentes así como las guías de tratamiento de los trastornos de ansiedad deben tomarse como referencia científica, pero a la vez con cautela para los pacientes que son atendidos por el médico de cabecera.

Terapias complementarias

Algunos pacientes con trastornos de ansiedad o síntomas aislados de ansiedad pueden ser reacios a tomar medicamentos y consultarán acerca de otras opciones como la efectividad de tratamientos alternativos o estilos de vida que les puedan ayudar. Un gran porcentaje de la población con síntomas de ansiedad prefiere manejar la condición con sus propios medios sin buscar ayuda de su médico o de otro profesional sanitario, recurriendo a diferentes métodos de autoayuda. Con el fin de ser capaces de ofrecerles información en este sentido, a continuación se ofrece una breve descripción de remedios "alternativos" para los cuales se ha encontrado evidencia en la literatura, así como su nivel de efectividad. El médico de familia en este sentido juega un importante papel en el asesoramiento, pues muchos de estos remedios están ampliamente extendidos sin que exista evidencia de su beneficio.

En cuanto al *estilo de vida*, hemos de resaltar ante el paciente que todo lo relacionado con un patrón estable y basado en la salud integral supone un factor de protección importante contra la ansiedad. La adecuada alimentación, reducción en el consumo de sustancias estimulantes, actividad moderada, patrón regular de sueño y la implicación en actividades agradables sin elevada exigencia son factores fundamentales en el mantenimiento de la salud mental, con especial influencia en la clínica ansiosa. El *ejercicio físico*, principalmente el aeróbico, ha mostrado importantes efectos en casos de ansiedad leve y moderada, aunque se requieren más estudios para determinar su efecto en trastornos específicos. Varios estudios hablan a favor de que una terapia del movimiento estructurada —no meras clases de danza— puede ser de ayuda para reducir los niveles de ansiedad.

Es importante la consideración del uso de *medicinas y remedios homeopáticos*. No es infrecuente el desconocimiento por parte del médico de esta forma de autotratamiento, dado que los pacientes pueden olvidar informar acerca de estos remedios naturales. Algunos productos de herboristería como las flores de Bach no parecen ser efectivos para el manejo de la ansiedad, y otros como el ginger, kola o la vitamina C aislada no han sido ensayados adecuadamente. Tampoco existe evidencia en el empleo de otros recursos homeopáticos. La evidencia es muy pequeña para otros productos tan extendidos como la valerina y otros preparados herbales, como es el caso de la pasiflora.

Consideración aparte han de recibir productos como la hierba de San Juan y el 5-hidroxi-L-triptófano. La primera parece actuar inhibiendo la recaptación de varios neurotransmisores. Ha sido empleada con eficacia en el tratamiento de la depresión. No obstante, en trastornos de ansiedad, la única evidencia viene de casos aislados de pacientes con Trastorno de Ansiedad Generalizada. Su importancia estriba en su capacidad de interacción con múltiples fármacos de uso común (anticonceptivos orales, anticonvulsivantes, ISRSs, triptanes...). Respecto al 5-hidroxi-L-triptófano, precursor de serotonina, algún estudio ha demostrado eficacia en el trastorno de pánico y en la ansiedad generalizada. No obstante hasta que su posible relación con el síndrome de la eosinofilia-mialgia se clarifique, no debería ser recomendado para los trastornos de ansiedad. Señalar además que este aminoácido no debe ser tomado junto a ISRSs o IMAOs por el riesgo de interacción. En el caso de Kava (*piper methysticum*), pese a los resultados favorables iniciales en casos de TAG, posteriormente se comunicaron casos de toxicidad hepática, por lo que fue retirado del mercado hace unos años. No existe evidencia de la utilidad de la aromaterapia.

En referencia a los tratamientos físicos, un ensayo clínico aleatorizado ha demostrado que la asociación de *acupuntura* y psicoterapia (desensibilización sistemática, insight y apoyo) era el doble de efectiva que ambas técnicas por separado. La *meditación* puede ser una intervención eficaz para ansiedad rasgo elevada y la ansiedad generalizada. No existen estudios con buena metodología buena para evaluar la eficacia del *yoga* por lo que no se puede afirmar que esta técnica sea efectiva, si bien muchos pacientes optan voluntariamente por ella.

DERIVACIÓN AL ESPECIALISTA

En principio la mayor parte de los trastornos de ansiedad son susceptibles de ser tratados de entrada en atención primaria. Esto debe ser aún más cierto en cuadros con desencadenantes ambientales, con mezcla de sintomatología ansiosa, depresiva y somática, y con una falta de criterios diagnósticos claros. Estos cuadros entrarían dentro de categorías como trastorno mixto ansioso-depresivo, trastornos adaptativos o reacciones a estrés y suelen tener una naturaleza autolimitada, además de que en ellos no está demostrada la eficacia de los tratamientos descritos para los trastornos por ansiedad "mayores". Aún mas importante, en que en ellos es el médico de cabecera el que suele disponer de las mejores herramientas terapéuticas (conocimiento del medio familiar, bajas laborales breves, etc.).

Los criterios de derivación a la Unidad de Salud Mental de los pacientes con trastornos de ansiedad deben ser los siguientes:

- Falta de respuesta a un tratamiento adecuado (p.ej., a 2 antidepresivos y a intervenciones conductuales sencillas).
- Cuando la gravedad del cuadro motiva un sufrimiento psicológico o deterioro social o laboral notable (casos de trastorno de angustia con agorafobia grave, fobia social generalizada o estrés postraumático).
- Cuando hay comorbilidad con otros trastornos mentales o con problemática (p.ej., social o legal) que sugiere una peor respuesta al tratamiento.
- Ante la recurrencia persistente de nuevos episodios, aunque previamente haya acabado respondiendo a tratamiento.
- Ante el rechazo o no pertinencia del tratamiento farmacológico y la solicitud de psicoterapia, siempre que ésta se encuentre claramente indicada (p.ej., fobias específicas, social o agorafobia).

CUADROS CLÍNICOS

Se describen a continuación la clasificación en los sistemas nosológicos vigentes; la CIE-10 de la OMS y el DSM-IV norteamericano (los criterios de la última edición, el DSM-IV-TR son idénticos para los trastornos de ansiedad), los síntomas propios de los trastornos de ansiedad y los trastornos de ansiedad concretos; trastorno de angustia, agorafobia, fobia específica, fobia social, trastorno por estrés agudo y postraumático y el trastorno de ansiedad generalizada.

Clasificación

La CIE-10 clasifica los trastornos que serían asimilables a los trastornos por ansiedad en la categoría F40-49 *Trastornos neuróticos, secundarios a*

TABLA IV
LOS TRASTORNOS POR ANSIEDAD EN CIE-10 Y DSM-IV

CIE-10 TRASTORNOS NEURÓTICOS, SECUNDARIOS A SITUACIONES ESTRESANTES Y SOMATOMORFOS (F 40-49)	DSM-IV TRASTORNOS DE ANSIEDAD
F 40 Trastornos de ansiedad fóbica F 40.0 Agorafobia F 40.1 Fobias sociales F 40.2 Fobias específicas (aisladas) F 40.8 Otros trastornos de ansiedad fóbica F 40.9 Trastorno de ansiedad fóbica sin especificación	**F 41.0 Trastorno de angustia sin agorafobia** **F 40.01 Trastorno de angustia con agorafobia** **F 40.00 Agorafobia sin historia de trastorno de angustia**
F 41 Otros trastornos de ansiedad F 41.0 Trastorno de pánico (ansiedad paroxística episódica) F 41.1 Trastorno de ansiedad generalizada F 41.2 Trastorno mixto ansioso-depresivo F 41.3 Otro trastorno mixto de ansiedad F 41.8 Otros trastornos de ansiedad especificados F 41.9 Trastorno de ansiedad sin especificación	**F 40.2 Fobia específica** *Especificar tipo:* Animal/ambiental/sangre-inyecciones-daño/situacional/otro tipo **F 40.1 Fobia social** *Especificar si:* generalizada
F 42 Trastorno obsesivo-compulsivo F 42.0 Con predominio de pensamientos o rumiaciones obsesivas F 42.1 Con predominio de actos compulsivos (rituales obsesivos) F 42.2 Con mezcla de pensamientos y actos obsesivos F 42.8 Otros trastornos obsesivos-compulsivos F 42.9 Trastorno obsesivo-compulsivo sin especificación	**F 42.8 Trastorno obsesivo-compulsivo** *Especificar si:* Con poca conciencia de enfermedad **F 43.1 Trastorno por estrés postraumático** *Especificar si:* Agudo/crónico *Especificar si:* De inicio demorado **F 43.0 Trastorno por estrés agudo** **F 41.1 Trastorno de ansiedad generalizada**
F 43 Reacciones a estrés grave y trastornos de adaptación F 43.0 Reacción a estrés agudo F 43.1 Trastorno de estrés postraumático F 43.2 Trastornos de adaptación F 43.8 Otras reacciones a estrés F 43.9 Reacción a estrés grave sin especificación	**F 06.4 Trastorno de ansiedad debido a ... (indicar enfermedad médica)** *Especificar si:* Con ansiedad generalizada / con crisis de angustia / con síntomas obsesivo-compulsivos
F 44 Trastornos disociativos (de conversión) **F 45 Trastornos somatomorfos**	**—.-Trastorno de ansiedad inducido por sustancias** (consultar los trastornos relacionados con sustancias para los códigos específicos de cada una de ellas) *Especificar si:* Con ansiedad generalizada / con crisis de angustia / con síntomas obsesivo-compulsivos / con síntomas fóbicos *Especificar si:* De inicio durante la intoxicación / de inicio durante la abstinencia
F 48 Otros trastornos neuróticos F 48.0 Neurastenia F 48.1 Trastorno de despersonalización-desrealización F 48.8 Otros trastornos neuróticos especificados F 48.9 Trastorno neurótico sin especificación	**F 41.9 Trastorno de ansiedad no especificado**

situaciones estresantes y somatomorfos. Aquí se incluirían los clásicos trastornos de ansiedad generalizada, de pánico, las fobias y el trastorno obsesivo compulsivo así como otros de más reciente consideración, como la reacción de estrés agudo y el trastorno por estrés postraumático. Además se añaden los trastornos de adaptación y trastornos antes incluidos en el concepto de histeria (como los somatomorfos y disociativos).

Por su parte, el DSM-IV conserva la denominación genérica de Trastornos de Ansiedad e incluye a la angustia, la agorafobia, las fobias, el trastorno obsesivo-compulsivo, el trastorno por estrés postraumático y el trastorno por estrés agudo, la ansiedad generalizada, y los trastornos debidos a enfermedad médica. Aquí, los trastornos somatomorfos y disociativos permanecen separados, así como los trastornos de adaptación. Una comparación entre ambos sistemas de clasificación se expone en la tabla IV. En adelante utilizaremos en este capítulo los criterios diagnósticos DSM-IV por considerarlos más claros y sencillos para la exposición de los principales trastornos de ansiedad.

Síntomas

Como apuntábamos en la introducción, el análisis de los signos y síntomas del conjunto de condiciones que se engloban en el concepto ansiedad ha de dirigirse a diferentes sistemas de respuesta. Para facilitar la comprensión, los dividimos en afectivos, fisiológicos, cognitivos y conductuales.

- En el nivel *afectivo* lo más relevante es la emocionalidad negativa ("neuroticismo"), sensación de nerviosismo, inquietud y malestar, en numerosas ocasiones irritabilidad o labilidad emocional.
- En el nivel *fisiológico* hay toda una serie de síntomas inmediatos reconocibles, hiperreacción vegetativa, como palpitaciones, malestar gástrico, sudoración, temblor o cefaleas que pueden variar en intensidad, constituyendo en ocasiones ataques de pánico.
- *Cognitivamente* el individuo presenta preocupación excesiva ante determinados eventos, dificultad para redireccionar su atención, distorsión de pensamientos o dificultades mnésicas.
- *Conductualmente* el sujeto puede presentar retraimiento social, evitación de situaciones ansiógenas, incapacidad para cumplir con sus obligaciones diarias, etc.

Un *Ataque de Pánico (AP)* o Crisis de Angustia constituye el grado máximo de expresión de la ansiedad. Tal como lo denomina la CIE-10 es una ansiedad paroxística episódica y supone una activación neurovegetativa que alcanza su máxima expresión en pocos minutos acompañada de un sentido de catástrofe inminente (muerte, desmayo...), miedo o malestar intensos. En la tabla V se exponen los criterios diagnósticos para un AP.

Los AP se diferencian en función del contexto en el que aparecen, aspecto fundamental de cara al diagnóstico diferencial. Así, se distinguen los *AP inesperados*, si el inicio no se asocia a desencadenantes ambientales; *AP situacionales*, donde las crisis aparecen de forma casi exclusiva ante la exposición o anticipación de estímulos o desencadenantes ambientales; *AP más o menos relacionadas con una situación determinada*, que tienden a ser más probables al exponerse a ciertos desencadenantes ambientales, aunque no siempre se produce esta asociación.

Los AP son en realidad una manifestación de los mecanismos de defensa del organismo y se presentan como un mecanismo adaptativo ante una situación de alarma. De esta forma se puede experimentar un AP ante una amenaza "real" de nuestra integridad física (p.ej., en un atraco o una catástrofe), ante una amenaza "imaginaria" (p.ej. una charla en un fóbico social, un pequeño animal en una fobia específica o un centro comercial en un agorafóbico), o de forma súbita y sin desencadenantes (en un paciente con un trastorno de angustia). Los síntomas en unos y otros serán indistinguibles, siendo lo que varían las circunstancias donde se ha presentado el ataque.

Una vez repasadas las características clínicas comunes a todos los trastornos de ansiedad se expo-

Tabla V
Síntomas asociados a un Ataque de Pánico (crisis de angustia)

Aparición temporal y aislada de miedo o malestar intensos, acompañada de cuatro (o más) de los siguientes síntomas, que se inician bruscamente y alcanzan su máxima expresión en los primeros 10 minutos:

1. Palpitaciones, sacudidas del corazón o elevación de la frecuencia cardíaca
2. Sudoración
3. Temblores o sacudidas
4. Sensación de ahogo o falta de aliento
5. Sensación de atragantarse
6. Opresión o malestar torácico
7. Náuseas o molestias abdominales
8. Inestabilidad, mareo o desmayo
9. Desrealización (sensación de irrealidad) o despersonalización (estar separado de uno mismo)
10. Miedo a perder el control o volverse loco
11. Miedo a morir
12. Parestesias (sensación de entumecimiento u hormigueo)
13. Escalofríos o sofocaciones

nen a continuación las diferentes categorías diagnósticas.

TRASTORNO DE PÁNICO (TRASTORNO DE ANGUSTIA) CON Y SIN AGORAFOBIA

El sello distintivo del Trastorno de Pánico (TP) o trastorno de angustia es la experiencia de ataques de pánico de forma recurrente e inesperada, así como preocupación por la posible ocurrencia de otros ataques, sobre las consecuencias de esos ataques o un cambio de comportamiento significativo como resultado de esos ataques.

Clínica

Los pacientes con TP informan de ansiedad elevada ante la posibilidad de reexperimentar los síntomas que identifican con una crisis, como palpitaciones mareo o dificultad para respirar. En numerosas ocasiones se relaciona con esfuerzos para evitar el ejercicio, sexo u otras actividades fisiológicamente activadoras, así como con la búsqueda de refuerzo de su confianza (visitas médicas o comprobación de la presión sanguínea) y evitación de situaciones en las que creen que los ataques de pánico son más probables o de las cuales escapar puede resultar difícil o embarazoso en caso de producirse el pánico (agorafobia). Dentro del diagnóstico de este cuadro se ha de especificar siempre la presencia o ausencia de agorafobia (ver más adelante), resultando en TP con agorafobia o TP sin agorafobia.

En pacientes con TP tratados en atención primaria se ha visto una peor evolución en los grupos con bajo nivel sociocultural, desempleados, pertenecientes a minorías sociales, afectos de una enfermedad médica severa o incapacidad física y en los frecuentadores de Urgencias. La comorbilidad psiquiátrica es frecuente y también determina un peor pronóstico. Cuadros frecuentemente asociados son la depresión mayor y la fobia social.

Diagnóstico diferencial

Como se ha comentado, aunque los AP pueden estar presentes en otras condiciones, la característica distintiva de las crisis en el TP es el carácter recidivante e inesperado, es decir, aparecen sin ningún desencadenante externo, (aunque parte de esas crisis estén asociadas a estímulos ambientales). La ansiedad interepisódica, que también se produce en otros cuadros, se centra en la posibilidad y/o consecuencias de producirse más AP, no en la amplia gama de situaciones que se incluyen en la ansiedad generalizada. Por otra parte, los AP nocturnos que despiertan al individuo son más característicos del TP.

Es fundamental realizar una correcta historia clínica, exploración física y una batería de pruebas complementarias (ECG, hormonas tiroideas...) para descartar *trastornos médicos*. Los casos ante los que hay que prestar especial atención y sospechar un problema médico son las presentaciones atípicas de las crisis (p.ej., pérdida de conciencia), comienzo muy brusco en ausencia de historia psiquiátrica previa o aparición después de los 45 años de edad. En especial, hay que hacer diagnóstico diferencial con enfermedades cardiorespiratorias (arritmia, IAM, prolapso de la mitral, TEP) endocrinometabólicas (hipertiroidismo, hipoglucemia, porfiria, feocromocitoma) o neurólogicas (encefalopatías, crisis temporales). También hay que excluir la posibilidad de que los síntomas se deban al consumo de *drogas o fármacos*. Es habitual la ansiedad en la abstinencia de alcohol, opiáceos y benzodiacepinas. También lo es en el consumo de estimulantes y cafeína. Ciertos medicamentos producen síntomas ansiosos, sobre todo los broncodilatadores y digital.

TABLA VI.
CRITERIOS DSM-IV DE TRASTORNO DE PÁNICO

A. Se cumplen (1) y (2):

- (1) Crisis de angustia inesperadas recidivantes.
- (2) Al menos una de las crisis se ha seguido durante 1 mes (o más) de uno (o más) de los siguientes síntomas:
  - (a) Inquietud persistente ante la posibilidad de tener más crisis.
  - (b) Preocupación por las implicaciones de la crisis o sus consecuencias (p.ej., perder el control, sufrir un infarto de miocardio, "volverse loco").
  - (c) Cambio significativo del comportamiento relacionado con las crisis.

C. Las crisis de angustia no se deben a los efectos fisiológicos directos de una sustancia o una enfermedad médica.

D. Las crisis de angustia no pueden explicarse mejor por la presencia de otro trastorno mental.

Manejo

A menudo los pacientes con TP acuden a su médico de familia buscando una explicación orgánica a sus síntomas físicos, y con frecuencia son valorados por numerosos especialistas antes de ser diagnosticados. En ocasiones el diagnóstico puede llegar a retrasarse varios años tras haberse iniciado el problema. El diagnóstico precoz y la consiguiente instauración de tratamiento adecuado son fundamentales pues están asociados con una menor generalización de conductas agorafóbicas, lo cual favorecerá en gran medida el pronóstico del paciente.

Una vez confirmado el diagnóstico, la *psicoeducación* es el paso inicial y fundamental, es muy útil presentar al paciente un diagrama del círculo vicioso del pánico, mediante el cual los propios temores retroalimentan el sistema con un aumento de los síntomas físicos que a su vez aumentan el malestar. Algunos consejos sobre el estilo de vida son de ayuda, como intentar evitar estimulantes (cafeína), realizar ejercicio físico suave o ayudar con técnicas de manejo de estrés.

En lo que se refiere a la *farmacoterapia*, los ISRSs paroxetina (40 mg/día), fluoxetina (20-40 mg/día) y sertralina (50-200 mg/día) y el IRSN venlafaxina (75-225 mg/día) han sido aprobadas para el tratamiento del TP, aunque otros ISRS también han demostrado su eficacia, fluvoxamina (100-300 mg/día), citalopram (20-40 mg/día). Con el escitalopram, al tratarse de un enantiómero, las dosis requeridas de inicio y mantenimiento son menores (10-20 mg/día). Para más información, consultar el capítulo 4.2 "Uso clínico de los fármacos antidepresivos". Normalmente las dosis necesarias son mayores que las empleadas en el tratamiento de la depresión y el efecto terapéutico será más tardío (4-6 semanas). Deberemos comenzar a dosis bajas para minimizar los efectos secundarios iniciales e incrementar lentamente hasta dosis terapéuticas. Si no mejora la sintomatología a la dosis máxima tolerada durante 8 ó 12 semanas, está indicado cambiar a otro ISRS o antidepresivo tricíclico o considerar la derivación a unidad especializada para instaurar el mejor tratamiento o para realizar tratamiento psicoterapéutico.

Respecto a la *psicoterapia*, los resultados del estudio más extenso y riguroso de comparación entre fármacos, terapia cognitivo-conductual y tratamiento combinado como terapia aguda y a largo plazo[12], concluye que el tratamiento combinado era mejor tanto a corto como a largo plazo. El programa usado en este estudio es el denominado "Tratamiento de Control del Pánico" y su objetivo general es fomentar en los pacientes la habilidad para identificar y corregir los pensamientos y comportamientos inadaptativos que inician, mantienen o exarceban la ansiedad y los ataques de pánico. El tratamiento se desarrolla en 11 ó 12 sesiones en formato individual o grupal e incluye materiales para el terapeuta y para el paciente sobre el tratamiento del pánico. Aunque su descripción escapa fuera de los límites de este capítulo, se enumeran a continuación sus principales componentes:

- Psicoeducación (sesiones 1-4). Su objetivo es enseñar qué es el miedo, los componentes de la ansiedad, las reacciones de alarma, etc.
- Control de la respiración y entrenamiento en relajación (sesiones 5-6). Para prevenir la hiperventilación mediante la respiración diafragmática a un ritmo regular y realización de ejercicio muscular progresivo mediante la tensión/relajación de los músculos hasta alcanzar un estado de relajación.
- Intervención-reestructuración cognitiva (sesiones 7-8). Se centran en identificar y modificar cogniciones (pensamientos, creencias) que subyacen a la ansiedad y a las conductas disfuncionales relacionadas así como pensamientos automáticos de sobreestimación del peligro ante los ataques.
- Exposición "interoceptiva" (sesión 9). Consiste en el afrontamiento de las sensaciones fisiológicas (disnea, palpitaciones, mareo, etc.) que tienen lugar en una crisis de pánico.
- Exposición a las situaciones temidas (sesión 10-12). Este componente consiste en el afrontamiento gradual de las situaciones temidas.

AGORAFOBIA

El componente fundamental de la agorafobia es la aparición de ansiedad a encontrarse en lugares o situaciones de las que escapar puede resultar difícil (o embarazoso) o en las que, en el caso de aparecer un AP o síntomas similares a la angustia, puede no disponerse de ayuda. Suelen asociarse a la agorafobia síntomas relacionados con la estabilidad o control de esfínteres. Esta ansiedad suele devenir en una forma típica de comportamiento de evitación de múltiples situaciones. Aun en el caso de que un individuo pueda exponerse a la situación temida, si lo hace es a costa de un malestar considerable. Resulta más fácil exponerse a situaciones temidas en compañía de otros conocidos. Las clásicas situaciones agorafóbicas incluirían cualquier situación sólo fuera o dentro de casa, hacer cola, ascensores, multitudes, cruzar puentes o viajar en diferentes medios de transporte.

Para diferenciarla de otros tipos de fobias hemos de tener en cuenta varios puntos. Respecto al objeto temido, la agorafobia se caracteriza por la evitación de múltiples eventos, limitándose a situaciones sociales en la fobia social, espacios más concretos en la fobia específica de tipo situacional (p.ej., ascensores), etc.

Por otro lado, en el trastorno depresivo mayor o distimia el individuo puede evitar salir de casa debido a apatía, falta de energía o anhedonia. Puede darse un patrón de aislamiento por miedo a ser perseguido en el trastorno delirante o a la contaminación en el trastorno obsesivo-compulsivo. Con la evolución del trastorno puede aparecer un deterioro en la funcionalidad de estos individuos dada la incapacidad para salir de casa y, por lo tanto, cumplir con rutinas como ir a trabajar, comprar, visitas médicas, reuniones sociales, etc.

La forma de presentación más frecuente de la agorafobia es en el contexto de un trastorno de angustia (ver antes en el TP), y en este caso se denomina trastorno de angustia con agorafobia. En raros casos se presenta de forma aislada, sin que el paciente haya tenido antecedentes de trastorno de angustia y en este caso se denomina *Agorafobia Sin Trastorno de Pánico*. La diferencia con el TP con Agorafobia estriba en la ausencia de AP inesperados y recidivantes. Los síntomas de evitación y anticipación ansiosa se relacionan con miedo a sentirse incapacitado o humillado públicamente a consecuencia de síntomas similares a la angustia de carácter imprevisible, no a los AP en sí mismos. Cuando el cuadro es provocado por los AP y éstas acaban remitiendo, permaneciendo la agorafobia deberá realizarse el diagnóstico de TP con agorafobia.

En cualquier caso el diagnóstico siempre queda a juicio clínico, en la diferenciación de lo que serían preocupaciones realistas (por despeños diarreicos o enfermedad de Crohn, desmayos...) de lo que serían preocupaciones y comportamientos evitativos específicos con "rango" de trastorno y que constituirían una auténtica agorafobia.

Manejo

La mayor parte de los pacientes agorafóbicos presentarán esta clínica en el marco de un TP con agorafobia, y el tratamiento será conjunto tanto para evitar la aparición de nuevas crisis de angustia, como para mejorar la clínica fóbica. En este caso nos remitimos a lo dicho antes para el tratamiento del Trastorno de Pánico —TP—.

La farmacoterapia se suele considerar fundamental para el control de las crisis de angustia, mientras que la psicoterapia sería el componente esencial para la clínica evitativa de la agorafobia. Por ello, en los pacientes que tienen un TP con agorafobia en las que las crisis han ido haciéndose menos frecuentes e intensas y lo que cobra mas importancia es la clínica de evitación, y en los raros casos de pacientes que tienen una agorafobia sin historia de TP será fundamental una psicoterapia, idealmente, una TCC. Los componentes conductuales sencillos (establecimiento de jerarquía de situaciones temidas, motivación a enfrentarse a ellas, pactar objetivos concretos, seguimiento de los cambios, etc.) puede iniciarse por el médico de cabecera con poco consumo de tiempo y a veces con buenos resultados. Cuando la evolución no es la deseada o en cuadros complicados que precisen una terapia más formal, será conveniente remitir a Salud Mental.

FOBIA ESPECÍFICA

Clínica

La Fobia Específica (FE) se refiere a un miedo excesivo o irracional ante un objeto o una situación específicos (volar, alturas, animales, inyecciones, sangre).

TABLA VII
CRITERIOS DSM-IV DE AGORAFOBIA

A. Ansiedad y preocupación excesivas (expectación aprensiva) sobre una amplia gama de acontecimientos o actividades (como el rendimiento laboral o escolar), que se prolongan más de 6 meses.

B. Al individuo le resulta difícil controlar este estado de constante preocupación.

C. La ansiedad y preocupación se asocian a tres (o más) de los seis síntomas siguientes:

(1) inquietud o impaciencia (2) fatigabilidad fácil (3) dificultad para concentrarse o tener la mente en blanco (4) irritabilidad (5) tensión muscular (6) alteraciones del sueño (dificultad para conciliar o mantener el sueño, o sensación al despertarse de sueño no reparador).

D. El centro de la ansiedad y de la preocupación no se limita a los síntomas de un trastorno del Eje I.

E. La ansiedad, la preocupación o los síntomas físicos provocan malestar clínicamente significativo o deterioro social, laboral o de otras áreas importantes de la actividad del individuo.

F. Estas alteraciones no se deben a los efectos fisiológicos directos de una sustancia o a una enfermedad médica.

Los objetos más comúnmente temidos son las arañas, insectos, ratones, serpientes y las alturas. La exposición a esos estímulos provoca una reacción de ansiedad de forma casi invariable, pudiendo suponer el desarrollo de un AP. Las situaciones se evitan o se soportan a costa de una intensa ansiedad o malestar. Se puede especificar el tipo de FE, en base al estímulo temido, pudiendo observarse varios tipos en el mismo cuadro. Al igual que en la fobia social, la persona reconoce que el miedo es irracional o excesivo. En la tabla VIII se exponen los criterios diagnósticos según el DSM-IV.

Para completar el diagnóstico es importante la valoración del malestar, la interferencia y el deterioro funcional que la respuesta de ansiedad o evitaciones supone en la vida del individuo. En ocasiones los objetos y situaciones fóbicas son extremadamente infrecuentes en la rutina habitual de la persona. En menores de 18 años se especifica una duración de 6 meses para establecer el diagnóstico.

El miedo no debe estar relacionado con otro trastorno mental, por lo que han de descartarse el TP con agorafobia, agorafobia sin historia de TP, FS en base a los criterios arriba expuestos. En el TAS se pueden dar evitaciones situacionales concretas como el miedo a ir a la escuela, como un elemento dentro de un patrón más generalizado. Respecto al trastorno obsesivo-compulsivo hay que descartar ideas obsesivas subyacentes, como contaminación. En el trastorno por estrés postraumático se pueden producir reacciones a estímulos muy concretos, pero siempre relacionados con el evento traumático.

Las fobias de tipo ambiental son las más frecuentes. La de tipo animal y ambiental suelen aparecer en la infancia. La situacional presenta unas características de inicio e incidencia similares a la agorafobia. La fobia a las inyecciones-sangre-daño ha demostrado tener un alto componente de heredabilidad, y de forma característica se manifiestan con síntomas parasimpáticos (vagales), al contrario que el resto de las fobias. Los principales tipos de tipos de fobias específicas se muestran en la tabla IX.

Manejo

En general, la mayoría de los pacientes responden bien a técnicas psicológicas de exposición, que es el tratamiento de primera elección, siendo la exposición *in vivo* superior en eficacia a la exposición imaginaria. La técnica seguida es la llamada desensibilización sistemática, que consiste en una exposición gradual al objeto de la fobia en pasos sucesivos. En cada uno de ellos, el paciente debe persistir hasta que desaparece la ansiedad, para pasar al siguiente paso (por ejemplo, en cada sesión se le aproximaría más a una araña si padece aracnofobia). No está claro si la relajación asociada favorece el tratamiento, pero en cualquier caso, no es el componente principal. Un caso peculiar es en de la fobia de tipo sangre-inyecciones, en la que precisamente se intenta lo contrario; la realización de tareas que aumenten la resistencia periférica (maniobra de valsalva) para paliar los síntomas vagales.

En principio, y salvo comorbilidad (p.ej., con depresión) no tiene lugar el empleo de ISRS en estos pacientes y no queda claro si el uso concomitante de BZDs interfiere o ayuda a la psicoterapia.

FOBIAL SOCIAL

La ansiedad social comienza típicamente en la adolescencia y si no se detecta y trata a tiempo puede llegar a ser verdaderamente invalidante para

Tabla VIII
Criterios DSM-IV de Fobia específica

A. Temor acusado y persistente que es excesivo o irracional, desencadenado por la presencia o anticipación de un objeto o situación específicos.

B. La exposición al estímulo fóbico provoca casi invariablemente una respuesta inmediata de ansiedad, que puede tomar la forma de una crisis de angustia situacional.

C. La persona reconoce que este miedo es excesivo o irracional.

D. Las situaciones fóbicas se evitan o se soportan a costa de una intensa ansiedad o malestar.

E. Los comportamientos de evitación, la anticipación ansiosa, o el malestar provocados por las situaciones temidas interfieren acusadamente con la rutina normal de la persona, con las relaciones laborales (o académicas) o sociales, o bien provocan un malestar clínicamente significativo.

F. En los menores de 18 años la duración de estos síntomas debe haber sido de 6 meses como mínimo.

G. La ansiedad, las crisis de angustia o los comportamientos de evitación fóbica asociados a objetos o situaciones específicos no pueden explicarse mejor por la presencia de otro trastorno mental.

TABLA IX
TIPOS DE FOBIA ESPECÍFICA

- **Tipo animal:** Ratas, arañas, perros.
- **Tipo ambiental:** alturas, tormentas, agua.
- **Tipo sangre-inyecciones-daño:** Agujas, heridas, sangre, operaciones...
- **Tipo situacional**: Ascensores, aviones, recintos cerrados, atracciones, medios de transporte.
- **Otros tipos**: atragantamiento, vómito o adquisición de una enfermedad; en los niños evitación de sonidos intensos o personas disfrazadas.

el individuo, pues le limitará en todos los aspectos de su vida, relacional, social y laboral. Un aspecto importante es que a veces este problema no es reconocido por el sujeto como tal, que suele retrasar la búsqueda de ayuda y cuando lo hace puede que el motivo de consulta sea sintomatología psiquiátrica comórbida o incluso síntomas somáticos.

Clínica

La FS constituye miedo excesivo e irrealista a permanecer en situaciones sociales o de actuación. El individuo teme actuar de forma embarazosa o humillante en situaciones en las que puede ser evaluado. Las situaciones son evitadas o se soportan con gran esfuerzo y ansiedad. Entre ellas estarían las fiestas, concentraciones, comer en frente de otros, hablar en público, mantener una conversación, conocer a nueva gente y situaciones relacionadas. Se acompañan de forma casi invariable por una respuesta de ansiedad que puede tomar forma de AP. En niños es frecuente observar berrinches, inhibición o retraimiento. En función del grado de generalización situacional se realizará la especificación de FS Generalizada cuando implique situaciones sociales de todo tipo.

La ansiedad no está exclusivamente relacionada con el hecho de que los demás perciban los síntomas de otra enfermedad física o psiquiátrica. Un individuo con una enfermedad neurológica puede temer que los demás noten temblor o un individuo con TP puede temer que los demás noten un comportamiento extraño con la comida. El individuo debe reconocer que esta ansiedad es exagerada o irracional.

Para completar el diagnóstico, el cuadro tiene que conducir a malestar o deterioro funcional significativo. Si alguien teme hablar en público pero no tiene necesidad ni deseo de hablar ante otros, probablemente no reciba el diagnóstico. En la tabla X se muestran sus criterios diagnósticos.

Manejo

Tras una fase inicial de psicoeducación, si se trata de un trastorno generalizado en el que múltiples áreas se ven afectadas se iniciará tratamiento con un ISRS. La mayoría de ellos han demostrado eficacia y buena tolerabilidad y aunque la paroxetina haya sido el más ensayado, no se han encontrado diferencias en eficacia entre ellos. La FDA norteamericana ha aprobado la paroxetina (20-40 mg/día), sertralina (50-200

TABLA X
CRITERIOS DSM IV DE FOBIA SOCIAL

A. Miedo persistente e irracional a una o más situaciones sociales en las que uno se expone a desconocidos o donde puede ser observado por otros con el temor a ser avergonzado.

B. La exposición a las situaciones provoca ansiedad (que puede tomar la forma de crisis de pánico).

C. La persona reconoce que el miedo es excesivo o irracional.

D. La situación temida es evitada o se permanece con intensa ansiedad.

E. La evitación, ansiedad anticipatoria o la ansiedad provocada interfiere marcadamente con el funcionamiento normal del sujeto (ocupacional, académico, actividades sociales o relaciones con otros) o hay una marcada preocupación por padecer la fobia.

F. En los sujetos de menos de 18 años dura al menos 6 meses.

G. El temor o la evitación no se debe a una sustancia, enfermedad médica ni a otro trastorno mental.

H. Si hay una enfermedad médica o mental, el miedo del criterio A no está relacionado con ella (temblor en Parkinson...).

Especificar si es generalizada (temor ante la mayor parte de las situaciones sociales).

mg/día) y el IRSN venlafaxina (75-150 mg/día), aunque otros se han mostrado también eficaces, fluoxetina (20-60 mg/día), citalopram (20-40 mg/día), y el más reciente escitalopram (10-20 mg/día). Será necesario hacer un ensayo durante al menos 8 ó 12 semanas pues algunos no responderán hasta 3 meses después de haberse iniciado el fármaco.

Las BZDs no se consideran tratamiento de primera elección aunque si se requiere un rápido inicio de acción podrían combinarse durante las primeras semanas con el ISRS (clonazepam 1-4 mg/día o alprazolam 2-6 mg/día) y posteriormente suspenderse gradualmente. Si no existe respuesta tras 12 semanas con el fármaco a dosis terapéuticas, habrá que valorar el cambio a otro ISRS o venlafaxina o introducir una BZD o psicoterapia o considerar la derivación al especialista. Otros fármacos como la gabapentina o IMAOs no son de primera elección por lo que su introducción será valorada por el psiquiatra. Ante los casos de FS no generalizada, es decir, aquellos pacientes en los que la ansiedad social aparece ante una única situación (hablar o tocar un instrumento en público...) los betabloqueantes (propanolol 10-40 mg), administrados 45 ó 60 minutos antes de la situación fóbica, disminuyen la sintomatología física y por tanto son útiles al inhibir el círculo vicioso que hace percibir al paciente sus síntomas y por lo tanto aumentar su ansiedad.

Aunque el desarrollo de psicoterapia requiere de especialistas para su aplicación, se ha visto que médicos de atención primaria entrenados en terapia de exposición breve pueden aplicarla con buenos resultados. En este sentido es fundamental una programación gradual de la terapia haciendo que el paciente se enfrente a la situación temida gradualmente, estimularle a la práctica y establecer objetivos razonables, ya que el realizar tareas más ambiciosas cuando en tareas más sencillas no se ha controlado razonablemente la ansiedad puede ser contraproducente. El entrenamiento en habilidades sociales, a veces disponible en medios comunitarios puede ser un buen complemento al tratamiento. En los casos de fobia social generalizada, de peor pronóstico y tratamiento más complejo lo razonable será la remisión a Salud Mental para tratamiento psicológico más estructurado.

TRASTORNO DE ESTRÉS AGUDO Y TRASTORNO DE ESTRÉS POSTRAUMÁTICO

Ante el enfrentamiento a un trauma se pueden desarrollar un Trastorno de Estrés Agudo (TEA) o un Trastorno de Estrés Postraumático (TEPT). Debemos entender el trauma, no simplemente como una situación que genera un malestar subjetivo, sino como una situación que se sitúa fuera del rango de las experiencias humanas "normales". Se expone en primer lugar el TEPT por ser el que tiene mayores repercusiones y el que se presenta más en la clínica.

Clínica

En el TEPT, el individuo ha experimentado un evento traumático que: a) implica muertes reales o temidas o heridas graves para uno mismo o para otros; y b) responde a la situación con intenso miedo, indefensión u horror. Los criterios DSM-IV de Trastorno por Estrés Postraumático se muestran en la tabla XI.

El miedo se asocia a tres tipos de síntomas: reexperimentación del evento, evitación y embotamiento emocional y síntomas de activación autonómica. Los síntomas han de estar presentes por lo menos un mes y causar malestar significativo o deterioro funcional.

En primer lugar, la reexperimentación del evento se produce a través de recuerdos (imágenes, pensamientos o percepciones), sueños, fenómenos disociativos, flashbacks, alucinaciones. Se acompaña de malestar psicológico y respuestas fisiológicas intensas. En segundo lugar, la evitación y embotamiento emocional se refiere a los esfuerzos por evitar los estímulos internos o externos relacionados con el trauma, la incapacidad para recordar aspectos importantes del hecho, restricción afectiva, disminución del interés y participación en actividades significativas, sensación de desapego o visión negativa del futuro. En tercer lugar, los síntomas de activación autonómica se refieren a los problemas para conciliar y mantener el sueño, irritabilidad o ira, hipervigilancia, dificultades de concentración, elevadas respuestas de sobresalto.

Se ha de especificar si el cuadro es agudo o crónico, estableciendo los tres meses como punto de corte y si es de inicio demorado, si han transcurrido al menos 6 meses desde el acontecimiento traumático hasta la aparición de la sintomatología. Los criterios se exponen en la tabla XII.

Los *flashbacks* del TEPT deben distinguirse de las ilusiones, alucinaciones y otras alteraciones perceptivas que pueden aparecer en la esquizofrenia, otros trastornos psicóticos, trastorno del estado de ánimo con síntomas psicóticos, delirium, trastornos relacionados con sustancias y trastorno psicóticos debidos a enfermedad médica. Aunque el desencadenante sea un hecho traumático, no se diagnosticará TEPT si el sujeto cumple criterios para otro trastorno mental (trastorno psicótico breve, trastorno de conversión, trastorno depresivo mayor), pudiendo recibir ambos trastornos. La principal distinción entre el TEPT y trastorno adaptativo es la gravedad del acontecimiento traumático, que debe tener una gran gravedad, como peligro para la vida.

TABLA XI
CRITERIOS DSM-IV DE TRASTORNO POR ESTRÉS AGUDO

A. La persona ha estado expuesta a un acontecimiento traumático en el que han existido (1) y (2):
   1) La persona ha experimentado, presenciado o le han explicado uno (o más) acontecimientos caracterizados por muertes o amenazas para su integridad física o la de los demás.
   2) La persona ha respondido con un temor, una desesperanza o un horror intensos.

B. Durante o después del acontecimiento traumático, el individuo presenta tres (o más) de los siguientes síntomas disociativos:
   1) Sensación subjetiva de embotamiento, desapego o ausencia de reactividad emocional.
   2) Reducción del conocimiento de su entorno (p.ej., estar aturdido).
   3) Desrealización.
   4) Despersonalización.
   5) Amnesia disociativa (p.ej., incapacidad para recordar un aspecto importante del trauma).

C. El acontecimiento traumático es reexperimentado persistentemente en al menos una de estas formas: imágenes, pensamientos, sueños, ilusiones, episodios de flashback recurrentes o sensación de estar reviviendo la experiencia, y malestar al exponerse a objetos o situaciones que recuerdan el acontecimiento traumático.

D. Evitación acusada de estímulos que recuerdan el trauma (p.ej., pensamientos, sentimientos, conversaciones, actividades, lugares, personas).

E. Síntomas acusados de ansiedad o aumento de la activación (arousal) (p.ej., dificultades para dormir, irritabilidad, mala concentración, hipervigilancia, respuestas exageradas de sobresalto, inquietud motora).

F. Estas alteraciones provocan malestar clínicamente significativo o deterioro social, laboral o de otras áreas importantes de la actividad del individuo, o interfieren de forma notable con su capacidad para llevar a cabo tareas indispensables, por ejemplo, obtener la ayuda o los recursos humanos necesarios explicando el acontecimiento traumático a los miembros de su familia.

G. Estas alteraciones duran un mínimo de 2 días y un máximo de 4 semanas, y aparecen en el primer mes que sigue al acontecimiento traumático.

H. Estas alteraciones no se deben a los efectos fisiológicos directos de una sustancia (p.ej., drogas, fármacos) o a una enfermedad médica, no se explican mejor por la presencia de un trastorno psicótico breve y no constituyen una mera exacerbación de un trastorno preexistente de los Ejes I o II.

El diagnóstico de Trastorno Adaptativo será apropiado bien cuando el suceso estresante no sea lo suficiente intenso o cuando los síntomas no lo son aunque el acontecimiento lo sea.

Lo intrusivo de los pensamientos difiere del TOC en que en éste son reconocidos como inapropiados y no están relacionados con la vivencia de un acontecimiento traumático.

Por otro lado, los acontecimientos traumáticos y la reacción inicial a los que se refiere el TEA son los mismos que para el TEPT. Aún con pequeños matices en los criterios diagnósticos entre el TEPT y TEA, la principal distinción entre ambos es la duración temporal. Si los síntomas se prolongan más allá de las 4 semanas se deberá cambiar el diagnóstico al TEPT.

Además de los síntomas de reexperimentación, evitación y embotamiento y activación autonómica mencionados para el TEPT, se considera necesaria la presentación de al menos tres síntomas disociativos de entre los siguientes: 1) sensación subjetiva de embotamiento, desapego o ausencia de reactividad emocional; 2) reducción del conocimiento de realidad que le rodea; 3) desrealización; 4) despersonalización; 5) amnesia disociativa. Algunos de ellos incluidos en otros puntos en el TEPT.

El diagnóstico diferencial es similar al del TEPT y se diferencia de éste principalmente en el patrón temporal, que va de 2 días hasta 4 semanas. Pasando de las 4 semanas el diagnóstico se cambiará al de TEPT.

Manejo

Los objetivos del tratamiento de estos dos cuadros se dirigen a minimizar los síntomas derivados del trauma, prevenir la aparición de comorbilidad, procurar un funcionamiento adaptado y prevenir recaídas.

Para ello, en un principio la terapia de apoyo y la psicoeducación ayudarán a disminuir los síntomas y favorecerán la posterior implicación en las terapias psicoterápicas y farmacológicas. Tendremos que ofrecer terapia de apoyo reforzando las cualidades del individuo y propiciando una red de apoyo disponible para restaurar el sentimiento de seguridad, explicar que éstos son procesos para los que existe

TABLA XII
CRITERIOS DSM-IV DE TRASTORNO POR ESTRÉS POSTRAUMÁTICO

A. La persona ha estado expuesta a un acontecimiento traumático en el que han existido (1) y (2):
  1) La persona ha experimentado, presenciado o le han explicado uno (o más) acontecimientos caracterizados por muertes o amenazas para su integridad física o la de los demás.
  2) La persona ha respondido con un temor, una desesperanza o un horror intensos.
  Nota: En los niños estas respuestas pueden expresarse en comportamientos desestructurados o agitados.

B. El acontecimiento traumático es reexperimentado persistentemente a través de una (o más) de las siguientes formas:
  1) Recuerdos del acontecimiento recurrentes e intrusos que provocan malestar y en los que se incluyen imágenes, pensamientos o percepciones. Nota: En los niños pequeños esto puede expresarse en juegos repetitivos donde aparecen temas o aspectos característicos del trauma.
  2) Sueños de carácter recurrente sobre el acontecimiento, que producen malestar. Nota: En los niños puede haber sueños terroríficos de contenido irreconocible.
  3) El individuo actúa o tiene la sensación de que el acontecimiento traumático está ocurriendo (se incluye la sensación de estar reviviendo la experiencia, ilusiones, alucinaciones y episodios disociativos de flashback, incluso los que aparecen al despertarse o al intoxicarse). Nota: Los niños pequeños pueden reescenificar el acontecimiento traumático específico.
  4) Malestar psicológico intenso al exponerse a estímulos internos o externos que simbolizan o recuerdan un aspecto del acontecimiento traumático.
  5) Respuestas fisiológicas al exponerse a estímulos internos o externos que simbolizan o recuerdan un aspecto del acontecimiento traumático.

C. Evitación persistente de estímulos asociados al trauma y embotamiento de la reactividad general del individuo (ausente antes del trauma), tal y como indican tres (o más) de los siguientes síntomas:
  1) Esfuerzos para evitar pensamientos, sentimientos o conversaciones sobre el suceso traumático.
  2) Esfuerzos para evitar actividades, lugares o personas que motivan recuerdos del trauma.
  3) Incapacidad para recordar un aspecto importante del trauma.
  4) Reducción acusada del interés o la participación en actividades significativas.
  5) Sensación de desapego o enajenación frente a los demás.
  6) Restricción de la vida afectiva (p.ej., incapacidad para tener sentimientos de amor).
  7) Sensación de un futuro desolador (p.ej., no espera obtener un empleo, casarse, formar una familia o, en definitiva, llevar una vida normal).

D. Síntomas persistentes de aumento de la activación (arousal) (ausente antes del trauma), tal y como indican dos (o más) de los siguientes síntomas:
  1) Dificultades para conciliar o mantener el sueño.
  2) Irritabilidad o ataques de ira.
  3) Dificultades para concentrarse.
  4) Hipervigilancia.
  5) Respuestas exageradas de sobresalto.

E. Estas alteraciones (síntomas de los Criterios B, C y D) se prolongan más de 1 mes.

F. Estas alteraciones provocan malestar clínico significativo o deterioro social, laboral o de otras áreas importantes de la actividad del individuo.

Especificar si:
Agudo: si los síntomas duran menos de 3 meses
Crónico: si los síntomas duran 3 meses o más

Especificar si:
De inicio demorado: entre el acontecimiento traumático y el inicio de los síntomas han pasado como mínimo 6 meses

un tratamiento eficaz, y modificar falsas creencias como que estos son síntomas de personalidad "débil".

Es frecuente que en las primeras horas o días posteriores al acontecimiento traumático el paciente se sienta sobrepasado y en estos momentos el tratamiento farmacológico sea de ayuda en una primera línea hasta que aumente su receptividad a otras intervenciones. Los ISRSs son el tratamiento farmacológico de elección, mejoran los síntomas nucleares del trastorno y también la psicopatología comórbida que pueda existir. La sertralina y paroxetina han sido aprobadas por la FDA y otros ISRS como el escitalopram, la fluoxetina, citalopram y fluvoxamina también han mostrado eficacia. Las BZDs pueden ayudar a mejorar el insomnio o los síntomas de ansiedad asociados, aunque no se ha establecido que sean eficaces en los síntomas relativos a la reexperimentación del evento o embotamiento emocional por lo que la monoterapia con BZDs no está indicada. Otros tratamientos como los anticonvulsivantes, neurolépticos de segunda generación o betabloqueantes podrían ser eficaces para tratar síntomas específicos en algunos tipos de pacientes, no obstante, esto requerirá una evaluación más detallada por parte del especialista.

TRASTORNO DE ANSIEDAD GENERALIZADA

El Trastorno de Ansiedad Generalizada (TAG) se ha considerado un diagnóstico de exclusión, a realizar cuando ante un paciente con marcados síntomas de ansiedad no es posible diagnosticar otro de los trastornos específicos, sino que la ansiedad se presenta de forma "flotante" y en muchos pacientes prácticamente con la apariencia de un rasgo de la personalidad (el paciente "nervioso de toda la vida"). Sin embargo, los estudios epidemiológicos describen una proporción sustancial de la población con una clínica compatible con este trastorno. Es uno de los trastornos mentales más frecuentes en atención primaria y conlleva una incapacidad similar a la que genera la depresión mayor a pesar de ser mucho menos conocido.

Clínica

La característica principal del TAG es la preocupación excesiva la mayor parte de los días sobre varios temas o actividades (familia, trabajo, finanzas...), que produce malestar significativo o deterioro funcional. La preocupación ha de experimentarse con dificultad para su control y estar asociada al menos con tres de entre seis síntomas (inquietud, fatiga, deterioro de la concentración, irritabilidad, tensión muscular y alteraciones del sueño).

Si existe otro trastorno del Eje I, sólo se diagnosticará TAG en la medida en que el origen de la ansiedad no esté relacionado con el trastorno subyacente, es decir, que no se centre exclusivamente en el miedo a pasarlo mal en público (FS), sufrir un AP (TP), engordar (TCA), padecer una enfermedad grave, (hipocondría), verse alejado de la familia (TAS), ni pensamientos, imágenes o impulsos de tipo intrusivo y egodistónico, con forma de urgencias, contraer una enfermedad-contaminación-desgracia (obsesiones en el TOC). Tampoco debe diagnosticarse TAG si la ansiedad aparece en el curso de un TEPT. Se exponen sus criterios en la tabla XIII.

Manejo

Es esencial el manejo terapéutico de estos pacientes. Como en el caso de los pacientes con distimia, a menudo resultan pacientes "incómodos" para el

TABLA XIII
CRITERIOS DSM-IV DE TRASTORNO DE ANSIEDAD GENERALIZADA

A. Ansiedad y preocupación excesivas (expectación aprensiva) sobre una amplia gama de acontecimientos o actividades (como el rendimiento laboral o escolar), que se prolongan más de 6 meses.

B. Al individuo le resulta difícil controlar este estado de constante preocupación.

C. La ansiedad y preocupación se asocian a tres (o más) de los seis síntomas siguientes (algunos de los cuales han persistido más de 6 meses). Nota: En los niños sólo se requiere uno de estos síntomas:
1) Inquietud o impaciencia.
2) Fatigabilidad fácil.
3) Dificultad para concentrarse o tener la mente en blanco.
4) Irritabilidad.
5) Tensión muscular.
6) Alteraciones del sueño (dificultad para conciliar o mantener el sueño, o sensación al despertarse de sueño no reparador).

D. El centro de la ansiedad y de la preocupación no se limita a los síntomas de un trastorno del Eje I; por ejemplo, la ansiedad o preocupación no hacen referencia a la posibilidad de presentar una crisis de angustia (como en el trastorno de angustia), pasarlo mal en público (como en la fobia social), contraer una enfermedad (como en el trastorno obsesivo-compulsivo), estar lejos de casa o de los seres queridos (como en el trastorno de ansiedad por separación), engordar (como en la anorexia nerviosa), tener quejas de múltiples síntomas físicos (como en el trastorno de somatización) o padecer una enfermedad grave (como en la hipocondría), y la ansiedad y la preocupación no aparecen exclusivamente en el transcurso de un trastorno por estrés postraumático.

E. La ansiedad, la preocupación o los síntomas físicos provocan malestar clínicamente significativo o deterioro social, laboral o de otras áreas importantes de la actividad del individuo.

F. Estas alteraciones no se deben a los efectos fisiológicos directos de una sustancia (p.ej., drogas, fármacos) o a una enfermedad médica (p.ej., hipertiroidismo) y no aparecen exclusivamente en el transcurso de un trastorno del estado de ánimo, un trastorno psicótico o un trastorno generalizado del desarrollo.

médico por parecer en ocasiones pacientes quejosos y por su falta de respuesta clara al tratamiento. Debe adaptarse una estrategia de manejo del paciente como la que se realiza ante enfermedades médicas crónicas; reconocer su malestar, establecer unos límites en la relación (consultas regulares, etc.), y establecer unos objetivos del tratamiento lo mas claros posibles.

Suele ser útil la terapia de resolución de problemas, o cuando éstos no son evidentes o de imposible manejo, la planificación de actividades de forma similar a lo descrito en el capítulo de Trastornos Depresivos de este libro (3.4).Varios de estos pacientes, por la tendencia a la cronicidad de sus síntomas encuentran alivio en algunos de los tratamientos complementarios citados al principio del capítulo (yoga, acupuntura, herboristería, etc.).

Respecto a los fármacos, los ISRS escitalopram (20 mg/día), sertralina (50-100 mg/día), paroxetina (20-40 mg/día), fluoxetina (20-60 mg/día), y el IRSN venlafaxina (75-225 mg/día) son eficaces en la fase aguda, y deben usarse en primera instancia. Entre estos componentes no se han encontrado diferencias en efectividad y se ha observado un efecto dosis-respuesta importante. Se ha demostrado que continuar con estos tratamientos en una fase de mantenimiento de 6 meses a 1 año ayuda a evitar recaídas. También las BZDs (alprazolam, diacepam) pueden ser de ayuda en la fase inicial al propiciar un rápido alivio de algunos síntomas, aunque como ya se ha comentado, por lo general no se mantendrán durante largos períodos de tiempo.

DIAGNÓSTICO DIFERENCIAL DE LOS TRASTORNOS DE ANSIEDAD

Como conclusión del capítulo se muestra un árbol de decisión para el diagnóstico de los diferentes

Tabla XIV
Árbol de Decisión para el Diagnóstico Diferencial de Trastornos de Ansiedad

Síntomas de ansiedad	Atribuibles a condición médica		TA debido a condición médica
	Atribuibles a consumo de sustancias		TA debido a consumo de sustancias
	Explicables por otro cuadro psiquiátrico		Otro trastorno mental
	Presencia de obsesiones y/o compulsiones		Trastorno obsesivo compulsivo
	Ansiedad y preocupación generalizada y persistente		Trastorno de ansiedad generalizada
	Secundaria a un acontecimiento traumático	2 días a 1 mes	Trastorno por estrés agudo
		Más de 1 mes	Trastorno por estrés postraumático
	Crisis de angustia inesperadas		Trastorno de angustia sin agorafobia
		Con evitación situaciones de las que escapar difícil o embarazoso	Trastorno de angustia con agorafobia
	Evitación concreta	Animal daño ambiental situacional otros	Fobia específica
		Social	Fobia social
		Escape difícil o embarazoso	Agorafobia sin trastorno de angustia

TA: Trastorno de Ansiedad

trastornos de ansiedad (tabla XIV). Debido a la complejidad real del diagnóstico en cada paciente, hay que tomarle con carácter orientativo, debiendo asegurar el cumplimiento de criterios expuestos arriba para efectuar el diagnóstico.

LECTURAS RECOMENDADAS

Hollander E, Simeon D. *Guía de trastornos de ansiedad*. Barcelona, Elsevier-Masson, 2004.

Libro de bolsillo que presenta de forma sintética, la epidemiología, comorbilidad, diagnóstico y diagnóstico diferencial de los principales trastornos de ansiedad, además de las teorías biológicas, psicológicas y formas de tratamiento más recientes.

Vázquez-Barquero JL, Herrán H: *Trastornos de ansiedad*. Barcelona, Elsevier-Masson, 2006.

Constituye el tercer número de una serie de monografías sobre las fases iniciales de las enfermedades mentales. Consta de cuatro bloques; aspectos conceptuales del paradigma de las fases tempranas, marcadores biológicos, aproximaciones terapéuticas, y programas organizados en este sentido. Orientado a la intervención en las fases iniciales de los trastornos de ansiedad, repasa el estado actual de conocimientos sobre el tema contando con la intervención de algunos de los principales autores europeos.

BIBLIOGRAFÍA

1. Horwath E, Weissman MM: Epidemiology of depression and anxiety disorders. En: Tsuang MT, Tohen M, Zahner GEP (eds.): *Textbook in psychiatric epidemiology*. Wiley-Liss, 1995.
2. Taylor S: Anxiety sensitivity. Theory, research, and treatment of the fear of anxiety. Mahwah, NJ: Lawrence Erlbaum Associates Publishers, 1999.
3. Alonso J, Angermeyer MC, Bernert S, Bruffaerts R, Brugha TS, Bryson H y cols.: Prevalence of mental disorders in Europe: results from the European Study of the Epidemiology of Mental Disorders (ESEMeD) project. *Acta Psychiatr Scand Suppl.* 2004; 420:21-27.
4. Kessler RC, Chiu WT, Demler O, Merikangas KR, Walters EE. Prevalence, severity, and comorbidity of 12-month DSM-IV disorders in the National Comorbidity Survey Replication. *Arch Gen Psychiatry* 2005; 62:617-627.
5. Kessler RC, McGonagle KA, Zhao S, Nelson CB, Hughes M, Eshleman S, Wittchen HU, Kendler KS: Lifetime and 12-month prevalence of DSM-III-R psychiatric disorders in the United States. Results from the National Comorbidity Survey. *Archives of General Psychiatry* 1994; 51:8-19.
6. Goldberg DP, Lecrubier Y: Form and frequency of mental disorders across centres. En: Üstün TB, Sartorius N. (eds.) Mental illness in general health care. An international study. Wiley 1995.
7. Ormel J, Costa e Silva JA: The impact of psychopathology on disability and health perceptions. En: Üstün TB, Sartorius N. (Eds.) Mental illness in general health care. An international study. John Wiley & Sons 1995.
8. Mendlowicz MV, Stein MB: Quality of life in individuals with anxiety disorders. *American Journal of Psychiatry* 2000; 157: 669-682.
9. Rice DP, Miller LS: The economic burden of affective disorders. *Adv Health Econ Health Serv Res* 1993; 14:37-53.
10. Salkovskis PM. Panic disorder and agoraphobia. En: Salkovskis PM, editor. Comprehensive clinical psychology. Clinical formulation & treatment New York: Elsevier Science; 1998; 399-438.
11. Clark DM: Anxiety states: panic and generalized anxiety. En: Hawton K, Salkovskis PM, Kirk J, Clark DM (eds.): *Cognitive behaviour therapy for psychiatric problems: a practical guide*. Oxford: Oxford University Press 1998; 53-96.
12. Barlow DH, Gorman JM, Shear MK, Woods SW: Cognitive-behavioral therapy, imipramine, or their combination for panic disorder. A randomized control trial. *JAMA* 2000; 283: 2529-2536.

3.7

Trastorno obsesivo-compulsivo

JULIO VALLEJO RUILOBA Y MARÍA DEL PINO ALONSO ORTEGA

El Trastorno Obsesivo-Compulsivo (TOC) se caracteriza por la presencia de dos fenómenos clínicos íntimamente relacionados: obsesiones y compulsiones. Las obsesiones se definen como ideas, imágenes, temores, representaciones o impulsos de carácter recurrente e intruso, egodistónicos y generadores de intensa ansiedad. Las compulsiones son todos aquellos actos, mentales o manifiestos, habitualmente de carácter repetitivo y estereotipado, dirigidos a reducir el malestar generado por el pensamiento obsesivo.

La ubicación nosológica del Trastorno Obsesivo-Compulsivo continúa sometida a debate. Aunque la mayoría de los actuales sistemas de clasificación (DSM-IV-TR y CIE-10) lo incluyen entre los trastornos de angustia, algunos autores han defendido su mayor proximidad a los trastornos afectivos e incluso las psicosis. Esta disparidad de criterios procede, por una parte, de la posible presencia de fenómenos de tipo obsesivo en patologías neurológicas, trastornos afectivos o psicóticos (aunque nosotros preferimos denominarlos *obsesivoides* dado que habitualmente la conciencia de absurdo y la lucha interna del paciente contra los mismos, propia de la verdadera patología obsesiva, está ausente) así como por la existencia de cuadros obsesivos que por su extrema gravedad, cronicidad y refracteriedad al tratamiento se asemejarían más a las psicosis que al concepto tradicional de benignidad que asociamos a los denominados cuadros neuróticos o ansiosos. Más allá de este debate, los recientes avances sobre las bases biológicas del TOC han conducido a diversos autores a sugerir, y esa es también nuestra opinión, que el Trastorno Obsesivo-Compulsivo constituye una entidad diferenciada, con una base etiopatogénica específica.

ASPECTOS EPIDEMIOLÓGICOS

Prevalencia en población general

Hasta la década de los ochenta, se consideraba que el TOC era un trastorno relativamente raro y se aceptaban cifras de incidencia para el mismo próximas a las planteadas por Rudin en 1953, que oscilaban alrededor del 0,05%. Sorprendentemente, los estudios epidemiológicos publicados en la década de los ochenta describieron tasas de prevalencia del TOC muy superiores a éstas, que alcanzaban un 1,6% en un período de 6 meses y un 2,5% a largo de toda la vida en el estudio *ECA* (*Epidemiological Catchment Area*) del National Institute of Mental Health[1]. Estos datos sugerían que el TOC era el cuarto trastorno psiquiátrico en cuanto a frecuencia, por detrás únicamente de las fobias, el abuso de tóxicos y la depresión mayor, y por delante del trastorno de pánico o la esquizofrenia. El estudio ECA ha sido objeto, sin embargo, de numerosas críticas, planteándose que la administración de escalas por entrevistadores sin experiencia clínica podría haber conducido a sobreestimar la prevalencia real de algunos trastornos. Estudios epidemiológicos posteriores, basados en entrevistas semiestructuradas realizadas por especialistas, han permitido establecer que la prevalencia real del TOC oscila probablemente alrededor del 0,5-1%.

Prevalencia en poblaciones psiquiátricas

Clásicamente se consideraba que la incidencia del TOC en poblaciones psiquiátricas era escasa, tanto en muestras ambulatorias como hospitalarias. Las cifras descritas en pacientes hospitalizados oscilaban entre el 0,3% y el 2,5%[2]. En pacientes tratados de forma ambulatoria las cifras iniciales referidas por Black en 1974 (4%) se han elevado, sin embargo, de forma significativa en las últimas dos décadas y alcanzan un 10% de los pacientes tratados en distintas clínicas norteamericanas[3]. Algunos autores relacionan este incremento en la prevalencia del TOC con un mayor reconocimiento actual del trastorno por parte de los clínicos así como por el hecho de que un número creciente de pacientes tiende a buscar tratamiento.

Variables sociodemográficas

Edad de inicio: la edad media de inicio del TOC puede fijarse alrededor de los 20 años[4]. En el 65% de los casos, el trastorno se inicia antes de los 25 años, mientras menos del 15% de los pacientes presentan un inicio tardío más allá de los 35 años. La distribución de las edades de inicio del TOC sigue un patrón bimodal, con un primer pico de aparición de la enfermedad que se situaría sobre los 10 años de vida y un segundo pico durante los primeros años de la edad adulta. Esta distribución permite distinguir dos subgrupos de pacientes, uno denominado de inicio precoz y otro de inicio tardío, con características fenomenológicas, de género, historia familiar y comorbilidad diferenciales. Así en el TOC de inicio precoz predominan los individuos de sexo masculino, la historia familiar de asociación con el síndrome de Gilles de la Tourette (GT), el bajo *insight*, ciertas obsesiones específicas (de contenido agresivo, sexual y religioso), las compulsiones de acumulación y la comorbilidad con otros trastornos de conducta y del desarrollo.

Género: En general se acepta una distribución equitativa por género para el TOC[5], aunque es habitual encontrar un discreto predominio del género femenino en muestras clínicas. Se ha descrito un predominio de sujetos varones en muestras de pacientes obsesivos de edad pediátrica, lo que ha llevado a plantear un probable inicio más precoz de la enfermedad en varones que en pacientes de género femenino[3]. También en relación a la influencia del género, diversos estudios han analizado las diferencias en relación al contenido de la sintomatología obsesivo-compulsiva entre varones y mujeres. Aunque los resultados no son unánimes, se ha descrito una mayor frecuencia de obsesiones de contenido sexual en los hombres y de contaminación y limpieza en las mujeres, así como una mayor proporción de obsesiones de orden y simetría en varones y obsesiones de contenido agresivo en mujeres[6].

Estado civil: considerados de forma global, los pacientes con TOC permanecen solteros con mayor frecuencia que los sujetos de la población general, aunque no difieren en este sentido de los pacientes con otros trastornos de ansiedad o depresión[7]. Es un dato aceptado que una proporción significativamente superior de mujeres obsesivas que de varones afectos de esta patología están casadas y tienen hijos. Esta diferencia puede estar relacionada tanto con el inicio más precoz del TOC en varones —lo que podría dificultar la consolidación de una relación de pareja—, como a factores sociales que implicarían una mayor tolerancia a ciertos síntomas obsesivo-compulsivos en la mujer, especialmente los relacionados con el temor a la contaminación y los rituales de lavado y limpieza.

Factores culturales y religiosos: la importancia de los factores de tipo ambiental y cultural en la modulación de la clínica y el contenido de los síntomas obsesivo-compulsivos es innegable. Aunque los pacientes con TOC no suelen pertenecer a ambientes religiosos diferentes a los de pacientes con otros trastornos de ansiedad o sujetos de la población general, sí parece que, en determinados pacientes, la religión puede estar relacionada con la gravedad y el contenido de los síntomas obsesivos. En ese sentido, el predominio de obsesiones de tipo religioso en poblaciones musulmanas y judías, que alcanza el 40-60% de las muestras[8] contrasta con las cifras significativamente menores en poblaciones occidentales o asiáticas: 10%-33% en EE.UU., 5% en Inglaterra, 5% en España, 11% en India, 7% en Singapur y 4% en Japón[9,10].

Factores socioeconómicos: la relación entre la clase social y el TOC continúa, en la actualidad, sometida a debate. Aunque algunos trabajos describen una mayor frecuencia de la patología obsesiva entre sujetos de clase social alta, otros autores no encuentran diferencias entre clases o detectan incluso una mayor prevalencia entre clases sociales bajas[11]. En relación a la situación laboral, se ha descrito una tasa de desempleo entre los pacientes obsesivos superior a la de la población general, aunque este hallazgo es común para otros trastornos psiquiátricos.

Factores familiares: la elevada incidencia de historia de TOC entre los familiares de primer orden de los pacientes obsesivos es un hallazgo reconocido desde hace años, aunque se han descrito también porcentajes elevados de otros trastornos de ansiedad y depresión entre los mismos[12]. Algunos estudios recientes señalan, en ese sentido, que los antecedentes familiares de TOC parecen ser especialmente frecuentes entre aquellos pacientes obsesivos con un inicio más precoz de la enfermedad[13]. Patologías como los trastornos por tics, los trastornos de somatización y los trastornos del control de los impulsos parecen ser también más frecuentes entre los familiares de los pacientes obsesivos que en la población general. Asimismo se ha descrito un mayor número de primogénitos entre los pacientes con TOC cuando se han comparado con controles sanos, aunque no parecen existir diferencias significativas en este sentido respecto a otros trastornos psiquiátricos, básicamente trastornos depresivos y de ansiedad.

Estilos educativos: la influencia del estilo educativo recibido en la infancia en la génesis de los trastornos afectivos y de ansiedad ha sido especial objeto de atención en las últimas dos décadas. Los escasos trabajos publicados sobre pacientes con TOC sugieren que éstos describen un mayor nivel de sobreprotección parental y una mayor percepción de rechazo y menor de afecto por parte de sus progenitores que los controles sanos[14]. Algunos autores han planteado incluso que ciertos modelos educativos podrían estar relacionados con el desarrollo de síntomas obsesivos específicos. Así, Rachman y Hodgson (1980)[15] señalan que los pacientes con rituales de comprobación procederían de familias que han mostrado un mayor nivel de rechazo y crítica hacia sus hijos, generando en los mismos el temor a cometer un error. En cambio, los pacientes con predominio de temores de contaminación y rituales de limpieza surgirían en el seno de familias con marcados patrones de sobreprotección y control, que generarían en el niño temor a explorar el ambiente.

ASPECTOS ETIOPATOGÉNICOS

Modelos psicológicos

Desde las descripciones iniciales del TOC a principios del siglo XX han sido diversas las hipótesis psicológicas sobre la génesis y mantenimiento del trastorno obsesivo. Las primeras formulaciones, de carácter psicoanalítico, postulaban la existencia de traumas infantiles en la fase anal del desarrollo; modelos más recientes, de orientación conductual y cognitiva han subrayado la importancia del aprendizaje, el estilo educativo y los esquemas cognitivos en la aparición de la patología obsesiva.

Modelos procedentes de la teoría del aprendizaje

Hacen hincapié en el carácter aprendido de los rituales obsesivos. Los autores conductuales consideran que en el TOC se dan dos clases de respuesta de evitación que son subsecuentemente reforzadas por su capacidad para reducir la ansiedad. Por un lado la evitación pasiva (evitación de situaciones en las que tienden a surgir temores obsesivos), similar a la de los sujetos fóbicos, que se adquiere según un paradigma instrumental de evitación (escape de la exposición a un estímulo condicionado que alerta de la proximidad de un evento aversivo); y por otro la evitación activa constituida por los rituales o conductas compulsivas, que se adquiere según un paradigma de aprendizaje de escape (aquellas conductas que conducen a la interrupción de la exposición a una situación aversiva tienden a reforzarse). Aunque estas teorías conductuales pueden explicar satisfactoriamente el mantenimiento de rituales y compulsiones, y su aplicación ha resultado enormemente útil en el abordaje terapéutico del TOC, no responden a cuestiones básicas como por qué aparecen los pensamientos obsesivos o la difícil extinción de ciertos rituales.

Modelos basados en el aprendizaje social

Autores como Rachman y Hodgson (1980)[15] insisten en la importancia de diversas variables de aprendizaje social en la génesis de las obsesiones. Entre ellas destacan los sistemas de crianza o estilos educativos, hipotetizándose que los rituales de limpieza se desarrollarían con mayor probabilidad en familias con padres sobreprotectores, cuyos hijos tenderían a presentar conductas de evitación pasiva ante situaciones de ansiedad o peligro; mientras que las comprobaciones aparecerían en familias con padres exigentes, críticos y con altos estándares de funcionamiento, con hijos hipersensibles a la crítica, que verificarían sus actos para asegurarse de no cometer errores. Aunque autores posteriores no han confirmado estas hipótesis, el papel de las experiencias de aprendizaje y los estilos educativos no debe ser subestimado, dada su implicación en el desarrollo de los sesgos cognitivos que postulan las modernas teorías cognitivas[16].

Modelos cognitivos

Desde perspectivas cognitivas se han formulado diversas teorías sobre la importancia de los factores cognitivos —espectativas, valoraciones, sistemas de creencias— en la génesis del TOC. De todas las teorías cognitivas postuladas hasta la fecha ha sido la formulada por Salkovskis (1989)[16] la que más eco ha obtenido y la que ha dado lugar a un mayor número de investigaciones. Salkovskis defiende que las obsesiones entendidas como *pensamientos intrusos* inaceptables y no deseados son frecuentes en la población normal y no conllevan habitualmente un grado excesivo de malestar. Lo que conduce al desarrollo del Trastorno Obsesivo-Compulsivo no es la presencia en sí de obsesiones, si no la capacidad de las mismas de activar esquemas cognitivos disfuncionales en ciertos sujetos y dar lugar a *pensamientos automáticos negativos*. Estos pensamientos negativos, que el paciente considera razonables o pausibles, y cuya validez no se cuestiona, son los que producen el intenso malestar propio del TOC. Los pensamientos automáticos negativos de los pacientes obsesivos versan siempre sobre la responsabilidad del paciente de causar daño o perjuicio a otros o a sí mismo y se basan en una serie de distorsiones cognitivas como creer que el fracaso en impedir daño a uno mismo o a los demás equivale a causar ese daño (pérdida del sesgo de omisión) o considerar que el tener un pensamiento sobre una acción equivale a realizar dicha acción (equivalencia pensamiento-acción). El paciente obsesivo intenta neutralizar esos pensamientos negativos a través de conductas manifiestas o estrategias cognitivas dirigidas a evitar o reducir la posibilidad de ser responsable del daño que pueda derivarse para uno mismo o para otros. Esa neutralización se ve reforzada por una doble vía, por un lado conduce a una reducción del malestar provocado por el pensamiento negativo y por otro proporciona un importante apoyo a las creencias disfuncionales del sujeto ("no ha sucedido nada terrible gracias a lo que he hecho").

Modelos biológicos

Estudios Genéticos

La existencia de una implicación genética en el TOC se basó inicialmente en trabajos realizados en gemelos y estudios familiares, con resultados a menudo contradictorios dado que adolecen de importantes limitaciones metodológicas: ausencia de criterios diagnóstico de TOC estandarizados, tamaño reducido de las muestras, dificultad en la entrevista directa con familiares, implicación de los trastornos del espectro obsesivo, etc. Trabajos más recientes mediante estudios de segregación y asociación de genes han analizado la potencial asociación de ciertos genes con la transmisión del TOC o la susceptibilidad a padecer la enfermedad, aunque sin alcanzarse hasta la fecha resultados concluyentes.

a) Estudios en gemelos

Se basan en la comparación de la concordancia de miembros afectados por la enfermedad entre parejas de gemelos monocigotos (MZ) y dicigotos (DZ). El hecho de que la concordancia entre gemelos MZ sea significativamente superior que entre DZ se considera como una evidencia de la contribución de los factores genéticos a la expresión del trastorno. Aunque los resultados no son concluyentes, la mayoría de los trabajos publicados en pacientes obsesivos apuntan a una concordancia superior entre monozigotos (65-87%) respecto a la observada en gemelos heterozigotos (20-47%).

b) Estudios familiares

Los estudios familiares se basan en la comparación de la frecuencia de aparición de la enfermedad en los familiares de un individuo afecto —el probando— respecto a la incidencia de la enfermedad en la población general o al número de familiares afectos de un control sano. Si la enfermedad es más frecuente en familiares de enfermos que en población general o en familiares de controles sanos se considera que el trastorno es familiar. Sin embargo, el hecho de que un trastorno sea familiar no implica necesariamente que tenga una etiología genética, dado que los miembros de una familia comparten también factores ambientales.

La mayoría de estudios familiares en el TOC realizados hasta 1991 empleaban el método de "historia familiar" basado en la obtención indirecta de datos a través de la información aportada por el probando acerca de sus familiares. Estudios posterios han empleado el método de "estudio familiar" que posee la ventaja de basarse en la entrevista directa de los familiares de probandos y controles. Los resultados obtenidos a través de estos estudios son diversos, con tasas de TOC en familiares de primer orden que oscilan entre un 0% y un 17%, e incidencia de TOC subclínico o subumbral entre el 7,9% y el 32% (tabla I).

c) Análisis de Segregación

Los análisis de segregación se basan en el estudio del patrón de transmisión de una enfermedad en una muestra de familias, intentando detectar si éste responde a alguno de los patrones de las leyes básicas de Mendel. Los estudios publicados hasta la fecha al respecto[17] demuestran la implicación de un gen mayor en la transmisión del TOC, aunque no se ha podido establecer el patrón de transmisión del mismo —dominante, recesivo, aditivo, etc.— Las principales teorías apoyan un modelo mixto de transmisión, en el que se hallaría implicado un gen mayor sobre un fondo de múltiples genes que modularían a su vez la expresión del TOC.

d) Análisis de ligamiento

El objetivo de los análisis de vinculación es demostrar que un segmento polimórfico de DNA de ubicación cromosómica conocida, que recibe el nombre de DNA-marcador, se cosegrega con una enfermedad en un grupo de familias. Los trabajos llevados a cabo hasta la fecha en pacientes con TOC, basados en el análisis de diversos genes codificadores de receptores y enzimas implicados en el sistema serotoninérgico y dopaminérgico, han arrojado resultados negativos.

e) Estudios de asociación

Los estudios de asociación genética molecular se basan en la demostración de diferencias significativas en la distribución de las variantes alélicas de un gen entre individuos afectados o no por una enfermedad. La selección del gen a analizar, denominado *gen candidato*, se establece a partir de datos neuroanatómicos y neurofarmacológicos específicos de cada trastorno. En el caso concreto del TOC han sido analizados especialmente el gen promotor del transportador presináptico de serotonina (5-HTT), sobre el que actúan los fármacos inhibidores de la recaptación de serotonina, genes codificadores de receptores pre y post-sinápticos de serotonina (5-HT 2A, 5-HT 2C), genes promotores de enzimas como la catecol-O-metiltransferasa (COMT) o la MAO-A implicada en la modulación de los sistemas dopaminérgico y nor-adrenérgico y dada la asociación entre TOC y trastorno por tics, algunos genes codificadores de receptores dopaminérgicos (DRD3, DRD4). En fechas recientes el campo de atención se ha ampliado incluyendo genes de la vía glutamatérgica o gabérgica así como factores neurotróficos. La mayoría de los estudios publicados no ha detectado diferencias significativas entre TOC y controles sanos en la secuencia de nucleótidos ni en la distribución de los polimorfismos alélicos de la mayoría de estos genes, incluyendo los receptores 5-HT 2A, 5-HT 2C, DRD2 y DRD3. Parece existir una mayor unanimidad en relación a la posible implicación en la susceptibilidad a la enfermedad obsesiva del receptor 5-HT 1Dβ[18]. Asimismo se ha descrito un dimorfismo sexual para los genes codificadores de la COMT y la MAO-A, con una asociación significativa del genotipo L/L (baja actividad de la COMT) y el alelo MAOA*297CGG (alta actividad de la MAO-A) con la presencia de TOC en sujetos varones[19].

Estudios Neuroquímicos

La eficacia antiobsesiva específica de la clomipramina, un potente inhibidor de la recaptación de serotonina, dio lugar a la aparición de las primeras hipótesis neuroquímicas del TOC, basadas en la existencia de una disfunción serotoninérgica en el trastorno. La eficacia demostrada de los inhibidores selectivos de recaptación de serotonia (ISRS; fluvoxamina, fluoxetina, paroxetina, sertralina y citalopram) en el tratamiento del TOC así como el estudio de los marcadores periféricos de la función serotoninérgica y los de manipulación farmacológica apoyan esta implicación, aunque no es posible discernir con los datos actuales si se trata de una anomalía primaria o bien de una estrategia compensatoria de la disfunción de otros sistemas de neurotransmisión y neuromodulación. Así, no puede descartarse la implicación en el TOC de otros sistemas de neurotransmisión como el nor-adrenérgico o

TABLA I
ESTUDIOS FAMILIARES EN EL TRASTORNO OBSESIVO-COMPULSIVO

Estudio	Tasa de TOC en familiares de primer orden (%)
Lewis, 1936[20]	28,1
Brown, 1942[21]	7,3
Rudin, 1953[22]	3,2
Kringlen, 1965[23]	2,0
Lo, 1967[24]	6,5
Rosenberg, 1967[25]	0,5
Insel y cols., 1983[26]	0,0
Rasmussen y Tsuang, 1986[27]	10,2
McKeon y Murray, 1987[28]	0,6
Lenane y cols., 1990[29]	17,0
Black y cols., 1992[30]	2,6
Riddle y cols., 1990[31]	16,2
Bellodi y cols., 1992[32]	3,4
Nicolini y cols., 1993[33]	4,9
Pauls y cols., 1995[34]	10,9

el dopaminérgico. Respecto a este último, algunos autores han postulado la existencia de una hiperactividad dopaminérgica a nivel del estriado en el TOC, basándose en la aparición de conductas repetitivas y estereotipadas en animales tras estimulación dopaminérgica, en la presencia de síntomas obsesivos en enfermedades neurológicas con lesiones de las vías dopaminérgicas y en la respuesta a la potenciación con antipsicóticos en pacientes obsesivos con tics o trastorno esquizoide de la personalidad. Estudios recientes amplían el foco de atención de la neuroquímica en el TOC y se plantean también la implicación en la etiopatogenia del trastorno de otras sustancias como el glutamato, el GABA, los opiáceos endógenos, la oxitocina, la vasopresina o los esteroides gonadales.

Estudios Neuroinmunológicos

Las primeras hipótesis neuroinmunológicas en el TOC parten de la observación de la elevada frecuencia de síntomas obsesivos en pacientes con Corea de Sydenham, un trastorno neurológico que surge como consecuencia de una respuesta autoinmune patológica contra los ganglios basales tras infecciones estreptocócicas.

Posteriormente, Swedo y cols (1998)[35] acuñaron el término *PANDAS* (Pediatric Autoinmune Neuropsychiatric Disorders Associated with Streptococcus) para referirse a pacientes en edad infantil o juvenil que presentaban un episodio o exacerbación brusca de síntomas obsesivos tras una infección por Streptococo beta-hemolítico A. Se postula que estos pacientes presentarían manifestaciones psiquiátricas y neurológicas secundarias a lesiones por autoanticuerpos de los ganglios de la base y que podrían beneficiarse de tratamientos inmunológicos como la plasmaféresis o la administración de inmunoglobulinas.

Estudios de Neuroimagen

A. Neuroimagen Estructural

Los primeros estudios sobre la morfología y tamaño de diversas áreas cerebrales en el Trastorno Obsesivo-Compulsivo se basaron en el empleo de la Tomografía Axial Computerizada (TAC). Los resultados de estos estudios iniciales deben interpretarse con precaución dado que la técnica adolece de numerosas limitaciones en los métodos de segmentación y adquisición de las imágenes con escasa resolución en la diferenciación de tejidos blandos y cortes de grosor excesivo y a menudo sin la orientación óptima. Estos trabajos iniciales sugerían la existencia de anomalías sutiles en la estructura del caudado, aunque las limitaciones técnicas de la TAC dificultaban su valoración. El empleo de la Resonancia Magnética (RM) mejoró radicalmente el análisis de la estructura cerebral en el TOC. La RM permite una excelente diferenciación entre sustancia gris y blanca y facilita la obtención de cortes de grosor y orientación idóneos para visualizar estructuras cerebrales concretas. Trabajos recientes, basados en el empleo del SPM (*Statistical Parametric Mapping*), que permite el análisis global de los volumenes cerebrales, confirman la existencia de anomalías estructurales en las regiones más límbicas del circuito córtico-estriatal. Se han descrito reducciones del volumen de sustancia gris en el gyrus frontal medial, el córtex fronto-orbitario medial y la región ínsulo-opercular izquierda, así como aumentos relativos del volumen de sustancia gris en la región ventral del estriado y el cerebelo anterior[36]. Asimismo, el análisis de la sustancia blanca mediante técnicas de *diffusion tensor imaging* señala la existencia de anomalías en la direccionalidad y coherencia en la microestructura de la sustancia blanca a nivel del gyrus cingulado anterior y sugieren la existencia de defectos en la conectividad entre los distintos componentes del circuito córtico-estriatal en pacientes con TOC[37].

B. Neuroimagen Funcional

Las técnicas de neuroimagen cerebral funcional —tomografía por emisión de positrones (PET), tomografía por emisión de fotón único (SPECT), resonancia magnética funcional (fMR) y resonancia magnética espectroscópica (MRS)— han permitido profundizar en el conocimiento de la etiopatogenia del TOC, apoyando la implicación de un circuito frontosubcortical disfuncional en el mismo.

Los estudios realizados hasta la fecha han empleado cuatro diseños distintos para analizar la etiopatogenia del TOC: la comparación de pacientes obsesivos con controles sanos en situación basal o de reposo, el análisis de los cambios en los patrones de activación o perfusión cerebral en el TOC tras tratamiento, los cambios en la neuroimagen cerebral durante la provocación de síntomas y finalmente estudios basados en las modificaciones a nivel cerebral en pacientes obsesivos durante el desarrollo de tareas cognitivas. Aunque los resultados no son concluyentes, la mayoría de estudios apoyan la implicación del córtex orbitofrontal, el cíngulo anterior, el núcleo caudado y el tálamo en la etiopatogenia del TOC. El hallazgo más replicado es la presencia de una hiperactividad basal del córtex orbitofrontal en pacientes no tratados que tiende a reducirse en respuesta al tratamiento y a aumentar durante la provocación de síntomas.

Teorías Neuroanatómicas del Trastorno Obsesivo-Compulsivo

Los estudios de neuroimagen estructural y funcional apoyan la implicación en la etiopatogenia del TOC de una disfunción en uno de los circuitos córtico-estriatales descritos por Alexander, concretamente el constituido por el córtex orbitofrontal, el cingulado anterior, los ganglios de la base y el tálamo.

Una de las funciones asociadas a este circuito fronto-subcortical es el control y ejecución de conductas complejas, de secuencia preestablecida, denominadas "macros" que surgen en respuesta a estímulos externos o internos que el organismo cataloga como amenazantes. Se ha postulado que los pacientes obsesivos presentan un sesgo hacia la detección de estímulos biológicamente significativos relacionados con la agresividad, la higiene, el orden o la conducta sexual, que tienden a percibir como amenazantes, y que estaría mediado por una disfunción de este circuito fronto-subcortical. A este nivel, algunos autores amplían las estructuras cerebrales implicadas en la génesis del TOC a regiones hipocampo-amigdalares que intervienen en el reconocimiento emocional de estímulos y que se hallan a su vez íntimamente relacionadas con el córtex cingulado. La existencia de una disfunción amígdalo-hipocámpica contribuiría a la aparición de las señales de alarma frente a estímulos internos o externos, inicialmente neutros, típica del TOC.

RASGOS CLÍNICOS

La obsesión es un tipo de cognición intrusa, parásita, repetitiva, pasiva y egodistónica, que genera rechazo por parte del sujeto que la padece, mientras que la compulsión es un fenómeno activo, ya que supone una pugna entre la tendencia a la acción (motora o verbal) y la resistencia a ésta (hacer-no hacer, decir-no decir, etc.), de forma que no siempre el acto llega a realizarse. En clínica, obsesiones y compulsiones suelen presentarse asociadas, si bien un 20-30% de pacientes padecen obsesiones puras sin contaminación de compulsiones y un número reducido de sujetos —inferior al 5%— describe únicamente la necesidad de llevar a cabo actos compulsivos carentes de pensamiento obsesivo subyacente, habitualmente en forma de necesidad de tocar, colocar o recoger objetos.

Formas habituales de presentación:

Las ideas obsesivas constituyen el núcleo de la patología obsesiva. Su carácter intruso y repetitivo, la vivencia angustiosa que el paciente experimenta y que emana de sí mismo (a diferencia de lo que ocurre en el delirante) y la imposibilidad de controlarlas eficazmente, sino es de forma transitoria a través de rituales, constituyen las características básicas de estas ideas. Respecto a los actos o rituales obsesivos son prácticamente constantes en la clínica de esta enfermedad, ya que son escasos los pacientes que centran su sintomatología únicamente en las ideas morbosas, sin que de éstas deriven conductas patológicas más o menos aparatosas. Puede ocurrir que la conducta ritualística se desarrolle de forma lógica a partir de las obsesiones (p.ej., lavados de manos por temor a contaminación) o bien que no guarde aparentemente ninguna relación lógica con el contenido de éstas, sino que el paciente se sienta obligado a realizarla puntualmente por temor a que su omisión entrañe repercusiones penosas o catastróficas para otras personas. Los contenidos más frecuentes de los pensamientos y rituales obsesivos incluyen (tabla II):

Temas religiosos, sagrados y metafísicos, que incluyen las ideas de contraste (p.ej., pensamientos sacrílegos y blasfemos en relación a personajes sacros), el temor obsesivo al pecado o la condena y las cavilaciones filosóficas, de contenido más o menos lógico, pero siempre reiterativas y agobiantes (sobre el sentido del mundo, el origen del universo, etc.). Es frecuente que estos pensamientos conduzcan a la aparición de rituales en forma de oraciones o promesas o bien a la evitación de entornos religiosos.

Temas morales, expresados en términos de escrupulosidad moral y sentimientos de culpabilidad. En ocasiones, esto enlaza con los temores fóbico-obsesivos de contaminación, cuando el paciente teme contagiar a los demás con los gérmenes que de manera permanente cree que invaden su organismo y se difunden al exterior.

Temas de pureza y de protección corporal. Se incluyen en este grupo todas las obsesiones centradas en la limpieza y la contaminación, las misofobias, nosofobias, bacilofobias, etc., que entran en el contexto de los temores fóbico-obsesivos, cuyas características son diferentes de las de las fobias genuinas. Con frecuencia generan gran cantidad de rituales, como los lavados, a través de los cuales se elimina de forma muy transitoria el temor obsesivo (a diferencia de las auténticas fobias en las que las conductas de evitación son razonablemente eficaces). Es frecuente que el temor de contaminación se generalice y vaya invadiendo el mundo exterior del sujeto hasta cercarlo en pequeños reductos donde se siente precariamente seguro. En ocasiones, estos temores interfieren gravemente con la estructura familiar, pues el paciente los hace extensivos a otros miembros de la familia,

Tabla II
Obsesiones y compulsiones más frecuentes

Obsesiones	Compulsiones
Temores de contaminación	Rituales de lavado/limpieza
Dudas cotidianas o metafísicas	Comprobación
Necesidad de orden/simetría	Ordenación
Impulsos agresivos	Repetición de actos
Imágenes o pensamientos de contenido sexual	Aritmomanía
Necesidad de acumular/recolectar	Repetición mental de palabras
	Conductas de acumulación

posibles portadores de gérmenes, y les somete a una tiranía de lavados para su propia tranquilidad. Ocasionalmente, el temor adquiere un contenido más mágico de lo habitual, pues determinados pacientes temen, a modo casi de percepción delirante, quedarse impregnados, al tocar o rozar objetos, de un «algo que queda», que no saben concretar exactamente, pero que en cualquier caso supone suciedad e impureza.

Temas de protección ante peligros interiores o exteriores, como prolongación de las anteriores, pero con un matiz más peculiar, se sitúan las obsesiones que implican peligros externos. En efecto, presagios catastróficos propios y ajenos no son raros y llevan al paciente a conjurarlos con curiosas fórmulas mágicas (si hago, pienso o digo tal cosa, no ocurrirá determinado hecho). La aicmofobia o temor a objetos punzantes también se sitúa en este contexto. Son especialmente relevantes las fobias de impulsión en las que el paciente teme dañar a seres queridos por perder su propio control y actuar con un impulso irresistible. A diferencia de las fobias genuinas, la eliminación del objeto mediador del acto agresivo (cuchillos, tijeras, etc.) no siempre tranquiliza al paciente, ya que la idea impulsiva emerge por encima de la realidad objetiva y se instala de forma atormentadora en la mente del enfermo. Gran parte de estos pacientes constituyen el grupo que la literatura anglosajona ha denominado *checkers,* atormentados por dudas y comprobaciones, y en los que la conducta ritualística tiene una finalidad preventiva de evitación de posibles desajustes o desgracias.

Temas de orden y de simetría. La necesidad de perfeccionismo y orden que caracteriza la personalidad obsesiva puede adquirir un carácter más dramático cuando el sujeto, inmerso ya en un estado obsesivo, dedica gran parte de su tiempo a organizar, arreglar, programar, verificar ideas, etc., en aras de una necesidad patológica de controlar el mundo exterior. La tendencia a hiperclasificar, señalada por Reed (1968, 1969), recoge la peculiar tendencia del obsesivo a organizar el material en múltiples grupos que permitan un control más estricto de la información. En cierto sentido, la aritmomanía, que puede llegar a sofisticadas operaciones matemáticas, se inserta también en la preocupación por el orden, en este caso controlado a través de los cálculos numéricos o el simbolismo de los números. Sin embargo, hay que señalar que, dentro de la diversidad de fenómenos que se pueden incluir en el contexto de la aritmomanía, algunos guardan más relación con la actividad automática e impulsiva, propia de la patología neurológica (contarlo todo sin atender a los resultados, de forma automática; realizar operaciones matemáticas sin objeto concreto), en tanto que otros pertenecen al círculo de la patología obsesiva genuina (necesidad de recordar cifras o datos o aprenderlos de memoria; necesidad de contar, verificar, comprobar, repasar o repetir ciertos actos un determinado número de veces).

Temas de precisión o de completud. Próximas a las anteriores están las cuestiones de precisión o finalización, en las que el enfermo, con un afán permanente e inconcluso de perfeccionismo, se muestra siempre insatisfecho de sí mismo, a nivel de aspecto (que puede cristalizar en auténticas dismorfofobias), de afectos (dudas acerca de su sentimientos hacia otras personas) o de capacidades intelectuales o laborales. La necesidad inacabable de revisar el trabajo, que puede llevar a una estéril actividad comprobatoria, y la necesidad de asegurarse de no haber dicho una inconveniencia, aunque esto último se enmarca en la necesidad de precisión y los sentimientos obsesivos de culpa, se incluyen en esta línea de pensamiento.

Temas referentes al paso del tiempo. La necesidad de controlar el tiempo se expresa en ocasiones a través de un ansioso temor de olvidar hechos, personas, frases, películas, etc., que en algunos pacientes representa una imperiosa necesidad de anotar todos aquellos datos que precisan recordar con exactitud.

Acumulación. Aunque se han descrito conductas acumuladoras en multitud de trastornos, incluyendo la anorexia nerviosa, los trastornos mentales orgánicos, los trastornos psicóticos, el trastorno obsesivo-compulsivo de la personalidad y el retraso mental, la mayoría de las investigaciones actuales vinculan la acumulación con el Trastorno Obsesivo-Compulsivo. Frost y Hartl (1996)[38] han propuesto una triple definición de acumulación clínica, que implica: 1) la adquisición de y el fracaso para desprenderse de un gran número de pertenencias que parecen inútiles o de valor muy limitado; 2) espacios vitales desordenados hasta tal punto que es imposible realizar las actividades para las que fueron diseñados, y 3) tensión significativa o deterioro del funcionamiento motivado por dicha acumulación. Aunque se desconoce en qué porcentaje de pacientes la acumulación constituye el síntoma obsesivo principal, entre una cuarta parte y un tercio de los pacientes con TOC presentan obsesiones o compulsiones de acumulación. Frost y Steketee (1998)[39] han propuesto un modelo cognitivo-conductual según el cual la acumulación compulsiva deriva de cuatro factores: 1) déficit en el procesamiento de la información; 2) problemas en la vinculación emocional a las posesiones; 3) conductas evitativas, y 4) creencias erróneas o distorsionadas sobre la naturaleza o importancia de las posesiones. Reed (1985)[40] ha acuñado el concepto de *infrainclusión*, para referirse al hecho de que para los acumuladores cada objeto es único y no puede categorizarse junto a otros, por lo que no hay forma de organizar las pertenencias y resulta imposible decidir si un objeto es poco importante y puede desecharse. Por otra parte muchos acumuladores consideran sus pertenencias como extensiones de sí mismos, y cuando alguien las toca o cambia de lugar, se sienten violentados. De forma íntimamente relacionada con otros fenómenos obsesivos como la necesidad de control o el temor a la incertidumbre, los objetos suponen para el paciente acumulador una fuente de comodidad y seguridad, denotando un entorno seguro. La presencia de obsesiones y compulsiones de acumulación en pacientes obsesivos se ha asociado a un mayor número de trastornos de la personalidad, mayor discapacidad sociolaboral, percepción de escasa calidez emocional en los padres durante la infancia y pobre respuesta a los fármacos serotoninérgicos[10]. Por otro lado, la mayoría de acumuladores muestran una conciencia muy parcial de lo patológico de sus conductas y precisan de abordajes cognitivo-conductuales específicos para intentar paliar sus síntomas[39] mostrando una escasa respuesta a los programas conductuales habituales.

Enlentecimiento obsesivo primario: aunque no se incluyen en ninguno de los apartados previos, un subtipo obsesivo que nos parece de especial interés clínico es el de los enlentecidos primarios, descrito por Rachmann en 1974. Constituyen un grupo reducido de pacientes que emplea una enorme cantidad de tiempo en la realización de tareas cotidianas habitualmente relacionadas con la higiene y el cuidado personal —lavarse, vestirse, comer, etc.—, no tanto porque deban comprobar sus actos, como porque se ven obligados a llevarlos a cabo siguiendo un patrón conductual rígido, la interrupción del cual conlleva la necesidad de reiniciar de nuevo la acción completa. Es habitual que estos pacientes no vivan sus síntomas como egodistónicos y presenten escasa conciencia acerca de su enfermedad, factores que unidos a su escasa respuesta a los actuales abordajes farmacológicos y cognitivo-conductuales, los transforma en un subgrupo de especial gravedad clínica.

Aspectos clínicos diferenciales

Un concepto sometido a debate en relación a las manifestaciones clínicas del TOC es el de *insight o conciencia de enfermedad*, definido como la capacidad del paciente obsesivo de reconocer la irracionalidad y falta de sentido de sus síntomas. La Psiquiatría europea del siglo XIX estableció como criterio clínico esencial la conciencia sobre lo absurdo de los fenómenos obsesivos y acuñó términos como *folie raisonnante, folie lucid* o *folie avec conscience* para referirse a lo que actualmente denominamos TOC[41]. Esta concepción clásica del *insight* influyó de forma decisiva en los criterios diagnósticos del Trastorno Obsesivo-Compulsivo hasta entrada la década de los 90, obviando las observaciones de algunos autores clásicos acerca de que algunos pacientes obsesivos no reconocían sus síntomas como excesivos o absurdos. Insel y Akiskal (1986)[42] fueron los primeros en plantear la hipótesis de que la conciencia de enfermedad en el TOC no constituye una cuestión categorial dicotómica, definible como ausente o presente, si no que puede establecerse a lo largo de una dimensión o *continuum*. Éste abarca desde los pacientes con buen *insight*, que reconocen claramente lo excesivo o absurdo de sus ideas, a aquellos con ausencia total de conciencia de enfermedad y convicción delirante acerca de lo realista y razonable de sus temores obsesivos. Aunque los resultados no son homogéneos, trabajos posteriores sugieren que entre un 6-47% de los pacientes obsesivos muestran escaso *insight* sobre lo absurdo de sus síntomas[43]. En relación a este tema, un aspecto aún controvertido es la ubicación nosológica de aquellos pacientes obsesivos que muestran una convicción casi delirante acerca de lo racional de sus obsesiones y la necesidad de llevar a cabo sus rituales. El DSM-IV establece que este grupo de pacientes debe recibir el doble diagnóstico de TOC y Trastorno Delirante. Otros autores proponen, sin embargo, distinguir un subtipo de Trastorno Obsesivo, al que denominan *Psicosis Obsesiva* o *Neurosis Obsesiva Maligna*[27], que incluiría a aquellos pacientes en los que las obsesiones bordean lo delirante y desaparece la conciencia de absurdo e irracionalidad, así como la lucha o resistencia. En la descripción clásica de Rümke (1956) se señala que además de la ausencia de conciencia acerca de lo absurdo de las obsesiones, estos pacientes muestran un empobrecimiento de la irradiación afectiva, una personalidad rígida, elevada tendencia a la introversión y rituales bizarros y atípicos. Esta descripción clínica se asemeja en gran medida a lo que posteriormente autores como Jenike y cols. (1986)[44] han denominado *esquizoobsesivos*: pacientes obsesivos que presentan además un trastorno esquizotípico de la personalidad, con discurso extraño y sobreelaborado, aislamiento social, reducción de la empatía, pobre irradiación afectiva, pensamiento mágico y conductas bizarras. Los estudios coinciden en señalar que este grupo atípico de pacientes muestra un trastorno de peor pronóstico con elevada desadaptación social, mayor cronicidad del trastorno y peor respuesta a los abordaje farmacológicos y cognitivo-conductuales habituales en el TOC.

DIAGNÓSTICO DIFERENCIAL

El diagnóstico del TOC se basa en la historia clínica y el examen psiquiátrico del paciente. Este debe ser cuidadoso dado que con frecuencia los pacientes obsesivos tienden, por vergüenza o ignorancia, a no manifestar espontáneamente sus síntomas. La anamnesis orientada a cuestiones como hábitos de aseo personal, necesidad de realizar comprobaciones, exceso de tiempo invertido en actos cotidianos sencillos o preocupación excesiva por el orden y la simetría puede facilitar la detección de la patología obsesiva.

Es importante considerar en el diagnóstico diferencial de un cuadro obsesivo las siguientes patologías:

- Depresión: la posible presencia de síntomas obsesivos en algunos cuadros depresivos (depresión anancástica) y la frecuente existencia de quejas depresivas secundarias al TOC en los pacientes obsesivos puede dificultar a veces la diferenciación de ambas patologías. Algunos datos clínicos que facilitan esta distinción son: la edad de inicio (infanto-juvenil en el TOC y en la edad adulta en la depresión), el curso (crónico con fluctuaciones en el TOC y episódico en la depresión) y la presencia de rituales (típica en el TOC y rara en las depresiones donde suele aparecer más el pensamiento rumiativo) (fig. 1).
- Esquizofrenia: algunas formas graves de TOC, severamente invalidantes, en las que se produce una progresiva identificación del sujeto con los contenidos obsesivos, perdiéndose la resistencia y lucha contra los mismos, así como cuadros obsesivos con síntomas de contenido abigarrado, conducen en ocasiones a un diagnóstico erróneo de cuadros psicóticos. Aunque como hemos comentado anteriormente, el tema de la conciencia de enfermedad continúa sometido a debate en el TOC y no debe entenderse como un fenómeno dicotómico, los pacientes obsesivos mantienen siempre una atmósfera de duda en relación a sus temores sin mostrar la adhesión delirante a los mismos de los psicóticos y viven sus ideas como propias y no como impuestas desde el exterior como habitualmente sucede en los cuadros esquizofrénicos.
- Fobias: en el caso de los pacientes fóbicos los temores suelen ser más concretos y tienden menos a generalizarse que en el de los obsesivos. Las conductas de evitación, además, suelen ser eficaces en el caso de las fobias y no tanto en el TOC ya que permiten al paciente no experimentar ansiedad en ausencia del elemento temido.
- Impulsiones: las impulsiones son fenómenos motores reiterados y automáticos que aparecen en algunas patologías neurológicas (coreas, traumatismos craneales, epilepsia), y que no se acompañan de un pensamiento elaborado subyacente o del sentimientos de lucha o resistencia que caracteriza a la verdadera patología obsesiva.

CURSO EVOLUTIVO Y PREDICTORES DE RESPUESTA

Los estudios iniciales de evolución a largo plazo del Trastorno Obsesivo-Compulsivo llevados a cabo antes de la existencia de abordajes terapéuticos específicos, señalaban la tendencia natural de la clínica obsesiva a la cronicidad. Aunque los resultados varían en función del período de tiempo considerado y la hetereogeneidad de las muestras, la intensidad de la clínica obsesiva permanecía inalterada en un 21-66% de los casos. La presencia de síntomas obsesivos moderados o atípicos, la brevedad del trastorno antes del inicio del tratamiento y la ausencia de rasgos desadaptativos de personalidad se asociaban a un mejor pronóstico.

Estudios más recientes, realizados a partir del empleo extendido de abordajes farmacológicos y conductuales específicos para el TOC, han pretendido analizar la efectividad a largo plazo de estas estrategias terapéuticas, así como la existencia de variables sociodemográficas y clínicas predictoras

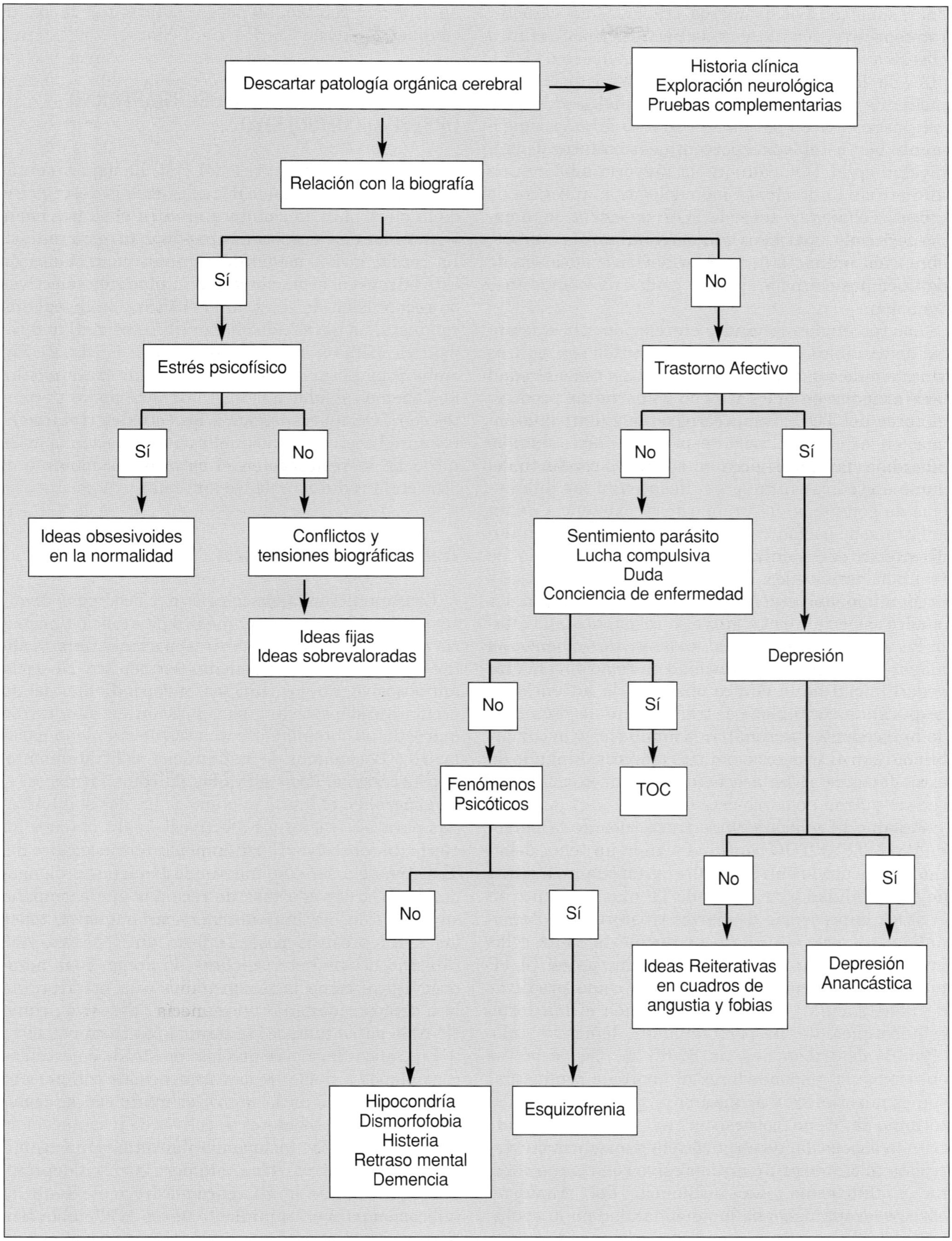

Figura. 1. Árbol de decisión para el diagnóstico diferencial del trastorno obsesivo-compulsivo.

de respuesta. Los primeros trabajos, de carácter retrospectivo, constataban la persistencia de clínica obsesiva de intensidad moderada-grave en el 50-80% de los pacientes, tratados mayoritariamente mediante técnicas conductuales. Trabajos prospectivos posteriores en pacientes tratados farmacológicamente han establecido porcentajes similares de cronicidad en el TOC, aunque la mayoría adolecen de numerosas limitaciones metodológicas: ausencia de criterios estandarizados de TOC, muestras de tamaño reducido, períodos de seguimiento diversos, obtención indirecta de la información y ausencia de definiciones claras y operativizadas de respuesta o remisión.

Los resultados obtenidos en relación a la existencia de variables predictoras de evolución son escasos y a menudo contradictorios[9]. Factores como la edad o el inicio precoz del trastorno no permiten predecir el curso del TOC. Tampoco parecen existir diferencias en el curso clínico respecto al sexo, aunque algunos autores refieren una mayor tendencia al curso episódico en mujeres. Respecto a las diferencias de género, se ha propuesto la existencia de un subgrupo de pacientes obsesivos varones, con un inicio precoz de la enfermedad, mayor incidencia de traumas perinatales, historia de trastorno por tics y predominio del enlentecimiento obsesivo, con un cuadro especialmente grave y resistente al tratamiento. Aunque algunos autores describen una mayor tendencia a la cronicidad en relación a la gravedad inicial de la clínica obsesiva, la ausencia de respuesta a corto plazo al tratamiento, la presencia de antecedentes psiquiátricos familiares y la comorbilidad con el trastorno por tics crónicos, ninguno de estos factores se ha asociado de forma concluyente con un patrón de curso específico.

Aunque la relación entre trastornos de la personalidad (TP) y TOC continua siendo un tema debatido, sin acuerdo entre los autores en cuanto a cifras de comorbilidad y categoría de TP más frecuente en el TOC, la presencia de ciertos trastornos de personalidad se asocia a una peor respuesta tanto a los abordajes farmacológicos como conductuales. El TP más consistentemente considerado como predictor de resistencia al tratamiento ha sido el trastorno esquizotípico de la personalidad. Jenike y cols. (1986)[44] describen que un 32,6% de los pacientes obsesivos no respondedores al abordaje conductual son esquizotípicos y acuñan para referirse a ellos el término de “esquizoobsesivos”; así mismo se ha descrito la asociación de esquizotipia y ausencia de respuesta al tratamiento antiobsesivo con clomipramina y fluoxetina. La influencia del trastorno obsesivo-compulsivo de la personalidad en la evolución del TOC continúa sometida a debate, dado que en algunos trabajos se asocia a un peor pronóstico y en otros, en cambio, no parece determinar la evolución del trastorno[45].

TRATAMIENTO Y MANEJO DEL TRASTORNO OBSESIVO-COMPULSIVO

El abordaje terapéutico del TOC ha experimentado en las últimas cuatro décadas, tras la descripción de la eficacia de la clomipramina en 1967 por parte Fernández de Córdoba y López-Ibor, un giro radical. La confirmación mediante estudios controlados de esta eficacia así como la de los inhibidores selectivos de recaptación de serotonina (ISRS) y la terapia de conducta, ha permitido ofrecer una alternativa terapéutica válida a los pacientes obsesivos (fig. 2). Sin embargo y pesar de estas opciones de tratamiento, no debemos olvidar que hasta un 30% de los pacientes con TOC no responden a los actuales tratamientos antiobsesivos y, en aquellos que lo hacen, la magnitud de la respuesta no supera habitualmente el 50% en la reducción de los síntomas.

Tratamientos farmacológicos

El tratamiento farmacológico del TOC tiene diversas peculiaridades que el médico de atención primaria debe conocer y transmitir al paciente para facilitar un adecuado cumplimiento terapéutico. El efecto antiobsesivo de los IRS es independiente de su acción antidepresiva y su aparición es más tardía que ésta, no obteniéndose una respuesta plena hasta las 10 ó 12 semanas de instauración del tratamiento. Son necesarias dosis elevadas de estos fármacos — en general en el límite máximo de las dosis autorizadas para los trastornos afectivos— para obtener un efecto antiobsesivo. El tratamiento farmacológico del TOC tiende a ser sino indefinido al menos prolongado, dada la elevada tasa de recaídas que acompaña su supresión. Es importante recordar que no todos los antidepresivos poseen efecto antiobsesivo. Así, ninguno de los heteroclíclicos de acción más noradrenérgica, como la desipramina o la nortriptilina han demostrado tener un efecto antiobsesivo primario ni lo posee tampoco la terapia electroconvulsiva.

Los únicos fármacos que han mostrado en estudios controlados a doble ciego y comparados con placebo poseer un efecto antiobsesivo primario son la clomipramina y los inhibidores selectivos de recaptación de serotonina (ISRS) incluyendo fluoxetina, fluvoxamina, sertralina, paroxetina, citalopram y escitalopram. A este último se le ha concedido recientemente la indicación para el tratamiento de los TOC (tabla III). Aunque en los estudios comparativos todos ellos han mostrado una eficacia comparable, los meta-análisis

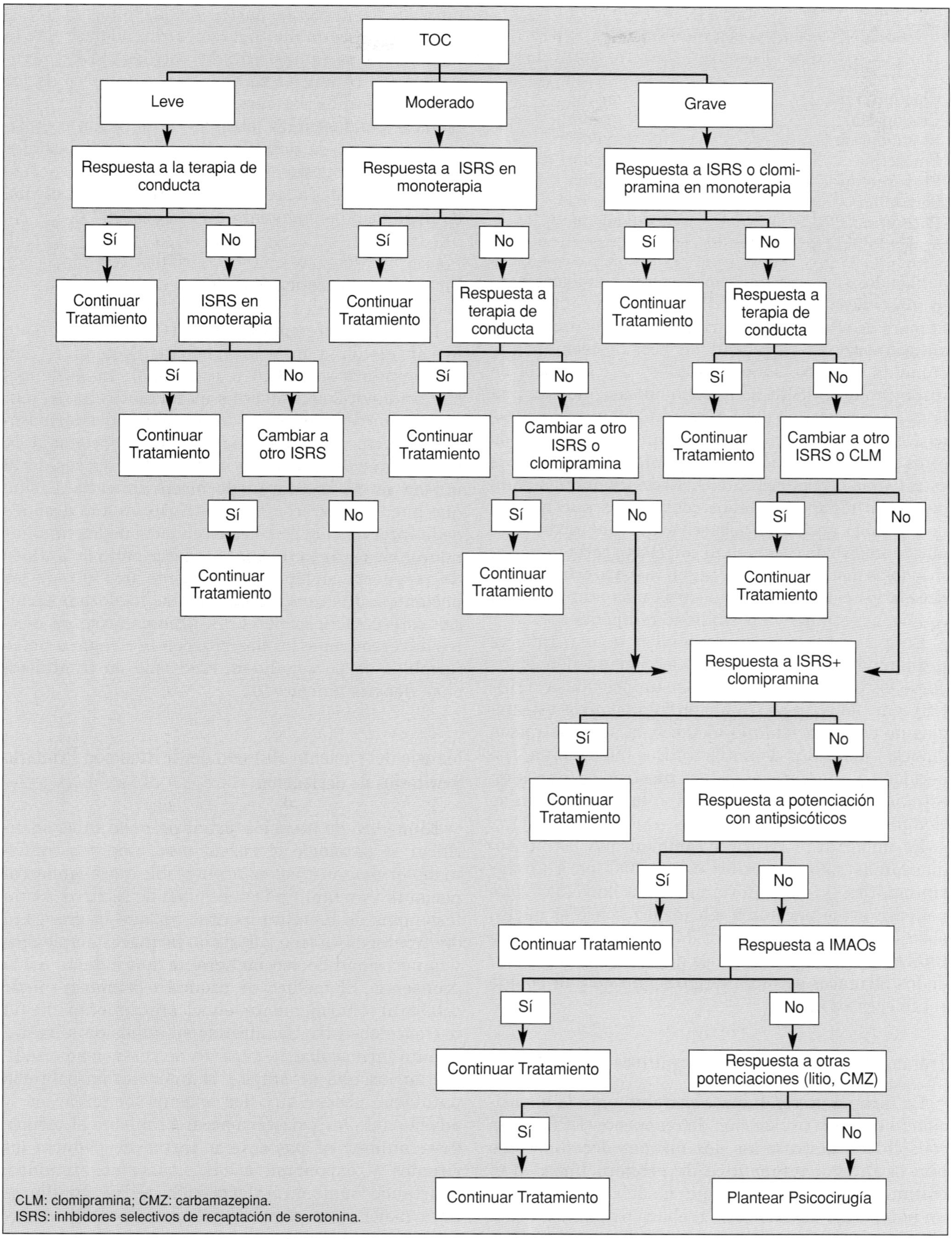

Figura. 2. Árbol de decisión para el tratamiento del trastorno obsesivo-compulsivo.

TABLA III
FÁRMACOS DE PRIMERA ELECCIÓN EN EL TRATAMIENTO FARMACOLÓGICO DEL TRASTORNO OBSESIVO-COMPULSIVO

Clomipramina	225-300 mg/día
Citalopram	60-80 mg/día
Escitalopram	10-20 mg/día
Fluoxetina	60-80 mg/día
Fluvoxamina	200-300 mg/día
Sertralina	150-200 mg/día
Paroxetina	60-80 mg/día

publicados sugieren que clomipramina es ligeramente más eficaz que los ISRS, aunque con un mayor número de efectos secundarios, especialmente de tipo anticolinérgico —sequedad de boca, estreñimiento, aumento de peso, somnolencia—[46]. La ausencia de respuesta a un ISRS no implica necesariamente una falta de respuesta a otros fármacos del mismo grupo, por lo que se recomienda ensayar al menos dos de estos fármacos en monoterapia antes de plantearnos estrategias de potenciación[47]. Recientemente se han publicado algunos estudios controlados que apoyan una posible acción antiobsesiva de venlafaxina, un antidepresivo de acción dual con efecto serotoninérgico a dosis medias, aunque, según nuestro criterio, son necesarios estudios con muestras más amplias para confirmar esta nueva posibilidad terapéutica.

En pacientes que no responden a los fármacos serotoninérgicos de primera elección pueden ensayarse los inhibidores de la monoaminooxidasa (IMAOS) como fenelzina o tranilcipromina u otras estrategias de potenciación que incluyen la administración de dosis reducidas de antipsicóticos (olanzapina, risperidona y quetiapina se han mostrado eficaces en estudios abiertos y controlados) o la combinación de clomipramina e ISRS.

Es importante recordar también que las benzodiacepinas sólo son útiles en el TOC para aliviar sintomática y transitoriamente la ansiedad que padecen estos pacientes sin incidir sobre el núcleo obsesivo del trastorno, por lo que su uso debería limitarse a las fases iniciales del tratamiento, cuando los fármacos serotoninérgicos aún no han podido establecer su efecto.

Tratamientos conductuales y cognitivos para el TOC

La terapia de conducta, concretamente la exposición *in vivo* con prevención de respuesta (EPR) se ha consolidado durante las dos últimas décadas como una estrategia terapéutica de primera línea en el tratamiento del TOC. Aunque no debe obviarse que un porcentaje de pacientes rechaza o abandona este abordaje, entre aquellos que lo completan se ha descrito una reducción de hasta el 80% de los síntomas en casi dos terceras partes de las muestras. Los estudios de seguimiento demuestran además que la mayoría de pacientes tratados mediante EPR mantienen sus beneficios terapéuticos a lo largo de los años. En fechas recientes se han añadido a estas técnicas conductuales, otras de orientación cognitiva que tratan de detectar y modificar las posibles distorsiones cognitivas subyacentes al TOC (sentido hipertrofiado de la responsabilidad, perfeccionismo, equivalencia pensamiento-acción, etc.).

Cirugía estereotáctica del TOC

La cirugía estereotáctica del TOC —básicamente la capsulotomía interna y la cingulectomía— son una opción terapéutica a considerar en pacientes con sintomatología severa e invalidante, que se han mostrado resistentes a todos los abordajes farmacológicos comentados anteriormente así como a la terapia de conducta. Los efectos beneficiosos de la misma no se instauran de forma inmediata, sino que pueden aparecer hasta incluso un año después de la intervención como consecuencia de los cambios neuronales tras la misma. Se describen porcentajes de respuesta en aproximadamente un 50% de los pacientes intervenidos, sin que las modernas técnicas estereotácticas parezcan acompañarse de efectos adversos como los descritos en la cirugía a pulso (cambios de personalidad, síndrome de frontalización, déficits mnésicos).

Manejo del paciente obsesivo desde Atención Primaria y criterios de derivación

El médico de atención primaria debe saber identificar la patología obsesiva, pero, una vez confirmado el diagnóstico, es aconsejable recomendar al paciente y su familia la necesidad de recurrir a profesionales de la salud mental, ya que la gravedad del trastorno, el tipo y dosis de fármacos empleados y la necesidad de asociar terapia de conducta así lo aconsejan. El médico de atención primaria puede colaborar enormemente en el tratamiento de un paciente obsesivo, facilitando su adhesión al tratamiento farmacológico a través de controles periódicos en los que se amplie la información sobre la patología obsesiva y los efectos beneficiosos y adversos de los psicofármacos. Asímismo el médico debe animar al paciente a tratar de reducir los rituales y exponerse a las situaciones temidas, aportando también información a los familiares para mejorar su comprensión de la enfermedad y evitar que participen de las conductas ritualísticas de los pacientes.

LECTURAS RECOMENDADAS

Vallejo J, Berrios G (eds.): Estados Obsesivos. 3º edición. Barcelona, Editorial Masson, S.A., 2006.

Una amplia y actualizada obra de revisión sobre diversos aspectos clínicos, etiopatogénicos y de tratamiento del Trastorno Obsesivo-Compulsivo.

Jenike MA, Baer L, Minichiello WE. Obsessive-Compulsive Disorders. Practical Management. Third Ed. Mosby Inc, 1998

Una visión exhaustiva e integradora de las diversas manifestaciones clínicas del TOC, su relación con otras patologías, opciones terapeúticas y aspectos de investigación etiológica.

BIBLIOGRAFÍA

1. Robins LN, Holzer JE, Weissman MM y cols.: Lifetime prevalence of specific psychiatric disorder in three sites. *Arch Gen Psychiatry* 1984; 41:949-958.
2. Rasmussen S, Tsuang M: Clinical characteristics and family history in DSM-III obsessive-compulsive disorder. *Am J Psychiatry* 1986; 143:317-322.
3. Rasmussen S, Eisen J: The epidemiology and clinical features of obsessive compulsive disorder. Psychiatr. *Clin North Am* 1992; 15:743-758.
4. Karno M, Golding JM, Sorenson SB y cols.: The epidemiology of obsessive-compulsive disorder in five US communities. *Arch Gen Psychiatry* 1988; 45:1094-1099.
5. Rasmussen SA, Eisen JL: Phenomenology of OCD: clinical subtyupes, hetrogenicity and coexistence, En: J Zohar, TR Insel, S Rasmussen (EDS.). *The psicobiology of obsessive-compulsive disorder.* New York:Springer, 1991.
6. Lensi P, Cassano GB, Correddu G y cols.: Obsessive-compulsive disorder. Familial-developmental history, symptomatology, comorbidity and course with special reference to gender-related differences. *Br J Psychiatry* 1996; 169:101-107.
7. Steketee GS, Grayson JB, Foa EB: A comparison of characteristics of obsessive-compulsive disorder and other anxiety disorders. *J Anxiety Disord* 1987; 1:325-335.
8. Okasha A, Kamel M, Hassan A: Preliminary psychiatric observations in Egypt. *Br J Psychiatry* 1968; 114:949-956.
9. Alonso P, Menchon JM, Pifarre J y cols.: Long-term follow-up and predictors of clinical outcome in obsessive-compulsive patients treated with serotonin reuptake inhibitors and behavioral therapy. *J Clin Psychiatry* 2001; 62:535-540.
10. Mataix-Cols D, Marks IM, Greist JH y cols.: Obsessive-compulsive symptom dimensions as predictors of compliance with and response to behaviour therapy: results from a controlled trial. *Psychother Psychosom* 2002; 71:255-262.
11. Heyman I, Fombonne E, Simmons H y cols.: Prevalence of obsessive-compulsive disorder in the British nationwide survey of child mental health. *Br J Psychiatry* 2001; 179:324-329.
12. Black DW, Noyes R Jr, Goldstein RB y cols.: A family study of obsessive-compulsive disorder. *Arch Gen Psychiatry* 1992; 49:362-368.
13. Nestadt G, Samuels J, Riddle MA y cols.: The relationship between obsessive-compulsive disorder and anxiety and affective disorders: results from the Johns Hopkins OCD Family Study. *Psychol Med* 2001; 31:481-487.
14. Alonso P, Menchon JM, Mataix-Cols D y cols.: Perceived parental rearing style in obsessive-compulsive disorder: relation to symptom dimensions. *Psychiatr Res* 2004; 15:267-278.
15. Rachman S, Hodgson R: Obsessions and compulsions. Prentice-Hall, Englewood Cliffs, 1980.
16. Salkovskis P: Cognitive-behavioural factors and the persistence of intrusive thoughts in obsessional problems. *Behav Res Ther* 1989; 27:677-682.
17. Alsobrook JP, Leckman JF, Goodman WK y cols.: Segregation analysis of obsessive-compulsive disorder using symptom-based scores. *Am J Med Genet* 1999; 88:669-675.
18. Mundo E, Richter MA, Zai G y cols.: 5HT1Dbeta receptor gene implicated in the pathogenesis of obsessive-compulsive disorder: further evidence from a family-based association study. *Mol Psychiatry* 2002; 7:805-809.
19. Karayiorgou M, Sobin C, Blundell ML y cols.: Family-based association studies support a sexually dimorphic effect of COMT and MAOA on genetic susceptibility to Obsessive-Compulsive Disorder. *Biol Psychiatry* 1999; 45:1178-1189.
20. Lewis A. Problems of obsessional illness. *Proceedings of the Royal Society of Medicine*, 1936; 36:325-336.
21. Brown FW: Heredity in the psychoneuroses. *Proc R Soc Med* 1942; 35:785-790.
22. Rudin E: On the problem of compulsive disease with special reference to its hereditary relations. *Arch Psychiatr Nervenkr Z Gesamte Neurol Psychiatr* 1953; 191, 14_54.
23. Kringlen E: Obsessional Neurotics: A Long-Term Follow-Up. *Br J Psychiatry* 1965; 111, 709-22.
24. LO WH: A follow-up study of obsessional neurotics in Hong Kong Chinese. *Br J Psychiatry* 1967; 113:823-32.
25. Rosenberg C: Familial aspects of obsessional neurosis. *Br. J. Psychiat.* 1967; 113:405-413.
26. Insel TR, Hoover C, Murphy DL: Parents of patients with obsessive compulsive disorder. *Psychological Medicine* 1983; 13:807-811.
27. Rasmussen S, Tsuang M: Clinical characteristics and family history in DSMIII Obsessive-compulsive disorder. *Am. J. Psychiatry* 1986; 143:437-441.
28. McKeon P, Murray R: Familial aspects of obsessive-compulsive neurosis. *British Journal of Psychiatry* 1987; 151:528–534.
29. Lenane MC, Swedo SE, Leonard H, Pauls DL, Sceery W, Rapoport JL: Psychiatric disorders in first degree relatives of children and adolescents with obsessive compulsive disorder. *J Am Acad Child Adolesc Psychiatry* 1990; 29, 407-12.

30. Black DW, Noyes R Jr, Goldstein RB, Blum N: A family study of obsessive_compulsive disorder. *Arch Gen Psychiatry* 1992; 49:362-368.

31. Riddle MA, Scahill L, King R, Hardin MT, Towbin KE, Ort SI, Leckman JF, Cohen DJ: Obsessive compulsive disorder in children and adolescents: phenomenology and family history. *J Am Acad Child Adolesc Psychiatry* 1990; 29, 766-72.

32. Bellodi L, Sciuto G, Diaferia G, Ronchi P, Smeraldi E: Psychiatric disorders in the families of patients with obsessive-compulsive disorder. *Psychiatry Res* 1992; 42:111-20.

33. Nicolini H, Weissbecker K, Mejia JM, Sanchez De Carmona M: Family study of obsessive_compulsive disorder in a Mexican population. *Arch Med Res* 1993; 24:193-8.

34. Pauls DL, Alsobrook JP 2nd, Goodman W, Rasmussen S, Leckman JF: A family study of obsessive-compulsive disorder. *Am J Psychiatry 1995;* 152:76-84.

35. Swedo SE, Leonard HL, Garvey M y cols.: Pediatric autoinmune neuropsychiatric disorders associated with streptococcal infections: Clinical description of the first 50 cases. *Am J Psychiatry* 1998; 155:264-271.

36. Pujol J, Soriano-Mas C, Alonso P y cols.: Mapping structural brain alterations in obsessive-compulsive disorder. *Arch Gen Psychiatry* 2004; 61:720-730.

37. Szeszko PR, Ardekani BA, Ashtari M y cols.: White matter abnormalities in Obsessive-Compulsive Disorder: a diffusion tensor imageing study. *Arch Gen Psychiatry* 2005; 62:782-790.29.

38. Frost RO, Hartl T: A cognitive-behavioural model of compulsive hoarding. *Behav Res Ther* 1996; 34:341-350.

39. Frost RO, Steketee GS: Hoarding: Clinical aspects and treatment strategies. En: *Obsessive-Compulsive Disorders.* Practical management. 3rd Ed. Jenike MA, Baer L, Minichiello WE Ed. Mosby Inc, 1998; 533-554.

40. Reed G: Obsessional experience and compulsive behavior: A cognitive-structural approach. New York, Academic Press, 1985.

41. Berrios GE: Obsessive-Compulsive Disorder: Its conceptual history in France during the 19th century. *Compr Psychiatry* 1989; 30:283-295.

42. Insel T, Akiskal HS: Obsessive-compulsive disorder with psychotic features: A phenomenologic analysis. *Am J Psychiatry* 1986; 143:1527-1533.

43. Eisen JL, Rasmussen SA: Obsessive-compulsive disorder with psychotic features. *J Clin Psychiatry* 1993; 54:373-379.

44. Jenike MA, Baer L, Minichiello WE y cols.: Concomitant Obsessive-Compulsive Disorder and Schizotypal Personality Disorder. *Am J Psychiatry* 1986; 143: 530-532.

45. Baer L: Factor analysis of symptom subtypes of obsessive-compulsive discover and their relation to personality and tic disorders. *J Clin Psychyatri* 1994; 55:18-23.

46. Expert Consensus Guideline Series. Treatment of obsessive-compulsive disorder. *J Clin Psychiatry* 1997; 58(suppl): 3-22.

47. Pifarré J, Alonso P, Mataix-Cols D y cols.: Tratamiento del trastorno obsesivo-compulsivo: papel de los fármacos antiobsesivos y de la terapia de conducta. *Psiquiatria Biológica* 1999; 128-138.

3.8

Trastornos adaptativos

Joaquín Morera Montes y Eduardo Calvo Corbella

INTRODUCCIÓN

Los trastornos adaptativos son una entidad frecuente. Presumiblemente constituyen uno de los trastornos que con mayor asiduidad se presentan y atienden en la consulta de atención primaria, tanto dentro de las patologías psiquiátricas como desde el punto de vista de la patología general. Pero, a pesar de su alta frecuencia de presentación, posiblemente no son reconocidos e identificados como tales en un gran número de casos, hasta en el 73,7% de los casos en algunos estudios[1], clasificándose en ocasiones de forma errónea dentro de otro grupo de trastornos también frecuentes en atención primaria, como son los trastornos depresivos menores, los trastornos mixtos ansioso-depresivos, o incluso como procesos distímicos. La capacidad para reconocer y manejar esta patología por parte de los profesionales de atención primaria parece depender de factores como el grado de entrenamiento recibido para ello, del trabajo en grupos y de la posibilidad de colaborar con especialistas de salud mental[2].

En el estudio de morbilidad psíquica en atención primaria de Lobo y cols. (Estudio Zaragoza)[3], el porcentaje de los trastornos de ansiedad, depresión o mixtos, entre los que quedan incluidos los trastornos adaptativos, superan el 75% de la patología psiquiátrica atendida. Según algunos estudios, corresponden a los trastornos adaptativos el 20% de las primeras consultas del total de los trastornos psiquiátricos atendidos por equipos de salud mental[4], y entre el 9,5% y el 13,5 % del total de los trastornos psíquicos atendidos en las consultas de atención primaria[5]. De los pacientes derivados desde atención primaria a salud mental, entre el 5,4% y el 8,8% lo son por presentar trastorno adaptativo[6].

Se puede estimar que este tipo de trastornos afectan a un elevado porcentaje de la población y que la mayoría de los pacientes los superan solos o sin ayuda sanitaria específica. Sólo motivan consultas al médico en un reducido porcentaje de los casos, fundamentalmente en aquellos que son más graves, en los que el trastorno adaptativo es identificado y sentido como un problema psicológico o psiquiátrico por el individuo o en los casos en que se presenta en forma de problema físico (somatizado).

Está aún por determinar si el reconocimiento temprano de estos trastornos por parte del médico y su tratamiento tienen o no repercusión sobre el estado de salud mental del individuo a largo plazo; incluso hay estudios en los que no se encuentran repercusiones o aumento de la morbilidad psiquiátrica a largo plazo cuando no es reconocido un problema psiquiátrico “que puede considerarse menor”[7]. Sin embargo, se ha observado que la existencia de un estresor crónico junto a la persistencia de los síntomas predice, en adolescentes, una patología más grave en el futuro[8], y lo mismo ocurre cuando hay un trastorno adaptativo con alteración de la conducta[9]. En cualquier caso, parece evidente que el reconocimiento y tratamiento adecuados pueden mejorar la calidad de vida de quien los padece. Es más, como comentan Tizón y cols.[4], el seguimiento longitudinal del paciente nos demuestra que reacciones de adaptación pueden presentarse en momentos concretos como trastornos psiquiátricos mayores, por lo que los adecuados diagnóstico y seguimiento que de ellas permite la atención primaria y la respuesta asistencial que se les proporcione favorecerán o frenarán la aparición o evolución hacia trastornos psiquiátricos más graves.

DIAGNÓSTICO

El trastorno adaptativo se define en la DSM (IV versión) como la presencia de un trastorno, fundamentalmente del estado de ánimo, que se manifiesta con síntomas emocionales o del comportamiento y se produce en respuesta a un estresante psicosocial reconocible[10]. Para la CIE (décima revisión) el trastorno adaptativo es un estado de malestar subjetivo acompañado por alteraciones emocionales que suelen interferir con la actividad social y que aparecen en el período de adaptación a un cambio biográfico significativo o a un acontecimiento vital estresante[11]. Los criterios diagnósticos de ambas clasificaciones se exponen en la tabla I.

Es evidente que resulta normal reaccionar con una respuesta adaptativa a los diversos estresantes que puede sufrir una persona a lo largo de su vida. Por ello, para incluir una respuesta a un estresante dentro de los trastornos adaptativos, ésta ha de ser desproporcionada con la naturaleza del estresante o causar un deterioro sociofamiliar y laboral significativo. Otro de los criterios que deben cumplirse para la inclusión de una reacción exagerada a un estresante dentro de los trastornos adaptativos es que esta reacción no dure más de seis meses una vez que haya desaparecido la circunstancia o hecho considerado como el estresante o las consecuencias de éste, que también pueden perpetuar la reacción de adaptación mientras persistan.

Para la DSM-IV no se consideran trastornos adaptativos aquellos que cumplan criterios diagnósticos de otros trastornos específicos, como pueden ser los trastornos depresivos, de ansiedad, de ansiedad generalizada, de estrés postraumático, etc., aunque se puedan encontrar factores estresantes asociados a cualquiera de estas entidades. Tampoco se consideran en este apartado las reacciones de

TABLA I
CRITERIOS DIAGNÓSTICOS DEL TRASTORNO ADAPTATIVO

Criterios diagnósticos del trastorno adaptativo (DSM-IV)

A. La aparición de los síntomas emocionales o del comportamiento en respuesta a un estresante psicosocial identificable y que se produce dentro de los tres meses siguientes a la presencia del estresante.
B. Los síntomas se expresan como malestar mayor de lo esperable en relación con el estresante o con deterioro significativo de la actividad social o laboral (o académica).
C. La alteración relacionada con el factor estresante no cumple criterios como para poder ser incluido entre los trastornos específicos del eje I y no son una exacerbación de un trastorno preexistente de los ejes I y II.
D. Los síntomas no son debidos a una reacción de duelo.
E. Los síntomas no persisten más de seis meses una vez ha cesado el estresante.

Especificar si es:
Agudo*: los síntomas no persisten más de seis meses.*
Crónico*: los síntomas persisten durante seis meses o más (solo es válido en respuesta a estresante crónico).*

Criterios diagnósticos del trastorno adaptativo (CIE-10)

1. Estado de malestar subjetivo acompañado por alteración emocional, que interfiere con la actividad social y que aparece en el período de adaptación al cambio biográfico o a un acontecimiento vital estresante.
2. Existe una vulnerabilidad individual, pero el trastorno no se hubiera producido de no existir el agente estresante.
3. Ninguno de los síntomas es por sí solo de suficiente gravedad o importancia como para justificar un diagnóstico más específico.
4. Suele comenzar en el mes posterior a la presencia del acontecimiento estresante y la duración de los síntomas rara vez excede de los seis meses (excepto la reacción depresiva prolongada).
5. Incluye: shock cultural, reacciones de duelo y hospitalismo en niños.
6. Excluye: trastorno de ansiedad por separación en la infancia.

duelo ni se incluyen los posibles agravamientos de trastornos previos aunque el desencadenante pueda ser un estresante puntual identificable. La CIE-10 incluye dentro de los trastornos adaptativos la reacción depresiva leve, cuando no dura más de un mes, y la reacción depresiva prolongada, que dura más de seis meses pero menos de dos años (por lo tanto sólo aplicable en caso de relacionarse con la presencia de estresantes crónicos). Para el adecuado diagnóstico creemos que puede ser de utilidad seguir el algoritmo diagnóstico de la figura 1.

El médico de atención primaria se encuentra en situación privilegiada tanto para la identificación como para la prevención de los trastornos adaptativos, en primer lugar porque mediante el seguimiento longitudinal del individuo y de su familia puede detectar e incluso prevenir los diferentes estresantes que llegan a aparecer en la vida de sus pacientes, y en segundo lugar, porque con sus herramientas habituales, como la historia familiar y los instrumentos en ella aplicables, como las listas de problemas individuales y familiares, el genograma, el APGAR familiar, etc., puede identificar estresantes potenciales o reales a partir de los datos que obtiene de otros miembros de la familia, y no exclusivamente de los que aporta el paciente. Tengamos en cuenta que el llegar o no llegar al diagnóstico de trastorno adaptativo depende, por definición, de la presencia de un estresante identificable.

Aunque ya hemos visto cómo queda definido el trastorno adaptativo por la DSM-IV, quizás no sea del todo válida dicha definición y se puedan plantear algunas dudas. ¿Cuántos estresantes encontraríamos con una búsqueda activa? ¿Cuál o cuáles de ellos, en el caso de encontrar varios posibles en un determinado momento de la vida de un individuo, son los responsables de la respuesta desproporcionada y, por lo tanto, causantes del trastorno adaptativo? ¿Se puede establecer siempre una relación causa-efecto? En ocasiones, si no se encuentra el factor estresante (o no se busca o se detecta de forma correcta), el trastorno podrá ser encuadrado, según la DSM-IV, en el trastorno depresivo no especificado o de ansiedad no especificado.

Nos podemos preguntar qué importancia tiene el encontrar el factor estresante cuando posiblemente la sintomatología y el tratamiento son los que corresponden a trastornos depresivos o de ansiedad de duración inferior a dos años (por lo que no se pueden considerar trastornos distímicos) y de intensidad leve o moderada. La importancia presumiblemente radica en la posibilidad de actuación de forma preventiva en algunos casos (como, por ejemplo, ante las etapas del ciclo vital)[12] y precozmente en otros, de forma que la frecuencia de aparición del trastorno adaptativo o su repercusión cuando éste aparece sea menor.

Hay autores que se han planteado y discutido la realidad de los trastornos adaptativos como proceso morboso diferente a otras formas de trastornos depresivos, ansiosos o mixtos (depresión mayor única o recurrente, distímia, trastorno de ansiedad o trastorno depresivo no especificado), pero que han aceptado la validez de constructo de esta categoría diagnóstica tras comprobar su mayor incidencia cuando se aplican correctamente los criterios diagnósticos y las diferencias con el resto de categorías, especialmente en lo relativo a la sintomatología inicial[13],la forma de resolverse y en el menor riesgo de recurrencias[14]. Por otro lado hay autores que discrepan sobre la aplicación de esta categoría, a su juicio no correctamente definida en base a correctos criterios epidemiológicos y clínicos y avisan del peligro que puede implicar el medicalizar patologías banales, consustanciales con las respuestas emocionales normales del individuo y en la gran mayoría de los casos con resolución espontánea[15].

EL PROBLEMA DE LAS CLASIFICACIONES

Existe una primera diferencia clara en el mismo concepto de trastorno adaptativo entre las clasificaciones DSM (IV versión) y CIE-10 en relación con la respuesta en el tiempo al estresante. La CIE exige para su inclusión el que se produzcan los síntomas correspondientes a una respuesta desproporcionada en el mes que sigue al estresante, mientras que la DSM-IV lo incluye si el trastorno adaptativo aparece en los tres primeros meses de producido dicho estresante. Por esta razón, lo que para la DSM-IV son trastornos adaptativos pueden ser considerados para la CIE como reacciones depresivas si la respuesta al factor que los origina se da entre el mes y los tres meses posteriores a dicho acontecimiento. Por otro lado, la CIE-10 excluye los estresantes de tipo inusual o catastrófico, mientras que la DSM-IV los da por válidos como agentes estresantes siempre que no se cumplan los criterios diagnósticos de trastorno por estrés postraumático o por estrés agudo. Otra diferencia entre estas dos clasificaciones es que la CIE incluye las reacciones de duelo, mientras que éstas quedan incluidas en un apartado específico para la DSM-IV.

No existe una clara correlación de los criterios diagnósticos utilizados por la DSM-IV o la CIE-10 para los trastornos adaptativos con los criterios utilizados en las clasificaciones específicas de atención primaria. En la clasificación internacional de problemas de salud en atención primaria, elaborada por la WONCA (CISAP-2 definida)[16], los trastornos adaptativos quedarían incluidos en el apartado correspondiente a desorientación transitoria, reacción de

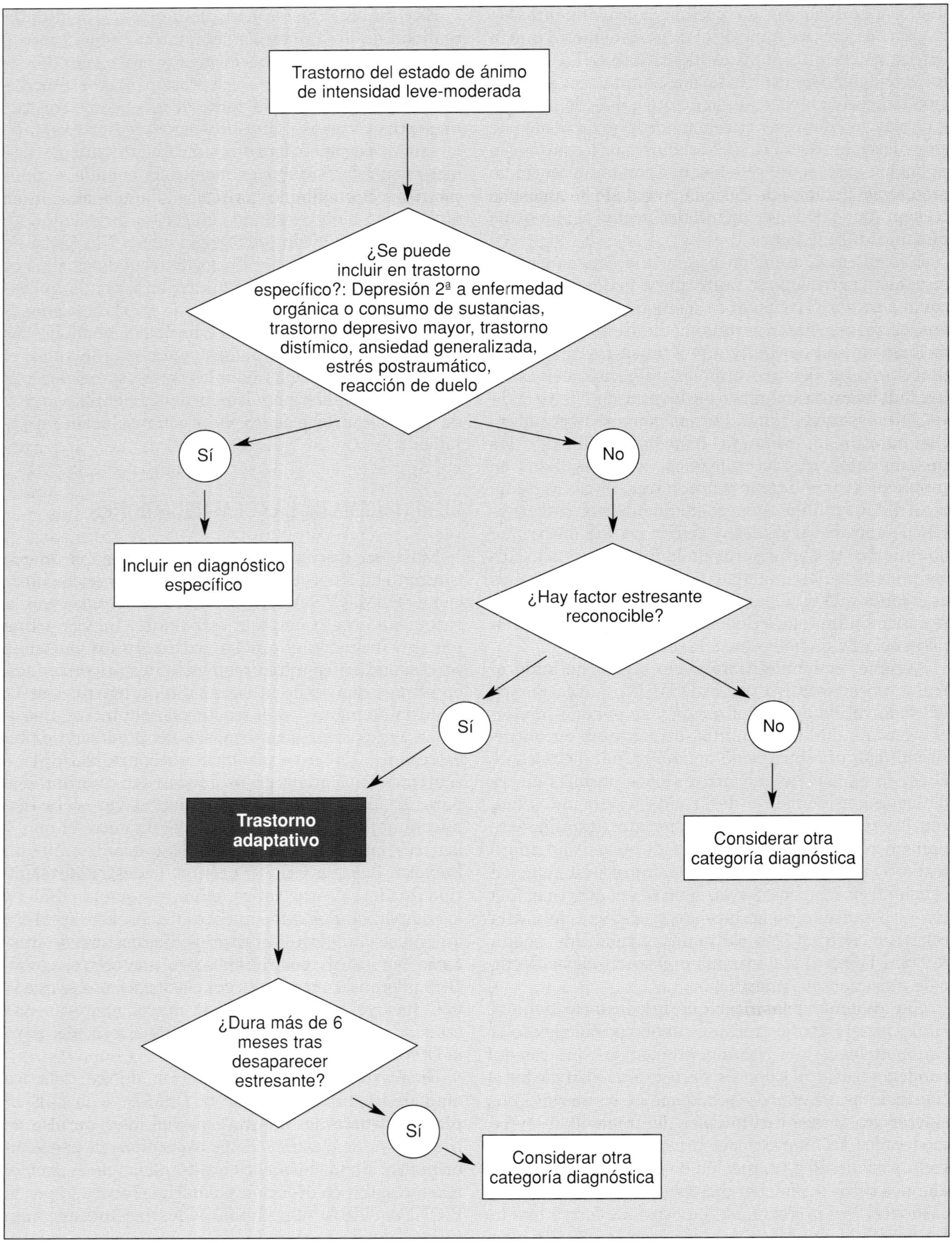

Figura 1. Algoritmo diagnóstico de los trastornos adaptativos.

pánico o reacción de adaptación (código CIPSAP 308) y que incluye las reacciones de pesadumbre, de depresión leve o de duelo. Para incluirse en este apartado se requiere que los síntomas psicológicos estén estrechamente relacionados con un suceso angustioso y que los síntomas sean leves y transitorios (con menos de seis meses de duración). Sin embargo, cuando la respuesta fuese de ansiedad habría que considerar su inclusión en los cuadros de ansiedad o estado de ansiedad (código CIPSAP 3000), ya que se define como estado de angustia desproporcionado al suceso o estímulo psicosocial específico. No existe ninguna rúbrica plenamente compatible con los criterios diagnósticos de trastorno adaptativo utilizado por la DSM-IV; por ejemplo, no se hace mención en ninguna rúbrica de la CISAP a que desaparezca el trastorno antes de cumplidos los seis meses desde que se produjo la desaparición del acontecimiento estresante.

El que existan estas diferencias entre las clasificaciones más específicas de enfermedad (CIE) o puramente psiquiátricas (DSM-IV) y las de atención primaria (CIPSAP), más relacionadas con problemas difíciles de definir en la mayoría de las ocasiones o pendientes de definición en razón de la evolución de los procesos atendidos, es en parte lo que justifica la no diferenciación clara ni en estudios de prevalencia ni en la práctica, especialmente en la práctica de la medicina familiar, entre los trastornos depresivos menores y los trastornos adaptativos.

Creemos que aunque no se relaciona bien con el trabajo realizado en atención primaria y la forma habitual de utilizar las clasificaciones que le son propias, puede ser útil el utilizar la clasificación de la DSM-IV una vez concluido y cerrado el episodio por intentar categorizar los trastornos psiquiátricos o psicológicos atendidos y así poder realizar estudios comparativos y de investigación; pero posiblemente resulte menos útil para la práctica asistencial diaria o para establecer datos reales de prevalencia, ya que lo habitual en atención primaria es trabajar en razón a problemas atendidos y sólo una parte de ellos se cierran realmente como episodios definidos. Lo que hoy nos parece una reacción normal a un estresante puede que pasados unos días nos sugiera la posibilidad de clasificación en un trastorno adaptativo y pasados unos meses como depresión o trastorno distímico o en otro momento de la evolución como depresión mayor. De hecho, cuando se ha analizado la estabilidad diagnóstica de los desórdenes depresivos, como en el caso del reciente estudio nacional de Dinamarca, aunque en éste se han aplicado los criterios diagnósticos de la ICD-10, se ha observado el cambio en el diagnóstico inicial de trastorno depresivo en el 56% de los casos, incluso a trastornos esquizofrénicos, neuróticos, somatoformes, bipolares o trastornos de la personalidad[17].

También ha sido editada la clasificación DSM-IV para atención primaria[18]. Tiene la ventaja de llegar a definir y clasificar la presencia de un estado de ánimo (depresivo o ansioso), o del comportamiento, como trastorno adaptativo siguiendo un algoritmo diagnóstico que obliga a la exclusión, previamente, de trastornos más frecuentes en atención primaria o que pudieran tener "mayor relevancia clínica o terapéutica". Por ejemplo, para llegar a la inclusión en el trastorno adaptativo con ánimo depresivo ha de existir un estresante psicosocial identificable y no ha de cumplir previamente criterios de estado de ánimo depresivo secundario a enfermedad orgánica o por consumo de sustancias, trastorno depresivo mayor, trastorno distímico o reacción de duelo. Es una clasificación útil a nivel práctico, centrada en las características que discriminan los trastornos entre sí, que permite incluir a los pacientes a partir de los síntomas predominantes y que son los que habitualmente se presentan en atención primaria, en alguno de los ítems correspondientes a la clasificación DSM-IV. Como desventaja puede argumentarse que al basarse en la presencia de síntomas pierde la visión habitual "de capítulo", al menos en lo referente a los trastornos adaptativos, por lo que es necesario el profundo conocimiento de los posibles trastornos psiquiátricos para la correcta utilización de esta clasificación; de otro modo, pueden quedar sobredimensionadas por exceso de inclusión en sus rúbricas las patologías más habituales o más conocidas.

Se ha publicado una versión de la CIE-10 relativa a los trastornos mentales y del comportamiento específica para atención primaria, pero en lo referente a los trastornos adaptativos no es demasiado útil ya que resulta confusa en su definición y no quedan especificados con claridad los criterios diagnósticos[19].

TIPOS CLÍNICOS DE TRASTORNOS ADAPTATIVOS

Siguiendo el esquema diagnóstico de la DSM-IV, se diferencian diversos subtipos de trastornos adaptativos dependiendo de los síntomas que predominen y que pueden ser de utilidad para categorizarlos. Las definiciones para la inclusión en cada subtipo se presentan en la tabla II. Se identifica el *trastorno adaptativo con el estado de ánimo depresivo* cuando los síntomas que predominan son los equivalentes a una depresión menor, con pérdida de placer, desinterés, llanto, desesperanza, etc. Es un *trastorno adaptativo con ansiedad* cuando predominan los síntomas propios de los cuadros de ansiedad, como preocupación, nerviosismo, insomnio o inquietud. Debe considerarse el *trastorno adaptativo mixto con ansiedad y estado de ánimo depresivo* cuando se produce la presencia de síntomas emocionales mixtos. Es el caso del adolescente que al mes de producirse la separación de sus padres reacciona con una mezcla de síntomas depresivos como llanto, tristeza, desinterés, retraimiento social, y con síntomas ansiosos como intranquilidad, irritabilidad o ira. El *trastorno adaptativo con trastorno del comportamiento o con alteración de la conducta* se produce cuando la manifestación sintomática predominante es una alteración de la conducta que viola las normas sociales y los derechos de quienes le rodean. Es el caso del varón que a los dos meses de perder su trabajo no logra adaptarse a su nueva situación y cae en el total abandono higiénico o en la indigencia. Se identifica un tipo de *trastorno adaptativo con alteración mixta de las emociones y el comportamiento* cuando se combinan características conductuales y afectivas propias del trastorno adaptativo con síntomas emocionales mixtos y alteraciones de la conducta. Sería en el caso anterior de la adolescente que vivió previamente la separación de sus padres si a los síntomas antes descritos se añadiera como respuesta de no adaptación la violencia o la conducción irresponsable. Por último, existe un diagnóstico de *trastorno adaptativo no especificado* para incluir reacciones de desadaptación como consecuencia de agentes estresantes y que no pueden ser incluidos en ninguna de las anteriores categorías diagnósticas.

Según la evolución de los trastornos adaptativos se clasifican en agudos, cuando su duración es inferior a seis meses, o crónicos cuando superan este tiempo. Ya hemos comentado que la CIE-10 incluye dentro de estos trastornos la diferencia entre trastorno depresivo leve, si la reacción no dura más de un mes, y el trastorno depresivo prolongado cuando dura entre seis meses y dos años. El trastorno adaptativo puede durar de forma indefinida mientras persista el factor estresante que también puede ser crónico (p.ej., situación de paro laboral), pero no se puede incluir en este apartado si el factor ha desaparecido en los últimos seis meses aunque persista la sintomatología.

IMPORTANCIA DEL RECONOCIMIENTO DEL ESTRÉS PSICOSOCIAL

La definición de trastorno adaptativo precisa, entre otros criterios, de la existencia de un *estresante psicosocial (EPS)* identificable[10]. Este hecho no debería ser desconocido para el médico de familia, que se enfrenta en su trabajo cotidiano con múltiples situaciones donde los síntomas del paciente son acompañados por un cortejo de circunstancias externas bien desencadenantes, favorecedoras o coexistentes, y cuyo reconocimiento y manejo deciden el curso del proceso, el cumplimiento terapéutico o la relación médico-paciente.

Una práctica médica centrada en el paciente y que atienda a un modelo biopsicosocial del enfermar debe proclamar como herramienta básica el reconocimiento de los *EPS*. Éstos son situaciones o hechos capaces de originar problemas psicosociales, crisis y disfunciones, personales y familiares. En ocasiones

TABLA II

SUBTIPOS DEL TRASTORNO ADAPTATIVO (SEGÚN DSM-IV)

Subtipos del trastorno adaptativo atendiendo al síntoma predominante
Con estado de ánimo depresivo: Las manifestaciones predominantes son síntomas del tipo del estado de ánimo depresivo, llanto o desesperanza.
Con ansiedad: Predominan los síntomas como nerviosismo, preocupación o inquietud; en los niños, miedo a la separación de las figuras con las que mantienen los mayores vínculos.
Mixto, con ansiedad y estado de ánimo depresivo: Las manifestaciones dominantes son una mezcla de síntomas de depresión y ansiedad.
Con trastorno del comportamiento: Predomina una alteración del comportamiento en la que hay una violación de los derechos de los demás o de normas y reglas sociales apropiadas a la edad.
Con alteración mixta de las emociones y el comportamiento: Las manifestaciones predominantes son tanto síntomas emocionales como alteraciones del comportamiento.
No especificado: En este subtipo se incluyen las reacciones desadaptativas a estresantes psicosociales (quejas somáticas, aislamiento social, inhibición laboral o académica) que no son clasificables en los subtipos específicos del trastorno adaptativo.

están relacionados con acontecimientos vitales estresantes, transiciones o cambios y anomalías en las etapas del ciclo vital familiar. Guldbransen[20] estudió en Oslo que los problemas psicosociales estaban presentes en un tercio de los pacientes que consultaban por síntomas físicos, y constituían entre el 3 % y el 13% de los motivos de consulta, siendo menos de la mitad de estos problemas descubiertos por el médico de familia; el más reconocible fue la conflictividad laboral.

El impacto del EPS depende de las características personales del paciente, de las experiencias previas ante situaciones similares y de los sistemas de apoyo familiar y social. También influye la relación con las diferentes etapas del ciclo vital. Así, para el niño pequeño puede ser estresante el viaje poco anunciado de sus padres, para el niño mayor el cambio de colegio y para el universitario no obtener las notas esperadas. Cualquiera de los tres estresantes (viaje, cambio de colegio o notas) pudiera no ser tal de haberse producido en otro momento de las respectivas biografías. De igual forma, se puede producir un trastorno adaptativo en una mujer que recientemente ha tenido la menopausia, por el abandono del hogar de uno de sus hijos, y no ocasionarse si se produce en otro momento cuando no exista la sensación de pérdida de aquellos atributos que son asociados culturalmente a la presencia de menstruación.

En la tabla III se enumeran la mayoría de las posibles causas de *EPS*. Corresponden a aspectos de la esfera familiar, económica, laboral/escolar, legal, interpersonal y ambiental. Que uno de estos factores ocasione una situación de alteración del equilibrio psicosocial dependerá de su efecto acumulativo, valor intrínseco del estresante y efecto amortiguador de los recursos familiares y sociales[21]. Kaplan [22] valora en relación con la aparición de un trastorno adaptativo la organización previa de la personalidad y las normas y valores culturales o grupales. Existe una vulnerabilidad individual fruto del aprendizaje que diferencia y determina la forma de adaptarse durante toda la vida.

Teniendo en cuenta que el trastorno adaptativo con ánimo depresivo sólo debe ser diagnosticado en caso de que el cuadro depresivo no sea lo suficientemente severo como para estar encuadrado en los trastornos afectivos, se ha intentado analizar si la importancia del factor psicosocial podría orientar a la hora de distinguir entre desórdenes afectivos o trastorno adaptativo. Barnow[23] encuentra que, en las mujeres, los factores sociodemográficos (recién casadas, con niños en el hogar, alto nivel educativo y la calidad de las interacciones), pero no los estresores psicosociales o los eventos del ciclo vital, están relacionados con la severidad de la depresión y por lo tanto predisponen en mayor medida a trastornos afectivos. En los hombres no encuentra relación entre factores sociodemográficos, estresores psicosociales o eventos del ciclo vital y la severidad de la depresión.

La capacidad diagnóstica de EPS en atención primaria es variable. Al menos un tercio de los pacientes en medicina general perciben problemas psicosociales como condicionantes de su estado de salud. De éstos, son detectados entre un 20% y 50%, según el tipo de problema, las características sociodemográficas y el conocimiento previo que el médico tiene del paciente[24].

Existen ciertos rasgos que predicen la capacidad del médico de atención primaria para reconocer un *EPS* relativos a aspectos formativos y rasgos de su personalidad. Se ha relacionado positivamente esta capacidad de detección con ser médicos varones, maduros y con formación complementaria en psiquiatría[25].

El médico de familia dispone de estrategias para el reconocimiento de *EPS* en la consulta, integradas en su práctica clínica habitual en las técnicas de entrevista clínica que, de manera resumida, persiguen recoger información, responder a las emociones del paciente e influir en o modificar su conduc-

TABLA III
CAUSAS DE LOS ESTRESANTES PSICOSOCIALES

Causas de estresantes psicosociales
1. *Etapas del ciclo vital familiar* • Pubertad • Emancipación • Matrimonio • Maternidad/paternidad • Menopausia • Jubilación • Duelo • Separación/divorcio • Enfermedad/accidentes
2. *Relaciones interpersonales* • Conflictos con hijos/cónyuge/amigos/vecinos • Agresiones
3. *Trabajo* • Cambio de puesto laboral • Despido • Paro • Problemas de adaptación laboral/escolar
4. *Legal* • Pleito, juicio, cárcel
5. *Economía* • Cambio de *status*
6. *Ambiental:* • Contaminantes físicos (ruido, luz, tóxicos)

ta. El desarrollo de técnicas de entrevista clínica que permita objetivar la presencia de contenidos psicosociales en la consulta requiere unos 3 a 6 minutos adicionales por consulta, y favorece la relación médico paciente y el menor uso de servicios médicos.

Hay indicadores en la anamnesis que provocarán la sospecha de *EPS*: hiperutilización de los servicios sanitarios, estados de crisis vital familiar, acumulo de enfermedades en una misma familia, síntomas inespecíficos, depresión, ansiedad... El *salto psicosocial* será el momento de la entrevista clínica en que se hará el encuadre biográfico del síntoma y se abordarán aspectos ajenos a la esfera exclusivamente orgánica indagando con preguntas orientadas a la existencia de *EPS* y valorando la respuesta emocional y vivencias del paciente[26].

Existen instrumentos diagnósticos útiles desde el punto de vista docente o investigador. Guldbrandsen[24] ofrece un cuestionario breve de nueve ítems que transcribimos en la tabla IV. Revilla propone la escala de evaluación de reajuste social, adaptada de Colmes[21]. La detección del estresante ya ha sido mencionada líneas arriba. Destacamos la labor que puede realizar el personal de enfermería en este cometido.

Desde el punto de vista de la atención familiar, su valoración puede ser clarificadora sobre la presencia de *EPS*. El *APGAR familiar* es un test validado y capaz de detectar una disfunción familiar. Valora: 1) *adaptabilidad*: capacidad para usar recursos y resolver problemas familiares; 2) *cooperación*: participación de miembros de la familia en la toma de responsabilidades y soluciones; 3) *desarrollo*: maduración física y emocional de miembros de la familia como consecuencia del apoyo mutuo; 4) *afectividad*: relación de amor entre familiares; 5) *capacidad resolutoria*: compromiso de atender necesidades de otros miembros familiares[21].

El *genograma familiar* es otro instrumento diagnóstico, imprescindible para el conocimiento e intervención sobre la familia, que nos permite visualizar gráficamente su estructura, las relaciones entre los distintos miembros, las etapas del ciclo vital familiar, los acontecimientos vitales, edad, sexo, equilibrios o desequilibrios familiares, relaciones afectivas y recursos. Debe ser una herramienta habitual en la consulta del médico de familia, que en determinadas ocasiones podrá realizar una terapia de orientación familiar, procedimiento que precisa de formación complementaria al alcance de médicos interesados[27].

Tabla IV
Cuestionario de Guldbrandsen

Cuestionario de Guldbrandsen
1. ¿Ha estado alguna vez abrumado por la tristeza?
2. ¿Tiene en su vida privada alguna carga que le sobrepase?
3. ¿Ha estado alguna vez sujeto a amenazas o violencia de alguien a quien conozca muy bien?
4. ¿Hay alguien próximo a usted con problemas por abuso de drogas?
5. ¿Tiene algún conflicto con alguien cercano a usted?
6. ¿Se siente habitualmente solo?
7. ¿Su familia se ha roto (separación, divorcio) alguna vez?
8. ¿Ha estado alguna vez desempleado durante más de seis meses?
9. ¿Siente que su trabajo le provoca un estrés físico o mental?

PAUTA DE ACTUACIÓN ANTE UN TRASTORNO ADAPTATIVO

Se acepta que el médico de familia debe atender el trastorno adaptativo en varios niveles de actuación: 1) en prevención primaria, detectando precozmente el estresor, facilitando estrategias de afrontamiento antes de la aparición del trastorno adaptativo y, 2) en prevención secundaria, actuando precozmente ante el trastorno adaptativo ya configurado (tabla V)[28].

Una vez reconocido el EPS y caracterizado el trastorno adaptativo proponemos seguir el esquema de la figura 2.

Las estrategias de afrontamiento ante el estresor exigen plantearse tres preguntas: 1) ¿Cuál es el problema?, 2) ¿qué significado tiene para mí? y 3) ¿Con qué recursos cuento para afrontarlo? La primera pregunta exige un alto poder de sospecha (tabla III), la segunda entra dentro de las actuaciones psicoterapéuticas del médico de familia, y la tercera pregunta tiene cabida dentro del abordaje comunitario.

Psicoterapia

El médico de familia está en una posición privilegiada para hacer intervenciones precoces utilizando técnicas de complejidad creciente no siempre identificadas con técnicas intensivas que consumen mucho tiempo y exigen una formación profesional añadida a la práctica habitual. Además, tiene modos propios para el manejo de la patología de salud mental que dependen de su ámbito de trabajo (frecuente presentación y diferente de las enfermedades en estadios precoces) y conocimiento más próximo de la realidad de sus pacientes.

Se conoce poco acerca de la eficacia de las intervenciones psicoterapéuticas del médico de familia, aunque sí ha demostrado utilidad aplicándose a

TABLA V

NORMAS GENERALES DE ATENCIÓN PARA EL PACIENTE CON TRASTORNO ADAPTATIVO Y SU FAMILIA

1. Descubrir y explicar las preocupaciones del paciente.
2. Revisar y reforzar positivamente los cambios que el paciente debe tomar para manejar el estresor.
3. Identificar los pasos que hay que dar para modificar la situación que produce el estrés.
4. Si la situación no tiene solución, discutir estrategias de afrontamiento.
5. Identificar familiares, amigos y recursos comunitarios que puedan dar apoyo.
6. Incentivar el retorno a las actividades habituales en unos días o semanas.
7. Puede ser útil alejarse del estresor temporalmente: considerar una baja laboral.
8. Incentivar al paciente a que reconozca el significado personal del suceso estresante.
9. Ofertar una consulta con otro miembro del equipo si es necesario (asistente social, enfermera…).

Modificado de: Who Guide to mental and Neurological Health in Primary Care. 2003-2004 World Health Organization-UK Collaborating Centre[28].

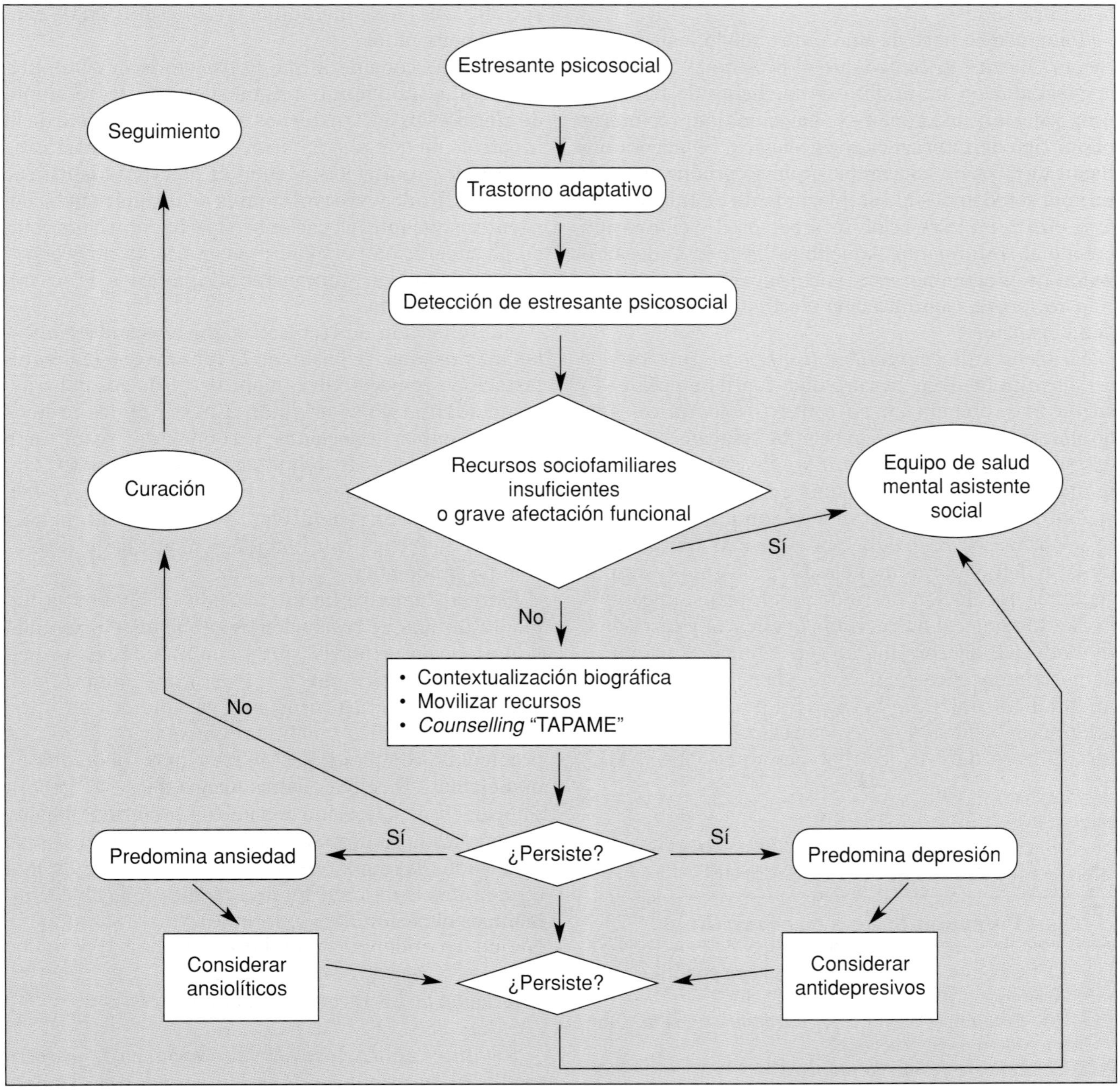

Figura 2. Algoritmo de actuación ante un trastorno adaptativo.

trastornos depresivos moderados o leves. Hay evidencias de que la enseñanza de técnicas de entrevista mejora la sintomatología psiquiátrica de los pacientes emocionalmente alterados[29]. No obstante, también hay estudios donde, aunque los pacientes aceptan el tratamiento como útil, se detectan limitaciones de tiempo y habilidades por parte del médico de familia[30].

Balint, psicoterapeuta con amplia experiencia en la docencia de médicos generales, consideraba al médico como la medicina más importante, enfatizando en que una buena relación médico/paciente mejora la satisfacción de ambos, aumenta el cumplimiento terapéutico e influye sobre la evolución de la enfermedad[31].

Todo médico hace de uno u otro modo apoyo psicosocial. Olfsen[29] encontró que el 67% de los pacientes encuestados en un ámbito de medicina de familia y que referían alteraciones emocionales recibieron algún tipo de intervención psicológica. Se acepta que hasta un 50% de los cambios que se producen por la terapia son debidos al establecimiento de una *alianza terapéutica* en la relación interpersonal y el otro 50% debido al tratamiento. Aquélla se basa en el desarrollo de un vínculo personal médico/paciente, con relación recíproca, comunicación efectiva y empatía, calidez y respeto.

La técnica de *counselling (consejo o asesoramiento)* permite facilitar la verbalización de emociones y situar el problema en su contexto biográfico, ayudando al paciente a reconocer la relación temporal estresante-trastorno adaptativo. Permite orientar de manera sencilla los problemas emocionales, sociales y conductuales que afectan a la salud de los pacientes. Puede ser realizada por personal paramédico, pues se define por el manejo de "problemas" sin perseguir la resolución de conflictos intrapsíquicos[32,33]. Recientemente se ha revisado la eficacia y coste-efectividad del asesoramiento en atención primaria, demostrando eficacia a corto plazo sobre el tratamiento habitual[34]. En la tabla VI se enumeran cinco preguntas básicas que hemos resumido, para facilitar su recordatorio, con el acrónimo "TÁPAME".

TABLA VI
PREGUNTAS BÁSICAS EN *COUNSELLING*, SEGÚN EL ACRÓNIMO "TÁPAME"

Preguntas básicas en *counselling*
1. (**T**) Trasfondo: "¿Qué está pasando en su vida?"
2. (**A**) Afectos: "¿Cómo se siente por ello?"
3. (**PA**) Problemas atendidos: "De esta situación, ¿qué es lo que más le preocupa?"
4. (**M**) Manejo: "¿Cómo lo maneja?"
5. (**E**) Empatía: "Eso debe de ser muy difícil para usted"

Para el lector interesado, esta técnica del *counselling* se desarrolla con mayor profundidad en un capítulo específico de este libro.

Existen técnicas psicoterapéuticas complejas que exigen formación complementaria y un tiempo mínimo adecuado por consulta para llevarlas a la práctica, lo que no es siempre accesible al médico de familia. La *terapia cognitiva* asumiría que el trastorno es modificable mediante un proceso de aprendizaje. La *terapia interpersonal* interpretaría que una persona en conflicto psicológico está en una red de relaciones patológicas con otros que impiden el logro de cambios favorables de la personalidad. La *terapia familiar* establece que la familia y las relaciones sociales son parte ineludible en la resolución de conflictos personales.

Kaplan[22] considera que la *psicoterapia dinámica* —grupal o individual— sigue siendo el tratamiento de elección en los trastornos adaptativos. Parte de la hipótesis de que el trastorno se vincula a anteriores modos de adaptación, siendo el objetivo identificar los significados preconscientes e inconscientes del agente estresante. El paciente experimentaría un estado de superación personal y mejoraría su autoconocimiento al analizar y encontrar el significado de su conducta inadaptada.

La aplicación de técnicas cognitivo-conductuales-las más usadas, se basan en la idea de que las manifestaciones emocionales, mentales y físicas del trastorno adaptativo se originan a partir de los propios pensamientos, emociones y conductas, resultando en una inadecuada adaptación. Las técnicas son, entre otras: ejercicios de relajación, *biofeedback*, reestructuración cognitiva, detención del pensamiento, ejercicios con imágenes mentales y resolución de problemas.

García-Campayo ha introducido en España la llamada "terapia de resolución de problemas" orientada a la atención primaria, que tiene una de sus principales aplicaciones en los trastornos adaptativos. Utiliza en parte los principios ya aludidos en otras técnicas:1) clarifica y define problemas, 2) divide los problemas complejos en partes más pequeñas y manejables, 3) elige metas alcanzables, 4) genera soluciones, 5) selecciona la solución preferida, 6) pone en práctica la solución elegida y 7) evalúa el progreso alcanzado. Se requieren unas 6 sesiones de unos 45 a 60 minutos cada una. Es una técnica aplicable también por el personal de enfermería[35].

Valoración de los recursos sociofamiliares

Revilla[36] aplica, previa validación para nuestro medio, el cuestionario de la Universidad de Ducke-Carolina del Norte, capaz de medir el apoyo social recibido. Este mismo autor describe las dimensiones del apoyo social: 1) *cuantitativa o estructural* (número de personas o red social que comprende los contactos del paciente), 2) *cualitativa o funcional* (subjetiva, referido a aquello que induce sentimientos de bienestar o gratificación), 3) *emocional o afectiva* (demostraciones ajenas de cariño, disponibilidad de los demás, sentimiento de ser amado), 4) *confidencialidad* (posibilidad para comunicar problemas íntimos), 5) *informacional* (que permite el ajuste a los cambios del medio)[37].

Para movilizar recursos sociales puede ser útil recabar ayuda del asistente social. Craven[38] ha observado que el 47% de los médicos de familia estudiados ignoran los recursos sociales existentes y que el 75% coinciden en buscar oportunidades para aumentar su conocimiento de los servicios sociales y comunitarios.

En situaciones con grave afectación funcional o recursos sociofamiliares no movilizables es aconsejable consultar con el equipo de salud mental o/y servicios sociales.

Fármacos

Habitualmente, los expertos consideran que ocupan un lugar secundario frente a las intervenciones no farmacológicas. No existen suficientes evidencias acerca de su utilidad y, en la práctica, se extrapola la eficacia de ansiolíticos y antidepresivos en los trastornos del estado de ánimo y ansiedad para tratar los síntomas de ansiedad o depresión del trastorno adaptativo. Por lo general, los ansiolíticos son los más utilizados, ya que las manifestaciones de depresión son menos intensas (en caso diferente probablemente no estaríamos ante un trastorno adaptativo). Con todo, no es fácil resistirse a la presión prescriptora: en un estudio con pacientes simulados[39], médicos de familia e internistas acababan recetando psicofármacos sólo en el 10 % y el 31 % de los casos de trastornos adaptativos y depresiones simuladas cuando no había presión prescriptora; en el 55% y 53% cuando se solicitaba un fármaco con nombre concreto y en el 39% y 76 % cuando la petición era de algún fármaco en general.

En general, el objetivo principal de la farmacoterapia será aliviar los síntomas, dado el carácter transitorio del trastorno adaptativo. Por ello, siempre deberemos procurar que el fármaco sea administrado durante un corto período de tiempo de días o semanas.

Además de antidepresivos y ansiolíticos, se ha propuesto el uso de remedios naturales. Bourin[40] ha demostrado la eficacia frente a placebo de un extracto de plantas que incluía Crataegus, Ballota, Passiflora and Valeriana como sedantes y Cola y Paullinia como estimulantes, componentes todos ellos de actividad leve.

Recientemente se ha propuesto el uso de etifoxine en el trastorno adaptativo, un fármaco ansiolítico, no comercializado en España, con eficacia similar a lorazepam, pero con menor efecto rebote tras su suspensión[41].

Criterios de consulta con salud mental

Puede ser conveniente la interconsulta cuando existen dudas diagnósticas o dificultad en el manejo terapéutico y cuando la evolución del cuadro es superior a los seis meses debido a la existencia de un estresante crónico o de intensidad máxima.

La baja laboral en el trastorno adaptativo

Es frecuente que el paciente con trastorno adaptativo solicite la baja laboral, bien para alejarse del estresor cuando se origina en el trabajo, bien para superar los síntomas físicos y psicológicos del cuadro clínico. Hay experiencias en las que la enseñanza de técnicas cognitivo-conductuales acorta la duración de la baja y la persistencia de los síntomas, con menor tasa de recurrencias[42].

Prevención de los trastornos adaptativos

Lieberman[33] aconseja practicar las preguntas básicas del *counselling* (tabla VI) tras la presentación del problema principal de la visita al médico de familia, para demostrar interés en el paciente y permitir la comunicación de situaciones potencialmente estresantes. En ocasiones esta técnica facilitará la detección de motivos de consulta “ocultos”, evitando retrasos en la asunción y manejo del problema por el paciente.

LECTURAS RECOMENDADAS

American Psychiatric Association: Trastornos adaptativos. En: *DSM-IV. Manual diagnóstico y estadístico de los trastornos mentales.* Barcelona, Masson, 2002; 759-64.

Este texto resulta fundamental para poder aplicar, de manera uniforme, los criterios diagnósticos de los trastornos adaptativos, así como sus diferentes tipos. Para los profesionales de atención primaria resulta aún más recomendable, ya que su lectura permite conocer y ubicar correctamente los trastornos de ansiedad, depresivos o mixtos, que con tanta frecuencia se presentan y manejan en la consulta.

American Psychiatric Association: *Manual diagnóstico y estadístico de los trastornos mentales: atención primaria (DSM-IV-atención primaria).* Barcelona, Masson, 1997.

Esta reciente publicación es de sumo interés, ya que permite el conocimiento, diferenciación y manejo de los trastornos con depresión, ansiedad, mixtos, etc., desde la perspectiva de la atención primaria, atendiendo fundamentalmente a la frecuencia de aparición de las diferentes patologías. Va orientando al profesional de forma que le obliga a considerar en su diagnóstico y tratamiento primero aquellas patologías que son más relevantes por su gravedad o frecuencia.

Borrel Carrió F. *Entrevista clínica. Manual de estrategias prácticas. Barcelona, semFYC ediciones, 2004.*

Destacamos esta excelente publicación dado que su lectura nos aporta las herramientas adecuadas para la realización de la entrevista clínica. Entre sus muchas virtudes nos da las claves para la detección de los estresores biopsicosociales, lo que resulta fundamental para poder realizar el diagnóstico y posterior abordaje de los trastornos adaptativos.

Organización Mundial de la Salud: *CIE-10. Trastornos mentales y del comportamiento. Pautas diagnósticas y de actuación en atención primaria.* Madrid, Meditor, 1996.

Este libro es una adaptación de la clasificación de la CIE-10 para la atención primaria, y para su elaboración se ha tenido muy presente la realidad asistencial de la atención primaria y sus necesidades a la hora de establecer pautas de actuación. Es de destacar el gran esfuerzo de la OMS para su realización y el gran número de profesionales de atención primaria que han participado en la elaboración del mismo. Sin embargo, la lectura de esta clasificación no resulta muy recomendable en lo referente a los trastornos adaptativos por lo confusa que puede resultar su interpretación y definición, por la ausencia de criterios claros de diagnóstico y porque se incluyen determinadas pautas terapéuticas no avaladas con justificación científica. Sí pueden resultar de utilidad, aunque planteados de forma excesivamente esquemática, los consejos al paciente.

BIBLIOGRAFÍA

1. Chocrón Bentata L, Vilalta Franch J, Legazpi Rodríguez I, Auquer K, Franch L: Diagnóstico de trastornos psiquiátricos por el médico de atención primaria. *Aten Prim* 1996;18:22-26.

2. Ashworth M, Godfrey E, Harvey K, Darbishire L: Perceptions of psychological content in the GP consultation. The role of the practice, personal and prescribing attributes. *Fam Pract* 2003; 20 (4):373-5.

3. Lobo A, Montón C, Campos R, García-Campayo J, Pérez Echevarría, Grupo de trabajo de Zaragoza para el estudio de la morbilidad psíquica y psicosomática: Detección de morbilidad psíquica en la práctica médica. Luzán-5, SA Ediciones 1993.

4. Tizón JL: La salud mental en Atención Primaria de Salud. En: Tizón García JL (ed.): *Atención primaria en salud mental y salud mental en atención primaria.* Barcelona, Doyma, 1992: 9-75.

5. Chocrón Bentata L, Vilalta Franch J, Legazpi Rodríguez I, Auquer K, Franch L: Prevalencia de psicopatología en un centro de atención primaria. *Aten Prim* 1995; 16:586-593.

6. Samino MJ, Bustos Arenas J, Cano Lozano MJ, Gutiérrez Casares JR, Buitrago F: Derivaciones de médicos de atención primaria a una unidad de salud mental. *Aten Prim* 1996; 17:445-448.

7. Simon E, Vonkorff M: Recognition, management, and outcomes of depression in Primary Care. *Arch Fam Med* 1995; 4:99-105.

8. Andreasen NC, Hoenk PR: The predictive value of adjustment disorders: a follow up study. *Am Psychiatry* 1982; 139:584-590.

9. Pérez Prieto JF: Identificación y manejo de los trastornos por estrés. *Psiquiatría y atención primaria* 2002; 3:4-8.

10. American Psychiatric Association: Trastornos adaptativos. En: DSM-IV-TR. *Manual diagnóstico y estadístico de los trastornos mentales.* Barcelona, Masson, 2002; 759-764.

11. Trastornos mentales y del comportamiento. En: *Décima revisión de la clasificación internacional de enfermedades.* Madrid, Meditor, 1994; 186-8.

12. Fernández Rojero C: Ciclo vital y sistema familiar. *MEDIFAM* 1991; 1:94-8.

13. Jones R, Yates WR, Williams S, Zhou M, Hardman L: Outcome for adjustment disorders with depressed mood: comparison with other mood disorders. *J of Affective Disorders* 1999; 55:55-61.

14. Jones R, Yates WR, Zhou M: Readmission rates for adjustment disorders: comparison with other mood disorders. *J of Affective Disorders* 2002; 71:199-203.

15. Casey P, Dowrick C, Wilkinson G: Adjustment disorders. Fault line in the psychiatric glossary. *B J of Psychiatric* 2001; 179:479-81.

16. WONCA: Clasificaciones de la WONCA en Atención Primaria. Barcelona, Masson, 1988.

17. Kessing LV: Diagnostic stability in depressive disorders as according to ICD-10 in clinical practice. *Psychopathology* 2005; 38 (1):32-37.

18. American Psychiatric Association: Manual diagnóstico y estadístico de los trastornos mentales: Atención primaria. (DSM-IV-Atención Primaria). Barcelona, Masson, 1997.

19. Organización Mundial de la Salud: CIE-10. Trastornos mentales y del comportamiento. *Pautas diagnósticas y de actuación en Atención Primaria.* Madrid, Meditor, 1996.

20. Guldbransen P, Fugelli P, Hjortdahl P: Psychosocial problems presented by patients with somatic reasons for encounter: tip of the iceberg?. *Family Practice* 1998;15:1-8.

21. De la Revilla: Acontecimientos vitales estresantes. En: De la Revilla (ed.): *Conceptos e instrumentos de la atención familiar.* Barcelona, Doyma, 1994:71-8.

22. Trastornos adaptativos: En: Kaplan & Sadock. *Sinopsis de Psiquiatría.* Madrid, Waverly Hispánica SA 2004: 795-799.

23. Barnow S, Linden M, Lucht M, Freyberger HJ: The importance of psychosocial factors, gender, and severity of depression in distinguishing between adjustment and depressive disorders. *Journal of Affective Disorders* 2002; 72: 71-78.

24. Guldbrandsen P, Hjortdahl P, Fugelli P: General practitioner´s knowledge of their patient´s psychosocial problems: multipractice questionnaire survey. *Br Med J* 1997; 314:1014-8.

25. Dale J, Middleton H: Factors influencing general practitioner´s management of psychosocial and physical problems: a study using case vignettes. *Br J Gen Pract* 1990; 40:284-8.

26. Borrel Carrió F: Entrevista clínica. *Manual de estrategias prácticas.* Barcelona, semFYC ediciones 2004.

27. De la Revilla: El genograma: cómo interpretarlo. En: De la Revilla L (ed.): *Libro del año: Medicina Familiar y Comunitaria.* Madrid, SANED, 1995:111-123.

28. Who Guide to mental and Neurological Health in Primary Care. 2003-2004 World Health Organization-Uk Collaborating Centre. Acceso el 24 de mayo de 2006 en: http://www.mentalneurologicalprimarycare.org/content_show.asp?c=16&fc=005010 &fid=859

29. Olfsen M, Wissman MM, Leon AC, Higgins ES, Barret JE, Blacklow RS: Psychological management by Family physicians. *J Fam Pract* 1995; 41:543-550.

30. Outram S, Murphy B, Cockburn J: The role of GPs in treating psychological distress: a study of midlife Australian women. *Family Practice* 2004; 21:276-281.

31. Balint M: El médico, el paciente y la enfermedad. Buenos Aires, Libros Básicos, 1986.

32. Dammers J, Wiener J: The teory and practice of counselling in the primary health care team. En: Keithley J, Marsh G (eds.): *Counselling in Primary Health Care.* Oxford, Oxford University Press, 1995:27-56.

33. Lieberman III JA, Stuart MR: Principles of office counselling. En: Taylor RB (ed.): *Manual of Family Practice.* Boston, Little, Brown and Company, 1997; 193-5.

34. Bower P, Rowland N, Mellor Clark J y cols.: Effectiveness and cost-effectiveness of counselling in primary care (Cochrane review). In: *The Chochrane Library,* Issue 2, 2006. Oxford: Update Software.

35. García-Campayo J, Claraco-Vega LM, Tazón P, Aseguinolaza L: Terapia de resolución de problemas: psicoterapia de elección para atención primaria. *Aten Prim* 1999; 24:594-601.

36. De la Revilla L, Bailón E, de Dios J, Delgado A, Prados MA, Fleitas L: Validación de una escala de apoyo social funcional para su uso en la consulta del médico de familia. *Aten Primaria* 1991; 8:688-692.

37. De la Revilla L, Fleitas L: El apoyo social y la atención primaria de salud. *Aten Primaria* 1991; 8:664-6.

38. Craven M, Kates N, Raso P: Assesment of Family Physician´s knowledge of social and community services. *Can Fam Physician* 1990; 36:443-7.

39. Kravitz RL, Epstein RM, Feldman MD, Franz CE, Azari R, Wilkes MS y cols.: Influence of patients' requests for direct-to-consumer advertised antidepressants: a randomized controlled trial. *JAMA.* 2005 Apr 27; 293(16):1995-2002. Erratum in: *JAMA.* 2005 Nov 16; 294(19):2436.

40. Bourin M, Bougerol T, Guitton B, Broutin E: A combination of plant extracts in the treatment of outpatients with adjustment disorder with anxious mood: controlled study versus placebo. *Fundam Clin Pharmacol* 1997; 11(2):127-32.

41. Nguyen N, Fakra E, Pradel V, Jouve E, Alquier C, Le Guern ME y cols.: Efficacy of etifoxine compared to lorazepam monotherapy in the treatment of patients with adjustment disorders with anxiety: a double-blind controlled study in general practice. *Hum Psychopharmacol.* 2006 Apr; 21(3):139-49.

42. Van der Klink JJL, Blonk RWB, van Dijk FJH: Reducing long term sickness absence by an activating intervention in adjustment disorders: a cluster randomised controlled design. *Occup Environ Med* 2003; 60:429-437.

3.9

Trastornos de personalidad

Miguel Ángel González Torres y Maider González de Artaza Lavesa

INTRODUCCIÓN: LA PERSONALIDAD Y LOS TRASTORNOS DE PERSONALIDAD

El término *personalidad* es utilizado habitualmente para hacer referencia a los comportamientos observables de una persona y a su experiencia subjetiva. Su uso lleva con frecuencia a confusión al emplearse en el lenguaje común y en el lenguaje profesional clínico.

Los *rasgos de personalidad* son patrones que caracterizan a una persona a la hora de pensar, percibir, reaccionar y relacionarse con los demás, en diferentes contextos.

Por otro lado, los *trastornos de personalidad* (TP en adelante) son rasgos de personalidad permanentes, inflexibles (estables a lo largo del tiempo y en diversas situaciones), desadaptativos (reducen las posibilidades de buen funcionamiento del sujeto) y que se apartan de las expectativas de la cultura del sujeto. Se inician en la adolescencia o principio de la edad adulta, manifestándose en al menos dos de las siguientes áreas: cognoscitiva, afectiva o actividad interpersonal, causando sufrimiento emocional o disfunción en el área social.

La investigación actual apunta a una etiología plurifactorial que incluye variables tanto de orden biológico como psicológico o social. La visión más compartida por los expertos es que los TP son el resultado de una combinación de factores temperamentales en buena parte constitucionales y de influencias ambientales (entorno familiar, educación, presencia de experiencias traumáticas) que dan lugar a una peculiar forma de afrontar los problemas y las relaciones interpersonales.

Una vez establecido el TP, las conductas problemáticas concretas suelen surgir a partir de emociones intensas, pensamientos distorsionados y mecanismos de defensa primitivos[1].

Los *mecanismos de defensa* son procesos psicológicos automáticos e inconscientes que utilizan todos los individuos para resolver conflictos. Existen mecanismos más o menos maduros, cuyo uso da pie a reacciones y conductas que favorecen la adaptación del individuo en mayor o menor grado. Las personas con TP tienden a utilizar mecanismos defensivos inmaduros, de un modo además rígido, frecuente e inflexible para evitar sentirse invadidos por la ansiedad. La *negación* (no reconocer el significado negativo de un hecho de forma que la amenaza desaparezca) o la *proyección* (atribuir a otros, sentimientos, impulsos o pensamientos que son propios y resultan inaceptables) serían dos ejemplos de mecanismos defensivos inmaduros frecuentes en algunos TP.

La mayoría de las personas afectadas por TP poseen una conciencia de enfermedad nula o muy parcial, sobre todo antes del tratamiento y durante las primeras etapas de éste. El paciente observa de forma ego sintónica su modo de afrontar los problemas y de relacionarse, es decir como algo normal, que ha ocurrido desde siempre y que constituye su manera de ser. Sólo con el tiempo y el tratamiento comienza a apreciar estos patronos como algo anómalo y que debe ser cambiado.

CLASIFICACIÓN DE LOS TRASTORNOS DE PERSONALIDAD

En la actualidad existen dos sistemas de clasificación principales, el DMS-IV[2] y el CIE-10[3], promovidos por la Asociación Americana de Psiquiatría y la Organización Mundial de la Salud, respectivamente (tabla I). Actualmente, ambas clasificaciones constituyen un instrumento y un lenguaje común y uniforme para los clínicos, y un importante punto de partida para el desarrollo de la investigación de los TP.

Debido a la mayor utilización del DSM entre los profesionales, nos referiremos a éste a lo largo del capítulo.

En la DSM-IV los TP se clasifican en el Eje II y se dividen en tres grupos, que se describen a continuación. Cada uno de ellos lleva una etiqueta nominativa a partir de una característica común al grupo (tabla II).

Grupo A. "Excéntricos"

En el contacto interpersonal despiertan en el interlocutor una sensación de rareza o excentricidad sin que se perciban conductas o contenidos mentales que sugieran alejamiento franco de la realidad.

Trastorno paranoide de la personalidad: se caracterizan por su desconfianza excesiva o injustificada. Son inquietos, suspicaces e hipervigilantes, de apariencia reservada. Hipersensibles, tienden a interpretar maliciosamente las intenciones de los demás. En las relaciones personales su actitud es fría y de superioridad, necesitan tener el control, y en las sentimentales surgen conflictos debido a sus celos patológicos y su constante temor a la infidelidad, por lo que experimentan un gran aislamiento social e importantes problemas de maladaptación en el empleo.

Trastorno esquizoide de la personalidad: tienen una gran dificultad para establecer relaciones sociales. Realizan actividades solitarias, pero disfrutan de pocas o ninguna. No tienen relaciones cercanas. Son fríos, independientes e indiferentes a las opiniones que provocan en otras personas. No muestran interés en las relaciones sexuales. En el ámbito de las emociones se muestran cohibidos, restringidos, negando experimentar emociones intensas. Utilizan como defensa la fantasía.

Trastorno esquizotípico de la personalidad: presentan carencias a la hora de establecer o mantener

Tabla I
Clasificaciones de los TP

DSM-IV		CIE-10		
Grupo A				
Paranoide	301.00	Paranoide		F60.0
Esquizoide	301.20	Esquizoide		F60.1
Esquizotípico	301.22	Eje I		F2
Grupo B				
Antisocial	301.70	Disocial		F60.2
Narcisista	301.81	No aparece		
Histriónico	301.50	Histriónico		F60.4
Límite	301.83	Trastorno de inestabilidad emocional en la personalidad	Impulsivo	F60.30
			Limítrofe	F60.31
Grupo C				
Obsesivo-compulsivo	301.40	Anancástico		F60.5
Dependiente	301.60	Dependiente		F60.7
Evitativo	301.82	Ansioso		F60.6
No especificado	301.9			

TABLA II
RESUMEN DE LA CLASIFICACIÓN DE LOS TP SEGÚN LA DSM-IV

Grupo A	**Patrones persistentes de cognición, expresión y relación con otros anómalos que generan impresión de rareza o excentricidad.**
Trastorno paranoide de la personalidad	Patrón persistente de desconfianza y suspicacia que hace que se interpreten maliciosamente las intenciones de los demás.
Trastorno esquizoide de la personalidad	Patrón persistente de desconexión de las relaciones sociales y restricción de la expresión emocional.
Trastorno esquizotípico de la personalidad	Patrón persistente de malestar intenso en las relaciones personales, distorsiones cognoscitivas o perceptivas y excentricidades del comportamiento.
Grupo B	**Patrón persistente de emocionalidad intensa y cambiante, impulsividad y escasa empatía.**
Trastorno antisocial de personalidad	Patrón persistente de desprecio y violación de los derechos de los demás.
Trastorno límite de la personalidad	Patrón persistente de inestabilidad en las relaciones interpersonales, la autoimagen y los afectos, y de una notable impulsividad.
Trastorno histriónico de la personalidad	Patrón persistente de emotividad excesiva y demanda de atención.
Trastorno narcisista de la personalidad	Patrón persistente de grandiosidad, necesidad de admiración y falta de empatía.
Grupo C	**Patrón persistente de ansiedad, temor y necesidad de control, en especial en las relaciones sociales.**
Trastorno de la personalidad por evitación	Patrón persistente de inhibición social, sentimientos de incompetencia e hipersensibilidad a la evaluación negativa.
Trastorno de la personalidad por dependencia	Patrón persistente de comportamiento sumiso y adhesivo relacionado con una excesiva necesidad de ser cuidado.
Trastorno obsesivo-compulsivo de la personalidad	Patrón persistente de preocupación por el orden, el perfeccionismo y el control.
Trastorno de la personalidad no especificado	Categoría disponible para trastornos pendientes de estudio y otros no incluibles en las categorías anteriores.

relaciones sociales e interpersonales, experimentando una gran ansiedad y malestar. Su afecto se caracteriza por ser inadecuado, es decir por no corresponder con la situación que se vive o con las ideas que expresa. Tienen problemas de confianza básica y apego. Presentan distorsiones cognitivas (ideas de referencia, creencias extrañas o pensamiento mágico) o perceptivas. Su comportamiento, forma de hablar y apariencia son especialmente extrañas.

Grupo B. "Dramáticas, emotivas"

Se caracterizan por una emocionalidad intensa y cambiante y por inducir en el interlocutor también reacciones intensas y extremadas.

Trastorno antisocial de la personalidad: no sienten remordimientos o culpa. No tienen en cuenta las normas sociales, violando los derechos de los demás: mienten, embaucan, engañan y manipulan. En ocasiones muestran un comportamiento ilegal recurrente. Son irresponsables e impulsivos. Muestran una baja tolerancia a la ansiedad y a la frustración y una elevada tendencia a la irritabilidad. No tienen en cuenta su seguridad, ni la de los demás. Cuando las cosas no salen como ellos desean se comportan de manera resentida y demandante.

Según la DSM-IV, para que una persona cumpla los criterios, debe tener dieciocho años y haber demostrado evidencia de trastornos de conducta antes de los quince.

Si bien es cierto que este diagnóstico es frecuente en poblaciones carcelarias, no necesariamente TP Antisocial equivale a delincuencia. Muchos delincuentes se someten a un código de conducta que respetan profundamente (aunque no coincida con el código social imperante) y muchos antisociales logran desplegar su desprecio a las normas a través de conductas bien seleccionadas que soslayan la ley sin trangredirla abiertamente.

Trastorno límite de la personalidad: presentan una gran inestabilidad de afecto, control de impulsos, relaciones interpersonales, estado de ánimo e identidad. Se caracterizan por el comportamiento suicida, parasuicida y actos de autolesión (cortarse, quemarse, comportamiento sexual de riesgo, abuso de sustancias). Cuando se encuentran bajo tensión pueden aparecer ideas paranoides transitorias y en algunos casos episodios psicóticos breves o síntomas de disociación. Sienten un gran vacío interno y un intenso temor a ser abandonados. No toleran la ambivalencia y utilizan como mecanismo defensivo frecuente la escisión que da lugar a una gran dificultad para percibir simultáneamente los aspectos positivos y negativos de los otros de modo que sus relaciones oscilan entre extremos de amor y odio.

Trastorno histriónico de la personalidad: sienten una gran necesidad de admiración y atención. Lo manifiestan con su forma de vestir extravagante y su comportamiento seductor, exhibicionista, dramático y teatral. Se caracterizan por una emotividad exagerada. Son egocéntricos y muy sensibles ante la indiferencia, provocándoles sentimientos de poca valía que les lleva a modificar su conducta para ser el centro de atención utilizando incluso la manipulación. Son superficiales y competitivos en sus relaciones y presentan una gran incapacidad para llegar a tener una intimidad madura.

Trastorno narcisista de la personalidad: sus sentimientos son de grandiosidad, omnipotencia y envidia (o creencia de que otros lo envidian) y sus fantasías tienden a reflejar éxitos y logros. Sólo desean relacionarse con aquellos que perciben como excepcionales. Su actitud y comportamientos son arrogantes y autoritarios. Carecen de empatía y utilizan a las personas para su propio beneficio. Son muy susceptibles a las "heridas narcisistas" (situaciones que implican vergüenza, pérdida de prestigio, posición, poder o capacidad), reaccionando con ira. Sus relaciones son inestables y cambiantes.

Grupo C. "Temerosa o ansiosa"

Comunican al interlocutor una sensación de ansiedad y tensión en sus actividades y relaciones.

Trastorno de personalidad por evitación: es el único trastorno de personalidad egodistónico (perciben su sufrimiento como anómalo e indeseable). Se caracterizan por sus sensaciones de incompetencia y baja autoestima. Muestran una gran inhibición social (vidas restringidas y aisladas) a causa de su hipersensibilidad al rechazo real o imaginario, a la humillación y a la evaluación negativa. Se muestran hipervigilantes, sensibles, ansiosos, inhibidos y tensos. Desean formar vínculos con otras personas y ser queridos. Temen romper en llanto o quedar en vergüenza cuando reciben críticas en público. A menudo se sienten inundados por las emociones. Suelen revisar a menudo su comportamiento para comprobar si es adecuado. Rinden a un nivel inferior a su capacidad y tienden a trabajar en condiciones de aislamiento. Utilizan como mecanismo defensivo la fantasía, consiguiendo así satisfacer sus deseos en la imaginación.

Trastorno de personalidad por dependencia: muestran una excesiva necesidad de que cuiden de ellos. Su comportamiento es dependiente, adhesivo y sumiso. Buscan apoyo y seguridad en todas las áreas de su vida. Se muestran pasivos para que los demás asuman las responsabilidades. Cuando tienen que tomar la iniciativa se sienten impotentes. Su apariencia es tranquila y pensativa. Temen perder a la persona que cuida de ellos. Exageran sus aspectos negativos, ocultan sus cualidades y minimizan los conflictos. Niegan sentir emociones fuertes.

Trastorno obsesivo-compulsivo de la personalidad: se preocupan excesivamente por el orden y la perfección. Esta última para ellos es una prioridad, antes que completar la tarea. Sienten una gran devoción al trabajo y al rendimiento y se caracterizan por su falta de flexibilidad y eficacia. Son rígidos en sus relaciones interpersonales y en aspectos morales y éticos. Muestran una gran dificultad para expresar emociones y afecto hacia otras personas. Sus problemas suelen derivar de la necesidad de controlarlo todo. Con frecuencia separan y dejan al margen los sentimientos de las ideas que expresan (aislamiento afectivo) con lo que su comunicación tiende a ser monótona y sin vitalidad.

Trastorno de la personalidad no especificado: esta categoría incluye algunos trastornos con presencia relevante en la literatura científica y pendientes de estudio de cara a una inclusión autónoma definitiva en la DSM-IV (como el *trastorno pasivo-agresivo de la personalidad* o el *trastorno depresivo de la personalidad)* y también se utiliza para diagnosticar a pacientes que a juicio del clínico padecen un TP pero no reúnen los criterios necesarios para una de las categorías específicas de TP reconocidas en la clasificación.

EPIDEMIOLOGÍA

Los estudios epidemiológicos en los TP ofrecen dificultades especiales al tratarse de una patología que suele acompañarse de escasa conciencia de enfermedad. El paciente ve sus problemas como resultado del azar o las acciones ajenas, no pide ayuda sanitaria específica y por tanto se reducen las posibilidades de detectar el diagnóstico.

Revisando estudios que abordan este campo, nos encontramos con cifras muy dispares. Este hecho, apunta a la necesidad de estudios más extensos y refleja posiblemente otros sesgos como la falta de representatividad de las poblaciones examinadas, la problemática del curso y diagnóstico de los TP y la variedad y diversidad de métodos e instrumentos de evaluación que se han aplicado.

Estas dificultades nos obligan a mirar con prudencia los datos disponibles pues la prevalencia puede ser mayor de lo que indican los estudios actuales[4]. En la población general los datos nos hablan de prevalencias entre el 2 y el 20%, según autores y estudios. En cualquier caso, el número de personas que presentan TP en la población general es muy elevado[5]. En algunos dispositivos clínicos, la prevalencia de TPs puede sobrepasar el 50%, así como también supera el 50% la prevalencia de Trastorno Antisocial de la Personalidad en poblaciones carcelarias[6].

Según las estimaciones de la propia clasificación DSM-IV la prevalencia en la población general alcanza hasta un 3% para el T Esquizotípico y el T Histriónico, 2,5% para el T Paranoide, 2% para el T Límite y el T Antisocial y cifras menores para el resto de los tipos, siendo el T Esquizoide el menos común de todos ellos.

Debemos tener en cuenta además la gran comorbilidad entre unos y otros TP. Es habitual que un mismo paciente reúna criterios para recibir más de un diagnóstico de TP. Por ejemplo un 68% de los pacientes con T Esquizotípico reúnen criterios de T Evitativa, un 59% de aquellos con T Antisocial pueden ser además diagnosticados de T Límite y un 60% de quienes presentan un T Narcisista pueden ser también diagnosticados de T Histriónico[6].

Los hombres presentan TP con mayor frecuencia. Según los datos de la clasificación DSM-IV, los trastornos de personalidad paranoide, esquizoide, antisocial, narcisista y obsesivo-compulsivo son más comunes en hombres y el trastorno esquizotípico e histriónico en mujeres. El trastorno evitativo y el dependiente ocurre con similar frecuencia en los dos sexos. Los TP son más frecuentes en personas jóvenes, que pertenecen a un nivel socio económico bajo y que viven en ciudades grandes.

CLÍNICA FUNDAMENTAL

Los TP presentan unos rasgos de personalidad fijos, repetitivos e inflexibles y unas conductas inapropiadas y a veces irritantes a nivel social, causadas por una respuesta al estrés inadecuada y que generan limitaciones en las áreas laboral, social e interpersonal.

Los TP son trastornos *egosintónicos*, por lo que estas personas no son conscientes de que sus patrones de conducta y pensamiento son maladaptativos y que hay algo en su forma de reaccionar y comportarse que les genera dificultades.

La tabla III recoge los criterios diagnósticos fundamentales señalados por la DSM-IV ilustrando la clínica nuclear de estos trastornos.

LA RELACIÓN INTERPERSONAL DE LOS TRASTORNOS DE PERSONALIDAD

Todos los TP comparten una característica fundamental: su sintomatología se manifiesta fundamentalmente en el contexto interpersonal. Esto provoca problemas crónicos en sus relaciones sociales, laborales y afectivas.

TABLA III
CRITERIOS DIAGNÓSTICOS GENERALES PARA UN TP SEGÚN EL DSM-IV

A. Un patrón permanente de experiencia interna y de comportamiento que se aparta acusadamente de las expectativas de la cultura del sujeto. Este patrón se manifiesta en dos (o más) de las áreas siguientes:
   1) cognición (p. ej., formas de percibir e interpretarse a uno mismo, a los demás y a los acontecimientos)
   2) afectividad (p. ej., la gama, intensidad, labilidad y adecuación de la respuesta emocional)
   3) actividad interpersonal
   4) control de los impulsos

B. Este patrón persistente es inflexible y se extiende a una amplia gama de situaciones personales y sociales.

C. Este patrón persistente provoca malestar clínicamente significativo o deterioro social, laboral o de otras áreas importantes de la actividad del individuo.

D. El patrón es estable y de larga duración, y su inicio se remonta al menos a la adolescencia o al principio de la edad adulta.

E. El patrón persistente no es atribuible a una manifestación o a una consecuencia de otro trastorno mental.

F. El patrón persistente no es debido a los efectos fisiológicos directos de una sustancia (p. ej., una droga, un medicamento) ni a una enfermedad médica (p. ej., traumatismo craneal).

Otto Kernberg[7] describe los rasgos interpersonales básicos de un amplio grupo de TP, correspondientes sobre todo al grupo B (T Histriónico, Narcisista, Antisocial y Límite). El autor señala que estos pacientes, al utilizar con frecuencia el mecanismo de escisión tienden a percibir el entorno de modo extremado e intenso, experimentando emociones cambiantes e intensas de amor y odio, a la vez que tienden a idealizar y luego descalificar a las personas con las que se relacionan. Estas pautas son más claras e intensas conforme más cargada afectivamente esté la relación. Las pérdidas de empleo, la interrupción de los estudios o las rupturas de pareja son así habituales. Algunos pacientes de este grupo que han logrado un buen nivel de funcionamiento interpersonal sólo experimentan con intensidad este modo de funcionar con su pareja o con familiares cercanos y son capaces de mantener relaciones de cierta normalidad en el trabajo o con amigos más distantes.

DIAGNÓSTICO

En ocasiones el diagnóstico de los TP se ve afectado por una actitud nihilista y escéptica del clínico, que tiende a ver estos casos como resistentes al tratamiento, difíciles y poco satisfactorios. La investigación actual nos señala que ello no es así[8], pero las evidencias de los estudios tardan en influir en las actitudes de los profesionales.

El objetivo último del diagnóstico es realizar una intervención clínica eficaz. Éste nos aporta claves importantes sobre la respuesta del paciente en diferentes contextos a lo largo de la enfermedad y cómo enfocar su tratamiento farmacológico o psicoterapéutico.

Como primer paso, debemos realizar una buena entrevista clínica. En ella recogeremos como es habitual el motivo de consulta, enfermedad actual, antecedentes personales y familiares, examen del estado mental, etc. Muchas veces será necesario recabar informaciones de la pareja, familiares o allegadas, que pueden ayudarnos a identificar como anómalas conductas y reacciones que el paciente considera normales o adaptadas a las circunstancias. También es importante prestar atención, ya desde los primeros momentos, a las reacciones que el paciente despierta en nosotros pues pueden ilustrarnos sobre el efecto que el paciente causa en su entorno y a la vez alertarnos de problemas de relación médico-paciente que pueden afectarnos en el futuro. El examen de posibles causas orgánicas (uso y abuso de sustancias, traumatismos, enfermedades sistémicas...) debe ir seguido de una evaluación de su contacto con la realidad (síntomas psicóticos) y de posibles ideas de suicidio, sobre todo si el estado de ánimo es bajo.

Contrastando los hallazgos clínicos con los criterios diagnósticos establecidos determinaremos la presencia de un TP o incluso de varios simultáneamente. Es posible que la persona explorada presente algunos rasgos de personalidad marcados que le distinguen, pero no con la intensidad suficiente como para cumplir los criterios marcados.

Diagnóstico diferencial

A la hora de hacer la clasificación de los TP nos encontramos con varias dificultades: la alta comorbilidad entre los diferentes TP, de éstos con otros trastornos psiquiátricos mayores y también con cuadros reactivos y adaptativos (tabla IV).

Para diagnosticar un TP el DSM-IV advierte que las características apropiadas deben haber aparecido antes del comienzo de la edad adulta, ser propias del funcionamiento a largo plazo del sujeto y no mostrarse exclusivamente durante un episodio de un trastorno del Eje I. Por otro lado, también señala la gran dificultad para distinguir entre los TP y otros trastornos del Eje I, cuando éstos tienen un inicio temprano y un curso crónico y estable.

Instrumentos diagnósticos

En la actualidad, los instrumentos diagnósticos han aumentado y son más específicos. Pueden ser útiles para la entrevista clínica, sobre todo para diagnósticos dudosos. La mayoría de estos instrumentos no resultan prácticos en el entorno de la atención primaria, por el prolongado tiempo de administración y porque muchas de ellas requieren experiencia en psiquiatría o psicología clínica, además de un entrenamiento específico.

Los instrumentos para la evaluación de los TP se dividen en cuadro categorías:

1. *Listas de síntomas:* Lista de Adjetivos de la Personalidad PACL (Personality Adjetive Checklist), Lista Diagnóstica de la Personalidad de Millon (MPDC) y Lista para la Psicopatología Revisada (PCL-R).
2. *Técnicas proyectivas:* el Test de Rorschach y el Test de Apercepción Temática (TAT).
3. *Cuestionarios autoadministrados:* Personality Diagnostic Questionnaire-4+ (PDQ-4+), Cuestionario Clínico Multiaxial de Millon-III (MCMI-III), Inventario Multifásico de Personalidad de Minnesota (MMPI-2), Inventario de temperamento y Carácter (TCI) y Cuestionario Salamanca.

TABLA IV
DIAGNÓSTICO DIFERENCIAL DE LOS TRASTORNOS DE PERSONALIDAD

T. paranoide de la personalidad	Síntomas psicóticos breves	*Trastorno delirante*
	Pocas relaciones apasionadas	*T. límite de la personalidad*
	No experiencias perceptivas poco habituales, ni rarezas del lenguaje	*T. esquizotípico de la personalidad*
	Reacios a confiar, por miedo a las malas intenciones de los demás	*T. narcisista de la personalidad + T. de la personalidad por evitación*
T. esquizoide de la personalidad	No antecedentes familiares, ni trastornos del pensamiento	*Esquizofrenia*
	Extraños, excéntricos, fríos y distantes Menor implicación social por desinterés	*T. paranoide de la personalidad*
	Conductas y percepciones extravagantes	*T. esquizotípico de la personalidad*
	Aislamiento social pasivo	*T. de la personalidad por evitación*
T. esquizotípico de la personalidad	Antecedentes familiares. Rarezas de comportamiento, percepción, pensamiento y comunicación	*T. de la personalidad por evitación*
	Episodios psicóticos breves	*Esquizofrénicos*
	Aislamiento social por falta de interés No predomina la inestabilidad emocional	*T. límite de la personalidad*
T. antisocial de la personalidad	Conducta ilegal o criminal afecta a numerosas áreas de la vida personal. No hay código moral	*Delincuencia*
	Ambos se potencian	*Abuso de sustancias*
	Conductas manipulativas para conseguir poder, gratificación o bienes materiales	*T. límite de la personalidad*
	Impulsividad. Manipulación activa	*T. narcisista de la personalidad*
	Hostilidad, comportamientos reprobables Manipulan para obtener provecho	*T. histriónico de la personalidad*
T. límite de la personalidad	Síntomas psicóticos breves, relacionados con situaciones de gran estrés	*Esquizofrenia + T. psicóticos breves*
	No peculiaridades del pensamiento: ideación mágica o ideas de referencia	*T. esquizotípico de la personalidad*
	No suspicacia extrema. Conductas autolesivas.	*T. paranoide de la personalidad*
	Gran comorbilidad	*T. de la personalidad + Otros trastornos psiquiátricos*
T. histriónico de la personalidad	No síntomas psicóticos. Intentos suicidas menos frecuentes y con menor letalidad. No comportamientos autodestructivos. No alteración de la identidad	*T. límite de la personalidad*
	Gran comorbilidad	*Trastorno de somatización + Trastornos disociativos*
T. narcisista de la personalidad	Menor implicación afectiva Más adaptación social	*T. límite de la personalidad*
	Necesidad de demostrar superioridad No búsqueda de relaciones íntimas	*T. histriónico de la personalidad*
	Explotación pasiva mediante la seducción Objetivo sentirse especial y considerado por los demás	*T. antisocial de la personalidad*
T. de la personalidad por evitación	Deseo de establecer relaciones interpersonales	*T. esquizoide de la personalidad*
	Mayor temor a no ser aceptado Búsqueda activa de aislamiento.	*T. dependiente de la personalidad*

Tabla IV (continuación)
Diagnóstico diferencial de los trastornos de personalidad (continuación)

T. de la personalidad por dependencia	Gran comorbilidad Se delega en otros la toma de decisiones	*T. depresivo + T. de angustia + Agorafobia*
	No agresividad. No tan manipulativos Dependencia de larga duración	*T. límite de la personalidad*
	No exigen siempre atención No tan manipulativos Dependencia de larga duración	*T. histriónico de la personalidad*
T. obsesivo-compulsivo de la personalidad	No predomina ritualización, ni actos compulsivos	*T. obsesivo compulsivo (Eje I)*
	Gran comorbilidad	*T. de la personalidad por evitación + T. paranoide de la personalidad*

4. *Entrevistas estructuradas:*

a) *Entrevistas para un único trastorno*: Entrevista Diagnóstica para el Trastorno Límite Revisada (DIB-R), Entrevista Diagnóstica para el Narcisismo (DIN) y Entrevista Diagnóstica de la Personalidad Depresiva (DIDP).
b) *Cuestionarios multitrastorno o multirasgo*: Entrevista Clínica Estructurada para el DSM, Eje II (SCID-II), Entrevista Estructurada para Trastornos de la Personalidad del DSM Revisada (SIDP-R), Cuestionario de Evaluación de la Personalidad (PAS) y Examen Internacional de los Trastornos de la Personalidad (IPDE).

CURSO

Los TP comienzan a manifestarse al final de la adolescencia o inicio de la edad adulta. Un alto porcentaje mejora y remite con los años. El T Límite es el más estudiado en este y otros aspectos. Zanarini y cols.[8], describe un 68% de remisiones en su seguimiento a 6 años de pacientes con T Límite. Paris[9] en un estudio extraordinario de seguimiento a 27 años de pacientes con T Límite encuentra que sólo un 8% mantienen el diagnóstico, pero encuentra un 10% de suicidios en la muestra. Así mismo, los TP complican el curso de otras patologías psiquiátricas comórbidas, por ejemplo la depresión mayor[9;10] e incrementan las posibilidades de menor adaptación a nivel social, laboral e interpersonal, mayor consumo de tóxicos y alcohol y una alta incidencia de problemas legales.

Detallamos a continuación algunas particularidades sobre el curso de los distintos TP.

Grupo A: curso estable. Pronóstico pobre.

Trastorno esquizoide de la personalidad: es de larga duración. Suele iniciarse en la primera infancia. Algunos de estos pacientes evolucionan hacia la esquizofrenia.

Trastorno paranoide de la personalidad: perdura toda la vida. En ocasiones, este trastorno es un preludio de cuadros esquizofrénicos que aumentan en situaciones de estrés.

Trastorno esquizotípico de la personalidad: no suele remitir con la edad. Un pequeño número de pacientes con este trastorno desarrollarán una esquizofrenia más adelante.

Grupo B: curso inestable. La remisión con la edad es posible, especialmente en el T Límite y el T Histriónico.

Trastorno antisocial de la personalidad: remite con los años. El pronóstico depende del grado de deterioro social y legal que haya sufrido.

Trastorno límite de la personalidad: se observa una mejoría llegando a los treinta. Cuando este trastorno se presenta asociado a un trastorno depresivo, aumenta la probabilidad de suicidio. A lo largo del curso de la enfermedad este trastorno puede ir acompañado de abuso de sustancias y problemas con la ley, llevándoles a sufrir un fuerte deterioro del área social, laboral e interpersonal.

Trastorno histriónico de la personalidad: la sintomatología disminuye con la edad.

Trastorno narcisista de la personalidad: es crónico y difícil de tratar.

Grupo C: curso modificable. Buen pronóstico.

Trastorno de la personalidad por evitación: no suelen presentar problemas adaptativos si viven en un entorno de protección.

Trastorno dependiente de la personalidad: con tratamiento este trastorno puede tener un buen pronóstico. Tienen el riesgo de sufrir trastornos depresivos si se rompe la relación de dependencia que ha establecido con otra persona.

Trastorno obsesivo-compulsivo de la personalidad: su curso es muy variable y se caracterizan por padecer frecuentes cuadros depresivos.

TRATAMIENTO

Los TP constituyen una patología de difícil abordaje y un reto para los clínicos y los equipos asistenciales[11] (tabla V). El cumplimiento y la adhesión al tratamiento de estos pacientes es bajo y con frecuencia abandonan los tratamientos debido a discrepancias con el terapeuta. En situaciones de estrés pueden ser especialmente inaccesibles, exigiendo al médico una atención a sutilezas interpersonales mucho mayor que otros pacientes.

Livesley[11] hace una serie de propuestas sobre los objetivos del tratamiento que resumimos:

- garantizar la seguridad del paciente y de su entorno;
- contener su inestabilidad mediante estrategias terapéuticas, si es necesario con medicación;
- controlar la farmacología, reducir los síntomas y mejorar la regulación de impulsos y afectos;
- cambiar los factores cognitivos, afectivos y situacionales que provocan problemas conductuales, mediante intervenciones cognitivas e interpersonales;
- y por último, abordar la patología nuclear, crear un nuevo sentido de sí mismo y un sistema más integrado y adaptativo de los sistemas interpersonales.

Tratamiento psicoterapéutico

Pese a los frecuentes abandonos de los pacientes, la psicoterapia constituye la principal herramienta terapéutica en esta patología. Las investigaciones actuales sobre los efectos clínicos son prometedoras pero insuficientes, en parte por la mayor dificultad que ofrecen los estudios de eficacia en psicoterapia en comparación con los estudios farmacológicos. Una guía elaborada recientemente por el National Health Service británico[12] así como distintas revisiones[13;14] concluyen que las psicoterapias son efectivas en los TP, pese a las voces discrepantes que señalan las insuficiencias antes citadas[15;16].

Distintos modelos psicoterapéuticos se han aplicado a los TP. Cada uno posee una visión particular de la clínica y los factores etiológicos, destacando más algunos aspecto. La mayoría de propuestas psicoterapéuticas en este campo provienen de dos de estos modelos, el dinámico o psicoanalítico y el cognitivo:

Psicoterapia dinámica

Ayuda al paciente a comprender las causas de su malestar y a ser consciente de su comportamiento desadaptado, tratando los síntomas como manifestaciones externas de sus conflictos internos, en buena parte inconscientes. La exploración del mundo emocional del paciente y de sus relaciones interpersonales, tanto del pasado como actuales ocupan un lugar destacado. Kernberg[17] desarrolló la *Psicoterapia Focalizada en la Transferencia (TFP),* dirigida sobre todo a pacientes del grupo B (histriónico, narcisista, antisocial y límite) y en la que destaca la actitud confrontadora del terapeuta, el énfasis en las distorsiones del paciente sobre la relación médico-paciente (transferencia) y el examen constante de la percepción que el paciente posee en cada momento de sí mismo y del otro en la relación.

Psicoterapia cognitiva

Se centra en las creencias distorsionadas de larga evolución y generalizadas que provocan comportamientos maladaptativos. Dentro de esta orientación destaca la *Terapia Conductual Dialéctica (DBT)* de Linehan[18], una de las terapias más contrastadas experimentalmente, que reduce la sintomatología y mejora el aspecto social y la tendencia suicida en los pacientes límites.

Otros enfoques ampliamente difundidos son la Psicoterapia Cognitivo-Analítica de Ryle, la Terapia de Esquemas de Young, la Terapia Cognitiva de Beck y Freeman y la Terapia Interpersonal Reconstructiva de Benjamin. Muchos clínicos expertos integran abordajes provenientes de distintas orientaciones construyendo un enfoque psicoterapéutico particular adaptado al paciente concreto. Muchas de estas intervenciones terapéuticas se suman además a entrenamiento en habilidades sociales, en resolución y manejo de conflictos, en asertividad, en relajación y manejo de ansiedad, etc. Paralelamente, suelen emplearse *técnicas psicoeducativas*, orientadas a pacientes o familiares, que tienen como finalidad mejorar el cumplimiento y la evolución a través de una información exhaustiva sobre la enfermedad, su curso, detección de crisis y también asesoramiento laboral o legal. Los abordajes psicoterapéuticos se emplean tanto en formato grupal o familiar como individual.

El terapeuta debe valorar cuál es el marco idóneo del tratamiento y consensuar éste con el paciente. Dependiendo de la clínica y los riesgos presentes se optará por la atención ambulatoria, la hospitalización o el marco intermedio del hospital de día. En todos los casos es clave lograr un acuerdo detallado sobre las condiciones del tratamiento; qué se espera del paciente y cuáles serán las tareas del médico. Obviamente debe tenderse al marco que permita una mayor normalidad en la vida diaria del paciente. La hospitalización, salvo casos excepcionales en unidades altamente especializadas, debe reservarse para resolución de crisis con sintomatología muy intensa habitualmente depresiva, psicótica, de riesgo autolítico o grave descontrol conductual. El trabajo más a fondo sobre patrones maladaptativos se llevará a cabo normalmente a nivel ambulatorio o si el nivel funcional es bajo, en hospital de día.

Tratamiento farmacológico

El tratamiento farmacológico de los TP ofrece dificultades, en primer lugar porque no disponemos a día de hoy de medicamentos indicados específicamente para estos trastornos, en segundo lugar por la frecuencia de intentos de autolisis en algunos TP que obliga a un cuidado especial en cuanto a la prescripción y, finalmente, porque la peculiar relación que se establece con el médico facilita a veces un manejo poco riguroso por parte del profesional[19].

El objetivo del tratamiento farmacológico es casi siempre el alivio de determinados síntomas y no del TP en su conjunto. Se tiende a limitar en el tiempo el uso del medicamento para no fomentar usos inapropiados. En ocasiones el tratamiento farmacológico se dirige a patologías comórbidas, como cuadros afectivos o de ansiedad, siguiendo las pautas habituales.

Existen tres áreas de síntomas frecuentes en los TP que requieren atención farmacológica. La agresión y la falta de control conductual; los síntomas afectivos, ansiedad y descontrol del humor y por último las distorsiones cognitivas incluyendo los síntomas psicóticos[5].

Cuando los TP aparecen acompañados de *síntomas psicóticos* se utilizan antipsicóticos a dosis bajas durante un breve período (semanas). Los antidepresivos son aconsejables en los *trastornos de ansiedad* y los *síntomas del trastorno del estado de ánimo*. Hay que prestar atención a los efectos secundarios y tener en cuenta el riesgo de suicidio, fundamentalmente en pacientes depresivos. Los ISRS presentan menos problemas en sobredosis. En pacientes con T Límite a veces se emplean también estabilizadores del estado de ánimo.

Soloff[20;21], propone una serie de algoritmos que guían al clínico en el abordaje farmacológico del T Límite. Estudia separadamente los problemas de desregulación afectiva, los cognitivo-perceptuales y los conductuales y de impulsividad, y sugiere alternativas sucesivas de tratamiento. El uso de antipsicóticos a dosis bajas y de antidepresivos ISRS ocupa un lugar destacado en sus propuestas.

Resumimos en la siguiente tabla aspectos fundamentales del tratamiento de los TP señalando también actitudes habituales del paciente. Cuando no se menciona tratamiento farmacológico quiere decir que no se dispone de medicación eficaz.

Para terminar, destacaremos algunos aspectos que deben estar presentes en cualquier tratamiento de un paciente con TP:

- Señalar repetidamente las consecuencias indeseables de la forma de pensar y de relacionarse del paciente.
- Acordar al inicio unas normas claras respecto al tratamiento y mantenerlas con firmeza, explorando las eventuales.
- Fijar límites a los comportamientos disruptivos. No todo es tolerable ni aceptable.
- Señalar repetidamente las pautas maladaptativas y cómo se expresan en la vida diaria, así como la responsabilidad del paciente en sus problemas.
- Examinar constantemente nuestras reacciones ante el paciente vigilando la aparición de emociones intensas que pueden alterar nuestra objetividad clínica.
- Nunca competir con el paciente. La tarea del clínico no consiste en demostrar al paciente que somos más inteligentes, cultos o sagaces que él. Aquellos comentarios que no vayan en beneficio terapéutico del paciente, sobran.

EL PAPEL DEL MÉDICO DE ATENCIÓN PRIMARIA EN LOS TP

En este apartado del capítulo, nos vamos a centrar en aportar herramientas prácticas que faciliten el trabajo diario de los médicos de atención primaria (MAP en adelante) con los TP, ya que juegan un papel fundamental en el manejo de estos "difíciles" pacientes, al ser su primer contacto con el ámbito sanitario (tablas VI y VII).

Detección

A lo largo del capítulo hemos ido desarrollando aspectos de los TP que facilitan su detección, empezando por la clínica fundamental, la conducta en el área interpersonal y las áreas claves en la entrevista clínica. Otra variable que nos aporta pistas muy valiosas a la hora de detectar un TP en consulta, son las reacciones emotivas y conductas que provocan estos pacientes en el clínico. La relación que el paciente establece con nosotros refleja muchos aspectos de su estilo interpersonal. En éste ocupa un lugar relevante las reacciones que el paciente promueve en los demás. Ello nos ayuda en el diagnóstico y nos permite orientar mejor nuestras intervenciones[22].

TABLA V
ABORDAJE TERAPÉUTICO

Trastornos de personalidad	Actitud del paciente durante el tratamiento	Abordaje terapéutico
Paranoide	Defensiva y desconfiada	Sinceridad, respeto Promover reflexión
Esquizoide	Aislamiento egosintónico Colaboración posible	Terapia de grupo Entrenamiento en HHSS
Esquizotípico	Tensa y ansiosa, no implicación	Terapeuta-consejero-guía Entrenamiento en HHSS Dosis bajas de antipsicóticos
Narcisista	Defensiva y autoritaria Rivalidad con el terapeuta	Apoyo/confrontación Conciencia de impacto en otros
Antisocial	Desafiante. El TP de tto más difícil	Ideal detección infancia Terapia cognitivo-conductual Tto muy estructurado
Histriónico	Defensiva y manipuladora. Seductora	Exploración y cambio estilo relacional a partir de relación médico-paciente. Posible Antidepresivos si afectividad intensa
Límite	Inestable, manipuladora (intentos de suicidio, autolesiones). Escisión afecta directamente al terapeuta	Confrontación, integración de opuestos, abandono de la escisión Hospitalización puntual Farmacología algoritmos Soloff
Obsesivo compulsivo	Controladora	Énfasis irracionalidad. Detección y reconocimiento de emociones
Dependiente	Excesivamente Colaboradora y disciplinada Temor a fin de tto	Explorar fuentes necesidad extrema cuidado y apoyo
Evitativo	Huidiza, inhibida y defensiva. Temor a ser confrontados. Clínica egodistónica	Marco grupal excelente Control temores con exposición y educación Exploración inseguridad. Ansiolíticos sobre todo al principio

TABLA VI
EL PAPEL DEL MÉDICO DE AP EN LOS TP

Actitudes de pacientes TP en la consulta AP	Sentimientos y reacciones habituales que provoca en el médico
Dependiente + invasiva Demandante + hostil + de desprecio Manipuladora Negación + irresponsabilidad conductual Hiperdemandante + exigente Incumplimiento terapéutico Desconfianza	Evitación + agotamiento + aversión Defensiva + hostilidad Depresión + incompetencia + infravaloración personal Temor + mezcla de control e ignorancia Cansancio + miedo + agresividad Rechazo + impotencia Desprestigio profesional

Los trastornos del grupo A suelen acudir a consulta empujados por otra persona que anima al paciente a solicitar ayuda. En concreto la actitud de los *paranoides* durante la consulta, suele ser de desconfianza ante el médico y de suspicacia. Durante la entrevista clínica tienden a llevar el control interrumpiendo continuamente al médico con preguntas sobre la intención y objetivo de ésta, sobre cómo se

TABLA VII
RESUMEN DE LAS PAUTAS SOBRE EL MANEJO PRÁCTICO DE LOS TP EN AP

Manipuladores. La postura del MAP debe ser firme y también debe insistir en repetir al paciente los límites establecidos, evitando caer en el ataque personal. Los límites deben ser claros, para evitar futuros conflictos o malentendidos y reducir las manipulaciones.
Excesivamente demandantes. El MAP de nuevo debe mostrar una postura firme y utilizar la repetición para aclarar cuáles son sus funciones como médico, en qué se les puede ayudar y en qué no, cuáles son sus derechos como pacientes y mostrarse indiferente ante sus reiteradas demandas inapropiadas
Dependientes. Deben mostrarse firmes pero no excesivamente duros o contundentes a la hora de establecer límites. Los límites deben ser claros desde el comienzo.
Exigentes: hay que darles la información que soliciten, sobre los objetivos, metodología o finalidad del tratamiento.
Distantes: se debe intentar mantener una distancia respetuosa (verbal y no verbal).
Negadores: el MAP no debe asumir responsabilidades que no le corresponden y evitar caer en la sobreprotección.

va a emplear la información obtenida o cuáles son los motivos que le lleva a querer ayudarle, lo que dificulta mucho el trabajo clínico. Llevados por su intensa desconfianza, durante el tratamiento, pueden incluso llegar a consultar a diferentes profesionales, provocando en el médico sentimientos de poca valía profesional y gran inseguridad.

En las patologías del grupo B suelen ser ellos mismos los que solicitan tratamiento o ayuda, pero motivados por problemas o conflictos con su entorno. Los trastornos *límites* suelen acudir a consulta con mucha frecuencia por síntomas difusos. Se caracterizan por no cumplir los tratamientos que el médico aconseja para sus continuas crisis, lo que provoca en éste una gran impotencia. A esto le podemos añadir la gran ambivalencia con la que son tratados por estos pacientes, pasando de la idealización a la rápida devaluación, culpándoles por ejemplo de la ausencia de mejoría tras un breve período de tiempo de tratamiento, lo que lleva a los MAP a sentir un gran rechazo. Los *antisociales* en cambio, suelen acudir a consulta con un objetivo claro, siempre relacionado con su propio beneficio: conseguir una baja laboral, evitar un castigo legal, ser tratados de alguna lesión causada por una conducta de riesgo, cumplir con la orden de un tribunal, etc. Estas personas aprovechan justo el final de la sesión para hacer demandas inadecuadas, provocando actitudes defensivas en el médico que les atiende. El trastorno *histriónico* al igual que el antisocial, también tendrá una conducta manipuladora ante el profesional, pero lo manifestará mediante una conducta seductora, por ejemplo con halagos inapropiados. Por otro lado, los trastornos *narcisistas* de la personalidad con su actitud hostil y demandante, provocan fuertes sentimientos rechazo y desprecio hacia ellos.

Los trastornos *evitativos* tardarán en dar el paso de ir a consulta a pesar de ser conscientes de su sufrimiento. El temor al rechazo y la falta de confianza en sí mismos dificulta en gran medida esta importante y necesaria decisión. Estos pacientes tenderán a sufrir ante situaciones normales y comunes en una consulta de atención primaria, como el breve tiempo que se le puede dedicar o el ritmo acelerado y descontrolado. Ellos tenderán a interpretarlo como un signo de rechazo o de hostilidad hacia ellos. Y por último, los *dependientes* se mostrarán sumisos y puede que reaccionen con poca sinceridad ante el médico, en cuanto a la efectividad del tratamiento o la mejora de sus síntomas, por miedo a la pérdida. Puede que en ocasiones estos pacientes sobrepasen los límites permitidos en una relación médico-paciente, debido a su ansiada búsqueda de protección, pero en cuanto sienta rechazo por parte del médico o sea decepcionado, pueden llegar a reaccionar de manera desproporcionada con un comportamiento excesivamente demandante, provocando en el médico sentimientos de aversión y reacciones de ataque hacia el paciente.

Participación en el tratamiento. Derivación

El tratamiento de los TP supone un reto profesional incluso para un clínico especializado en ellos. Los TP deberían ser siempre tratados en un equipo de salud mental y por tanto la derivación al psiquiatra es en principio lo adecuado. El MAP, sin embargo, puede desempeñar una labor importante en estos pacientes en distintas etapas del tratamiento.

Antes de que el tratamiento se inicie, el MAP puede ser el primer clínico en detectar la patología y señalar al paciente la necesidad de la derivación y el tratamiento. Con frecuencia el MAP puede hacer una labor notable promoviendo la motivación al tratamiento y despejando temores del paciente respecto al mismo.

Una vez el tratamiento ha comenzado, el MAP puede apoyar la continuidad del mismo dificultando abandonos prematuros y luchando contra la tendencia de algunos pacientes a visiones extremadas (idealización, descalificación) de terapias y terapeutas. El MAP puede dar al paciente la visión integrada que él no posee.

También durante el tratamiento el MAP puede detectar situaciones de riesgo inminente, por ejemplo ideación suicida, autolesiones o uso de tóxicos que sean desconocidas para el psiquiatra. Además puede detectar la presencia de patologías comórbidas, cuadros afectivos, síntomas psicóticos o diferentes problemas de ansiedad. En cualquier caso el MAP debe desarrollar una labor de apoyo al tratamiento en marcha, siempre difícil, lento, y con el peligro del abandono prematuro casi siempre presente.

En muchas ocasiones el MAP se puede sentir manipulado por estos pacientes. Los pacientes con TP a veces no acuden a la cita o llegan tarde reiteradamente y, al mismo tiempo insisten en ser nuevamente atendidos. La postura del MAP debe ser firme planteando al paciente los límites establecidos, evitando en todo momento caer en el ataque personal. Los límites deben ser claros para evitar futuros conflictos o malentendidos y de esta forma reducir las manipulaciones.

El MAP también se puede encontrar en consulta con pacientes excesivamente demandantes, que realizan numerosas demandas inapropiadas e inoportunas, que no tienen nada que ver con el objetivo o desarrollo del tratamiento en sí. Ante esta situación se debe mostrar nuevamente una postura firme y utilizar la educación y la repetición como armas fundamentales. Para abordar esta situación, repetir cuáles son sus funciones como médico, en qué puede ayudarle y en qué no, cuáles son sus derechos como paciente y mostrarse indiferente ante sus reiteradas demandas inapropiadas, ayudará al médico a manejar este complicado problema.

También hay que mostrarse firmes pero no excesivamente duros o contundentes a la hora de establecer límites a los pacientes dependientes. Los límites deben ser claros desde el comienzo. No se debe facilitar nunca información personal al paciente, éste puede llamar a la consulta pero debe entender que el MAP debe atender también a otros pacientes, por lo que en muchas ocasiones no le será posible ponerse inmediatamente en contacto con él, y recordarle que las visitas tienen un tiempo limitado, la duración de las visitas no puede ser negociable. Hay que reforzar que espere su cita correspondiente para hacer sus consultas y que de esta forma el TP limite el número de llamadas. Hay una hora y un día para que sus dudas y consultas sean atendidas como el resto de pacientes.

Los pacientes con rasgos de personalidad obsesivos en numerosas ocasiones se presentan ante el médico con continuas exigencias y disconformidades por la forma de trabajar de los MAP, por cómo son atendidos o por el funcionamiento de la consulta en sí. Una buena forma de tranquilizar, conseguir una menor suspicacia y una mayor colaboración y confianza en el tratamiento por parte del paciente, es prestarles la información que soliciten sobre los objetivos, metodología o finalidad del tratamiento. De esta forma el paciente sentirá más control sobre la situación y mostrará menos resistencias.

Para conseguir una buena colaboración del paciente, es fundamental mantener una distancia respetuosa y expresarnos con cautela, especialmente con aquellos que se muestran en consulta distantes con el MAP.

Y por último, nos podemos encontrar con pacientes con TP que niegan continuamente y minimizan sin cesar los peligros a los que se enfrentan en su vida diaria, como consecuencia de sus conductas socialmente maladaptadas. El MAP ante el abuso de sustancias, relaciones sexuales de riesgo o los intentos de suicidio, no debe asumir responsabilidades que no le corresponden y evitar caer en el control o sobreprotección de estos pacientes.

ALGUNOS PROBLEMAS ESPECIALES

Consumo sanitario de los trastornos de personalidad

Los TP crean muchos problemas en el entorno sanitario. Empezando por temas ya comentados anteriormente, como es la falta de adhesión al tratamiento, que provoca que el número de profesionales que atiende a estos pacientes sea cada vez más elevado según van pasando los años.

Debido a sus numerosas crisis, quejas difusas y sus continuas demandas inapropiadas, van pasando de profesional en profesional por todo el sistema con la etiqueta de “intratable”, provocando fuertes sentimientos de impotencia a unos profesionales que se sienten desbordados y que carecen de herramientas y conocimientos suficientes para prestar una atención adecuada a estos difíciles pacientes. Esto sin olvidar las reacciones que provoca su comportamiento en consulta. Su actitud demandante, desafiante o excesivamente dependiente genera en el sistema rechazo e incomodidad general.

Algunos pacientes con TP se sienten con derechos especiales y por lo tanto también exigen ser tratados de forma especial. Necesitan que cada demanda sea atendida inmediatamente, por muy injustificada que parezca. Y el que trate de atender sus deseos, sufre el riesgo de terminar agotando sus fuerzas, paciencia y energía en una persona que finalmente sentirá que no se han seguido sus recomendaciones y terminará abandonando al paciente. Por este motivo, es fundamental saber reconocer qué es lo que está ocurriendo en la consulta y tener la capacidad de identificar ante qué trastorno nos enfrentamos, ayudándonos con la exploración de las reacciones que estos pacientes generan en el entorno.

La demanda ilimitada y la manipulación de los TP crea un efecto devastador no sólo en su entorno más directo (familia, amigos y trabajo) sino en el personal que intenta prestar una óptima atención sanitaria a unos pacientes que rechazan su ayuda a menudo y a la vez demandan sin cesar, que utilizan la manipulación y el engaño para su propio beneficio y que no tienen en cuenta ni perciben las sensaciones de rechazo que despiertan, en este caso a su MAP.

Influencia de los trastornos de personalidad sobre patología comórbida

Los TP frecuentemente coexisten con patologías psiquiátricas del Eje I siendo un factor de predisposición para algunas de ellas (consumo de tóxicos, suicidio, trastornos afectivos, trastorno de control de impulsos, trastornos de conducta alimentaria y trastornos de ansiedad). Los TP actúan interfiriendo con el tratamiento utilizado para paliar los síntomas del Eje I y aumentando la morbilidad y mortalidad de estos pacientes[5].

El trastorno límite y antisocial presentan una elevada comorbilidad con el consumo de alcohol y tóxicos, los trastornos obsesivo-compulsivo, histriónico y límite con los trastornos de alimentación, el trastorno límite se asocia a conductas autolesivas, el trastorno antisocial a conductas violentas o imprudentes y el trastorno dependiente, histriónico y límite a conductas suicidas y parasuicidas.

Por otro lado, en muchos pacientes con TP coexiste una enfermedad física. Se han descrito incrementos en el riesgo coronario, las patologías relacionadas con uso de tóxicos (VIH, hepatitis...) o con conductas imprudentes (conducción temeraria, actividades de riesgo) y cuadros con un trasfondo psicosomático como la colitis ulcerosa o soriasis. Pero muchos de estos pacientes al pedir ayuda médica, frecuentemente provocan sentimientos de rechazo y evitación y no obtienen soluciones médicas para sus quejas[5].

Resumiendo, los TP influyen de modo relevante en el curso y la respuesta al tratamiento de patologías comórbidas, sean éstas médico-quirúrgicas o estrictamente psiquiátricas. Enumeramos a continuación algunos aspectos importantes de esta influencia.

1. Los TP precipitan y modifican con frecuencia la manifestación de los síntomas del trastorno o enfermedad comórbido.
2. Las manifestaciones clínicas son más complejas.
3. El curso y la evolución son peores.
4. El pronóstico se agrava. Hay una tendencia a la cronicidad.
5. La relación entre el médico y el paciente es más difícil.
6. Predomina una menor adherencia al tratamiento.
7. Aumenta el riesgo de recaídas, fundamentalmente en trastornos de la alimentación, de ansiedad y en las depresiones.
8. El número de ingresos hospitalarios aumenta y su duración se prolonga.
9. Consumen más recursos sanitarios.

Intentos de suicidio y autolesiones en los trastornos de personalidad

Los TP muestran una elevada tendencia a las conductas suicidas. En la mayoría de las ocasiones las realizan de manera impulsiva y a veces con fines manipulativos. En todos los casos requieren una atención especial.

El grupo de TP donde es más frecuente el suicido es en el B, ya que estos pacientes se caracterizan por una gran labilidad emocional, conflictivas relaciones interpersonales y continuas reacciones impulsivas de rabia e ira incontrolables. Estos pacientes pueden utilizar los repetidos intentos de suicido como una forma de expresión o comunicación cuando una situación vital les desborda y no saben cómo afrontarla, utilizando esta estrategia sin una finalidad clara de terminar con su vida.

Uno de los problemas más importantes que se encuentran los profesionales sanitarios que atienden a *trastornos límites de la personalidad*, son las ideas recurrentes e intentos de suicido, de hecho del 8%-10% de estos pacientes terminan en suicidio[23] debido fundamentalmente a su gran impulsividad, a síntomas depresivos o a rupturas sentimentales, cobrando un valor especial en este último caso el intento de manipulación.

A esto se le suman conductas muy diversas como cortes en la piel, quemaduras o golpes como un método para aliviarse de la ansiedad que les embarga, como autocastigo por intensos sentimientos de culpabilidad o para experimentar la sensación de estar "vivos", pero éstas manifestaciones no tienen una intención clara suicida. Estas conductas pueden llegar a ser adictivas y son también muy frecuentes en pacientes histriónicos y antisociales. Algunos pacientes afirman no sentir dolor cuando se realizan estas autolesiones y describen que lo perciben "como si estuvieran fuera de su propio cuerpo" (despersonalización, desrealización).

En estos trastornos cobra gran importancia realizar una completa y correcta evaluación explorando si han pensado en el suicidio (intención, planes, medios y consecuencias) formulando preguntas sencillas y directas y teniendo la seguridad y la tranquilidad de saber que preguntar no eleva el riesgo suicida. Y por supuesto, tras la valoración de los riesgos y la evaluación pertinente, ofrecer un tratamiento acorde a su patología para prevenir estas conductas e intentos suicidas, que tantos problemas provocan en su entorno y en el ámbito sanitario[1]. Si el médico alberga dudas sobre la seguridad del paciente debido a la intensidad de la intención suicida o a la falta de un entorno que le proteja adecuadamente debe valorarse la conveniencia de la hospitalización, incluso contra la voluntad del paciente, cumpliendo los requisitos legales pertinentes.

LECTURAS RECOMENDADAS

Roca M: Trastornos de personalidad. Barcelona. Ars Medica, 2003.

El libro aborda aspectos imprescindibles para adquirir una base sólida de conocimientos sobre los trastornos de personalidad: aspectos conceptuales, aspectos psicopatológicos, clínica y tratamiento.

Rubio V, Pérez A: Trastornos de la personalidad. Madrid. Elsevier España, 2003.

Este libro ofrece una revisión profunda y sistemática de los conocimientos existentes sobre los trastornos de personalidad.

Magnavita J: Handbook of Personality Disorders. John Wiley & Sons. Hoboken NJ, 2004.

Centrado en el tratamiento de los T de Personalidad, recoge aportaciones de algunas de las figuras internacionales más importantes en este campo.

BIBLIOGRAFÍA

1. Stern TA, Herman JB, Slavin PL: Psiquiatría en la consulta de atención primaria: guía práctica. Madrid: McGraw-Hill Interamericana de España, 2005.
2. American Psychiatric Association. DSM-IV. Manual diagnóstico y estadístico de los trastornos de mentales, 4ª ed. Barcelona, Masson, 1995.
3. Organización Mundial de la Salud. Décima revisión de la Clasificación Internacional de Enfermedades (CIE-10). Trastornos mentales y del comportamiento. Madrid, Meditor, 1994.
4. Lana F, González MA, Mirapeix C: Niveles asistenciales y requisitos organizativos en el tratamiento de los trastornos de personalidad. 995. Revista electrónica: Psiquiatría.com 2005 Dec; 10(1).
5. Cloninger CR y cols.: Personality Disorders. Kaplan and Shadock´s Comprehensive Textbook of Psychiatry. 8th ed. ed. 2005; 2063-104.
6. Casey PR, Tyrer PJ: Personality, functioning and symptomatology. *J Psychiatr Res* 1986; 20(4):363-74.
7. Kernberg OF: Borderline Personality Disorder and Borderline Personality Organization: Psychopathology and Psychotherapy. [References] 2004.
8. Zanarini MC, Frankenburg FR, Hennen J, Reich DB, Silk KR: The McLean Study of Adult Development (MSAD): overview and implications of the first six years of prospective follow-up. *J Personal Disord* 2005 Oct; 19(5):505-23.
9. Paris J, Zweig-Frank H: A 27-year follow-up of patients with borderline personality disorder. *Compr Psychiatry* 2001 Nov; 42(6):482-7.
10. Skodol AE, Grilo CM, Pagano ME, Bender DS, Gunderson JG, Shea MT y cols.: Effects of personality disorders on functioning and well-being in major depressive disorder. *J Psychiatr Pract* 2005 Nov; 11(6):363-8.
11. Livesley WJ: Principles and strategies for treating personality disorder. *Can J Psychiatry* 2005 Jul; 50(8):442-50.
12. NHS. National Institute of Mental Health in England. The Personality Disorder Capabilities Framework. Breaking the cycle of rejection. 2003.
13. Leichsenring F, Leibing E: The effectiveness of psychodynamic therapy and cognitive behavior therapy in the treatment of personality disorders: a meta-analysis. *Am J Psychiatry* 2003 Jul; 160(7):1223-32.
14. Perry JC, Banon E, Ianni F: Effectiveness of psychotherapy for personality disorders. *Am J Psychiatry* 1999 Sep; 156(9):1312-21.

15. Binks CA, Fenton M, McCarthy L, Lee T, Adams CE, Duggan C: Psychological therapies for people with borderline personality disorder. *Cochrane Database Syst Rev* 2006; (1):CD005652.

16. Quiroga E, Errasti JM: Tratamientos psicológicos eficaces para los trastornos de personalidad. *Psicothema* 2001; 13(3):393-406.

17. Clarkin JF, Levy KN, Lenzenweger MF, Kernberg OF: The Personality Disorders Institute/Borderline Personality Disorder Research Foundation randomized control trial for borderline personality disorder: rationale, methods, and patient characteristics. *J Personal Disord* 2004 Feb; 18(1):52-72.

18. Linehan MM, Comtois KA, Murray AM, Brown MZ, Gallop RJ, Heard HL y cols.: Two-Year Randomized Controlled Trial and Follow-up of Dialectical Behavior Therapy vs Therapy by Experts for Suicidal Behaviors and Borderline Personality Disorder 1. *Arch Gen Psychiatry* 2006 Jul; 63(7):757-66.

19. Lana F, González MA, Mirapeix C: Niveles asistenciales y requisitos organizativos en el tratamiento de los trastornos de personalidad. 995. Revista electrónica: Psiquiatría com 2005 Dec; 10(1).

20. Soloff PH: Is there any drug treatment of choice for the borderline patient? *Acta Psychiatr Scand Suppl* 1994; 379:50-5.

21. Soloff PH: Psychopharmacology of borderline personality disorder. *Psychiatr Clin North Am* 2000 Mar; 23(1):169-92, ix.

22. MacKinnon RA, Michels R, Buckley P: The psychiatric interview in clinical practice. Second ed. Washington DC: *American Psychiatric Press,* 2006.

23. American Psychiatric Association. Practice Guideline for the Treatment of Patients With Borderline Personality Disorder. APA 2001 Oct; 158(10 Sppl):1-52.

3.10

Trastornos somatomorfos, síndromes y síntomas somáticos funcionales. Trastornos disociativos

LUIS CABALLERO MARTÍNEZ Y FERNANDO CABALLERO MARTÍNEZ

INTRODUCCION

La característica básica con la que se definió el capítulo de los Trastornos Somatomorfos en el DSM-III (1980) fue la "existencia de síntomas físicos no explicables por enfermedades o mecanismos fisiopatológicos conocidos y la fuerte presunción de que están vinculados a factores psicológicos o conflictos". La vaguedad y la contingencia de la descripción "mecanismo fisiopatológico desconocido", la tácita asunción de hipótesis psicogenéticas no probadas en la definición y la habitual presencia de síntomas de ansiedad y depresivos en estos pacientes, pusieron en duda la validez de este epígrafe desde su concepción[1,2]. Las posteriores descripciones en el DSM-IIIR, DSM-IV y DSM-IV-TR no han corregido las deficiencias conceptuales mencionadas, que han terminado resultando un atolladero para la investigación clínica de este capítulo de la patología. Otros factores que limitan el estudio y el conocimiento de los pacientes a los que se refiere este epígrafe son los que siguen:

1. A pesar de su frecuencia clínica, del problema asistencial que comportan y del consumo de recursos que representan los "somatizadores", sigue sin prestárseles mucha atención en la biomedicina moderna porque, con frecuencia, se sobrentiende que no tienen pruebas biológicas importantes alteradas ni, en consecuencia, cabe esperar el descubrimiento de remedios biológicos eficaces para ellos. Este hecho es crucial[1] y se ha atribuido a la influencia persistente del dualismo cartesiano que, no por superado conceptualmente, deja de aplicarse en biomedicina.
2. Muchos pacientes que resultan diagnosticados de "somatomorfos crónicos" en psiquiatría son los mismos pacientes que en otras especialidades se diagnostican de síndromes somáticos funcionales específicos o no (p.ej., de fibromialgia en reumatología, de fatiga crónica en medicina interna, o de síndrome de intestino irritable en gastroenterología). La anomalía clasificatoria y la confusión a que da lugar esta variación genera enconados debates entre los distintos intereses y partes implicados (incluidas las asociaciones de afectados) que complican la valoración objetiva de los problemas que subyacen en ellos.
3. Muchos pacientes con trastornos somatomorfos crónicos presentan trastornos de la personalidad o del desarrollo que dan lugar a un vínculo anómalo entre estos pacientes y los sistemas

sociosanitarios que los atienden. Los trastornos de personalidad pueden explicar parte de los complejos fenómenos clínicos que se observan en estos pacientes y su refractariedad a los tratamientos, hasta el punto de que algunos investigadores han llegado a plantear que muchos pacientes somatomorfos crónicos se entenderían mejor como trastornos del Eje II. Sin embargo, la asociación de las categorías de trastornos somatomorfos con los trastornos de la personalidad no es homogénea. Las razones a favor y en contra de esta propuesta se han discutido en otro lugar[3].

4. La gran variación existente en la presentación, curso clínico y atribución causal de los trastornos somatomorfos en distintos ámbitos socioculturales ha generado también mucho debate acerca de la importancia de factores de esa índole en la etiopatogenia de la somatización[4].
5. El distinto criterio de cronicidad y discapacidad para el diagnóstico de trastorno somatomorfo en diversos constructos de investigación utilizados y define poblaciones clínicas diferentes. Los resultados de muchos de los estudios disponibles no son generalizables por este motivo.

Todo lo anterior refleja la profunda crisis conceptual que afecta al término "somatización" y que dista hoy de estar resuelta de forma satisfactoria. Como consecuencia de todo varios estudios epidemiológicos internacionales de los últimos años han optado por suprimir las categorías trastornos somatomorfos[5] entre sus objetivos. Una propuesta reciente[6] (radical pero no carente de lógica ni de coherencia), ha sido la de consignar todos los "síntomas físicos no explicables" en el eje III (hasta que se aclare su naturaleza) y requerir el diagnóstico psiquiátrico multiaxial en todos los pacientes para establecer sistemáticamente las correlaciones que conduzcan a un mejor conocimiento de las "somatizaciones". Otra propuesta es la de tratar de relacionar los síntomas somáticos sin causa orgánica clara con los trastornos psiquiátricos del eje I a los que podrían asociárseles con mayor probabilidad (p.ej., el dolor crónico podría asociarse primariamente a la depresión, el dolor torácico a la crisis de angustia y el mareo a la agorafobia y a la ansiedad generalizada).

Dado que las clasificaciones vigentes DSM-IV-tr y CIE-10 son las mismas que las de la primera edición de este tratado, se mantiene en esta segunda el mismo orden que en la primera con la advertencia de los probables cambios nosológicos y nosotóxicos a los que deberían dar lugar en un plazo razonable los problemas reseñados.

En una encuesta de salud en población general[7] el 60-80% de los encuestados había presentado en la semana previa uno o más síntomas somáticos sin causa conocida. En una serie clínica[8] en el 20-84 % de los pacientes que acudieron al médico de atención primaria con palpitaciones, dolor torácico, cefalea, fatiga o mareo no se encontró un causa orgánica clara y los pacientes con síntomas somáticos sin causa orgánica conocida presentan, con mucha frecuencia, trastornos psiquiátricos[8]. La mitad de los pacientes que tienen un diagnóstico psiquiátrico acuden a sus médicos sólo cuando se encuentran físicamente mal[9]. Hasta el 75% de los pacientes con trastornos depresivos mayores o crisis de angustia acuden a sus médicos, exclusivamente, por los síntomas somáticos de sus trastornos[10,11]. Todos estos datos juntos ilustran las dificultades diagnósticas y terapéuticas que enfrenta el médico en los pacientes con trastornos somatomorfos, síndromes somáticos funcionales y síntomas somáticos funcionales en enfermedades médicas o psiquiátricas. Una historia clínica completa junto a la exploración física y las exploraciones complementarias pertinentes pueden descartar, razonablemente, muchas de las posibles causas orgánicas de los síntomas somáticos; pero la tarea no resulta siempre fácil porque:

1. Existen muchos síntomas somáticos funcionales banales en la población general y clínica.
2. Muchas enfermedades orgánicas cursan con síntomas somáticos funcionales.
3. Muchos trastornos psiquiátricos cursan con síntomas somáticos funcionales.
4. Hay trastornos psiquiátricos cuya presentación puede ser casi exclusivamente somática (trastornos somatomorfos).

En la práctica las *somatizaciones*[12] son quejas por síntomas físicos, para los cuales el médico no encuentra una causa orgánica clara y representan, por ello, un especial reto diagnóstico y terapéutico. La insuficiencia de conocimientos médicos acerca del fenómeno de la somatización genera una práctica clínica inadecuada e ineficaz, una relación médico-enfermo frustrante y yatrógena y un formidable dispendio de recursos en todos los sistemas sanitarios del mundo (procedimientos diagnósticos y terapéuticos inadecuados, hospitalizaciones innecesarias, rehabilitaciones fallidas y limitación sociolaboral)[12-14].

Por razones obvias, los pacientes con trastornos somatomorfos y/o síndromes o síntomas somáticos funcionales acuden principalmente al médico de atención primaria o al especialista del órgano o sistema apretado correspondiente (fig 1). Aunque en estos pacientes suelen concurrir otros trastornos psiquiátricos o de la personalidad, sólo una parte de ellos acepta ser atendida en servicios psiquiátricos. Incluso en estos casos, los pacientes no dejan a su médico de atención primaria y resulta imprescindible por ello que éste sea capaz de hacer un diagnóstico positivo de trastorno somatomorfo y de síndrome funcional somático y de aplicar normas de buena práctica clínica en estos pacientes, incluida la de propiciar la intervención del psiquiatra cuando es adecuado y posible.

TRASTORNOS SOMATOMORFOS

Se presenta a continuación un caso clínico típico de trastorno por somatización.

La señora AP, de 42 años de edad, acudió a la consulta del psiquiatra referida por su nuevo médico de cabecera. Aceptó a regañadientes la interconsulta, subrayando que "sus síntomas eran de verdad y que no estaba loca". Aunque no relataba bien lo que le pasaba parecía que en los últimos meses había presentado todo lo que sigue: dificultades para tragar, "digestiones pesadas" y meteorismo; dolores lumbares, cervicales, dorsales y en las extremidades; intensa sensación de quemazón genital y anal y dispareunia que hacía imposible el coito; insomnio no bien precisado, "mareos", dificultades de concentración y sensación subjetiva de pérdida de memoria; un extraño cuadro vegetativo en la piel que "podía hacerle sudar a chorros o quedarse fría, helada y seca según los días o, incluso, las horas", y parestesias. Su médico de cabecera la había explorado varias veces y realizado pruebas complementarias de rutina sin encontrar nada patológico significativo. Ella, por su cuenta, había visitado a otro médico generalista y a varios especialistas en el último año (varios traumatólogos, dos reumatólogos, un cardiólogo, un digestólogo, y un dermatólogo). En ese período de tiempo se le habían practicado, al menos, siete analíticas rutinarias de sangre y de orina, un número indeterminado de pruebas específicas de laboratorio, varias radiografías de tórax y de abdomen, tres electrocardiogramas, una colonoscopia, tres ecografías, una TAC abdominal y una laparotomía exploratoria (esta última después de acudir varias veces a urgencias con un dolor abdominal agudo). Refería que el cirujano que la intervino le dijo que tenía un "hígado bicolor" y que de todas las visitas médicas que había realizado, éste era el único diagnóstico claro obtenido. En el momento de la entrevista tomaba propranolol, benzodiacepinas, ibuprofeno, biperideno, antibióticos y varios fármacos de baja utilidad, todo ello sin aparente eficacia terapéutica alguna. El control médico de las prescripciones y su cumplimiento era difícil y escaso. La paciente se automedicaba claramente.

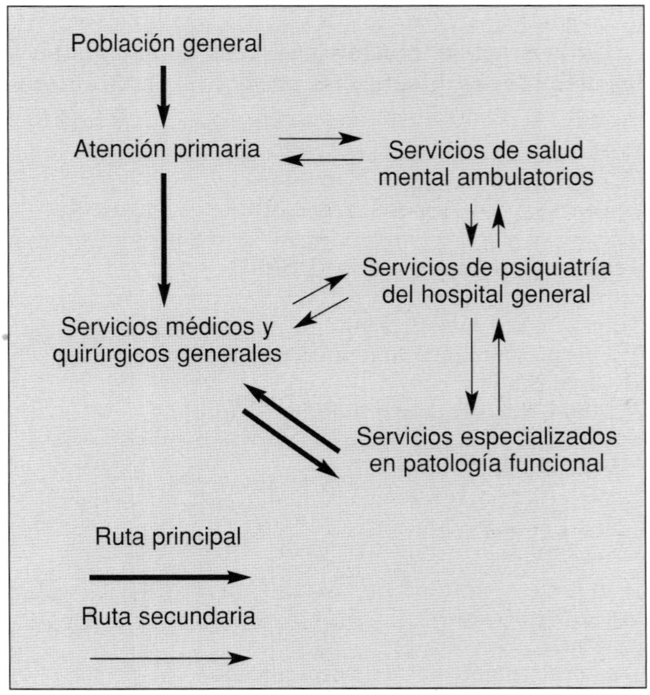

Figura 1. Gráfico de circulación de pacientes con síntomas somáticos funcionales.

Nunca había presentado enfermedades "serias", pero sus síntomas habían comenzado cuando era muy joven. Alguno de ellos, en realidad, había debutado hacía más de 20 años y luego se habían añadido otros. El curso había sido fluctuante, con períodos de remisión relativa y de reagudización de unos u otros síntomas. Una búsqueda intensiva reveló que, además de los síntomas expuestos, había tenido un episodio de paresia de causa desconocida hacía 10 años, que se resolvió sin tratamiento en pocos días. Hacía más tiempo, no sabía cuánto, había tenido una amaurosis completa de 3 ó 4 días de duración cuya causa tampoco fue aclarada. A lo largo de su vida había sido intervenida en tres ocasiones por molestias abdominales o ginecológicas agudas pero, decía, "salvo el 'hígado bicolor', nadie había encontrado nada serio en estas intervenciones".

Estaba soltera, era funcionaria y vivía con su familia de origen. Se quejaba de que sus familiares minimizaban sus molestias y las atribuían a los "nervios", lo cual la ponía especialmente furiosa. La discapacidad que presentaba (que era indudable) se acentuaba en las actividades que le resultaban ingratas. En ocasiones, debido a los síntomas, abandonaba el trabajo y las tareas domésticas durante semanas. La exacerbación del cuadro por la cual había vuelto a acudir asiduamente a médicos, había tenido lugar después de una ruptura sentimental. Sólo narró este posible desencadenante tras un largo rato de entrevista.

Aunque vestía llamativamente, pocas personas dirían de ella que resultaba atractiva. Su contacto era excesivamente expresivo y dramático. Narraba sus quejas de modo acelerado y caótico. Aparte de lo expuesto, la exploración psicopatólogica sólo reveló un cuadro inespecífico de ansiedad (pero en la historia se apreciaron dos episodios previos de trastorno depresivo mayor y fobias). La biografía y la entrevista clínica sugerían un trastorno de personalidad mixto, histriónico y por dependencia.

En la práctica clínica los pacientes con trastornos somatomorfos se diagnostican por la presencia de síntomas corporales que sugieren un trastorno físico sin causa orgánica demostrable o mecanismo fisiológico conocido que los explique completamente y por la presunción razonable de que dichos síntomas están asociados a factores psicológicos o estrés. La validez conceptual de estas categorías psiquiátricas se ha discutido arriba. El uso clínico y la imposibilidad de sustituirlas por otras mas útiles hasta la fecha, han sido los principales argumentos esgrimidos para conservarlas tal y como se conciben en la CIE-10 y el DSM-IV.

Los pacientes con trastornos somatomorfos crónicos y graves (sobre todo el trastorno por somatización, la hipocondría, la dismorfofobia y el dolor psicógeno) suelen presentar también trastornos de la personalidad[15] (trastornos del eje II en el DSM-IV) que determinan la evolución o, incluso, son el diagnóstico principal del caso. Con frecuencia, además, estos pacientes presentan un importante estrés psicosocial (eje IV) cuando acuden al médico y problemas de ajuste social (eje V). El refuerzo ambiental de los síntomas, las ganancias derivadas de la enfermedad y de la asunción del papel de enfermo, los mecanismos cognitivo-perceptivos anómalos y los trastornos de la relación médico-enfermo resultan también imprescindibles para entender el *proceso de configuración* de muchos trastornos somatomorfos y para articular el tratamiento de los mismos. La existencia en la población general de individuos clínicamente silenciosos con síntomas similares a los que llevan, una y otra vez, a los pacientes somatomorfos a sus médicos, indica la importancia de factores no estrictamente fisiopatológicos en la demanda de atención que generan.

Los trastornos somatomorfos tienen una clasificación diferente en la CIE-10[16] y en el DSM-IV[17]. La tabla I muestra ambas clasificaciones y sus correspondencias relativas; las diferencias más importantes entre ambas son las que siguen:

1. Los trastornos conversivos se incluyen entre los trastornos somatomorfos en el DSM-IV y entre los trastornos disociativos en la CIE-10 (que conserva así el nicho conceptual de la histeria clásica).
2. La CIE-10 incluye una categoría denominada trastornos vegetativos somatomorfos que no existe en el DSM-IV.
3. La CIE-10 considera la dismorfofobia como un subtipo de hipocondría. En el DSM-IV el trastorno equivalente es el trastorno dismórfico corporal que está considerado una categoría aparte.
4. La CIE-10 acepta la existencia de un síndrome de fatiga crónica en un capítulo aparte.

En la práctica, muchos pacientes no se ajustan a las definiciones de categoría puras y no pocos autores

Tabla I

Clasificación de los trastornos somatomorfos en la CIE-10 y en DSM-IV y sus correspondencias relativas

Trastornos somatomorfos CIE-10	**Trastornos somatomorfos DSM-IV**
F45.0 Trastorno por somatización	Trastorno por somatización
F45.1 Trastorno somatomorfo indiferenciado	Trastorno somatomorfo indiferenciado
F45.2 Trastorno hipocondríaco	Hipocondría
F45.3 Disfunción vegetativa somatomorfa	*No existe (incluidas en el indiferenciado)*
F45.30 Corazón y cardiovascular	"
F45.31 Tracto digestivo alto	"
F45.32 Tracto digestivo bajo	"
F45.33 Respiratorio	"
F45.34 Urogenital	"
F45.38 Otros	"
F45.4 Trastorno por dolor somatomorfo	Trastorno por dolor
F45.8 Otros trastornos somatomorfos	*No existe*
F45.9 Trastorno somatomórfico sin especificar	Trastorno somatomorfo no especificado
Incluido en F44 Trastornos disociativos	Trastornos por conversión
Incluido en F45.2 Hipocondría	Trastorno dismórfico corporal

apoyan las ventajas[1,2] de una clasificación dimensional de estos trastornos (en lugar de la categorial), así como de la clasificación multidimensional de los mismos (tabla II).

Trastorno por somatización

Una investigación clásica[18] muy influyente mostró que el trastorno por somatización tiene un *status* clínico y epidemiológico válido y diferente al de otros trastornos somatomorfos. En una revisión reciente, sin embargo, se ha cuestionado la validez de aquellos resultados[19]. En la versión clásica se trata de un síndrome crónico y recurrente que cursa con síntomas somáticos múltiples no explicados por la presencia de enfermedad, con un importante distrés psicológico y búsqueda exhaustiva de ayuda médica. Su *etiología* es compleja, probablemente biopsicosocial. Algunos pacientes presentan un deterioro del proceso cognitivo bifrontal de predominio en el hemisferio no dominante[20] que podría ser responsable de la depresión, del dolor psicógeno, de los síntomas de conversión asimétricos y del patrón histérico de la conducta. Las anomalías en el hemisferio dominante serían las responsables del deterioro de la comunicación verbal, de la incongruencia peculiar de la respuesta afectiva y de la integración sensomotora anómala. El análisis del patrón verbal[21] en estos pacientes muestra una identidad del self negativa y confusa con dos componentes: una modificación de la percepción de los objetos y de las acciones por la actitud negativa y un narcisismo patológico que empobrece su mundo relacional, por déficit de empatía y pseudodependencia.

TABLA II
CLASIFICACIÓN MULTIDIMENSIONAL DE PACIENTES CON SÍNTOMAS FUNCIONALES SOMÁTICOS

1. Síntomas somáticos
   - Número (órgano o sistema afectado único o múltiple)
   - Tipo (sensorial o motor)
2. Estado mental
   - Trastornos depresivos, por ansiedad o por crisis de angustia
   - Otros trastornos psiquiátricos
3. Cogniciones
   - Miedo a la enfermedad
   - Creencias y convicciones
4. Conducta y deterioro funcional
   - Evitación sociolaboral
   - Afrontamiento del papel de enfermo
   - Uso de los servicios de salud
5. Trastorno psicofisiológico acompañante
   - Mecanismos identificables (p.ej., hiperventilación)
   - Enfermedad orgánica

Las mujeres que lo presentan tienden a tener padres que las abandonaron, maltrataron o abusaron de ellas física o sexualmente y suelen casarse con mayor frecuencia con varones sociopáticos. La propuesta clásica de una base genética común[18] para los trastornos por somatización (en la mujer) y los trastornos asociales de la personalidad (en los varones) no se ha comprobado con posterioridad en todo el mundo[3,19].

Desde el punto de vista psicológico[22] algunos síntomas del trastorno por somatización pueden entenderse como una expresión simbólica de conflictos intrapsíquicos; otros parecen más una consecuencia directa del estrés. Unos y otros síntomas sustituyen al lenguaje verbal en la comunicación normal de las emociones y son utilizados por los pacientes para controlar a los allegados y al ambiente.

También parecen contribuir a la etiopatogenia y/o al curso del trastorno por somatización las anomalías de la relación médico-enfermo, variables socioculturales que determinan la organización del self y características de la organización médico-asistencial.

La tasa de *prevalencia* del trastorno por somatización en la población general americana es del 0,4 %[23]; es 9-10 veces más frecuente en la mujer que en el hombre y se acumula en los estratos socioeconómicos más bajos. En las familias en las que este trastorno es frecuente entre mujeres, hay más alcoholismo y más sociopatía entre los varones. Dada la frecuencia con la que acuden al médico, representan el 5% de las consultas diarias en atención primaria[8,22]. Un paciente típico con trastorno por somatización en EEUU está siete días al mes enfermo en cama, y gasta[22] hasta 9 veces más de recursos sanitarios que otros pacientes (en la mayor parte de los casos, de modo inútil).

La *clínica,* como se observa en el ejemplo presentado, es muy característica. Los pacientes acuden a las consultas de atención primaria con síntomas (más que signos) físicos heterogéneos no atribuibles a enfermedades conocidas, malestar intenso, preocupación por la salud y una demanda de atención médica típicamente itinerante y errática que se ha denominado "doctor *shopping*". Con frecuencia los pacientes resultan intervenidos quirúrgicamente sin justificación. Los síntomas suelen comenzar en la adolescencia o en la primera vida adulta y cursar de modo crónico, con períodos de remisión y de recurrencia (estos últimos coincidiendo sobre todo con épocas de estrés). Es habitual que coexistan[22,24] con depresión mayor, trastorno de ansiedad generalizada, trastornos fóbicos y abuso de drogas de prescripción médica. En un 65-70% de los casos se asocia también a trastornos por personalidad psicopática, evitativa, paranoide, autodestructiva y obsesivo-compulsiva[15]. La valoración de la personalidad suele requerir exploraciones psicológicas con instrumentos específicos de los cuales los MMPI, Millon, SCIP-II, BFQ, Rorschah y TAT son los utilizados.

Existe un deterioro de la actividad sociolaboral en estos pacientes que es característico y que suele manifestarse más en las actividades ingratas que en las gratas. Las dificultades interpersonales y sociales contribuyen a que estos pacientes parezcan "más enfermos que los enfermos crónicos". La disarmonía es la norma en la relación de pareja y con los allegados.

El *diagnóstico* de trastorno por somatización DSM-IV [17] se hace si presenta al menos:

1. Cuatro dolores diferentes (p.ej., cefalea, dorsalgia, dolor en las extremidades, dolor torácico, disuria, dismenorrea o dispareunia).
2. Dos síntomas gastrointestinales (p.ej., náusea, hinchazón, diarrea o intolerancia alimentaria).
3. Un síntoma sexual (síntomas menstruales, disfunción eréctil o eyaculatoria o indiferencia sexual).
4. Un síntoma seudoneurológico diferente del dolor (p.ej., sordera, parálisis, globus faríngeo, afonía, debilidad, anestesia o ceguera).

Los síntomas siempre son severos y discapacitantes y no guardan proporción con los hallazgos orgánicos.

Como la lista de síntomas funcionales posibles en el trastorno por somatización es muy larga para ser explorada en atención primaria, Othmer y DeSouza[26] han desarrollado una lista de 7 síntomas sin explicación orgánica cuyas primeras letras escriben un acrónimo (tabla III) que puede memorizarse en inglés. Con un punto de corte de 2 síntomas o más el test tiene una sensibilidad de 63 y una especificidad de 69 y con tres síntomas tiene una sensibilidad del 87 y una especificidad del 97 y clasifica bien al 91% de los casos. Otro estudio sugiere (con humor, pero con certeza) utilizar el grosor de la historia clínica y la ausencia de diagnóstico claro como sospecha diagnóstica de trastorno por somatización. En ningún caso, los procedimientos de despistaje rápido pueden sustituir la valoración detallada posterior del trastorno.

El *diagnóstico diferencial*[22] ha de hacerse con:

— *Enfermedades orgánicas sistémicas* que cursan con una afectación general importante (como el hipertiroidismo, el hiperparatiroidismo, el lupus eritematoso sistémico, la miastenia gravis, la porfiria aguda intermitente, la esclerosis múltiple y algunos procesos infecciosos o expansivos del SNC).

— *Trastornos ansiosos y depresivos* que pueden presentarse con síntomas funcionales somáticos secundarios. Hay que descartar esta posibilidad, especialmente en presuntas somatizaciones que debutan después de los 40 años.

— *Otros trastornos somatomorfos*. En la *hipocondría* el síntoma dominante es la preocupación o la convicción de padecer una enfermedad grave (más que los propios síntomas), se demandan al médico más exploraciones diagnósticas que tratamiento y la personalidad del paciente suele ser menos disemocional y más obsesiva o controlada que en los trastornos por somatización.

TABLA III
TEST PARA EL DESPISTAJE DEL TRASTORNO POR SOMATIZACIÓN CON SIETE SÍNTOMAS

Nemotecnia*	Síntoma	Sistema afectado
***S**omatization*	***S**hortness of breath* Respiración entrecortada	Respiratorio
***D**isorder*	***D**ysmenorrhea* Dismenorrea	Reproductor
***B**esets*	***B**urning in sex organ* Quemazón genital	Psicosexual
***L**adies*	***L**ump in throat* *(Difficulty swallowing)* Nudo en la garganta (Dificultad para tragar)	Pseudoneurológico
***A**nd*	***A**mnesia* Amnesia	Pseudoneurológico
***V**exes*	***V**omiting* Vómito	Gastrointestinal
***P**hysicians*	***P**ainful extremities* Dolor en las extremidades	Musculoesquelético

* "El trastorno por somatización acosa a las mujeres e irrita a los médicos".
Othmer y Desouza, 1985[26].

— *Los síntomas conversivos y los dolores somatomorfos* pueden formar parte del trastorno por somatización pero, a diferencia del trastorno conversivo y del trastorno por dolor somatomorfo, están acompañados por otros síntomas funcionales. En la tabla IV se presentan las características diferenciales más importantes de los 3 trastornos somatomorfos crónicos y graves más importantes. Si los síntomas tienen una duración inferior a 2 años, o no son muy llamativos, debe plantearse el diagnóstico de trastorno somatomorfo indiferenciado.
— *En los trastornos facticios* los síntomas se producen voluntariamente por los pacientes, sin otro beneficio aparente que el de ser considerados y tratados como enfermos o ingresar en hospitales. Los afectados suelen presentar trastornos por personalidades disemocionales (grupo B del DSM-IV). Se presenta más en personas que sufrieron abusos o deprivaciones serias en la infancia y en el personal sanitario.
— *En la simulación* el síntoma suele tener un tinte burdo o falso, el beneficio es groseramente visible y el paciente tiene antecedentes de simulación.
— *En la esquizofrenia o en depresiones psicóticas* pueden presentarse síntomas somáticos funcionales que suelen presentar características bizarras o extravagantes, ser menos numerosos y más persistentes y estables.

La *entrevista diagnóstica y terapéutica* con el paciente somatizador tiene dificultades específicas y requiere de entrenamiento específico[27]. Habitualmente, el paciente se presenta de un modo tan dramático y tiene un estilo de comunicación tan característico que el diagnóstico debería sospecharse en la primera entrevista. Tiene más síntomas que signos, una expresión clínica o preocupación desproporcionada con ellos y expresa una alteración emocional acompañante. Las historias son vagas, los detalles elusivos o inconsistentes y el paciente niega, olvida o deforma los hechos clínicos con frecuencia de unas veces a otras. Los esfuerzos por clarificarlos pueden ser poco productivos y frustrantes. El propio paciente suele sentirse frustrado si se le aborda con una entrevista convencional. Ante hechos como éstos y antes de iniciar exploraciones complementarias no rutinarias que serían inconcluyentes, podrían generar falsos positivos y resultar interminables, hay que disponer de una historia clínica completa y detallada (lo cual no es fácil a veces porque puede estar repartida entre varios médicos u hospitales) y de la información adicional de familiares y/o allegados. Los procesos diagnóstico y terapéutico en el trastorno por somatización están tan relacionados que apenas hay solución de continuidad entre ellos.

El trastorno de la personalidad que suelen presentar estos pacientes puede condicionar seriamente la relación médico-enfermo. Las reacciones contratransferenciales negativas del médico son habituales y dificultan o impiden los procesos de diagnóstico y tratamiento. No es raro que estos pacientes y sus médicos tengan roces o enfrentamientos. Por parte del médico, es necesario mantener una actitud neutra pero empática, historiar con interés y detalle los síntomas, su curso temporal y la discapacidad que implican. El modo en que se pregunta y se responde al paciente[21] y se explica o se relaciona la sintomatología con experiencias del sujeto o con aspectos de su personalidad en la primera entrevista, es tan clave que se ha comparado con las aperturas del ajedrez (porque en ellas se desarrollan los temas del resto del juego). La información no verbal que se recibe y que se da al paciente es también del máximo interés. La valoración completa de un trastorno por somatización incluye:

— La posible presencia de otros síntomas de trastorno mental (por ansiedad, afectivos, por abuso de sustancias...) o físico (que puede coexistir).
— La repuesta emocional (p.ej., angustiada, desconectada o dramática).

TABLA IV
CARACTERÍSTICAS CLÍNICAS DIFERENCIALES DE LOS TRES TRASTORNOS SOMATOMORFOS CRÓNICOS MÁS FRECUENTES E IMPORTANTES

	T. por Somatización	**Hipocondría**	**Dolor somatomorfo**
Sexo	Más en mujeres	Mujeres y varones	Mujeres y varones
Edad de inicio	Antes de los 30	Cualquiera	Cualquiera
Desencadenante	Múltiples	Enfermedades familiares	Lesiones agudas
Personalidad	Disemocional	Obsesiva	Mixta
Curva vital	Caótica	Ordenada, egoísta	Ergópata
Historia familiar	Disfunción seria por: Sociopatías Abuso de sustancias	Excesiva preocupación por la salud	Dolores "psicógenos", alexitimia

- — La conducta anómala ante la enfermedad (p.ej., la expresión atípica de los síntomas).
- — Los posibles beneficios secundarios.
- — Las creencias o el modelo con el que explican la enfermedad (ideas sobrevaloradas, modelo cultural, convicción).
- — Los sentimientos hacia los médicos (los sentimientos transferenciales hacia ellos, negativos o positivos, son siempre intensos y cruciales para el abordaje terapéutico).

No existe hoy un *tratamiento* curativo eficaz para el trastorno por somatización. Un médico hábil, que se relacione de modo flexible y empático es la herramienta terapéutica más eficaz de las conocidas.

El tratamiento de los trastornos por somatización tiene dos aspectos diferenciales y complementarios:

a) Atención primaria. El abordaje de estos pacientes en la atención primaria fue estudiado por Murphy[28]. Su plan, más conservador y paliativo que curativo, trataba sobre todo de corregir la yatrogenia aplicando los siguientes principios: 1) asignar un solo médico al paciente, 2) evitar procedimientos de diagnóstico o tratamiento innecesarios o peligrosos, 3) llevar a cabo exploraciones físicas simples del área de queja principal, 4) proporcionar soporte en las áreas estresantes de la vida del paciente. Estudios posteriores de Smith y cols.[22] han demostrado que la aplicación de normas de buena práctica clínica por el médico de atención primaria (tabla V) es capaz de aliviar los síntomas, disminuir la demanda de atención, mejorar la satisfacción de los pacientes por la atención recibida y limitar los costes en un 53% (sobre todo por disminución de las hospitalizaciones). La llamada técnica de reatribución de síntomas (tabla VI) fue diseñada específicamente por Goldberg y cols.[29] para el tratamiento de las somatizaciones en atención primaria. Esta técnica, pretende poner en contacto al paciente desde la primera entrevista con factores determinantes o desencadenantes de su trastorno. Requiere que el paciente tenga una cierta disposición psicológica, no sea abiertamente hostil y sus síntomas sean leves o de corta duración. Se ha probado su aplicabilidad y su eficacia como técnica de entrevista pero no su eficacia terapéutica (sobre todo en casos graves).

La medicación psicoactiva y analgésica que se ha probado hasta la fecha en los trastornos por somatización parece poco útil. No obstante, no existen prácticamente ensayos clínicos al respecto. Como estos pacientes abusan de drogas de prescripción médica, las prescripciones han de restringirse y controlarse. Si existe un trastorno psiquiátrico concurrente que tenga un tratamiento psicofarmacológico eficaz, dicho tratamiento ha de aplicarse explicando al paciente el objetivo del mismo (que, en todo caso, no sería "curar" el trastorno por somatización). En el mismo sentido, es posible el tratamiento sintomático o conservador de algunos síntomas que suelen presentarse en el trastorno por somatización mediante antidepresivos, analgésicos, acupuntura y otras técnicas para el tratamiento del dolor crónico. En el

Tabla V

Normas de buena práctica clínica con los trastornos por somatización

- — El paciente ha de ser atendido por un solo médico.
- — Planificar citas regulares cada 4-6 semanas durante el primer año o ante la aparición de un nuevo síntoma (en períodos de reagudización pueden ser más frecuentes).
- — Consultas breves para que sean posibles en la agenda del médico general.
- — Buscar signos y tratar de interpretar los síntomas en el contexto de la comunicación personal.
- — Evitar tests diagnósticos que no sean imprescindibles (para reducir la exposición yatrogénica, los falsos positivos y el gasto inútil).
- — Evitar diagnósticos espúreos y tratamientos innecesarios.
- — Tranquilizar y reasegurar.
- — Derivar adecuadamente a los servicios psiquiátricos.

Smith y cols., 1991[22].

Tabla VI

Técnica de reatribución de síntomas para el tratamiento de las somatizaciones en atención primaria

Fase I. *Evaluación comprensiva*
- Historia completa de los síntomas
- Factores emocionales
- Factores sociales y familiares
- Creencias acerca de la salud
- Examen físico focal

Fase II. *Ampliación de los temas*
- Exposición de los resultados de la exploración
- Subrayar la realidad de los síntomas
- Reformular las quejas y relacionar

Fase III. *Explicaciones simples*
- Explicación en tres fases de la ansiedad
  - Emocional
  - Fisiológica
  - Somática
- Disminución del umbral del dolor en la depresión
- Demostraciones prácticas
  - Relación con acontecimientos vitales
  - Demostraciones "aquí y ahora"
  - Síntomas por proyección o identificación con allegados

Goldberg y cols., 1981[29].

caso de ansiedad crónica la relajación, puede ser más adecuada que los ansiolíticos en estos pacientes. Los tricíclicos son útiles en el tratamiento del colon irritable o la fibromialgia. Los nuevos ISRNS (venlafaxina, duloxetina) podrían ser de utilidad en el tratamiento de algunos síntomas funcionales dolorosos.

Respecto a la limitación laboral, la política más adecuada es disuadir de bajas laborales mientras sea posible. En casos concretos, puede ser útil la "negociación" de períodos cortos de baja médica, tras los cuales el paciente se comprometa a volver al trabajo. En otros casos crónicos, graves y resistentes a todo tipo de intervenciones, iniciar un expediente de incapacidad puede ser la decisión más adecuada.

b) Atención especializada. El tratamiento psiquiátrico especializado requiere la colaboración con el médico que refiere la consulta. Ciertos estudios empíricos han mostrado la eficacia (relativa) de psicoterapias psicoeducativas aplicadas en grupo[30], psicoterapias cognitivo-conductuales y psicodinámicas[31]. Los somatizadores crónicos, aunque no estén psicológicamente orientados y hayan resultado resistentes a otros tratamientos, pueden beneficiarse de psicoterapias específicas[31,32] en las que se fomenta la aparición de un vínculo psicosomático a través de la relación con el terapeuta; para ello se necesita que entiendan y acepten la técnica terapéutica concreta y que no sean abiertamente hostiles con los médicos. En los casos de pacientes hostiles y negadores el paciente puede ser atendido "como si tuviese un problema orgánico" y el papel del psiquiatra, en ese caso, puede limitarse al de "experto en el control de algunos síntomas"; no obstante, la relación médico-enfermo, una vez establecida, tiene posibilidades psicoterapéuticas que comienzan por la exploración de la relación previa con médicos y cirujanos, que suele estar presidida por la rabia y la frustración. En algunos casos especialmente crónicos y graves, en los que la historia clínica muestra que cualquier tipo de intervención ha empeorado el estado clínico, la decisión terapéutica puede ser no iniciar ningún tratamiento y aplicar, simplemente, normas de buena práctica clínica[32]. En la tabla VII se incluyen consejos consensuados para el abordaje general del paciente somatizador crónico acerca de los cuales existe evidencia experimental o clínica suficiente.

Trastorno somatomorfo indiferenciado

Los criterios diagnósticos para el trastorno por somatización son bastante restrictivos y la mayoría de los pacientes somatizadores en la práctica médica no alcanzan el umbral exigido para ese diagnóstico específico. Según las clasificaciones vigentes el diagnóstico de trastorno somatomorfo indiferenciado[1,16,17] puede aplicarse por la mera la presencia de uno o más síntomas físicos no explicados durante, al menos, seis meses. Puede faltar en ellos, por ejemplo, la forma insistente y dramática de quejarse o la conducta individual o familiar característica, o pueden tener pocos síntomas o estar menos asociados a factores psicológicos (siempre que una base orgánica no los justifique). Como esta concepción es muy laxa y sobreinclusiva algunos investigadores han descrito, dentro de este apartado, categorías mas específicas como la del "síndrome por somatización abreviado"[33] (4 síntomas a lo largo de la vida en el caso de los hombres o 6 en las mujeres) y un "trastorno multisomatomorfo"[34] (3 o más síntomas importantes sin explicación médica y más de 2 años de curso) con características similares al trastorno por somatización (p.ej., discapacidad,

TABLA VII
ABORDAJE GENERAL DEL PACIENTE SOMATIZADOR CRÓNICO

1. Identificar los estímulos psicosociales que intervienen
2. Evitar información ambigua acerca de los hallazgos que se realizan
3. Planificar citas regulares para atenderlos clínicamente
4. Establecer objetivos prioritarios
5. Limitar a lo imprescindible las exploraciones complementarias
6. Controlar las visitas a especialistas
7. Evitar diagnósticos espúreos
8. No tratar lo que los pacientes no tienen
9. Evitar explicaciones dicotómicas (del tipo "mental" *vs.* "físico")
10. Facilitar al paciente un modelo explicativo acerca del origen de los síntomas
11. Hacer que el paciente sea visto por un solo médico
12. Intervenir, cuando es posible, en sus problemas psicosociales
13. Ser sincero con la información es la mejor política
14. Abordar algunos problemas de modo multidisciplinario
15. Organizar el manejo de los casos difíciles
16. Ser consistente en los abordajes

Bass y Benjamín, 1993[32].

deterioro psicológico, tasas elevadas de trastorno psiquiátrico y conductas desadaptativas similares).

Hay que advertir que en el apartado del DSM-IV correspondiente al trastorno somatomorfo indiferenciado se incluyen trastornos que en la CIE-10 se situarían en la clase de disfunción vegetativa somatomorfa (esta categoría falta en el DSM-IV tr). La característica de la disfunción vegetativa somatomorfa es la presencia de síntomas somatomorfos centrados en un órgano controlado por el sistema nervioso vegetativo (como son los sistemas cardiovascular, gastrointestinales alto y bajo, respiratorio, genitourinario y otros). Los síntomas son de dos tipos: a) signos de hiperreactividad vegetativa (palpitaciones, sudoración, rubor, temblor, etc.) y b) síntomas inespecíficos (sensaciones fugaces de dolor o malestar, quemazón, pesadez, opresión, distensión, opresión, etc.) referidos por los pacientes a los órganos o sistemas específicos.

La *etiología* de estos trastornos no se conoce bien. Los factores invocados se han expuesto en el apartado correspondiente del trastorno por somatización.

La *prevalencia-vida* en la población general americana es del 4-11% (30 veces superior al trastorno por somatización) y la prevalencia-6 meses del 1%. Se dan más en mujeres que frecuentan los servicios médicos pero la diferencia con la población general no es tan grande como en el trastorno por somatización.

La *clínica* es muy variada. El 50% de los pacientes tienen también otros trastornos psiquiátricos[24] (frente al 7% de la población general) por alteraciones del ánimo y ansiedad. La asociación con los trastornos de la personalidad[15] no es tan clara y consistente como en los trastornos por somatización. Puede presentarse en pacientes con otros trastornos médicos. El curso de estos trastornos no es bien conocido y parece variable: en unos casos parece crónico y recurrente; en otros parece cursar como episodios únicos. El deterioro sociolaboral, la discapacidad y el consumo de recursos sanitarios también son elevados, pero no tanto como en el trastorno por somatización.

Para el *tratamiento* pueden adaptarse las técnicas descritas en el apartado trastorno por somatización. Muchas disfunciones vegetativas somatomorfas son susceptibles de alivio sintomático mediante reaseguración médica y fármacos que actúan sobre el sistema nervioso vegetativo.

Hipocondría

El hecho psicopatológico básico de la hipocondría[1,35] es la preocupación intensa o la convicción de presentar una enfermedad grave. La validez de la hipocondría DSM-IV ha sido cuestionada en una revisión reciente[19] que propone de otras formas clínicas diferentes. El paciente hipocondríaco suele atribuir sus signos o síntomas fisiológicos o banales a una enfermedad que teme tener y las explicaciones médicas tranquilizadoras o la normalidad de las exploraciones sólo le alivian parcial y transitoriamente. No está claro el límite a partir del cual la preocupación por la propia salud es anormal y no está demostrada la existencia de la hipocondriasis como fenómeno primario. Algunos proponen este diagnóstico como un trastorno de la personalidad más que como un trastorno del eje clínico[15,36].

La *etiología* de la hipocondría es desconocida. La teoría con mayor soporte experimental sostiene que en la base de la hipocondría hay un fenómeno de amplificación somatosensorial anómalo[37] merced al cual las sensaciones corporales se amplifican y atribuyen erróneamente a enfermedades inexistentes. El aprendizaje familiar del rol de enfermo parece desempeñar un papel importante. Desde el punto de vista psicoanalítico se ha destacado el efecto de la baja autoestima, la excesiva preocupación por sí mismo y los impulsos agresivos reprimidos en la génesis de estos trastornos.

La *prevalencia* a los 6 meses de la hipocondría DSM-IV oscila entre el 4 y el 6% según los países[35]. La edad de comienzo es muy variable aunque resulta frecuente en la década de los 20. No hay diferencias de prevalencia notables en función del género, estado civil, educación, posición social y otras variables sociodemográficas.

Típicamente, el paciente hipocondríaco se presenta en la *clínica* demandando el examen de algún signo o síntoma banal, intensamente preocupado con la idea de presentar una enfermedad grave (habitualmente, una socialmente destacada como cáncer, arteriopatía coronaria, SIDA). La hipocondría primaria cursa crónicamente, con remisiones relativas o completas y reagudizaciones que suelen asociarse al estrés psicosocial o a la dinámica personal del sujeto. La mitad de los pacientess mejoran y la otra mitad tienen un curso crónico fluctuante[35]. El comienzo agudo, la concurrencia con patología por ansiedad o afectiva y la ausencia de trastorno de la personalidad o de enfermedad orgánica tienen mejor pronóstico que sus contrarios. Hay siempre un deterioro variable de la vida de pareja, familiar y laboral y suele asociarse a otros trastornos afectivos, crisis de angustia, trastorno obsesivo-compulsivo y trastorno de la personalidad de tipo obsesivo-compulsivo, hostil, masoquista y paranoide[15].

El *diagnóstico* se hace por la clínica. El diagnóstico diferencial con enfermedades orgánicas no suele ser difícil. Si se requieren exploraciones complementarias (o no pueden evitarse dada la preocupación del paciente), han de indicarse en un contexto terapéutico. En los trastornos por somatización hay más síntomas y menos preocupación por una posible enfermedad grave. En la tabla IV se muestran las características clínicas diferenciales más notables de los tres trastornos somatomorfos crónicos y graves más importantes. En la tabla VIII se muestran cuadros de hipocondría primaria y secundaria y otros relacionados con los que debe hacerse también el diagnóstico diferencial.

No existe un *tratamiento* específico de la hipocondría ampliamente aceptado. Se ha comprobado un alivio sintomático con paroxetina[1] y otros ISRS. Cierto soporte experimental apoya la eficacia de la propuesta de Barsky (1996)[35] en dos fases para el tratamiento de pacientes hipocondríacos crónicos y severos:

En atención primaria

— El paciente ha de ser atendido por un solo médico, que debe establecer una relación paliativa en sí misma y que es la piedra angular del tratamiento.
— Visitar regularmente, explorar, tranquilizar y reasegurar. Diagnosticar y tratar “menos”. No tratar de sustituir la relación personal por la prescripción de psicofármacos.
— No tratar de eliminar los síntomas sino optimizar el afrontamiento de los mismos, para que no se complique o degenere. Cuidar más que intentar curar.

TABLA VIII
CLASIFICACIÓN Y DIAGNÓSTICO DIFERENCIAL DE LOS TRASTORNOS HIPOCONDRÍACOS Y CUADROS RELACIONADOS

1. *Hipocondría primaria*
   - Hipocondría DSM-IV
   - Hipocondría monosintomática
     - Delirante
     - Trastorno dismórfico corporal
     - Delirio de parásitos
     - Síndrome de referencia olfatorio

2. *Hipocondría secundaria*
   - A trastornos psiquiátricos
     - Depresión mayor
     - Trastorno por crisis de angustia
     - Trastorno por ansiedad generalizada
     - Esquizofrenia
   - A sucesos vitales
     - Sucesos vitales mayores
     - Reacción de duelo
     - En allegados y cuidadores de moribundos
     - En estudiantes de medicina
   - A trastornos médicos
     - Enfermedad terminal
     - Recuperación de enfermedades que amenazan la vida

— Identificar el papel del enfermo y las razones interpersonales concretas por las que el paciente necesita ser visto como un enfermo por sus allegados.
— Proporcionar, si es posible, una explicación etiológica de los trastornos.
— Clarificar lo que el paciente tiene y lo que no.
— Buscar un modelo que le permita entender el proceso de las sensaciones corporales en el SNC y asegurarse de que lo ha entendido y lo utiliza para aliviarse.

En atención psiquiátrica

— Tratamiento de la comorbilidad psiquiátrica con psicofármacos (depresión mayor, distimia, ataques de pánico).
— Tratamiento cognitivo-educativo basado en los factores que determinan el fenómeno de la amplificación somatosensorial (atención, cogniciones previas, circunstancias en las que se perciben los síntomas y estado de ánimo).

Trastorno dismórfico corporal o dismorfofobia

La CIE-10[16] considera este trastorno como un subtipo de hipocondría y el DSM-IV-tr[17] hace de él una categoría separada. El trastorno dismórfico corporal [1] está caracterizado por una preocupación desproporcionada, pero no delirante, por la fealdad de alguna parte del cuerpo y por la pérdida de atractivo, o la repulsión que, supone, representa dicha deformidad. Puede haber una deformidad física menor en la parte del cuerpo objeto de preocupación, pero en la mayoría de los casos esto es normal. La preocupación no disminuye por la reaseguración de los allegados o del médico. El paciente lleva a cabo conductas de evitación y muestra discapacidad variable asociada al trastorno.

La *etiología* es desconocida. Se asocia a trastornos depresivos y trastornos de la personalidad esquizoide y obsesiva. En ciertas familias y medios culturales en los que imperan criterios de belleza estereotipados y exigentes son más habituales. En el ámbito psicoanalítico se ha entendido la dismorfofobia como el resultado de la elaboración anómala de un conflicto sexual o emocional.

La *prevalencia* es desconocida. Son frecuentes en las consultas de cirugía plástica.

Las preocupaciones más frecuentes en la *clínica* son las centradas en la cara, el pelo, las mamas y los genitales, pero hay otras presentaciones. La cirugía parece aliviar muchos casos leves pero hay otros, posiblemente los más graves desde el punto de vista psicopatológico, que evolucionan mal después de la intervención.

El *diagnóstico* ha de sospecharse por la clínica y puede hacerse en atención primaria. Algunos pacientes con trastornos del ánimo, esquizofrenia, trastorno narcisista de personalidad, anorexia nerviosa, trastornos obsesivo-compulsivos, (TOC), o trastorno de la identidad sexual, también pueden presentar síntomas dismorfofóbicos. En el apartado Hipocondría monosintomática de la tabla VIII se muestran algunos trastornos parecidos la dismorfofobia con los que el especialista ha de hacer el diagnóstico diferencial. La asociación con los trastornos de la personalidad[15] es también frecuente.

El *tratamiento* no es fácil. En todo caso, antes de la cirugía se impone una consulta al psiquiatra. Ningún tratamiento quirúrgico ni psicoterapéutico resulta eficaz en la mayoría de los pacientes crónicos y graves. Algunos casos se alivian con ISRS, clorpromacina o IMAO. El pimocide se ha mostrado eficaz en algunos de los casos en los que la preocupación era delirante.

Dolor somatomorfo

Los términos psicalgia, dolor psicógeno y trastorno por dolor persistente somatomorfo son sinónimos en la práctica[19]. En la CIE-10[10] el apartado dolor persistente somatomorfo se define de una forma vaga y deficiente como el que caracteriza a pacientes en los que "la queja predominante es un dolor intenso y penoso que no puede explicarse totalmente por un proceso fisiológico o somático [...] y que [...] suele presentarse en circunstancias que sugieren que está relacionado con conflictos o problemas [...] o [...] da lugar a un aumento significativo de apoyo y atención por los allegados o el médico [...] pero no siempre es así". En el DSM-IV, el apartado correspondiente se llama trastorno por dolor y en él se subraya la importancia de los factores psicológicos en el debut, severidad, exacerbación o mantenimiento del dolor (al margen de su asociación, o no, con los trastornos orgánicos o psicológicos, su extensión, características o posible explicación somática).

La *etiología*[2,37] del trastorno por dolor somatomorfo es biopsicosocial. La alteración de las aferencias nerviosas o de los diversos procesos neurales (sobre todo límbicos) que dan soporte a la experiencia del dolor en el sistema nervioso central están en la base biológica de este trastorno. Entre los aspectos psicosociales que se han involucrado se encuentran los que siguen:

- La experiencia dolorosa previa, las costumbres familiares y culturales acerca de la expresión del dolor y de otras emociones.
- La reacción de los cuidadores al dolor en los primeros años de la vida.
- Rasgos anómalos de personalidad (masoquismo, dependencia, narcisismo).
- Refuerzo del dolor a través de las relaciones interpersonales.
- Manipulación del medio (sobre todo en contextos disfuncionales de familia o pareja).
- Otros beneficios secundarios.
- Historia previa de ajuste pobre por abuso de alcohol o drogas u otros trastornos psiquiátricos.

En la actualidad se asiste a una etapa de investigación básica y clínica de la díada depresión-ansiedad-dolor que parte de los hechos que siguen[19]:

- El dolor, la depresión y la ansiedad coexisten muy frecuentemente en las poblaciones clínicas, se agravan mutuamente, responden en parte a tratamientos similares y comparten neurotransmisores, vías y áreas de representación neural.
- Aunque la interacción entre dolor-ansiedad-depresión es un hecho sabido por los clínicos, la naturaleza de esta interacción no se conoce suficientemente y requiere una investigación específica.
- La depresión o la ansiedad con síntomas físicos no explicados por otra causa médica resulta con frecuencia infradiagnosticada e infratratada en atención primaria.

Hay un creciente interés en la neuroanatomía del sistema descendente de modulación del dolor, en el tratamiento del dolor mediante psicofármacos y en la modificación de los mecanismos psicológicos de expectación, atención, distracción y los afectos positivos o negativos que acompañan a la experiencia dolorosa. La teoría común aceptada se apoya en el hecho de que la depresión y los síntomas dolorosos siguen las mismas vías neurales descendentes en el SNC[19]. La sustancia gris periacueductal que relaciona las estructuras del cerebro anterior y el cerebro medio con el tallo encefálico parece una estructura clave en el sistema de modulación del dolor. La amígdala, el hipotálamo y el neocórtex frontal envían fibras a la sustancia gris periacueductal que conectan con el sistema de relación en la protuberancia y en la médula espinal. Este sistema de relación incluye neuronas serotonérgicas en la médula rostro-ventro medial y neuronas noradrenérgicas en la protuberancia dorsolateral. La médula rostro-ventro-medial tiene dos tipos de células importantes en la percepción del dolor: las células "on" facilitan la transmisión del dolor y las células "off" la inhiben. Un sistema bidireccional "on/off" determina la vigilancia de las amenazas exteriores y de las sensaciones que proceden del cuerpo propio. Las estructuras límbicas, la sustancia gris periacueductal y las células "on/off" dan soporte a los afectos y a la atención a los estímulos periféricos. En situaciones de hipofunción serotonérgica y norepinefrinérgica, tal y como sucede en la depresión, el sistema puede perder su función modulatoria, las señales menores pueden amplificarse y la atención y las emociones negativas pueden reverberar sobre ellas. La administración intratecal de serotonina y norepinefrina bloquea las señales periféricas de dolor y el incremento de serotonina y noradrenalina en áreas cerebrales concretas, mediante antidepresivos, tiene un efecto modulador de señales dolorosas[19]. La depresión asociada a las expectativas negativas podría amplificar las señales dolorosas mediante la activación de estructuras cerebrales como el gyrus cingulado anterior. Finalmente, la superioridad de la combinación antidepresivos + terapia cognitivo-conductual en el tratamiento de los pacientes con dolor crónico y depresión apoya la relevancia clínica y terapéutica de las coincidencias neurobiológicas entre depresión, ansiedad y dolor.

No existen datos definitivos de *prevalencia*[19,23,38] (en parte por variación de los criterios utilizados en los estudios) pero parece muy frecuente. Se presenta 2 veces más en mujeres y es más frecuente en la 4ª década de la vida y en trabajadores manuales. Hay una cierta agregación familiar, así como asociación trastornos afectivos o por uso de sustancias (incluidas drogas de prescripción médica).

En la *clínica*[2,19,38], el dolor está en primer término. Puede ser cefalea, dolores faciales atípicos, dorsolumbalgias o dolores pelvianos, etc., por los que el paciente va al médico una y otra vez. Originalmente pudieron tener una causa orgánica o conversiva. El dolor conversivo puede entenderse como expresión metafórica de un conflicto que subyace en él y suele tener menos consistencia neurológica que otros dolores somatomorfos. Los pacientes pueden abusar de analgésicos o de narcóticos con los que se tratan el dolor, el insomnio, la ansiedad o la depresión acompañantes. Otros posibles síntomas asociados (anorexia, anergia, pérdida de la libido o alteración de la convivencia familiar), son sólo objeto de queja secundaria. En algunas personas y familias predispuestas ("síndrome de predisposición al dolor") se responde con dolor al estrés, al sentimiento de culpa o a las pérdidas afectivas.

Se asocia también a trastornos de la personalidad dependiente, pasivo, agresivo e histriónico[15].

El *diagnóstico* ha de ser positivo y no por ausencia de hallazgos orgánicos y puede ser difícil. En la tabla IX se muestra la escala MADISON adaptada por Hackett y Cassem[38] para el diagnóstico de probabilidad de factores psicógenos en un dolor que tiene utilidad en la atención primaria. La Asociación Internacional para el Estudio del Dolor[17] ha propuesto un sistema para caracterizar el dolor crónico en los cinco ejes que siguen: I) localización anatómica; II) órganos afectados; III) características temporales del dolor y patrón de aparición; IV) valoración de la intensidad por el enfermo y tiempo transcurrido desde el inicio del dolor; V) etiología. Aunque el sistema se basa principalmente en las manifestaciones físicas del dolor, permite considerar factores psicológicos en los ejes II (donde se puede codificar la presencia de un trastorno mental) y V la etiología puede ser psicofisiológica y psicológica.

El *diagnóstico diferencial*[38,39] se hace con dolores que aparecen en trastornos depresivos, ansiedad, trastorno por somatización, trastorno conversivo, hipocondría, trastornos artefactos, simulación, disociación y psicosis (véase el apartado correspondiente en el trastorno por somatización).

El *tratamiento*[38-39] del dolor crónico es hoy una tarea multidimensional para la que se dispone de muchas técnicas (bloqueos nerviosos, cirugía, inyección de analgésicos en puntos "gatillo", bombas para infusión continua de analgésicos, estimulación transcutánea, acupuntura, etc.). En la tabla X se resumen los principios generales [39] de la terapia del dolor. Las técnicas no invasivas han de ensayarse, en general, antes que las invasivas. Cuanto más crónico sea un dolor más difícil es su restitución completa

TABLA IX
ESCALA O TEST MADISON (ACRÓNIMO) PARA VALORAR LOS COMPONENTES PSICÓGENOS DEL DOLOR

***M**ultiplicity* (multiplicidad: dolor en más de un lugar o de más de un tipo).
***A**uthenticity* (autenticidad: más interés en mostrar su realidad que en la cura).
***D**enial* (negación: armonía interpersonal o equilibrio psíquico sospechoso).
***I**nterpersonal relationship* (relación interpersonal: el dolor varía según ésta).
***S**ingularity* (singularidad: dolor de originalidad exagerada).
***O**nly you* (sólo tú: idealización del médico).
***N**othing helps, no change* (nada ayuda, no hay cambios: estabilidad antinatural del dolor).

Cada ítem se puntúa con 0 (ausente), 1 (leve), 2 (discreto), 3 (importante) o 4 (serio). La suma de 15 o más puntos sugiere un factor psicógeno importante.

mediante una sola técnica, debido a la progresiva implicación de mecanismos centrales derivados de la vivencia del paciente. Los dolores crónicos intratables se complican, con frecuencia, con trastornos psiquiátricos. En la tabla XI se resume el tratamiento de los trastornos psiquiátricos asociados al trastorno por dolor, parte del cual puede ser llevado a cabo por el médico de atención primaria perfectamente.

No está claro cuál es el mejor de los tratamientos psicológicos para el dolor crónico intratable[32,38]. Muchos pacientes no se benefician de ninguno de ellos y el foco de atención ha de ser la discapacidad más que el propio dolor. En medios especializados en función de los casos, podrían aplicarse tratamientos cognitivo-conductuales, psicodinámicos, psicofisiológicos, ejercicio aeróbico, autohipnosis, acupuntura y tratamientos alternativos[39].

Los pacientes con trastornos por dolor somatomorfo persistente deben atenderse en régimen ambulatorio siempre que sea posible. Como en otros trastornos crónicos de este capítulo, la consulta regular con el médico de atención primaria y su escucha atenta minimizan el sentimiento de abandono que tiende a cronificar el cuadro y ofrece alguna posibilidad de alivio. Los objetivos mínimos en atención primaria son evitar la yatrogenia, aliviar los dolores y tratar de mantener al paciente en su mejor nivel adaptativo posible.

TABLA X

PRINCIPIOS GENERALES DEL TRATAMIENTO DEL DOLOR

- El dolor no es "psicológico " por defecto
- El tratamiento trasciende el cuidado de los síntomas.
- Cuidado con el uso de placebos
- La cirugía diferenciadora no es, usualmente, la respuesta
- Hablar y escuchar a los pacientes

Bouckoms y Hackett, 1997[38].

TABLA XI

TRATAMIENTO DE LOS TRASTORNOS PSIQUIÁTRICOS ASOCIADOS AL DOLOR CRÓNICO INTRATABLE

1) Trastornos depresivos
  - Antidepresivos a dosis adecuadas
  - Manejo de problemas psicosociales
  - Terapia cognitiva

2) Otros trastornos somatomorfos
  - Contención médica
  - Psicoterapia especializada

3) Abuso de sustancias
  - Evitar prescripciones inadecuadas
  - Analgesia contingente
  - Deshabituación

En un caso de dolor somatomorfo el médico de atención primaria puede solicitar la intervención de un psiquiatra por los siguientes conceptos:

— Diagnóstico y tratamiento de la comorbilidad psiquiátrica.
— Diagnóstico de personalidad.
— Identificación de variables familiares (familias con síndrome de predisposición al dolor), acontecimientos biográficos (abuso físico o sexual) o de otros factores psicológicos que pudieran determinar la respuesta terapéutica y/o desaconsejar los procedimientos invasivos.
— Identificación de los pacientes cuyo tratamiento será problemático (drogodependencias).
— Asesoramiento psicofarmacológico.
— Asesoramiento de la conducta a seguir ante enfermos litigantes o algunos terminales.
— Indicación y eventual aplicación de los tratamientos psicoterapéuticos cognitivo-conductuales y psicodinámicos en algunos pacientes.

En este capítulo no se incluyen comentarios acerca del uso de drogas antiinflamatorias no esteroideas, opioides, estabilizadores de membrana y alfa-blo-queantes[38] en el tratamiento de dolor, que trascienden el objetivo del mismo. Diversos fármacos que actúan en el sistema nervioso central o en el periférico son adyuvantes analgésicos. Los antidepresivos[19, 39-42] tienen propiedades analgésicas a través de varios mecanismos conocidos: 1) acción serotoninérgica inhibitoria en el funículo dorsolateral, 2) potenciación de los opioides naturales, 3) acción antihistamínica y sobre los receptores alfa y 4) acciones estabilizadoras de la membrana, acciones *antikindling*, ansiolíticas e hipnóticas. La acción analgésica suele ser independiente de los efectos antidepresivos[19]. Muchos ensayos clínicos[19,40-42] han mostrado la eficacia de los antidepresivos en el alivio del dolor crónico intratable. Las siguientes guías pueden ayudar a seleccionar un antidepresivo en el tratamiento del dolor crónico:

— No hay una evidencia clara de la superioridad de ningún antidepresivo sobre los demás. Amitriptilina y doxepina han sido los más utilizados en nuestro medio. El efecto antihistamínico de los antidepresivos podría correlacionarse con sus propiedades analgésicas, aunque tanto los sedativos como los no sedativos sirven en el tratamiento del dolor.
— Los ISRS no parecen ser una buena opción analgésica.
— Los ISRNS venlafaxina y duloxetina han mostrado una acción analgésica independiente de la antidepresiva en ensayos clínicos controlados y se utilizan en la clínica en la actualidad.

— Los IMAO pueden estar indicados cuando el dolor va acompañado por una depresión atípica.
— Algunos pacientes responden a dosis subdepresivas pero en muchos de ellos hay que subir hasta las dosis antidepresivas y mantenerlas el tiempo suficiente (3-6 meses mínimo) para que surtan efectos.
— Los agonistas dopaminérgicos (metilfenidato y pergolida) pueden aumentar la analgesia por sus acciones moduladoras sobre los opiáceos y sustancia P.
— El uso de placebos[43], si se hace, ha de ser muy prudente. Una respuesta placebo positiva no correlaciona con la naturaleza del dolor ni con componentes psiquiátricos. Hay que sopesar siempre la posibilidad de empeoramiento por respuestas placebo negativas en algunos pacientes.

Los anticonvulsivantes[44] (lamotrigina, fenitoína, carbamazepina y valproato) son también útiles en el tratamiento del dolor, sobre todo cuando hay un componente neuropático. En ese caso la carbamazepina parece superior a la fenitoína.

Trastorno conversivo

El paciente con un síntoma conversivo[45] experimenta una pérdida funcional motora o sensitiva, típicamente brusca y de curso variable (transitorio o recurrente) que remeda una enfermedad neurológica pero sin congruencia exploratoria y se presenta tras un desencadenante psicológico claro (p.ej., una pérdida de visión tras presenciar un acontecimiento traumático, etc.). Los síntomas más frecuentes son parálisis, afonía, crisis, alteraciones de la marcha o de la coordinación, ceguera, visión escotómica y anestesia. El mecanismo de la conversión no está bajo control voluntario (aunque el paciente pueda condicionar, hasta un cierto punto, la expresión de algunos síntomas). Los síntomas conversivos son modificables por sugestión. El paciente puede mostrar una aparente despreocupación por el síntoma a la que se ha llamado "bella indiferencia".

El trastorno conversivo es de 2 a 5 veces más frecuente en mujeres que en varones, aunque en la infancia la razón es 1:1.

Los factores predisponentes son importantes para el diagnóstico y el tratamiento. Con frecuencia, una enfermedad médica precede al síntoma conversivo y ocasiona un síntoma que, resuelto el problema orgánico, el paciente puede "volver a generar" según necesidades afectivas de atención. La preexistencia de depresión, ansiedad, esquizofrenia o los trastornos de personalidad histriónica, pasivo-dependiente y pasivo-agresiva son también predisponentes. Los síntomas conversivos pueden, además, precipitarse en los predispuestos por contacto o exposición a figuras de identificación psicológicamente importantes que los presentan o presentaron.

Un 13 al 30% de los síntomas conversivos[45,46,47] preceden a los trastornos orgánicos que debutan con posterioridad, pero en el momento de la aparición la exploración neurológica física y las exploraciones complementarias pueden ser normales.

El *tratamiento*[45,46] suele encomendarse al especialista e incluye alguna forma de sugestión, intervención familiar o de pareja. Explicar al paciente que el cuerpo "manda un mensaje misterioso y más sabio, a veces, que la propia mente" con un síntoma puede contribuir a la colaboración del paciente en la tarea de comprender la aparición del mismo.

En el trastorno por somatización puede haber síntomas conversivos, pero van acompañados por otros síntomas somáticos funcionales que permiten el diagnóstico[45].

SÍNDROMES FUNCIONALES SOMÁTICOS (SSF)

En la biomedicina moderna, la línea que separa las enfermedades "físicas" de las "mentales" (y en su peor versión, las "reales" de las "imaginarias") depende a veces de la existencia o no de una prueba biológica alterada. La atribución de si el paciente presenta algo serio o no, y de si requiere o no atención médica deriva con frecuencia una percepción arbitraria[1,3,10,48]. Un síntoma somático funcional (p.ej., un trastorno del sueño) puede verse como parte de un problema médico o psiquiátrico. Que el paciente sea diagnosticado de un trastorno médico funcional o de un trastorno psiquiátrico (somatomorfo, del ánimo, etc.), o de ambos a la vez, depende de si el médico atribuye los síntomas clave del trastorno al ámbito "físico" o al "psiquiátrico". Ante unos síntomas funcionales somáticos dados, la principal "ventaja" del diagnóstico de síndrome funcional somático es la mayor consideración médica que se pueda derivar de ello para el paciente y la minimización de las consecuencias negativas por una "etiqueta" psiquiátrica; la principal desventaja es el riesgo de dejar sin tratamiento psiquiátrico a pacientes que podrían beneficiarse de él.

La fibromialgia (FM), el síndrome de intestino irritable (SII) y el síndrome de fatiga crónica (SFC)[49-52] están considerados hoy entidades clínicas reconocibles e independientes. Los síntomas somáticos funcionales característicos de dichos trastornos pueden coexistir en un paciente dado, el cual, a su vez, puede cumplir criterios diagnósticos de algún trastorno somatomorfo, incluido el del trastorno por somatización[48]. Comparados con pacientes que tienen síntomas somáticos funcionales en la población general pero no van al médico por ellos, los pacientes afectados de FM, SFC y SII suelen tener más problemas psiquiátricos y de personalidad, y sufrir un mayor estrés. El médico de atención primaria ante un SSF debe: 1) descartar otra enfermedad orgánica y 2) tratar los trastornos afectivos, el abuso de sustancias y otros posibles trastornos psiquiátricos concurrentes. No existen tratamientos etiológicos para ninguna de estas entidades, por lo cual el abordaje es sólo sintomático. Algunos síntomas mediados por el sistema nervioso central (como la diarrea, el dolor abdominal y la fatiga) pueden tratarse eficazmente con fármacos específicos. Los principios terapéuticos generales de los trastornos somatomorfos son, en general, aplicables a los síndromes somáticos funcionales: conocer al paciente, escuchar sus quejas con consideración, controlar las consecuencias de la atención prestada y registrar los cambios habidos en los síntomas.

Síndrome de fatiga crónica (SFC)

La sensación de fatiga es un síntoma vago que puede asociarse a muchas enfermedades médicas o psiquiátricas (depresión, ansiedad, trastornos adaptativos, alcoholismo, etc.) o a un estilo de vida estresante. Hasta un 20% de las personas encuestadas en la población general manifiestan haberse sentido "cansados todo el día" sin causa clara en algún momento de su vida. En orden de frecuencia, la fatiga crónica es la sexta o séptima causa de consulta en la atención primaria de muchos países occidentales.

La fatiga se asocia con frecuencia a depresión o cambios de humor, trastornos del sueño, dificultad de concentración, ansiedad, náusea, dolores de estómago, diarrea, sensaciones en la piel y dolor articular. En otros síndromes funcionales orgánicos hay, con frecuencia, síntomas de fatiga crónica. En el mundo contemporáneo se han descrito formas epidémicas de fatiga crónica que afectan a poblaciones con una caracterización sociocultural específica. Las personas que valoran muy especialmente su productividad toleran peor la fatiga y demandan mayor atención por ella cuando la presentan.

La *etiología* es desconocida. Algunos SFC están precedidos de infecciones virales (la del virus de Epstein-Barr es la más estudiada), pero ningún virus simple parece responsable del cuadro completo. Aunque no se conoce bien, el sistema nervioso central y los procesos psicológicos desempeñan un papel central en el SFC. Los pacientes que, en atención primaria, presentan fatiga postinfecciosa durante más de dos meses después de la desaparición de una infección activa ya tenían antes esa fatiga o distrés[51-52]. En la figura 2 se muestra un esquema que resume las hipótesis etiopatogénicas biopsicosociales formuladas acerca del SFC y que podrían ayudar a entender este y otros síndromes somáticos funcionales.

Los *criterios de diagnóstico* actuales del síndrome de fatiga crónica[51] son:

1) Queja clínica de fatiga crónica persistente o recurrente inexplicable, con debut definido, duración de más de seis meses, no debida al ejercicio, que no se alivia con reposo, y que limita sustancialmente las actividades del paciente.
2) Cuatro o más de los siguientes síntomas siguen a la fatiga: deterioro de la memoria o de la capacidad de concentración, dolor de garganta, nódulos cervicales o axilares dolorosos, dolor muscular, dolor multiarticular sin rubor o hinchazón, cefaleas, sueño no reparador y malestar post ejercicio que se prolonga durante más de seis horas.

El SFC, además, no puede formar parte de un trastorno psiquiátrico mayor. Es incompatible con los diagnósticos de trastorno bipolar, esquizofrenia, trastorno delirante, demencia, abuso de sustancias,

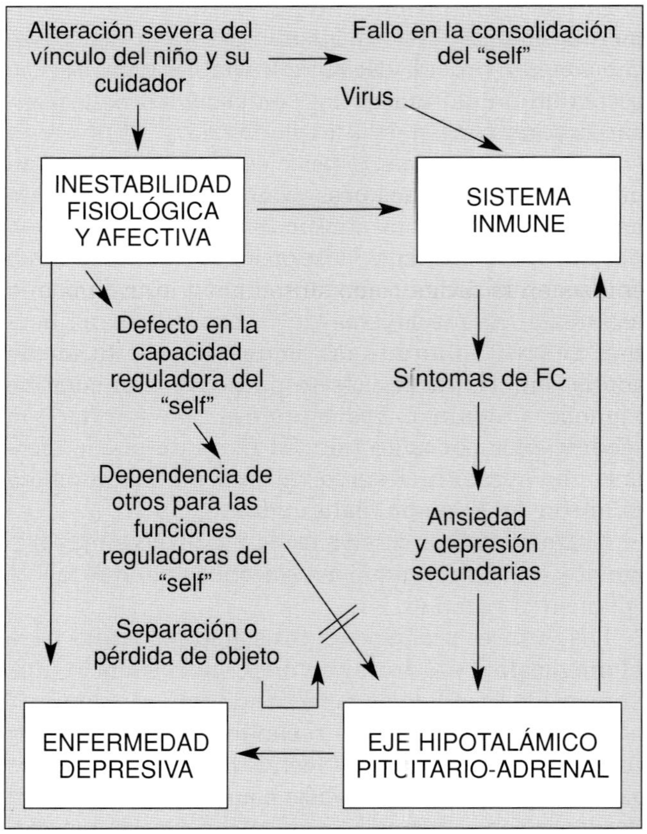

Figura 2. Modelo etiopatogénico biopsicosocial del SFC.

bulimia o anorexia. Sin embargo, puede asociarse a trastornos por ansiedad, trastornos somatomorfos, depresión no melancólica, neurastenia o trastorno por sensibilidad múltiple a agentes químicos.

El *diagnóstico* se hace por la clínica. Las exploraciones complementarias mínimas para descartar otras causas de fatiga son: hemograma y bioquímica sanguínea (calcio, fósforo y glucosa), velocidad de sedimentación, test de función renal y hepática y hormonas tiroideas. Otras pruebas, como la resonancia magnética nuclear cerebral para descartar la esclerosis múltiple, etc., han de prescribirse en función de los hallazgos de la historia clínica y de la exploración. Si se sospecha mononucleosis u otras infecciones virales pueden pedirse títulos de los anticuerpos correspondientes.

El diagnóstico diferencial incluye los trastornos depresivos mayores (que suelen cursar con disforia y peor por la mañana), la enfermedad de Parkinson, la apnea de sueño obstructiva (suele cursar con hipersomnia diurna), el hipotiroidismo y los trastornos neuromusculares periféricos (que suelen cursar con apatía y sin disforia).

El *tratamiento* del SFC es un desafío sin resolver. No hay un tratamiento específico. El papel de la personalidad y el del trastorno cíclico del ánimo cuando coexisten parecen cruciales. Si coincide un trastorno depresivo ha de seleccionarse un antidepresivo que mejore el sueño, pero que no sea muy sedativo. Los nuevos ISRSN están siendo ensayados en estas poblaciones por su acción analgésica. El ejercicio aeróbico gradual es importante para mejorar la condición física.

Del mismo modo que en los trastornos somatomorfos, las explicaciones adecuadas acerca de la naturaleza del trastorno (incluyendo lo que se desconoce de él) mejoran la situación del paciente. El énfasis en la fatiga como síntoma a tratar, más que en la (supuesta) etiología viral, proporciona un marco cognitivo en el que los consejos rehabilitadores adquieren el sentido más terapéutico. Algunos tratamientos cognitivo-conductuales han mostrado ser eficaces para modificar atribuciones causales erróneas de los pacientes (que parecen ser un elemento etiopatogénico amplificador crucial), para mejorar la disposición al cumplimiento terapéutico y optimizar el rendimiento funcional.

Fibromialgia(FM)

La FM es un síndrome caracterizado por dolor muscular generalizado e hipersensibilidad en puntos gatillo específicos, detectables por presión digital. En la clínica se asocia con frecuencia a un sueño no reparador, fatiga, malestar, cefalea y síndrome de intestino irritable. El síndrome por dolor miofacial, la disfunción de la articulación temporomandibular, el dolor lumbar idiopático y la cefalea tensional crónica, son síndromes relacionados con la FM.

La conducta ante la enfermedad de muchas FM recuerda a la de los pacientes con trastornos por somatización (muchas consultas médicas, quejas continuas, cirugía discutible y mayor discapacidad de la esperada).

No hay cifras fiables acerca de la *prevalencia* de la FM en la población general pero es el tercer trastorno más frecuente en la práctica reumatológica (después de la osteoartritis y de la artritis reumatoide) y es muy frecuente también en atención primaria (5-6% según diversos estudios) donde suele subdiagnosticarse. En poblaciones clínicas es mucho más frecuente en mujeres.

La *etiología* no se conoce. No existen cambios histológicos o patología orgánica definitivamente establecida, aunque hay descritos cambios inmunopatológicos variables en distintas series de FM. Muchos de las pacientes que acuden a los reumatólogos con FM presentan trastornos afectivos (depresión mayor y distimia) y/o de la personalidad con aspectos disemocionales o neuróticos. Algunos autores sostienen que en la base de la FM hay un proceso de somatización.

El *diagnóstico* se hace por los dolores bilaterales, por encima y por debajo de la cintura, que incluyen puntos cervicales, dorsales y lumbares.

Los criterios de diagnóstico del *American College of Rheumatology*[55] son:

1. Historia de dolores musculoesqueléticos muy extensos.
2. Once de 18 puntos gatillo (que se identifican por palpación) de los cuales nueve han de ser bilaterales.

Aunque la FM se asocie con frecuencia a trastornos del sueño y a SFC, los síntomas característicos de éstos no se incluyen en el diagnóstico para facilitar la investigación.

En la artritis reumatoide o en la enfermedad de Lyme puede haber síntomas de fibromialgia secundaria.

El *tratamiento* con antidepresivos trícíclicos como la amitriptilina desde 50 mg/día y hasta alcanzar dosis antidepresivas, suele mejorar el sueño, el estado de ánimo y disminuye los dolores. Los ISRNS se utilizan en las dosis antidepresivas habituales.

Las normas de buena práctica clínica y algunos tratamientos psicoterapéuticos específicos para los trastornos somatomorfos han mostrado utilidad y eficacia en el abordaje clínico de pacientes con FM.

Síndrome del intestino irritable(SII)

La *prevalencia* de síntomas de intestino irritable en la población general es del 15-20% y quizá un 3% cumplen criterios de SII. Sólo una parte de ellos solicitan tratamiento en atención primaria o clínicas especializadas[56].

Los pacientes con SII que visitan más a los médicos y tienen síntomas más severos padecen con mayor frecuencia de trastornos del ánimo y crisis de angustia con agorafobia (asociada a veces al temor a la diarrea incontrolable).

La *etiología* completa del SII es desconocida. Se han invocado intolerancia alimentaria, alteraciones de la motilidad intestinal, alteraciones del locus ceruleus y distrés. Experiencias que incrementan las sensaciones gastrointestinales en la infancia a través de la atención de los padres o cuidadores o beneficios derivados (ausencia escolar), incluyendo el abuso infantil, son más habituales en pacientes por SII que en la población general. Los pacientes con SII son también, con frecuencia, compulsivos, hiperconscientes, dependientes, sensitivos, culpables, preocupados y con una necesidad anómala de aprobación social. El SII se asocia más a síntomas de ansiedad que de depresión[55].

El *diagnóstico*[2] según los criterios actuales requiere la presencia continua o recurrente, durante al menos tres meses, de dolor abdominal o incomodidad que se alivia con la defecación y se asocia a cambios en la frecuencia o consistencia de las heces con un patrón irregular de defecación durante al menos el 25 % del tiempo en que se manifiesta por tres o más de los siguientes síntomas: 1) frecuencia de defecación alterada, 2) heces duras, escasas o líquidas, 3) tensión, urgencia o sensación de evacuación incompleta, 4) períodos de heces mucosas y 5) hinchazón o sensación de distensión abdominal.

El *diagnóstico* se hace por la clínica y la historia natural de la enfermedad y requiere descartar otras posibles explicaciones médicas y psiquiátricas de los síntomas intestinales mediante las exploraciones pertinentes.

Los principios generales del *tratamiento*[56] del SIS son similares a los de otros trastornos somatomorfos. En el contexto de una relación personal en la que se conoce al paciente, se seleccionan los tratamientos sintomáticos para el dolor, la constipación o la diarrea. Si la fibra, el ajuste de la dieta o la loperamida no la corrigen, un tricíclico, que induzca constipación intestinal, puede ser una buena opción para la diarrea. Un inhibidor de la recaptación de la serotonina está indicado si hay crisis de angustia o trastorno obsesivo-compulsivo concurrente. Los ISRNS no se han ensayado todavía en el SII. El alivio del dolor sigue los principios del tratamiento del dolor somatomorfo. Hay tratamientos cognitivo-conductuales (manejo del estrés, relajación) capaces de romper el círculo vicioso ansiedad/SII y de corregir factores como la amplificación perceptiva de los síntomas viscerales.

SÍNTOMAS SOMÁTICOS FUNCIONALES EN OTROS TRASTORNOS PSIQUIÁTRICOS O MÉDICOS

Enfermedades de presentación médica y multisintomática

Los ejemplos más caracterizados son el lupus eritematoso sistémico, la esclerosis múltiple y el hiperparatiroidismo. En todas estas enfermedades los signos objetivos (fiebre, signos neurológicos no conversivos, artritis, litiasis renal, osteítis fibrosa o anomalías en el metabolismo del calcio) deben conducir al diagnóstico. Las enfermedades sistémicas con menos síntomas pueden confundirse más fácilmente con trastornos somatomorfos y deben descartarse mediante diagnósticos positivos. La coexistencia de enfermedades conocidas con los síntomas somatomorfos es también frecuente en la clínica y, en algunos casos, se requiere el diagnóstico positivo y separado de estos últimos para su abordaje clínico diferenciado.

Trastornos depresivos

La depresión con síntomas somatomorfos[19,59] es más frecuente que los trastornos somatomorfos puros. Los pacientes depresivos típicos presentan trastornos del apetito, de la libido, del sueño, anergia y anhedonia y, aunque algún paciente depresivo pueda presentar como queja principal síntomas somatomorfos, suele faltar en ellos la historia prolongada de quejas inexplicables y las demandas reiteradas de tratamiento; la depresión, además, suele tener un curso característico que permite reconocerla (por ejemplo, remisiones con largos períodos asintomáticos).

Cuando se diagnostica una depresión mayor y hay un trastorno somatomorfo acompañante, el tratamiento prioritario es el de aquélla, con lo cual suelen mejorar también los síntomas somáticos funcionales (aunque ocasionalmente persisten después de la remisión del episodio depresivo).

Ansiedad somatizada y crisis de angustia

Por varias razones, los síntomas de ansiedad se solapan con síntomas funcionales somáticos en atención primaria:

1. La ansiedad dirige la atención hacia las experiencias peligrosas o amenazantes y distorsiona la percepción cognitiva de los síntomas somáticos, haciéndolos parecer más ominosos y amenazadores.
2. Uno de los componentes sintomáticos de la ansiedad, la tensión muscular, puede generar cefaleas, dolores dorsales, abdominales y otros.
3. La ansiedad disminuye el umbral de tolerancia al dolor de cualquier etiología (en pacientes dolorosos la ansiedad puede llegar a manifestarse sólo como dolor).

No obstante, los pacientes con trastornos por ansiedad no suelen tener historia de síntomas múltiples inexplicados sino, más bien, uno o dos síntomas musculoesqueléticos, simpaticocardíacos o gastrointestinales que comienzan en un momento determinado. La historia muestra, en primer término, síntomas crónicos de ansiedad o una situación vital claramente ansiógena que no son característicos del paciente somatomorfo (los pacientes con ansiedad somatizada suelen presentar un complejo sintomático específico de cada individuo cuando sufre de estrés, p.ej., el estudiante con dolores abdominales en época de exámenes, o el oficinista con dolores de espalda en situaciones de estrés emocional). La preocupación por los síntomas no es desproporcionada como en la hipocondría.

Las crisis de angustia son muy frecuentes en pacientes cardiópatas, gastroenterópatas o con enfermedades neurológicas de atención primaria[58], y no rara vez pasan inadvertidas porque muchos de los síntomas de las crisis de angustia son somáticos (disnea, palpitaciones, dolor torácico, parestesias, sudoración, temblor, debilidad...). Muchas veces la diferenciación puede hacerse por la clínica, si se recuerda que los episodios característicos de las crisis de pánico se presentan bruscamente, están protagonizados por un cortejo vegetativo muy típico, duran sólo algunos minutos y producen tal incomodidad que el paciente teme perder el control o morir. Algunos autores[51] piensan que la somatización es, con frecuencia, una secuela de crisis de angustia previa, pero la evidencia al respecto resulta insuficiente. Las crisis de angustia tienen un tratamiento específico que se expone en otro lugar de este libro.

Trastornos por abuso de sustancias

Los pacientes alcohólicos presentan con frecuencia síntomas somáticos vagos y múltiples (tos o pituitas matutinas, dolor en las extremidades, fatiga y contusiones) directamente relacionados con el abuso. La etiología de estos síntomas puede quedar camuflada si el paciente oculta el consumo. Una entrevista con allegados o familiares completa y detalla la información al respecto.

Trastornos psicóticos

En los cuadros psicóticos también pueden presentarse síntomas físicos inexplicables de aspecto funcional. En las depresiones delirantes puede haber delirios somáticos de muerte y descomposición. En la esquizofrenia, el delirio somático suele ser bizarro e idiosincrásico.

Aunque las quejas somáticas en psicóticos pueden manifestarse de forma relativamente aislada en la clínica, la exploración psicopatológica suele mostrar trastornos psicóticos del pensamiento, de la percepción o de la vivencia del yo, que ayudan al diagnóstico.

Algunos pacientes esquizofrénicos pueden presentar síntomas conversivos genuinos y en ese caso el diagnóstico sería síntoma de conversión en la esquizofrenia y no trastorno conversivo.

Trastornos mentales orgánicos

Las enfermedades orgánicas cerebrales cursan con síntomas somáticos que, por definición, no se consideran funcionales.

Trastornos facticios

A diferencia de la simulación, los síntomas en los trastornos facticios son auténticos, pero están producidos voluntariamente por el paciente. El beneficio que obtiene de ello, en principio, no es otro que el de ser considerado enfermo, estar hospitalizado, etc. Los síntomas son tan variados como las posibilidades de producirlos (fiebre, autolesiones, autointoxicaciones, autoinyeciones de contaminantes, flebotomías, autoescoriaciones, toma de anticoagulantes, diuréticos, laxantes, tirosina, antidiabéticos orales, insulina o vómito autoinducido...). Suelen presentarse en pacientes con alteraciones de la personalidad (sobre todo del tipo límite pero también histérica, masoquista, psicopática, y en la esquizofrenia y la simulación). Son más frecuentes entre personal sanitario y en personas con deprivaciones afectivas serias durante la infancia.

En niños (pero no sólo en ellos) pueden observarse síntomas somáticos producidos por otras personas que, en ese caso, se denominan trastornos facticios "por poderes".

La atención a los pacientes facticios ha de ser dirigida y realizada por psiquiatras en colaboración con otros médicos y tiene dos aspectos: a) la investigación etiológica (que se parece a la detectivesca) y b) la valoración y el espectro de la psicopatología acompañante. El tratamiento incluye la confrontación mediante técnicas específicas que pueden ser asesoradas por psiquiatras.

Simulación

El simulador es, simplemente, un ventajista que miente con respecto a la presencia o la severidad de un síntoma para obtener un beneficio laboral, económico, etc., que suele resultar evidente. Suele haber una historia previa de simulación de enfermedades o de trastornos con claros beneficios (el paciente tiene "buenas razones para mentir").

Es frecuente que el paciente simulador presente trastornos de la personalidad. La simulación se asocia a: 1) contexto médico legal (referido por abogados); 2) inconsistencia acusada entre la discapacidad o el distrés expresado por el paciente y los hallazgos objetivos; 3) falta de colaboración en la evaluación diagnóstica o con el tratamiento prescrito; 4) presencia del trastorno de la personalidad antisocial.

Cuando la simulación y su objetivo son obvios, la confrontación es la respuesta adecuada. En lo que se refiere a la respuesta terapéutica, no debe ocultarse que la falta de colaboración se verá como simulación.

Neurosis de renta o compensación

En su presentación más típica el afectado suele ser un trabajador manual neuróticamente cumplidor con su trabajo, que sufre un accidente laboral con lesiones susceptibles de alguna compensación económica. Aparece después un dolor intratable (u otro síntoma intensamente discapacitante) que expresa o simboliza todas las frustraciones acumuladas en su vida laboral y que afecta globalmente a su vida (no sólo al apartado laboral). Lleva entonces a cabo una demanda por ellos, mediante la cual suele lograr una compensación económica, que da lugar a un período de remisión o euforia transitoria. Pero después suelen venir un agravamiento y una depresión. La alteración del medio social y familiar suele ser más notoria que en la simulación.

Trastornos de la personalidad

Los trastornos de la personalidad no causan síntomas somáticos funcionales por sí mismos, pero pueden ser un pretexto para conseguir narcóticos, dejar de trabajar, escapar de responsabilidades, etc. (en el caso de un trastorno antisocial de la personalidad), o atenciones y cuidado (en el caso de personalidades dependientes[41c]), o una ocasión (peligrosa) para la búsqueda de límites (en los trastornos límite de la personalidad). Pueden llegar a implicar a médicos y a enfermeras en juegos sadomasoquistas cuyo fin es estar siempre cargados de hostilidad (para el paciente), por ejemplo, el fracaso de los cuidados puede tener como fin mostrar que no recibe las atenciones debidas.

Los síntomas somáticos de cualquier etiología pueden ser exagerados por pacientes histriónicos o verse intensamente reforzados y fijados en personalidades obsesivo-compulsivas, paranoides, esquizotípicas o esquizoides.

TRASTORNOS DISOCIATIVOS

La disociación es un proceso psicobiológico que subyace en una variedad de fenómenos psicológicos normales y patológicos merced al cual se desagregan, y en su caso manifiestan separadamente, diversas funciones mentales y físicas habitualmente integradas en la experiencia humana[45]. Fenómenos psicológicos normales como muchas conductas automatizadas que se realizan sin plena conciencia en la vida cotidiana, el funcionamiento de la memoria implícita o la experiencia hipnótica, tienen un mecanismo disociativo en su base. Ciertas alteraciones patológicas de la memoria, de la identidad o de la percepción de sí mismo o del entorno descritas en las nosotaxias CIE-10 y DSM-IV son consecuencia de procesos disociativos que en estos casos resultan patológicos. Desde la perspectiva clásica adoptada por Janet los síntomas conversivos seudoneurológicos se incluyen también en este capítulo. Incluso algunos síntomas que se observan en ciertos trastornos de la alimentación y en otros trastornos psiquiátricos pueden incluirse también en el epígrafe "disociativo".

La principal característica de los trastornos disociativos[45,60] es la pérdida del estado unitario de la conciencia. El paciente nota que ha perdido su identidad, se siente extraño con respecto a ella, o dividido al respecto. Muchos estudios han puesto de manifiesto una relación entre sucesos traumáticos (especialmente abusos sexuales o físicos durante la infancia) y el desarrollo de síntomas y trastornos disociativos; la disociación aparecería como una defensa contra el traumatismo que ayudaría a distanciarse de él y a permitir la posterior elaboración e integración en la conciencia unitaria del individuo.

Los síntomas disociativos que no se resuelven en horas son trastornos psiquiátricos que requieren una atención especializada y el concurso del psiquiatra

El DSM-IV admite la existencia de cuatro trastornos disociativos más frecuentes: 1) la amnesia disociativa, 2) la fuga disociativa, 3) el trastorno por despersonalización, y 4) el trastorno disociativo de la identidad o personalidad múltiple. Existen otros cuadros disociativos no especificados. En nuestro medio no son raras las psicosis disociativas, que sólo encontrarían acomodo en alguna categoría residual del DSM-IV.

Los trastornos disociativos pueden aparecer en atención primaria pero su identificación precisa, valoración y tratamiento corresponden a los servicios psiquiátricos. A continuación se exponen los aspectos generales de estos trastornos, cuyo conocimiento tiene eventual interés en atención primaria.

Amnesia disociativa

El síntoma clave de la amnesia disociativa es la incapacidad de recordar información almacenada en la memoria del sujeto. Dicha información suele referirse a un suceso estresante o traumático para él y puede incluir su propia identidad.

Se cree que es el más frecuente de todos los trastornos disociativos pero no hay datos epidemiológicos precisos. Probablemente, su incidencia aumenta en períodos de guerra o en desastres naturales.

El inicio suele ser abrupto y, con frecuencia, desencadenado por acontecimientos traumáticos, emociones dolorosas y conflictos psicológicos.

A diferencia de la amnesia demencial, el paciente con amnesia disociativa puede olvidar aspectos selectivos (incluido su propio nombre), pero tiene una buena memoria general, no presenta otros déficit cognitivos y, en casi todos los casos, puede llevar una vida normal. La amnesia global transitoria se presenta en personas de edad con problemas vasculares y afecta, retrógrada y globalmente, a los recuerdos recientes; pero la recuperación es completa, el paciente conserva durante el episodio conciencia de su identidad y suele estar más preocupado por su déficit. En la amnesia global transitoria y en la amnesia contusional tampoco existe amnesia anterógrada. La remisión de la amnesia disociativa suele ser abrupta y completa, aunque si existen beneficios secundarios puede cronificarse.

Los trastornos somatomorfos, el trastorno por estrés agudo y el trastorno por estrés postraumático pueden coexistir con este trastorno.

El tratamiento se realiza mediante entrevistas asistidas con hipnosis o barbitúricos y psicoterapia posterior y ha de llevarse a cabo por especialistas.

Fuga disociativa

La fuga disociativa es un trastorno poco frecuente que se da con mayor frecuencia en períodos de guerra, catástrofes naturales o en crisis personales con intenso conflicto interno. Los pacientes realizan viajes lejos de sus hogares y lugares de trabajo habituales, no recuerdan aspectos importantes de su identidad anterior (como el nombre, la familia o la ocupación) y pueden, parcialmente, asumir una nueva.

A diferencia de las amnesias disociativas los pacientes no suelen ser conscientes de haber olvidado nada y acostumbran a llevar vidas anodinas y tranquilas después de haberse producido la fuga. A diferencia de los extravíos que se producen en la demencia en la fuga disociativa, existe un rumbo determinado y conductas complejas, socialmente adaptativas.

El tratamiento, mediante técnicas similares a las de la amnesia disociativa, ha de ser realizado por especialistas.

Trastorno por despersonalización

El trastorno por despersonalización consiste en una alteración persistente o recurrente de la percepción del yo (despersonalización) y/o del sentido de la realidad (desrealización). Los pacientes pueden tener la sensación de estar en un sueño, salir del propio cuerpo o desdoblarse. Son conscientes de la irrealidad de los síntomas y los viven de modo egodistónico.

La despersonalización y la desrealización son frecuentes como episodios aislados en los niños y en la vida de muchas personas, por ejemplo, cuando se viaja a lugares nuevos o extraños.

Síntomas por despersonalización o desrealización forman también parte de trastornos psiquiátricos (como las crisis de angustia, los trastornos depresivos o la esquizofrenia) y pueden observarse asociados a alteraciones toxicometabólicas, endocrinas y neurológicas (epilepsia, tumores cerebrales), uso de sustancias psicoactivas, deprivación sensorial, conflictos psicológicos intensos de origen traumático, etc.

El diagnóstico diferencial de un paciente con síntomas por despersonalización puede ser complicado y corresponde a los especialistas. No existe hoy un tratamiento acreditado para los pacientes con trastorno por despersonalización que, en todo caso, también ha de realizar el especialista después de una valoración cuidadosa.

Trastorno disociativo de la identidad

Denominado también *personalidad múltiple* el trastorno disociativo de la identidad el más grave de todos los trastornos disociativos. El paciente presenta dos o más personalidades o "alters" que se suceden en el control de su conducta y actitudes de modo independiente una de las otras e ignorándose entre ellas. El tránsito de una a otra personalidad puede ser súbito y espectacular. La exploración psicopatológica descriptiva puede ser anodina y, una vez sospechada, el diagnóstico suele requerir hipnosis o entrevistas asistidas con fármacos.

Su frecuencia es muy discutida. Algunos autores piensan que es muy infrecuente y otros que está infradiagnosticada. Aunque hay series de pacientes procedentes de otros países, la mayor parte de los casos informados son de América del Norte, por lo que muchos piensan que se trata de un cuadro muy determinado por variables de la cultura norteamericana. Es más frecuente a finales de la adolescencia y principios de la vida adulta y coexiste, habitualmente, con otros trastornos mentales (por ansiedad, del ánimo, somatomorfos, disfunciones sexuales, abuso de sustancias, de la alimentación, del sueño y por estrés postraumático).

Para algunos el trastorno disociativo de la identidad es indistinguible del trastorno límite de la personalidad y puede asociarse también a la esquizofrenia y a trastornos bipolares cicladores rápidos.

Para que se produzca un trastorno disociativo de la identidad parece que han de coincidir: 1) un suceso traumático grave (habitualmente, abuso físico o sexual de tipo incestuoso durante la infancia); 2) tendencia biológica a desarrollar el trastorno: 3) factores ambientales y 4) ausencia de sistemas de apoyo externo.

El tratamiento mediante psicoterapia de introspección asociada a hipnoterapia o entrevistas asistidas por fármacos corresponde a los especialistas y es complejo.

Trastorno disociativo no especificado

Otros fenómenos de naturaleza disociativa que no cumplan criterios diagnósticos DSM-IV para ninguno de los trastornos expuestos más arriba habrían de clasificarse en este apartado en dicha clasificación. En él se incluirían pacientes con alteraciones únicas o episódicas de la conciencia propias de lugares o culturas concretas, como son los *Estados de Trance y Posesión.* Un ejemplo común de estado de trance es el del "medium" en una sesión de espiritismo.

El *Síndrome de Ganser,* que también podría clasificarse en este apartado, consiste en la producción voluntaria de síntomas psiquiátricos graves, con respuestas desincronizadas y para respuestas, mediante las cuales el paciente representa la idea personal que tiene de la enfermedad mental, más que una categoría reconocida. Suele darse en trastornos de la personalidad y su reconocimiento puede ser difícil.

En nuestro medio no es raro un trastorno que se suele denominar *Psicosis Disociativa,* que cursa con estrechamiento del campo de la conciencia, delirios o alucinaciones caprichosas o desiderativas, infantilismo y que, a veces, carece de desencadenantes ambientales claros.

El diagnóstico y el abordaje terapéutico de cualesquiera de estos trastornos corresponden a los servicios de asistencia psiquiátrica y salud mental.

LECTURAS RECOMENDADAS

Barsky AJ, Stern TA, Greenberg DB y cols.: Functional Somatic Symptoms and Somatoform Disorders. En: Cassem NH, Stern TA, Rosenbaum y cols. (eds.): *Massachusetts General Hospital Handbook of General Hospital Psychiatry*. Fourth ed. St Louis, Mosby, 1997.

Para tener una visión de conjunto de las aportaciones más importantes al campo, sobre todo en los apartados correspondientes al síndrome de fatiga crónica, síndrome de intestino irritable y fibromialgia.

Barsky AJ: Hypochondriasis. Medical management and psychiatric treatment. *Psychosomatics* 1996; 37:48-56.

Una buena revisión del tema. Un capítulo para clínicos con apartados para especialistas y para médicos de atención primaria.

Barsky AF, Borus JF. Functional somatic symptoms. Ann Int Med 1999; 130:910-921.

Una revisión excelente que dio lugar a una interesantísima colección de cartas al director en la revista por parte de especialistas y afectados que refleja la complejidad del fenómeno

Bass C, Benjamin S: The management of chronic somatization. *Br J Psychiatry* 1993; 162:472-480.

Una revisión excelente para introducirse en la racionalidad de las normas de buena práctica clínica en atención primaria.

Bouckoms AJ, Hackett TP: Pain Patients. En: Cassem NH, Stern TA, Rosenbaum y cols. (eds.): *Massachusetts General Hospital Handbook of General Hospital Psychiatry*. Fourth ed. St Louis, Mosby, 1997.

Completo y excelente.

Caballero L. Trastornos somatomorfos. En Roca M (ed). Trastornos neuróticos (pp.385-421). Barcelona: Ars Médica, 2002.

Una revisión reciente en español.

Caballero L. Trastornos disociativos y conversivos. En: Vallejo J, Leal C. Tratado de Psiquiatría. Barcelona, Ars Médica, 2005; 1311-1341.

Una revisión completa en español para los interesados en estos trastornos habitualmente atendidos por especialistas

Creed F, Guthrie E: Techniques for interviewing the somatising patient. *Br J Psychiatry* 1993; 162:467-471.

Un artículo de revisión con contenidos aplicables por médicos especialistas y no especialistas.

Janka A: Rethinking somatoform disorders. *Curr Opin Psychiatry* 2005; 18: 65-71.

Una revisión actualizada clara y precisa de los problemas conceptuales que afectan a los trastornos somatomorfos

Nemiah JC: Disociative disorders. *Comprehensive Textbook of Psychiatry/VI*. Baltimore, Williams & Wilkins, 1995.

El contenido de este capítulo se ha utilizado como base del apartado Trastornos disociativos de este trabajo

Smith GR: *Somatization Disorder in the Medical Setting*. Washington, American Psychiatric Press, 1991.

Un libro para especialistas muy claro, con una lectura guiada por sus contenidos para médicos no especialistas con una estructura que permite profundizar en los aspectos que más interesen sin perder el hilo y sin leerlo todo.

BIBLIOGRAFÍA

1. Caballero L: Trastornos somatomorfos. En Roca M (ed). *Trastornos neuróticos*. Barcelona, Ars Médica, 2002; 385-421.

2. Caballero L: Somatizaciones ¿Trastornos específicos o inespecíficos? En: Vallejo J. *Update Psiquiatría*. Barcelona, Masson, 2002.

3. Caballero L: La condición somatomorfa. *Psychonewsletter* 1995; 2:1-2.

4. Kirmayer LJ, Young A: Culture and somatization: clinical, epidemiological and ethnographic perspectives. *Psychosom Med* 1998; 60:420-430.

5. Janka A: Rethinking somatoform disorders. *Curr Opin Psychiatry* 2005; 18:65-71.

6 Ballas CA, Staab JP: Medically unexplained physical symptoms: towards an alternative paradig for diagnosis and treatment. *CNS Spectrum* 2003; 8(suppl 3):20-26.

7. Kellner R: Functional somatic symptoms and hypochondriasis. *Arch Gen Psychiatry* 1986; 48:821-833.

8. Barsky AJ, Stern TA, Greenberg DB y cols.: Functional Somatic Symptoms and Somatoform Disorders. En: Cassem NH, Stern TA, Rosenbaum y cols. (eds.): *Massachusetts General Hospital Handbook of General Hospital Psychiatry*. Fourth ed. St Louis, Mosby, 1997.

9. Goldberg D: Detection and assessment of emotional disorders in a primary care setting. *Int J Ment Health* 1979; 8:30-48.

10. Kirmayer LJ, Robbins JM: Three forms of somatization in primary care: prevalence, co-ocurrence and sociodemographic characteristics. *J Nerv Ment Dis* 1991; 179:647-655.

11. Goldberg G, Bridges K: Somatic presentations of psychiatric illness in primary care settings. *J Psychosom Res* 1988; 32:137-144.

12. Lipowski ZJ: Somatizacion: the concept and its clinical application. *Am J Psychiatry* 1988; 145:1358-1368.

13. Bell IR: Somatization: health care cost in the decade of the brain. *Biol Psychiatry* 1994; 35:81-83.

14. Smith GR, Monson RA, Ray DC: Patients with multiple unexplained symptoms. *Arch Interm Med* 1986; 146:29-72.

15. Bass C, Murphy M: Somatoform and personality disorders: syndromal comorbidity and ovelaping developmental pathways. *J Psychosom Res* 1995; 39:403-427.

16. World Health Organization. *The ICD-10 Classification of Mental and Behavioural Disorders: Clinical Descriptions and Diagnostic Guidelines*. Geneva, WHO, 1992.

17. American Psychiatric Association. *Diagnostic and Statistical Manual of Mental Disorders: DSM-IV.* Washington, American Psychiatric Press, 1994.

18. Guze SB: The validity and significance of the clinical diagnosis of hysteria (Briquet´s syndrome). *Am J Psychiatry* 1975; 127:138-141.

19. Caballero L: Depresión y somatizaciones. El problema del dolor. *Psiquiatría biológica* 2006; 13 (vol. extra 1):10-19.

20. Flor-Henry P, Fromm-Auch D, Tapper M y cols.: A neuropsychological study of the stable syndrome of hysteria. *Biol Psychiatry* 1981; 16:601-626.

21. Oxman TE, Rosenberg SD, Schunurr PP y cols.: Linguistic dimensions of affect and thought in somatization disorder. *Am J Psychiatry* 1985; 142:1150-1155.

22. Smith GR: *Somatization Disorder in the Medical Setting*. Washington, American Psychiatric Press, 1991.

23. Swartz M, Landerman R, George L y cols.: Somatization Disorder. En: Robins LN, Regier D (eds.): *Psychiatric Disorder in America*. Nueva York, Free Press, 1990.

24. Simon GE, Vonkorff M: Somatization and psychiatric disorder in the NIMH epidemiological catchment area study. *Am J Psychiatry* 1991; 148:1490-1499.

25. Caballero L, Caballero F, Baca E: Diagnóstico de los trastornos por somatización. *JANO* 1996; 50:2089-2094.

26. Othmer E, De Souza C: A screening test for somatization disorder (hysteria). *Am J Psychiatry* 1985; 142:1146-1149.

27. Creed F, Guthrie E: Techniques for interviewing the somatising patient. *Br J Psychiatry* 1993; 162:467-471.

28. Murphy GE: The clinical management of hysteria. *JAMA* 1982; 247:2559-2564.

29. Goldberg DP, Gask L, O'Dowd T: The treatment of somatization: teaching techniques of reatribution. *J Psychosom Res* 1989; 33:689-695.

30. Kashner TM, Rost K, Cohen B y cols.: Enhancing the health of somatization disorder patients. Effectiveness of short-term group therapy. *Psychosomatics* 1995; 36:462-470.

31. Guthrie E: Psychotherapy of somatization disorders. *Curr Op Psychiatry* 1996; 9:182-187.

32. Bass C, Benjamin S: The management of chronic somatization. *Br J Psychiatry* 1993; 162:472-480.

33. Escobar JI, Golding JM, Hough RL y cols.: Somatization in the community: relationship to disability and use of services. *Am J Public Health* 1987; 77:837-840.

34. Kroenke K, Spitzer RL, FranK V y cols.: Multisomatoform disorder. *Arch Gen Psychiatry* 1997; 54:352-358.

35. Barsky A: Hypochondriasis. Medical management and psychiatric treatment. *Psychosomatics* 1996; 37:48-56.

36. Tyrer P, Fowler-Dixon R, Ferguson B: The justification for the diagnosis of hypochondriacal personality disorder. *J Psychosom Res* 1990; 34:637-642.

37. Barsky AJ, Wyshak C: Hypocondriasis and somatosensory amplification. *Br J Psychiatry* 1990; 157:404-409.

38. Bouckoms AJ, Hackett TP: Pain patients. En: Cassem NH, Stern TA, Rosenbaum y cols. (eds.): *Massachusetts General Hospital Handbook of General Hospital Psychiatry*. Fourth ed. St Louis, Mosby, 1997.

39. Benjamin S, Main CJ: Psychiatric and psychological approaches to the treatment of chronic pain. En: Mayou R, Bass C, Sharpe M (eds.): *Treatment of Functional Somatic Symptoms*. Oxford, Oxford University Press, 1995.

40. Feinmann C: Antidepressants and their role in chronic pain: an update. En: Creed F, Mayou R, Hopkins A. (eds.): *Medical Symptoms not Explained by Organic Disease*. London, Royal College of Psychiatrist and Royal College of Physicians, 1992.

41. Garattini, Samanin R: Biochemical hypothesis on antidepresants drugs: a guide for clinicians or a toy for pharmacologists? *Psychol Med* 1988; 18:287-304.

42. Onghena P, Van Houdenhove B: Antidepressant-induced analgesia in chronic non-malignant pain: a meta-analysis of 39 placebo-controlled studies. *Pain* 1992; 49:205-219.

43. Spiro HM: *Doctors, Patients and Placebos*. New Haven (Con), Yale University Press, 1986.

44. Maciewicz R, Bouckoms AJ, Martin JB: Drug therapy of neuropatic pain. *Clin J Pain* 1985; 1:39-45.

45. Caballero L: Trastornos disociativos y conversivos. En: Vallejo J, Leal C. *Tratado de Psiquiatría*. Barecelona, Ars Médica, 2005; 1311-1341.

46. Toone BK: Disorders of hysterical conversion. En: Bass C (ed.): *Somatization: Physical Symtoms & Psychological Illnes*. Oxford, Blackwell, 1990.

47. Lazare A: Conversion symptoms. *N Engl J Med* 1981; 305:745-748.

48. Barsky AF, Borus JF: Functional somatic symptoms. *Ann Int Med* 1999; 130:910-921.

49. White PD: Fatigue and chronic fatigue syndromes. En: Bass C (ed.): *Somatization: Physical Symtoms & Psychological Illnes*. Oxford: Blackwell, 1990.

50. Kellner R: *Psychosomatic Syndromes and Somatic Symptoms*. Washington, American Psychiatric Press, 1991.

51. Wessely S, Sharpe M: Chronic fatigue, chronic fatigue syndrome and fibromyalgia. En: Mayou R, Bass C, Sharpe M (eds.): *Treatment of Functional Somatic Symptoms*. Oxford, Oxford University Press, 1995.

52. Kirmayer LJ, Robbins JM: Functional somatic syndromes. En: Kirmayer LJ, Robbins JM (eds.): *Current Concepts of Somatization*. Washington, American Psychiatric Press, 1991.

53. Fukada K, Straus SE, Hickie I y cols.: The chronic fatigue syndrome: a comprehensive approach to its definition and study. *Ann Inter Med* 1994; 121:953-959.

54. Clarck MR, Katon W, Russo J: Chronic fatigue, risk factors for symptom persistence in a two an a half years followup study. *Am J Med* 1995; 98:187-195.

55. Wolfe F, Smythe HA, Yunus MB y cols.: The American College of Rheumatology 1990 criteria for classification of fibromyalgia: report of the multi-center criteria committee. *Arthr Rheum* 1990; 33:160-172.

56. Drossman DA, Thompson WG: The irritable bowel syndrome: review and a graduated multicomponent treatment approach. *Ann Inter Med* 1992; 116:1009-1016.

57. Lydiard RB, Fossey MD, Marsh W y cols.: Prevalence of psychiatric disorder inpatients with irritable bowel syndrome. *Psychosomatics* 1993; 34:229- 234.

58. Katon W, Vitalino PP, Russo J y cols.: Panic disorder: epidemiology in primary care. *J Fam Pract* 1986; 23:233-239.

59. Orenstein H: Briquet's syndrome in association with depression and panic: a reconceptualization of Briquet's syndrome. *Am J Psychiatry* 1989; 146:334-338.

60. Nemiah JC: Disociative disorders. *Comprehensive Textbook of Psychiatry / VI*. Baltimore, Williams & Wilkins, 1995.

3.11

Aspectos psicológicos y psicopatológicos del paciente médico

JUAN JOSÉ PÉREZ-VALENCIA, JOSÉ RAMÓN VÁZQUEZ-DÍAZ
Y GLORIA AMPARO RUBIO SANTOS

INTRODUCCIÓN

La frecuente relación existente entre enfermedad física y enfermedad mental es siempre compleja y de difícil caracterización, tanto desde una perspectiva clínica como conceptual.

Los sistemas nosológicos psiquiátricos vigentes clasifican como "trastornos mentales relacionados con el paciente médico" (DSM-IV), o "trastornos mentales orgánicos" (CIE-10) a aquellos problemas de salud mental cuyos síntomas psicológicos son atribuibles a los efectos fisiológicos directos de una enfermedad médica demostrable[1,2]. También el DSM-IV-RT define un nuevo epígrafe de Factores Psicológicos que afectan al estado físico. Este término sustituye al más tradicional de "psicosomático" y en él se incluyen aquellos trastornos en los que se observa que los factores psicológicos influyen negativamente en la enfermedad médica.

Sin embargo, en este capítulo, bajo el epígrafe de "aspectos psicológicos y psicopatológicos del paciente médico", se tratará sobre las reacciones y desórdenes psicológicos que tienen lugar en los pacientes, como respuesta a sus enfermedades somáticas. Además, se abordarán los problemas psicosociales derivados del ingreso hospitalario. En el capítulo siguiente, Rojo y colaboradores se ocuparán, de forma más pormenorizada, de las enfermedades médicas que mayor impacto psicológico producen, como el cáncer o las enfermedades neurológicas. Los trastornos mentales orgánicos (demencia, delirium, etc.) que pueden, en ocasiones, aparecer como consecuencia de una enfermedad médica determinada, serán también tratados en otros capítulos de este libro. En cualquier caso, siempre será necesaria la presencia de una alteración fisiológica, lesión anatómica, o enfermedad somática definida, para no entrar en confusión con los trastornos somatoformes, en los que los factores psicológicos causan síntomas físicos, pero no se comprueba la presencia de una enfermedad médica.

El estudio psiquiátrico de la enfermedad médica tiene un doble interés para el médico; de un lado, la respuesta y repercusión psicológica desde el momento de instaurarse la enfermedad y su influencia sobre las conductas de afrontamiento de la nueva realidad; de otro, la mayor prevalencia de trastornos psiquiátricos en estos pacientes, que el médico está obligado a detectar y tratar por su influencia sobre la evolución de la enfermedad médica[4].

Los estudios procedentes de pacientes con enfermedad física grave muestran que en ellos las posibilidades de tener un trastorno psiquiátrico son el doble que en la población general[5]. Entre los pacientes que acuden a la consulta del médico de familia por una enfermedad médica, la presencia de sintomatología emocional acompañante suele ser frecuente. Se estima en un 40% la presencia de algún tipo de alteración psíquica, sin repercusiones sobre la actividad habitual del enfermo, y entre un 15 y 20 % la prevalencia de trastornos psiquiátricos definidos[6,7]. Del mismo modo, entre el 20 y el 25 % de los pacientes con enfermedad crónica tienen alguna forma de patología psiquiátrica[8]. Un reciente estudio de prevalencia de trastornos mentales y factores asociados en población general española, encontró que las personas con discapacidad tienen tres veces más riesgo de padecer un trastorno mental[9].

Sin embargo, hay que destacar que menos de la mitad de los trastornos psiquiátricos en pacientes con enfermedad física son reconocidos y tratados adecuadamente[5].

Los trastornos psiquiátricos más frecuentemente encontrados en un paciente con una enfermedad somática son los trastornos adaptativos con ánimo depresivo y los trastornos depresivos menores, seguidos de los trastornos de ansiedad. Es también frecuente la coexistencia de trastornos mixtos ansioso-depresivos en el mismo paciente[10].

Además, el paciente que se enfrenta a una enfermedad experimenta una serie de sentimientos, la mayoría de carácter transitorio, muchas veces necesarios para una adecuada adaptación a la nueva situación. Sin embargo, en algunos casos, estos sentimientos se convierten en obstáculos insalvables que impiden el necesario afrontamiento de la enfermedad, generando en el paciente conductas inapropiadas que condicionan riesgos para su salud y disminución de su calidad de vida.

En la práctica, el trastorno psiquiátrico puede ser una consecuencia de la enfermedad física, como sucede en el trastorno del ánimo que con tanta frecuencia se desarrolla en los pacientes afectos de cáncer; puede ser causa de enfermedad somática, como ocurre en la pancreatitis producida por un exceso de ingesta etílica, en pacientes con adicción al alcohol; o ser tan sólo un suceso concurrente con otra enfermedad.

Estaremos, por tanto, en un terreno limítrofe entre la biomedicina y la psiquiatría, con la consiguiente dificultad para delimitar cuándo un trastorno psicológico es causa, consecuencia o simplemente está asociado a una enfermedad médica.

Los cambios psicológicos que se producen cuando una persona enferma son tan frecuentes e importantes, que no se trata de saber si la enfermedad de un paciente es orgánica o funcional, pues toda enfermedad es una combinación de ambos aspectos en proporciones variables[11].

El propósito de este capítulo es ofrecer una orientación al médico de familia acerca de los procesos psicológicos que subyacen y acompañan al proceso de enfermar.

REACCIÓN PSICOLÓGICA A LA ENFERMEDAD MÉDICA

La vivencia estresante que supone la aparición de cualquier enfermedad física, especialmente si es grave o crónica, en una persona previamente sana, tiene que ver con problemas más inmediatos de dolor, inmovilización, pérdida del dominio del propio cuerpo, amenaza de incapacidad o de muerte, pero también con la pérdida del control sobre los acontecimientos que afectan a la vida del paciente: cambios en sus hábitos y costumbres, pérdida de autonomía, pérdida de papeles clave en su vida (ocupacionales, sociales, familiares, sexuales)[12].

Además, la enfermedad no sólo produce estrés en el que la padece, sino que tiene un alto impacto psicológico en los familiares del enfermo, pudiendo afectar la dinámica de las relaciones personales intrafamiliares[13].

La mayor parte de los individuos logra afrontar la situación que supone encontrarse enfermo con sus propios recursos psicológicos y se adapta adecuadamente, siendo capaces de desarrollar una vida laboral y familiar con normalidad. Otros, en cambio, fracasan y responden con *conductas de enfermedad* inapropiadas que llevan generalmente a una peor evolución de la enfermedad médica y de la calidad de vida.

Existen una serie de reacciones psicológicas que, sin alcanzar la naturaleza de trastorno mental, se manifiestan de forma casi constante a lo largo de las diferentes etapas de la enfermedad, con independencia de la naturaleza de la misma. El conocimiento por parte del médico de familia de esta variedad de respuestas psicológicas, de los factores que las condicionan y de la mejor forma de abordarlas, es esencial para lograr la cooperación de sus pacientes y mejorar su cuidado.

Afrontamiento de la enfermedad

El término afrontamiento define el conjunto de esfuerzos cognitivos y conductuales desarrollados por un individuo para hacer frente a la enfermedad. Si estos esfuerzos resultan efectivos en la resolución de los problemas, proporcionarán alivio, tranquilidad y equilibrio; en definitiva, disminuirá el estrés[12].

El tipo de afrontamiento o adaptación a una enfermedad está condicionado por múltiples factores, unos relativos a la propia enfermedad y otros dependientes de los recursos físicos y psíquicos de la persona y del contexto general y social en que la enfermedad se produzca. También son importantes, según el "modelo transaccional", las experiencias pasadas y el entrenamiento que el individuo haya tenido previamente respecto a la enfermedad[12]. Atendiendo a estos factores, cada individuo construye su *experiencia de enfermedad*, término que define la forma en que cada paciente vive y siente su enfermedad[14].

Etapas psicológicas y sentimientos

Aunque no se puede hablar de unas fases claramente definidas por las que transita una persona previamente sana, cuando pasa al estado de enferma, las siguientes se describen como habituales en el proceso de afrontamiento de la enfermedad[14] (tabla I):

a) Fase inicial de negación

Respuesta común en las primeras etapas de la enfermedad, sobre todo en enfermedades graves o incurables, en la que el paciente reacciona negando la existencia de la enfermedad o minimizando sus síntomas. En esta fase, el paciente puede dejar de acudir a los controles o incumplir el tratamiento. Funciona como un mecanismo de defensa que, muchas veces, disminuye el impacto del nuevo estado. Si dura más de lo habitual, el médico debe investigar creencias erróneas para reconvertirlas, hacer planes adaptados al pensamiento del paciente y, sobre todo, evitar actitudes sacerdotales o, por el contrario, de desresponsabilización.

b) Fase de ira

El paciente no puede seguir negando la evidencia y sustituye la negación por resentimiento, mostrándose exigente e intolerante con sanitarios y familiares. El médico debe soportar de forma empática estas reacciones, animando incluso al paciente a que libere su rencor. Es conveniente alertar a la familia de lo habitual de este tipo de reacción, para que no lo vivan culpabilizadoramente. El autocontrol emocional y la tolerancia del profesional es esencial en esta fase, para no perder la buena relación y confianza del paciente.

TABLA I
FASES PSICOLÓGICAS DE LA ENFERMEDAD

- Fase inicial de negación
- Fase de ira
- Fase de racionalización
- Fase de depresión
- Fase de dependencia
- Fase de adaptación y ajuste

c) Fase de racionalización

El paciente progresivamente va aceptando la enfermedad y comienza a buscar ayuda en su entorno sanitario, familiar y social. Es importante responderle adecuadamente, transmitiéndole que vamos a estar a su lado, pues en esta fase, es muy vulnerable a la depresión. Es un buen momento para volver a aclarar dudas, falsas creencias, o temores infundados, aprovechando la actitud receptiva que suele presentar el paciente.

d) Fase de depresión

En mayor o menor grado se produce en casi todas aquellas enfermedades crónicas que exigen cambios importantes en las actividades habituales, o producen algún grado de incapacidad. Vuelve a ser una fase de poca colaboración del paciente en el seguimiento de las indicaciones médicas. Cuando adquiere la intensidad de un trastorno depresivo habrá que tratarlo farmacológicamente.

e) Fase de dependencia

Algunos pacientes superan la fase anterior y entran en una fase de fuerte dependencia de los servicios sanitarios. Se convierten en hiperfrecuentadores, consultando la mayor parte de las veces por problemas intranscendentes.

f) Fase de adaptación y ajuste

La mayoría de las personas después de un cierto tiempo se enfrentan adecuadamente a su nueva situación y reorganizan su vida en función de ella.

Existe una gran variabilidad individual en el tránsito por estas fases, que no son de obligada presentación ni secuenciales en todos los pacientes, pero orientan al clínico en la tarea de ayudar al paciente a afrontar su enfermedad.

En cualquiera de estas fases, el paciente puede ser invadido por reacciones emocionales negativas, que en mayor o menor grado amenazan su bienestar psicológico[12]. Las más habituales se muestran en la tabla II.

Es de interés señalar que algunos individuos encuentran bienestar psicológico en su situación de enfermo, pues les evita la ansiedad que en ellos genera el someterse a la actividad y exigencias del mundo exterior. Generalmente se trata de personas con excesivo miedo al fracaso, timidez patológica, o fobia social[10].

Tipos de afrontamiento

La manera en que un individuo pone en juego sus recursos ante acontecimientos estresantes, puede considerarse como su "estilo de afrontamiento" personal. Cada persona pone en marcha habitualmente estrategias de afrontamiento similares ante diferentes estresores, teniendo siempre un tipo de respuesta predominante:

- *Estilo emocional-afectivo:* los pacientes responden de forma muy emocional, con manifestaciones de ansiedad, depresión, rabia, resentimiento, desesperanza.
- *Estilo cognitivo:* el paciente manifiesta su reacción a través de conductas o actitudes más que de sentimientos o emociones. Son frecuentes los mecanismos de minimización (actitud de negación) y los de hipervigilancia (actitud hipocondríaca).
- *Lucha activa:* puede conducir al paciente a infravalorar los posibles efectos de la enfermedad y llevarlo a situaciones de hiperactividad imprudente.
- *Capitulación:* se caracteriza por pasividad e inactividad y dependencia de los demás.
- *Evitación:* estrategia orientada a liberarse de la obligación de aceptar la enfermedad.

TABLA II
SENTIMIENTOS DE RESPUESTA A LA ENFERMEDAD

- Desesperanza
- Desorden/perturbación
- Frustración
- Abatimiento/depresión
- Inutilidad/impotencia
- Ansiedad/miedo
- Agotamiento/apatía
- Aislamiento doloroso/abandono
- Negación/evitación
- Malhumor/irritación
- Rechazo de las personas importantes
- Perspectiva de tiempo limitado

Durante el proceso de afrontamiento, un mismo individuo puede transitar por uno o varios de estos tipos de afrontamiento.

Factores condicionantes de la reacción psicológica

La adaptación psicológica a la enfermedad es un proceso dinámico con líneas de retroalimentación, cuyo resultado está fundamentalmente en función de tres variables: a) la naturaleza de la enfermedad, b) los recursos que el individuo tiene disponibles, c) la situación en la que se produce la enfermedad y de las propias respuestas que se vayan dando a lo largo del proceso[15].

a) Dependientes de la naturaleza de la enfermedad

Los factores que intervienen en la valoración de una enfermedad como estresante pueden estar en función de las propias características de los síntomas físicos (estresor físico); de los estados afectivos y cognitivos del individuo, que en ocasiones condicionan la aparición de la propia enfermedad (estresor psicológico); de la valoración social que pueden tener determinadas enfermedades, hasta el punto de llegar a ser "estigmatizantes" y, por tanto, más estresantes (estresor social); y también de los valores y las creencias generales sobre la enfermedad, que se transmiten de generación en generación, y que condicionan su verdadero significado para cada individuo (estresor cultural).

De forma general se acepta que ciertas enfermedades pueden producir complicaciones psicológicas, con mayor probabilidad que otras:

Enfermedades amenazantes: Se trata de procesos, como las neoplasias o el SIDA, en los que se produce un importantísimo impacto emocional en el momento de comunicar el diagnóstico, pues su evolución entraña un alto riesgo de muerte. En los enfermos de SIDA la repercusión emocional suele estar aún más acentuada, porque al mal pronóstico de la enfermedad se une el rechazo social e incluso sanitario que todavía tiene este padecimiento.

Enfermedades invalidantes: Colocan a los pacientes en una situación de gran dependencia. Es el caso de los ACV, lesiones medulares, enfermedades neuromusculares, deficiencias visuales sensoriales severas y estadios avanzados de enfermedades crónicas. Los pacientes generalmente luchan por mantener algo de independencia con resultados muchas veces frustrantes para ellos y sus cuidadores.

Enfermedades deformantes: El impacto emocional estará en función del grado de deformidad y condicionará, en muchos casos, reacciones de aislamiento, sobre todo en una sociedad donde cada vez se le da mayor importancia a la imagen. Son representativas de este grupo, las grandes quemaduras, colostomías, amputaciones, mastectomías y enfermedades dermatológicas.

Enfermedades crónicas: El tipo de reacción que desarrolla una persona ante la enfermedad está condicionada también por su duración. Los problemas psicosociales derivados de la condición crónica serán tratados, con mayor amplitud posteriormente en este capítulo.

b) Dependientes del paciente

Las características personales desempeñan una función indudable en cómo se percibe la enfermedad y en la respuesta del paciente frente a ella. Dichas características tienen que ver con la edad, sexo, personalidad, recursos psicológicos, recursos materiales y creencias culturales o religiosas.

En cuanto a la edad, los jóvenes y los ancianos son más vulnerables a las conductas de afrontamiento desadaptativas. Los jóvenes, porque tienen un repertorio más limitado de estrategias de afrontamiento, además de una menor tolerancia a la incapacidad física que supone la enfermedad. Por su parte, los ancianos suelen tener menor soporte afectivo, material y social, tan importantes para afrontar la enfermedad.

No existen evidencias de la existencia de patrones de afrontamiento específicos ligados al sexo, aunque hay estudios que han mostrado una mayor prevalencia de desórdenes psiquiátricos en mujeres con enfermedad médica que en varones con la misma condición[6].

Recursos disponibles: Los individuos disponen de una serie de recursos que determinan su estilo de afrontamiento. Los más importantes son:

— Físicos: salud y energía física, siempre necesarias para hacer frente a las limitaciones físicas que toda enfermedad impone.
— Personales: la percepción que cada individuo tiene de su enfermedad y su creencia sobre el proceso salud-enfermedad condicionará de forma determinante sus estrategias de afrontamiento[12].
— Sociales: habilidades de relación con los demás, tan importantes para solucionar problemas, vencer el aislamiento y compartir vivencias y emociones.
— Materiales: como los económicos, que permiten un mejor acceso a los cuidados y a afrontar los cambios que impone la enfermedad (cambios de vivienda, traslados laborales, etc.), facilitaran su adaptación a la misma.
— Técnicas de resolución de problemas: se basan en experiencias previas resueltas con habilidades cognitivo-intelectuales. Las experiencias previas de afrontamiento resueltas inadecuadamente, son un predictor de posible mal afrontamiento. También son predictores de dificultades los antecedentes familiares o personales de trastornos psiquiátricos[14].
— Recursos espirituales: las personas que disponen de dichos recursos afrontan mejor el estrés que supone la enfermedad.

Personalidad: Existen características personales que se correlacionan con el mejor o peor afrontamiento de la enfermedad y pueden ayudar al médico a saber qué pacientes, previsiblemente, tendrán una peor adaptación[16]:

Pueden afrontar mejor la enfermedad: los *optimistas*, con nivel de moral alta a pesar de los contratiempos; los *prácticos e ingeniosos*, a la hora de priorizar y buscar soluciones a los problemas; los *flexibles,* y por tanto siempre abiertos a cambios; los *sosegados y confiados* que, aunque vigilantes, confían en expertos sin pretender tener un conocimiento de todo.

Tendrán más dificultades para hacer frente a la enfermedad: los *autoexigentes, rígidos e intolerantes* con problemas ante dificultades inesperadas y propensos a la firme adherencia a ideas preconcebidas; los *autosuficientes,* reacios a pedir ayuda; los *desconfiados y los impulsivos*, con conductas inefectivas o de riesgo.

c) Dependientes del entorno

Entorno social y familiar: El contexto médico va más allá de los síntomas generales de la enfermedad y de los esfuerzos por curarla; tiene un fuerte componente cultural y social de gran influencia sobre el significado de la enfermedad y, por tanto, sobre la forma de afrontarla. Los pacientes que dispongan de un mayor apoyo social afrontarán la enfermedad de forma más adecuada. Por otro lado, un trastorno emocional persistente es más común en aquellos con una historia de enfermedad psiquiátrica o con un apoyo social y familiar inadecuado[17,18].

Por entorno social entendemos el marco familiar, amigos, relaciones sociales, y condiciones y tipo de trabajo.

Se ha observado que determinadas actitudes por parte de la familia conducen a comportamientos inadecuados en el paciente. Así, actitudes de sobreprotección condicionan conductas dependientes que retrasan la recuperación y la autonomía. Por el contrario, existen familias que no pueden aportar el soporte emocional y material mínimo que necesita todo enfermo para superar su nueva situación.

La enfermedad muchas veces ocasiona un cambio de papeles dentro de la familia y por tanto en la distribución de responsabilidades y funciones. Estos cambios, muchas veces necesarios, en ocasiones favorecen conductas disfuncionales en el paciente. En este sentido, el enfermo puede llegar a sentir la enfermedad como un beneficio, al verse liberado de responsabilidades familiares y cargas de trabajo y entrar, casi sin darse cuenta, en una "neurosis de renta".

Con relación a la influencia del apoyo social sobre la capacidad de afrontamiento, existen una serie de elementos clave donde podrían surgir dificultades y que se pueden ver en la tabla III[16].

Entorno sanitario: Cuando un paciente accede a los servicios asistenciales, entra con frecuencia en un ambiente desconocido a menudo con demasiadas barreras burocráticas, organizativas y técnicas. El paciente ve retrasada su expectativa de contacto humano que esperaba alcanzar con rapidez y tiene la impresión de recibir una atención deshumanizada que le genera desconfianza y ansiedad.

Servicios más preocupados por cumplir y hacer cumplir las normas que por acoger, informar, tranquilizar y orientar adecuadamente al paciente, son generadores de importante distrés psicológico.

Por otro lado, la práctica médica "centrada en el profesional", que en todo momento decide y actúa por el paciente, creyendo conocer siempre sus necesidades, impide conocer su verdadera realidad. Esta situación es vivida por el paciente con ansiedad, al no encontrar respuesta a sus verdaderas necesidades.

Trastornos psiquiátricos reactivos a la enfermedad médica

La mayoría de los individuos responden a la enfermedad de forma adaptativa, aunque siempre se generen en ellos sentimientos de preocupación, disgusto, ansiedad o desánimo.

Este tipo de sentimientos son en realidad reacciones transitorias frente al estrés, que la mayoría de las veces se comportan como estímulos positivos, necesarios para hacer frente a la enfermedad y a los cambios que ésta conlleva. Por ejemplo, sin cierto grado de ansiedad es difícil que un paciente cambie un hábito de vida nocivo o siga regularmente un tratamiento.

Se entiende por respuesta psicológica adaptativa, la que permite al paciente poner en práctica las medidas necesarias para hacer frente a la enfermedad; el paciente acepta seguir los consejos e indicaciones médicas, hace cambios en su estilo de vida en función de las limitaciones que le imponga la enfermedad y tiene las mínimas repercusiones sobre sus actividades de la vida diaria, salvo que surjan incapacidades residuales graves[4,19].

TABLA III
APOYO SOCIAL Y AFRONTAMIENTO

- Responsabilidad familiar
- Papeles maritales y sexuales
- Puesto de trabajo y dinero
- Expectativas y aprobación de la comunidad
- Exigencias religiosas y culturales
- Autoimagen y sentido de inadecuación
- Asuntos existenciales

Trastorno adaptativo

Es de los trastornos más frecuentes, llegando al 25% de los problemas de salud mental que atiende el psiquiatra durante la interconsulta hospitalaria[4].

Hay que considerar este diagnóstico cuando un individuo, ante la aparición de un estrés psicosocial identificable, presenta durante los tres meses siguientes unos síntomas excesivos, en duración o intensidad, si se comparan con la reacción normal esperable frente a un estrés equivalente, o cuando suponga una incapacidad inexplicable en la actividad socio-laboral del sujeto. Este trastorno no debe tener una duración mayor de seis meses y remitirá cuando cese el estrés[1].

El trastorno adaptativo se puede presentar con ánimo ansioso, deprimido o mixto y en muchas ocasiones habrá dificultad para diferenciarlo de los trastornos afectivos mayores.

Ya que no hay respuestas emocionales específicas frente a ninguna enfermedad física concreta, el médico de atención primaria deberá pensar en este diagnóstico ante pacientes que tengan problemas, fundamentalmente, con la capacidad de afrontamiento de la enfermedad.

Trastorno de ansiedad

La ansiedad es un síntoma tan frecuente entre la población general y, por supuesto, entre los afectos de enfermedades médicas, que el problema es delimitar cuándo la ansiedad es una reacción patológica que requiere un abordaje específico. Se deberá pensar en esta posibilidad cuando la ansiedad se asocie o facilite la aparición de pensamientos obsesivos, genere actitudes de hipervigilancia o hipocondría, o provoque la aparición de síntomas vegetativos intensos (taquicardia, palpitaciones, disnea, vértigo, diarrea, vómitos, etc.). También habrá que prestar especial atención a la ansiedad, cuando su control sea decisivo en el resultado del tratamiento de la enfermedad médica (infarto agudo de miocardio, ulcus, etc.)[20]. Generalmente, la aparición de este trastorno se asocia más a una predisposición personal, que a la severidad de la enfermedad somática.

Debido a su frecuente asociación con depresión, habrá que descartar activamente un trastorno del ánimo en todo paciente con síntomas de ansiedad[21].

Trastorno afectivo

En los pacientes con enfermedades somáticas, los trastornos afectivos se presentan generalmente como cuadros depresivos asociados a ansiedad, y muy raramente como cuadros maníacos.

Hay algunas enfermedades médicas que destacan por su frecuente asociación a depresión, como es el caso de las demencias, que puede llegar hasta el 30%.

Entraña cierta dificultad llegar al diagnóstico de depresión en los pacientes somáticos, pues muchos presentan síntomas físicos como astenia, anorexia, insomnio, etc., que también se presentan en el curso de enfermedades psiquiátricas. Por tanto, se debe dar mayor importancia, en estos pacientes, a los síntomas psíquicos de depresión: sentimientos de fracaso, indecisión o dificultad en la toma de decisiones, incapacidad para disfrutar, llanto fácil, pérdida de interés, sin olvidar explorar la ideación suicida.

Dado que hay evidencias que demuestran que la comorbilidad afectiva está asociada a una peor evolución de la enfermedad médica, es obligado descartar y tratar estos procesos en cualquier enfermedad médica. Está justificado el tratamiento antidepresivo de prueba en aquellos casos en que sea difícil diferenciar si los síntomas de la enfermedad son debidos a un trastorno depresivo establecido o a la propia enfermedad médica, como es el caso de las demencias[4].

Reacciones psicóticas

Son un diagnóstico muy frecuente en la práctica del psiquiatra hospitalario y menos en atención primaria. De etiología múltiple, se suelen presentar de dos maneras: como reacciones psicóticas tipo esquizofrenia o como cuadros de tipo delirante.

Cuadros psico-orgánicos

Como tendremos ocasión de ver al hablar de las repercusiones psiquiátricas ante problemas médicos concretos, las enfermedades médicas pueden, en ocasiones, dar origen a cuadros psico-orgánicos tales como, por ejemplo, las demencias, el delirium o los cuadros amnésicos. Pese a ello, y como hemos indicado en la introducción, estos trastornos serán tratados de manera específica en otro capítulo de este libro (véase el capítulo sobre *trastornos cognoscitivos y otros trastornos mentales orgánicos,* realizado por Vázquez-Díaz y colaboradores), por lo que no nos referiremos más a ellos aquí.

Reacciones de regresión

Este tipo de reacción impide al paciente mantener su papel social y asumir sus responsabilidades como persona, haciéndolo sentirse inútil y dependiente, limitando su toma de decisiones.

Esta dependencia se establece muy especialmente con la figura del médico, que en un principio puede parecer de sumisión pero es, a largo plazo, indeseable ya que los comportamientos del paciente se hacen irresponsables, con búsqueda insaciable de ayuda y posterior tiranización de cuidadores y médico. Los pacientes tienen una percepción de necesidad de atención sin fin y de médico inagotable[22].

El profesional debe estar atento a signos iniciales como son la gratitud exagerada del paciente, seducción o adulación, o sensaciones de ser especial para el paciente. El médico debe hacer ver lo antes posible al paciente sus limitaciones de conocimientos, tiempo y energía.

Otros tipos de reacciones desadaptativas

- — Problemas relacionados con el alcohol y las drogas.
- — Disfunción sexual, que puede resultar de una compleja interrelación de factores: impacto emocional de la enfermedad, debilidad general, cambios hormonales y metabólicos, enfermedad arterial o autonómica y efectos secundarios del tratamiento.
- — Alteraciones de la imagen corporal: después de cirugía mutilante (colostomía, amputación de un miembro, mastectomía, cirugía de cáncer de cabeza y cuello).
- — Trastornos de la alimentación, anorexia y bulimia nerviosa y obesidad.

Repercusiones sobre la familia

El sistema familiar se ve sometido a un estrés considerable cuando uno de sus miembros se ve afecto de una enfermedad grave o crónica. Se establece en la familia un estado de vigilancia emocional que se puede traducir en diferentes sentimientos como angustia, sentimiento de culpa o sensación de pérdida.

Por otro lado, los cambios en el cuidado que exige la enfermedad, implican una alteración en la rutina familiar que obliga a un proceso de readaptación, no exento de estrés, y que supone todo un desafío a la estabilidad de la familia.

Los resultados adaptativos varían mucho de una familia a otra. La mayoría logran recuperar un equilibrio normal, al mismo tiempo que proporcionan el cuidado adecuado al enfermo. En cambio otras permanecen en un estado de desequilibrio, se estabilizan en una estructura disfuncional o bien se estabilizan pero prestan un cuidado inadecuado al enfermo[13].

Familias con insuficiente comunicación entre sus miembros son incapaces de hacer una correcta distribución de las cargas psicológicas y, por tanto, de sus repercusiones, cuando se enfrentan al cuidado de un enfermo. Es frecuente encontrar síntomas de ansiedad, depresión y somatomorfos, en mayor proporción que en la población general, en estos familiares que asumen de manera desequilibrada el cuidado del enfermo[13, 23].

REACCIONES PSICOLÓGICAS ANTE PROBLEMAS CONCRETOS

Este apartado tratará de los "estados patológicos" o situaciones clínicas que por su gravedad, repercusiones, condicionantes socioculturales, etc., suelen producir más frecuentemente repercusiones psiquiátricas, síntomas psicológico/conductuales, o reacciones desadaptativas.

Reacción psicológica a la enfermedad crónica

El progresivo envejecimiento de la población, acompañado por un aumento de la esperanza de vida, determinan que las enfermedades crónicas ocupen actualmente un lugar de primer orden por sus repercusiones sociosanitarias.

Se estima que en la actualidad, alrededor del 45 % de la población presenta algún tipo de trastorno crónico, prevalencia que varía según se usen para definir condición crónica, criterios estrictamente temporales, o también se añadan otros como incapacidad, limitación o capacidad de modificar estilos de vida[24].

Genéricamente se admite que las enfermedades crónicas, del tipo de la diabetes o artritis reumatoide, se comportan como un estresor mantenido en el tiempo, que condiciona la aparición de alguna forma de trastorno psicológico entre un 20 y un 25 % de los casos[8].

Problemas asociados a la condición crónica

Las enfermedades de larga evolución, aunque exentas de la gravedad de la enfermedades amenazantes, son un recordatorio constante de su condición de enfermo a los pacientes que las sufren. Además, la condición de enfermedad crónica conlleva una serie de problemas físicos, laborales, familiares y sociales, que explican muchas de sus repercusiones psicológicas. Destacan por su frecuencia las siguientes:

a) Problemas físicos

Las enfermedades crónicas suelen presentar dos tipos de problemas físicos: los derivados directamente del propio trastorno, y los que son consecuencia de los tratamientos médicos mantenidos. Unos y otros pueden imponer importantes restricciones en la vida de los pacientes.

Estos problemas físicos varían en intensidad y capacidad limitante según el tipo de enfermedad. El dolor y las limitaciones funcionales de las enfermedades reumáticas, las limitaciones motoras que imponen los problemas neurológicos, o las limitaciones funcionales de las cardiopatías, son ejemplos de entidades clínicas cuyos síntomas son un gran obstáculo para el mantenimiento de la calidad de vida previa a la enfermedad.

Los tratamientos médicos de las enfermedades crónicas también pueden ocasionar importantes limitaciones en la vida del paciente, debido a sus efectos colaterales (disminución de la libido, alopecia, anorexia, etc.), a los rigurosos controles que a menudo exigen (anticoagulantes, antineoplásicos, etc.), además de las restricciones dietéticas y cambio de hábitos que algunas enfermedades requieren, como es el caso de la insuficiencia renal crónica, o la diabetes.

b) Problemas laborales

Muchas enfermedades crónicas obligan a una reconversión en la actividad laboral habitual para adecuarse a la nueva situación. La respuesta adaptativa del sujeto a la nueva situación laboral, es un predictor de su adaptación general a la situación de enfermo crónico y va a depender de la edad del paciente (mejor cuanto más joven), de sus recursos cognitivos y físicos, del apoyo social y del grado de capacitación profesional[19].

La discriminación laboral puede ser un factor estresante añadido, como a veces sucede en enfermedades como el SIDA.

c) Problemas familiares y sociales

Dependiendo de la gravedad, duración y del grado de limitación/dependencia de la enfermedad, se puede producir un cambio del papel del paciente, motivo por el que se puede ver alterado el equilibrio familiar, pues se pueden producir cambios en las responsabilidades e incluso en el liderazgo dentro de la familia.

La incapacidad, el cambio de estilos de vida y por tanto la utilización del tiempo libre pueden llevar al paciente a la pérdida de relaciones y al aislamiento social.

Personalidad y respuesta a la enfermedad crónica

A continuación se describen los principales rasgos de personalidad que, con mayor frecuencia, se han correlacionado con respuestas maladaptativas en el afrontamiento de enfermedades crónicas.

a) Pacientes dependientes que reaccionan con miedo y adoptan actitudes regresivas que les llevan a conductas dependientes y exigentes de atención.

b) Pacientes obsesivos, ordenados y rígidos, que temen la pérdida de control y reaccionan con mayor rigidez e intolerancia. Una vez aceptada la enfermedad, suelen ser cumplidores meticulosos de las indicaciones médicas.

c) Pacientes con rasgos paranoides, siempre suspicaces y recelosos, por lo que les costará confiar en los tratamientos y en el personal sanitario. Suelen ser malos observantes de los tratamientos y soportarán mal las críticas y recomendaciones.

Morbilidad psiquiátrica en las enfermedades crónicas

En relación con el grado de morbilidad psiquiátrica se pueden considerar tres grupos de enfermedades crónicas[19] (tabla IV).

TABLA IV
ENFERMEDADES CRÓNICAS Y MORBILIDAD PSIQUIÁTRICA

- Enfermedades crónicas con morbilidad psiquiátrica elevada
  - SIDA
  - Enfermedades neurológicas
- Enfermedades crónicas con morbilidad psiquiátrica moderada
  - Enfermedades cardiovasculares
  - Enfermedades respiratorias
  - Enfermedades oncológicas
- Enfermedades crónicas con aumento ligero de morbilidad psiquiátrica
  - Diabetes mellitus
  - Hipertensión arterial

La alta morbilidad psiquiátrica en pacientes con SIDA y enfermedades neurológicas se explica por el mal pronóstico debido a la no existencia de tratamiento curativo en la mayoría de ellas, junto, en el caso del SIDA, con las características de la población afecta y al rechazo social que genera.

La morbilidad psiquiátrica que aparece en diabéticos o hipertensos es equiparable a la de la población general y estará en torno al 20%[25,26].

Respecto al tipo de trastorno psiquiátrico son los trastornos afectivos, incluyendo los adaptativos con síntomas emocionales, los que aparecen con mayor frecuencia cuya prevalencia oscila, según autores[25], entre un 30 y un 60%, seguidos de los trastornos orgánicos cerebrales, abuso de sustancias, trastornos de la personalidad y menos frecuentemente trastornos psicóticos.

Uno de los riesgos a los que están sometidos los pacientes crónicos es al abuso de analgésicos y psicofármacos, que se ve favorecido por los importantes desórdenes afectivos ocultos que presentan y que no son, en muchos casos, abordados en unas consultas en general orientadas al control biomédico del paciente. La alta frecuencia con que la sintomatología dolorosa va asociada a las enfermedades crónicas se relaciona también con el riesgo de abuso de estos fármacos.

Reacción psicológica al dolor

En 1979, la Asociación Internacional para el Estudio del Dolor (IASP) definió el dolor como "una experiencia sensorial y emocional desagradable, que se asocia a una lesión actual o potencial de los tejidos o que se describe en función de dicha lesión"[27]. Ya en esta definición se deja entrever que el dolor es una experiencia compleja que no puede reducirse a mecanismos biológicos, sino que como experiencia subjetiva está condicionada, además, por factores psicológicos.

El estudio del dolor agudo y crónico desde esta perspectiva psicobiológica, ha permitido conocer tanto los procesos bioquímicos y neuronales, como la importancia de los factores psicológicos y sociales implicados en la experiencia de dolor. Dicha experiencia está integrada por procesos perceptivo-sensoriales, motivacionales (que provocan afectos displacenteros e inducen a la acción) y procesos cognitivos, que regulan los dos anteriores. De modo que el dolor es la experiencia resultante de la selección, transmisión y modificación de los estímulos sensoriales, en su circulación por el sistema nervioso, hasta que llegan a la corteza asociativa donde son procesados y cualificados cognitiva y emocionalmente. Estudios recientes de neuroimagen han encontrado que el sufrimiento emocional relacionado con el rechazo social activa, en las personas que lo padecen, dos regiones cerebrales que también son importantes en la respuesta al dolor físico[28].

El término dolor se engloba en uno más amplio denominado *sufrimiento*, con el que se alude a la repercusión negativa que multitud de factores tienen sobre la persona y que son generadores de dolor o sufrimiento psicológico (incapacidad o deficiencia física, síntomas somáticos o psicopatológicos, aislamiento, injusticia social o familiar, problemas espirituales, etc.).

Básicamente, los aspectos psicológicos tienen tres papeles en su relación con el dolor: modulador, etiológico y reactivo o sintomático. Así pues hablaríamos de tres niveles de relación:

1. *Nivel modulador:* Por lo anteriormente mencionado, es fácilmente comprensible que el estado psicológico del paciente pueda modular la percepción de las señales nociceptivas, aumentando o disminuyendo su intensidad, o contribuyendo a su cronicidad. Es conocido que la ansiedad es un factor facilitador de la percepción del dolor. Cuanto mayores sean los niveles de ansiedad, el dolor será percibido como más intenso y desagradable. Los factores sociales y ambientales también pueden influir en el estado emocional del paciente y determinar el balance entre dolor (expresado) y estoicismo[29].
2. *Nivel etiológico:* Los factores psicológicos no sólo se comportan como moduladores del dolor, sino que pueden llegar a ser la causa del mismo. En estos casos el dolor es síntoma de un trastorno psicopatológico previo, como sucede en las depresiones enmascaradas y en otros tipos de dolor psicógeno.
3. *Nivel reactivo:* El trastorno psicopatológico aparece como consecuencia de un dolor intenso o mantenido en el tiempo que acaba agotando la resistencia emocional del individuo, causándole síntomas psicológicos y sociales (depresión, ansiedad, aislamiento social, disfunción familiar, bajo rendimiento o absentismo laboral, etc.)[30].

En cualquier caso, discernir si un trastorno o reacción psicológica es causa o consecuencia del dolor es, en la mayoría de los casos, un ejercicio meramente intelectual que no conduce a resultados en la práctica. En este sentido, es más realista considerar a todo paciente con dolor, como afecto de un síndrome biopsicosocial, independientemente de su etiología y patogenia, y por tanto, necesitado de una intervención integral que contemple tanto su esfera biológica como la psicológica y social[31].

Trastornos psicopatológicos asociados al dolor crónico

Entendemos por dolor crónico el que persiste más allá de seis meses y se resiste a los tratamientos médicos convencionales. Si bien el dolor agudo tiene un significado particular de señal de alarma y facilita el diagnóstico, el dolor crónico no tiene ninguna función útil sobre el individuo. Por el contrario, puede generar sufrimiento innecesario, producir disfunciones físicas o psicológicas y ocasionar repercusiones negativas sobre la vida diaria. Se asocia con frecuencia a trastornos de la afectividad y puede ser potenciador de incapacidad. Habitualmente es determinante en el desarrollo de la "conducta de enfermedad" del paciente. En situaciones graves puede conducir al aislamiento social[32].

Aunque el dolor crónico puede llevar a disfunción tanto física como psicológica a algunos individuos, otros parecen adaptarse relativamente bien a la experiencia continua de dolor. De igual manera, mientras que la inactividad y discapacidad son frecuentes en pacientes con dolor crónico, muchos individuos pueden aprender a funcionar dentro de la normalidad y continuar trabajando productivamente. Estas diferencias están basadas en la capacidad adaptativa del paciente, mediada entre otros factores, por las estrategias de afrontamiento y las creencias[33,34].

Entre los pacientes con dolor que presentan desajustes emocionales, la sintomatología ansiosa y depresiva es la que se asocia con mayor frecuencia. Los síntomas de ansiedad son característicos tanto del dolor agudo como del crónico. Mientras que los síntomas depresivos lo son fundamentalmente del dolor crónico[35].

Los estudios sobre prevalencia de síntomas depresivos en pacientes con dolor crónico dan resultados muy heterogéneos, que oscilan entre el 7% y el 70%, según distintos autores[35]. Este hecho puede ser debido a conductas de minimización de la sintomatología depresiva por parte del paciente, a su dificultad para expresar los síntomas depresivos o a la utilización de diferentes instrumentos de medida.

Hay que advertir que un alto porcentaje de personas con dolor y depresión reciben tratamiento para el dolor, pero no para el trastorno anímico. Y esto sucede a pesar de que hay evidencias que señalan que el tratamiento de los trastornos depresivos en los pacientes con dolor mejoran tanto el dolor como la funcionalidad[36].

Ello puede deberse a que síntomas tales como la astenia, la falta de energía, o el insomnio son atribuidos al dolor y no al estado depresivo[37,38].

ATENCIÓN AL COMPONENTE PSICOLÓGICO DE LA ENFERMEDAD MÉDICA

El objetivo del apoyo psicológico al paciente médico es mantener su autoestima y por tanto una buena imagen de sí mismo a lo largo de las diferentes etapas de la enfermedad, de forma que no presente reacciones psicológicas o conductuales inapropiadas, que le impidan tener ánimo para recuperarse o adaptarse adecuadamente a su nueva situación[39].

El médico de familia, debido al conocimiento que tiene del paciente y su entorno sociofamiliar y a la posibilidad de ofrecer un tratamiento integral, disfruta de una posición privilegiada para realizar este tipo de apoyo.

Como guía general, se deben considerar las siguientes pautas:

Actitud anticipatoria

En la medida de lo posible, debe prevenirse la aparición de reacciones emocionales extremas que puedan llevar al paciente a conductas no adaptadas. En este sentido, cualquier estrategia que persiga este objetivo debe tener en cuenta los siguientes apartados:

Relación médico-paciente

Un aspecto fundamental de toda atención psicológica es la calidad de la relación médico-paciente. Debe estar presidida por una actitud empática y respetuosa hacia las creencias, posicionamientos y expectativas del paciente.

La falta de información adecuada y suficiente sobre la amenaza que supone la enfermedad, es una de las mayores fuentes de ansiedad en el paciente[40]. Por tanto, hay que informar adecuadamente sobre la enfermedad, el fundamento de las medidas diagnósticas y terapéuticas y las repercusiones que tendrá sobre su vida cotidiana. También es conveniente establecer un diálogo sobre las reacciones psicológicas más habituales en respuesta a la enfermedad y que previsiblemente el paciente experimentará, con la intención de que pueda vivirlas de la forma más natural posible.

La información deberá ser emitida de forma comprensible y progresiva, es decir, adaptada a las necesidades que va teniendo el paciente y siempre valorando el impacto que va produciendo en él. Cuando hay que dar malas noticias, hay que transmitir, al mismo tiempo, la confianza de que podrá contar siempre con su médico, hasta en los momentos más difíciles[41,42].

Práctica centrada en el paciente

Además de la enfermedad, es necesario conocer a la persona que tiene la enfermedad, así como su "experiencia de dolencia", para poder entender sus reacciones y ayudar a resolver sus necesidades y expectativas.

Para ello, en sucesivas entrevistas se debe recoger información sobre rasgos de personalidad del paciente, sus temores, preocupaciones y creencias sobre la enfermedad, así como sobre sus expectativas respecto a la atención que recibe y sobre las repercusiones que está teniendo sobre su vida el padecimiento[40,43,44].

Después de evaluar la "viviencia", el médico de familia debe ser capaz de implicar al paciente en el control y seguimiento de su proceso, para lo que debe proponer intervenciones adaptadas a sus creencias, capacidades y necesidades.

A su vez, deberá realizar actuaciones dirigidas a aumentar la capacidad de control del paciente sobre su enfermedad, incrementando su autonomía y no su dependencia como suele ser habitual. En este sentido, *programas de adiestramiento en autocuidados* (self-management), dirigidos a trabajar con el paciente aspectos motivacionales como la autoeficacia y la adquisición de habilidades técnicas para resolver de forma autónoma problemas concretos, han demostrado su efectividad tanto respecto al control de la enfermedad como al consumo de recursos[45]. Otros recursos que pueden contribuir a aumentar la autonomía de los pacientes, son los *programas de comunicación sanitaria interactiva,* que utilizan Internet y combinan información sanitaria y social y ofrecen apoyo en la toma de decisiones o cambios conductuales, a los pacientes con enfermedades crónicas. Muchos de ellos están en fase de investigación y desarrollo, pero algunos estudios ya indican un efecto positivo sobre la autoeficacia[46].

Continuidad en los cuidados

El paciente debe sentir en todo momento que puede contar con su médico. En etapas iniciales se le debe facilitar, dentro de lo posible, la máxima accesibilidad al equipo sanitario ante eventuales problemas, por lo que es conveniente flexibilizar las normas organizativas de la consulta, para que el paciente no las perciba como barreras que pudieran generarle aumento de ansiedad o sensación de rechazo.

Es imprescindible una buena comunicación y entendimiento entre todos los miembros del equipo de atención primaria y los especialistas, para evitar actuaciones descoordinadas o antagónicas, que provoquen ansiedad innecesaria en el paciente. El estudio de las pautas de comunicación entre los profesionales de atención primaria y los de los servicios psiquiátricos especializados es objeto de otro capítulo de este libro.

Hay, en definitiva, que asegurar no sólo una relación técnica, sino también humana, que pueda neutralizar temores y angustias, lo mismo que canalizar las reacciones emocionales del enfermo en un sentido positivo[47,48].

Apoyo social

Se debe realizar una valoración social para detectar áreas deficitarias de apoyo que habría que intentar cubrir, ya que pueden ser en muchos casos el núcleo principal de sufrimiento del paciente.

El principal apoyo de un paciente siempre deberá ser la familia. Por tanto, el médico de familia deberá, como primera actuación, valorar los recursos familiares existentes, identificar posibles problemas e iniciar acciones de preparación en el seno familiar para que dichos recursos sean orientados adecuadamente hacia el problema que previsiblemente tendrá lugar.

El médico de familia se conducirá, en estos casos, con prudencia y proporcionalidad para no generar ansiedad innecesaria, proponiendo a la familia cambios o medidas que luego no sean necesarios realizar.

Intervención familiar

La enfermedad no sólo produce un impacto sobre el paciente, además puede alterar la dinámica de la familia y la estabilidad de cada uno de sus miembros.

La familia, que debe ser en todo momento el principal apoyo del paciente, puede en determinadas circunstancias convertirse en fuente de conflictos y obstáculo para el buen afrontamiento y control de la enfermedad[19].

Por consiguiente, hay que implicar a la familia desde el principio en el proceso de atención al paciente. Una buena forma de empezar es darle una información suficiente y precisa sobre la enfermedad, asegurando al mismo tiempo que recibirá el apoyo del equipo sanitario cuando lo precise.

En este sentido, es útil la realización de entrevistas familiares, en las que el médico se reúne con el paciente y todos los miembros que componen el núcleo familiar. Siguiendo una adecuada metodología y dependiendo del grado de adiestramiento, se pueden alcanzar diferentes objetivos como: asegurar una información homogénea entre los familiares, clarificar dudas o temores, transmitir apoyo, potenciar recursos, conocer el impacto de la enfermedad sobre los familiares, planificar cuidados, etc.[41,49,50].

Atención especial por parte del equipo sociosanitario deben tener los "cuidadores principales" de pacientes crónicos, que en muchas ocasiones realizan su abnegada tarea sin el asesoramiento técnico ni el apoyo psicológico y social necesario. Este hecho genera en el cuidador un progresivo desgaste físico y psíquico con repercusiones no sólo sobre la atención del paciente a su cuidado, sino sobre su propia salud[51-55].

También requieren de una atención particular, las familias de los pacientes que se encuentran en estadios finales de su enfermedad. Las experiencias vividas durante esta fase siempre tienen un gran impacto sobre la familia y serán uno de los temas más importantes y reiterativos a la hora de elaborar el duelo. Por ello, el médico de familia debe intervenir anticipadamente sobre este duelo de forma que el recuerdo de esas experiencias sea el mejor posible para la familia. Dichas intervenciones se pueden resumir en cuidar del enfermo y ayudar a la familia a despedirse, facilitando la expresión y la normalización de las emociones[56].

Detección y abordaje de los trastornos mentales

Es de vital importancia la detección precoz y subsiguiente tratamiento de los trastornos emocionales, especialmente de los estados depresivos, debido a sus consecuencias sobre el control y evolución del problema médico, además de evitar sufrimiento psicológico añadido y prevenir el eventual riesgo de suicidio, aumentado en estos pacientes[4,19].

Además de los síntomas clásicos que definen estos trastornos, el médico de familia debe estar atento a otro tipo de manifestaciones menos típicas, pero que pueden estar enmascarando un trastorno mental subyacente (tabla V).

En el plan de atención psicológica, deberíamos tener en cuenta las consideraciones siguientes:

— La incapacidad funcional es tanto mayor cuanto más elevada sea la ansiedad y la depresión, por lo que siempre habrá que detectarlas y tratarlas con prontitud.
— Se deben respetar los ritmos de cada paciente en su tránsito por las diferentes fases de reacción psicológica.
— El mantenimiento de la negación como mecanismo de defensa durante mucho tiempo, indica un mal pronóstico en cuanto a la adaptación ulterior.
— La forma de instauración también influye en el afrontamiento. La evolución progresiva permite la actuación de mecanismos de defensa y contribuye a una mejor adaptación.
— El éxito del afrontamiento depende en gran medida de la reincorporación y readaptación laboral. Debemos evitar, por tanto, actitudes excesivamente proteccionistas que pudieran conducir al paciente a instalarse en posiciones cómodas, donde se sentirá libre de responsabilidades, pues sólo será objeto de cuidados.

Tratamiento psicoterapéutico

En estos pacientes con enfermedades médicas, son insuficientes, controvertidos y de un nivel bajo de evidencia los estudios sobre la utilidad de intervenciones psicoterapéuticas, más allá de la psicoterapia de apoyo, como para recomendarlas de forma generalizada.

En algunos estudios se ha evidenciado de forma débil, la efectividad de terapias psicodinámicas y terapias de grupo en el mejor control de la diabetes, o de terapias cognitivas para ayudar a comprender, a pacientes con enfermedades crónicas, la importante relación entre el deficiente control y sus conflictos psicosociales[8].

La aplicación de modelos terapéuticos psicodinámicos y conductuales en la atención primaria se trata de manera específica en otros capítulos de este libro, a los que se refiere al lector (véanse los capítulos elaborados por C. Mirapeix y M.ª P. García Vera).

Parece haber acuerdo en la utilidad de los “grupos de ayuda mutua”, integrados por enfermos, sobre todo en la prevención y abordaje de los problemas de aceptación o afrontamiento[57].

TABLA V
PRESENTACIONES ATÍPICAS DE TRASTORNOS MENTALES EN PACIENTES CON ENFERMEDAD MÉDICA

- Aceptación muy pasiva de la situación.
- Problemas de relación con la familia antes inexistentes, como actitudes intolerantes, pérdida de control.
- Problemas con el alcohol o abuso de psicofármacos.
- Exceso de ansiedad.
- Problemas en la relación médico-paciente sin motivo racional aparente.
- Problemas laborales.
- Mala observancia terapéutica o conductas autodestructivas.
- Quejas o sintomatología desproporcionada en relación con una enfermedad causal.
- Retraimiento social.

Tratamiento farmacológico

La utilización de psicofármacos es, a menudo, un necesario complemento del apoyo psicológico en estos pacientes, que conservan las mismas indicaciones para su uso, que el resto de los pacientes con trastornos mentales y que son ampliamente tratados en otros capítulos de este libro.

Sin embargo, en estos casos, los tratamientos psicofarmacológicos entrañan una mayor complejidad, derivada de las precauciones que deben tomarse, tanto por la enfermedad somática como por las interacciones medicamentosas, pues estos pacientes suelen estar polimedicados y el inadecuado manejo de los psicofármacos podría complicar la evolución de su enfermedad o propiciar la aparición de reacciones adversas. Además, hay que añadir el difícil manejo de los psicofármacos en el anciano enfermo, circunstancia cada vez más frecuente en nuestra práctica.

Existe la tendencia a utilizar dosis menores de psicofármacos en pacientes con enfermedades médicas, aunque, en adultos sin insuficiencia renal o hepática, dicha tendencia no ha sido avalada por estudios controlados[58].

Los ansiolíticos se utilizan tanto para tratar la ansiedad adaptativa como el insomnio. Dentro de ellos los más usados son las benzodiacepinas (BZD) que, en los pacientes con enfermedades médicas, deberán prescribirse durante el menor tiempo posible, preferiblemente las de vida media corta sin metabolitos activos como el loracepán, lormetacepán o el oxacepán. Se deben usar con precaución en los pacientes con patologías respiratorias crónicas avanzadas, por el riesgo de depresión del centro respiratorio. Asimismo, se deberá tener especial cuidado cuando se utilicen en pacientes con insuficiencia hepática, en los que se produce una disminución en el aclaramiento sanguíneo de algunas benzodiacepinas que puede llegar hasta el 50 %, como sucede con el diacepan y el clordiacepóxido[59].

En el tratamiento del insomnio, los hipnóticos no benzodiacepínicos (hipnóticos Z) como el zolpidem y zopiclona, en un principio se comercializaron como fármacos que poseían las mismas propiedades de las BZD, con menores efectos adversos debido a su corta semivida y selectividad en unión a receptor; sin embargo los ensayos clínicos posteriores no han mostrado tantas ventajas como para reemplazar a las BZD[66].

En los pacientes con trastornos cognitivos, en los que los síntomas psicológico-conductuales como la ansiedad, los trastornos del sueño y la agitación son tan frecuentes, se debe evitar el uso de benzodiazepinas, pues además de ser ineficaces en estas situaciones, pueden empeorar el trastorno cognitivo de base. Es más adecuado utilizar en estos casos como inductor del sueño el clometiazol, antihistamínicos con efecto sedante (difenhidramina, hidroxicina), antidepresivos como la trazodona con propiedades sedantes y efectos combinados como antagonista, y agonista serotoninérgico.o incluso neurolépticos como el haloperidol, durante cortos períodos de tiempo[60,61].

En relación a las interacciones medicamentosas, se debe tener en cuenta que la cimetidina, el disulfiram, la isoniazida y los estrógenos aumentan los niveles plasmáticos de las BZD, mientras que los antiácidos pueden disminuir su absorción. A su vez, las BZD pueden aumentar los niveles plasmáticos de fenitoína o digoxina y producir una reducción del efecto antiparkinsoniano de la Levodopa. Además, el metabolismo de los compuestos benzodiacepínicos puede verse incrementado por el consumo de tabaco[58].

Los antidepresivos están indicados, en pacientes con enfermedad médica, cuando el estado de ánimo depresivo se acompaña de síntomas intensos y mantenidos. Son efectivos en el tratamiento de la depresión en todos sus grados de severidad, en pacientes con y sin enfermedades orgánicas concomitantes. Su correcta utilización en estos casos consigue disminuir los síntomas somáticos, la incapacidad causada por ambos trastornos y mejorar la calidad de vida del paciente[62,63].

Para la elección del antidepresivo el clínico debe considerar los factores habituales en el tratamiento antidepresivo: edad, historia anterior de respuesta positiva a algún antidepresivo, tipo de cuadro depresivo y perfil de seguridad del fármaco elegido, además de las patologías médicas del paciente y la administración concomitante de otros medicamentos. En cuanto a su eficacia, no se han encontrado diferencias significativas entre los distintos grupos de antidepresivos, que se distinguen más por su perfil de seguridad y efectos secundarios. Es este sentido, los inhibidores selectivos de la recaptación de serotonina (p.ej., citalopran, fluoxetina, paroxetina, fluvoxamina o la sertralina), por sus escasos efectos secundarios y menor número de interacciones medicamentosas, han desplazado a los antidepresivos clásicos, y ofrecen un manejo mejor y más seguro en los pacientes con enfermedades médicas[64,65].

Una consideración especial merece la prescripción de psiocofármacos en el anciano con enfermedad somática. Es preciso tener en cuenta, no sólo los cambios farmacocinéticos y farmacodinámicos derivados de la edad, sino también la pluripatología y polimedicación que suele presentar este grupo de edad. Hay estudios que demuestran un aumento de morbimortalidad en ancianos que toman benzodiacepinas (hipotensión, deterioro cognitivo, caídas etc...) por lo que habrá que valorar cuidadosamente, en cada caso, la relación beneficio-riesgo antes de prescribirlos[66].

Cuando se decida usarlos se deben tener en cuenta las siguientes consideraciones:

— Las recomendaciones de un medicamento en ancianos, no siempre se apoyan en evidencias publicadas, sobre todo cuando nos referimos a los muy ancianos (octogenarios) y con múltiples enfermedades, dado que por lo general son excluidos de los estudios.
— Para evitar efectos adversos deben recibir inicialmente dosis más bajas, entre un tercio y la mitad de las dosis recomendadas para otras edades, de antidepresivos (hipotensión, efectos anticolinérgicos), BZD (sedación, deterioro psicomotor) y neurolépticos (hipotensión, efectos anticolinérgicos y extrapiramidales).
— Es frecuente que las BZD de vida media larga y con metabolitos activos como el diacepán, produzcan ataxia y confusión, caídas y trastornos de la memoria que pueden simular una demencia, por lo que se prefiere el uso de las de vida media corta o intermedia.
— Entre los neurolépticos, el haloperidol sigue siendo el de primera elección por su amplia experiencia de uso y sus menores efectos adversos cardiovasculares y anticolinérgicos. Los nuevos antipsicóticos, denominados atípicos (risperidona y olanzapina) tienen su lugar en el tratamiento de las psicosis en el anciano, pues causan menos efectos extrapiramidales y anticolinérgicos que sus antecesores. Sin embargo, se ha observado una mayor incidencia de episodios isquémicos cerebrales en pacientes mayores de 75 años con demencia tratados con risperidona para los síntomas conductuales. El balance beneficio-riesgo en estos pacientes sólo es favorable en el tratamiento sintomático de episodios graves de agresividad o cuadros psicóticos que no respondan a otras medidas, siempre que se man-

tenga el tratamiento el menor tiempo posible. La olanzapina no está autorizada en el tratamiento de los trastornos psicóticos asociados a demencia, ya que se ha detectado una mayor incidencia de mortalidad y accidentes cerebrovasculares en este tipo de pacientes[67].

— Dentro de los antidepresivos, los ISRS son de elección por su perfil de seguridad. Si se opta por antidepresivos tricíclicos o heterocíclicos, se debe evitar prescribir amitriptilina por sus muchos efectos secundarios, anticolinérgicos y cardiotóxicos en esta edad, siendo preferible emplear mianserina, nortriptilina o trazodona[68].

Abordaje del paciente con dolor

La atención al dolor y a sus trastornos asociados desde la atención primaria requiere de un preciso diagnóstico del tipo, características, y repercusiones del dolor, así como de la sintomatología psicosocial acompañante, con el fin de realizar un tratamiento integral, que en muchos casos necesitará ser además, multisiciplinar[69].

Se dispone de varias escalas de utilidad en la evaluación del dolor, que valoran su intensidad, frecuencia, así como sus repercusiones físicas y afectivas: escala visual analógica, McGuill Pain Questionnaire, test de Lettinen y HADS[70].

Puesto que el dolor crónico aparece generalmente como expresión de procesos de larga evolución y de difícil abordaje curativo, independientemente del mecanismo causal, el propósito en el tratamiento del dolor debe ser lograr su alivio de forma eficaz. Aunque técnicas como la estimulación neuronal eléctrica transcutánea (TENS) o la acupuntura han demostrado su utilidad en algunos estudios, la base del tratamiento del dolor crónico es farmacológica y la elección del tratamiento más adecuado dependerá de la valoración completa del tipo de dolor y de la definición del síndrome doloroso específico[72].

Se debe tener en cuenta la utilidad de la terapéutica antidepresiva en el dolor crónico, no sólo por su acción antidepresiva, sino por su efecto analgésico directo y por su capacidad de potenciar la analgesia inducida por opiáceos. En este sentido las mejores evidencias corresponden a la amitriptilina y no hay suficientes datos sobre la efectividad de los fármacos inhibidores selectivos de la recaptación de serotonina (ISRS) como para recomendar su uso como analgésico[73].

Los fármacos anticonvulsivantes también han sido utilizados para el tratamiento del dolor desde los años sesenta. La impresión clínica es que son útiles para el dolor neuropático crónico (neuralgia del trigémino, polineuropatía diabética, neuralgia postherpética, etc.), especialmente cuando éste es de tipo lacerante o urente. Hay estudios que indican que la gabapentina y en menor grado la carbamacepina son efectivas para el dolor neuropático crónico[73,74].

Pero junto al tratamiento farmacológico, hay que emprender medidas encaminadas a resolver o aliviar los problemas de orden psicológico o conductual y los que necesitan de rehabilitación, ya que estos aspectos son los que en muchas ocasiones complican la evolución del dolor.

Las técnicas psicoterapéuticas más empleadas han sido las intervenciones de tipo cognitivo-conductual (relajación, *biofeedback*, reestructuración cognitiva, etc.), que en ocasiones se incluyen dentro de los programas rehabilitadores para el dolor crónico junto a terapia ocupacional y física. Estos programas parecen producir mejorías significativas en la actividad física y laboral, en la reducción de la demanda asistencial y en el consumo de analgésicos, aunque hay poco acuerdo sobre su eficacia en la reducción de la intensidad del dolor[8,75,76].

También se han mostrado útiles en el manejo del dolor otras intervenciones psicosociales como los programas de adiestramiento en autocuidados (self-management) dirigidos a trabajar en el paciente aspectos motivacionales y la adquisición de habilidades técnicas que le permitan ser capaz de resolver de forma autónoma problemas concretos relacionados con su enfermedad. Dichos programas han demostrado disminuir la intensidad del dolor y la disfuncionalidad[77].

REACCIÓN PSICOLÓGICA AL INGRESO HOSPITALARIO

El hospital, por sus características estructurales, organizativas y funcionales constituye, en sí mismo, un potente agente estresante para los pacientes ingresados, desencadenando, por dicha razón, una serie de desórdenes en la esfera psicoafectiva o congnitiva que resultan de gran importancia en el balance final del proceso de atención hospitalaria.

La depresión y otros desórdenes psiquiátricos, concomitantes o desencadenados por el ingreso hospitalario motivado por una enfermedad somática, van a determinar en el paciente un aumento de las necesidades de atención, una menor colaboración por parte de éste en el proceso de cuidados, un estado de incapacidad que se sumará a la que ya produce la enfermedad objeto de ingreso, una peor evolución de la propia enfermedad y un aumento de la estancia hospitalaria[54,55,80].

Al valorar a los enfermos ingresados en hospitales no psiquiátricos por procesos orgánicos, se obtienen prevalencias de depresión que oscilan entre el 16 y el 43% y de ansiedad del 16 al 40%[81,82,83]. Estas diferencias se deben a que en unos estudios se exigen criterios diagnósticos DSM para diagnosticar los trastornos, mientras en otros se atiende a la presencia de síntomas recogidos mediante cuestionarios. Además, los trastornos de ansiedad y depresión están infradiagnosticados, quedando reflejados como diagnóstico al alta o en el curso clínico tan sólo en el 3% de los casos y más del 60% permanece sin tratamiento durante la hospitalización o el seguimiento posterior[84].

Del mismo modo se ha visto que entre el 20 y el 40% de los pacientes ancianos ingresados, van a presentar en algún momento de su ingreso estados confusionales transitorios, que ensombrecerán su pronóstico o alargarán su estancia[85].

El ingreso hospitalario, determinado por una especial necesidad de atención a un problema de salud grave o complejo, brinda al paciente la posibilidad de acceder a unos medios diagnósticos o terapéuticos que no tiene en el primer nivel asistencial, pero también le hace vivir en una situación de incertidumbre que es, en sí misma, altamente estresante. Además, el hospital somete a la persona enferma a un sistema que tiene una organización, reglas, modos, pautas, "idioma"..., en definitiva, una subcultura extraña para él[57]. En esta situación, el paciente se ve insertado en un medio desconocido, que altera profundamente una serie de elementos de enorme valor, dado que contribuyen al mantenimiento tanto de sus necesidades biológicas, como de su estabilidad psicosocial. Los más destacados serían: el conocimiento del medio en que se desenvuelve, la autonomía, la independencia, la intimidad, la vida familiar, las relaciones de amistad y el papel social que desempeña.

Como hemos dicho, el propio hecho del ingreso hospitalario actúa para muchas personas como un factor desencadenante de una serie de desórdenes de la esfera psicoafectiva e incluso cognitiva, pero hay todo un cortejo de situaciones que influyen, en mayor o menor medida, en la capacidad del paciente para afrontar la situación de internamiento y que podríamos agrupar en factores predisponentes y factores facilitadores.

Elementos predisponentes

Son aquellas circunstancias propias del individuo y de su sistema social, que van a determinar una serie de condiciones, que harán que sea más probable un desajuste emocional o psicopatológico durante su ingreso hospitalario.

Características del proceso morboso

Existen una serie de situaciones, en la mayor parte de los casos, determinadas por la naturaleza de la enfermedad y de las actuaciones médicas que ella requiere, que actúan de un modo especial como predisponentes de desórdenes psicológicos, de tal manera que los pacientes ingresados en las unidades de cuidados intensivos, en unidades de coronarias, los sometidos a cirugía y los que sufren aislamiento por un proceso infeccioso o por inmunodepresión, tienen una mayor predisposición a estos desórdenes que el resto de los pacientes ingresados. Sin embargo, en contra de lo que pudiera pensarse, la ansiedad y la depresión no siempre son más frecuentes en los enfermos con procesos más graves; de hecho, la ansiedad puede incluso disminuir en los más severos, que pueden ver en el hospital un lugar seguro donde van a poder obtener cuidado y alivio de sus síntomas. En cambio, una mayor percepción subjetiva de gravedad por parte del paciente sí se correlaciona con una mayor presencia de estos trastornos[83].

En general, las características del proceso morboso someten al paciente a una serie de experiencias altamente generadoras de estrés y que se pueden agrupar en las experiencias de amenaza y de pérdida. La experiencia de amenaza tiene que ver con problemas más inmediatos de dolor y de inmovilización, así como con la sensación de pérdida de control sobre los acontecimientos que le afectan, mientras que la experiencia de pérdida viene determinada por la pérdida de una parte del cuerpo, de una función o de ambas cosas[12].

Características propias del paciente

No todos los pacientes son intrínsecamente iguales en el momento de su ingreso, aunque éste haya sido producido por una misma enfermedad. Existe todo un componente de base, específico de cada paciente, que va a determinar una distinta predisposición para presentar alteraciones psicopatológicas. Algunos estudios muestran mayor prevalencia de ansiedad y depresión entre la mujeres ingresadas[83] y es conocida también la asociación de la depresión con la mayor edad, el deterioro físico, la limitación para las actividades de la vida diaria y un peor nivel cultural y económico[86].

Aspectos relacionados con la personalidad, con su capacidad para afrontar situaciones difíciles o altamente estresantes, las experiencias previas de enfermedad o de ingreso hospitalario que haya podido tener, así como la posibilidad de que algunos de los pacientes ya presenten una morbilidad psiquiátrica o desajuste psicológico antes del ingreso, son algunos de los más frecuentemente descritos.

Elementos externos al paciente

Existen otra serie de aspectos íntimamente relacionados con el paciente, pero externos a él, que tienen una gran importancia como elementos productores o amortiguadores del estrés psicológico que acompaña a la enfermedad y al ingreso hospitalario. Nos referimos al subsistema familiar, al laboral y, en definitiva, a la red social con que cuenta el individuo.

Es evidente que si la enfermedad y el ingreso hospitalario de alguno de los progenitores o de otro miembro de la familia que esté asumiendo el papel de cuidador o mantenedor, ponen en peligro la economía familiar o la capacidad de la propia familia para cuidar de sus miembros, se producirá una situación de fuerte estrés que se sumará al resto de las descritas. Del mismo modo, cuando esa circunstancia afecta a la estabilidad laboral o al papel social que esa persona tiene, nuevamente se producirá una situación estresante que debilitará la capacidad del individuo para afrontar la enfermedad o el ingreso.

Pero la familia y el entorno social del individuo tienen también un papel de soporte de sus miembros y cuando éste falla, el paciente verá agudizada la sensación de soledad y desamparo propias del ingreso.

Elementos facilitadores

Son aquellos elementos propios de la subcultura del hospital que van a permitir o facilitar que el desajuste psicopatológico se produzca (tabla VI).

El paciente se introducirá en un mundo que habla un idioma incomprensible para él, no sólo en los aspectos referentes a su propia enfermedad, hecho que en alguna medida también ocurría cuando estaba en su domicilio, sino los que tienen que ver con todo lo que le rodea, como el aparataje (TAC, transcult, chato, drenaje...), las técnicas ("le vamos a hacer *clapping* o una eco...", "le vamos a coger una subclavia"), la alimentación ("tiene una dieta de 1.500"), las personas (el adjunto, el residente, la ATS...), etc. Esto le sumirá en un estado de ignorancia generalizada y, por tanto, contribuirá al aislamiento.

El hospital será también para el paciente, al menos para aquel que ingresa por primera vez, un entorno físico desconocido y adverso que en los primeros momentos producirá desorientación y, por tanto, también contribuirá a incrementar la sensación de aislamiento. Finalmente, el hospital tiene su propia organización, con sus propias normas, pautas, reglas, horarios y jerarquías, y en la cual el paciente pierde su papel social previo para adoptar un papel de enfermo institucionalizado, siempre en una situación de completa disponibilidad y accesibilidad para el equipo médico, lo que conduce a una situación de dependencia que se correlaciona con esa sensación de falta de control sobre su propia vida, que con frecuencia tiene el paciente hospitalizado. Pero esta organización también conlleva a una pérdida de la intimidad y de la privacidad. En el hospital no hay espacios ni tiempos privados para el paciente.

La situación de aislamiento y desamparo puede tener consecuencias negativas para la salud del paciente, dado que se puede inhibir la capacidad para tomar decisiones sobre su propio cuidado. Además, el paciente estará mal informado *—no olvidemos que no entiende el idioma—* y corre el riesgo de tomar deci-

TABLA VI

ELEMENTOS DE LA CULTURA HOSPITALARIA QUE PUEDEN ACTUAR COMO FACTORES PERMISIVOS O FACILITADORES DE LOS TRASTORNOS PSICOLÓGICOS EN EL PACIENTE INGRESADO

Características de la subcultura hospitalaria	Efectos en el paciente
Un idioma desconocido	Agudiza la asimetría informativa Aumenta la ignorancia sobre la propia enfermedad Produce ignorancia sobre los procesos asistenciales a los que será sometido Aislamiento
Un entorno físico desconocido y adverso	Desorientación Aislamiento
Una nueva organización social	Cambio de papel social Pérdida de independencia Pérdida de autonomía Pérdida de intimidad y privacidad

siones basadas en informaciones inadecuadas. Hay estudios que han encontrado una relación inversa entre el conocimiento del diagnóstico y la presencia de trastorno de ansiedad en pacientes hospitalizados[83]. A su vez la ansiedad es el proceso que más influye en la vivencia de la gravedad que experimenta el enfermo y, en consecuencia, en su estado de salud percibido y calidad de vida durante el ingreso.

Como el desamparo implica la creencia de que no podemos influir significativamente en lo que ocurre, el paciente prestará poca atención a la toma de decisiones cuando haya que tomarlas. Este papel aprendido en el hospital, tiene especial importancia en aquellos pacientes que deben asumir su autocuidado después de recibir el alta hospitalaria, ya que necesitarán ayuda para recuperar la falta de control inducida por el hospital, ya que el desamparo se aprende y se generaliza.

Abordaje del paciente que requiere hospitalización

No hay mucha investigación que nos permita predecir cuál va a ser la reacción de cada paciente a la hospitalización. Pero, según Taylor[12], tres elementos podrían resultar predictores de la misma: 1) el modo en que el individuo reacciona a la pérdida de control; 2) el nivel de expectativas que el paciente tiene respecto a la experiencia del hospital; y 3) la percepción que tiene el paciente de la racionalidad de la eliminación de la libertad que se impone dentro del hospital, pues sienten que tienen que consultar o pedir permiso para todo lo que en la vida habitual hacían libremente. Si tal eliminación se percibe como arbitraria, aparece la reactancia. Un claro ejemplo de esto último, son las limitaciones de la movilidad que tienen lugar durante la estancia hospitalaria y que producen un cierto confinamiento en las salas y que no se reducen sólo a los pacientes que tienen que permanecer encamados por motivos de salud. Hay que señalar que estas restricciones de la actividad durante el ingreso son, en muchos casos, el origen de posteriores discapacidades, sobre todo en personas mayores en las que su reserva funcional está disminuida[87].

En este punto, hemos de preguntarnos: ¿qué puede hacer un médico de familia para mejorar la capacidad de un paciente y de su familia para afrontar el ingreso hospitalario? Las actuaciones podríamos estructurarlas en tres grupos:

Medidas de carácter anticipatorio sobre el paciente y la familia

La identificación de pacientes con riesgo de presentar altos niveles de sintomatología ansiosa y depresiva durante la hospitalización es un objetivo prioritario en esta fase, ya que permitirá mejorar su calidad de vida a corto plazo durante la hospitalización y, a largo plazo su pronóstico funcional y vital. En este sentido, las actuaciones del médico de familia irían dirigidas a la identificación de los elementos predisponentes y a la actuación sobre aquellos en que sea factible hacerlo. La identificación de una psicopatología de base, que debe ser tratada y referida en el informe de ingreso, la atención a los aspectos relacionados con una información adecuada, sin crear alarma ni tampoco falsas expectativas, así como el apoyo en la resolución de los aspectos de índole familiar o laboral, con la adecuada coordinación sociosanitaria, son tal vez las tres actuaciones que más pueden ayudar al paciente antes de su ingreso.

Medidas durante el ingreso

El médico de familia deberá observar si se produce el adecuado apoyo de la familia o entorno social más próximo, así como, en el caso de detectar problemas, coordinarse con los médicos encargados de dicho paciente en el hospital.

Pero la familia también padece las consecuencias de la enfermedad y el ingreso, por lo que deberá también apoyar a la familia con el fin de reducir su ansiedad y conseguir un adecuado afrontamiento familiar del problema, dado que ello influirá, a su vez, en el ánimo del paciente[88]. Esto es especialmente importante cuando atendemos a ancianos, en los que está documentado un aumento de mortalidad después del ingreso hospitalario del cónyuge[89].

A su vez, el médico deberá ir preparando a la familia para el alta, dado que no sólo el estado físico sino también el psicológico del paciente puede estar afectado y su familia debe ser capaz de comprender y aceptar dicha situación, así como apoyar para su resolución.

Actuaciones tras el alta

No se conoce si el alto nivel de ansiedad o depresión que sufren los pacientes durante el ingreso es transitorio, y desaparecería con el regreso al domicilio, o si perdurará en el tiempo. Algún estudio ha encontrado persistencia de la depresión o de la ansiedad en el 50% de los enfermos, un mes después del alta hospitalaria, sin que hubieran recibido tratamiento específico[90].

Por este motivo el médico de familia, además de hacer el seguimiento de la enfermedad objeto de ingreso, deberá hacer una valoración del estado psicopatológico del paciente, de su capacidad funcional y de su capacidad y disposición para asumir su autocuidado, y con ello actuar en consecuencia.

LECTURAS RECOMENDADAS

Lipkin M, Putman S, Lazare A: *The Medical Interview*. New York, Springer, 1995.

Es un completo tratado de entrevista clínica, en el que, además de comunicación clínica general, se incluyen capítulos específicos sobre exploración de la esfera psicosocial, comunicación con el paciente terminal, entrevista familiar y estilos de personalidad, entre otros.

Mckay M, Fanning P: *Autoestima: evaluación y mejora*. Barcelona, Martínez Roca, 1991.

Se trata de un manual dirigido tanto a psicoterapeutas profesionales como a no profesionales, que pretendan mejorar su propia autoestima, aunque su principal objetivo es enseñar, de forma práctica, estrategias que puedan emplear los médicos para aumentar la autoestima de sus pacientes, elemento clave en el mantenimiento de la salud psicológica.

Cassen NH: *Psiquiatría de enlace en el hospital general*. Madrid, Díaz de Santos, 1994.

El libro del Dr. Cassen es un tratado de psiquiatría de enlace, que analiza en profundidad los factores que influyen en el afrontamiento de la enfermedad médica, tanto en sus aspectos diagnósticos como terapéuticos.

McDaniel S, Campbell TL, Seaburn DB. Orientación familiar en atención primaria. Barcelona, Springer-Verlag Ibérica, 1998.

Manual dirigido a médicos de familia y otros profesionales de la salud mental, imprescindible para entender los principios básicos de la atención familiar y sus técnicas e instrumentos de valoración e intervención psicosocial.

De la Revilla L. Cómo leer e interpretar el genograma. Granada, Adhara, 2004.

Dirigido a enseñar la correcta elaboración, lectura e interpretación del genograma. Uno de sus capítulos está dedicado a profundizar en la utilidad del genograma en las enfermedades crónicas.

BIBLIOGRAFÍA

1. Pichot P: *DSM-IV: Manual diagnóstico y estadístico de los trastornos mentales*. Barcelona, Ed. Masson, 1994.
2. Organización Mundial de la Salud: CIE-10: *Trastornos mentales y del comportamiento: Descripciones clínicas y pautas para el diagnóstico*. Madrid, Ed. Meditor, 1992.
3. American Psychiatric Association. Diagnostic and Statistical Manual of Mental Dosrders, Ed. 4, Revisited Text. Washington D.C.: American Psychiatric Association, 2000.
4. Rundell J, Wise M: *Textbook of consultation-liaison psychiatry*. Washington, Ed. The American Psichiatric Press, 1996.
5. Ramírez A, House A: Common mental health problems in hospital. *BMJ* 1997; 31(4):1679-1681.
6. Vázquez-Barquero JL, Wilkinson G, Díez Manrique JF: Psychiatric morbidity and physical illness in health centres. *Acta Psychiatr Scand* 1990; 81:335-339.
7. Goldbeerg D: Epidemiology of mental disorder in primary care settings. *Epidemiol Rev* 1995; 17 (1):182-190.
8. Guthrie E: Emotional disorder in chronic illness: psychoterapeutic interventions. *Br J Psychiatry* 1996; 168:265-273.
9. Haro JM, Palacin C, Vilagut G y cols.: Prevalencia de los trastornos mentales y factores asociados: resultados del estudio ESEMeD-Espana. *Med Clin (Barc)*. 2006 Apr 1; 126(12):445-51.
10. Roca M, Bernardo M: *Trastornos depresivos en patologías médicas*. Madrid, Ed. Masson, 1996.
11. Ellis A: *Terapia racional emotiva*. México, Ed. Pax, 1980.
12. Rodríguez-Marín J, Zurriaga R: Enfermedad: estrés y afrontamiento. En: *Estrés, enfermedad y hospitalización*. Granada, Escuela Andaluza de Salud Pública, 1997.
13. Falicov C: *Transiciones de la familia: continuidad y cambio en el ciclo de la vida*. Buenos Aires, Ed. Amorrortu, 1991.
14. Kaplan HI, Sadock BJ: *Tratado de psiquiatría*. 2ª edición. Barcelona, Ed. Salvat, 1989.

15. Justice B: Stress, coping and health outcomes. En: Russell ML (ed.): *Stress management for chronic diseases*. New York, Pergamon Press, 1988.

16. Cassem NH: *Psiquiatría de enlace en el hospital general*. Madrid, Ed. Díaz de Santos, 1994.

17. Sensky T: Patients' reactions to illness. *BMJ* 1990; 300:622-623.

18. Lahuerta C, Borrel C, Rodríguez-Sanz M: La influencia de la red social en la salud mental de la población anciana. *Gac Sanit* 2004; 18(2):83-91.

19. Cervera S, Conde V, Espino A: Manual del residente de Psiquiatría. Madrid, Ed. Smithkline Beechan, 1997.

20. Shah SU, White A, White S y cols.: Relationship between cardiovascular and psychiatric conditions. *Postgrad Med J* 2004; 80:683-689.

21. House A, Stark D: Anxiety in medical patients. *BMJ* 2002; 325:207-209.

22. Blay C: Actuación ante los pacientes de trato difícil. *FMC* 1996; 3 (4):243-250.

23. Bermejo F, Rivera J, Pérez del Molino F: Aspectos familiares y sociales en la demencia. *Med Clín (Barc)* 1997; 109:140-146.

24. Zurro M, Cano JF: *Atención Primaria*. Barcelona, Ed. Doyma, 1994.

25. Wels KB, Golding JM, Burnan MA: Psychiatric disorder in a sample of general population with and without chronic medical condition. *Am J Psychiatry* 1988; 145:976-981.

26. Viinamäki H, Niskanen L, Uusitupa M: Mental well-doing in people wiyh non-insulin-dependent diabetes. *Acta Psychiatr Scand* 1995; 92:392-397.

27. Aliaga L, Baños JE, Barutell C y cols.: *Dolor y utilización clínica de los analgésicos*. Barcelona, Ed MCR SA, 1996.

28. Vastag B: Scientists Find Connections in the Brain Between Physical and Emotional Pain. *JAMA* 2003; 290:2389-2390.

29. Markenson J: Mechanisms of chronic pain. *Am J Med* 1996; 101:6S-18S.

30. Stewart WF, Ricci JA, Chee E, Morganstein D, Richard Lipton: Lost Productive Time and Cost Due to Common Pain Conditions in the US Workforce. *JAMA* 2003; 290:2443-54.

31. Holdcroft A, Power I: Management of pain. *BMJ* 2003; 326:635-639.

32. Penzo W: El dolor crónico. Aspectos Psicológicos. Barcelona: Martínez-Roca, 1989.

33. Jansen M, Turner J, Romano J: Coping with chronic pain:a critical review of the literature. *Pain* 1991; 47:249-283.

34. Lynn A, Norris M, Tan G: Active and passive coping strategies in chronic pain patients. *Pain* 1996; 64:455-462.

35. Ferrer VA, Roca M: Trastornos depresivos en reumatología. En: Roca M, Bernardo M (eds.): *Trastornos depresivos en patologías médicas*. Barcelona, Masson SA, 1996.

36. Lin EH, Katon W, Von Korff M, Tang L, Williams JW Jr, Kroenke K, Hunkeler E, Harpole L, Hegel M, Arean P, Hoffing M, Della Penna R, Langston C, Unutzer J: IMPACT Investigators. Effect of improving depression care on pain and functional outcomes among older adults with arthritis: a randomized controlled trial. *JAMA* 2003 Nov 12; 290(18):2428-9.

37. Gilbody S, Whitty P, Grimshaw J, Thomas R: Educational and Organizational Interventions to Improve the Management of Depression in Primary Care: *JAMA* Jun 2003; 289: 3145-3151.

38. Gerrity MS, Cole SA, Dietrich AJ, Barrett JE: Improving the recognition and management of depression: is there a role for physician education? *J Fam Pract* 1999; 48:949-957.

39. Mckay M, Fanning P: *Autoestima: evaluación y mejora*. Barcelona, Ed. Martínez Roca, 1991.

40. Simpson M, Buckman R, Stewart M: Comunicación médico paciente: informe de consenso de Toronto. *BMJ* 1993; (Ed. esp.) 8 (1): 40-45.

41. Lipkin M: *The Medical Interview*. New York, Ed. Springer, 1995.

42. Borrel i Carrió F: *Manual de entrevista clínica*. Barcelona, Ed. Doyma, 1989.

43. McWhinney I: *Medicina de familia*. Madrid, Ed. Doyma Libros, 1994.

44. Levenstein JH, McCracken EC, McWhinney IR, Stewart MA, Brown JB: The patient-centred clinical method. 1. A model for the doctor-patient interaction in family medicine. *Fam Pract* 1986 Mar; 3(1):24-30.

45. Bodenheimer T, Loring K, Colman H y cols.: Patient self-management of chronic disease in primary care. *JAMA* 2002; 288(19): 2469-75.

46. Murray E, Burns J, See TS, Lai R, Nazareth I: Interactive Health Communication Applications for people with chronic disease. Cochrane Database *Syst Rev* 2005 Oct 19; (4):CD004274.

47. Vélez Noguera JL: *Enfoque de la Salud Mental en Atención Primaria*. Madrid, Ed. Organón Española SA, 1991.

48. Saultz JW: Defining and measuring interpersonal continuity of care. *Ann Fam Med* 2003; 1:134-43.

49. Vaz FJ: Más allá de la demanda individual: atención familiar desde la atención primaria de salud. *Medifam* 1995; 2:87-93.

50. Jarabo Y, Vaz FJ: Técnicas de entrevista familiar en Atención Primaria. *Medifam* 1996; 6:364-371.

51. García MC, Torío J: Repercusiones de la demencia en la familia y en el cuidador principal del paciente. *Medifam* 1996; 6 (1):47-55.

52. Rubio ML, Sánchez A, Ibáñez JA: Perfil medicosocial del cuidador principal: ¿se trata de un paciente oculto? *Aten Primaria* 1995; 16:181-186.

53. Pérez JM, Abanto J, Labarta J: El síndrome del cuidador en los procesos con deterioro cognoscitivo. *Aten Primaria* 1996; 18:194-202.

54. Megido MJ, Espinás J, Carrasco RM, Copetti S, Caballé E: La atención de los cuidadores del paciente con demencia. *Aten Primaria* 1999; 23:493-5.

55. Parks SM, Novielli KD: A practical guide to caring for caregivers. *Am Fam Physician* 2000; 62:2613-20.

56. Saunderson EM, Ridsdale L: General Practitioner' beliefs and attitudes about how to respond to death and bereavement: qualitative study. *BMJ* 1999; 319: 293-6.

57. Roca F, Llauguer MA: Grupos de ayuda mutua: una realidad a tener en cuenta en atención primaria. *FMC* 1994; 1(4):214-224.

58. Stahl SM: Psicofarmacología esencial. (2ª edición). Ed. Ariel Neurociencia. Barcelona 2002.

59. Máximo Lozano Suárez, Jesús Antonio Ramos Brieva. Utilización de los Psicofármacos en Psiquiatria de enlace. Ed Masson. Barcelona 2002.

60. Ghodse H, Khan I: *Fármacos Psicoactivos: mejorando las prácticas de prescripción*. Organización Mundial de las Salud, 1990.

61. Lonergan E, Luxenberg J, Colford J: Haloperidol for agitation in dementia. The Cochrane Database of Systematic Reviews 2002, Issue 2. Art. No.: CD002852. DOI: 10.1002/14651858. CD002852.

62. Kennedy SH, Lam RW, Cohen NL, Ravindran AV: CANMAT Depression Work Group. Clinical guidelines for the treatment of depressive disorders. IV. Medications and other biological treatments. *Can J Psychiatry* 2001 Jun; 46 Suppl 1:38S-58S.

63. Lin E, Katon W, Korff VM, y cols.: Effect of Improving Depression Care on Pain and Functional Outcomes Among Older Adults With Arthritis. *JAMA* 2003; 290:2428-2429.

64. Gill D, Hatcher S: Antidepressants for depression in medical illness (Cochrane Review). In: The Cochrane Library, Issue 4, 2003. Chichester, UK: John Wiley & Sons, Ltd.

65. Cipriani A, Brambilla P, Furukawa T, Geddes J, Gregis M, Hotopf M, Malvini L, Barbui C: Fluoxetina versus otros tipos de

farmacoterapia para la depresión (Revisión Cochrane traducida). En: La Biblioteca Cochrane Plus, 2006 Número 2. Oxford: Update Software Ltd. Disponible en: http://www.update-software.com. (Traducida de The Cochrane Library, 2006 Issue 2. Chichester, UK: John Wiley & Sons, Ltd.)

66. Glass J, Lanctôt KL, Herrmann N y cols.: Sedative hypnotics in older people with insomnia: meta-analysis of risks and benefits. *BMJ* 2005; 331:1169-75.

67. Ballard C, Waite J: Efectividad de los fármacos antipsicóticos atípicos para el tratamiento de la agresividad y la psicosis en la enfermedad de Alzheimer (Revisión Cochrane traducida). En: La Biblioteca Cochrane Plus, 2006 Número 2. Oxford: Update Software Ltd. Disponible en: http://www.update-software.com. (Traducida de The Cochrane Library, 2006 Issue 2. Chichester, UK: John Wiley & Sons, Ltd.).

68. Mottram P, Wilson K, Strobl J: Antidepresivos para la depresión en el anciano (Revisión Cochrane traducida). En: La Biblioteca Cochrane Plus, 2006 Número 2. Oxford: Update Software Ltd. Disponible en: http://www.update-software.com. (Traducida de The Cochrane Library, 2006 Issue 2. Chichester, UK: John Wiley & Sons, Ltd.).

69. Flor H, Fydrich T, Turk DC: Efficacy of multidisciplinary pain treatment centers: a meta-analitic review. *Pain* 1992; 49: 221-230.

70. Melzak R: The short-form McGill Pain Ques tionnaire. *Pain* 1987; 30:191-197.

71. Brasseur L: Review of current pharmacologic treatment of pain. *Drugs* 1997; 53:10-17.

72. Antidepresivos para el dolor neuropático (Revisión Cochrane traducida). En: La Biblioteca Cochrane Plus, 2006 Número 2. Oxford: Update Software Ltd. Disponible en: http://www.update-software.com. (Traducida de The Cochrane Library, 2006 Issue 2. Chichester, UK: John Wiley & Sons, Ltd.).

73. Wiffen PJ, McQuay HJ, Moore RA: Carbamazepina para el dolor agudo y crónico (Revisión Cochrane traducida). En: La Biblioteca Cochrane Plus, 2006 Número 2. Oxford: Update Software Ltd. Disponible en: http://www.update-software.com. (Traducida de The Cochrane Library, 2006 Issue 2. Chichester, UK: John Wiley & Sons, Ltd.).

74. Wiffen PJ, McQuay HJ, Edwards JE, Moore RA: Gabapentina para el dolor agudo y crónico (Revisión Cochrane traducida). En: La Biblioteca Cochrane Plus, 2006 Número 2. Oxford: Update Software Ltd. Disponible en: http://www.update-software.com. (Traducida de The Cochrane Library, 2006 Issue 2. Chichester, UK: John Wiley & Sons, Ltd.).

75. Loscalzo M: Psychological approaches to the management of pain in patients with advanced cancer. *Hematol Oncol Clin North Am* 1996; 10:139-155.

76. Philips HC: El tratamiento psicológico del dolor crónico. Madrid: Pirámide, 1991.

77. Saunders D: Doping with chronic pain: What can we learn from pain self-efficacy beliefs? *The Journal of Rheumatology* 2004; 31:6.

78. Wells KB, Stewart A, Hays RD: The functioning and well-being of depressed patients: results from the medical outcome study. *JAMA* 1989; 262:914-9.

79. Savaray SM, Lavin M: Psychiatric comorbidity and length of stay in the general hospital: a critical review of outcome results. *Psychosomatics* 1994; 38:233-52.

80. Saravay SM, Steinberg MD, Weinschel B, Pollack S, Alovis N: Psychological comorbidity and length of stay in the general hospital. *Am J Psychiatry* 1991; 148:324-9.

81. Lykouras E, Ioannidis C, Voulgari A, Jemos J, Tzonou A: Depression among general hospital patients in Greece. *Acta Psychiatr Scand* 1989; 79:148-52.

82. Fulop G: Anxiety disorders in the general hospital setting. *Phychiatr Med* 1990; 8:187-95.

83. Grau M, Suñer R, Abolí P, Comas P: Niveles de ansiedad y depresión en enfermos hospitalizados y su relación conla gravedad de la enfermedad. *Med Clin (Barc)* 2003; 120(10):370-5.

84. Hansen MS, Fink P, Frydenberg M, Oxhøj ML, Søndergaard L, Munk-Jørgensen P: Mental disorders among internal medical inpatients prevalence, detection, and treatment status. *J Psychosomatic Res* 2001; 50:199-204.

85. Pitkala K: Confusional states in the elderly: an under-diagnosed syndrome with a poor prognosis. *Nor Med* 1996; 111(6):184-8.

86. García MJ, Tobías J: Prevalencia de depresión en mayores de 65 años. Perfil del anciano de riesgo. *Aten Primaria* 2001; 30:484-8.

87. Gill TM, Allore HG, Holford TR y cols.: Hospitalization, Restricted Activity, and the Development of Disability Among Older Persons. *JAMA* November 3, 2004; 292:2115-2124.

88. McDaniel S, Campbell TL, Seaburn DB: *Family-Oriented Primary Care.* New York, Springer-Verlag, 1990.

89. Nicholas A, Christakis MD, Paul D: Mortality alter the hospitalization of a spouse. *N Engl J Med* 2006; 354:719-730.

90. Pomerantz AS, De Nesnera A, West AN: Resolution of depressive symptoms in medical inpatients after discharge. *Int J Psychiatry Med* 1992; 22:281-9.

3.12

Trastornos mentales asociados a enfermedades médicas

LIDIA GONZÁLEZ SEGURA, MARIA GIRALT LÓPEZ, PILAR LUNARO CAMISÓN, CECILIA GARCÍA DE LA IGLESIA Y EMILIO ROJO RODÉS

INTRODUCCIÓN

En la práctica clínica se pueden encontrar diferentes situaciones en las que la enfermedad somática y los síntomas o trastornos psiquiátricos pueden estar relacionados. Una detección, diagnóstico y abordaje adecuados evitará complicaciones a la vez que facilitará la evolución más favorable del paciente.

En algunas ocasiones los síntomas psiquiátricos son únicamente parte del cuadro clínico de una enfermedad somática, es decir están producidos por una fisiopatología final común, por ejemplo, la existencia de síntomas depresivos en el hipotiroidismo o las crisis de ansiedad en el feocromocitoma. En estos casos, la sintomatología psiquiátrica inicial, precediendo al resto de síntomas somáticos puede ocasionar retrasos diagnósticos y, lógicamente, una mala evolución del cuadro psiquiátrico, que sólo sería abordado sintomáticamente, así como de la enfermedad causal, que seguiría su curso espontáneo, sino empeorado yatrogénicamente. Es por tanto imprescindible realizar una buena anamnesis, así como una exploración física completa y las exploraciones complementarias necesarias para detectar una posible patología somática subyacente a un cuadro psiquiátrico.

Mucho más común es la aparición de síntomas psiquiátricos desencadenados de forma reactiva a una enfermedad somática. Es decir se produce un fracaso de los mecanismos de afrontamiento y adaptación de la persona enferma a la pérdida de función, dolor, padecimiento o cualquier otro problema relacionado con esa situación de enfermedad. Estos síntomas pueden aparecer como consecuencia de la gravedad o cronicidad de la situación patológica o debido a la situación personal, forma de ser y estado emocional previo de la persona enferma. También es importante detectar y tratar esta situación dado que, por ejemplo, la presencia de un trastorno de adaptación con síntomas ansioso-depresivos tras el diagnóstico de una enfermedad de mal pronóstico, provocará una evolución y un daño mayor que su ausencia.

Finalmente, nos podemos hallar delante de trastornos comórbidos, es decir, la coexistencia de un trastorno mental y una enfermedad médica. Por ejemplo, un paciente con esquizofrenia que también padece una cardiopatía isquémica. En estos casos es necesario también un abordaje especial puesto que se establece un vínculo bidireccional entre ambos trastornos que condiciona su evolución y pronóstico. El trastorno mental puede conllevar más dificultades tanto para el diagnóstico como para el seguimiento terapéutico, así como la enfermedad médica puede mantener o exacerbar el trastorno mental.

El tipo de relación entre los trastornos psiquiátricos y las enfermedades somáticas no siempre es claro y su aclaración no debe evitar su abordaje. En la psiquiatría contemporánea, el enfoque más ampliamente aceptado deriva de la "identidad mente-cuerpo", y reconoce una identidad sustancial entre los procesos mentales y los procesos físicos[1].

Para entender la existencia de los trastornos mentales en el contexto de enfermedades médicas es necesaria la aproximación física del trastorno mental, que postula que tanto los procesos mentales normales como los patológicos pueden ser explicados y modificados en base a la neurofisiología y la bioquímica del sistema nervioso central. Así, cualquier enfermedad somática o fármaco con capacidad para actuar directa o indirectamente en el sistema nervioso alterando su homeostasis, tiene posibilidad teórica de perturbar el funcionamiento de los sistemas cerebrales e influir en la aparición o mantenimiento de cualquier síndrome psicopatológico. En este sentido, lógicamente, las enfermedades que se asocian con mayor frecuencia a psicopatología son las neurológicas. De hecho el avance imparable de la neurociencia establece cada día nuevas evidencias y explicaciones fisiopatológicas a relaciones frecuentes pero poco comprendidas en su naturaleza como, por ejemplo, la depresión post-infarto.

En esta línea, existe un sólido fundamento empírico que justifica la existencia de las unidades de psiquiatría de interconsulta y enlace, en el hospital general y en atención primaria, donde se han elaborado programas específicos para la mejora de la calidad asistencial, auspiciados por la Comunidad Europea[2].

TERMINOLOGÍA

Los términos "orgánico", "no orgánico", "funcional", "primario" o "secundario" se han utilizado para etiquetar síntomas psiquiátricos o síntomas somáticos de origen mental. La existencia de estos términos ha intentado diferenciar entre una alteración en la estructura u organicidad (orgánico, secundario) o en la función (funcional, primario). De esta forma un trastorno del ánimo orgánico sería un trastorno orgánico o secundario originado por una enfermedad somática, mientras una parálisis funcional haría referencia a un síntoma funcional en un trastorno conversivo primario. Los trastornos psiquiátricos, como la esquizofrenia o el trastorno bipolar harían referencia a cuadros primarios. El término reactivo haría referencia a una alteración funcional en el marco de una enfermedad somática que no afecta la estructura cerebral.

Cada vez resulta más difícil establecer estas delimitaciones, dado que, en realidad, la nomenclatura que utilicemos dependerá fundamentalmente del nivel biológico en el cual establezcamos el punto de corte. Por ejemplo, aunque no se halle una lesión detectable, los síntomas psicopatológicos podrían ser la manifestación nerviosa central de una enfermedad sistémica que no ha producido por el momento una lesión histopatológica detectable, pero sí una alteración en el funcionamiento de las redes neuronales, como ocurre en gran número de enfermedades neurológicas. Las neuronas son células únicas, con una expresión génica muy superior al resto de células somáticas. Principalmente son células plásticas, sensibles y excitables, que se relacionan unas con otras, y ejercen su función a expensas de la generación y propagación de estímulos físicos (electromagnéticos) y químicos (liberación de neurotransmisores). Indudablemente, este fino funcionamiento, aunque bien protegido por la barrera hematoencefálica y el exquisito microclima neuronal, puede verse perturbado por las noxas somáticas generales o externas, manifestando una disfunción de tipo mental, no detectable estructuralmente.

SISTEMAS DE CLASIFICACIÓN

Los sistemas internacionales de clasificación actuales incluyen los trastornos mentales asociados a enfermedades médicas. La Décima versión de la Clasificación Internacional de Enfermedades (CIE-10) clasifica estos trastornos en una categoría en la que quedan incluidos tanto los trastornos cognoscitivos como los cuadros psiquiátricos debidos a enfermedades somáticas: *Trastornos mentales orgánicos, incluidos los sintomáticos* (F00-F09) (se incluyen las demencias, el delirium, y los debidos a enfermedad somática). La cuarta versión revisada del Manual Diagnóstico y Estadístico de los Trastornos Mentales (DSM-IV-R) distingue entre *Trastornos mentales debidos a enfermedad médica* y *Delirium, demencia, trastornos amnésicos y otros trastornos cognoscitivos.*

Cabe hacer mención a esta distinción entre trastornos mentales debidos a enfermedad médica y trastornos cognoscitivos, puesto que implican una expresión clínica distinta. En los segundos las funciones cognoscitivas superiores (conciencia, orientación, atención, memoria) son las que se ven especialmente alteradas (ver capítulo Trastornos cognoscitivos). En los primeros estas funciones no se ven alteradas, predominando los trastornos del pensamiento, sensoperceptivos, del humor, de la personalidad o del comportamiento[3]. Además las manifestaciones clínicas pueden ser muy similares a las de los trastornos mentales no orgánicos, y se emplean los mismos criterios diagnósticos, existiendo pues como diferencia fundamental la atribución etiológica.

Los trastornos mentales debidos al efecto de los fármacos (yatrógenos) y los debidos al uso de sustancias (intoxicación, abstinencia, dependencia, abuso) también quedan recogidos en ambas clasificaciones y pueden ocasionar sintomatología somática y psíquica.

EPIDEMIOLOGÍA

Existe una amplia variación en la prevalencia de estos cuadros debido, en gran medida, a la dificultad para valorar la existencia de trastornos psíquicos cuando existe comorbilidad médica[4], lo que requiere un procedimiento y metodología muy depurados[5].

Hasta un 10% de las enfermedades somáticas se presentan y cursan con semiología psíquica. Existe evidencia de que la morbilidad en estos casos tiende a ser más elevada en determinadas enfermedades y poblaciones[6] como la geriátrica. La prevalencia de los trastornos de ansiedad y trastornos depresivos es mucho más alta en las poblaciones médicas específicas que en la comunidad[7].

DETECCIÓN

En términos generales, la enfermedad médica debería aumentar la sospecha de trastorno mental. Un dato importante es que más del 30% de los pacientes que consultan por un trastorno médico cuya expresión inicial es psicopatológica, no se diagnostican correctamente o no llegan a diagnosticarse, con altas tasas de fallo en la detección tanto en régimen de hospitalización como ambulatorios. Éste es un hecho que ya se ha empezado a revisar[8]. Se han relacionado factores implicados con el profesional (entrenamiento insuficiente), con el paciente (edad avanzada, bajo nivel socio-cultural), así como con el sistema sanitario (presión asistencial, falta de coordinación). A su vez, y en relación con esos mismos factores, también se evidencia una "gran alarma" frente a determinados síntomas psíquicos, y una infradetección de posibles patologías somáticas enmascaradas por esos síntomas.

La praxis clínica debe asegurar el diagnóstico de estos trastornos, puesto que su falta de detección perpetúa y agrava el malestar de los pacientes, propicia una mayor complejidad y tiempo en las labores diagnósticas y terapéuticas, así como provoca una inadecuada gestión de los recursos con un importante aumento del coste sanitario. En este sentido, se ha demostrado que el grado de incapacidad en determinadas enfermedades crónicas (HTA, diabetes, artrosis) es sincrónico con la evolución de la psicopatología[9] (trastornos subdepresivos), y concretamente, la incapacidad laboral está más relacionada con el trastorno psíquico que con la enfermedad somática. También se ha demostrado que el grado de incapacidad funcional de los pacientes con cardiopatía isquémica guarda mayor correlación con la presencia de trastorno depresivo que con el número de vasos con oclusión significativa[10], mientras las tasas de mortalidad post-infarto son significativamente superiores (4 veces mayor) en pacientes con depresión post-infarto que en pacientes con la misma gravedad clínica que no presentan depresión[11]. Por otra parte, se ha evidenciado que la mejora del estado de ánimo de pacientes con accidentes vasculares cerebrales conlleva una mejora de los síntomas cognitivos y motores[12].

La compleja interrelación entre la psique y el soma requiere de una evaluación exhaustiva para identificar y establecer su relación. El desconocimiento de esta información lleva a un enfoque parcial e inadecuado del diagnóstico y el tratamiento. En definitiva, se hace patente la importancia de la detección y tratamiento de los trastornos psíquicos en los pacientes médicos y de la detección y tratamiento de los trastornos somáticos en la clínica psiquiátrica.

FORMAS CLÍNICAS

La psicopatología que se asocia a enfermedades somáticas puede ser indistinguible de los cuadros primarios pero frecuentemente existen atipicidades que permiten sospecharla, así como otros elementos sugestivos de "organicidad", tal como se muestra en la tabla I.

En términos generales, cabe decir que debe descartarse un posible proceso somático subyacente en personas mayores de 40 años, sin antecedentes psiquiátricos, con personalidad premórbida adaptada, y con presentación brusca de la clínica psiquiátrica. También debe sospecharse cuando la clínica es fluctuante, o cuando se ve alterado el nivel de conciencia, o se afectan funciones cognitivas superiores como la orientación o la atención. De forma más precisa, si aparecen alucinaciones de tipo visual, tactil u olfativo, debe descartarse un proceso orgánico de base.

Por otra parte, si se detectan o están en estudio síntomas somáticos concomitantes o existen alteraciones significativas en la exploración física o exploraciones complementarias, se debe realizar un estudio más amplio para descartar una posible enfermedad médica subyacente. Por ejemplo, un síndrome tóxico en estudio que se acompaña de un cuadro depresivo grave y que, finalmente, se diagnostica como cáncer de páncreas. También es importante en

TABLA I
FACTORES DE SOSPECHA DE TRASTORNO MENTAL ASOCIADO A ENFERMEDAD MÉDICA

Factores de sospecha en la anamnesis	Factores de sospecha en la clínica mental	Otros factores de sospecha
Más de 40 años	Presentación brusca de la clínica	Síntomas somáticos concomitantes o enfermedad somática grave
Sin antecedentes psiquiátricos	Fluctuaciones de la clínica	Alteraciones significativas en las exploraciones complementarias
Personalidad premórbida adaptada	Alteración en el nivel de conciencia	Antecedentes familiares de enfermedades hereditarias (degenerativas, metabólicas)
	Alteraciones en la orientación, atención	
	Alucinaciones visuales, táctiles u olfativas	

la anamnesis preguntar sobre enfermedades hereditarias de tipo degenerativo o metabólico, así como por posibles factores de riesgo para contraer enfermedades de tipo infeccioso o carencial. Por ejemplo, un síndrome psicótico puede ser debido a una anemia perniciosa, que suele asociarse a personas con dependencia de alcohol o que siguen dietas vegetarianas estrictas.

A veces, la expresión psíquica de una enfermedad somática se muestra como una exacerbación de los rasgos de personalidad previos, emergiendo el cuadro en forma de síntomas neuróticos (hipocondríacos, fóbicos, depresivos, ansiosos, histriónicos o paranoides) que pueden confundir al profesional.

De forma orientativa y general, algunas patologías somáticas se acompañan frecuentemente de semiología psíquica: demencias, enfermedades extrapiramidales, accidente vascular cerebral (AVC), esclerosis múltiple, procesos expansivos intracraneales, epilepsia, parálisis supranuclear progresiva (PSP), leucodistrofia metacromática, enfermedades neuroinfecciosas, enfermedad de Cushing, enfermedad de Addison, hipertiroidismo, feocromocitoma, insulinoma, cáncer de páncreas, alteraciones hidro-electrolíticas, porfirias, lupus, déficits vitamínicos, infección por VIH.

SÍNTOMAS PSICOPATOLÓGICOS DE DEBUT VS EVOLUTIVOS

Algunas enfermedades somáticas debutan con síntomas psiquiátricos, hecho que dificulta y retrasa el diagnóstico y el tratamiento. Por ello es necesario conocer en qué enfermedades puede suceder con más frecuencia y realizar un debido cribaje en determinadas situaciones (factores de riesgo, factores socio-demográficos). En la tabla II se reflejan las principales enfermedades médicas que frecuentemente debutan con clínica psicopatológica.

También puede ocurrir que el trastorno mental sea la primera evidencia sintomatológica de una enfermedad cuya clínica haya pasado desapercibida, por ejemplo en los déficits vitamínicos o en la neurosífilis. En este sentido es necesario insistir en la importancia de realizar anamnesis detalladas y rigurosas (anamnesis por sistemas), así como exploraciones físicas minuciosas y completas que pueden revelar signos o síntomas que orienten al clínico. Por otra parte, hay enfermedades que se asocian a trastornos mentales en determinados momentos evolutivos, pudiendo tener este hecho una relevancia tanto clínica como pronóstica. Por ejemplo, pacientes con uremia que presentan clínica psiquiátrica cuando los niveles de urea son altos, o en el hipoparatiroidismo, con la instauración brusca de hipo/hipercalcemia, o en las crisis de porfiria.

Así, la clínica psiquiátrica puede aparecer como debut, o durante el curso de una enfermedad médica, pudiendo tener además una presentación psicopatológica distinta en diferentes momentos evolutivos de un misma patología somática. Por ejemplo, en forma de síndrome depresivo al inicio, y en forma de psicosis en fases más avanzadas o en crisis agudas.

SÍNTOMAS PSICOPATOLÓGICOS AGUDOS VS INSIDIOSOS

Los trastornos mentales asociados a enfermedades médicas pueden aparecer de forma insidiosa o aguda. Generalmente los procesos agudos suelen indicar mayor gravedad y urgencia (crisis en el feocromocitoma o en las porfirias). La brusquedad y posible aparatosidad de los síntomas psicopatológicos, pueden generar alarma y/o distorsión tanto a nivel familiar,

TABLA II
DEBUT PSICOPATOLÓGICO EN ENFERMEDADES MÉDICAS

Síndrome psicopatológico	Enfermedad médica
Ansiedad	Hipertiroidismo, feocromocitoma, síndrome carcinoide
Depresión	Alzheimer, Parkinson, Huntington, tumores, esclerosis múltiple, cáncer de páncreas, Cushing, hipotitoidismo, hiperparatiroidismo, déficit B12
Psicosis	Tumores SNC, Lewy, Huntington, Sydenham, Creutzfeldt-Jakob
Cambio de personalidad/Alt. conducta	Demencias frontotemporales, AVC, HSA, Huntington, Sydenham, tumores SNC, esclerosis múltiple, Creutzfeldt-Jakob
Cualquier síndrome psicopatológico	Addison, insulinoma

como en las consultas o en los servicios de urgencia, procediéndose a veces de forma precipitada, con el riesgo de pasar por alto exploraciones que podrían evidenciar una patología médica subyacente, y retrasar así el tratamiento. La presentación psíquica más insidiosa o larvada (p.ej., en los déficits vitamínicos) generalmente comporta más dificultades diagnósticas y suele indicar un proceso subyacente subagudo o crónico sin implicar menor gravedad. Por ejemplo, aunque la mayoría de las afecciones cerebrales crónicas suelen ser progresivas y de mal pronóstico, un pequeño grupo de ellas se benefician decisivamente de una intervención terapéutica temprana y eficaz, como es el caso del mixedema, hidrocefalia normotensiva o el meningioma frontal. También se debe tener en cuenta que en el curso de una misma enfermedad somática pueden aparecer síntomas psíquicos agudos, insidiosos o intermitentes en función del momento evolutivo o forma de la enfermedad (como en la porfiria aguda, por ejemplo).

PROCEDIMIENTO DIAGNÓSTICO

El primer paso debe ser realizar una anamnesis completa y una exploración física minuciosa, especialmente neurológica. Existen diferentes pruebas y exploraciones complementarias que deberán ser realizadas en función del grado de sospecha:

1. Primer nivel (básico, en todos los pacientes): Hemograma completo, bioquímica general con ionograma, función hepática y renal, bioquímica y sedimento de orina, determinación de tóxicos en orina, ECG, radiografía de tórax.
2. Segundo nivel (pacientes mayores de 40 años, sin antecedentes psiquiátricos, personalidad previa normal y clínica atípica): VSG, función tiroidea, coagulación, serologías hepáticas, luética y VIH, vitamina B12 y ácido fólico, TC cerebral.
3. Tercer nivel (específico, según sospecha diagnóstica): Albúmina y proteínas, CK, Fe, ferritina, otras serologías (borrelia, brucela, toxoplasma, CMV, VEB), otras vitaminas (B1, complejo B2, B6, C), amilasa, ácido úrico, BUN, Ca y F sérico, Cu sérico y en orina, ceruloplasmina, cortisolemia, ACTH, estrógenos en sangre, PTH, hormonas hipofisarias, catecolaminas en sangre y orina, determinación de metales pesados (Pb, Hg, Mn, As, Al...), autoanticuerpos, uroporfirinas y porfobilinógeno urinarios, gasometría arterial, estudio de heces, marcadores tumorales, fondo de ojo, RM cerebral, EEG, PL, estudios ecográficos, estudio cromosómico.

En la tabla III se muestran algunos ejemplos de cribajes necesarios para la detección de algunas enfermedades somáticas que pueden asociarse a psicopatología.

Para decidir qué pruebas deben solicitarse en un nivel más específico, el profesional debe tener la sospecha clínica de una patología determinada, en base a las manifestaciones somáticas y/o psiquiátricas, o bien, aún existiendo baja sospecha clínica, debe descartar determinadas patologías por su gravedad (cáncer de prāncreas), por la urgencia de abordaje terapéutico (encefalopatía hipertensiva), o por la necesidad de instaurar un tratamiento etiológico para la resolución del problema (hipotiroidismo).

La disponibilidad de guías de práctica clínica orienta y facilita el procedimiento diagnóstico y terapéutico.

TRATAMIENTO

El principal objetivo del tratamiento es anular o disminuir lo antes posible la acción del factor etiológico. Sin embargo, con frecuencia la situación clínica

Tabla III
Cribaje diagnóstico específico ante sospecha de enfermedad médica

Sospecha diagnóstica	Cribaje diagnóstico
Alcoholismo	VCM, transaminasas, coagulación
Anemia megaloblástica	VCM, vitamina B12, ácido fólico
Feocromocitoma	Catecolaminas en sangre y orina
Lupus	Ac anti-núcleo y anti-DNA, proteinograma
Enfermedad de Cushing	Cortisolemia y ACTH
Enfermedad de Addison	Cortisolemia y balance hidroelectrolítico
SIADH	Niveles de Na y osmolaridad en sangre y orina
Síndrome carcinoide	5-hidroxiindolacético en orina
Hipo/hipertiroidismo	Perfil tiroideo
Hipo/hiperparatiroidismo	Fósforo sérico, PTH
Hipopituitarismo	Hormonas hipofisarias
Enfermedad de Conn	Niveles de K en sangre y orina
Porfirias	Uroporfirinas y porfobilinógeno en orina
Patología de páncreas	Amilasa, ecografía abdominal
Patología ósea o prostática	Fosfatasa ácida
Enfermedad de Wilson	Cu en sangre y orina, cerulaplasmina plasmática
Enfermedades neuroinfecciosas	Serologías, TC, RM, EEG, PL
Mieloma	Rx cráneo, proteinograma
Síndrome neuroléptico maligno	CK, mioglobina en orina

del paciente requiere el inicio de un tratamiento psicofarmacológico sintomático.

La indicación de un tratamiento psicofarmacológico en el paciente médico es un acto terapéutico que debe ser realizado con sumo cuidado dado que se trata de un paciente con una patología somática que puede suponer una contraindicación para algunos psicofármacos, considerando el perfil de efectos secundarios que éste tenga, y cuya situación fisiológica puede variar las características farmacocinéticas y farmacodinámicas de la molécula prescrita, ocasionando falta de eficacia o yatrogenia. Además, el paciente médico no sólo padece una enfermedad somática sino que recibe tratamiento para ésta, lo que puede originar interacciones que, a su vez, también supongan una variación en las características farmaceúticas de los fármacos implicados.

En general intentamos seleccionar aquel psicofármaco eficaz, es decir que actúe a nivel de determinados circuitos cerebrales, evitando su efecto en el resto del organismo, con un nivel de seguridad y comodidad alto y con una pauta de prescripción ajustada a la situación fisiológica del paciente (fig. 1).

Entre los efectos adversos potencialmente nocivos se pueden mencionar el uso de benzodiazepinas (BZD) y alguna otra molécula, como olanzapina en el paciente con enfermedad broncopulmonar obstructiva hipercápnica y en la insuficiencia respiratoria puesto que deprimen el centro respiratorio. Los antidepresivos tricíclicos (ADT) deben ser administrados con cuidado en el paciente cardiópata, igual que la venlafaxina en el hipertenso. Algunos antipsicóticos, como las fenotiacinas (clorpromazina) presentan un perfil farmacocinético y farmacodinámico complejo que desaconseja el uso en el paciente en situación hemodinámica inestable o en tratamiento con antiarrítimicos o antihipertensivos.

Es fundamental el conocimiento farmacocinético y farmacodinámico de los fármacos implicados, lo que evitará la aparición de interacciones farmacológicas. Algunas de éstas no son clínicamente significativas y únicamente se traducirán en un ajuste de la pauta o de la dosis de los fármacos implicados, que deberán ser revisadas, pero, en otras ocasiones, la interacción puede llegar a ser muy grave.

Los psicofármacos se absorben con facilidad por vía digestiva, teniendo una amplia distribución corporal, con apetencia por el tejido graso. Las principales interacciones farmacocinéticas están en relación con el sistema de metabolización hepático (isoenzimas del citocromo P450). En cuanto a las BZD, el lorazepam es una buena alternativa terapéutica puesto que su metabolismo hepático es más sencillo, sin necesitar fase de oxidación y pasando directamente a la fase de conjugación, evitando así interacciones en pacientes plurimedicados o en hepatópatas. En cuanto a los

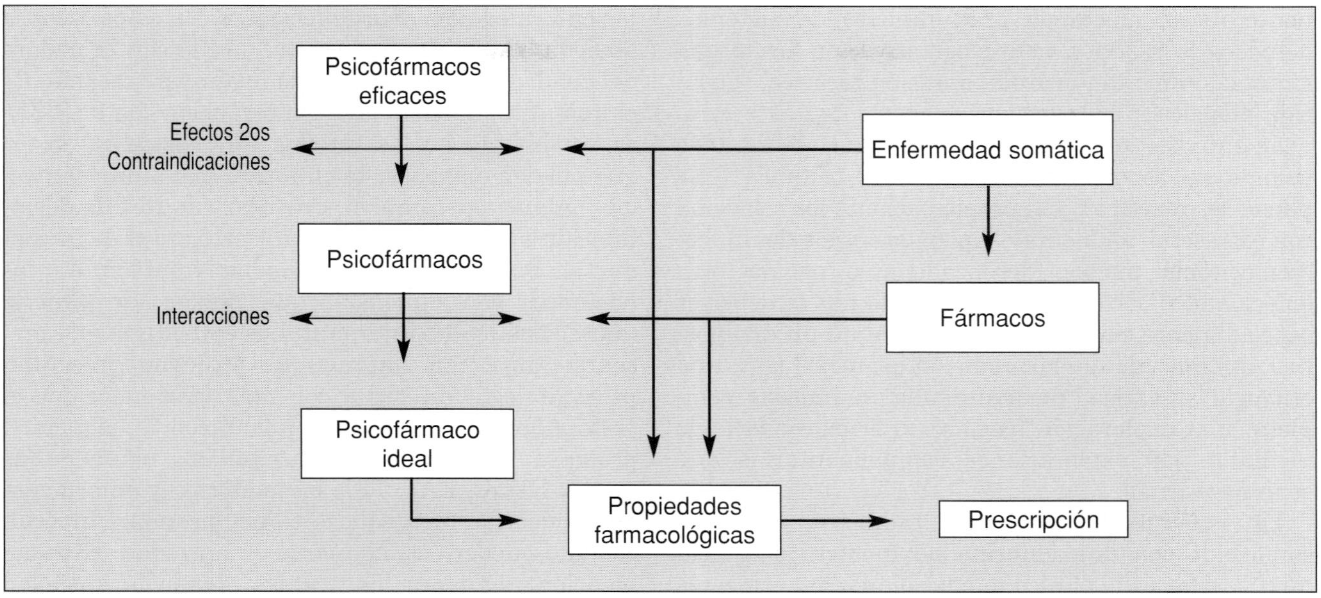

Figura 1. Elección de psicofármacos. El perfil de efectos 2s, contraindicaciones e interacciones hacen seleccionar el psicofármaco más indicado delante de una enfermedad y un tratamiento somático determinado.

inhibidores de la recaptación de serotonina (ISRS), deben evitarse las combinaciones de fluoxetina, fluvoxamina o paroxetina, así como de venlafaxina, con antiarrítmicos, betabloqueantes u opiáceos (que utilizan el sistema 2D6 para su metabolización). Son buenas alternativas terapéuticas en el paciente somático la sertralina, el citalopram y el escitalopram, por presentar menos interacciones. La carbamazepina es un potente inductor enzimático, por lo que puede disminuir el nivel plasmático y la efectividad de algunos fármacos. El valproato, por el contrario, es un inhibidor metabólico, por lo que puede incrementar los niveles plasmáticos de otros fármacos.

La mayoría de psicofármacos se distribuyen ligados a las proteínas plasmáticas, albúmina o globulinas, aunque la fuerza de la unión es débil. En el caso de los antidepresivos es la venlafaxina el antidepresivo con menor afinidad por las proteínas plasmáticas.

En la fase de eliminación renal las interacciones principales suceden entre el carbonato de litio (Plenur) y otros fármacos, como antiinflamatorios no esteroideos, diuréticos ahorradores de potasio e hipotensores IECAs o antagonistas del calcio.

Existen otras interaciones a nivel farmacodinámico, teniendo en cuenta la actuación de los diferentes fármacos sobre los mismos circuitos neuronales y tipos de neurotransmisión, como es el uso de dopaminérgicos y antipsicóticos o fármacos estimulantes y bloqueantes adrenérgicos.

En general, una directriz útil es la indicación y uso prudente de los psicofármacos en pacientes con enfermedades somáticas y plurimedicados, siendo recomendable iniciar el tratamiento con el fármaco de mejor perfil y a dosis más bajas de las habituales e ir ascendiendo en función de la tolerancia del paciente. También es recomendable controlar/monitorizar los niveles plasmáticos de determinados psicofármacos, así como realizar más controles somáticos si es necesario (constantes, ECG, función hepática y renal, ionograma).

SÍNDROMES PSIQUIÁTRICOS ASOCIADOS A ENFERMEDADES MÉDICAS

Síndrome ansioso

La relación entre la ansiedad y la enfermedad médica puede establecerse de diferentes modos. En relación con la enfermedad, en muchos casos se presenta de forma reactiva, en la medida que la enfermedad supone un estrés o amenaza para el individuo, tema del que se ocupa el capítulo 3.11, *Aspectos psicológicos y psicopatológicos del paciente médico*. La ansiedad puede afectar adversamente a la función fisiológica normal. Algunas enfermedades (gastrointestinales o alérgicas) pueden exacerbarse con la ansiedad[13], incluso algunos autores consideran que pueden limitar la supervivencia de pacientes oncológicos, por sus efectos sobre el sistema inmunitario[14].

También pueden aparecer síntomas ansiosos como debut de una enfermedad médica. En este caso es especialmente importante realizar un buen cribaje para descartar patología orgánica subyacente que pueda estar causándolo (p.ej., el hipertiroidismo). La ansiedad con frecuencia se presenta con un componente físico, afectando gran número de sistemas debido a la reacción neurovegetativa, de forma que síntomas como taquicardia, opresión torácica, sensación disneica, o parestesias, pueden integrarse erróneamente en un cuadro de ansiedad, sobre todo cuando se acompañan de ansiedad psíquica (que puede ser reactiva), y el propio paciente los relaciona con estresores ambientales (p.ej., las crisis de un feocromocitoma pueden desencadenarse por factores emocionales). En el inicio de los síntomas se debe ser especialmente cauto y plantear siempre un diagnóstico diferencial, descartando en primer lugar una etiología somática, mediante una anamnesis completa, una exploración física y un cribaje adecuado mediante las exploraciones complementarias que sean necesarias.

Un trastorno de ansiedad también puede ser comórbido con una enfermedad médica (patología mixta). A veces la clínica puede solaparse, y en estos casos, aunque se sospeche como principal causa de los síntomas la ansiedad, se hace necesario siempre descartar una descompensación del problema somático. Por ejemplo, un paciente con cardiopatía isquémica y un síndrome de ansiedad concomitante. Ante la exacerbación de algunos síntomas como palpitaciones o sensación de ahogo, en primer lugar debe descartarse una complicación cardiológica mediante una exploración y cribaje básico. En muchas ocasiones estos pacientes presentan sintomatología mixta, de modo que cuando empeora la enfermedad médica suelen presentar también una exacerbación de la ansiedad (tanto física como psíquica), pudiendo ser ésta incluso la que llegue a predominar en el cuadro clínico. Es habitual que el abordaje terapéutico sea mixto, teniendo en cuenta que el tratamiento de la ansiedad será siempre coadyuvante.

Finalmente, los pacientes ya diagnosticados de un síndrome de ansiedad, presentan un riesgo superior de que un problema somático pase desapercibido. Por ese motivo, estos pacientes requieren de una atención especial ante la aparición de clínica que podría ser confundida con síntomas de ansiedad. Como directrices básicas, es fundamental que el médico tenga en cuenta la aparición de un síntoma distinto de los que sufre habitualmente el paciente con ansiedad, así como estar alerta ante un síntoma habitual que el paciente explica de forma distinta.

Enfermedades asociadas

En términos generales, cualquier patología médica puede causar ansiedad. En primer lugar, la ansiedad es habitual en los estados confusionales, en las encefalopatías y encefalitis, en las acidosis metabólicas y alteraciones hidroelectrolíticas, así como en las enfermedades neuroinfecciosas. En estos casos la ansiedad suele ser fluctuante, y cede con la mejora del cuadro orgánico. Se puede instaurar tratamiento sintomático, debiendo tener precaución con las BZD, especialmente en los estados confusionales, en los que pueden empeorar la clínica al disminuir el nivel de vigilancia o, también, provocar cuadros de desinhibición al disminuir el control prefrontal de la conducta. Suele aparecer ansiedad también en los pacientes con epilepsia, que puede ser preictal (aura), postictal o interictal. Los epilépticos que presentan aura con síntomas de ansiedad presentan psicopatología interictal con más frecuencia que el resto. Algunas cardiopatías (insuficiencia, isquemia, prolapso válvula mitral, arritmias), neumopatías (asma, EPOC, EAP, TEP, neumotórax) y enfermedades endocrino-metabólicas (hipoglucemias, hipocalcemias) pueden acompañarse de ansiedad. Especial mención requieren las últimas, donde la ansiedad puede ser uno de los síntomas principales y de debut, incluso en forma de crisis: hipertiroidismo, feocromocitoma, síndrome carcinoide, insulinoma.

Respecto a los tratamientos sintomáticos con ansiolíticos, las BZD son los fármacos de elección. Se debe seleccionar la BZD en función de las características clínicas del paciente. En términos generales, para tratamientos sintomáticos y en pacientes con patología somática, se recomienda el uso de benzodiacepinas de vida media corta, con menor dependencia de los sistemas oxidativos microsómicos hepáticos y sin metabolitos activos como el lorazepam.

Síndrome depresivo

El trastorno depresivo acostumbra a ser el principal motivo de consulta psiquiátrica tanto en dispositivos de atención primaria como en servicios de psiquiatría de consulta y enlace. En los pacientes médicos ambulatorios, la prevalencia del síndrome depresivo oscila entre el 9 y el 16%[15]. Algunos estudios, que utilizan criterios menos estrictos para valorar la depresión, estiman prevalencias más altas, de hasta el 30%. Por otra parte, entre un 10 y un 25% de los pacientes diagnosticados de depresión mayor tienen una enfermedad médica que se considera causal del cuadro depresivo.

Al igual que en la ansiedad, la sintomatología depresiva puede presentarse de forma reactiva a la enfermedad. En primer lugar cabe distinguir la tristeza normal de la tristeza que ya constituiría un trastorno adaptativo con ánimo depresivo. En todo caso, aquí nos ocupan las depresiones directamente asociadas con enfermedades médicas (mecanismo fisiopatológico común). Esta asociación reviste especial interés, puesto que el vínculo causal común probablemente está relacionado con la afectación de áreas cerebrales implicadas en circuitos reguladores de la emoción y el humor (mediante factores neuroquímicos o neuroendocrinos). Uno de los ejemplos en este sentido más ampliamente estudiado son las depresiones asociadas a los AVC. Sin embargo, tal como se había apuntado previamente, no siempre es fácil establecer el límite entre aquellos síntomas que se consideran reactivos a la enfermedad y aquellos en los que existe una relación claramente causal. Probablemente existen mecanismos fisiopatológicos comunes incluso en aquellas depresiones que se consideran reactivas.

Como factores etiopatogénicos relevantes cabe mencionar la vulnerabilidad previa, así como la localización de la lesión (en lesiones neurológicas) y el tiempo transcurrido entre el inicio de la enfermedad y del trastorno afectivo:

1. Muchos datos apuntan a la importancia de los factores genéticos en los trastornos afectivos[16], y esta predisposición genética implica muy probablemente a múltiples genes. Aunque se están estudiando cuáles son los alelos implicados en las enfermedades depresivas primarias, es muy probable que sean los mismos que puedan implicarse en las depresiones asociadas a enfermedades médicas. Incluso algunos datos sugieren que sería la propia depresión, a través de factores genéticos, la que constituiría un factor de riesgo de presentar algunas enfermedades neurológicas[17].
2. Localización de la lesión. Muchos investigadores han defendido que las lesiones del hemisferio derecho provocan más cuadros de euforia, y las del izquierdo cuadros depresivos. Los resultados son todavía contradictorios. Actualmente, las investigaciones más precisas referidas a la importancia de la localización de la lesión, provienen de los pacientes con AVC. En particular, las investigaciones de Robinson[18] han puesto de manifiesto que las lesiones vasculares que se localizan en el polo anterior se asocian con más frecuencia a cuadros depresivos. Por otra parte, la depresión es una de las principales características de la demencia subcortical. Su prevalencia en las enfermedades extrapiramidales es particularmente elevada. Esto se explica por la afectación de los circuitos corticosubcorticales implicados en la regulación del estado de ánimo: sistema límbico (hipocampo, núcleo dorsomedial anterior del tálamo, estriado, núcleo pálido). Estos cuadros depresivos suelen presentar buena respuesta al tratamiento psicofarmacológico.
3. Tiempo transcurrido. Hay una clara diferenciación en los mecanismos patogénicos según el tiempo transcurrido. Las lesiones cerebrales agudas provocan a menudo una serie de síntomas o reacciones emocionales (labilidad, indiferencia afectiva, abulia, retardo psicomotor, también desinhibición y agresividad[9]) que no pueden considerarse en sí mismos trastornos depresivos. En el período comprendido entre los 3 y los 6 meses parece más claramente significativa la relación con el lugar de la lesión (polo anterior), pudiendo aparecer desde un cuadro más recortado hasta un trastorno depresivo mayor. Se ha sugerido como mecanismo fisiopatológico una disfunción en el circuito cortical-ganglios basales-tálamo, asociada a una disminución de los niveles de serotonina. A partir de los 2 años de evolución, los estados depresivos guardan más relación con el grado general de invalidez o discapacidad (trastornos adaptativos) que con la localización de la lesión.

Desde el punto de vista clínico, cabe decir que en las depresiones asociadas a enfermedades médicas muchos síntomas se solapan, como la astenia, anorexia y pérdida ponderal, postración, hipoactividad, y en general, la pérdida del tono vital. El solapamiento aún es mayor en el caso de enfermedades neurológicas, en las que suele aparecer bradipsiquia, lentitud psicomotora, así como alteraciones cognitivas. Este solapamiento de síntomas puede hacer pasar por alto un síndrome depresivo subsidiario de tratamiento. Por ejemplo, en pacientes con patología vascular cerebral que pueden presentar un síndrome depresivo asociado cuya clínica podría atribuirse al cuadro neurológico. También puede tener lugar la situación inversa, diagnosticar un síndrome depresivo ante síntomas atribuibles a la propia enfermedad médica. Por ejemplo, al inicio de algunas demencias, sobre todo las de afectación frontal, es frecuente la labilidad emocional, disminución de la iniciativa y de la motivación, así como de la respuesta emocional. Por último, se puede diagnosticar únicamente un síndrome depresivo, sin detectar el problema médico subyacente. Algunas patologías médicas debutan con síntomas depresivos. Por ejemplo, es bien conocida la asociación del síndrome depresivo con el cáncer de páncreas, siendo en más de la mitad de los casos la presentación de la enfermedad. En estos casos destaca la anergia, apatía y anhedonia, incluso en ausencia de franca tristeza. Se hace necesario nuevamente un cribaje diagnóstico.

En todo caso, no debe olvidarse que, salvo cuando el síndrome depresivo se presenta como debut de la enfermedad, en la mayoría de casos aparecen otros síntomas y datos atípicos que deben guiar al médico en su juicio clínico. El clínico puede hacer uso de escalas de evaluación: las más útiles para la detección de sintomatología depresiva en pacientes médicos son el *General Health Questionnaire* (GHQ), y el *Hospital Anxiety and Depresion Scale* (HAD).

Enfermedades asociadas

Entre las enfermedades neurológicas cabe destacar el AVC: la depresión es el trastorno mental que se asocia con mayor frecuencia (depresión postictus), aparece en el 30-50% de los casos, y cumplen criterios de depresión mayor la mitad de ellos. Tal como se ha señalado, parece haber mayor asociación en los AVC de polo anterior, y entre los infartos lacunares existe mayor asociación de depresión en los capsulares que en los talámicos. También es muy frecuente el síndrome depresivo en la epilepsia: puede presentarse como pródromo o interictal. La depresión prodrómica es frecuente y puede preceder incluso en días a las crisis epilépticas, la depresión interictal llega a alcanzar al 80% de los epilépticos, especialmente los que sufren crisis parciales complejas, o con foco temporal (por posible afectación del sistema límbico), asociándose en este último caso altas tasas de suicidio. La carbamacepina y el valproato pueden mejorar la sintomatología depresiva, así como el fenobarbital puede empeorarla. También es frecuente la depresión post-TCE (25-50%). Otras enfermedades neurológicas que suelen asociarse a depresión son la enfermedad de Alzheimer (20-40%) y la enfermedad de Parkinson (40-50%), apareciendo el síndrome depresivo con frecuencia en fases iniciales, así como la enfermedad de Huntington (40%), asociada a altas tasas de suicidio, o la esclerosis múltiple, siendo la depresión el síndrome psiquiátrico más frecuentemente asociado (más del 50% de los casos), y puede ser el debut de la enfermedad, asociándose también a altas tasas de suicidio.

En cuanto a enfermedades no neurológicas, una patología frecuentemente asociada al síndrome depresivo es la cardiopatía isquémica (10-20%), habiéndose documentado una mayor morbi-mortalidad post-infarto en pacientes que además sufren depresión, independientemente de la severidad de la enfermedad cardíaca. También se asocia el síndrome depresivo con enfermedades endocrinológicas, especialmente el síndrome de Cushing (endógeno), el hipotiroidismo (predominio de apatía y desmotivación), el hiperparatiroidismo (predominio de anergia, en relación con la hipercalcemia) y el hipopituitarismo. Cabe mencionar también por su alta tasa de asociación a síndrome depresivo el cáncer de páncreas (65-75% de los casos). La sintomatología depresiva es el debut hasta en el 50% de los casos, y en un 10-20% de ellos estos síntomas anteceden al diagnóstico hasta en 12 meses. También se asocia depresión a los cánceres hematológicos. Es frecuente el síndrome depresivo en el déficit de B12, incluso previo a la anemia megalobástica, así como en el LES, que suele acompañarse de trastornos depresivos moderados. Y finalmente, por su alta prevalencia de síndromes depresivos, cabe destacar los pacientes con VIH, con tasas de asociación del 40-60%, y con criterios de trastorno depresivo mayor entre el 15 y el 30% en el curso de la enfermedad.

En cuanto al tratamiento de los síndromes depresivos asociados a enfermedades médicas, dependiendo de la etiología, puede variar considerablemente: desde el tratamiento de la enfermedad médica, con resolución del cuadro depresivo, hasta la utilización de medicación específicamente antidepresiva. Aunque está bien demostrada la eficacia de los ADT, éstos presentan algunos efectos adversos que pueden complicar el curso de la enfermedad médica (alteraciones de la conducción cardíaca o efectos anticolinérgicos), así que en términos generales se recomienda el uso de antidepresivos ISRS, venlafaxina o mirtazapina en los pacientes médicos, dado su perfil de menos efectos adversos.

Síndrome maníaco

Aunque está perfectamente admitida la existencia de las manías asociadas a enfermedades médicas (manías secundarias), la mayoría de estudios se basan en series muy pequeñas de casos por lo que, a diferencia de la depresión, las cifras de prevalencia son poco fiables. En cuanto a posibles diferencias, un estudio de revisión bibliográfica en que se comparaba las manías primarias con las secundarias, concluyó que en estas últimas la edad media de inicio es más tardía (41 años), no tienen antecedentes familiares, y algunos casos remiten al resolverse la patología médica[19]. Otro estudio señaló que, fenomenológicamente, la manía secundaria cursa con mayor agresividad, irritabilidad y sueño disminuido, más delirios paranoides y menos grandiosos, menos antecedentes familiares afectivos y una recuperación más lenta[20]. Por otra parte, escasean los estudios sistemáticos sobre el papel que desempañan los factores orgánicos en la manía secundaria. Sin embargo, es importante destacar la posibilidad de que las enfermedades médicas actúen más como desencadenantes en sujetos vulnerables que como agentes causales únicos.

Diversos factores biológicos relacionados con la senectud (nivel de catecolaminas, deterioro cognitivo), favorecen una mayor vulnerabilidad a los trastornos afectivos en el anciano[21], y, aunque la predisposición es mayor para la depresión, también favorece los cuadros de manía, sobretodo si se asocia a lesiones vasculares. Así, la manía de comienzo tardío se ha relacionado con una enfermedad neurológica asociada, en la que predominan especialmente los infartos cerebrales[22].

Uno de los problemas con los que se encuentra el clínico es con la delimitación clínica de la manía secundaria. Por ejemplo, se ha descrito de forma bastante precisa el "síndrome de desinhibición", y existe un consenso a propósito de que este cuadro aparece como consecuencia de lesiones en las áreas orbitofrontales del hemisferio derecho[23]. Los síntomas que asocia son euforia, hiperactividad, verborrea, irritabilidad, hiperfagia e hipersexsualidad. Estos síntomas aparecen incluidos en los criterios diagnósticos del DSM-IV, sin embargo, según la mayor o menor preponderancia de los síntomas afectivos, el cuadro también puede incluirse dentro de los trastornos orgánicos de la personalidad, tratados más adelante. Por otra parte, deben diferenciarse los cuadros de manía secundaria a la moria que aparece en los síndromes frontales, en la que también aparece euforia, desinhibición, hipersexualidad, pero se acompaña de un fondo pueril (insulso) y sin irradiación afectiva.

Enfermedades asociadas

Las dificultades en la delimitación clínica de la manía secundaria se presentan sobre todo por la aparición de algunos síntomas que pueden ser característicos del cuadro maníaco, pero que se solapan con frecuencia con otros síndromes, se presentan de forma incompleta, o bien forman parte del propio proceso patológico. En todo caso, teniendo en cuenta estas premisas, especialmente en el caso de enfermedades que afectan al sistema nervioso central, pueden aparecer síndromes maniformes en el AVC, demencias, enfermedad de Huntington, enfermedad de Wilson, tumores, TCE, en el que predomina la irritabilidad, su aparición es inmediata o tras 2-3 años, y su duración suele ser breve (1-2 meses), esclerosis múltiple, que presenta euforia en el 25% de los casos, siendo la prevalencia del trastorno bipolar superior que en la población general. También pueden aparecer cuadros de manía en el síndrome de Cushing (exógeno), hipertiroidismo, insulinoma, síndrome carcinoide, deficiencias vitamínicas, lupus, VIH sintomático, sífilis (PGP), fiebre tifoidea y fiebre Q.

No existen ensayos clínicos controlados sobre el tratamiento de la manía secundaria. En primer lugar, se debe eliminar o corregir una causa potencialmente reversible, como las tóxicas, metabólicas o infecciosas. Las causas no reversibles, como los AVC o los TCE, son especialmente difíciles de abordar y precisan de un tratamiento sintomático similar al de la manía primaria, es decir, antipsicóticos y eutimizantes. En cuanto a los antipsicóticos, su elección estará basada en el perfil de efectos secundarios a evitar según la patología de base. El clonazepam, asociado a otros antimaníacos, ha demostrado también ser seguro y eficaz. En cuanto a los eutimizantes, las sales de litio suelen ser eficaces, sin embargo pacientes con enfermedades cerebrales y de edad avanzada tienen mayor riesgo de sufrir efectos adversos, en forma de temblores y especialmente neurotóxicos, que pueden aparecer incluso a concentraciones terapéuticas. En todo caso, en este tipo de pacientes se aconsejan dosis bajas de sales de litio (300-400 mg/día)[24]. Algunos autores recomiendan el ácido valproico y la carbamazepina[25], por ser eficaces y bien tolerados, aunque si los pacientes están polimedicados existe riesgo de interacciones farmacológicas.

Síndrome psicótico

Los cuadros psicóticos que se asocian a las enfermedades médicas (psicosis secundarias) son similares a los propiamente psiquiátricos, aunque pueden presentarse con algunas diferencias significativas: la más clara es la edad de inicio, que suele ser más tardía. Por otra parte, es muy sugestivo de etiología orgánica un inicio súbito de los síntomas, así como la falta de antecedentes psiquiátricos tanto personales como familiares. Algunos estudios han demostrado algunas diferencias en la presentación clínica de las psicosis secundarias, como por ejemplo, en las psicosis asociadas a patología cerebral se ha encontrado mayor frecuencia de alucinaciones visuales[26], o delirios más complejos con temas específicos tales como la sustitución de personas (síndrome de Capgras), delirio de celos (síndrome de Otelo), erotomanía, delirio de parasitosis, delirio de huéspedes (personas extrañas que viven en el domicilio)[27]. El denominado síndrome alucinatorio, en el que predominan las alucinaciones de las diferentes esferas perceptivas, es característico de las psicosis secundarias (orgánicas o yatrógenas), y pueden acompañarse de ideas delirantes, generalmente secundarias a las alteraciones sensoperceptivas (interpretaciones delirantes).

Aunque se había propuesto la patología temporal como más frecuentemente asociada a síndromes psicóticos, varios estudios demuestran que tanto las lesiones difusas como en otras localizaciones cerebrales pueden acompañarse de este tipo de síntomas. Además pueden aparecer en patologías cerebrales tan dispares como tumores, epilepsia o enfermedad de Parkinson. Se ha sugerido que es necesario que las proyecciones límbicas dopaminérgicas estén afectadas[27], pudiendo ser éste el mecanismo común a tan diversas patologías cerebrales. Además, también aparecen en enfermedades no neurológicas.

Enfermedades asociadas

Las principales patologías que se asocian a síndrome psicótico suelen ser trastornos neurológicos. Los AVC, sobre todo en lesiones de hemisferio derecho. En la epilepsia se pueden presentar las psicosis episódicas postictales, tras 12-72 horas de crisis parciales complejas, que suelen ceder espontáneamente, y las psicosis crónicas interictales (esquizofrenia-*like*) en el 3-7% de los epilépticos, cuyo curso puede llegar a ser independiente a la epilepsia. Los pacientes con enfermedad de Alzheimer presentan frecuentemente síntomas psicóticos (al menos un tercio de ellos), predominando los delirios paranoides, de robo o de huéspedes, y las alucinaciones visuales. También la demencia con cuerpos de Lewy suele presentar psicosis, más frecuentes al comienzo de la enfermedad y con predominio de alucinaciones visuales (hasta en el 80% de los casos), que suelen ser complejas y detalladas, de niños o animales, y se acompañan de otros trastornos de la percepción visual. El 50% de los pacientes con enfermedad de Parkinson presentan síntomas psicóticos en algún momento de la enfermedad, aumentando con la edad y el avance de la enfermedad, siendo también las alucinaciones visuales lo más frecuente, así como ideas paranoides (de persecución, celotipias, de huéspedes). En la enfermedad de Huntington, una cuarta parte de los pacientes presentan síntomas psicóticos durante la enfermedad, siendo frecuentes las ideas paranoides. En la enfermedad de Wilson, los síntomas psicóticos suelen aparecer en pacientes con síntomas neurológicos. En los TCE hay un riesgo superior de sufrir síntomas psicóticos (frecuentemente tras 4-5 años), así como en los procesos expansivos intracraneales (especialmente tumores del cuerpo calloso), ataxia de Friedreich, leucodistrofia metacromática (50% de los casos), PSP. En enfermedades no neurológicas también pueden aparecer síntomas psicóticos: en el déficit de vitamina B12 puede aparecer paranoidismo, así como en el déficit de ácido ascórbico, también en el síndrome de Cushing, enfermedad de Addison, hipertiroidismo, hipo/hiperparatiroidismo (crisis), insulinoma, porfirias, lupus, neurosífilis, VIH, enfermedad de Creutzfeldt-Jakob. Finalmente, debe recordarse que los síntomas psicóticos también se presentan en el contexto de un síndrome confusional agudo (*delirium*), y suelen resolverse, así como el síndrome global, al resolver la causa orgánica que los está produciendo.

En cuanto al tratamiento de las psicosis en el paciente médico, en general, se recomienda utilizar las dosis mínimas eficaces de un solo antipsicótico, y evitar el uso de fármacos anticolinérgicos para el control de los efectos extrapiramidales, especialmente en pacientes de edad avanzada y con deterioro cognitivo. El haloperidol sigue siendo un antipsicótico de primera línea para el control de los síntomas, aunque los antipsicóticos atípicos son una buena elección por su perfil de menor extrapiramidalismo. Los pacientes con demencia suelen ser más sensibles a los neurolépticos, que deben iniciarse y mantenerse a dosis más bajas. En el Síndrome o Enfermedad de Parkinson debe valorarse el tratamiento con quetiapina o clozapina.

Síndrome obsesivo

El espectro del trastorno obsesivo-compulsivo (TOC) incluye desde los síntomas y signos prácticamente indiferenciables del trastorno primario, hasta conductas repetitivas, estereotipadas y ritualísticas que se observan en una gran variedad de enfermedades neurológicas. Como ocurre con otros síndromes psiquiátricos en el contexto de enfermedades neurológicas, las similitudes en la sintomatología son mayores que las diferencias. Sin embargo, los actos repetitivos son más frecuentes en pacientes neurológicos, y, a diferencia del trastorno primario, los pacientes no suelen presentar ansiedad ni egodistonía[28].

Enfermedades asociadas

La presencia de obsesiones y/o compulsiones se ha descrito en una gran variedad de trastornos y enfermedades neurológicas que afectan a los ganglios basales y a la corteza orbitofrontal[29], que en la mayoría de los casos no cumplen criterios de TOC, sino que presentan síntomas del espectro (síntomas obsesivo-*like*). Así, se han observado este tipo de síntomas en patologías que afectan a los ganglios basales tales como la enfermedad de Parkinson, enfermedad de Huntington, enfermedad de Wilson, PSP, calcificación de los ganglios (enfermedad de Fahr), lesiones hipóxico-isquémicas, intoxicaciones por monóxido de carbono. También se han observado estos síntomas en trastornos en los que no se aprecian lesiones estructurales pero se sospecha una alteración neuroquímica y/o ultraestructural, como en las distonías craneofaciales y el síndrome de Gilles de la Tourette (60% cumplen criterios de TOC). También aparecen en otras patologías, como en la corea de Sydenham (50% cumplen criterios de TOC) o en el llamado PANDAS (*pediatric autoimmune neuropsychiatry disorder associated with streptococcal infection*), que se asocia a infecciones estreptocócicas en las que existen anticuerpos antiganglios basales. Son frecuentes las conductas autolesivas repetitivas en patologías como la enfermedad de Hallervorden-Spatz, el síndrome de Lesh-Nyhan, síndrome de Cornelia de Lange, o la neuroacantocitosis. Por otra parte, las lesiones en la corteza prefrontal, como en las demencias fronto-temporales, AVC, TCE, tumores, o trastornos degenerativos, también se asocian a síntomas y conductas obsesivo-compulsivas, aunque suelen ser poco elaboradas, sobretodo en fases avanzadas. En pacientes con trastornos cognitivos se aprecian menos obsesiones y más compulsiones y, en general, en este tipo de lesiones son más frecuentes las conductas meramente repetitivas y de perseveración.

Los trastornos neuroconductuales asociados a lesiones neurológicas deben ser tratados farmacológicamente, en líneas generales, del mismo modo que los TOC primarios. Se ha demostrado que los fármacos de acción serotoninérgica, como los ISRS, son eficaces. También se ha demostrado que, en aquellos casos en los que se asocian tics al trastorno, como en el síndrome de Gilles de la Tourette, o bien aquellos que no responden a un ISRS, la asociación de un antipsicótico puede ser eficaz. De todos modos, se debe ser precavido con el uso de antipsicóticos de potente acción dopaminérgica por el riesgo de empeorar síntomas extrapiramidales en algunas de estas enfermedades.

Cambio de personalidad

El DSM-IV describe los cambios de personalidad debidos a enfermedad médica como una alteración duradera de la personalidad que se considera un efecto fisiológico directo de una enfermedad médica, representando un cambio del patrón previo de personalidad del sujeto. Los mecanismos patogénicos por los que se producen estos cambios siguen siendo poco claros. En todo caso, tras producirse un daño cerebral, se puden hallar en intervalos diversos de tiempo secuelas neuropsicológicas o cambios psicopatológicos que interfieren en el funcionamiento del individuo[30].

En el cambio de personalidad, las áreas más típicamente afectadas incluyen el control de las emociones e impulsos, aspectos de motivación y juicio social. Es característica la rigidez extrema, que, ante mínimos contratiempos, se puede traducir en irritabilidad, crisis de ira, agresividad o desarrollos paranoides. La desinhibición también puede ser marcada. A veces se acompaña de consumo abusivo de tóxicos. Todas estas características hacen que la adaptación del sujeto al entorno sea dificultosa, e incluso puede llevarlo a problemáticas de tipo delictivo-legal. También pueden aparecer otros signos como la falta de planificación, de tacto o de juicio sobre las consecuencias de sus actos, así como una euforia sin sentido (pueril), sobretodo en las lesiones que afectan al lóbulo frontal. Todo ello, lógicamente, puede acompañarse de alteraciones cognitivas (atención, concentración, memoria) que dependerán más del tipo y gravedad de la lesión. A veces se produce un cambio de personalidad en el que predomina la hipocinesia, apatía, pérdida de iniciativa, amotivación, impersistencia, indiferencia y embotamiento afectivo, déficit de planificación, pensamiento empobrecido, concretismo (tipo pseudodepresivo, en lesiones de la convexidad prefrontal).

Enfermedades asociadas

Diversas enfermedades neurológicas pueden provocar cambios de personalidad. Las enfermedades que afectan lóbulos frontales o estructuras subcorticales tienen mayor probabilidad de manifestarse como cambios de personalidad. El TCE es una causa frecuente. También ocurre en los AVC o roturas de aneurismas de la arteria comunicante anterior y cerebral media, hemorragia subaracnoidea, tumores del lóbulo frontal y epilepsia. Puede aparecer en los síndromes de demencia progresiva como la corea de Huntington, o la PSP, o el complejo demencia, así como en los trastornos degenerativos del sistema nervioso central, con manifestaciones clínicas conductuales previas a otras manifestaciones clínicas, como por ejemplo en la esclerosis múltiple, debido a la degeneración de la sustancia blanca subcortical, o en las exposiciones a toxinas con predisposición por la sustancia blanca. Finalmente, es frecuente la aparición de cambios de personalidad y alteraciones de conducta en la enfermedad de Addison, así como también pueden estar presentes en enfermedades autoinmunitarias que afectan al sistema nervioso central como el lupus eritematoso sistémico.

El tratamiento inicial se basa en la posible resolución de la causa médica subyacente. Sin embargo, muchas veces no es posible, por lo que es necesario un tratamiento sintomático, en general, poco efectivo. En pacientes con agresividad y conductas explosivas pueden utilizarse los anticonvulsivantes (ácido valproico o carbamazepina), los betabloqueantes de acción central como el propanolol, o una combinación de ellos. En general no se recomienda utilizar antipsicóticos para disminuir la agresividad debido a su escasa efectividad y a la frecuente aparición de discinesia tardía. Para el control de la labilidad emocional se recomiendan antidepresivos ISRS.

Como resumen y desde el punto de vista opuesto, en la tabla IV se detallan los síndromes más frecuentemente asociados a diferentes patologías médicas, clasificadas por sistemas.

TABLA IV
PSICOPATOLOGÍA MÁS FRECUENTE POR SISTEMAS

Sistemas	Enfermedades	Psicopatología
Neurológico	AVC, TCE, tumores	Depresión, psicosis, cambio de personalidad
	Epilepsia	Depresión, ansiedad, psicosis
	Neurosífilis	Cambio de personalidad, psicosis, manía
	Alzheimer	Depresión, psicosis
	Lewy	Psicosis
	Parkinson, Huntington	Depresión, psicosis, cambio de personalidad
	Esclerosis múltiple	Depresión
	Leucodistrofia metacromática	Psicosis
Cardio-vascular	Cardiopatía isquémica	Depresión
	Prolapso válvula mitral	Ansiedad
Endocrino-metabólico	Cushing	Depresión
	Addison	Cambio de personalidad
	Feocromocitoma, hipertiroidismo	Ansiedad
	Hipotiroidismo, hiperparatiroidismo	Depresión
	Déficit B12	Depresión
	HiperNa	Psicosis
	HipoNa, hipoK, hipoMg	Ansiedad
Infecciosas	VIH	Depresión, psicosis
Sistémicas	LES	Depresión, ansiedad, psicosis, cambio de personalidad
Oncológicas	Cáncer de páncreas, hematológicos	Depresión

FÁRMACOS Y TÓXICOS INDUCTORES DE PSICOPATOLOGÍA

Frente a un síndrome psiquiátrico, es absolutamente necesario preguntar en la anamnesis sobre los fármacos que toma el paciente, así como sobre sus hábitos tóxicos, puesto que tanto unos como otros pueden inducir psicopatología. La relación temporal es el mejor método para establecer una relación etiológica del fármaco o tóxico con el efecto psicopatológico, así como la remisión de los síntomas al retirarlo.

La inducción de síntomas psicopatológicos se puede producir por el efecto de un fármaco a niveles terapéuticos o porque éste alcance concentraciones tóxicas. Puede ser debido a un efecto directo sobre el SNC, por un efecto metabólico (por ejemplo, por la hipopotasemia que producen los diuréticos tiacídicos) o por interacciones farmacológicas. Las alteraciones psicopatológicas causadas por tóxicos pueden ser agudas, como en la intoxicación o el síndrome de abstinencia, o insidiosas, como ocurre en la dependencia.

Algunas sustancias pueden precipitar un trastorno psiquiátrico en personas vulnerables, como la depresión inducida por reserpina, o las crisis de pánico por simpaticomiméticos, así como desencadenar descompensaciones en pacientes con enfermedades psiquiátricas de base, situación habitual con el consumo de tóxicos.

Entre los fármacos que pueden inducir clínica psiquiátrica están la digital, los atropínicos, los betabloqueantes, los corticoides, los anticomiciales, la alfametildopa y la levodopa[31].

En términos generales, el cuadro psiquiátrico suele resolverse con la disminución de la dosis o retirada del fármaco. Cuando esto no es posible o los síntomas psiquiátricos precisan un control urgente, es necesario un tratamiento sintomático.

Fármacos asociados al síndrome ansioso

Los fármacos que causan ansiedad con más frecuencia son los simpaticomiméticos y las xantinas (teofilina, cafeína). También pueden causar ansiedad las concentraciones tóxicas de ácido acetilsalicílico, los anticolinérgicos, los antihistamínicos, los esteroides, los anticonceptivos orales, la insulina, la levodopa y los anticomiciales del grupo de las hidantoínas. También se han descrito cuadros de ansiedad secundarios a interferon alfa.

La ansiedad es habitual en situaciones tanto de intoxicación como de abstinencia de tóxicos, incluyendo el uso crónico y la dependencia de benzodiacepinas. El cannabis puede desencadenar o precipitar crisis de pánico.

Es frecuente el consumo de alcohol con finalidad ansiolítica, enmascarando un posible trastorno de ansiedad.

Fármacos asociados al síndrome depresivo

En el síndrome depresivo secundario a fármacos suelen predominar los déficits cognitivos[32], más que la tristeza franca u otros síntomas depresivos típicos. Los fármacos que con más frecuencia causan sintomatología depresiva, generalmente por su uso crónico, son los corticoides, las BZD y los antihipertensivos (reserpina, metildopa, betabloqueantes, IECAs y clonidina). Los simpaticolíticos en general, ya sean de uso antihipertensivo o no, pueden ocasionar sintomatología depresiva, debido a su acción de bloqueo adrenérgico.

En los últimos años ha cobrado protagonismo la detección de efectos psiquiátricos causados por los antirretrovirales, dado el aumento en su uso. La mayoría de complicaciones psiquiátricas se han relacionado con la terapia antirretroviral de alta intensidad, en particular con el uso de efavirenz. Estos efectos suelen ser leves y transitorios, desapareciendo en semanas[33]: tristeza, cambios de humor, irritabilidad, inquietud y alteraciones del sueño, aunque en algunos pacientes pueden permanecer durante más tiempo, habiéndose descrito casos de depresión mayor.

El tratamiento con interferon alfa también puede producir síntomas psiquiátricos[34], que inicialmente se pueden manifestar en forma de ansiedad, irritabilidad, astenia y enlentecimiento psicomotriz. La mayoría de síntomas específicos ocurren tras tres semanas de tratamiento, y el más frecuente de éstos es la depresión, que puede llegar a ser grave.

También pueden causar sintomatología depresiva los tratamientos prolongados con anticonceptivos orales, algunos AINEs (sobre todo la indometacina), antiarrítmicos (sobre todo los antagonistas del calcio), los diuréticos tiacídicos, antiparkinsonianos (levodopa, bromocriptina, amantadina), anticomiciales (sobre todo la etosuximida, fenitoína, primidona y vigabatrina), antineoplásicos (procarbacina, tamoxifeno, vinblastina y asparaginasa) y metoclopramida. Los digitálicos pueden ocasionar cuadros depresivos a dosis terapéuticas. En el grupo de los antimicrobianos, pueden causar clínica depresiva las quinolonas, metronidazol, cicloserina, trimetoprim-sulfametoxazol, isoniacida y, entre los antivíricos, el aciclovir.

El abandono de psicoestimulantes, como la nicotina, cocaína y anfetaminas puede provocar síntomas depresivos (en un período variable de tiempo). El uso crónico de cocaína también puede dar a lugar a síndromes depresivos. En el alcoholismo, la sintomatología depresiva es frecuente tanto en período de consumo como de abstinencia. El consumo crónico de cannabis puede provocar un cuadro amotivacional, que no debería confundirse con un trastorno depresivo.

Fármacos asociados al síndrome maníaco

Los fármacos que causan manía con más frecuencia son los corticoides. Éstos pueden producir diferentes trastornos psiquiátricos en tratamientos corticoideos a corto plazo, siendo la manía e hipomanía los más frecuentes[35]. Suelen presentarse en las primeras dos semanas de tratamiento, y suelen remitir al disminuir o suspender la dosis. La incidencia de estos efectos es dosis dependiente, pero no existe relación directa con la duración o la severidad de sus efectos. Tampoco la presencia o ausencia de reacciones previas predice respuestas adversas a los corticoides[36].

También pueden causar cuadros de manía o hipomanía las hormonas tiroideas, los esteroides anabolizantes, las dosis tóxicas de digitálicos, el tratamiento con trimetoprim-sulfametoxazol, la isoniacida, la zidovudina y el interferon alfa. Los simpaticomiméticos que se encuentran en algunos combinados anticatarrales (nafazodina y fenilefrina de algunos descongestionantes nasales) también pueden causar manía, mediante su mecanismo de estimulación del sistema adrenérgico.

El consumo agudo de alcohol con alcoholemias medias provoca euforia y desinhibición. La intoxicación por cocaína y otros estimulantes, como la ketamina, puede también provocar euforia e hipomanía, o manía franca en las primeras horas.

Fármacos asociados al síndrome psicótico

Los síntomas psicóticos secundarios a fármacos suelen consistir en delirios y alucinaciones. Los fármacos que causan síntomas psicóticos con más frecuencia son los anticolinérgicos (atropina, biperideno) a dosis tóxicas, los agonistas dopaminérgicos (levodopa, bromocriptina y amantadina) y los corticoides[37]. La sintomatología psicótica secundaria al tratamiento con antiparkinsonianos es más grave si se asocia levodopa con anticolinérgicos o selegilina o si existe una vulnerabilidad para estos síntomas. Los corticoides pueden causar síntomas psicóticos sobre todo en el período inicial de tratamiento, en las primeras dos semanas en las cuales puede aparecer también la sintomatología maniforme. La sintomatología psicótica, al igual que la manía por corticoides, puede remitir con la retirada del fármaco, o puede ser necesario instaurar un tratamiento antipsicótico.

Otros fármacos que pueden causar síntomas psicóticos son las hormonas tiroideas, los AINEs (sobre todo la indometacina y el ibuprofeno), los antihistamínicos H2 (cimetidina, ranitidina, difenhidramina), algunos antiarrítmicos (lidocaína, tocainida, mexilatina, quinidina, beta-bloqueantes y digitálicos), los simpaticomiméticos, las teofilinas, los anticomiciales (en concreto la primidona y el valproato), algunos antineoplásicos (asparaginasa, metotrexate, vincristina, citarabina y fluorouracilo), el interferon alfa y el disulfiram.

Entre los antimicrobianos, pueden producir síntomas psicóticos las cefalosporinas, gentamicina, quinolonas, cicloserina, trimetoprim-sulfametoxazol y los tuberculostáticos. Las sulfamidas, el metronidazol y el antifúngico ketoconazol pueden dar lugar a alucinaciones aisladas. Dentro de los antivíricos, pueden causar sintomatología psicótica el aciclovir, amantadina, ganciclovir y vidarabina. En cuanto a los antirretrovirales, el efavirenz puede producir síntomas psicóticos y, con menos frecuencia, también puede ocasionar este efecto adverso la zidovudina. También pueden aparecer síntomas psicóticos con algunos antipalúdicos.

En relación con el alcohol, pueden aparecer síntomas psicóticos en estado de intoxicación, cuadros delirantes (celotipia) con el consumo crónico, así como cuadros psicóticos con alucinosis y delirios en el contexto de abstinencia-*delirium tremens*.

En los estados de intoxicación por cocaína puede aparecer hipervigilancia, cambios sensoperceptivos o cuadros psicóticos claros. Con el consumo crónico pueden aparecer episodios psicóticos repetidos y autolimitados. Generalmente estos síntomas remiten, aunque un consumo elevado y prolongado, junto a una predisposición individual, pueden producir una persistencia de la psicosis.

Los alucinógenos y cannabis pueden provocar alteraciones sensoperceptivas transitorias o también cuadros psicóticos que pueden ser graves, sobre todo en sujetos predispuestos, al igual que ocurre con la cocaína. El MDMA puede llegar a producir estados de catatonía.

USO DE PSICOFÁRMACOS EN EL EMBARAZO Y LA LACTANCIA

En el contexto del embarazo se pueden dar varias situaciones: una paciente en tratamiento con psicofármacos que desea quedarse embarazada o que queda embarazada mientras está tomando el tratamiento, o la aparición o recurrencia durante la gestación de un trastorno mental. En todos estos casos la indicación de tratamiento debe ser realizada por un especialista, con el objetivo de valorar el balance entre riesgos y beneficios.

Toda la medicación psicotrópica atraviesa la barrera fetoplacentaria, convirtiéndose en un riesgo para el feto en mayor o menor grado, de modo que debe intentarse no prescribir fármacos. Sin embargo, no siempre es lo más recomendable, evaluando de forma individualizada la estrecha balanza de riesgos-beneficios, eligiendo la opción menos peligrosa para la interacción madre-hijo: los riesgos de la enfermedad psiquiátrica pueden ser superiores que algunos efectos adversos potenciales de los fármacos. Por todo ello, es fundamental conocer los efectos de los psicofármacos durante la gestación, teniendo en cuenta que no todos los meses del embarazo implican el mismo riesgo para el tratamiento, ni todos los posibles efectos revisten la misma importancia o comportan el mismo riesgo absoluto (incidencia clínica).

Por razones éticas, la realización de estudios de seguridad randomizados y controlados con placebo en mujeres embarazadas es difícil, siendo la información en muchos casos limitada e incompleta. En todo caso, tras la información adecuada, la decisión es de la propia gestante y su familia, siendo necesario además obtener el consentimiento informado[38].

Entre los efectos relacionados con los psicotropos durante el embarazo se incluyen:

1. La teratogenicidad: riesgo de malformaciones congénitas, durante el período embrionario (tercera-duodécima semanas).
2. Las complicaciones perinatales: en relación con el uso del fármaco durante el tercer trimestre. Incluyen las complicaciones obstétricas (prematuridad, bajo peso) y/o los síndromes perinatales (por toxicidad o abstinencia), de duración limitada.
3. Las secuelas posnatales: síndromes neurocomportamentales, que pueden aparecer meses o años después del nacimiento.

La FDA (*Food and Drug Administration*)[39] no ha aprobado ningún fármaco psicotrópico durante el embarazo, aunque sí los ha clasificado en cinco categorías, de menor a mayor riesgo: A, B, C, D, X. La A incluye los fármacos seguros (estudios controlados con demostración de falta de riesgo), la X los teratógenos (contraindicación durante el embarazo). La mayoría de psicofármacos se hallan en la categoría C. Los estudios en animales han mostrado algún efecto indeseado (teratogenia u otro) y, o bien no hay estudios controlados en mujeres, o no se hayan disponibles, lo que indica la utilización del fármaco sólo cuando el beneficio esperado sobrepase claramente el riesgo que representa su administración. El litio, ácido valproico, nortriptilina, amitriptilina, imipramina, diacepam, alprazolam y clordiazepóxido se incluyen en la categoría D (evidencias positivas de riesgo para el feto, beneficios asumibles en situaciones muy concretas, riesgo vital y falta de alternativas). En la categoría X se halla el temazepam y el triazolam.

En cuanto a la lactancia materna, se debe tener en cuenta las concentraciones del fármaco que pasan a la leche, así como los efectos que puede producir. Además el recién nacido dispone de un tránsito intestinal más lento, sistemas enzimáticos más inmaduros y menor aclaramiento renal, por lo que el efecto de los psicofármacos sobre él puede ser superior al esperado por las dosis administradas a la madre y aunque pasen a la leche en bajas concentraciones.

Benzodiacepinas

Numerosos estudios han relacionado el uso de BZD (diacepam, alprazolam, clordiazepóxido) durante el primer trimestre con malformaciones congénitas (fisura palatina, labio leporino, otras malformaciones mayores) lo que las situa en la categoría D (evidencia positiva de riesgo), salvo el clonazepam, situado en la categoría C[40]. Se deben evitar especialmente durante el primer trimestre de gestación. Ha sido descrito el "síndrome de abstinencia fetal" (alprazolam, diazepam y clordiazepóxido), que aparece en recién nacidos de madres que han recibido tratamiento durante el último trimestre y periparto. El síndrome se caracteriza por temblor, inquietud, llanto continuo, sudoración, hipertonía, hiperreflexia y alteraciones del sueño. En este sentido, en caso de ser necesarios, el loracepam y oxacepam serían los recomendables, ya que no dependen del metabolismo hepático y se acumulan menos en la circulación fetal. También se ha hablado del "síndrome de hipotonía fetal" (diazepam), que consiste en hipotonicidad, alteraciones en la termorregulación y valores bajos en el test de Apgar. Algunos autores hablan del "síndrome de exposición uterina a BZD", que incluye retraso del crecimiento intrauterino y retraso en el desarrollo psicomotor, aunque estos resultados son controvertidos.

Todas las BDZ son excretadas por la leche materna, con el riesgo de producir sedación y alteraciones en la termorregulación, por lo que se desaconseja su uso durante la lactancia.

Antidepresivos

Los datos de diferentes estudios demuestran que la exposición a fluoxetina[41] o los ISRS como grupo (fluvoxamina, sertralina, citalopram, paroxetina) no aumenta el riesgo de malformaciones físicas mayores, ni alteraciones perinatales o retraso en el neurodesarrollo. Algún estudio con fluoxetina ha informado de anomalías físicas menores (definidas sin importancia estética o funcional). También se ha descrito sintomatología posparto, de unos días de duración (inquietud psicomotriz, nerviosismo, hipertonía muscular, inestabilidad térmica y taquicardia), por lo que se aconseja reducir la dosis de 2 a 4 semanas antes del parto. En general, por lo descrito y por la ausencia de efectos autonómicos, sedativos e hipotensivos, los ISRS son un grupo de fármacos recomendables, aunque situados en la categoría C (no se puede descartar el riesgo)[40]. Existe aún poca evidencia sobre la venlafaxina o mirtazapina.

Todos los antidepresivos se secretan a través de la leche materna, pero no producen elevaciones significativas en plasma o toxicidad en el neonato, aunque se desconoce el efecto en el desarrollo posterior de los sistemas neuronales y sus neurotransmisores, por lo que se debe valorar el riesgo frente al beneficio.

En cuanto a los ADT, aunque los resultados son controvertidos, muchos estudios han demostrado tanto riesgo teratogénico como síndromes de abstinencia por retirada, así como se desconocen las implicaciones posnatales. Son un grupo de antidepresivos que se desaconseja durante el embarazo, y en caso de ser imprescindible su uso, se recomienda la clomipramina (categoría C) o la maprotilina (considerada en la categoría B por el fabricante)[40]. Los IMAO se desaconsejan durante el embarazo por el riesgo de teratogenicidad y de crisis hipertensivas en la madre.

Eutimizantes

Se ha demostrado el riesgo de teratogenidad con el uso de litio, especialmente con la anomalía de Ebstein, aunque es menor de lo que se había señalado tiempo atrás[42]. También se ha descrito hipotiroidismo y diabetes insípida nefrogénica. Durante el segundo y tercer trimestre se ha asociado a hidramnios. En el posparto puede aparecer un cuadro por intoxicación, el denominado "síndrome del bebé flotante" (*Flopping baby*), caracterizado por hipotonicidad y cianosis.

Así, en caso de estabilidad psicopatológica y bajo riesgo de recurrencia, se recomienda la retirada de litio al abandonar la contracepción por deseo de gestación, o bien tras la primera falta, valorando con mucha precaución la reintroducción en el segundo y tercer trimestre. En casos más severos, con alto riesgo de recaída, se recomienda mantener el tratamiento, con consejo genético teratogénico, ecocardiografía fetal en las semanas 16 y 18, y riguroso control de las litemias (dado el riesgo fetal con concentraciones inferiores a las maternas). Es importante fraccionar las dosis para evitar fluctuaciones y picos en la litemia. Se aconseja disminuir la dosis antes del parto para evitar la toxicidad neonatal. Se desaconseja la lactancia materna, por riesgo de intoxicación en el niño.

Se ha asociado alto riesgo teratogénico con el ácido valproico y la carbamazepina, sobretodo anomalías del tubo neural. Tanto uno como otro, aparecen en bajas concentraciones en la leche materna, el valproato presenta riesgo de hepatotoxicidad fulminante en niños menores de 2 años, y la carbamazepina puede producir leucopenia o hepatitis. Respecto a los nuevos anticonvulsivantes utilizados como eutimizantes, se desaconseja su uso hasta que no se disponga de más información.

En definitiva, los estudios demuestran que el litio y el resto de timoreguladores son fármacos potencialmente peligrosos por lo que su indicación debe ser sopesada con mucho cuidado y, en algún caso, sólo para el litio. No hay suficiente información sobre el desarrollo neurocognitivo posterior del niño para ninguno de estos fármacos.

Antipsicóticos

No hay resultados concluyentes sobre el riesgo teratógeno de los antipsicóticos clásicos, por lo que se aconseja evitarlos durante el primer trimestre. De ser necesarios, se recomienda la mínima dosis que controle los síntomas, evitando las fenotiacinas (clorpromacina), y utilizar haloperidol[43]. Hay datos que sugieren la posibilidad de que exista también un aumento del riesgo de malformaciones relacionado con el propio trastorno psicótico de base, en relación a factores genéticos o comportamentales. La exposición preparto puede inducir toxicidad neonatal (ictericia neonatal, temblor, inquietud, hipertonicidad, movimientos anormales, reflejos primitivos débiles), que puede durar hasta 6-10 meses tras el nacimiento. Por ello es recomendable reducir o suspender la medicación 1 ó 2 semanas antes del parto. Falta información acerca de las posibles secuelas posnatales neurocomportamentales.

En cuanto a los antipsicóticos atípicos, se tienen aún pocos datos acerca de la teratogenicidad, así como sobre la toxicidad neonatal o el efecto sobre el desarrollo neurocomportamental. La clozapina es el único antipsicótico que pertenece a la categoría B de la FDA, y sus ventajas residen en que induce menos extrapiramidalismo y ejerce mínima influencia sobre las concentraciones plasmáticas de prolactina.

Los antipsicóticos son secretados en la leche por lo que se recomienda evitar la lactancia materna.

En términos generales, existe un acuerdo común en cuanto a que los psicofármacos durante el embarazo sólo deben tomarse cuando los riesgos de no tomarlos sean superiores al beneficio de tomarlos, por lo que la decisión terapéutica debe corresponder al especialista. Por otra parte, se debe tener presente que el objetivo del tratamiento no es la resolución del síndrome sino el control sintomático, por lo que es recomendable usar la mínima dosis requerida y durante el mínimo tiempo posible.

LECTURAS RECOMENDADAS

García Toro M, González Guillén A: *Psicopatología y agentes biológicos. Enfermedades somáticas, fármacos, drogas y tóxicos inductores de trastornos mentales.* Ed. Masson, 1998.

Guía práctica, sistematizada, que resume a modo de tablas y por sistemas, los trastornos mentales asociados a enfermedades médicas y sustancias, con detalles clínicos y diagnósticos.

Lozano Suárez M, Ramos Brieva JA: *Utilización de los psicofármacos en psiquiatría de enlace.* Ed. Massson, 2002.

Amplia revisión sobre los tratamientos psicofarmacológicos en los pacientes médicos.

Rojo Rodes E: *Psiquiatría básica para médicos. Colección Psiquiatría de Enlace.* Director E. Rojo. SCM 2003-2004. Madrid.

Reglas básicas del procedimiento diagnóstico-terapéutico en el paciente médico. Colección de 7 volúmenes donde se repasan diferentes especialidades (cardiología, oncología, reumatología, neurología, endocrinología y ginecología).

Rojo Rodes E, Cirera Costa E: *Interconsulta psiquiátrica.* Ed. Masson, 1997.

Texto de referencia para la práctica clínica en el abordaje del paciente médico con patología psiquiátrica asociada.

BIBLIOGRAFÍA

1. Eisenberg L: Mindlessness and brainlessness in psychiatry. *Br J Psychiatry* 1986; 148:497-508.
2. Herzog T, Huyse FJ, Malt UF y cols.: Quality management in consultation liaison psychiatry and psychosomatics. Development and implementation of an European QM system. En: Baert AE (ed.). *European-union-biomedical and health research. The BIOMED I Programme*. Amsterdam: IOS Press, 1995; 525-526.
3. Cummings JL, Hegarty A: Neurology, psychiatry, and neuropsychiatry. *Neurology* 1994; 44:209-213.
4. Strain JJ: Diagnostic considerations in the medical setting. The medically ill patient. Psychiatric clinics of North America. Philadelphia: Saunders 1981; 287-300.
5. Lobo A: Elucidating mental disorders in liaison psychiatry: the Johns Hopkins "perspectives". *J Psychosom Res* 1996; 41:7-11.
6. Van Hemert AM, Hengeveld MW, Bolk JH, Roojimans HGM, Vanderbrouke JP: Psychiatric disorders in relation to medical illness among patients of a general medical out-patient clinic. *Psycol Med* 1993; 23:167-173.
7. Wise MG, Rieck SO: Diagnostic considerations and treatment approaches to underlying anxiety in the medically ill. *J Clin Psychiatry* 1993; 54 (suppl 5):22-26.
8. Giel R, Koeter MWJ, Ormel J: Detection and referral of primary care patients with mental health problems. En: Goldberg D, Tatam D (eds.). *Social psychiatry and public health*. Berna: Hoegrefe Huber, 1990; 139-145.
9. Ormel J, Von Korff M, Van den Brink W, Brilman E, Oldehinkel AJ: Depression, anxiety and social disability show synchrony of change in primary care. *Am J Public Health* 1993; 83:385-389.
10. Barefoot JC, Helms MJ, Mark DB: Depression and long-term mortality risk in patients with coronary artery disease. *Am J Cardiol* 1996; 78:613-617.
11. Januzzi JL, Stern TA, Pasternack RCC, DeSanctis RW: The influences of anxiety and depression on outcomes of patients with coronary artery disease. *Arch Intern Med* 2000; 160:1913-1921.
12. González-Torrecillas JL, Mendlewicz J, Lobo A: Repercussion of early treatment of post-stroke depression on neuropsychological rehabilitation. *Int J Psychogeriatr* 1995; 7:547-560.
13. Shuckit MA: Anxiety related to medical disease. *J Cl Psychol* 1983; 44:31-36.
14. Greer S, Morris T, Pettingale KW: Psycohological response to breast cancer: Effect on outcome. *Lancet* 1979; 2:785-787.
15. Rouchel AM, Pounds R, Tierney JG: Depression. En: Rundell JR,Wise MG (eds.). *Textbook of Consultation-Liaison Psychiatry*. Washington: American Psychiatric Press 1996; 311-345.
16. Tsuang MT, Faraone SV: The inheritance of mood disorders. En: Hall LL (ed.). *Genetics and mental illness. Evolving issues for research and society.* Nueva York: Plenum Press, 1996; 79-109.
17. Starkstein SE, Robinson RG: Affective disorders and cerebral vascular disease. *Br J Psych* 1989; 154:170-182.
18. Robinson RG: Depression and lesion location in stroke. En: Boboulssavsky J, Cummings J (eds.). *Behavior and mood disorders in focal brain lesions*. Cambridge University Press, 2000.
19. Krauthammer CH, Klerman GL: Secondary mania. Manic syndromes with antecedent physical illness or drugs. *Arch Gen Psych* 1978; 35:1333-1339.

20. Das A, Khanna R: Organic manic syndrome: causative factors, phenomenology and immediate outcome. *J Affect Disord* 1993; 27:147-182.

21. Blazer DG: Derpesion in late life: review and commentary. *J Gerontol Am Biol Sci Med* 2003; 58:249-265.

22. Fujikawa T, Yamakawaki S, Touhouda Y: Silent cerebral infartations in patients with late onset mania. *Stroke* 1995; 26:946-949.

23. Tohen M, Shulman J, Satlin A: First episode mania in late life. *Am J Psych* 1994; 151:130-132.

24. Berstein JG: Prescripción de medicamentos psicotropos. En: Cassem HN (ed.). *Psiquiatría de enlace en el hospital general.* Madrid, Díaz de Santos, 1994; 643-669.

25. Bowden CL: Clinical correlates of therapeutics response in bipolar disorder. *J Affect Disord* 2001; 67:257-265.

26. Johnstone EC, Cooling NJ, Frith CD y cols.: Phenomenology of organic and functional psychosis and the overlap between them. *Br J Psych* 1988; 153:770-776.

27. Cummings JL: Organic psychosis. *Psychosom* 1988; 29:16-26.

28. Serra-Mestres J: Variante frontal de la demencia frontotemporal. En: Alberca R, López-Pousa S (eds.). *Enfermedad de Alzheimer y otras demencias*, 2ª ed. Madrid, Editorial Médica Panamericana, 2002; 365-385.

29. Cummings JL, Cunningham K: Obsessive compulsive disorder in Huntington's disease. *Biol Psych* 1992; 31:263-270.

30. Berrios GE, Quemada JL: La neuropsiquiatría del daño cerebral traumático: aspectos conceptuales. Monografías de psiquiatría 1995; 6:3-8.

31. Lloyd GG: Lyason psychiatry. En: Murray BJ, Hill C, McGuffin LC (eds.). *The essentials of postgraduate psychiatry.* Cambridge, Cambridge University Press, 1997.

32. Stoudemire A: Delirium, dementia, and other disorders associated with cognitive impairment. En: Stoudemire A (ed.). Clinical psychiatry for medical students. Philadelphia, Lippincott, 1994.

33. Fumaz CR y cols.: Long-term neuropsychiatric disorders on efavirenz-based approaches. *J Acquir Immune Defic Syndr* 2005; Vol 38, n 5.

34. Debien Cy cols.: Alpha-interferon and mental disorders. *Encephale* 2001; 27(4): 308-17.

35. Patten SB, Neutel CI: Corticosteroid-induced adverse psychiatric effects: incidence, diagnosis and management. *Drug Saf* 2000. 22(2):111-122.

36. 7. Sherwood Brown E, Chandler PA: Mood and cognitive changes during systemic corticosteroid therapy. *J Clin Psychiatry* 2001; 3:17-21.

37. Warrington TP, Bostwick JM: Psychiatric adverse effects of corticosteroids. *Mayo Clin Proc.* 2006 Oct; 81(10):1361-7.

38. Benabarre A, Bernardo M, Arrufat F, Salva J: El manejo y el tratamiento de los trastornos mentales graves en la embarazada. *Actas Luso Esp Neurol Psiq* 1998; 26 (3):187-200.

39. Lacy C, Armstrong LL, Lipsy RJ: Drug Information Handbook, 2ª ed. Hudson: Lexi-Comp, 1993; 11.

40. Newport J, Fisher A, Graybeal S, Store ZN: Psicofarmacología durante el embarazo y la lactancia. En: Schatzberg A y Nemeroff CB. Tratado de Psicofarmacología. Ed Masson-Elsevier (ed española). Barcelona 2006.pp 1237-1277.

41. Wisner KL, Gelenberg AJ, Leonard H, Zarin D, Frank E: Pharmacologic treatment of depression during pregnancy. *JAMA* 1999; 282 (13):1264-1269.

42. Cohen LS, Altshuler LL: Pharmacologic management of psychiatric illness during pregnancy and the postpartum period. Annual of drug therapy. *Psych Clin North Am.* 1997; 4:21-60.

43. Aonkrs K, Wisner KL, Stowe Z, Libenluft E, Cohen L, Miller L, Manber R, Viguera A, Suppes T, Altshuler L: Management of bipolar disorder during pregnancy and the postpartum period. *Am J Psych* 2004; 161:608- 620.

3.13

Aspectos psicológicos y psicopatológicos de los pacientes con enfermedad en fase terminal

MIGUEL ÁNGEL BENÍTEZ-ROSARIO Y MONTSERRAT ALVIANI RODRÍGUEZ-FRANCO

INTRODUCCIÓN

La presencia de una enfermedad en fase terminal provoca múltiples síntomas de sufrimiento. El dolor, los vómitos, y la disnea, entre otros, están presentes con elevada frecuencia. La psicopatología también está presente, aunque es infradiagnosticada y tratada. La aparición de cuadros de tristeza intensa, o ansiedad, pueden estar justificados por la presencia de complicaciones físicas generadoras de sufrimiento, o ser independientes, y de una intensidad tal que alteren gravemente la calidad de vida.

Cuando las personas se enfrentan a una enfermedad grave reaccionan psicológicamente de forma variada. Estas reacciones le permiten alejarse, o contener, su angustia vital. Cada persona establecerá una modalidad de reacciones en relación a su historia previa, a sus recursos internos y a su madurez personal. El conocer qué reacciones está presentando el paciente facilita el proceso de relación con él, y detectar cuáles se están convirtiendo en anómalas y dificultan el proceso de adaptación a la enfermedad. Cuando fallan los recursos internos de adaptación aparece la morbilidad psiquiátrica con intensidad variable.

En el proceso de adaptación personal a un enfermedad mortal, el apoyo social percibido es un elemento importante de protección o soporte. Éste será más útil, entre otras consideraciones, en relación al conocimiento que tenga la persona de su situación y de su futuro. La información del diagnóstico y pronóstico, tan controvertida en nuestra cultura, es siempre un elemento fundamental al considerar las reacciones de adaptación de las personas o el desarrollo de psicopatología.

LA ENFERMEDAD EN FASE TERMINAL

Ésta se define como aquella que no tiene tratamiento específico, curativo o con capacidad para retrasar la evolución, y que evoluciona a la muerte en un tiempo corto, generalmente, inferior a los seis meses[1-5]. Las complicaciones de la enfermedad en fase terminal (como el dolor, la disnea, los trastornos cognitivos, los trastornos metabólicos y digestivos, y la psicopatología), están presentes independientemente del tipo de cáncer. Las neoplasias provocan, en su evolución a la muerte, el síndrome de fase terminal constituido por el conjunto de los síntomas descritos. De ellos, el dolor, la dificultad respiratoria y los trastornos afectivos son síntomas que se presentan con frecuencia en la fase terminal.

La enfermedad siempre representa una alteración del *modus vivendi* de la persona. Altera y desorganiza el ritmo habitual de la vida modificando los roles personales, familiares y laborales. El impacto de una enfermedad terminal en la vida del paciente es muy elevado por el dramatismo de la situación. La enfermedad es el núcleo central de la vida y todo gira a su alrededor. Las personas afectadas y sus familiares viven una situación límite, la confirmación de un cáncer en fase terminal se asocia al sufrimiento y a la muerte[4,6].

Cuando los pacientes llegan a la fase terminal llevan sobre sus espaldas múltiples contactos con el sistema sanitario, con una experiencia positiva o negativa que condiciona actitudes posteriores. Llevan la vivencia del sufrimiento por la presencia de dolor, disnea o por los efectos secundarios de los tratamientos oncológicos, y viven fantasías diversas sobre la enfermedad producto de sus miedos y de la interpretación de las experiencias de otros. Todo ello justifica la aparición de múltiples emociones y conductas que le están sirviendo al sujeto para controlar o adaptarse a la situación de ansiedad provocada por la enfermedad y por la relación con el sistema sanitario.

ATENCIÓN A LAS PERSONAS CON UNA ENFERMEDAD EN FASE TERMINAL

La medicina paliativa es la rama de la medicina dedicada al cuidado de los pacientes con enfermedad en fase terminal. Sus principios centran la actuación profesional en el alivio del sufrimiento que provoca la enfermedad, con el objetivo de mejorar su calidad de vida[1-5].

El ejercicio de la medicina paliativa se realiza con una concepción integral de la persona y considerando el modelo biopsicosocial la guía para el abordaje terapéutico. Con ello se persigue detectar las necesidades que presenta la persona en su esfera biológica, en su esfera afectiva y psicológica, en su esfera socio-familiar, y en su esfera espiritual. Se trata al paciente como *un todo indivisible*, asumiendo que el efecto final de la enfermedad, el sufrimiento, es de naturaleza multidimensional. La relación entre las diferentes dimensiones de la persona y las consecuencias de la enfermedad es circular: cada una es causa y consecuencia de la otra, y todas contribuyen a la situación de sufrimiento global, también definido como de *dolor total*[3-5].

El objetivo de la medicina paliativa es el control de los síntomas para conseguir una mejora del bienestar de la persona. Es “paliar” las complicaciones que provoca la enfermedad actuando directamente sobre ellas, aunque la causa (proceso patológico de base) no esté controlada. La elección del tratamiento se realiza por su eficacia en el control del sufrimiento que origina la enfermedad.

EL PROCESO DE ADAPTACIÓN PSICOLÓGICA A LA ENFERMEDAD

Concepto de adaptación

El término adaptación deriva de la palabra latina *adaptare*, que significa acomodar. Es el proceso psicológico a través del cual el individuo se enfrenta y asimila una nueva situación vital. Es un proceso continuo, que en el caso de los pacientes con cáncer comienza en el momento del diagnóstico, en el que debe abordar el sufrimiento emocional por la información que recibe, y solucionar los problemas específicos de su enfermedad y su vida.

La adaptación a cualquier acontecimiento vital significativo está mediada por la percepción de amenaza que el individuo tiene de la situación, y por la valoración de sus recursos personales para afrontarla. La adaptación exitosa se da cuando el paciente puede regular el sufrimiento emocional, reduciendo al mínimo su repercusión en las funciones de la vida, en las que continúa participando activamente.

La enfermedad terminal es el acontecimiento vital más amenazante que existe para el individuo. Si se acompaña de una evolución dolorosa e incapacitante, los recursos emocionales para afrontar la situación se debilitan, y se produce un estado de sufrimiento total que abarca la esfera física y la psíquica. Es así, que la enfermedad provoca un Impacto Emocional intenso, entendido como “ el conjunto de respuestas fisiológicas, cognitivas y conductuales más o menos intensas y cambiantes que la persona manifiesta delante de la percepción de la muerte inminente, y los problemas que ocasiona esta situación como resultado de apreciarla como amenazadora y también desbordante de los propios recursos”[7].

La adaptación al impacto emocional del proceso terminal pone en marcha reacciones psicológicas defensivas que protegen al individuo de la angustia y el sufrimiento, y le facilitan el afrontamiento progresivo de la situación. Estas reacciones responden a las características individuales de cada uno de los pacientes que viven la situación.

Modelos teóricos sobre el proceso de adaptación psicológica a la enfermedad terminal

Éstos tratan de explicar cómo se adaptan las personas ante la situación, y describen que reacciones presentan. Distintos autores (tabla I), han descrito las respuestas que con mayor frecuencia se dan, y las han conjuntado en diferentes modelos. Estos modelos conceptuales favorecen una mayor compresión del proceso y facilitan una aproximación al enfermo terminal.

a) El Modelo de Kübler-Ross

Elizabeth Kübler-Ross, en un trabajo publicado en 1969[8], describió el proceso de adaptación a la enfermedad terminal en cinco fases que se suceden en el tiempo. Éstas son[7-9]:

Negación y aislamiento. Ésta es, junto con la ira, una de las reacciones más frecuentes. El sujeto niega la realidad o aspectos de la misma cuya aceptación le genera gran ansiedad. Es un mecanismo de defensa que impide al paciente tomar contacto con su realidad antes de que se sienta psicológicamente preparado. Funciona como un amortiguador después de una noticia inesperada, permite recobrarse y, con el tiempo, movilizar otras defensas, menos radicales. La inmensa mayoría de los pacientes ante la noticia de su proceso terminal, reaccionan con conmoción e incredulidad, aparece la sensación de "falsa realidad" ("¡Esto es un sueño!", "¡No me puede estar pasando a mí!"). La Negación permite al paciente un tiempo para asimilar la situación, y puede confundir al clínico que espera una respuesta más congruente con la información. Su máxima expresión es la negación de la enfermedad, o de estar enfermo, con el desarrollo de conductas inadecuadas de incumplimiento terapéutico o estilos de vida no compatibles para su estado de salud. Cuando afecte al cumplimiento terapéutico o presente otras características disfuncionantes debería considerarse la intervención psicológica-psiquiátrica. No es prudente combatir la negación.

TABLA I
MODELOS DEL PROCESO DE ADAPTACIÓN

Autor	Fases
Elizabeth Kübler-Ross[8] (1969)	• Negación • Ira • Pacto • Depresión • Aceptación
Averil Stedeford[10] (1984)	• Crisis de conocimientos • Shock o paralización • Negación psicológica • Rabia/Ira • Aflicción - Negación activa - Resignación • Aceptación
Robert Buckman[12] (1998)	• Fase de lucha • Fase de desánimo • Fase de comprensión
CM. Parkes[11] (1988)	• Incomprensión • Lucha • Cansancio • Comprensión

Ira. La fase previa, da paso a una fase de ira, rebeldía y rechazo hacia todo y hacia todos. El paciente muestra un alto grado de sufrimiento emocional. Está irritable, reivindicativo e insatisfecho con los servicios sanitarios recibidos, a los que culpa de su situación. ("Si me hubiesen atendido antes" "¿Por qué a mí?"). Por medio de la ira el paciente expresa la angustia que le domina. Es una reacción poco comprendida por los profesionales y los familiares que la viven como un ataque personal. En ocasiones, la agresividad se expresa con cambios en el comportamiento, de ser simpáticos y amables a ser antipáticos e inconformistas. En otras ocasiones, la ira se introyecta provocando una depresión, o se transforma en una fuerza útil que favorece la lucha del paciente por mejorar la situación. También puede elaborarse provocando comportamientos más complejos y sutiles con cierto carácter paranoide. La confrontación inadecuada de la ira por los profesionales, o por los familiares, puede conducir a una situación de "agresividad en espiral": la ira del paciente provoca agresividad en el profesional y ésta actúa como retroalimentación de la reacción del primero. La tolerancia del malhumor de este período resulta difícil para la familia y el equipo que rodea al paciente. La contención emocional adecuada, favorece una evolución posterior favorable.

Pacto. A medida que el paciente asume la situación, intenta demorar el final. Esta fase es menos conocida y generalmente se guarda en secreto. En esta fase de pacto, el paciente negocia con el entorno, con el destino, con Dios. Se trata de una reacción adaptativa, interiorizada desde la infancia, donde se inhibe la agresión en busca de la empatía y la solidaridad de los otros. Se pacta con los médicos respecto a los dolores y sufrimientos para que ellos los eviten. Se pacta con la consciencia, con el reconocimiento de lo que antes no se tenía en cuenta. Este período se alterna con momentos de desánimo y desaliento, que preparan la aceptación de la situación.

Depresión. A medida que la enfermedad avanza y el deterioro físico se hace más evidente, el paciente puede perder la esperanza y sentir la necesidad de dejar de luchar. El sentimiento de desesperanza se manifiesta con tristeza, pena y aflicción, ("ya no hay nada que hacer", "no vale la pena seguir viviendo"). El paciente pierde interés por actividades que antes le gustaban, es más selectivo con las personas que quiere, y puede sentirse una carga para sus familiares y amigos. Esta fase se acompaña de un sufrimiento emocional intenso, y con frecuencia de miedo. El término depresión es utilizado por la autora como sinónimo de pena y aflicción, y no como equivalente a un cuadro clínico psicopatológico. La depresión, como entidad clínica se tratará más adelante.

Aceptación. En esta fase, el paciente reconoce la irreversibilidad de la situación y la presencia de una muerte próxima. Habrá podido expresar sus sentimientos. A menudo no desea visitas, y si las hay, el paciente ya no tiene ganas de hablar, prefiere el silencio. No hay que confundirse y creer que la aceptación es una fase feliz, pero disminuye la angustia y el sufrimiento. Sentirá necesidad de descansar. Esta fase le permite un espacio para ordenar sus recuerdos, sus legados y sus relaciones. En estos momentos, es la familia quien necesita más ayuda, comprensión y apoyo.

Este proceso de adaptación aunque se puede observar en muchos pacientes, no se presenta en todos. Cuando lo hace adquiere las características individuales de cada uno. La personalidad previa de cada paciente se pone de manifiesto en su vivencia de la enfermedad. Las fases no se presentan de manera lineal o consecutiva, se alternan en distintos momentos del proceso.

b) El Modelo de Stedeford

Esta idea de circularidad, fue desarrollada por Averil Stedeford[10] en su modelo de adaptación al cáncer, que introduce nuevas fases:

Crisis de conocimiento. Para esta autora el proceso de adaptación comienza con el reconocimiento de la amenaza de muerte y con el desconocimiento de si esta amenaza se hará realidad en un plazo de tiempo determinado. ("Me doy cuenta de que no me voy a curar/ de que me voy a morir").

Fase de shock o paralización. Tiene una duración breve, donde el paciente pierde de manera transitoria su capacidad para afrontar la situación y se encuentra desorientado.

Fase de negación psicológica. Equivale a la negación del modelo de E. Kübler-Ross, así como las fases de ira y aflicción. La aflicción puede desencadenar dos respuestas distintas:

a) Negación activa. El paciente de manera consciente y a pesar de conocer su realidad, realiza planes de futuro y actúa como si la enfermedad no existiera. Este mecanismo de defensa tiene varias funciones, ya que le permite distanciarse de su proceso, disminuir el sufrimiento emocional y vivir la cotidianidad del presente con mayor naturalidad. Este tipo de respuesta puede generar un gran desconcierto en la familia y el equipo, ya que el paciente "parece" que no ha comprendido su situación.

b) Resignación. El paciente presenta una actitud pasiva y desajustada, con alteraciones emocionales (irritabilidad, rabia, astenia, tristeza), aumento de la demanda hacia el entorno y mayores quejas somáticas (dolor más resistente a la analgesia).

Aceptación. Esta fase es igual a la que fue descrita en el modelo anterior.

c) El Modelo de Parkes

El modelo de Parkes[11] está centrado en la premisa de que las reacciones ante la enfermedad en fase terminal siguen el mismo patrón que las reacciones ante cualquier pérdida que pueda experimentar la persona. Según este modelo, las reacciones que se presentan son la *incomprensión* (reacción entre negación y shock), la *lucha* (en la que puede estar presente la ira, y mediante la cual el sujeto trata de recuperar lo perdido), el *cansancio* (en la que la persona va contactando con la irreversibilidad de la situación) y la *comprensión.* A partir de aquí el enfermo va estableciendo una nueva identidad en la que se van sustituyendo las emociones y suposiciones que no han sido adecuadas por otras más útiles y realistas.

d) El Modelo de Buckman

Otro autor que ha contribuido a la comprensión del proceso emocional del paciente terminal es Robert Buckman[12]. Señala reacciones emocionales esenciales no recogidas en otros modelos de adaptación, como son el miedo, la culpabilidad, la esperanza/desesperanza y el humor. Buckman defiende que las personas no presentan un devenir secuencial de etapas, el enfermo presenta reacciones en función de la resolución de los conflictos internos que experimente. La resolución de unos conflictos puede permitir la aparición de otros nuevos. El paciente se va adaptando según su idiosincracia a los aspectos que van surgiendo, de forma que no existe una reacción psicológica global o total que se resuelva y desaparezca. Las emociones que aparecen a lo largo de la adaptación al proceso de morir no tienen porqué cambiar en su naturaleza, lo que cambia es su intensidad. El enfermo puede presentar reacciones de negación o ira, aunque de menor intensidad, en etapas muy avanzadas a pesar de conocer y estar aparentemente adaptado a la situación. Las emociones aparecen de forma simultánea, por lo que pueden coexistir la negación, la ira y la resignación. Las reacciones que presenta el individuo vienen marcadas por la forma habitual en que éste se ha ido enfrentando a lo largo de su vida a las situaciones de conflicto interno. En relación a estos elementos conceptuales, Buckman propone la presencia de 3 etapas genéricas (tabla II) en el proceso de adaptación: 1) una *etapa inicial* en la que la persona está afrontando el peligro. En ella aparecen múltiples emociones como angustia, miedo, irritación, negación, rabia, negociación, etc.; 2) la *etapa de estado* (de estar enfermo) en la que la persona ha resuelto muchas de las emociones anteriores (disminuyen su intensidad) y da lugar a otras emociones, con gran frecuencia reacciones depresivas, 3) la *etapa de aceptación* en la que el paciente se ha adaptado a la situación. Los términos en los que se establece la aceptación dependen de cada paciente. Las emociones que se manifiestan en esta etapa son de menor intensidad que en las precedentes.

e) El Modelo de Comas, Schröeder y Bayés

Otra orientación en el estudio de las reacciones psicológicas ante la enfermedad en fase terminal es la propuesta por Comas y Schröeder[13] y Bayés[14], quienes interpretan la situación aplicando la teoría cognitiva del estrés psicológico de Lázurus. Según éste, la enfermedad provoca una situación de estrés psicológico ante la que el individuo reacciona mediante el establecimiento de procesos de afrontamiento. El grado de estrés percibido depende de cómo sea apreciado el "agente estresor". Influye en ello la naturaleza de la enfermedad y la personalidad del sujeto. El proceso de afrontamiento está constituido por las respuestas emocionales o conductas adaptativas automáticas (depresión, desmoralización, inquietud, miedo, ira, shock, hostilidad, entre otras) y por las conductas adaptativas intencionadas. Éstas, a su vez, se componen de estrategias (pensamientos más o menos conscientes dirigidos a disminuir el estrés como la negación, proyección, intelectualización, regresión, desplazamiento, entre otras) y las funciones de afrontamiento (resultados de las estrategias con lo que se consigue minimizar la importancia de la situación, resignarse ante ella, ignorarla, luchar contra ella o tolerarla)[13,14].

TABLA II
MODELO DE LAS TRES FASES DE ROBERT BUCKMAN

Fase de lucha	Fase de desánimo	Fase de comprensión
Miedo Rabia Soledad Negación Culpa	Tristeza Aflicción Sensación de pérdida	Aceptación Resignación Negación Activa Gran Tristeza

Proceso de adaptación en la familia

El proceso de adaptación también se produce en la familia, que lo expresa con mayor intensidad cuando el paciente fallece. La familia manifiesta el Impacto Emocional con reacciones similares al paciente (negación, ira, desánimo), y con conductas de protección. Las respuestas de protección que se desencadenan están mediatizadas por el funcionamiento previo familiar. En las familias donde impera la sobreprotección, la respuesta que se produce es lo que se conoce como *Conspiración del Silencio,* en la que la familia rechaza comunicar al paciente su situación real. Esta reacción familiar tiene como objetivo evitar el sufrimiento al paciente, protegerlo del miedo que acompaña la situación. Crean una realidad inexistente, que aísla al paciente y en la que él colabora con su silencio. La conspiración del silencio, impide al paciente comunicar sus miedos, sus incertidumbres, su angustia y le lleva a sentir una gran soledad ante el proceso.

CONSIDERACIONES SOBRE LAS NECESIDADES GENERALES DE LOS ENFERMOS

En la asistencia a los pacientes con enfermedad en fase terminal es imprescindible el conocer qué necesidades deben satisfacerse para establecer un plan de atención operativo que lo consiga. El conocimiento de las reacciones ante la enfermedad y los mecanismos de adaptación son aspectos importantes de la asistencia biopsicosocial. Existen, no obstante, otras emociones provocadas, o intensificadas, por la enfermedad que también precisan ser conocidas y atendidas.

Según el planteamiento de Maslow[15] el ser humano presenta una serie de necesidades básicas susceptibles de ser cubiertas o satisfechas. Las necesidades básicas (o de primer nivel) son las fisiológicas, seguidas de las necesidades psicoafectivas.

Las *necesidades fisiológicas*, en el contexto de los cuidados paliativos, pueden ser equiparadas a la necesidad de estar libre de síntomas que provoquen malestar, y de disponer de personas que ayuden a la realización de las actividades instrumentales (control del dinero, la medicación, de los contactos con el sistema sanitario, de hacer la comida, entre otras) y las básicas de la vida diaria (aseo personal, movilización, comer, vestirse, entre otras). En un segundo nivel, estarían las *necesidades del mundo psicoafectivo* de seguridad, de ser entendido y aceptado, y de pertenencia (no ser abandonado). De ellas, la necesidad de sentirse seguro ante la situación límite que representa la enfermedad en especialmente importante[16].

Las neoplasias en fase terminal se caracterizan por la aparición de múltiples síntomas causantes de intenso malestar. Estas complicaciones pueden aparecer de forma súbita o paulatina. Las experiencias dolorosas previas o de malestar intenso (por disnea, vómitos, estudios diagnósticos dolorosos, desinformación, miedos y angustia ante la espera de la consulta del profesional o de los resultados de las pruebas complementarias) marcan la presencia de una vivencia de sufrimiento mantenido que afecta a toda la persona. La no resolución temprana del malestar transmite la idea de dificultad para controlarlo provocando una situación de inseguridad. También contribuyen, no obstante, otros elementos como las experiencias previas del paciente y de la familia con el sistema sanitario en las que se han sentido abandonados (por la no asistencia directa o porque la relación con el sistema sanitario incrementó los temores de abandono y castigo), la pérdida de la autonomía física que dificulta el valerse por sí mismo, y la pérdida de la sensación de control sobre la situación cuando no se es partícipe en la toma de decisiones.

Debe transmitirse seguridad (de forma verbal directa o indirecta con las actitudes y el resultado de nuestras actuaciones) sobre el control de los síntomas que provocan malestar, sobre la ausencia de sufrimiento durante el proceso de morir (si el paciente lo expresase abiertamente como temor), que no va a ser abandonado o sobre la resolución de los temores que presente siempre y cuando la resolución de los mismos sea realista. El fomento de la seguridad requiere el abordaje del mundo afectivo del paciente y la obtención de rápidos resultados en el control de los síntomas[16].

Las necesidades de aceptación, entendimiento, y de sentirse queridos serán satisfechas en la medida en que la familia y los profesionales sean capaces de establecer una relación en la que el sujeto pueda abordar su mundo interior y expresar sus emociones sin sentirse juzgado[15,17,18]. La intervención sobre unas necesidades provoca un efecto positivo sobre las otras. Debe considerarse, sin embargo, que dichas necesidades pueden cobrar una intensidad tal que supere la normalidad y constituya la expresión de un trastorno psiquiátrico.

ALGUNOS ASPECTOS SOBRE LA INTERVENCIÓN DE LOS PROFESIONALES

La intervención de los profesionales está dirigida al control de los síntomas que provocan malestar bajo el ejercicio de una atención biopsicosocial. Los aspectos psicoafectivos de los pacientes tienen la misma importancia que los biológicos. Parcelar al enfermo en el mundo biológico o en el mundo psicológico es perder la noción de totalidad del ser humano.

La intervención con el paciente terminal tiene como objetivos: (a) favorecer la calidad de vida, mediante la comunicación empática y un control adecuado de los síntomas, (b) propiciar un proceso de adaptación adecuado potenciando los recursos personales del paciente, (c) detectar y tratar las alteraciones psicopatológicas que se presenten, y (d) apoyar a la familia en su función de soporte emocional del paciente.

La ayuda que realiza el profesional, deriva de la actuación sobre los síntomas biológicos y de la relación que establezca con el enfermo. En este aspecto el profesional debería procurar el "ser continente" de los temores y ansiedades. Siguiendo a Tizón[17] una premisa básica para que ello sea posible es "*que el médico ha de mostrarse abierto al dolor emocional del paciente*". Se ofrece de esta forma como receptor del exceso de ansiedad que presentan y que no pueden tolerar dentro de ellos, y que el hecho de compartirlas les genera alivio y ayuda. El favorecer la verbalización del dolor afectivo, de las angustias, permite potenciar los aspectos más sanos de la persona. En la interacción ésta percibe que su dolor y angustia es tolerable, que no es culpable ni objeto de juicio. El profesional en la interacción recibe el dolor afectivo del paciente en sí mismo y lo contiene sin devolvérselo abruptamente, lo elabora y ayuda al paciente a tolerarlo.

Para ejercer este efecto continente es preciso que la relación entre el enfermo y el profesional se de bajo la existencia de una escucha activa en la que el profesional favorece la apertura del mundo interior de la persona[17-21], y es preciso:

— la baja reactividad del profesional (el profesional no interviene en la conversación rápidamente tras las intervenciones del paciente, espera a que éste continúe hablando sin inte-

rrumpirle, le favorece con gestos —comunicación no verbal— la narración),
— la empatía (capacidad del profesional de hacer sentir al otro que es solidario con sus sentimientos, que puede entenderlos sin establecer juicios de valor sobre lo malo o bueno de los mismos),
— el no establecimiento de juicios de valor que hagan sentirse culpables o castigados a los pacientes,
— la tolerancia de los silencios,
— el mantenimiento del contacto visuo-facial,
— la ausencia de gestos o actos que interrumpen la comunicación (bajar la cabeza para escribir en la historia, actos de impaciencia, entre otros que transmiten al paciente que no se tiene interés en escucharle o que se huye de él para no compartir su dolor),
— la adecuación del espacio físico para permitir la interacción (interacción estando sentados, ausencia de interrupciones continúas por el teléfono o visitas, ausencia de lejanía física por la presencia de barreras creadas con los muebles, entre otros).

La interacción que contienen estos elementos termina siendo de ayuda al paciente para contener sus ansiedades y elaborarlas. Es un acto de ayuda general sin necesidad de disponer de una formación específica en salud mental, y se aproxima a la interacción conocida como relación de ayuda, que aporta beneficios a la persona enferma.

LA INFORMACIÓN Y LA SITUACIÓN PSICOLÓGICA DEL PACIENTE

El informar al paciente es un planteamiento cultural y no todas las sociedades dan la misma respuesta. En nuestro ámbito (entendiendo como tal la zona mediterránea), hasta hace pocos años la decisión sobre la información la tomaban el médico y la familia, defendiendo la utilidad de la mentira blanca (suministrada por los sanitarios). No obstante, se está produciendo un cambio, hay una mayor tendencia a informar aunque ello no sea una conducta generalizada entre los profesionales ni los familiares.

Desde el punto de vista ético-legal, la información del diagnóstico al paciente está avalada por la Ley de Sanidad Española de 1986 que en su artículo 5 recoge que el paciente tiene derecho a que se le informe verbalmente y por escrito en términos comprensibles de su diagnóstico y pronóstico, y a no recibir ninguna información si lo expresa adecuadamente.

La situación ideal para una persona afectada por un proceso terminal podría ser el no conocer su situación y poder seguir viviendo como si nada sucediese. Pero ello es difícil de alcanzar. En la realidad hay diversas fuentes que aportan información al paciente sobre la naturaleza de su enfermedad. Entre ellas destacan la actuación sanitaria, la invalidez laboral prolongada, y la propia enfermedad que provoca síntomas interpretables como "malignos". La red terciaria de información, constituida por los comentarios del personal paramédico y de los propios pacientes en las salas de espera de los servicios de oncología, también juega un papel importante. El paciente puede adquirir, así, una situación de verdad sospechada sobre su proceso y pronóstico, que puede ser más o menos evidente según las reacciones psicológicas del paciente.

Esta circunstancia irremediable de "imposibilidad del desconocimiento total" hace que la información, adecuadamente transmitida, tenga un alto valor terapéutico que corrige una situación en la que la ausencia de noticias significa la presencia de malas noticias, con un alto grado de incertidumbre y de angustia. En estos casos, la información puede ayudar a la adaptación del paciente. Ello no implica que al ser informada la persona no reciba un impacto emocional intenso que desencadene diversas reacciones emocionales y conductuales hasta que se adapte. Tampoco conlleva que toda persona tenga que ser informada a toda costa, pues los mecanismos de negación deben ser aceptados.

La información es un aspecto fundamental de la interacción entre el paciente y el profesional, fomenta su confianza y adherencia al tratamiento, y le hace participar de manera activa en su enfermedad. La información incrementa los recursos personales y favorece en el paciente la sensación de control sobre algunos aspectos de su proceso. La información no debe estar circunscrita a decir la verdad, debe contemplar aspectos sobre el alivio de los síntomas y sobre la existencia de los recursos disponibles que permita al paciente sentir que puede "controlar" en cierta medida su sufrimiento, y qué ayuda puede recibir. La información cumple, así, con un objetivo de educación para la salud (para la mejora de la vivencia de la enfermedad, para la mejora de la calidad de vida), y debe realizarse con una comunicación de calidad que contemple: 1) la *bidireccionalidad* (habla el profesional y habla el paciente, el paciente verbaliza lo que no entiende, el profesional favorece el contraste de opiniones con el paciente), 2) la *ejemplificación* (el profesional utiliza ejemplos para favorecer el entendimiento por el paciente), y 3) la presencia de *documentos escritos* (que favorezcan el cumplimiento terapéutico, que sirvan de recordatorios).

La comunicación de calidad permite al otro expresar sus sentimientos y miedos en un ambiente empático, que le resuelve las fantasías falsas sobre la enfermedad que le generan un sufrimiento innecesario, y que le transmite aspectos afectivos que le hacen sentir que no va a ser abandonado ni rechazado[22,23]. La comunicación adquiere su máximo valor terapéutico cuando a través de ella el profesional ejerce una situación de "continente" de las ansiedades del paciente y permite que éste crezca en el sentido en que encuentra los mecanismos adecuados para hacer frente al sufrimiento que le provoca la situación. El efecto continente es aquel mediante el cual el profesional acoge psicológica y afectivamente, sin devolver, las ansiedades, los miedos y las frustraciones del sujeto, permitiendo su alivio al ser compartidos y aceptados por el otro[17].

Para que la información sea una herramienta terapéutica debe presentar unas características que la hagan lo más válida posible[21-24]. Destaca el que: a) se ajuste a lo que el paciente desee saber, b) sea adecuada a la situación de la enfermedad sin adelantar "gratuitamente" acontecimientos, c) esté adaptada a la situación – reacción psicológica del paciente, d) sea concreta y lo más cercana a las preguntas del paciente, e) sea coherente entre todas las fuentes de información, f) sea esperanzadora, y transmita aspectos positivos como el hecho de que no va a sufrir, de que no va a estar solo, que se cumplirán sus deseos. Todas estas características hacen que la información llegue a ser lo que González Barón[24] denominó *la verdad soportable*, la cual debe transmitirse *"al ritmo del paciente y al ritmo del profesional"*.

ALTERACIONES EMOCIONALES EN EL PROCESO DE ADAPTACIÓN

La persona ante cualquier situación nueva, comienza un proceso de adaptación que le permite responder al cambio y restablecer su equilibrio interno. Este proceso se realiza mediante la valoración de la situación y de los recursos personales disponibles para manejarla. Cuando el paciente tiene dificultades con las emociones que se desencadenan, se desborda emocionalmente y aparecen alteraciones psicopatológicas.

La tabla III muestra algunos indicadores de vulnerabilidad psicológica que pueden interferir en el proceso de adaptación[7]. La evaluación de todos estos factores permite detectar las alteraciones emocionales, como la ansiedad, la tristeza, la desmoralización, que condicionan la calidad de vida del paciente terminal.

TABLA III
INDICADORES DE VULNERABILIDAD PSICOLÓGICA

- Rol familiar de alta responsabilidad
- Presencia de hijos pequeños
- Problemas familiares que afectan al paciente
- Conspiración del silencio/ sobreprotección
- Duelos recientes y/o procesados con dificultad
- Trastornos psicopatológicos premórbidos
- Alteraciones de la autoimagen
- Pérdida de autonomía
- Indicadores visibles de deterioro
- Dificultad en el control de síntomas físicos (DOLOR)
- Dificultad en la comunicación por patología física

Debe considerarse como conductas de inadaptación[12,13,16]: 1) la ausencia de pena o la no expresión de emociones congruentes en pacientes que verbalizan conocer su situación y pronóstico (antes de considerar una situación de aceptación completa debería cuestionarse si existe una disociación afectiva entre lo que el paciente comenta y las emociones que expresa), 2) el consumo excesivo de fármacos sin causa que lo justifique, 3) el consumo excesivo de alcohol, 4) la negación mantenida con incumplimiento terapéutico, 5) el mantenimiento de forma excesiva (en la intensidad y en la duración) de los mecanismos de defensa de forma que dificultan la adaptación del paciente a su situación, 6) la aparición de un trastorno psiquiátrico.

Aunque las alteraciones emocionales están bien documentadas en pacientes terminales, se tiende a no reconocerlas y no tratarlas. Dentro de los trastornos psicopatológicos que se dan con mayor frecuencia están los trastornos adaptativos, los trastornos de ansiedad, y los trastornos depresivos.

TRASTORNO DE ANSIEDAD

La ansiedad o angustia es un estado emocional en el que el individuo se siente tenso, atemorizado o alarmado de manera desagradable y con notables correlatos somáticos. Es un síntoma común en los pacientes terminales[25]. Se manifiesta de distintas maneras: a) en la dimensión cognitiva, con pensamientos distorsionados, ideas de culpa desproporcionadas, sensación de indefensión, b) en la dimensión fisiológica, con alteraciones del ritmo cardíaco, alteraciones de la respiración, insomnio, cefaleas, sudoración, dolores erráticos; y c) en la dimensión conductual, con aislamiento, irritabilidad, hiper/hipoactividad, y baja adherencia al tratamiento paliativo.

La ansiedad puede ser comórbida con depresión o delirio, o puede presentarse sola como una afección primaria o secundaria a una enfermedad médica o a sus tratamientos. En la tabla IV, aparecen los factores de riesgo que pueden condicionar la aparición de un trastorno de ansiedad. Suele darse dentro de un patrón generalizado de ansiedad, aunque pueden observarse ataques de pánico o síntomas de estrés intenso cercano al trastorno. Se considera desadaptativa cuando[26], a) se produce un incremento anómalo de la frecuencia, intensidad o duración de los síntomas, b) existe desproporción en la respuesta frente a la amenaza, y c) si el origen de la misma es biológica.

DEPRESIÓN

La depresión es un síntoma significativo que presenta aproximadamente uno de cuatro pacientes terminales. Distintos estudios han estimado su prevalencia alrededor del 26%[27-30], en comparación con la prevalencia en población general de alrededor del 5%[31].

TABLA IV
FACTORES DE RIESGO PARA UN TRASTORNO DE ANSIEDAD

- Antecedentes de trastornos de ansiedad o personalidad
- Antecedentes familiares del trastorno
- Percepción de cercanía de la muerte
- Efectos del tratamiento o propios de la enfermedad: hipoxia, disnea, dolor, dependencia funcional
- Problemas emocionales: anticipación del sufrimiento, tanto propio como de sus seres queridos, temores, preocupaciones
- Problemas sociales: económicos, familiares, interpersonales
- Problemas del entorno: aburrimiento, privación o exceso de cuidados, falta de apoyo

A pesar de la alta prevalencia que presenta, hay dificultades para detectar su presencia. Autores como Clarke y Kissane[32], refieren que ni los sistemas de diagnósticos actuales, como el CIE-10 o el DSM-IV-R (tabla V), ni los tradicionales (tabla VI), han permitido evaluar adecuadamente el espectro y la naturaleza de los estados de ánimo que sufren las personas con enfermedades terminales.

Los enfermos terminales presentan una gran constelación de síntomas físicos, como pérdida de peso, anorexia, trastornos del sueño, astenia, y algias diversas, concomitantes a su enfermedad y que pueden confundir al clínico para establecer un diagnóstico diferencial. Con la finalidad de facilitar un diagnóstico diferencial, Endicott propuso unos criterios alternativos (tabla VII), para el diagnóstico de la depresión en pacientes con enfermedades médicas[28].

Síndrome de Desmoralización

Kissane y col.[32,33], han identificado este síndrome en el marco de los cuidados paliativos, incluyéndolo como una modalidad de los trastornos depresivos. El concepto de desmoralización fue introducido en psiquiatría por Jerome Frank, que lo describe como un estado de desesperanza, indefensión y aislamiento, en el que el paciente experimenta una persistente inhabilidad para afrontar la situación, junto con

TABLA V
CRITERIOS DE CLASIFICACIÓN SEGÚN EL CIE-10 Y DSM-IV-R

Criterios CIE 10	Criterios DSM-IV-R
• Deben cumplirse **dos** de los criterios del primer grupo y **dos** del segundo durante al menos **dos semanas**	**A. Presencia de cinco de los siguientes síntomas durante dos semanas. Uno de los síntomas debe ser 1 ó 2**
Primer grupo	1. Ánimo deprimido durante la mayor parte del día, casi a diario
• Tristeza (humor depresivo)	2. Reducción significativa en el interés o placer en casi todas las actividades
• Pérdida de interés	3. Pérdida o aumento significativo de peso
• Fatigabilidad (disminución de la vitalidad).	4. Insomnio o exceso de sueño
Segundo grupo	5. Agitación o retardo psicomotor
• Disminución de atención y concentración	6. Cansancio (pérdida de energía)
• Pérdida de confianza en sí mismo y sentimientos de inferioridad	7. Sentimientos de inutilidad o de culpabilidad
• Ideas de culpa y de ser inútil	8. Alteraciones en la capacidad de concentración o falta de decisión
• Perspectivas sombrías del futuro	9. Pensamientos recurrentes de muerte o de suicidio
• Pensamientos de autoagresiones o actos suicidas	
• Trastorno del sueño	
• Pérdida de apetito	

TABLA VI
CLÍNICA DE LA DEPRESIÓN

Afectividad	**Pensamiento-cognición**	**Conducta**	**Ritmos biológicos (melancolía)**	**Trastornos somáticos**
Tristeza Anhedonia Apatía. Indiferencia Ansiedad Irritabilidad (Depresiones tardías y neuróticas) Anhedonia total (melancolía) o parcial (distimia) Anestesia afectiva (15%)	Enlentecimiento (melancolía) Monotemático Negativo Pérdida de autoestima Desesperanza. Ideas de suicidio Ideas (¿delirantes?) de culpa, ruina e hipocondría (melancolía) Déficit de concentración-atención	Abandono personal Hipotonía general Inhibición/agitación (melancolía) Aislamiento Llanto Intentos de suicidio	Inicio en primavera/otoño. Mejoría vespertina. Despertar precoz.	Anorexia Pérdida de peso Insomnio/ hipersomnia trastornos digestivos estreñimiento Algias Astenia Disfunciones sexuales

Vallejo Ruiloba, 2003[31].

TABLA VII
CRITERIOS DE ENDICOTT PARA EL DIAGNÓSTICO DE LA DEPRESIÓN EN PACIENTES CON ENFERMEDADES MÉDICAS

Tienen que estar presente **cinco** síntomas de los nueve siguientes, en las **dos últimas semanas**.

1. Apariencia temerosa o triste.
2. Inhibición social o disminución de la locuacidad.
3. Retardo o agitación psicomotriz.
4. Humor depresivo, subjetivo u observado.
5. Marcada disminución del interés o del placer en diversas actividades.
6. Auto-compasión o pesimismo.
7. Sentimientos de inutilidad y/o excesiva o inapropiada angustia.
8. Pensamientos recurrentes de muerte o suicidio.
9. Humor no reactivo a acontecimientos del entorno.

sentimientos de inutilidad, pérdida de sentido, incompetencia subjetiva y disminución de la autoestima. En la depresión mayor, el síntoma central es la anhedonia o incapacidad para experimentar placer, lo que está ausente en el síndrome de desmoralización. El estudio realizado por Clarke y cols.[32], observó que la disfunción física contribuye de manera específica a la anhedonia, mientras que la ausencia de cohesión familiar y la calidad de los apoyos sociales se asociaron específicamente a la desmoralización. En la tabla VIII, aparecen los criterios diagnósticos del síndrome de desmoralización[33,34].

EVALUACIÓN DE LAS ALTERACIONES EMOCIONALES

Evaluación multidimensional

Todo paciente debería recibir una evaluación multidimensional (tabla IX). En ésta, hay que tener en cuenta la historia de la enfermedad. El tipo de tumor es importante, dada la asociación de determinados cánceres como el páncreas con los trastornos depresivos. Otro síntoma relevante, que ocasiona graves alteraciones emocionales, es el dolor persis-

TABLA VIII
CRITERIOS PARA EL DIAGNÓSTICO DEL SÍNDROME DE DESMORALIZACIÓN

1. Sentimientos de incapacidad de superación, sufrimiento, inquietud, indefensión, desesperanza, fracaso personal y soledad.
2. Ausencia de motivación para actuar de un modo diferente.
3. Características asociadas a aislamiento social y ausencia de apoyo.
4. El fenómeno está presenta más de dos semanas.
5. Ausencia de depresión mayor o de otro trastorno psiquiátrico.

TABLA IX
EVALUACIÓN MULTIDIMENSIONAL EN PACIENTES TERMINALES

1. Historia de la enfermedad y estado actual del paciente:
   - Tipo de tumor.
   - Curso de la enfermedad.
   - Efectos secundarios de la enfermedad o tratamientos.
   - Tipo de dolor (somático, neuropático) y tratamientos recibidos.
   - Alteraciones en la calidad de vida.
2. Valoración psicopatológica:
   - Antecedentes personales y/o familiares.
   - Tratamientos previos recibidos.
   - Sintomatología ansiosa y/ o depresiva.
   - Ideación suicida
3. Historia de pérdidas.
4. Otros acontecimientos vitales estresantes.
5. Estructura y funcionamiento familiar (genograma).
6. Red de apoyo social y calidad de la misma.
7. Habilidades sociales y de afrontamiento.

tente y la disnea. Éstos pueden desencadenar cuadros de ansiedad, con crisis de pánico por la indefensión, y trastornos depresivos. Con frecuencia los pacientes asocian la sensación de dolor con sufrimiento, y el padecimiento de dolor ocupa, generalmente, el primer lugar de los miedos que refieren los pacientes en las entrevistas.

La evaluación de la red social disponible, aporta información del apoyo social con el que cuenta el paciente. En las investigaciones realizadas, se ha observado que el apoyo social tiene efecto sobre distintos parámetros psicológicos como la ansiedad y la depresión. Varios estudios han examinado los efectos del apoyo social en pacientes con cáncer y SIDA y han mostrado que el apoyo social se asocia a una mayor estabilidad del estado de ánimo[34].

En la tabla X, se describen diversos factores de riesgo para el desarrollo de un trastorno depresivo, a tener en cuenta en la evaluación del paciente.

Instrumentos de detección de psicopatología

En la práctica diaria se hace necesario contar con instrumentos diagnósticos para detectar las alteraciones emocionales de los pacientes. Actualmente existen diversos instrumentos validados para la población española general, aunque presentan ciertas dificultades en la aplicación en los pacientes terminales. Algunos autores han investigado la validez de instrumentos muy sencillos pero fiables, que permiten detectar las alteraciones emocionales con las mínimas molestias para el paciente. Entre los autores que han investigado en esta línea están:

a) Chochinov[27], propuso como instrumento de detección una pregunta directa: *"¿Está usted deprimido?"*, a través de la cual puede detectar si el paciente presenta alteraciones emocionales. En su investigación encontró que el resultado era tan fiable como algunos cuestionarios previamente validados.
b) Bayés y colaboradores[13], proponen como instrumento de detección la estimación de la percepción subjetiva del paso del tiempo. Cuando una persona enferma tiene la sensación de que el tiempo se dilata con respecto al tiempo cronológico, este hecho constituye un indicador de malestar. Las preguntas que utilizan como instrumento son: *¿Cómo se le hizo el tiempo ayer (esta noche, esta mañana, esta tarde): corto, largo o Vd. qué diría? ¿Por qué?*

TABLA X
FACTORES DE RIESGO PARA UN TRASTORNO DEPRESIVO

- Antecedentes de trastornos del estado de ánimo o de intentos de suicidio.
- Alcoholismo u otras sustancias tóxicas.
- Control deficiente del dolor y otros síntomas.
- Pérdidas recientes paralelas al cáncer.
- Estados avanzados del cáncer, especialmente en ciertos tumores (páncreas, pulmón e intestino delgado).
- Cirugía mutilante.
- Fármacos.
- Aislamiento social.
- Nivel socioeconómico bajo.
- Problemas conyugales premórbidos.

Otros autores se han centrado en la investigación con cuestionarios ya existentes, evaluando su eficacia en pacientes terminales. Los cuestionarios más estudiados son el *Hospital Anxiety and Depression Scale (HADS)* y el *Beck Depression Inventory, (BDI)*[27-29,35].

La Escala Hospitalaria para la Ansiedad y la Depresión (HADS), está constituida por dos subescalas, de ansiedad y de depresión, de 7 ítems. Está validada para pacientes con enfermedad en fase terminal, en los que el punto de corte a partir del que se detecta psicopatología es de 21 puntos. Por su administración sencilla es un instrumento de *screening* ampliamente utilizado.

El Inventario de Depresión de Beck (BDI) ha sido adaptado y validado al castellano. Es un cuestionario autoaplicado de 21 ítems que evalúa un amplio espectro de síntomas depresivos. Su contenido enfatiza más el componente cognitivo de la depresión, representan en torno al 50 % de la puntuación total del cuestionario, siendo los síntomas de tipo somático/vegetativo el segundo bloque de mayor peso. De los 21 ítems, 15 hacen referencia a síntomas psicológico-cognitivos, y los 6 restantes a síntomas somático-vegetativos.

Otro instrumento muy utilizado es la escala numérica, en la que el paciente puntúa entre 0 y 10 la intensidad de su ansiedad y depresión. No se dispone de datos en la población española sobre cuál es el punto de corte para considerar la presencia de psicopatología.

TRATAMIENTO FARMACOLÓGICO DE LA DEPRESIÓN

Consideraciones para instaurar el tratamiento farmacológico

La depresión es infravalorada en los pacientes con enfermedad en fase terminal. Ello condiciona un diagnóstico y un tratamiento deficitarios[36-41]. Sobre el infradiagnóstico influye la creencia de los profesionales que la tristeza es una reacción normal de las personas que se enfrentan a su muerte, y que parte de los otros síntomas de la depresión son siempre causados por el cáncer[36]. Es por ello, que se subestima el diagnóstico y las consecuencias de la depresión en la calidad de vida de las personas con enfermedad en fase terminal. La precaución excesiva respecto a los efectos secundarios del tratamiento farmacológico también retrae a los profesionales a considerar los antidepresivos o psicoestimulantes como adecuadas armas terapéuticas para mejorar los síntomas y consecuencias de la depresión.

El impacto de la depresión en la calidad de vida de la persona es evidente. Altera la expresión y control de otros síntomas, y éstos incrementan la intensidad de los síntomas depresivos. La presencia de un dolor no controlado conlleva reacciones depresivas importantes, y el paciente puede expresar su angustia o depresión con quejas de dolor[37]. Estas posibilidades no deberían retrasar el diagnóstico y el tratamiento farmacológico pertinente. Debe instaurarse un tratamiento analgésico adecuado, y asociar el tratamiento antidepresivo según la respuesta obtenida[37,38].

El tratamiento farmacológico es la base del tratamiento de la depresión[36,38,42,43]. Su beneficio supera con creces la posible alteración de la calidad de vida provocada por los efectos secundarios[36,38,40,42]. Con elevada frecuencia, síntomas interpretados como secundarios al cáncer mejoran con el tratamiento antidepresivo[36,43]. Ejemplo de ello puede ser la astenia, la anorexia y el insomnio. La psicoterapia es de gran utilidad, pero excepcionalmente va a ser efectiva por sí sola en las personas con enfermedad en fase terminal[42,43]. Influye en ello, entre otros factores, la limitación del tiempo de intervención por la corta supervivencia de los pacientes. En la figura 1 se describe un algoritmo que describe la guía general para instaurar un tratamiento farmacológico antidepresivo.

Criterios para la selección del fármaco específico

Cinco aspectos deberían considerarse en la elección del fármaco: i) sus efectos secundarios, ii) sus interacciones farmacológicas potenciales, iii) que presente otros efectos beneficiosos, iv) la presencia de un dolor neuropático, y v) el tiempo estimado de supervivencia del paciente.

Debe esperarse que todos los antidepresivos sean eficaces en el tratamiento de la depresión. El desarrollo de efectos secundarios es especialmente importante en las personas con enfermedad en fase terminal. Los IRSS, los inhibidores de la recaptación de noradrenalina, y los inhibidores duales de noradrenalina y serotonina, representan una mejor

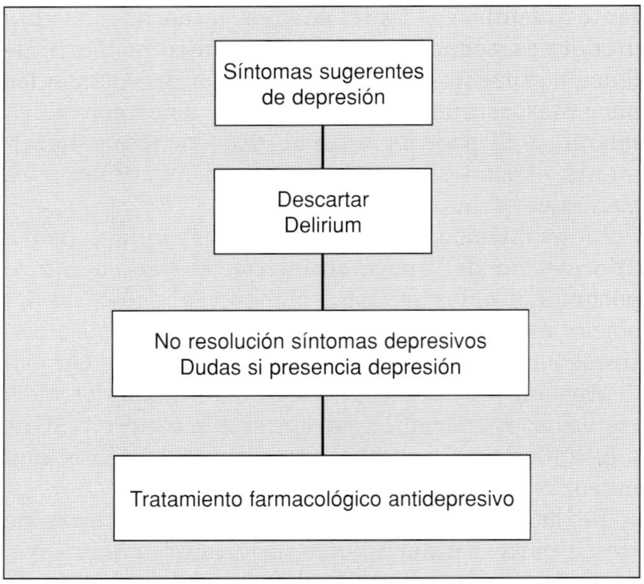

Figura 1. Orientación de la intervención en los cuadros depresivos en las personas con enfermedad en la fase terminal.

alternativa que los antidepresivos tricíclicos por su mejor tolerancia. El antidepresivo debería iniciarse a dosis bajas e incrementarla según respuesta. Los pacientes con enfermedad en fase terminal responden con relativa frecuencia a dosis menores de las habituales[38,42]. En las pacientes con antecedentes de depresión y respuesta adecuada a un fármaco, éste debería ser instaurado en primer lugar.

Las interacciones farmacológicas potenciales deben considerarse para minimizar el riesgo de efectos secundarios. El citalopram, la venlafaxina y la duloxetina disponen de un adecuado perfil de seguridad al respecto[38]. Los IRSS metabolizados por el CYP2D6 pueden interaccionar, entre otros, con la metadona, codeína, oxicodona, antifúngicos imidazólicos, neurolépticos y antihistamínicos anit-H1. Pueden, además, provocar un síndrome serotoninérgico cuando se utiliza de forma conjunta con el tramadol[38,44].

La anorexia es un síntomas frecuente en los pacientes con cáncer en fase terminal. Es causa de disconfort psicológico en el paciente y en la familia, que la asocian al avance de la enfermedad y a pronósticos vitales cortos. La mirtazapina presenta, en este sentido, un efecto beneficioso derivado de su capacidad orexígena con posibilidades de incremento del peso del paciente. Otros efectos beneficiosos son el antiemético, el antipruriginoso y el ansiolítico[45]. Éste evita el uso de benzodiacepinas en estos pacientes, fármacos especialmente relacionados con el desarrollo de síndromes confusionales o delirium.

La presencia de un dolor neuropático condiciona la selección de los antidepresivos con efecto analgésico. La evidencia científica disponible muestra que los antidepresivos tricíclicos presentan una eficacia analgésica general, independientemente del tipo de dolor, y específica en el dolor neuropático[46,47]. Dentro de éstos son eficaces la amitriptilina y la nortriptilina. Esta última es una mejor elección por presentar menos efectos secundarios que la amitriptilina. Estudios recientes sugieren que la venlafaxina y la duloxetina también muestran un efecto analgésico adecuado en el dolor neuropático[46,47]. El efecto analgésico, en cualquier caso, es independiente de su efecto antidepresivo, y suele estar presente a dosis inferiores a las antidepresivas.

Por último, como condición fundamental para la selección del fármaco, está el tiempo estimado de supervivencia del paciente. Todos los antidepresivos precisan entre 3 y 6 semanas de tratamiento para ser eficaces. Además, cuando el tiempo de supervivencia no es prolongado la situación de fragilidad secundaria a la enfermedad avanzada los hace más susceptibles a los efectos secundarios de los antidepresivos. De éstos el desarrollo de un delirium. Cuando se estime que el paciente no va a vivir más allá de tres o cuatro semanas, los psicoestimulantes son los fármacos de elección para el tratamiento de la depresión[36,38,41,42]. Dentro de éstos, la dextroanfetamina y el metilfenidato han mostrado un efecto beneficioso a dosis inferiores a las habituales, como 10-30 mg/día de metilfenidato. El efecto suele manifestarse entre las primeras 24 y 48 h. Los principales efectos secundarios son la alteraciones cardiovasculares, el nerviosismo secundario o la exacerbación de un delirium subclínico previo.

Cuando las expectativas vitales son muy cortas, 3-7 días, y coexiste un cuadro ansioso, el tratamiento farmacológico de elección son los neurolépticos[41,42]. Según las características de los pacientes, se ensayarán los típicos o los atípicos. En la Unidad de Cuidados Paliativos de Tenerife se dispone de una experiencia adecuada con el uso del sulpiride a dosis antipsicóticas, 600-800 mg/día, y de segunda elección la risperidona u olanzapina. En pacientes con alteraciones de la ingesta oral, se utilizará el haloperidol, 5-10 mg/día por vía intravenosa o subcutánea, o las fenotiacinas (clorpromacina 25-50 mg /día por vía intramuscular, levomepromacina 25-50 mg/día por vía intramuscular o subcutánea).

Valoración de la respuesta al tratamiento farmacológico

Los criterios para la valoración de la respuesta del tratamiento antidepresivo en los pacientes con enfermedades en fase terminal no difieren de los utilizados en la población general. Debe esperarse una mejoría clara de los síntomas en el plazo de 3 semanas para los antidepresivos, y 2-4 días a dosis adecuadas para los psicoestimulantes.

La respuesta puede ser valorada en relación a la mejoría expresada por el paciente en la entrevista clínica, y en el descenso de puntuación, al menos de un 50%, en instrumentos específicos, como en una escala de 0 a 10 o en el Hospital Anxiety Depresión Scale[38,42].

Cuando no se obtiene la respuesta esperada, debe replantearse el diagnóstico, la interferencia de un déficit de información y de diversos aspectos del soporte social del paciente, el control no adecuado de otros síntomas, y el cambio de fármaco. Este podrá ser[38]: a) el cambio del antidepresivo, utilizando aquellos que presenten mecanismos de acción diferentes al utilizado, b) la asociación de antidepresivos, en el que se puede asociar la mirtazapina si no fue de primera elección, y c) la asociación de psicoestimulantes. La elección dependerá de la experiencia del profesional y el perfil clínico del paciente. En cualquier caso, siempre debe considerarse la necesidad de remitir al paciente a un experto en cuidados paliativos o en salud mental.

TRATAMIENTO FARMACOLÓGICO DE LA ANSIEDAD

Consideraciones para instaurar el tratamiento farmacológico

La ansiedad, al igual que la depresión, puede aparecer por la presencia de síntomas no controlados, como un cuadro específico, o en un trastorno mixto ansioso-depresivo.

A diferencia de la depresión, existe una mayor tendencia a instaurar un tratamiento farmacológico, generalmente benzodiacepinas. La decisión de iniciar el tratamiento de la situación ansiosa la determina la intensidad del disturbio emocional que presenta el paciente. Debería considerarse situaciones de ansiedad secundarias al inadecuado uso de benzodiacepinas con aparición de "efecto rebote", al uso de esteroides o a síndromes de abstinencia a fármacos, alcohol u otras sustancias de uso ilegal. Un cuadro de ansiedad también puede ser la fase prodrómica de un síndrome confusional o delirium, el cual empeorará con el uso de las benzodiacepinas[38,42].

Criterios para la selección del fármaco específico

Deberían aplicarse los criterios descritos para la selección del tratamiento antidepresivo.

Las benzodiacepinas representan una muy buena opción en situaciones de ansiedad intensa. Su uso debería evitarse en pacientes muy debilitados por el riesgo de desarrollo de un síndrome confusional. Las benzodiacepinas a utilizar serían las de vida media corta o semicorta para evitar situaciones de acumulación y toxicidad secundaria. Los intervalos de administración deberían ser los adecuados para no provocar situaciones de ansiedad rebote por caídas de los niveles plasmáticos del fármaco o de final de dosis. No puede recomendarse una benzodiacepina específica en relación a la obtención de otros efectos beneficiosos como el analgésico, pues no presentan eficacia analgésica.

Los antidepresivos son una opción terapéutica eficaz en el tratamiento de los trastornos de ansiedad generalizados[48]. Deberían seguirse los criterios descritos anteriormente para la selección de un fármaco específico. La elección debería considerar, además, el potencial ansiolítico del antidepresivo desde las primeras dosis.

Cuando los pacientes tienen unas expectativas vitales cortas, inferiores a 15 días, deberían utilizarse los neurolépticos para el control de la ansiedad[48]. En estas situaciones la benzodiacepinas presentan un riesgo elevado de precipitar cuadros confusionales intensos. La selección del neuroléptico se realizará según las recomendaciones descritas en el epígrafe del tratamiento de la depresión.

LECTURAS RECOMENDADAS

Arranz P, Barbero JJ, Barreto P, Bayés R: Intervención emocional en cuidados paliativos. Modelo y protocolos. Barcelona. Ed Ariel 2003.

Proporciona a los profesionales que atienden a los pacientes y allegados instrumentos sistemáticos útiles para el afrontamiento de situaciones difíciles en el manejo del paciente terminal...

Die Trill M (Ed.): Psico-oncología. Madrid: ADES Ediciones, 2003.

Proporciona un panorama amplio del manejo del paciente oncológico, en sus distintas fases, desde el campo de la Psico-oncología, desde el punto de vista teórico y práctico.

BIBLIOGRAFÍA

1. World Health Organization. Cancer pain relief and palliative care. *Technical Report Series* 804. Geneva, WHO, 1990.
2. Sociedad Española de Cuidados Paliativos. Cuidados Paliativos. Madrid, Ministerio de Sanidad y Consumo, 1993.
3. Saunders CM: La filosofía del cuidado terminal. En: Saunders CM, ed. *Cuidados de la enfermedad maligna terminal.* Barcelona, Salvat, 1980; 259-272.
4. Benítez Rosario MA: Conceptos y fundamentos de los cuidados paliativos. En: Benítez Rosario MA y Salinas Martín A, (eds.): *Cuidados Paliativos y Atención Primaria.* Aspectos de Organización. Barcelona, Springer – Verlag, 2000; 45-55.
5. Gómez Sancho M: Medicina Paliativa. La respuesta a una necesidad. Madrid, Arán, 1998.
6. Kauffmann A, Aiach P, Waissman R: (eds.): La enfermedad grave. Aspectos médicos y psicosociales. Madrid, McGraw Hill, 1990.
7. Schröder M y Comas MD: Atención psicológica del enfermo oncológico en situación terminal. En: Gil F. Ed. *Manual de Psico-oncología.* Madrid: Ed. Nova Sidonia Oncología, 2000; 173-209.
8. Kübler-Ross E: Sobre la muerte y los moribundos. 4ª ed. Traducción de Nerl Daurella. Ed. DEBOLSILLO, 2005.
9. Schröder Pujol M: Impacto emocional y tratamiento psicológico durante la fase terminal. En: Die Trill M. Ed. *Psico-oncología.* Madrid, ADES Ediciones, 2003; 629-647.
10. Stedeford A: Facing death. Patients, families and professionals. Londres, William Heinemann Medical Books, 1984.
11. Parkes CM: Aspectos psicológicos. En: Saunders C, (eds.): *Cuidados de la enfermedad maligna terminal.* Barcelona, Salvat, 1988; 59-87.
12. Buckamn. En: Doyle D, Hanks GW, MacDonald N, (eds.): *Oxford Textbook of Palliative Medicine.* 2 ed. Oxford; Oxford University Press, 1998; 977-994.
13. Comas MD, Schöeder M: Proceso de adaptación a la enfermedad avanzada y terminal. En: Gómez Batiste X, Planas Domingo J, Roca Casas J, Viladiu Quemada P, (eds.): *Cuidados Paliativos en Oncología.* Barcelona, Editorial JIMS, 1996; 249-261.
14. Bayés R: Psicología Oncológica. Barcelona, Martínez Roca, 1985.
15. Sandrín L, Brusco A, Policante G: Comprender y ayudar al enfermo. Madrid; Ed Paulinas, 1992.
16. Billings JA: Death in home. En: Billings JA, (eds.): *Outpatient management of advanced cancer.* Symptom control, support, and hospice-in-the-home. Philadelphia: Lippincott Company, 1985; 293-318.
17. Tizón García JL: Componentes psicológicos de la práctica médica. Una perspectiva desde la atención primaria. Barcelona, DOYMA, 1988.
18. Benítez Rosario MA: Cuidados Paliativos en Atención Primaria: Apoyo Psicosocial. *Medifam* 1994; 4:186-193.
19. Ashby MA, Kissane DW, Beadle GF: Psychosocial support, treatment of metastatic disease and palliative care. *MJA* 1996; 164:43-49.

20. Chalifour J: La relación de ayuda en cuidados de enfermería. Una perspectiva holística y humanista. Barcelona, SG editores, 1994.

21. Borrel i Carrió F: (eds.): *Manual de entrevista clínica.* Barcelona, Doyma, 1989.

22. Gómez Sancho M: Cómo dar las malas noticias en medicina. Madrid, Aula Médica, 1996.

23. Benítez Rosario MA: La comunicación con el paciente con enfermedad en fase terminal. *Medicine* 2001.

24. González Barón: Seminario Internacional sobre información del diagnóstico al enfermo con cáncer. Madrid, Asociación Española contra el Cáncer, 1992.

25. Payne DK, Massie MJ: Anxiety in Palliative Care. En: Chochinov HM y Breitbart W. (Eds.): *Handbook of Psychiatry in Palliative Medicine.* Oxford University Press. 2000; 63-74.

26. Arranz P, Barbero JJ, Barreto P, Bayés R: Intervención emocional en cuidados paliativos. Modelo y protocolos. Barcelona. Ed Ariel, 2003.

27. Chochinov HM, Wilson KG, Enns M: "Are you depressed?" Screening for depression in the terminally ill. *Am J Psych* 1997; 154:674-676.

28. Le Fevre P, Devereux J, Smith S: Screening for psychiatric illness in the palliative care inpatient setting: a compariso between the Hospital Anxiety and Depression Scale and the General Health Questionnaire-12. *Pall Med* 1999; 13:399-407.

29. Holton N, Barraclough J: Is the Hospital Anxiety and Depression Scale (HADS) useful in assessing depression in palliative care? *Pall Med* 2000; 14:219-220.

30. Lloyd-Williams M, Spiller J, Ward J: Which depression sceening tools should be used in palliative care? *Pall Med* 2003; 17:40-43.

31. Vallejo Ruiloba J: Trastornos depresivos. En: Vallejo Ruiloba J. (Ed.): *Introducción a la psicopatología y la psiquiatría,* 5ª Ed. Barcelona. Masson 2003; 501-529.

32. Clarke DM, Kissane DW, Trauer T: Desmoralización, anhedonia y aflicción en los pacientes con enfermedad física grave. *W Psych* (Ed Esp) 2005; 3:96-105.

33. Die Trill M: Los trastornos del estado de ánimo. En: Die trill M (Ed.): *Psico-oncología.* Madrid. Ades Ediciones. 2003; 347-367.

34. Clarke DM, Kissane DW: Desmoralization: its phenomenology and importance. *Aust N Z J Psych* 2002; 36:733-742.

35. Block SD: Asessing and managing depression in the terminally ill patient. *Ann of Int. Med* 2000; 132:209-218.

36. Maguire P: The use of antidepressants in patients with advanced cancer. *Support Care Cancer* 2000; 8:265-267.

37. Fleishman SB: Treatment of symptom clusters: pain, depression, and fatigue. *J Natl Cancer Inst Monogr* 2004; 32:119-23.

38. Berney A, Stiefel F, Mazzocato C, Buclin T: Psychopharmacology in supportive care of cancer: a review for the clinician. III. Antidepressants. *Support Care Cancer* 2000; 8:278-86.

39. Shuster Jl, Breitbart W, Chochinov HM: For The Ad Hoc Committee On End-Of-Life Care The Academy Of Psychosomatic Medicine. Psychiatric Aspects Of Excellent End-Of-Life Care. *Psychosomatics* 19994; 1:1-4.

40. Fisch M: Treatment of Depression in Cancer. *J Natl Cancer Inst Monogr* 2004; 32:105-11.

41. Stiefel R, Die Trill M, Berney A, Olarte JM, Razavi A: Depression in palliative care: a pragmatic report from the Expert Working Group of the European Association for Palliative Care. *Support Care Cancer* 2001; 9:477-88.

42. Breibart W, Chochinov HM, Passik S: Psychiatrics aspects of palliative care. En: Doyle D, Hanks GWC, MacDonald D. Oxford, Oxford University Press, 1998; 933-954.

43. Wilson KO, Chochinov HM, Faye BJ, Breibart W: Diagnosis and Management of Depresión in palliative care. En: *Handbook of Psychiatry in Palliative Medicine.* Oxford, Oxford University Press, 2000; 25-50.

44. Leppert W, Luczak J: The role of tramadol in cancer pain treatment-a review. *Support Care Cancer* 2005; 13:5-17.

45. Davis MP, Khawam E, Pozuelo L, Lagman R: Management of symptoms associated with advanced cancer: olanzapine and mirtazapine. A World Health Organization project. *Expert Rev Anticancer Ther* 2002 Aug; 2(4):365-76.

46. Finnerup NB, Otto M, McQuay HJ, Jensen TS, Sindrup SH: Algorithm for neuropathic pain treatment: an evidence based proposal. *Pain* 2005;118(3):289-305.

47. Saarto T, Wiffen PJ: Cochrane Database Syst Rev: Antidepressants for neuropathic pain. 2005 Jul 20; (3):CD005454.

48. Payne DK, Massie MJ: Anxiety in Palliative Care. En: *Handbook of Psychiatry in Palliative Medicine.* Oxford, Oxford Universsity Press, 2000; 63-74.

3.14

Problemas relacionados con el alcohol

José Giner Ubago y María Dolores Franco Fernández

INTRODUCCIÓN

Aunque tomar bebidas alcohólicas es una conducta humana que se remonta al inicio de las civilizaciones, el consumo excesivo de alcohol es una gran preocupación para la Salud Pública de numerosos países debido a las graves consecuencias que causa. Abordaremos en las páginas siguientes las principales cuestiones asociadas con el alcohol en relación con la salud, intentando aclarar las superposiciones y diferencias en tres conceptos-consumo, problemas relacionados con el alcohol y dependencia- muy próximos y relacionados pero diferenciados. Será necesario realizar una reflexión sobre cuál es el límite entre una conducta ajustada a la vida individual y social (el consumo prudente de alcohol) y cuándo esta conducta entraña un riesgo para la salud. Se revisaran, así mismo, los principales problemas de salud relacionados con el consumo de alcohol. En otro apartado se planteará el problema de la dependencia al alcohol. Es conocido cómo algunos sujetos establecen una relación anormal con el alcohol en la que se ha perdido la característica fundamental de la bebida humana, la libertad en relación a la misma. Este viejo problema, con diferentes denominaciones a lo largo de la historia, será objeto de reflexión e intentará esclarecerse las características nucleares que lo definen. Además, el consumo de bebidas alcohólicas causa una amplia variedad de trastornos mentales que exigen respuesta por parte de los distintos niveles asistenciales. Cuadros como la intoxicación, el síndrome de abstinencia, el *delirium tremens,* la alucinosis alcohólica o los deterioros cognitivos serán revisados estrictamente desde un modelo médico, describiendo sus aspectos clínicos, etiológicos y terapéuticos. Así mismo, la conducta del consumo de alcohol, el abuso del mismo y la dependencia pueden coexistir con otros trastornos mentales primariamente no relacionados con alcohol, lo que se ha denominado como comorbilidad o patología dual y que genera problemas asistenciales importantes que requieren un abordaje particular, motivo por el que serán, así mismos, revisados

BEBIDA DE RIESGO, PROBLEMAS RELACIONADOS CON EL ALCOHOL Y SÍNDROME DE DEPENDENCIA

Al aproximarse a la literatura científica llama la atención la profusión de términos, aparentemente sinónimos, con los que se describen determinados problemas de salud relacionados con el alcohol. Esta proliferación semántica es reflejo de una discusión y confusión conceptual importante. Las diferentes concepciones de “alcoholismo” que han tenido vigencia en cada momento histórico han mostrado el diferente grado de conocimiento y las teorías imperantes en esos períodos. Sin embargo, los términos no han ido desapareciendo y se han sumado unos a otros por lo que la confusión es manifiesta. Si se quiere avanzar para obtener un mejor conocimiento y comprensión de lo que ocurre con el alcohol, parece necesario delimitar conceptos y aunar criterios. Con este fin, la OMS promovió un grupo de trabajo sobre alcohol y sus consecuencias negativas que elaboró un modelo que se ha mostrado válido en la clínica y en la investigación. Se le ha denominado como modelo biaxial (aunque estrictamente sería triaxial) y partía de los trabajos previos de Edwards y Gross[1] (1976). Estos autores describieron un “síndrome de dependencia al alcohol” caracterizado por una serie de síntomas y signos y que tenía diferente grado de severidad. Diferenciaban dicho síndrome de las dificultades y discapacidades asociadas al alcohol y éstas a su vez del nivel de consumo y afirmaban que no todos los sujetos que beben excesivamente van a ser dependientes ni que todos los problemas causados por el alcohol van a ser sufridos por los sujetos dependientes.

Esta hipótesis se concretó en un modelo multiaxial. En un eje estaría representado el consumo de alcohol. Otro eje estaría constituido por los problemas físicos, psíquicos y sociales que pueden aparecer como consecuencias del consumo, lo que se ha denominado como “Problemas Relacionados con el Alcohol” (PRA). En el último eje se representaría el “Síndrome de Dependencia al Alcohol” (SDA), con sus características clínicas y evolutivas. Si bien estos ejes estarían íntimamente relacionados -un alto consumo facilita la aparición de un síndrome de dependencia y los sujetos dependientes sufren más problemas relacionados con el alcohol- son conceptualmente independientes. Entender estas diferencias facilita y enriquece la comprensión del impacto que tiene el alcohol en la salud del individuo y de la comunidad.

1º eje: el consumo de alcohol: bebida prudente y de riesgo

El alcohol (y la conducta de beber) está fuertemente enraizada en nuestra sociedad, y si esto es así es porque las bebidas alcohólicas no se asocian sólo a consecuencias negativas, sino que también tiene efectos beneficiosos a nivel individual y cumplen cierta función social.

El consumo moderado de bebidas alcohólicas se ha asociado con una menor patología isquémica cardíaca[2] y se ha mostrado cómo los bebedores moderados tienen tanta o más esperanza de vida que los abstemios. A nivel psíquico, beber algo de alcohol produce sensación de bienestar, de euforia, eleva el tono afectivo, activa la vitalidad y mejora la capacidad de relación.

El alcohol provoca una exaltación de los sentimientos y un oscurecimiento de la racionalidad pero esta estimulación de los sentimientos no siempre es disfuncional. En el contacto social, en los momentos de comunicación, la disminución de lo racional y la vivificación de los sentimientos favorece la aproximación, el acercamiento personal, disuelve barreras y genera sentimientos de solidaridad. Beber se convierte en un dilema en el que hay que ponderar las consecuencias positivas y negativas.

La sociedad, en un intento de controlar el riesgo de efectos perjudiciales para el individuo y la comunidad, impone sus normas y límites, de forma que el consumo que se establece dentro de dichos márgenes engendre más beneficios que perjuicios. Por este motivo, el consumo de bebidas alcohólicas es un fenómeno definido culturalmente y controlado normativamente. Beber es un hecho social y cultural y, por consiguiente, su uso es moldeado, regulado y aprendido de acuerdo con un contexto, en unas circunstancias y con una compañía que lo delimitan[3]. Saber cómo, cuándo, cuánto, con quién y en dónde se bebe es parte del aprendizaje para practicar una bebida prudente.

En nuestra sociedad, en la que el beber es una práctica habitual, se hace preciso definir lo que es una bebida prudente o con escasos riesgos. Y esto, en muchas ocasiones, es complejo porque no se trata de una mera cuestión cuantitativa. Una misma cantidad puede ser, en función de las circunstancias y contexto, peligrosa o inocua. La bebida prudente no es sólo moderada o ligera, sino que es no problemática, es decir, no altera las capacidades laborales, ni perturba las relaciones interpersonales, no causa perjuicio en la conducta personal o social del que bebe, no provoca deterioro en la relación familiar, no causa conflictos en el entorno, ni daña física ni mentalmente al que bebe, o le genera problemas legales.

Además, la interpretación y valoración de lo que bebe el sujeto debe hacerse siempre en función de la interrelación existente entre lo biológico, lo psicológico y lo histórico-cultural. Analizar y delimitar la conducta como normal o peligrosa nos obliga a valorar en cada sujeto múltiples factores: psicológicos (la vivencia ante el consumo), el alcohol (cuánto se bebe), su patrón de consumo (cómo se distribuye lo que se bebe), contextuales y situacionales (dónde y cuándo), así como analizarlo en referencia a su marco cultural (actitudes y normas que rigen la conducta de beber).

En cada comunidad, parte de su población tiene una conducta de bebida que no podemos valorar como normal. El consumo de alcohol se constituye, entonces, en una conducta de riesgo que entraña graves problemas por él o su entorno. En la ponderación riesgos/beneficios, estos individuos se inclinan debido a su comportamiento hacia las consecuencias negativas. Si en la población con conductas de bebida prudente, beber es un fenómeno social con pocas o ninguna implicación sanitaria, este grupo poblacional que presenta un consumo arriesgado, peligroso o perjudicial, se constituye como un objetivo sanitario aún antes de haber desarrollado consecuencias negativas por el mismo

De una manera simplista y esquemática podríamos identificar cuatro situaciones que debe hacer sospechar que nos encontramos ante una situación de riesgo, o, dicho de otra manera, ante una bebida no prudente. Esto ocurre cuando el sujeto bebe en una cantidad elevada, en circunstancias o contextos no adecuados, la bebida no se realiza dentro de las normas o límites culturalmente establecidos o la implicación subjetiva y vivencias del individuo ante el consumo de alcohol son morbosas. Cada una de estas situaciones debe hacer sospechar un consumo peligroso y obliga a investigar con mayor profundidad ya que se le asocia de forma más frecuente la aparición de tipos diferentes de PRA.

A. Cantidad elevada de alcohol ingerido. La cantidad de alcohol que un individuo consume en un período de tiempo establece una relación de riesgo con la aparición de PRA. El problema estriba en señalar un punto por encima del cual existe riesgo, ya que no puede afirmarse que una cantidad determinada sea inocua y existe gran variabilidad individual en la vulnerabilidad ante el alcohol.

Si, de hecho, revisamos los diferentes límites de consumo prudente que los organismos internacionales de investigación al alcohol (OMS, p.ej.) han establecido en los últimos años, comprobaremos que ha ido descendiendo. Hasta hace unos años se consideraba que el nivel seguro podía establecerse en 80 g de alcohol puro al día (560 g/alcohol/semana), por debajo del cual existía poco peligro. En 1986, la Organización Mundial de la Salud consideraba peligroso el consumo de 350 g/alcohol/semana en los varones y 225 g/alcohol/semana en las mujeres. Los datos más recientes señalan que el consumo peligroso podría establecerse en cifras superiores a 280 g/etanol/semana en varones y 140 g/etanol/semana en mujeres[4]. El nivel de bebida prudente ha disminuido significativamente en los últimos años, a medida que se ampliaba el conocimiento del papel que desempeña el alcohol en los múltiples PRA.

TABLA I

BEBIDA PRUDENTE Y PELIGROSA: VALORAR

- Vivencia del consumo: pérdida de control, craving, compulsión, vivencias liberación.
- Cuánto se bebe (cantidad): más de 280 gr/OH/semana.
- Cómo se distribuye: contextos y situaciones no adecuadas.
- Actitudes y normas sociales: beber fuera de normativa.

Muchos de los individuos que consumen cantidades peligrosas para su salud (bebedores de riesgo o excesivos) son, en muchas ocasiones, bebedores que podríamos denominar como "sociales", es decir, beben dentro de las normas y límites establecidos socialmente, buscando las ventajas y beneficios sociales del alcohol y la bebida no les causa interferencias importantes en sus relaciones personales y sociales. Pero el contacto prolongado con cantidades de alcohol que ejercen su efecto tóxico, genera y precipita la aparición de PRA. El tipo de consecuencias negativas que pueden presentar suelen ser problemas somáticos de evolución crónica (cirrosis, otras hepatopatías, pancreatitis, polineuropatías, deterioro cognitivo...). Quizás la asociación mejor establecida sea la de alcohol-cirrosis en la que Pequignot[5] demostró que el riesgo de presentar cirrosis se incrementaba notablemente cuando el varón consumía más de 280 g/etanol/semana, independientemente del patrón de consumo y de la bebida ingerida.

B. Consumo fuera de la norma. El consumo de alcohol está regido por un complejo sistema de normas y actitudes sociales que delimitan la bebida normal. Valorar la posible anormalidad de un consumo individual exige conocer las leyes que rigen el consumo en la comunidad que la desarrolla. Un ejemplo de esto ocurre con la embriaguez. En algunas comunidades, beber para y hasta alcanzar la embriaguez está social y culturalmente asumido e incluso constituye un fin social de la bebida, de forma que Mäkela[6] señala en Finlandia una mayor tolerancia y permisividad a la embriaguez que al consumo en sí. Por el contrario, en los países vitivinícolas (entre ellos, el nuestro) beber es una conducta que nunca debe llevar a la embriaguez y se valora al ebrio como alguien "que no sabe beber". Además, cada cultura presenta una actitud y tolerancia diferentes según las características sociodemográficas del bebedor. En nuestra comunidad se considera más adecuado el consumo por parte de los varones que de las mujeres, se tolera y permite más que beban los adultos que los jóvenes y se reprueba si lo realiza una persona anciana[7]. Si el consumo de un individuo se desvía notablemente de las normas y valores existentes en su comunidad, se hace disfuncional, no alcanza los fines sociales de la bebida y tiene un alto riesgo de presentar problemas de tipo familiar, social y legal.

C. Consumos en situaciones inadecuadas. En ocasiones, el riesgo no se deriva de un consumo excesivo o no normativo, sino de beber en situaciones en las que se recomienda la abstención. Es el caso de tomar alcohol en el trabajo, en situaciones de posible peligro o antes de la conducción de vehículos a motor. Aunque el consumo sea moderado y normalizado, la disminución de los rendimientos cognitivos y psicomotores que cualquier consumo produce es responsable de un número importante de accidentes domésticos, laborales o de tráfico.

Son las poblaciones más jóvenes, en las que mayor inversión social se deposita, las que más accidentes tienen, posiblemente por su menor experiencia en el manejo de maquinaria o vehículos. Hay que reseñar también que los accidentes son frecuentes en personas que toman alcohol esporádicamente, o incluso muy infrecuentemente. Es verosímil que su falta de experiencia en el consumo de alcohol y en los cambios comportamentales que genera los haga más vulnerables[8].

Una situación especial es también el caso de la mujer embarazada. No se ha podido establecer un límite de seguridad que no afecte al feto, de forma que pequeños consumos normativos y en el contexto adecuado son conductas de riesgo para el embrión. La única recomendación posible es la abstención.

D. La vivencia al beber: la implicación subjetiva. Otro fenómeno que señala la presencia de un consumo de riesgo es la vivencia que el sujeto experimenta al beber. La bebida cumple fines sociales (facilitar el contacto social) e individuales (proporcionar sensación de bienestar y euforia). Sin embargo, algunos individuos experimentan otras sensaciones: reducen tensiones, adquieren confianza, aumentan su autoestima, tienen vivencias de liberación y, en general, reconocen al alcohol como un instrumento eficaz para conjurar y compensar sus insuficiencias. La relación con la bebida se hace diferente, perciben que han perdido la naturalidad y libertad que tenían ante el consumo, aparecen sentimientos imperiosos hacia él, deseos intensos o ansia. En ocasiones, esta pérdida de libertad se expresa a través de la pérdida de control, viéndose el individuo con dificultad para controlar cuánto bebe y siendo incapaz de evitar la intoxicación. Incluso antes de comenzar a beber sabe que lo va a hacer hasta alcanzar la ebriedad. La relación del individuo con el alcohol difiere de la experimentada por la mayoría de la población: la libertad y naturalidad son sustituidas por la angustia y la avidez.

2º eje: los problemas relacionados con el alcohol

El concepto de "Problemas Relacionados con el Alcohol (PRA)" es una categoría que comprendería "un grupo muy heterogéneo de problemas de salud de índole física, psíquica o social asociados al consumo de alcohol, sea éste regular o puntual e indistintamente en bebedores ocasionales, habituales, excesivos o alcohólicos"[9]. En este concepto tendrían cabida todas las consecuencias perjudiciales del uso y abuso de alcohol que afectan al individuo, la familia o la comunidad, no estando ligadas, necesariamente, a la dependencia.

El constructo de PRA es voluntariamente amplio y poco restrictivo con el fin de poder acoger y agrupar una gran diversidad de problemas que sólo tienen en común su relación de causalidad con el alcohol[1]. Esta asociación "Alcohol-PRA" no es en modo alguno simple y lineal, sino extremadamente compleja en muchos casos. La heterogeneidad y diversidad de problemas obligan a que cada uno de ellos tenga su particular relación con el alcohol, no sólo con el hecho del beber, sino también con otros aspectos del consumo como puede ser la duración y mantenimiento de la conducta de beber, el patrón de consumo, la intercurrencia de episodios de intoxicación, el tipo de bebida o la respuesta social ante el consumo. Así, hay determinados PRA que requieren un contacto prolongado con el alcohol para poder desarrollarse (como es el caso de las hepatopatías de origen etílico); por el contrario, otros problemas se vinculan con consumos más esporádicos. Aunque el factor de riesgo más claramente establecido es la cantidad de alcohol puro que se consuma en un tiempo determinado (semana o año, en general), el tipo de PRA que puede aparecer vendrá condicionado, en parte, por cómo se distribuye dicha cantidad. Si el consumo se concentra en pocas ocasiones y en grandes cantidades, el tipo de PRA diferirá de los que aparecerán si los consumos se reparten en múltiples ocasiones de pequeñas cantidades. Algo similar ocurre con respecto a los episodios de intoxicación: si en su patrón de consumo son frecuentes, el comportamiento de un individuo intoxicado puede favorecer notablemente la aparición de ciertos PRA como accidentes, implicación en actos violentos, delitos...

La prevalencia, distribución y tipos de PRA varían de una comunidad a otra según la distribución del consumo, los diversos patrones de bebida y los factores sociales. Los PRA afectan a la esfera física, psíquicas y social del individuo. Así está firmemente establecido que el consumo excesivo y puntual de alcohol se asocia a una serie de patologías como son arritmias, gastritis, pancreatitis, hepatitis aguda, accidentes vasculares, crisis epilépticas, desórdenes metabólicos, disfunciones sexuales (impotencia), muertes por sobredosis y accidentes (tabla II). El alcohol ingerido de forma más continua tiene un importante papel etiopatogénico en patologías médicas crónicas como son patología cardiovascular (hipertensión arterial, miocardiopatías...), digestivas (hepatitis crónicas, cirrosis, pancreatitis agudas y crónicas...), neurológicas (accidentes vasculares, polineuritis, encefalopatías...), aparición de cánceres, alteraciones metabólicas y endocrinológicas y lesiones fetales.

El alcohol afecta a las funciones cognitivas y psicomotoras, está implicado en la aparición de conductas autoagresivas y heteroagresivas y es capaz de inducir trastornos mentales, siendo el más representativo la dependencia al alcohol, complicación psicobiológica que sobreviene por consumos elevados y que, a su vez, perpetúa dichos consumos.

Otro orden de PRA tiene una dimensión social. En este apartado habría que contemplar los problemas laborales (disminución de rendimientos, absentismo, paro, accidentes laborales), familiares (descuido de los hijos, carencias afectivas, violencia y maltratos...) o legales (delitos, agresividad...). El alcohol no sólo daña a quien lo bebe sino al entorno del individuo, cónyuge, hijos, compañeros de trabajo...

El concepto de PRA nos permite tener una amplia perspectiva de las consecuencias del beber, favoreciendo una visión de conjunto de tan compleja problemática. Quizás la aportación más interesante de este concepto es su "universalidad", insistiendo en que cualquier individuo puede sufrir algún PRA. Se rompe el prejuicio de que el alcohol sólo era peligroso para una serie de individuos (los alcohólicos), siendo inocuo para los demás. Aunque es verdad que

TABLA II
PROBLEMAS RELACIONADOS CON EL ALCOHOL

	Consumos excesivos ocasionales	**Consumos excesivos crónicos**
Cardiovasculares	Arritmias	Cardiomiopatías Hipertensión arterial
Digestivos	Gastritis erosiva Pancreatitis aguda Hepatitis alcohólica aguda	Gastritis crónica Pancreatitis aguda y crónica Malabsorción intestinal Hepatitis crónica Cirrosis
Infecciosos	Neumonías	Neumonía y TBC
Neoplasias		Cavidad bucal, faringe, esófago, laringe Hepatocelular primario Mama
Neurológicos	AVC Crisis epilépticas Apnea obstructiva del sueño	AVC Polineuritis Encefalopatías
Psiquiátricos	Embriagueces idiopáticas Amnesia Ansiedad	Amnesias, trastornos mentales orgánicos Dependencia del alcohol Trastornos mentales inducidos por alcohol Abuso de tabaco y otras sustancias Ansiedad, depresión, insomnio Ludopatía
Sexuales	Impotencias Lesiones fetales	Esterilidad y abortos Lesiones fetales Fetopatía alcohólica Bajo peso al nacer
Traumatismos	Accidentes aéreos, marítimos, tráfico, domésticos, laborales	Accidentes aéreos, marítimos tráfico, domésticos, laborales
Familiares y sociales	Descuido de los niños Absentismo, baja productividad Delincuencia Embarazos no deseados	Divorcio Desempleo Problemas económicos Problemas judiciales

alcohol y PRA establecen una función de riesgo, apareciendo más y más graves problemas cuando los consumos se incrementan, hoy por hoy, no se puede afirmar que el alcohol sea inofensivo para el resto de los bebedores.

Intervención en los problemas relacionados con el alcohol

En la práctica asistencial cotidiana es frecuente encontrarse ante algún PRA. Lamentablemente, la tendencia de algunos profesionales es reparar el daño en el órgano afectado por el consumo de alcohol y no abordar su causa, la conducta de beber.

Si se quiere disminuir la incidencia y gravedad de los PRA en la comunidad, un objetivo básico es actuar sobre los bebedores excesivos, es decir, aquellos que beben cantidades que se podrían calificar como peligrosas o perjudiciales para su salud y que aún no han desarrollado una dependencia u otros graves problemas. En estos bebedores es en los que se puede y debe realizar una auténtica labor preventiva primaria y secundaria.

El marco de la atención primaria (AP) es, sin duda, el más adecuado para su abordaje. La definición de la conducta de riesgo en términos médicos favorece el reconocimiento del problema por parte del paciente. Además, la AP es más accesible para el paciente y no tiene las connotaciones o estigmatización que posee la asistencia especializada. La mayor dificultad del abordaje radica, en muchos casos, en la propia actitud del médico que puede creer que el trabajo con sujetos bebedores es poco gratificante y frustrante. Estos sentimientos guardan una relación estrecha con el grado de formación que el médico haya recibido sobre alcohol y PRA[10] y con antecedentes de experiencias previas de tratamiento con pacientes con graves dependencias y de evolución muy crónica, que no deberían, en muchos casos, ser abordados exclusivamente por la AP y que no corresponden al tipo de bebedores a los que nos estamos refiriendo aquí.

Los pacientes con consumos excesivos y de riesgo que aún no han desarrollado un síndrome de dependencia son receptivos a escuchar un consejo médico y modificar su estilo de vida, sustituyendo su consumo de riesgo por otras conductas más seguras. Simplemente una sesión de consejo médico o una pequeña intervención estructurada (intervención breve) son elementos de cambio de su conducta y son tan eficaces como las intervenciones más regladas y costosas. Estas intervenciones son un instrumento terapéutico válido, de bajo coste y con una alta rentabilidad[11].

Una de las estrategias más eficaces para reducir la incidencia y gravedad de los PRA en una determinada comunidad es la utilización de un instrumento de cribaje, seguida de consejo o intervención breve[4]. Es importante la actitud del médico, que debe caracterizarse por su empatía, la capacidad de definir el problema en términos médicos y de enfocarlo desde una óptica constructiva. Debemos decirle al paciente que tiene un problema con el alcohol, que en su mano está resolverlo y nosotros le ayudaremos a ello.

En la sesión[12] se deben recalcar los aspectos positivos de la moderación (promoción de la salud, coste económico...), informar sobre los peligros de la ingesta excesiva, personalizándolos en el paciente, indicar pautas de comportamiento para reducir el consumo (beber despacio, alternar bebidas alcohólicas con otras no alcohólicas, evitar determinadas situaciones...) y negociar y comprometer al paciente en la reducción de las bebidas, de forma que la cantidad bebida se sitúe por debajo de los niveles de riesgo.

Con este tipo de consejo, que exigen relativamente poco tiempo y esfuerzo, los bebedores excesivos que aún no han desarrollado una dependencia o que se encuentran en estadios muy iniciales son capaces de modificar su comportamiento y patrón de consumo, con respuesta adecuada en la mitad de ellos.

3º eje: el síndrome de dependencia al alcohol

El síndrome de dependencia del alcohol (SDA) es uno de los más graves problemas asociados al alcohol. Se trata de un cuadro que incluye manifestaciones vivenciales, comportamentales, cognitivas y fisiológicas[13]. En los individuos que padecen un SDA, beber se convierte en su máxima prioridad, su vida se estructura alrededor de la bebida, y ésta constituye su máxima prioridad, por encima de cualquier otro interés que el sujeto tuviera previamente. Los sujetos con un síndrome de dependencia presentan un amplio conjunto de síntomas y signos que se presentan asociados, aunque no necesariamente todos están presentes en todos los pacientes ni en el mismo momento evolutivo. Los sujetos que son dependientes suelen aglutinar un alto número de problemas relacionados con el alcohol, tanto en la esfera individual, familiar y social. Aparece asociado a consumos altos y prolongados de bebidas alcohólicas y, a su vez, obliga a que dichos consumos continúen. Aunque no todos los bebedores excesivos desarrollan este temido cuadro, todos los que lo desarrollan han tenido consumos altos y prolongados de alcohol.

Dada la importancia e interés clínico del síndrome de dependencia, se describirá con mayor precisión en el apartado dedicado a los trastornos mentales por consumo de alcohol.

LOS TRASTORNOS MENTALES Y DEL COMPORTAMIENTO DEBIDOS AL CONSUMO DE ALCOHOL

Intoxicación

Sin duda es el trastorno mental más frecuente producido por el alcohol. Es un cuadro causado por la ingesta de alcohol, limitado en el tiempo y cuya expresión clínica dependerá tanto de la concentración de alcohol en sangre y de la tolerancia a la misma que posea el sujeto, variando desde la embriaguez leve hasta el coma, la depresión respiratoria y la muerte.

La intoxicación cursa con desinhibición comportamental, labilidad emocional, afectación de la capacidad de juicio y del funcionamiento social y ocupacional. Se acompaña de euforia, alteración en el rendimiento motor, con deficiente control muscular, incoordinación, habla farfullarte y confusa, rubor, afectación de funciones cognitivas (concentración, atención, razonamiento y bradipsiquia). Alcoholemias superiores a 200 mg/100 ml generan ataxia, disartria y obnubilación de conciencia. Pueden aparecer convulsiones tónico-clónicas. Hay alteración de la frecuencia cardíaca y nistagmus. Alcoholemias superiores a 300 mg/100 ml inducen coma etílico y muerte (400 mg /100 ml).

Esta clínica es expresión de la acción del alcohol sobre los sistemas de neurotransmisores del SNC. El alcohol activa el sistema inhibidor GABA, inhibe los sistemas excitatorios dependientes del NMDA, estimula los receptores opiáceos, incrementa las funciones de la serotonina y del ciclo de la dopamina. Además, actúa sobre segundos mensajeros y otros mediadores intracelulares. Cuando la ingesta de alcohol es reiterada, se produce una adaptación neuronal de estos sistemas, lo que explica que pacientes dependientes al alcohol puedan tener alcoholemias elevadas y apenas experimentan cambios comportamentales, con escasas evidencias de intoxicación.

La **intoxicación patológica o idiosincrásica** es un cuadro caracterizado por la aparición, tras ingesta bajas, de síntomas de intoxicación aguda con alteraciones comportamentales severas, que puede ir seguida de amnesia. Se ha descrito en sujetos con daño cerebral, epilepsia u otros trastornos orgánicos. Su existencia como cuadro nosológico es discutida por falta de pruebas empíricas y es reconocido en la CIE pero no en DSM. Tiene más interés desde la perspectiva de la psiquiatría forense que desde la clínica.

El tratamiento de la intoxicación alcohólica pasa por la interrupción del consumo, proporcionar un ambiente tranquilo, con pocos estímulos externos, emplear medidas que aseguren la protección del sujeto y de los que le rodean y el empleo de medidas de soporte.

No existen antídotos eficaces y seguros para la intoxicación alcohólica. Se puede realizar lavado gástrico y emplear carbón activado si la ingesta es reciente, aunque en la mayoría de las intoxicaciones leves sólo se precisará reposo y observación. En casos más severos, con afectación grave del SNC o peligro de coma se deberá hospitalizar al paciente. En toda intoxicación debe descartarse la existencia de complicaciones neurológicas y somáticas así como controlar las patologías concomitantes. Es recomendable dar 100 mg de tiamina al paciente para prevenir la aparición de una encefalopatía de Wernicke, y obligado si se va a emplear sueros glucosados para corregir hipoglucemias, ya que la glucosa en perfusión afecta los depósitos de tiamina y puede inducir un síndrome de Wernicke.

Si hay sospechas de que el sujeto ha tomado benzodiacepinas u opiáceos conjuntamente con el alcohol está indicado el empleo de flumazenil o naloxona respectivamente.

En caso de intoxicaciones graves, se hace preciso controlar las constantes vitales, teniendo especial cuidado con la aparición de hipotermia, broncoaspiraciones, shock o depresión respiratoria. Hay que evitar y corregir alteraciones del equilibrio electrolítico, ácido-base y la hipoglucemia. Se procederá a la administración de tiamina 100 mg IV seguido de 20-40 ml de glucosado al 50%. Las hidratación se asegurará mediante sueroterapia (3000 cc/24) alternando glucosado al 5% con glucosalino. Si los vómitos son muy importantes se recurrirá al empleo de metoclopramida (10 mg/ 8 horas /IV). Si la alcoholemia supera los 300 mg/dl está indicada la hemodiálisis y si la depresión respiratoria es manifiesta, la intubación.

Las intoxicaciones idiosincrásicas requieren tratamiento de sostén (entorno relajado, medidas de protección y vigilancia) y el empleo de benzodiacepinas o antipsicóticos hasta conseguir la sedación.

2. Síndrome de abstinencia

Aparece en sujetos dependientes al alcohol al suprimir, o reducir, voluntaria o involuntariamente, su ingesta de alcohol. Suele aparecer a las 6-12 horas tras la última ingesta y durar 4-5 días, con una intensidad variable desde cuadros leves hasta extremadamente graves.

La causa del síndrome de abstinencia es la sobreregulación gradual de los receptores de N-metil-D-aspartato (NMDA) por el uso crónico de alcohol. Cuando se retira el alcohol, se produce una enorme acción excitatoria sobre el cerebro, responsable entre otros de la posibilidad de convulsiones. En la abstinencia hay afectación de múltiples sistemas neurotransmisores (GABA, noradrenalina, dopamina, serotonina, sistema muscarínico y opioide, adenosina) y de la regulación del calcio intracelular. La consecuencia es la aparición de un síndrome complejo cuyos síntomas pueden adscribirse a cinco estirpes:

— Hiperactividad autonómica con hipertensión arterial, diaforesis, temblor de pequeñas oscilaciones distal y en zona orofacial, hiperventilación, pirexia e hiperreflexia.
— Alteración del sueño con insomnio, alteración de la arquitectura del sueño con aumento de la fase REM y disminución de la fase 3 y 4.
— Alteraciones gastrointestinales con anorexia, náuseas y vómitos.
— Alteraciones psicológicas con ansiedad, agitación, inquietud, irritabilidad, distraibilidad, falta de concentración, alteración memoria, del juicio y alteraciones sensoperceptivas.
— Convulsiones tónico-clónicas.

La mayoría de los pacientes dependientes al alcohol sufren estos síntomas, de forma leve, tras la abstinencia nocturna, síntomas que desaparecen tras los primeros consumos de bebida alcohólica.

En ocasiones, si la abstinencia se prolonga o por especial vulnerabilidad, la clínica se hace más grave con temblor importante y generalizado, sudoración profusa y taquicardia intensa. Pueden aparecer complicaciones como alteraciones perceptivas (ilusiones y alucinaciones visuales, táctiles o auditivas) con juicio de realidad parcialmente conservado, sabiendo la persona que los fenómenos ilusorios y alucinatorios están producidos por alcohol.

Las convulsiones por deprivación pueden aparecer en las primeras 48 horas de la abstinencia. Son generalizadas, tónico-clónicas, a veces únicas pero no es extraño que se repitan tres o cuatro veces en estas primeras 48 horas. Rara vez inducen un estatus epiléptico y en ocasiones preceden al *delirium tremens*. El EEG, tras la crisis, es normal. La hipopotasemia, la hipomagnasemia, los antecedentes eplépticos y de abstinencias previas facilitan las convulsiones. Ante una convulsión en un paciente dependiente al alcohol es obligado descartar otra etiología —como pudiera ser traumatismo cráneo-encefálico— antes de afirmar que su origen es la abstinencia. Suelen responder a diacepán IV y hay que asegurar la ventilación.

El tratamiento del síndrome de abstinencia se comentará en las páginas siguientes, cuando se aborde el proceso de desintoxicación.

3. Síndrome de dependencia

El SDA es un síndrome clínico que engloba síntomas fisiológicos, cognitivos y conductuales (tabla III). No todos los síntomas tienen que estar presentes en el mismo sujeto ni se requiere la presencia imprescindible de alguno de ellos para poder hacer el diagnóstico[13]. Tampoco se tienen que presentar todos con la misma intensidad ni siquiera en el mismo momento evolutivo. Más que un fenómeno categorial (presente/ausente), es un continuo en función de su intensidad y severidad. Su cuadro clínico se basa en:

Vivencia subjetiva ante el consumo: aunque es el fenómeno nuclear de la dependencia, ninguna de las expresiones utilizadas para describirla ha sido totalmente satisfactoria. Para Jellinek[14] la vivencia nuclear era la pérdida de control, siendo incapaz el sujeto de controlar lo que bebe, o la incapacidad de abstención, expresada en la imposibilidad de no beber un solo día. Para Edwards[13] es la compulsión de la bebida, ya que el deseo de beber se experimen-

TABLA III
CRITERIOS DE DEPENDENCIA

CIE-10
Presencia en los últimos doce meses de al menos tres de los siguientes criterios: • Deseo intenso o vivencia de la compulsión al consumo. • Disminución de la capacidad de controlar el consumo, unas veces para controlar el comienzo y otras para finalizarlo. • Síntomas somáticos de un síndrome de abstinencia cuando el consumo se reduzca o cese o consumo con el fin de aliviar los síntomas de abstinencia. • Tolerancia. • Abandono progresivo de otras fuentes de placer, aumento del tiempo empleado en obtener el alcohol o para recuperarse de sus efectos. • Persistencia del consumo a pesar de sus evidentes consecuencias perjudiciales.

ta como extraño, irracional, es resistido para finalmente ceder ante él. Se ha señalado que la vivencia básica es el "ansia" *(craving)* o deseo intenso que es descrito en términos bastante ambiguos. Este *craving* aparece ante determinadas señales externas (situaciones...), internas (determinados estados afectivos), o ante la vivencia subliminal de los síntomas de abstinencia.

Independientemente de cuál sea la expresión de la vivencia, el paciente experimenta que controla mal la cantidad que bebe, de forma que bebe en más ocasiones, más cantidad o en situaciones en las que no se quería beber. A veces esta sensación de la compulsión al consumo se siente sólo cuando se intenta controlar lo que se bebe.

Síntomas comportamentales: el paciente con un SDA estructura su vida alrededor del alcohol, abandonando otras fuentes de placer o actividades. El beber se convierte en el valor más alto de la vida del individuo, desplazando cualquier otro y estableciéndose como el eje sobre el que gira la vida del individuo.

El patrón de bebida también adquiere características específicas. El individuo no dependiente tiene distintos niveles y patrones de consumo en función del día, circunstancias o vivencias internas. El sujeto dependiente incrementa paulatinamente la cantidad que toma, pero necesita tomar todos los días la misma. El patrón queda así fijado, se hace rígido y no se modifica en función de las circunstancias o la compañía.

Este consumo de alcohol se mantiene aunque el paciente sepa y experimente consecuencias negativas por ello. A pesar del refuerzo negativo que cualquier PRA significa, el consumo no se modifica. Así mismo, el patrón de consumo reaparece tras la abstinencia. No es raro que los sujetos dependientes pasen períodos sin beber, bien motivado por una enfermedad intercurrente o por otro tipo de problemas, pero si reanuda la ingesta en poco tiempo se alcanza el nivel de consumo previo y reaparece rápidamente la vivencia subjetiva de la compulsión para beber y la rigidez en el patrón de consumo.

Síntomas psicofisiológicos: los dos síntomas más importantes son la tolerancia y la abstinencia. La tolerancia se manifiesta como la necesidad de incrementar progresivamente la cantidad de alcohol para conseguir los cambios afectivos y conductuales que anteriormente lograba con cantidades menores. En la tolerancia subyacen mecanismos neurofisiológicos, metabólicos y conductuales. En períodos muy avanzados de la dependencia se produce una modificación importante en la curva dosis-respuesta, disminuyendo notablemente la tolerancia.

Los síntomas de abstinencia, descrito ya con anterioridad, pueden vivirse cada mañana, cuando el paciente se despierta tras unas horas de abstinencia. Entonces tomar una copa a primera hora se convierte en una necesidad desesperada ya que esta bebida mitiga la sintomatología de la abstinencia. A veces, los pacientes tienen tan estructurado su consumo, es tan frecuente que no permite que surjan los síntomas.

La aparición de un síndrome de dependencia es un grave PRA que, además, aumenta el riesgo de presentar otros asociados a él. El sujeto dependiente bebe, y en cantidad importante, por lo que se encuentra en situación de alto riesgo para cualquier otro problema del alcohol.

Etiología del síndrome de dependencia

La dependencia al alcohol es el resultado de una compleja interacción entre vulnerabilidad individual y factores ambientales. Ninguno de los aspectos implicados es capaz por sí mismo de explicar la aparición del mismo y debe contemplarse la acción sinérgica de tres factores: el alcohol, los factores socioculturales y los aspectos individuales (tabla IV).

El consumo de alcohol. Es una condición necesaria para desarrollar la dependencia aunque no suficiente. Los sujetos dependientes han bebido de forma importante antes de desarrollar el síndrome y si se aumenta el consumo, se incrementa notablemente el riesgo de desarrollar una dependencia. No existe un límite claro para evitar dicho problema. Algunos autores[15] señalan que el riesgo de desarrollarlo se incrementa de manera significativa cuando se bebe más de 12 l /etanol/año (lo que viene a ser 230 g/etanol/semana) y que, a igualdad de volumen consumido, la aparición del cuadro se relaciona estrechamente con la proporción de situaciones en las que el individuo tomaba más de cinco copas. Esta asociación se mantiene después de controlar factores demográficos, antecedentes familiares y edad de comienzo de la primera bebida.

Factores socioculturales. Los factores culturales, sociales y contextuales también ejercen su función en la aparición y desarrollo del SDA. Son importantes la accesibilidad y disponibilidad de bebidas alcohólicas, el consumo por parte de los iguales y la actitud y norma de la sociedad. En su relación con el alcohol, podríamos considerar que la comunidad puede presentar una actitud permisiva, ambivalente o intolerante y que dicha actitud será responsable de las actitudes individuales ante la bebida y la embriaguez. Clásicamente se ha señalado la existencia de dos grandes patrones de consumo en la cultura occidental[16]: el patrón mediterráneo, caracterizado por una omnipresencia de alcohol que se consume en pequeñas dosis, de forma reiterada y mantenida en

TABLA IV
FACTORES ETIOPATOGÉNICOS DE LA DEPENDENCIA DEL ALCOHOL

	CIE-10
Alcohol	• Consumos altos y prolongados
Factores socioculturales	• Sociodemográficos (sexo, educación, ocupación...) • Actitudes y normas sociales y culturales (permisividad, tolerancia, creencias...) • Contextuales (disponibilidad, accesibilidad, asequibilidad)
Individuales	• Influencias genéticas • Vulnerabilidad biológica - Respuesta comportamental diferente al alcohol - Alteraciones neurofisiológicas (P300) - Alteraciones en neurotransmisores y otros mensajeros cerebrales - Antecedentes de trastorno por déficit de atención • Vulnerabilidad psicológica - Perfil temperamental - Aprendizaje - Alteraciones psicopatológicas

el tiempo, actitud tolerante ente el consumo y reprobadora con la embriaguez y el patrón anglosajón, definido por consumos más puntuales e intensos que alcanzan la embriaguez. Aunque en el momento actual parece estar produciéndose una convergencia de dichos modelos, diluyéndose sus límites, gran parte del patrón y de las actitudes vigentes en nuestra comunidad emergen de él.

Con relación a los factores sociales y demográficos, ser varón, con bajo nivel educativo o en situación de ruptura afectiva son situaciones de riesgo. Determinadas profesiones u ocupaciones parecen especialmente expuestas, por ejemplo, los profesionales en los que el trabajo es especialmente penoso o duro, los que implican un contacto con el público (camareros, representantes, etc.) y los trabajadores del medio rural.

Factor individual (vulnerabilidad). La evidencia de la existencia de una mayor vulnerabilidad biológica partía del reconocimiento de que en ciertas familias tendían a acumularse sujetos alcohólicos. Aunque esto no implicaba necesariamente la existencia de una base genética, un potentísimo predictor de la aparición de la dependencia es la existencia de un familiar de primer grado con alcoholismo. De hecho, los estudios con gemelos y con hijos de alcohólicos adoptados sí parecían sugerir la existencia de una predisposición hereditaria. Si bien la concordancia no es total, los gemelos monocigóticos la poseían en mayor grado que los dicigóticos. Por otra parte, los hijos adoptados de padres biológicos con alcoholismo tenían entre 1.3-3.6 mayor riesgo de desarrollar alcoholismo que sus padres adoptivos[17].

Otras líneas de investigación también han llevado a pensar en la existencia de una vulnerabilidad biológica individual que los hace más susceptibles a desarrollar la dependencia. Algunas de estas investigaciones se han centrado en hijos varones de alcohólicos. Parece que los hijos de los alcohólicos muestran una respuesta al alcohol diferente a la que presentan hijos de no alcohólicos[18], que se manifestaría por una menor sensación subjetiva de intoxicación, mayor sensibilidad a los efectos agradables, mayor respuesta ansiolítica del alcohol y menor sensibilidad a los efectos desagradables en la fase de descenso.

Se han comunicado, así mismo, otras alteraciones como las de la neurotransmisión como la menor concentración de serotonina plaquetaria en pacientes dependientes e impulsivos o la menor actividad de la monoaminooxidasa (MAO). Algunos autores han encontrado mayor presencia del alelo A1, del gen receptor D2, en alcohólicos y sus hijos[19], aunque desconocemos, actualmente, sus implicaciones. Las alteraciones neurofisiológicas, como la mayor latencia y menor amplitud de la onda P_{300}[20] de los potenciales evocados puede ser un buen marcador biológico de riesgo para la dependencia. Es posible detectar con frecuencia en los pacientes con dependencia antecedentes de trastorno hipercinético en la infancia[21].

Los datos sobre vulnerabilidad psicológica que predispongan al SDA son más confusos y exigen una metodología de investigación e interpretación compleja. En general, se descarta que exista una personalidad previa[22], pero se opina que determinados rasgos pueden favorecer el desarrollo de la dependencia. Así, Cloninger[23], aplicando su modelo tridimensional de personalidad, encontraba que aquellos individuos que tienen puntuaciones altas en las dimensiones de "búsqueda de sensaciones" o "necesidad de recompensa" y baja en "evitación de castigo" tienen mayores posibilidades de desarrollar una dependencia más precoz. Otro rasgo de personalidad que parece ser también un factor importante es la impulsividad que se manifiesta por una búsqueda del riesgo y una falta de planificación.

Muchos expertos consideran que la conducta de beber alcohol que subyace tras la dependencia no es sino un patrón comportamental aprendido por lo que debe ser contemplado desde la perspectiva del aprendizaje condicionado (clásico y operante). En éstos, se asocian estímulos condicionados, conducta y refuerzo, pudiendo ser este último positivo (el placer obtenido) o negativo (la cesación de un malestar como pueden ser los síntomas de la abstinencia). A este aprendizaje hay que añadirle otros aspectos como serían las formulaciones cognitivas y las expectativas en relación con la bebida[24].

Otro factor de vulnerabilidad es la existencia de psicopatología previa. Los pacientes con esquizofrenia, trastorno bipolar, depresión, trastorno por angustia, fobia social y determinados trastornos de personalidad tienen mayor riesgo de desarrollar dependencia. Algo similar ocurre con aquellos sujetos que presentan daño en SNC o disfunción cerebral[25].

Evaluación de los pacientes dependientes

El proceso de obtención de información es básico para realizar un correcto diagnóstico. Lograr los datos necesarios no es difícil si se logra establecer una adecuada relación médico-paciente en la que la empatía, la confianza y la confidencialidad estén presentes. En la práctica clínica contamos con tres procedimientos que nos ayudan a detectar esta población de riesgo, como son el estudio del consumo, los cuestionarios y la utilización de marcadores biológicos de consumo.

Estudio del consumo y estimación de la ingesta: analizar cuánto y cómo se ha bebido es preciso para valorar si la conducta de beber del individuo es prudente o, por el contrario, entraña peligro para su salud. La forma más sencilla de hacerlo es preguntarle al sujeto. Se recomienda que las preguntas sobre lo que bebe se realicen en el curso de una entrevista que analice hábitos y estilos de vida, no centrándose exclusivamente en el tema del alcohol. Es aconsejable cuantificar el consumo semanal, analizar cómo se distribuye dicho consumo (patrón de consumo), el tiempo de evolución del mismo, la aparición de consecuencias negativas y poder establecer una relación entre consumo y sus efectos. Estos datos se deben completar con los de la anamnesis, los antecedentes personales y familiares y una correcta exploración física.

Cuestionario: los cuestionarios y escalas pueden ser instrumentos adecuados para detectar esta población de riesgo. Se dispone de un amplio abanico y número de ellos que facilita el cribado de estos pacientes. Ocupan poco tiempo y tienen un papel especialmente relevante en Atención Primaria. Los más empleados en nuestro medio son el CAGE, el AUDIT y el MALT.

El CAGE[26] es uno de los más conocidos por su comodidad, facilidad y brevedad ya que consta sólo de cuatro preguntas. Ocupa poco tiempo y no requiere entrenamiento previo. Goza de una buena sensibilidad y especificidad. Sin embargo, no hay que olvidar que, al igual que le ocurre al MAST y otros muchos, está diseñado para detectar síndromes de dependencia en la población. Su sensibilidad es alta para este tipo de pacientes y en muestras psiquiátricas, pero detecta mal los consumos excesivos no problemáticos y es bastante menos sensible en muestras ambulatorias o en la población general[27].

El AUDIT[28,29] (Alcohol Use Disorder Identification Test) es un instrumento diseñado para detectar precozmente en Atención Primaria los consumos perjudiciales. Consta de dos secciones: un cuestionario y un protocolo de exploración física complementaria. El cuestionario[29] consta de 10 ítems que miden consumo de alcohol, síntomas de dependencia y problemas personales y sociales asociados a su consumo que se han presentado en el año anterior a la realización de la prueba. El instrumento de la exploración física recoge datos sobre antecedentes de traumatismos, hallazgos anormales en el examen físico y niveles de GGT. Posee buena sensibilidad y especificidad para detectar consumo perjudicial y dependencia.

El MALT (Münchner Alkoholismus Test)[30], otro cuestionario ampliamente utilizado, consta de dos partes, una subjetiva y otra objetiva. Tiene una sensibilidad extrema con adecuada especificidad.

Estos instrumentos permiten realizar una adecuado cribaje de la población. Sin embargo, hay que recordar que el diagnóstico es eminentemente clínico. Con fines de investigación se emplean también entrevistas estructuradas o semiestructuradas como el EuropAsi (Índice Europeo de Gravedad de la Adicción) que tienen menos interés en la práctica asistencial cotidiana[31].

Marcadores biológicos: Una ayuda en la detección de casos procede de los datos de laboratorio[32]. Se dispone de marcadores biológicos directos, como es la alcoholemia y la concentración de transferrina deficiente en carbohidratos y de marcadores indirectos que son expresiones de las alteraciones fisiológicas que aparecen como consecuencia del contacto prolongado del organismo con un tóxico (tabla V).

Los marcadores deben ser una ayuda en el proceso de diagnóstico, corroborando el mismo, deben permitir hacer un seguimiento del curso y la evolución y deberían detectar a los individuos que se encuentran en riesgo o en estadios iniciales de dependencia. Los marcadores deben ser sensibles, específicos, accesibles y asequibles.

La alcoholemia (o concentración de alcohol en sangre) sólo refleja que ha existido un consumo reciente de bebidas alcohólicas. Es sugerente de dependencia encontrar una alcoholemia alta en ausencia de signos evidentes de intoxicación, ya que sugiere tolerancia importante.

La transferrina deficiente en carbohidratos (CDT)[33] es una isoforma de la transferrina cuyo porcentaje se incrementa después de consumos superiores a 50-80 g/etanol/día durante una semana. No requiere que exista daño tisular y parecía un prometedor marcador de consumos excesivos. Sin embargo, su sensibilidad y especificidad no se han correspondido con las expectativas y es poco accesible y asequible.

El consumo mantenido de cantidades importantes de alcohol se ha relacionado con una serie de parámetros bioquímicos que son marcadores indirectos. Son poco sensibles y no son específicos pero orientan en el diagnóstico. Tienen la ventaja de ser baratos y asequibles para cualquier nivel asistencial. Los más empleados son la elevación de las transaminasas (AST y ALT), el cociente AST/ALT, el aumento del VCM y el incremento de la gamma-GT. Este último es el marcador más sensible para abuso crónico y se normaliza a las seis semanas de abstinencia, lo que permite hacer un seguimiento de la misma. Su problema es su poca especificidad ya que se altera en las hepatopatías (alcohólicas o no alcohólicas), en otras patologías (pancreatitis, insuficiencia cardíaca) y con la ingesta de fármacos[32].

El VCM tiene menor sensibilidad que la gamma-GT, con una especificidad similar. Tarda más en normalizarse tras suspender el consumo. La ALT y la AST son enzimas hepáticas y expresan daño tisular. Si el origen de la hepatopatía es el alcohol, los niveles de ALT suelen incrementarse más que los de la AST, siendo el cociente ALT/AST mayor a dos.

Si bien cada uno de estos marcadores no es totalmente sensible ni específico, la combinación de ellos permite identificar correctamente al 80% de los pacientes con dependencia al alcohol, por lo que se constituye como una fuente importante de confirmación diagnóstica[32]. Esto hace que a nivel de AP, hoy por hoy, el marcador más sensible, específico y accesible sea la estimación y valoración conjunta de los parámetros "clásicos" (AST, ALT, VCM, GGT).

Tabla V
Marcadores biológicos

De consumo reciente
• Alcoholemia y alcoholuria
De consumos elevados y mantenidos
• Transferían deficiente en carbohidratos
Marcadores indirectos
• De afectación hepática
- Gamma-GT, AST, ALT, Razón AST/ALT
• De afectación de médula ósea
- Volumen corpuscular medio (VCM)

El tratamiento de pacientes dependientes

Los pacientes que se están iniciando en el SDA se benefician, al igual que los bebedores excesivos que aún no lo han desarrollado, de las sesiones de consejo médico y de las intervenciones breves. Otro problema plantean los pacientes con SDA moderado o severo en los que una intervención breve previa se ha mostrado ineficaz. En estos casos sería conveniente que el abordaje se realizara coordinadamente entre AP y asistencia especializada ya que se requiere una asistencia estructurada y compleja.

El planteamiento terapéutico de un paciente dependiente deberá cubrir dos fases: la desintoxicación y la deshabituación. En la primera de ellas, el sujeto abandona su consumo y se intenta restaurar el equilibrio interno alterado; en la deshabituación se deberá ayudar al paciente a organizar su vida al margen del consumo de alcohol.

A. Desintoxicación

El objetivo principal será el tratamiento del síndrome de abstinencia que comprende una agrupación sintomática de intensidad muy variable, desde síntomas muy leves, apenas perceptibles, a cuadros que entrañan un riesgo vital para el individuo. El manejo y pautas de actuación estarán determinados por la intensidad y gravedad del cuadro clínico (fig. 1).

El primer paso es decidir el marco en el que se va a realizar la desintoxicación[34]. La mayoría de los cuadros de abstinencia pueden ser abordados desde el ámbito ambulatorio por su médico de atención primaria. En una serie de situaciones, por el contrario, es recomendable el tratamiento hospitalario, por ejemplo, cuando la clínica del cuadro de abstinencia sea muy severa, exista patología somática y psiquiátrica concomitante, si hay antecedentes de convulsiones, de *delirium* o de múltiples episodios de abstinencia, ya que por un efecto *kindling,* la repetición de la deprivación aumenta la gravedad del episodio actual. También está indicada la hospitalización si hay abuso o dependencia de otras sustancias de forma concomitante. Otras razones que pueden recomendar el tratamiento hospitalario no son eminentemente clínicas sino de orden social. Así ocurre en aquellos pacientes en los que se duda de su capacidad para comprender el proceso que se va a iniciar, que no son capaces de cooperar, que carecen de soporte familiar o cuando la coordinación con servicios especializados sea difícil o incluso imposible[35].

Si se va a iniciar una desintoxicación ambulatoria, debe existir un familiar o acompañante que se comprometa a la supervisión del proceso y al que se le informará sobre los tratamientos que se van a emplear, las complicaciones que pueden aparecer, las medidas a tomar ante éstas y en qué caso hay que solicitar ayuda médica y cuándo llevarlo a un hospital.

Antes de iniciar la desintoxicación debe realizarse una valoración médica que incluirá pruebas complementarias como el hemograma completo, bioquímica con determinaciones de calcio y magnesio, vitamina B_{12}, ácido fólico, serología hepática, orina, sangre en heces, radiografía de tórax y electrocardiograma. Otras pruebas complementarias serán opcionales en función de la historia clínica del paciente. Es útil poder emplear algún instrumento para evaluar la intensidad de la clínica de la abstinencia como por ejemplo la CIWA-Ar (Revised Clinical Institute Withdrawal Assessment for Alcohol Scale)[36] que permite ponderar la intensidad del síndrome de abstinencia, ajustar la respuesta terapéutica a ésta y realizar seguimiento de la evolución del mismo.

Una vez valorado el paciente se inicia el proceso de desintoxicación que comprende varias acciones terapéuticas[37,38,39]:

1. Supresión absoluta del alcohol.

2. Vigilancia y control de la hidratación del paciente. La fiebre, los vómitos y la sudoración favorecen la deshidratación. Hay que vigilar el riesgo de deshidratación, recomendando aporte de líquidos orales superior a 2500 cc-3000 cc/24 horas. Si la deshidratación es grave, está indicada la reposición electrolítica y si los vómitos no permiten la vía oral se iniciará por vía parenteral. Si existe riesgo de convulsión o antecedentes de ellas, se suele utilizar de forma preventiva sulfato de magnesio durante dos días[35].

3. Vitaminoterapia. Los sujetos dependientes suelen encontrarse en situación de carencia con respecto a las vitaminas, sobre todo del grupo B. Se recomienda utilizar la vía intramuscular ya que las alteraciones farmacodinámicas y de la absorción que suelen presentar los pacientes dependientes hacen poco útil administrarlas por vía oral. La administración de vitaminas del grupo B, y especialmente de B_1 (100-200 mg/día), previene la aparición de un síndrome de Wernicke. Pueden administrarse también vitamina C, ácido fólico y vitamina K si el estado del paciente así lo recomienda. La indicación de tiamina es especialmente obligada si se van a emplear sueros glucosados.

4. Tratamiento de las patologías concomitante. La interferencia de otro proceso puede agravar y complicar enormemente la evolución de un cuadro de abstinencia, por lo que se hace necesario diagnosticar y tratar la patología concurrente.

5. Sedación y tratamiento de los síntomas de abstinencia. La sedación farmacológica es precisa si la clínica de abstinencia es de intensidad media-grave y tiene como finalidad controlar la hiperexcitabilidad glutamatérgica y aminérgica de la abstinencia. Si la clínica de la abstinencia es leve, no es necesaria la sedación farmacológica.

La sedación debe realizarse con fármacos capaces de tranquilizar, que tenga propiedades anticomiciales y sean seguros para un enfermo que en muchas ocasiones tiene problemas hepáticos y respiratorios severos. Las benzodiacepinas, algunos anticomiciales (p.ej., carbamacepina), el clometiazol y el tiapride han sido empleados con este fin. De ellos, las benzodiacepinas son seguras, bien toleradas, tienen eficacia anticonvulsiva y sobre los síntomas de abstinencia y son capaces de prevenir el paso a *delirium tremens* por lo que se constituyen como tratamiento de elección en las abstinencias graves[40]. Llevan asociado el riesgo de que el paciente desarrolle una dependencia sustitutiva a ellas, por lo que hay que ser especialmente cuidadosos en el control de la dosis y del tiempo de prescripción. Las más empleadas son las de vida media larga como el cloracepato dipotásico, diacepán (especialmente indicado si existe riesgo de convulsiones) o el lorazepán en caso de insuficiencia hepática. Se recomienda la vía oral ya que por vía intramuscular las benzodiacepinas se absorben de forma irregular. Aunque la dosis a emplear será individual, se suele iniciar con 15-30 mg de diacepan o equivalente, distribuidos en 3-4 tomas al día y se ajustará en función de la intensidad de los síntomas diana de la abstinencia Se inicia pauta de reducción a partir del 4º- 7º día y en dos o tres semanas debe haberse suspendido.

El clormetiazol es una alternativa a la utilización de las benzodiacepinas. Posee también efecto sedante y anticomicial pero comparte también su mismo riesgo de dependencia. Se inicia con dosis entre 1344-2688 mg/día (7 a 14 cápsulas) distribuida en 4 tomas y debe retirarse en diez días[17].

El tiapride tiene un efecto antitremórico, sedante y ansiolítico. Produce poca sedación y tiene poco poder adictivo, lo que lo hace en ese sentido más

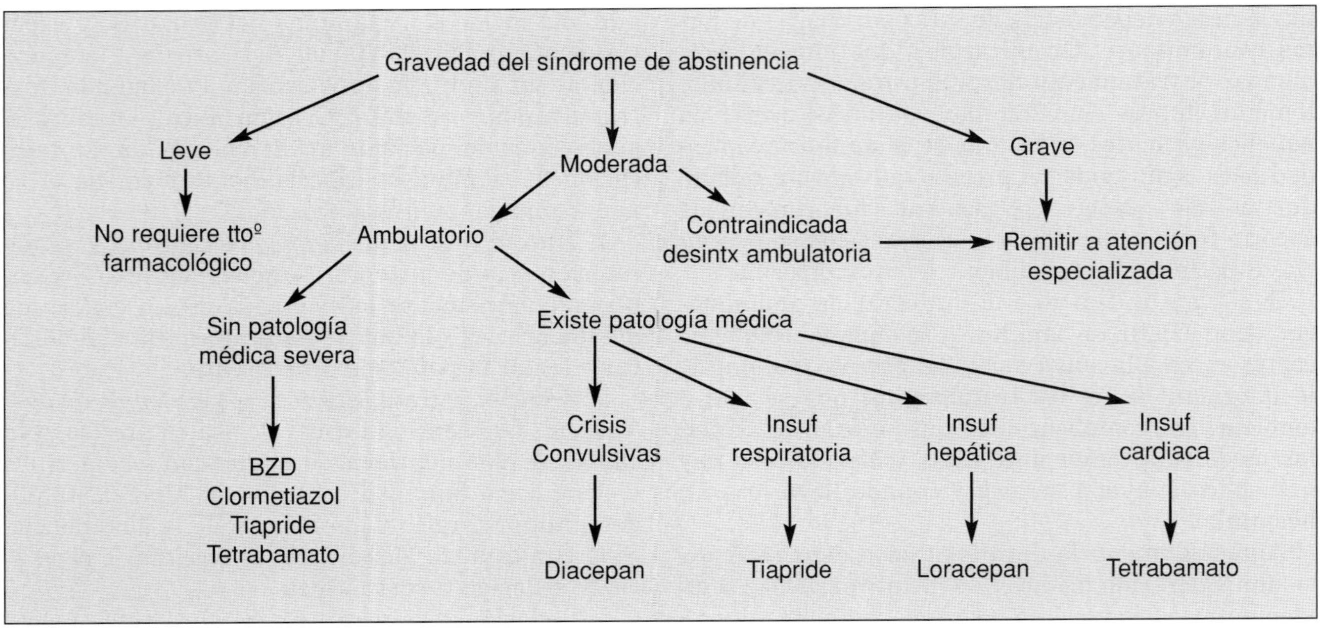

Figura 1. Algoritmo de la desintoxicación.

seguro que los anteriores. Carece de acción anticonvulsiva y habría que valorar su empleo en caso de antecedentes de convulsiones. Su dosis recomendable es de 450-900 mg/día.

Otros fármacos han sido empleados en el tratamiento de la abstinencia como son los betabloqueantes, agonistas alfa-adrenérgicos (clonidina), valproato sódico, carbamacepina, verapamilo, magnesio, fenitoína o el ácido gamma-hidroxi-butírico. Aunque algunos reportan ciertas ventajas específicas, en general no suelen ser fármacos de primera elección en el tratamiento de la abstinencia desde el marco de la asistencia primaria.

Superada la fase más aguda de la abstinencia, el paciente puede experimentar durante un tiempo bastante prolongado alteraciones del sueño, temblor, ansiedad, depresión o irritabilidad. Esta sintomatología corresponde a un síndrome prolongado de abstinencia y es una fase normal y evolutiva de la desintoxicación. En general, no requiere tratamiento farmacológico pero sí es importante explicar la naturaleza del cuadro al paciente y a su familia y ayudarle para que pueda adaptarse a él.

B. Deshabituación

Es un proceso complejo que requiere un tratamiento estructurado y coordinado entre AP y niveles especializados. El abordaje terapéutico se sostendrá sobre los pilares del tratamiento farmacológico, la psicoterapia y el recurso de los grupos de autoayuda.

Desde el punto de vista farmacológico, varios serían los requisitos que deberá cumplir el agente antialcohólico ideal: debería disminuir el ansia o el deseo de beber *(anticraving),* interferir en los mecanismos subyacentes de la recompensa, carecer de efectos secundarios y no interaccionar con el alcohol. Desgraciadamente, dicho fármaco aún no existe, pero hay recursos farmacológicos disponibles que pueden facilitar el proceso de deshabituación.

Los fármacos aversivos (tipo disulfiran o la cianamida cálcica) son una de las posibilidades farmacológicas más empleadas[41]. Tras el consumo de alcohol el paciente experimenta una reacción desagradable debido a la acumulación de acetaldehído. Esta *reacción disulfiran* se manifiesta con cefaleas, rubor facial, náuseas, vómitos, hipertensión, palpitaciones, disnea y una sensación intensa de malestar. Entre sus efectos secundarios hay que incluir cefaleas, somnolencia y dificultad respiratoria. Durante el tiempo de tratamiento debe realizarse un control mensual de pruebas hepáticas. Hay que valorar cuidadosamente su empleo en pacientes con antecedentes de psicosis ya que están descritas descompensaciones de la misma tras tratamiento con disulfiram. El disulfiram, si se toma y a la dosis adecuada, es especialmente eficaz para iniciar y mantener la abstinencia. Su eficacia aumenta si se designa un supervisor, generalmente un familiar próximo al paciente, que controla la toma de medicación. El disulfiram es un medio para conseguir que el paciente pueda llegar a vivir sin alcohol, recupere su confianza y reorganice su vida. No hay que olvidar que lo genuinamente terapéutico en el disulfiram es el efecto disuasorio sobre el consumo de alcohol que ejerce el miedo a sufrir dicha reacción, por lo tanto, siempre que se emplee, debe hacerse siempre con el conocimiento y compromiso del paciente.

Además de los disuasores como el disulfiram se dispone de otros fármacos eficaces como son los denominados como *fármacos anticraving* y que incluye la naltrexona y el acamprosato[42]. La naltrexona antagoniza las endorfinas liberadas por ingesta de alcohol en el sistema límbico, lo que se ha relacionado con la vivencia de pérdida de control. Se emplea a dosis de 50 mg/día y es bien tolerada. Los enfermos suelen referir que, cuando toman alcohol bajo tratamiento de naltrexona, experimentan menor "subidón". Los datos publicados parecen señalar que es eficaz para reducir la cantidad de alcohol consumido y, sobre todo, disminuir el consumo en los períodos de recaídas, ya que parece tener cierta acción sobre la pérdida de control y sobre los mecanismos de recompensa.

El acamprosato presenta un mecanismo de acción novedoso. Aumenta la transmisión gabaérgica y antagoniza la transmisión del glutamato. No tiene potencial de abuso ni provoca alteraciones del humor. Se ha mostrado eficaz a la hora de reducir el deseo de consumo (*craving*), el consumo voluntario de alcohol y mantener la abstinencia tras la desintoxicación. Sin embargo, un porcentaje elevado de pacientes parecen no tener respuesta a este fármaco. Otros fármacos como el litio o los antidepresivos tricíclicos o los inhibidores de la recaptación de serotonina han sido también empleados con resultados discutibles.

La terapia farmacológica debe necesariamente acompañarse de terapias psicológicas que incluyan las orientadas a mantener la motivación y el compromiso con la abstinencia, las terapias cognitivas-conductuales y terapias centradas en la prevención de recaídas. Los grupos de autoayuda y las intervenciones para asesorar y apoyar a las familias o a la pareja pueden ser necesarios y muy eficaces.

La combinación de fármacos, psicoterapias y grupo de autoayuda, organizada desde una labor conjunta entre niveles primarios y especializados, permitirá ayudar a los pacientes dependientes a reorganizar su vida al margen del alcohol.

C. Delirium tremens

Es una temida complicación del síndrome de abstinencia alcohólica en el que, a los síntomas de abstinencia se le añade alteración de conciencia con obnubilación, desorientación témporo-espacial y alteraciones perceptivas. Aunque el *delirium tremens* es debido a la abstinencia al alcohol, es más probable que aparezca si existe infección asociada, hematoma subdural, traumatismos, enfermedad hepática, desnutrición o enfermedad metabólica.

El inicio puede ser brusco, a veces precedido de una convulsión o bien paulatino, instaurándose tras dos o tres días en los que han aparecido episodios recortados de confusión, agitación, insomnio y ráfagas alucinatorias e ilusiones. El período de estado se alcanza en torno al 4º - 5º día y el paciente muestra afectación profunda de conciencia, está desorientado en tiempo y espacio y en relación a su propia situación. Hay fenómenos ilusorios y alucinatorios, frecuentemente en la esfera visual aunque también pueden ser táctiles y menos frecuentemente auditivos. Característicamente se ha referido que las alucinaciones visuales del *delirium tremens* son de contenido zoópsicas (animales pequeños, insectos) y liliputienses pero pueden ser de tamaño normal y más o menos complejas. También se ha descrito como específica la aparición del denominado como delirio ocupacional en el que el paciente muestra conductas propias de su actividad profesional. Hay inquietud, agitación psicomotriz y una respuesta emocional de angustia, miedo o terror.

El temblor es marcado y generalizado con presencia de ataxia y trastornos vestibulares. La activación autonómica es llamativa con sudoración profusa, taquicardia, taquipnea, hipertensión arterial y dilatación pupilar. Aparece elevación de temperatura corporal, signos de deshidratación con alteraciones electrolíticas, leucocitosis y frecuente anomalía de los parámetros hepáticos.

Como todos los cuadros de *delirium*, la clínica empeora por la noche, suele evolucionar con tratamiento en dos o tres días y concluir con un sueño reparador del que el paciente despierta con amnesia en relación al episodio de *delirium*. A veces evoluciona hacia un síndrome de Wernicke-Korsakov. Tiene una mortalidad entre 1-5% en pacientes tratados debido a infecciones, embolias grasas, arritmias cardíacas (secundarias a hipercaliemias), deshidratación o pirexia.

El *delirium tremens* requiere intervención médica urgente y es indicación obligada de ingreso hospitalario. El tratamiento debe iniciarse lo más precoz posible, al inicio de las primeras ráfagas confuso-alucinatorias[43]. El paciente debe ubicarse en un espacio tranquilo, con escasos estímulos y con una continua observación del paciente y de sus constantes. Hay que tomar todas las medidas precisas para asegurarse que el paciente no puede hacerse daño o hacerlo a los otros, por lo que se emplearán si es necesario medidas de contención física. Se recomienda que el paciente esté en decúbito lateral para evitar problemas por aspiración.

El tratamiento debe incluir la rehidratación por vía parenteral, con control y reposición electrolítica, vitaminoterapia, con especial énfasis en la tiamina y otras vitaminas del grupo B y la sedación que se realizará con benzodiacepinas. Se ha empleado también el goteo continuo de midazolan e incluso el propofol (un alquifenol de acción ultracorta). Se emplearán tratamientos para otras enfermedades concomitantes (p.ej., infecciones) y se descartará la existencia de TCE.

D. Trastornos psicóticos

En el curso de la dependencia alcohólica, algunos pacientes, al reducir relativamente la ingesta de alcohol tras un período de consumo alto, pueden experimentar un cuadro caracterizado por fenómenos alucinatorios, principalmente de la esfera auditiva, que se conoce clásicamente desde Wernike como *alucinosis alcohólica.*

Es un cuadro agudo e importante en el que en el marco de un sensorio, aparentemente claro, aparecen alucinaciones auditivas en forma de voces que comentan entre ellas acontecimientos de la vida del sujeto, lo amenazan o increpan[17,25]. A veces las voces se dirigen directamente al paciente. Puede aparecer ideación delirante de contenido paranoide o persecutorio secundaria a las alucinaciones y como interpretación de las mismas. Hay una respuesta emocional congruente, frecuentemente de ansiedad, temor y agitación. La posibilidad de que el paciente tenga una conducta de defensa (con el consiguiente peligro para los que lo rodean) o suicidio es alta, por lo que hay que tenerlo siempre en consideración. No hay signos ni síntomas de hiperactividad autonómica. La conciencia aparece clara aunque un examen cuidadoso mostrará cierto menoscabo funcional con disminución de la capacidad de atención y concentración. No hay alteraciones del curso del pensamiento.

La ausencia de obnubilación y confusión permitirá diferenciarlo de los cuadros de *delirium tremens*. Las características fenomenológicas de los fenómenos alucinatorios, la ausencia de disgregación del pensamiento y la respuesta afectiva lo delimitarán de los cuadros esquizofrénicos.

La evolución suele ser favorable, remitiendo, tras tratamiento en algunos días o semanas. En algunos casos, la evolución es más tórpida, adquiriendo una evolución crónica.

En otras ocasiones los pacientes dependientes del alcohol pueden experimentar un *trastorno delirante*[17]en el que predominan las ideas delirantes de contenido megalomaníaco, persecutoria, paranoide o de celos (celotipia alcohólica). No hay fenómenos sensoperceptivos pero sí respuesta emocional, trastornos psicomotores y una conducta congruente con el contenido del delirio. El tratamiento de los trastornos psicóticos inducidos por el alcohol pasa por conseguir la abstinencia al mismo y el empleo de antipsicóticos potentes. En general la respuesta es buena, con remisión en torno al mes y desaparición completa a los seis meses, aunque algunos evolucionan de forma tórpida y crónica.

E. Trastornos cognitivos inducidos por el alcohol

Los efectos tóxicos del alcohol y el acetaldehído, las carencias vitamínicas, la desnutrición y alteraciones metabólicas y la patología somática intercurrente tienen un efecto sumatorio sobre el SNC de los pacientes dependientes al alcohol, produciendo cuadros en los que están afectadas las funciones cognitivas superiores[17,25,34].

La amnesia producida por el alcohol es un estado de amnesia, generalmente lacunar, que aparece tras consumo de alcohol. La conducta del paciente es similar a la de otros episodios de intoxicación, pero una vez remitido, el paciente no recuerda lo ocurrido en las horas e incluso en los días previos.

El *síndrome de Wernicke* está causado por una deficiencia de tiamina producida por una dieta inadecuada, reducción de la absorción intestinal, descenso del almacenamiento hepático y deterioro en la utilización. Se ha implicado en su etiología una anomalía genética de la transcetolasa dependiente de tiamina. Hay cambios degenerativos (gliosis, hemorragias) en estructuras periventriculares y periacueductales.

Suele debutar como una encefalopatía de inicio brusco que cursa con ataxia troncular, oftalmoplejia, obnubilación de conciencia, apatía y sopor. Con frecuencia se presenta de forma incompleta, sin toda la clínica. El cuadro evoluciona bien hacia la muerte, bien hacia la instauración de un *síndrome de Korsakov*, que es un trastorno amnésico-confabulatorio de evolución crónica y consecuencia de daño estructural en tronco del encéfalo y diencéfalo. El paciente con síndrome de Korsakov presenta amnesia de fijación, desorientación témporo-espacial secundaria a su déficit mnéstico y confabulaciones que tienden a rellenar las carencias de recuerdo. En ocasiones el síndrome de Korsakov se instaura sin ser precedido de un Wernicke. El tratamiento del síndrome de Wernicke-Korsakov consiste en suprimir el consumo, prevenir la aparición de clínica de abstinencia y la administración de dosis altas de tiamina, por vía parenteral y en dosis crecientes hasta la reducción de la oftalmoplejia[34]. Se asocia además ácido fólico y complejo polivitamínico. El sulfato de magnesio también se ha recomendado para prevenir y mejorar la clínica del Korsakov, y se han ensayado otras sustancias aunque los resultados no son concluyentes.

El alcohol se ha relacionado con otras afectaciones del Sistema Nervioso Central como la degeneración cerebelar y algunas encefalopatías más raras de ver en la clínica cotidiana.

La degeneración cerebelar es frecuente en alcohólicos y responsable de ataxia que afecta a la marcha. Es debido a degeneración de las células de Purkinje y afectación del vermis cerebral, mamilar y capas de células granulares. En su etiología parece estar también implicado el déficit de tiamina y mejora significativamente con la abstinencia.

Otros cuadros, mucho menos frecuentes, son el síndrome de Marchiafava-Bignami por desmielinización del cuerpo calloso y que cursa con espasmos, disartrias, incapacidad para la marcha y demencia, y la mielinolisis centropontina, que se ha relacionado con hiponatremias severas, y que cursa con analgesia, tetraplejía, parálisis bulbar, alteraciones en movimientos oculares, vómitos, confusión y coma.

F. Otros trastornos psiquiátricos inducidos por alcohol

Los pacientes dependientes del alcohol experimentan con frecuencia trastornos afectivos o de ansiedad. Si bien es verdad que en ocasiones se observa que los problemas de alcohol son secundarios a estos trastornos psicopatológicos no puede olvidarse que en un número importante de casos la dirección es inversa y es el consumo de alcohol el inductor de estos trastornos.

Los cuadros afectivos, y en concreto los depresivos son habituales en los pacientes dependientes al alcohol. Hay una relación directa con la cantidad consumida, de manera que son más frecuentes cuando el consumo es mayor y la clínica depresiva está presente en el 80% de las dependencias severas[25]. Es más probable que aparezca si el sujeto dependiente es una mujer, si existen antecedentes familiares, no tiene pareja estable y la dependencia fue de comienzo precoz o tiene antecedentes de trastorno de ansiedad o de consumos de otras sustancias.[17] Pueden aparecer en la abstinencia y, de hecho, está descrito un cuadro con clínica depresiva en el contexto del síndrome de abstinencia.

Un problema importante es el del suicidio. Alrededor del 20% de los alcohólicos tienen un intento de suicidio y el 15% consigue morir por ello[25] de forma que los sujetos que presentan dependencias y depresión se constituyen como grupo de especial riesgo para el suicidio. También son frecuentes en los dependientes los síntomas de ansiedad y los trastornos de ansiedad, y se ha señalado que aproximadamente la tercera parte de los alcohólicos van a presentar un trastorno de ansiedad. La relación también se establece en la otra dirección y la existencia de un trastorno de ansiedad se constituye como un factor de vulnerabilidad para desarrollar posteriormente una dependencia.

G. Síndrome alcohólico fetal

Descrito en 1968, se caracteriza por retraso en el crecimiento (estatura, perímetro de cabeza, peso) retraso intelectual y en el desarrollo afectivo y social, anomalías faciales y otras anomalías en el recién nacido y se relaciona con el consumo de alcohol por la mujer gestante.

LOS TRASTORNOS COMÓRBIDOS

El consumo de alcohol en cantidades excesivas puede ser una conducta de los sujetos que padecen otro trastorno mental independiente. Este grupo poblacional tiene, además, un alto riesgo de presentar algunas de las consecuencias nocivas relacionadas con el consumo o experimentar algunos de los trastornos inducidos por alcohol a los que se ha hecho referencia en las páginas anteriores. Este tema es tan importante que ha creado una terminología específica: dependientes con enfermedad mental, enfermos mentales con trastornos por uso de alcohol, pacientes con diagnóstico dual, trastorno dual o patología dual son términos que se emplean, con especificidad de matices, para designar aquellos pacientes que presentan un trastorno por uso de sustancia (incluido el alcohol) y otro trastorno mental. Su importancia e impacto procede de la alta frecuencia de aparición, de las dificultades para su abordaje terapéutico y de la peculiar situación asistencial: trastorno por uso de sustancias y trastornos mentales son atendidos por redes asistenciales diferentes quedando los pacientes duales como terreno fronterizo y común para ambos.

Los datos de prevalencia de trastornos comórbidos son en general muy variados ya que dependen de la metodología del estudio, el ámbito y alcance del mismo, el marco en el que se realice y el instrumento empleado. Esta prevalencia es mayor en poblaciones hospitalarias que en las comunitarias y aún mayor si se trata de cohortes de pacientes psiquiátricos u alcohólicos, posiblemente porque los pacientes alcohólicos con trastornos comórbidos tienden a buscar más frecuentemente ayuda de servicios especializados. Las tasas también varían en función del sexo. Hay acuerdo generalizado de que en las mujeres con problemas de alcohol la incidencia y gravedad de los trastornos comórbidos es aún mayor. La prevalencia se modifica en función de patrones socioculturales. En países en los que la disponibilidad, accesibilidad y tolerancia social están más limitados, la comorbilidad en pacientes psiquiátricos es menor y, contrariamente, mayor la presencia de trastornos mentales entre los alcohólicos.

Se puede afirmar que la comorbilidad es más regla que excepción como es posible comprobar con los estudios más rigurosos. Más de la mitad de los alcohólicos van a presentar a lo largo de su vida otro trastorno mental. Los trastornos afectivos —en concreto depresivos— los trastornos de ansiedad y la personalidad antisocial son los más frecuentemente registrados. Se ha señalado la asociación alcohol-depresión como especialmente presente, sobre todo en las mujeres mientras que se ha señalado una mayor relación entre alcoholismo y personalidad antisocial en varones.

La situación inversa es también altamente frecuente. Pacientes con diagnóstico de depresión, trastorno bipolar, trastornos ansiosos o depresivos, por poner algún ejemplo, usan y abusan del alcohol buscando mitigar su clínica, ser capaces de afrontar los requerimientos de la vida cotidiana o consolidar sus experiencias. Los ansiosos y los depresivos consumen para contener los síntomas emocionales causantes de su malestar o, como en el caso de los fóbicos sociales, en un intento de ser capaz de establecer algún tipo de relación social. Los pacientes maníacos buscan con el alcohol consolidar y fomentar su estado morboso de euforia y los sujetos con psicosis esquizofrénica para controlar tanto sus síntomas positivos (alucinaciones, pérdida de la propiedad del yo) como los negativos (apatía, indiferencia, abulia, retraimiento social). Independientemente de cuál sea la razón del consumo, el alcohol ejerce un gran efecto perjudicial sobre los mismos.

La presencia de un trastorno mental comórbido con el de uso de alcohol dificulta enormemente el reconocimiento, diagnóstico y asistencia del paciente que lo presenta. Así se ha podido comprobar en múltiples estudios que su clínica suele ser más abigarrada y confusa, con mayor número de complicaciones médicas, sociales y emocionales, que éstas aparecen de forma más precoz y grave, requieren más frecuentemente hospitalización, los costes derivados de su asistencia se incrementan y algunas de las complicaciones más temidas (por ejemplo, el suicidio) se hacen más posibles.

La evolución va a estar influida por reagudizaciones y recaídas de ambos trastornos, interactuando uno sobre los otros y desarrollando un curso paralelo como ha podido ser establecido en la evolución de los cuadros depresivos y alcohólicos comórbidos. En relación a la asistencia, requieren planes terapéuticos específicos que precisan en muchas ocasiones de una adecuada coordinación entre las redes asistenciales, situación más fácil de alcanzar en teoría que en la práctica.

LECTURAS RECOMENDADAS

Rubio Valladolid, G, Santo-Domingo Carrasco J: Guía práctica de intervención en el alcoholismo. Agencia Antidroga de la Comunidad de Madrid, 2000.

El texto pretende resumir, desde una perspectiva eminentemente práctica, los conocimientos imprescindibles para el abordaje de los problemas por alcohol tanto desde el marco de la atención primaria como de la asistencia especializada. Está estructurado en cuatro grandes bloques de los que el primero revisa las bases de conocimiento sobre los problemas relacionados con el alcohol. El segundo bloque aborda las complicaciones somáticas y psiquiátricas inducidas por el alcohol, estableciendo algoritmos de diagnóstico y en la toma de decisiones. El tercer bloque está dedicado a la evaluación y tratamiento, con especial énfasis en las intervenciones que se pueden y deben realizar desde el marco de la asistencia primaria y un último bloque que trata de las situaciones especiales (jóvenes, mujeres, mayores...). El libro ofrece una adecuada selección de los conocimientos actuales, un enfoque eminentemente práctico y una actitud positiva y realista ante estos problemas.

Edwards G y cols.: *Alcohol policy and the public good.* Oxford. U.K., Oxford University Press, 1995.

Se trata de una excelente examen y síntesis de los conocimientos sobre el papel que desempeña el alcohol en la salud de un individuo y en la salud pública. Se examinan el concepto, la naturaleza y diversidad de los problemas relacionados con el alcohol, su relación con los diferentes patrones de consumo, las tendencias del consumo y su repercusión en la salud de la comunidad, así como las diferentes medidas de control del consumo (elevación de precio, menor accesibilidad, prohibición del consumo en contextos particulares...), valorando las evidencias de su eficacia para poder determinar en qué medida y en qué contexto se ha mostrado más eficaz.

Consenso de la Sociedad Española de Psiquiatría sobre diagnóstico y tratamiento del alcoholismo y otras adicciones. Ed Euromedice, 2003.

Se revisan las más recientes publicaciones en relación al diagnóstico y tratamiento tanto farmacológico como de abordaje psicosocial de los problemas relacionados con el alcohol. Los autores consultan las publicaciones internacionales más recientes en el tema de alcohol y otras sustancias, las evalúan de forma crítica y seleccionan aquellos tópicos de conocimientos en los que existe un mayor acuerdo. En base a ello, elaboran pautas de procedimientos y de tratamiento ajustadas a nuestro medio y soportadas por una amplia base científica.

BIBLIOGRAFÍA

1. Edwards G y cols.: *Alcohol policy and the public good.* Oxford. U.K., Oxford University Press, 1995.
2. Marmot MG: Alcohol consumption and coronary heart disease. *Int J Epidemiology* 1984; 13:160-167.
3. Romaní O: *Alcohol, Sociedad y Cultura. JANO,* vol. XLIV, 1993; 1034:41-43.
4. WHO: *Alcohol trainig in general practice.* EUR/ICP/ADA 038 (B). Copenhagen. Denmark, 1994.
5. Pequignot G, Tuyns AJ, Berta L: Ascitis cirrhosis in relation to alcohol comsumption. *Int J Epidemiology* 1978; 7,2:113-119.
6. Mäkela K: *Attitudes towards drinking and drunkeness in four scandinavian countries.* Alcohol Epidemiology section ICAA. Padua, June 20-24, 1983.
7. Franco MD: *Variables actitudinales en relación con el consumo de alcohol.* Tesis doctoral. Facultad de Medicina. Sevilla, 1990.
8. WHO: *The respective roles of primary health care and specialized services in the development and implementation of programmes for problem drinkers. Regional Office for Europe.* ICP/ADA 010.Copenhagen. Denmark, 1987.
9. Gili M: Epidemiología de los Problemas Relacionados con el Alcohol. En: *Problemas Relacionados con el Alcohol.* Eds.: J Giner y MD Franco. Monografías en Psiquiatría, año VIII, 1996; 5:45-57.
10. Gili M, Giner J, Lacalle JR, Franco MD: Análisis de los factores implicados en la identificación de personas con PRA en Atención Primaria. En: *Problemas Relacionados con el Alcohol.* Consejería de Salud y Servicios Sociales. Junta de Andalucía, 1989.
11. Babor TF, Grant M: *Project on identification and management of alcohol-related problems.* Report on phase II: A randomized clinical trial of brief interventions in primary healh care. WHO Geneve, Switzerland, 1992.
12. Córdoba R, Delgado MT: Intervenciones en bebedores de riesgo. *JANO,* 1997; vol. 52, 1207:56-63.
13. Edwards G, Gross M: Alcohol dependence: provisional description of a clinical syndrome. *Br Med J* 1976; 1:1058-1061.

14. Jellinek EM: *The disease concept of alcoholism.* New Brunswick CT, Hillhouse Press, 1960.

15. Midanik LT, Tam TW, Greenfield TK, Caetano R: Risk functions for alcohol-related problems in a 1988 US national sample. En: (ed.): Edwards G. *Alcohol Policy and the Public Good*, Oxford, Oxford University Press, UK, 1994.

16. Solms H: Differences socio-culturelles, economiques et geographiques de la consommation d'alcool et des alcoolismes. *Rev Alcoolisme*, 1967; 13,4:249-258.

17. SantoDomingo J, Gual A, Rubio G: Adicciones a sustancias químicas (I). Alcohol. En: *Tratado de Psiquiatría (tomo I).* Vallejo J, Leal C (edts). Ars Médica, Barcelona 2005; 750-771.

18. Schuckit MA: Low level of response to alcohol as a predictor of future alcoholism. *Am J Psychiatry* 1994; 151:184-189.

19. Blum K, Noble EP, Sheridan PJ y cols.: Allelic association of human dopamine D2 receptor gene in alcoholism. *JAMA* 1990; 263:2055-2060.

20. Begleiter M, Oorjesz B, Bihari B, Kissin B: Event-related brain potentials in boys at risk for alcoholism. *Science* 1984; 227:1493-1496.

21. Goodwin DW: Biological factors in alcohol use and abuse: Implications for recognizing and preventing alcohol problems in adolescense. *Int Review Psychiatry* 1989; 1:41-49.

22. Vaillant GE: Alcohol abuse and dependence. En: *Psychiatry Update*. APA annual review, vol 3. Grinspoon Washington, APA Press, 1984; 299-381.

23. Cloninger CR, Bohman M, Sigvardsson S: Inheritance of alcohol abuse: cross-fostering analysis of adopded men. *Arch Gen Psychiatry* 1981; 38:861-868.

24. Blanco A, Antequera R: Factores psicológicos implicados en la etiología del alcoholismo. En: Giner J, Franco MD (eds.): *Problemas relacionados con el alcohol.* Monografías de Psiquiatría, año VIII, n.º 5, 1996; 14-35.

25. Mann KFD: Alcohol y trastornos psiquiátricos y físicos. En: *Tratado de Psiquiatría (vol I),* Gelder MG, López-Ibor JJ, Andreasen N (edts). Ars Médica, Barcelona 2004; 581-587.

26. Ewing JA: Detecting alcoholism: the CAGE questionaire. *JAMA* 1984; 252:1905-1907.

27. Wetzler S: Evaluación del alcoholismo y del abuso de sustancias psicoactivas. En: *Mediciones de las enfermedades mentales: evaluación psicométrica para los clínicos.* Barcelona, Ed. Alianza, 1991.

28. Santo Domingo J, Martínez J, Marín J, Rubio G: *El test de identificación de trastornos por uso de alcohol (AUDIT) en el hospital general.* III Congreso de la Sociedad Española de Epidemiología Psiquiátrica. Granada, 7-8 marzo, 1996.

29. Bohn M, Babor T, Kranzler R: The alcohol use disorders identification test (AUDIT): validation of a screening instrument for use in medical settings. *J Stud Alcohol* 1995; 56:423-432.

30. Rodríguez-Martos A, Suárez R: MALT Münchner Alkoholismus Test). Validación de la versión española de este test para diagnóstico de alcoholismo. *Rev Psiquiatr Psicol Med* 1984; 16:421-432.

31. Kokkevi A, Hartgers C: European adaptation of a multidimensional assessment instrument for drug and alcohol dependence. *Eur Addict Res* 1995, 1:208-210.

32. Franco MD, Rubio P, López F, González J, Giner J: *Diagnóstico biológico en alcoholismo.* XXIII Jornadas Nacionales de Sociodrogalcohol. Oviedo, 28-30 marzo, 1996.

33. Stibler H: Carbohydrate-deficient transferrin in serum: a new marker of potentially reviewed. *Clin Chem* 1991; 37:2029-2037.

34. Lingford-Hughes AR, Welch S, Nutt DJ: British Association for Psychopharmacology. Evidence-based guidelines for the pharmacological management of substance misure, addiction and comorbidity: recommendations from the British Association for Psychopharmacology. *J Psychopharmacol* 2004 Sep; 18 (3):293-335.

35. Chick J: Tratamiento de la dependencia de alcohol. En: *Tratado de Psiquiatría (vol I),* Gelder MG, López-Ibor JJ, Andreasen N (edts). Ars Médica, Barcelona 2004; 588-602.

36. Sullivan JT, Sykora K,Schneidermean J, Naranjo CA, Sellers EM: Assessment of alcohol withdrawal: the revised Clinical Institute Assessment for Alcohol Scale (CIWA_Ar). *Br J Add* 1989; 84:1353-1357.

37. Mayo-Smith MF: Pharmacological management of alcohol withdrawal. A meta-analysis and evidence-based practice guideline. American Society of Addiction Medicine Working Group on Pharmacological Management of Alcohol Withdrawal. *JAMA* 1997; Jul 9, 278(2):144-151.

38. Bayard M, McIntyre J, Hill KR, Woodside J Jr: Alcohol withdrawal síndrome. *Am Fam Physician* 2004 Mar 15; 69(6):1443-1450.

39. Willians D, McBride AJ: The drug treatment of alcohol withdrawal síndrome: a systematic review. *Alcohol Alcohol* 1998 Mar-Apr; 32(2):103-115.

40. Hollbrook AM, Crowther R, Lotter A, Cheng C, King D: Meta-analysis of benzodiacepine use in treatment of acute alcohol syndrome. *CMJA* 1999 Mar 9; 160(5):649-655.

41. Garbutt JC, West SL, Carey TS, Lohr KN, Crews F: Pharmacological treatment of alcohol dependence: a review of the evidence. *JAMA* 1999 Apr 14; 281(14):1318-1325.

42. Bouza C, Mago A, Muñoz A, Amate JM: Efficacy and safety of naltrexone and acamprosato in the treatment of alcohol dependence: a systematic review. *Addiction* 2004, 99:811-828.

43. DeBellis R, Smith BS, Chol S, Malloy: Management of delirium tremens. *J Intensive Care Med* 2005 May-Jun; 20 (3):164-173. Review.

3.15

Problemas relacionados con el abuso de sustancias

CARLOS RONCERO Y MIGUEL CASAS

INTRODUCCIÓN

Droga y consumo

Se define droga como toda sustancia farmacológicamente activa, sea prescrita o no, sobre el sistema nervioso que modifica la conducta. Dentro de las drogas se pueden incluir las denominadas habitualmente drogas legales o ilegales, las sustancias de uso doméstico y los medicamentos. Se denomina intoxicación a los cambios conductuales o comportamentales, clínicamente significativos que se presentan tras el consumo.

En drogodependencias, para realizar el adecuado conjunto de síntomas, diagnóstico y caracterización clínica es fundamental realizar una detallada anamnesis que incluya el comienzo del consumo de cada droga, el inicio del consumo regular (mensual, semanal, diario), la aparición de características relevantes como son los fenómenos de tolerancia y abstinencia. Existen distintos cuestionarios específicos para cada sustancia que pueden ayudar a detectar población de riesgo y la gravedad de la dependencia. Sin embargo no se debe olvidar que el diagnóstico es clínico. Con las exploraciones complementarias se puede evaluar las repercusiones medicas que produce el consumo de drogas.

En España el consumo de sustancias esta aumentando, paralelamente a la disminución del riesgo percibido y el incremento de la disponibilidad percibida. Según los datos del Plan Nacional sobre Drogas (Informe, 2004)[1], la percepción del riesgo ha disminuido ante el consumo de alcohol, cannabis e hipnosedantes, tanto en la población general como en los adolescentes. En ellos la caída del riesgo percibido ha sido especialmente importante en el caso del cannabis; pasando la proporción de los que pensaban que el consumo esporádico de esta droga podía producir muchos o bastantes problemas del 60% al 36,9% en el periodo 1994-2004. Además ha aumentado la disponibilidad percibida de cannabis y cocaína y muy ligeramente la de bebidas alcohólicas, heroína y éxtasis. Otro fenómeno emergente es el policonsumo.

Epidemiología

La prevalencia de consumo de drogas es bastante más elevada entre los hombres que entre las mujeres, excepto en los hipnosedantes. Sin embargo en los pacientes jóvenes especialmente en relación al alcohol, y sobre todo del tabaco, la diferencias se reducen claramente. En los últimos años han disminuido los problemas más graves relacionados con el consumo de drogas ilegales, como las muertes directamente relacionadas con el consumo de drogas y el número de pacientes que utilizan la vía intravenosa infectados por VIH. Dicho incremento se ha relacionado con el descenso del número de inyectores y con la expansión de los tratamientos de mantenimiento con metadona y los programas de reducción del daño. Sin embargo, los problemas graves no han desaparecido, ya que se producen entre 800 y 900 muertes anuales directamente relacionadas con el consumo de drogas. De los inyectores, más del 30% continúan infectados por VIH y más del 70% por el VHC.

Según el PND[1], las tendencias epidemiológicas de consumo más relevantes en España son:

Cocaína: Es la segunda droga ilegal, en los últimos años ha aumentado mucho tanto su consumo (tabla I) como los problemas relacionados y podría estar aumentando el uso problemático de cocaína fumada (generalmente, cocaína base o crack). Consecuentemente ha aumentado el número de nuevos tratamientos por primera vez en la vida en más del 700% en 10 años (1992-2002) y de complicaciones médico-psiquiátricas, como son las urgencias hospitalarias por reacción aguda a drogas que han pasado del 26,1% al 49% en el periodo (1996-2002), y la proporción de muertes por reacción aguda a drogas en que se detecta cocaína y no opioides que aumentó casi por diez desde el inicio de la década de los 80 hasta el año 2002.

Heroína: Continúa siendo responsable de la mayoría de los problemas importantes relacionados con las drogas detectados. Están disminuyendo mucho tanto el consumo como los problemas asociados a esta droga. Ha disminuido claramente el uso de la inyección para su consumo, y se ha sustituido por la por la vía pulmonar "fumar chinos", aunque en algunas zonas como el nordeste de la Península y Baleares el consumo de heroína continúa teniendo bastante relevancia.

Cannabis: El consumo de cannabis es un fenómeno ampliamente extendido, es la droga ilegal más consumida en España y la que se utiliza con menor edad. El consumo suele ser esporádico, aunque esta aumentando (tabla I). Su uso diario era en 2004 de un 1,5% de la población de 15-64 años, en los últimos 30 días. También se han incrementado los tratamientos por abuso o dependencia de cannabis (se triplicaron en el periodo 1996-2002) y de la presencia de cannabis en las urgencias hospitalarias.

Éxtasis y anfetaminas: No se conoce exactamente la tendencias claras de consumo de estas drogas, aunque el consumo no parece estar aumentando. Se aprecia cierto descenso en los años más recientes. En cuanto a los problemas asociados, se observa un aumento del número de tratamientos por éxtasis, y de las urgencias relacionadas con su consumo.

Hipnosedantes: Su consumo sin receta médica se ha incrementado en los últimos años y el número de admisiones a tratamientos, igualmente ha aumentado el número de pacientes que acude a urgencias y las muertes relacionadas con estas sustancias.

Alucinógenos: El consumo de LSD y otros alucinógenos ha descendido ligeramente en los últimos años.

Inhalantes volátiles: En los últimos años se aprecia un cierto aumento de la experimentación con estas sustancias.

CONCEPTOS GENERALES

Las drogodependencias son enfermedades psiquiátricas con un componente genético y ambiental. En algunos pacientes la tendencia es hacia la cronicidad y la aparición de recaídas. La base neurobiológica fundamental de la adicción se encontraría en la disfunción del sistema de refuerzo mesolímbico, que es el responsable de las reacciones gratificantes.

Tolerancia

Se define tolerancia como el proceso farmacológico por el que el paciente necesita más cantidad de sustancia, para percibir los mismos efectos psicoactivos o evitar el síndrome de abstinencia.

TABLA I
PREVALENCIA DE CONSUMO DE DROGAS ILEGALES EN LOS 12 MESES PREVIOS

Droga	Grupo de Edad	Años de comparación		Prevalencia	
Cocaína	15-64 años	1995	2003	1,8%	2,7%
	14-18 años	1994	2004	1,8%	7,2%
Cannabis	15-64 años	1995	2003	7,5%	11,3%
	14-18 años	1994	2004	18,2%	36,8%

Abstinencia

El síndrome de abstinencia (SA) agudo es el conjunto de signos y síntomas secundarios a la activación neurovegetativa que aparecen tras el cese o disminución brusca del consumo de una droga, en consumidores regulares. Las características específicas varían en función del tipo de sustancia consumida, frecuencia de consumo, cantidad utilizada, vía de administración utilizada y su aparición se ha relacionado con el reinicio del consumo.

El SA retardado, es el conjunto de signos y síntomas que persisten pasados los 10-15 días de abstinencia, pueden prolongarse durante meses, años o, incluso, instaurarse permanentemente. Se considera que reflejan la dificultad que presenta el sistema nervioso para recuperar su homeostasia. Las alteraciones observadas afectan a parámetros fisiológicos, pruebas de laboratorio y funcionalismo psíquico. Se piensa que tiene relación con el fenómeno de aparición de la recaídas.

El SA condicionado, es el resultado del efecto de los fenómenos de condicionamiento, efectuados con el medio ambiente en que el sujeto se ha administrado la droga. Este proceso de condicionamiento está mediatizado por una hiperactivación del sistema dopaminérgico a nivel de las áreas cerebrales implicadas en los procesos de refuerzo, de manera que se grabarían los estímulos externos asociados al consumo y por ello, se produciría un proceso de condicionamiento que, en el momento de reexposición a los estímulos previamente asociados al consumo, podría precipitar incluso sintomatología abstinencial.

El SA precipitado, es el producido por fármacos antagonistas, suelen poseer una mayor afinidad por los receptores (opiáceos, canabinoides, etc.) que las propias drogas. Tras su administración en consumidores regulares, desplazan la droga del receptor provocando la aparición del síndrome de abstinencia agudo e intenso a los pocos minutos.

Craving

Es el deseo compulsivo o irrefrenable de consumo que presentan los pacientes cuando se ha desarrollado la dependencia. El craving puede ser condicionado por estímulos externos.

Recaída

Es el reinicio del consumo de una sustancia tras un periodo más o menos prolongado de abstinencia de la sustancia. La recaída puede ser puntual o mantenida, reiniciándose progresivamente los procesos de tolerancia y abstinencia.

Concepto de abuso

Según la definición del colegio Británico de Psiquiatras el consumo de una sustancia ilegal ya supondría un abuso de ella. En ocasiones es difícil discriminar el consumo puntual de una sustancia del inicio de los procesos de abuso. En la actualidad, el concepto de abuso de sustancias no es exactamente igual en las clasificaciones imperantes, Manual Diagnóstico y Estadístico de los Trastornos Mentales-IV Texto Revisado (DSM-IV-TR) y la Clasificación Internacional de Enfermedades (CIE-10), donde se denomina consumo perjudicial.

Según el DSM-IV-TR se puede hablar de abuso si existe un patrón desadaptativo con la presencia de uno o más de estos ítems en los últimos 12 meses:

- Consumo recurrente con incumplimiento obligaciones
- Consumo en situaciones en las que hacerlo es peligroso
- Presencia de problemas legales
- Consumo a pesar de presentar problemas sociales/interpersonales

Concepto de dependencia

La definición y conceptualización de la dependencia de sustancias es muy similar en las clasificaciones actuales. Clásicamente se ha primado la existencia de un síndrome de abstinencia y tolerancia. Siendo criterios muy importantes se debe destacar que la no existencia de alguno de ellos, o de los dos, no excluye necesariamente la existencia de un cuadro de dependencia. Algunas de las drogas no tienen síndrome de abstinencia (por ejemplo los alucinógenos), definido como tal o, en general, suele ser poco intenso.

Según el DSM-IV-TR se define dependencia cuando existen 3 o más de los siguientes ítems en los últimos 12 meses:

- Tolerancia
- Abstinencia
- Consumo de más cantidad o durante un periodo más largo
- Deseo o esfuerzos controlar/reducir consumo
- Gasto de mucho tiempo actividades relacionadas consumir
- Reducción actividades
- Consumo a pesar tener conciencia problemas relacionados

Según la CIE-10 se define dependencia si en algún momento de los 12 meses previos o de un modo continuo han estado presentes 3 o más de los siguientes ítems:

— Deseo intenso o vivencia de compulsión a consumir.
— Disminución capacidad para controlar el comienzo o la finalización del consumo.
— Abstinencia.
— Tolerancia.
— Abandono progresivo de otras fuentes de placer y aumento del tiempo para obtener, ingerir sustancias o recuperarse del consumo.
— Consumo a pesar de presentar consecuencias perjudiciales médicas o psicopatológicas.

Clasificación drogas

Clínicamente las drogas se pueden clasificar según sus efectos en estimulantes, depresoras o alucinógenas.

En el grupo de las sustancias estimulantes se incluye la cocaína, la cafeína, el khat, las anfetaminas, las drogas de síntesis. En el grupo de sustancias depresoras se incluyen: el alcohol, los opiáceos, los fármacos hipnosedantes, el GHB, los inhalantes. En el grupo de las sustancias alucinógenas se pueden incluir las sustancias de origen natural como el peyote, la mescalina, los hongos, y los derivados sintéticos como la dietilamida del ácido lisérgico (LSD) y algunas de las modernas drogas de síntesis.

ABORDAJE DEL PACIENTE DEPENDIENTE

El manejo de los pacientes con trastornos por dependencia de drogas, en atención primaria, debe estar basado en conocimientos claros sobre los procesos básicos a nivel psicopatológico y farmacológico de los tratamientos de desintoxicación, de deshabituación y de los programas de mantenimiento con agonistas o con antagonistas. El consumo de drogas se ha relacionado con peor respuesta al tratamiento de otras enfermedades mentales. Además el uso de una sustancia se ha asociado al consumo simultáneo de otras drogas, por ejemplo el cannabis con el alcohol y tabaco y de incremento del riesgo del posterior adicción a otras sustancias, denominado "fenómeno de escalada"[2]. Este fenómeno se ha relacionado con la vulnerabilidad genética común al consumo de las distintas drogas, la disminución de la percepción de riesgo del consumo y el incremento del riesgo del uso al estar en contacto con los circuitos ilegales de distribución.

La desintoxicación es el proceso medicalizado por el cual el paciente cesa en el consumo de una sustancia y se evita o minimiza la aparición del síndrome de abstinencia propio de esa sustancia. Puede realizarse tanto a nivel ambulatorio como hospitalario. Su correcto desarrollo no garantiza que no se produzca la recaída.

La deshabituación es el proceso psico-médico por el que el paciente recupera y/o adquiere la capacidad de realizar actividades sin el consumo de drogas. Es un proceso complejo y tiene por objetivo la rehabilitación psico-social del paciente. La deshabituación suele ir precedida de un proceso de desintoxicación y puede realizarse a nivel comunitario, en comunidades terapéuticas, pisos protegidos, etc. El mantenimiento de la abstinencia se acompaña de programas de control toxicológicos, que habitualmente se realizan en orina con una periodicidad que oscila desde el control trisemanal hasta el quincenal, en función de la evolución del paciente.

El abordaje integral de los pacientes drogodependientes contempla:

— Tratamiento farmacológico.
— Prevención de recaídas.
— Terapia grupo.
— Grupos de autoayuda.

Tratamiento farmacológico

Dentro del tratamiento farmacológico se incluye el uso de fármacos:

— Fármacos agonistas: evitan la sensación placentera o de refuerzo al evitar la acción del fármaco. Dentro de este grupo se incluyen medicamentos como metadona, buprenorfina, morfina, para el tratamiento de la dependencia de opiáceos.
— Fármacos antagonistas: bloquean los receptores sobre los que la droga actúa, como son la naltrexona o naloxona, en pacientes dependientes de opiáceos.
— Fármacos anticraving: disminuyen el deseo de consumo. Medicamentos como naltrexona, acamprosato en alcohólicos, y otros en estudio como topiramato, en la dependencia alcohol o cocaína, etc.
— Fármacos interdictores: producen reacciones neurovegetáticas desagradables, que el paciente asocia al consumo de la sustancia. Dentro de este grupo se incluye el disulfiram y cianamida en el tratamiento del alcoholismo.
— Vitaminoterapia: como fármacos coadyuvantes, frecuentemente utilizados dadas las repercusiones médicas del consumo de drogas (Ácido Fólico, Vitamina B_{12}...).

Programas de reducción de daños

Se denominan así a los programas de tratamiento aplicados a drogodependientes resistente, en los que no es realista el plantear el mantenimiento de la abstinencia. Sus objetivos son minimizar las complicaciones médicas y psicopatológicas derivadas del consumo de drogas, promover el uso de vías menos incisivas o peligrosas, enseñar hábitos higiénico-dietéticos saludables, acercar al paciente progresivamente a los recursos asistenciales y fomentar finalmente la abstinencia de sustancias. Dentro de estos programas se puede destacar los intercambios de jeringuillas, las salas de venopunción controlada, los programas de metadona denominados de umbral bajo.

Los usuarios habituales de este tipo de programas son pacientes policonsumidores, de heroína y/o cocaína por vía intravenosa u otras sustancias como son las anfetaminas, otros opiáceos, benzodicepinas, etc. El consumo conjunto de cocaína y heroína es denominado "speed-ball". En estos pacientes se intenta evitar la aparición de sobredosis, episodios psicóticos, cuadros de heteroagresividad y de infecciones por VIH, VHB, VHC, todo ello muy relacionado con el consumo intravenoso. Se recomienda el consumo en condiciones higiénicas, inyectarse lentamente, fraccionar las dosis, descansar y permanecer en un ambiente tranquilo tras el consumo. También se recomiendan pautas de actuación para prevenir complicaciones médicas (tabla II). Con otras drogas que pueden producir complicaciones súbitas, como las drogas de síntesis, se han propuesto programas de reducción de daños, con los que se intenta evitar factores externos que puedan agravar o propiciar la aparición de efectos secundarios y la toxicidad aguda relacionada con el ambiente externo. Se recomienda al paciente que vista con ropas ligeras, descanse 10 minutos cada hora, beba regularmente, no más de 1 litro por hora y preferentemente zumos para evitar la pérdida de iones y sales, masque chicle y coma plátanos[3].

RELACIÓN ANTE LA ATENCIÓN PRIMARIA Y LA RED DE PSIQUIATRÍA/DROGODEPENDENCIAS

En atención primaria, en relación a los trastornos relacionados con las drogas, se puede distinguir la prevención y detección precoz, el abordaje de los cuadros secundarios a la intoxicación y al consumo agudo y el tratamiento de los pacientes consumidores. El médico de familia es la puerta de entrada del sistema sanitario por ello el marco de la atención primaria es ideal para poder realizar psicoeducación y detección precoz del consumo de drogas, especialmente en población de riesgo como son los adolescentes y jóvenes. En ellos el patrón habitual de consumo es de fin de semana, no suele existir conciencia de enfermedad, o esta es escasa, y el paciente integra el consumo como un fenómeno lúdico[4]. Además los adolescentes son reacios a las figuras de autoridad, como la del médico. En muchas ocasiones la consulta se realiza por un episodio de intoxicación, aparición de efectos secundarios o por presión familiar. Por otra parte hay paciente que se niegan inicialmente a acudir al psiquiatra o a la red especializada en drogodependencias. Es fundamental tener conocimiento del medio familiar y valorar los posibles conflictos o dificultades que facilitan, fomentan o refuerzan el consumo

TABLA II
RECOMENDACIONES PARA PREVENIR COMPLICACIONES MÉDICAS

Área	**Acciones**
Infecciones	Vacunación de Tétanos, Hepatitis
	Detección estado serológico vírico: VIH, VHB, VHC
	Detección TBC y profilaxis
	Evitar agentes de riesgo: limones mal estado
Riesgo sexual	Prevenir ETS y Embarazo
	Promover uso de Preservativo
	Evaluar riesgo de cáncer cérvix
	Controlar embarazos de riesgo
Consumo	Avisar Tolerancia tras periodos de abstinencia.
	Recomendar vías bajo riesgo: no arterias
	Evitar áreas de autoinyección directas: cuello, etc.
Dietética	Realizar comidas regulares y equilibradas
	Evitar alimentos en estado de conservación dudoso
	Controlar estado salud buco-dental

de drogas. Durante la entrevista hay que dejar al paciente expresarse con sus propias palabras, aclarando su significado. No se debe confrontar al paciente con comentarios alarmistas en cuanto a efectos secundarios espectaculares, agudos e inmediatos. Se debe plantear las posibles alteraciones que supone el consumo de drogas. Por otra parte es importante valorar con el paciente los teóricos "efectos positivos" del consumo, ayudándole a buscar otras posibles alternativas para su consecución. Además, algunas desintoxicaciones (benzodiacepinas, alcohol, cannabis...) se pueden realizar en atención primaria. Se debe remitir a las red especializada cuando la desintoxicación halla fracasado, cuando el paciente presente criterios de dependencia graves, cuando exista policonsumo o comorbilidad con otros trastornos psiquiátricos mayores, y en toda circunstancia que suponga dificultades de control desde atención primaria. Es importante el trabajo coordinado de los distintos profesionales implicados en el manejo de estos pacientes, ya que pueden distorsionar las indicaciones terapéuticas y sobreutilizar los circuitos asistenciales.

CLÍNICA Y TRATAMIENTO

Cocaína

La cocaína es la sustancia psicoestimulante ilegal más consumida en la actualidad. La cocaína es un inhibidor de la recaptación de dopamina. Se consume como hojas de coca, sulfato de cocaína, clorhidrato de cocaína y cocaína base o crack (tabla III). Las hojas de coca se pueden mascar o preparar en infusiones. La pasta de cocaína o sulfato de cocaína o pasta base se obtiene con la maceración de las hojas con ácido sulfúrico y solventes orgánicos como la gasolina. El clorhidrato de cocaína se forma a partir de la pasta base con ácido clorhídrico y éter obteniéndose un polvo blanco, se puede utilizar por vía intranasal (esnifada) o por vía intravenosa disuelta en agua. La cocaína base se elabora a partir del clorhidrato de cocaína con una solución básica (amoniaco, bicarbonato...), se puede utilizar inhalando los vapores de la base libre o en forma de crack. El crack se elabora añadiendo amoniaco a la solución acuosa de clorhidrato de cocaína, junto con bicarbonato, al realizar este proceso aparecen los cristales que se inhalan tras calentarlo en recipientes (pipas) o tras fumarlo. El nombre de crack procede por el ruido de crepitación que producen los cristales al calentarlo.

La intoxicación por cocaína incluye euforia, aumento del estado de alerta y de la actividad motora, aumento de la actividad sexual y deterioro de la capacidad de juicio. A nivel fisiológico produce taquicardia, activación motora, y midriasis. En los casos graves puede aparecer sintomatología de ansiedad e ideas transitorias autoreferenciales e ideación paranoide. Ocasionalmente aparece sintomatología psicótica completa con ideación delirante y alteraciones sensoperceptivas. Muy típica, pero poco frecuente, es la presencia del delirio de formicación, consistente en ver o sentir pequeños insectos en la piel. Si aparece sintomatología psicótica se debe realizar tratamiento con benzodiacepinas, si no responde o el cuadro es muy florido se recomienda tratamiento antipsicótico[5,6].

TABLA III
FORMAS DEL CONSUMO DE COCAÍNA

Presentación	Vía de administración
Hojas de coca	Mascado Infusión oral
Pasta de coca	Fumada
Clorhidrato de cocaína	Tópica (mucosas intranasal, genital, oral) Parenteral (endovenosa, subcutánea, intramuscular)
Cocaína Base	Fumada Inhalada

El SA de cocaína o crash incluye insomnio que progresa a hipersomnia, anorexia que evoluciona a hiperfagia, irritabilidad, disforia y craving. La fase aguda de este síndrome suele finalizar 4 días después del cese del consumo. Progresivamente se recupera la estabilidad anímica, sin embargo la presencia de craving y la recuperación de la homeostasia puede durar semanas o meses. La desintoxicación de cocaína se realiza, en la actualidad, con tratamientos sintomáticos como son las benzodiacepinas u ocasionalmente antipsicóticos sedantes a dosis bajas.

El tratamiento de la dependencia a la cocaína, incluye abordaje psicoterapéutico a medio plazo y de prevención de recaídas. No existen fármacos con la indicación del tratamiento de la dependencia de cocaína. Se han estudiado múltiples tratamientos reguladores el sistema de refuerzo dopaminérgico. Sin embargo existen trabajos prometedores con algunos fármacos como antiepilépticos, como el Topiramato, también se ha hipotetizado la posible utilidad de fármacos como el disulfiram, Modafinilo, Propanolol, Vigabatrina, Baclofeno[7], estando pendiente dilucidar la utilidad real de dichos fármacos. En la actualidad se están ensayando vacunas que eviten eliminen el refuerzo producido por la sustancia o inhiban los efectos activadores de la cocaína.

Opiáceos

Los opiáceos son sustancias agonistas de los receptores opiáceos endógenos, con efecto depresor del sistema nervioso central. Su consumo se ha relacionado con complicaciones médicas, transmisión de enfermedades infecciosas, especialmente si la vía de consumo es la intravenosa. Las decisiones respecto al proceso de desintoxicación de opiáceos, uso y la dosificación de los distintos fármacos, la práctica a nivel ambulatorio o en régimen de ingreso, etc., no pueden ser generalizadas y deben adaptarse a las características propias del paciente y a la experiencia en el tratamiento del equipo terapéutico[8].

La intoxicación cursa con depresión respiratoria, somnolencia, bradicardia, y la muy característica miosis. Cuando la intoxicación es grave, se denomina sobredosis, que se revierten con naloxona, si no se puede producir depresión respiratoria con parada cardiorrespiratoria y muerte.

El SA agudo, es muy evidente aparece cuando se suprime bruscamente la administración prolongada del opiáceo y se caracteriza por la aparición de una serie de signos y síntomas de intensidad creciente, que varían en función de una serie de factores tales como el tipo de opiáceo utilizado, dosis total diaria, duración de la adicción, estado físico y rasgos de personalidad del adicto. También, influirá en el paciente el significado psicológico de la abstinencia, la ansiedad anticipatoria, el grado de tolerancia al estrés y las expectativas de recibir tratamiento.

El S.A. de heroína comienza a manifestarse a las 4-8 horas del último consumo, llega a la máxima expresión durante el segundo o tercer día, desapareciendo entre el séptimo y el décimo. El cuadro clínico es, inicialmente, de afectación básicamente vegetativa, con aparición de bostezos, sudoración, lagrimeo y rinorrea. Van aumentando progresivamente y se añaden otros síntomas como los trastornos del sueño, midriasis, piloerección, temblores, distermia, anorexia, mialgias y dolor osteoarticular, junto con aumento de ansiedad, inquietud e irritabilidad. A las 18-24 horas, comienzan a aparecer alteraciones de la temperatura y ritmo cardíaco, pérdida de peso, insomnio, náuseas y agitación psico-motriz. A las 24-36 horas aparecerán, finalmente, vómitos, diarreas y espasmos abdominales difusos. Ocasionalmente aparecen eyaculaciones espontáneas en los hombres y orgasmos en las mujeres. Analíticamente se detecta alteraciones de la glucemia y hemoconcentración con leucocitosis y eosinopenia. El SA de los derivados opiáceos sintéticos y semisintéticos es parecido al descrito, si bien los de acción breve tipo meperidina tienden a producir un SA más corto pero, también, de mayor intensidad y en los derivados de vida media larga, tipo metadona, es menos intenso pero de más duración.

El SA retardado persisten pasados los 10-15 días de su abstinencia y pueden prolongarse durante meses, años o, incluso, instaurarse permanentemente. Se considera que reflejan la dificultad que presenta el sistema opioide para recuperar un correcto funcionamiento en el SNC.

El SA condicionado, es el resultado del efecto de los fenómenos de condicionamiento efectuados con el medio ambiente en que el sujeto se ha administrado el opiáceo. Por ello los estimulantes previamente asociados al consumo, podría precipitar un SA sin consumo de tóxicos.

El S.A. precipitado, es el producido por antagonistas opiáceos (naltrexona, naloxona) que poseen una mayor afinidad por los receptores opiáceos que la heroína de manera que, al ser administrados en consumidores regulares, desplazan el opiáceo del receptor provocando la aparición de un SA e intenso a los pocos minutos.

La *desintoxicación de opiáceos* se puede realizar de distintas maneras. No se debe realizar exclusivamente en atención primaria, aunque es importante el conocimiento de los mecanismos y las pautas básicas. Se puede realizar tratamiento de desintoxicación con un tratamiento progresivamente descendiente de fármacos agonistas opiáceos (metadona, dextropropoxifeno, etc.), solos o junto con agonistas alfa adrenérgicos (clonidina, lofexidina) que controlen la activación neurovegetativa. Dichos fármacos también pueden ser utilizados, sin fármacos opiáceos, como tratamiento de desintoxicación. Como fármacos coadyuvantes para el control de la sintomatología de ansiedad se pueden utilizar benzodiacepinas de vida media larga, durante periodo limitado de días, en ocasiones se utilizan antipsicóticos con perfil sedativo a dosis bajas o antidepresivos con dicha acción. Puede ser necesario complementar al tratamiento con analgésicos, para el control de las mialgias.

Para el mantenimiento de la abstinencia se debe realizar un abordaje psicoterapéutico y se puede plantear programas de antagonistas con naltrexona, que se administran 50 mg al día o a días alternos, doblando la dosis cada 48 horas o triplicándola si la administración es cada 72 horas. Antes del inicio del tratamiento con naltrexona se debe realizar la prueba de la naloxona, que consiste en la administración subcutánea de dos ampollas. El paciente recibe la primera dosis y tras 30 minutos la segunda. Si no aparece ningún tipo de síntomas de abstinencia en 30-60 minutos se inicia el tratamiento con naltrexona. Si aparecen se detiene la prueba y se repite a las 48 horas. No se debe realizar hasta que no ha transcurrido una semana desde el último día que el paciente consumió opiáceos de vida media corta y hasta 10 días si recibió metadona.

La abstinencia es el objetivo primario más frecuente, sin embargo existe dependientes que obtienen efectos psicotropos beneficiosos de los opiáceos y los pueden usar como automedicación, en ellos se debe plantear un tratamiento de mantenimiento con opiáceos. Existen distintas modalidades de *programas de mantenimiento* con fármacos opiáceos (metadona, buprenorfina, morfina). En la actualidad en España solo se aplican de rutina los programas de metadona. El tratamiento persigue evitar el refuerzo que produciría el consumo del opiáceo. Las dosis habituales oscilan entre 40-100 mg. Sin embargo hay pacientes que por sus especiales características metabolizadoras (ultrarrápidos o ultralentos) pueden intoxicarse con dosis inferiores o necesitar dosis muy superiores en el tratamiento de mantenimiento. Además la metadona es un medicamento con importantes interacciones con otros fármacos (antiepilépticos, antidepresivos, antituberculostáticos, antirretrovirales), por lo que es frecuente tener que ajustar las dosis, cuando se introducen o retiran alguno de ellos[9].

Cannabis

Aunque no están suficientemente dilucidadas las alteraciones psicopatológicas inducidas por el consumo de cannabis, actualmente se puede afirmar que el consumo de cannabis no es inocuo para la salud. En atención primaria se detecta frecuentemente pacientes que están en contacto con dicha droga. El consumo activo puede producir un abandono del interés por las actividades no relacionadas con el consumo y de las actividades escolares. El consumo ocasional o recreacional en jóvenes es especialmente peligroso por el riesgo de cronificación del consumo y por las complicaciones psicopatológicas. Su uso es un factor de riesgo para ansiedad en adolescentes y adultos jóvenes y se ha relacionado con la dosis utilizadas fundamentalmente en población juvenil, especialmente femenina[10]. En la actualidad, desafortunadamente, existe un proceso de banalización del consumo y de sus efectos psiquiátricos. Los alteraciones de las funciones psíquicas están mediatizados e influenciados por la dosis utilizada, el ambiente del consumo y la experiencia previa del consumidor. Los "porros" o "canutos" contienen más de 60 cannabinoides. La sustancia psicoactiva más importante es el delta 9-tetrahidrocannabinol. La concentración plasmática de cannabinoides es muy variable, en función de la experiencia del consumidor y que los consumidores más experimentados logran concentraciones más altas. Alrededor de un 10% de las personas que han probado el cannabis lo utilizarán de una manera frecuente o por periodos prolongados. El consumo suele declinar cuando las personas se aproximan a los 30 años[2,11].

Los trastornos descritos relacionados con el consumo de Cannabis varían en función de las clasificaciones diagnósticas. En el DSM-IV-TR se clasifican en trastornos por consumo de cannabis y trastornos inducidos por cannabis. El posible síndrome de abstinencia, no esta recogido. En la CIE-10 si se acepta explícitamente la existencia de abstinencia por cannabinoides. En ocasiones es difícil discriminar si existe un auténtico abuso de cannabis, ya que el concepto de abuso de sustancias no es exactamente igual en las clasificaciones diagnósticas. Las personas que desarrollan dependencia de cannabis empiezan habitualmente a consumir antes, las primeras sensaciones de pérdida de control son más tempranas, tarda más en instaurarse la tolerancia al cannabis, alrededor del 25% presentan la dependencia en los tres primeros años. El 40% de los que desarrollan la dependencia se intoxicaban en situaciones en las que podían tener consecuencias negativas (laborales o sociales)[12]. Pasados 10 años de consumo ocasional o sin abuso es raro desarrollar un síndrome de dependencia. En la actualidad no esta suficientemente dilucidado el tratamiento psicofarmacológico de los distintos trastornos relacionados con el consumo de cannabis[13].

La intoxicación por cannabis se inicia con una sensación de bienestar, es máxima a los 10-30 minutos, cuando los niveles plasmáticos son mayores. Los efectos suelen durar 2-4 horas, la afectación conductual y psicomotora puede prolongarse durante horas, especialmente si la administración se realiza por vía oral. A dosis bajas produce euforia, risas inadecuadas, sensación de bienestar, sedación, aumento de la autoconfianza, deterioro de la memoria inmediata y de la capacidad de juicio, dificultades para llevar a cabo operaciones mentales complejas, y alteraciones perceptivas. Las percepciones sensoriales cambian aparece sensación de relajación, transformación de la percepción temporal, siendo frecuente su enlentecimiento. Se ha descrito aumento del deseo sexual.

A nivel fisiológico el consumo de cannabis produce sequedad de boca, aumento de la sed, del apetito y de la sensación de hambre, náuseas y síntomas irritativos del aparato digestivo, miosis leve, disminución de la presión intraocular, visión amarillenta. El reflejo fotomotor permanece normal. También aparece taquicardia leve e hipertensión. Este efecto puede ser anulado parcialmente por la disminución de las resistencias periféricas. A dosis medias se presentan cambios en la vigilancia, concentración, memoria y de las actividades psicomotoras. Puede parecer ansiedad, poco frecuente, disforia o retraimiento social. Es frecuente la aparición de síntomas maniformes. Desde la perspectiva médica aparecen las acciones de tipo adrenérgico: taquicardia, aumento de la tensión arterial, hiperrreflexia, temblor, náuseas, debilidad muscular, enrojecimiento conjuntival, polaquiuria, temblor fino y ataxia (muy raramente). La taquicardia leve y la hipertensión puede ser anulado parcialmente por la disminución de las resistencias periféricas, las dosis elevadas disminuyen el gasto y las resistencias periféricas, muy excepcionalmente arritmia severa o extrasistolia. A dosis muy altas puede producir síntomas de desrealización y despersonalización, alucinaciones visuales, suspicacia e incluso ideación paranoide transitoria. La sobredosis de cannabis no es mortal, cuando el consumo es exclusivo de esta sustancia. Cursa con taquicardia, ataxia, temblor, labilidad afectiva, y aumentos súbitos de la ansiedad. En ocasiones la sintomatología puede llegar a ser como una crisis de angustia, similar a un ataque de pánico. El paciente está desorientado témporo-espacialmente y en los casos más graves se producirá un delirium. Su aparicición es rara y es indistinguible de los cuadros confusionales de otras etiologías, el curso es autolimitado y suele aparecer tras el consumo masivo o de grandes cantidades, en el contexto de policonsumo, o en consumidores noveles.

El SA descrito (tabla IV), aparece cuando se abandona el consumo de dosis altas de cannabis en los denominados consumidores intensos o "heavy users"[14,15]. La vida media del cannabis en las grasas es de 8 días, debido a que es un compuesto muy lipofílico y se acumula fácilmente en el organismo. El consumo con frecuencia superior a la semanal produce almacenamiento del Tetrahidrocannabinol, lo que mediatiza la presencia de un síndrome de abstinencia. La vida media larga hace que el síndrome sea, normalmente, de escasa intensidad. Generalmente no suele precisar tratamiento. Sin embargo 3 de cada 4 pacientes adolescentes lo han llegado ha calificar como de intensidad moderada-grave[16]. También existe el SA precipitado al administrar antagonistas cannabinoides.

La desintoxicación de cannabis no esta estandarizada, se utilizan fármacos para el tratamiento de la sintomatología de ansiedad y somática que el paciente presente. Se pueden utilizar benzodiacepinas u otros fármacos con perfil sedante durante periodos autolimitados de tiempo.

En relación a las complicaciones psicopatologías de los consumidores de cannabis los trastornos de ansiedad y afectivos son los más frecuentes, ya que su consumo puede producir síntomas de ansiedad, hasta en el 22% de los casos[17] especialmente en noveles o de grandes cantidades. La sintomatología de ansiedad aguda está relacionado con la intoxicación, puede llegar a constituir crisis que puede asociarse a sintomatología paranoide. Tampoco está aceptado en el DSM IV-TR la categoría de trastorno afectivo inducido por cannabis, aunque está en estudio su existencia, se piensa que el consumo de cannabis inicial es un factor de riesgo para la depresión posterior, especialmente en mujeres y cuando el consumo se ha iniciado de forma más precoz y las dosis son mayores. Se ha documentado mayor incidencia de intentos de suicidio en pacientes con abuso o dependencia de cannabis[18]. La presencia de sintomatología depresiva o pseudodepresiva, que en la actualidad se relaciona con el estado de intoxicación crónica o subaguda mantenida, fue denominado en 1968, síndrome amotivacional. El consumo de cannabis puede producir sintomatología psicótica de hasta 6 semanas de duración que cursa con alteraciones motoras y sintomatología afectiva y psicótica. El comienzo suele ser brusco tras el consumo. Se debe tratar como el resto de los trastornos psicóticos agudos. La psicosis cannábica se refiere a cuadros psicóticos que aparecen en el contexto de una intoxicación y persisten a pesar de eliminarse la droga[19], aunque su existencia no esta totalmente aceptada. En cuanto a la asociación entre dependencia de cannabis y psicosis se han planteado diversas relaciones. Como son la posibilidad de que el cannabis produzca cuadros esquizofrénicos en pacientes que nunca los padecería, que precipite dichos trastornos en pacientes vulnerables, que reactiven sintomatología psicótica en esquizofrénicos y que la esquizofrenia predisponga al consumo de cannabis. Para dilucidar estas cuestiones se han realizado evaluaciones de grupos de pacientes diagnosticados

TABLA IV
SÍNDROME DE ABSTINENCIA DE CANNABIS

Curso	Duración	Síntomas
Aparece	1-3 días	Disforia Irritabilidad Inquietud Ansiedad Temblor Náuseas Abdominalgia Sudoración Anorexia Insomnio
Máxima intensidad	entre el día 2 y el 6	
Desaparece	entre el día 4 y el 14	

Adaptado de Budney y cols, 2004[13]; Kalant, 2004[14].

de esquizofrenia o estudios de cohortes de muestras de población, de niños, adolescentes, o adultos jóvenes. Los esquizofrénicos consumen más cannabis que la población general, en ellos el inicio del consumo está asociado con el desarrollo de abuso y dependencia y puede reactivar sintomatología positiva. También se conoce que la presencia de síntomas psicóticos se relaciona con el consumo de cannabis, que dicho consumo puede precipitar la aparición de trastornos psicóticos en pacientes vulnerables para la esquizofrenia, y cada día existen más evidencias de que el consumo de cannabis puede ser un factor causal en el desarrollo de esquizofrenia. Los factores más influyentes descritos frecuentemente son el inicio del consumo en edades precoces y la dosis utilizada[20]. Los consumidores regulares de grandes cantidades tienen más probabilidades de presentar, a lo largo de la vida, peor nivel educativo, fracasos en los intentos de acceder a niveles académicos superiores y una adaptación psicosocial globalmente más pobre del que potencialmente presentaban antes del inicio del consumo[21].

Drogas de síntesis

El grupo de drogas de síntesis denominadas "drogas de diseño" incluye un grupo de sustancias derivadas anfetamínicas. Se sintetizan buscando determinados efectos, por lo que se las denominó de "diseño". Su composición química exacta es variable. El ácido Gamma Hidroxi Butírico (GHB), sin ninguna relación química, es incluido erróneamente en la nomenclatura popular dentro de este grupo. La sustancia más emblemática es el MDMA o "éxtasis" (3,4-metilendioximetanfetamina), que ha recibido otros nombres como "X", "XTC", "Adam" o "E", esta relacionada estructuralmente con la anfetamina, y de la mescalina. En los años 70 se utilizó en psicoterapia y se incluyó, en 1986, en la lista I de sustancias prohibidas. A finales de esta década comenzó a extenderse entre las personas que acudían a fiestas "rave". Estas sustancias han gozado de la falsa creencia popular de inocuidad. Otras drogas de síntesis son el DMA (dimetoximetanfetamina), MDA (metilendioxianfetamina) o "píldora del amor", 4-MTA (p-metiltioanfetamina), MDEA o "Eva", "DOM", "STP", "PMA", "TMA-2". Es imposible listar exactamente todas las drogas de síntesis, ya que son fáciles de sintetizar y permanentemente aparecen en el mercado nuevas sustancias.

Son frecuentes la aparición de efectos secundarios agudos, intoxicaciones, relacionados con estas sustancias. En animales se ha estudiado la neurotoxicidad a medio y largo plazo detectándose claras alteraciones en la neurorregulación. En humanos no se conocen con exactitud tales efectos, cada vez hay mayor evidencia de alteraciones en el sistema serotoninérgico y probablemente el dopaminérgico. Los efectos adversos de tipo psiquiátrico descritos son la aparición de sintomatología psicótica de tipo paranoide, crisis de ansiedad, reaparición de los efectos o flashback. Puede aparecer un síndrome serotoninérgico y hay descritos algún caso de reacción catatónica y secuelas de tipo ansioso-depresivo. Alguna de estas reacciones se ha comunicado tras el consumo de una sola dosis de éxtasis. Tras el consumo agudo pueden aparecer síntomas depresivos, de rebote y letargia debido probablemente a la deplección monoaminérgica. Entre los efectos adversos generales destacan la hipertermia, bruxismo, las alteraciones cardiovasculares, arritmias, asistolias, colapso vascular y las alteraciones iónicas (hiponatremia). Se han descrito accidentes vasculares cerebrales, lesiones hepáticas graves, neurológicas y teratogenia. La hiponatremia se genera al sudar el paciente y reponer sólo agua sin sales. La presencia de cansancio, mareos, dificultad para orinar, anhidrosis y calambres, debe hacer sospechar un golpe de calor, que, si progresa, puede cursar con alteración de la conciencia, agitación y estimulación simpática, que puede llegar a hipertermia maligna, convulsiones, rabdomiolisis, coagulación intravascular diseminada, insuficiencia renal y fallo cardíaco fatal.

Anfetaminas

Las anfetaminas son fármacos estimulantes del grupo de las feniletilamidas sustituidas, las más frecuentes son la dextroanfetamina y la metanfetamina "speed". Su consumo produce liberación de dopamina y noradrenalina. La vía de administración es la oral, aunque puede ser utilizadas por vía intranasal, y en pacientes politoxicómanos por vía intravenosa. Otras sustancias estimulantes, utilizadas en la actualidad como psicofármacos, son el metilfenidato y la pemolina.

Clínicamente el consumo de anfetaminas produce aumento de la actividad cognitiva, aumento del estado de alerta con hiperactivación, reducción del sueño y la fatiga. La intoxicación o el consumo a dosis altas puede producir crisis de ansiedad, sintomatología paranoide, y otros síntomas psicóticos. Fisiológicamente produce midriasis, taquicardia, aumento de la tensión arterial, sudoración escalofríos, náuseas y vómitos. A dosis altas se han relacionado con complicaciones cardiológicas. Se han descrito cuadros de delirium secundarios al consumo de anfetaminas. También se conoce la existencia de un síndrome de abstinencia de anfetaminas, similar al producido por la cocaína.

Tanto el consumo de psicoestimulantes ilegales como el consumo de psicoestimulantes legales, como las xantinas, son muy frecuentes en pacientes esquizofrénicos.

Hipnosedantes

Dentro del grupo de hipnosedantes se pueden incluir las benzodiacepinas, barbitúricos, carbamatos, clometizol. El consumo de benzodiacepinas es el más común y frecuente. son agonistas del receptor GABA-A. Las benzodiacepinas de vida media corta y potentes, como el alprazolam, son las más abusadas. Existen pacientes que abusan exclusivamente de benzodiacepinas, otros los consumen en contexto de policonsumo.

La intoxicación recuerda a la alcohólica y cursa con alteraciones cognitivas y motoras, incoordinación motora, ataxia, lenguaje farfullante, labilidad emocional y agresividad. Puede llegar a producir parada cardiorrespiratoria. Su tratamiento es flumacenil.

El SA de benzodiacepinas cursa con ansiedad, insomnio, disforia, irritabilidad, hipersensibilidad, sabor metálico, alteraciones de la percepción del movimiento, despersonalización, desrealización, puede llegar a producir ocasionalmente agitación, sintomatología expansiva e incluso maniforme o piscótica. Médicamente produce hiperactividad neuroáuseas, vómitos, parestesias, espasmos, vértigo, convulsiones y delirium. Puede llegar a producir convulsiones. Hay que diferenciar la reaparición de la sintomatología secundaria a la retirada de la medicación de un auténtico SA, que aparece en personas que consumen a dosis altas y durante tiempo prolongado. La desintoxicación de benzodiacepinas se realiza utilizando la tolerancia cruzada entre ellas, se debe utilizar benzodiacepinas de vida media larga y efecto poco intenso, como el clonacepam, cloracepato, diacepam. Se reduce progresivamente, entre un 10-25% semanalmente.

En los pacientes que han presentado abuso o dependencia de benzodiacepinas se recomenienda el mantenimiento de la abstinencia y el tratamiento de la ansiedad y el insomnio con fármacos antidepresivos, e incluso antipsicóticos sedativos a dosis bajas.

Alucinógenos

Son un grupo heterogéneo de sustancias que se caracterizan por la producción de cambios o alteraciones sensoperceptivas que cursan desde simples ilusiones hasta auténticas alucinaciones, visuales, auditivas o cenestésicas[22]. También se han denominado psicomimético, psicodélico, o psicodisléptico.

Algunos alucinógenos son de origen natural y proceden de plantas como mescalina, la psilobicina. Otros son productos sintetizados químicamente como la dietilamida del ácido lisergico 25 (LSD) o las anfetaminas alucinógenas. La fenciclicina (PCP o polvo de ángel ha sido clasificado como alucinógeno).

El consumo de estas sustancias produce síntomas vértigos, somnolencia, debilidad muscular, temblor, parestesias. Desde el punto de vista psicopatológico producen distorsiones sensoperceptivas, con hipereactividad emocional. No está delimitado cuando aparecerán los efectos psíquicos indeseables como son los síntomas de ansiedad o las crisis de pánico que pueden cursar con sintomatología referencial y paranoide, estos episodios han sido denominados "malos viajes". En ocasiones estos síntomas se prolongan adquiriendo las características de un trastorno psíquico primario. Otros trastornos relacionados con el los alucinógenos, que ocasionalmente aparecen con otras sustancias como el cannabis, son los flashbacks en los que el paciente reexperimenta alteraciones sensoperceptivas sin que exista consumo reciente, son poco frecuentes. No existe un tratamiento estándar para los consumidores de alucinógenos. En la actualidad su consumo puntual se produce en personas que buscan experimentar con las drogas. El consumo repetido se produce en consumidores de múltiples sustancias o politoxicómanos.

Ketamina/inhalantes

La ketamina es una arilciclohexilamina, está relacionada químicamente con el PCP. Es un antagonista del receptor N-metil-d aspartato (NMDA). Se utiliza como sustancia anestésica que tiene efecto depresores sobre el sistema nervioso central, fundamentalmente en veterinaria. La intoxicación produce efectos similares a la intoxicación alcohólicas, con alteraciones sensoperceptivas.

Los inhalantes son un grupo heterogéneo, que incluyen las colas, los disolventes, anestésicos, aerosoles. Su consumo produce intoxicación propias de depresores del sistema nervioso central. Su consumo crónico produce síntomas y signos cutáneos. En ocasiones aparecen complicaciones cardiorrespiratorias.

PATOLOGÍA DUAL

Se define patología dual como la coexistencia de un trastorno por dependencia de sustancias junto con otro trastornos psiquiátrico (psicosis, depresión, trastorno de personalidad, etc.). La comorbilidad entre los trastornos psíquicos y drogodependencias es un fenómeno muy común, que puede ser sistemáticamente comprobado por los profesionales que se dedican a este campo de la psiquiatría.

La relación entre ambas entidades puede ser valorada desde diversas perspectivas. Se puede plantear como dos tipos de trastornos independientes que pueden coincidir en el tiempo, teniendo un curso propio o, como dos tipos de trastornos independientes que interacciones entre sí modificando la patoplastia curso o evolución de cada uno de ellos y dan lugar, en conjunto, a otro trastorno con dinámica propia. También se puede presentar a estas patologías como claramente dependientes una de otra tanto a nivel etiológico como de curso y pronóstico.

La existencia de patología dual se ha relacionado con un peor pronóstico, mayor aparición de recaídas, mayor número de hospitalizaciones y complicaciones psicopatológicas[8].

CONCLUSIONES

El consumo regular de drogas tiene capacidad de producir cambios conductuales, cognitivos y psicopatológicos. En la actualidad el consumo de drogas ilegales como la cocaína y el cannabis está incrementándose, además está disminuyendo la percepción de riesgo relacionadas con el consumo. El uso de drogas empeora las alteraciones psicopatológicas en pacientes con otros trastornos psiquiátricos.

Los tratamientos de desintoxicación de opiáceos y benzodiacepinas están perfectamente descritos, con otras sustancias como la cocaína y el cannabis se están estudiando y describiendo y en la actualidad se realiza tratamiento sintomático. Con otras drogas no existen tratamientos definidos y se tratan los síntomas que presenta el paciente.

No está totalmente dilucidado, porque hay escasas evidencias, cuales deben ser las pautas del tratamiento psicofarmacológico del abuso/dependencia de drogas, de los distintos trastornos psicopatológicos relacionados con el consumo y de la comorbilidad de otros trastornos psiquiátricos, por lo que se hace necesario proseguir estudios clínicos que aclaren las indicaciones terapéuticas más eficaces en los trastornos relacionados con el consumo.

LECTURAS RECOMENDADAS

Casas M, Collazos F, Ramos JA, Roncero C: Psicofarmacología de las drogodependencias. Fundación Promoción Médica. Barcelona, 2002.

Texto en el que se abordan los tratamientos psicofarmacológicos relacionados con el tratamiento de los drogodependientes y sus complicaciones psicopatológicas. Se detallan todas las drogas consumidas en España y las opciones de tratamiento farmacológico.

Galanter M, Kléber HD: Textbook of substance abuse treatment. American Psiquiatric Press Inc. Washington DC, 2000.

Libro de referencia en el que se detallan los tratamientos psicofarmacológicos y psicoterapéuticos de todo tipo de drogas. Este libro se actualidad periódicamente, por lo que se recomienda actualizar progresivamente la edición que se consulta.

Pérez de los Cobos JC, Valderrama JC, Cervera G, Rubio G: Tratado SET de trastornos adictivos. Panamericana. Madrid, 2006.

Este manual incluye las bases neurobiológicas y sociales de los trastornos por dependencia, los aspectos clínico-epidemiológicos del consumo de distintas sustancias y sus tratamientos psicofarmacológicos y psicoterapéuticos.

BIBLIOGRAFÍA

1. Plan Nacional sobre Drogas (PND). Observatorio Español Sobre Drogas. Informe 2004. disponible en http://www.msc.es/pnd.

2. Calafat A: Cannabis: Clínica. En: Pérez de los Cobos JC, Valderrama JC, Cervera G, Rubio G. *Tratado SET de trastornos adictivos.* 2006. Panamericana. Madrid, 2006; 231-37

3. Saiz PA, García-Portilla MP, Paredes MB, Bobes J: Anfetaminas y drogas de síntesis. En: Bobes J, Casas M, Gutiérrez M. *Manual de evaluación y tratamiento de drogodependencias.* Mason. Barcelona, 2003.

4. Roncero C, Collazos F, Bruguera E, Ramos JA, Casas M: Drogas de síntesis y atención primaria. *Psiquiatría y Atención Primaria* 2004; 5(1):12-17.

5. Caballero L, Alarcón A: Cocaína y cocainomanía en atención primaria. En: *Drogas en Atención Primarias.* Fundación Ciencias de la Salud. Madrid, 2000; 207-44.

6. Roncero C, Ramos JA, Collazos F, Casas M: Complicaciones psicóticas del consumo de cocaína. *Adicciones* 2001; 13 Suppl 2, 179-89.

7. O'Brian: Anticraving Medications for relapse prevention: A possible new class of psychoactive Medications. *AJP* 2005; 162:1423-31.

8. Casas M, Roncero C, Duro P, Pinet C, Ribalta E: Abordaje de la dependencia de opiáceos y atención primaria. *Psiquiatría y Atención primaria:* 2001; 2:(2), 4-12.

9. Roncero C, Bruguera E, Casas M: Patología Dual En: *Tratament de Manteniment amb metadona.* Manual de práctica clínica. Departament de Sanidat de la Generalitat de Catalunya. Organ Técnic Drogodependencias, 2005; 179-190.

10. Patton GC, Coffey C, Carlin JB y cols.: Cannabis use and mental health in young people: cohort study. *BMJ* 2002; 325:1195-8.

11. Hall W, Solowij N: Adverse effects of cannabis. *Lancet* 1998; 14; 352(9140):1611-6.

12. Rosenberg MF, Anthony JC: Early clinical manifestations of cannabis dependence in a community sample. *Drug Alcohol Depend* 2001 1; 64(2):123-31.

13. Franco MD: Cannabis y LSD. En: Casas M, Collazos F, Ramos JA, Roncero C. *Psicofarmacología de las drogodependencias.* Fundación Promoción Médica. Barcelona 2002.

14. Budney AJ, Hughes JR, Moore BA, Vandrey R: Review of the validity and significance of cannabis withdrawal syndrome. *Am J Psychiatry* 2004; 161 (11):1967-77.

15. Kalant H: Adverse effects of cannabis on health: an update of the literature since 1996. *Prog Neuropsychopharmacol Biol Psychiatry* 2004; 28(5):849.

16. Vandrey R, Budney AJ, Kamon JL, Stanger C: Cannabis withdrawal in adolescent treatment seekers. *Drug and Alcohol Dependence* 2005; 78:205-210.21.

17. Thomas H: A community survey of adverse effects of cannabis use. *Drug Alcohol Depend* 1996; 42(3):201-7.

18. Beautrais AL, Joyce PR, Mulder RT: Cannabis abuse and serious suicide attempts. *Addiction* 1999; 94(8):1155-64.

19. Núñez LA, Gurpegui M: Cannabis-induced psychosis: a cross-sectional comparison with acute schizophrenia. *Acta Psychiatrica Scandinavica* 2002; 105 (3):173-179.

20. Roncero C, Collazos F, Valero S, Casas M: Consumo de cannabis y desarrollo de psicosis: estado actual. *Actas Españolas de Psiquiatría* 2006 (en prensa).

21. Fergusson DM, Horwood LJ, Swain-Campbell NR: Cannabis dependence and psychotic symptoms in young people. *Psychol Med* 2003; 33(1):15-21.

22. Batlle F, Prat G, Trujols J, Roncero C, Casas M: Alucinógenos. Bobes J, Casas M, Gutiérrez M. *Manual de Evaluación y Tratamiento de Drogodependencias.* Barcelona, Ars Médica, 2003; 459-477.

3.16

Trastornos del control de impulsos

JESÚS DE LA GÁNDARA MARTÍN Y AVELINO DE DIOS FRANCOS

INTRODUCCIÓN HISTÓRICA Y CONCEPTUAL

Se puede definir la impulsividad como una facilidad, o un bajo umbral, en el paso a la acción, a lo que se suele añadir una gran dificultad para valorar las consecuencias negativas de dichos actos y para aprender a retrasarlos o evitarlos. Así descrita la impulsividad es un síntoma tan ubicuo como la ansiedad o el insomnio, y está presente en un gran número de trastornos psiquiátricos como las psicosis, los trastornos afectivos, toxicomanías, trastornos de la alimentación, trastornos de la personalidad y parafilias. En los trastornos del control de los impulsos las formas puras son raras, predominando las entidades en las que la impulsividad es un síntoma acompañante. En sentido estricto, podríamos decir que no existen formas puras de impulsividad, porque siempre puede detectarse un trastorno asociado de la personalidad u otro trastorno psiquiátrico. No obstante los sistemas actuales de clasificación psiquiátrica suelen reservar un apartado para entidades en las que el síntoma fundamental es la impulsividad. En él se incluyen el Trastorno Explosivo Intermitente, el Juego Patológico, o Ludopatía, la Piromanía, la Cleptomanía y Tricotilomanía[1]. Además vamos a hablar de algunos trastornos que aún no están incluidos en los manuales diagnósticos como la compra compulsiva, y algunos otros de las llamadas "adicciones comportamentales"[2].

Los trastornos del control de los impulsos actuales fueron descritos hace más de cien años y reconocidos como cuadros principalmente impulsivos, aunque no se consideraron entidades clínicas independientes o con patogenia común. En el siglo XIX Esquirol introdujo el concepto de "monomanías instintivas", que englobaba una serie de trastornos caracterizados por la realización de actos sin motivo como respuesta a impulsos irresistibles, que se presentaban de forma instintiva o involuntaria. En principio incluia el alcoholismo, la piromanía y el homicidio impulsivo, para añadir más tarde la cleptomanía. En cuanto a la ludopatía es un trastorno conocido desde la antigüedad y ha recibido desde entonces la consideración de un vicio moral. Su carácter lúdico y ganancial lo acerca al mundo de las adicciones. La ludopatía tuvo que esperar hasta la aparición del DSM-III en el año 1980 para ser reconocida como un trastorno mental[3].

La base fenomenología de los trastornos del control de los impulsos es la presencia de impulsos irresistibles al realizar un acto a la vez gratificante y perjudicial para el individuo. Desde la psicología se presenta como una incapacidad para la reflexión previa al acto conductual que se manifiesta en dos componentes principales: dificultad para resistir los impulsos y respuesta precipitada a los estímulos. Desde la psiquiatría, la impulsividad se considera en un sentido más amplio y se utiliza para caracterizar diversos trastornos psiquiátricos, como los trastornos límite y antisocial de la personalidad, las adicciones, los trastornos de la conducta alimentaria y el trastorno por hiperactividad de la infancia. Por otra parte la impulsividad se considera en sí misma una enfermedad en los llamados trastornos del control de los impulsos. Así pues la impulsividad puede ser conceptuada en dos vertientes. En la primera es un rasgo dimensional cuyas anomalías caracterizan la personalidad de los individuos y la presentación clínica de los diferentes trastornos psiquiátricos. La segunda vertiente presenta la impulsividad como un fenómeno de estado transitorio y circunscrito, es decir como un síntoma. Esta segunda perspectiva ha propiciado la aparición de los trastornos del control de impulsos en las clasificaciones psiquiátricas actuales[4]. Recapitulando lo dicho anteriormente, los aspectos que caracterizan los trastornos del control de los impulsos vigentes serían los siguientes:

1. Dificultad recurrente para controlar un impulso, deseo o tentación de llevar a cabo algún acto que es dañino o perjudicial para el propio individuo o para los demás.
2. El individuo puede, o no, resistir conscientemente el impulso y puede o no, planear la acción.
3. Sensación de tensión creciente, en forma de malestar emocional inmediatamente antes de ejecutar la acción.
4. Bienestar, gratificación o liberación en el momento de realizar la conducta. Esta característica supone que el acto es egosintónico, en el sentido de que está en consonancia con los deseos conscientes inmediatos del paciente.
5. Evidencia, o no, de sentimientos negativos, como remordimientos, autoreproches, culpa o vergüenza posteriormente al acto cuando se valoran sus consecuencias.

Se ha pretendido incluir estos trastornos dentro de otros grupos o espectros de trastornos más amplios, con falta de acuerdo, sobre si el más apropiado es el espectro de las adicciones, o el de los trastornos obsesivos-compulsivos, o el de los trastornos afectivos. De hecho las características anteriormente descritas también se dan en las toxicomanías, los trastornos de las conductas sexuales y los trastornos de la conducta alimentaria. Se ha postulado un espectro de trastornos impulsivo-compulsivos[5] dadas las coincidencias entre las conductas obsesivas e impulsivas. Los trastornos de la impulsividad se situarían en un continuo, cuyos extremos estarían representados por la compulsión, cuya función sería reducir la ansiedad y la impulsión, que perseguiría la obtención del placer, activación y gratificación, si bien ambas tienen en común la incapacidad para inhibir o demorar la conducta[6].

TRASTORNO EXPLOSIVO INTERMITENTE

Se caracteriza por la aparición de episodios aislados de agresividad desproporcionados respecto al acontecimiento precipitante. La persona suele reaccionar con una violencia inusual, estando por otra parte, mentalmente sana. Este trastorno representa, quizás, la forma más pura de impulsividad, al no estar contaminado por otros trastornos que lo propicien. Aunque no es infrecuente que los individuos que lo padecen tengan ciertos rasgos paranoides o narcisistas de personalidad, no llegan a constituir un verdadero trastorno. A menudo preceden al episodio acontecimientos estresantes que sobrepasan al sujeto, como una ruptura sentimental, o la pérdida imprevista de algo muy preciado como la salud o la libertad. Del mismo modo que no existe una alteración mental ni caracterial, ni tampoco enfermedades físicas subyacentes, se han observado con cierta frecuencia anomalías inespecíficas en el electroencefalograma que parecen indicar cierta "fragilidad" neurológica congénita o postraumática que no llegan a considerarse verdaderas lesiones[7].

Etiopatogenia

Como para todos los trastornos conductuales existen teorías que van de un extremo a otro del abanico etiopatogénico, desde las mas psicologicistas a las más biologicistas. Estas últimas son quizás las que en los últimos años aportan mayores argumentos a favor de las respuestas agresivas. Serían fruto de un déficit de los mecanismos inhibitorios de la conducta, frente a un aumento de la reactividad emocional que se ubican en la zona límbica y los lóbulos frontales y temporales.

Elliot[8] observó que un 10% de los pacientes afectados de este trastorno, mostraba focos irritativos temporales de tipo epileptógeno: el 40% presentaba alteraciones electroencefalográficas inespecíficas y un 40% signos neurológicos menores. Entre las alteraciones bioquímicas más significativas están la disminución de la actividad de la monoaminooxidasa (MAO) plaquetaria, disfunción adrenérgica y serotoninérgica, niveles elevados de testosterona, dopamina y vasopresina. El hallazgo más relevante en esta línea quizás sea el de Linnoila y cols.[9], quienes detectaron niveles bajos de ácido 5-hidroxiindolacacético (5-HIAA) en líquido cefalorraquídeo de estos pacientes. Por otra parte, dada la elevada comorbilidad con los trastornos afectivos, ha llevado a postular que se trataría de una manifestación depresiva atípica, ya que el 90% de los pacientes presentan sintomatología depresiva y de ellos la mitad trastorno bipolar[10], aunque si así fuera no se podía hacer el diagnóstico de este trastorno pues como decíamos en su definición y ampliaremos en el diagnóstico han de descartarse la presencia de cualquier otro trastorno mental. Algunos estudios genéticos preliminares parecen confirmar la relación de la agresividad con variaciones alélicas del gen del receptor 5-HT_{2A}[11].

Por otra parte se ha relacionado la predisposición a la agresividad con factores ambientales como abusos sexuales o falta de cuidados o maltratos en la infancia. También se han destacado la identificación de figuras parentales agresivas, hostiles y frustrantes. El psicoanálisis propone que los arrebatos explosivos son una defensa contra los hechos que suponen una herida narcisista[4].

Epidemiología

Aunque no hay datos precisos se estima que como tal trastorno, puro y aislado, es raro. Es más frecuente en varones. Se inicia al final de la adolescencia o al comienzo de la edad adulta, entre los 20 y 30 años. En algunas mujeres se intensifica en la fase premenstrual[1].

Manifestaciones clínicas

Como ya se ha dicho la característica esencial de este trastorno es la aparición de episodios aislados de agresividad que da lugar a violencia o destrucción de objetos. El grado de agresividad expresada es desproporcionada con respecto al factor precipitante y no se da en el contexto de otros trastornos psiquiátricos, ni son debidos al efecto de sustancias (drogas o medicamentos) o de una enfermedad médica. Estas características son recogidas de forma sistemática en los criterios o pautas para el diagnóstico en los sistemas de clasificación actuales[1] (tabla I). La persona puede describir los episodios agresivos como "raptos" o "ataques" en los que el comportamiento explosivo va precedido por una sensación de tensión o activación interior y va seguido inmediatamente de una sensación de liberación o alivio. Posteriormente el individuo puede sentirse culpabilizado, arrepentido o avergonzado por su comportamiento. Entre episodios explosivos se pueden observar signos de impulsividad generalizados. Las personas con rasgos narcisistas, paranoides, obsesivos o esquizoides de personalidad pueden tener una predisposición a episodios explosivos en situaciones de estrés. El trastorno puede aparecer tras acontecimientos vitales estresantes como pérdida de la salud, pérdida del trabajo, fracaso académico, divorcio o encarcelamiento.

Puede haber, como ya se ha dicho en el apartado de la etiopatogenia, en algunos casos hallazgos EEG inespecíficos, alteraciones en el metabolismo de la serotonina en LCR, alteraciones neuropsicológicas (transposición de letras y palabras), signos neurológicos menores y antecedentes neurológicos (traumatismos, convulsiones febriles en la infancia) pero sin entidad clínica diferenciada. El comienzo es brusco y el curso episódico crónico

Diagnostico diferencial

El diagnóstico del trastorno explosivo intermitente debe considerarse únicamente después de que se hayan descartado todos los trastornos que van asociados a comportamientos impulsivos o agresivos. Así pues hay que descartar que estemos ante un trastorno mental orgánico, tipo *delirium o demencia o cambio de la personalidad debido a*

TABLA I

CRITERIOS DEL DSM-IV-TR PARA EL DIAGNÓSTICO DE TRASTORNO EXPLOSIVO INTERMITENTE

A. Varios episodios aislados de dificultad para controlar los impulsos agresivos, que dan lugar a violencia o a destrucción de la propiedad.
B. El grado de agresividad durante los episodios es desproporcionado a la intensidad de cualquier estresante psicosocial precipitante.
C. Los episodios agresivos no se explican mejor por la presencia de otro trastorno mental (p.ej., trastorno antisocial de la personalidad) o trastorno límite de la personalidad, trastorno psicótico, episodio maníaco, trastorno disocial o trastorno por déficit de atención con hiperactividad y no son debidos a los efectos fisiológicos directos de una sustancia (p.ej., drogas, medicamentos) o a una enfermedad médica (p.ej., traumatismo craneal, enfermedad de Alzheimer).

enfermedad médica tipo agresivo. En estos casos las manifestaciones agresivas, se acompañan de otras manifestaciones clínicas y, lo que es más importante para el diagnóstico, se consideran como efecto fisiológico directo de una enfermedad médica diagnosticable (v.g. traumatismo craneoencefálico, enfermedad de Alzheimer) o al efecto de drogas o medicamentos. *La intoxicación o abstinencia de sustancias psicoactivas* también pueden asociarse a accesos de agresión incontrolada. Sobre todo el alcohol, la cocaína, otros estimulantes, los opiáceos, la fenciclidina y los inhalantes. Hay que tenerlo siempre en cuenta y recurrir a su detección en orina o sangre. También debemos hacer diagnóstico diferencial con el comportamiento agresivo o errático que se pueden dar en las *psicosis,* en el *episodio maníaco,* en los *trastornos antisocial y límite de la personalidad, en el trastorno disocial y negativismo desafiante.* Si se puede diagnosticar alguno de dichos trastornos se excluye el trastorno explosivo intermitente. En fin, también hay que descartar que estamos ante una *simulación,* sobre todo en contextos médico-legales o forenses.

Tratamiento

El tratamiento con mayores posibilidades de éxito, es el que tiene en cuenta los posibles desajustes neurobiológicos, como la patología ansioso-depresiva que suele acompañarlos. El soporte psicoterapéutico es imprescindible para ayudar al paciente a controlar su explosividad y a recuperar la relación con las personas de su entorno.

Son escasos los estudios realizados sobre el tratamiento del trastorno explosivo intermitente, por la dificultad para encontrar pacientes que cumplan los criterios diagnósticos y de investigación.

Se han empleado fármacos como los neurolépticos, los betabloqueantes, las benzodiazepinas, el litio, los antiepilépticos y los antidepresivos con resultados irregulares. Entre los más utilizados están los antidepresivos serotoninérgicos, el litio y la carbamazepina[4,5]. Se han descrito efectos paradójicos con las benzodiazepinas, por lo que su uso debería restringirse en estos pacientes.

Desde el punto de vista de atención primaria el manejo de un paciente con un trastorno explosivo intermitene incluye la evaluación clínica para el diagnóstico positivo y el diagnóstico diferencial, descartando el efecto de drogas o fármacos o de una enfermedad neurológica como un traumatismo craneoencefálico y Enfermedad de Alzheimer. Ello puede requerir la realización de diversas exploraciones complementarias, incluyendo pruebas de neuroimagen y detección de drogas de abuso en orina. En caso de confirmarse un trastorno explosivo intermitente puro cualquier intento de abordaje psicofarmacológico debería incluir un inhibidor selectivo de recaptación de serotonia (ISRS) como fluoxetina, paroxetina o escitalopram a dosis de 20 mg/día, al que asociaríamos carbamazepina a dosis de 600-1200 mg/día, según efectos terapéuticos y efectos adversos y en caso de que la intensidad de los síntomas sea grave se añadiría un antipsicótico atípico como risperidona 2-4 mg/día u olanzapina 5-10 mg/día o quetiapina 200-400 mg/día. Cualquier prueba de tratamiento debería durar unos tres meses y en caso de eficacia contrastada, mantenerlo períodos más prolongados de tiempo.

JUEGO PATOLÓGICO

Si bien la afición del hombre por los juegos de azar es tan antigua como la humanidad, sólo muy recientemente se ha llegado a considerar como algo patológico en el sentido médico. Las diferentes religiones han intentado poner límite a su práctica, al considerar que, a menudo, era causa de disputas, violencia y degradación moral y estaba muy ligada a otras prácticas abusivas como el alcoholismo. La literatura y el cine han reflejado con frecuencia, los extremos a que el juego puede llevar a un individuo. En la tercera edición del DSM en 1980 se establecen por primera vez criterios diagnósticos y se incluye la ludopatía entre los trastornos del control de impulsos y en posteriores ediciones se han ampliado los conocimientos sobre sus repercusiones individuales, sociales y laborales.

Etiopatogenia

Freud en su análisis de la obra de Dostoievski *El jugador*, apuntaba al sentimiento de culpa del paciente como responsable de su adicción, con la que intenta expiar dicho sentimiento. Más recientemente se han publicado otras teorías que intentan integrar los diferente factores implicados. Sharpe y Tarrier[12] postulan que el juego patológico se adquiriría por un mecanismo de condicionamiento clásico y operante, fijado tanto por la recompensa económica, como por la excitación que provoca su práctica. Tiende a perpertuarlo el establecimiento de cogniciones irracionales, como la creencia de que puede recuperarse lo perdido o puede controlarse la suerte. Tanto los estímulos asociados al entorno (pasar delante del casino, escuchar la música de las máquinas tragaperras), como los internos (determinados estados anímicos o pensamientos mágicos de estar en racha) pueden iniciar la secuencia que siempre finaliza del mismo modo. Si se tiene la desgracia de ganar algún lance el refuerzo se acentúa.

Otra teoría vincula más estrechamente la ludopatía con el resto de adicciones, poniendo más atención en el malestar que se crea al dejar de jugar, especialmente si se pierde, lo que recuerda al síndrome de abstinencia[13].

La aportación neurobiológica no difiere de las teorías sugeridas para otros trastornos de la impulsividad, siendo el déficit serotoninérgico el dato más significativo. Se ha documentado respuesta positiva a fármacos serotoninérgicos y disminución de la actividad de la MAO plaquetaria. Los estudios sobre metabolitos de dopamina y noradrenalina en el LCR y beta-endorfinas en plasma han arrojado datos contradictorios. A pesar de estos hallazgos la hipótesis dopaminérgica tiene su predicamento basándose en la implicación de la dopamina en los mecanismos reforzadores. Se ha sugerido que los pacientes ludópatas podrían tener una disfunción en las áreas cerebrales del refuerzo, que les induciría a realizar actividades capaces de incrementar la transmisión dopaminérgica, disfunción que estaría condicionada genéticamente, mediante un modelo poligénico y multifactorial, que explicaría la agregación familiar que se observa en este trastorno[14]. La respuesta a antidepresivos serotoninérgicos ha planteado la hipótesis de la pertenencia de este trastorno a los espectros del trastorno obsesivo-compulsivo (TOC), de los trastornos afectivos y de las adicciones[5].

Epidemiología

Se estima que entre el 1-3% de la población adulta, sufre este trastorno a lo largo de su vida[1]. Existen poblaciones en las que la prevalencia se dispara, como entre los enfermos mentales. Las cifras no son muy fiables porque la mayoría de los sujetos que lo padecen no lo reconocen y nunca piden ayuda. Las formas son variadas según la cultura, el medio y el escenario donde se practica: apuestas a carreras o peleas de animales, juegos de mesa, juegos de azar, quinielas, loterías, sofisticados casinos, timbas privadas, juegos callejeros, etc. Afecta el doble a hombres que a mujeres. Comienza al final de la adolescencia o inicio de la edad adulta. Cuando llega a medios clínicos y se diagnostica, han transcurrido años, por lo general y se presenta en fases avanzadas y complicado con otros trastornos.

En estudios realizados recientemente en nuestro medio se ha detectado que los juegos más adictivos son aquellos en los que el intervalo entre la apuesta y el premio es menor[15]. Como se ha señalado anteriormente hay incidencia familiar de alcoholismo y ludopatía entre los familiares de jugadores patológicos.

Manifestaciones clínicas

La característica esencial del juego patológico o ludopatía es un comportamiento de juego, desadaptativo, persistente y recurrente, que altera la vida personal, familiar o laboral. El individuo está mucho tiempo preocupado por el juego, recordando experiencias pasadas de juego, o planificando la próxima aventura de juego o pensando en la forma de conseguir dinero para seguir jugando. Muchos sujetos dicen que buscan activación o emociones, más que dinero y van aumentando las apuestas o los riesgos para mantener los niveles de excitación deseados. Los pacientes continúan jugando a pesar de los repetidos intentos por controlar, disminuir o detener su práctica. Se muestran inquietos o irritables cuando intentan dejar de jugar. Entonces juegan para evadirse de sus problemas o aliviar el malestar psicológico (ansiedad, depresión, culpa o desesperanza). También se puede entrar en la dinámica de “cazar o perseguir” las propias pérdidas, asumiendo mayores riegos para contrarrestar pérdidas anteriores. Se tiende a mentir a familiares o terapeutas para ocultar su grado de implicación en el trastorno. Cuando se queda sin dinero pueden parecer comportamientos antisociales, ilegales, para conseguirlo. En esta deriva se deterioran las relaciones personales, familiares y laborales. Todas estas características clínicas son recogidas sistemáticamente en los criterios de diagnósticos actuales[1] (tabla II).

Los sujetos afectos de ludopatía suelen presentar una distorsión del pensamiento (negación, superstición, confianza excesiva o sentido del poder y control). Son, con frecuencia, altamente competitivos, creen que el dinero es la causa y solución de todos los problemas; se aburren fácilmente. Están predispuestos a presentar enfermedades médicas por estrés (hipertensión, migraña). Se ha observado en estos individuos una mayor incidencia de trastornos del estado de ánimo, abuso o dependencia de sustancias y trastornos de personalidad antisocial, o narcisista o límite. Un 20% llega a realizar intentos de suicidio. La evolución natural de la ludopatía pasa por cuatro etapas[3]:

- En la primera el individuo experimenta la alegría del ganador aprovechando una racha de suerte.
- En la segunda etapa empiezan las pérdidas, sin que el jugador pierda el entusiasmo. Empieza a cubrir sus pérdidas con engaños a

Tabla II
Criterios del DSM-IV-TR para el diagnóstico de juego patológico

A. Comportamiento de juego desadaptativo, persistente y recurrente, como indican por lo menos cinco (o más) de los siguientes items:

1) Preocupación por el juego (p.ej., preocupación por revivir experiencias pasadas de juego, compensar ventajas entre competidores o planificar la próxima aventura, o pensar, formas de conseguir dinero con el que jugar).
2) Necesidad de jugar con cantidades crecientes de dinero para conseguir el grado de excitación deseado.
3) Fracaso repetido de los esfuerzos para controlar, interrumpir o detener el juego.
4) Inquietud o irritabilidad cuando intenta interrumpir o detener el juego.
5) El juego se utiliza como estrategia para escapar de los problemas o para aliviar la disforia (p.ej., sentimientos de desesperanza, culpa, ansiedad, depresión).
6) Después de perder dinero en el juego, se vuelve otro día para intentar recuperarlo (tratando de «cazar» las propias pérdidas).
7) Se engaña a los miembros de la familia, terapeutas u otras personas para ocultar el grado de implicación con el juego.
8) Se cometen actos ilegales, como falsificación, fraude, robo o abuso de confianza, para financiar el juego.
9) Se han arriesgado o perdido relaciones interpersonales significativas, trabajo y oportunidades educativas o profesionales debido al juego.
10) Se confía en que los demás proporcionen dinero que alivie la desesperada situación financiera causada por el juego.

B) El comportamiento de juego no se explica mejor por la presencia de un episodio maníaco.

personas del entorno. En esta etapa predomina la superstición y el pensamiento mágico.

— La tercera etapa ya es de desesperación. En ella no importan las consecuencias con tal de seguir jugando: engaños, estafas, despidos laborales, rupturas de pareja. La sintomatología depresiva se va haciendo más intensa y persistente.
— En la última etapa el individuo está desesperanzado, acorralado por las consecuencias de un comportamiento, aislado y sin recursos y asume que no recuperará lo perdido. La sintomatología depresiva es patente y el riesgo de suicidio elevado.

Diagnóstico Diferencial

El juego patológico debe distinguirse del *juego social* o lúdico que tiene lugar entre amigos o compañeros, su duración es limitada y las pérdidas aceptables, o no tanto, pero no comprometen el funcionamiento personal, familiar o laboral. Otra forma de juego es el *juego profesional,* donde los riesgos también son limitados, la disciplina es crucial y los sujetos se ganan la vida con ello; aunque puedan presentar algunos de los problemas asociados al juego (como intensa preocupación por el juego) no cumplen todos los criterios. La pérdida de juicio crítico y el juego excesivo pueden aparecer durante un *episodio maníaco.* La historia previa, y síntomas asociados nos ayudarán a establecer el diagnóstico apropiado. Por otra parte un jugador patológico tras un "atracón" de juego con ganancias puede mostrar euforia y un comportamiento que parece un episodio maníaco. Los problemas con el juego pueden darse en individuos con *trastorno antisocial de la personalidad o trastorno límite de personalidad* y pueden diagnosticarse conjuntamente.

Tratamiento

El tratamiento del juego patológico es complejo y debe atender a varios factores, incluyendo abordajes farmacológicos, psicológicos y sociales. No existen, hasta la fecha, medicamentos aprobados para su uso específico en este trastorno, aunque se han utilizado diversos, de varios grupos farmacológicos: antidepresivos, estabilizadores del humor y antagonistas opiáceos fundamentalmente, con un grado de éxito parcial y variable. La clorimipramina, la fluvoxamina y la fluoxetina pudieran tener cierta eficacia, que probablemente se extendería a otros fármacos serotoninérgicos. También se ha utilizado con relativo éxito el litio y la carbamazepina, aunque siempre en estudios abiertos y con escaso número de sujetos. Por último se han ensayado antagonistas opiáceos como la naltrexona, por su acción inhibidora de los mecanismos de recompensa y refuerzo. Como hemos dicho la respuesta y fármacos es en general muy individualizada y variable[16]. En atención primaria sería recomendable comenzar un tratamiento con un IRSR, por ejemplo fluoxetina 20 mg/día o escitalopram 20 mg/día, durante al menos 3 meses, en caso de falta de respuesta asociar carbamazepina a dosis medias de 600-1200 mg/día y en caso necesario, por falta de respuesta, asociar naltrexona 50 mg/día.

Los tratamientos psicológicos aplicados han sido de muy diversos tipos, también con eficacia variable. Existe cierto consenso en que las terapias de orientación cognitivo-conductual producen mejorías más evidentes y rápidas. Dentro de ellas, las técnicas de desensibilización mediante imaginación *in vivo* parecen ser más eficaces que las técnicas aversivas. El abordaje cognitivo permite corregir y estructurar algunos de los errores cognitivos más típicos, como la atención y la memoria selectiva sobre las ganancias, las creencias omnipotentes sobre su relación con la suerte y ciertas formas de pensamiento mágico. La asociación de técnicas grupales en la terapia presenta un interés adicional por cuanto ayuda a desmontar mejor las creencias irracionales y favorece la superación de los sentimientos de soledad y aislamiento, que acompañan con frecuencia a estos pacientes[4]. Recapitulando, las intervenciones psicosociales en el tratado del juego patológico deben tener en cuenta una serie de factores fundamentales:

- Evitar los estímulos condicionados para el juego: anuncios, locales, bares; así como la disponibilidad de dinero no controlado. A veces hay que retirar toda forma de financiación del paciente.
- Control de la abstinencia. La mayoría de los pacientes se abstendrán absolutamente de jugar, para evitar el juego descontrolado.
- Desmontar las ideas y convicciones irracionales sobre las corazonadas y rachas de buena suerte y sobre la "caza" de las pérdidas con manera de salir de la crisis.
- Identificación de los estados emocionales negativos que arrastran el juego descontrolado y aprendizaje de nuevas maneras de superarlos.
- Reestructuración de las necesidades económicas y del manejo financiero de los pacientes.
- Identificación de los problemas familiares y sociales existentes que pueden precipitar los episodios.
- Intentos de inclusión en grupos de autoayuda del tipo "jugadores anónimos", que siguen un modelo similar al de alcohólicos anónimos, aunque el índice de retención es bajo (recaídas y abandonos del 75-90% en un año)[3].

PIROMANÍA

Históricamente ha pasado de ser una entidad accesoria habitualmente acompañante de otra enfermedad, a tener categoría propia y ser reconocida como un trastorno independiente. Desde 1980 las diferentes ediciones del DSM la recogen en el apartado de trastornos del control de impulsos. Koson y Dvoskin[17] hacen un estudio diagnóstico de esta entidad, que definen como la tendencia a provocar incendios sin móvil aparente.

Etiopatogenia

Desde una perspectiva psicodinámica, ya Freud aventuraba una hipótesis "pseudomasturbatoria", según la cual, el pirómano experimenta algo parecido a una cierta excitación sexual. Sería la respuesta a conflictos no resueltos.

Más recientemente se ha intentado hallar una correlación con los hallazgos neurobiológicos. Entre ellos a destacar la presencia de niveles bajos de metabolitos de serotonina, noradrenalina y corticotropina en LCR y la elevada presencia de antecedentes familiares de alcoholismo[18].

Se han descrito también alteraciones del metabolismo de los hidratos de carbono (hipoglucemia reactiva) secundarios a un déficit serotoninérgico[19]. Estudios genéticos muy preliminares han encontrado asociaciones con delección del cromosoma 8[20], asociadas también a retraso mental, malformaciones faciales y cardíacas y otros trastornos de conducta. Otras hipótesis psicológicas relacionan la piromanía con sentimientos disfóricos, depresión, soledad, infancia inestable, conflictiva socio-familiar y asociaciones con alcoholismo y conductas autoagresivas[21].

Epidemiología

Resulta imposible determinar la prevalencia de este trastorno, ya que la mayoría de los sujetos que lo padecen no llegan a darse a conocer, por las consecuencias legales que ello supondría. Según las estimaciones basadas en los casos comunicados, ya por el propio sujeto o por las autoridades, tras su detención y aplicando el criterio de exclusión de descartar la presencia de otros trastornos mentales, parece un trastorno raro. Se estima que entre el 25-35% de los incendiarios padece este trastorno. Es más frecuente en varones y la prevalencia entre adolescentes llama la atención (40% de detenidos por provocación de incendios en menores de 18 años). La piromanía en la infancia es rara y en la adolescencia muchas veces está asociada a trastorno disocial o trastorno por déficit de atención con hiperactividad[1].

Manifestaciones clínicas

La característica esencial de la piromanía es la presencia de múltiples episodios de provocación de incendios de forma deliberada o intencionada. Los individuos experimentan tensión o activación emocional, antes de provocar el incendio y suelen mostrar fascinación, interés, curiosidad o atracción por el fuego o sus contextos situacionales. Las personas con este trastorno son a menudo "vigilantes", regulares del fuego en sus vecindarios, pueden provocar falsas alarmas y asociarse como voluntario o profesional a los cuerpos de extinción de incendios. Estos sujetos experimentan bienestar, gratificación, o liberación de tensión cuando encienden el fuego y presencian sus efectos devastadores o participan en sus consecuencias. En los casos de este trastorno el fuego no se causa por ganancia económica o expresión ideológica; ni para ocultar otra actividad delictiva ni por venganza, ni en fin, en respuesta a una idea delirante o una alucinación. Tampoco es consecuencia del deterioro de la capacidad de juicio que puede darse en casos de demencia, retraso mental, intoxicación por sustancias o episodio maníaco. Estas características clínicas se recogen de forma sistemática en los criterios que el DSM-IV-TR propone para su diagnóstico[1] (tabla III).

El curso suele ser episódico y su frecuencia a lo largo del tiempo puede aumentar o disminuir. No se conoce con certeza el curso longitudinal, su pronóstico y desenlace.

Diagnóstico diferencial

Como se ha dicho en el apartado anterior, el diagnóstico de piromanía, como trastorno del control de los impulsos obliga a descartar otras causas de provocación de incendios.

El fuego intencionado puede ocurrir por *beneficio, sabotaje, venganza, para ocultar otro acto delictivo, por motivos políticos* (acto de terrorismo o protesta). Una motivación próxima a la del pirómano es provocarlo para *llamar la atención u obtener reconocimiento* (provocarlo para avisar y ayudar y ser reconocido por ello). El jugar con fuego puede ocurrir también como parte de una *experimentación durante la infancia* (jugar con cerillas y mecheros). Algunas personas con trastorno mental utilizan el fuego para comunicar un deseo, un pensamiento o una necesidad o para conseguir un cambio en el estado de las cosas. Este tipo de incendios se denomina *de tipo comunicativo*. No debe hacerse el diagnóstico de piromanía cuando la provocación del fuego ocurre como parte de un trastorno mental como trastorno disocial, trastorno antisocial o límite de la personalidad, episodio maníaco, esquizofrenia, demencia, retraso mental o intoxicación por sustancias.

Tratamiento

Se ha escrito poco acerca del tratamiento de la piromanía, que es difícil debido a la falta de motivación de los pacientes, o un abierto rechazo del mismo y a la falta de estudios por la escasez del trastorno y a que no está bien establecido de las conductas incendiarias cuáles son piromania y cuáles obedecen a otras causas. Como la piromanía es recurrente, todos los programas terapéuticos deben incluir el seguimiento de los pacientes para prevenir un nuevo episodio incendiario. El encarcelamiento quizá sea el único método para evitar una recurrencia[7].

Hasta que se confirme el éxito de un tratamiento único, la estrategia adecuada consistirá en recurrir a varias técnicas, incluidas las conductistas. Dentro de éstas se han utilizado la terapia aversiva, el reforzamiento positivo con amenazas de castigo, la asociación de estímulos y las fantasías estructuradas operantes con refuerzo positivo. El abordaje psicodinámico no parece ser muy eficaz por la falta de introspección y la negación que presentan los pacientes. En cuanto a intervenciones

TABLA III
CRITERIOS DEL DSM-IV-TR PARA EL DIAGNÓSTICO DE PIROMANÍA

A. Provocación deliberada e intencionada de un incendio en más de una ocasión.
B. Tensión o activación emocional antes del acto.
C. Fascinación, interés, curiosidad o atracción por el fuego y su contexto situacional (p.ej., parafernalia, usos, consecuencias).
D. Bienestar, gratificación o liberación cuando se inicia el fuego, o cuando se observa o se participa en sus consecuencias.
E. El incendio no se provoca por móviles económicos, como expresión de una ideología socio-política, para ocultar una actividad criminal, para expresar cólera o venganza, para mejorar las propias circunstancias de la vida, en respuesta a una idea delirante o a una alucinación, o como resultado de una alteración del juicio (p.ej., en la demencia, retraso mental, intoxicación por sustancias).
F. La provocación del incendio no se explica por la presencia de un trastorno disocial, un episodio maníaco, o un trastorno antisocial de la personalidad.

biológicas se han descrito casos con alteraciones EEG que se han beneficiado del tratamiento con anticomiciales. Como en otros trastornos del control de impulsos se pueden utilizar fármacos serotoninérgicos como los ISRS[4].

La conducta incendiaria en niños se debe tratar con suma seriedad. Se deben emprender intervenciones intensivas cuando sea posible, pero como medidas terapéuticas no como castigo. En estos casos se debe incluir la terapia familiar[7].

Desde atención primaria en estos pacientes lo que se puede hacer es su identificación y su derivación a algún tipo de recurso o programa que incluya terapias psicológicas especializadas, de las que se han señalado anteriormente y también iniciar tratamiento farmacológico que se comenzaría con un ISRS, por ejemplo fluvoxamina a dosis de 200-300 mg/día, paroxetina 20 mg/día, escitalopram 20 mg/día o fluoxetina 20 mg/día, al que se asociarían anticomiciales como carbamazepina a dosis de 600-1200 mg/día. Cualquier prueba de tratamiento debe durar de 2 a 3 meses y siempre en el contexto de un programa estructurado de tratamiento.

CLEPTOMANÍA

Este trastorno surge como entidad en el siglo XIX formando parte de las "monomanías" sin perturbación del juicio, y fue acuñado por Esquiral y Henry Marc[3]. Los sujetos que la padecen tendían a cometer robos no justificados ni por la necesidad ni por los deseos de perjudicar a la víctima. La categoría de entidad diagnóstica se la confiere la CIE-9 de la OMS en la que pasa a formar parte de los trastornos del control de los impulsos con las caracterís-ticas comunes a todos ellos, de un impulso irresis-tible generador de una gran tensión, que se alivia con la comisión del robo. El DSM-IV amplía su descripción y formula criterios clínicos para su diagnós-tico[1].

Etiopatogenia

Las primeras teorías sobre la causa de la cleptomanía surgen en el campo del psicoanálisis, que lo describe como un mecanismo de compensación de una falta de afecto en las etapas tempranas del desarrollo y como un mecanismo de defensa ante la ansiedad de castración[3]. Las escuelas conductistas, apuntan a una respuesta ante un elevado estrés psicosocial. Los estudios de comorbilidad y antecedentes familiares han puesto de manifiesto la relación entre la cleptomanía y los trastornos afectivos o los trastornos por ansiedad, lo que ha sugerido un posible déficit serotoninérgico[22].

También se ha relacionado la cleptomanía con las conductas adictivas, comparando el impulso irresistible para robar y la excitación cuando se lleva a cabo la conducta, con lo experimentado por los adictos a sustancias. Se han descrito casos de cleptomanía en casos de demencia incipiente, de diversas causas[23].

Epidemiología

Como puede entenderse, resulta difícil contar con datos fiables ya que la población de cleptómanos raramente acuden al médico, y si lo hacen suele ser bajo presión. La procedencia mayoritaria suele ser a partir de ladrones de tiendas detenidos y enviados a evaluación psiquiátrica, lo que siempre asocia implicaciones legales. También hay un grupo de casos formado por pacientes psiquiátricos que acuden a consulta por otro motivo y se les detecta una cleptomanía previa al inicio del trastorno actual. En todo caso es un trastorno raro que se presenta en menos de 5% de los ladrones de tiendas identificados. Suele darse con más frecuencia en mujeres, con elevada comorbilidad con el trastorno depresivo mayor (75%), el trastorno por ansiedad generalizada (25%), la bulimia nerviosa (50%), el trastorno obsesivo-compulsivo (75%) y el trastorno por estrés postraumático (75%)[3].

Manifestaciones clínicas

La característica esencial de la cleptomanía es la dificultad recurrente para controlar el impulso de robar, cualquier objeto, aun cuando no sea necesario ni valioso. El individuo experimenta una sensación de tensión creciente antes del robo, seguida de bienestar, gratificación o liberación cuando lo lleva a cabo.

El robo no se comete por enfado o venganza, ni es consecuencia de una idea delirante o una alucinación, ni se explica mejor por la presencia de un trastorno disocial, un episodio maníaco o un trastorno antisocial de la personalidad. Con frecuencia el sujeto no hace uso de los objetos robados; o bien los acumula o los devuelve o se desprende de ellos inesperadamente. Los robos no son planificados, ni toman muchas precauciones para evitar el arresto. Todas estas características se recogen en los criterios de diagnóstico actuales del DSM-IV-TR[1] (tabla IV).

Los sujetos experimentan el impulso de robar como egodistónico, son conscientes de que se trata de un acto equivocado y sin sentido por lo que se sienten deprimidos o culpables y más si son arrestados. Todo ello acarreará sin duda, problema legales, familiares, profesionales y personales.

TABLA IV
CRITERIOS DEL DSM-IV-TR PARA EL DIAGNÓSTICO DE CLEPTOMANÍA

A. Dificultad recurrente para controlar los impulsos de robar objetos que no son necesarios para el uso personal o por su valor económico.
B. Sensación de tensión creciente justo antes de cometer el robo.
C. Bienestar, gratificación o liberación en el momento de cometer el robo.
D. El robo no se comete para expresar cólera o por venganza y no es en respuesta a una idea delirante o a una alucinación.
E. El robo no se explica por la presencia de un trastorno disocial, un episodio maníaco o un trastorno antisocial de la personalidad.

Se han descrito tres formas de evolución:

— Curso esporádico con episodios breves y remisiones prolongadas.
— Curso episódico con períodos más prolongados de robos y remisiones.
— Curso crónico con fluctuaciones. Suele evolucionar durante años, a pesar de múltiples arrestos.

Diagnóstico diferencial

La cleptomanía debe distinguirse del *hurto o robo ordinario,* o sustracción de pequeños objetos en tiendas. El robo ordinario (planificado o impulsivo) es deliberado y motivado por la utilidad o el valor del objeto. Algunas personas, sobre todo adolescentes, pueden arriesgarse a robar como acto de rebeldía o revancha. La cleptomanía es rara, mientras que los robos en tiendas son bastantes frecuentes. En la *simulación,* las personas pueden contar los síntomas de la cleptomanía para evitar las consecuencias legales. En el *trastorno antisocial de la personalidad y el trastorno disocial* los robos se inscriben en un patrón general de comportamientos antisociales. Por último, la cleptomanía también debe distinguirse del robo intencional que pueda ocurrir durante un *episodio maníaco* o en la *esquizofrenia* en una *demencia* o un *retraso mental.*

Tratamiento

La información sobre el tratamiento se limita a informes de casos clínicos en los que se han utilizado una amplia variedad de tratamientos. Desde una perspectiva conductista, se han utilizado con relativo éxito técnicas de modificación de conducta y desensibilización sistemática[3].

Los fármacos más utilizados han sido aquellos con acción serotoninérgica como la fluoxetina, paroxetina, fluvoxamina, trazodona, amitriptilina y también se han descrito beneficios con los eutimizantes como el litio o el valproico y con antagonistas opiáceos como la naltrexona. Lo más recomendable es la combinación de algún tratamiento psicofarmacológico de los anteriormente señalados con psicoterapia de tipo cognitivo-conductual[4].

El papel en el médico de atención primaria en un paciente con cleptomanía incluye la adecuada identificación y diagnóstico diferencial y el tratamiento psicofarmacológico que incluirá algún tipo de combinación de fármacos serotoninérgicos como los ISRS (como la fluvoxamina, fluoxetina, paroxetina, escitalopram, etc.), anticomiciales (como la carbamazepina 600/1200 mg/día o ácido valproico 1000-1500 mg/día), eutimizantes (como el litio) y antagonistas opiáceos (como la naltrexona).

TRICOTILOMANÍA

Este término fue introducido por el dermatólogo francés Hallopeau[24] en 1985, para describir los casos de pacientes que experimentaban una gran ansiedad, que liberaban arrancándose el pelo de cualquier parte del cuerpo, aliviando con ello dicha ansiedad. Fue recogida como entidad diagnóstica por primera vez en el DSM-III-R[25] en 1992. La forma de arrancarse el pelo a modo de ritual compulsivo, hace que se asimile más a una variante de trastorno obsesivo-compulsivo que a un verdadero trastorno de la impulsividad.

Etiopatogenia

Se desconocen las causas precisas de este trastorno y al igual que en los otros trastornos del control de impulsos, las teorías psicodinámicas hacen referencia a conflictos sexuales tempranos. Los conductistas sugieren que podría tratarse de una conducta secundaria a situaciones de estrés, que tendería a perpetuarse.

Las teorías biológicas se basan en la respuesta parcial a fármacos serotoninérgicos, vinculándola también a trastornos afectivos y trastornos de ansiedad, sobre todo con el trastorno obsesivo-compulsivo[26]. Estudios de LCR han puesto de manifiesto diferencias en las concentraciones de 5-HIAA que correlacionaban con el grado de respuesta a ISRS[27]. El papel de otros neurotransmisores, no está bien definido, aunque la respuesta a algunos antipsicóticos sugiere que la dopamina pudiera estar implicada[28]. En estudios de neuroimágen, se ha encontrado ciertas similitudes con el TOC, con frecuente afectación de áreas orbitofrontales; también se ha visto en la tricotilomanía afectación de áreas cerebelosas y parietales. En ambos casos se postula la afectación de circuitos córtico-estriados. Otras hipótesis relacionan la tricotilomanía con una hipoestesia que explicaría el arrancamiento del pelo sin dolor; no se ha podido confirmar en estudios del umbral doloroso[29].

Epidemiología

La prevalencia estimada varía mucho según la metodología de los estudios, grado de restricción de los criterios diagnósticos empleados y población estudiada. Se han dado tasas entre el 0,6% y el 4%[26]. Afecta el doble a mujeres, con una edad media de inicio de 10 años, generalmente antes de los 17 años. Según la APA[1] afecta al 1-2% de la población escolar y afecta igual a ambos sexos, aunque en adultos, la muestras clínicas están compuestas más por mujeres, posiblemente por factores culturales relacionados con el aspecto físico.

Manifestaciones clínicas

La característica esencial de la tricotilomanía es el arrancamiento recurrente del cabello que da lugar a una pérdida perceptible de pelo. Puede haber arrancamiento del pelo en cualquier región del cuerpo donde éste crezca, pero los sitios más frecuentes son la cabeza, las cejas y las pestañas. El arrancamiento puede ocurrir en episodios breves a lo largo de día, o con menor frecuencia, de forma continuada durante horas. El estrés aumenta el comportamiento de arrancamiento, aunque en los estados de relajación o distracción también se observa (p.ej., viendo la televisión o leyendo). Inmediatamente antes de arrancarse el cabello, el individuo experimenta una sensación de tensión creciente. En algunos individuos dicha tensión se experimenta más al intentar resistir el impulso de arrancamiento. Hay gratificación, bienestar o sensación de liberación cuando se ha arrancado el cabello. El diagnóstico de este trastorno se excluye cuando el comportamiento se explica mejor por la presencia de otro trastorno mental (ideas delirantes, alucinaciones) o de una enfermedad médica dermatológica. Todas estas características clínicas se recogen de forma sistematizada en los criterios para el diagnóstico que propone el DSM-IV-TR[1] (tabla V).

Puede asociarse retorcimiento de los cabellos y la tricofagia. El arrancamiento no suele darse en presencia de otras personas, excepto personas muy próximas y generalmente hay evitación de situaciones sociales. Tienden a negar su comportamiento y a ocultar o camuflar la alopecia resultante. Algunas personas sienten necesidad de arrancar el pelo a otros o a animales o a objetos fibrosos (muñecos, tejidos). Morderse las uñas, rascarse y hacerse excoriaciones o mordisquear objetos pueden ser comportamientos asociados. Los trastornos del estado de ánimo o de ansiedad, o retraso mental pueden asociarse a tricotilomanía.

Para los casos en que el individuo niega su conducta, el examen histopatológico de las áreas de alopecia, revela lesiones características: pelos cortos y rotos; folículos normales y lesionados en el mismo área y aumento del número de cabellos en crecimiento. Hay ausencia de inflamación, lo que ayuda a diferenciarla de la alopecia areata. Los patrones de pérdida del cabello son bastantes variables desde zonas de alopecia completa a zonas con disminución de la densidad de pelo. En la cabeza se da más en zonas coronales o parietales. Las cejas y las pestañas pueden desaparecer por completo. Puede haber zonas sin pelo en piernas y espalda y en región púbica. La tricofagia puede dar

TABLA V
CRITERIOS DEL DSM-IV-TR PARA EL DIAGNÓSTICO DE TRICOTILOMANÍA

A. Arrancamiento del propio pelo de forma recurrente, que da lugar a, una pérdida perceptible de pelo.
B. Sensación de tensión creciente inmediatamente antes del arranca- miento de pelo o cuando se intenta resistir la práctica de ese comportamiento.
C. Bienestar, gratificación o liberación cuando se produce el arrancamiento del pelo.
D. La alteración no se explica mejor por la presencia de otro trastorno mental y no se debe a una enfermedad médica (p.ej., enfermedad dermatológica).
E. La alteración causa malestar clínicamente significativo o deterioro social, laboral o de otras áreas importantes de la actividad del individuo.

síntomas digestivos e incluso cuadros de obstrucción y/o perforación intestinal.

Los períodos transitorios de arrancamiento de pelo en la infancia son considerados unos "hábitos" benignos con un curso autolimitado. En los casos de tricotilomanía muchos empezaron en la infancia y evolucionaron de forma crónica durante décadas con curso continuo o bien episódico-recurrente.

Diagnóstico diferencial

Con otras causas de alopecia, sobre todo en las personas que niegan arrancarse pelo.

Con otros trastornos mentales que expliquen mejor el comportamiento de arrancamiento del cabello, como por ejemplo, si fuera la respuesta a una idea delirante o una alucinación en la esquizofrenia.

También debe diferenciarse de un verdadero trastorno obsesivo-compulsivo (TOC), aunque como ya señalamos anteriormente, algunos autores postulan que la tricotilomanía es una forma de dicho trastorno. En el caso del TOC, los comportamientos repetitivos son una repuesta a una idea obsesiva o unos rituales rígidos. Habrá que descartar que se trate de trastornos por movimientos estereotipados, como tics complejos, si presenta otros movimientos o comportamientos.

Por último hay que descartar el trastorno facticio con síntomas físicos y la simulación, para conseguir beneficio del entorno.

Tratamiento

Lo habitual es que los pacientes tarden años en solicitar tratamiento por la tendencia a negar la enfermedad y sentimientos de vergüenza y hasta la mitad pueden quedar sin diagnóstico y tratamiento.

No hay un tratamiento claramente establecido como el más eficaz, ya que hay pocos estudios controlados y la información existente se basa en la comunicación de casos o estudios abiertos. En esta situación lo más apropiado será un abordaje múltiple que incluya tanto psicoterapia como tratamiento farmacológico.

Los fármacos serotoninérgicos han sido los más utilizados ya que han mostrado eficacia terapéutica. Incluye a la clorimipramina y los ISRS. También se han comunicado efectos terapéuticos con las sales de litio, la buspirona, los IMAOs y la naltrexona. En casos resistentes a ISRS, la adicción de neurolépticos, como el pimozide, el haloperidol, o los antipsicóticos atípicos, ha resultado eficaz.

Algunas técnicas psicoterapéuticas como las modificación de conducta, biofeedback o la hipnosis han resultado eficaces[4].

OTROS TRASTORNOS DEL CONTROL DE IMPULSOS. LAS ADICCIONES COMPORTAMENTALES

En este apartado nos ocuparemos de un tipo de conductas, que podemos denominar "adicciones comportamentales", por su parecido con las llamadas adicciones químicas. Su presencia sugiere la existencia de un autocontrol deficiente de la conducta, o sea un trastorno del control de los impulsos y su mejor descripción podría radicar en una mezcla de esos conceptos comunes, poco utilizados: "imprudencia" y "frenos"[2]. En efecto en nuestra opinión todo consiste en un problema de autocontrol. Sabemos que la mayor dignidad del ser humano es la de gobernarse a sí mismo, y que para ello hemos de actuar con adecuado equilibrio, entre lo que "podemos hacer" (capacidades, conocimientos) y lo que "debemos hacer" (normas, frenos) y lo que "queremos hacer" (deseos, impulsos). Sabemos que la disposición y el uso correcto de estas tres cualidades es el mejor indicio de tener un buen "equilibrio mental". Sin embargo no todos los seres humanos disponen y usan adecuadamente la capacidad de autogobierno, o mejor dicho, ningún ser humano dispone y usa todo el tiempo esta "dignísima cualidad". De tal manera todos en alguna medida y en algunos momentos somos "imprudentes", temerarios y nos conducimos olvidándonos de los "frenos" y guiándonos sólo por los impulsos, sin calibrar los riesgos y perjuicios que ello puede suponer.

Si una conducta placentera, incluso si es aceptada socialmente como hábitos o afición normal, pasa a vivirse como una necesidad imperiosa, a convertirse en un comportamiento inevitable y deteriora las relaciones familiares, sociales o laborales, entonces hablamos de "adicción comportamental"[30]. Los rasgos típicos de estas conductas son:

- Pérdida de control sobre la actividad (pérdida de la libertad interior).
- Continuación de la conducta a pesar de sus consecuencias adversas.
- Deseo cada vez mayor de repetir la conducta, que puede convertirse en una obsesión intensa y que genera una dependencia psíquica.
- Síndrome de abstinencia (ansiedad, inquietud, tensión) si no puede realizarse.
- Pérdida de interés por otro tipo de conductas previamente satisfactorias.

El proceso de la adicción sigue varias fases.

— Fase apetitiva: se prueba algo y gusta (por ejemplo jugar y ganar).
— Fase ejecutiva: Se aprende y se repite.
— Fase de saciedad: Se abusa hasta el hartazgo.
— Fase de abstinencia: Se intenta abandonar, pero la ansiedad vence a la voluntad.
— Fase de adaptación: Se mantiene y estabiliza, se agrava o se abandona.

Se consideran factores favorecedores de este tipo de conductas la existencia de una personalidad inmadura con elevada impulsividad, baja autoestima, intolerancia a las frustraciones y búsqueda exagerada de sensaciones, junto con ciertos valores de la sociedad actual, como la tendencia al consumo, el valor de la imagen, etc.

Los modelos explicativos propuestos han variado desde los puramente morales (personas con falta de voluntad), hasta los basados en teorías psicológicas o biológicas complejas. Los modelos psicoanalíticos entienden estas adicciones como sustitutivos de conductas compulsivas de masturbación, considerada la adicción original a partir de la cual se originarían las demás. Los modelos de personalidad, se basan en la relación entre algunos rasgos del carácter o temperamento (neuroloticismo, inestabilidad emocional, extroversión) y estas conductas. Los modelos de la teoría del aprendizaje han tratado de explicar la adicción en función del reforzamiento de una conducta determinada, por lo que tal adicción implica la obtención de placer o supresión de malestar. La perspectiva cognitiva supone que es determinante la forma en que se perciben, interpretan y valoran los distintos elementos de la vida. Así no sería tanto la actividad en sí, sino como se vive ésta. Algunas de las distorsiones del pensamiento más típicas que acompañan a las adicciones sin droga son:

— Negación del problema.
— Minimización de sus efectos negativos sobre la vida del individuo.
— Pensamiento absoluto y dicotómico (todo es perfecto o nefasto).
— Abstracción selectiva, centrándose en los detalles de la conducta y de negar los riesgos.
— Pensamiento supersticioso: ilusión o percepción del control del azar basándose en estrategias, supersticiones o en la creencia de conocimiento mas allá del que se tiene.
— Percepción sesgada de los resultados de la conducta.
— Magnificación del valor de la imagen corporal.

Los modelos biológicos explican la adicción comportamental en función de deficiencias en el nivel de sustancias cerebrales semejantes a los opiáceos (beta-endorfinas) o fallos en los sistemas de neurotransmisores (sistema serotoninérgico y dopaminérgico) que predispondrían a estos sujetos a la práctica de actividades que incrementen la actividad cerebral y mejoren el estado de ánimo o activen los sistemas de recompensa.

En fin, y a modo de síntesis se han descrito cinco dimensiones predisponentes a las adicciones comportamentales:

1. Predisposición o vulnerabilidad biológica: Sería una disposición heredada, de la que existe poca evidencia empírica.
2. Fracaso de la socialización: Deficiente adquisición de habilidades relacionales y desarrollo y actitudes y conductas competitivas, en lugar de colaboradoras.
3. Contacto con situaciones estresantes durante las primeras etapas de la vida.
4. Cierto estilo de personalidad y posibles trastornos de la misma.
5. Contacto reciente con situaciones estresantes.

Se ha hecho referencia y descrito numerosas adicciones comportamentales. Una de las más descritas y estudiadas sería el juego patológico o ludopatía, descrito como uno de los trastornos del control de los impulsos puro o específico y que sigue de una forma más típica las características que hemos señalado para las adicciones comportamentales. Además y para concluir este capítulo, describiremos someramente algunas de dichas adicciones que en nuestra opinión pueden tener más interés para el médico de atención primaria en orden a detectarlas y derivar al especialista de psiquiatría. Incluimos en dicha exposición a la compra compulsiva, la adicción al sexo, adicción al teléfono móvil, adicción a internet y adicción a los videojuegos.

Compra compulsiva

Se habla de adicción a las compras cuando se siente una necesidad irresistible de adquirir de forma repetida objetos innecesarios incluso a elevado precio, lo que producirá un deterioro económico importante en muchos casos. La fase preparatoria consiste en la visualización de escaparates o listas de productos en los supermercados hasta que se ejecuta la fase propia de la compra, asociada a gran sensación de placer. Posteriormente, sin embargo, es común la aparición de autoreproches y un sentimiento de descontrol de impulsos. Es bastante más frecuente en el sexo femenino. Como factor influyente se ha descrito, aparte de una personalidad alterada con rasgos de impulsividad e inmadurez, la presencia constante en la sociedad actual de valores que incitan al consumo. En la mayor parte de los casos los objetos adquiridos mediante compra patológica son destinados a regalos, colecciones o a la basura, precisamente por su carácter caprichoso, momentáneo o innecesario. El tipo de adquisiciones puede variar de unos individuos a otros, y fundamentalmente según el sexo: en las mujeres son habituales los relacionados con la moda o el atuendo, la cosmética, las joyas o los productos de droguería, mientras que los varones se inclinan más por los productos de imagen y sonido, informática, accesorios de automóvil o prendas concretas de vestir. Al igual que el resto de adicciones comportamentales, a menudo se asocia a otras conductas adictivas, siendo la más frecuente en este caso la coexistencia de bulimia. Por último, se puede observar su presencia en otras enfermedades psiquiátricas (trastorno maníaco), pero en estos casos no se considera una adicción comportamental, sino un síntoma incluido en la patología primaria de base que cede al remitir ésta[31,32].

Adicción al sexo

A partir de una conducta agradable y apetecible, se desencadena una necesidad imperiosa de practicar actividad sexual con personas anónimas, que tiende a repetirse de forma mecánica a pesar de resultar poco o nada satisfactoria. La relación se suele producir con personas distintas y normalmente es muy breve. Consiste en una verdadera manipulación del cuerpo de la otra persona, a modo de objeto, para el que no existen obligaciones ni responsabilidades. El individuo se ve esclavizado por este tipo de conducta, a pesar de los riesgos que ésta conlleva. Posteriormente, suelen sucederse intensos sentimientos de culpabilidad y autoreproches. Sin embargo, éstos no van a impedir la repetición de dicho comportamiento en un intervalo de tiempo corto.

Cuando el período de abstinencia sexual se prolonga por alguna razón, se producen irritabilidad, ansiedad, náuseas, insomnio, temblores, cefaleas, inquietud, etc., que ceden tras la administración de una nueva «dosis» de sexo similar. Es más frecuente en los varones, y la personalidad de los afectados suele estar alterada, predominando los rasgos impulsivos con deficiente autocontrol, la inseguridad y el sentimiento de vacío existencial. El deterioro que provoca es grave y abarca terrenos como el familiar (obviamente), el social (tendencia al aislamiento), el laboral (disminución del rendimiento) o el económico ("alternar", profesionales del sexo).

Adicción al teléfono móvil

En este caso, la conducta adictiva no tiene como finalidad la de promover de forma repetitiva una comunicación innecesaria, sino la de sentirse «receptores» constantes de probables llamadas «absolutamente necesarias» (por regla general relacionadas con el trabajo u otros temas similares). Los sujetos no son capaces de desprenderse del teléfono móvil incluso en situaciones técnicamente dificultosas (ir al baño, conducir, bañarse en la playa, etc.) y comprueban repetidamente el estado de la cobertura o la batería. Si por algún motivo no pueden disponer de dicho instrumento manifiestan enfado, irritabilidad y sentimientos de desprotección que no se calman hasta reanudar la posibilidad comunicativa. Suele asociarse a otras conductas, como la adicción al trabajo, y en esta ocasión es más frecuente en varones jóvenes de un nivel social y cultural medio-alto.

Adicción a internet

Últimamente se esta dando mucha importancia a la influencia de este instrumento de comunicación sobre la población, por lo que supone de mejora en la calidad de vida gracias a las posibilidades que ofrece (ocio, actividades profesionales y económicas, comunicación, formación, etc.). Además, la accesibilidad cada vez es más fácil por el bajo coste que supone y la universalización del ordenador. Sin embargo, como todos las actividades placenteras, puede llegar a originar adicción.

La consideración del uso de internet como abusivo y adictivo precisa las condiciones básicas de toda adicción comportamental, tales como la existencia de un impulso irrefrenable a conectarse a la red, sensación de placer y bienestar mientras se usa acompañada de aislamiento del entorno y estado de conciencia alterado, abstinencia cuando por alguna razón no puede utilizarse y posibilidad de interferencia en las relaciones familiares, sociales, laborales y en la economía.

Es más frecuente en los varones. Una personalidad con rasgos de introversión favorece la aparición de esta conducta. Un factor que resulta atractivo en este medio, y por lo tanto adictógeno, lo constituye la utilización continua del anonimato, lo que supone una mayor incitación a la desinhibición. El patrón típico de un adicto a internet es una persona joven, urbana, con conocimientos suficientes de inglés y manejo en el ciberespacio, de profesión liberal y de clase media-alta. Otro tema distinto lo constituye el uso de internet con una finalidad concreta secundaria a otro tipo de adicción, como puede ser el sexo, la compra, las parafilias o el juego. En este caso, lo primordial es la conducta problemática primaria, por lo que la utilización de Internet se modera cuando se normaliza el trastorno nuclear.

Adicción a los videojuegos

Existe controversia a la hora de considerar la potencialidad de los videojuegos para crear adicción, sobre todo cuando se compara con otro tipo de conductas, como la del juego patológico. Sin embargo, y a pesar de los estudios de algunos autores en los que se llega a la conclusión de que no producen dependencia (es decir, necesidad de aumentar el tiempo destinado a dicha tarea para obtener la misma respuesta placentera), como toda actividad agradable sí puede llegar a desencadenar un descontrol del impulso de jugar, una cantidad de tiempo excesiva o abusiva empleada con estrechamiento del campo de la conciencia, síndrome de abstinencia cuando no es posible disponer de él (irritabilidad, rabietas, reacciones de agresividad, etc.), e interferencia socio-familiar y de los rendimientos escolares[2].

Lo que sí es cierto es que su uso progresivo origina una sensación de saciedad que convierte al juego en algo cada vez menos atractivo, por lo que el tiempo empleado se reduce gradualmente. Sin embargo, en estos casos suele aparecer otro tipo o modelo de videojuego que sustituye al anterior.

Es más frecuente en niños que pasan gran parte del tiempo solos o con unos rasgos de personalidad anómalos.

LECTURAS RECOMENDADAS

De Dios A: *Biología de la Impulsividad.* Monografías de Psiquiatría (5), 1998.

De la Gándara JJ: *Adicciones sin drogas: ¿hábitos o enfermedades?* Agencia antidroga. Madrid, 1999.

Hemos seleccionados estas dos lecturas por varias cuestiones: La primera es por que ambas son fácilmente asequibles, didácticas y están disponibles en castellano. Además en ambas se amplía la información ofrecida en este capítulo, tratándose los temas con mayor profundidad, especialmente la "neurobiología", la descripción y el manejo clínico de diferentes trastornos de los impulsos.

BIBLIOGRAFÍA

1. *American Psychiatric Association.* DSM-IV-TR. Masson, S.A. Barcelona, 2003.
2. De la Gándara JJ, Sanz O, Alvarez MT: "Adicciones comportamentales"[1]. En: *Tratado de Psiquiatría.* Julio Vallejo, Carmen Leal (eds). Ars Médica. Barcelona, 2005; 831-843.
3. Rodríguez A, Ros S: "Los trastornos puros". En: *Impulsividad.* Salvador Ros, M. Dolores Peris, Ramón García (Eds). Ars Médica. Barcelona, 2004; 81-99.
4. Carrasco JL, Díaz M: "Trastornos del Control de Impulsos". En *Tratado de Psiquiatría.* Julio Vallejo y Carmen Leal (eds). Ars Médica. Barcelona, 2005; 1482-1495.
5. De Dios A: "Biología de la Impulsividad". *Monografías de Psiquiatría* (5), 1998.
6. De la Gándara JJ: "Adicciones comportamentales". *Monografías de Psiquiatría* (5), 1998.
7. Sadock BJ, Sadock VA: "Trastorno del control de impulsos no clasificados en otros apartados". En *Sinopsis de Psiquiatría* (Novena edicción). Waverley Hispánica, S.A. Madrid, 2004; 782-294.
8. Elliot FA: "Neurological findings in adult minimal brain disfunction and the discontrol syndrome". *J Nerv Ment Dis* 1982; 170:680-687.
9. Linnoila M, Iong I, Virkkunen M: "Low cerebro espinal fluid 5-hydroxyindolacetic acid concentration differentiates impulsive fron non impulsive violent behvior". *Life Sci* 1983; 3:2009-2014.
10. McElroy SL: "Recognition and treatment of DSM-IV intermitent explosive disorder". *J Clin Psychiatry* 1999; 60 (suppl 15) 12-16.
11. Preus VW, Koller G, Bondy B y cols.: "Impulsive traits and 5-HT2A receptor promoter polymorphism in alcohol dependents: possible association but no influence of personality dissorders". *Neuropsychology* 2001; 43:186-191.
12. Sharpe L, Terrier N: "Towards a cognitive behavioral theory of problem gambing". *Br J Psychiatry* 1993; 162:407-412.
13. Blaszcezynski AP, McConagnhy N, Frankova A: "Control versus abstinence in the treatment of pathological gambling: a two to nine years follow-up. *Br J Adolict* 1991; 86:299-306.
14. Daghestani AN, Elenz E y Crayton JW: "Pathological gambling on hospitalised substance abusing veterans. *J Clin Psychiatry* 1996; 57:360-363.
15. Ibáñez A, Saiz J: "Trastornos de los hábitos y del control de los impulsos". En *Tratado de Psiquiatría.* D. Barcia, Ed. Aran. Madrid, 2000; 579-602.
16. Saiz J, Ibáñez A: "Adicciones comportamentales (II): Juego Patológico". En *Tratado de Psiquiatría.* Julio Vallejo y Carmen Leal (Eds). Ars Médica. Barcelona 2005; 844-857.
17. Koson DF, Dvoskin I: "Arson: a diagnostic study". *Bull Am Acad Psychiatry Law* 1982; 10:39-49.
18. Linnoila M, De Iong I, Virkkunen M: "Family history of alcoholism in violent offenders and impulsive fire setters". *Arch Gen Psychiatry* 1989; 46:613-616.

19. Virkkunen M, Rawling R, Takola R y cols.: "CSF biochemistries, glucose metabolism, and diurnal activity rythms en alcoholic violent offenders, fire setters and healthy volunteers". *Arch Gen Psychiaatry* 1994; 51:20-27.

20. De Vries BB, Lees M, Knight SJ y cols.: "Submicroscope 8 ptes deletion, mild mental retardation and behavioral problems caused by a familial t(8;20. P 23, p 13). *Am J Med Genet* 2001; 99:314-319.

21. Dolan M, Millington J, Park I: "Personality and neuropsychological function in violent sexual and arson offenders". *Med Sci Law* 2002; 42:34-43.

22. Ginsberg GL: "Trastornos de la adaptación y del control de impulsos". En *Tratado de Psiquiatría* en F. Kaplan y B. Sadock (Eds.). Salvat. Barcelona, 1989.

23. Nyfleler T, Regard M: "Kleptomania in a patent with a right frontolimbic lesion". *Neuropsychiatr Neuropsychol Neurol* 2001; 14:73-76.

24. Hallopeau M: "Allopecie par grattage (Trichomanie ou trichotilomanniie). *Ann Dermatol Venereol* 1985; 10:440-441.

25. American Psychiatric Association. "DSM-III-R". Masson S.A. Barcelona, 1992.

26. Christonson GA, Crow SI: "The characterization and treatment of trichotilomania. *J Clin Psychiatry* 1996; 57 (suppl. 8):42-47.

27. Ninan PT, Rothbaun BO, Stipetic M y cols.: "CSF 5-HIAA as a predictor of treatment response in trichotilomania". *Psychopharmacol Bull* 1992; 28:451-455.

28. Van Ameringen M, Marizini O, Oakman JM y cols.: "The potential role of haloperidol in the treatment oss trichotilomania". *J Affect Disord* 1999; 56:219-226.

29. Christenson GA, Raymond NC, Faris PL y cols.: "Pain Thresholds aare not elevated in trhichotilomania". *Biol Psychiatry* 1994; 36:347-349.

30. De la Gándara JJ: "Adicciones sin drogas: ¿hábitos o enfermedades? Agencia antidroga. Madrid, 1999.

31. De la Gándara JJ: "Dressing disorder". *Br J Psychiatry* 1988; 153:418-420.

32. De la Gándara JJ, de Dios A, Cerezo P y cols.: "El trastorno de adquisión y uso anormal del atuendo". *Actas Luso Esp Neurol Psiquiat* 1990; 18:258-266.

3.17

Trastornos de la conducta alimentaria: anorexia nerviosa y bulimia nerviosa

JOSEP TORO TRALLERO

INTRODUCCION

Los llamados trastornos de la conducta alimentaria (TCA) incluyen varios síndromes caracterizados por alteraciones ingestivas y nutricionales, causadas por factores biológicos, psicológicos y sociales, con consecuencias psicobiológicas que tienden a mantener o agravar tales trastornos.

Los TCA fundamentales, paradigmáticos, son *anorexia nerviosa* (AN) y *bulimia nerviosa* (BN), pero la mayor parte de afectados por TCA lo son por los llamados *no especificados* (TCANE) que, en general son afines a AN o a BN pero no cumplen con todos los requisitos diagnósticos.

Revisando los estudios epidemiológicos realizados en España la prevalencia aproximada de estos trastornos en la población de mayor riesgo, es decir, en mujeres de 12 a 24 años de edad, es la siguiente:

— Anorexia nerviosa: 0,4%
— Bulimia nerviosa: 1%
— TCANE: 4,5%

En varones la prevalencia se sitúa alrededor del 9-10% de la hallada en mujeres. Estas prevalencias son las habituales en todos los países desarrollados y por tanto culturalmente occidentalizados. En los países del tercer mundo no existen TCA.

ETIOPATOGENIA

Como los restantes trastornos psiquiátricos los TCA son trastornos multicausados, con la complicación de que intervienen en ellos factores nutricionales que los complican y perpetúan. Resumiremos los factores de riesgo más relevantes:

Factores genéticos

Los estudios de agregación familiar desde hace tiempo pusieron de manifiesto la relevancia de los factores genéticos en los TCA. En familiares de pacientes anoréxicos el riesgo de AN es del 7,7% y el de BN del 3,3%, y en familiares de pacientes bulímicos el riesgo de padecer BN es del 3,5% y AN del 12,1%[1]. Por tanto, el grado de agregación es muy alto, lo que supone transmisión familiar de los TCA, siendo una transmisión mixta y, por tanto, manifestando la existencia de factores comunes a AB y BN. Al parecer la prevalencia de AN —no de BN— en familiares de pacientes anoréxicos varones todavía es mayor que en familiares de anoréxicas.

La heredabilidad de estos trastornos se infiere de los estudios de concordancia gemelar. En lo que concierne a AN se han hallado los siguientes resultados:

— Población clínica: MZ: 30-57 DZ: 0-0,9
— Población no clínica: MZ: 10-40 DZ: 0-7

Todo ello supone una *heredabilidad* (de la vulnerabilidad) media de 0,64 (0,48-0,74). En BN los datos disponibles son muy semejantes. En población clínica se han obtenido las siguientes concordancias: MZ: 23-83, DZ: 0-26

La genética molecular está intentando complementar el cuadro. La aparente disfunción serotoninérgica que cimenta la AN ha dirigido la mayor parte de las investigaciones, concretamente el gen 5-HT_{2A}. Un paciente anoréxico tiene 2,3 veces más probabilidades de poseer el polimorfismo –14386/A que un control[2]. Sin embargo, estudios más recientes lo ponen en duda. El Val66MetBDNF es un gen asociado a la regulación del apetito y el peso, habiéndose hallado asociado a todas las variantes de TCA[3]. En su mecanismo de acción está implicado el sistema serotoninérgico.

Sin embargo, la influencia de los factores genéticos en la vulnerabilidad a los TCA no parece concretarse antes de la pubertad, puesto que en época prepuberal no hay diferencias entre gemelos MZ y DZ en cuanto síntomas de TCA, sugiriendo que en esa fase del desarrollo lo que influye es el ambiente compartido y que la influencia genética parece precisar de la activación ovárica[4].

Factores perinatales

Comparando el historial obstétrico de pacientes con AN, BN y controles se han encontrado estos predictores de AN: anemia materna, diabetes mellitus, infarto placentario, problemas cardíacos neonatales e hiporreactividad. Predecían BN: infarto placentario, hiporreactividad, dificultades alimentarias tempranas y bajo peso para la edad gestacional[5]. Ello apunta a posibles afectaciones en épocas de inmadurez neurobioquímica de sistemas de neurotransmisión implicados en los TCA. Por otro lado, las mujeres con antecedentes de TCA tienden a sufrir embarazos y partos con este tipo de anomalías[6], quizás constituyendo otra forma de transmisión familiar indirecta.

Disfunción serotoninérgica

En AN no hay duda de que la desnutrición da lugar a una clara alteración funcional del sistema serotoninérgico. Sin embargo, hay datos suficientes para conjeturar la existencia de una disfunción previa al inicio del trastorno. Una revisión reciente[7] permite resumir esos datos:

— En LCR de pacientes con AN se hallan concentraciones más bajas de metabolitos 5-HT (serotonina) que en controles.
— Tras la recuperación de la AN, y por tanto del peso, se observa una concentración superior a la normal y un 50% superior a la hallada durante la AN.
— En pacientes anoréxicos aparecen con mayor frecuencia polimorfismos relacionados con receptores 5-HT.

Recuperados nutrición, peso y menstruación, muchos pacientes se mantienen sintomáticos: ansiedad, obsesividad, etc. Todo ello sugiere que la disfuncionalidad de los receptores 5-HT (amígdala y caudado) pueden ser un *rasgo* de AN asociado a ansiedad anticipatoria y a la regulación de cogniciones y estado de ánimo. Las consecuencias de todo ello pueden ser muy variadas:

1. La hiperactividad 5-HT puede incrementar la sensación de saciedad.
2. Disminución del placer experimentado al comer.
3. La disfunción 5-HT está implicada en el desarrollo de ansiedad, miedo, depresión, obsesiones y compulsiones.
4. La hiperactividad 5-HT inhibe comportamientos y se asocia a evitación de daños.
5. La actividad 5-HT quizás se asocie a la distorsión de la imagen corporal.

La BN también cursa con disfunción serotoninérgica. Transcurrido más de 1 año de la remisión del trastorno, los pacientes mantienen en LCR unas concentraciones de 5-HIAA, metabolito de 5-HT, significativamente superiores que los controles, manteniendo los síntomas psiquiátricos propios de esta disfunción[8]. Eso no ocurre con los metabolitos de dopamina o noradrenalina. Todo ello hace pensar que la disfunción serotoninérgica es un *rasgo*, y, como tal, previo al inicio del trastorno.

Sexo/género femenino

Las mujeres son quienes más influidas están por el culto a un modelo corporal delgado, y por tanto, dada su condición de tales, corren más riesgo de practicar dietas adelgazantes e incurrir en TCA. Complementariamente, las mujeres, comparadas con los varones, parecen ser mucho más vulnerables a alteraciones en la regulación del triptófano —precursor de 5-HT— a consecuencia de dietas hipocalóricas[9].

Pubertad

Los cambios corporales puberales percibidos, atendidos y evaluados por las/los adolescentes constituyen un factor de riesgo para los TCA cuando abocan a *insatisfacción corporal*. Las muchachas corren mayor riesgo por contar con un modelo corporal delgado. A este riesgo puberal general hay que añadir otro más específico: la *pubertad precoz* o *temprana*. Esta pubertad practicamente dobla el riesgo de TCA en comparación a la pubertad promedio[10]. Es interesante recordar que el momento de aparición de la pubertad está en gran parte determinado genéticamente, pero la pubertad precoz puede estar influida por experiencias traumáticas infantiles.

Indice de Masa Corporal (IMC)

Es lógico que la relación peso/talla preocupe a personas sensibles a ello. El IMC individual es consecuencia de la interacción de factores genéticos y experiencias alimentarias, especialmente de los primeros años de vida. Un IMC elevado (sobrepeso u obesidad) hace muy probable la insatisfacción corporal y en consecuencia un TCA. Sin embargo, esta relación sólo parece ser significativa en BN.

Personalidad

Algunos rasgos de personalidad, básicamente temperamentales, constitucionales, se asocian significativamente a los TCA, considerándose como factores de riesgo. El *neuroticismo* (inestabilidad y reactividad emocionales) elevado triplica el riesgo de sufrir un TCA[11]. También lo aumenta una *autoestima* baja. Cualquiera que sean las edades de los pacientes, la AN está estrechamente asociada a *perfeccionismo*, un rasgo de personalidad que se incluye dentro de las características *obsesivoides*[12].

En cuanto a dimensiones temperamentales propiamente dichas, la AN está asociada a un *búsqueda de novedad* baja y una *evitación de daños* alta, por lo que quienes la sufren suelen ser muy poco impulsivos y más bien ansiosos. El paciente bulímico medio también acostumbra a presentar una elevada *evitación de daños*, pero con muy baja *búsqueda de novedad*, siendo evidente su dificultad para el control de sus impulsos[13].

Influencias socioculturales

Estas influencias se concretan en una actitud de culto a la apariencia física, al cuerpo, generalizada en las actuales sociedades industriales desarrolladas. En el caso de las mujeres el factor infuyente es un modelo ideal de cuerpo sumamente delgado extendido a partir de la segunda guerra mundial. Es la comparación del propio cuerpo con dicho modelo lo que induce a la mayoría de muchachas y mujeres a practicar distintos procedimientos para perder peso, principalmente dietas hipocalóricas, condición necesaria para el desarrollo de la mayor parte de TCA.

Son muchos los fenómenos y cambios vividos por nuestras sociedades occidentales (y algunas que no lo son) en el último medio siglo que han facilitado la concreción y difusión de ese modelo corporal delgado[14]. Están representados en la figura 1.

Todos estos factores están estrechamente relacionados entre sí, se potencian mútuamente, y actúan persistente y permanentemente sobre todos los miembros de nuestras sociedades. Los cuerpos modélicos (modelos profesionales, actrices, etc.) ejemplifican el patrón. Las modas del vestir han ido presentando progresivamente tallas más pequeñas junto a una progresiva exhibición pública del cuerpo. El sobrepeso no es rechazado socialmente por sus riesgos sanitarios sino por contravenir la estética corporal vigente. Este conjunto de influencias, compartidas por todo el mundo, especialmente las mujeres, ha sido aprovechada para la venta, comercialización y difusión de múltiples productos, servicios e intervenciones destinados a perder peso y remodelar el cuerpo. La publicidad ha sido una herramienta eficacísima. Los actuales medios de comunicación (cinematografía, televisión, revistas ilustradas, carteles publicitarios, internet...), transmisores de imágenes visuales de cuerpos delgados y de mensajes verbales a favor de la delgadez y el adelgazamiento, son considerados los principales responsables de la difusión de las conductas de riesgo de TCA.

Los cambios experimentados por el papel social de la mujer en los últimos cincuenta años (laborales, económicos, políticos, familiares, etc.) están estrechamente asociados al incremento del culto al cuerpo delgado. Parece como si la sustitución de sus funciones reproductoras y domésticas tradicionales por papeles públicos hasta hace poco propios del varón hubiera sido un factor decisivo para esos cambios.

Los varones homosexuales tienen más riesgo de TCA que los heterosexuales. Ésa parece ser una consecuencia del mayor culto al cuerpo que se suele dar en el seno de comunidades imbuidas por la cultura gay (la homosexualidad femenina está considerada como un factor de protección).

¿A través de qué agentes llegan al individuo estos múltiples, aunque coincidentes, mensajes? Fundamentalmente a través de tres intermediarios:

1. *La familia*. Una revisión de la literatura permite concretar dos mecanismos principales[15]. El primero es la práctica de desaprobaciones, críticas y/o burlas relativas al cuerpo, el peso o la forma

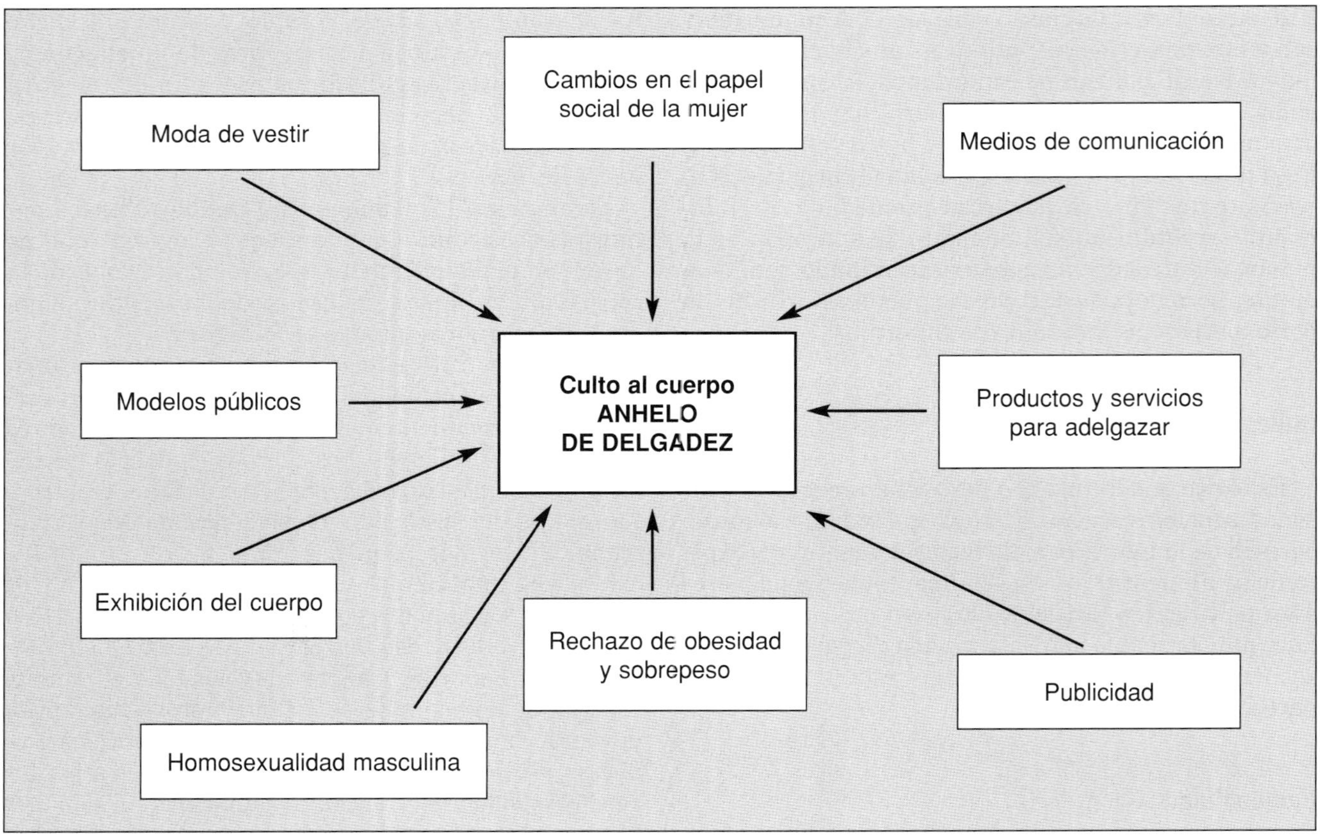

Figura 1. Factores socioculturales asociados a la génesis y difusión de la cultura femenina de la delgadez.

de comer de la hija. Se han detectado efectos perjudiciales a partir de los 5 años de edad[16]. El segundo es la influencia de padres, sobre todo madres, excesivamente preocupadas por su peso y silueta, no por motivos de salud, y practicando procedimientos para controlar su peso.

2. *El grupo coetáneo.* Especialmente el grupo de compañeras y amigas. En la adolescencia es en el seno de estos grupos donde se va configurando el modelo de cuerpo ideal, se practican críticas mútuas y comparaciones, se aprenden conductas de riesgo (dietas, ejercicio físico, fumar...), etc.
3. *Los medios de comunicación.* Ya descritos anteriormente en su papel transmisor del modelo estético corporal vigente.

En líneas generales, la influencia familiar parece ser primordial en la etapa prepuberal y la del grupo coetáneo durante toda la adolescencia. Los medios de comunicación influyen principalmente a adolescentes y adultos.

Ejercicio físico y práctica deportiva

La preocupación por el rendimiento, por la marca, de muchos deportistas, puede conducirles a un tipo de insatisfacción corporal que en principio no es de carácter estético, aunque puede sumarse a ella. Un estudio muy representativo, realizado por Sundgot-Borgen y Torsveit (2004)[17] con todos los deportistas de élite de Noruega, halló que el 13,5% de ellos sufría algún TCA clínico o subclínico por sólo un 4,6% la población de comparación. Los llamados *deportes estéticos* femeninos (gimnasia, natación sincronizada, patinaje, etc.) cuentan con prevalencias de TCA muy superiores: del 42% en el estudio citado. Otra investigación reciente ha hallado que el riesgo de TCA en muchachas deportistas se incrementa en deportes que incluyen la exhibición pública del cuerpo y cuando las chicas experimentan que se sienten presionadas por su entrenador en relación a su apariencia física, su peso o su forma de comer[18].

Factores precipitantes

Son muy poco valorables en TCA. No hay constancia de su influencia en el inicio de una AN. El problema radica en cómo decidir el momento en que se inicia el trastorno, diferenciándolo del momento en que el sujeto tomó la decisión de perder peso. A veces esta decisión fue "precipitada" por una broma, una crítica, una comparación, un incremento inesperado de peso, etc. Pero casi nunca es una decisión consiguiente a una situación estresante o aversiva ajena a esas experiencias.

Aunque sí se acepta que la BN puede comenzar tras una situación estresante, en realidad los estresores simplemente pueden precipitar un atracón o un período de atracones, pero el trastorno, obviamente, comienza después, si es que lo hace. Un estudio ha descrito los precipitantes de atracones reconocidos por más del 50% de pacientes bulímicas[19]. Son éstos:

— Pensamientos negativos sobre sí misma o su futuro.
— Sentirse deprimida, ansiosa, tensa, triste, sola, vacía, culpable, inútil, fracasada.
— Experimentar la necesidad de comer dulces.
— Sentirse, verse o creerse gorda; estar preocupada por la apariencia física.

Factores de mantenimiento

Tanto AN como AN, una vez instauradas, generan una serie de consecuencias que facilitan o determinan la perpetuación o/y agravamiento de esos trastornos. Son fundamentales los cambios y alteraciones que la malnutrición determina en los sistemas de neurotransmisión[20]. La tabla I resume sus consecuencias psicopatológicas más importantes.

Éstas son las razones de que la mayoría de los pacientes, especialmente los anoréxicos presenten sistemáticamente sintomatología depresiva, obsesiva y compulsiva, al tiempo que suelen entregarse a un ejercicio físico excesivo, compulsivo. Las alteraciones de las sensaciones de hambre y saciedad son frecuentísimas en los TCA. En la BN las relaciones entre malnutrición y esas sensaciones son muy complejas. Baste un ejemplo: los pacientes bulímicos en sus comidas, pero muy especialmente en sus atracones, tienden a ingerir una gran cantidad de carbohidratos y muy pocas proteínas. Se ha comprobado que este predominio relativo de los hidratos de carbono reduce la secreción de colecistocinina (CCK) y de glucagon, dos señalizadores de saciedad[21]. En consecuencia, a medida que persiste el trastorno, se incrementa o mantiene exacerbado el apetito, lo que puede dar lugar a nuevos o más atracones.

La AN cursa con tendencia al aislamiento social y por tanto a la supresión de gratificaciones socioafectivas. Los conflictos familiares son la norma, constituyéndose en otro factor estresante. La disforia es la consecuencia de todo ello. En la BN la disforia, la inestabilidad emocional, siempre existente está muy asociada a la percepción de ser bulímico y a la sensación de impotencia para corregirlo.

Causalidad de los TCA

Un TCA hace su aparición cuando en la vida de una persona coinciden una serie de factores de riesgo, específicos e inespecíficos, que interactuando dan lugar a la eclosión del trastorno. El modelo etiopatogénico resultante de tomar en consideración todos esos factores se resume en la figura 2. Puede decirse que se inicia un TCA cuando una persona que cuenta con varios factores de predisposición influidos o determinados genéticamente, habiéndose preocupado por su silueta corporal o por su peso a causa de la asunción del modelo corporal delgado, toma la decisión de adelgazar. Si la dieta que sigue es excesiva, en función de la especificidad de sus predisposiciones, desarrollará una AN, una BN o un TCANE. Una vez establecido el TCA sus consecuencias biológicas, psicológicas y sociales tenderán a mantenerlo y agravarlo.

CARACTERÍSTICAS CLÍNICAS Y ADAPTATIVAS

Anorexia nerviosa

Un paciente anoréxico presenta alteraciones y cambios en todos los ámbitos psicológicos y gran parte de los biológicos.

Cambios somáticos. Los más aparentes son la pérdida de peso y el adelgazamiento consiguiente. La amenorrea persistente indica la entrada en estado de desnutrición. A partir de aquí pueden desarrollarse

TABLA I
MANIFESTACIONES PSICOPATOLÓGICAS CAUSADAS POR LAS ALTERACIONES NUTRICIONALES EN LOS TCA

- ***Síntomas depresivos***: relacionados con alteraciones noradrenérgicas, serotoninérgicas y dopaminérgicas
- ***Síntomas obsesivos-compulsivos:*** relacionados con alteraciones serotonérgicas y dopaminérgicas
- ***Hiperactividad***: relacionada con alteraciones dopaminérgicas y de opiáceos endógenos
- ***Trastornos del comportamiento alimentario:*** relacionados con alteraciones serotoninérgicas y dopaminérgicas
- ***Conducta antisocial***
- ***Trastornos mentales orgánicos***

múltiples síntomas, desde los iniciales caída del cabello, bradicardía o sequedad de piel, hasta un posible marasmo y muerte por inanición, pasando por alteraciones hormonales (del crecimiento, tiroideas, hipófiso-gonadales, etc.), anemia, estreñimiento, hipotensión, mareos, etc.

Cambios cognitivos. Las preocupaciones por la silueta, el peso y la comida se hacen intrusivas, obsesivas. La distorsión de la imagen corporal suele aumentar a medida que la paciente pierde peso: cada vez se ve más gorda. Su campo de intereses se reduce hasta concretarse en su cuerpo y, en todo caso, en su rendimiento académico o en el deporte o danza que practica: el perfeccionismo se intensifica. Su pensamiento se hace egocéntrico: quienes le rodean pasan a un muy segundo plano. La autoestima siempre es baja.

Cambios emocionales: Su disforia es evidente. Los estados de tristeza e irritabilidad aumentan progresivamente. Presenta síntomas depresivos. Puede y suele generar ideas de muerte y suicidio. La ansiedad es creciente, inicialmente asociada a su preocupación por el peso. Esta ansiedad, fóbica, se generaliza a la comida y aún a las situaciones en que se suelen desarrollar las comidas.

Cambios conductuales. El más claro es la restricción alimentaria con frecuencia acompañada de incremento de ejercicio físico. Los enfrentamientos con la comida pueden suponer ocultar y desprenderse de los alimentos, desmenuzarlos, exprimirlos, olisquearlos, etc. El paciente tiende a retraerse socialmente, incurriendo a menudo en aislamientos completos o casi completos. Las relaciones con el otro sexo, si existen o se mantienen, carecen de contenido sexual. La agresividad/irritabilidad se manifiesta en el medio familiar de manera exclusiva o preferente. Con frecuencia cambian sus vestimentas que pueden ser muy holgadas o por el contrario ajustadísimas.

Bulimia nerviosa

Sus manifestaciones suelen ser mucho menos evidentes que las propias de la AN. En realidad, la observación de un paciente bulímico no tiene por qué conducir a sospechar su trastorno a no ser que se le sorprenda en pleno episodio bulímico (atracones, vómitos) o él lo confiese.

Cambios somáticos. Si se hacen evidentes es señal de que se trata de un bulímico veterano o

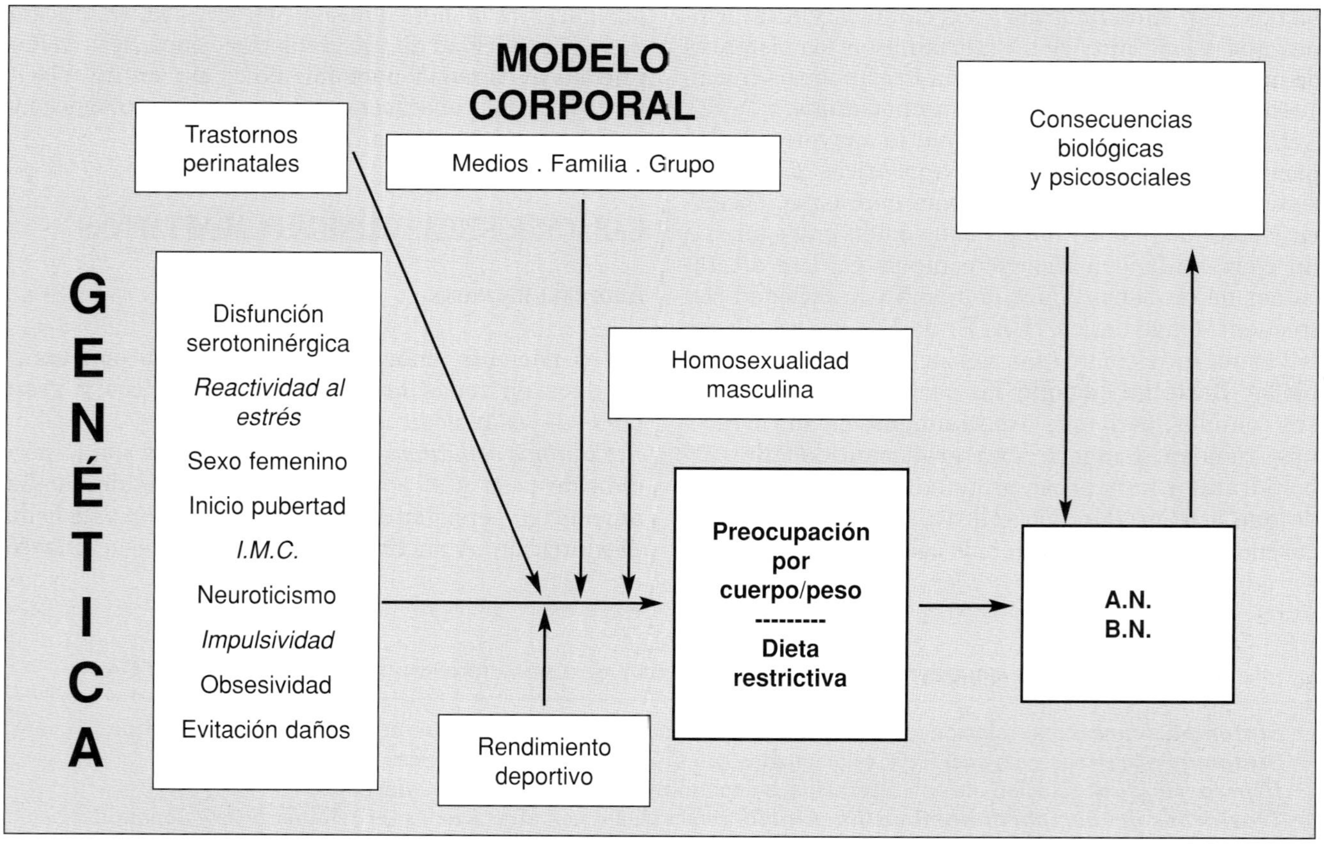

Figura 2. Modelo etiopatogénico de los TCA (en cursiva los factores genéticos de riesgo asociados más específicamente a BN).

que está pasando por una fase de gravedad acusada. En tales casos, pueden observarse gingivitis, estomatitis y alteraciones dentarias, junto con alteraciones gastrointestinales. También suelen producirse inflamaciones de las parótidas. En principio un paciente bulímico tiene un peso normal o sobrepeso.

Cambios cognitivos. La preocupación por el cuerpo/peso y por los atracones y sus consecuencias se hacen intensas y con frecuencia obsesivas. La distorsión de su imagen corporal puede ser tan intensa como en la AN. Los pensamientos de autodesprecio suelen ser constantes, con una muy baja autoestima. Es frecuente la ideación autolítica.

Cambios emocionales. La inestabilidad emocional es la norma con frecuente sintomatología depresiva. Las períodos críticos de atracones suelen provocar llanto y deesesperación, junto con la agudización de permanentes sentimientos de culpa y vergüenza. Como las relaciones interpersonales suelen ser conflictivas, el estado de ánimo del paciente sufre las consecuencias de todo ello.

Cambios conductuales. Los atracones y las conductas compensadoras (vómitos, consumo de laxantes o diuréticos, actividad física, etc.) son los comportamientos más evidentes, pero en princio siempre son hechos privados. En presencia de otras personas el bulímico prácticamente nunca incurre en atracones. Este hecho le lleva a maniobras de ocultación de los mismos.

En la llamada *bulimia multimpulsiva* suelen ser frecuentes hurtos (de comida o de dinero para comprarla), mentiras, consumo de tóxicos, autolesiones, tentativas autolíticas, cambios de pareja y/o promiscuidad sexual, inestabilidad laboral, etc. Todo ello es consecuencia de la coincidencia del trastorno bulímico con un *trastorno límite de personalidad.*

CRITERIOS DIAGNÓSTICOS

Anorexia nerviosa

En la tabla II aparecen resumidos los criterios diagnósticos de AN según las clasificaciones internacionales actualmente vigentes, la CIE-10, de la Organización Mundial de la Salud, y el DSM-IV, de la Asociación Psiquiátrica Americana. Pueden observarse las similitudes y diferencias entre ambas clasificaciones. Resumiendo, el diagnóstico de AN debe establecerse ante una persona que ha perdido peso significativamente, lo ha hecho voluntariamente, se percibe como gorda sin estarlo o teme infundadamente serlo, se valora negativamente como persona, carece de conciencia de enfermedad, y sufre alteraciones hormonales, especialmente amenorrea persistente.

Un peso que es un 15% inferior al peso ideal se considera, pues, criterio de AN. (El IMC o Indice de Quetelet se calcula dividiendo el peso en kilos por el cuadrado de la altura en metros). Obsérvese que la pérdida real de peso de un menor, niño o adolescente, debe calcularse sumando a la pérdida objetivada el peso no aumentado desde que inició la dieta restrictiva.

Subtipos. El DSM-IV propone dos formas de presentación ampliamente admitidas:

- *Tipo restrictivo.* El paciente consigue el control del peso exclusivamente mediante dieta hipocalórica y, si acaso, ejercicio físico. Es la presentación "tradicional", la más frecuente.
- *Tipo compulsivo/purgativo.* Junto a la restricción alimentaria el paciente recurre regularmente a atracones o a purgas (vómitos, laxantes, diuréticos, enemas...).

Diagnóstico diferencial

En el *trastorno depresivo* los pacientes no tienen deseo de adelgazar ni temen aumentar de peso. En la *esquizofrenia* hay sintomatología psicótica y, si se presenta restricción alimentaria no suele ser por deseos de perder peso, sino a consecuencia de interpretaciones delirantes. En la *fobia social* pueden evitarse situaciones de comer en público o en compañía, pero no tiene por qué haber restricción alimentaria, aunque es frecuente que coexistan ambos trastornos. En el *trastorno obsesivo compulsivo*, las obsesiones y compulsiones no tienen que estar relacionadas exclusivamente con la comida, el cuerpo o el peso. En el *trastorno dismórfico* la preocupación obsesiva por el cuerpo se centra mucho más en partes concretas del mismo y no suele haber miedo al aumento de peso o volumen general, ni hay restricción alimentaria. Los atracones y purgas de la *bulimia nerviosa* pueden presentarse también en la AN, pero en la bulimia el peso suele mantenerse dentro o por encima de lo normal. En *enfermedades médicas* que cursan con pérdida de peso (digestivas, neoplásicas, SIDA, etc.) esta pérdida no es voluntaria, suele haber reducción de apetito y no existe distorsión patológica de la imagen corporal.

Bulimia nerviosa

En la tabla III se exponen y comparan los criterios diagnósticos de BN según ICD-10 y DSM-IV. El DSM-IV da una descripción de atracón bulímico, es decir patológico, mucho más precisa, introduciendo

TABLA II
CRITERIOS DIAGNÓSTICOS (RESUMIDOS) DE ANOREXIA NERVIOSA SEGÚN LAS CLASIFICACIONES INTERNACIONALES VIGENTES

ICD-10	DSM-IV
A. Pérdida significativa de peso (IMC < 17'5). Los pacientes prepúberes pueden no presentar el aumento de peso propio de su fase de desarrollo.	**A.** Negativa a mantener el peso corporal igual o por encima del mínimo correspondiente a edad/talla. Pérdida o no aumento (menores) que sitúa el peso por debajo del 85% esperado.
B. La pérdida de peso está causada por el paciente: 1. Restringiendo su ingesta, y por uno o más de estas conductas: 2. Vómitos, 3. Laxantes, 4. Ejercicio excesivo, y 5. Diuréticos o anorexígenos.	**B.** Miedo intenso a ganar peso o convertirse en obeso aun teniendo un peso inferior al normal.
C. Distorsión de la imagen corporal, con miedo persistente y desmesurado a la gordura o a la flacidez corporal, lo que lleva a mantener un peso bajo.	**C.** Distorsión perceptiva del peso y la silueta, exageración de su importancia en la autoevaluación, o negación de la importancia de tener un peso bajo.
D. Trastorno endocrino generalizado: amenorrea en mujeres (sin tratamiento hormonal) y pérdida de interés y portencia sexuales en varones. Puede haber: tasas altas de hormona de crecimiento y cortisol, alteraciones tiroideas y de la secreción de insulina.	**D.** En prepúberes, amenorrea: ausencia de tres ciclos consecutivos (sin tratamiento hormonal).
E. En prepúberes, se retrasa o detiene la aparición o desarrollo de las manifestaciones puberales.	

un criterio social para la cantidad ingerida y añadiendo la relevante sensación de descontrol que tienen estos pacientes. Por otro lado, señala un criterio de frecuencia y duración para evitar diagnósticos de crisis episódicas o frecuencias tan bajas que sólo indicarían riesgo de BN.

Subtipos. El DSM-IV propone dos variantes de BN. Son éstas:

— *Tipo purgativo.* El paciente incurre regularmente en vómitos provocados o consume laxantes, diuréticos o enemas en exceso. Es la presentación más frecuente.
— *Tipo no purgativo.* Las conductas compensatorias del paciente son las dietas hipocalóricas, los ayunos y el ejercicio físico, pero no incurre en vómitos ni consume laxantes o diuréticos.

Diagnóstico diferencial

En la *anorexia nerviosa compulsiva/purgativa,* junto con atracones y purgas hay desnutrición y adelgazamiento con pérdida de peso importante. En la *depresión mayor* con síntomas atípicos puede presentarse una ingestión excesiva de comida, pero el paciente no incurre en conductas compensatorias ni suele estar preocupado por la silueta o por el aumento de peso. En el *síndrome de Kleine-Levin* pude haber irregularidades alimentarias importantes pero sin gran preocupación por el peso y la silueta.

CURSO EVOLUTIVO

Anorexia nerviosa

Los estudios de seguimiento realizados por lo menos 4 años después del inicio del trastorno señalan la evolución satisfactoria de alrededor de la mitad de los pacientes. El 25% aproximadamente mantienen el diagnóstico de AN y el 25% restante presentan una evolución intermedia[22]. Aproximadamente dos tercios de los pacientes persisten en sus preocupaciones mórbidas relativas al peso y el cuerpo, y un 40% desarrollan síntomas bulímicos. Es frecuente que una AN restrictiva se convierta en purgativa, especialmente unos cuatro años después de su inicio. Resuelto el trastorno anoréxico, pueden persistir otros síntomas psicopatológicos, incluyendo distimia, fobia social, síntomas obsesivos compulsivos y consumo abusivo de tóxicos[23].

La AN adolescente implica un mejor pronóstico. La recuperación se da en 50-70% de los casos, 20% mejoran pero mantienen síntomas residuales y 10-20% desarrollan una AN de carácter crónico[22].

La mortalidad se sitúa alrededor del 5-6% en seguimientos superiores a 5 años. Las mujeres con

TABLA III

CRITERIOS DIAGNÓSTICOS (RESUMIDOS) DE BULIMIA NERVIOSA SEGÚN LAS CLASIFICACIONES INTERNACIONALES VIGENTES

ICD-10	DSM-IV
A. Preocupación contínua por la comida y deseos irresistibles de comer con episodios de polifagia consumiendo gran cantidad de comida en períodos cortos de tiempo.	**A.** Atracones recurrentes, caracterizados por: 1. Ingestión de comida en cantidad superior a lo que la mayoría de las personas ingieren en igualdad de circunstancias y tiempo, y 2. Sensación de pérdida de control (no puede detener la ingestión o controlar el tipo o cantidad de comida).
B. Para contrarrestar el aumento de peso usa uno o más de estos métodos: vómitos provocados, laxantes, ayunos, anorexígenos, diuréticos o estractos tiroideos. (Un diabético puede abandonar la insulina).	**B.** Conductas compensatorias inadecuadas y repetidas: vómitos, laxantes, diuréticos, enemas, ayunos, ejercicio excesivo.
C. Miedo morboso a engordar. Establece un peso a alcanzar muy inferior al previo o al ideal. Suele haber antecedentes de AN.	**C.** Atracones y compensaciones se producen, como promedio, por lo menos dos veces por semana durante tres meses.
	D. La autoevaluación está excesivamente influída por el peso y la silueta.
	E. El trastorno no aparece sólo en el transcurso de una AN.

AN tienen un riego de muerte 12 veces superior que las mujeres de su misma edad de población general. Los fallecimientos son debidos a suicidio o inanición. El riesgo de suicidio de una paciente anoréxica es 57 veces superior al de una mujer de su misma edad en población general. El mayor riesgo se asocia a bajo peso inicial, mayor duración del trastorno, y consumo abusivo de alcohol[24].

Factores asociados al pronóstico. Se han asociado a un mejor pronóstico la corta duración del trastorno al iniciarse su tratamiento y la menor edad. Parecen guardar relación con un mal pronóstico un peso inicial muy bajo, vómitos, atracones, abuso de purgas, cronicidad del trastorno y personalidad obsesiva compulsiva[22].

Bulimia nerviosa

Sin tratamiento, la evolución espontánea de la BN tras 1-2 años supone no más que una reducción del 25-30% en atracones, vómitos y laxantes[24]. Entre 50% y 70% de los casos tratados desarrollan una evolución favorable a corto plazo[25]. Pero entre 6 meses y 6 años tienen lugar un 30%-85% de recaídas. Keel y cols.[26] han realizado el estudio de seguimiento más prolongado (11,5 años) entre los publicados hasta la fecha. Hallaron que el número de pacientes bulímicos va declinando con el paso del tiempo. A largo plazo, el 30% mantenían recurrentemente la práctica de atracones y conductas purgativas.

Factores asociados al pronóstico. Yager y cols. (2006)[27] han resumido los factores asociados al pronóstico de la BN y concluyen lo siguiente: el inicio adolescente del trastorno tiene mejor pronóstico que el inicio en edades posteriores; la comorbilidad con TOC prolonga la duración del trastorno; la comorbilidad con trastornos de personalidad influye negativamente en el curso de la BN; la sobrevaloración del volumen corporal y del peso, así como antecedentes de obesidad infantil, son predictores negativos; una historia previa de trastornos por consumo de tóxicos o un consumo abusivo de laxantes durante el seguimiento pueden predecir tentativas de suicidio.

EXPLORACIÓN

Anmanesis. Debe incluir historia de cambios de peso, menstruación, tipos de dieta, conductas purgativas y comportamientos anómalos relacionados con la comida, el cuerpo o el peso.

Exploración física. Ha de incluir: cálculo del Indice de Masa Corporal [peso (kilos)/talla^2 (metros)]; fase del desarrollo puberal; frecuencia cardíaca y tensión arterial; ECG (urgente si vómitos y laxantes son frecuentes). Determinaciones plasmáticas recomendadas: sodio, potasio (urgente con vómitos y laxantes frecuentes), glucosa, creatinina, urea, proteínas totales, colesterol, triglicéridos, GOT, GPT, bilirrubina,ácido úrico, albúmina, amilasa, calcio, CK, hierro, fosfatasas alcalinas, gamma-GT, LDH, lipasa, magnesio, fósforo. Practicar hemograma completo, coagulación y VSG. Son recomendables determinaciones hormonales: T3, T4, TSH, LH, FSH, estradiol (mujeres), testosterona (varones), prolactina y cortisol. El perfil nutricional sólo es imprescindible en cuadros de anorexia nerviosa crónicos.

La densitometría ósea (columna y fémur) está indicada en amenorreas secundarias con más de 6 meses de evolución o la anorexia nerviosa dura más de 1 año en chicas prepúberes o en varones. En adolescentes anoréxicos está justificada una radiografía de mano y muñeca para establecer la edad ósea y seguir la pista a un posible retraso del cre-cimiento.

Exploración psicopatológica. Destinada a establecer el diagnóstico, evaluando, por tanto, el cumplimiento de los criterios diagnósticos. Conviene evaluar la existencia de sintomatología depresiva, ansiosa, obsesiva y compulsiva, fundamentalmente y, por supuesto, posibles trastornos comórbidos.

TRATAMIENTO

Objetivos terapéuticos

Comunes a AN y BN: 1) Tratar las complicaciones físicas. 2) Potenciar la motivación hacia la salud y el tratamiento. 3) Informar sobre nutrición y pautas alimentarias saludables. 4) Reestructurar los pensamientos, actitudes, motivaciones, conflictos y sentimientos disfuncionales relacionados con el TCA. 5) Tratar otros trastornos psiquiátricos asociados, incluyendo alteraciones del humor, regulación de impulsos, autoestima y conducta social. 6) Orientar e intervenir terapéuticamente sobre la familia, y 7) prevenir recaídas.

Específico de AN: Restablecer un peso saludable: menstruación regular, niveles hormonales normales, y desarrollo físico y sexual normales.

Específico de BN: Reducir y si cabe eliminar atracones y conductas purgativas[27].

Procedimientos terapéuticos

El tratamiento de un paciente con un TCA debe desarrollarse en ámbitos o recursos asistenciales distintos en función de su edad, gravedad, grado de cronificación, y tipo de trastorno (AN y afines o BN y afines). Pero cualquiera que sea el ámbito asistencial siempre van a requerir como mínimo: 1) un programa de rehabilitación nutricional; 2) intervención psicoeducativa y psicoterápica; y 3) intervención familiar. En la tabla IV se resumen los criterios de atribución de estos pacientes a cada uno de los recursos disponibles.

Rehabilitación nutricional[28]. Todo paciente anoréxico necesita alcanzar un IMC de acuerdo con su talla/edad/sexo. La recuperación deseable de peso es de 250-500 grs. semanales en pacientes ambulatorios y de 1-1,5 kgs. en pacientes ingresados. En los casos con desnutrición grave la rehabilitación se inicia con dietas de 1.000-1.500 kcal/día. En hospitalización, ante la resistencia a la realimentación en estado de riesgo biológico, es imprescindible la alimentación nasogástrica. Hay que asegurar una ingestión suficiente, pero no excesiva, de líquidos. La actividad física debe adaptarse a la situación nutricional del paciente. De hecho el ejercicio debe suspenderse por completo en los casos de cierta gravedad e instaurarse progresivamente a medida que se recupera el peso.

En la BN el paciente debe estructurar regular y racionalmente su ingestión. Para acabar con los atracones hay que suspender ayunos y restricciones alimentarias compensatorias. Todo paciente con TCA requiere información completa sobre nutrición y malnutrición.

Intervención psicosocial. En la AN hay que promover la conciencia de enfermedad y la motivación para el cambio. La relación de confianza con el terapeuta es más importante, delicada y difícil que en otros trastornos. La paciente ha de entender que sus problemas cognitivos, emocionales, sociales, etc. forman parte, junto con las alteraciones médicas, de una enfermedad. No puede motivarse al tratamiento a una anoréxica diciendo simplemente que ha de aumentar de peso porque enfermará o corre el riesgo de morir. Lo que interesa es que acepte que no es feliz, que se siente mal y desgraciada precisamente desde su estado anoréxico. Hay que trabajar con ella para reducir la distorsión de su imagen corporal, modificar sus pensamientos erróneos, mitigar sus ansiedades y miedos. La paciente debe aprender a enfrentarse con la comida, con su cuerpo renovado, con el mostrarlo en público, con las nuevas tallas de sus ropas, con los comentarios de familiares, amigas y conocidos. La eficacia de la mayor parte de estas intervenciones exige una suficiente rehabilitación nutricional previa.

La familia debe saber qué es una AN, debe aprender cómo tratar a la paciente en general y muy especialmente en relación con las comidas, y debe sentirse asistida en sus crisis emocionales y personales. Todo ello es tanto más obligado cuanto menor sea la edad de la paciente. De hecho la intervención familiar es una de las intervenciones más eficaces en pacientes menores de edad[29].

El paciente bulímico debe aprender a controlar sus atracones y sus conductas compensatorias. Ha de aumentar la variedad de los alimentos, practicar actividad física saludable, reducir la distorsión de su imagen corporal, aprender a enfrentar situaciones estresantes y humores negativos sin recurrir al

TABLA IV
CRITERIOS PARA LA ASISTENCIA DE PACIENTES CON AN O BN EN LOS DISTINTOS RECURSOS ASISTENCIALES

Anorexia nerviosa	Bulimia nerviosa
Médico de familia • Casos dudosos e incipientes • Pacientes motivados para el cambio • Sintomatología residual tras tratamiento	**Médico de familia** • Casos dudosos, incipientes y leves • Pacientes motivados para el cambio • Sintomatología residual tras tratamiento
Centro de salud mental • Casos diagnosticados, de gravedad moderada • Casos en remisión derivados de unidades de referencia	**Centro de salud mental** • Casos diagnosticados, de gravedad moderada e inicialmente severa • Casos en remisión, derivados de unidades de referencia
Hospital de día • Casos de gravedad moderada en riesgo de cronificación • Casos derivados de unidades de hospitalización • Pacientes parcialmente motivados	**Hospital de día** • Casos que no responden en régimen ambulatorio • Casos derivados de unidades de hospitalización • Pacientes parcialmente motivados
Hospitalización completa • Ingestión nula de alimentos y líquidos • Indice Masa Corporal < 14 • Frecuencia cardíaca < 40-45 • Potasio < 4,5 • Hematemesis, rectorragias • Depresión con riesgo de suicidio • Autolesiones importantes • Otros trastornos que dificultan el tto. • Negativa a seguir el programa ambulatorio • Desorganización conductual grave en casa • El peso no progresa según lo pautado • Pacientes nulamente motivados	**Hospitalización completa** • Alteraciones electrolíticas • Alteraciones ECG • Hematemesis reciente • Ideación suicida intensa • Otros trastornos psicopatológicos graves • Desorganización conductual grave • Autolesiones importantes • Pacientes nulamente motivados

atracón, regular sus relaciones interpersonales, etc. Los programas cognitivos conductuales son de probada eficacia[30]. La intervención familiar en BN, aunque recomendable en menores, parece tener mucha menos eficacia que en AN.

Medicaciones. La naturaleza de la AN, con su aparente disregulación serotoninérgica, obliga a pensar que los inhibidores selectivos de recaptación de serotonina (ISRS) debieran ser eficaces. Pero tres estudios controlados no lo han podido demostrar. Durante un tiempo se ha supuesto que los ISRS podían ser eficaces una vez recuperado el peso. Pero un estudio reciente, de fluoxetina y placebo, realizado con casi 100 pacientes anoréxicos ha demostrado la ineficacia de estos fármacos, no ya en la recuperación anoréxica, sino en el mantenimiento de la recuperación una vez conseguida[31]. Los antipsicóticos en algunos casos pudieran coadyuvar al aumento del peso y a mitigar la sintomatología obsesivoide, pero las pruebas son escasas. De hecho, no se cuenta con tratamiento farmacológico específico de la anorexia nerviosa.

En la BN está demostrada la eficacia de la mayoría de los antidepresivos, especialmente de los ISRS, principalmente la fluoxetina[32]. Junto a la reducción de atracones tambien tienden a disminuir los síntomas depresivos y de ansiedad. Las dosis eficaces suelen ser triples de las utilizadas en la depresión. El problema de los psicofármacos es que las recaídas son frecuentes al suspender el tratamiento, lo que no sucede tan fácilmente con un tratamiento cognitivo conductual.

El topiramato, en principio un anticomicial, también ha demostrado eficacia en la BN y en el trastorno por atracones[33,34]. Esta medicación no se recomienda en pacientes de peso bajo puesto que suele dar lugar a pérdidas de peso. En general la eficacia es mayor y las recaídas se reducen con los tratamientos combinados, farmacológicos y cognitivos conductuales.

ACTUACIÓN DEL MÉDICO DE ATENCIÓN PRIMARIA EN LOS TRASTORNOS DEL COMPORTAMIENTO ALIMENTARIO

A continuación describiremos las actuaciones a seguir por el médico de atención primaria ante la sospecha o presencia de un trastorno de la conducta alimentaria, bien sea ésta anorexia o bulimia.

Sospecha de AN

Una pérdida de peso no justificada por enfermedad médica o depresión, acompañada de cambios de humor, especialmente en una mujer adolescente o joven, debe hacer sospechar la presencia de una AN. Antes de cumplir criterios diagnósticos la afectada puede haber perdido una cantidad relativamente escasa de peso e incluso no presentar los tres meses de amenorrea exigidos en los criterios diagnósticos. Éste es el momento de intentar frenar la evolución. Ello implica hablar con la afectada, siempre a solas, procurando conocer sus preocupaciones y sufrimiento, haciéndole ver sin alarmismos ni amenazas que su salud y su estado de ánimo corren riesgos. Hay que intentar un pacto para el control del peso –es decir, una ingestión alimentaria mínima suficiente-, verificándolo por lo menos una vez cada 7-10 días en la consulta, nunca fuera de ella. Es preciso controlar la evolución de posibles síntomas biomédicos sintomáticos de alteraciones nutricionales: bradicardia, glucosa, proteínas...

Los padres deben ser informados del riesgo, suministrándoles normas de actuación especialmente en relación con las comidas: deben servir menús y cantidades normales, no han de presionar para comer, han de retirar el servicio al mismo tiempo que el de los demás comensales, han de evitar discusiones y amenazas. Las incidencias deben ser comunicadas al médico.

AN confirmada

Si la paciente presenta una AN o su diagnóstico resulta dudoso el médico debe derivarlo al centro de salud mental correspondiente o a una unidad de hospitalización de referencia en el caso de que cumpla con criterios de ingreso (tabla IV).

BN de intensidad moderada o episodios bulímicos de baja frecuencia (3-4 atracones al mes)

Es primordial, incluso para el diagnóstico, que la paciente registre sus atracones, las circunstancias en que se producen, y sus posibles compensaciones (vómitos, ayunos, laxantes...). Así puede verificarse tanto la gravedad del caso como su evolución. Es imprescindible estabilizar en cantidad y horario la ingestión alimentaria. Es condición indispensable la regulación de las comidas: los horarios deben ser fijos y las cantidades ingeridas han de ser normales, usuales. Conviene que la dieta sea rica en proteínas y corta en carbohidratos: las proteínas reducen la sensación de hambre más que otros nutrientes y aumentan la de saciedad. Por otro lado, los hidratos de carbono suelen ser más "tentadores".

Hay que procurar que en las horas y ambientes propicios para el atracón, la paciente esté acompañada. De acuerdo con la paciente, la familia puede intervenir para garantizar mayor presencia o más control sobre alimentos o sobre vómitos, laxantes, etc. Pero ello sólo será posible con el acuerdo de la paciente. En caso contrario aumentarán los conflictos familiares. Si actuando así se mantiene o aumenta la frecuencia de los atracones, debiera establecerse tratamiento farmacológico.

Cualquier ISRS puede ser eficaz, siendo la fluoxetina el más investigado. El tratamiento con fluoxetina se inicia con dosis de 20 mg/día, incrementándose en 20mg cada cinco días, hasta alcanzar los 60mg/día. Los ISRS están especialmente indicados cuando el trastorno bulímico se acompaña de sintomatología ansiosa y depresiva. El topiramato está especialmente indicado en casos en los que el paciente no responde a los ISRS o presenta una gran impulsividad. Inicialmente se prescribe a dosis de 25 mg/día que se incrementan paulatinamente hasta alcanzar los 200-400 mg/día.

BN grave o resistente al tratamiento

El paciente debe ser derivado al centro de salud mental correspondiente o, en caso de marcada gravedad o si cumple criterios de hospitalización (tabla IV), a una unidad de referencia.

LECTURAS RECOMENDADAS

Cervera M: *Riesgo y prevención de la anorexia y la bulimia*. Madrid, Pirámide, 2005.

Revisa los factores de riesgo fundamentales de los TCA y da normas para su prevención primaria y secundaria. Con un lenguaje asequible, es obra que puede ponerse en manos de personas en riesgo, pacientes y familiares de pacientes.

Miján de la Torre A (ed.): *Nutrición y metabolismo en trastornos de la conducta alimentaria*. Barcelona, Glosa, 2004.

Completísimo conjunto de revisiones sobre los problemas nutricionales y metabólicos implicados en los trastornos de la conducta alimentaria. Es una obra de consulta obligada para los interesados tanto por las alteraciones nutricionales propiamente dichas como por las consecuencias psicopatológicas de la malnutrición o los tratamientos correctores de todas estas anomalías.

Toro J. *Riesgo y causas de la anorexia nerviosa*. Barcelona, Ariel, 2004.

Exposición detallada de todos los factores que intervienen en la etiopatogenia de la anorexia nerviosa. El modelo explicativo resultante es en gran parte generalizable a los restantes trastornos del comportamiento alimentario.

Schmidt U, Treasure J. *Aprender a comer. Un programa para bulímicos*. Barcelona, Martínez Roca, 1996.

Versión española de *Getting better bit(e) by bit(e)*. Es un libro de autoayuda para pacientes bulímicos o personas en riesgo de serlo, de eficacia verificada en estudios controlados. Suministra información práctica sobre cómo intervenir el terapeuta.

Yager J, Devlin MJ, Halmi KA y cols.: *Practice guideline for the treatment of patients with eating disorders, third edition*. Washington, American Psychiatric Association, 2006.

Tercera edición, actualizada, de la guía terapéutica de TCA editada por la Asociación Americana de Psiquiatría. Sumamente completa, suministra una gran cantidad de información y normas terapéuticas claras, siempre avaladas por la investigación correspondiente. Se acompaña de una completísima bibliografía.

BIBLIOGRAFÍA

1. Strober M, Freeman R, Lampert C y cols.: Controlled family study of anorexia nervosa and bulimia nervosa: evidence of shared liability and transmission of partial syndromes. *Am J Psychiatry* 2000; 157:393-401.
2. Collier DA, Sham PC, Arranz MJ y cols.: Understanding the genetic predisposition to anorexia nervosa. *Eur Eat Disorders Rev* 1999; 7:96-102.
3. Ribasés M, Gratacós M, Fernández-Aranda F y cols.: Association of BDNF with anorexia, bulimia and age of onset of weigt loss in six European populations. *Hum Mol Genet* 2004; 13:1205-1212.
4. Klump KL, McGue M, Iacono WG: Differential heretability in eating attitudes and behaviors in prepubertal versus pubertal twins. *Int J Eat Disord* 2003; 33:287-292.
5. Favaro A, Tenconi E, Santonastasio P: Perinatals factors and the risk of developing anorexia nervosa and bulimia nervosa. *Arch Gen Psychiatry* 2006; 63:82-88.
6. Kouba S, Hällström T, Lindholm C, Hirchsberg AL: Pregnancy and neonatal outcomes in women with eating disorders. *Obstet Gynecol* 2005; 105:255-260.
7. Kaye WH, Frank GK, Bailer UF, Henry SE: Neurobiology of anorexia nervosa: clinical implications of alterations of the function of serotonin and other neuronal systems. *Int J Eat Disord* 2005; 37:S15-S19.
8. Kaye WH, Greeno CG, Moss H y cols.: Alterations in serotonin activity ans psychiatric symptoms after recovery from bulimia nervosa. *Arch Gen Psychiatry* 1998; 55:927-935.
9. Walsh AES, Oldman AD, Franklin M y cols.: Dieting decreases plasma tryptophan and increases the prolactine response to *d*-fenfluramine in women but not men. *J Affect Disord* 1995; 30:204-208.
10. Ohring R, Graber JA, Brooks-Gunn J: Girls' recurrent and concurrent body dissatisfaction: correlates and consequences over 8 years. *Int J Eat Disord* 2002; 31:404-415.
11. Cervera S, Lahortiga F, Martínez-González MA y cols.: Neuroticism and low self-esteem as risk factors for incident eating disorders in a prospective cohort study. *Int J Eat Disord* 2003; 33:271-280.

12. Castro J, Gila A, Gual P y cols.: Perfectionism dimensions in children and adolescents with anorexia nervosa. *J Adolesc Health* 2004; 35:392-398.

13. Fassino S, Abbate-Daga G, Amianto F y cols.: Temperament and character profile of eating disorders: a controlled study with the Temperament and Character Inventory. *Int J Eat Disord* 2002; 32:412-425.

14. Toro J: *El cuerpo como delito: anorexia, bulimia, cultura y sociedad*. Barcelona, Ariel, 1996.

15. Toro J: *Riesgo y causas de la anorexia nerviosa*. Barcelona, Ariel, 2004.

16. Krahnstoever K, Lipps L: Weight status, parent reaction, and self-concept in five-year-old girls. *Pediatrics* 2001; 10:46-53.

17. Sundgot-Borgen J, Torsveit MK: Prevalence of eating disorders in elithe athletes is higher than in the general population. *Clin J Sport Med* 2004; 14:25-32.

18. Toro J, Galilea B, Martínez-Mallén E y cols.: Eating disorders in Spanish female athletes. *Int J Sports Med* 2004; 25:1-8.

19. Vanderlinden J, Grave RD, Fernández F y cols.: Which factors do provoke binge eating? An exploration study in eating disorder patients. *Eating Weight Disord* 2004; 9:300-305.

20. Toro J, Castro J: Consecuencias psicopatológicas de la malnutrición. En Miján A (ed.): *Nutrición y metabolismo en trastornos de la conducta alimentaria*, Barcelona, Glosa, 2004; 123-133.

21. Latner JD, Wilson GT: Binge eating and satiety in bulimia nervosa and binge eating disorder: effects of macronutrients intake. *Int J Eat Disord* 2004; 36:402-415.

22. Steinhausen HD: The outcome of anorexia nervosa in the 20th century. *Am J Psychiatry* 2002; 159:1284-1293.

23. Bulik CM, Sullivan PF, Fear JL, Pickering A: Outcome of anorexia nervosa: eating attitudes, personality, and parental bonding. *Int J Eat Disord* 2000; 28:139-147.

24. Keel PK, Dorer DJ, Eddy KT y cols.: Predictors of mortality in eating disorders. *Arch Gen Psychiatry* 2003; 60:179-183.

24. Yager J, Landsverk J, Edelstein CK: A 20-month follow-up study of 628 women with eating disorders, I: course and severity. *Am J Psychiatry* 1987; 1172-1177.

25. Herzog DB, Nussbaum KM, Marmor AK: Comorbidity and outcome in eating disorders. *Psychiatr Clin North Am* 1996; 19:843-859.

26. Keel PK, Mitchell JE, Miller KB y cols.: Long-term outcome of bulimia nervosa. *Arch Gen Psychiatry* 1999; 5663-69.

27. Yager J, Devlin MJ, Halmi KA y cols.: *Practice guideline for the treatment of patients with eating disorders, third edition.* Washington, American Psychiatric Association, 2006.

28. Golden NH, Meyer W: Nutritional rehabilitation of anorexia nervosa: goals and dangers. *Int J Adolesc Med Health* 2004; 16:131-144.

29. Eisler I, Dare C, Hodes M y cols.: Family therapy for adolescent anorexia nervosa: the results of a controlled comparison of two family interventions. *J Child Psychol Psychiatry* 2000; 41:727-736.

30. Bulik CM, Sullivan PF, Carter FA y cols.: Predictors of rapid and sustained response to cognitive-behavioral therapy for bulimia nervosa. *Int J Eat Disord* 1999; 26:137-144.

31. Walsh BT, Kaplan AS, Attia E y cols.: Fluoxetine after weight restoration in anorexia nervosa. A randomized controlled trial. *JAMA* 2006; 295: 2605-2612.

32. Romano SJ, Halmi KA, Sarkar NP y cols.: A placebo-controlled study of fluoxetine in continued treatment of bulimia nervosa after successful acute fluoxetine treatment. *Am J Psychiatry* 2002; 159:96-102.

33. Hedges DW, Reimherr FW, Hoopes SP y cols.: Treatment of bulimia nervosa with topiramate in a randomized, double-blind, placebo-controlled trial, part 2: improvement in psychiatric mesures. *J Clin Psychiatry* 2003; 64:1449-1454.

34. Hoopes SP, Reimherr FW, Hedges DW y cols.: Treatment of bulimia nervosa with topiramate in a randomized, double-blind, placebo-controlled trial, part 1: improvement in binge and purge mesures. *J Clin Psychiatry* 2003; 64:1335-1341.

3.18

Disfunciones sexuales en atención primaria

José María Farré y María Gracia Lasheras

INTRODUCCIÓN

Orejón y Marcos, 1986[1] consideraban que la problemática sexual en las consultas de atención primaria es frecuente y podría ser evaluada en un 15% del total de consultas. El planteamiento de estos problemas no resulta fácil para el personal sanitario, fundamentalmente por tres factores[2]:

1. La constante histórica —algo superada en los momentos actuales— de la "tabuización" del sexo que incomoda la relación médico-paciente más de lo que sería conveniente.
2. La aún reciente toma de conciencia en la medicina de la necesidad de un abordaje integral del enfermo, que superando la esfera biológica, abarque el campo psicosocial, terreno de la sexualidad.
3. La falta de información específica en sexología de los profesionales sanitarios, escasamente formados en sus Facultades específicas y con déficit de cursos de formación de postgrado en el tema.

En este sentido, fue oportuno el trabajo realizado en forma de encuesta a 46 médicos y 19 enfermeras de centros de salud de una ciudad española. La finalidad era conocer las ideas, creencias, aptitudes y conductas en su desempeño profesional. Los resultados fueron muy interesantes y aunque no podemos presentarlos aquí, sí queremos al menos decir que la conclusión fue que existe un suficiente grado de concienciación por parte de los sanitarios, de la elevada frecuencia de problemas en la esfera sexual en las consultas de atención primaria. La mayoría de los profesionales reclamaban programas específicos de formación en dicha área.

La atención primaria se encuentra pues en un lugar óptimo para abordar estas cuestiones, por su fácil accesibilidad y por la existencia de un alto nivel de confianza e intimidad, basado en el amplio conocimiento mutuo que da la relación continuada en el tiempo. De hecho, la mayor parte de los sanitarios piensan que sus pacientes les cuentan sus problemas sexuales. Pero también son mayoría los que no se sienten capacitados para realizar un correcto enfoque diagnóstico y terapéutico de estos problemas.

En un momento histórico donde la sexología ha adquirido claro rango de ciencia independiente e interdisciplinaria, los profesionales de atención primaria deben disponer de formación suficiente para enfrentarse a la problemática sexual de sus pacientes, y más habida cuenta de que la mayor parte de la misma puede diagnosticarse y tratarse en Atención Primaria.

La arquitectura de la conducta sexual

Previo a la respuesta sexual, deberíamos considerar como lógica la aparición del *deseo,* que en ocasiones es impulso básico para estimular la reacción fisiológica. Se suele identificar a través de las cogniciones de contenido sexual (fantasías, sueños, anticipación cognitiva de futuros acercamientos sexuales) y de la disposición para participar en actividades sexuales o la búsqueda intencionada de las mismas.

Podríamos considerar tres diferencias que conforman la sexualidad: la biológica, la clínica y la psicosocial.

Desde el punto de vista biológico, la respuesta sexual humana (RSH) está perfectamente establecida desde los estudios pioneros de Masters y Johnson (1966)[3]. La RSH es el resultado de dos fenómenos paralelos: la vasodilatación (sobre todo genital) y la hipertonía muscular (tabla I). El ciclo de respuesta sexual *masculina* se inicia la *fase de excitación* (erección), las arterias peneanas se dilatan, mientras que las venas que drenan la circulación de esta zona quedan semicerradas. Si no fuera así, se produciría una *fuga venenosa,* que es una de las causas de *impotencia orgánica.* En cualquier caso, la sangre se estanca en los cuerpos cavernosos y esponjosos, lo cual da lugar a la *erección* propiamente dicha. Es un proceso neurovascular, incitado por la estimulación sexual efectiva, que desencadena una secuencia de acontecimientos iniciados por la activación del sistema nervioso central y coordinados desde el área preóptica medial (APOM) y los núcleos ventromediales (NVM) del hipotálamo, transmitiéndose a través de los centros simpáticos (D10-L2) hacia la periferia peneana. La erección refleja es la "segunda oportunidad", convocada por estímulos sensoriales directos de los genitales. El centro de la

Tabla I
Resumen de los principales cambios genitales y extragenitales asociados a la actividad sexual

	Órganos genitales		Reacciones extragenitales
Fase	**Hombre**	**Mujer**	**Ambos sexos**
Excitación	• Erección del pene • Aumento de tamaño y elevación de testículos • Gran tumescencia del glande, coloración púrpura	• Tumescencia del clítoris y labios menores • Lubricación vaginal • Alargamiento de los 2/3 internos de la vagina y elevación del útero • Estrechamiento del tercio externo de la vagina ("plataforma orgásmica") • Secreción mucoide (glándulas uretrales) • Retracción del clítoris	• Erección de los pezones • Hiperventilación • Taquicardia • Aumento de la presión arterial (variable) • "Rubor sexual" (eritema en cara, tronco y nalgas inconstante) • Aumento de tamaño de las areolas mamarias
Orgasmo	• Contracción de las vesículas seminales y conducto deferente (*emisión seminal*) • Contracción de los músculos bulbo e isquiocavernoso con expulsión del líquido seminal (*eyaculación*) • Contracciones del ano	• Contracciones uterinas • Contracciones del la "plataforma orgásmica" vaginal • Contracciones del ano	• Espasmos musculares • Aumento de la ventilación • Aumento de la taquicardia • Aumento de la presión arterial • Alteración del estado de consciencia
Resolución	• Involución rápida de la erección del pene • "Período refractario"	• Disminución lenta de la congestión pélvica • Pérdida de tumescencia del clítoris y labios menores • Posible retorno a la fase orgásmica (frecuente)	• Sudoración • Disminución rápida de la presión arterial • Disminución de la frecuencia cardíaca

erección refleja tiene lugar en S2-S4 parasimpático. De hecho, la APOM es un centro esencial para la integración de la respuesta copulatoria masculina. En cuanto a los NVM se muestran como el origen de una vía descendente que modula los reflejos espinales de la erección.

El proceso está mediado por la liberación de neurotransmisores en los cuerpos cavernosos y de factores de relajación de la musculatura lisa arterial con incremento del flujo sanguíneo, oclusión del drenaje venoso y atropamiento de sangre en el cuerpo cavernoso, que induce a la erección. A nivel intracelular, está controlado por la acetilcolina, que estimula la producción de óxido nítrico (NO), activado por terminaciones nerviosas no adrenérgicas-no colinérgicas (NANC) y sintetizado a partir de la conversión de L-arginina. El efecto de NO está mediado por la activación de guanosina-monofosfato cíclica (GMPc), que actuará de segundo mensajero para la relajación del músculo liso y la consiguiente erección. La GMPc es hidrolizada por el enzima fosfodiesterasa de tipo 5 (PDE5), cuyo bloqueo será esencial para explicar la acción terapéutica de los fármacos orales de nueva generación (fig. 1).

En la llamada fase de *meseta*, las glándulas de Cowper (situadas junto a la próstata) emiten gotas de líquido lubrificante, que puede arrastrar espermatozoides, lo cual debe tenerse en cuenta en caso de "coitus interruptus". Durante el *orgasmo*, se produce —aparte de la eyaculación— hiperventilación, incremento de la tensión arterial y taquicardia de hasta 140 p/min —lo cual tiene su interés en caso de trastornos orgánicos previos— todo ello acompañado de una resolución de la hipertonía muscular, en forma de espasmos generalizados y específicos. La contracción rítmica de los músculos estriados del suelo de la pelvis, en el varón, propulsa el líquido seminal; en la mujer, estrecha internamente las paredes vaginales. El *período refractario*, tan característico de la condición de varón está *presente siempre*, si bien existen claras diferencias individuales y marcadas por el signo inexorable de la edad. No es así en la *mujer*, en la cual, si después del orgasmo continúa la estimulación es posible reiniciar un nuevo ciclo de RSH, sin que sea necesario el período refractario.

Si profundizamos algo más en la erección podremos considerar que el mecanismo es un fenómeno hidráulico fundamentalmente vascular con la consiguiente vasodilatación en el tejido esponjoso peneano (volumen) independiente de la contracción muscular de los músculos isquio y bulbocavernosos. En estado de flacidez, los espacios intervasculares del tejido eréctil (cuerpos cavernosos) están relativamente vacíos. La afluencia rápida de sangre por las arterias helicianas llena los espacios cavernosos y el aumento de la presión hidráulica provoca un endurecimiento del pene (rigidez) con el cierre de

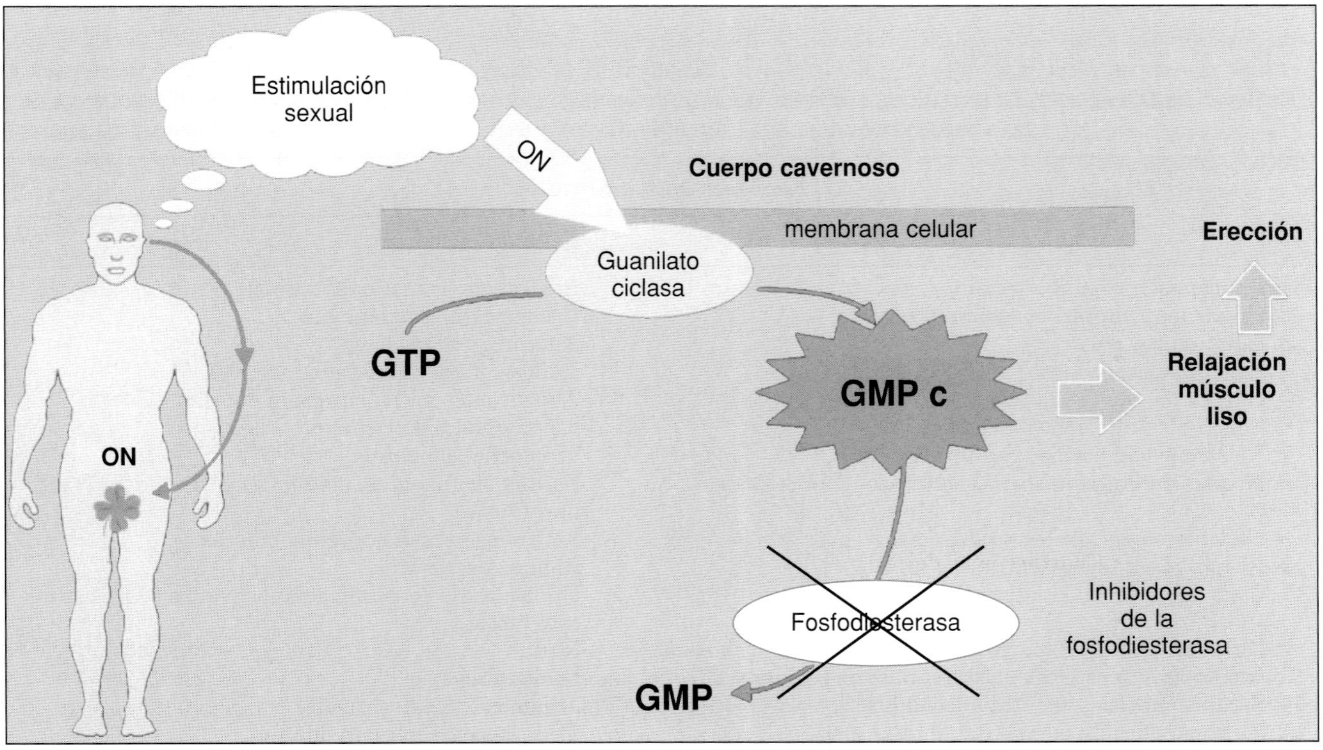

Figura. 1. Erección peneana. Mecanismo óxido nítrico (ON)-GMP cíclico (GMPc).

las válvulas venosas que impide el drenaje de la sangre y mantiene esta rigidez, desafiando de forma sorprendente las leyes de la gravedad, merced a la igualación de aporte arterial y retorno venoso, responsable del mantenimiento de la erección. Cuatro condiciones deben cumplirse para que este curioso fenómeno ocurra sin sobresaltos:

1. Balance hormonal adecuado. La testosterona debe cumplir con su rol sensibilizador de la transmisión neurológica; los estrógenos, es probable que contribuyan al fenómeno vasodilatador.
2. Control medular intacto (segmentos S_2-S_3-S_4); una alteración traumática, tóxica (alcohol) o neuropática, alterará gravemente la transmisión.
3. Mantenimiento del factor arterial que permita un aflujo suficiente; la arterioesclerosis es el peligro que más acecha para comprometer esta nitidez vascular.
4. Expansión de los cuerpos cavernosos sin complicaciones; una fibrosis puede comprometer peligrosamente la cuestión, así como alguna dificultad en el proceso de cierre valvular venoso.

En la RSH de la mujer, podemos destacar algunas variables: en la fase de meseta, la presencia de la *plataforma orgásmica*, que no es más que una ampliación de la parte externa del canal vaginal, ya de por sí dilatado. Se trata de un hecho evolutivo que permite un mejor contacto pene-vagina, en caso de coito, lo cual favorece la relación con la pared vaginal.

En cuanto al *clítoris*, se produce una clara erección en fase de meseta, lo cual nos recuerda el idéntico origen embriológico con el pene, amén que —a efectos prácticos— favorece la estimulación de la mujer, sea cual sea el origen del estímulo. Si bien se ha aseverado sobre el concepto de mujer pluriorgásmica (por sus posibilidades de vasocongestión fulminante, debido a su mayor estrogenismo) hay gran cantidad de variaciones, según la constitución y los aprendizajes previos, desde mujeres con un orgasmo muy intenso y seguido (en aguja), hasta otras con una larga sucesión de orgasmos menores (en ondulación). Aquí una vez más, los factores biológicos se imbrican con los psicosociales, lo cual es un paradigma de la respuesta sexual humana.

Se podría proponer[4] una nueva fase —en aras de la realidad— en la RSH que denominaríamos "satisfacción", basándonos en la cual nosotros hemos elaborado un listado de acontecimientos que deberán tenerse en cuenta al evaluar los distintos niveles de capacidad funcional del sujeto, según un estudio nosológico previo que en su momento efectuamos[5]. (tabla II). A destacar, que la satisfacción debe ser un proceso siempre valorado, ya que pueden existir sujetos disfuncionales plenamente satisfechos, y que conviven con su trastorno sin alteraciones aparentes. Por otra parte, en terapia sexual se reduce considerablemente la ansiedad del paciente si se

TABLA II

ESQUEMA DE LOS ACONTECIMIENTOS QUE CONTRIBUYEN A LA *INSATISFACCIÓN SEXUAL*. ES IMPORTANTE TENER EN CUENTA EL PROCESAMIENTO QUE CADA INDIVIDUO EFECTÚA ANTE DICHOS FACTORES

Factores concomitantes	
Positivo	*Negativo*
1. Información sexual adecuada	Ignorancia sexual o distorsión
2. Creencias adaptativas sobre el sexo	Creencias distorsionadas
3. Autoimagen positiva	Autoimagen negativa
4. Habilidades sociales	Déficit en las habilidades sociales
5. Expresión emocional adecuada	Alteraciones en la expresión emocional
6. Aceptables relaciones afectivas	Afectividad distorsionada
7. Relaciones de pareja equilibradas	Trastornos de pareja
8. Niveles de fantasía sexual sintónicas y presentes	Fantasías ausentes, distónicas o "desviadas" (v.g. parafílicas)
9. Hedonismo en niveles suficientes	Actitudes escasamente hedonistas
10. Flexibilidad, tolerancia	Rigidez excesiva
11. Capacidad de "sensualización"	Umbrales de sensualización elevados o déficits de este factor
12. Novedad sexual. Capacidad para variar cinéticas sexuales	Rutina sexual
13. Acontecimientos vitales estresantes no relevantes	Relevantes
14. Salud somática y mental adecuadas	Trastornos a estos niveles
15. No trastornos de personalidad	Trastornos de personalidad

Farré, 1984[5]; Farré y Lasheras, 1997[6].

marcan pautas de "satisfacción", en lugar de objetivos más perentorios y difíciles de alcanzar según las circunstancias de la disfunción.

LOS MITOS Y LAS REALIDADES SOBRE LA RSH

El profesional de la asistencia primaria, es el principal receptor de preguntas sobre la función sexual que intentan racionalizar el problema por parte del paciente, escudándose en lo que no son más que ignorancias históricas, en muchas ocasiones transmitidas por la propia historia de la medicina. Lo sumarizamos de una forma sencilla, tal como nuestra experiencia nos ha permitido construir un lenguaje útil y adecuado para esquematizar las respuestas al usuario:

Todos iguales. Dada la importancia que muchos hombres conceden al tamaño de su pene, es preciso resaltar la función igualadora que la erección posee en este sentido. En efecto, mientras un pene grande en estado de flaccidez, dobla o triplica su tamaño en la erección, un pene pequeño puede multiplicarse, por lo que la dimensión final será similar. La propia elasticidad vaginal, permite una adaptación a cualquier variabilidad de tamaño del pene.

Clítoris, vagina y orgasmo. Según diversos estudios, sólo un porcentaje discreto de mujeres (alrededor de un 40%) alcanza con facilidad un orgasmo coital sin ningún otro tipo de estimulación simultánea. En términos fisiológicos, existe solamente una respuesta orgásmica, siendo el clítoris la estructura sensibilizadora del mismo.

La cuestión del punto G. Hay una serie de teorías que prentenden "conciliar" clítoris y vagina en la consecución del orgasmo. Entre ellas destaca la del punto G, descubierto por el anatomista Grafenberg en 1950. Los elementos más importantes de esta teoría son: 1. Existiría en la pared anterior de la vagina, a unos 3 cm de la vagina, una zona extremadamente flexible a la presión fuerte y sostenida. 2. Cuando es estimulado este punto, se dilata y podría ayudar a potenciar las sensaciones orgásmicas. 3. En el momento del orgasmo, ciertas mujeres expulsarían un líquido de consistencia bioquímica similares el semen, pero sin esperma. 4. Las zonas musculares que van desde el hueso pubis al coxis, llamadas en su conjunto "músculo pubocoxígeo" (MPC), podrían estar implicados en la capacidad para alcanzar el orgasmo.

Hoy en día, nos resulta aún difícil afirmar la veracidad de la existencia del punto G (en realidad un posible resto prostático embrionario) y mucho más el porcentaje de mujeres que lo poseen. Sabemos de la existencia de esta zona sensible en algunas mujeres y que algunas de ellas se ayudan en el orgasmo con las contracciones del MPC, aunque las investigaciones de nuestro equipo no han sido concluyentes en este sentido, si bien el MPC puede ser utilizado para facilitar algunos tratamientos, sobretodo en el caso del vaginismo o la dispareunia.

LA PSICOFISIOLOGÍA DEL IMPULSO SEXUAL

Los estímulos que ponen en marcha el impulso sexual, son varibles y en ocasiones caprichosos, si bien no se contradice esta condición tan específicamente humana con elementos más o menos específicos a nivel olfatorio (las feromonas con valor arcaico en los humanos), táctiles, visuales (extremadamente importantes en nuestra especie) y fundamentalmente producto de las fantasías. En el sexo, la imaginación es probablemente tan importante, o más, que las realidades concretas que uno vive; proporcionan un ensayo controlado de la actividad erótica, neutralizan la rutina y son ampliamente utilizadas en terapia sexual, sobretodo en trastornos del deseo o en el recondicionamiento de las parafilias. Las diferencias interhemisféricas hombre y mujer hacen que se suela considerar que el hombre es más sensible a estímulos visuales y la mujer se excita con referencias verbales o con mayor tono afectivo.

En cuanto a las bases neurofisiológicas que controlan el sexo, se acepta la existencia de un "centro sexual" situado rostralmente en el hipotálamo y que corresponde a la región preóptica, la cual regularía la secreción gonadotropínica en los hombres, contribuyendo al inicio del impulso sexual. El papel de esta zona en las mujeres no está tan claro, si bien se ha demostrado un menor tamaño de los preópticos femeninos. Se postula que la región arcuada ventromedial hipotalámica, que interviene en la secreción tónica gonadotropínica de ambos sexos, pueda tener un papel relevante en la eclosión del deseo femenino, sin obviar que los preópticos también intervienen en la mujer. Los efectos bioquímicos sobre estas zonas, no solamente serían hormonales, sino probablemente asociados a estimulación dopaminérgica. Si tenemos en cuenta que se ha demostrado el papel de los núcleos mamilares laterales en la eyaculación, que el hipotálamo es un área crítica en los sistemas de recompensa, así como que los núcleos hipotalámicos son esenciales en la modulación emocional y afectiva, podríamos resumir la acción hipotalámica en los siguientes términos: 1. Inicia el impulso sexual; 2. Controla parte de la excitación sexual; 3. Controla la eyaculación; 4. Participa en el reforzamiento positivo de las consecuencias de la respuesta sexual y 5. Conjuntamente con el sistema límbico participa en la modulación emocional y afectiva del comportamiento sexual[6].

Es probable que el hipotálamo no sea más que la puerta de salida de una serie de estructuras que actúan sincrónicamente. La sexualidad diencefálica debe ser representada por un circuito relativamente difuso, en el que el hipotálamo es la estructura "geográficamente" más rica en lo que se refiere a número de elementos relevantes, pero dependiente de las influencias del resto de estructuras del sistema, en el que destaca por su importancia el área septal, estrechamente relacionada con la sociabilidad, la preservación de la especie y la estimulación cerebral recompensadora. Los núcleos olfatorios y sus celulas mitrales especializadas tienen un rol caracterizado por la recepción de los estímulos feromonales. En cuanto al complejo témporo-hipocampo-amigdalino, se propone una acción triple: 1. "Autofrenado" del impulso, saciación. 2. Discriminación de los estímulos. 3. Modulación de la respuesta sexual.

Cerca de este paleocircuito, tendríamos un neocircuito formado por los núcleos talámicos anteriores que conectan, por un lado, con el cíngulo e hipotálamo y, por el otro, con córtex órbitofrontal y prefrontal. Resumiríamos el papel de este neocircuito —muy específicamente humano— de la siguiente manera:

El córtex órbitofrontal modula el reforzamiento de la conducta sexual desconectando, si es preciso, las asociaciones estímulo-reforzador. Este tipo de estrategias fisiológicas son esenciales para la conducta emocional, que debe variar cuando varía el medio ambiente; de esta forma, las conductas o estrategias inadecuadas no perseveran. Filogenéticamente, la presencia de este córtex representa el cambio de énfasis en la información de tipo olfativo, por la de tipo visual.

Las áreas prefrontales, encargadas de la formación de proyectos y de la planificación, son nucleares para la conversión del sexo animal en sexo humano o ambiental. El rol autógeno de estas áreas permite modificar y seleccionar los impulsos provenientes del mundo exterior, de acuerdo con nuestras necesidades, nuestros contenidos anteriores y nuestros impulsos motivacionales, y fusiona la expectancia del impulso sexual con la sensación emocional. En estudios recientes[7], utilizando tanto RNM cerebral como PET asociados a estimulación erótica visual en hombres heterosexuales, se objetivaron cambios en varias regiones cerebrales, asociados a los procesos de impulso y excitación. Se activaron asimétricamente la circunvolución cingulada anterior, que gobierna la preparación para la actividad sexual y la corteza cerebral ligada a la planificación.

En cuanto a diferencias dimórficas, par las mujeres la percepción de las sensaciones genitales ocupa un papel secundario, atendiendo más a todos aquellos aspectos situacionales relacionados con la actividad sexual. Son elementos determinantes, el contexto emocional y las situaciones previas. Quizá esta "condición femenina" explique su preferencia por la escalada sensorial, desde lo extragenital a lo genital, desde lo verbal y táctil hasta lo visual, lo que puede provocar desajustes al demandar la mujer un avance más lento, viviendo el varón estas experiencias como los prolegómenos de lo fundamental. Estas diferencias se notan también en las fantasías (más personalizadas y emocionales en las mujeres), lo cual ha sido ratificado en estudios recientes[8] con jóvenes universitarios de nuestro medio: Los varones superaron a las mujeres en los items "impersonal", "sadomasoquista" y "exploratorio", mientras que las puntuaciones femeninas fueron más elevadas en la parte "íntima".

BIOQUÍMICA DEL SEXO

El resumen actual de la situación sería el siguiente:

1. Andrógenos y —en parte— los propios estrógenos: incitación inicial del impulso sexual. Los andrógenos disminuirían el umbral de la sensibilidad genital, mientras que los estrógenos participarían en efectos vasodilatadores, sobre todo en las mujeres. Se ha demostrado que las expectativas sobre una próxima conducta sexual incrementan los niveles de testosterona y no al revés[9], lo que corrobora la interrelación entre neuroesteroides y neurotransmisores dopaminérgicos en el impulso sexual.
2. Dopamina. Intervención inespecífica y específica en el impulso sexual, incrementándolo. Todo buen afrodisíaco debería ser un agonista dopaminérgico, lo más puro posible.
3. Serotonina. Interviene en los efectos de saciación e inhibición del impulso sexual.
4. Endorfinas. Modularían el deseo y la sensación de relajación posterior al orgasmo.

CRITERIOS DE SALUD SEXUAL

Aunque suene paradójico, los criterios de salud sexual no acostumbran a ser unívocos, sino relativamente complejos debido a las interacciones de todo tipo que confluyen en el comportamiento sexual. Fue muy oportuno en este sentido, un artículo de F. López (1994)[10] en el que consideró los criterios de salud sexual según aspectos que se podrían subclasificar en:

1. De los *"poderes dominantes"* que regulan de forma indirecta la salud sexual al indicar a los miembros de unas sociedades concretas lo correcto o incorrecto, lo bueno o lo malo, o lo legal e ilegal.
2. Criterios *pseudocientíficos*, que beben de las fuentes del conocimiento científico con una aplicación inadecuada o excesivamente rígida a la sexualidad. Proveerían de juicios estadísticos que considerarían que las conductas sexuales mayoritarias son saludables, mientras que las minoritarias deberían ser consideradas patológicas, opinión que tomada en sentido estricto es especialmente inaceptable, desde la gran variedad de las formas que las conductas sexuales admiten. A su vez, los criterios pseudocientíficos se basarían en normas higienistas establecidas en lo que es adecuado para la biología del sujeto.
3. Criterios *personales*. Para López hay una "regla de oro" que ejemplifica este bloque de criterios: "[...] no hay una sola manera de vivir de forma saludable la sexualidad y no hay ninguna conducta sexual que pueda ser saludable si la persona que la vive no la acepta como tal".

Lo que permite un acercamiento sintético a la cuestión es el intentar integrarlos en la categoría de importancia (tabla III); así, los criterios de *primer orden* serían imprescindibles para una conducta sexual saludable. Conformarían el subjetivo y el de pareja. En este sentido, es interesante lo que se acostumbra a valorar en la relación positiva de pareja, a saber: 1. La capacidad de flexibilidad; 2. La de comunicación; 3. La búsqueda activa de la intimidad; 4. El sentido de confianza y compromiso; 5. La existencia de atracción erótica; 6. Un cierto grado de autonomía personal en el marco de la pareja; 7. Placer conjunto, entendido no en el sentido estricto de la obtención del orgasmo (que acostumbra a limitar o angustiar a la pareja sobretodo en disfunciones sexuales, y especialmente en la anorgasmia o la inhibición del deseo sexual), sino en el de la satisfacción; 8. Acuerdo con la frecuencia; 9. Variedad versus rutina; 10. Autoconocimiento de la propia sexualidad y expresión de la misma al otro con aceptación de las diferencias.

Los criterios de *segundo orden* serían una referencia necesaria pero no sistemáticamente imprescindibles. Comprenderían los elementos del grupo social, los científicos y el penal. Redundemos aquí sobre la importancia del criterio científico correctamente aplicado. Por último, los de *tercer orden*, cuyo valor es constituir referencias indirectas, pero no estrictamente necesarias. Serían las derivadas de la estadística, la moral, los medios de comunicación y las costumbres y papeles.

TABLA III
CRITERIOS DE SALUD INTEGRADORES

1. Criterios de primer orden: *condición sine qua non*
1.1. Criterio subjetivo
1.2. Criterio de pareja
2. Criterios de segundo orden: referencia necesaria
2.1. Grupo social
2.2. Normativo de la ciencia
2.3. Penal
3. Criterios de tercer orden: referencia indirecta
3.1. Estadístico
3.2. Normal
3.3. Medios de comunicación
3.4. Costumbres y papeles

DISFUNCIONES SEXUALES

Una disfunción sexual (DS) es la alteración persistente de los patrones normales del interés y la respuesta sexual (RS). Ampliando el concepto podríamos considerar como disfunción a aquellos trastornos de algunas de las dos fases activas de la RS (excitación y orgasmo) y del impulso inicial para ponerlo en marcha. Deberíamos también considerar aquellas disfunciones que no correlacionan con el ciclo de respuesta sexual, como pueden ser las alteraciones que causan dolor y otras no especificadas.

Se acostumbran a englobar en un sistema multiaxial de tres ejes: 1. Primario/secundario; 2. Situacional/total; 3. Funcional/orgánico. Serán primarios cuando se han experimentado desde el inicio de la actividad sexual, o secundario si aparecen después de un período de funcionamiento sexual satisfactorio. La DS situacional será aquélla que sólamente ocurrirá en ciertas circunstancias (p.ej., con alguna pareja específica o en ciertas condiciones concretas). Será total si ocurre en todas las situaciones que se presentan; y será psicológica u orgánica según su etiología. Una última dimensión es el grado de severidad o gravedad del problema. A tener en cuenta que la DS pueden combinarse entre sí, lo cual es mucho más aparente en las mujeres que en los hombres.

Siguiendo las clasificaciones internacionales al uso —DSM IV TR[11] y CIE-10[12]—, las DS pueden ser clasificadas en diversos cuadros que se ejemplifican en la tabla IV. Los datos epidemiológicos se resumen en la tabla V. Algunos autores[13] incluso han llegado a considerar que las DS femeninas son más frecuentes que las masculinas, si bien estos datos deben ser acogidos con prudencia.

Tabla IV

CIE-10		DSM-IV TR	
F52	**Disfunción sexual no orgánica**	**Trastornos sexuales y de la identidad sexual Disfunciones sexuales**	
F52.0	Ausencia o pérdida del deseo sexual	*Trastornos del deseo sexual*	
F52.1	Rechazo sexual y ausencia de placer sexual	302.71	Trastornos del deseo sexual hipoactivo (F52.0)
F52.2	Fracaso de la respuesta genital	302.79	Trastornos de aversión sexual (F52.10)
F52.3	Disfunción orgásmica	*Trastornos de la excitación sexual*	
F52.4	Eyaculación precoz	302.72	Trastornos de la excitación sexual femenina (F52.2)
F52.5	Vaginismo no orgánico	302.72	Trastorno de la erección masculina (F52.2)
F52.6	Dispareunia no orgánica	*Trastornos orgásmicos*	
F52.7	Impulso sexual excesivo	302.73	Trastorno del orgasmo femenino (F52.3)
F52.8	Otras disfunciones sexuales no debidas a enfermedades o trastornos orgánicos	302.74	Trastorno del orgasmo masculino (F52.3)
F52.9	Disfunción sexual no debida a enfermedad o trastorno orgánico	302.75	Eyaculación precoz (F52.4)
		Trastornos sexuales dolorosos	
		302.76	Dispareunia
		302.51	Vaginismo (F52.5)
		*Disfunciones sexuales debidas a entidades médicas generales**	
		302.70	Trastorno sexual no especificado (F52.9)

Nota:
- F52 excluye: Síndrome de Dhat (F48.8) y Síndrome de Koro (F48.8).
- F52.0 incluye: Frigidez, Trastorno hipoactivo del deseo sexual.
- F52.11 incluye: Anhedonia (sexual).
- F52.2 incluye: Impotencia psicógena, Trastornos de la erección, Trastorno del estímulo sexual.
- F52.3 incluye: Anorgasmia psicógena, Inhibición orgásmica.
- F52.5 incluye: Vaginismo psicógeno.
- F52.6 incluye: Dispareunia psicógena.
- F52.7 incluye: Ninfomanía, Satiriasis.

Tabla V
Disfunciones sexuales. Datos epidemiológicos

Disfunción sexual	Población general	En consulta clínica
Deseo sexual inhibido	30-40% (mujeres) 20% (masculino)	52% (mujeres) 16% (masculino)
Aversión al sexo	Desconocido (probablemente infrecuente)	Datos contradictorios 4,5% (?)
Trastorno de la excitación sexual femenina Disfunción eréctil	33% 9-32% (40-70 a.=52%)	Se consulta asociada a otros trastornos 37-42% (20% orgánica)
Trastorno del orgasmo femenino Eyaculación precoz	16-30% 37%	19% 22-44%
Dispareunia	2%	4%
Vaginismo	3%	8-19%

EL DESEO SEXUAL INHIBIDO (DSI)

Los criterios básicos para diagnosticar este trastorno son el desinterés, la ausencia o aparición muy esporádica de pensamientos, ensoñaciones o fantasías sexuales, y la escasa motivación por el material erótico. Los sujetos afectados disminuyen o inhiben su iniciativa sexual y no parecen tener percepción del atractivo de las personas. Son menos receptivos a los reclamos sexuales y demoran todo lo que pueden la frecuencia de sus relaciones que disminuyen de forma notable. Si así y todo, por las causas que sean, participan, a pesar de que pueden responder perfectamente lo hacen con mediocre entusiasmo, de forma mecánica y con un placer limitado o nulo. Es más frecuente en mujeres. Si bien muchas de las causas son comunes, las *mujeres* con trastorno primario del interés sexual suelen haber tenido experiencias a edades tempranas que han actuado como factores causales, mientras que en aquéllas con alteraciones secundarias, que constituyen el grupo mayoritario, el problema suele estar relacionado con dificultades en su relación de pareja o aparecer a continuación de un claro suceso precipitante, como el nacimiento de un hijo o un episodio depresivo.

Factores etiológicos. No debemos desdeñar en este cuadro factores orgánicos que interactúan con los puramente psicógenos o simplemente los dispararán, lo cual por otra parte es frecuente en prácticamente todas las disfunciones sexuales. Algo parecido ocurrirá con los efectos de algunos fármacos, tanto a nivel general como el relativo a los psicofármacos. En este sentido, la tabla VI (*que es válida para este y otros trastornos sexuales*) no agota el tema pero nos da pistas para el *diagnóstico diferencial* y nos remite a posibles continuos entre los dos elementos causales. Más adelante, matizaremos el tema al hablar de disfunción eréctil. Debemos así mismo, tener en cuenta los factores psicológicos que acompañan a cualquier enfermedad, sobre todo si ésta es crónica. Así una persona puede creer que la enfermedad o la cirugía le han invalidado para una conducta sexual normal, lo cual puede conllevar que unas reacciones que a lo mejor eran transitorias, se reconviertan en permanentes por el efecto típico de la *anticipación al fracaso* y la falta de confianza en sí mismo del sujeto. El *miedo* a las consecuencias de la actividad sexual (al dolor, a una recaída), pueden provocar una evitación de toda actividad sexual con consecuencias catastróficas sobre el deseo, que se deteriora. Ni que decir tiene que la *autoestima* (el ejemplo más claro es la mastectomía) puede verse seriamente afectada después de un proceso orgánico de larga evolución o de una cirugía mutilante. La falta de cariño hacia uno mismo —sea cual sea la causa– provoca inseguridad general que se manifiesta también en el impulso y la respuesta sexuales lo cual agravará aún más el trastorno sexual. El compañero puede sentirse culpable porque sus propios deseos sexuales entran en conflicto con la preocupación que siente acerca de la salud de su pareja, lo cual puede llevar a evitar aún más la relación sexual. Todo ello puede provocar *desavenencias* que agravarán —en forma de círculo vicioso— aún más el problema. Si el ajuste de la pareja era *deficiente* antes de la enfermedad, las posibilidades de presentar problemas sexuales, y sobre todo DSI son máximos.

Antes de entrar en las etiologías psicógenas, parece plausible considerar que en la naturaleza del deseo sexual deberíamos hablar de[14]:

— Una *base neurofisiológica* cuyo nivel de activación posibilita la aparición de la excitabilidad sexual general y periférica, y que puede favorecer que en nuestro campo perceptivo los estímulos sexuales cobren una mayor relevancia; o

TABLA VI
PRINCIPALES FACTORES ORGÁNICOS ASOCIADOS A DISFUNCIÓN SEXUAL

1. Estados fisiológicos	Embarazo, puerperio, menopausia
2. Enfermedades físicas	
• Cardiovasculares	Infarto de miocardio
• Metabólicas y endocrinas	Diabetes, insuficiencia e hiperfunción suprarrenal, hipogonadismo, hipotiroidismo, hiperprolactinemia
• Músculo-esquelético	Artritis
• Renales	Insuficiencia renal
• Neurológicas	Enfermedades con alteración central o periférica
• Aparato genital	Infecciones, problemas estructurales
3. Tratamientos no farmacológicos	
• Diálisis renal	
• Cirugía	Con alteración de la imagen corporal (p.ej., mastectomía)
4. Fármacos y tóxicos	
• Psicofármacos	Antidepresivos tricíclicos y proserotoninérgicos, IMAO, litio, ansiolíticos, neurolépticos, antiepilépticos (fenitoína)
• Hipotensores	Bloqueadores b-adrenérgicos, hipotensores centrales
• Diuréticos	Espironolactona, acetazolamida
• Otros fármacos	Corticoides, antiandrógenos, fenfluramina
• Tóxicos	Alcohol, heroína (y metadona)

también favorecer la existencia de una mayor sensibilidad a los estímulos sexuales. Aunque existe alguna evidencia de la implicación del sistema límbico y del papel que pueden desempeñar al respecto las hormonas sexuales, en especial los andrógenos, la naturaleza exacta de esta base neurofisiológica es aún, en gran medida, desconocida.

— Una *disposición emocional y cognitiva* básica que permita a la persona sentirse abierta a la posibilidad de tener sentimientos sexuales, ser receptiva a los estímulos sexuales, y en definitiva querer y permitirse ser sexual. Algunos constructos o variables de personalidad relacionados con la sexualidad, recogen en buena medida esta idea. Uno de los más interesantes es el constructo erotofobia-erotofilia. Las personas que se aproximan más hacia el polo de la erotofobia tenderían a responder con emociones negativas ante los estímulos sexuales, evaluándolos de forma negativa, y por tanto, procurando evitarlos en mayor medida. Una idea especialmente importante, y corroborada en diferentes estudios, es el hecho de que esta disposición sea aprendida, y por tanto, desarrollada a partir de los procesos de socialización sexual.

Un segundo constructo igualmente interesante es el de la *culpabilidad sexual,* definida como una expectativa generalizada de un castigo automediado por la violación o la anticipación de la violación de los estándares de lo que es una conducta sexual apropiada. Conductualmente la culpabilidad sexual se manifestaría según los autores por: resistencia a las tentaciones sexuales, conductas sexuales inhibidas, e irrupción de procesos cognitivos negativos en las situaciones sexuales. Además, hemos de pensar que diferentes características más transitorias o situacionales, como por ejemplo el estado de ánimo, el cansancio, etc., incidirán de forma importante en la disposición cognitiva y emocional del sujeto para estar más sensibilizado y abierto a la estimulación sexual.

La existencia de *inductores eficaces de sensaciones y sentimientos sexuales*. Tales inductores podrían tener una naturaleza tanto interna (pensamientos, imágenes, fantasías), como externa al propio sujeto (estimulación visual, auditiva, olfativa, táctil...). Generalmente, si la disposición emocional y cognitiva del sujeto es positiva, unos inductores acompañan a otros, y tiende a desarrollarse un efecto amplificador entre ellos.

En cualquier caso, parece existir una importante interrelación entre estos componentes, de forma que cada uno se va a ver influido en diferente grado por los otros, y a su vez influirá en ellos. En último término va a ser esta interacción lo que constituye y da forma al deseo erótico. Es obvio, no obstante, que la forma concreta en que se produce dicha correlación es enormemente compleja y frecuentemente difícil de establecer, y que las preguntas para las que no tenemos una respuesta precisa, en este sentido son aún muy numerosas.

En lo que se refiere al deseo sexual como una fase que precede a la respuesta de excitación y orgasmo, creemos igualmente necesario hacer ciertas puntualizaciones. Si bien es cierto que la conceptualización del deseo como una fase, puede recoger la idea de la vivencia o de la experiencia como un apetito o una motivación para llevar a cabo una conducta sexual abierta, no es menos cierto que tal conceptualización falla de nuevo a la hora de recoger la idea del deseo como experiencia emocional o como intensidad, durante la conducta sexual.

De hecho, resulta difícil pensar que una vez se inicia la conducta sexual y aparece la excitación fisiológica, el deseo se pierda. Más bien cabe esperar que la propia conducta sexual, cuando no se produce algún tipo de interferencia, actúe como un estímulo importante para la motivación sexual. Igualmente, la conducta sexual y la excitación fisiológica pueden desencadenar la experiencia subjetiva de deseo, si ésta no existe previamente. El deseo sexual, por tanto, como experiencia emocional subjetiva, en condiciones normales, se encuentra activado en mayor o menor medida a lo largo de toda la interacción sexual.

Las causas psicológicas van a irrumpir en el DSI como un vendaval muchas veces anárquico y embarullado que confunde a médicos y pacientes. En otros como en el caso del estrés, la depresión o el DSI *selectivo* a una pareja, la identificación de la causa es más fácil si bien las asociaciones motivo de causalidad son frecuentísimas. En la tabla VII resumimos las causas psicológicas más conocidas[15].

Hay varias situaciones que nos parecen interesantes comentar:

En primer lugar, el papel de la *rutina y el aburrimiento* sexual en el DSI. Partamos de una base: una relación de pareja es altamente positiva en cuanto al sexo cuando se tienen en mente los siguientes factores[16]: a) la capacidad de *flexibilidad*, es decir, la capacidad para hacer cambios o adaptarse a nuevas circunstancias; b) la capacidad de *comunicación*, o sea, la habilidad de notificar al otro los deseos y las cosas que disgusten en el sexo y también el talento de saber escuchar, comprender, aceptar y responder a las sugerencias del otro; c) la búsqueda activa de la *intimidad*, del sentirse próximo al otro, cuidando y preocupándose de él e intentando activamente que el otro corresponda en el mismo sentido; d) el sentido de *confianza y compromiso* en la relación, que

TABLA VII
FACTORES PSICOLÓGICOS DE LAS DISFUNCIONES SEXUALES

1. *Factores predisponentes*
   - Educación moral y religiosa restrictiva*
   - Relaciones entre padres deterioradas
   - Inadecuada información sexual*
   - Experiencias sexuales traumáticas durante la infancia
   - Inseguridad en el rol psicosexual durnate los primeros años*
   - Trastorno de la personalidad*
   - Modelos paternos inadecuados

2. *Factores precipitantes*
   - Disfunción sexual previa
   - Problemas generales en la relación de pareja*
   - Infidelidad
   - Expectativas poco razonables sobre el sexo*
   - Disfunción en la pareja con la que se interacciona.
   - Algún fallo esporádico
   - Reacción a algún trastorno orgánico
   - Edad (y cambio en las respuestas como consecuencia de ésta)
   - Depresión y ansiedad*
   - Anorexia nerviosa*
   - Experiencias sexuales traumáticas (DSI y aversión sexual)
   - Estrés postraumático
   - Trastornos adaptativos
   - Aborto* (en algunas ocasiones)

3. *Factores mantenedores de la disfunción*
   - Ansiedad ante la interacción sexual
   - Anticipación de fallo o fracaso
   - Sentimientos de culpabilidad
   - Falta de atracción entre los miembros de la pareja.
   - Escasa comunicación entre los miembros de la pareja
   - Problemas generales en la relación de pareja
   - Miedo a la intimidad*
   - Deterioro de la autoimagen*
   - Información sexual inadecuada*
   - Escasez de estímulos eróticos
   - Escaso tiempo dedicado al galanteo o caricias antes de pasar al coito*
   - Trastornos mentales (depresión, alcoholismo, anorexia, ansiedad)

* Asociación frecuente a Deseo Sexual Inhibido (DSI).
Farré y Lasheras, 1998[15].

permite compartir cosas con el otro de forma espontánea y desinhibida; e) la existencia de *atracción erótica* entre ambos y f) un grado importante de *autonomía, libertad y responsabilidad* por parte de cada miembro de la pareja respecto al otro. Si alguno de estos elementos falla, el grado de satisfacción sexual se resquebraja y puede aparecer un trastorno del deseo e incluso la *aversión sexual*. Pero las cosas se complican aún más si la *reiteración y la rutina* se instalan en los hábitos sexuales lo cual puede llevar al cansancio y al tedio: el decremento del deseo está asegurado, sobre todo de forma selectiva, e incluso de forma absoluta. Cambiar los estímulos y los comportamientos sexuales se impone en estos casos, con toda urgencia y prontitud.

En segundo lugar, el papel de la *depresión*. En prácticamente todas las depresiones, el impulso sexual decae de forma clara; 1/5 parte de los depresivos interrumpe totalmente sus relaciones sexuales. Este efecto negativo sobre el impulso sexual (con porcentajes que van del 61-72%) está claramente provocado por los propios cambios bioquímicos que causan el estado depresivo: los neurotransmisores cerebrales especialmente la *dopamina* están bloqueados en su funcionamiento, lo cual afecta al tono vital del sujeto (pérdida de energía, enlentecimiento, tristeza, pérdida del placer por las actividades habituales, pensamientos de muerte) y también el deseo hacia el sexo que depende en gran parte de estas sustancias bioquímicas.

Podríamos describir un modelo de RSH femenina que apunta a un funcionamiento diferente entre varones y mujeres en el ciclo sexual, especialmente en el caso de mujeres con pareja estable[17]. Los modelos tradicionales sobre el funcionamiento sexual, se han centrado en elementos fisiológicos y han obviado otros como son la intimidad, la confianza, la comunicación, el afecto y la experiencia placentera de las caricias sexuales. El deseo sexual femenino surge voluntaria y no espontáneamente, siendo bastante probable que se parta de una situación de no activación sexual. De esta manera, el deseo y la excitación sexual en la mujer son procesos que se dan casi de forma simultánea cuando se plantea experimentar estimulación sexual. Partiendo de estos supuestos[18], se redefine el DSI femenino no sólo cuando se presenta una ausencia de fantasías o pensamientos de contenido sexual o escaso deseo de actividad sexual, sino también una incapacidad para responder ante señales sexuales. Desde esta definición, las mujeres que no experimentan de manera espontánea apetencia sexual, pero que tienen la capacidad de activarlo de manera voluntaria, tendrían un funcionamiento normal[18].

Evaluación

Es ímprobo presentar aquí la evaluación tanto *global para las disfunciones sexuales* como específica del DSI. El formato de la evaluación es el siguiente:

1. *Entrevista individual* (véase el contexto de la misma en el apartado dedicado a la disfunción eréctil).

2. *Examen físico,* indicado en *todas las disfunciones sexuales* cuando se presentan las circunstancias siguientes: a) presencia de síntomas físicos persistentes aparte de aquéllos directamente asociados con la presencia de la disfunción, tales como hipogonadismo o una historia reciente de enfermedades sistémicas o específicas del aparato genital; b) dolor referido o incomodidad persistente durante la actividad sexual; c) disminución del interés sexual sin causa aparente; d) ausencia de erección al despertarse en cualquier circunstancia; e) cualquier hombre por encima de los 50 años o cualquier mujer perimenopaúsica o menopaúsica; f) problemas menstruales persistentes; g) historia de problemas en la pubertad u otros desórdenes endocrinológicos; h) presencia de ansiedad persistente ante la propia imagen personal o convencimiento de que existe una base física para los problemas. En general, se puede considerar que las dificultades sexuales de curso largo o insidioso, o contingentes a un traumatismo o a ciertas cirugías, tienen una base física, mientras que aquellas que se producen bruscamente y están asociadas con una situación de estrés, alteraciones emocionales, psicopatología presente o trastornos de personalidad, tienen una etiología psicógena.
3. *Puntos psicológicos relevantes.* Se han observado los siguientes factores psicológicos relacionados con la *mayoría de disfunciones sexuales*:

— Ansiedad de rendimiento. Asociada con el fracaso durante la actividad sexual con el resultado de lo temido por el paciente, es decir, fracaso sexual y, en algunos casos, evitación de la actividad sexual. Los pacientes hacen de espectadores y se distancian cognitivamente de la acción, con la correspondiente pérdida de placer y de entusiasmo.
— Creencias sexuales erróneas. Incluyen expectativas poco realistas de sí mismos o de sus parejas, falta de conocimientos sobre la anatomía sexual e ignorancia de alternativas no coitales al acto sexual.
— Dificultades en las relaciones de pareja, familiares, laborales, etc.
— Baja autoestima.
— Actitudes negativas en relación al sexo.
— Circunstancias adversas ambientales que estresan al paciente o que pueden comprometer la intimidad.

Tratamiento

Antes de iniciar una terapia de esta disfunción —y por ende de *todas ellas*— deberemos tener en cuenta unos *principios generales en terapia sexua*l (tabla VIII)[19] y las contraindicaciones para iniciarla (tabla IX). Debemos tener en cuenta lo siguiente[20]:

1. Si el sujeto tiene una pareja fija es conveniente contar con ambos miembros de la pareja.
2. Tranquilizar a la pareja en el sentido de que es algo relativamente frecuente y que puede ocurrir en personas por lo demás sanas y sin otros conflictos.
3. Desculpabilizar al sujeto disfuncional.
4. Informarles del ciclo de respuesta sexual y más explícitamente de la fase afectada, así como de otras cuestiones que parezcan relevantes en el caso: métodos anticonceptivos, normalidad de diferentes actividades sexuales, fantasías, etc.

Tabla VIII
Principios generales en terapia sexual

Fases de la terapia	**Técnicas terapéuticas**
1. Condiciones previas	• Reetiquetado y reatribución del problema • Explicación adecuada en términos conductuales y cognitivos • Motivación y responsabilidad por parte del individuo y de la pareja • Modificación -si es necesario- de “estilos de vida”
2. Cambio de actitudes	• Información sexual • Cambio de actitudes negativas a positivas • Mejoría de los factores de comuniucación interpersonal y, si es necesario, habilidades sociales
3. Indicaciones específicas	• Técnicas de manejo de ansiedad, adaptadas a situaciones sexuales • Terapias sexuales específicas para cada caso • Tratamientos de otros problemas psicopatológicos u orgánicos asociados

Carrobles, 1996[19]. Modificado por Farré, Lasheras, 1997.

TABLA IX
RAZONES QUE CONTRAINDICAN UNA TERAPIA SEXUAL

- Trastorno psicopatológico severo
- Toxicomanías descompensadas
- Embarazo
- Trastornos graves de relación social
- Motivación escasa
- Trastornos graves de pareja

5. Fomentar la expresión de dudas, temores, gustos, necesidades, no sólo en la entrevista sino también en la posterior relación de la pareja.
6. Información del diagnóstico, pronóstico y posibilidades de tratamiento.
7. Si es necesaria la derivación, informarles de todos los datos posibles: centros de salud mental, de planificación familiar, profesionales especializados, etc.

En el caso del DSI, la gran variedad de factores causales y las complejas interacciones que se establecen entre ellos, hace difícil establecer pautas "estándar" de tratamiento que se enfocará según estos mismos factores, las diferencias individuales y las variables socio-culturales. He ahí el "paquete" terapéutico con el que cuentan los clínicos actuales:

Intervenciones generales:

— *Información sexual.*
— *Técnicas para reducir la ansiedad* (desde la relajación aplicada a estrategias de manejo de ansiedad).
— Mejoría de los *factores orgánicos* y ajuste de las dosis de *fármacos* (cambio por otro sin este efecto secundario).
— *Fármacos antidepresivos* si se trata de una depresión.
— *Técnicas de afrontamiento al estrés* (solución de problemas; inoculación de estrés; entrenamiento en asertividad).
— *Técnicas cognitivas* (modificación de pensamientos, creencias y expectativas; reestructuración cognitiva).
— *Técnicas de inducción hipnótica* (en casos de intenso bloqueo).

Focalización sensorial

Desde que Masters y Johnson (1970)[21] la popularizaron, la focalización sensorial (FS) se ha convertido en una especie de "fórmula mágica" recomendada para prácticamente *todas las disfunciones sexuales*. En la frontera entre la desensibilización "in vivo" y la exposición programada, aún no ha podido ser sustituida por otra técnica más adecuada. Es una garantía del incremento de todo lo que será comunicación de la pareja, placer mutuo y fantasías sin demanda angustiosa de rendimiento. Los *aspectos generales* del programa son los siguientes:

— *Prácticamente es el mismo para todas las disfunciones sexuales,* con las particularidades de rigor para cada una de ellas.
— Proporciona *un "contexto" terapéutico* en el que se integrarán los objetivos principales de la terapia, las responsabilidades a adquirir por la pareja, la duración y frecuencia media de las sesiones con el terapeuta (normalmente de una hora y de una semana a 15 días respectivamente). Se efectuarán un mínimo de mediciones y se asegurará un ajuste del ritmo de la terapia al progreso de cada pareja evitando crear incertidumbres.
— Contempla las dificultades y los errores como oportunidades para incrementar la comprensión del problema.
— Se refuerzan hasta los más primarios progresos en la terapia y se enfatiza su posible repercusión positiva en la esfera emocional.

FS no genital

Básicamente se aconseja a los pacientes incrementar su capacidad de *sensualidad* corporal inicialmente no genital y sin demandas que superen la ansiedad del sujeto disfuncional avanzando progresivamente. Masajes y exploración de las posibilidades sensuales globales son algunas de las características básicas de la FS. Aspectos importantes en la eficacia de la FS son la "incitación" *explícita* y nunca indirecta, comodidad en el momento y lugar, y la *frecuencia,* que debe ser decidida por la pareja, si bien no debería ser inferior a 2-3 sesiones por semana.

FS genital y coito

El paso de la FS genital es progresivo con incremento de la comunicación verbal o gestual sobre las instancias de placer o desagrado. Utilización de la posición supina en la mujer "no demandante" para el hombre y mucho más adecuada para la consecución del placer femenino, turno en los roles activo y pasivo, uso alternativo de estimulación manual u oral (si no es particularmente rechazada, lo cual sería objeto de discusión por el terapeuta). El *coito* sería inicialmente con contención de movimientos vaginales, movimientos posteriores y cambios posicionales en última instancia (fig. 2).

Una cuestión muy actual, es el manejo de los efectos secundarios de los *inhibidores de la recaptación de la serotonina*, que provocan, tanto DSI como retrasos en la eyaculación e incluso disfunción eréctil. Si no se puede cambiar el fármaco a otros con estos efectos, deberán reajustarse las dosis, si ello es posible, cambio de tratamiento, suspensión durante 24-48 horas (según vida media; si bien no lo permite la fluoxetina) o asociación de antídotos como bloqueadores de los receptores 5HT2 postsinápticos (mirtazapina, ciproheptadina), agonista parcial de 5HT1 (buspirona). Actualmente se está investigando con el bupropion.

LA AVERSIÓN AL SEXO

Denominada por el CIE-10 como "rechazo sexual y ausencia de placer sexual", podría ser considerada como una situación extrema de los trastornos del deseo sexual. Se trataría de un miedo intenso e irracional hacia el sexo y la consiguiente evitación de todas o casi todas las conductas sexuales con una

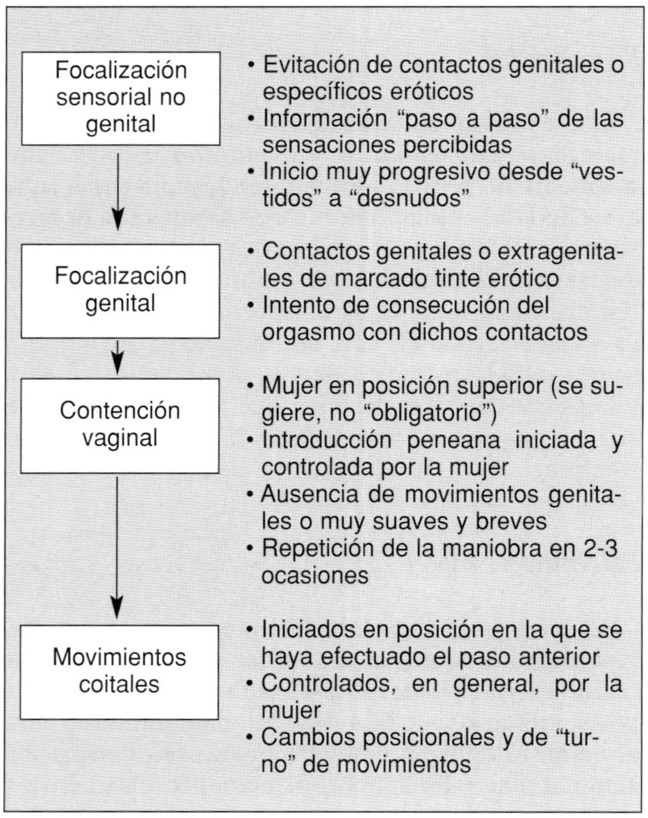

Figura 2. Pasos progresivos y tareas de asignación "en casa" en la terapia sexual.

pareja. El problema desencadena un intenso malestar o dificultades en las relaciones interpersonales y deben descartarse otros trastornos psicopatológicos (estrés, depresión) que lo desencadenaran, a excepción de que sea consecuencia de otras disfunciones sexuales previas (vaginismo, dispareunia). Las causas pueden ser diversas, si bien se trata, en general, de sujetos con una tendencia a las *fobias* o a miedos irracionales y a la ansiedad generalizada.

El componente central del trastorno por aversión sexual es la ansiedad, que puede ser experimentada por el individuo en diversos grados, ante estímulos específicos (secreciones genitales, coito, etc.) o por todo tipo de contacto sexual, incluidos los más superficiales, como los besos o las caricias corporales. Los datos *epidemiológicos* son confusos, si bien parece un problema relativamente poco frecuente, probablemente más frecuente en mujeres que en hombres.

En cuanto a la *etiología*, la teoría del aprendizaje de adquisición de las fobias (modelos bifactoriales: condicionamiento clásico o modelos en el inicio y mantenimiento por condicionamiento instrumental de evitación) podría ser la que soporta más argumentos racionales, sin despreciar la actitud erotofóbica previa o los clásicos argumentos biológicos según los cuales los sexofóbicos con un trastorno por angustia de base no temen la relación sexual, sino que se inquietan ante la posibilidad de una crisis de ansiedad en varias situaciones incluyendo las sexuales.

Sea cual sea el origen, el *tratamiento conductual* parece apropiado con el clásico programa de contacto sistemático con la situación fóbica para suprimir los síntomas. Los aspectos conductuales de la terapia sexual se basan en ese principio y se asientan de modo principal en la desensibilización in vivo. Esta técnica se basa fundamentalmente en ejercicios de focalización sensorial en los que el paciente se enfrenta progresivamente a la situación temida en un entorno placentero y ausente de exigencias.

DISFUNCIONES SEXUALES FEMENINAS

Trastornos de la excitación sexual

Tanto el DSM IV-TR como el CIE-10 se recurre a la respuesta de *lubricación*, componente fundamental de esta fase, definiéndose así el trastorno a través del criterio principal de la manifestación de incapacidad persistente o recurrente, para obtener o mantener la respuesta de lubricación propia de la fase de excitación femenina hasta la terminación de la actividad sexual. La CIE-10 designa esta disfunción sexual como fracaso de la respuesta sexual y considera poco frecuente que las mujeres se quejen primariamente de sequedad vaginal, excepto como síntoma de una deficiencia postmenopáusica de estrógenos. El peso abrumador del trastorno paralelo en el hombre, la disfunción eréctil, y la especial disposición anatómica de los genitales femeninos que dificulta la observación directa de los componentes y reacciones de esta fase, ha elicitado la escasez de estudios sobre el tema. No obstante consíderese que un 33% de mujeres padece el trastorno.

Anorgasmia femenina

Que las mujeres —pluriorgásmicas en potencia— sufran de anorgasmia no deja de ser una paradoja de inexplicable origen psicosocial. De todas maneras, las diferencias individuales con innegables y pueden presuponer un factor de "riesgo" sobre todo para el clínico que puede cometer el error de diagnosticar de anorgasmia una respuesta particular sometida a un umbral biológico demasiado alto.

Se ha establecido una clasificación en diez estadios del umbral de respuesta femenina. En el estadio más bajo estaría aquella mujer que sólo con sus propias fantasías eróticas, sin ninguna estimulación física directa puede llegar a provocarse un orgasmo. En el otro extremo de este continuo estaría aquella mujer que necesita más de dos horas de estimulación continua e intensa para llegar a obtenerlo. Lógicamente los extremos no son lo más habitual, encontrándose la mayoría de mujeres en el punto medio de este contínuo, logrando el orgasmo a través de estimulación del clítoris de forma directa (manualmente a través de frotación), o indirecta a través del coito. Sea como sea la estimulación, el orgasmo siempre es el mismo.

En cualquier caso, la anorgasmia se refiere a la dificultad, retraso o ausencia en alcanzar el orgasmo, tras una estimulación suficiente, generándose una situación de insatisfacción y malestar personal. Desde esta perspectiva[18] se eliminan las dificultades interpersonales como indicador de trastorno, ya que si la mujer vive satisfactoriamente su relación sexual en ausencia de orgasmo, no se debería hablar de disfunción y los problemas en la relación son reactivos a la actitud que adopte su pareja.

La anorgasmia afecta aproximadamente a un 16% de mujeres, incrementándose a partir de los 55 años en el 35%. Afecta más a las mujeres mayores que a las jóvenes, quizá porque las de más edad no recibieron tanta educación sexual como las siguientes generaciones, quizá porque esta disfunción aumenta su frecuencia simplemente por la edad por aparición de causas educacionales orgánicas y sociales.

Se da la particular circunstancia de que un número considerable de mujeres normales (las cifras en este sentido son extremadamente altas entre el 50 y el 75%[22]) son incapaces de alcanzar el orgasmo a través de estimulación coital; no es nada extraño que sea la *anorgasmia coital* la queja más frecuentemente presentada por las mujeres. El criterio básico para el diagnóstico viene determinado por la existencia de una fase de excitación normal y se distingue por la *ausencia o retraso excesivo del orgasmo,* teniendo en consideración la edad de la paciente, el tipo de experiencia sexual y la intensidad y duración de la estimulación erótica recibida. Provoca malestar a menudo o dificultades en las relaciones interpersonales y puede ser situacional o no, como en otras disfunciones.

En los datos epidemiológicos destacan las diferencias con cifras de anorgasmia masculina (un escaso 8%). Estamos ante la disfunción sexual más frecuente entre las mujeres. El hecho de que la anorgasmia coital sea tan extremadamente frecuente, contrapuesta a la consecución del orgasmo por auto o heteroestimulación directa del clítoris (un 90 o 95% de mujeres lo consiguen), nos permite una reflexión: por un lado, la situación de coito es marcadamente diferencial para las mujeres en un sentido deficitario, sea por una menor sensibilidad vaginal, sea por una insuficiente estimulación directa o indirecta clitorídea previa o "en el momento".

Factores etiológicos

Es extremadamente raro encontrar factores *orgánicos* (generalmente neurológicos de localización S2-S3-S4). Algunas intervenciones quirúrgicas mutilantes (mastectomía, ovariectomía) pueden provocar problemas más por factores de autoestima y autoimagen deficiente que por las intervenciones en sí.

Algunos autores consideran la probabilidad de investigar la posibilidad de que la anorgasmia fuera debida a alteraciones del clítoris, como una fimosis de prepucio, adherencias o un emplazamiento especial, lo cierto es que la evidencia empírica demuestra que estos posibles trastornos no crean la disfunción orgásmica en todas las mujeres que lo sufren.

Entre los *factores psíquicos* la estimulación insuficiente del clítoris, respecto al umbral orgásmico de cada mujer, es el factor conductual que se ha de valorar siempre en primera instancia una vez descartada la etiología orgánica. A veces la autovigilancia durante la relación sexual y la ansiedad asociada a la expectativa del orgasmo, es la causa cognitiva más frecuente. La atención centrada en el orgasmo y el intento de controlarlo, provoca inhibición. Otros factores cognitivos "clásicos" serían los sentimientos de culpabilidad por creencias erróneas respecto al derecho de experimentar placer, o los sentimientos contradictorios por un compañero con el que se está en discordia, etc. Así pues, con independencia de las posibles causas más o menos remotas como la herencia biológica y nuestro propio sistema cultural de creencias y actitudes respecto a la sexualidad, y las posibles causas más próximas derivadas de padecimientos psicopatológicos (v.g. estrés, ansiedad generalizada) determinadas enfermedades médicas o el consumo de algunos fármacos o sustancias, las principales causas de la anorgasmia son de naturaleza psicógena. La terapia se centrará en los diversos componentes que hemos considerado, siguiendo una inspiración claramente cognitivo-conductual.

Tratamiento

Aparte los principios generales de la terapia sexual perfectamente aplicable a estos casos, deben cuidarse algunos elementos específicos del problema, a saber:

Lo Piccolo y Lobitz (1972)[23] desarrollaron un programa de autoayuda a fin de reducir la ansiedad de ejecución tan tradicional en estos casos. Se trata de un programa que asocia la masturbación con la focalización sensorial.

La maniobra "del puente" fue popularizada por Kaplan (1975)[24]. Consiste en la estimulación concomitante del clítoris con la introducción vaginal. Mientras se está insertando el pene, la mujer o su compañero estimulan el clítoris hasta que ésta llega al orgasmo. Esto se efectúa con mayor comodidad en las posiciones de introducción laterolateral o de entrada desde atrás. Se retrase la introducción hasta que la mujer está muy excitada a causa del jugueteo sexual. Más tarde se efectúa la introducción progresiva más temprana de la estimulación clitorídea mientras se está insertando el pene, con objeto de que se llegue al clímax sin "ayuda del clítoris".

Muchas mujeres al parecer normales no aprenden a llegar al clímax durante el coito sin ayuda del clítoris, al menos por estos métodos. A las parejas de esta clase se aconseja que adapten sus relaciones sexuales al patrón del clímax de la mujer, sin considerar que ésta debe ser la "segunda mejor elección".

Algunos aspectos cognitivos pueden ser enfocados con los modelos referidos a otros trastornos para aplicarlos a terapia sexual en general y la anorgasmia femenina en particular. Las causas cognitivas de *magnificación* (pensar que las experiencias sexuales que no "resultan perfectas" son un desastre total) y *minimización* (ignorancia de algunas experiencias por considerar que no conducen al placer) y *personalización* (de la responsabilidad individual en el placer sexual sin considerar la del compañero o al revés) son reeducadas mediante *reestructuración cognitiva* basada en la información adecuada y en las facilidades de comunicación[25].

El trastorno secundario a la debilitación de la musculatura del suelo pélvico (frecuente tras el embarazo y el parto) es responsable de bajo tono muscular, reducción de irrigación sanguínea y de la fuerza de las contracciones, con disminución de la sensibilidad sexual e intensidad del orgasmo, e incluso anulación de éstos. Se ha propuesto entrenamiento con retroacción biológica *(biofeedback)* que permite la objetivación visual de la capacidad para contraer o relajar la musculatura pélvica y la relación existente entre determinados pensamientos o emociones y la respuesta involuntaria de la musculatura. Acostumbra a utilizarse un fotopletismógrafo vaginal que refleja el grado de espasticidad. Esta técnica se ha propuesto también para anorgasmias resistentes.

Pronóstico

En seguimientos sucesivos de un año los resultados son positivos sobre todo en la anorgasmia primaria (82%) con porcentajes algo menos favorables en la secundaria (76%).

Dispareunia y vaginismo

La característica esencial de la dispareunia es la experiencia de dolor genital, asociado a la experiencia coital, aunque también cabe la posibilidad de dolor previo. La delimitan, como es habitual, los diagnósticos diferenciales con trastornos psicopatológicos, enfermedades médicas o efectos de sustancias (lo que será obviamente generalizable al vaginismo) y se remarca que la alteración no sea debida a vaginismo, *únicamente*, o a la falta de lubricación, si bien se acepta la posibilidad de concidencia con otras disfunciones sexuales. En cuanto al *vaginismo*, la aparición persistente o recurrente de espasmos voluntarios de la musculatura del tercio externo vaginal, va asociado a un verdadero componente fóbico de miedo irresistible y relativamente irracional a la penetración.

Estas disfunciones afectan aproximadamente a un 8% del total de mujeres, siendo unas tres veces más frecuentes las consultas por vaginismo que por dispareunia. Resulta curioso constatar que las parejas en que la mujer sufre de vaginismo, tardan un promedio de 4 años en acudir a consultar por ese motivo, decidiéndose en el momento en que desean tener un hijo en muchos de los casos. Durante ese tiempo, han prescindido de mutuo acuerdo del coito, y han mantenido una sexualidad habitualmente sana y variada, alcanzando el orgasmo a través de la heteromasturbación. Al explicar sus razones para aplazar tanto la demanda de ayuda, la mayoría de estas mujeres explica que se consideraban un caso excepcional, que tenían mucho miedo a ser anormales, a que se descubriera que su vagina era defectuosa o inexistente y que les daba mucha vergüenza hablar con nadie del tema. Incluso cuando habían acudido a la consulta ginecológica, no se habían atrevido a mencionar el problema y si la exploración resultaba imposible, no volvían.

Etiología

Descartadas las orgánicas habituales (vaginitis, quistes, adherencias cicatrizadas) los factores *primordialmente* asociados a estas dos disfunciones son:

- Factores educativos: haber recibido una educación restrictiva, culpabilizadora, que transmite ideas erróneas acerca de la sexualidad o simplemente la ausencia de información, favorece la ansiedad sexual. Son frecuentes por esta razón el temor a perder la virginidad, a las ETS, al embarazo, al cáncer.
- Factores traumáticos: que incluirían cualquier experiencia de violencia sexual vivida de cerca o personalmente.
- Factores relacionales: conflicto conyugal, déficit de estimulación, estimulación inadecuada, coito sin preámbulos.
- Factores psicopatológicos: problemas de ansiedad, depresión, personalidad, que pueden haber interferido en la respuesta sexual.

En la evaluación de estos casos, debemos considerar algunos items específicos:

Dispareunia

¿Dónde se produce el dolor (a la entrada o en la profundidad de la vagina)?

¿Qué tipo de dolor es (punzante o sordo)?

¿Tiene también dolor en la espalda?

¿Ha sentido alguna vez dolor al orinar?

¿Hay alguna evidencia de infección vaginal (flujo, picor)?

¿Ha habido algún trauma vaginal (violación, parto)?

¿Experimenta dolor incluso cuando está excitada sexualmente?

Vaginismo

¿Los intentos de penetración producen dolor?

¿Dónde siente el dolor?

¿Es consciente la mujer (o su compañero) del espasmo de los músculos vaginales?

¿Lo siente incluso cuando está excitada?

¿La exploración vaginal por el ginecólogo ha provocado una experiencia similar a cuando se intenta el coito?

¿Puede utilizar tampones?

¿Ha intentado alguna vez ella o su compañero introducir un dedo en su vagina? ¿fue posible?

Tratamiento

Estos trastornos son mantenidos por el mismo sistema conceptual que una fobia. No es nada extraño que se utilice la desensibilización "in vivo" para tratarlos. En el caso de la dispareunia, se les recomiendan ejercicios de constricción-relajación del anillo muscular pubococcígeo (MPC). La estrategia de tratamiento para la *dispareunia* tiene como objetivo ayudar a la mujer a disfrutar de la relación sexual y a excitarse durante ella. El esquema terapéutico de descondicionamiento implica los siguientes pasos:

1. Auto-observación y auto-exploración de los genitales externos.
2. Focalización sensorial.
3. Ejercicios de relajación vaginal a través del MPC (músculo pubococcígeo).
4. Ejercicios MPC con introducción de tampones vaginales hasta que se sienta cómoda (puede necesitar repetidos intentos de varias horas).
5. Ejercicios MPC con introducción de dedos propios o del compañero.
6. Información acerca de las distintas posiciones del coito que impidan una penetración completa (penetración en posición lateral y posterior) o que permitan el control de la misma por parte de la mujer (la mujer en posición superior). Los intentos iniciales de penetración, sea cual sea la postura elegida deberán realizarse con movimientos lentos y acompañados de ejercicios MPC. Durante los primeros estadios del tratamiento la pareja deberá abstenerse de todo intento de coito.

En el caso del *Vaginismo* el descondicionamiento progresivo de la constricción muscular es como sigue:

1. Ejercicios de relajación muscular.
2. Prevención de cualquier intento de coito.

3. Pasos progresivos: a) autoexploración genitales, b) introducción progresiva de tampones vaginales (desde los de menor a mayor tamaño), c) ídem de los propios dedos de la mujer afectada, d) repetir los ejercicios con la pareja presente, e) introducción progresiva de los dedos del compañero, f) coito en posición supina de la mujer. Una alternativa de tratamiento sería la retroacción biológica con acomodación de la paciente, que va generando una gráfica que refleja el grado de espasticidad. Mientras observa la respuesta, la mujer intenta los ejercicios de introducción progresiva[26].

Pronóstico

Es altamente exitoso. El 90% de los casos consiguen eliminar el dolor y realizar el coito sin problemas, con un total de tres años de seguimiento.

DISFUNCIONES SEXUALES MASCULINAS

Trastornos de la excitación

Denominados por el DSM-IVTR. "Trastornos de la erección en el varón" y por la CIE-10 "Fracaso de la respuesta genital", la impotencia es reconocida hoy universalmente como disfunción eréctil (DE). Se trata de la imposibilidad de mantener una erección de rigidez suficiente para poder finalizar la actividad sexual, dificultad que puede ser total o parcial y que para ser considerada DE debe presentarse como persistente o crónica. Debe así mismo diferenciarse la DE absoluta de la situacional. En el primer caso, en general de etiología orgánica aunque no deben descartarse factores de origen paicógeno, el trastorno de la erección se produce en todo tipo de circunstancias: en el coito, en la manipulación manual, en la masturbación, etc., siendo los casos más severos aquéllos en los que hay ausencia de erecciones espontáneas, nocturnas y matinales. En el segundo caso, la impotencia sucede generalmente antes de la penetración o en el transcurso de la misma, siendo la causa mayoritariamente psicógena. Debe contemplarse una cierta flexibilidad en los criterios diagnósticos, teniendo en cuenta la considerable variabilidad observada entre los sujetos que acuden a la ayuda profesional; algunos hombres sobrestiman y exageran el hecho de que en alguna ocasión no logren el grado de erección que ellos puedan considerar adecuado, mientras que otros ante las mismas dificultades no consideran la existencia de un problema de este tipo. La etiología es multifactorial, pudiendo asociarse factores orgánicos y psicógenos en la misma DE. Las causas *orgánicas* son múltiples y entre ellas podemos destacar[27]:

1. Vasculares:

   a) Disminución del aporte arterial por arterioesclerosis, hipertensión (prevalencia entre 28-46%), diabetes, tabaco, etc. La incidencia de DE tras un IAM se sitúa entre el 38-78%.
   b) Aumento del drenaje venoso por fallo de las venas pericavernosas (fuga venosa).
   c) Tejido cavernoso patológico.

2. Neurológicas: paraplejia, esclerosis múltiple, polineuritis, Parkinson. En varones con lesión medular (LM) completa, los estudios confirman que más del 80% consiguen algún tipo de erección; sin embargo, la mayoría de estos pacientes van a necesitar tratamiento, así como los afectados por LM incompletas.
3. Endocrinas: hipogonadismo o hiperprolactinemia por causas exógenas (fármacos antidopoaminérgicos) o endógenas. Representan del 5-10% de las DE.
4. Medicamentosas. Producen el 25% de las DE. Destacan fármacos que aumenten el nivel de prolactina, que disminuyan los niveles de testosterona (digoxina o antoandrógenos), hipolipemiantes (clofibrato), psicotropos (antidepresivos serotoninérgicos, neurolépticos), algunos fármacos antihipertensivos (los más involucrados son los diuréticos y los betabloqueantes no cardioselectivos), cimetidina, etc.
5. Diabetes. Incidencia del 25 al 30% de DE en pacientes diabéticos de más de 10 años de evolución. En pacientes jóvenes la incidencia es del 25-30%, llegando al 75% en diabéticos de 60-65 años. Es debido a afectación vascular, fibrosis del tejido eréctil, neuropatía, sin obviar elementos psicógenos asociados.
6. Traumáticas: fracturas pelvianas.
7. Quirúrgicas: cirugías colorrectal (la de mayor riesgo), algunas variantes de la cirugía prostática, simpatectomía lumbar bilateral.
8. Edad. A medida que aumenta, la prevalencia de DE se incrementa. Según el estudio EDEM[28] las prevalencias serían de 3,9% entre 25-39 años; 6,4% entre 40-49 años; 15,6% entre 50-59 años y 32,3% entre 60-70 años, probablemente debido a la comorbilidad orgánica.
9. Tóxicos. Demostrado el efecto de la nicotina sobre el decremento del aporte arterial y las complicaciones propias de la enfermedad alcohólica, hoy día se considera que, tanto la cocaína como las anfetaminas o narcóticos provocan una tasa indeterminada de disfunción eréctil.

10. Urológicas. La prostatitis, la uretritis o la cistitis, provocan DE por el disconfort asociado a la excitación sexual. La enfermedad de Peyronie produce fibrosis de la albugínea de los cuerpos cavernosos con alteración del mecanismo hemodinámico de la erección y la consiguiente DE.
11. Sistémicas. La insuficiencia renal crónica por sus efectos sobre la testosterona o la neuropatía autónoma, la insuficiencia hepática por posibles alteraciones secundarias de tipo hormonal (incremento de estrógenos en la cirrosis), el infarto de miocardio por insuficiencia arterial pero también por efectos de adaptación al estrés que provoca la propia enfermedad, son algunos de los ejemplos de las múltiples enfermedades sistémicas que pueden alterar el funcionamiento erectivo.

Desde el punto de vista *psicógeno* nos remitimos a la tabla VII que recoge en gran parte las causas comunes piscológicas de las disfunciones sexuales. La DE participa de muchas de ellas, si bien podemos considerar que está marcada por un proceso de ansiedad —tanto anticipatorio como de rendimiento— que bloquea la erección debido a un hipercontrol excesivo. La disfunción se debe a una inhibición psicógena en la que pueden estar involucrados al menos dos mecanismos:

1. Estímulos provenientes de la corteza y los núcleos cerebrales transmitidos a la médula sacra, pueden inhibir la erección refleja, tal como ocurre si existe una anticipación negativa o un miedo al fracaso durante la fase de excitación.
2. Un excesivo tono simpático con elevación de las catecolaminas circulantes puede incrementar el tono constrictor, contrarrestándose los mecanismos de relajación del músculo liso cavernosos como puede ocurrir en situaciones de estrés o de elevada ansiedad.

El hombre con problemas erectivos sufre un verdadero cataclismo cognitivo: percibe las situaciones sexuales como amenazantes, subestima el nivel de excitación alcanzado, pierde la percepción de control sobre su respuesta erectiva y presenta abundantes creencias erróneas que llegan a mermar su autoestima y su autoconfianza. Este estilo cognitivo le lleva a desarrollar una serie de conductas de "pruebas" y evaluación de su rendimiento sexual en un contexto en el que, inicialmente, intenta "aprovechar" cualquier erección que aparezca para pasar, tras los correspondientes fracasos, a la evitación de las situaciones sexuales (fig. 3).

Un tema interesante y controvertido es la relación entre trastornos mentales y DE[29]. En la depresión, la incidencia de DE varía entre el 18-35%. En depresiones muy graves, se han considerado cifras cercanas al 90%, aunque este porcentaje probablemente está contaminado por el efecto secundario de los fármacos y por la disminución del deseo sexual. En la esquizofrenia se ha comunicado una incidencia del 46,7%[30]. El 29,3% de pacientes con DE presentan diagnóstico de ansiedad generalizada y un 25% de pacientes que cumplen criterios de trastorno de angustia, también presentan DE[31].

La *evaluación diagnóstica* de la DE comprende una serie de elementos comunes a cualquier anamnesis clínica (historia clínica con exploración física y psicológica) y unas referencias diferenciales que pueden permitir distinguir la etiología desde la primera entrevista:

1. Psicógena. Su presencia es brusca, circunstancial, variable y puede coincidir con problemas personales del paciente. En algunas ocasiones responde al placebo y se caracteriza por la existencia de erecciones matutinas y nocturnas. No acostumbra a ser total y se mantiene, en general, la rigidez extragenital, aunque en casos de gran bloqueo, puede estar comprometida. En general se corresponde a edades inferiores a 40 años, a partir de la cual se introducen elementos mixtos claramente orgánicos.
2. Orgánica. Es progresiva, no circunstancial y las erecciones matutinas y nocturnas están comprometidas. Tiene más posibilidades de presentarse como total. En la figura 4 resumimos los elementos más adecuados para una correcta evaluación diferencial entre los dos tipos etiológicos de DE.
3. Mixta. Una serie de factores psicológicos se suman a la etiología oragánica. Estos factores pueden ser:

   — Mantenedores. La DE se inicia por un factor orgánico que luego desaparece, pero la disfunción se mantiene por la inhibición funcional.
   — Agravantes. Existe un factor orgánico que afecta al mecanismo eréctil, pero los factores funcionales dan lugar a una disfunción más grave.
   — Acompañantes. Son las reacciones psicológicas que acompañan a cualquier enfermedad o cirugía, lo cual puede desencadenar miedo a las consecuencias de la actividad sexual o la atribución invalidante de la cirugía, lo cual desencadena DE.

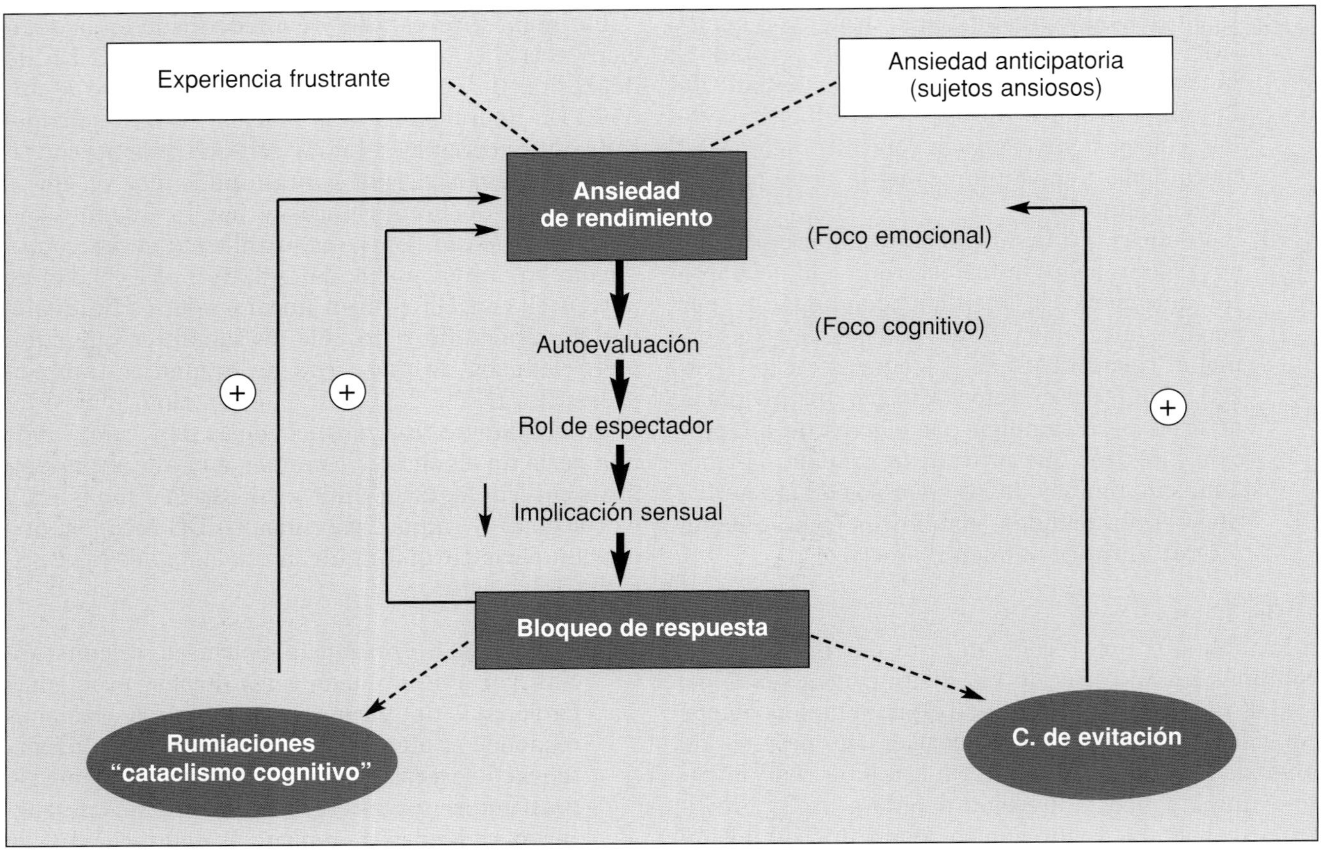

Figura 3. Proceso psicológico de la DE.

Podríamos considerar el factor mixto en dos sentidos: a) la sumación de factores psicológicos a la etiología orgánica, como hemos desglosado en el párrafo anterior, y b) los factores de riesgo (tabaquismo, hiperlipidemia, etc.) en la DE psicógena que potenciarían el factor vasculogénico funcional. Estimamos que los porcentajes epidemiológicos serían: 37% orgánicos, 33% mixtos y 30% psicógenos puros.

Los pasos para el correcto *diagnóstico diferencial* entre los dos tipos de disfunciones son los siguientes:

- Test de estimulación erótico-visual (TEEV). Se combina la proyección de un vídeo de contenido erótico con la evaluación de las respuestas del diámetro y rigidez del pene mediante el Rigiscan, aparato que registra dichos parámetros mediante ordenador.
- TEEV+inyección intracavernosa (ICC) de fármacos vasoactivos, fundamentalmente la prostaglandina. Se considera una respuesta positiva una erección como una rigidez en los 10 minutos posteriores a la ICC y que dura más de 30 minutos.
- Registro nocturno con Rigiscan.
- Analítica general y hormonal. Es necesario pedir testosterona libre o total en varones mayores de 50 años o en más jóvenes con presencia de síntomas de hipogonadismo.
- En caso de sospecha de trastorno vascular, Eco-doppler o arteriografía.
- Exploración neurológica mediante EMG con potenciales evocados.

En cualquier caso, el médico de asistencia primaria debe derivar estos pacientes para efectuar este tipo de evaluaciones solamente cuando sospecha claramente una problemática orgánica. En caso de un trastorno psicógeno con factores de complicación (trastornos psiquiátricos o deterioro de pareja) efectuará una derivación a psicólogos o psiquiatras especializados. Para poder consolidar mejor esta información deberá tener en cuenta en la anamnesis los siguientes factores:

- Naturaleza exacta del problema (frecuencia, factores cognitivos).
- Historia del problema sexual concreto (circunstancias etiológicas, factores de mantenimiento y consecuencias de la disfunción).

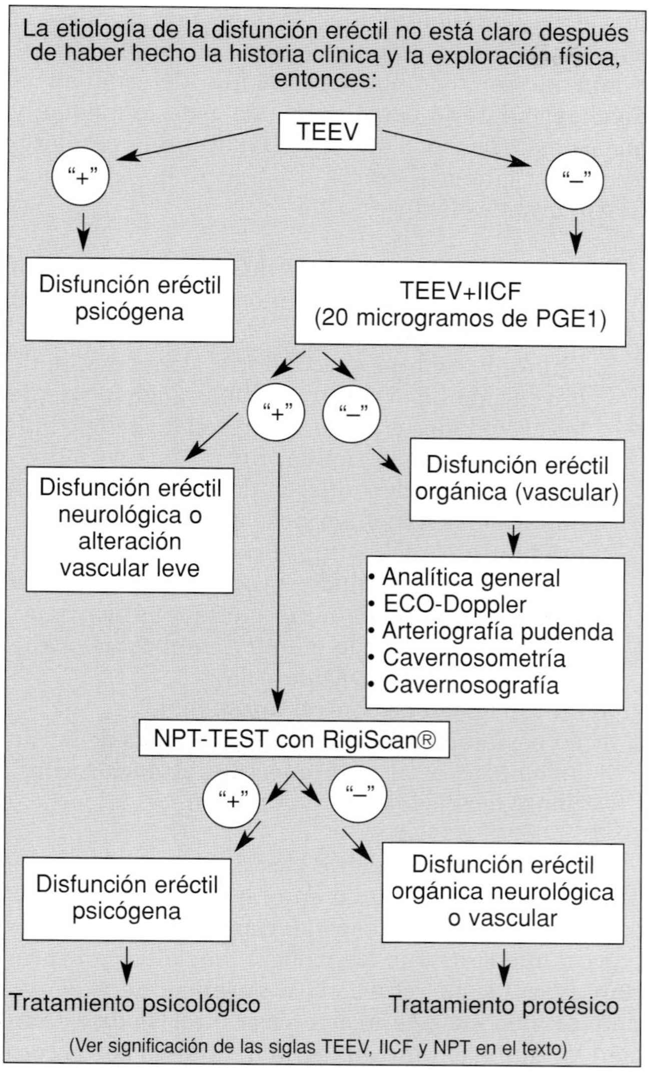

Fig. 4. Diagnóstico diferencial entre la disfunción eréctil psicógena y la orgánica.

— Estado de la relación de la pareja.
— Historia sexual personal.
— Historia médica y psiquiátrica.
— Actitudes en relación al tratamiento.

A destacar que esta metodología es válida para todas las disfunciones sexuales.

En el *tratamiento* de la disfunción eréctil de origen orgánico y en muchas de las mixtas, deben considerarse los factores etiológicos e incidir directamente sobre ellos. Se consideran tratamientos de primera línea los fármacos orales de última generación (inhibidores de la fosfodiesterasa tipo 5). Contamos con tres de ellos: Sildenafilo, Vardenafilo y Tadalafilo. Las diferencias entre los tres vienen dadas por la vida media, siendo la más prolongada la del tadalafilo (de 24-36 h) y el tiempo de absorción (el más rápido el vardenafilo, con 35 minutos de media). La elección de los mismos vendrá dada por las características específicas de cada disfunción. Los resultados son dosis-dependientes.

Los tratamientos de segunda línea, corresponden a la inyección de fármacos por vía intracavernosa. Destaca la PGE1 que produce una relajación del lecho arterial y de la musculatura lisa de los cuerpos cavernosos, gracias a un doble mecanismo de acción, tanto por relajación directa del músculo liso como por bloqueo del tono inducido adrenérgicamente. Se inyecta directamente en uno de los cuerpos cavernosos pudiendo, previo aprendizaje, efectuar el paciente la autoinyección. La dosis es de 2,5 a 60 Bg. El tiempo de latencia de la erección es de 5-10 minutos y la duración de la erección es de 30-120 minutos.

Los fármacos están indicados en DE psicógenas y mixtas tipo b en:

— Sujetos en los que no se consigue desmarcar la demanda de sexualidad coital.
— Ausencia de pareja o pareja inestable.
— Fracasos de la terapia psicológica.
— Cuando el sujeto o su pareja están extremadamente bloqueados para intentar un abordaje psicológico. En este caso, puede retomarse la terapia psicológica, o iniciarla en caso de haber sido imposible, si el fármaco ha conseguido niveles de eficacia suficientes y ha desbloqueado la ansiedad de rendimiento del sujeto.

En cualquier caso, nunca debe despreciarse la opción de asociar desde el principio un fármaco con la TCC.

El *tratamiento psicológico* sigue las pautas generales de la terapia sexual, de orientación cognitivo-conductual (TCC) (focalización sensorial, coito sin exigencias, tratamiento de factores de ansiedad y cognitivos). Debemos tener en cuenta que el individuo o la pareja que acude en busca de ayuda terapéutica, presenta una serie de condicionamientos que mantienen y agravan el problema erectivo. La pareja usa la erección como "termómetro de la relación", lo cual bloquea la continuidad de la misma. Si el sujeto es excesivamente autoexigente genera altas expectativas de erección que agravan la DE. Si uno u otro miembro de la pareja muestra una preferencia exclusiva por la sexualidad coital, el proceso terapéutico se complica. Para poder llevar un abordaje cognitivo-conductual de la DE con ciertas garantías de éxito, precisaremos una serie de condiciones:

1. Que exista una pareja estable y colaboradora.
2. Que ambos posean un nivel cultural mínimo que les permita entender cuáles son las causas del problema y los objetivos que se persiguen.

3. Que ambos sean capaces de asumir cambios de actitud.
4. Que no presenten una psicopatología grave de fondo.
5. Que sea posible eliminar, al menos temporalmente, aquellos factores que generan expectativas de erección.
6. Que los factores orgánicos no sean totalmente responsables de la disfunción. Una situación muy específica es la fobia a la erección, en la que la propia erección actúa como estímulo desencadenante de ansiedad. En estos casos se propone la ingesta asociada de fármacos orales con terapia sexológica.

En un estudio de seguimiento terapéutico[32], un 51% de DE psicógenas y 49% mixtas se compararon los resultados con TCC (61% de éxitos), sildenafilo (88%), TCC+sildenafilo (94%) y PGE-1 (85%) con TCC+PGE-1 (91%). No tenemos pautas fijas para determinar el abandono del fármaco en los casos que nos ocupan, si bien se considera que será más fácil si el sujeto tiene bien establecidas las pautas terapéuticas psicológicas y controlados los elementos de riesgo en caso de mixta tipo b. Dependerá de factores como la personalidad del paciente, edad, situación de pareja, etc. Cuando las condiciones son favorables, una fórmula empírica podría ser: de 5-9 semanas de dosis fija una vez establecida (vg. 50-100 mg de sildenafilo; 10-20 mg/ de vardenafilo; 20 mg de tadalafilo) y supresión gradual de las pautas a partir de la semana 10.

Según nuestra experiencia clínica las variables que afectan de manera negativa el resultado terapéutico global son: pareja no colaboradora, estilo cognitivo rumiador, ansiedad generalizada y deseo sexual hipoactivo.

Trastornos de la eyaculación

Eyaculación precoz (EP)

Incapacidad persistente para controlar la eyaculación en respuesta a una estimulación sexual mínima antes, durante o poco tiempo después de la penetración y/o antes de permitir niveles subjetivamente aceptables de excitación sexual propia o de la pareja. El sujeto tiene una clara sensación de falta de control sobre su eyaculación. Es un trastorno con incidencia alta en consulta clínica (44%). La etiología rara vez es orgánica (prostatitis o esclerosis múltiple), siendo los factores psicógenos los más relevantes. En general están condicionados por una historia precoz de coitos, disfunción doble (anorgasmia femenina), miedo a ser descubiertos (adolescentes), estrés ambiental, etc. No debe subestimarse el papel que juegan algunos factores neurofisiológicos —aún no del todo conocidos— que determinan el nivel eyaculatorio basal propio de cada individuo, y que es responsable a su vez de la latencia eyaculatoria. Dicha latencia[33] sería el producto de, al menos, cuatro grandes factores:

1. La rapidez e intensidad de la relación sexual (novedad de la pareja, tipo de estímulo, estilo cognitivo del sujeto).
2. El propio umbral eyaculatorio, dependiente de la velocidad de conducción neurológica, ya que los eyaculadores precoces poseen un reflejo bulbocavernoso más rápido. En un mismo individuo también dependería del tono en que se hallara el sistema nervioso autónomo: a mayor predominio del simpático (estrés), menor umbral y mayor rapidez eyaculatoria, mientras que a mayor predominio parasimpática (p.ej., al despertarse por la mañana) umbral más alto y menor rapidez eyaculatoria.
3. La capacidad de control aprendida.
4. La posibilidad de inhibición del reflejo de forma involuntaria, al mantener una atención consciente focalizada sobre el mismo.

En la población general, los distintos sujetos se ubicarían en un continuo en el que los valores más bajos de umbral corresponderían a la eyaculación precoz, mientras que los valores más altos provocarían eyaculación retardada o ausencia de eyaculación, si bien en este último caso intervendría también la inhibición involuntaria del reflejo por exceso de autocontrol. Podrían considerarse varios tipos de EP[34]: a) de constitución neurológica: predisposición biológica a la eyaculación rápida; b) por enfermedad física (prostatitis); c) por retirada de opiáceos; d) por malestar psicológico: problemas psicológicos temporales (conflictos de pareja, trastornos adaptativos); e) de constitución psicológica (trastornos mentales crónicos); f) por habilidades deficitarias (proceso de condicionamiento). Son primarias, las de constitución neurológica y psicológica y por habilidades deficitarias; el resto son secundarias. Son muy comunes a excepción de las debidas a enfermedad física, por retirada de opiáceos y de constitución psicológica.

La EP, sobretodo la de constitución neurológica, sería una disfunción neurobiológica con un riesgo inaceptable de generar problemas sexuales y psicológicos; valores de tiempo de latencia de eyaculación intravaginal menores de un minuto deben ser considerados como síntomas de EP.

Las disfunciones de la eyaculación deben ser contempladas bajo el prisma de dicha variabildad individual, en general fisiológica, y que sólo sería disfuncional cuando compromete la relación de pareja o la autoestima del sujeto, o bien en aquellos casos en los que se asocia psicopatología relacionada con la ansiedad.

El tratamiento específico para la EP consiste en la consecución de una percepción de control mediante lo que ha sido denominado técnica de parada y arranque (TPA) que consiste en parar los movimientos cesando la actividad sexual hasta que la excitación decae, reiniciando la actividad de nuevo y, con pasos progresivos que van desde la estimulación por la pareja hasta el coito. Puede también recurrirse a fármacos con efectos anticolinérgicos como la clorimipramina (25-50 mg/6 h antes de la relación sexual) o la paroxetina (10-20 mg), el citalopram (10-20 mg/d) y la sertralina (50 mg/d). Este último puede tener la ventaja de su larga vida media. A parte del efecto anticolinérgico es evidente que existen otros de tipo periférico y central mediados tanto por la serotonina como por el bloqueo del efecto dopaminérgico, asociado a la liberación de eyaculado. Hoy día, se ha llegado a postular, en caso de EP resistente, un tratamiento psicofarmacológico diario, independiente de la relación sexual, con un tiempo mínimo de tres meses. Esta propuesta es, de momento, puramente empírica.

Desde el punto de vista etiológico, las pautas específicas serían:

a) EP neurológica: primera elección: farmacológica (F); segunda: F+TPA; tercera: en casos muy resistentes neurotomía del nervio dorsal del pene. Las pomadas anestésicas (lidocaína) pueden ser útiles en casos leves.
b) EP psicológica: manejo del trastorno de base. Primera elección TPA. En caso de resistencia o dificultades en el aprendizaje del control, añadir fármaco.
c) Un 20,7% de las EP psicógenas presentan DE asociada. Debe tratarse en primer lugar la DE y luego asociar TPA. Si se utiliza tadalafilo, permite una "segunda oportunidad" con mayor intervalo de tiempo, lo cual puede ser un motivo de tranquilización y ensayo de la percepción de autocontrol.

Eyaculación retardada

Trastorno relativamente raro que debe diferenciarse de la eyaculación retrógrada (trastornos neuropáticos en general de origen diabético) y que es respondiente a terapias de estimulación peneana extravaginal con aproximaciones sucesivas hasta conseguir la eyaculación en coito. Puden utilizarse también agonistas a-receptores, tipo midodrina o fármacos colinérgicos como el betanecol. Debemos siempre efectuar un diagnóstico diferencial con efectos secundarios de drogas anticolinérgicas.

LECTURAS RECOMENDADAS

1. Olazábal JC y cols.: Manual de sexualidad en atención primaria. Amarú Ed. Salamanca, 1990.

Uno de los escasos manuales en castellano dedicados al tema específico de la sexualidad en las consultas de Atención Primaria. Especifica con claridad y sencillez la nosología sexual y el abordaje terapéutico por los facultativos de atención primaria. Dedica un amplio capítulo a la relación entre patologías médicas diversas y sexualidad.

2. Enciclopedia de la Sexualidad: Farré JM (ed.). Océano Ed., Barcelona, 1993.

Una obra de seis tomos con abundantísimo material gráfico especialmente pensada para la divulgación del tema. Está en marcha una reedición.

3. Guía de la sexualidad: Labrador F (ed.). Espasa Calpe, Madrid 1994.

Una guía completísima sobre comportamiento sexual normal y patológico, pensada para la divulgación pero con una tono suficientemente elevado como para ser considerado libro básico de consulta para profesionales no especializados.

LECTURAS RECOMENDADAS

4. Cuadernos de Medicina Psicosomática y Psiquiatría de Enlace. Ed. Médica, Madrid.

Publicación periódica trimestral con un contenido dedicado fundamentalmente a la psicosomática, pero en la que se publican gran parte de los trabajos sobre sexualidad en el ámbito español. Algunos de los artículos citados en este capítulo pertenecen a esta revista.

5. Farré JM, Fullana MA (eds.): Recomendaciones terapéuticas en Terapia Cognitivo Conductual. Ars Médica. Barcelona.

Se sintetizan los TCC, basándose en la evidencia. El capítulo dedicado a disfunciones sexuales permite aplicar fórmulas terapéuticas en la práctica clínica habitual.

6. Carrasco MJ: Disfunciones sexuales femeninas. Síntesis. Madrid 2001.

Puede considerarse el mejor libro escrito en lengua castellana sobre el tema. Imprescindible.

7. Bobes J, Dexeus S, Gubert J (eds.): Psicofármacos y función sexual. Díaz de Santos, 2000.

A pesar del título, es el mejor manual editado en España sobre sexualidad médica, gracias a los capítulos iniciales dedicados a neurofisiología, evaluación y terapéutica de las disfunciones sexuales.

8. Farré JM, Fora F: Cuando querer no es poder. La disfunción eréctil. Océano. Barcelona, 1999.

Libro de divulgación sobre la DE, basado en una importante experiencia clínica de los autores.

9. Ruiz Romero J: Salud del varón. Mayo Ediciones, 2004.

A pesar de ser un breviario esponsorizado por la industria farmacéutica, la extrema habilidad del autor lo convierte en una delicia divulgativa, difícilmente superable, sobre todo en los elementos gráficos.

10. Montejo A (ed.): Sexualidad y salud mental. Glosa, Barcelona, 2004.

El único manual autóctono sobre el tema, fruto de un grupo de trabajo de psiquiatras españoles dedicados desde hace años a la correlación entre salud mental y sexualidad.

BIBLIOGRAFÍA

1. Orejón RY, Marcos C: La Respuesta Sexual Humana. Curso de Sexología, Consejería de Bienestar Social, Junta de Castilla-León, Salamanca, 1986.

2. Olazábal JC, Terceiro M y cols.: Encuesta a los sanitarios sobre la sexualidad en las consultas de Atención Primaria. Cuadernos de Medicina Psicosomática 1993; 26:16-20.

3. Masters WH, Johnson VE: Human Sexual Response. Little Brown, Boston, 1966.

4. Carrobles JA, Sanz A: Terapia Sexual Fundación Universidad-Empresa, Madrid, 1991.

5. Farré JM: "Algunas reflexiones sobre la cuestión nosológica en sexología: hacia nuevos modelos conceptuales" Cuadernos de Medicina Conductual 1984; O:41-45.

6. Farré JM, Lasheras MG: Psiquiatría y disfunción eréctil. Barcelona. Masson, 1998; 25-43.

7. Banner L y cols.: Identification of sexual arousal mechanisms in normal males with erotic visual stimulation, utilizing the Functional Magnetic Resonance Imaging (FMRI) technique for brain mapping. Abstrats Book. 15th World Congress of Sexology. París, 2001; 15.

8. Reverter E, Martí J, Farré JM: Fantasías sexuales en estudiantes de Medicina: tipología y diferencias genéricas. Cuadernos de Medicina Psicosomática y Psiquiatría de Enlace 2004; 71-72:53-66.

9. Clark JT: "Sexual arousal and performance are modulated by adrenergic-neuropeptide-steroid interactions". En "The Pharmacology of Sexual Function and Dysfunction". John Bancroft, Ed., Excerpta Médica, Amsterdam, 1995; 55-76.

10. López F: "Criterios de salud sexual: un debate permanente". Cuadernos de Medicina Psicosomática 28, 1994.

11. DSM IV TR: Manual diagnóstico y estadístico de los trastornos mentales. Masson, Barcelona, 2003.

12. CIE 10: Trastornos Mentales y del Comportamiento. Meditor, Madrid, 1992.

13. Bancroft J: Human Sexuality and Its Problems. Churchill-Livingstone, London, 1983.

14. Fuertes A: "La naturaleza del deseo sexual y sus problemas: implicaciones terapéuticas". Cuadernos de Medicina Psicosomática 1995; 33:28-39.

15. Farré JM, Lasheras MG: Disfunción eréctil psicógena. Psiquiatría y disfunción eréctil. Garsi, Barcelona, 1998.

16. Olazábal JC; Marcos C; López F, Fuertes A: Manual de sexualidad en atención primaria, Amaru Edic., Salamanca, 1990.

17. Basson R: The female sexual response: a different model. Journal of Sex and Marital Therapy 2000; 26:51-65.

18. Carrasco MJ: Disfunciones sexuales femeninas. Síntesis. Madrid, 2001.

19. Carrobles JA: Disfunciones sexuales. En "Manual de Psicopatología". Caballo y cols. (eds.). Siglo XXI, Madrid, 1996; 313-367.

20. Farré JM, Lasheras MG: Factores psicológicos en la evaluación multidisciplinar de la disfunción sexual: diagnóstico y tratamiento. En Psicofármacos y función sexual. Bobes J y cols. (ed.). Díaz de Santos. Barcelona, 2000; 61-92.

21. Masters WH, Johnson VE: Human Sexual Inadecuacy, Churchill, London, 1970.

22. Heiman JR, Lo Piccolo J: "Para alcanzar el orgasmo". Grijalbo, Barcelona, 1989 (original: 1988).

23. Lo Piccolo J, Lobitz WC: "The rale of masturbation in the treatment of organic dysfuncition". Archives of Sexual Behavior, Vol. 2, 1972; 163-171.

24. Kaplan HS: "The Ilustrated Manual of Sex Therapy". The New York Times Book. N.Y., 1975.

25. Farré JMª (ed.): Enciclopedia de la Sexualidad. Océano, Barcelona, 1993.

26. Farré JM, Fullana MA (eds.): Recomendaciones terapéuticas en terapia cognitivo-conductual. Ars Médica. Barcelona, 2005.

27. Farré JM y cols.: Documento de consenso sobre disfunción eréctil: Psiquiatría. Madrid. Pfizer, 2002; 89-94.

28. Martín Morales A y cols.: Prevalence and independent risk factors for erectile dysfunction in Spain: results of the "Epidemiology of Male Erectile Dysfunction Study". *J Urol* 2001; 166 (2): 569-74.

29. Farré JM, Lasheras MG: Factores psicológicos en la evaluación multidisciplinar de la disfunción sexual: diagnóstico y tratamiento. En Psicofármacos y función sexual. Bobes J y cols. (eds.). Díaz de Santos. Barcelona, 2000.

30. Teusch L y cols.: Different patterns of sexual dysfunction associated with psychiatric disorders and psychopharmachological treatment. Results of an investigation by semiestructured interview of schizophrenic and neurotic patients and methadone opiate addicts. *Pharmacopsychiatry* 1995; 28(3):84-92.

31. Alfonso S: Disfunciones sexuales y agorafobia. *C Med Psicosom* 1992; 22:34-44.

32. Taverner J, Farré JM y cols.: Ansiedad cognitiva rasgo en sujetos con disfunción eréctil psicógena: estudio piloto. *C Med Psicosom* 2005; 75:72-82.

33. Fora F. "El continuo eyaculatorio: un nuevo enfoque de los trastornos de la latencia eyaculatoria". Cuadernos de Medicina Psicosomática 1994; 31:47-51.

34. Metz ME, Prior JL: Premature ejaculation: A psychophysiological approach for assessment and management. *Journal of Sex and Marital Therapy* 2000, 26:293-320.

3.19

Trastornos del sueño

Julio Bobes García, María Paz García-Portilla González,
Pilar Alejandra Saiz Martínez y Manuel Bousoño García

INTRODUCCIÓN

En los últimos años, este tipo de trastornos han recibido una notable atención debido a su interés psicobiológico, clínico y terapéutico, pero sobre todo en función del grado de discapacidad que generan.

Fruto de la atención multidisciplinar prestada se han desarrollado distintas técnicas de intervención, tanto de origen psicosocial como biológico, que han resultado ser francamente resolutivas.

En la actualidad se considera al médico de familia la persona más competente para la identificación y manejo terapéutico de este tipo de problemas, especialmente del insomnio.

FISIOLOGÍA DEL SUEÑO

Desde que en 1935 Loomis y cols. describieron diferentes patrones electroencefalográficos asociados a distintos estados de sueño, y en 1953 Aserinsky y Kleitman informaron de la aparición de movimientos oculares rápidos –MOR– (*rapid eye movements* –REM– de la literatura anglosajona) durante el sueño, el estudio del ritmo sueño-vigilia cobró un especial impulso[1].

A partir de la década de los años 1960, el estudio del sueño y su clasificación en distintos tipos y fases exige, como mínimo, el registro electrofisiológico de la actividad cerebral (electroencefalograma –EEG–), de los movimientos oculares (electrooculograma –EOG–) y de la tensión muscular (electromiograma –EMG–). El registro de al menos estas tres funciones del organismo constituye la base del denominado polisomnograma.

En función de las características polisomnográficas (tabla I) existen dos clases o tipos de sueño:

— Sueño MOR (con movimientos oculares rápidos).
— Sueño NMOR (sin movimientos oculares rápidos).

Estos dos tipos de sueño son tan distintos entre sí como cada uno de ellos con respecto a la vigilia. Además, el sueño NMOR se puede subdividir a su vez en tres fases distintas: fase 1 o de adormecimiento, fase 2 o de sueño superficial y sueño delta, profundo o lento, constituido por las fases 3 y 4.

Al sueño MOR también se le conoce como sueño paradójico, ya que el cerebro presenta una actividad electrofisiológica similar a la de la vigilia, mientras que la musculatura está profundamente relajada e insensible, dando un aspecto de sueño profundo.

TABLA I
CARACTERÍSTICAS POLISOMNOGRÁFICAS DEL SUEÑO

	Sueño NMOR			**Sueño MOR**
	Fase I	Fase II	Sueño delta	
EEG	Theta (4-8 Hz)	Theta Husos de sueño Complejos K	Delta (<4 Hz)	Beta (>12 Hz) Ondas en "diente de sierra"
EMG	Hipotonía (+)	Hipotonía (++)	Hipotonía (+++)	Atonía
EOG	Movimientos lentos rotatorios "en balancín"	No movimientos		Movimientos rápidos, conjugados
Profundidad	Superficial	Media	Profundo	Media
% del tiempo total de sueño	5%	50%	25%	20-25%
Fc, TA, Fr	Descenso, estabilidad			Taquicardia, aumento de la TA, apneas

EEG: Electroencefalograma; EMG: Electromiograma; EOG: Electrooculograma; Fc: Frecuencia cardíaca; TA: Tensión arterial; Fr: Frecuencia respiratoria.

Este tipo de sueño no se subdivide en fases, si bien existe un componente tónico y un componente fásico, pero que, como señalan Carskadon y Dement[2], generalmente sólo se utilizan con fines de investigación. Durante este sueño MOR, existe actividad cognitiva representada por sueños vívidos y bien organizados (actividad onírica).

La fisiología del organismo se modifica durante el sueño, de tal modo que durante el sueño NMOR existe un enlentecimiento de la frecuencia cardíaca, respiratoria, disminución del flujo sanguíneo cerebral, de la temperatura cerebral, del tono muscular, etc., mientras que durante el sueño MOR las frecuencias cardíacas y respiratorias son variables con salvas rápidas, el flujo sanguíneo cerebral y la temperatura cerebral están aumentados, y el tono muscular eliminado.

Durante la noche, los distintos tipos y fases de sueño se suceden con un orden preestablecido, constituyendo lo que se denomina la arquitectura del sueño, cuya representación gráfica recibe el nombre de hipnograma (fig. 1). La sucesión ordenada de todos los tipos y fases del sueño da lugar a un ciclo de sueño. Cada ciclo de sueño dura unos 90-110 minutos y a lo largo de una noche se suceden unos 4 ó 5 ciclos. Estos ciclos de sueño no son homogéneos sino que al principio de la noche son más cortos y tienen mayor cantidad de sueño delta, mientras que los de la última parte de la noche tienen mayor cantidad de sueño MOR.

El tiempo total de sueño en el caso de adultos jóvenes oscila entre 7 y 8 horas, de las cuales el 50% corresponden a la fase 2 o sueño superficial, el 25% al sueño delta o profundo, el 5% a la fase 1 o de adormecimiento y el 20-25% a sueño MOR. Esta distribución de los tipos y fases de sueño varía en función de la edad, de tal modo que en los ancianos, en los cuales el tiempo total de sueño oscila entre 6 y 7 horas, aumenta el porcentaje de las fases 1 y 2, y prácticamente desaparece el sueño delta o profundo, por lo que se puede afirmar que con el envejecimiento la calidad del sueño se ve deteriorada.

EVALUACIÓN DEL SUEÑO

En el momento actual, la evaluación del sueño se basa fundamentalmente en la información proporcionada por el paciente. La queja de sueño expresada por el paciente sirve para realizar una primera aproximación diagnóstica, muy grosera, que tendrá que irse concretando mediante la historia clínica del sueño realizada por el médico.

Historia clínica del sueño

Una historia clínica de sueño[3,4] debe incluir los siguientes aspectos:

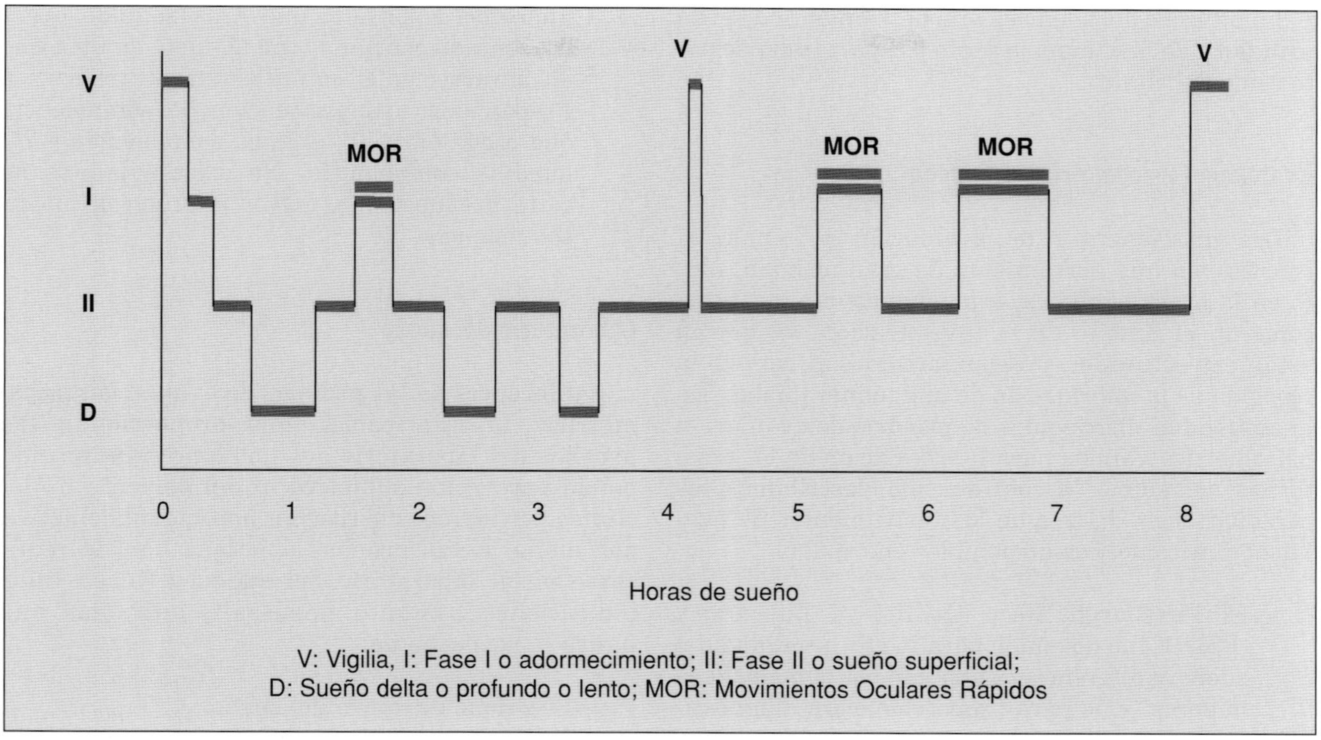

Figura 1. Hipnograma.

— Acontecimientos precipitantes, curso y progresión.
— Parámetros directamente relacionados con el sueño, la vigilia y el horario del ritmo sueño-vigilia.
— Otros síntomas o acontecimientos nocturnos: parasomnias (pesadillas, terrores nocturnos), dolor, nicturia, parálisis del sueño, piernas inquietas, ronquidos, movimientos periódicos de las piernas, etc.
— Historia de las enfermedades somáticas y mentales.
— Hábitos tóxicos.
— Tratamientos actuales que recibe el paciente y tratamientos previos para el insomnio si han habido.
— Estilo de vida: trabajo a turnos, ejercicio, ingestas, etc.
— Comportamientos asociados al sueño: rituales antes de acostarse —hiperactividad física, cognitiva o emocional antes de dormir—, comportamientos durante la vigilia nocturna —permanecer en la cama frente a levantarse—.
— Cogniciones respecto al sueño: expectativas negativas, distorsiones cognitivas, catastrofismo.

Como ya se ha comentado con anterioridad, la información será facilitada principalmente por el paciente, aunque también se puede recoger información del compañero/a de cama, familia, amigos, etc. Esta información de otras personas es de gran utilidad, sobre todo cuando el trastorno sucede mientras que el paciente está dormido (p.ej., ronquidos, sonambulismo, etc.).

Además de la historia del sueño se puede pedir al paciente que realice un diario gráfico o bitácora del sueño[3]. La bitácora del sueño consiste en una representación gráfica en la que, mediante barras horizontales, están representados cada uno de los 7 días de la semana, divididos en las 24 horas del día. El paciente ha de registrar en la barra de cada día los siguientes parámetros:

— Momento en que intentó dormirse.
— Momento en que se levantó de la cama, dando por finalizado el período de sueño.
— Períodos de sueño durante las 24 horas del día.
— Momentos del consumo de cafeína.

Además, se le pide al paciente que anote el tiempo total del sueño que tuvo ese día, la calidad del mismo, el grado de fatiga diurna y el uso de cualquier medida para facilitar el sueño, fármacos, alcohol, hierbas, etc.

Es preferible que el paciente, por la mañana, rellene la información correspondiente a la noche del sueño y por la noche, antes de acostarse, la información correspondiente al grado de fatiga diurna y siestas diurnas.

La bitácora del sueño es una herramienta de gran utilidad y de fácil manejo tanto por parte del paciente como del clínico.

Evaluación psicométrica del sueño

Los instrumentos de evaluación psicométrica constituyen una herramienta de gran utilidad, tanto en la práctica clínica, como ayudas diagnósticas, como en el ámbito de la investigación, ya que al estar estructurados y estandarizados permiten la recogida de la información de una manera fiable. En la actualidad disponemos de pruebas de evaluación psicométrica válidas para la evaluación de los trastornos del sueño. A continuación describimos las características de tres de los instrumentos de evaluación psicométrica disponibles en español.

— El Pittsburgh Sleep Quality of Life Index (PSQI)[5] fue diseñado para medir la calidad del sueño y diferenciar entre buenos y malos dormidores, y no para proporcionar un diagnóstico clínico de acuerdo con un sistema diagnóstico internacional. Existe una versión española realizada por el Departamento de Psiquiatría de la Universidad de Valladolid por el equipo del Prof. VJM Conde López[6].
— El Cuestionario Oviedo de Sueño (COS[7]) es un instrumento de ayuda diagnóstica sencillo y fácil de aplicar, que siguiese los criterios diagnósticos tanto de la CIE-10 como del DSM-IV. Se trata de una entrevista semiestructurada, compuesta de 15 items, 13 de los cuales se agrupan en 3 escalas categoriales o diagnósticas: satisfacción subjetiva con el sueño (1 item), Insomnio (9 items), e Hipersomnio (3 items). La escala de insomnio es también dimensional, proporcionando información sobre la gravedad de éste en el caso de que esté presente. La puntuación en esta escala oscila entre 9 y 45, a mayor puntuación mayor gravedad. Los 2 items restantes proporcionan información adicional sobre la posible existencia de parasomnias y trastornos de tipo orgánico, y sobre el tipo y frecuencia de utilización de ayudas para dormir (fármacos, hierbas, etc.)
— La Escala de Somnolencia de Epworth[8] fue diseñada para valorar de una forma estandarizada la propensión de un sujeto a quedarse dormido. Ha sido adaptada y validada al español por Ferrer y cols.[9] en pacientes diagnosticados de síndrome de apnea obstructiva del sueño. Se trata de una escala autoevaluada en la que el paciente ha de valorar la posibilidad de adormilarse en ocho situaciones específicas, unas más soporíferas que otras (sentado leyendo, sentado charlando con alguien, en un coche al pararse unos minutos en el tráfico,...). Proporciona una puntuación de somnolencia que oscila entre 0: ninguna somnolencia y 24: máxima somnolencia. No existen puntos de corte propuestos, a mayor puntuación mayor somnolencia.

Laboratorio del sueño

A diferencia de las pruebas de evaluación psicométrica, la información que proporcionan las pruebas del laboratorio del sueño no está influida por la percepción subjetiva ni del paciente ni del clínico por lo que constituyen una medida objetiva del sueño. Estas pruebas objetivas han de realizarse en el laboratorio del sueño y tienen unas indicaciones bastante precisas[10], entre las que figura la sospecha de:

— Síndrome de apnea del sueño.
— Narcolepsia.
— Movimientos periódicos de las piernas (antes denominado mioclono nocturno).
— Crisis epilépticas nocturnas.
— Trastorno comportamental del sueño MOR.
— Insomnes refractarios al tratamiento en los que el clínico considera que la información proporcionada por el laboratorio sería de ayuda diagnóstica y para la planificación del tratamiento.

El laboratorio del sueño consiste en una habitación especialmente preparada (aunque reproduce bastante fielmente una habitación particular) donde el sujeto ha de dormir al menos un día. Cuando el paciente se mete en la cama se le colocan una serie de electrodos (más o menos en función de la indicación diagnóstica) que, conectados a un polígrafo, proporcionan un registro gráfico de la actividad durante el sueño[11].

Las dos técnicas más usuales son:

1. Polisomnografía: que consiste en la observación y el estudio del sueño del paciente mediante el registro nocturno de una serie de variables biológicas seleccionadas en función de cuál haya sido la indicación para el estudio. Entre estas variables se incluyen:

• Actividad cerebral (EEG).
• Movimientos oculares (EOG).
• Actividad muscular (EMG submentoniano, tibiales anteriores, intercostal).

- Actividad respiratoria (flujo naso-bucal, movimientos toraco-abdominales).
- Actividad cardíaca (ECG).
- Saturación de oxígeno (oxímetro).

Estas variables permiten determinar las distintas fases y tipos de sueño, la respiración, la frecuencia y ritmo cardíaco, y la presencia de movimientos periódicos de las piernas[10]. También nos permiten conocer una serie de parámetros objetivos como son la latencia del sueño (tiempo que tarda el sujeto en dormirse una vez lo intenta), número y duración de los despertares durante el sueño, tiempo total del sueño (tiempo que el sujeto ha dormido realmente, es decir, una vez descontados los períodos de vigilia durante el sueño), la eficiencia del sueño (cociente que resulta de dividir el tiempo dormido entre el tiempo permanecido en cama), la latencia del sueño MOR (tiempo que tarda en aparecer el primer sueño MOR de la noche), etc.

2. *Test de latencias múltiples del sueño:* esta técnica sirve para cuantificar objetivamente el grado de somnolencia diurna que experimenta el paciente. La técnica consiste en que una vez asegurado que el sujeto ha dormido bien la noche anterior (polisomnograma normal) se le pide que intente realizar un total de cuatro siestas a lo largo del día de 20 minutos de duración y con un intervalo de dos horas, empezando a las 10 de la mañana. Si concilia el sueño (indicado por el polisomnograma) se anota el tiempo que tardó en dormirse y se le despierta antes de que transcurran 10 minutos. Proporciona una parámetro, TMLS –tiempo medio de latencia de sueño-, que es la media aritmética de los tiempos de latencia del sueño en las 4 siestas. Se considera que un TMLS =5 minutos es indicativo de somnolencia patológica, un TMLS >12-13 minutos es considerado como grado de alerta normal, y un TMLS de entre 5 y 12 minutos como zona gris.

CLASIFICACIÓN DE LOS TRASTORNOS DEL SUEÑO

Actualmente coexisten y tienen vigencia tres clasificaciones de los trastornos del ritmo sueño/vigilia. Una de ellas, la Clasificación Internacional de Trastornos del Sueño, es específica de este tipo de trastornos y fue desarrollada y revisada por última vez, en 1990, por la Asociación Americana de Trastornos del Sueño[12]. Las otras dos son de ámbito menos restrictivo; una pertenece al ámbito de la psiquiatría, ya que forma parte del Manual Diagnóstico y Estadístico de los Trastornos Mentales (DSM-IV) de la Asociación Americana de Psiquiatría[13], y la otra de ámbito más generalizado en medicina, ya que forma parte de la Clasificación Internacional de Enfermedades (CIE-10) de la Organización Mundial de la Salud[14]. De las tres nos referiremos en este capítulo a la CIE-10, ya que al ser la más genérica nos parece la más apropiada para ser utilizada por el médico de atención general, y posee una versión específica para atención primaria[15].

La CIE-10[14] incluye en el capítulo V de *Trastornos Mentales y del Comportamiento* los trastornos no orgánicos del sueño, que se subdividen en:

— Disomnias: definidas como trastornos del sueño primariamente psicógenos en los que la alteración predominante consiste en la afectación de la cantidad, calidad o duración del sueño, debida a causas emocionales. Son disomnias el insomnio, el hipersomnio y los trastornos del ritmo sueño-vigilia.
— Parasomnias: son trastornos episódicos durante el sueño, los cuales durante la infancia están relacionados generalmente con las fases de desarrollo del niño, mientras que en la madurez son fundamentalmente psicógenos. Son parasomnias el sonambulismo, los terrores nocturnos, las pesadillas, etc.

La OMS[14] advierte de la necesidad de tener en cuenta, a la hora de realizar el diagnóstico y planificar el tratamiento, que en muchas ocasiones una alteración del sueño puede ser un síntoma de otro trastorno mental o somático, más que un trastorno específico del sueño clínicamente independiente. Además, en este último caso pueden existir una serie de factores psíquicos o somáticos que hayan contribuido a su aparición.

De todos los trastornos del sueño, el insomnio es, con diferencia, el más frecuente y, por tanto, a él le dedicaremos una especial atención.

INSOMNIO

Epidemiología

Se considera que aproximadamente un 30% de la población mundial sufre de insomnio, considerándolo como grave un tercio de los que lo padecen[16]. Además, en la mitad de los casos el insomnio es de tipo crónico y tan sólo un 10% recibe tratamiento adecuado[11]. Entre los factores asociados a una mayor prevalencia de este trastorno se encuentran[17]: edad avanzada (1,5 veces más probabilidades), sexo femenino (1,5 veces más probabilidades), clase socioeconómica baja y presencia de trastornos psicológicos. El 30-50% de los insomnes padecen un trastorno mental.

Clínica

Desde el punto de vista clínico[14], el insomnio se caracteriza por la presencia de:

- Quejas, que suelen consistir en dificultades para conciliar el sueño, mantenerlo o sobre una mala calidad del mismo.
- Dicha manifestación se ha presentado por lo menos tres veces a la semana durante al menos un mes.
- Preocupación excesiva, tanto durante el día como durante la noche, sobre el hecho de no dormir y sobre sus consecuencias.
- La cantidad o calidad no satisfactoria del sueño causa un malestar general o interfiere con las funciones sociales y ocupaciones del paciente.

Las repercusiones del insomnio sobre la vigilia del día siguiente varían de unos pacientes a otros pero, en general, se puede hablar de la existencia de fatiga y sensación de malestar, disminución de la energía, de la motivación e iniciativa, irritabilidad, mal humor, cefaleas tensionales, disminución de la atención y capacidad de concentración, dificultades mnésicas, preocupación por el sueño y somnolencia diurna.

Además, el insomnio se ha asociado a efectos negativos sobre la salud física, especialmente diabetes, obesidad y enfermedad cardiovascular, el funcionamiento socio-laboral y la calidad de vida.

Finalmente, también se ha asociado al insomnio con mayor riesgo de padecer trastornos psiquiátricos, accidentalidad laboral y de tráfico, y mayores costes sanitarios tanto directos (tratamiento médico, fármacos) como indirectos (bajo rendimiento, absentismo, accidentalidad, morbilidad, mortalidad, aumento del consumo de alcohol, etc.).

Atendiendo a la *naturaleza* de los problemas con el sueño el paciente puede presentar:

- *Insomnio de conciliación:* el principal problema es la dificultad para iniciar el sueño.
- *Insomnio de mantenimiento:* problemas para mantener el sueño una vez iniciado, apareciendo períodos de vigilia (despertares) intercalados durante el sueño.
- *Despertar precoz:* el último despertar o activación final se produce antes de lo habitual o deseado por el paciente. Suele situarse ese tiempo en dos horas.
- *Sueño de mala calidad o no reparador:* el paciente no refiere ninguna dificultad con el sueño salvo la mala calidad del mismo, que no le permite encontrarse descansado y recuperado tras el tiempo de sueño.

Es necesario señalar que la mayor parte de los pacientes suelen presentar más de un subtipo, existiendo variaciones en función de la edad: el insomnio de conciliación es más frecuente en jóvenes y el de mantenimiento en ancianos.

Atendiendo a la *duración* de los problemas[10] se puede hablar de:

- *Insomnio transitorio:* duración inferior a una semana. Este tipo de insomnio es una experiencia universal, ya que la mayor parte de la población adulta ha experimentado problemas con su sueño de algunos días de duración. Se caracteriza por la existencia de factores estresantes agudos desencadenantes (p.ej., cambio brusco de zonas horarias, un viaje, examen, entrevista de trabajo, etc.) que cuando se resuelven el sujeto habitualmente recupera su sueño normal.
- *Insomnio de corta duración:* duración entre una y tres semanas. Existen también factores estresantes desencadenantes, pero son más graves o duraderos que en el caso anterior (duelo, pendiente de un diagnóstico, problemas en el trabajo, dolor, etc.), por lo que el problema con el sueño se mantiene durante algo más de tiempo.

El principal problema de estos dos tipos de insomnio es que, una vez desaparecidos los factores ambientales, el problema continúe, es decir, que el problema del sueño se perpetúe y dé lugar a un insomnio crónico. De aquí la gran importancia de su identificación y tratamiento adecuado.

- *Insomnio crónico:* duración superior a tres semanas. A diferencia de los dos anteriores, no es posible establecer una relación de causalidad tan fácilmente, y además suele ser multicausal. Es el tipo de problema más complejo, más difícil de resolver y representa el 50% de los insomnios. El paso más importante en el tratamiento de este tipo de insomnio es realizar un buen diagnóstico.

Finalmente, atendiendo a su posible etiología, el insomnio puede clasificarse en:

- *Insomnio primario (psicofisiológico, idiopático).*
- *Insomnio asociado a trastornos somáticos.*
- *Insomnio asociado a trastornos mentales.*
- *Insomnio asociado a factores ambientales.*

Insomnio psicofisiológico

De los distintos insomnios, el insomnio psicofisiológico es uno de los más prevalentes en el ámbito de la psiquiatría, en torno al 25%, y, por tanto, merecedor de una especial atención clínica.

Este tipo de insomnio se caracteriza por ser, en sí mismo, el principal problema y no un síntoma de otra enfermedad médica o psiquiátrica. En su desarrollo desempeña un papel importante el aprendizaje de unos determinados condicionamientos negativos hacia el sueño[18] entre los que se encuentran:

— Excesivas preocupaciones diurnas sobre las dificultades para iniciar y mantener el sueño, sin excesiva ansiedad con respecto a otras áreas de la vida.
— Cada noche presencia de intensos esfuerzos para dormir acompañados por la aprensión de que esos esfuerzos serán infructuosos.
— Los pacientes se duermen fácilmente cuando no lo intentan, por ejemplo, cuando ven la televisión.
— Cuando los pacientes duermen fuera de su entorno habitual se produce una mejoría paradójica.
— Típicamente las dificultades con el sueño se inician durante un período de estrés significativo, pero continúan una vez que éste ha desaparecido.

Para establecer el diagnóstico de insomnio psicofisiológico es necesario que se cumplan los siguientes criterios diagnósticos:

1. Presencia de verdaderas dificultades de sueño.
2. Ausencia de enfermedad psiquiátrica o médica que explique el insomnio.
3. Presencia de al menos dos de los cinco condicionamientos negativos señalados por Hauri[18].

Insomnio asociado a trastornos somáticos

Las enfermedades somáticas pueden afectar al sueño del paciente por dos vías distintas, bien a través de sus síntomas (p.ej., insomnio debido a dolor) o bien directamente por los efectos fisiológicos de la propia enfermedad (p.ej., tumor del SNC)[10]. Además de las enfermedades en sí o de sus síntomas, algunos de los tratamientos farmacológicos de los trastornos crónicos también pueden interferir con el sueño.

En general, los problemas del sueño discurren paralelamente a la enfermedad subyacente, y si una vez desaparecida ésta los problemas persisten, es necesario pensar en la existencia de otros factores etiopatogénicos, probablemente del tipo del insomnio psicofisiológico. En la tabla II se enumeran las enfermedades y tratamientos farmacológicos que la literatura recoge que se asocian a trastornos del sueño.

Insomnio asociado a trastornos mentales

Se estima que entre el 50 y el 80% de los pacientes psiquiátricos presentan quejas sobre dificultades del sueño durante la fase aguda de su trastorno, más frecuentemente en forma de insomnio, pero también pueden aparecer excesiva somnolencia, pesadillas, etc. En sentido contrario, se ha estimado que entre un 35 y un 50% del insomnio crónico puede estar causalmente relacionado con la enfermedad psiquiátrica[10]. En algunas ocasiones la alteración del sueño actúa como síntoma prodrómico o como desencadenante de un nuevo episodio.

Los distintos trastornos mentales asociados a insomnio, así como las características del sueño más típicas (pero no exclusivas) en estos trastornos se describen de forma sumaria en la tabla II.

Diagnóstico

Es un hecho evidente que el insomnio es un trastorno infrarreconocido, infradiagnosticado y, por tanto, infratratado[19]. A la hora de realizar el diagnóstico de insomnio, la historia clínica del sueño es el elemento central, aunque ante la sospechas de determinadas patologías del sueño se debe recurrir a las pruebas específicas del laboratorio del sueño comentadas en el apartado anterior.

Mediante la información de la historia del sueño y los datos complementarios objetivos que se hayan podido recopilar, se determinará si el paciente cumple o no los criterios diagnósticos para el insomnio de las clasificaciones nosológicas, además de realizar un diagnóstico de la naturaleza, duración y etiología del mismo, de cara a implementar las medidas terapéuticas más idóneas. En la figura 2 se presenta un árbol de decisión para ayuda al diagnóstico del insomnio.

Manejo del insomnio

La mejoría de la calidad de vida experimentada por los pacientes insomnes sometidos a tratamiento es, por sí sola, razón suficiente para justificar el diagnóstico y el consecuente abordaje terapéutico de este trastorno.

A la hora de planificar un tratamiento hay que tener en cuenta los múltiples factores que inciden sobre la etiología y/o mantenimiento del insomnio, por lo que se recomienda un abordaje comprensivo

TABLA II
INSOMNIO ASOCIADO A ENFERMEDADES SOMÁTICAS Y TRASTORNOS MENTALES

Enfermedades somáticas	Trastornos mentales	Fármacos
Artritis reumatoide Asma Cáncer Cefaleas Corea de Huntington Demencia senil y presenil Diabetes Distrofia muscular de Duchenne Encefalopatía hepática Enfermedad cerebrovascular Enfermedades inmunológicas Enfermedad intersticial pulmonar Enfermedad prostática Enfermedad pulmonar obstructiva crónica Epilepsia Esofagitis Fibrosis cística Fibrositis Hipertiroidismo Infarto de miocardio Insuficiencia renal crónica Menopausia Parkinson Prolapso de la válvula mitral Reflujo gastroesofágico SIDA Úlcera péptica	Depresión mayor: fragmentación del sueño y despertar precoz Distimia Trastorno de ansiedad generalizada: insomnio de conciliación Trastorno de pánico: insomnio de conciliación, mantenimiento y despertar precoz, así como ataques de pánico durante el sueño Trastorno por estrés postraumático: fragmentación del sueño y pesadillas Trastorno obsesivo-compulsivo: insomnio de conciliación y mantenimiento Trastornos esquizofrénicos	Alfa-metildopa Anticolinérgicos Anticonceptivos orales Antidepresivos estimulantes Beta-bloqueantes Corticoesteroides Difenilhidantoina Diuréticos Esteroides Estimulantes del SNC Hormonas tiroideas Teofilinas Tiazidas

que se basa en medidas de higiene del sueño, medidas psicológicas y psicofarmacológicas.

La OMS en la versión para atención primaria de la CIE-10[15] establece cuatro pasos progresivos de actuación que deberá seguir el médico generalista para el manejo del insomnio. Nosotros seguiremos ese mismo esquema, aunque algunos de los pasos los desarrollaremos con algo más de profundidad, dada su importancia.

Paso 1. Información esencial para el paciente y sus familiares

En este apartado se recoge de forma sencilla la información mínima que el generalista debería comunicar al paciente y a su familia. Esta información se refiere fundamentalmente a aspectos etiológicos (enfermedades, edad...) y explicaciones sobre las recomendaciones terapéuticas básicas, y consiste en:

— Los trastornos del sueño son comunes en épocas de estrés o enfermedad orgánica.
— La duración del sueño varía ampliamente y, por lo general, es menor en personas mayores.
— El mejor tratamiento es mejorar los hábitos del sueño (se debe hacer especial énfasis en este punto).
— La preocupación sobre el insomnio puede agravar el problema.
— El alcohol puede ayudar a conciliar el sueño pero también provocar un sueño intranquilo y un despertar precoz.
— Los estimulantes (incluyendo el café y el té) pueden causar o empeorar el insomnio.

Paso 2. Consejos específicos para el paciente y sus familiares

Incluyen una serie de recomendaciones que el paciente debería realizar de forma sistemática e incorporar a sus hábitos de vida. Todas esas recomendaciones se encuentran incluidas en una estrategia más amplia, denominada "medidas de higiene del sueño", que se describen en la tabla III[20].

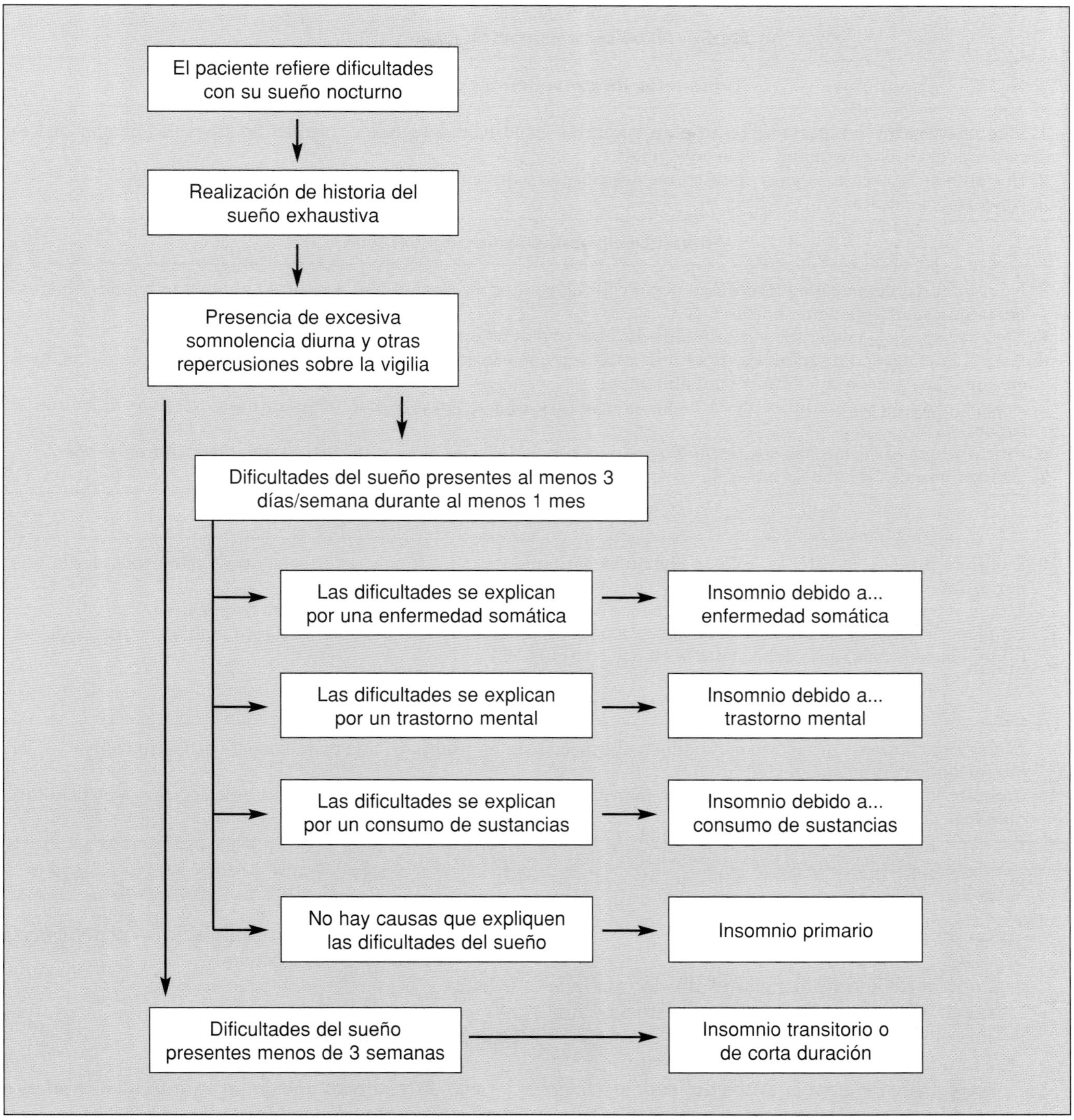

Figura 2. Árbol de decisión del insomnio.

Consideramos que conocer las conductas que facilitan la conciliación y mantenimiento del sueño, favoreciendo el proceso fisiológico, constituye un objetivo irrenunciable para la población general y para todo el personal sanitario. Estos conocimientos son la base de la profilaxis de los trastornos del sueño.

A la hora de comentar con el paciente las medidas de higiene el clínico deberá tener presente que las normas listadas en la tabla III son una guía general que en función de las diferencias individuales deberán ajustarse a cada caso particular.

Además de estas medidas generales de higiene de sueño, existe una serie de intervenciones de carácter psicológico que, dada su amplitud y el grado de especialización que exige su aplicación, únicamente serán enumeradas. Estas técnicas consisten fundamentalmente en:

Tabla III
Medidas de higiene del sueño

Conductas de prevención cronobiológica
1. Mantener horarios regulares, tanto para acostarse como para levantarse, incluso los fines de semana. Así se refuerza el ritmo circadiano de sueño/vigilia.
2. Dormir sólo lo necesario para encontrarse descansado y despejado al día siguiente.
3. No dormir la siesta.
Ambiente estimular interno y externo
4. No esforzarse demasiado en intentar dormir. Si no se duerme, levantarse y realizar alguna actividad relajante hasta que sienta sueño de nuevo.
5. Efectuar ejercicio moderado y continuado durante el día; no en las 3-4 horas previas a acostarse.
6. No ir a la cama con hambre. La ingesta de una pequeña cantidad de alimento, como un vaso de leche tibia, ayuda a muchas personas a dormir tranquilamente.
7. Procurar que la temperatura de la habitación sea fresca y agradable. Las temperaturas extremas dificultan el sueño.
8. Procurar que el dormitorio sea tranquilo y sin exceso de luz. Los ruidos fuertes, ocasionales, alteran el sueño.
9. Utilizar rituales relajantes antes de acostarse.
Factores polucionantes
10. Evitar la ingesta de café, té, colas o cualquier estimulante del sistema nervioso central, sobre todo desde seis horas antes de acostarse.
11. Evitar el exceso de alcohol. El alcohol produce somnolencia pero da lugar a un sueño fragmentado.
12. Emplear los hipnóticos tan sólo de forma ocasional. El empleo fortuito de hipnóticos está justificado para resolver un problema agudo, pero debe evitarse su uso continuado.
Consideraciones finales
13. Acudir directamente al médico de familia o al especialista en psiquiatría en cuanto exista sensación subjetiva de alteración del ritmo sueño/vigilia.
14. Cumplir, lo más exactamente posible, las indicaciones y prescripciones médicas, tanto psicológicas como psicofarmacológicas.

— Intervenciones conductuales:

- Control de estímulos, con el fin de maximizar la asociación entre ir al dormitorio e iniciar el sueño.
- Técnicas de relajación, para disminuir la activación vegetativa antes del sueño y facilitar la relajación muscular y mental —relajación muscular progresiva, *biofeedback*—.
- Cronoterapia, para adaptar el ritmo biológico de sueño/vigilia al horario social en el caso de los trastornos del ritmo sueño/vigilia.

— Intervenciones cognitivas:

- Intención paradójica, que busca inducir el sueño forzando al paciente a permanecer despierto el máximo tiempo posible.
- Reestructuración cognitiva, que persigue identificar las concepciones erróneas sobre el sueño y el insomnio y reemplazarlas por creencias y actitudes adaptativas.

Paso 3. Estrategias farmacológicas

Las pautas de actuación en cuanto a tratamiento farmacológico recomendadas por la OMS son muy básicas y consisten en:

— Si existe una causa subyacente (psiquiátrica u orgánica), tratarla.
— Realizar los cambios de medicación necesarios hasta encontrar la más adecuada.
— Empleo intermitente de los hipnóticos (la OMS pone especial acento en este punto). El riesgo de dependencia aumenta significativamente después de 14 días de administración. Evitar el uso de hipnóticos en el caso de que se trate de un insomnio de tipo crónico.

Ampliaremos este apartado revisando en primer lugar los fármacos hipnóticos (características farmacocinéticas, farmacodinámicas, eficacia, tolerancia y seguridad) y, en segundo término, realizaremos unas recomendaciones prácticas de cara a ajustar lo más posible las distintas estrategias terapéuticas disponibles (higiene del sueño, farmacológicas y psicológicas) a los casos en concreto.

Fármacos con capacidad hipnótica

Dados los avances en la ciencia farmacológica se considera que deberíamos exigir al "hipnótico ideal" los siguientes requisitos: (1) inducir el sueño rápidamente; (2) tener un mecanismo de acción específico; (3) producir un sueño fisiológico, lo más parecido posible al sueño fisiológico normal; (4) no producir: efectos psicomotores, afectación de la respiración, insomnio de rebote, ni tolerancia ni dependencia física; (5) producir un aumento de la calidad de vida. Desafortunadamente, todavía no contamos con el hipnótico ideal entre nuestro arsenal farmacológico para tratar el insomnio.

En el momento actual los fármacos con capacidad hipnótica se clasifican en fármacos agonistas del receptor de benzodiacepina y otros fármacos con capacidad hipnótica tal como se observa en la tabla IV. En este apartado nos centraremos específicamente en los fármacos agonistas del receptor de benzodiacepina.

Entre los fármacos agonistas del receptor de benzodiazepina se diferencian:

— Agonistas no selectivos: Benzodiazepinas hipnóticas.
— Agonistas selectivos: Ciclopirrolidonas (Zopiclona), Imidazopiridinas (Zolpidem), y Pirazolopirimidinas (Zaleplón).

Desde un punto de vista farmacocinético, los fármacos agonistas del receptor de benzodiazepina se absorben bien por vía oral (inalteradamente en el tubo digestivo) mientras que la absorción IM es errática. Presentan una amplia distribución (son muy liposolubles). La mayoría de estos fármacos se metabolizan por el CYP450 3A4, existiendo diferencias de relevancia clínica entre las distintas moléculas (tabla V).

La primera diferencia radica en la vida media de eliminación. Esta diferencia tiene importancia de cara a la selección del hipnótico más apropiado a la naturaleza del insomnio, de tal forma que en insomnios de conciliación será preferible el uso de hipnóticos de vida media corta, mientras que en el caso de despertares nocturnos o despertar precoz la elección debe realizarse entre los hipnóticos de efectos más duraderos, teniendo en cuenta, por supuesto, las posibles repercusiones sobre la vigilia del día siguiente. Si se necesita que el efecto persista al día siguiente debido a la existencia de

TABLA IV
FÁRMACOS CON CAPACIDAD HIPNÓTICA

Agonistas del receptor de benzodiazepina	Otros fármacos
No selectivos • Benzodiazepinas	*Antidepresivos sedantes* Antagonismo colinérgico, histaminérgico, adrenérgico y serotonérgico • Inhibidores selectivos de la recaptación de serotonina sedativos • Mirtazapina • Trazodona • Tricíclicos sedativos
Selectivos • Ciclopirrolidonas • Imidazopiridinas • Pirazolopirimidinas	*Antiepilépticos sedantes* Inhibidores selectivos de la recaptación de GABA • Tiagabina Moduladores del canal de Ca^{++} alfa-2 delta • Gabapentina • Pregabalina
	Antipsicóticos sedantes Antagonismo colinérgico, histaminérgico, adrenérgico y serotonérgico • Olanzapina • Quetiapina

Tabla V
Fármacocinética de los agonistas del receptor de benzodiazepina

Familia	Molécula	T máx (h)	t1/2 (h)	Metabolitos activos
Benzodiazepinas	Brotizolam	1-2	3-8	Sí
	Flurazepam	1	70-100	Sí
	Loprazolam	1-2	3-13	No
	Lormetazepam	2-3	9-15	No
	Midazolam	0.3	1.5-3	Sí
	Quazepam	1.5	40-53	Sí
	Triazolam	1.2	2-5	Sí
Ciclopirrolidonas	Zopiclona	1-2	3.5-6	No
Imidazopiridinas	Zolpidem	2-3	1.5-3	No
Pirazolopirimidinas	Zaleplón	1	1	No

T Máx: tiempo transcurrido desde la administración hasta que el fármaco alcanza la concentración plasmática máxima; t1/2: vida media de eliminación.

ansiedad asociada al insomnio, necesitaremos una molécula con actividad hipnótica y que produzca ansiolisis al día siguiente.

La segunda diferencia estriba en la vía metabólica; la mayoría de las moléculas siguen la vía oxidativa que da lugar a metabolitos activos, mientras que un pequeño grupo (loprazolam, lorazepam, lormetazepam, tepazepam, oxazepam) es conjugado directamente sin dar lugar a metabolitos activos. Esta diferencia en la biotransformación implica que el segundo grupo puede metabolizarse sin problemas aunque exista muy poco hígado funcionante, por lo que tendría especial interés en el caso de hepatópatas y ancianos.

En cuanto a las interacciones farmacológicas, decir que el alcohol y otros depresores del SNC potencian el efecto de estos fármacos, los inhibidores del CYP450 3A4 aumentan su concentración (cimetidina, digoxina, eritromicina, ketoconazol, antidepresivos ISRSs), y, finalmente, tener en cuenta que estos fármacos aumentan la concentración de fenitoína y digoxina.

Farmacodinámicamente, las tres familias son moduladores alostéricos positivos del GABA en el complejo receptor $GABA_A$ – canal de cloro. Estos fármacos se fijan al receptor de benzodiazepina del complejo receptorial y potencian la capacidad del GABA de aumentar la conductancia del cloro a través de su canal, una vez que éste se ha fijado a su receptor $GABA_A$ (fig. 3).

La eficacia de los agonistas del receptor de benzodiazepina en los trastornos del sueño reside en que disminuyen la latencia del sueño y el número de despertares nocturnos, aumentando el tiempo total de sueño y la calidad subjetiva de éste. Sin embargo, desde un punto de vista de la arquitectura del sueño inducen y mantienen un sueño que electrofisiológicamente es distinto del sueño fisiológico. Así, disminuyen el tiempo de fase I o adormecimiento, aumentan el tiempo en fase II o sueño superficial y disminuyen el tiempo en sueño delta y sueño MOR.

En cuanto a la tolerancia, administrados correctamente, es decir, a las dosis adecuadas durante el tiempo adecuado, prácticamente no presentan efectos secundarios. La aparición de los efectos secundarios es función de la dosis, de la vida media de eliminación y del volumen de distribución, aunque se advierte la excesiva atribución que se viene dando a la vida media[21].

En la tabla VI se recogen los efectos adversos más frecuentes de las distintas familias agonistas del

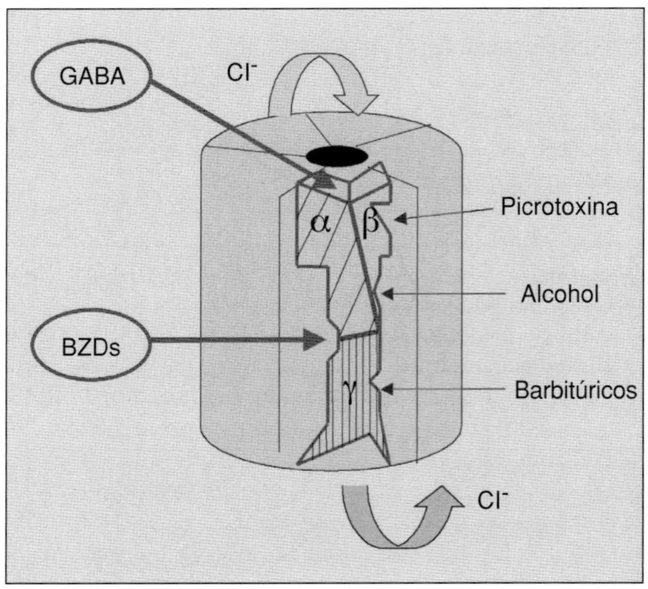

Figura 3. Complejo receptor $GABA_A$ – canal del cloro.

TABLA VI
EFECTOS ADVERSOS DE LOS AGONISTAS DEL RECEPTOR DE BENZODIAZEPINA

Efecto adverso	BZDc	BZDl	ZPC	ZPD	ZLP
Tolerancia	++	+	-	-	-
Dependencia psicológica	++	+	+/-	+/-	+/-
Dependencia física	++	+	-	-	-
Insomnio de rebote	++	+	+/-	+/-	+/-
Disfunción psicomotora	+	++	-	-	-
Amnesia anterógrada	++	+	-	-	+/-
Gusto metálico	-	-	+++	-	-
Sequedad boca	-	-	++	-	-
Naúseas	-	-	-	++	+/-
Cefaleas	-	-	+	+	+
Somnolencia / astenia	-	++	+	++	+
Aturdimiento	-	+	-	++	-

BZDc: Benzodiazepinas de vida media corta; BZDl: Benzodiazepinas de vida media larga; ZPC: Zopiclona; ZPD: Zolpidem; ZLP: Zaleplón

receptor de benzodiazepina. Con algunas de estas sustancias se ha descrito un síndrome de abstinencia caracterizado por aumento de la frecuencia cardíaca, temblores, sensibilidad a la luz y el sonido, y posible hipertensión sistólica[21]. Sin embargo, existe unanimidad en afirmar que, utilizados adecuadamente los hipnóticos son fármacos seguros, siendo de los más seguros los que actúan sobre el SNC[21].

En caso de que se produzca sobredosificación o intoxicación autoinflingida, los efectos depresores sobre el SNC rara vez conducen a la muerte (si la ingestión ha sido vía oral, sin otros fármacos ni alcohol, y en sujetos físicamente sanos) ya que los efectos cardíacos y respiratorios son de menor intensidad que los debidos a otros sedantes (barbitúricos, meprobamato). El tratamiento de estos cuadros se realiza con fármacos antagonistas del receptor de benzodiazepina, de los que en este momento sólo está disponible el flumazenilo (Anexate®). El flumazenilo se administrará preferentemente por vía i.v. (por vía oral se absorbe rápidamente pero menos del 25% alcanza la circulación sistémica), en pequeños bolos a intervalos breves, a razón de 0,5 mg cada 30 segundos, hasta una dosis acumulada de 1-5 mg en 2-10 minutos. En caso de que el paciente no haya respondido a los 5-10 minutos a una dosis máxima acumulada de 5 mg, lo más probable es que la benzodiazepina no sea la principal causa de la sedación.

A pesar de ser unos fármacos seguros, existe una serie de situaciones en las cuales su administración está contraindicada. Son contraindicaciones absolutas el síndrome de apnea del sueño, la miastenia gravis y el pseudoinsomnio. Son contraindicaciones relativas las distrofias musculares y la afectación de ciertos sistemas del organismo, como insuficiencia hepática o respiratoria, el primer trimestre de embarazo y la lactancia, y la existencia de riesgo de dependencia.

Recomendaciones para la planificación terapéutica

A la hora de establecer un plan terapéutico para un paciente concreto, consideramos de gran importancia que el primer árbol de decisión terapéutica se siente sobre la base de la duración del problema. De este modo, los insomnios transitorios sólo requerirán medidas farmacológicas, mientras que el tratamiento se irá complicando a medida que aumenta la duración del problema, siendo el insomnio crónico el de más difícil solución y el que requerirá la conjunción de estrategias de higiene del sueño, farmacológicas y psicológicas (fig. 4).

En cuanto al tratamiento farmacológico propiamente dicho, es necesario tener en cuenta las siguientes recomendaciones:

1. *Deben utilizarse únicamente durante cortos períodos de tiempo.* La Agencia Española del Medicamento[22] recomienda su utilización para el tratamiento agudo del insomnio durante un mes, disponiendo de otro mes para realizar la retirada progresiva del fármaco y evitar así los síntomas de abstinencia, la recidiva o el insomnio de rebote.
2. *Ajustar el fármaco —rapidez de inicio de acción y semivida de eliminación— a la naturaleza del insomnio.*

   a. Insomnio de conciliación: fármacos de inicio de acción rápida y semivida corta.
   b. Insomnio de mantenimiento o despertar precoz: fármacos de inicio de acción más diferida y semivida intermedia o larga.
   c. Insomnio de conciliación y de mantenimiento: fármaco de inicio de acción rápida y de semivida intermedia o larga.

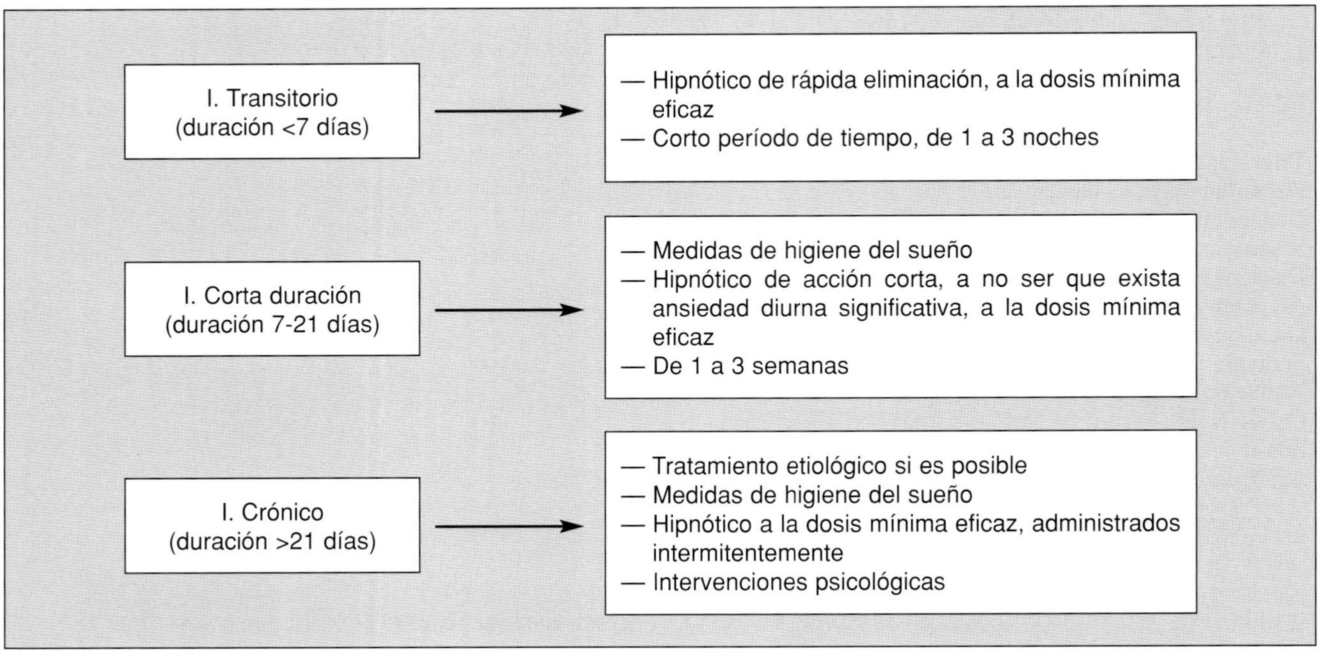

Figura 4. Árbol de decisión para el tratamiento del insomnio.

3. *En el caso de ancianos* iniciar el tratamiento con la mitad de la dosis del adulto e ir aumentando muy lentamente si fuera necesario hasta alcanzar la mínima dosis eficaz.
4. *En caso de hepatopatía grave* se utilizarán preferentemente las benzodiazepinas cuyo metabolismo sea por conjugación.
5. *A la hora de suspender el tratamiento retirar el fármaco gradualmente*, bien reduciendo progresivamente la dosis, bien prescribiendo la toma a días alternos e ir espaciando cada vez más las tomas hasta la retirada total.

Paso 4. Consulta a especialistas

La OMS recoge dos situaciones en las que el médico generalista debería derivar al paciente insomne al especialista:

— Sospecha de alteraciones más complejas del sueño, tipo narcolepsia, síndrome de apnea del sueño, etc.
— Persistencia del insomnio de forma significativa a pesar de haber seguido todas las pautas anteriormente descritas.

HIPERSOMNIO

Si bien el hipersomnio no figura en la versión de atención primaria de la OMS[15] como una de las categorías clínicas que el médico generalista ha de identificar y manejar, dada su trascendencia clínica le dedicaremos un pequeño apartado.

El hipersomnio se define como la presencia de excesiva somnolencia diurna, más o menos irresistible, que aparece en momentos inapropiados y que implica consecuencias negativas para el funcionamiento sociolaboral del paciente. Es mucho menos frecuente que el insomnio, estimándose su prevalencia entre un 1 y un 4%.

La excesiva somnolencia diurna se caracteriza por:

— Ocurrir en momentos no deseados o apropiados (trabajo, conduciendo) y en actos sociales.
— No desaparecer tras aumentar el tiempo de sueño nocturno.
— Repercutir sobre el rendimiento cognitivo, actividad motora y funcionamiento sociolaboral.

En los adolescentes y adultos jóvenes la causa más frecuente suele ser una higiene de sueño inadecuada y un tiempo nocturno de sueño insuficiente. En los adultos, aunque también pueden existir estas causas, sin embargo las más frecuentes son el síndrome de apnea obstructiva del sueño (70%) y la narcolepsia (25%).

Síndrome de apnea obstructiva del sueño

Se trata de un síndrome relativamente frecuente, afecta al 2-4% de la población, poco conocido y de consecuencias graves.

Como hemos comentado su prevalencia es del 2-4% aumentando considerablemente en los ancianos, hasta llegar incluso al 20-40%. Se da con mayor frecuencia al final de la edad media, es más frecuente en los varones (8-9 varones: 1 mujer), si bien el patrón sexual se desdibuja a partir de la menopausia llegando incluso a equipararse. Suelen ser pacientes obesos (20%), hipertensos (50%), con retromicrognatia y grandes roncadores.

Respecto a la clínica estos pacientes se quejan fundamentalmente de[10]:

— Excesiva somnolencia diurna.
— Fuertes ronquidos (referidos por el compañero de habitación), algunos de los cuales van seguidos por silencio respiratorio y después de un resoplido inspiratorio.
— Sueño no reparador.
— Cefaleas matutinas.
— Problemas cognitivos: menor capacidad de concentración y problemas de memoria.
— Impotencia y nicturia.

En algunos casos, el síntoma inicial puede ser un accidente de tráfico o laboral producido por la somnolencia o, en el caso de estudiantes, disminución del rendimiento escolar.

Estos pacientes presentan una obstrucción al flujo de aire a través de las vías aéreas superiores debido a que sus vías son más estrechas y a la hipotonía muscular que existe durante el sueño. Estas apneas van a producir, por una parte, repercusiones hemodinámicas (desaturación de O_2, hipertensión sistémica y pulmonar, arritmias y fallo cardíaco) y, por otra parte, producen efectos sobre el sueño, ya que cada vez que finaliza una apnea el paciente tiene una activación o arousal parcial (de la que no es consciente). Si tenemos en cuenta que para poder ser diagnosticado de síndrome de apnea del sueño se requieren como mínimo 10 apneas/hora de sueño, un sujeto con este síndrome presentará a lo largo de ocho horas de sueño un mínimo de 80 microdespertares o activaciones, que son la causa de la excesiva somnolencia diurna.

Entre las complicaciones derivadas de este cuadro se encuentran la hipertensión pulmonar, *cor pulmonale*, trastornos del ritmo cardíaco, accidentes cerebrovasculares y depresión en un tercio de los pacientes sin tratamiento.

El diagnóstico debe realizarse en el laboratorio del sueño, al cual será remitido el paciente por el clínico ante la sospecha basada en las características sociodemográficas y clínicas y en las quejas del paciente.

El tratamiento abarca las siguientes estrategias[11]:

— Medidas generales encaminadas a disminuir los factores de riesgo como son: adelgazamiento (en caso de obesidad), reducción del consumo de alcohol, no utilizar depresores del SNC (ansiolíticos, hipnóticos), reducción del consumo de tabaco, dormir como mínimo ocho horas diarias siguiendo horarios regulares evitando la posición decúbito supina.
— Tratamientos específicos:

  • CPAP o Presión Positiva Nasal Continua: consiste en que el sujeto ha de dormir con unas gafas conectadas a un aparato que le administra vía nasal aire ambiental aumentado de presión. En la actualidad es el tratamiento más válido y resulta eficaz en la mayor parte de los casos.
  • Tratamiento quirúrgico: uvulopalatofaringoplastia, reservado para los casos que no responden al CPAP. La traqueotomía se reserva típicamente para pacientes con apneas muy graves (compromiso vital) que no toleran o no responden al CPAP.

TRASTORNOS DEL RITMO SUEÑO/VIGILIA

Los trastornos del ritmo sueño/vigilia son definidos en la CIE-10[14] como alteraciones de la sincronización entre el ritmo del sueño/vigilia del sujeto y el deseable en el entorno exterior en que se encuentra, lo cual ocasiona quejas sobre insomnio nocturno o sobre somnolencia diurna.

Algunos autores[10] consideran dos grupos dentro de estos trastornos: (1) *primarios* que se caracterizan por una incapacidad persistente para ajustar el ciclo sueño/vigilia al del entorno (fase de sueño retrasada, fase de sueño avanzada, ritmo irregular) y (2) *secundarios* en los que el ciclo sueño/vigilia del sujeto puede ser normal pero que tienen dificultades para ajustarlo a situaciones del entorno nuevas, como por el ejemplo la turnicidad laboral (trastorno del sueño en relación a los cambios de turno), viajar atravesando varias zonas horarias *(jet lag)*, etc.

Estos trastornos no son muy frecuentes en la población general y exigen, especialmente los primarios, una intervención terapéutica especiliazada por lo que se comentarán brevemente.

Las pautas para el diagnóstico que establece la CIE-10[14] son:

A. Falta de sincronización entre el patrón de sueño/vigilia del sujeto y el horario de sueño/vigilia deseado y las necesidades sociales, que comparten la mayoría de las personas de su entorno.
B. Por ello el sujeto experimenta insomnio nocturno y sueño durante la vigilia, casi todos los

días del mes previo o de forma recurrente durante períodos de tiempo más cortos.

C. Estos problemas producen malestar clínicamente significativo o interfieren con el funcionamiento social y laboral del sujeto.

Fase de sueño retrasada

Es el trastorno del ritmo sueño/vigilia más común, afectando aproximadamente al 1% de la población general[23], siendo más frecuente en los adolescentes (hasta el 15%).

Típicamente estos pacientes tienen dificultades para conciliar el sueño antes de las 2-6 a.m. y para despertarse antes de las 10 a.m.-1 p.m., por lo que si intentan mantener los horarios de sueño/vigilia del entorno tienden a presentar insomnio de conciliación y excesiva somnolencia diurna, especialmente por la mañana[24].

El diagnóstico se establece por la presencia estable de retraso del sueño (el período más importante de sueño a lo largo del día) y una historia de incapacidad crónica o recurrente de dormirse y despertarse en los horarios convencionales o socialmente establecidos. Además es necesario excluir trastornos psiquiátricos, especialmente afectivos y de la personalidad, y medicación psicoactiva. Estos pacientes se diferencian de los sujetos denominados "búhos" o "tipo vespertino" porque el trastorno del sueño se asocia a deterioro social, laboral o en otras áreas importantes de la vida del paciente[25].

El tratamiento incluye cronoterapia, terapia lumínica y melatonina. La cronoterapia consiste en ir retrasando la hora de acostarse aproximadamente 3 horas cada 2 días hasta que se llegue al horario deseado de acostarse. Ello obliga a que el paciente no tenga compromisos familiares, sociales o laborales al menos durante 1 semana y que se adhiera estrictamente a los horarios que se le prescriban.

La terapia de exposición lumínica, exposición en las primeras horas de la mañana durante 2 horas a una luz de 2500 lux de intensidad ha demostrado eficacia en avanzar los ritmos circadianos consiguiendo que se inicie antes la fase del sueño y que el sujeto esté más alerta en la mañana. Es necesario evitar este tipo de luz durante el período vespertino ya que produce más retraso del ciclo.

Teóricamente la administración de melatonina (a dosis habitual de 5 mg) por la tarde-noche avanza tanto el inicio del sueño como el despertar y mejora la calidad de vida de estos pacientes[26]. Sin embargo, es necesario recordar a los pacientes que esta sustancia, frecuentemente empleada sin prescripción médica, tiene efectos secundarios relacionados con sus propiedades vasoactivas (vasodilatación periférica y vasoconstricción cerebral) y puede tener efectos antigonadales. Se recomienda precaución en su utilización en niños y embarazadas[27].

2. Fase de sueño avanzada

No se conoce con exactitud su prevalencia en la población general, aunque en los adultos de edad media y en los ancianos estaría en torno al 1%[28].

Típicamente estos pacientes refieren inicio del sueño entre las 6-9 p.m. y despertar entre las 2-5 a.m. Cuando intentan seguir el horario convencional sus quejas principales son despertar precoz, despertares frecuentes y excesiva somnolencia vespertina[29].

El diagnóstico se establece por la presencia de somnolencia vespertina crónica o recurrente junto con inicio avanzado del sueño (el período más importante de sueño a lo largo del día). Se requiere excluir trastornos psiquiátricos del tipo depresión y otros trastornos del sueño como síndrome de apnea del sueño o insomnio primario[25]. Estos pacientes se diferencian de los sujetos denominados "alondras" o "tipo matutino" porque el trastorno del sueño se asocia a deterioro social, laboral o en otras áreas importantes de la vida del paciente.

El tratamiento, como en la fase retrasada del sueño, incluye cronoterapia, terapia lumínica y melatonina. En este caso la cronoterapia consiste en ir avanzando progresivamente la hora de acostarse aproximadamente 2 horas cada 2 días hasta que se llegue al horario deseado de acostarse. Ello obliga a que el paciente no tenga compromisos familiares, sociales o laborales al menos durante 1 semana y que se adhiera estrictamente a los horarios que se le prescriban.

La terapia de exposición lumínica, exposición vespertina —de 7 a 9 p.m.— a luz de una determinada longitud de onda ha demostrado eficacia en retrasar los ritmos circadianos, si bien es necesario evitar este tipo de luz durante las mañanas ya que produce más avance del ciclo[30].

Teóricamente la administración de melatonina por la mañana retrasa el ciclo sueño/vigilia pudiendo ser utilizada para el trastorno de la fase avanzada.

CONCLUSIONES

Los trastornos del sueño, especialmente el insomnio, constituyen un notable problema de salud con una elevada prevalencia, el 36% de la población adulta ha experimentado problemas para dormir, y el 9% presenta dificultades todas las noches[31].

Las repercusiones socio-sanitarias son diversas y de gran importancia:

— Accidentabilidad laboral (se ha demostrado mayor tasa y riesgo de accidentes graves entre los insomnes crónicos que entre los que no padecen este problema[32]) y vial (el 52% de los encuestados el año previo había conducido un vehículo estando somnoliento[33]).
— Elevados costes, tanto directos (fármacos, tratamientos médicos...) como indirectos (hospitalizaciones, bajo rendimiento laboral, mayor absentismo, mayor morbi-mortalidad, aumento consumo OH[34]).

En España, el soporte psicofarmacológico para las dificultades del sueño ha crecido moderadamente durante los últimos 12 años, y por debajo de la media de los países de la UE. Además, se ha notado una penetración progresiva de los hipnóticos no benzodiacepínicos derivados de ciclopirrolidonas e imidazopiridinas[35].

La mayor parte de los trastornos del sueño están siendo afrontados y tratados por el médico de familia.

Las medidas de carácter psicoeducativo, al igual que las profilácticas, no se consideran suficientemente utilizadas por parte de los sanitarios.

Existe gran acuerdo entre las partes implicadas en que se requiere una mayor cooperación de los responsables y gestores de A.P. y gobiernos para solucionar este importante problema de salud pública[36].

LECTURAS RECOMENDADAS

Estivill E: *El sueño, ese desconocido.* Madrid, Editorial Médica Internacional, 1991.

Se trata de un libro ameno, de fácil lectura, que de forma sencilla, clara y gráfica realiza una revisión seria del sueño, su evaluación y sus trastornos.

Bobes J: *No te rindas ante... Los trastornos del sueño. Los insomnios.* Madrid, Rialp, 1992.

El autor recorre en profundidad en esta obra los distintos aspectos relacionados con el sueño y sus trastornos, desde las bases neuroanatómicas y neuroquímicas del ritmo sueño-vigilia hasta los distintos trastornos del sueño y sus tratamientos.

Raich RM, de la Calzada MD: *El sueño y sus trastornos.* Barcelona, Martínez Roca, 1992.

En esta obra las autoras abordan de forma exhaustiva tanto los aspectos psicofisiológicos del sueño como las técnicas de evaluación del mismo, y sus trastornos.

BIBLIOGRAFÍA

1. Bobes J: *No te Rindas ante... Los Trastornos del Sueño. Los Insomnios,* Madrid, Rialp, 1992.
2. Carskadon MA, Dement WC: Normal human sleep: An overview. En: Kryger MH, Roth T, Dement WC (eds.): *Principles and Practice of Sleep Medicines.* Philiadelphia, WB Saunders Company, 1989; 3-13.
3. Spielmen AJ, Nunes J, Glovinsky PB: Insomnio. *Clínicas Neurológicas de Norteamérica* 1996; 3:539-566.
4. Sateia MJ, Nowell PD: Insomnia. *Lancet* 2004; 364:1959-1973.
5. Buysse DJ, Reynolds CF, Monk TH y cols.: The Pittsburgh Sleep Quality Index: A new instrument for psychiatric practice and research. *Psychiatr Res* 1989; 28:193-213.
6. Royuela A, Macías JA, Moreno P y cols.: Estudio de la aplicación del PSQI a pacientes psiquiátricos. *Anales de Psiquiatría* 1994; Suppl 1:10.
7. Bobes J, González MP, Saiz PA y cols.: Propiedades psicométricas del cuestionario Oviedo de sueño. *Psicothema* 2000; 12(1):107-112.
8. Johns MW: A new method for measuring daytime sleepiness: the Epworth sleepiness scale. *Sleep* 1991; 14:540-545.
9. Ferrer M, Vilagut G, Monasterio C y cols.: Medida del impacto de los trastornos del sueño: las versiones españolas del cuestionario del impacto funcional del sueño y de la escala de somnolencia de Epworth. *Med Clin (Barc)* 1999: 113:250-255.
10. Reite M, Ruddy J, Nagel K: *Evaluation and Management of Sleep Disorders.* 2.ª edición. Washington, *American Psychiatric Press* 1997.
11. Estivill E: *El Sueño, ese desconocido.* Madrid, Editorial Médica Internacional, 1991.
12. Neylan TC, Reynolds CF, Kupfer DJ: Neuropsychiatric aspects of sleep. En: Yudofsky, Hales (eds.): *Textbook of Neuropsychiatry.* Washington, American Psychiatric Press, 1992:427-447.

13. American Psychiatric Association: *Diagnostic and Statistical Manual of Mental Disorders. DSM-IV.* Whashington, American Psychiatric Press, 1994; 551-608.

14. Organización Mundial de la Salud: *CIE-10. Trastornos Mentales y del Comportamiento.* Madrid, Meditor, 1992; 225-237.

15. Organización Mundial de la Salud: *CIE-10. Trastornos Mentales y del Comportamiento. Pautas Diagnósticas y de Actuación en Atención Primaria.* Madrid, Meditor, 1996; 50-51.

16. Shapiro CM, Dement WC: Impact and epidemiology of sleep disorders. En: Shapiro CM (ed): *ABC of Sleep Disorders.* London, BMJ Publishing Group, 1993; 1-5.

17. Bobes J, Bousoño M, González MP, Saiz P: Trastornos no orgánicos del sueño. En: Villacampa T (coord.): *Atención Primaria. Manual Intensivo para Oposiciones de Médicos de Atención Primaria.* Alcalá de Guadaira, MAD, 1996; vol 1; 465-467.

18. Hauri P: Primary insomnia. En:Kryger MH, Roth T, Dement WC (eds.): *Principles and Practice of Sleep Medicines.* Philiadelphia, WB Saunders Company, 1989; 442-447.

19. Costa e Silva JA, Chase M, Sartorius N, Roth T: Special report from a symposium held by the World Health Organization and the World Federation of Sleep Research Societies: an overview of insomnias and related disorders: recognition, epidemiology, and rational management. *Sleep* 1996; 19:412-416.

20. Bobes J, González MP, Saiz PA, Bousoño M: Insomnio: Etiología y tratamiento. En: Vallejo J (coord.): *Psiquiatría 1997,* Madrid, Drug Farma, 1997; 53-82.

21. World Psychiatric Association. Report of Task Force on Sedative-Hipnotics, Mayo, 1992.

22. Ministerio de Sanidad y Consumo. Agencia Española del Medicamento. Circular nº 3/2000.

23. Wagner DR: Disorders of the circadian sleep-wake cycle. *Neurol Clin* 1996; 14:651-670.

24. Regestein QR, Monk TH: Delayed sleep phase syndrome: a review of its clinical aspects. *Am J Psychiatry* 1995; 152:602-608.

25. Zee P, Manthena P: Circadian Rhythm Sleep Disorders. En: D.J. Buysse (Ed.). *Sleep Disorders and Psychiatry.* Washington DC: American Psychiatric Publishing. 2005; 185-220.

26. Nagtegaal JE, Laurant MW, Kerhof GA, Smits MG, van der Meer YG, Coenen AM: Effects of melatonin on the quality of life in patients with delayed sleep phase syndrome. *J Psychosom Res* 2000; 48:45-50.

27. Burgess HJ, Sharkey KM, Eastman CI: Bright light, dark and melatonin can promote circadian adaptation in night shift workers. *Sleep Med Rev* 2002; 6:407-420.

28. Ando K, Kripke DF, Ancoli-Israel S: Estimated prevalence of delayed and advanced sleep phase syndromes. *Sleep Res* 1995; 24:509.

29. Kamei Y, Urata J, Ichiyaya M, Hayakawa T, Ozaki S, Shibui K, Okawa M: Clinical characteristics of circadian rhythm sleep disorders. *Psychiatry Clin Neurosci* 1998; 52:234-235.

30. Lack L, Schumacher K: Evening light treatment of early morning insomnia. *Sleep Res* 1993; 22:225-227.

31. Gallup Organization. Sleep in America: a National Survey of US Adults. Princenton. *NJ* 1991.

32. Stoller MK: The socio-economics of insomnia. *Eur Psychiatry* 1996; 11 (Suppl 5): 485s-492s.

33. Gallup Organization: Sleep in America, 1995.

34. Stoller MK: Economic effects of insomnia. *Clinical Therapeutics* 1994; 16 (5):873-897.

35. Rayón P, Montero D, Santamaría B, Madurga M, de Abajo FJ: Benzodiazepine consumption in Spain. *Eur J Clin Pharmacol* 1997; 52:321-323.

36. Dement WC, Pelayo R: Repercusiones para la salud pública y tratamiento del insomnio. *Eur Psychiatry* Ed Esp 1997; 4:421-431.

3.20

Trastornos mentales en niños

A. Cornelius y E. Garralda

INTRODUCCIÓN

Cada vez se va dando más importancia a los problemas de salud mental o los trastornos psiquiátricos en los niños y adolescentes. Los estudios realizados ponen de manifiesto que hasta el 10% de los jóvenes de entre la población general padece un trastorno mental[1]. En la actualidad están bien documentados la naturaleza, prevalencia, impacto y resultados a largo plazo de la enfermedad mental infantil. Se sabe que las enfermedades mentales infantiles no tratadas pueden persistir y desembocar en problemas crónicos en el adulto[2]. Afortunadamente, los trastornos psiquiátricos en los niños son tratables y existen diferentes estrategias terapéuticas que pueden adaptarse para su puesta en práctica en la atención primaria y, por tanto, ser relevantes en dicho ámbito. Esto hecho resulta especialmente relevante puesto que aunque la inmensa mayoría de los niños con trastornos mentales no accede a los servicios sanitarios especializados, sí que va a estar en contacto con los servicios de atención primaria de salud, denominados también como medicina general, medicina de familia o pediatría de atención primaria[3].

Habitualmente, los médicos de atención primaria son los encargados de remitir a estas personas a los servicios especializados de salud mental. La remisión está mediatizada por diversos factores, incluyendo la gravedad de los trastornos del niño y la presencia de factores psicosociales que influyan sobre la capacidad de los padres para manejar y controlar estos problemas[4]. Sin embargo, la identificación de la enfermedad mental infantil en la atención primaria es el primer paso fundamental para que los niños afectados accedan a la atención especializada. Desgraciadamente, la evidencia recogida sigue mostrando que la identificación de la enfermedad mental infantil en la atención primaria es baja[5]. Esto se debe, en parte, al hecho de que la mayoría de los niños y los jóvenes con trastornos psiquiátricos acude a la atención primaria por problemas físicos, y sus problemas de salud mental no se pondrán de manifiesto a menos que se exploren específicamente durante la consulta. Dado que la atención primaria es la puerta de entrada a los servicios especializados de salud mental infanto-juveniles, queda patente la importancia realizar una exploración activa y adecuada de los trastornos mentales en este punto de entrada. Obviamente, el conocimiento de las enfermedades mentales de la infancia por parte del médico de atención primaria será un elemento crucial para la exploración, identificación y actuación posterior.

En los siguientes apartados de este capítulo se pretende exponer una información esencial sobre los problemas de salud mental infantiles que puede servir de ayuda a los médicos de atención primaria a identificar y tratar estos problemas en su ámbito de actuación. Se presentan los datos esenciales en cuanto a la epidemiología de la enfermedad mental infantil y los factores que influyen en su identificación en la atención primaria de Salud. Se esboza cuales son los factores etiológicos y se contemplan las opciones de tratamiento, tanto las de tipo general como las más específicas, cuando sean apropiadas. Además, se hace especial hincapié en aquellos tratamientos que pueden instaurarse o mantenerse dentro del contexto de la atención primaria de Salud, en función sus recursos y el nivel de actuación. En este contexto, valoraremos algunos principios generales aplicables a los trastornos psiquiátricos de la infancia en general, aunque también se mencionarán algunas intervenciones aplicables a trastornos psiquiátricos concretos, de especial relevancia. Las limitaciones de espacio hacen que este capítulo no pueda ser exhaustivo, por lo que centramos la atención sobre las problemas y trastornos más frecuentes y, por lo tanto, más interesantes para los médicos de atención primaria. Debido a las especiales características de los diferentes tipos de problemas de salud mental que afectan a los niños y los adolescentes, los problemas específicos y los trastornos de cada uno de estos grupos etarios se abordarán por separado.

LA NATURALEZA DE LOS TRASTORNOS PSIQUIÁTRICOS DEL NIÑO

La presencia de una enfermedad mental grave, como los trastornos psicóticos, es muy rara entre los jóvenes e incluso más rara durante la primera infancia. Los trastornos psiquiátricos infantiles más frecuentes suelen ser formas extremas de las oscilaciones de las emociones y de la conducta que consideramos normales, y que constituyen la respuesta habitual a las tensiones vitales. Con respecto al concepto de trastorno psiquiátrico o psicopatológico en niños resulta fundamental valorar la agrupación de las conductas en las categorías que se describen a continuación, la gravedad de los cambios emocionales y conductuales y la posible presencia de alteraciones relacionadas, como por ejemplo el caso de un niño al que sus síntomas le afectan la capacidad de progresar en el ámbito emocional, social o educativo. Al enfrentarse con las quejas de los padres o de los profesores sobre el estado emocional o la conducta de un niño, el médico de atención primaria debe juzgar si esos problemas son explicables y leves o, por el contrario, son graves, inducen discapacidad, se incluyen entre los trastornos psiquiátricos infantiles y pueden responder a un tratamiento específico o a una determinada estrategia terapéutica.

PREVALENCIA DE TRASTORNOS PSIQUIÁTRICOS EN EL NIÑO

Un hallazgo constante en diferentes estudios epidemiológicos realizados en varios países es la frecuencia de los trastornos psiquiátricos entre los niños de la población general. Un reciente estudio a gran escala realizado en el Reino Unido entre la población general muestra que los trastornos mentales infantiles tienen una prevalencia del 10%[1], resultado similar al de otros estudios internacionales previos. La distribución respecto al sexo de los trastornos mentales infantiles también era coherente con la de otros estudios: la prevalencia tiende a ser mayor en niños que en niñas y aumenta al principio de la adolescencia. En general, es más probable que los niños presenten conductas desorganizadas (p.ej., trastornos de conducta) o problemas neurológicos del desarrollo (p.ej., autismo). Sin embargo, existe una proporción muy superior de niñas con trastornos depresivos en la adolescencia. Los trastornos mentales de la infancia se asocian con muchos marcadores de desventaja social, incluyendo la pobreza, desempleo de los padres y niveles bajos de educación, familias numerosas, familias mono-parentales y residir en un entorno urbano[1].

Los estudios epidemiológicos muestran que, en un momento determinado, la mayoría de los niños con trastornos psiquiátricos no está bajo el cuidado de los servicios especializados de salud mental infanto-juveniles. Dado que la mayoría de ellos es vista por los pediatras de atención primaria y los médicos de familia, esto suscita el debate sobre en qué medida los médicos de atención primaria deben estar involucrados en la detección y tratamiento de dichos trastornos. Un argumento fundamental para potenciar el papel de la atención primaria de salud es el gran número de consultas que realizan a este nivel los niños con problemas de salud mental. En consecuencia, la prevalencia de la enfermedad mental (especialmente de los trastornos emocionales) en los niños y adolescentes que acuden a la atención primaria de salud (pediátrica y medicina de familia) tiende a ser mayor (entre el doble y casi el triple) que en los estudios entre población general (fig. 1)[6]. A pesar de todo, el motivo de la consulta muy pocas veces está relacionado directamente con los problemas de salud mental (1-2% de todas las consultas) y cuando ocurre así suele ser porque los problemas de salud mental generan un importante nivel de preocupación en los cuidadores. Lo más frecuente es que

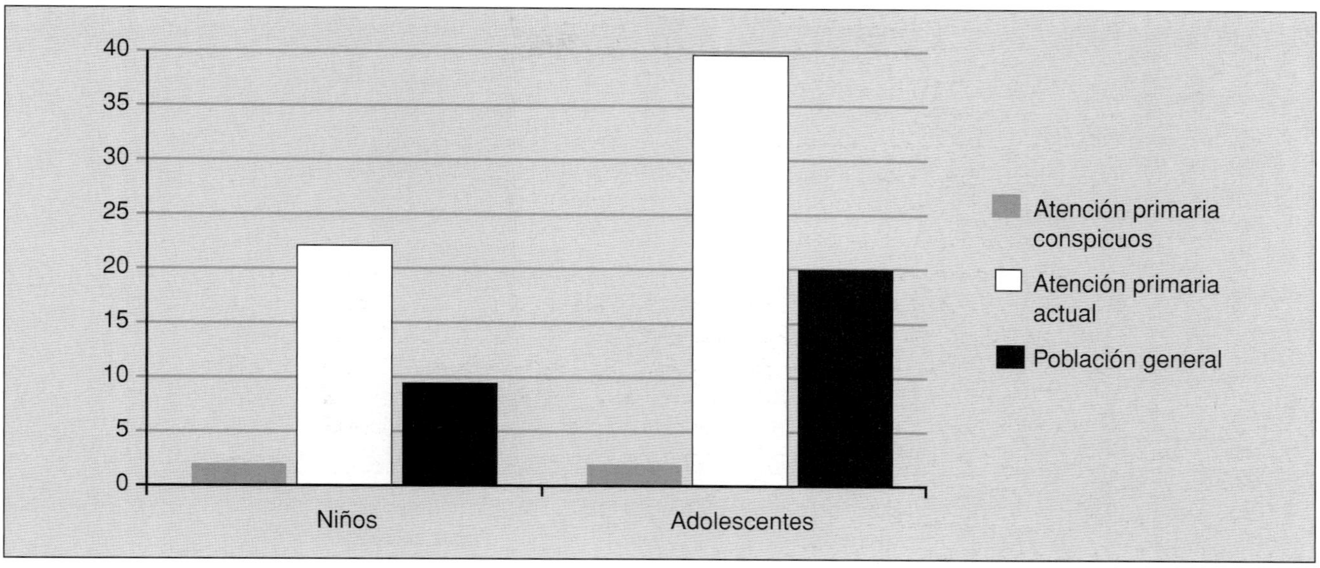

Figura 1. Probabilidad de trastornos psiquiátricos (%) en niños y adolescentes atendidos en atención primaria. Adaptado de Garralda, 2004[6].

los niños con problemas emocionales acudan a los servicios de Atención Primaria de Salud por síntomas físicos. Esto fenómeno puede explicarse por varios factores, el primero de ellos es que los médicos de atención primaria generalmente están más interesados en atender los problemas físicos que los de salud mental y, con frecuencia, los trastornos emocionales se acompañan de síntomas físicos o una sensación de malestar físico en el niño. Los padres de niños con algún tipo de problema emocional suelen estar muy preocupados por sus hijos y esto socava su confianza para manejar los síntomas físicos y mentales de sus hijos, lo que hace que acudan a la consulta del médico de atención primaria[6]. Finalmente, otro factor implicado es el hecho de que la enfermedad física crónica aumenta el riesgo de padecer psicopatología (fig. 2).

IDENTIFICACIÓN DE LA ENFERMEDAD MENTAL INFANTIL EN LA ATENCIÓN PRIMARIA

Goldberg y Huxley (1992)[7] delinearon un modelo de rutas asistenciales para los adultos con problemas de salud mental que mostraba como la atención primaria era la ruta más habitual de acceso al circuito asistencial. La aplicación de este modelo a los niños confirmó que también en este caso la atención primaria era la vía de acceso más frecuente[8]. Los médicos de atención primaria están, por lo tanto, en una posición inmejorable para desempeñar un papel fundamental en la identificación de las necesidades en salud mental de los más jóvenes y facilitar su acceso a las intervenciones más adecuadas.

Son varios los factores que contribuyen a esta circunstancia. Por un lado, los centros de atención primaria suelen ser más accesibles para los usuarios de los servicios asistenciales debido que están ubicados en la comunidad. Además, las familias suelen tener confianza en su médico de atención primaria después de años de contacto con él y una relación que puede haberse prolongado durante varias generaciones. Finalmente, la utilización de los centros de atención primaria por un gran número de personas con diagnósticos muy diferentes reduce el estigma asociado con los centros de salud mental.

Sin embargo, el acceso a los servicios de salud mental depende en gran medida de la capacidad de los médicos para identificar las necesidades de salud mental en el paciente. Como ya se ha dicho, los estudios muestran de forma sostenida que la capacidad de identificación es muy limitada y hay un bajo grado de diagnóstico de los problemas de salud mental por parte de los médicos de atención primaria, tanto en adultos como en niños[5]. Se podría decir que la identificación de los problemas de salud mental en la infancia desde la atención primaria podría ser incluso más compleja que en el caso de los adultos, ya que los niños rara vez piden ayuda por sí mismos. Por tanto el primer obstáculo a superar es que sus padres o cuidadores lleguen a considerar necesario buscar ayuda profesional. Más aún, los niños con problemas emocionales y conductuales rara vez expresan voluntariamente los síntomas más valorables a menos que se les pregunte específicamente por ellos.

Es posible pensar que la gran variación en las tasas de identificación de los problemas de salud

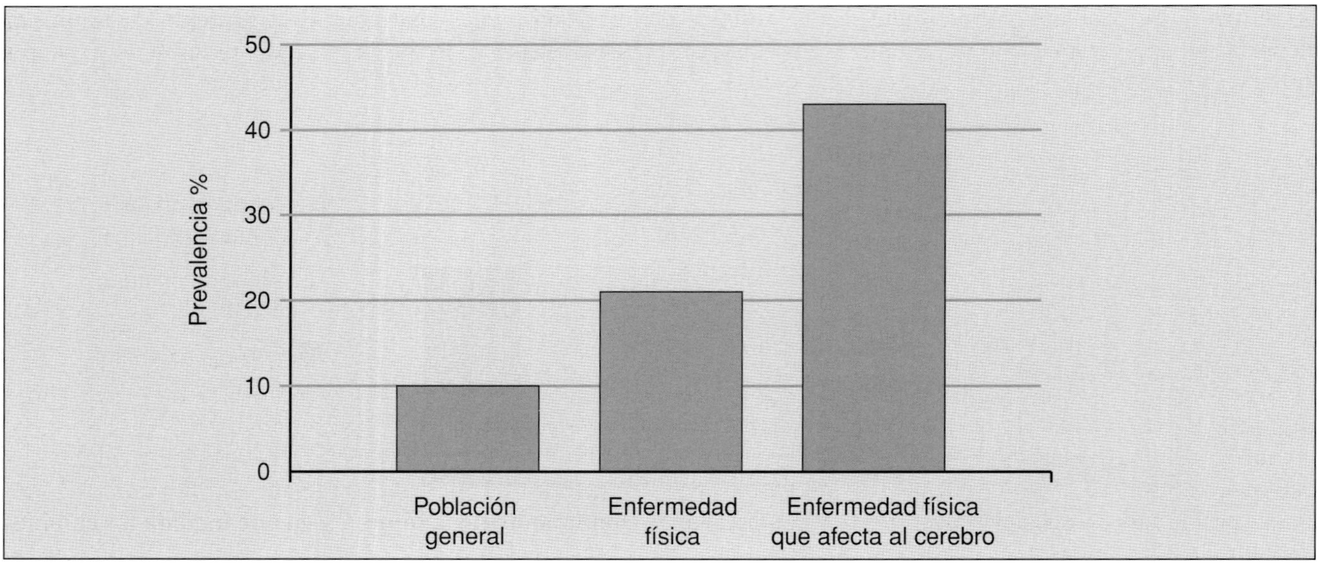

Figura 2. Prevalencia de trastornos mentales en niños de edad 5-15 años. Adaptado de Meltzer y cols., 2003[1].

mental infantiles por parte de los médicos de atención primaria pueda estar relacionada con variaciones en el grado de conocimiento, habilidades o confianza en sí mismos de los médicos, así como en la gravedad de los problemas de salud mental del niño y el grado de desorganización que producen en su comportamiento. También pueden estar relacionada con la resistencia de algunos médicos de atención primaria en adjudicar ellos mismos un diagnóstico de enfermedad mental a un niño, o facilitar el proceso de que determinados niños reciban esa etiqueta diagnóstica[9]. Finalmente, otro factor que se sabe que influye en la identificación de la enfermedad mental es la propia capacidad de los padres para exponer al médico su preocupación por la situación de su hijo[8]. Todos estos factores subrayan la necesidad de dirigirse tanto a los padres como a los médicos a la hora de desarrollar estrategias encaminadas a mejorar la identificación de los problemas de salud mental en los niños, en el ámbito de la atención primaria de salud.

EVALUACIÓN DE LOS NIÑOS CON PROBLEMAS DE SALUD MENTAL

La impresión inmediata que transmite el término "evaluación" es la de recogida de información. Aunque éste es un componente importante, la evaluación psiquiátrica del niño es mucho más que la mera recogida de información. Resulta esencial que el médico contemple la evaluación como el punto de acceso al tratamiento. En consecuencia, entre los aspectos clave de una evaluación se incluye la construcción de una buena relación terapéutica con los niños y sus familias. Esta relación constituirá los cimientos sobre los que se construirá el proceso de recogida de información, los esfuerzos para proporcionar consejo a la familia y encontrar una solución a los problemas del niño. Cuando las familias perciben las sesiones de evaluación como una mera recogida de información, es frecuente que se acabe produciendo un abandono del tratamiento.

Para llegar a entender realmente las necesidades de salud mental de los niños y sus familias, los médicos de atención primaria deben explorar una serie de elementos durante la evaluación. En primer lugar es importante averiguar qué es lo que las familias perciben como problema, y el impacto del mismo sobre el niño, la familia, los compañeros y la escuela. Además de los síntomas, la repercusión del problema es un buen indicador del grado de discapacidad que puede experimentar el niño. También es esencial explorar por qué el problema se ha puesto de manifiesto específicamente en ese momento, e identificar las fortalezas de la persona y las estrategias de superación que se pueden potenciar para comenzar a aliviar la situación. Debido a su propia naturaleza, la evaluación psiquiátrica del niño puede resultar emocionalmente perturbadora para algunas familias. Por tanto, es importante la exploración de los puntos fuertes del niño y de la familia desde el punto de vista de la salud mental, para utilizarlos a la hora de manejar y contrarrestar la angustia de la familia, darla esperanza y alentarla para persistir en los esfuerzos encaminados a resolver el problema existente. Muchos de los principios de actuación subyacentes a la evaluación de un problema de salud mental son equiparables a los que tiene la realización de una buena historia clínica en muchos otros problemas pediátricos. Si la evaluación se centra en los problemas fundamentales del niño, no debería generar sí mismos un consumo excesivo de tiempo durante la consulta de atención primaria.

Conjunto de problemas psiquiátricos en el niño

En líneas generales, los problemas de salud mental infantil más frecuentes pueden agruparse en dos grandes categorías: problemas de "internalización" y de "externalización" (fig. 3). Los problemas de "internalización" (también conocidos como problemas emocionales) incluyen trastornos como la depresión o la ansiedad, cuya mayor repercusión se produce sobre el propio niño. Los problemas de "externalización" se refieren a las conductas desorganizadas del niño (p.ej., problemas de oposición desafiante y conductuales), que inciden en su mayor parte en otras personas. La mayoría de los niños vistos en atención primaria con problemas de salud mental se puede encuadrar en una de esas dos categorías. Además, una pequeña proporción de niños presentará problemas del desarrollo (p.ej., autismo) o problemas de salud mental similares a los del adulto (p.ej., trastornos de la conducta alimentaria o esquizofrenia) (fig. 3).

Recogida de información

En un servicio especializado de salud mental infanto-juvenil, la recogida de información para la valoración de los problemas de salud mental del niño se basa en múltiples fuentes. Habitualmente implica a los padres, el niño, los profesores y otros profesionales que estén en contacto con la familia (p.ej., trabajadores sociales). Dado que los niños pueden comportarse de forma diferente en distintas situaciones, la correlación entre esas fuentes de información suele ser baja. Los padres y los profesores describen bien los problemas de "externalización" en los niños, pero los propios niños son la mejor opción para describir sus problemas emocionales. La escasa concordancia entre las diferentes fuentes de información no invalida necesariamente esa información; más bien, debe asumirse que esas fuentes proporcionan perspectivas y percepciones diferentes sobre los problemas del niño.

En los centro de salud mental infanto-juvenil es muy recomendable tener la ocasión de entrevistar al niño a solas para conseguir su cooperación, y esto es esencial en el caso de los adolescentes. Sin embargo, hay que señalar que la información proporcionada por los niños pequeños puede tener una fiabilidad limitada, aunque ésto mejora con la edad y, la información proporcionada por los adolescentes sobre los síntomas emocionales suele ser más fiable que la información aportada por los padres[10]. La estrategia de combinar la información obtenida a partir de múltiples fuentes aumenta la probabilidad de detectar adecuadamente a la mayoría de los niños con problemas de salud mental. La evaluación durante la entrevista clínica también puede complementarse administrando cuestionarios y algunos de ellos, como el Strength and Difficulties Questionnaire, tienen diferentes versiones para los padres, los profesores y el niño[11]. Los cuestionarios no son diagnósticos en sí mismos pero pueden ser útiles para detectar los cambios en los síntomas y la evolución de la discapacidad a lo largo del tiempo. Además de la entrevista clínica, puede recogerse información muy útil observando la interacción familiar y la conducta del niño para averiguar hasta qué punto los problemas del niño están afectando el funcionamiento de la familia y en qué medida los cambios en las interacciones entre los miembros de la familia podrían ayudar a mejorar los problemas del niño. Como con cualquier otro paciente, es importante una exploración física para identificar cualquier otra patología somática que pueda coexistir con los síntomas mentales una afección coexistente o contribuir a su desarrollo. Dependiendo de la forma de presentación, puede ser útil llevar a cabo pruebas complementarias de rutina. No es apropiado acelerar una evaluación psiquiátrica del niño, ya que esto puede obstaculizar los intentos de conseguir empatía e implicación de la familia. La familia puede tener la sensación de que no se le hace caso, lo que es una razón frecuente de pérdida de contacto, por lo que es útil que se destine al menos 1 hora para la primera entrevista.

También son importantes las consideraciones culturales en la evaluación de los niños con problemas de salud mental. La mayoría de los países de Europa occidental y de Norteamérica se están volviendo cada vez más multiculturales. Esto tiene implicaciones médicas para la identificación y el tratamiento de los problemas de salud mental del niño. La expresión de los trastornos mentales, las actitudes ante ellos, las percepciones de las conductas del niño y la configuración de la familia difieren en gran medida entre las diferentes culturas. Por lo tanto, el trasladar asunciones basadas en una cultura determinada a otras culturas diferentes puede dar lugar a conclusiones equivocadas. En la práctica, los inmigrantes que llevan poco tiempo en un país pueden tener problemas para comunicarse en el idioma local. En esos casos puede ser necesario recurrir a intérpretes para evaluar a los niños provenientes de esas familias. Siempre que sea posible, es mejor recurrir a intérpretes profesionales que a los parientes del niño. Además de los problemas de confidencialidad, la interpretación de la sintomatología por los parientes puede ser poco fiable.

Lo expuesto hasta ahora representa la evaluación psiquiátrica del niño tal como se practica en los

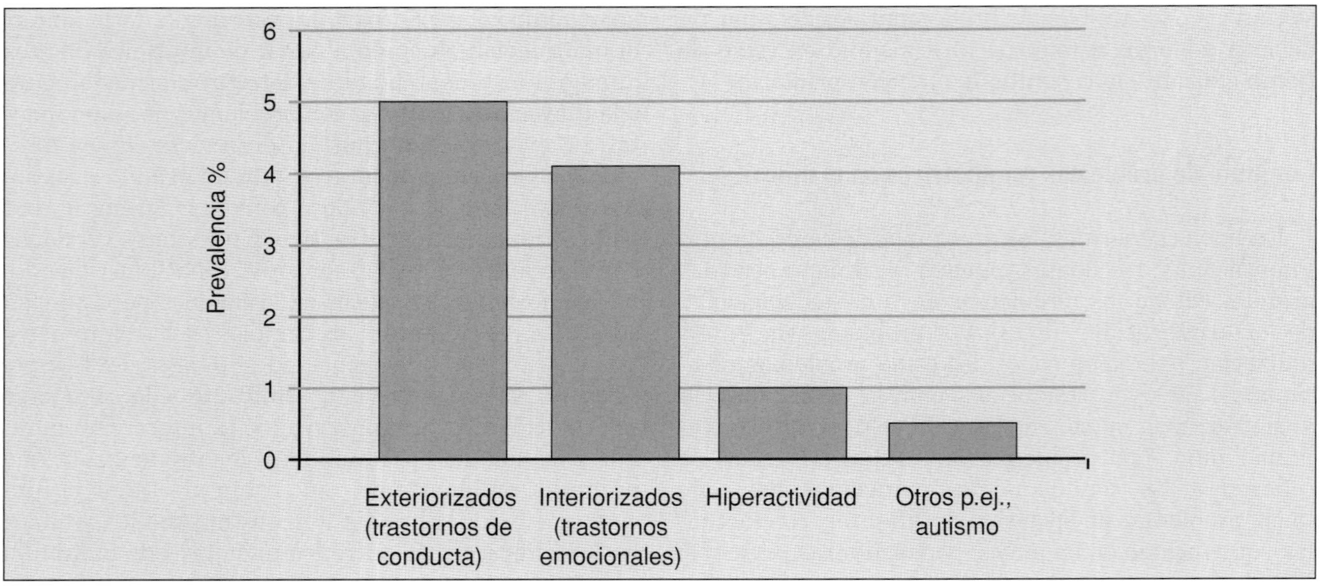

Figura 3. Tipos de trastornos mentales en niños. Adaptado de Meltzer y cols., 2003[1].

servicios especializados y requiere, obviamente, bastante más tiempo del que habitualmente se dedica a los pacientes en la atención primaria. ¿Qué puede conseguir un médico de atención primaria en los 5-10 minutos que normalmente duran las consultas? Incluso en una consulta breve es posible transmitir empatía y disposición a ayudar, así como obtener una breve historia de los síntomas clave, los asociados y la discapacidad que producen. Se puede conseguir una información centrada en los aspectos necesarios para decidir si es posible tratar al paciente o debe remitirse a los servicios especializados debido a que la gravedad de caso, la intratabilidad del problema o circunstancias especiales así lo requieran. El objetivo de las descripciones breves que aparecen a continuación de los problemas de salud mental, su etiología y tratamiento, es el de ayudar a orientar la exploración del niño en el ámbito de la atención primaria.

FACTORES ETIOLÓGICOS EN LOS TRASTORNOS MENTALES INFANTILES

Habitualmente los trastornos mentales infantiles son el resultado de la interacción de múltiples factores. Hay factores que aumentan el riesgo de padecerlos, mientras que otros son protectores. Los trastornos sintomáticos suelen aparecer cuando los factores de riesgo sobrepasan a los factores protectores.

Hay varios marcos conceptuales para considerar los factores etiológicos de las enfermedades mentales en los niños. Un buen ejemplo es el modelo bio-ecológico descrito por Bronfenbrenner (1979)[12] que sugiere que la enfermedad mental en los niños surge en la interacción de los diferentes sistemas que engloban al niño y su entorno social y ambiental (fig. 4). En este modelo, los factores individuales de riesgo y los protectores surgen de la constitución biológica y psicológica del niño e interactúan con otros factores en la familia, la escuela, el vecindario y con factores sociales y ambientales más amplios, tales como la cultura, el gobierno político, la religión o los desastres naturales. Esto se ve mejor con un ejemplo: tómese un niño nacido con un temperamento difícil, por ejemplo con tendencia a la expresión frecuente e intensa de estados de ánimo negativos y con problemas de socialización. Si se cría con padres cariñosos pero firmes, dentro de una familia que le proporciona apoyo, en un entorno escolar y social con abundancia de modelos positivos de comportamiento, probablemente se desarrolle bien psicológicamente y no presente ningún trastorno mental. Por el contrario, si crece junto a cuidadores con pocas habilidades para ejercer el rol de padres, en un vecindario marginal y con muchos modelos negativos de comportamiento, es muy posible que acabe con problemas de salud mental. La sección siguiente explorará algunos ejemplos de los múltiples factores que inciden sobre la salud mental de los niños.

Factores del niño

Factores genéticos

Algunos trastornos mentales de la infancia, tales como el autismo y el trastorno por déficit de aten-

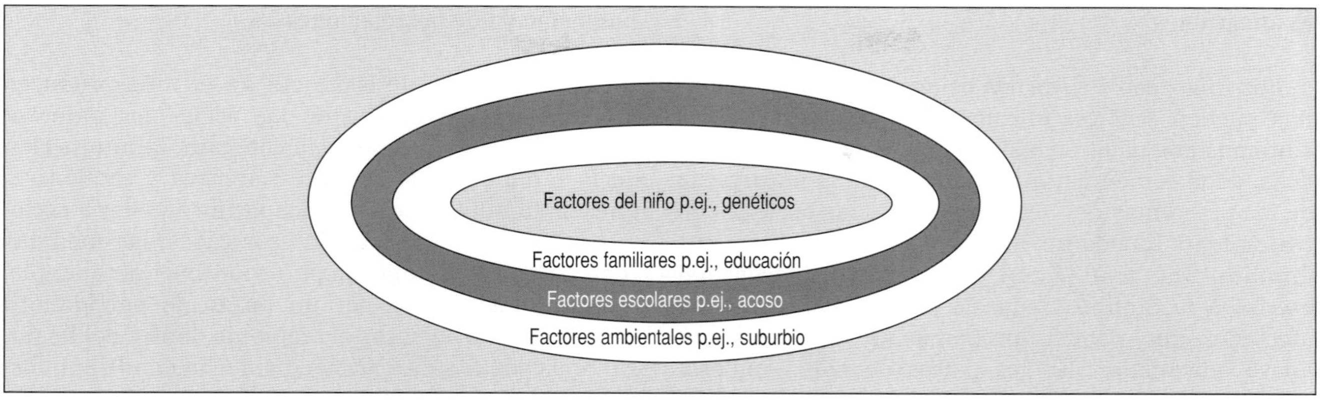

Figura 4. Marco ecológico de la etiología de los trastornos mentales del niño. Adaptado de Bronfenbrenner, 1979[12].

ción e hiperactividad (TDAH) o trastorno hipercinético tienen factores hereditarios. Algunos trastornos genéticos, tales como los síndromes de Di-George y el X Frágil conllevan un mayor riesgo de enfermedad mental en los niños afectados.

Prematuridad y bajo peso al nacer

Los estudios de seguimiento a largo plazo de bebés nacidos prematuramente, especialmente aquellos que tienen hemorragias o infartos cerebrales, muestran tasas aumentadas de problemas de conducta.

Dificultad en el aprendizaje

Independientemente de la causa, la dificultad en el aprendizaje es un factor predisponente para la enfermedad mental en los niños.

Estilos de Cognición Social

Ciertos estilos de procesamiento y comprensión de las interacciones sociales se asocian con problemas de conducta en los niños. Por ejemplo, los niños agresivos es más probable que perciban que otros niños actúan agresivamente en situaciones ambiguas.

Salud física

Los niños con problemas crónicos de salud física, tales como la fibrosis quística o la anemia falciforme, tienen el doble de probabilidades de tener un trastorno mental que otros niños (fig. 2) y este riesgo es incluso mayor cuando el cerebro está afectado, especialmente cuando se refiere a problemas como la epilepsia del lóbulo temporal.

Factores familiares

Diversas variables estructurales que incluyen las familias numerosas, monoparentales, reconstitución familiar y desempleo en los padres, se asocian con trastornos mentales en los niños[1]. Asimismo, varios aspectos funcionales en las familias, incluyendo discordia entre los padres, falta de calidez, supervisión inadecuada y disciplina inconstante, errática y excesivamente dura, están ligados con trastornos psiquiátricos en la infancia.

Factores en la escuela

Experiencias en la escuela, tales como el acoso y el fracaso escolar, pueden tener un impacto adverso sobre la salud mental de los niños. Rutter y cols. demostraron que incluso en la misma vecindad, diferentes estilos de organización en la escuela pueden dar lugar a diferencias en la adecuación psiquiátrica y en la conducta del escolar[13].

Sistemas sociales laxos

Los niños que viven en vecindarios marginales y los expuestos a acontecimientos traumáticos (p.ej., refugiados) tienen un mayor riesgo de sufrir trastornos mentales.

Opciones de tratamiento de los trastornos mentales infantiles

Los problemas de salud mental en los niños son tratables en gran medida utilizando una serie de intervenciones psicológicas, sociales y, a veces, farmacológicas. Hay una serie de intervenciones que pueden desarrollarse o apoyarse desde la atención primaria[14].

Explicaciones

Los niños con trastornos psiquiátricos y sus familias pueden sentirse abrumados y confusos por los síntomas que padecen, así que una explicación cuidadosa, dada con empatía e interés sobre la naturaleza de los problemas del niño, su curso y las opciones de tratamiento, puede ser útil para muchos niños y sus familias. También es útil proporcionar información escrita a la familia y consejo sobre asociaciones de afectados que pueden proporcionar información y apoyo adicionales. En los países de habla inglesa, existen sitios en la red que proporcionan impresos sobre aspectos diferentes de los problemas de salud mental del niño y el adolescente. Algunos ejemplos incluyen los "Fact Sheets" publicados por el Royal College of Psychiatrists, que están disponibles en inglés en http://www.rcpsych.ac.uk/mentalhealthinformation/mentalhealthandgrowingup.aspx. Una fuente similar "Facts for Families" publicado por la Academia Americana de Psiquiatría del Niño y del Adolescente está disponible en inglés y español en http://www.aacap.org/page.ww?section=Facts+for+Families&name=Facts+for+Families (páginas accedidas en febrero de 2007. La dirección exacta de estas páginas puede variar en el futuro).

Cuando los problemas no son extraordinarios, sino similares a las reacciones naturales frente a unos acontecimientos estresantes, y ya se han tomado las medidas oportunas frente a esas circunstancias, suele producirse una resolución espontánea en la mayoría de los casos. Este argumento puede emplearse para tranquilizar al niño y su familia.

También es útil dar una explicación detallada en los casos en que existe mucha preocupación en los padres sobre la conducta del niño, aunque en realidad esta conducta encaje dentro de los límites de la normalidad. Por ejemplo, puede tranquilizarse a los padres que esperan una obediencia absoluta por parte de sus hijos, con la evidencia proveniente de diferentes estudios que indica que los niños normales obedecen solamente a los dos tercios de los mandatos de los padres[15].

Implicación de otras instituciones

En ocasiones, los niños con un trastorno psiquiátrico o sus familias presentan otros elementos físicos o psicosociales que contribuyan a la existencia de sus problemas de salud mental o interfieren con el tratamiento. En estos casos puede ser útil consultar a otras instituciones o personas, tales como los servicios sociales, pediatras o profesores para proporcionar el tratamiento más adecuado para el niño y su familia.

Potenciación de las relaciones

Los problemas de conducta en el niño producen una enorme sobrecarga en las relaciones paterno-filiales. En el momento de la consulta, la interacción en la familia puede ser tan coercitiva y conflictiva, que esa familia puede ser incapaz de acceder a acciones más estructuradas. En esos casos, las medidas para potenciar la relación paterno-filial (por ejemplo, jugar juntos) suelen ser un punto de partida útil para conseguir mejorar el ambiente dentro del hogar. En una consulta de atención primaria donde la información sobre los problemas del niño está matizada por comentarios negativos persistentes sobre el niño y por la exasperación de los padres, el médico debe mostrarse de acuerdo empáticamente y proponer que incluso hacer un pequeño esfuerzo por crear algunas interacciones positivas periódicamente (por ejemplo, compartir actividades de ocio), puede ayudar a reducir la negatividad en las interacciones y la intensidad del problema del niño.

Intervenciones estructuradas

Terapia conductual

La terapia conductual constituye una modalidad de intervención efectiva en muchos de los problemas conductuales del niño. Con frecuencia se combina con estrategias de potenciación de las relaciones. La terapia conductual se basa en el principio de que es más probable que los niños repitan conductas que son premiadas, y menos frecuente que mantengan aquellas que acarrean consecuencias adversas. A menudo, las conductas difíciles del niño (por ejemplo, la oposición o la ansiedad excesiva) atraen mucho la atención de los padres y esto puede constituir una recompensa para el niño, a pesar del estado de ánimo negativo que se está generando. La terapia conductual tendría como objetivo reducir la cantidad de atención prestada a la conducta problemática, mientras se aumenta el interés por la buena conducta del niño. Sobre este abordaje se apoya el tratamiento de muchos trastornos mentales, incluyendo el trastorno de oposición desafiante.

Terapia Cognitiva Conductual (TCC)

La TCC es eficaz en los trastornos de ansiedad y en los depresivos en la infancia. Esta terapia actúa ayudando al niño a enfrentarse, de forma supervisada y sistematizada, a los estilos de pensamiento distorsionados y negativos, que se asocian con problemas emocionales.

Terapia Familiar (TF)

La TF tiene en cuenta el hecho de que los problemas de salud mental de los niños están influidos por las relaciones familiares. El terapeuta trabaja con las familias para identificar y cambiar las interacciones y comunicaciones disfuncionales que pueden estar contribuyendo a, o ser el resultado de, las dificultades del niño y que pueden actuar como factores de mantenimiento. Los principios de la TF pueden aplicarse también a la comprensión y resolución de las dificultades que provienen de las relaciones más amplias, por ejemplo, entre la unidad familiar e instituciones externas (p.ej., escuelas y servicios sociales). La terapia familiar puede ser especialmente eficaz en la anorexia nerviosa en los adolescentes.

Otras terapias

La terapia interpersonal puede ser eficaz en la depresión del adolescente. La terapia se basa en la observación de que la depresión ocurre, con frecuencia, en situaciones de relaciones interpersonales difíciles. Se enfoca más sobre las relaciones actuales que en las pasadas.

Se ha visto que las técnicas de resolución de problemas, que se relacionan con la terapia cognitiva, son útiles en jóvenes con trastornos de conducta. Sin embargo cuando estos trastornos son graves, persistentes y ligados a una situación psicosocial familiar adversa, otros abordajes terapéuticos más intensos, tanto psicológicos como sociales, ofrecerán mayores posibilidades de éxito. Por ejemplo, podemos citar la terapia multisistémica, que afronta un cierto número de problemas psicosociales en paralelo. Sin embargo, estas modalidades terapéuticas son caras y consumen mucho tiempo y recursos, por lo que no están ampliamente disponibles.

Tratamiento farmacológico

Los fármacos pueden jugar un papel importante en el tratamiento de algunos trastornos mentales del niño. Por ejemplo, son muy efectivos para controlar los síntomas centrales del trastorno por déficit de atención e hiperactividad (TDAH) o trastorno hipercinético, y útiles en el tratamiento de niños con trastornos psicóticos, el trastorno obsesivo-compulsivo (TOC) grave y el trastorno depresivo grave.

TRASTORNOS ESPECÍFICOS

A continuación describiremos, en un apartado específico, los problemas de salud mental de los niños y adolescentes que se presentan con más frecuencia en atención primaria. Hay trastornos cuya presencia se solapan a través del rango de edad infantil y juvenil pues muchos problemas del desarrollo empiezan en la infancia precoz (por ejemplo, el déficit de atención o los trastornos del espectro autista) y seguirán estando presentes durante los años de adolescencia. Con todo, existen varios problemas que típicamente se manifiestan en la adolescencia, y la evaluación y el tratamiento de los trastornos en la adolescencia plantean un conjunto diferente de retos al médico de atención primaria. Por lo tanto, los trataremos en secciones separadas.

TRASTORNOS PSIQUIÁTRICOS ESPECÍFICOS DE LOS NIÑOS

Trastornos de oposición desafiante y trastornos de conducta

Los trastornos de oposición desafiante y los trastornos de conducta constituyen el grupo más frecuente de trastornos mentales en la infancia[1]. La conducta oposicional se caracteriza por un desafío persistente y enormes berrinches, mientras que los trastornos de conducta implican conductas antisociales más graves como acoso (bulling), peleas y agresiones sexuales (OMS, 1993). Los dos trastornos pueden concebirse como un *continuum* en el que la oposición desafiante ocurre al principio de la infancia, progresando gradualmente hacia un trastorno de la conducta hacia la mitad de la infancia y la adolescencia.

Las conductas antisociales que caracterizan los grados extremos de los trastornos de conducta producen gran preocupación en los padres, la escuela, los servicios sociales, las fuerzas del orden y el público en general. Estos trastornos tienen un impacto adverso que varía ampliamente en los niños afectados, víctimas inocentes de su conducta, y la sociedad en general (fig. 5). Los niños afectados tienen un mayor riesgo de fracaso escolar y exclusión, lo que los coloca en una trayectoria de fracaso social y económico en la vida adulta. El conflicto recurrente producido por su conducta también los predispone a problemas emocionales y al suicidio. Desde un punto de vista económico, los gobiernos gastan diez veces más recursos en la atención a niños con trastornos de conducta que en los niños no afectados[16] (fig. 6).

Una de las consecuencias más preocupantes a largo plazo de las conductas antisociales de comienzo precoz es su estabilidad y persistencia en el adulto[17]. Este hecho está actualmente tan bien demostrado que la DSM-IV (la clasificación americana de los trastornos mentales) requiere la evidencia de problemas

Sobre el propio niño

P. ej. Exclusión escolar, internamiento, suicidio/homicidio

Sobre otras víctimas inocentes

P. ej. Vidas arruinadas por forzamiento, agresión, violación, homicidio
Vecindarios arruinados por conducta antisocial

Enormes costes económicos a la sociedad

Figura 5. Impacto del trastorno de conducta.

conductuales de comienzo precoz antes de que pueda hacerse un diagnóstico de trastorno antisocial de la personalidad en el adulto[18]. De esta manera, los niños con trastorno conductual no resuelto presentan un riesgo significativo discapacidad crónica y desdicha. Estos fenómenos subrayan la importancia de la identificación precoz en la atención primaria para facilitar el tratamiento o la remisión a los servicios especializados.

Características clínicas

Los trastornos de oposición desafiante y los trastornos de conducta se caracterizan por un patrón consistente y persistente de conducta desafiante o agresiva, que están claramente fuera de control en comparación con otros niños de edad similar (OMS, 1993). En la primera infancia, el trastorno de oposición desafiante se caracteriza por un desafío activo de las normas y mandatos de las figuras de autoridad, tales como los padres y profesores. Los niños afectados frecuentemente pierden los estribos, lo que se manifiesta en la forma de estallidos de cólera. Si se rehúsa cumplir sus peticiones o se frustran sus deseos, tienden a responder con intensos estallidos de cólera, que con frecuencia implican la destrucción de objetos o golpear a otras personas.

Además de las conductas de oposición desafiante, los niños y adolescentes con conducta alterada es más probable que exhiban conductas antisociales más serias incluyendo actos criminales. Entre estas conductas se puede citar el acoso (bulling), mentir, hurtos, hacer trampas, fugarse de casa, crueldad hacia personas o animales, atracos y agresiones sexuales.

Los trastornos de oposición desafiante y los trastornos de conducta rara vez se dan aislados. Una exploración meticulosa a menudo detecta otros problemas en el niño y su entorno. Estos trastornos pueden coexistir con el TDAH, por lo que es importante detectar esa asociación para implantar un tratamiento eficaz. Los trastornos de oposición desafiante y de la conducta también son más frecuentes en niños con dificultades del aprendizaje. Los factores familiares asociados incluyen mala supervisión, disciplina incoherente, fuertes castigos físicos, falta de reconocimiento de la conducta positiva y, en algunos casos, abuso infantil. Los factores ambientales incluyen privación social y asociación con compañeros de conducta desordenada.

Tratamiento

Los numerosos factores individuales, familiares y ambientales que se asocian con la conducta antiso-

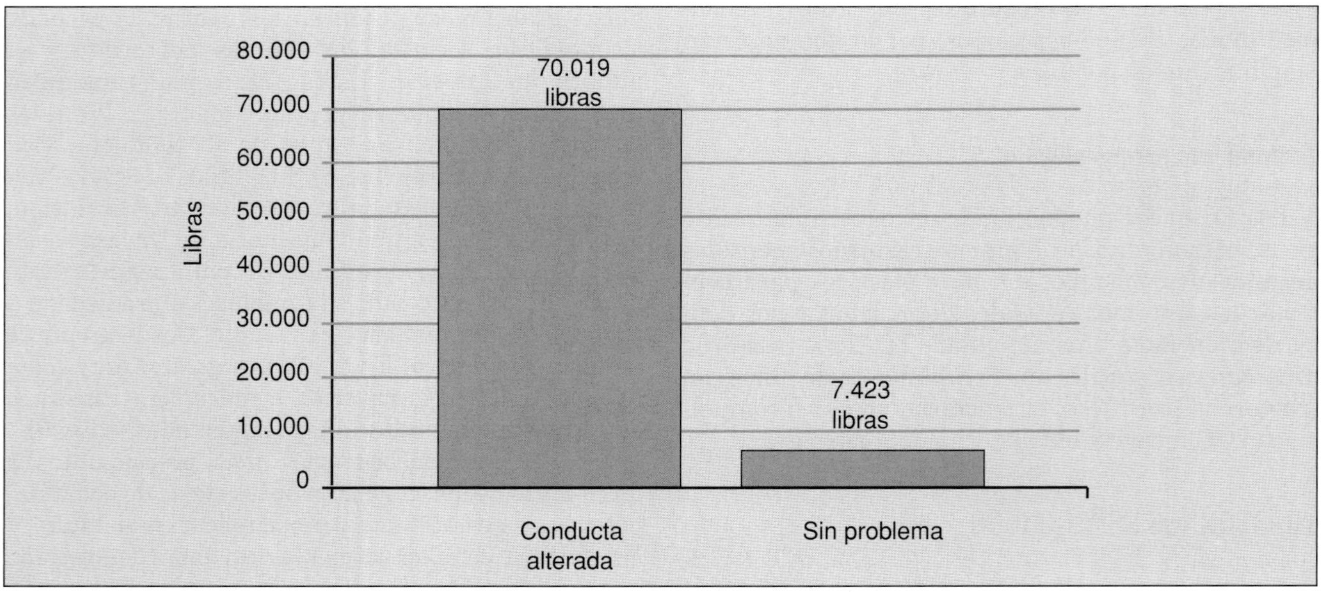

Figura 6. Costes económicos a la sociedad de los niños con trastornos de conducta, a la edad de 28 años.

cial indican con toda claridad que para que los tratamientos sean eficaces deben ser multimodales. En los niños más jóvenes, el mejor tratamiento basado en evidencias es el entrenamiento de los padres[19]. Actualmente están disponibles varias versiones patentadas de los "Parent-Training Programmes" (por ejemplo, el Webster-Stratton Programme). Sin embargo, todos los programas eficaces de entrenamiento de los padres tienen ciertos elementos comunes. El entrenamiento eficaz de los padres tiene por objeto mejorar la interacción padre-hijo mediante la realización de actividades conjuntas, tales como juegos. Se anima a los padres a observar y alabar más la conducta positiva de sus hijos. Los programas ayudan a los padres a definir reglas claras en la casa y desarrollar un amplio repertorio de premios ante el cumplimiento, así como consecuencias ante los desafíos. Las ideas promovidas en los programas de entrenamiento eficaz de los padres se basan en sólidos principios psicológicos (por ejemplo, teorías de aprendizaje) y en la terapia familiar. Los programas son efectivos tanto si se administran individualmente como a grupos de padres, aunque esto último a veces puede ser más coste-efectivo.

Implicaciones para la atención primaria

No es muy habitual que los padres de los niños mayores con trastornos de conducta esperen que el médico de atención primaria les preste una ayuda directa para ese problema. Suele ser más frecuente que el motivo de la consulta sea un problema concurrente (por ejemplo, hipercinesia o depresión), o que se acuda al médico a consecuencia de una petición de la escuela o de los servicios sociales para remitir el caso a los servicios de salud mental infanto-juvenil. Así, los niños con trastornos de oposición desafiante cuyos padres son jóvenes, es más frecuente que consulten a los médicos atención primaria, los pediatras o las enfermeras de esos centros por problemas somáticos relacionados, por ejemplo por accidentes o lesiones físicas. Es importante que no se asegure a los padres que el problema desaparecerá con el tiempo pues, por ejemplo, el 60% de los niños que a los 3 años tienen un trastorno marcado de oposición desafiante siguen teniendo problemas en los años posteriores. Es mucho más útil aconsejar a los padres sobre los principios de la "paternidad eficaz" (por ejemplo, intentar compartir actividades lúdicas con los niños, premiar las buenas conductas, ignorar las conductas difíciles menores y aplicar medidas apropiadas frente a las conductas difíciles graves) y hacer que dispongan de un consejo parental más sistematizado por parte de las enfermeras de atención primaria o ingresando en un programa sobre entrenamiento parental. Debe considerarse la remisión a los servicios especializados, para valoración y tratamiento, cuando los niños no responden a estas medidas o se sospecha que tienen necesidades adicionales de salud mental. No existen opciones de tratamiento farmacológico para los trastornos de oposición y de conducta, aunque estos tratamientos sí pueden ser adecuados y beneficiosos para los trastornos concurrentes, como por ejemplo el TDAH o trastorno hipercinético.

Trastorno de déficit de atención e hiperactividad (TDAH) o trastorno hipercinético

El trastorno de déficit de atención e hiperactividad (TDAH) o trastorno hipercinético es un trastorno frecuente, y tratable, del desarrollo mental que empieza al principio de la infancia y que afecta al 1-5% de los niños[20]. El TDAH no identificado, y por tanto no tratado, puede conducir a un deterioro significativo a los niños afectados en diferentes ámbitos, en su casa, en sus relaciones con los compañeros y en el entorno escolar. Las pérdidas asociadas, en cuanto a la maduración educativa y social, pueden dar lugar a déficits personales mayores a largo plazo y una disminución del rendimiento personal en diferentes ámbitos.

Características clínicas

Los síntomas del TDAH empiezan en la primera infancia, aunque muchos padres no los identifican o no se preocupan por los síntomas hasta iniciar la escolarización. Al iniciar la escuela, la necesidad de conseguir una estructuración e realizar interacciones más reguladas en las clases, con frecuencia ponen de manifiesto la discapacidad y el deterioro asociado a los síntomas del TDAH. Esto explica por qué la mayoría de las remisiones al especialista ocurren en la edad de 6-7 años. Los síntomas del TDAH se agrupan en tres dimensiones: falta de atención, hiperactividad e impulsividad (fig. 7)[21].

Falta de atención

Como resultado de la falta de atención, a los niños con TDAH se les hace difícil escuchar y seguir las explicaciones en la clase, por lo que no es raro que los padres lleguen a preguntarse si el niño es sordo. Naturalmente, es importante confirmar que el niño con posible falta de atención tiene una audición normal. A los niños afectados también se les hace difícil organizar su trabajo o juegos y es frecuente que

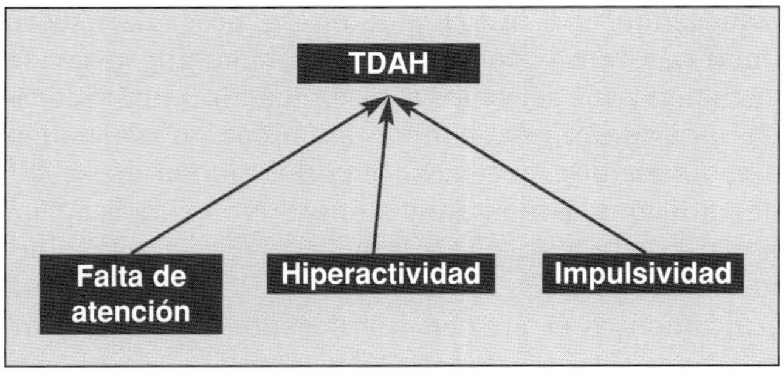

Figura 7. TDAH Tríada de síntomas.

pierdan sus pertenencias. Se distraen fácilmente y suelen evitar actividades que requieren mantener la concentración y realizar un esfuerzo prolongado. Su periodo de atención puede ser de unos 15 minutos como máximo, lo que les dificulta muy seriamente para seguir las clases y realizar las tareas escolares. Pueden ser capaces de concentrarse durante más tiempo, como para ver un vídeo, especialmente cuando la película tiene mucho movimiento y cambios frecuentes de escenas.

Hiperactividad

La hiperactividad con frecuencia es el síntoma más evidente del TDAH, motivo por el que también se denomine al TDAH como trastorno hipercinético. Cuando estos niños comienzan a gatear se suele decir de ellos "que no paran quietos" nunca, son incapaces de sentarse a comer, no dedican a ninguna actividad más de unos pocos minutos. Cuando se hacen mayores, a estos niños se les hace difícil estar sentados durante algún tiempo sin revolverse o ponerse nerviosos. A menudo juegan ruidosamente, y trepan y corren sin ir a ninguna finalidad. Con frecuencia, los padres dicen que estos niños nunca se cansan, como si tuvieran un motor.

Impulsividad

Los niños con TDAH encuentran difícil el postergar sus acciones en función de lo que requieran las normas sociales habituales, así les suele resultar difícil esperar en las colas o hablan excesivamente sin tener en cuenta el contexto social en que se encuentren. Con frecuencia responden antes de oír la pregunta completa, y por ello dan contestaciones equivocadas; o interrumpen las conservaciones de otras personas. Más que ponerse de acuerdo con sus compañeros, con frecuencia se inmiscuyen en los juegos y actividades de los demás, lo que produce irritación e incluso rechazo por parte de esos compañeros.

Los niños con TDAH tienen un mayor riesgo de sufrir lesiones a consecuencia de actos peligrosos e impulsivos, tales como saltar desde las alturas o atravesar corriendo la calle sin mirar el tráfico.

Otras características asociadas

El TDAH a menudo coexiste con otras conductas desorganizadas, especialmente trastornos de oposición y de conducta. Al ser un trastorno neuro-evolutivo, con frecuencia se asocia con dificultades del aprendizaje, insolencia, tartamudeo y síntomas autistas. El impacto de los síntomas sobre la escolarización probablemente agudiza una dificultad preexistente del aprendizaje. Debido a su conducta irritante, los niños con TDAH a menudo son rechazados por sus compañeros, dando lugar a problemas de aislamiento y emocionales. Las dificultades de aprendizaje y académicas asociadas les colocan en riesgo sufrir de baja estima y más problemas emocionales. Asimismo, los niños afectados tienen un riesgo aumentado de abuso físico, ya que a algunos padres les resulta muy difícil superar la irritación frecuente que les producen los síntomas del TDAH de sus hijos.

Tratamiento

La valoración, diagnóstico y tratamiento inicial del TDAH debe realizarse en un ámbito especializado; de aquí que los niños que son vistos en atención primaria con síntomas del TDAH deberían ser remitidos a los servicios de salud mental. Sin embargo, la atención primaria puede tener un papel importante en el seguimiento continuado una vez que se han completado el diagnóstico y el tratamiento inicial en la atención especializada. El tratamiento óptimo del TDAH utiliza una estrategia multimodal que implica acciones psicosociales y el uso de medicación.

Acciones psicosociales

Los padres y los profesores necesitan ayuda para adoptar estrategias para minimizar la desorganización y el deterioro producido por los síntomas del TDAH del niño. Las técnicas de tratamiento conductual pueden ser útiles en el manejo tanto de los síntomas del TDAH (p.ej., aumentar el tiempo de atención y de auto-organización) como los trastornos asociados de oposición o de conducta (p.ej., incrementando la aceptación de normas).

Los profesores pueden contribuir utilizando estrategias específicas en las clases, tales como una distribución más adecuada de los tiempos, empelar instrucciones breves y simples que incluyan pocos pasos, sentar al niño en primera fila, cerca del profesor y lejos de una ventana y otros estudiantes revoltosos que puedan distraer al niño, frecuente repetición de las expectativas puestas en el niño y la alabanza rápida de las conductas deseables.

Medicación

Las medicaciones son eficaces para aliviar los síntomas centrales del TDAH. Las tres utilizadas más frecuentemente son el metilfenidato, la atomoxetina y la dexanfetamina. Como estos fármacos son igualmente eficaces, la elección clínica habitualmente viene determinada por otras consideraciones, tales como el perfil de efectos secundarios, el coste y las preferencias de la familia. El metilfenidato y la dexanfetamina son estimulantes. Sus efectos secundarios más frecuentes son la reducción del apetito y las alteraciones del sueño. Otros efectos secundarios menos frecuentes incluyen nerviosismo, náuseas, cefalea y tics. El metilfenidato de liberación inmediata tiene una vida media de 4 horas y habitualmente se requieren dosis múltiples (incluso en la escuela) para conseguir un control óptimo de los síntomas, mientras que el metilfenidato de duración prolongada permite hasta un control de síntomas durante 12 horas en régimen de una única dosificación diaria. Estos preparados, por lo tanto, evitan la necesidad de medicación en la escuela, reduciendo por ello el riesgo de dosis perdidas y del estigma.

La atomoxetina es un medicamento no estimulante. Los efectos secundarios principales incluyen anorexia, náusea, molestias abdominales y vómitos. Asimismo, ocasionalmente, la atomoxetina se asocia con ideación suicida; de aquí que el niño deba estar estrechamente vigilado, especialmente al comienzo y después del ajuste de dosis. Una vez que se consigue una dosis diaria óptima, la atomoxetina controla los síntomas del TDAH hasta durante 24 horas. Sin embargo, a diferencia del metilfenidato, la atomoxetina puede tardar inicialmente varias semanas hasta conseguir un efecto óptimo. Otros medicamentos usados menos frecuentemente (de segunda línea) incluyen clonidina, risperidona y antidepresivos tricíclicos.

Implicaciones para la atención primaria

La atención primaria puede contribuir al manejo de este trastorno de varias formas. Entre ellas podemos incluir la identificación del trastorno, informando a los padres e impulsándolos a solicitar una atención adecuada para el niño en la escuela, derivando a los niños más deteriorados a los servicios de salud mental infanto-juvenil y, prescribiendo y supervisando el tratamiento instaurado en los servicios especializados (incluyendo la vigilancia de la frecuencia cardíaca, la presión arterial, la talla y el peso). Dar una buena información a los padres resulta muy importante pues muchos padres se culpan a sí mismos y piensan que los demás los responsabilizan de los problemas del niño. El conocimiento de los aspectos genéticos e intrínsecos de este trastorno puede servir para aliviarlos y ayuda a los padres a tener más confianza en sí mismos e intentar nuevas estrategias para manejar la situación de mayor utilidad. Asimismo, les ayudará a entender por qué puede ser apropiado derivarlos a los servicios especializados para intentar conseguir a una mejoría considerable en el funcionamiento del niño.

Trastorno del espectro autista (TEA)

Los niños con trastornos del espectro autista (TEA) presentan dificultades significativas en tres áreas fundamentales del funcionamiento: el lenguaje y comunicación, la interacción social y, el juego imaginativo y disminución de intereses (fig. 8). Es un trastorno del desarrollo que se manifiesta habitualmente ya en el tercer año de vida. Como sugiere el término "espectro", los niños afectados varían en cuanto a la gravedad de su deterioro. Los niños con afección grave que encajan en la descripción clásica de[22] se reconocen fácilmente al principio de la infancia. Sin embargo, los niños menos discapacitados pueden parecer aparentemente normales y seguir sin diagnosticar hasta el principio de la adolescencia. Este último grupo puede tener dificultades sutiles en la comunicación social, que se pondrán de manifiesto en la adolescencia ante los mayores retos de la interacción con otros compañeros. El

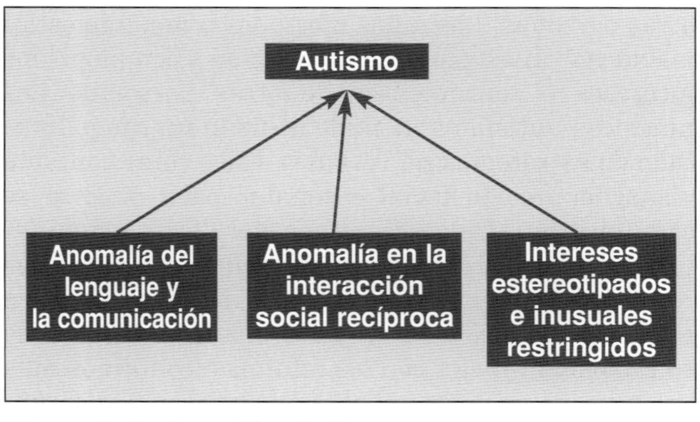

Figura 8. Autismo. Tríada de síntomas.

aumento de la percepción y la identificación de niños menos afectados es la explicación más probable del enorme aumento en la incidencia de los TEA desde el 4 por 10.000 en los años sesenta hasta el 30 por 10.000 en los años ochenta y 116 por 10.000 en la actualidad[23].

Características clínicas

Los síntomas del autismo se agrupan en tres dimensiones[21].

Lenguaje y comunicación

Los niños afectados habitualmente tienen un retraso en la adquisición del lenguaje expresivo y receptivo y algunos nunca desarrollan un lenguaje comprensible. Siempre es fundamental comprobar que el niño tiene una audición normal. Sin embargo, a diferencia de los niños sordos, los niños con autismo no intentan compensar el retraso en su lenguaje con otras formas de comunicación tales como gestos. Algunos niños con autismo pueden producir palabras o frases que son repeticiones sin sentido del lenguaje de otras personas. Algunos niños afectados desarrollan el lenguaje durante los primeros dos años pero luego retroceden, perdiendo esta capacidad de los tres años en adelante.

Interacción social recíproca

Los niños con autismo tienen un fracaso relativo en la adquisición de reglas normales no verbales de la interacción social recíproca. Pueden ignorar a la gente que inicia una interacción social (p.ej., una conversación) con ellos. Si han adquirido el lenguaje, pueden continuar una conservación independientemente de indicaciones obvias de falta de interés por parte de la audiencia. Con frecuencia parecen insensibles a los intereses o sentimientos de otras personas. Los niños afectados a menudo están aislados y muestran poca inclinación a compartir los intereses o sentimientos de otras personas. Los niños con autismo a menudo utilizan un rango limitado de estrategias no verbales, tales como contacto visual, expresión facial o señalar para mejorar la comunicación. Como resultado del efecto acumulativo de estas carencias, no sorprende que los niños con autismo tengan dificultades importantes para establecer relaciones con sus compañeros. A menudo se relacionan mejor con los adultos o con niños más jóvenes que es más probable que toleren sus carencias en las habilidades sociales.

Juegos e intereses

Los niños con autismo a menudo manifiestan peculiaridades en sus juegos. Muestran relativas dificultades para emprender juegos ficticios o imaginativos. Tienden a alinear los juguetes de una manera estereotipada. Asimismo, a veces están absortos con aspectos no funcionales de un juguete, tales como los ángulos formados por las partes del juguete o los neumáticos de un coche de juguete. Habitualmente prefieren jugar solos y puede perturbarles el que sus compañeros intenten unirse a sus juegos.

Lo mismo que con el juego, los niños autistas pueden desarrollar intereses no habituales o preocupaciones inusuales con actividades que pueden tener un interés pasajero para otros niños. Los temas comunes de preocupación en los niños afectados incluyen trenes y vías de ferrocarril, dinosaurios y coches. Los niños afectados pueden adquirir una cantidad extraordinaria de información sobre el objeto de su preocupación, que con frecuencia domina su conversación independientemente del interés del oyente.

Otros problemas

Los niños con autismo muestran otros problemas de conducta, que pueden contribuir a incrementar significativamente a la carga que supone su cuidado. Muchos niños afectados muestran una adherencia rígida no funcional y compulsiva a rutinas tales como seguir el mismo camino a la escuela. En estos niños, los pequeños cambios inevitables pueden provocar berrinches importantes. Otros niños pueden mostrar movimientos estereotipados, tales como balancearse y aletear las manos. Algunos pueden exhibir una sensibilidad extraordinaria ante sensaciones habituales. Esto último puede dar lugar a intolerancia al ruido, a ciertos alimentos o ropas. Tres cuartas partes de los niños afectados tienen dificultad asociada en el aprendizaje. Hasta un tercio tiene epilepsia al inicio de la vida adulta. Asimismo, el autismo puede coexistir con el TDAH. La detección y el tratamiento de un TDAH coexistente pueden constituir una diferencia importante en la conducta del niño y en la capacidad la familia de soportarlo. Los síntomas del TDAH en el TEA responden a la medicación igual de bien que en otros niños sin TEA. Algunos niños con autismo conseguirán un grado de independencia en la vida adulta pero muchos necesitarán cuidados a lo largo de toda su vida.

Síndrome de Asperger

El síndrome de Asperger se aplica a niños con un espectro autista sin deterioro significativo cognitivo o del lenguaje. El síndrome de Asperger también se denomina, a veces, como Autismo Muy Funcionante[24]. Los niños con síndrome de Asperger pueden tener aparentemente un lenguaje normal pero tienen dificultades con las sutilezas de las conversaciones normales. Lo mismo que otros niños con TEA, estos tienen dificultades con la interacción social y las habilidades en el juego. Similarmente, pueden tener obsesiones con las rutinas y sensibilidades sensoriales no habituales.

Tratamiento e implicaciones en atención primaria

La valoración y el tratamiento del autismo requieren la participación de un especialista, por lo que el médico de atención primaria debe remitir a los niños en los que hay sospecha de que la afección esté presente. La valoración y confirmación del diagnóstico son importantes, ya que permiten que los niños afectados y sus familias accedan a un apoyo y servicios apropiados. No hay tratamiento médico específico para el autismo. Sin embargo, el desarrollo óptimo y la calidad de vida de los niños y sus familias puede mejorarse significativamente mediante la asistencia a un centro educacional apropiado, consejo y tratamiento de los problemas de conducta, y tratamiento de cualquier afección asociada tal como la epilepsia y el TDAH. Las carencias en la interacción social de los niños con autismo les predisponen al rechazo por sus compañeros y a la soledad. En los niños más capaces, esta frecuente experiencia de rechazo puede predisponerlos a sufrir problemas emocionales, que deberán ser tratados. Puede conseguirse alguna mejoría en las habilidades sociales con una intervención conductual intensiva. Los padres de niños con TEA son vulnerables a la explotación por gente que vende remedios caros con eficacia no probada que aducen una cura milagrosa. Por lo tanto, suministrar información veraz es esencial para ayudar a estos padres a evitar malgastar dinero y tiempo con intervenciones inútiles y a veces perjudiciales.

Trastornos emocionales (ansiedad)

Los trastornos emocionales más frecuentes en los niños son los trastornos de ansiedad. Los niños, así como los adultos, son vulnerables a la angustia emocional cuando están sometidos a sobrecargas personales o ambientales excesivas. Algunos niños son especialmente vulnerables, sea por rasgos marcados de la personalidad que tienden a la ansiedad, reflejando en algunos casos una contribución genética, o bien por la exposición a una cantidad excesiva de amenazas ambientales y sobrecargas o por una interacción entre ambas cosas. Una gran implicación emocional de los padres puede contribuir a evitar que los niños vulnerables afronten y aprendan a enfrentarse a las situaciones que producen ansiedad. La manifestación de angustia emocional en los niños depende de la edad y la madurez del niño. En los niños más pequeños la ansiedad por separación de los padres puede ser prominente, mientras que en los niños mayores, la presentación puede estar más próxima a los adultos con ansiedad generalizada o fóbicas. Los ataques de pánico empiezan a hacerse más frecuentes en la adolescencia. Los trastornos de ansiedad en los niños pueden deteriorar su funcionamiento familiar, el ajuste a la vida con compañeros y en el ambiente de la escuela. Los trastornos de ansiedad no resueltos a veces pueden persistir y predecir trastornos del estado de ánimo en el adulto[25]. Estas consideraciones hacen imperativo que se detecten los niños con problemas emocionales y se les ofrezca un tratamiento apropiado.

Características clínicas

Los niños pueden acudir a consulta por presentar síntomas de ansiedad, ya sean referidos por ellos mismos o puesto de manifiesto por cambios de conducta. Pueden estar visiblemente molestos y llorosos, y buscar excesivas explicaciones tranquilizadoras. A menudo tienen preocupaciones exageradas e irreales sobre su propia seguridad o sobre el bienestar de figuras parentales (padre, madre, cuidador, etc.). Pueden llegar a estar tan vinculados a estas figuras parentales que rehúsan dormir solos o ir a la escuela. También pueden referirse u observarse trastornos del sueño o del apetito. Los niños ansiosos pueden empezar a evitar las situaciones que producen ansiedad o los desencadenantes relacionados, volverse retraídos y aislarse del resto del mundo. En los casos graves, los niños afectados pueden incluso tornarse mudos o aislados en casa. Pueden abandonar las aficiones o actividades de las que previamente disfrutaban. En vez de hacerse retraídos, algunos niños pueden mostrar irritabilidad y conducta teatral. Otros pueden presentar quejas físicas recurrentes inexplicadas, tales como dolor abdominal, palpitaciones recurrentes o respiración entrecortada. Naturalmente, es importante excluir causas orgánicas de estas manifestaciones antes de considerar una etiología emocional. La mayoría de los niños con episodios de trastornos de ansiedad generalizada se recupera pero un cierto número conservará una tendencia a la ansiedad y algunos tendrán recidivas más tarde en la infancia o en la edad adulta.

Tratamiento

Los trastornos de ansiedad pueden ser una respuesta ante las genuina situaciones estresantes personales o ambientales. Como ejemplo se pueden citar las enfermedades físicas del niño, de sus hermanos, amigos o figuras parentales. Otros pueden estar estresados por acontecimientos en la escuela incluyendo el acoso y el fracaso escolar. Además hay niños que tienen una tendencia intrínseca a la ansiedad y pueden venir de una familia con antecedentes de tener una psicopatología similar. Por lo tanto, es importante una entrevista cuidadosa acerca de las circunstancias temperamentales, físicas y psicosociales de los niños.

Los trastornos de ansiedad en los niños responden a técnicas de terapia cognitiva conductual y a la medicación con Inhibidores Selectivos de la Recaptación de Serotonina (ISRS). Sin embargo, estas técnicas requieren personal entrenado y es mejor que sean los servicios de salud mental quienes las implanten y desarrollen, y que también se encargarán de guiar a los padres para que contribuyan a la atención del niño.

Implicaciones para la atención primaria

Es posible que una explicación de la naturaleza de los trastornos de ansiedad y la identificación de las fuentes conocidas de estrés sea todo lo que se requiere para aliviar la angustia emocional del niño. Además puede ser necesario explicar a los padres estrategias simples de tratamiento de la ansiedad tales como ejercicios de relajación, imaginería positiva (p.ej., reconstrucción y enfoque del pensamiento sobre imágenes mentales placenteras) y técnicas de distracción en situaciones que probablemente den lugar a ansiedad. Los síntomas de ansiedad de los niños pueden estar relacionados o agravados por los sentimientos de la angustia de los padres. Así pues, la evaluación del bienestar psicosocial de los padres y proporcionarles un apoyo apropiado o remitirlos a consulta con un especialista también puede resultar beneficioso para el niño. Los padres necesitarán explicaciones y ánimos para que apoyen a sus hijos en el empleo de estrategias cognitivas y de manejo de la ansiedad, incluyendo la exposición cuidadosa a situaciones que están evitando excesivamente porque les causan ansiedad. Debe tomarse en consideración la remisión a los servicios especializados de los niños afectados que presenten un deterioro significativo o que no responden a las estrategias simples mencionadas anteriormente.

Trastornos específicos de ansiedad

El Trastorno Obsesivo-Compulsivo y el Trastorno Postraumático son trastornos específicos de ansiedad que ocurren en la infancia y pueden dar lugar a un deterioro significativo y discapacidad si no se identifican y tratan adecuadamente. En gran medida, la forma de presentación y el tratamiento de estas afecciones son similares a las de los adultos.

Trastorno Obsesivo Compulsivo

El Trastorno Obsesivo Compulsivo (TOC) es infrecuente en los niños pequeños. Sin embargo, la prevalencia aumenta a lo largo de la infancia hasta casi 10 por 10.000 entre los 13-15 años[26]. A veces, los niños mantienen sus síntomas en secreto por vergüenza. Como resultado, la afección puede seguir sin detectarse durante mucho tiempo dando lugar a una discapacidad que hubiera sido evitable.

Los niños pueden presentar síntomas obsesivos, compulsivos o ambos. Las obsesiones son pensamientos desagradables, repetitivos y no deseados, que el niño reconoce como ilógicos aunque es incapaz de detenerlos[27]. Los pensamientos se reconocen como propios, no impuestos por nadie. Las obsesiones típicas incluyen temor a la contaminación, necesidad de simetría en la disposición de objetos y temor a cometer equivocaciones. Las obsesiones producen discapacidad por la angustia que llevan asociada y el tiempo gastado en pensamientos reiterativos sobre ellas.

Las compulsiones son conductas repetitivas ritualistas, realizadas para evitar algún desastre imaginado o como un mecanismo para afrontar la ansiedad causada por las obsesiones. Las compulsiones típicas en los niños incluyen el lavado de las manos, las comprobaciones obsesivas, el contado repetitivo y colocar los objetos en un determinado orden. Las obsesiones y las compulsiones con frecuencia están ligadas. Por ejemplo, los rituales de lavarse las manos a menudo acompañan a las obsesiones sobre la suciedad y los gérmenes.

El TOC produce deterioro por la angustia y el tiempo gastado recreándose en las obsesiones o en la realización de rituales compulsivos. En los casos graves, estas actividades pueden durar varias horas interfiriendo con el funcionamiento del niño en la familia, en la escuela o con sus compañeros. Como estrategia de afrontamiento, algunas familias acaban organizando su vida subordinándola a los síntomas del niño pero la interferencia resultante en el funcionamiento familiar puede acabar deteriorando las relaciones del niño con sus padres y con sus hermanos. Las relaciones parentales pueden, asimismo, llegar a deteriorarse si la pareja difiere en su ajuste a los síntomas del niño. Los síntomas pueden interferir con el rendimiento académico dando lugar a fracaso escolar. Los compañeros del niño pueden encontrar raros los rituales, colocando al niño en riesgo de sufrir burlas y exclusión. Es frecuente que este cúmulo de circunstancias de lugar a una gran sensación de infelicidad, y otros problemas emocionales secundarios, en el niño afectado.

Tratamiento

La evaluación y el tratamiento del TOC en niños deben realizarse desde los servicios especializados; de aquí que deba considerarse la remisión al especialista de los niños en los que se sospecha este trastorno. Dependiendo de su gravedad, el TOC en niños puede tratarse psicológicamente o con medicación asociada. La Terapia Cognitiva Conductual (TCC) que incorpora estrategias de exposición y prevención de respuesta puede ser eficaz. En casos graves, la asociación de de los Inhibidores Selectivos de Recaptación de Serotonina (ISRS) es útil[28].

Es bueno implicar a los padres en el programa de tratamiento para que lo mantengan durante los periodos de tiempo comprendidos entre las citas con el especialista. Además, la implicación del colegio puede contribuir a reducir el riesgo de que los profesores o los compañeros interpreten equivocadamente los síntomas del TOC, siendo esto último es especialmente importante para evitar el acoso escolar. El curso del TOC fluctúa a lo largo del tiempo, por lo que los niños afectados pueden necesitar una vigilancia y seguimiento periódicos.

Implicaciones para la atención primaria

Cierto número de niños tienen claros síntomas obsesivo-compulsivos que, con todo, no producen angustia indebida o les impiden llevar una vida normal. La misión del médico de atención primaria puede ser clarificar la naturaleza de determinadas causas de ansiedades y del problema con los padres y los niños. Asimismo puede alentar al niño a resistirse a los actos compulsivos y a los padres a apoyar al niño en esta estrategia, en lugar de rendirse y acabar implicándose ellos mismos en los rituales. Cuando se requiere medicación para controlar los síntomas, los médicos de familia pueden trabajar en colaboración con los servicios especializados para supervisar la medicación y el progreso clínico.

Trastorno de Estrés Postraumático

El Trastorno de Estrés Postraumático (TEPT) es un síndrome psiquiátrico potencialmente debilitante que ocurre tras la exposición a acontecimientos traumáticos que sobrepasan el ámbito de las experiencias ordinarias. Aunque el TEPT se asocia con una gran cantidad de traumas, se piensa que el riesgo es mayor ante situaciones que el niño, en su momento, consideró que ponían en riesgo su propia existencia. Por razones obvias, la prevalencia del TEPT es mayor entre los refugiados y niños en busca de asilo. Otras experiencias de la infancia asociadas con el TEPT incluyen la exposición a desastres naturales, accidentes de tráfico, abuso infantil grave, enfermedad física grave, incluyendo ingreso en cuidados intensivos pediátricos, y la agresión física.

El TEPT sigue generando controversia y, a menudo, puntos de vista fuertemente polarizados. A pesar de la opinión de que el síndrome es una "medicalización" innecesaria del sufrimiento humano normal[29], existen evidencias que apoyan la validez del diagnóstico[30]. El TEPT puede detectarse con seguridad en todas las culturas y es un trastorno que produce deterioro a corto y largo plazo. Asimismo, el TEPT tiene una base neuropsicológica plausible y nítida que justifica su patogenia. Finalmente, el síndrome responde bien a tratamientos específicos tales como TCC enfocada al trauma. Este último punto es crítico, ya que subraya el hecho de que los médicos de atención primaria implicados en la controversia sobre el TEPT pueden prolongar involuntariamente el sufrimiento de un niño al no proporcionarle tratamientos eficaces basados en la evidencia.

Características clínicas

Tras la exposición a una experiencia intensa, con frecuencia amenazante para la vida, la característica fundamental del TEPT es la reexperimentación del acontecimiento mediante la evocación de imágenes (flashbacks), reminiscencias intensas y pesadillas[21]. El niño afectado muestra signos de "arousal" persistente, tales como dificultades del sueño, irritabilidad, hipervigilancia y una respuesta a estímulos exagerada.

El niño puede estresarse súbitamente y de forma intensa tras la exposición a situaciones que desencadenan recuerdos del acontecimiento. Dado que el niño puede no ser capaz de expresar la fuente o causa de su angustia, los cuidadores o profesores fácilmente pueden confundir el trastorno grave de la conducta con travesuras. Esto puede llevar a generar más tensiones en la familia y en las relaciones en la escuela, lo que produce más angustia en el niño afectado.

A causa de la angustia producida por la reexperimentación de la situación causante, con frecuencia el niño trata de evitar las situaciones que pueden actuar como desencadenantes. Dependiendo del número de situaciones desencadenantes, esta estrategia de evitación puede dar lugar a un deterioro significativo. Por ejemplo, un niño con síntomas de estrés tras el ingreso en un hospital para el tratamiento de un trastorno de riesgo vital puede experimentar niveles altos de ansiedad al pensar en las citas subsiguientes en el hospital. En los casos más graves, el niño puede llegar a encerrarse en casa. La angustia de las reexperiencias y la pérdida de oportunidades sociales por las estrategias de evitación pueden dar lugar a problemas emocionales y conductuales secundarios, incluyendo el consumo de sustancias psicoactivas. Estas consecuencias potencialmente graves justifican la importancia de identificar y tratar a los niños afectados. Sin embargo, es igualmente importante no asumir que todo niño que haya experimentado un trauma grave debe tener un TEPT. Los niños pueden mostrar gran capacidad de respuesta y adaptación ante la adversidad. Un diagnóstico inapropiado puede socavar la capacidad natural de los niños y sus familias para conseguir la curación y recuperación total. Por lo tanto, es esencial identificar solamente aquellos niños con síntomas sugestivos para evaluación y tratamiento adicional. Más aún, cierto número de niños desarrollarán trastornos distintos al TEPT en respuesta a estresantes agudos, por ejemplo trastornos de ansiedad o depresión, y en niños especialmente pequeños, trastornos de oposición desafiante. Por lo tanto, en estas situaciones la anamnesis psiquiátrica no debe limitarse solamente al TEPT.

Tratamiento e implicaciones para la atención primaria

Las consecuencias potencialmente debilitantes del TEPT justifican la importancia de que los médicos de atención primaria sean capaces de detectar a los niños afectados. La identificación puede mejorarse teniendo un alto grado de de sospecha ante los niños con una historia de trauma importante tal como los refugiados y en busca de asilo; o en aquellos expuestos a traumas relacionados con una enfermedad grave, como ingreso en unidades de cuidados intensivos pediátricos o accidentes de tráfico. Será muy apropiado proporcionar a los niños vulnerables y sus familias información sobre el TEPT, de tal manera que puedan identificar los síntomas y buscar ayuda si son graves y causan discapacidad. Sin embargo, la valoración y el tratamiento del TEPT florido y que empeora deberá realizarse por un especialista; de aquí la importancia de remitir a los niños con sospecha de padecer esta afección. El TEPT es susceptible de tratamiento psicológico específico como la TCC enfocada al trauma. Además, las medidas para mejorar el ajuste psicosocial del niño afectado, como el alojamiento apropiado y la escolarización para los niños refugiados, pueden aumentar la capacidad de afrontar el problema y, posiblemente, la probabilidad de recuperación.

Quejas somáticas inexplicables

Las quejas físicas recurrentes sin base médica obvia son frecuentes en los niños y adolescentes. Los síntomas habituales incluyen astenia, dolor abdominal recurrente, cefaleas y dolores articulares. Varios síntomas pueden presentarse concurrentemente. Aunque la astenia es una queja primaria habitual, la limitación de la actividad producida por estos síntomas aumenta la probabilidad de que la astenia sea una dificultad secundaria en muchos casos. El niño y su familia sostienen que los síntomas son reales y genuinos. Estos problemas pueden dar lugar a discapacidad y deterioro a corto y largo plazo, especialmente absentismo escolar. La identificación y el apoyo a los niños con quejas somáticas inexplicadas son importantes, por lo tanto, ya que estas afecciones pueden limitar severamente las oportunidades de la vida para el niño y su familia.

Características clínicas

Expondremos algunos principios generales de las quejas somáticas inexplicadas y se usarán los dolores abdominales recurrentes como ejemplo de manejo de estos problemas.

En todos los casos de síntomas somáticos inexplicados, es importante realizar una historia detallada para valorar la naturaleza de los síntomas físicos, posibles desencadenantes y otros factores contribuyentes, los puntos de vista del paciente y la familia sobre la naturaleza y el origen de los síntomas e identificar la discapacidad asociada, especialmente el absentismo escolar. Siempre deben tenerse en cuenta, y excluirse, las posibles causas físicas de la sintomatología mediante la realización de las pruebas complementarias de rutina pertinentes. Incluso cuando se considera que no hay una causa orgánica, es importante asumir las quejas físicas del niño como genuinas. Se puede emplear, como ejemplo, la cefalea relacionada con el estrés en adultos para explicar la relación entre el estrés y los síntomas físicos. Así se puede ayudar a los padres a empezar a tomar en cuenta una causa alternativa, no orgánica, para los síntomas.

Dolor abdominal recurrente

Se denomina dolor abdominal recurrente (DAR) a la existencia de tres o más episodios concretos de dolor abdominal suficientemente grave como para interferir con las actividades habituales del niño durante un periodo de al menos 3 meses[31]. El DAR es frecuente y afecta hasta una quinta parte de niños y adolescentes en la población general[32]. La prevalencia del DAR aumenta con la edad desde la infancia a la adolescencia. La distribución por sexos es igual en la infancia, pero las niñas están más afectadas en la adolescencia.

Características clínicas

La manifestación típica consiste en episodios repetidos de dolor periumbilical difuso. La localización periumbilical tiene una significación diagnóstica en tanto que cuanto más separado esté el dolor del ombligo, más probable es que la causa sea orgánica[33]. Habitualmente el dolor está ausente por la noche y en los fines de semana. Los episodios pueden coincidir con circunstancias estresantes obvias, tales como ir por la mañana a la escuela o ante la proximidad de exámenes. Aunque los episodios de dolor pueden ser discapacitantes, habitualmente no se asocian con signos físicos tales como malestar general. No se encuentra una causa física en la inmensa mayoría de los casos. Sin embargo, los signos que apuntan a una etiología orgánica incluyen pérdida de peso, hemorragia rectal, dolor que despierta al niño durante la noche y fiebre. La presencia de alguno de esos síntomas exige que se realice una investigación rigurosa.

La ausencia de una etiología orgánica sugiere una contribución psicosocial. Aunque los agentes estresantes psicosociales no siempre son identificables, los niños con DAR presentan una mayor prevalencia de trastornos de ansiedad y trastornos depresivos en comparación con los niños sanos[34]. Esta asociación se ha observado en niños con DAR, tanto en la atención primaria como en la especializada. Los trastornos de ansiedad tienden a preceder el comienzo de los síntomas físicos, mientras que los trastornos depresivos tienden a ser una secuela del DAR[34]. Esta asociación temporal sugiere diferentes asociaciones etiológicas entre el DAR y los síntomas emocionales. Asimismo, el DAR se asocia significativamente con absentismo escolar y deterioro de las relaciones con los compañeros y la familia. Los síntomas tienden a fluctuar y muchos niños experimentarán remisiones. Sin embargo, algunos continuarán teniendo dolor abdominal durante la adolescencia hasta la edad adulta, una minoría mostrará la sintomatología del síndrome de colon irritable y los síntomas físicos inexplicados en los niños predicen el desarrollo de algunos trastornos emocionales en la vida adulta.

Tratamiento e implicaciones para la atención primaria

La mayoría de los niños con síntomas médicos inexplicados será tratada por los médicos de atención primaria, aunque aquellos con síntomas más debilitantes y persistentes requerirán habitualmente la remisión a los servicios especializados pediátricos, aunque en ciertos casos será necesario enviarlos a los servicios de salud mental infanto-juvenil. Es importante que el médico de familia realice una evaluación física completa para asegurar al niño y a su familia que no se ha obviado ninguna causa física seria. Cuando no hay indicios que apunten a una causa somática, si la exploración física y las pruebas de rutina son normales, el médico deberá resistir con firmeza las presiones de los padres para someter al niño a pruebas diagnósticas más sofisticadas. Probablemente éstas sostente una posible relación con una etiología física aunque no es probable que lleguen a identificar causas físicas tratables. En esta situación resulta fundamental proporcionar a los afectados una explicación empática sobre la ausencia de causas físicas concretas y la posibilidad de que exista una causa psicosocial. Es importante validar la gravedad y la veracidad de las dolencias del niño, pero alentando al mismo tiempo la esperanza en la resolución del problema y explicando estrategias alternativas de enfrentarse al problema. Puede ser útil que las familias conozcan la alta frecuencia que tienen los síntomas sin una explicación clara en los niños, y el hecho de que en ausencia de síntomas físicos clave rara vez se encuentra una explicación orgánica. Es esencial explicar a la familia que los síntomas somáticos con frecuencia están influidos por factores estresantes en la vida del niño, y que algunos niños son más vulnerables al estrés y tienen una mayor probabilidad de presentar síntomas físicos como forma de respuesta. En tanto que poco puede hacerse para curar el síntoma a nivel físico, sí que puede hacerse mucho identificando los posibles factores desencadenantes y de perpetuación de los síntomas y ayudando al niño y a su familia a desarrollar mecanismos útiles de afrontamiento, que a su vez reducen mucho la gravedad del propio síntoma físico y la discapacidad producida. Es importante programar las consultas médicas en momentos que no interfieran con la actividad escolar para evitar reforzar indirectamente en el niño la conducta de negarse a acudir a clase.

Hay que estimular al niño a identificar y probar estrategias afrontamiento tales como distracciones apropiadas, ejercicios de relajación e imaginaria positiva. Es esencial ayudar a la familia a identificar cualquier factor psicosocial coadyuvantes, tales como las preocupaciones por el rendimiento escolar o las relaciones con los compañeros de clase y los profesores. Una vez que la familia acepta la importancia de los factores psicosociales coadyuvantes en la génesis del dolor, puede ser eficaz poner en práctica un programa de terapia cognitiva conductual para la familia desde el servicio de salud mental infanto-juvenil.

La alta prevalencia de trastornos emocionales en niños con DAR debe alertar a los médicos de atención primaria sobre la necesidad llevar a cabo una estrategia de detección de tales trastornos en estos niños. Aquellos con trastornos de ansiedad y/o depresivos deben remitirse a los servicios especializados para llevar a cabo una evaluación adicional. Asimismo, debe considerarse la remisión a los servicios de salud mental infanto-juvenil de los casos que no responden al tratamiento instaurado en atención primaria, y cuando se piensa que complejas circunstancias familiares y sociales son los principales factores coadyuvantes.

Trastornos de la evacuación y del sueño

Estos problemas se manejan mejor desde la atención primaria o mediante la remisión a los servicios pediátricos. Con todo, la derivación psiquiátrica será apropiada en aquellos casos que los problemas de salud mental desempeñan un papel decisivo en el mantenimiento del problema.

Enuresis

La enuresis es la emisión involuntaria o deliberada de orina en lugares inapropiados, que se realiza al menos dos veces al mes por parte de un niño con una edad mental de 5 años o superior[21]. Sin embargo, como los niños normales adquieren el control de la vejiga a diferentes edades, la identificación y el tratamiento de la enuresis deben tener en cuenta no sólo la edad del niño sino también otros factores, incluyendo el nivel de preocupación de los padres y la repercusión del problema.

La mayoría de los casos de enuresis ocurre por la noche (enuresis nocturna) pero algunos niños lo hacen durante el día (enuresis diurna). La enuresis nocturna es muy común y afecta hasta el 22% de los niños y el 15% de las niñas[35]. La enuresis nocturna es más frecuente en niños, mientras que la enuresis diurna es más habitual en niñas. La mayoría de los niños con enuresis no tiene ningún otro problema de salud mental. La historia natural es de resolución espontánea gradual en la mayoría de los casos. Asimismo, la mayoría de los niños cuya enuresis se piensa que requiere tratamiento responderá al consejo y a intervenciones factibles desde la atención primaria.

Desde un punto de vista etiológico, es importante distinguir entre enuresis en niños que nunca han conseguido continencia (enuresis primaria) y niños que empiezan a mojar después de haber conseguido continencia durante al menos 6 meses (enuresis secundaria). La enuresis primaria puede ser el resultado de cuidados paternos desorganizados, tales como no haber enseñado al niño a usar el inodoro, aunque también puede ser el resultado de un retraso en el desarrollo, lo que hace que sea difícil que un niño aprenda a utilizar el inodoro. Por el contrario, la enuresis secundaria debe motivar rápidamente al médico en la búsqueda de factores precipitantes específicos físicos o psicosociales. Las causas físicas que pueden estar implicadas incluyen las infecciones del tracto urinario, diabetes mellitus o insípida y la insuficiencia renal. Entre los múltiples traumas psicológicos que pueden desencadenar enuresis secundaria se incluyen el acoso escolar, el duelo, la separación de los padres y abuso sexual del niño.

La enuresis primaria y la secundaria se asocian con desventaja social. Los niños afectados, especialmente las niñas con enuresis diurna y los niños con enuresis secundaria, también tienen un mayor riesgo de presentar problemas emocionales y conductuales. Sin embargo, la mayoría de los niños afectados no tiene ningún otro problema de salud mental.

Tratamiento e implicaciones para la atención primaria

Mediante la historia clínica debemos identificar el patrón, gravedad, factores precipitantes (especialmente en la enuresis secundaria) y los recursos dentro de la familia que pueden apoyar una intervención. La historia y la exploración física deben excluir también las causas físicas habituales, especialmente en la enuresis secundaria. El análisis de orina puede servir para descartar una infección o diabetes mellitus. El tratamiento de cualquier factor precipitante identificable puede resolver la enuresis o facilitar una intervención subsiguiente.

En los casos sencillos, el aconsejar a la familia sobre estrategias simples como el limitar las bebidas por la noche y despertar al niño de noche para usar el inodoro puede ser suficiente. Si los padres han probado estas estrategias sin éxito, el paso siguiente es un programa conductual basado en los principios del "contrato de logros" mediante la realización de un "gráfico de estrellas". El niño consigue una estrella por cada noche que controla su micción y reuniendo varias estrellas puede conseguir un premio concreto. Este método tiene éxito en una proporción alta de casos. Si la enuresis del niño no responde al "gráfico de estrellas, se debe aconsejar a los padres probar el método del “timbre y la manta”. El niño duerme con una manta conectada a una alarma, que se dispara si la orina moja la manta. Esto despierta al niño para que vaya al baño. Este método tiene éxito aproximadamente en el 70% de los casos pero debe aplicarse meticulosamente[36]. Cuando un niño recae después de haber conseguido controlarse, hay que alentarlo para que vuelva a utilizar el sistema.

A veces, los padres sólo están preocupados por la enuresis durante periodos breves, tales como cuando el niño va a una excursión con la escuela. En estos casos la motivación de los padres para realizar alguno de los tratamientos conductuales más efectivos suele ser limitada por lo que esos niños pueden beneficiarse de ciclos breves de tratamiento con desmopresina (hormona antidiurética sintética). Esta mediación es efectiva para controlar los síntomas, no se recomienda su uso prolongado y a diferencia de las estrategias de conductuales, no consigue la curación. También es eficaz la imipramina (un antidepresivo tricíclico) en el tratamiento sintomático de la enuresis, aunque no se recomienda por sus efectos secundarios y su toxicidad en caso de sobredosis.

Los casos resistentes al tratamiento en atención primaria, y cuando se piensa que los problemas de salud mental juegan un papel importante, pueden requerir la derivación a los servicios especializados de salud mental.

Encopresis

Estrictamente, el término encopresis se refiere a la expulsión involuntaria o deliberada de heces en lugares inapropiados, al menos una vez al mes, y por un niño con una edad mental de 4 o más años. Sin embargo, el término se aplica también de forma laxa, a todos los casos de manchado de la ropa por material fecal, incluyendo el estreñimiento con incontinencia por rebosamiento. Es importante la edad del niño en la definición de encopresis. Los niños con desarrollo normal no adquieren el control intestinal hasta la edad de 4 años, cifra en la que se sitúa el punto de corte y, los niños con retraso en el desarrollo pueden no conseguir la continencia hasta que alcanzan una edad mental equivalente a 4 años. La encopresis ocurre en el 5% de los niños de 4 años pero la prevalencia disminuye con la edad hasta aproximadamente el 1,5% a los 7 años[37]. Es más frecuente en niños y se asocia con desventaja social.

Lo mismo que la enuresis, la encopresis puede también clasificarse en primaria y secundaria. La encopresis primaria hace referencia a los niños que expulsan heces y que nunca alcanzaron la continencia. Puede ser el resultado de falta de entrenamiento en el uso del inodoro debido al estilo de paternidad de los padres o a retrasos del desarrollo (lo que hace difícil el entrenamiento en el uso del inodoro). La encopresis secundaria se da en niños que empiezan a ensuciarse después de haber adquirido la continencia. Esto puede ser el resultado de estreñimiento crónico con rebosamiento, patología anal adquirida (p.ej., fisuras) o a una forma de agresión encubierta en niños con problemas de conducta. Algunos niños previamente continentes comienzan a ensuciarse tras un trauma psicosocial significativo.

La encopresis se asocia con problemas psiquiátricos hasta en un tercio de los niños afectados. Entre los factores que justifican esta asociación podemos citar que los factores de riesgo de psicopatología infantil son similares a los de la encopresis (p.ej., inferioridad social). Asimismo, los niños con encopresis tienen mayor riesgo de adquirir el papel de víctima y sufrir ostracismo, lo que puede conducir a problemas reactivos emocionales y de conducta.

Tratamiento

Es necesario realizar una historia clínica y exploración completas para identificar el tipo de encopresis y cualquier factor precipitante o de mantenimiento físico o psicosocial. Cuando el estreñimiento es un factor contribuyente, el objetivo debe ser eliminar cualquier impactación fecal y restablecer el tránsito intestinal normal. Esto puede conseguirse inicialmente con laxantes, que más tarde son sustituidos por una dieta con mucha fibra. A continuación, el mantenimiento del tránsito intestinal normal se estimula con estrategias conductuales, tales como los “gráficos de estrellas”. En casos de impactación fecal grave, puede ser necesario utilizar inicialmente enemas de fosfato.

En la encopresis primaria debida a falta de entrenamiento en el inodoro, el objetivo es apoyar a los cuidadores para utilizar técnicas apropiadas y eficaces de entrenamiento en el inodoro, utilizando estrategias conductuales tales como “gráficos de estrellas” y premios tangibles. Cuando los padres han fracasado previamente con esas estrategias, es útil analizar sus intervenciones para identificar las razones del fracaso, sugerir acciones correctoras y convencerles para lo intenten de nuevo.

Es esencial tratar cualquier problema concurrente, familiar, psicosocial o de otro tipo. La encopresis con frecuencia representa una sobrecarga grave en las relaciones familiares. Por lo tanto, es importante trabajar con la familia para entender el tratamiento y mejorar las relaciones. Algunas familias pueden beneficiarse de la implicación con otras instituciones tales como servicios sociales o los de educación. También es esencial la identificación y el tratamiento de cualquier necesidad asociada de salud mental.

Trastornos del sueño

Los problemas del sueño son frecuentes en la infancia. Por ejemplo, Khan y cols. encontraron que casi la mitad de los niños con edades comprendidas entre 8 y10 años habían tenido problemas del sueño durante más de 6 meses[38]. A pesar de esta alta prevalencia, los problemas del sueño a menudo no se identifican ni se tratan en la mayoría de los niños afectados. Los trastornos del sueño en los niños pueden ser un signo o una consecuencia de un trastorno mental. Muchos trastornos mentales de la infancia, incluyendo depresión, ansiedad y dificultad del aprendizaje, pueden manifestarse con problemas del sueño. Los problemas del sueño también pueden empeorar directamente la actuación del niño, pues la somnolencia diurna puede dar lugar a una disminución del rendimiento académico e irritabilidad. El trastorno del sueño en la infancia puede sobrecargar las relaciones familiares dando lugar a un deterioro secundario del bienestar mental de los padres. Estos factores pueden, en conjunto, dar lugar o agravar problemas emocionales y de conducta en el niño afectado.

Los problemas del sueño en la infancia pueden ser el resultado de factores presentes en el niño, la familia o en un entorno más amplio. La identificación de tales factores es importante para prevenir o mitigar su contribución al problema. Los problemas potenciales en el niño incluyen dificultad de aprendizaje, TDAH, autismo, ansiedad y trastornos depresivos, enfermedad física crónica (p.ej., prurito por eczema) y medicaciones (p.ej., estimulantes en el TDAH). Los factores familiares incluyen el hacinamiento, estilo parental caótico con insuficiente estructuración del hogar, ausencia de hábitos de conducta e inexistencia de límites definidos para el comportamiento del niño. Estos padres pueden permitir que sus niños emprendan actividades estimulantes por la noche, como los juegos de ordenador o ver la televisión hasta tarde. Los factores ambientales incluyen la contaminación acústica y la lumínica.

Tratamiento

El primer objetivo es identificar cualquier factor contribuyente tratable y prevenible. Es esencial realizar una historia clínica detallada para establecer el patrón del sueño del niño en varios periodos de 24 horas. La valoración también debe identificar y tratar las posibles contribuciones físicas, psicosociales o ambientales. Algunas de ellas pueden ser susceptibles de acciones correctoras simples y, por ejemplo, la contaminación lumínica puede reducirse colocando persianas en las ventanas. Los padres pueden apoyar el tratamiento mediante el establecimiento y potenciación de rutinas a la hora de ir a la cama. La historia clínica es importante ya que puede identificar factores modificables tales como medicación estimulante para el TDAH, que puede administrarse a primera hora del día, o cambiar a un fármaco que no sea estimulante.

El problema del sueño más frecuente en la infancia es la dificultad para conciliar el sueño o permanecer dormido[39]. Independientemente de la causa, la mayoría de los padres pueden encontrar útil que se les proporcione consejo específico sobre cómo mejorar el sueño de sus hijos. Estos principios, que a veces se denominan "higiene del sueño"[39], se enumeran en la figura 9. Los niños con dificultades del sueño más establecidas podrían beneficiarse de intervenciones conductuales específicas. Por ejemplo, los niños (habitualmente adolescentes) que alteran su ciclo sueño-vigilia permaneciendo habitualmente despiertos hasta muy tarde, pueden necesitar un programa específico del sueño para restablecer su ritmo circadiano normal.

En ocasiones, la evaluación no puede identificar ningún problema del sueño en el niño y, en tales casos, el problema puede radicar en unas expectativas no realistas de los padres. En tales casos puede ser conveniente explicar a los padres cuales son los patrones normales de sueño de niños de diferentes edades (fig. 10).

Los medicamentos tienen un papel limitado en el manejo de los trastornos del sueño en los niños. Los hipnóticos proporcionan un beneficio a corto plazo pero no tratan las dificultades subyacentes. Deben evitarse las benzodiacepinas, ya que con facilidad dan lugar a dependencia. La melatonina puede tener un papel que desempeñar en algunos niños con trastornos del ritmo circadiano y puede considerarse en aquellos que tienen problemas de aprendizaje.

En los niños cuyos trastornos del sueño son secundarios a afecciones psiquiátricas, tales como trastornos depresivos o de ansiedad, debe considerarse la derivación a los servicios especializados para realizar una evaluación específica.

Rechazo a la escuela y hacer novillos

Tanto el rechazo a la escuela como hacer novillos dan lugar a ausencia no autorizada de la escuela pero las razones, circunstancias sociales, opciones de tratamiento y resultados a largo plazo son bastante diferentes para ambas situaciones (fig. 11).

El rechazo a la escuela afecta hasta el 5% de los niños[40]. Su frecuencia es máxima en los tres momentos de transición más importantes a lo largo de la vida escolar de los niños: al comienzo de la escolarización a

- Ambiente físico confortable; p.ej., tranquilo, oscuro, cama.
- Dormitorio no asociado con nada más, salvo el sueño; p.ej., no para castigo ni juego.
- Rutina vespertina y de hora de irse a dormir consistente, que conduce a la relajación del niño.
- Hora de irse a dormir y levantarse constante, incluso durante las vacaciones.
- Evítense el hambre feroz o las comidas excesivas al irse a la cama.
- Evítense las siestas muy tempranas o muy tardías en niños pequeños.
- Deberían evitarse las actividades excitantes en la hora previa a irse a la cama.
- Evítense las bebidas estimulantes (té, café, cola) desde varias horas antes de irse a la cama.

Figura 9. Higiene del sueño.

la edad de 5 años, al acceder a la educación secundaria a los 11 años, y entre los 15 y 16 años cuando la mayoría de los niños son sometidos a exámenes al finalizar el periodo escolar.

El niño afectado rehúsa ir a la escuela. La mera sugerencia de ir al colegio puede desencadenar síntomas somáticos de ansiedad incluyendo palpitaciones, náuseas, temblores, sudoración y dificultad respiratoria. El niño puede referir problemas físicos claros, como dolores abdominales recurrentes, cefaleas, tos y dolor de garganta. Habitualmente, estos síntomas tienden a empeorar por la mañana de los días laborales (especialmente los lunes) y desaparecen o mejoran marcadamente durante los fines de semana y las vacaciones. La insistencia de los padres en ir a la escuela habitualmente da lugar a la exacerbación de los síntomas y la angustia. En consecuencia, estos padres, que habitualmente son cariñosos y pacientes, pueden llegar a estar preocupados por los síntomas físicos del niño y ceden a sus requerimientos para quedarse en casa. Esta postura contribuye, de forma involuntaria, a reforzar la postura del niño y hace más difícil el retorno a la escuela. Los niños que rechazan la escuela habitualmente vienen de familias pequeñas y cercanas afectivamente, en las que los padres se muestran cariñosos con los hijos pero son poco enérgicos para conseguir que los niños cumplan sus órdenes.

El rechazo a la escuela también puede relacionarse con una inquietud auténtica del niño debido a las experiencias que tiene en ella, tales como sufrir acoso escolar, aislamiento por parte de los compañeros o una dificultad de aprendizaje no identificada. En otros niños, el rechazo escolar puede deberse a una ansiedad exagerada sobre su propia seguridad cuando se separan de sus padres. Asimismo, pueden tener preocupaciones irreales sobre la seguridad de sus padres y hermanos cuando no están en casa. Esto puede ser especialmente significativo cuando los padres tienen una enfermedad física grave. El rechazo escolar no explicado, especialmente el que ocurre en otros periodos no típicos, también puede ser un signo precoz de otras enfermedades mentales más graves, tales como trastornos depresivos o psicóticos.

Edad	Necesidad de sueño incluyendo siestas
Nacido a término	16 horas
2 años	13 horas
5 años	11 horas
9 años	10 horas
14 años	9 horas
17 años	8 horas

Figura 10. Necesidades típicas de sueño en niños.

Tratamiento e implicaciones para la atención primaria

La identificación y el tratamiento precoz son muy importantes porque se consiguen los mejores resultados cuando se logra que los niños se reincorporen a la escuela tan pronto como sea posible. Ante los niños que acuden a consulta por síntomas físicos se debe realizar una exploración física y analítica para

Niños que rechazan el colegio	Niños que hacen novillos
Angustia emocional intensa cuando se les pide asistir al colegio.	Sin miedo de ir al colegio.
Los padres conocen la ausencia.	El niño oculta su ausencia a los padres.
Sin conducta antisocial.	Hay otros trastornos de conducta.
El niño está en casa durante las horas de clase.	El niño no está en casa.
El niño quiere y está dispuesto a hacer los deberes.	Sin interés en los deberes escolares.
Familias atentas y protectoras.	Familias caóticas y descuidadas.

Figura 11. Niños que rechazan el colegio en comparación con los que hacen novillos.

excluir una afección orgánica. Es esencial tranquilizar al niño, a sus padres e incluso al centro escolar. Asimismo, puede ser de muy útil explorar una posible afección física para favorecer la adherencia terapéutica a la intervención psicológica. Cuando el rechazo escolar se debe a problemas reconocibles en la escuela, tales como acoso escolar o dificultad de aprendizaje, estas circunstancias deben abordarse. Deben explicarse al niño y a los padres las medidas que se vayan a tomar para tranquilizarlos.

Por otra parte, el rechazo escolar debido a ansiedad y preocupaciones infundadas es susceptible de manejo psicológico, pero desde los servicios de salud mental infanto-juvenil. El tratamiento especializado implica habitualmente la búsqueda de una disminución de las causas evitables de estrés en la escuela, y enseñar al niño estrategias de manejo de la ansiedad, para proseguir con el retorno, paulatino y supervisado, a la escuela. Se debe animar al niño a afrontar el aumento de la ansiedad en cada estadio del programa de retorno a la escuela, empleando las estrategias de manejo de la ansiedad que se le han enseñado previamente.

Hacer novillos

A diferencia de los que rechazan la escuela, que habitualmente se quedan en casa o cuyo paradero es conocido por los padres, los que hacen novillos deliberadamente faltan a clase sin que los padres sepan de sus andanzas. El hacer novillos es un síntoma en el espectro del trastorno de conducta y estos niños, a menudo, tienen otros problemas de conducta. A diferencia de los que rechazan la escuela, los que hacen novillos suelen proceder de familias numerosas y, a veces, desorganizadas. Es frecuente que sus padres definan y apliquen mal los límites a las conductas y estos niños, con frecuencia, están escasamente supervisados. Los padres pueden tener problemas personales, incluyendo consumo de alcohol, drogas o delincuencia.

La valoración y el tratamiento de estos niños requieren la puesta en práctica de estrategias similares a las empleadas en el trastorno de conducta. Además, puede ser necesario que los funcionarios de educación y servicios sociales trabajen con los padres para ayudarles a sumir la responsabilidad de controlar la asistencia a la escuela de sus hijos. En algunos países, la falta de cooperación de los padres puede ocasionar que sean sancionados con multas. Es importante identificar y tratar cualquier factor contribuyente en la escuela, como una dificultad del aprendizaje. El hacer novillos, especialmente en los adolescentes, puede ser difícil de tratar. Para conseguir mejorar la situación resulta crucial una establecer una colaboración en solida y efectiva entre los padres, la escuela y los departamentos de educación y bienestar social.

Tanto los que rechazan la escuela como los que hacen novillos pueden beneficiarse de la remisión a los servicios de salud mental infanto-juvenil, especialmente cuando se sospecha la existencia de problemas adicionales de salud mental como depresión o un trastorno específico de ansiedad.

Maltrato infantil y abandono

El maltrato infantil es un problema desafortunado pero frecuente que ocurre en todas las culturas y clases sociales. Los estudios epidemiológicos y los registros oficiales en Europa y en América estiman que el maltrato infantil afecta hasta un 4% de los niños[41]. Sin embargo, es probable que las tasas reales probablemente sean muy superiores, ya que la mayoría de los malos tratos ocurren en la intimidad del hogar y no se detectan. Un maltrato ocasional puede tener lugar en casos de padres creen estar actuando de la mejora manera por el bien de sus hijos, por ejemplo un padre que lesiona a su hijo al aplicarle un castigo físico.

En especial, el maltrato infantil en lactantes y niños pequeños puede conducir a consecuencias desastrosas a corto plazo, como lesiones muy discapacitantes o muerte. A medio plazo, el maltrato infantil está relacionado con una gran variedad de problemas de salud mental infantil, incluyendo trastornos de la conducta y trastornos emocionales. A más largo plazo, incluyendo incluso la vida adulta, la experiencia del maltrato infantil se puede asociar con problemas persistentes, entre los que se encuentran los trastornos antisociales y el trastorno límite de la personalidad. Por lo tanto, es imperativo que cualquier médico que trate con niños sepa identificar y manejar el maltrato infantil.

Se describen cuatro grandes tipos de maltrato infantil:

1. Físico
2. Emocional
3. Sexual
4. Abandono

Sin embargo, en el mundo real el maltrato infantil no enmarca claramente en una de esas categorías. Los niños maltratados suelen sufrir varios tipos de maltrato, aunque puede predominar una de las categorías. Así, es frecuente que un chico con maltrato físico pueda haber experimentado también algún maltrato emocional o abandono.

Características clínicas

Maltrato físico

Con frecuencia el maltrato físico se presenta como una lesión no accidental en un niño, que puede consistir en contusiones, fracturas, quemaduras o escaldaduras. Obviamente, esas lesiones pueden ocurrir de forma accidental, pero hay ciertos factores que suscitarán la sospecha sobre un maltrato infantil. Entre ellos se encuentran el retraso por parte de los padres en llevar al niño al médico, así como que los padres cuenten de forma diferente a lo largo del tiempo como se produjo su hijo la lesión o que su relato sea incompatible con el tipo de lesión que presenta su hijo. Si se atiende al niño sin que los padres estén presentes, él mismo puede proporcionar de forma voluntaria información sobre cómo se produjo la lesión. Sin embargo, algunos niños pueden estar demasiado asustados como para contarlo. Siempre y cuando se compruebe que no es debida a timidez, la llamada "mirada perdida" puede apuntar por sí misma al maltrato infantil. Como se destacó anteriormente, el maltrato físico no siempre es el resultado de padres que actúan con maldad. Puede ser la consecuencia de un castigo físico impartido por un padre que momentáneamente perdió el control. En parte por este motivo, el castigo físico es ilegal en muchos países.

Maltrato emocional

El maltrato emocional coexiste habitualmente con otras formas de maltrato infantil. Desgraciadamente suele ser sutil e insidioso por lo que es más difícil de probar. El maltrato emocional puede ser el resultado de una actitud parental muy reprobatoria e incluso hostil, por ejemplo despreciar al niño. Los padres que maltratan emocionalmente suelen ser distantes, y es poco probable que den muestras de afecto verbal o físicamente. Por tanto, es raro que tales padres manifiesten aprobación o refuercen la conducta positiva de los niños. El maltrato emocional también puede darse cuando los padres plantean demandas excesivas a sus hijos.

Abandono

El abandono supone la falta de cuidados apropiados a los niños. Ejemplos de esta conducta sería no dar alimentos al niño, no cambiarle la ropa sucia o no proporcionarle afecto. El abandono también ocurre cuando los padres no llevan al niño a que reciba el tratamiento médico que pueda necesitar arios a los niños o no lo escolarizan. También se pueden incluir aquí las conductas de los padres que no supervisan, establecen normas o vigilan a sus hijos. Esto puede dar lugar a que los niños vivan en un ambiente anárquico, sin normas ni rutinas de comportamiento. Los niños no supervisados también están en riesgo de vagar por las calles y exponerse a modelos de conductas desviadas. Por lo tanto, el abandono es un factor de riesgo para los problemas de conducta en los niños.

Abuso sexual

El abuso sexual es la implicación de los niños en actividades sexuales que no llegan a comprender y a las que no pueden prestar su consentimiento. El abuso sexual en el niño puede ponerse de manifiesto de varias maneras. A veces el niño revela el episodio a un adulto en quien confía, como uno de los progenitores que no esté implicado en el abuso o el maestro. El niño también puede presentar una conducta sexual no apropiada para su edad o abusar sexualmente de otros niños. Estas conductas siempre deben levantar la sospecha de que pueda existir un abuso sexual. El niño afectado puede manifestar problemas emocionales o de conducta, inexplicables, incluyendo retraimiento, autolesionarse y salidas intempestivas (acting out). Asimismo, la presencia de un traumatismo perineal, tal como hemorragia vaginal o anal, o una enfermedad de transmisión sexual en un niño debe suscitar siempre una fuerte sospecha de abuso sexual.

Tratamiento

El objetivo inmediato es proteger al niño (y a otros niños) de abusos ulteriores y tratar cualquier complicación física (por ejemplo, fracturas) o complicaciones mentales urgentes (por ejemplo, ideas de suicidio). Los médicos de atención primaria que sospechen la existencia de abuso en el niño deben ponerse en contacto con las instituciones responsables de la protección de menores en su zona, habitualmente los Servicios Sociales o incluso la policía. Puede ser necesario que el médico de atención primaria contribuya con su informe a las investigaciones subsiguientes.

El resultado de la investigación puede ser el incluir al niño en un Registro de Protección de Menores, para conseguir un aumento del apoyo y vigilancia del niño y su familia. Cuando no sea probable que un mayor apoyo a la familia proteja al niño, los tribunales pueden ordenar que el niño sea acogido o adoptado. Dependiendo de las circunstancias, puede llegar a imputarse cargos criminales contra el maltratador. Los niños que han sufrido abuso tienen un mayor riesgo de presentar problemas de salud mental a corto y largo plazo. Los médicos de atención primaria pueden ayudar a vigilar y apoyar a los niños. Puede ser necesario remitir los niños afectados a los servicios especializados de salud mental para su valoración y tratamiento posterior.

COMENTARIOS EN CONCLUSIÓN

Los problemas mentales son frecuentes en niños y adolescentes, pueden producir un deterioro considerable en los afectados y sufrimientos en los niños y sus familias, pero disponemos de intervenciones eficaces para hacerlos frente. Esta última forma de presentación, junto a problemas físicos, puede deberse a que los problemas de salud mental pueden afectar al bienestar físico del niño y deteriorar la confianza o la capacidad de los padres para cuidar adecuadamente a su hijo.

El médico de familia o el médico de atención primaria desempeñan un papel fundamental en la identificación de los problemas de salud mental en los niños, a la hora de proporcionar información y consejo a esos jóvenes enfermos y sus familias para el tratamiento de problemas más leves, para decidir la remisión a los servicios especializados de salud mental y para apoyar después tratamiento instaurado desde los servicios especializados.

LECTURAS RECOMENDADAS

Organización Mundial de la Salud: *WHO Guide to Mental and Neurological Health in Primary Care, UK Edition.* Londres: Royal Society of Medicine Press, 2004.

Se trata de una guía práctica y fácil de utilizar por los médicos de atención primaria, habitualmente sobrecargados de trabajo. Está escrita por un gran número de expertos tanto en atención primaria como en Salud Mental. Abarca la salud mental de todos los grupos de edad, aunque dedica una sección específica para niños y adolescentes. Describe estrategias prácticas para el diagnóstico y el tratamiento de los trastornos mentales más frecuentes en atención primaria. El manual incluye un CD-ROM que contiene folletos con información sobre problemas de salud mental que pueden imprimirse y repartirse a los afectados (aunque será necesario traducirlos en los países en que no se habla inglés). También se incluye un conjunto de tarjetas-resumen, diseñadas para que puedan ser usadas interactivamente para facilitar las entrevistas con los pacientes.

Garralda E y Hyde C (Eds.): *Managing children with psychiatric problems,* 2ª edición. Londres, BMJ Books, 2003.

Este libro está escrito para médicos de atención primaria, pediatras o personal sanitario de otro tipo que esté interesado en los abordajes terapéuticos en la psiquiatría infanto-juvenil. Trata de aspectos prácticos del tratamiento psicológico, incluyendo la relación con otros servicios implicados en el apoyo a los niños con problemas psiquiátricos. El uso de casos clínicos y cuadros de resumen hace que el libro sea fácilmente accesible para los clínicos, habitualmente atareados.

Webster-Stratton C: *The Incredible Tears. A trouble-shooting guide for parents of children aged 3-8.* Toronto, Umbrella Press, 1992.

Esta es una guía práctica y fácil de leer sobre como ejercer la paternidad en niños de edades comprendidas entre 3 y 8 años. Contiene abundantes ejemplos de problemas de conducta cotidianos a los que deben enfrentarse los padres. Asimismo se detallan sugerencias prácticas, descritas paso a paso y basadas en la evidencia científica, sobre cómo tratar con esos problemas. El libro puede ser útil para médicos de atención primaria a la hora de aconsejar a los padres de niños pequeños con problemas de conducta.

Spender Q, Salt N, Dawkins J, Kendrick T, Hill P: *Child mental health in primary care.* Oxford, Radcliffe Medical Press, 2001.

Este libro, escrito por un panel de psiquiatras infanto-juveniles y médicos de atención primaria, es una fuente útil, completa y práctica, para los médicos de atención primaria. Resulta fácil de leer y los autores utilizan varios casos clínicos para ilustrar situaciones clínicas habituales. El libro incluye definiciones, valoraciones y tratamiento de problemas de salud mental frecuentes en niños. Y lo que es importante: destaca las indicaciones para remitir a un especialista para valoración y tratamiento.

BIBLIOGRAFÍA

1. Meltzer H, Gatward R, Goodman R, Ford T: Mental health of children and adolescents in Great Britain. *International Review of Psychiatry* 2003; 15:185-187.

2. Maughan B, Kim CJ: Continuities between childhood and adult life. *British Journal of Psychiatry* 2005; 187:301-303.

3. Ford T, Goodman R, Meltzer H: Service use over 18 months among a nationally representative sample of British children with psychiatric disorder. *Clinical Child Psychology and Psychiatry* 2003; 8:37–51.

4. Garralda ME, Bailey D: Child and family factors associated with referral to child psychiatrists. *British Journal of Psychiatry* 1988; 153:81-89.

5. Sayal K: Annotation: Pathways to care for children with mental health problems. *Journal of Child Psychology and Psychiatry* 2006; 47:649-659.

6. Garralda E: The Interface Between Physical and Mental Health Problems and Medical Help Seeking in Children and Adolescents: A Research Perspective. *Child and Adolescent Mental Health* 2004; 9:146-155.

7. Goldberg D, Huxley P: *Common mental disorders. A biosocial model.* London, Tavistock, 1992.

8. Sayal K, Taylor E, Beecham J, Byrne P: Pathways to care in children at risk of attention deficit hyperactivity disorder. *British Journal of Psychiatry* 2002; 181:43-48.

9. Iliffe S, Gledhill J, da-Cunha F, Kramer T, Garralda E: The recognition of adolescent depression in general practice: Issues in the acquisition of new skills. *Primary Care Psychiatry* 2004; 9:51-56.17.

10. Rutter M, Graham P, Chadwick DFD, Yule W: Adolescent turmoil: fact or fiction. *Journal of Child Psychology and Psychiatry* 1976; 17:35-56.

11. Goodman R: Psychometric Properties of the Strengths and Difficulties Questionnaire. *Journal of the American Academy of Child and Adolescent Psychiatry* 2001; 40:1337-1345.

12. Bronfenbrenner U: Contexts of child rearing: Problems and prospects. *American Psychologist* 1979; 34:844-85.

13. Rutter M, Maughan B, Mortimore P, Ouston J: *15.000 Hours*. Somerset: Open Books Publishing Ltd, 1979.

14. Garralda E, Hyde C (eds.): *Managing children with psychiatric problems*, 2nd Edition. London, BMJ Books, 2003.

15. Webster-Stratton C: *The Incredible Tears. A trouble-shooting guide for parents of children aged 3-8.* Toronto: Umbrella Press, 1992.

16. Scott S, Knapp M, Henderson J, Maughan B: Financial cost of social exclusion: follow up study of antisocial children into adulthood. *British Medical Journal* 2001; 323:191.

17. Robins LN: Sturdy childhood predictors of adult antisocial behaviour: Replications from longitudinal studies. *Psychological Medicine* 1978; 8:611-622.

18. American Psychiatric Association: *Diagnostic and statistical manual of mental disorders* (4th ed.). Washington, DC, 1994.

19. Scott S: Aggressive behaviour in childhood. *British Medical Journal* 1998; 316:202-6.

20. Schachar R, Tannock R: Syndromes of Hyperactivity and Attention Deficit. En Taylor E y Rutter M (eds.). *Child and adolescent psychiatry: Modern approaches* (4th edn). Oxford, Blackwell, 2002; 399-418.

21. World Health Organisation: *The ICD-10 classification of mental and behavioural disorders: diagnostic criteria for research*. Geneva: WHO, 1993.

22. Kanner L: Autistic disturbances of affective contact. *Nervous Child* 1943; 2:217-250.

23. Baird G, Simonoff E, Pickles A, Chandler S, Loucas T, Meldrum D, Charman T: Prevalence of disorders of the autism spectrum in a population cohort of children in South Thames: the Special Needs and Autism Project (SNAP). *The Lancet* 2006; 368:210-215.

24. Kasari C, Rotheram FE: Current trends in psychological research on children with high- functioning autism and Asperger disorder. *Current Opinion in Psychiatry* 2005; 18:497-501.

29. Summerfield D: The invention of post-traumatic stress disorder and the social usefulness of a psychiatric category. *British Medical Journal* 2001; 322:95-98.

27. World Health Organisation: *WHO Guide to Mental and Neurological Health in Primary Care - UK Edition.* London: Royal Society of Medicine Press, 2004.

25. Fombonne E, Wostear G, Cooper V, Harrington R, Rutter M: The Maudsley long-term follow-up of child and adolescent depression: 1. Psychiatric outcomes in adulthood. *British Journal of Psychiatry* 2001; 179:210-217.

26. Heyman I, Fombonne E, Simmons H, Ford T, Meltzer H, Goodman R: Prevalence of obsessive-compulsive disorder in the British nationwide survey of child mental health *International Review of Psychiatry* 2003; 15:178-184.

27. World Health Organisation: *WHO Guide to Mental and Neurological Health in Primary Care - UK Edition.* London: Royal Society of Medicine Press, 2004.

28. Lewin AB, Storch EA, Adkins JW, Merlo LJ, Murphy TK, Goodman WK, Geffken GR: Update and review of pediatric obsessive-compulsive disorder. *Psychiatric Annals* 2005; 35:745-751.

30. Hodes M: Three key issues for young refugees' mental health. *Transcultural Psychiatry* 2002; 39:196-213.

31. Apley J, Naish N: Recurrent abdominal pains: a field survey of 1000 school children. *Archives of Diseases in Childhood* 1957; 33:165-170.

32. Chitkara DK, Rawat DJ, Talley NJ: The epidemiology of childhood recurrent abdominal pain in Western countries: a systematic review. *The American Journal of Gastroenterology* 2005; 100:1868-75.37.

33. Apley J: The child with recurrent abdominal pain. *Pediatric clinics of North America* 1967; 14:63-72.

34. Campo J, Bridge J, Ehmann M, Altman S, Lucas A, Birmaher B, Di Lorenzo C, Iyengar S, Brent DA: Recurrent Abdominal Pain, Anxiety, and Depression. *Primary Care Pediatrics* 2004; 113:817-824.

35. Butler RJ: Annotation: Night wetting in children: Psychological aspects. *Journal of Child Psychology and Psychiatry* 1998; 39:453-463.

36. Mellon MW, McGrath ML: Empirically supported treatments in pediatric psychology: Nocturnal enuresis. *Journal of Pediatric Psychology* 2000; 25:193-214.

37. Clayden C, Taylor E, Loader P, Borzyskowski M, Edwards M: Wetting and soiling in childhood. En: Taylor E y Rutter M (eds.). *Child and adolescent psychiatry: Modern approaches* (4th edn). Oxford, Blackwell, 2002; 793-809.

38. Khan A, Van de Merckt C, Rebuffat E, Mozin MJ, Sottiaux M, Blum D, Hennart P: Sleep problems in healthy preadolescents. *Pediatrics* 1989; 84:542-546.

39. Stores G: Practitioner Review: Assessment and Treatment of Sleep Disorders in Children and Adolescents. *Journal of Child Psychology and Psychiatry* 1996; 37:907-925.

40. Burke AE, Silverman WK: The prescriptive treatment of school refusal. *Clinical Psychology Review* 1987; 7:353-62.

41. Emery RE, Laumann-Billings L: Child Abuse. En: Taylor E y Rutter M (eds.). *Child and adolescent psychiatry: Modern approaches* (4th edn). Oxford:, Blackwell, 2002; 325-339.

3.21

Trastornos mentales de los adolescentes

ANI CORNELIUS Y ELENA GARRALDA

INTRODUCCIÓN

Las creencias populares describen la adolescencia como un periodo de confusión, desajuste y conflicto[1]. Esta percepción parece tener validez también entre los médicos puesto que la mayoría de las personas de este grupo de edad, con las que entran en contacto, suelen tener problemas. Afortunadamente, esta creencia no está apoyada por la evidencia científica, que muestra que la mayoría de los adolescentes no experimentan confusión, se relacionan bien con sus familias y están bien integrados con respecto a sus valores sociales y culturales[1]. No obstante, la adolescencia es un periodo de rápida transición física, psicológica y del rol personal. En consecuencia, es importante identificar y ofrecer ayuda a los adolescentes que presenten dificultades.

En este capítulo, se expone brevemente la epidemiología de los trastornos mentales en la adolescencia. Se amplía lo expuesto en el capítulo anterior en relación con los factores que influyen en la búsqueda de ayuda por el adolescente, y además se destacarán los aspectos más importantes en relación con la valoración del adolescente en quien se sospecha la existencia de una enfermedad mental. Se repasarán algunas enfermedades mentales frecuentes en la adolescencia, aunque centrándose en los trastornos que los médicos de Atención Primaria ven con mayor frecuencia.

EPIDEMIOLOGÍA

Estudios epidemiológicos llevados a cabo en diferentes partes del mundo ponen de manifiesto que hasta la quinta parte de los adolescentes de entre la población general tiene problemas de salud mental[2]. Curiosamente, esta tasa es similar a la prevalencia de psicopatología en los adultos. Los estudios también sugieren un incremento en las tasas de psicopatología entre la infancia y la adolescencia[3], y este incremento es desproporcionado en el caso de las adolescentes. Por ejemplo, mientras las tasas de trastorno entre los 5-10 años son del 10% para los chicos y del 6% para las chicas, entre los 11-15 años las tasas equivalentes son del 13 y del 10%[3] (fig. 1). El aumento adicional de las tasas de psicopatología entre las adolescentes puede estar relacionado con el mayor número de trastornos depresivos que suele afectarlas. Este argumento es compatible con la conocida distribución por sexos de los trastornos depresivos, que afectan más a las mujeres en edad de procrear.

También existen diferencias en función del sexo entre los adolescentes en la percepción de los pro-

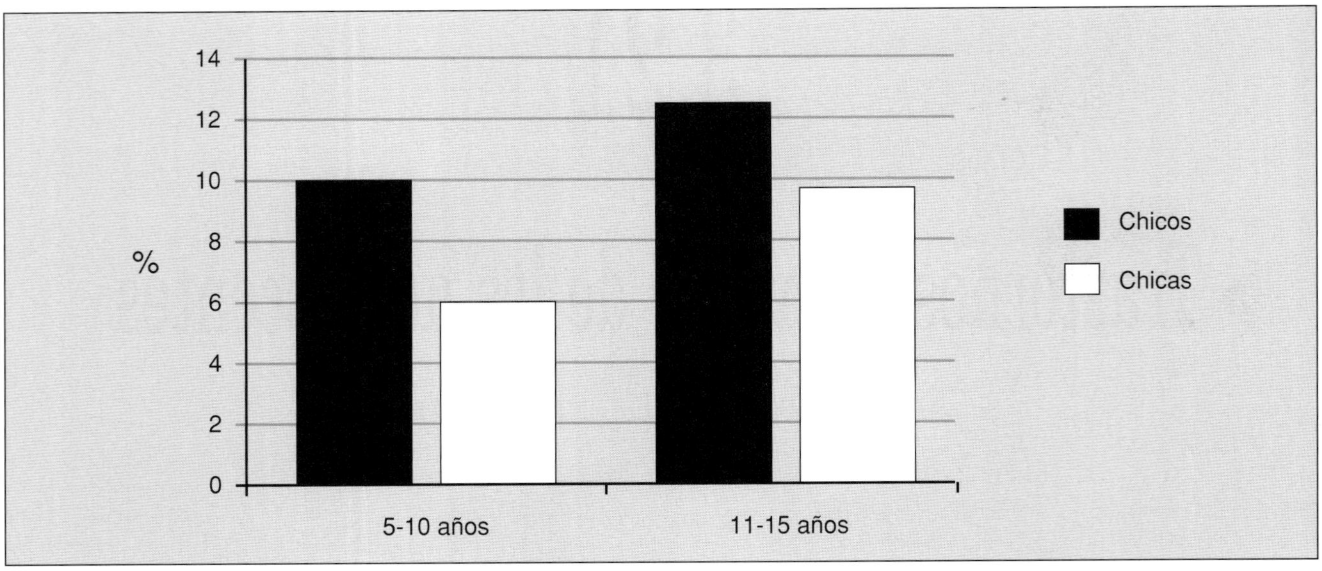

Figura 1. Distribución por sexo y edad de los trastornos mentales en niños y adolescentes. Adaptado de Meltzer y cols., 2003[3].

blemas y en la forma de manifestar la ansiedad. Las adolescentes refieren más alteraciones somáticas, emocionales y sociales, así como preocupación por la imagen corporal, mientras que los chicos muestran preocupación por el abuso de drogas y alcohol[1].

El incremento de la psicopatología en la adolescencia con respecto a la infancia entre la población general tiene repercusión entre los médicos de Atención Primaria. Contrariamente a la creencia popular, la mayoría de los adolescentes acude a los servicios de Atención Primaria por muy variados problemas de salud. El hecho de que con frecuencia no sean reconocidos como adolescentes en el curso de estas consultas probablemente se deba al diferente grado de madurez que puede existir en este grupo de edad. Una chica inmadura de 14 años puede resultar indistinguible de una niña prepuberal de 12 años, mientras que otra niña de su misma edad puede comportarse con la sofisticación y confianza en sí misma de una mujer joven. Se ha identificado la presencia de psicopatología hasta en un 40% de las personas jóvenes que acuden al médico de Atención Primaria (fig. 2), pero, como en el caso de los niños, la mayoría acude a consulta por síntomas físicos[4].

Al igual que entre los niños más jóvenes, y en contraposición a los estudios poblacionales, los trastornos emocionales (principalmente depresivos) predominan sobre los trastornos de conducta entre los adolescentes que acuden a Atención Primaria (fig. 2). Esto indica la importancia del papel del médico de Atención Primaria para la identificación y el tratamiento de los trastornos de ansiedad y depresivos. En el Reino Unido, se han encontrado elevados niveles de síntomas depresivos entre los adolescentes que acuden a la Atención Primaria, tanto en las áreas urbanas como suburbanas, con niveles marcadamente diferentes de desventaja psicosocial, lo que refuerza la importancia de la Atención Primaria para el manejo de la depresión entre los adolescentes, entre diferentes grupos socioeconómicos. Los síntomas depresivos entre estos adolescentes se asocian con un mayor riesgo de abuso de sustancias y problemas escolares, así como con la existencia de síntomas psiquiátricos paternos (fig. 3). Todo ello apunta a que la identificación de la psicopatología en la Atención Primaria constituye una gran oportunidad para identificar y tratar un conjunto mayor de dificultades psicosociales, así como la importancia de explorar la presencia de problemas de salud mental entre otros miembros de la familia.

BÚSQUEDA DE AYUDA

Es importante llegar a comprender el comportamiento de los adolescentes que buscan ayuda profesional. Al igual que ocurre con los niños más pequeños y con los adultos, la gran mayoría de los adolescentes con enfermedades mentales no está en contacto con los Servicios de Salud Mental[1]. En cambio, es mucho más frecuente que busquen ayuda informal, aunque también en esta conducta hay diferencias. Las chicas suelen buscar primero ayuda entre las amigas, mientras que los chicos prefieren acudir a sus padres. Las dudas sobre la confidencialidad parecen ser un obstáculo importante entre los adolescentes para buscar ayuda formal[1]. Por lo

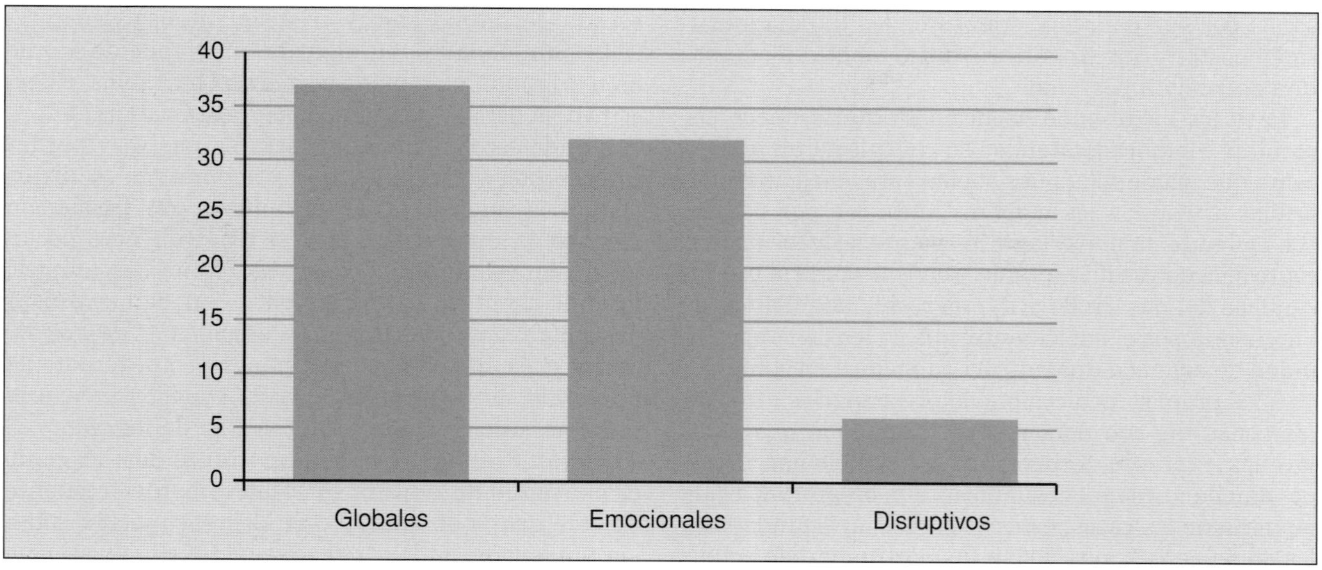

Figura 2. Trastornos psiquiátricos (%) en adolescentes en atención primaria. Adaptado de Kramer y Garralda, 1998[5].

tanto, a la hora de desarrollar estrategias para aumentar la búsqueda de ayuda profesional entre los adolescentes se debería dar prioridad a aquellas que permitan una organización de los servicios asistenciales que garantice la confidencialidad. La organización clásica de centros de salud con sus salas de espera no es probable que transmita confianza a un adolescente con dudas sobre el respeto a su intimidad. Además, el educar tanto a los padres como a los adolescentes sobre las rutas efectivas de búsqueda de ayuda profesional podría mejorar la conducta de búsqueda entre los adolescentes. Muchos adolescentes no tienen claro que sea necesario acudir a los centros de Atención Primaria. Pueden pensar que los médicos no van a interesarse por los cambios en el estado de ánimo y pueden sentirse avergonzados de hablar de este tema con un adulto que ostenta una posición de autoridad, sobre todo cuando no tienen nada claro que buscar ayuda por una depresión es una expectativa legítima a la hora de acudir a un centro de Atención Primaria. Además, un buen número de jóvenes que tienen un primer ataque de pánico o un episodio de depresión se preocupan más por los síntomas físicos, sin sospechar la verdadera naturaleza de sus problemas. Los médicos necesitarán tener una especial sensibilidad a la hora de valorar estas circunstancias y ser capaces de ayudar a los jóvenes a ser capaces de exponer sus problemas y, al mismo tiempo, ser receptivos para ayudarles con sus problemas de salud mental[7].

- Mayor edad y sexo femenino.
- Síntomas psiquiátricos en los padres.
- Exposición a drogas y uso de cannabis.
- Síntomas físicos que causan alteración en:
  - Rendimiento escolar, concentración y diversión.
- Uso de los servicios de atención primaria y de los servicios de salud mental.

Figura 3. Asociaciones de síntomas depresivos en adolescentes que acuden a atención primaria. Adaptado de Yates y cols., 2004[6].

EVALUACIÓN

Al igual que en el caso de los niños, la evaluación de los adolescentes es más apropiada cuando se utilizan múltiples fuentes de datos, por lo que también es importante conocer el punto de vista de los padres y los profesores. Sin embargo, los adolescentes pueden acudir a consulta ellos solos, dejando al médico de Atención Primaria sin la posibilidad de obtener una información externa validada.

Sin embargo, y al contrario de lo que ocurre con los niños cuya versión de los hechos puede ser cuestionable, conocer de primera mano el relato que hacen los adolescentes de su problema es esencial, especialmente en lo referente a los cambios del estado de ánimo y los síntomas de ansiedad. La importancia de contar con la participación del adolescente en la evaluación clínica adquiere aún mayor relevancia al considerar que la información aportada por los adolescentes permite diagnosticar más psicopatología que la identificable exclusivamente a partir de la información de los padres. Por ejemplo, Rutter y cols. encontraron que a muchos adolescentes considerados sanos por sus padres y profesores les fue diagnosticado, posteriormente, un trastorno mental mediante una entrevista personal[8].

Para los médicos de Atención Primaria puede ser resultar complicado atender en consulta a un adolescente que acude solo, pues suelen estar más acostumbrados a tratar a los menores junto con sus padres. Sin embargo, la mayoría de los padres y de los adolescentes encuentran aceptable y en consonancia con los cambios del desarrollo y la progresiva adquisición de autonomía por el adolescente, que se les de la oportunidad de acudir a una entrevista médica en solitario.

A los propios médicos puede preocuparles afrontar las consultas con adolescentes, temiendo que estos jóvenes expresen torpemente sus problemas o respondan de forma monosilábica a sus preguntas. En la mayoría de los casos, estos temores son infundados y los adolescentes apreciarán la oportunidad de acudir a consulta y se mostrarán comunicativos si se les asegura que la información que proporcionen no será revelada a sus padres salvo con el consentimiento del adolescente o en aquellos casos en que el médico tema por la seguridad del adolescente. Los adolescentes valoran ser informados adecuadamente sobre sus problemas de salud mental y, también, que se les facilite la dirección de páginas web en las que puedan encontrar información sobre sus problemas de salud.

TRASTORNO DEPRESIVO EN LOS ADOLESCENTES

El trastorno depresivo es poco frecuente durante la pre-adolescencia, pero la prevalencia aumenta al llegar a la adolescencia, sobre todo entre las chicas. Cuanto mayor sea la edad del paciente, el síndrome depresivo del adolescente se va pareciendo cada vez más al del adulto. La identificación y el tratamiento de la depresión en el adolescente son cruciales para evitar la discapacidad que se asocia a largo plazo con esta patología. La depresión es un importante factor de riesgo para el suicidio. Factores contextuales como el duelo y los problemas de relación con la familia o con los compañeros aumentan el riesgo de depresión en los adolescentes. La depresión del adolescente también se asocia con enfermedades físicas y con algunos tratamientos médicos, como ciertas formas de administración de corticoides. Dado que los trastornos depresivos son hereditarios, puede haber antecedentes de la enfermedad entre los familiares del adolescente.

Características clínicas

La depresión en el adolescente puede presentarse con los síntomas depresivos clásicos, incluyendo estado de ánimo bajo y tristeza intensa y mantenida. Sin embargo, en lugar de un estado de ánimo bajo, algunas personas se vuelven irritables y describen su estado de ánimo como "estar aburrido".

El adolescente puede mostrarse pasivo y perder interés por actividades que previamente le divertían. Los adolescentes deprimidos con frecuencia pierden la autoconfianza y se vuelven poco sociables. Generalmente pierden interés en sus amigos, lo cual acentúa su aislamiento. Pueden expresar desesperanza, pensamientos suicidas o deseos de morir y es importante evaluar específicamente la presencia de tendencias e ideas suicidas (véase la próxima sección sobre la autolesión deliberada y el suicidio). Sin embargo, es importante destacar que el pensamiento suicida es relativamente frecuente en este grupo de edad y que la preocupación sobre las tendencias e ideas suicidas incluye la existencia de intención o la probabilidad de llevar a cabo estos pensamientos. No hay datos que indiquen que el preguntar sobre los pensamientos suicidas aumente el riesgo del intento de suicidio por parte del paciente. Con frecuencia, los adolescentes deprimidos tienen problemas para concentrarse, lo que empeora su rendimiento escolar. También pueden presentar como queja fundamental los denominados síntomas biológicos, tales como trastornos del sueño, disminución del apetito y pérdida de peso. En el síndrome depresivo grave, el adolescente puede mostrarse enlentecido o agitado.

Además de las características depresivas habituales, los adolescentes también pueden acudir a consulta por complicaciones de su enfermedad depresiva, como un fracaso escolar inexplicable o rechazo a la escuela. De forma similar, los problemas de conducta o los síntomas físicos inexplicables, como el dolor abdominal recurrente, pueden predominar en el síndrome depresivo del adolescente. Por lo tanto, es importante descartar la depresión en los adolescentes que presentan este tipo de dificultades. La depresión también puede coexistir o exacerbar otros problemas de salud del adolescente como el abuso de sustancias. La discapacidad asociada con la depresión del adolescente puede producir efectos secundarios como problemas familiares, escolares o con los compañeros.

Tratamiento

La depresión en el adolescente responde a intervenciones psicológicas estructuradas como la Terapia Cognitivo Conductual y la Terapia Interpersonal. Los casos graves pueden mejorar con un tratamiento adicional con Inhibidores Selectivos de la Recaptación de Serotonina (ISRS)[9]. Sin embargo, los ISRS se asocian con un aumento del riesgo de los pensamientos y las conductas suicidas, por lo que es mejor que estos fármacos sean prescritos en servicios de salud mental infanto-juveniles especializados, dado que requieren una estrecha vigilancia, sobre todo al inicio y durante el ajuste posterior de la dosificación. Es importante tratar cualquier otro problema contextual agravante de la situación. Es indispensable implicar a la familia para apoyar el tratamiento del adolescente.

Implicaciones para la Atención Primaria

Los médicos de Atención Primaria desempeñan un papel fundamental en la identificación de los trastornos depresivos y en el tratamiento de los mismos cuando son leves o moderados. Habitualmente el cribado de los trastornos depresivos requiere llevar a cabo una entrevista a solas con el adolescente, e indagar la presencia de preocupaciones o dolencias físicas distintas a las que motivaron la consulta. Cuando se identifiquen síntomas depresivos, es apropiado realizar una exploración minuciosa sobre los síntomas depresivos principales y de segundo nivel, tales como los descritos anteriormente. En los casos leves, una de las tareas de los médicos de Atención Primaria es explicar al adolescente que sus síntomas encajan con los de un trastorno depresivo, que estos trastornos son frecuentes en las personas jóvenes, que generalmente se asocian con acontecimientos desalentadores y que suelen ser de corta duración (entre 1 y 2 meses), por lo que la recuperación es muy probable.

Los médicos pueden aconsejar qué medidas se pueden tomar para intentar mejorar la situación del paciente[10], incluyendo la identificación de una persona de confianza y planeando un incremento gradual de la realización de actividades placenteras, incluyendo la actividad física. Es útil hacer ver a los adolescentes que las actividades pueden no parecerles inicialmente tan placenteras como antes de estar enfermos. Sin embargo, se les debe animar a persistir y volver a las rutinas diarias, incluyendo el horario de irse a la cama. Del mismo modo, se debe animar a los adolescentes a volver gradualmente a la escuela, aunque en función de su estado mental.

En los casos en que se considere que existe riesgo de suicidio o aquellos que presentan graves síntomas depresivos deben remitirse a los servicios especializados. Estas personas necesitarán una supervisión más estrecha, incluyendo la limitación del acceso a medios o circunstancias que les permitan autolesionarse hasta que el nivel de riesgo de suicidio disminuya. En un número reducido de casos, puede ser necesario el ingreso en una unidad hospitalaria adecuada.

AUTOLESIÓN DELIBERADA Y SUICIDIO

El suicidio consumado es un suceso poco frecuente pero trágico en la infancia. Es muy raro en el periodo de la preadolescencia pero la prevalencia aumenta al 12,5 por 100.000 entre los 15-24 años de edad[11]. La autolesión en los niños es mucho más frecuente, con tasas muy altas entre los 15-24 años (283 por 100.000)[12]. Los métodos más frecuentes de autolesión son la sobredosis de sustancias y las heridas autoinfligidas. Hay un mayor riesgo de autolesión en las chicas, mientras que los chicos es más probable que lleven a cabo un suicidio. En los niños, las autolesiones son sucesos graves que se asocian con un mayor riesgo de suicidio. Los métodos más violentos, como saltar desde un lugar elevado o el intento de ahorcamiento, deben llamar la atención sobre un riesgo grave de suicidio.

Características clínicas

Debido al riesgo potencial de complicaciones físicas graves y de suicidio consumado, los niños que se autolesionan deben ser remitidos al psiquiatra infanto-juvenil y, si está indicado, al hospital para una valoración de su salud física y mental. En el caso de sobredosis de paracetamol, las complicaciones mortales potenciales pueden prevenirse con una administración precoz de antídotos adecuados.

Una vez que la situación física del niño se ha estabilizado, un psiquiatra infantil deberá evaluar su salud mental. Esta valoración tiene como objetivo establecer el grado de ideación suicida, identificar cualquier factor desencadenante, la probabilidad de repetir el intento, los recursos del niño y la familia para afrontarlo y otros factores agravantes o de apoyo disponibles. La confirmación del intento de suicidio se realiza basándose en que hubiera una intención expresa de morir, la evidencia de una planificación (por ejemplo, acumulación de medicamentos), los esfuerzos para evitar ser descubierto y la esperanza de que el acto llegue a su fin (por ejemplo, notas de suicidio o notas sobre el cuidado futuro de sus animales domésticos). Entre los factores desencadenantes comunes están las roturas de relaciones, discusiones con otros miembros de la familia o compañeros y problemas disciplinarios. Se deben buscar otros factores contribuyentes como experimentar acoso escolar o dificultades académicas. Se deben identificar y plantear en la valoración del riesgo y en la planificación de tratamiento del niño circunstancias familiares agravantes incluyendo desacuerdos con los padres y violencia, enfermedad mental paterna y auto-lesiones o suicidios.

Generalmente, la evaluación implica tanto al niño como a su familia, aunque es esencial ofrecer al niño la oportunidad de ser evaluado a solas. La valoración de los niños que se han autolesionado debe incluir una conversación empática, pero clara, sobre el potencial de suicidio. Como se ha mencionado anteriormente, en los trastornos depresivos no existe evidencia de que hablar del suicidio con los niños que se auto-lesionan aumente el riesgo de suicidio o de auto-lesión. Por el contrario, si consideramos el potencial de suicidio como un buen barómetro del estrés, el niño puede sentirse tranquilizado de que el médico comprenda su grado de tristeza. Dado que la auto-lesión puede ser un síntoma de otras enfermedades mentales como trastornos depresivos, en la valoración se debe buscar la depresión y otros problemas de salud mental graves.

Tratamiento

El primer objetivo del tratamiento es prevenir la repetición del intento o la consumación del suicidio. La probabilidad de que esto ocurra es mayor cuando el intento autolítico tenía intención de acabar con la vida o el niño expresa una clara intencionalidad suicida, tal como lamentarse de no haber estos sucesos es mayor si la autolesión tenía un intento claro de suicidio y si el niño continúa expresando intención suicida como lamentar haber sobrevivido a la sobredosis. El riesgo de suicidio también aumenta si el niño es varón, mayor y ha utilizado medios peligrosos o violentos para auto-lesionarse. Otros factores de alerta incluyen la presencia de enfermedad mental grave como un trastorno depresivo o psicosis. Un niño con sospecha de riesgo de suicidio debe ser supervisado estrechamente y negarle el acceso a medios de autolesión. Esto puede precisar el ingreso en una unidad especializada en salud mental infantil o en una guardia pediátrica.

La mayoría de los niños que se autolesionan pueden ser tratados de forma ambulatoria. Tanto el niño como sus padres necesitarán una guía clara sobre cómo llevar a cabo la supervisión, el nivel de seguridad y cómo buscar ayuda en caso de nuevas crisis. Hay intervenciones específicas, como las técnicas de resolución de problemas, que pueden ser útiles para manejar los factores desencadenantes y las crisis futuras[13]. Se deberá tratar cualquier enfermedad mental específica, como la depresión, y muchos niños necesitarán intervenciones específicas para mejorar las relaciones familiares y la comunicación.

Implicaciones para la Atención Primaria

Los médicos de Atención Primaria tienen un papel crucial en la identificación del riesgo de suicidio entre sus pacientes y en la remisión de los niños con conductas suicidas a los servicios especializados. Asimismo deben participar en el seguimiento y el apoyo del niño y su familia tras la hospitalización inicial y subsiguiente tratamiento por parte de los servicios especializados de salud mental infantojuvenil. Es importante asumir un papel empático, sin realizar críticas o juicios de valor a la hora de tratar a los niños que se autolesionan y a sus familiares. Esta actitud profesional modela una forma diferente de comunicación para una familia que puede estar en una situación crítica y para un niño que puede estar abrumado por los sentimientos de culpa. De esta forma también es menos probable que se produzca un abandono del tratamiento.

ABUSO DE DROGAS

El consumo de drogas es muy frecuente en los adolescentes aunque en la mayoría de los casos es una forma de experimentación[14]. Solamente una pequeña proporción de adolescentes acabará desarrollando problemas a largo plazo por abuso continuado de drogas.

Si lo incluimos dentro de las conductas de búsqueda de nuevas experiencias y de riesgo de los adolescentes, la alta prevalencia del consumo de drogas breve y experimental en este grupo de edad se considera a veces casi como “normal”. La mayor parte del consumo de drogas en la adolescencia suele estar relacionado con el cannabis. Sin embargo, entre los adolescentes de mayor edad se da el policonsumo de sustancias, especialmente dentro de la cultura de discoteca.

El consumo de drogas en la adolescencia puede clasificarse como *consumo perjudicial* o *dependencia*[15]. Con *consumo perjudicial* se hace referencia a un adolescente cuyo consumo de drogas le ha provocado un daño identificable. El daño puede ser físico (por ejemplo, infecciones hematológicas), psicológico (por ejemplo, trastornos del estado de ánimo o autolesiones) o social (por ejemplo, fracaso escolar o exclusión). Aunque no todo consumo de drogas es perjudicial, el riesgo de sufrir daños es alto. Dependiendo de la droga, el riesgo de daño puede ser tan alto como para suceder con una sola dosis (por ejemplo, infección por VIH con una única inyección usando una aguja contaminada).

La *dependencia* es un síndrome que ocurre con un consumo más persistente, y es más probable que se de con algunas drogas (por ejemplo, opiáceos) que con otras (por ejemplo, cannabis). Los adolescentes con dependencia tienen un deseo compulsivo de consumir esa sustancia. Tienen síntomas de deprivación cuando suspenden o reducen el consumo de la sustancia.

También muestran tolerancia, necesitando mayor cantidad de la sustancia para conseguir el mismo efecto que anteriormente. Habitualmente se dedican tanto a obtener y consumir la sustancia que descuidan otros intereses y necesidades. Generalmente encuentran difícil controlar su consumo y persisten a pesar del daño que les produce.

Características clínicas

Como se ha descrito anteriormente, los adolescentes buscan poca ayuda profesional para los trastornos psiquiátricos, y en el caso de los problemas de consumo de drogas la búsqueda de ayuda es todavía menor. Por tanto, muchos de los adolescentes consumidores de sustancias vistos en Atención Primaria acuden obligados. Con frecuencia, acuden al médico ante la insistencia de figuras de autoridad como los padres, los profesores, los servicios sociales o los tribunales de justicia. La sintomatología que presentan es, generalmente, una combinación de problemas surgidos de las complicaciones físicas, sociales, psicológicas o educativas derivadas de su consumo de sustancias.

Dependiendo de la droga, las complicaciones físicas pueden incluir lesiones en la boca o la nariz provocadas por fumar o inhalar la sustancia. El adolescente puede tener lesiones físicas como resultado de caídas, conductas de riesgo o peleas que se producen mientras está bajo la influencia de la sustancia. Los que consumen drogas inyectables pueden presentar complicaciones asociadas a la vía de administración, cadenas de pinchazos, embolismos, abscesos, infecciones de transmisión hematológica, como el VIH y la hepatitis. La sintomatología física puede deberse también a los síntomas por deprivación, que pueden ser muy angustiantes en el caso de sustancias como los opiáceos.

La sintomatología debida a las complicaciones psicosociales incluye alteraciones de conducta durante la intoxicación aguda o como consecuencia de la deprivación. Ciertas drogas pueden inducir síntomas transitorios psicóticos y del estado de ánimo. Las complicaciones psiquiátricas junto con las consecuencias sociales pueden predisponer a algunos adolescentes hacia las conductas suicidas o la inducción de autolesiones. Con frecuencia, las preocupaciones por la obtención y el consumo de drogas, así como los cambios psiquiátricos, conllevan un deterioro progresivo del rendimiento escolar. Muchas veces, el mantenimiento de un hábito tan caro conduce a la criminalidad y a tener problemas legales. Casi todas estas complicaciones llevan, inevitablemente, a repercusiones secundarias en la familia del joven y las relaciones con sus compañeros.

El consumo de drogas puede coexistir o ser una forma de presentación de otros trastornos mentales como los trastornos de conducta, el trastorno por déficit de atención e hiperactividad (TDAH), los trastornos del estado de ánimo o la psicosis. Por lo tanto, es importante realizar una evaluación psiquiátrica durante la valoración de estos adolescentes, puesto que estos trastornos son tratables con independencia del consumo de sustancias.

Tratamiento

La identificación y tratamiento precoz de los problemas por consumo de sustancias de la adolescencia puede ser fundamental para prevenir los trastornos, a veces irreversibles, físicos, psicológicos y sociales que conlleva el consumo crónico de drogas. La valoración y el tratamiento de los adolescentes con una adicción bien establecida, y que genera discapacidad, requiere la intervención de un especialista; por lo tanto, los adolescentes con este problema que se identifican en Atención Primaria deben ser remitidos al tratamiento especializado. Sin embargo, esta derivación puede no llegar a buen término si no existe un servicio especializado para el consumo de drogas en adolescentes. Esto se debe a que, como se ha referido anteriormente, la preocupación sobre la confidencialidad contribuye a que las personas de este grupo de edad no busquen ayuda y estas preocupaciones son todavía mayores en el caso de condiciones que estigmatizan, como el consumo de drogas. Desgraciadamente, servicios de estas características no están ampliamente disponibles. Sin embargo, hay una serie de países occidentales que disponen de con servicios ambulatorios para adolescentes especialmente configurados para tratar los problemas de consumo de drogas, en un entorno aceptable para los jóvenes. Aplicando estrategias innovadoras (por ejemplo, estableciendo amistad con el joven afectado), estos servicios facilitan y apoyan la asistencia a centros especializados.

Las opciones de tratamiento para el consumo de drogas en adolescentes incluyen técnicas de entrevista motivacional, terapia cognitiva conductual (TCC) y terapia familiar. Cuando sea adecuado, también se pueden indicar terapias de grupo. En cualquier caso, implicar a la familia en el apoyo del tratamiento es esencial. Aparte de estas intervenciones, los adolescentes y su familia pueden encontrar conveniente trabajar con organizaciones de voluntariado especialmente dedicadas a los adolescentes con problemas de consumo de drogas.

Aunque la abstinencia sea el objetivo ideal de tratamiento, para la mayoría de los adolescentes con problemas de consumo de drogas, este propósito es difícil de alcanzar. Sin embargo, incluso pequeñas reducciones en el consumo y en los patrones y métodos de consumo (por ejemplo, métodos más seguros de inyección) pueden suponer unas ganancias físicas y psicológicas enormes y prevenir un deterioro mayor.

Implicaciones para la Atención Primaria

El médico de familia está en una posición ideal para identificar problemas de consumo de sustancias en los jóvenes que consultan por problemas físicos relacionados o en aquellos con problemas emocionales o depresivos. El médico de Atención Primaria puede contribuir dando una información veraz y carente de prejuicios sobre las características, las complicaciones médicas y sociales del consumo de drogas, y facilitando folletos adecuados y la forma de contactar con organizaciones voluntarias en la comunidad.

TRASTORNOS DE LA CONDUCTA ALIMENTARIA

Los trastornos de la ingesta (anorexia y bulimia) son trastornos mentales potencialmente graves, con un alto riesgo de mortalidad por las complicaciones físicas y el suicidio. La anorexia es más frecuente en adolescentes en comparación con la bulimia (véase más adelante), y ambas enfermedades son más frecuentes en mujeres que en hombres. Dado que los trastornos de la ingesta interfieren con el rápido crecimiento físico que ocurre en la adolescencia, las deficiencias resultantes (por ejemplo, en la masa ósea) pueden cronificarse, incluso después de un tratamiento exitoso del trastorno alimentario.

Características clínicas

Anorexia

La característica fundamental de la anorexia es una grave pérdida de peso autoinducida o la ausencia de ganancia ponderal. En general, es una consecuencia de una restricción dietética deliberada, de los vómitos autoinducidos después de las comidas, del abuso de laxantes o del ejercicio excesivo. Los adolescentes afectados están preocupados por su imagen corporal y por su peso, mostrando un deseo intenso de estar delgados. Con frecuencia tienen una imagen distorsionada de su imagen corporal, creyendo que están gordos cuando en realidad están delgados. En concordancia con esta visión distorsionada, frecuentemente se proponen objetivos irreales, como desear alcanzar un peso muy bajo. Las consecuencias físicas de la pérdida grave de peso son una alteración del eje hipotálamo hipofisario que se manifiesta con una amenorrea secundaria o un retraso en la menarquia[16].

Bulimia

Al igual que con la anorexia, los adolescentes que padecen bulimia tienen preocupaciones sobre su peso, su imagen corporal y miedo a engordar. Sin embargo, contrariamente a la anorexia, la mayoría de los adolescentes bulímicos tienen pesos dentro de la normalidad.

La característica fundamental de la bulimia es la presencia de episodios repetidos de ataques de ingesta seguidos de vómitos autoinducidos. Los pacientes tienden a ingerir en exceso comidas ricas en calorías como pasteles y chocolate. Las crisis de ingesta excesiva se siguen de sentimientos de culpa y miedo de engordar provocando medidas de restricción de peso como el vómito autoinducido. Los padres pueden referir desapariciones inexplicables de grandes cantidades de comida, conductas raras en el momento de la comida o permanencia prolongada en el baño inmediatamente después de comer. La exploración física puede poner de manifiesto signos relacionados con los vómitos autoinducidos incluyendo erosión de los dientes incisivos y formación de callos en el dorso de los dedos.

Otros factores

Los trastornos de la conducta alimentaria pueden coexistir o simular otros trastornos físicos o mentales de la adolescencia. Es importante realizar los estudios físicos de rutina para excluir otras causas de pérdida de peso, incluyendo síndromes de malabsorción, hipertiroidismo y, si está indicado, VIH y tuberculosis. Los trastornos de la conducta alimentaria se asocian con tasas elevadas de trastornos emocionales, especialmente trastornos depresivos[17], por lo que es importante realizar una valoración psiquiátrica en este tipo de adolescentes. Otros trastornos que pueden confundirse con los trastornos de la conducta alimentaria incluyen consumir exclusivamente un grupo muy reducido de alimentos (frecuente en los trastornos autistas o en el trastorno de estrés agudo), rechazo de alimentos (puede ser parte de un trastorno desafiante o posicional) o aislamiento grave o síndrome de rechazo persistente (el adolescente rechaza otras cosas además de la comida y las bebidas).

Tratamiento e implicaciones en la Atención Primaria

Es importante que los médicos de Atención Primaria estén capacitados para identificar precozmente a los adolescentes con trastornos de la conducta alimentaria. El tratamiento precoz reduce las complicaciones físicas inmediatas y mejora la evolución a largo plazo. Sin embargo, la valoración y el tratamiento de los trastornos de la conducta alimentaria bien establecidos requieren de la intervención de un especialista. Por lo tanto, estos adolescentes deben ser remitidos a servicios de salud mental infanto-juveniles. Antes de remitirlos, es útil que el médico de Atención Primaria realice una serie de estudios de rutina para excluir causas orgánicas y evidenciar posibles alteraciones bioquímicas, específicamente electrolíticas. La mayoría de los adolescentes con trastornos de la conducta alimentaria pueden ser tratados de eficazmente de forma ambulatoria.

En el caso de la anorexia, la prioridad fundamental es ayudar al adolescente a recuperar el peso aumentando la ingesta calórica. Es esencial implicar a la familia, pues los padres pueden asumir el papel de supervisar la ingestión de alimentos del adolescente. El objetivo sería una ingesta calórica que provoque una recuperación gradual del peso de 0,5-1 kg por semana. El adolescente debe ser pesado semanalmente para comprobar su ganancia ponderal. Es importante iniciar un programa de realimentación lentamente para evitar complicaciones bioquímicas del síndrome de realimentación. Además de implicar a la familia, algunos adolescentes pueden encontrar útil que se realice una intervención psicológica individual y emplear materiales de autoayuda. Es importante identificar y tratar cualquier trastorno coexistente del estado de ánimo. Los medicamentos no son eficaces como tratamiento primario en la anorexia. Sin embargo, los adolescentes con trastornos depresivos coexistentes pueden beneficiarse de la toma de medicamentos, al igual que otros adolescentes deprimidos. El ingreso hospitalario para tratamiento intensivo y supervisión debe plantearse en aquellos adolescentes que no recuperan el peso adecuadamente o que desarrollan complicaciones físicas o que tienen riesgo de suicidio.

En el caso de la bulimia, algunos de los principios del tratamiento de la anorexia son también aplicables. Sin embargo, dado que los adolescentes con bulimia tienden a ser mayores, preferirán un tratamiento individual y programas de autoayuda. Aunque la implicación de la familia puede ser útil, los adolescentes mayores pueden tener menor predisposición a ello. Los fármacos antidepresivos (por ejemplo, ISRS) pueden disminuir la frecuencia de los ataques de ingesta y vómitos en algunos pacientes con bulimia y deben plantearse en casos graves.

Además de la identificación y la remisión, el médico de Atención Primaria debe estar implicado en el manejo de las complicaciones médicas que surjan durante el tratamiento, en la vigilancia de la situación física entre las distintas citas y en el apoyo a la familia con el plan de tratamiento indicado por el especialista. También pueden participar identificando una pérdida recurrente de peso tras el tratamiento y animándoles a realizar las sesiones de tratamiento de recuerdo que se recomienden.

TRASTORNOS PSICÓTICOS

Los trastornos psicóticos son enfermedades mentales graves que algunas veces se presentan en niños y adolescentes. Son poco frecuentes en niños, pero la prevalencia aumenta en la adolescencia precoz desde el 0,9 por 10.000 al 17,6 por 10.000 a los 18 años[18]. Los trastornos psicóticos más frecuentes en la adolescencia son la esquizofrenia, las psicosis inducidos por drogas y las psicosis afectivas. La forma de presentación de los trastornos psicóticos en la adolescencia es muy similar a la del adulto, exceptuando las primeras manifestaciones que suelen tener una mezcla de características afectivas y esquizofrénicas, por lo que se precisará un periodo de observación hasta que se manifieste el trastorno psicótico predominante subyacente de forma más clara. Los trastornos psicóticos precoces, especialmente la esquizofrenia, son más frecuentes entre los preadolescentes y en la adolescencia precoz en los chicos más que en las chicas. Esto contrasta con la equiparable distribución por sexos de la esquizofrenia en adultos.

Características clínicas

Los síntomas psicóticos son similares en adultos y en niños, aunque el nivel de desarrollo del niño puede influir en la complejidad de los síntomas. Por ejemplo, es difícil establecer la presencia de un fenómeno alucinatorio durante la entrevista con un niño pequeño antes de la edad de 7 años. Los trastornos psicóticos se presentan con alteraciones graves en las creencias, percepciones, pensamientos y emociones que interfieren con la capacidad de la persona para interpretar la realidad.

Un adolescente con psicosis puede presentar creencias intensas, distorsionadas y sin una base real (excluyendo las creencias religiosas frecuentes). Estas creencias se describen como delirios. En la esquizofrenia, estos pensamientos son especialmente persecutorios (por ejemplo, personas que quieren hacer daño al paciente). En la psicosis afectiva, los pensamientos delirantes suelen estar en relación con el trastorno acompañante del estado de ánimo, así, un adolescente con manía puede creer que tiene poderes sobrenaturales.

La percepción anormal (alucinación) también es una presentación frecuente de la psicosis. Una alucinación es una percepción sin estímulo. Las alucinaciones pueden ser experimentadas con cualquiera de los cinco sentidos, aunque la forma más frecuente es la alucinación auditiva (escuchar voces). La forma específica y el contenido de la alucinación auditiva son importantes desde el punto de vista diagnóstico. En la esquizofrenia, la alucinación auditiva típicamente implica a dos o más voces que hablan al paciente (en tercera persona) o realizan comentarios sobre las acciones del paciente. En la psicosis afectiva, las voces hablan directamente al paciente (en segunda persona) diciéndole cosas sobre su estado de ánimo. Por ejemplo, un adolescente con depresión psicótica puede oír voces diciéndole lo malo o lo feo que es.

La presentación de la psicosis en la adolescencia puede ser insidiosa[19]. El paciente puede pasar varios meses con un descenso sutil y gradual en sus capacidades, en la personalidad y en la conducta antes de que aparezcan claramente los síntomas psicóticos. En lugar de delirios y alucinaciones, algunos adolescentes pueden tener apatía, evitación, irritabilidad, falta de cuidado personal, y lenguaje y expresión emocional restringidos. Estos últimos signos, conocidos como síntomas negativos, son más difíciles de tratar y predicen un pronóstico peor.

Tratamiento e implicaciones para la Atención Primaria

Los trastornos psicóticos se encuentran entre las enfermedades mentales más graves presentes en la adolescencia. Su valoración, diagnóstico y tratamiento requieren una intervención psiquiátrica especializada; por lo tanto, cualquier niño visto en Atención Primaria con sospecha de enfermedad psicótica debe ser remitido precozmente.

El tratamiento eficaz de los trastornos psicóticos en la adolescencia implica intervenciones para aliviar los síntomas, medidas que maximicen la función psicosocial del adolescente, incluyendo el acceso continuo a la educación, y apoyo para los cuidadores. El alivio de los síntomas se consigue con medicación neuroléptica. Es preferible utilizar los nuevos antipsicóticos atípicos por su menor tendencia a producir efectos adversos extrapiramidales. Sin embargo, estos fármacos tienen otros efectos adversos (como la ganancia de peso) que pueden ser, potencialmente, muy angustiantes para los adolescentes. Por lo tanto, es importante explicar al adolescente las características de la medicación, incluyendo el perfil de efectos adversos de las distintas opciones farmacológicas disponibles.

Frecuentemente, el tratamiento de las necesidades psicosociales y el ajuste de los adolescentes con psicosis implican una estrecha relación con otras instituciones, incluyendo escuelas, servicios sociales, las familias y organizaciones de la comunidad. Las intervenciones de la familia con el fin de reducir la "emoción expresada" (como los comentarios críticos) pueden disminuir las tasas de recaída[20]. La implicación de la familia también mejora la adherencia terapéutica.

Incluso con la resolución de los síntomas, puede no ser posible el retorno a la situación pre-mórbida. Las funciones y habilidad globales del adolescente pueden deteriorarse gradualmente precisando un apoyo estrecho y de larga duración. Desgraciadamente, se sabe que el comienzo precoz supone un factor de mal pronóstico para la esquizofrenia. El retraso del tratamiento también es un factor de mal pronóstico[19], por lo tanto es indispensable una identificación precoz en Atención Primaria de los adolescentes psicóticos.

El médico de Atención Primaria tiene un papel importante en el apoyo a los especialistas de salud mental, en la vigilancia del cumplimiento terapéutico y en animar al paciente a continuar realizándolo.

COMENTARIOS FINALES

Aunque la mayoría de los adolescentes muestran un buen ajuste desde el punto de vista psiquiátrico, los problemas de salud mental en la adolescencia son frecuentes y con mayores tasas que durante la infancia. Al igual que en los trastornos infantiles, pueden provocar una discapacidad importante y sufrimiento al adolescente y a su familia, aunque son tratables mediante intervenciones eficaces. Los trastornos psiquiátricos, sobre todo los trastornos depresivos, son especialmente frecuentes entre adolescentes que acuden a consulta en los servicios de Atención Primaria. El médico de familia o el médico de Atención Primaria tiene un papel fundamental en la identificación de los problemas de salud mental en los adolescentes, en facilitarlos información y consejo, en el tratamiento de los problemas leves (especialmente los depresivos y otros trastornos emocionales), en remitirlos a los servicios de salud mental especializados en el caso de padecer problemas más graves, como cuando el adolescente comience a presentar problemas disruptivos importantes o problemas amenazantes para la vida, tales como los trastornos psicóticos o de la conducta alimentaria. Los servicios de salud mental infanto-juveniles tienen que apoyar a los servicios de Atención Primaria (mediante cursos, interconsultas, trabajo en equipo, etc.) para mejorar la identificación precoz y el tratamiento de los adolescentes con problemas de salud mental (fig. 4).

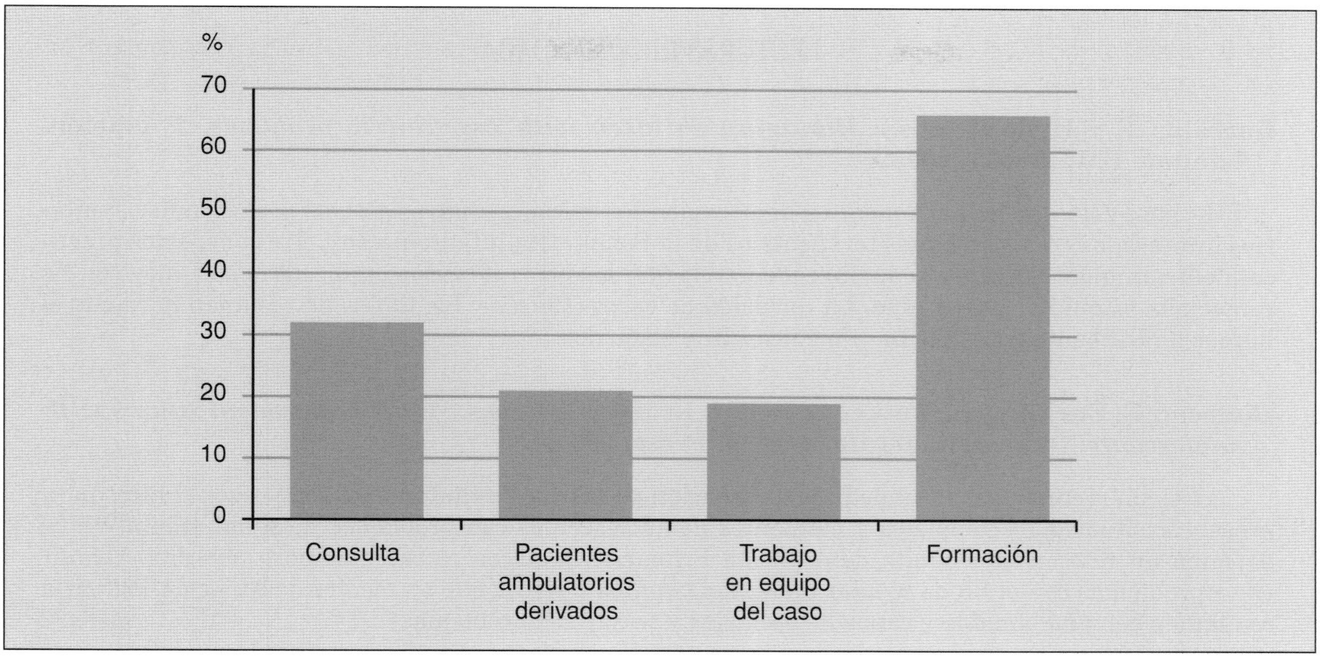

Figura 4. Perfil de actividades proporcionadas por los servicios de Salud Mental infanto-juveniles a la Atención Primaria en el Reino Unido. Adaptado de Bradley y cols., 2003[21].

LECTURAS RECOMENDADAS

Garralda E y Hyde C (eds.): *Managing children with psychiatric problems,* 2ª edición. London, BMJ Books, 2003.

Este libro está escrito para médicos de Atención Primaria, pediatras y otros profesionales sanitarios interesados en los enfoques terapéuticos de la Psiquiatría infanto-juvenil. Trata aspectos prácticos del tratamiento psicológico incluyendo la relación con otros servicios implicados en el apoyo de los problemas psiquiátricos del niño. La inclusión de casos clínicos y las tablas de resumen hace que el libro sea fácilmente accesible para médicos muy ocupados.

Donocan C, Suckling H, Walker Z, Bell J, Kramer T, Cross S: *Difficult consultations with adolescents.* Oxford, Radcliffe Medical Press, 2004.

Éste es un recurso útil para médicos de atención primaria. Los autores utilizan casos clínicos para presentar situaciones complejas y frecuentes de adolescentes con problemas de salud mental y que suponen un reto en la consulta de Atención Primaria. Sugieren estrategias para abordar y tratar estos problemas con el fin de ayudar a los adolescentes a sentir que su médico de Atención Primaria es alguien cercano, amable y capaz de escuchar y tratar sus problemas.

World Health Organisation: *WHO Guide to Mental and Neurological Health in Primary Care - UK Edition.* London, Royal Society of Medicine Press, 2004.

Se trata de un material práctico y fácil de utilizar para médicos de Atención Primaria atareados. El manual está escrito por un amplio grupo de expertos tanto en Atención Primaria como en salud mental. Trata de aspectos de salud mental de todos los grupos de edad con una sección especial para niños y adolescentes. Contiene estrategias prácticas tanto para el diagnóstico como para el tratamiento de los trastornos mentales más frecuentes en Atención Primaria. El manual adjunta un CD-ROM que contiene folletos útiles que pueden imprimirse y entregarse a los pacientes, aunque deberán ser traducidos en países de habla no inglesa. También contiene una serie de cuadros resumen, diseñados para que puedan ser utilizados de forma interactiva con los pacientes.

Taylor E y Rutter M (Eds.): *Child and adolescent psychiatry: Modern approaches,* 4ª Edición. Oxfor: Blackwell, 2002.

Éste es uno de los libros básicos y con mayor autoridad en el campo de la salud mental de niños y adolescentes. Escrito por un grupo internacional de expertos, el libro es una referencia técnica y valiosa sobre muchos aspectos de la Psiquiatría infantil y del adolescente. Incluye aspectos relacionados con la epidemiología, etiología, evaluación, síndromes clínicos específicos, enfoques terapéuticos y organización de servicios.

BIBLIOGRAFÍA

1. Offer D, Schonert-Reichl KA: Debunking the myths of adolescence: Findings from Recent Research. *Journal of the Academy of Child and Adolescent Psychiatry* 1992; 31:1003-1014.

2. Offord DR, Boyle MH, Campbell D, Goering P: One-year prevalence of psychiatric disorder in Ontarians 15 to 64 years of age. *Canadian Journal of Psychiatry* 1996; 41:559-563.

3. Meltzer H, Gatward R, Goodman R, Ford T: Mental health of children and adolescents in Great Britain. *International Review of Psychiatry* 2003; 15:185–187.

4. Garralda E: The Interface Between Physical and Mental Health Problems and Medical Help Seeking in Children and Adolescents: A Research Perspective. *Child and Adolescent Mental Health* 2004; 9:146-155.

5. Kramer T, Garralda E: Psychiatric disorders in adolescents in primary care. *British Journal of Psychiatry* 1998; 173:508-513.

6. Yates P, Kramer T, Garralda E: Depressive symptoms amongst adolescent primary care attenders: Levels and associations. *Social Psychiatry and Psychiatric Epidemiology* 2004; 39:588-594.

7. Donocan C, Suckling H, Walker Z, Bell J, Kramer T, Cross S: *Difficult consultations with adolescents*. Oxford: Radcliffe Medical Press, 2004.

8. Rutter M, Graham P, Chadwick DFD, Yule W: Adolescent turmoil: fact or fiction. *Journal of Child Psychology and Psychiatry* 1976; 17:35-56.

9. TAD Team: Fluoxetine, Cognitive-Behavioral Therapy, and Their Combination for Adolescents With Depression: Treatment for Adolescents With Depression Study (TADS) Randomized Controlled Trial. *Journal of the American Medical Association* 2004; 292:807-820.

10. Garralda E, Hyde C (eds.): *Managing children with psychiatric problems*, 2nd Edition. London: BMJ Books, 2003.

11. Maughan B, Iervolino AC, Collishaw S: Time trends in child and adolescent mental disorders. *Current Opinion in Psychiatry* 2005; 18:381-385.

12. Schmidtke A, Bille B, DeLeo D, Kerkhof A: Attempted suicide in Europe: Rates, trends and sociodemographic characteristics of suicide attempters during the period 1989-1992. Results of the WHO/EURO multicentre study on parasuicide. *Acta Psychiatrica Scandinavica* 1996; 93:327-338.

13. Brent DA: The aftercare of adolescents with deliberate self-harm. *Journal of Child Psychology and Psychiatry* 1997; 38:277-286.

14. Weinberg WA, Harper CR, Brumback RA: Substance use and abuse: Epidemiology, Pharmacological Considerations, Identifi-cation and Suggestions Towards Management. En: E. Taylor & M. Rutter (Eds.), *Child and adolescent psychiatry: Modern approaches* (4th edn) 2002; 437-454. Oxford: Blackwell.

15. World Health Organisation: *The ICD-10 classification of mental and behavioural disorders: diagnostic criteria for research*. Geneva: WHO, 1993.

16. Licinio J, Wong ML, Gold PW: The hypothalamic-pituitary-adrenal axis in anorexia nervosa. *Psychiatry Research* 1996; 62:75-83.

17. Holtkamp K, Muller B, Heussen N, Remschmidt H, Herpertz DB: Depression, anxiety, and obsessionality in long-term recovered patients with adolescent-onset anorexia nervosa. *European Child & Adolescent Psychiatry* 2005; 14:106-110.

18. Gillberg C, Wahlstrom J, Forsman A, Hellgren L, Gillberg JC: Teenage psychoses: Epidemiology, classification and reduced optimality in the pre-, peri- and neonatal periods. *Journal of Child Psychology and Psychiatry* 1986; 27:87-98.

19. Shaw M, Singh SP: Management of early-onset psychosis. *Current Opinion in Psychiatry* 2004; 17:249-254.

20. Lam DH: Psychosocial family intervention in schizophrenia: A review of empirical studies. *Psychological Medicine* 1991; 21:423-441.

21. Bradley S, Kramer T, Garralda E, Bower P, Macdonald W, Sibbald B, Harrington R: Child and adolescent mental health interface work with primary services: A survey of NHS provider trusts. *Child and Adolescent Mental Health* 2003; 8:170-176.

3.22

Aspectos médicos y psiquiátricos de la discapacidad intelectual (retraso mental)

LUIS SALVADOR-CARULLA, MARÍA DEL CARMEN RODRÍGUEZ BLÁZQUEZ, Y ALMUDENA MARTORELL CAFRANGA

INTRODUCCIÓN

El concepto de discapacidad intelectual

La "discapacidad intelectual" (DI) es un concepto que incluye un amplio rango de condiciones derivadas de la acción de diversos factores biológicos, psicológicos o sociales. Tanto la terminología y la definición como la clasificación empleadas para referirse a este fenómeno son heterogéneas. En el pasado se han utilizado los términos "deficiencia mental" y "retraso mental" aunque en la actualidad hay un amplio consenso en el empleo del término "discapacidad intelectual". De hecho, la principal organización a favor de este colectivo en España, FEAPS, ha cambiado su nombre al de Confederación Española de Organizaciones en favor de las Personas con Discapacidad Intelectual. Y la propia Asociación Americana de Retraso Mental (AAMR) decidió por unanimidad el cambio de nombre al de Asociación Americana de Discapacidad Intelectual. También se decidió de manera unánime incitar al progresivo abandono del término "retraso mental", pese a reconocer que seguirá siendo relevante para temas de diagnósticos, temas legales y políticas en general. Se ha propuesto también el uso del término "déficit del desarrollo cognitivo" (*developmental cognitive impairment*).

Un factor que incrementa la dificultad de comprensión del término de la discapacidad intelectual es el marco conceptual de referencia. No es un trastorno médico, aunque sea codificado en una clasificación de enfermedades (p.ej., en la Clasificación Internacional de Enfermedades, Décima Versión, CIE-10, 2002). Tampoco es un trastorno mental, aunque se recoja en clasificaciones de trastornos mentales (p.ej., en el DSM-IVTR, Asociación Psiquiátrica Americana, 2002). En realidad, es un agrupamiento sindrómico (meta-síndrome), similar a la demencia.

La discapacidad intelectual se refiere a un *estado particular de funcionamiento* intelectual y adaptativo, que se inicia en la infancia y en el que las limitaciones de la inteligencia coexisten con limitaciones asociadas en habilidades conceptuales, sociales y prácticas. Los problemas y déficits en un sujeto con discapacidad intelectual pueden tener una etiología específica, pero discapacidad intelectual no es sinónimo de etiología. Vemos, pues, que el concepto es dual, implicando a la vez un síndrome médico y un déficit adaptativo-funcional relacionado con el en-torno cultural. Ambos conceptos son mutuamente dependientes y válidos, y ello queda reflejado en la inclusión en los diferentes manuales de clasificación internacionales (CIE-10, DSM-IVTR, AAMR).

El término de discapacidad intelectual incluye necesariamente tres componentes esenciales: 1) funcionamiento intelectual significativamente inferior al promedio, con un Coeficiente Intelectual (CI) inferior a 70 (medido mediante pruebas psicométricas, p.ej., *Wechsler Intelligence Scales for Children-Revised, Stanford-Binet, Kaufman Assessment Battery for Children*); 2) marcado déficit en la capacidad del individuo para adaptarse a las demandas diarias del entorno social (ninguno de estos aspectos —baja inteligencia y conducta adaptativa deficitaria— resultan suficientes para el diagnóstico de discapacidad intelectual tomados aisladamente), y 3) edad de inicio inferior a los 18 años (tabla I). Existen ligeras variaciones en la codificación de los niveles de gravedad discapacidad intelectual (tabla I), aunque en realidad la división importante es en niveles leve y moderado (CI superior a 35), y niveles grave y profundo.

Hay que matizar que es necesario poner las limitaciones en el funcionamiento en relación con el contexto social y cultural de los iguales en edad y cultura, teniendo en cuenta la diversidad cultural y lingüística, así como las diferencias en comunicación y en aspectos sensoriales, motores y conductuales. La evaluación o el diagnóstico de discapacidad intelectual tiene como objetivo fundamental desarrollar un perfil de los apoyos necesarios que van a permitir que el funcionamiento de la persona con discapacidad intelectual mejore. Por último, se han de evaluar también las capacidades y habilidades del sujeto, que van a potenciar dicha mejoría.

Dada su frecuencia, no será raro para el médico de Atención Primaria encontrarse con pacientes con discapacidad intelectual en su consulta, que presentarán gran variedad de problemas médicos y psicológicos asociados. En la valoración de los mismos, el médico deberá afrontar una serie de dificultades, como la falta de una preparación adecuada durante la carrera sobre este grupo de pacientes, particularmente en lo que respecta a la amplia diversidad de síndromes y a sus diferentes características psicopatológicas. A ello se une la dificultad de la entrevista clínica y los problemas estructurales del sistema sanitario para abordar de forma eficaz los problemas específicos de este grupo de personas (p.ej., falta de tiempo suficiente de consulta). El médico debe conocer las características y los diferentes tratamientos aplicables a dichos pacientes y realizar una correcta derivación de los mismos a otros especialistas.

Epidemiología

La discapacidad intelectual tiene una prevalencia del 1,5% en los países occidentales, aunque esta tasa puede elevarse hasta el 4% en los países menos desarrollados[1], debido a factores como la presencia de agentes neurotóxicos o deficiencias nutricionales durante el embarazo.

Una importante proporción de personas con discapacidad intelectual padece plurideficiencias y problemas médicos. Además, la discapacidad intelec-

TABLA I
CLASIFICACIÓN DE LA DISCAPACIDAD INTELECTUAL [RETRASO MENTAL (RM)] SEGÚN EL DSM-IV TR Y LA CIE-10

DSM IV		CIE-10	
1. *RM leve:*	CI de 50-55 a 70. 85% de la población con RM.	1. *RM leve (c. F70)*	CI entre 50 y 69
2. *RM moderado:*	CI entre 35-40 y 50-55. 10% de la población con RM.	2. *RM moderado (c. F71)*	CI entre 35 y 49
3. *RM grave:*	CI de 20-25 a 35-40. 3-4% de la población con RM.	3. *RM grave (c. F72)*	CI entre 20 y 34
4. *RM profundo:*	CI por debajo de 20-25. 1-2% de la población con RM.	4. *RM profundo (c. F73)*	CI inferior a 20
		5. *Otro RM (c. F78):* la evaluación del grado de RM es difícil o imposible de establecer debido a déficits sensoriales o físicos o trastornos graves del comportamiento o incapacidad física.	
5. *RM no especificado:* esta categoría ha de emplearse cuando existe una fuerte sospecha de RM, aunque no pueda ser detectado por las pruebas de inteligencia convencionales (p.ej., niños, adolescentes o adultos que tengan un deterioro importante o que no puedan ser evaluados).		6. *RM sin especificación (c. F79):* evidencia de RM pero sin información suficiente como para asignar al sujeto a una de las categorías anteriores.	

tual tiene consecuencias a lo largo de la vida y supone una importante carga para familiares y cuidadores, requiriendo un nivel alto de provisión de servicios. De hecho, la discapacidad intelectual es la principal causa de costes socio-sanitarios, no solo en el sector de la salud mental, sino también en el de la medicina, al menos en los países occidentales.

Aspectos etiopatogénicos

En la tabla II aparece la clasificación de las diferentes causas etiológicas de discapacidad intelectual. Sin embargo, como hemos comentado anteriormente, la causa se desconoce en un 60% de las personas con discapacidad intelectual. En particular, en muchos casos de discapacidad intelectual ligera es difícil encontrar una condición médica específica subyacente, aunque aparecen signos de daño neurológico o deprivación social (pobreza, marginación, padres con bajo nivel de formación, familias numerosas, etc.).

A esta clasificación, se podría añadir la propuesta de Zigler (1995)[2] de subdividir al grupo que hoy conforma la población de personas con discapacidad intelectual en aquellos que han sufrido una interrupción en su proceso madurativo y aquellos que pese a haber alcanzado una plenitud de su desarrollo éste no alcanza el esperado en la población. Entre el primer grupo se hallan la mayoría de las *etiologías de origen no biológico*, principalmente la deprivación social (desnutrición, baja estimulación, etc.). En el segundo grupo se encontrarían todas aquellas causas que podemos catalogar como *biológicas*, pues serán precisamente estas alteraciones las que imposibiliten un funcionamiento intelectual medio.

Entre las diversas causas de discapacidad intelectual, cabe citar, por su importancia, las patologías genéticas, que constituye el 30% de los casos. En nuestro país, nacen al año casi medio millón de niños, de los que aproximadamente unos 25.000 padecen defectos congénitos, muchos de los cuales sufrirán algún grado de discapacidad intelectual. Las causas genéticas más frecuentes asociadas a discapacidad intelectual son la trisomía del par 21 o síndrome de Down (1 de cada 800 nacidos vivos) y el síndrome de X-frágil (5 de cada 10.000 nacidos).

Para diagnosticar una condición bio-médica subyacente a la discapacidad intelectual, es necesario realizar una historia detallada y un examen físico cuidadoso al paciente, siguiendo el esquema que aparece en la figura 1.

RASGOS CLÍNICOS

Como hemos indicado anteriormente, la discapacidad intelectual es un conjunto heterogéneo de condiciones en las que los perfiles particulares de habilidades cognitivas, funcionales y adaptativas difieren de un síndrome a otro, y esto es también aplicable a las características físicas, de personalidad, psiquiátricas y psicológicas. Así, mientras que diversos estudios indican que el cociente intelectual (CI) de pacientes con Síndrome de Down declina con el tiempo, en el Síndrome de X-frágil, el CI es estable entre los 10 y los 15 años, y después de esta edad desciende gradualmente, mientras que en el síndrome de Prader-Willi, el CI tiende a aumentar ligeramente a lo largo de los años.

En relación con esto, en los últimos años se ha introducido el término de *fenotipo conductual*, aunque fue Lesch-Nyhan en 1972 quien primero utilizó este término al describir la conducta de automutilación propia del síndrome que lleva su nombre. Flint y Yule (1994) definen el fenotipo conductual como:

> *"un modelo característico de anormalidades motoras, cognitivas, lingüísticas y sociales que está consistentemente asociado con un trastorno biológico. En algunos casos, el fenotipo conductual puede constituir un trastorno psiquiátrico, en otros, pueden presentarse conductas que no son normalmente consideradas como trastorno psiquiátrico".*

Aunque las primeras aproximaciones a los fenotipos conductuales se hicieron de forma exclusiva a partir de síndromes con origen genético, actualmente se puede hablar también de fenotipo conductual en condiciones no genéticas que cursan con discapacidad intelectual, como por ejemplo el síndrome alcohólico fetal, haciéndolo extensivo a los trastornos de origen biológico.

En nuestro país, el fenotipo conductual es uno de los campos de estudio del Grupo de Investigación en Retraso Mental de Origen Genético (GIRMOGEN), red de estudios cooperativos financiada por el Instituto de Salud Carlos III, y de carácter multidisciplinar, cuyo objetivo es optimizar las técnicas diagnósticas, de consejo genético y de intervención de las patologías genéticas que cursan con discapacidad intelectual, estudiar su prevalencia y analizar su expresión fenotípica[3].

Características clínicas de los principales síndromes que cursan con discapacidad intelectual

Como ya se ha mencionado la extensa lista de posibles causas para la discapacidad intelectual haría imposible un repaso pormenorizado de los diferentes síndromes que cursan con ella. De ahí que a continuación nos centremos en el síndrome de origen genético más prevalente (síndrome de Down) así

Tabla II
Rasgos clínicos de los principales síndromes que cursan con discapacidad intelectual

Causa	Ejemplo	Rasgos clínicos y complicaciones médicas asociadas
Trastornos metabólicos:		
• Lípidos	Enfermedad de Tay-Sachs	Retraso progresivo, parálisis, ceguera, muerte hacia los 3-4 años de edad.
• Mucopolisacarosis	Síndrome de Hurler	Comienzo temprano, corta estatura, hirsutismo, cataratas, muerte generalmente antes de los 10 años de edad.
• Aminoácidos	Fenilcetonuria	Ausencia de síntomas neonatales; más tarde, aparición de convulsiones, hiperactividad, erupciones cutáneas.
• Carbohidratos	Galactosemia	Vómitos en la primera infancia, ictericia, hepatomegalia, cataratas.
• Purinas	Síndrome de Lesch-Nyhan	Ataxia, corea, fallo renal, autolesiones, gota.
Otros trastornos genéticos:		
• Trastornos neurocutáneos	Esclerosis tuberosa	Epilepsia, autismo, hiperactividad, impulsividad, agresión, RM entre ausente y profundo.
• Alteraciones cromosómicas	Síndrome de Down	Hipotonía, fisuras palpebrales, nariz chata, pasividad, dependencia, hiperactividad en la infancia, testarudez, RM entre leve y severo.
	Síndrome de X frágil	Rostro alargado, orejas grandes, corta estatura, macroorquidismo, hiperactivdad, hiperactividad, ansiedad, estereotipias, RM leve en algunas mujeres, RM de moderado a severo en hombres.
	Síndrome de Prader-Willi	Hipotonía, polifagia y obesidad, pies y manos pequeños, microorquidismo, ojos almendrados, conducta compulsiva, RM de leve a moderado.
	Síndrome de Angelman	Temperamento alegre, risa paroxística, aleteos y palmoteos con manos y brazos, epilepsia (90%), RM profundo.
	Síndrome de Cornelia de Lange	Microcefalia, corta estatura, manos y pies pequeños, autolesiones, RM entre severo y profundo.
	Síndrome de Williams	Trastorno de déficit de atención por hiperactividad, pobres relaciones sociales, locuacidad, ansiedad excesiva, trastornos del sueño, corta estatura, hipercalcemia, trastornos tiroideos.
Trastornos adquiridos:		
• Infecciones intrauterinas	Rubéola, toxoplasmosis, sífilis	Pérdida sensorial (auditiva, visual, etc.), hiperactividad, RM entre leve y profundo.
• Sustancias tóxicas	Síndrome alcohólico fetal	Microcefalia, corta estatura, RM leve, fisuras palpebrales.
• Problemas tardíos en el embarazo	Metales pesados (plomo, mercurio)	Irritabilidad, convulsiones, déficits sensoriales, coroatetosis, RM entre leve y profundo.
• Problemas perinatales	Anoxia en el parto, parto excesivamente prematuro.	
• Enfermedades adquiridas en la infancia	Encefalitis	
• Trauma	Asfixia	
• Pobreza	Malnutrición	
• Enfermedad mental de la madre	Deprivación	
Causas desconocidas		
(Supone alrededor del 40% de los casos de RM)		

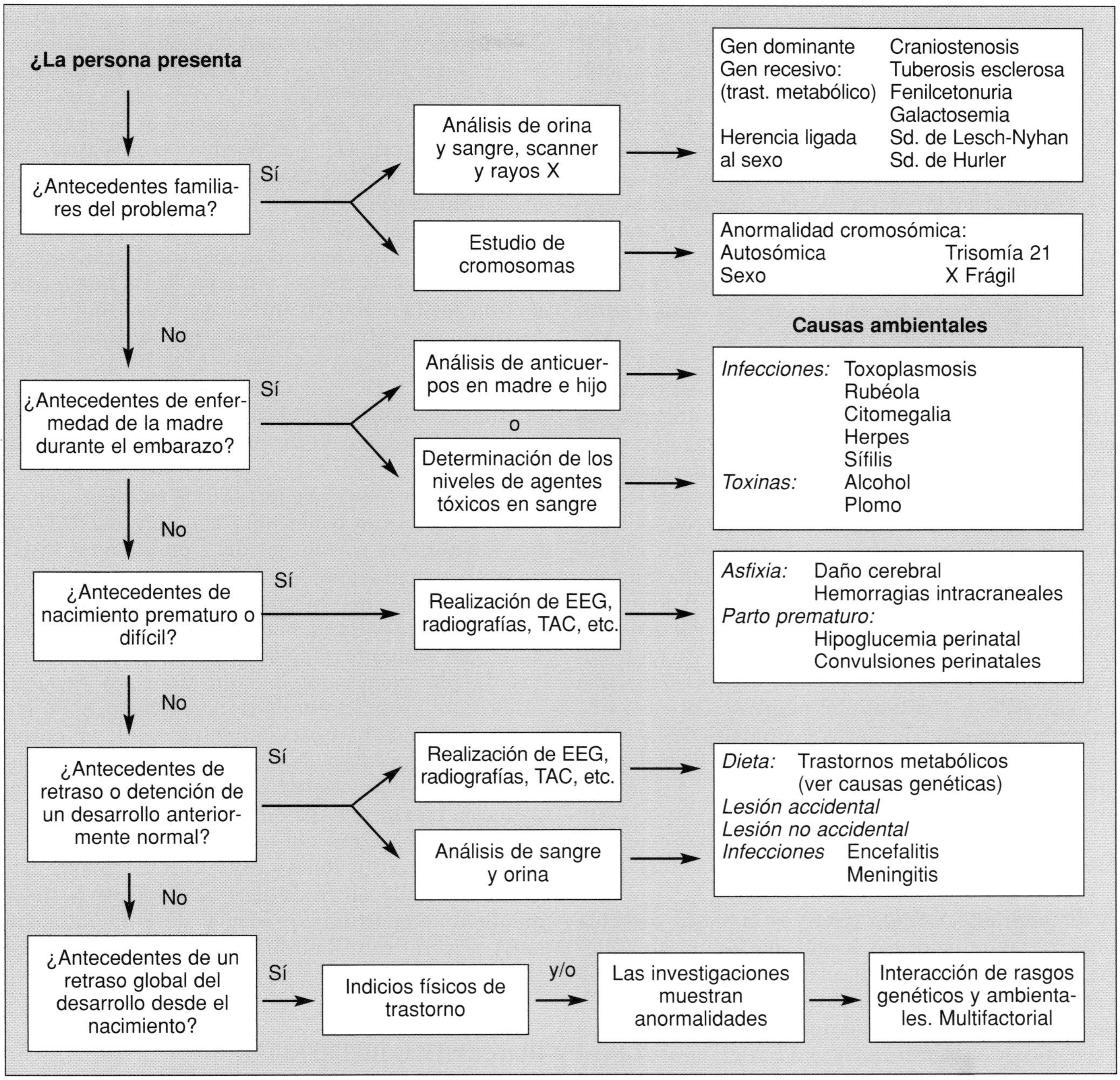

Figura. 1. Diagnóstico de condiciones biomédicas causantes de Discapacidad Intelectual (Retraso Mental).

como en el síndrome hereditario más frecuente (síndrome de X frágil). Las características principales de otros síndromes se puede encontrar en la tabla II.

Síndrome de Down

El Síndrome de Down (SD) o Trisomía 21 es la causa genética más conocida de discapacidad intelectual, aunque el Síndrome de X-frágil es más frecuente. La incidencia de SD es de alrededor de 1 por cada 800 nacimientos, y supone el 16% de la población con discapacidad intelectual. Físicamente, las personas con síndrome de Down muestran una apariencia característica, con baja estatura, ojos rasgados, lengua grande, y con frecuencia padecen importantes malformaciones congénitas en el corazón (en el 30-40% de los casos según algunos estudios) o en otros órganos, hipotonía y riesgo elevado de sufrir hipotiroidismo, leucemia y demencia tipo Alzheimer.

En relación con sus características conductuales, entre el 13 y el 15% de los niños con síndrome de Down muestran problemas de conducta de cierta importancia, tales como la hiperactividad con déficit de atención o la conducta de oposición, aunque el porcentaje se dispara hasta el 38% cuando se incluyen a adolescentes con SD. Collacott y cols. (1992)[4] estudiaron los diagnósticos psiquiátricos de un amplio grupo de adultos con SD y encontraron que eran menos propensos a sufrir trastornos psiquiátricos. Aunque mostraban mayores tasas de demencia y depresión, presentaban bajas tasas de esquizofrenia, trastornos de personalidad y trastornos conductuales. Otros estudios epidemiológicos han coincidido en señalar la depresión y la demencia como los trastornos psiquiátricos de mayor aparición en los adultos con SD. Las estimaciones de prevalencia de los trastornos afectivos en los adultos con SD oscilan entre el 6 y el 11%[4], cuando en el resto de la población con discapacidad intelectual está entre el 1 y el 3%[5,6].

Casi todas las personas con síndrome de Down de más de 40 años muestran signos neuropatológicos de enfermedad de Alzheimer y aunque no todos los adultos con síndrome de Down desarrollan demencia, el riesgo de que lo hagan aumenta proporcionalmente a la edad. Algunos investigadores encuentran tasas de demencia de hasta el 55% en personas entre 40 y 50 años, y el 75% en edades de 60 años o más. Se sabe que el cromosoma 21 está implicado en el desarrollo de la demencia tipo Alzheimer, a través del gen para la proteína precursora beta-amiloide (APP). La triplicación del cromosoma 21 provoca la sobre-expresión del gen APP y, por tanto, el aumento del riesgo de sufrir la formación de placas neuronales en los adultos con síndrome de Down y la aparición de la demencia tipo Alzheimer[7].

Síndrome de X Frágil

El Síndrome X frágil (SXF) es la causa conocida más frecuente de discapacidad intelectual hereditaria, afectando aproximadamente a 1 de cada 1.200 varones de la población general. Es el origen del 10% de todos los casos de discapacidad intelectual. Es causado por un defecto en el gen FMR1, localizado en la región Xq27.3 del cromosoma X en las personas afectadas. El SXF afecta principalmente a varones, ya que las mujeres, al tener dos cromosomas X, pueden "compensar" la anomalía de uno de ellos.

Las personas con SXF suelen tener problemas en el lenguaje, que en general se inicia más tarde de lo normal y presenta problemas en su forma de expresión (p.ej., lenguaje repetitivo o perseverante). Entre los trastornos del comportamiento más comunes se encuentran la evitación del contacto ocular y la defensa táctil o aversión a ser tocados. Las personas con SXF suelen ser muy impulsivas en sus reacciones ante estímulos externos, manifestando una hiperactividad permanente y poca capacidad de concentración. Es habitual ver en las personas con SXF movimientos extraños y sin finalidad de las manos, como aleteos. Además, suelen presentan problemas de integración motosensorial, debido principalmente a la baja tolerancia a los estímulos sensoriales. Otro rasgo característico de los individuos con SXF (entre un 20 y un 40% de los casos) es la aparición de crisis comiciales, que pueden manifestarse de forma y grado diferentes, debido probablemente a anomalías cerebrales.

Dado que muchas de las conductas de las personas con SXF coinciden con aquellas señaladas en los criterios diagnósticos del autismo, se ha hipotetizado una posible relación entre estas dos condiciones. Sin embargo, estudios recientes ponen de manifiesto que sólo de un 2-3% de los casos de autismo están asociados al SXF. Con todo esto, la similitud conductual de ambos diagnósticos debe tenerse muy presente a la hora de llevar a cabo un diagnóstico diferencial.

Son también de gran interés los estudios que se han realizado con población femenina con SXF, ya que las mujeres portadoras del cromosoma X frágil no suelen manifestar los rasgos físicos habituales que se ven en los varones, y la probabilidad de padecer discapacidad intelectual es menor (25-30%). Sin embargo, el 25% de las mujeres portadoras de un cromosoma X-frágil tiene un cociente intelectual en el límite de la normalidad, y de las que no tienen discapacidad intelectual, la mitad requiere algún tipo de educación especial en la escuela. Además, tienen mayor probabilidad de padecer trastornos psiquiátricos, especialmente psicosis y trastornos del estado de ánimo. En este sentido, Freund y Reiss (1991)[8] proporcionan evidencias de que el grado de fragilidad es posiblemente un importante predictor de psicopatología entre mujeres con CI normal que son portadoras del cromosoma X frágil.

DIAGNÓSTICO DIFERENCIAL

Es necesario tener en cuenta que la discapacidad intelectual puede confundirse con otros síndromes de inicio en la infancia o que cursan con también con déficits cognitivos o de funcionamiento social. Con respecto a los trastornos de inicio en la infancia, la discapacidad intelectual se diferencia, en primer lugar, de los *trastornos del aprendizaje* o los *trastornos de la comunicación* (no asociados a discapacidad intelectual), en los que se observa una alteración del desarrollo en un área específica (p. ej., lectura, lenguaje expresivo), pero no hay una afectación generalizada del desarrollo intelectual y de la capacidad adaptativa. Puede diagnosticarse un trastorno del aprendizaje o un trastorno de la comunicación en una persona con discapacidad intelectual si el déficit específico es desproporcionado respecto del nivel de gravedad de la discapacidad. En comparación con la discapacidad intelectual, los *trastornos generalizados del desarrollo* cursan con una afectación cualitativa del desarrollo de la interacción social y de las habilidades verbales y no verbales de comunicación social. La discapacidad intelectual suele acompañar a los trastornos generalizados del desarrollo (el 75-80% de las personas con un trastorno generalizado del desarrollo también presentan discapacidad intelectual).

Debe diferenciarse, además, de otros síndromes o trastornos que cursan también con disfunción cognitiva debida a deterioro antes de los 18 años de edad. Algunos casos de discapacidad intelectual tienen su inicio tras un período de funcionamiento normal, pudiendo recibir el diagnóstico adicional de demencia (deterioro cognitivo). Un diagnóstico de demencia requiere que la afectación de la memoria y otros déficit cognoscitivos representen una merma significativa del nivel previo de capacidades. En general, el diagnóstico de demencia en individuos menores de 18 años sólo se establece cuando la alteración no se tipifica de modo satisfactorio con el diagnóstico de discapacidad intelectual únicamente.

Por último, la *capacidad intelectual límite* describe un intervalo de CI superior al exigido en la discapacidad intelectual (generalmente 71-84). Es posible diagnosticar discapacidad intelectual en individuos con puntuaciones CI situadas entre 71 y 75 si cuentan con déficit significativos de comportamiento adaptativo que cumplan los criterios de retraso mental. Para diferenciar la discapacidad intelectual leve de la capacidad intelectual límite se requiere una cuidadosa consideración de toda la información disponible[9].

ASPECTOS MÉDICOS, PSIQUIÁTRICOS Y CONDUCTUALES DE LA DISCAPACIDAD INTELECTUAL

Aspectos psiquiátricos

En las últimas dos décadas, el problema de la enfermedad mental en personas con discapacidad intelectual (diagnóstico dual) ha recibido una atención creciente por dos razones fundamentales: (1) el reconocimiento del derecho de las personas con discapacidad intelectual a recibir los cuidados médicos apropiados. En el pasado era bastante común que este colectivo recibiera altas dosis de psicofármacos, habitualmente antipsicóticos, cuando su comportamiento hacia los cuidadores se consideraba inaceptable, sin tener en cuenta el diagnóstico, los efectos colaterales o la evolución, y (2) el principio de *normalización*, que apoya el que las personas con discapacidad intelectual vivan en la comunidad y utilicen sus recursos. Actualmente se considera el manejo y la asistencia del trastorno psiquiátrico en esta población como elemento fundamental en los servicios comunitarios.

Las personas con discapacidad intelectual exhiben todo el rango de trastornos psiquiátricos descritos en población general, En una tercera parte de los casos, la discapacidad intelectual co-existe con trastornos psiquiátricos, y otro 10-20% tiene problemas conductuales no relacionados con una enfermedad mental. Datos sobre incidencia similares también se han encontrado en población española. En un 50% de los casos, la enfermedad mental pasa desapercibida o es infradiagnosticada, incluso en entornos con apoyo psicológico[10].

Si nos detenemos brevemente a analizar la situación de las personas con discapacidad intelectual, no resulta extraño este dato que pone de manifiesto su mayor vulnerabilidad a padecer un trastorno psiquiátrico. Se ha señalado en la literatura cómo las alteraciones biológicas que generan una discapacidad intelectual son a la vez factores de vulnerabilidad para la enfermedad mental. Un ejemplo sería la mencionada vulnerabilidad a la depresión de las personas con Síndrome de Down, donde se ha postulado que las alteraciones del par 21 también causan alteraciones en el sistema dopaminérgico, y que por tanto podrían dar cuenta de esas mayores tasas de alteraciones del estado de ánimo. También resulta claro cómo muchos de los factores psicológicos de estas personas son factores de vulnerabilidad para la enfermedad mental. Valgan como ejemplos una baja autoestima o un apego inseguro por posibles rechazos de los padres hacia un hijo con discapacidad. Por último, numerosísimos factores sociales como el rechazo, la negación de oportunidades, los abusos, los marcados cambios de cuidadores, las institucionalizaciones y un largo etcétera, desgraciadamente muy presente en esta población, resultan obvios factores de incremento de la vulnerabilidad a padecer una enfermedad mental. Un análisis más pormenorizado de todo esto se expone en el modelo de factores de vulnerabilidad de Matson y Sevin[11] sin olvidar que desde una perspectiva biopsicosocial lo más plausible es que todo estos factores estén interactuando entre sí (tabla III).

Dificultades en la evaluación y diagnóstico de síntomas psiquiátricos en la Discapacidad Intelectual

La atención a la salud mental de las personas con discapacidad intelectual es relativamente reciente, de ahí que todavía queden muchas lagunas en este ámbito. Estos vacíos teóricos dan cuenta de la variabilidad encontrada entre los datos de estudios epidemiológicos. Algunos estudios de prevalencia incluyen trastornos de personalidad, autismo, déficit de atención por hiperactividad, demencias, mientras que otros no. Lo mismo sucede con las alteraciones de conducta, tan frecuentes en esta población. De igual modo, sí parece haber un consenso acerca de que la patoplastia de la enfermedad mental en las personas con discapacidad intelectual es en muchas ocasiones diferente a la encontrada en la población sin discapacidad. El humor depresivo, por ejemplo, puede manifestarse en forma de alteraciones conductuales o irratibilidad, lo mismo que los síntomas de ansiedad. En estos casos se habla de "equivalentes conductuales". Es por ello que la decisión acerca de utilizar los criterios diagnósticos de las clasificaciones habituales (CIE-10, DSM-IV-TR) o criterios adaptados (*Diagnostic Criteria for Learning Disabilities*; DC-LD, Royal College of Psychiatrists, 2001; DM-ID, NADD en proceso de validación) puede igualmente hacer variar los datos epidemiológicos, pues si empleamos las clasificaciones estándar muchas de las patologías no cumplirán los criterios suficientes.

Asimismo, Sovner[11] añade los siguientes puntos como dificultades presentes a la hora de evaluar, interpretar y diagnosticar los síntomas de trastorno psiquátrico en las personas con discapacidad intelectual:

— Presencia de *conductas desadaptativas previas* a la enfermedad mental.
— Existencia de *limitaciones intelectuales* que no permiten a la persona con discapacidad intelectual entender las preguntas del evaluador ni verbalizar la respuesta apropiada.
— Necesidad de situar la sintomatología en relación con el *desarrollo evolutivo* del paciente. En este sentido, Szymanski y King (1999)[12] afirman que las personas con discapacidad intelectual presentan patrones conductuales y habilidades interpersonales correspondientes a etapas cronológicas anteriores (p.ej., de la infancia) y mantener estas características a lo largo de su ciclo vital, por lo que cualquier intento de interpretar sus síntomas debe realizarse en un contexto evolutivo.
— Coexistencia de *desorganización cognitiva* en las personas con discapacidad intelectual que provoca, p.ej., que una depresión pueda manifestarse con sintomatología psicótica en lugar de afectiva.

Dosen (2005)[13] se ha centrado en el estudio del desarrollo psicosocial de las personas con discapacidad intelectual, para así poder también entender el origen y el curso de los trastornos mentales y los problemas de conducta de estas personas, a partir de la aplicación de una *perspectiva evolutiva*. Según este autor, los problemas conductuales y los trastornos mentales son muy frecuentes en las personas con discapacidad intelectual, sobre todo en los que tienen más bajos niveles de desarrollo (CI menor a 50). La perspectiva evolutiva explica que el desarrollo emocional y de la personalidad así como las experiencias subjetivas de la persona en relación con su entorno desempeñan un importante papel en el origen de los problemas mentales y conductuales. A través del establecimiento del nivel de desarrollo emocional de la persona con discapacidad intelectual y de sus motivaciones y necesidades psicosociales básicas, se puede diferenciar la conducta "normal" (adaptativa), de la "anormal" (desadaptativa) y comprender la vulnerabilidad individual a determinados estresores. De esta forma, el clínico puede entender la patogénesis de los trastornos mentales de una persona concreta. Para ello, Dosen ha desarrollado diversos instrumentos, tales como el SAED (*Schema of Appraisal of Emotional Development*, Esquema de

TABLA III

FACTORES DE VULNERABILIDAD EN LA DISCAPACIDAD INTELECTUAL (TOMADO DE MATSON Y SEVIN, 1994)

Orgánicos	Alteraciones fisiológicas (anormalidades en las estructuras cerebrales o epilepsia) Alteraciones bioquímicas (predisponen, p.ej., a la aparición de enfermedades como esquizofrenia o depresión) Alteraciones genéticas (p.ej., relación genética entre el Síndrome de Down y la demencia tipo Alzheimer)
Comportamentales	Desarrollo de determinadas conductas como resultado de una relación compleja con el entorno (p.ej., una persona en un ambiente aislado del resto y que además presenta bajas habilidades adapatativas puede desarrollar una depresión)
Del desarrollo	Estancamiento en el desarrollo madurativo y cognitivo en estadios evolutivos anteriores que puede predisponer a la aparición de la enfermedad mental (p.ej., la falta de una formación plena del yo puede predisponer a la aparición de una esquizofrenia)
Socioculturales	Estigmatización, falta de oportunidades, numerosos y marcados cambios de cuidadores, falta de recursos económicos, abuso, explotación...

Valoración del Desarrollo Emocional) que evalúa el desarrollo emocional y de la personalidad en las personas con discapacidad intelectual, como punto de partida para diagnosticar el proceso que ha llevado al desarrollo de problemas mentales o conductuales en una persona concreta.

Por último, otro fenómeno de especial interés a la hora de explicar el porqué los problemas psiquiátricos de esta población pasan en muchas ocasiones desapercibidos fue el bautizado por Reiss como "efecto eclipsador" de la discapacidad intelectual. Con esto se refieren a la tendencia del clínico a atribuir como causa de los síntomas psiquiátricos la discapacidad intelectual, eclipsando ésta la presencia de la enfermedad mental. Así, los síntomas, como por ejemplo humor depresivo o delirios, se achacarían al hecho de presentar discapacidad intelectual en vez de a la presencia de una enfermedad mental, y por tanto no se podrían en marcha las actuaciones correctas para atajar la problemática de estas personas. De igual modo, se produce una distorsión en la mente del clínico, minimizando la importancia de los síntomas y, por tanto, su significación diagnóstica[14]. Con esto, cuando un adolescente con inteligencia normal presenta de modo manifiesto una conducta inapropiada, se considera que el chico tiene un problema conductual. Cuando la misma conducta inadecuada la presenta un adolescente con discapacidad intelectual, la gente tiende a presuponer que tal conducta resulta de su propia discapacidad, y que además no es tan incapacitante como en el primer caso. Además, con frecuencia el clínico debe confiar en los informes de terceras personas para realizar su diagnóstico, lo que puede provocar distorsiones.

Problemas de conducta

Entre el 25 y el 59% de sujetos adultos con discapacidad intelectual residentes en la comunidad presentan algún problema de conducta, aunque estas cifras bajan a un 12-17% si se restringe el diagnóstico a alteraciones graves[15,16]. Cuando hablamos de *problema o trastorno de conducta*, nos referimos a una conducta de tal intensidad, frecuencia o duración que provoca que la seguridad física de la persona o de los demás se encuentre probablemente en serio peligro, o la conducta que probablemente limite o retrase seriamente el acceso y el uso de los recursos comunitarios ordinarios. Los principales tipos de problemas de conducta en la discapacidad intelectual, según el inventario más extendido (*Inventory for Client and Agency Planning*, ICAP) son: comportamientos autolesivos o daño a sí mismo, heteroagresividad o daño a otros, destrucción de objetos, conducta disruptiva, hábitos atípicos y repetitivos (estereotipias), conducta social ofensiva, retraimiento o falta de atención y conductas no colaboradoras. Los tipos de problemas conductuales que determinan una demanda de atención, necesidad de apoyo y alteración de la vida diaria más frecuente son las conductas hetero y auto-agresivas, sobre todo en usuarios jóvenes o adolescentes de sexo masculino.

Las diferencias en los datos de prevalencia entre diferentes estudios se deben a las diferentes definiciones de problemas de conducta, la utilización de diferentes listas de conductas problemáticas, las dificultades para decidir el grupo de personas que realmente representan un reto para los servicios y a problemas de fiabilidad entre distintos observadores, ya que el criterio de gravedad cambia entre los distintos profesionales que atienden a una misma persona. Para resolver estas dificultades, Canal y Martín (2002)[17], en su estudio realizado sobre usuarios de los centros de atención a personas con discapacidad psíquica grave o moderadamente afectadas en Castilla y León, utilizaron la siguiente clasificación de problemas de conducta:

Grupo 1: La persona alguna vez:

- causa daños a sí mismo (aunque estos sean pequeños)
- causa daños a otros
- rompe objetos de su medio ambiente inmediato (se incluye en este nivel los hábitos tóxicos, trastorno de pica, regurgitación, etc.)

Grupo 2: Muestra al menos semanalmente conductas que:

- requieren a más de un miembro del personal de atención directa para ser controlada
- sitúa al personal de atención directa en situación de riesgo físico
- causa daño que no se puede remediar por una intervención inmediata del personal de atención directa
- causa al menos una hora diaria de disrupción

Grupo 3: Causa más de unos minutos de disrupción diariamente:

Grupo 4: Presenta conductas que no siendo ni agresivas, ni autolesivas, afectan negativamente a las posibilidades del usuario para participar en las actividades cotidianas del Centro y comunidad (rituales, autoestimulaciones, etc.):

Esta clasificación tiene la ventaja de que sirve además para guiar y orientar las intervenciones. Así, según estos autores, las conductas pertenecientes a los Grupos 1 y 2 requieren un esfuerzo orientado fundamentalmente al control del comportamiento violento y al desarrollo de programas de apoyo conductual que enseñen conductas alternativas a la agresión, la autoagresión y la destrucción de objetos. Por su parte, las conductas pertenecientes a los Grupos 3 y 4 precisan el desarrollo de programas para la adquisición y/o mantenimiento de habilidades de interacción y participación en grupos de trabajo, ocio, etc. incompatibles con las conductas de autoestimulación e incluyéndose el aprendizaje de reglas para espacios, materiales y tiempos con otras personas.

En la literatura al respecto, se han señalado diferentes causas para la aparición de alteraciones de conducta. Cabe destacar que las etiologías que señalaremos a continuación no siempre han de ser la única causa, es decir, pueden estar varias de ellas jugando un papel importante a la hora de explicar la aparición de estas conductas disruptivas, poniéndose pues de manifiesto la importancia de un abordaje interdisciplinar:

Equivalentes conductuales: como ya se ha señalado, no todas las enfermedades psiquiátricas en discapacidad intelectual cursan con alteraciones conductuales, ni todas las alteraciones conductuales tienen su origen en la enfermedad mental. Sin embargo, es muy frecuente que el déficit en el desarrollo madurativo tenga como consecuencia que el síntoma psiquiátrico se manifieste de una manera más vaga y menos elaborada tomando como forma la alteración conductual. Ya hemos hablado de cómo del estado de ánimo depresivo puede ser sustituido por las alteraciones de conducta (como sucede en infantes y adolescentes) así como la ansiedad.

Fenotipos conductuales: en el apartado de "rasgos clínicos de los síndromes que cursan con discapacidad intelectual" se ha señalado como determinadas alteraciones genéticas llevan asociadas patrones comportamentales específicos. Uno de estos patrones pueden ser los problemas de conducta. Así, encontramos autolesiones en el síndrome de Lesch-Nyham o en el de Prader-Willi y heteroagresividad en la esclerosis tuberosa.

Malos aprendizajes: la aparición de un problema comportamental en muchas ocasiones tiene su origen en el exterior. Con esto nos referimos a las contingencias del ambiente. Pese a poder resultar obvio, muchas veces pasa desapercibido que después de una alteración conductual el sujeto consigue lo que quiere y, por tanto, tiende a repetirla (atención de los que le rodean, escapar de algo que le desagrada, o simplemente conseguir alguna cosa material que le ha sido negada).

Problemas de comunicación: el bajo nivel en habilidades comunicativas de muchas personas con discapacidad intelectual hace que les sea difícil expresar lo que desean, negociarlo, manifestar un malestar, y un largo etcétera de situaciones que van a acabar en forma de rabietas, autolesiones o demás manifestaciones de alteraciones de conducta antes citadas. Por ejemplo, no será infrecuente encontrar una persona con discapacidad intelectual atraída por un compañero, que ante la imposibilidad de manejar, elaborar y comunicar el sentimiento se muestra agresiva.

Falta de comprensión de las normas sociales: en otras ocasiones, la simple falta de lo que hoy se llama inteligencia emocional, o la falta de comprensión de las normas que nos rodean, está detrás de un problema conductual. El sujeto simplemente no sabe ni es capaz de procesar que determinadas conductas no son aceptadas en un determinado entorno. Esto lo encontraremos en todo el rango de alteraciones conductuales y muy especialmente en las conductas de carácter sexual.

Desahogo emocional: puede tratarse de algo muy difuso, pero si pensamos en el estrés que rodea a una persona con discapacidad intelectual, no es de extrañar que puede necesitar gritar, agredir, o autolesionarse si no le proporcionamos los canales adecuados para hacerlo.

Desajustes hormonales: muchas de las alteraciones genéticas que provocan discapacidad intelectual también son causa de alteraciones hormonales. Dichos desajustes también van a predisponer a la aparición de problemas de conducta. En este punto son de especial interés aspectos como el vello o alteraciones en la menstruación para ponernos sobre la pista de que los cambios hormonales estén detrás de las conductas disruptivas.

Liberación de endorfinas: cada vez existe un mayor acuerdo respecto al hecho de que las alteraciones conductuales, principalmente las de carácter autolesivo, liberan endorfinas y por tanto reducen el malestar del sujeto. Así, el golpearse la cabeza, un balanceo constante o el pellizcarse y arrancarse la piel serían consecuencia de un malestar interno del sujeto que éste libera o acalla a través de estas conductas. En este sentido se ha hipotetizado que muchas de las conductas autolesivas no sean sino equivalentes conductuales del trastorno obsesivo-compulsivo, en cuanto que serían una compulsión encaminada a liberar la ansiedad de los pensamientos obsesivos.

Problemas somáticos subyacentes: este punto resulta de especial interés para el médico de atención primaria al que se le presenta una alteración de conducta en la consulta. Es muy, muy frecuente que detrás de una alteración conductual encontremos un malestar somático. Como el paciente no sabe expresar lo que le pasa y además tiene un malestar que no comprende, grita, llora, chilla, agrede o se autolesiona. Son muchos los ejemplos que nos brinda la literatura, tales como dolores dentales o malestares intestinales que generan irritabilidad porque no están siendo tratados, o casos tan extremos como pellizcarse los ojos ante unas cataratas no detectadas o alucinaciones por irritación cutánea por un problema de enuresis no diagnosticado.

Por último, es importante conocer la relación entre problemas de conducta y enfermedad mental. Podemos destacar un estudio realizado por Rojahn y cols. (2004)[18], utilizando las escalas *Behavior Problems Inventory* y *Diagnostic Assessment for the Severely Handicapped-II*, en el que se encontró que las personas con discapacidad intelectual grave y/o profunda que mostraban conductas autolesivas, estereotipadas o agresivas y destructivas tenían en general puntuaciones más altas en psicopatología, y que la presencia de problemas de conducta multiplicaba por tres la probabilidad de aparición de casi todas las condiciones psiquiátricas.

Problemas somáticos en las personas con discapacidad intelectual

En los últimos años se ha constatado que las personas con discapacidad intelectual no sólo tienen más necesidades sanitarias que las personas sin dicha problemática, sino que además estas necesidades apenas están cubiertas, y cuando lo están, la atención recibida no suele ser adecuada. Se han ofrecido diversas explicaciones para esta desatención[19], tales como un desconocimiento por parte de los médicos de atención primaria de qué problemas médicos son más comunes entre la población con discapacidad intelectual. También se han señalado los problemas de comunicación a la hora de entrevistar a un paciente que presente discapacidad intelectual, especialmente en las discapacidades graves y profundas. Por ultimo, esta autora señaló la brecha asistencial entre los servicios sanitarios y sociales como factor, pues estos pacientes acaban hallándose en terreno de nadie.

Kerr y cols. (1996)[20] afirman que esta población experimenta el mismo abanico de problemáticas sanitarias que la población sin discapacidad, pero se encontrarán determinadas condiciones más frecuentemente así como otras específicamente asociadas con determinados síndromes que cursan con discapacidad intelectual:

Cáncer: los tipos de cáncer más frecuentemente encontrados en las personas con discapacidad intelectual difieren de aquéllos de las personas sin discapacidad. Encontramos aproximadamente el doble de cánceres gastrointestinales (esófago, estómago y vesícula biliar), y menores tasas de pulmón, próstata, mama y cánceres cervicales.

Enfermedades coronarias: las enfermedades coronarias constituyen la segunda causa de mortalidad de las personas con discapacidad intelectual. Dichas personas son más propensas a desarrollar problemas de hipertensión y de obesidad, falta de ejercicio, todo ellos factores de vulnerabilidad para la isquemia cardíaca. Las personas con síndrome de Down presentan un mayor riesgo de presentar enfermedades cardíacas congénitas.

Problemas bucodentales: las personas con discapacidad intelectual son más propensas a presentar caries, pérdidas dentales, enfermedades de las encías y un mayor número de extracciones. Esto puede deberse a una pobre dieta, una pobre higiene dental o porque las campañas de higiene bucal no son accesibles para esta población. Con todo y con ello, las personas con discapacidad intelectual apenas visitan al dentista. Las personas con Síndrome de Down presentan una mayor tasa de problemas buco dentales, tales como deformaciones de boca y problemas de encías.

Diabetes: las personas con discapacidad intelectual presentan mayores cifras de diabetes que las personas sin discapacidad intelectual. Esto puede deberse a las altas tasas de obesidad, pobres dietas o estilos de vida sedentarios.

Epilepsia: la epilepsia afecta a un 1% de la población, pero a un tercio de las personas con discapacidad intelectual, incrementándose la prevalencia con la severidad de la discapacidad intelectual.

Problemas gastrointestinales: destaca la aparición de reflujo gastroesofágico y *Helicobacter pylori*. Muchas de las personas con discapacidad intelectual presentan altos niveles de *Helicobacter pylori*, especialmente aquéllas que han vivido en instituciones o han compartido residencias. Enfermedad por reflujo gastroesofágico. Puede afectar a casi la mitad de las personas con discapacidad intelectual. Se ha asociado con el Síndrome X frágil y puede ser una de las causas de las altas tasa de cáncer de esófago. Cólicos. Las personas con Síndrome de Down son más propensas a padecer cólicos.

Enfermedades del sistema respiratorio: se trata de la primera causa de mortalidad entre las personas con discapacidad intelectual. Presentan una mayor vulnerabilidad a padecer infecciones en el tracto respiratorio debidas a aspiración o reflujos si presentan problemas a la hora de tragar. Las personas con Síndrome de Down presentan un especial riesgo dada su predisposición a anormalidades pulmonares, a un deficiente sistema inmunológico y a su tendencia a respirar por la boca. También se han detectado complicaciones pulmonares en personas con esclerosis tuberosa.

Problemas sensoriales: Los problemas auditivos y de visión son muy comunes en las personas con discapacidad intelectual. Se estima que un 40% presenta problemas de visión y porcentajes similares en lo referente a su audición. Además, las personas con discapacidad intelectual son más propensas a padecer infecciones de ojos y de oídos. Con todo ello, es menos frecuente que visiten al oftalmólogo o al otorrinolaringólogo.

En la tabla IV puede encontrarse un resumen de las condiciones de salud más frecuentemente asociadas a las discapacidades intelectuales.

De especial interés en este punto resulta el estudio longitudinal de un año llevado a cabo por la ONG inglesa Mencap[21] donde encontraron que las personas con discapacidad intelectual utilizaban los servicios de atención primaria significativamente menos que el resto de la población. De igual modo encontraron que los cuidadores de estas personas expresaban una gran frustración contra los profesionales médicos así como el dato de que desde atención primaria apenas se derivaba a los pacientes con discapacidad intelectual a sus colegas de otras especialidades para ahondar en sus problemáticas sanitarias.

Como respuesta a este elevado número de necesidades sanitarias no cubiertas en la población con discapacidad intelectual, se han señalado las siguientes medidas:

- *Preparación:* familiarización y conocimiento de los lugares (hospital, consulta médica), procedimientos y técnicas médicas.
- *Tiempo de consulta más largo*, para permitir a las personas con discapacidad intelectual hablar sobre sus problemas de salud.
- *Entorno informal y no amenazante:* modificar el entorno para lograr un espacio no amenazante que ayude a reducir el estrés y ansiedad de estos pacientes ante una situación como la de visitar al médico.

INTERVENCIÓN EN LA DISCAPACIDAD INTELECTUAL

Podemos incidir en la adquisición y mejora de habilidades que permitan al sujeto adaptarse al entorno en un nivel aceptable de funcionamiento. Podemos diferenciar tres áreas de tratamiento o intervención:

- Entrenamiento para la adquisición de habilidades.
- Tratamiento para los problemas físicos (médicos).
- Tratamiento para los problemas psíquicos (problemas de conducta, trastornos psiquiátricos).

El tratamiento debe estar estrechamente unido al diagnóstico[22]. Debemos tener en cuenta toda la información disponible sobre posibles factores etiológicos (tales como eventos precipitantes, predisposición familiar, déficits biológicos específicos, problemas de personalidad, y dificultades del desarrollo específicas). También han de considerarse factores tales como la gravedad de la discapacidad intelectual, la presencia de trastornos asociados, los efectos de tratamientos previos y el entorno sociales. Debido a la complejidad de los trastornos en las personas con discapacidad intelectual, su tratamiento debe estar basado en diversas aproximaciones teóricas (tratamiento farmacológico, psicoterapia, modificación de conducta, etc.), lo que el profesional de Atención Primaria debe tener en cuenta a la hora de tomar la

Tabla IV
Condiciones de salud más frecuentemente asociadas a la discapacidad intelectual (principalmente en severa y profunda)

Sistema	Condiciones de salud
Alimentario	Caries dentales; paladar hendido; enfermedades de las encías; asimetrías faciales; luxaciones de mandíbula; asimetría de la mandíbula y/o de la lengua; sensitividad oral; nutrición inadecuada
Sensorial	Deficiencias visuales y/o auditivas
Cardiovascular	Funciones cardíacas y pulmonares reducidas, principalmente ligadas a curvaturas espinales; infecciones respiratorias crónicas; neumonías
Muscoesquelético	Curvaturas espinales; p.ej., escoliosis, hiperlordosis, hipercifosis; deformidades de los: hombros, codos, caderas, manos, rodillas y pies; hipertonía; hipotonía; fluctuaciones del tono muscular; atetosis
Dermatológico	Daños en los tejidos principalmente debidos a la presión o a la incontinencia
Eliminación	Enuresis; encopresis; infecciones del tracto urinario; constipación; retención urinaria
Sistema nervioso central	Epilepsia

decisión de manejo del caso. En este sentido, Ferrell y cols. (2004)[23] proponen un modelo de tratamiento combinado basado en el apoyo comunitario junto con tratamiento neuropsiquiátrico como forma de intervención eficaz en los problemas psiquiátricos y conductuales de las personas con discapacidad intelectual.

Terapia psicofarmacológica

Puede estimarse que en discapacidad intelectual se da el mayor porcentaje de uso inadecuado de psicofármacos. Estos se prescriben sin efectuar una evaluación diagnóstica adecuada y sin revisiones sistemáticas a lo largo del tiempo. El uso indiscriminado de antipsicóticos para la contención de los problemas de conducta en pacientes con discapacidad intelectual, y especialmente las prácticas irracionales llevadas a cabo con pacientes institucionalizados, constituyeron en el pasado una señal de alarma para la comunidad que motivó reacciones de rechazo y descrédito global de la psicofarmacología en este campo. Hoy contamos con directrices y recomendaciones de consenso sobre los tratamientos psicofarmacológicos en este grupo de población[22]. En la tabla V se señalan algunas indicaciones generales.

Las dosis y pautas de prescripción son las mismas que en población adulta general aunque el aumento y la retirada de fármacos debe hacerse en tiempo mayores. En el caso de trastornos psicóticos y graves trastornos de conducta en los que se ha descartado una causa ambiental, orgánica o por trastorno afectivo, los antipsicóticos atípicos con más estudios en esta población son la Risperidona seguida de la Olanzapina[24] (en un segundo nivel de elección se sitúa el Haloperidol, y en el tercer nivel la clozapina con atención a los controles de leucograma). En el caso de trastornos depresivos se señala un algoritmo de uso en la figura 2.

El primero de los problemas que se puede plantear un médico de Atención Primaria a la hora de considerar el abordaje psicofarmacológico de trastornos mentales en la población con discapacidad intelectual es la variabilidad de síndromes que a su vez provocan diferentes síntomas médicos, psiquiátricos y conductuales diferentes de los de la población general. Esta situación plantea enormes dificultades a la hora de realizar un diagnóstico psiquiátrico, pronosticar respuestas a tratamientos estándar y detectar posibles efectos indeseables y reacciones adversas a la medicación. A esto se une la escasez de estudios específicos sobre eficacia y seguridad de psicofármacos en la discapacidad intelectual. La mayoría son estudios de caso único, series de casos, revisiones retrospectivas y ensayos abiertos. Además, debe desconfiarse de los resultados de estudios controlados sobre muestras heterogéneas de personas con discapacidad intelectual, pues las diferencias biológicas entre una persona con síndrome de Down y otra con síndrome de Angelman son mucho mayores que las existentes entre adultos de población general. De hecho los ensayos controlados deberían efectuarse en sujetos con el mismo o similar diagnóstico etiológico. Otro factor a tener en cuenta es la enorme variabilidad

TABLA V
RECOMENDACIONES SOBRE USO DE PSICOFÁRMACOS EN LA DISCAPACIDAD INTELECTUAL

Medicación	Sintomatología diana	Observaciones
Antipsicóticos	Sintomatología psicótica Conductas autolesivas Problemas de conducta	Preferiblemente antipsicóticos atípicos: Risperidona. Antipsicóticos "depot" si hay no cumplimiento de tratamiento.
Estabilizadores del estado de ánimo	Trastorno bipolar, episodio maníaco. Conducta agresiva Agitación Problemas psiquiátricos o conductuales en pacientes con epilepsia	Ácido valproico, litio. En casos de agitación, usar también ISRS o antipsicóticos atípicos.
Antidepresivos	Depresión Ideación/conducta suicida Conducta autolesiva Conducta agresiva Agitación, ansiedad	Utilizar preferentemente ISRS. Valorar uso de acción retardada. En casos de ansiedad, utilizar también benzodiacepinas. En casos de ideación/conducta suicida, usar también estabilizadores EA.

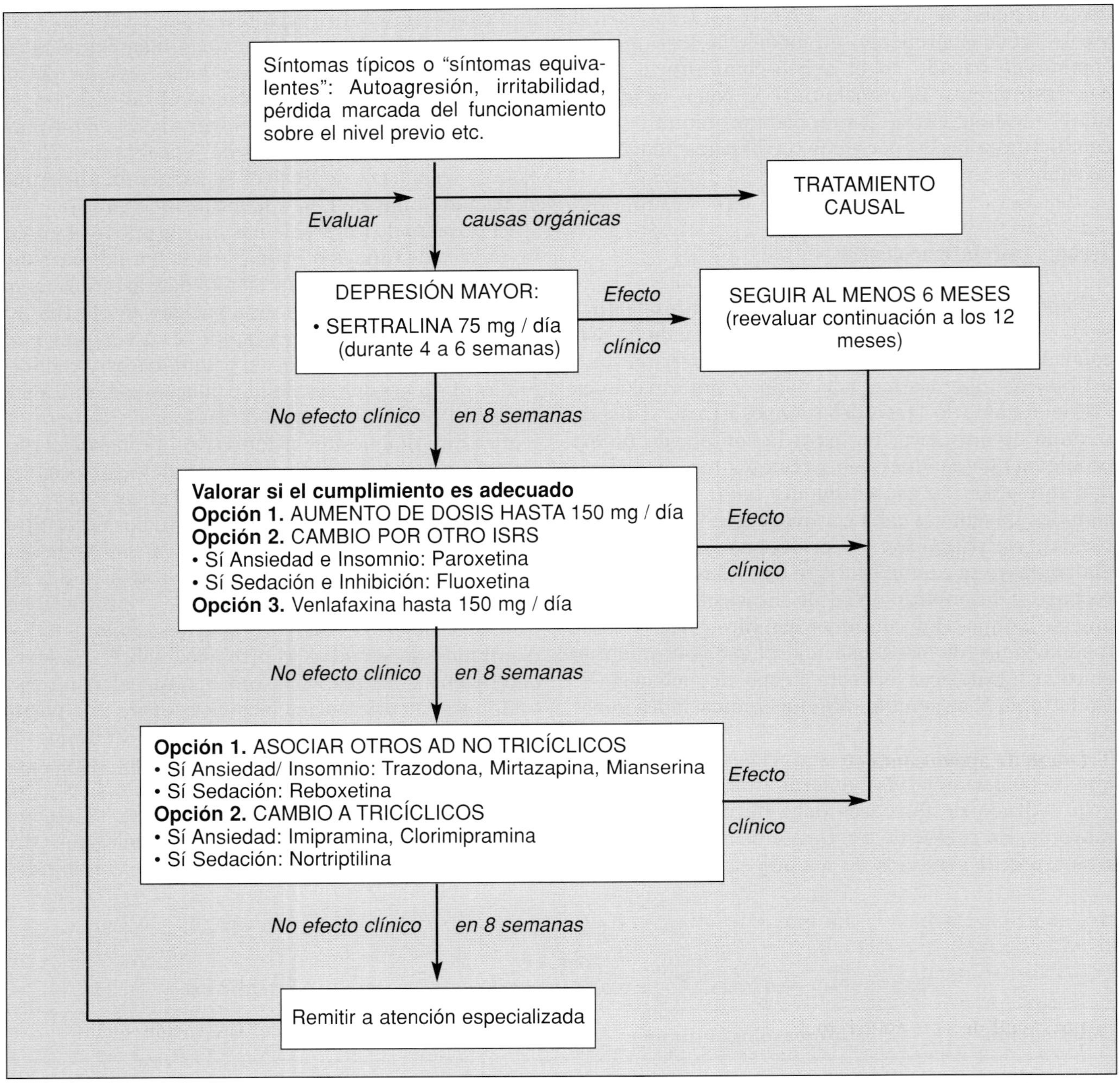

Figura. 2. Árbol de decisión sobre tratamiento de los trastornos depresivos en pacientes con Discapacidad Intelectual (DI).

individual en la respuesta y en la aparición de efectos secundarios en estos pacientes, y la falta de unidades de ingreso agudo y subagudo para pacientes en crisis que permitieran un cambio controlado de las pautas de tratamiento. Un consejo razonable es el de actuar con extrema cautela, contar con un diagnóstico por un especialista en psiquiatría, efectuar cambios terapéuticos de forma individualizada y sin afectar a varios medicamentos a la vez, e instruir a la familia para que registre cambios conductuales en el paciente; siguiendo por lo demás las recomendaciones nacionales para uso de estos medicamentos. En este sentido cabe siempre recordar las viejas cuatro reglas de Cecil-Loeb para el tratamiento médico: 1) Si el tratamiento prescrito funciona no lo cambies; 2) Si el tratamiento prescrito no funciona retíralo; 3) Si no sabes que hacer, no hagas nada y 4) Hagas lo que hagas, ¡no dejes que tu paciente caiga en manos del cirujano!

Psicoterapia

La aproximación de la psicoterapia a la discapacidad intelectual ha sido objeto de serias discusiones entre los profesionales. Hay autores que mantienen dudas sobre la utilidad de la psicoterapia con personas que tienen un CI menor de 50. Sin embargo, las revisiones de la literatura sobre terapia en pacientes con discapacidad intelectual han demostrado que la psicoterapia es no sólo posible sino que también tiene éxito.

Fletcher (1993)[25] considera que para que una psicoterapia tenga éxito con un paciente con discapacidad intelectual, deben darse las siguientes condiciones: 1) implicación positiva del terapeuta; 2) objetivos individualizados, señalando los siguientes: comprensión y aceptación de su propia discapacidad, mejora del control de los impulsos y de la tolerancia a la frustración, expresión de los sentimientos y emociones de manera aceptable, incremento de toma de decisiones independientes y la autosuficiencia, incremento de la autoestima, mejora de las habilidades sociales, aprendizaje de afrontamiento a situaciones de estrés, mejora de las relaciones personales y resolver los conflictos de dependencia y culpa); 3) establecimiento de una buena relación terapéutica, basada en la confianza mutua y el respeto; 4) contar con la familia e implicarla en la terapia, y 5) abordaje del afrontamiento al estrés del paciente con discapacidad intelectual.

Técnicas de apoyo conductual

El enfoque terapéutico conductual parte del principio de que se pueden establecer programas educacionales que beneficien a cualquier persona con discapacidad intelectual sin importar su grado de discapacidad (tabla VI). La mayor aportación de la modificación de conducta ha sido la crítica de las creencias tradicionales de "incurabilidad" de las personas con discapacidad intelectual, demostrando el potencial de este colectivo.

La terapia conductual aplicada a la discapacidad intelectual parte de tres objetivos básicos:

1) La creación de nuevas conductas adaptativas.
2) El incremento de la frecuencia de conductas ya existentes.
3) La supresión o la reducción de conductas alteradoras que interfieren el proceso de aprendizaje y la adaptación personal y social de los sujetos.

En este sentido, hay que destacar las técnicas de *apoyo conductual positivo*, como conjunto de procedimientos destinados a cambiar el entorno para hacer que la conducta problemática llegue a ser irrelevante e inútil, de modo que la conducta alternativa resulte socialmente adecuada y más eficaz. Canal y Martín resumen las principales características del apoyo conductual positivo:

1. Está basado en la evaluación funcional.
2. Es global e incluye intervenciones múltiples.
3. Enseña habilidades alternativas y adapta el ambiente.
4. Refleja los valores de la persona, su dignidad y sus preferencias y trata de mejorar su estilo de vida.
5. Se diseña para ser aplicado en contextos de la vida diaria.
6. Mide el éxito de los programas evaluando aprendizajes de la persona y mejoras en su calidad de vida.

Como ejemplo concreto de la aplicación de las técnicas de apoyo conductual positivo a los problemas de conducta, se resaltan las características del entorno que previenen la aparición de dichos problemas:

— Altas tasas de actividad con sentido.
— Elección, control (autodeterminación).
— Sistemas de comunicación efectivos.
— Entornos predecibles.
— Acceso a la comunidad (inclusión social).
— Minimizar los refuerzos negativos.
— Maximinar los refuerzos positivos.

TABLA VI
PROGRAMAS DE MODIFICACIÓN DE CONDUCTA EN LA DISCAPACIDAD INTELECTUAL

Programas de intervención en autoayuda	Desarrollo de la autonomía personal del individuo
Programas de interacción social	Desarrollo de competencias y habilidades de interacción social
Programas de lenguaje y habilidades de comunicación	Desarrollo de habilidades de expresión y comprensión del lenguaje
Programas de intervención en el ámbito educativo	Desarrollo de habilidades académicas Desarrollo de habilidades de aprendizaje
Programas ocupacionales y laborales	Desarrollo de habilidades pre- y ocupacionales

Recursos de atención educativa, social y laboral

En la actualidad, son numerosos los centros y recursos de atención educativa, social y laboral que trabajan para conseguir la mejora de la calidad de vida de las personas con discapacidad intelectual y su integración en la sociedad, tales como:

Centros de Atención Temprana: para niños de 0 a 6 años, implementan programas de estimulación precoz para desarrollar al máximo las habilidades potenciales del niño, a la vez que realizar un trabajo especializado con los padres para ayudarlos a adaptarse a la nueva situación.

Colegios de Educación Especial y recursos de apoyo de los centros educativos (Equipos de Orientación Educativa y Psicopedagógica), que permiten al niño con discapacidad intelectual adquirir habilidades académicas y pre-laborales, habilidades de interacción social, lingüísticas y de vida en la comunidad.

Centros de Día, que proporcionan atención diurna a personas adultas con discapacidad intelectual gravemente afectados, para conseguir potenciar al máximo sus habilidades y su potencial y mejorar su calidad de vida.

Centros residenciales y pisos tutelados, que atienden a personas con discapacidad intelectual, en función de su grado de autonomía, cuando no pueden vivir con sus familias, y donde, además de cubrir sus necesidades de la vida diaria, les entrenan para poder adquirir habilidades básicas de autocuidado, habilidades sociales y de manejo en la comunidad.

Centros Ocupacionales, que pretenden la habilitación laboral, el desarrollo de la autonomía personal y la capacitación social de personas adultas con discapacidad intelectual con dificultades de acceso al empleo pero que tengan un grado de autonomía personal que les permita participar en las tareas propias del centro. En ningún caso tienen como objetivo competir en el mercado.

Centros Especiales de Empleo: centros de trabajo financiados en parte por la Administración y creados normalmente por organizaciones no gubernamentales o entidades en favor de las personas minusválidas, con capacidad para competir en el mercado y cuya principal característica es que la gran mayoría de sus trabajadores han de tener alguna discapacidad. Están creados para los trabajadores que, a causa de su discapacidad, tienen dificultades para integrarse en la empresa ordinaria pero que tienen capacidad para desarrollar un trabajo productivo.

Centros de día y residencias para personas con discapacidad intelectual y enfermedad mental o trastorno de la conducta. Son recursos altamente especializados, con personal específicamente preparado para el tratamiento y la intervención en personas con discapacidad intelectual que además padecen algún tipo de trastorno mental o presentan trastornos de la conducta. Además de prestar atención psiquiátrica, farmacológica y psicológica, se trabaja para conseguir que estas personas puedan reinsertarse en el entorno del que proceden, por lo cual, su tiempo de estancia es limitado a los momentos de crisis o recaídas.

Un tema crítico que merece mayor atención es la enseñanza de la discapacidad intelectual en formación de pregrado y postgrado tanto en las diversas licenciaturas de Ciencias de la Salud como en otras carreras medias[26].

LECTURAS RECOMENDADAS

American Association on Mental Retardation. *Mental Retardation. Definition, Classification and Systems of Supports* (10th Edition). Washington DC, AAMR, 2001.

Se trata de una excelente guía para entender la clasificación actual de la discapacidad intelectual desde la perspectiva de las habilidades del individuo y de las necesidades de apoyo según el modelo de la CIF.

Grey IM, Hastings RP. Evidence-based practices in intellectual disability and behaviour disorders. *Curr Opin Psychiatry* 2005; 18(5):469-75.

Aporta una información actualizada sobre las guías del tratamiento farmacológico y conductual de los problemas de conducta y trastornos psiquiátricos en la discapacidad intelectual.

Salvador-Carulla L, Novell Alsina R. Guía Práctica de la Evaluación Psiquiátrica en el Retraso Mental. Barcelona: Aula Médica, 2002.

Una guía completa a la evaluación, el diagnóstico y el tratamiento de los problemas psiquiátricos en la discapacidad intelectual.

AEECRM (Asociación Científica de Profesionales en Discapacidad Intelectual) http://personal.telefonica.terra.es/web/aeecrm/principal.html

La página web de la AEECRM contiene información actualizada sobre discapacidad intelectual en español, así como los documentos básicos en esta disciplina.

BIBLIOGRAFÍA

1. Durkin M: The epidemiology of developmental disabilities in low-income countries. *Ment Retard Dev Disabil Res Rev* 2002; 8(3):206-11.
2. Zigler E: Can we "cure" mild mental retardation among individuals in the lower socioeconomic stratum? *Am J Public Health.* 1995; 85(3):302-4.
3. Tejada MI: Retraso mental de origen genético. Presentación de la Red GIRMOGEN. *Rev Neurol* 2004; 42 Suppl 1:S1-6.
4. Collacott RA, Cooper SA, McGrother C: "Differential rates of psychiatric disorders in adults with Down's syndrome compared to other mentally handicapped adults". *British Journal of Psychiatry* 1992; 161:671-674.
5. Cooper SA, Collacott RA: "Clinical features and diagnostic criteria of depression in Down's syndrome". *British Journal of Psychiatry* 1994; 165:399-403.
6. Wisniewski HM, Silverman W, Wegiel J: "Síndrome de Down y enfermedad de Alzheimer". *Minusval* 1996; 101:44-45.
7. Bush A, Beail N: Risk Factors for Dementia in People With Down Syndrome: Issues in Assessment and Diagnosis. *Am J Ment Retard* 2004: 109(2):83–97.
8. Freund LS, Reiss AL: "Cognitive profiles associated with the Fra(X) syndrome in males and females". *American Journal of Medical Genetics* 1991; 38:542-547.
9. American Psychiatric Association (APA). Manual Diagnóstico y Estadístico de los Trastornos Mentales. Cuarta Edición (texto revisado). DSM-IV TR. Barcelona: Masson, 2002.
10. Salvador-Carulla L, Rodríguez-Blázquez C, Rodríguez de Molina M, Pérez-Marín J, Velázquez R: Hidden psychiatric morbidity in a vocational programme for people with intellectual disability. *J Intellect Disabil Res* 2000; 44 (Pt 2):147-54.
11. Salvador-Carulla L, Novell Alsina R: Guía Práctica de la Evaluación Psiquiátrica en el Retraso Mental. Barcelona, Aula Médica, 2002.
12. Szymanski L, King BH: Practice parameters for the assessment and treatment of children, adolescents, and adults with mental retardation and comorbid mental disorders. American Academy of Child and Adolescent Psychiatry Working Group on Quality Issues. *J Am Acad Child Adolesc Psychiatry* 1999; 38(12 Suppl):5S-31S.
13. Dosen A: Applying the developmental perspective in the psychiatric assessment and diagnosis of persons with intellectual disability: part II–diagnosis. *J Intellect Disabil Res* 2005; 49(Pt 1):9-15.
14. Reiss S, Szyszko J: "Diagnostic overshadowing and professional experience with mentally retarded persons". *American Journal of Mental Deficiency* 1983; 87:396-402.
15. Emerson E, Bromley J: The form and function of challenging behaviours. *J Intellect Disabil Res* 1995; 39 (Pt 5):388-98.
16. Novell R, Salvador-Carulla L: Problemas de conducta en el retraso mental. Siglo Cero: *Revista Española sobre Discapacidad Intelectual* 2003; 34:78-86
17. Canal R, Martín MV (coordinadores): Apoyo conductual positivo. Monografía de la Junta de Castilla y León, Consejería de Sanidad y Bienestar Social. Valladolid 2002.
18. Rojahn J, Matson JL, Naglieri JA, Mayville E: Relationships between psychiatric conditions and behavior problems among adults with mental retardation. *Am J Ment Retard* 2004; 109(1):21-33.

19. Rodgers J: Primary health care provision for people with learning difficulties.' Health and Social Care in the Community 1994; 2, 1:11-17.

20. Kerr M, Fraser W, Felce D: Primary health care for People with a Learning Disability.' *British Journal of Learning Disabilities* 1996; 24:2-8.

21. Band R: The NHS - health for all? Mencap National Centre: London, 1998.

22. Grey IM, Hastings RP: Evidence-based practices in intellectual disability and behaviour disorders. *Curr Opin Psychiatry* 2005; 18(5):469-75.

23. Ferrell RB, Wolinsky EJ, Kauffman CI, Flashman LA, McAllister TW: Neuropsychiatric syndromes in adults with intellectual disability: issues in assessment and treatment. *Curr Psychiatry Rep* 2004; 6(5):380-90.

24. Bokszanska A, Martin G, Vanstraelen M, Holt G, Bouras N, Taylor D: Risperidone and olanzapine in adults with intellectual disability: a clinical naturalistic study. *Int Clin Psychopharmacol* 2003; 18(5):285-91.

25. Fletcher RJ: "Individual psychotherapy for persons with mental retardation". En: Fletcher R y Dosen A (Eds.). *Mental Health Aspects of Mental Retardation. Progress in Assessment and Treatment*. Nueva York: Lexington Books. 1993; 327-349.

26. Tsiantis J, Diareme S, Dimitrakaki C, Kolaitis G, Flios A, Christogiorgos S, Weber G, Salvador-Carulla L, Hillery J, Costello H: Care staff awareness training on mental health needs of adults with learning disabilities. *Journal of Learning Disabilities* 2004; 8 (3):221-234.

3.23

Trastornos mentales habituales en los ancianos

PEDRO SAZ Y ANTONIO LOBO

INTRODUCCIÓN

El trabajo clínico diario del médico de familia incluye la atención de una importante proporción de pacientes ancianos. En este capítulo nos ocupamos del estudio, prevención y tratamiento de la psicopatología y de los trastornos psíquicos que afectan al anciano. Éste es el campo de acción de la Psiquiatría Geriátrica, precisamente. Se trata de una parcela del conocimiento psiquiátrico de reciente desarrollo y de indudable actualidad. En la tabla I se resumen los principales objetivos del tema para el médico general.

El paciente anciano presenta una serie de características diferenciales en relación al adulto no geriátrico, que es necesario conocer para ser capaces de distinguir el proceso de envejecimiento normal, que estudiaremos brevemente, de otras manifestaciones que implican situaciones patológicas. Es preciso, además, conocer los datos epidemiológicos actuales sobre prevalencia de trastornos psíquicos en el anciano, tener claro un sencillo esquema de diagnóstico y diagnóstico diferencial. Por último, creemos que el médico de Atención Primaria juega un papel crucial en el seguimiento y tratamiento del paciente anciano con un trastorno mental, por lo que debe conocer los principios fundamentales del abordaje terapéutico en este grupo de edad.

TABLA I
EL INTERÉS DEL TEMA PARA EL MÉDICO GENERAL

- Saber identificar las características especiales que la edad avanzada confiere a los pacientes.
- Saber diferenciar los cambios normales propios del envejecimiento de las manifestaciones propias de las distintas patologías que puede padecer.
- Conocer los principales datos epidemiológicos acerca de los trastornos psíquicos más frecuentes en el paciente anciano.
- Saber plantear de manera precisa los distintos diagnósticos diferenciales, en el contexto del esquema diagnóstico habitual.
- Conocer algunos conceptos básicos y desarrollar habilidades específicas en el abordaje terapéutico (especialmente farmacológico) del paciente de edad avanzada.
- Transmitir la siguiente actitud: el médico general tiene un papel fundamental en el seguimiento y tratamiento del paciente anciano.

La definición de vejez está sujeta a constantes cambios. La más aceptada delimitación del envejecimiento se debe a Small y Gunay, que sitúan el límite clásico de los 65 años, y distinguen entre "viejos jóvenes" (desde los 65 hasta los 75 años) y "viejos viejos" o "very old" en terminología anglosajona (aquéllos mayores de 75 años). Habitualmente, el término viejo, frecuentemente evitado, presenta connotaciones peyorativas: incluso el diccionario de la Real Academia de la Lengua Española, además de hacer referencia a la avanzada edad, incluye acepciones como "deslucido" y "estropeado por el uso". Pero en nuestra visión personal del tema, desde la perspectiva de la Psicología Evolutiva, creemos que se deben resaltar también los aspectos positivos del envejecimiento. Debe entenderse el envejecimiento como una adaptación al medio y, como algunos autores de nuestro país han resaltado, puede hablarse de "psiquismo modificado" o de "compensación adaptativa", con una visión funcionalista.

El tema es importante, por varios motivos. En primer lugar, por la proporción de pacientes en este segmento de edad: En un editorial del *International Journal of Geriatric Psychiatry*[1], el autor hacía esta breve reflexión, apoyándose en sólidos datos demográficos: aproximadamente dos tercios de las personas mayores de 65 años que han habitado nuestro planeta, están viviendo en él actualmente. Un dato que refleja las tendencias demográficas de las últimas décadas: la disminución de las tasas de natalidad y el aumento de la expectativa de vida, especialmente marcados en los países desarrollados, han derivado en un notable incremento de la población mayor de 65 años. A modo de ejemplo, la figura 1 ilustra esta afirmación[2]: puede observarse que la proporción de personas mayores en países como el nuestro ha experimentado un aumento progresivo. En el momento actual está en torno al 20%, pero se estima que alcanzará prácticamente un tercio de la población total en 2050. En apoyo de lo anterior, el índice de sobreenvejecimiento (proporción de sujetos >85 años sobre el total de sujetos >65 años) en España es del 8,6%.

EL PROCESO BIO-PSICO-SOCIAL DE ENVEJECIMIENTO. IMPLICACIONES PARA LA ATENCIÓN PRIMARIA

No pretendemos en este texto detallar en profundidad las características del proceso de envejecimiento. Pero es importante que el médico de familia conozca los datos fundamentales del mismo, siguiendo el modelo bio-psico-social. De este modo, estará en situación de poder entender, desde una perspectiva integral, las características propias del paciente anciano, derivadas del proceso de envejecimiento.

Envejecimiento biológico

La tabla II resume los cambios morfológicos y funcionales generales del envejecimiento. Con la edad se producen cambios morfológicos como involución, fibrosis y calcificaciones, pero también un proceso de atrofia y pérdida de células nobles a costa de una proliferación y aumento del tejido intersticial, lo que conlleva una disminución generalizada del

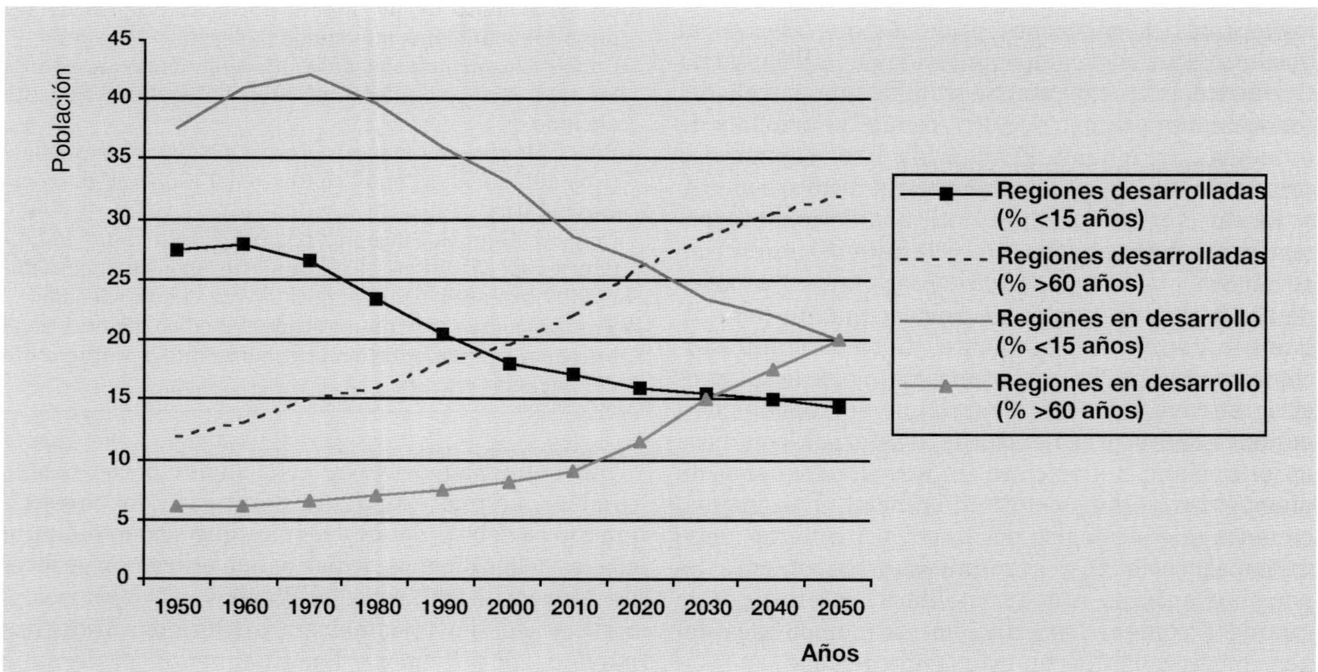

Figura 1. Proyección demográfica de la población mundial, 1950-2050.

peso y volumen del organismo. Estos fenómenos se acompañan de una disminución funcional generalizada de todos los sistemas del organismo, mayor fragilidad y vulnerabilidad y menor capacidad de reacción frente a estresores patógenos. Por tanto, el anciano es somáticamente más frágil que un adulto no geriátrico.

TABLA II
ENVEJECIMIENTO FISIOLÓGICO. RESUMEN

Cambios morfológicos:
- Involución, fibrosis, calcificaciones, depósitos sustancias residuales, alteraciones vasculares, etc.
- Atrofia y pérdida de células nobles.
- Proliferación y aumento del tejido intersticial.
- Disminución del peso y volumen del organismo.

Cambios funcionales:
- Disminución generalizada del funcionamiento de todos los sistemas del organismo.
- Mayor fragilidad y vulnerabilidad.
- Menor capacidad de reacción a estresores patógenos.

TABLA III
ENVEJECIMIENTO CEREBRAL

CAMBIOS MORFOLÓGICOS:
- **Cambios macroscópicos:**
  - Disminución del peso (10% entre 20-90 años).
  - Pérdida de volumen (atrofia cerebral).
  - Granulaciones, fibrosis, calcificaciones.
- **Cambios microscópicos:**
  - Pérdida generalizada de neuronas.
  - Disminución del número de dendritas y conexiones.
  - Cambios de membrana y de los sistemas enzimáticos.
  - Depósitos intra y extracelulares.

DISMINUCIÓN DE LA NEUROTRANSMISIÓN:
- **Sist. noradrenérgico:** Receptores beta y alfa.
- **Sist. acetilcolinérgico:** Acetilcolintransferasa, acetilcolinesterasa, rec. muscarínicos.
- **Sist. dopaminérgico:** Niveles dopamina presináptica, 40% receptores D2 postsinápticos.
- **Sist. serotoninérgico:** Niveles serotonina normales, dismin. 30-50% receptores S1, S2.
- **Sistema GABAérgico:** Disminución generalizada de la actividad.

Centrándonos en el envejecimiento cerebral, tal y como describen las doctoras Esiri y Nagy[3], psicogeriatra y patóloga británicas, los datos principales se resumen en la tabla III. Macroscópicamente se produce una disminución del peso del cerebro (hasta de un 10% entre los 20 y los 90 años de edad) y del volumen cerebral, y aparecen modificaciones anatomopatológicas características, como son las granulaciones (Paccioni, ependimarias), modificaciones fibróticas y calcificaciones. Los cambios microscópicos que se producen incluyen: una pérdida generalizada de neuronas (hasta del 15% en córtex prefrontal), disminución generalizada del número de dendritas y de conexiones, acúmulo de depósitos intra y extracelulares de sustancias de deshecho y cambios de membrana y en los sistemas enzimáticos. Todo ello tiene como consecuencia una serie de cambios funcionales, que podemos resumir en una disminución generalizada de todos los sistemas de neurotransmisión: disminución de los receptores alfa y beta (noradrenérgicos); de la acetilcolintransferasa, acetilcolinesterasa y de los receptores muscarínicos (sistema colinérgico); disminución de los niveles de dopamina presináptica y de los receptores D2 postsinápticos (sistema dopaminérgico); disminución hasta en un 50% de algunos receptores serotoninérgicos (S1, S2), así como una disminución generalizada del sistema gabaérgico. El médico general debe saber que el cerebro anciano es más vulnerable, por lo que son más frecuentes los efectos secundarios farmacológicos y la respuesta terapéutica en estos pacientes es más imprevisible.

Hemos resumido los principales datos de investigación disponibles. Son muchas las teorías que tratan de explicar estos hallazgos[4]. Además de teorías biológicas del envejecimiento como la de la acumulación aleatoria de errores moleculares, la del reloj biológico o de la muerte genéticamente programada o la que postula errores hormonales e inmunológicos, actualmente tienen mayor peso las teorías que abogan por la presencia de alteraciones mitocondriales, la de la apoptosis (o muerte celular programada) y la de los radicales libres. Éstos son productos del metabolismo normal que afectan a los mecanismos de reparación celular, a las mitocondrias y/o a los mecanismos de defensa intracelular. Estas agresiones producen una disminución del tiempo vital, y provocan daños tisulares, que acaban con la muerte celular y del organismo. Las investigaciones genéticas y farmacológicas actuales están tratando de combatir estos mecanismos destructivos, con lo que se podría mejorar de modo notable la marcha del proceso de envejecimiento normal.

Envejecimiento psicológico

Existe una alta correlación entre los hallazgos biológicos y los rendimientos psicológicos del individuo, que suele ser mayor en la presenescencia (entre los 50 y los 65 años). Además, no todos los individuos envejecen de la misma manera e incluso, un mismo individuo envejece más en unas tareas que en otras. Es lo que se llama envejecimiento diferencial.

La tabla IV resume los principales datos del envejecimiento psicológico "normal"[5]. En los ancianos se producen cambios sensoriales, con disminución de las capacidades auditiva, visual y nociceptiva. También se han documentado cambios en la motricidad como: alteraciones de la estática, mayor lentitud y sensibilidad a la fatiga, que puede contribuir a un mayor retraimiento social del anciano; todo ello aumenta la fragilidad física y, consecuentemente, son más probables los encamamientos o accidentes con fracturas, así como una mayor vulnerabilidad a los cuadros de delirium. También presentan un peor rendimiento en tests psicométricos: disminución de la atención, de la capacidad de abstracción y de la relación percepto-espacial. Dificultades mnésicas, especialmente de fijación de nuevos conocimientos (lo que conlleva una menor capacidad de aprendizaje), pero también en los mecanismos de evocación. El lenguaje del anciano presenta algunas modificaciones, con restricción del número de palabras y un habla más lenta y monocorde. Por último, otros aspectos a considerar son las modificaciones en la actividad sexual, con disminución de la misma y cambios del patrón de sueño.

Los ancianos presentan peores rendimientos en los tests psicométricos comentados y también en otros, cuando se comparan con adultos no geriátricos. Por lo tanto, los instrumentos de medición y diagnóstico deben ser estandarizados también en ancianos: no nos sirven los instrumentos validados para los adultos jóvenes. Si los usamos, sin las adecuadas correcciones, corremos el riesgo de penalizar a los ancianos. La figura 2 muestra el rendimiento en un sencillo instrumento, el *Examen Cognoscitivo Mini-Examen* o *ECMM*, versión española estandarizada por nuestro grupo del *Mini-Mental Status Examination* de Folstein, el instrumento de valoración cognoscitiva más utilizado en todo el mundo, en relación con la edad y el nivel educacional: más alto rendimiento (cercano a 30-35 puntos) en universitarios, y más bajo rendimiento en ancianos con estudios mínimos o sin estudios, para todos los grupos de edad (de 65 a 85 o más años). Esta versión del instrumento es la que presenta rendimientos más parecidos al instrumento original, frente a las numerosas versiones en castellano disponibles en nuestro país, que no han sido tan rigurosamente estandarizadas y que penalizan a los ancianos con bajo nivel educativo[6].

Fue preciso modificar el instrumento original americano, el MMSE, para adaptarlo a nuestro entorno socio-cultural. E incluso a pesar de la estandarización, vemos que es una prueba que se ve influenciada por el nivel de estudios: estos datos hemos de tenerlos en cuenta a la hora de interpretar los resultados. Además, uno puede encontrarse con sorpresas, como el mayor declive en la edad más avanzada precisamente en el grupo de ancianos de menor escolaridad. Ese dato nos hace plantearnos una pregunta: ¿es la menor escolaridad un factor de riesgo de deterioro cognoscitivo e incluso de demencia? Se trata de una hipótesis estimulante desde el punto de vista investigador, con notables implicaciones.

Basándonos en los datos antes expuestos, es frecuente encontrar en los libros de texto interpretaciones únicamente negativas del envejecimiento, y algunos autores han llegado incluso a hablar de "psicoesclerosis", en la que, además de todo lo anterior, habría una disminución de la fluidez mental, excesiva introspección, una temporalidad peculiar, centrada en el pasado, modificaciones afectivas como labilidad e incontinencia, y aislamiento social.

TABLA IV
ENVEJECIMIENTO PSICOLÓGICO

A. TESTS PSICOFISIOLÓGICOS:
- **Sensorio:**
  - Oído: Desde los 45 años, disminución de la audición (sobre todo, para altas frecuencias).
  - Vista: 50 años, dificultades en acomodación, presbiopía.
  - Nocicepción alterada.
- **Motricidad:**
  - Alt. estática: discinesias idiopáticas.
  - Mayor lentitud.
  - Mayor sensibilidad a la fatiga.
  - Fragilidad física —> Encamamientos, accidentes, fracturas.

B. TESTS PSICOMÉTRICOS:
- **Funciones superiores:**
  - Disminución de la atención, abstracción y relación percepto-espacial.
- **Memoria:**
  - Sensorial: pérdida discreta.
  - Fijación: grán pérdida —> disminución capacidad aprendizaje.
  - Evocación: Almacenamiento normal, mecanismos de recuperación disminuidos.
- **Lenguaje:**
  - 14% pruebas verbales.
  - 25% frases —> 35% frases largas.
  - 52% emparejamientos de palabras.
  - Restricción del número de palabras.
  - Habla más lenta, monocorde, menor prosodia.

C. OTROS TESTS
- **Otros:**
  - Aspecto general se modifica.
  - Disminución de la actividad sexual: pérdida potencia, disminución de la libido.
  - Cambios en patrón de sueño: dismin. fases REM, aumento fases no REM.

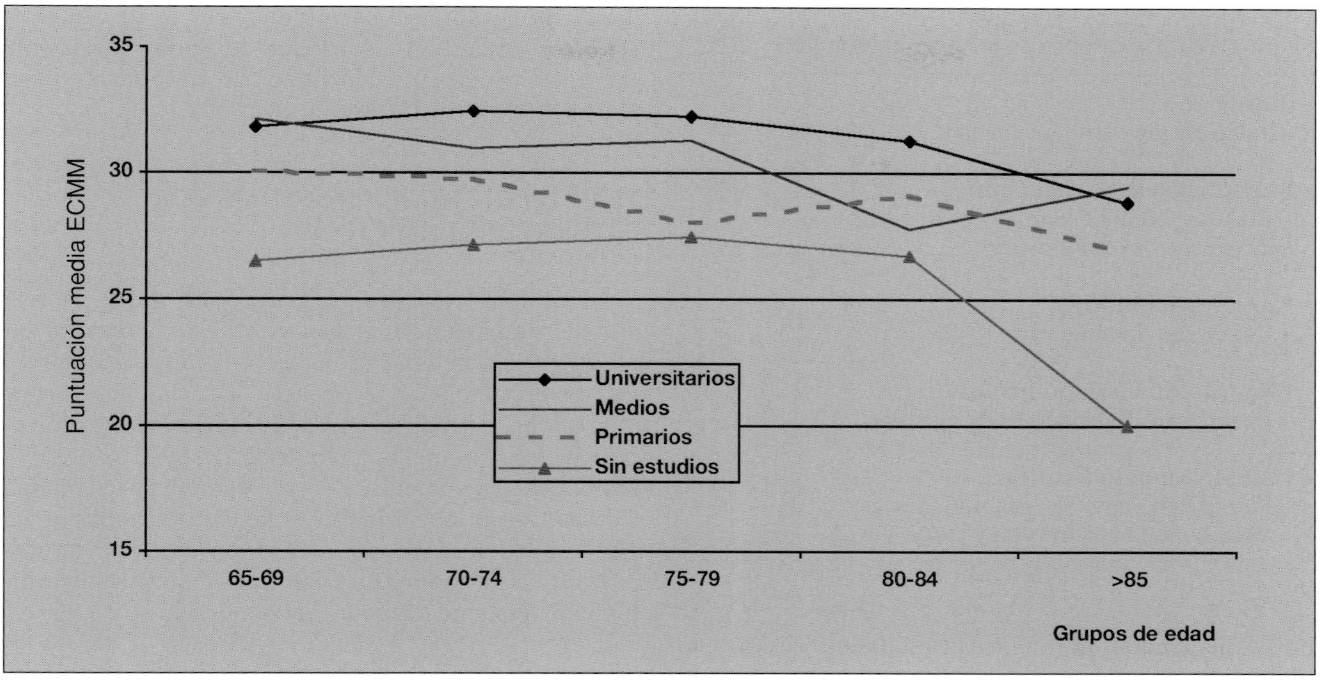

Figura 2. Rendimiento en el Examen Cognoscitivo Mini-Mental (ECMM), por edad y nivel educacional.

Nosotros creemos que esa visión negativa no tiene una buena justificación. Los cambios psicológicos también pueden interpretarse como una sana adaptación a las circunstancias biológicas de la vejez que hemos documentado. Son también innegables los aspectos positivos del envejecimiento psicológico, y han sido documentados por investigaciones principalmente cualitativas: la mayor ataraxia o serenidad, la perspectiva especial basada en la experiencia y sagacidad, con un mayor volumen de conocimientos, así como la creatividad del anciano, han sido destacadas por diversos investigadores y clínicos, también en nuestro medio.

En conclusión, hemos destacado, en comparación con adultos jóvenes, algunos déficits de los ancianos que les obligan a desarrollar mecanismos de compensación y adaptación. Los médicos de familia, basándose en los datos aquí presentados, tienen que conocer la vulnerabilidad del anciano, pero también deben aliarse terapéuticamente e intentar potenciar los aspectos positivos del envejecimiento.

Envejecimiento social

La tabla V hace referencia a los principales aspectos sociales del envejecimiento. Los ancianos tienen que afrontar la jubilación, lo que puede producir problemas ("jubilopatías"), pero debe decirse que también puede producir felicidad en algunos casos ("jubilofelicidad"). A menudo tienen que afrontar el fallecimiento de su pareja y de amigos, que puede derivar en trastornos de adaptación y problemas en la elaboración del duelo; afrontar la emancipación de sus hijos (lo que se ha dado en llamar el "síndrome del nido vacío"); en las últimas décadas deben adaptarse también a la emigración a la ciudad, con el consiguiente desarraigo y dependencia de los hijos, y la pérdida del contacto afectivo con un ambiente que les puede ser hostil; y al desdibujamiento de roles (cambio desde la consideración de elementos productivos del sistema social a ser considerados incluso como una "carga" para el mismo) producido por los cambios familiares (desde un modelo de familia patriarcal a la familia nuclear)[7]. Al plantearnos el apoyo y asistencia a los ancianos, tendremos que valorar estas circunstancias potencialmente difíciles. Pero podemos anticipar que la mayoría de los ancianos muestran una notable capacidad de adaptación.

De nuevo una visión negativa en el proceso de envejecer. Sin embargo, otros datos de investigación indican que no todos los ancianos son infelices ni todos tienen problemas sociales: por ejemplo, los datos recogidos en el Estudio Zaragoza[8], en el que se empleó el *Social Status Schedule* (*SSS*), documentan que sólo un 20% de los ancianos sin psicopatología tienen problemática social; sin embargo, existe asociación entre malestar psíquico y problemática social (un 50% de las demencias, y hasta un 60% de los pacientes deprimidos tienen problemas sociales). Algo similar ocurre cuando se estudian

Tabla V
Aspectos sociales del envejecimiento

- **Jubilación**
  - Jubilopatías / "Jubilofelicidad"
- **Fallecimiento pareja / amigos**
  - Elaboración del duelo
  - Trastornos de adaptación
- **Emancipación hijos**
  - "Síndrome del nido vacío"
- **Emigración a medio urbano**
  - Desarraigo, dependencia de los hijos
- **Cambio modelo familiar**
  - Familia patriarcal —> familia nuclear
  - Desdibujamiento de roles ("carga")

las dificultades para las actividades cotidianas (usar el baño, hacer la compra, prepararse la comida, asearse, vestirse o manejar sus asuntos económicos). Los ancianos con morbilidad psíquica tienen frecuentes problemas en todas las áreas. El médico general, que debe desarrollar una adecuada medicina preventiva, tendrá que utilizar estos datos y contribuir así a mejorar los procesos adaptativos de sus pacientes de edad avanzada.

Aparte de las teorías clásicas psicoanalíticas (en términos arquetípicos junguianos, el camino del eros al tánatos), los mecanismos de adaptación que gustan al conductismo y la visión fenomenológica y existencialista del hecho de envejecer, otras teorías más sociológicas, basadas sobre todo en investigaciones cualitativas, postulan que el envejecimiento está influenciado por la pérdida de actividad, por la rotura de la continuidad en los hábitos del individuo.

En el momento actual tienen gran predicamento las teorías psicosociales que vinculan el estrés y el afrontamiento de dificultades al proceso de envejecimiento. Las distintas fuentes de estrés biológicas (enfermedades, deterioro psico-orgánico y/o accidentes) y psicosociales (muerte de seres queridos, emigración, jubilación, emancipación de los hijos y cambios familiares, ya comentados) exigen esfuerzos de adaptación. Pueden tener consecuencias negativas (institucionalización, soledad, rotacionismo en las casas de los hijos y distintos tipos de carencias afectivas) que afectan la calidad de vida del anciano. Por otra parte, las estrategias de afrontamiento y el apoyo psicosocial, como mecanismos de adaptación, pueden combatir el estrés y tener un efecto positivo, mejorando la calidad de vida. En una historia clínica normal deben explorarse todas estas eventualidades, precisamente para identificar tanto aquellos aspectos negativos en los que se pueda intervenir como los mecanismos normales de adaptación, para tratar de desarrollarlos y aplicarlos.

TRASTORNOS PSÍQUICOS DEL ANCIANO. DATOS EPIDEMIOLÓGICOS

La tabla VI resume los principales datos de prevalencia de trastornos psíquicos en el anciano en distintos entornos asistenciales[9]. Como se observa, los trastornos más frecuentes son: los trastornos depresivos, frecuentes en todos los entornos médico-quirúrgicos (atención primaria, hospital general y residencias de ancianos). Las demencias son más frecuentes en las residencias de ancianos, mientras que el delirium se da fundamentalmente en los pacientes ingresados en hospitales generales, y también en residencias, sobre todo asistidas.

Tabla VI
Prevalencia de las psicopatologías más frecuentes en el anciano en entornos asistenciales

Patología	At. Primaria	Hospital General	Residencia
Depresión	20-24%	24-46%	34%
Demencia	5-12%	2-6%	23-56%
Delirium	2-5%	10-50%	5-10%
Otros diagnósticos	15-20%	25-40%	30-50%

El grupo europeo de Psiquiatría Psicosomática y de Enlace (ECLW)[10] ha sugerido que 1/3 de los pacientes del hospital general (la mitad de los cuales son ancianos) tiene malestar psíquico significativo. A menudo, ese sufrimiento psíquico no es detectado por médicos ni enfermeras y sólo en una pequeña proporción de estos pacientes se pide consulta al psiquiatra. El médico del hospital general (y algo similar sucede en Atención Primaria) tiene que estar preparado para afrontar, en su práctica clínica normal, un gran volumen de morbilidad psíquica, que debería detectarse y tratarse mejor. En toda Europa, un 30% de los enfermos remitidos a estas unidades son pacientes mayores de 65 años (y un 12% tienen más de 75 años). En todos los servicios médico-quirúrgicos surgen problemas psíquicos en ancianos. En España, los servicios que más pacientes remiten son los de Medicina Interna y Cirugía General. Y los motivos más frecuentes de consulta a Psiquiatría Psicosomática y de Enlace son, precisamente, la presencia de síntomas psiquiátricos. Sin embargo, no siempre los pacientes se quejan de su malestar psíquico, y entonces ése pasa a ser el problema a solucionar. Por otra parte, hay pacientes que ingresan en el hospital con síntomas físicos para los que no se encuentra una explicación somática: también en estos casos se pide la colaboración psiquiátrica.

En Atención Primaria, los datos actuales de la bibliografía[11] documentan que los trastornos más frecuentemente detectados en pacientes ancianos son los cuadros depresivos (26%), las demencias (10%), trastornos de ansiedad (5%), esquizofrenia (2%) y un 2,6% con otros diagnósticos (retraso mental, trastornos de personalidad, hipocondriasis). Sin embargo, la mayoría de los autores coincide en afirmar que se trata sólo de la "punta del iceberg", puesto que los trastornos psíquicos son frecuentemente infradiagnosticados y, por tanto, no tratados, en Atención Primaria (como también sucede en el hospital general). Las consecuencias son importantes: además del peor pronóstico y calidad de vida de los pacientes, se ha documentado una mayor utilización de los recursos sanitarios, especialmente en los pacientes somatizadores, es decir, aquellos que aquejan síntomas somáticos en los que subyace un trastorno psíquico, frecuentemente de tipo depresivo y/o ansioso. Las causas de esta infradetección son múltiples: desde una inadecuada formación del médico general hasta la presión asistencial que a menudo deben soportar y que dificulta el proceso diagnóstico. Por ello pueden resultar eficaces los instrumentos breves de detección o cribaje de psicopatología, que luego comentamos.

En cuanto a la población general, los datos del Estudio Zaragoza[12], sobre una muestra de 1080 individuos, representativa de los mayores de 65 años que viven en la ciudad, usando un "screening" en fases e instrumentos de evaluación específicos para el anciano como el Geriatric Mental State (GMS), muestran una prevalencia global de trastornos psíquicos del 11,9%. Las patologías más frecuentes en la población general anciana son demencia (5,5%, de las que aproximadamente 3/4 partes son demencias degenerativas primarias tipo Alzheimer) y depresión (4,8%, con aproximadamente 1/4 parte de depresión mayor). Pero también resalta un dato: el 88% de los ancianos que viven en sus domicilios no padecen un trastorno psíquico diagnosticable. El tópico del anciano irremisiblemente deprimido o demenciado no se sostiene, a la luz de los datos investigados en nuestro entorno.

Como se observa en la figura 3, los "casos" psiquiátricos (con criterios GMS) tienen alta prevalencia de psicopatología para todos los síntomas, además de los cognoscitivos (en las primeras áreas)[13]: así, vemos niveles altos de síntomas fundamentalmente afectivos (entre un 40% y un 50%). Sin embargo, en los ancianos considerados sanos, "no casos", también se observa que pueden existir, aunque en menor proporción, síntomas aislados psicopatológicos: entre el 20 y el 30% de los ancianos "sanos" se quejan de preocupación, ansiedad, tensión, síntomas neurovegetativos, depresión, lentitud y/o soledad. No cabe duda de que estos síntomas producen malestar en quien los experimenta pero, al ser aislados, el malestar no se considera clínicamente significativo. En otras palabras, como sucede en otros grupos de edad más jóvenes, el hecho de tener algún síntoma aislado psicopatológico parece ser la norma más que la excepción. El dato interesa al médico de familia porque ésta es la situación que tiene que afrontar en la población general a la que atiende.

Los datos epidemiológicos del Estudio EURODEP (grupo europeo para el estudio de la depresión en el anciano[14]), en casi 14.000 ancianos europeos, documentan que la depresión, más frecuente en mujeres, no aumenta con la edad. Una vez más, el arquetipo del anciano inevitablemente deprimido tampoco se sostiene. No se trata de minimizar la importancia de la depresión en el anciano: si hay depresión, debemos tratarla; el médico general tendrá que estar preparado para atender a los ancianos deprimidos, pero la mayoría de éstos no lo están. En cuanto a la expresión sintomatológica de la depresión existen diferencias trans-culturales, que estimulan nuestro interés investigador, pues pueden tener implicaciones etiológicas, clínicas y diagnósticas.

Algunos autores definieron las demencias hace unas décadas como "la epidemia que se avecina" o "el azote de las sociedades occidentales". El grupo EURODEM (grupo de la Unión Europea para el estudio de las demencias[15]) documentó una alta prevalencia de demencia en los grupos de edad más avanzada: en efecto, a los 65 años la prevalencia es muy baja, pero luego se incrementa en proporción geométrica, hasta llegar a un 20-30% a los 90 años. La prevalencia de demencia se duplica, aproximadamente, cada 5 años de edad. Este grupo de enfermedades constituyen una muy importante carga para las familias de los pacientes y para la sociedad en general. Pero también nos faltan muchas preguntas por responder sobre las demencias: estamos ante un auténtico reto para la investigación y la práctica clínica de la medicina.

PRINCIPALES TRASTORNOS PSÍQUICOS FRECUENTES EN EL ANCIANO

A lo largo del texto se han ido abordando los distintos trastornos psíquicos. Aquí se trata de enfatizar algunos aspectos diferenciales, sobre todo en los trastornos más frecuentes y relevantes en este segmento

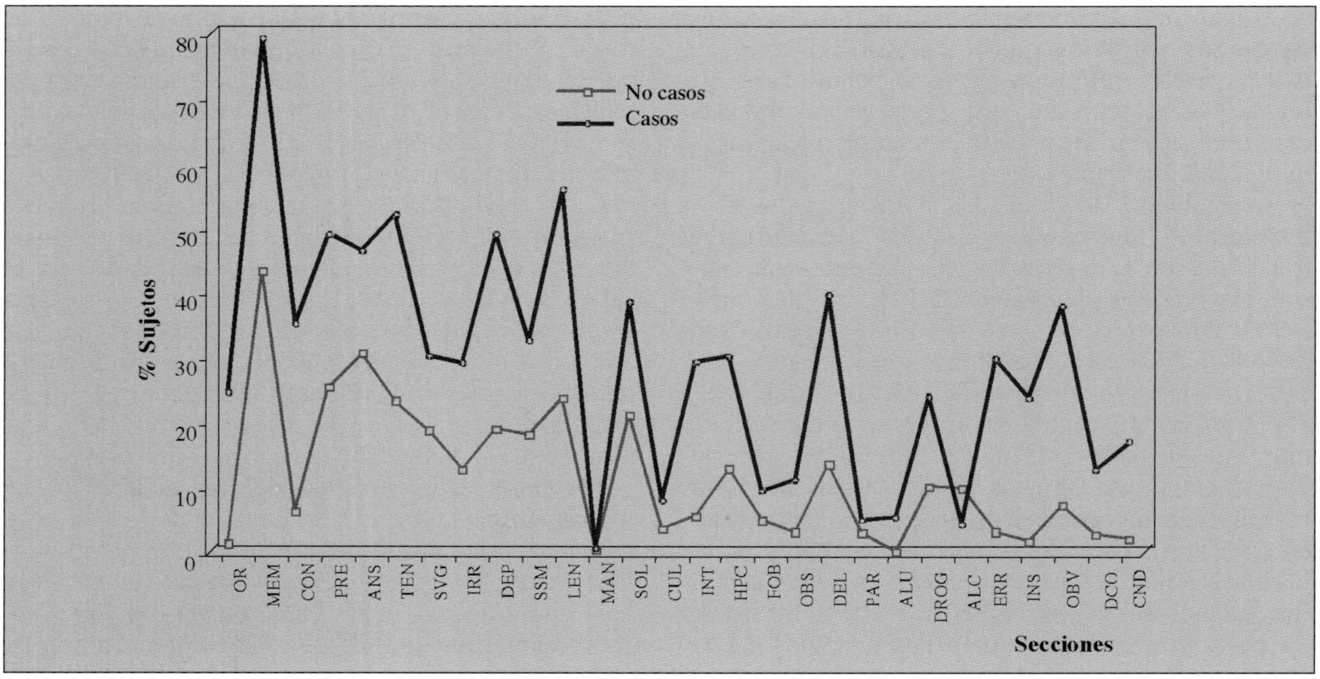

Figura 3. Prevalencia de síntomas psicopatológicos en la población geriátrica. Comparación ancianos sanos vs "casos" (criterios GMS, Estudio Zaragoza, 1999). OR: Orientación; MEM: Memoria; CON: Concentración; PRE: Preocupación; ANS: Ansiedad; TEN: Tensión; SVG: Síntomas neurovegetativos; IRR: Irritabilidad; DEP: Depresión; SSM: Síntomas somáticos; LEN: Lentitud; MAN: Manía; SOL: Soledad; CUL: Culpa; INT: Pérdida de interés; HPC: Hipocondriasis; FOB: Fobias; OBS: Obsesiones; DEL: Ideas delirantes; PAR: Paranoidismo; ALU: Alucinaciones; DROG: Dependencia de sustancias; ALC: Alcoholismo; ERR: Errores cognoscitivos; INS: Consciencia de enferemedad; OBV: Items de observación; DCO: Dificultades de comunicación; CND: Trastornos de conducta.

de edad, siguiendo para ello la Clasificación Internacional de Enfermedades (CIE-10) de la OMS.

Trastornos mentales orgánicos

Cuando se habla de psiquiatría del anciano, enseguida se piensa en *demencias*. Es una visión limitada de la disciplina, pero no podemos tampoco obviar que las demencias constituyen un importante grupo de patologías en la edad geriátrica. Evitando repetir conceptos ya apuntados en el capítulo correspondiente, pretendemos lanzar aquí algunos mensajes de atención, importantes para el médico de familia[16]: a) la mayoría de los pacientes con demencia (80% según nuestros datos) viven en sus domicilios, y muchos de ellos no han sido diagnosticados ni, consecuentemente, tratados; b) los diagnósticos diferenciales principales ante un paciente con bajo rendimiento cognoscitivo son: envejecimiento normal (deterioro cognoscitivo asociado a la edad, DECAE), cuadros de delirium (la alteración del nivel de consciencia marca aquí la diferencia), y trastornos afectivos, la llamada "pseudodemencia depresiva"[17], susceptible de tratamiento y con notables implicaciones diferenciales en el pronóstico; c) hay que prestar atención a un pequeño, pero importante, grupo de demencias "reversibles" (se cifra en alrededor del 5% del total: hipotiroidismo, déficits de vitamina B12 y/o ácido fólico, anemia, hidrocefalia normotensiva, etc.): debemos plantearnos este dato cuando nos encontramos indagando los factores etiológicos ante un paciente concreto; d) en España, el peso de la atención a estos pacientes recae sobre todo en los cuidadores informales, habitualmente familiares del paciente, de ahí que insistamos en una expresión que ha hecho fortuna: hay que "cuidar al cuidador"; e) el pronóstico de las demencias suele ser sombrío, a pesar de las recientes incorporaciones farmacológicas, ya que el riesgo de fallecimiento es cuatro veces superior en estos pacientes con respecto a la población general geriátrica; f) creemos que el papel del médico de familia es fundamental en el seguimiento de los pacientes con demencia. Resumiendo, las pautas de actuación en Atención Primaria ante un posible caso de demencia incluyen: la sospecha diagnóstica inicial, los criterios de derivación al especialista (psiquiatra o neurólogo) para tipificar la demencia, el seguimiento del paciente y el manejo de la co-morbilidad somática, así como el abordaje psicosocial y el "cuidado de los cuidadores", en relación directa con el trabajador social.

El *delirium* (síndrome confusional agudo) es más frecuente en ancianos que en adultos jóvenes, por su mayor vulnerabilidad cerebral y la mayor frecuencia con que el anciano padece las situaciones somáticas que acompañan estos trastornos (hipertermia, hipoxia, problemas hepáticos, renales, traumatismos, etc.). Aunque suele darse más en pacientes ingresados en hospitales, en ocasiones es el médico de familia el que debe diagnosticarlos, sobre todo en visitas domiciliarias. Es un grupo importante de patología, no solo por su frecuencia, sino también por las implicaciones pronósticas: presentan un notable riesgo vital (superior al 13% durante el ingreso hospitalario según datos del grupo ECLW), que hace recomendable jerarquizar los pasos terapéuticos. También hay que tener en cuenta la asociación con demencia, frecuente: por un lado, los pacientes con demencia son más vulnerables a desarrollar delirium, pero también la demencia previamente existente puede manifestarse y diagnosticarse a partir de un episodio de delirium[18]. Pensamos que el médico de Atención Primaria juega un papel fundamental en estos trastornos, ya que: a) se trata de un problema fundamentalmente "médico", a pesar de su presentación con síntomas psiquiátricos; b) el médico general tiene que diagnosticar, o al menos sospechar estos cuadros; c) su papel en el tratamiento puede ser vital; d) es un cuadro agudo y potencialmente grave: hay que actuar de urgencia, sobre todo desde el punto de vista médico; e) debe prestar atención a los efectos secundarios de los fármacos sedantes; f) se debe alertar a la familia, y al resto del equipo médico y de enfermería (incluyendo los riesgos de la sedación); g) debe también actuar con serenidad, a pesar de lo alarmante de las manifestaciones; h) debe conocer que un buen apoyo ambiental puede evitar medicaciones sedantes.

Otros trastornos mentales orgánicos: Ante cualquier manifestación psicopatológica, el médico general debe descartar previamente la presencia de patología cerebral, de enfermedades sistémicas o de posibles efectos adversos de los tratamientos farmacológicos (que son posibles causas de cuadros psicopatológicos). Nos referimos a cuadros depresivos orgánicos, secundarios a problemas cerebro-vasculares, a cuadros postgripales o al uso de corticoides, por poner algunos ejemplos relativamente frecuentes. Lo mismo se podría decir de trastornos de ansiedad, síndromes alucinatorios o delirantes, normalmente de aparición aguda o subaguda, que se pueden relacionar cronológicamente con la patología somática o el uso de determinados fármacos, y que suelen remitir cuando se controlan las causas físicas. Puesto que esta categoría diagnóstica es muy heterogénea, precisamente el médico de Atención Primaria debe tener presentes unas normas de actuación básicas: a) mantener una prudente alerta ante cuadros psicopatológicos a primera vista "funcionales" (depresión, síndromes delirantes o alucinatorios, etc.); b) sobre todo cuando "no cuadra" con un trastorno primariamente psiquiátrico (no hay antecedentes, es "incomprensible"); c) cuando ha sido descrito en la patología somática que presenta el paciente (ACV, lupus, uso de corticoides u otros fármacos); d) sería una muy mala noticia tratar como primariamente "psiquiátrico" uno de estos cuadros psicopatológicos, ya que pueden encubrir una grave patología cerebral o sistémica; e) incluso el diagnóstico de sospecha puede ser difícil, pero el médico general no debe renunciar al mismo.

Trastornos debidos al consumo de sustancias psicotropas

No es habitual el consumo de drogas de abuso en ancianos. Pero sí podemos encontrarnos con pacientes alcohólicos crónicos, sobre todo varones. También son frecuentes los problemas de dependencia y abuso de psicofármacos, especialmente benzodiacepinas[19]. Este dato es relevante, ya que somos precisamente los médicos quienes iniciamos el uso de estas sustancias, por lo que se hace recomendable extremar las precauciones apuntadas más adelante, en la tabla X, sobre uso racional de medicamentos.

Esquizofrenia y trastornos delirantes

Menos del 5% de los trastornos **esquizofrénicos** comienzan a partir de los 65 años. Sin embargo, en Atención Primaria podemos encontrar cuadros crónicos, residuales, para los que resultan de aplicación los conceptos apuntados en el capítulo correspondiente de este texto. Hay que tener en cuenta, además, que en los pacientes esquizofrénicos de edad avanzada suele asociarse mayor deterioro cognoscitivo que en los sujetos más jóvenes. En cuanto a las pautas generales de actuación, enfatizar que: a) a cualquier médico de familia se le puede plantear una urgencia con un paciente esquizofrénico anciano, por lo que debe saber resolver la urgencia y remitir el paciente a la Unidad de Salud Mental; b) los familiares del paciente pueden pedirle información sobre el trastorno; c) debe realizar el diagnóstico de presunción y saber remitir al paciente al especialista; d) las funciones potenciales del médico general en el seguimiento se refieren sobre todo al manejo de las complicaciones de la medicación neuroléptica y al apoyo en el tratamiento familiar y rehabilitador; e) en cuanto al papel, fundamental, del médico de familia en la educación sanitaria, debe saber desdramatizar la situación ante la familia y contribuir a eliminar los estigmas sociales de la enfermedad.

En cuanto a los *trastornos delirantes crónicos*, comentar que los déficits sensoriales pueden contribuir a un mayor aislamiento social y ser incluso un factor relevante en algunos cuadros paranoides. Algunos médicos de familia han resuelto de manera eficaz delirios de larga duración simplemente corrigiendo los déficits auditivos que presentaban dichos pacientes. Por otra parte, las parafrenias, caracterizadas por delirios fantásticos, mal sistematizados, que se acompañan con frecuencia de fenómenos sensoperceptivos anormales, alucinaciones vívidas, suelen ser más frecuentes en ancianos que en adultos no geriátricos.

Trastornos afectivos

Siguiendo criterios de la medicina basada en pruebas, parece oportuno cuestionar la llamada depresión involutiva como entidad nosológica diferencial y específica del anciano. Es cierto que los trastornos afectivos en este segmento de población reúnen unas características propias, pero podrían encuadrarse en el concepto clásico, que vuelve a tener gran predicamento, de la melancolía. Suelen ser frecuentes las quejas, con o sin hallazgos objetivos, de peor rendimiento cognoscitivo, lo que nos devuelve al complejo tema de la pseudodemencia depresiva. También en estos pacientes son más frecuentes las quejas somáticas, por lo que habrá que extremar la atención a la posible morbilidad somática acompañante. Como ocurre con otros trastornos, las manifestaciones clínicas pueden fluctuar, desde cuadros con agitación psicomotriz hasta otros en los que predomina el retardo e incluso el estupor, que a veces implica incluso riesgo vital.

En cuanto a los factores etiológicos, el grupo EURODEP ha documentado la asociación entre depresión y enfermedad somática, y debemos recordar la mayor vulnerabilidad física de estos pacientes; por otra parte, son más frecuentes los acontecimientos vitales que implican pérdida afectiva en este segmento de edad, que parecen compensarse con estrategias de afrontamiento adecuadas.

Hay datos que implican una mayor mortalidad en pacientes ancianos deprimidos (con una *odds ratio* tres veces superior para depresión mayor)[20]. También se debe recordar que los suicidios consumados (en los que la depresión suele ser un factor de riesgo fundamental) alcanzan su máxima frecuencia precisamente en los ancianos, especialmente si se asocian a otros factores de riesgo (el más importante, padecer un trastorno depresivo, pero además situaciones de duelo, soledad o falta de soportes sociales, enfermedades somáticas crónicas, invalidantes o terminales).

Los principios generales del tratamiento de las depresiones en el anciano para el médico de familia podrían resumirse como sigue: a) precisar el diagnóstico; b) la gran mayoría de los trastornos vistos en este entorno son de leve/moderada intensidad, se relacionan con problemas socio-ambientales, podrían, e idealmente deberían, ser tratados por el médico de Atención Primaria (a veces con ayuda de los servicios de Salud Mental); c) los objetivos terapéuticos que se persiguen son: aliviar síntomas, ayudar/asesorar en la resolución de problemas y buscar la efectividad (coste/beneficio); d) debe utilizarse un esquema terapéutico integral (sopesar medidas psico-sociales, además de las biológicas/farmacológicas).

Por último, unas breves notas a propósito del tratamiento: es recomendable iniciar el tratamiento farmacológico antidepresivo con dosis inferiores (1/2 ó 1/3) a las de los pacientes no geriátricos. Hoy en día se consideran los antidepresivos serotoninérgicos como de primera elección en pacientes ancianos en Atención Primaria. Se ha documentado una alta eficacia de la terapia electroconvulsiva (TEC) en depresiones psicóticas, cuando predomina el estupor e incluso en pacientes en los que su comprometida situación somática impide el uso de antidepresivos.

Trastornos neuróticos, por estrés y somatomorfos

A pesar de la idea generalizada de que los trastornos neuróticos van cediendo en intensidad con la edad, se han documentado cifras de prevalencia en población general que hay que tener en consideración. Ello especialmente referido a los *trastornos de ansiedad* (aunque no como diagnóstico único, Estudio Zaragoza), que suelen acompañar los cuadros depresivos, si bien en algunos casos están presentes como entidad nosológica *per se*. Sin pretender extendernos en aspectos que han sido tratados en otro capítulo de este texto, sí queremos aquí referirnos a los cuadros de ansiedad secundarios a enfermedades somáticas, más frecuentes en el anciano: patología cerebral (epilepsia temporal, ACV), otros trastornos somáticos (endocrinológicos, como el hipertiroidismo, Cushing o feocromoticoma; respiratorios, como EPOC; cardiológicos, como arritmias y enfermedades coronarias; y situaciones de anemia), y asociados al uso de medicamentos (simpaticomiméticos, teofilina, hormonas tiroideas, corticoides, insulina, agonistas dopaminérgicos, tuberculostáticos, digital, etc.).

En este punto merece la pena recordar que los tratamientos ansiolíticos (fundamentalmente con benzodiacepinas), que han documentado su eficacia, por sus efectos anticolinérgicos disminuyen el rendimiento cognoscitivo y también favorecen las temibles caídas en pacientes de edad avanzada, por lo que el médico de familia debe limitar en lo posible su uso[21]. Por ello, merece la pena recordar las indicaciones del uso de fármacos antidepresivos en los trastornos de ansiedad: a) cuando haya resistencia al tratamiento con benzodiacepinas, por los riesgos de dependencia; b) para la prevención de trastornos de ansiedad paroxística episódica (o trastornos de pánico), menos frecuentes en ancianos; c) para el tratamiento del trastorno de ansiedad generalizada (TAG) grave, complicado o que no responde al tratamiento con benzodiacepinas; d) cuando existe historia previa de dependencia a benzodiacepinas, analgésicos u otras sustancias; e) en casos con historia médica compleja (insuficiencia respiratoria aguda, insuficiencia hepática, miastenia, dolor crónico, etc.).

Por otra parte, los acontecimientos vitales de pérdida, característicos de esta etapa de la vida van a condicionar la movilización de los oportunos mecanismos adaptativos. Cuando éstos fracasan pueden aparecer los **trastornos de adaptación**, entre los que destaca el luto patológico ante la pérdida del cónyuge, ya comentado al hablar de los trastornos depresivos.

En cuanto a los **trastornos somatomorfos**, apuntar la alta prevalencia de quejas somáticas con o sin hallazgos objetivos, y la necesidad de descartar organicidad, especialmente en estos pacientes. El diagnóstico en Atención Primaria es difícil, dada la frecuente morbilidad somática que presentan los ancianos. Pero es precisamente el médico de familia, que suele conocer bien a sus pacientes, el más capacitado para identificar los trastornos hipocondríacos y los cuadros somatizados. En ellos también es de aplicación lo comentado en los capítulos precedentes de este texto.

Trastornos asociados a disfunciones fisiológicas y factores somáticos

No son frecuentes los trastornos de la conducta alimentaria a estas edades. Habitualmente tienen causas orgánicas (enfermedades oncológicas o neurodegenerativas, en fases avanzadas). En cuanto a la patología sexual, en los últimos años se ha experimentado un cambio en la demanda asistencial, en relación con la mayor educación sanitaria al respecto, pero también en relación con la aparición de los fármacos para tratar la disfunción eréctil. Los trastornos del sueño son uno de los motivos más frecuentes de consulta en ancianos, y suelen acompañar a diferentes patologías somáticas y/o psíquicas que habrá que tratar, cuando sea posible. De cualquier manera, en el abordaje terapéutico del insomnio crónico habrá que tener en cuenta: las medidas higiénicas del sueño, técnicas de relajación y apoyo psicológico, además de los tratamientos puramente farmacológicos: en la utilización de hipnóticos benzodiacepínicos deberá tenerse en cuenta la posibilidad de desarrollar tolerancia y dependencia; por ello, en ancianos con insomnio crónico se recomienda el uso de antidepresivos sedantes (trazodona, mirtazapina) que, aunque no son inductores específicos del sueño, ayudan a regulan el ciclo sueño-vigilia, con evidencias de efectividad y sin el riesgo de tolerancia/ dependencia.

Otros trastornos

Para finalizar, en este breve repaso nosológico, haremos referencia a una serie de cuadros que clásicamente vienen considerándose propios del anciano, aunque son numerosos los autores que cuestionan la especificidad de dichos cuadros:

- Delirio dermatozóico (Ekbom): es un delirio de parasitación dérmica, más frecuente en ancianos que en pacientes más jóvenes. No constituye una entidad nosológica en sí, sino que puede darse tanto en cuadros esquizofrénicos tardíos como en cuadros depresivos y también en demencias.
- Hiponoia (Ewald), parafrenia involutiva (Serko), depresión rígida (Medow): son términos utilizados para describir trastornos paranoides más o menos atípicos, y que suelen darse más en los pacientes geriátricos.

ENFOQUE DIAGNÓSTICO

La tabla VII, que trata de ser sobre todo práctica, resume las características especiales que suele presentar el anciano enfermo, ya sea somática o psíquicamente. Si en todos los pacientes es importante la interacción entre salud física y psicológica, en los ancianos este aspecto es fundamental. Estos pacientes tienen mayor vulnerabilidad psicológica ante situaciones desequilibrantes, incluyendo un ingreso en hospital general, aunque en estos casos también hay que aliarse con la mayor serenidad que las personas mayores suelen tener. El médico no puede asustarse por una respuesta exagerada, pero tiene también que estar alerta a respuestas inhibidas, que enmascaran el malestar psíquico subyacente. Esas respuestas pueden acontecer ante distintos estímulos, pues hay cierta inespecificidad de respuesta (p.ej., un episodio maníaco puede ser difícil de diferenciar clínicamente de una depresión agitada y/o de un delirium) y la sintomatología del anciano es cambiante; por tanto, habrá que volver a repetir el examen físico y/o psicopatológico, adaptando adecuadamente nuestros ritmos de exploración y de tratamiento. Finalmente, resulta fundamental la colaboración de un cuidador para que nos dé información diagnóstica y apoye los tratamientos que se propongan.

Tabla VII
El anciano como paciente. Características especiales

- Interacción somática / psicológica.
- Mayor vulnerabilidad psicológica vs. mayor serenidad.
- Posibles respuestas exageradas / inhibidas.
- Inespecificidad relativa.
- Sintomatología cambiante: contemplar re-evaluaciones.
- Ritmos de exploración y tratamiento más lentos
- Crucial: colaboración de cuidador (diagnóstico y tratamiento).

En el proceso diagnóstico también es importante la búsqueda de factores etiológicos. En relación con ellos, debemos considerar no sólo los aspectos biológicos sino también los factores psicosociales. Nuestra experiencia trabajando con ancianos nos sugiere que, como se dice también en la calle, lo que les preocupa es la salud, el dinero (su seguridad y la de los que les rodean) y el amor (en este caso, normalmente en relación con el afecto de la familia). Y si uno revisa la bibliografía científica encuentra amplia documentación en apoyo de la influencia de estos tres grandes apartados de causas potenciales. Queremos enfatizar la importancia de la salud física para el anciano. Por ejemplo, los datos acerca de las principales patologías crónicas del anciano enfermo, listadas por Belsky[22] son bastante impresionantes, puesto que cerca de la mitad tienen problemas articulares, un 39% hipertensión arterial y más de la cuarta parte tienen procesos cardíacos. Ésta es una realidad que preocupa intensamente a los ancianos y les puede causar malestar psíquico significativo. Por lo tanto, en la asistencia médica al anciano, los aspectos psicológicos son cruciales.

Una sencilla pauta diagnóstica puede resultar de utilidad en estos pacientes: la identificación de los síntomas y signos del paciente nos lleva a tipificar los síndromes psicopatológicos presentes. El siguiente paso es ubicar dichos síndromes en los correspondientes trastornos o entidades nosológicas. Es el procedimiento habitual. La tabla VIII enfatiza algunos datos ya comentados, relativos a los trastornos psíquicos más frecuentes en ancianos, que pueden resultar de interés para el médico de familia.

Tabla VIII
Datos relevantes a tener en cuenta en Atención Primaria en los trastornos psíquicos del anciano

- **Demencias:**
  - Patología edad-dependiente.
  - 80% pacientes en la comunidad.
  - Atención a las demencias “reversibles”: evitar nihilismo diagnóstico y terapéutico.
  - Demencia-depresión: una relación con muchas caras.
  - Mayor mortalidad (riesgo x3 veces).
- **Delirium:**
  - Más frecuente en ancianos.
  - Problemas diagnósticos.
  - Peor pronóstico en ancianos.
- **Abuso de sustancias:**
  - Atención a dependencia de fármacos, especialmente psicofármacos.
- **Psicosis del anciano:**
  - Pacientes psicóticos envejecidos, psicosis de inicio tardío.
  - Parafrenias.
- **Trastornos afectivos:**
  - Depresión involutiva (?).
  - Problemas diagnósticos (especialmente vs demencia).
  - Atención al potencial autolítico.
- **Neurosis, trastornos por estrés y somatomorfos:**
  - Cuadros con síntomas somáticos: descartar organicidad.
  - Atención a cuadros de luto patológico.

También excede a los objetivos de este capítulo extendernos en la descripción detallada de los instrumentos de *screening* y entrevistas de diagnóstico de psicopatología. Remitimos al lector interesado a los numerosos textos existentes[23]. Simplemente resaltar la necesidad de utilizar instrumentos de medida debidamente estandarizados y específicos para pacientes ancianos. Algunos ejemplos útiles en Atención Primaria son los siguientes: para la evaluación del rendimiento cognoscitivo, el ya citado *Examen Cognoscitivo Mini-Mental* (*ECMM*), para la detección de depresión en el anciano, la *Geriatric Depresión Scale* (*GDS*) de Yesavage o la novedosa escala *EURO-D*[24], todos ellos estandarizados en nuestro país y por nuestro grupo.

TRATAMIENTO DEL ANCIANO ENFERMO

Dificultades del tratamiento psicogeriátrico y posibles soluciones[25]

En ocasiones, es el propio paciente el que dificulta el acceso al tratamiento adecuado, ya que puede considerar algunos síntomas como propios de su edad; ignorar la psicopatología y buscar ayuda estrictamente médica; hay que tener presente también que algunos síntomas (apatía, inhibición, etc.) dificultan la solicitud de tratamiento psiquiátrico, y que éste puede verse afectado por aspectos como dificultades de desplazamiento, etc. Pero también la familia del paciente puede plantear dificultades: también ellos pueden minimizar o atribuir a la edad la psicopatología; en ocasiones se muestran ambivalentes entre la necesidad de tratamiento y la responsabilidad del cuidado familiar; o pueden padecer ellos mismos algunos problemas psíquicos. Por último, las dificultades propias del sistema de salud y del terapeuta incluyen: la frustración y/o nihilismo del médico de familia ante enfermedades crónicas, ante la muerte; y cierta resistencia por parte de los médicos (por excesiva empatía y/o problemas de autoestima y autoimagen en facultativos jóvenes o bien por mecanismos de identificación en médicos mayores).

Se plantean posibles soluciones ante las dificultades citadas: adoptar una actitud activa, de compromiso y flexibilidad; escuchar empáticamente, dar esperanzas realistas; comenzar la entrevista atendiendo las quejas somáticas, si procede; prestando atención a los problemas médicos y efectos secundarios medicamentosos; dedicar suficiente tiempo en las exploraciones, especialmente en la primera evaluación; entrevistar al paciente a solas, buscando una adecuada alianza terapéutica; aunque, como hemos comentado anteriormente, puede ser necesario un informador externo, que nos aporte información útil para el diagnóstico y acerca del soporte familiar; adaptarse al ritmo y características del paciente, asumiendo diferentes roles con el mismo, según su evolución; por último, ser realista en nuestros planteamientos terapéuticos, y esforzarse en conseguir la “compliance” del paciente.

Planteamiento terapéutico general

No difiere sustancialmente del utilizado en adultos no geriátricos, e incluye: a) la atención a los problemas urgentes (riesgo vital, suicidio, agitación, etc.); b) tratamientos biológicos (haciendo referencia especial a los tratamientos farmacológicos, algunos de cuyos aspectos se comentan luego); c) tratamientos psicosociales, teniendo en cuenta los datos comentados con anterioridad; y d) seguimiento de los pacientes, o tratamientos a largo plazo: en este punto se hace fundamental el papel del médico de familia y el planteamiento, cuando es necesario, de la utilización de los recursos socio-sanitarios disponibles. La tabla IX resume los principios fundamentales del tratamiento psiquiátrico del paciente anciano.

TABLA IX
PRINCIPIOS GENERALES DEL TRATAMIENTO PSIQUIÁTRICO DEL ANCIANO

- **Plan de tratamiento multimodal e individualizado:**
  - Ajustar el tratamiento al estadío de enfermedad.
- **Cuidado adecuado de las urgencias:**
  - Evaluación del potencial suicida y del riesgo de daños (p.ej., caídas) o accidentes (fuegos, etc.).
  - Agitación, potencial violencia.
- **Tratamiento precoz de entidades médico-quirúrgicas** potencialmente reversibles, relacionadas etiológicamente con la psicotalogía (p.ej., toma de fármacos, hipotiroidismo, etc.).
- **Ver al paciente de manera regular:**
  - Visitas frecuentes al inicio del tratamiento.
  - Seguimientos de rutina después a intervalos variables, dependiendo del diagnóstico.
  - Pueden ser necesarias visitas más frecuentes en circunstancias especiales.
- **Los cuidados médicos adecuados son cruciales en los pacientes ancianos:**
  - Mantenimiento de la salud física del paciente: dieta, ejercicio adecuado.
  - Identificar y tratar enfermedades médicas comórbidas: trastornos cardiopulmonares, dolor, infecciones urinarias, úlceras de decúbito, problemas visuales o auditivos, etc.
  - Cuidado con: efectos iatrogénicos, úlceras de presión, neumonías por aspiración, impactación fecal.
  - Control estricto de los medicamentos innecesarios tomados para otros trastornos médicos.
- **Otras medidas generales:**
  - Medidas de salud general: terapias recreativas y de actividades, etc.
  - Restricciones para conducir vehículos y manejar herramientas peligrosas.

Aspectos a resaltar del tratamiento psicofarmacológico

La tabla X resume algunos aspectos prácticos a tener en cuenta en el tratamiento farmacológico del paciente anciano. En relación con ello, se debe tener presente que el envejecimiento biológico afecta directamente a los procesos de liberación, absorción, distribución, metabolización y excreción de los fármacos en el organismo. Por ello, resulta necesario: precisar al máximo el diagnóstico, incluyendo una historia farmacoterapéutica lo más completa posible del paciente; manejar sustancias que nos resulten familiares y de las que se tenga buen conocimiento farmacológico; realizar seguimientos más frecuentes, que permitan simplificar al máximo el volumen de fármacos a utilizar, así como las dosis empleadas ("utilizar el menor número posible de fármacos y a las dosis mínimas eficaces"), según la respuesta terapéutica obtenida; por otra parte, es un dato conocido que los accidentes iatrogénicos son 3 veces más frecuentes a partir de los 65 años: ello es debido, precisamente, a las modificaciones orgánicas derivadas del envejecimiento, pero también a la utilización incorrecta (a veces abuso) de fármacos sin indicación adecuada, así como al frecuente uso de numerosos fármacos de manera simultánea (polifarmacia); por último, reiterar el importante papel del cuidador en el adecuado cumplimiento del régimen terapéutico establecido.

TABLA X
PRINCIPIOS GENERALES A TENER EN CUENTA EN LA PRESCRIPCIÓN FARMACOLÓGICA EN ANCIANOS

- Esforzarse en el diagnóstico antes de iniciar el tratamiento.
- Realizar una detenida historia farmacoterapéutica.
- Prescribir sustancias de las que se tiene adecuado conocimiento farmacológico.
- Adecuar la posología a la respuesta obtenida por el paciente.
- Utilizar dosis inferiores a las utilizadas en adultos.
- Organizar regímenes terapéuticos simplificados.
- Revisar regularmente los planes farmacoterapéuticos y suspender los medicamentos que han dejado de ser útiles.
- Tener siempre presente la iatrogenia medicamentosa.
- Familiar/cuidador: ayuda en el control del tratamiento.

Aunque los principales tratamientos psicofarmacológicos son objeto de otro capítulo de este texto, la tabla XI resume las características del manejo de tres principios activos (un neuroléptico atípico, un antidepresivo serotoninérgico y un ansiolítico benzodiacepínico), que pueden recomendarse para su utilización en el tratamiento de los trastornos psiquiátricos en Atención Primaria, a modo de ejemplo. Debemos enfatizar los principios generales del tratamiento psicogeriátrico citados antes, y remitimos al lector interesado a los capítulos correspondientes de este mismo texto para los detalles del manejo de otros psicofármacos.

Tratamiento psicosocial

La tabla XII resume los aspectos fundamentales del tratamiento psicosocial y a largo plazo del paciente anciano con psicopatología. Además del oportuno apoyo, se pueden utilizar algunas técnicas

TABLA XI
ALGUNOS PSICOFÁRMACOS RECOMENDADOS PARA EL TRATAMIENTO DE ANCIANOS EN ATENCIÓN PRIMARIA

Neurolépticos: Risperidona (atípico):
- Dosis de inicio: 0,25-0,5mg/día.
- Dosis en demencias: 0,5-1,5 mg/día (único atípico con indicación en demencia aprobada).
- Dosis típica en psicosis: 1-4 mg/día.
- Dosificación: 1-2 veces/día.
- Recomendaciones: vigilar T.A. al principio (atención a pacientes que toman antihipertensivos).
- Muy escasos efectos extrapiramidelas (pero mayor de los atípicos).
- Gran seguridad cardiovascular.
- Sin efectos anticolinérgicos.
- Efectos adversos: elevación de prolactina (significado clínico incierto), ganancia de peso intermedia, mayor disfunción sexual que otros atípicos.
- Variedad de presentaciones útiles en ancianos: comprimidos, flas, solución, I.M de liberación retardada (consta).
- A dosis habituales, el de menor coste de los atípicos.
- La mayor base de datos actual de uso y seguridad en ancianos: tratamiento estándar actual.
- En tratamientos prolongados, monitorizar peso, síntomas extrapiramidales, marcha, T.A. y edema periférico.

Antidepresivos: Citalopram (serotoninérgico) (*)**:**
- Dosis de inicio: 10-20 mg/día.
- Dosis de mantenimiento: 40 mg/día (evitar dosis superiores).
- Dosificación: 1-2 veces/día.
- Escasos efectos anticolinérgicos.
- Efectos adversos: somnolencia, temblor, insomnio, astenia, convulsiones (raros).
- Síndrome serotonérgico.
- Precaución: insuficiencia hepática, insuficiencia renal.
- Coste económico medio.
- Presentaciones: comprimidos.

(*) Véanse también los aspectos relativos al escitalopram en el capítulo 4.2.

Ansiolíticos: Lorazepam (vida media corta: 6-24 h):
- Dosis de inicio: 1mg/día.
- Dosis de ataque: 3-5 mg/día.
- Dosis de mantenimiento: 1-3 mg/día.
- Dosificación: 1-3 veces/día.
- Recomendaciones: vigilar ataxia (riesgo de caídas), confusión mental.
- Efectos anticolinérgicos: amnesia.
- Efectos adversos: somnolencia, interferencia en rendimiento, depresión respiratoria, disminución de libido.
- Efectos paradójicos: Agitación/Depresión/Insomnio.
- Precaución en: insuficiencia hepática, insuficiencia renal.
- Contraindicaciones: insuficiencia respiratoria, asma, miastenia.
- Bajo coste económico.
- En tratamientos prolongados, monitorizar riesgo de caídas, rendimiento cognoscitivo.

psicoterapéuticas específicas, incluso en Atención Primaria: modelos cognitivo-conductuales, técnicas basadas en la reminiscencia o repaso de la vida y, en casos de deterioro de funciones superiores, terapias de estimulación orientativa o terapia cognoscitiva. En cuanto al abordaje social, el papel de la familia y/o cuidador principal es fundamental cuando se trabaja con ancianos.

TABLA XII
PRINCIPIOS GENERALES DEL TRATAMIENTO PSICOSOCIAL Y A LARGO PLAZO DEL PACIENTE PSIQUIÁTRICO ANCIANO

- **Apoyo y tratamiento psicológico:**
  - Valoración de las necesidades en actividades cotidianas.
  - Técnicas especiales: cognitivo-conductual, terapia de reminiscencia, de estimulación orientativa, terapia cognoscitiva o de realidad.

- **Tratamiento social:**
  - Educación de los cuidadores / familiares.
  - Consejos acerca de testamentos, poderes notariales y cuestiones legales similares.
  - Grupos de apoyo, organizaciones comunitarias.

- **Apoyo a cuidadores**:
  - Tratamiento si es preciso (depresión, etc.).

- **Tratamiento a largo plazo/Organización de cuidados:**
  - Recursos comunitarios, hospitales de día geriátricos.
  - Rehabilitación multi-disciplinar ambulatoria.
  - Grupos de apoyo, asociaciones de enfermos y familiares.
  - Ingresos "de respiro".
  - Recursos de larga estancia (incluidas residencias), necesarios si no hay cuidadores informales.
  - Vigilancia de situaciones de negligencia o abuso.

- **Estrategias de cuidados de salud:**
  - Campañas públicas de concienciación, de detección precoz y tratamiento.

Esquema asistencial del paciente psicogeriátrico

Debemos insistir en que son básicos los recursos de Atención Primaria. El médico de familia suele ser el primer facultativo consultado y hemos enfatizado el papel fundamental que realiza en el seguimiento de estos pacientes. Los ancianos con psicopatología pueden acudir también, si es preciso, a las Unidades especializadas de Salud Mental o, si necesitan hospitalización, a las Unidades de Agudos en los hospitales generales o recursos específicos de Psiquiatría Geriátrica. Sin embargo, la realidad es que en nuestro país son todavía pocas las comunidades autónomas que cuentan con redes estructuradas de servicios específicos para la atención de la salud mental de los ancianos. Todo ello junto con el adecuado soporte social a las familias: la planificación de servicios y las recomendaciones asistenciales deben intentar basarse en pruebas; y los datos publicados a propósito de los cuidadores documentan la importancia de éstos en el planteamiento de la atención al anciano enfermo.

En relación con la asistencia socio-sanitaria al anciano, parece oportuno reflejar las conclusiones de los propios interesados, recogidas en un reciente Congreso Estatal de Personas Mayores[26] en nuestro país, con las que estamos de acuerdo: piensan que el logro del envejecimiento saludable hay que buscarlo, no hay que esperar que llegue sin esfuerzo, puesto que no es una cuestión de azar; insisten en que se puede tener un envejecimiento sano (no se puede equiparar envejecimiento a enfermedad); reclaman una atención socio-sanitaria como un derecho objetivo, donde se incluya el reconocimiento social al papel que desempeñan familias y cuidadores; y reclaman que se dé el apoyo necesario a las asociaciones de voluntarios. En su opinión, los servicios sociales a potenciar incluyen: ayudas domiciliarias, centros de día y residencias asistidas; se insiste también en la necesidad de estimular, en Atención Primaria de salud, la educación sanitaria y los programas de prevención, así como una adecuada formación en geriatría de los médicos de familia; también solicitan la existencia de servicios específicos de geriatría en los hospitales.

Aspectos preventivos

Un tema fundamental aquí es la preparación psicológica para la tercera edad. En nuestro país se insiste en ayudar a que el sujeto acepte su propia edad, que esté activo, que se intente en lo posible evitar tránsitos bruscos, incluida la disminución del nivel de ingresos; que se ponga mucha atención a la discapacidad y a la etapa de reducción del ciclo vital que hemos descrito antes. Hay que intentar proteger a toda costa la estima, la utilidad social de los ancianos y, finalmente, hay que ayudarles en la preparación para el afrontamiento de la muerte.

La discapacidad es una fuente de sufrimiento y, para el estudio europeo de depresión (EURODEP), representa el principal factor de riesgo de malestar psíquico en el anciano. Consecuentemente, los objetivos de prevención deben ser evitar, en la medida de lo posible, la discapacidad de nuestros pacientes y potenciar los equipos médicos multidisciplinares para hacerle frente. Dos estudios del grupo europeo (Gospel Oak, en Londres[27], y el grupo francés de

Fuhrer[28]) han resaltado la importancia de lo que llaman "barrios protectores" de depresión: dichos barrios deben potenciar, desde luego, un adecuado soporte social y recursos socio-sanitarios, así como la desaparición de barreras arquitectónicas. Un factor aparentemente tan sencillo como dichas barreras se ha documentado que puede producir estragos en los ancianos discapacitados, que son numerosos. Por otra parte, hay que tener en cuenta que tanto la depresión como el pobre soporte social se han relacionado, incluso, con una mayor mortalidad en el anciano. En relación con ello, el anciano se encuentra, de modo inevitable, ante la muerte: hay que tener en cuenta su propia actitud ante la misma (que varía de una persona a otra), las fases o etapas en el proceso de adaptación ante una muerte inminente; debe tenerse en cuenta que un anciano moribundo puede estar sufriendo psicopatología que debe ser tratada y, desde luego, deben establecerse programas de cuidados paliativos. En todos estos aspectos es crucial el papel tanto del médico como de la familia del enfermo.

Para finalizar, es importante conocer algunas visiones positivas y algunas peticiones que reflejan encuestas realizadas en nuestro país[29]. Por ejemplo, algunos ancianos describen esta etapa con expresiones como: "los mejores años de mi vida", "mi tiempo es vuestro" o "a vivir que son dos días"; sobre los sistemas de asistencia quieren fundamentalmente ser bien tratados y existe predilección por el sistema público de salud versus la asistencia privada y, con respecto a las relaciones interpersonales, se vuelcan en la familia (sentimientos de utilidad por ejemplo, al hacerse cargo del cuidado de sus nietos) y en la pareja (con los cambios de roles propios de esta edad), muestran su voluntad de cultivar sus amistades, y aceptan como normal el fallecimiento de algunos seres queridos. En línea con esa visión positiva, y en contra de lo que algunos autores parecen anticipar, la mayoría de ancianos ve positiva la jubilación, según una encuesta del IMSERSO[30]. Los datos son reveladores: cuando el momento de la jubilación está aún lejano, se ve como algo positivo, pero en los 5 años previos a la retirada laboral, casi el 40% de los trabajadores la ven como algo negativo. Sin embargo, la gran mayoría de las personas ya jubiladas la consideran positiva. Argumentan para ello que les proporciona suficientes ingresos, más tiempo de ocio y mejores condiciones para gozar de buena salud. Para ayudar a conseguir adaptarse bien a la inactividad laboral, es precisa una labor de mentalización previa y un adecuado soporte social; por el contrario, el paso brusco, no adecuadamente preparado, y la falta de aficiones para el tiempo de ocio van a dificultar el proceso de adaptación.

LECTURAS RECOMENDADAS

Jacoby R, Oppenheimer C (eds.): *Psiquiatría en el anciano*, 3ª edición. Masson SA: Barcelona, 2005.

Excelente libro de texto de Psiquiatría Geriátrica, que puede servir como texto de referencia también al médico no psiquiatra.

Agüera L, Martín M, Cervilla J: *Psiquiatría geriátrica*. Masson SA: Barcelona, 2006.

Texto realizado por autores españoles, especialistas en psiquiatría del anciano, en línea con los objetivos de la Sociedad Española de Gerontopsiquiatría y Psicogeriatría.

Riedel-Heller SG, Busse A, Angermeyer MC: The state of mental health in old-age across the "old" European Union – a systematic review. *Acta Psychiatr Scand* 2006; 113(5): 388-401.

Buena y actualizada revisión sistemática del estado de la cuestión en Europa.

BIBLIOGRAFÍA

1. Sartorius N: Mental health care for the elderly. *Int J Geriatr Psychiatry* 1997; 12(4):430-431.
2. Department of Economic and Social Affairs: World population prospects 2004. Comprehensive tables. United Nations Publications: Washington D.C. 2006.
3. Esiri M, Nagy Z: Neuropatología. En: Jacoby R, Oppenheimer C (eds.). *Psiquiatría en el anciano*, 3ª edición. Masson S.A. Barcelona, 2005; 91-110.
4. Bittles A: Biología del envejecimiento. En: Gelder G, López-Ibor JJ, Andreasen N (eds.). *Psiquiatría del anciano*. Psiquiatría Editores, S.L.: Barcelona, 2003; 1925-1932.
5. Siegler IC, Poon LW: The psychology of aging. In: Busse EW & Blazer DG. Geriatric psychiatry. American Psychiatric Press, Inc. Washington, 1999; 163-202.
6. Lobo A, Saz P, Marcos G y cols.: Revalidación y normalización del Mini Examen Cognoscitivo (primera versión en castellano del Mini-Mental Status Examination)en la población general geriátrica. *Med Clin* 1999; 112:767-774 (fe de errores en *Med Clin* 1999; 113:197).
7. Otero A, Zunzunegui MV, Rodríguez-Laso A, Aguilar MD, Lázaro P: Burden and trends of activities of daily living disability in elderly Spanish people. *Rev Esp Salud Publica* 2004; 78(2):201-213.
8. Lobo A, Saz P, Marcos G y cols.: The Zaragoza Study: Dementia and depression in the elderly community / El Estudio Zaragoza: demencia y depresión en la población general geriátrica. Masson S.A. Barcelona, 1997.
9. Jorm AF: Población anciana y epidemiología de los trastornos mentales en la vejez. En: Gelder G, López-Ibor JJ, Andreasen N (eds.). *Psiquiatría del anciano*. Psiquiatría Editores, S.L. Barcelona, 2003; 1939:1946.
10. Huyse FJ, Herzog T, Lobo A, Malt UF, Opmeer BC, Stein B, y cols.: European Consultation Liaison Psychiatric Services: the ECLW collaborative study. *Acta Psychiatr Scand* 2000; 101(5):360-366.
11. Wittchen HU, Lieb R, Wunderlich U, Schuster P: Comorbidity in Primary Care: presentation and consequences. *J Clin Psychiatry* 1999; 60(Supp.7):29-36.
12. Lobo A, Saz P, Marcos G, Día JL, De La Cámara C: The prevalence of dementia and depression in the elderly community in a Southern European Population. *Arch Gen Psychiatry* 1995; 52:497-506.
13. Saz P: La batería GMS-AGECAT (Geriatric Mental State-Automated Geriatric Examination for Computer Assisted Taxonomy) en la población geriátrica española: Validación y estudio de su utilidad en una muestra representativa de la comunidad. Tesis Doctoral. Universidad de Zaragoza, 1991.
14. Copeland JRM, Beekman ATF, Dewey ME, Hooijer C, Jordan A, Lawlor BA y cols.: Depression in Europe. Geographical distribution among older people. *Brit J Psychiatry* 1999; 174:312-321.
15. Lobo A, Launer LJ, Fratiglioni L, Andersen K, Di Carlo A, Breteler MMB y cols.: For the Neurologic Disease in the Elderly Research Group. Prevalence of dementia and major subtypes in Europe: A collaborative study of population-based cohorts. *Neurology* 2000; 54(Supl 5):4-9.
16. Lobo A, Saz P: Dementia. En: Levenson JL (ed.). Textbook of Psychosomatic Medicine. Washington. American Psychiatric Press 2005; 131-169.
17. Bulbena A, Berrios GE: Pseudodementia: facts and figures. *Br J Psychiatry* 1986; 148:87-94.
18. Katz IR, Curito KJ, TenHave T, Mossey J, Sands L, Kallan MJ: Validating the diagnosis of delirium and evaluating its association with deterioration over a one-year period. *Am J Geriatr Psychiatry* 2001; 9(2):148-159.
19. Alonso E: Consumo de psicotropos en población pregeriátrica y geriátrica de Zaragoza: relación con psicopatología. Tesis Doctoral. Universidad de Zaragoza, 2006.
20. Saz P, Dewey ME: Depression, depressive symptoms and mortality in persons aged 65 and over living in the community: a systematic review of the literature. *Int J Geriatr Psychiatry* 2001; 16:622-630.
21. Madhusoodanan S, Bogunovic OJ: Safety of benzodiazepines in the geriatric population. *Expert Opin Drug Saf* 2004; 3(5):485-493.
22. Belsky JK: El cuerpo senil. En: Belsky JK (ed.). *Psicología del envejecimiento. Teoría, investigaciones e intervenciones*. Masson, S.A., Barcelona, 1996; 43-75.
23. Assessment Scales in Old Age Psychiatry: Burns A, Lawlor B, Craig S (eds.). Martin Dunitz Ltd. London, 1999.
24. Larraga L, Saz P Dewey ME, Marcos G, Lobo A y the ZARADEMP Workgroup: Validation of the Spanish version of the Euro-D Scale: An instrument for detecting depression in older people. *Int J Geriatr Psychiatry* 2006; 21:1-7.
25. Spar JE, La Rue A: Clinical Manual of Geriatric Psychiatry (Concise Guides). American Psychiatric Press, Inc. Washington, D.C., 2006; 428.
26. II Congreso estatal de personas mayores: Una sociedad para todas las edades. Conclusiones. Madrid, 2001. www.imsersomayores.csic.es/documentos/documentos/consejo-congresoii-01.pdf.
27. Prince MJ, Beekman ATF, Deeg DJH y cols.: Depression symptoms in late-life assessed using the EURO-D scale. *Brit J Psychiatry* 1999; 174:339-345.
28. Fuhrer R, Dufouil C, Antonucci TC y cols.: Psychological disorder and mortality in French older adults: Do social relations modify the association? *Am J Epidemiol* 1999; 149(2):116-126.
29. Flórez JA: Calidad de vida en el anciano: Aspiraciones y necesidades. *Geriátrika* 1996; 12(3):30-40.
30. Sancho MT: Las personas mayores en España, Informe 2004. IMSERSO. Madrid, 2005.

3.24

El duelo y las experiencias de pérdida afectiva

JORGE LUIS TIZÓN GARCÍA

INTRODUCCIÓN: APROXIMACIÓN A UNA CONCEPCIÓN BIOPSICOSOCIAL DEL DUELO Y EL DUELO PATOLÓGICO

Para comenzar el tema, deberíamos partir de la enorme frecuencia con la cual se presentan o expresan los *procesos de duelo* en la atención sanitaria. La incidencia es tal que posiblemente podríamos hablar de la *ubicuidad* de los mismos en la atención primaria a la salud: cada enfermedad, cada pérdida física o funcional, representa un duelo más o menos grave y duradero. Pero es que, además, en la APS, a menudo nos encontramos bien con las expresiones o manifestaciones directas de duelos o pérdidas, o bien con los síntomas, más o menos somatizados, de duelos de ese tipo, inadecuada o insuficientemente elaborados. Por otro lado, la comunicación o sospecha de enfermedad grave —y, en ocasiones, de problemas leves— así como las alteraciones de la relación asistencial suponen siempre la puesta en marcha de algún proceso de duelo. De ahí que el trabajo con dichos procesos sea una tarea cotidiana en la APS.

Duelo es un término que, en nuestra cultura, se refiere al conjunto de procesos psicológicos y psicosociales que siguen a la pérdida de una persona con la que el *sujeto en duelo* estaba psicosocialmente vinculado[1,2,3]. Habitualmente, se considera como modelo para los procesos de duelo los que acompañan y siguen a la pérdida de una persona amada. Sin embargo, desde M. Klein[4-7], tales términos son también aplicables a los procesos psicológicos y psicosociales que se ponen en marcha ante la pérdida (o la frustración proveniente) de seres animados o entes inanimados o abstractos (ante la pérdida de un ser querido, ante un fracaso personal, ante la necesidad de separarse de un lugar de trabajo, de una parte corporal, etc.). En general, ante la *pérdida afectiva*[1,8-10].

En esta revisión entenderemos por tanto como *duelo y procesos de duelo* al *conjunto de emociones, representaciones mentales y conductas vinculadas con la pérdida afectiva, la frustración o el dolor*. De todas formas, para facilitar la comprensión del tema, las más de las veces en este capítulo los ejemplos y descripciones de duelos estarán tomados de los duelos por muerte o pérdida de familiares o allegados.

En cualquier caso, la vida humana incluye el sufrimiento, la frustración, el dolor, las pérdidas... En consecuencia, el desarrollo de la especie y el desarrollo de la mente y las relaciones humanas han puesto en marcha sistemas y métodos para aliviarlo, para integrarlo, para convertirlo desde un peligro en algo que puede ser superado y, tal vez, aprovechado para el desarrollo y, en general, para la vida. A ese conjunto de procesos biopsicosociales que permiten aprovechar adaptativamente las pérdidas y sufrimientos de la vida les llamamos *procesos elaborativos,* para hacer hincapié en su componente tanto emocional como cognitivo. Los procesos elaborativos incluyen una serie de cambios internos y en nuestras relaciones para afrontar dichos procesos. E incluyen también una serie cambios somáticos que los hacen posibles y los acompañan. De manera similar, promueven cambios sociales que los apoyan y desarrollan. Es decir, que se trata de procesos *biopsicosociales*[1].

Dentro de los procesos elaborativos, cuando la pérdida o el conflicto no son muy graves, no amenazan nuestras capacidades de adaptación, prefiero hablar de *procesos adaptativos.* Toda la vida la pasamos adaptándonos a los cambios y pérdidas que se dan en nuestro medio interno (psicológico o bioquímico) o en nuestro medio externo (social, ideológico, cultural....). Cuando las pérdidas o los conflictos son más graves, cuando ponen en crisis nuestra capacidad de adaptación, nuestra homeostasis o equilibrio social, psicológico o individual, hablaremos de *procesos reorganizadores:* el *cambio o conflicto* es de tal magnitud que pone en peligro ese equilibrio y obliga por tanto a una reorganización del mismo. Las situaciones que rompen el equilibrio y la adaptación anterior son por ejemplo las pérdidas afectivas importantes, por un lado, y, por otro, un tipo de pérdidas o cambios que implican profundos impactos y profundas reorganizaciones internas y, tal vez, externas: los *traumas.* Así pues, los procesos reorganizadores, una variedad de los procesos elaborativos, pueden ser de dos tipos: *procesos de duelo* (ante pérdidas afectivas importantes) y *procesos de elaboración postraumática* (que son los que ponemos en marcha ante los traumas o pérdidas que amenazan con ser catastróficas para nuestra integridad biológica, psicológica o social).

Ese conjunto de procesos incluye elementos comunes. Particularmente, incluye la realidad biológica de que todos ellos se apoyan en la reacción fisiológica que ya Selye había llamado *síndrome general de adaptación* (SGA). Desde el punto de vista psicológico, todos los procesos elaborativos, sean de tipo adaptativo o bien de tipo reorganizador, también incluyen elementos comunes.

Ejemplos de situaciones que ponen en marcha procesos de duelo (y, según cómo, procesos de elaboración postraumáticos) son los que recientemente he intentado enumerar en mi tratado sobre la pérdida, la pena y el duelo[1]: en la vida no sólo hay pérdidas relacionales y materiales, de personas y de cosas, sino también pérdidas evolutivas (con los cambios de edad y posición psicosocial) e intrapersonales (con los dolores, sufrimientos y pérdidas fundamentalmente internas, a menudo no visibles claramente al exterior).

Por *elaboración del duelo* se entiende la serie de procesos psicológicos que, comenzando con la pérdida, termina con la aceptación de la nueva realidad *interna y externa* del sujeto. Ello supone a la larga la superación de la tristeza y la posible ambivalencia hacia lo perdido, y la reorientación de la actividad mental (cogniciones, sentimientos y fantasías fundamentales)[1].

El Sr. Rubianes había acudido tan sólo ocasionalmente a su médico de familia, situado en un municipio semiurbano del norte de España. Cuando se presentó en esta ocasión, contaba 62 años, pero al doctor y a la enfermera les pareció que había envejecido más de cinco desde la anterior visita, un año antes, para la vacunación por la gripe. Se sentó a distancia, con una expresión entre distante, hierática y resignada en el rostro. Comenzó toda una letanía de quejas somáticas, principalmente de cefaleas, entonada con un auténtico tono de letanía. El médico observó que no le miraba nunca a la cara y que había perdido espontaneidad, alegría y capacidad de contacto... Entonces recordó que unos seis u ocho años antes había padecido una fase depresiva, cuyo tratamiento había sido rápido y, al parecer, sin recaídas.

— Sr. Rubianes, le veo algo, no sé, como desanimado, como si hubiera perdido la ilusión o algo así. Muy diferente de las otras veces— apuntó el doctor... y aguantó el largo y tenso silencio siguiente a su intento de facilitación.

— Recuerdo que antes me hablaba bien directamente, y tenía muchas cosas que decirme y preguntarme siempre. Algo debe haber pasado, porque le encuentro muy cambiado de carácter y estado de ánimo...

— Y ¿cómo quiere usted que esté, doctor? En unos meses lo he perdido todo. Bueno: todo no. Me queda una pensión y una casa, pero la tienda la tuve que cerrar. Ya sabe usted: los supermercados arrasan con todo y, al final, me han hundido bien hundido.

A partir de ahí, el Sr. Rubianes y su médico de cabecera pudieron reconducir la visita y la orientación terapéutica: era evidente que el duelo por la pérdida del trabajo, la pequeña tienda de ultramarinos que había mantenido durante más de treinta años, había sumido al Sr. Rubianes en un duelo patológico que había dado paso a una franca y severa depresión, como pudo explorarse después.

Según el punto de vista de la psicología de la relación[7], los procesos de duelo, como procesos básicamente *mentales* que son, pueden dar lugar o no a conductas expresivas de tal situación intrapersonal.

Así, ante la pérdida de, por ejemplo, un ser querido, hay quien la exterioriza en el *luto* y los rituales sociales ante la pérdida. También hay personas (y culturas) en las que se tiende más bien a no exteriorizar en comportamientos el sufrimiento interno por la pérdida. Pero ello no obsta para que todas esas pérdidas o frustraciones, si van acompañadas por su representación mental, si son percibidas a nivel consciente o inconsciente como pérdidas, despierten toda una serie de emociones y sentimientos que van desde la tristeza y el dolor a la rabia y la agresión; desde la protesta a la desesperanza; desde la rivalidad y los celos contra el objeto perdido hasta la envidia hacia él; desde el recuerdo de lo bueno que nos proporcionó hasta el sumergirse en el resentimiento por el daño que nos causó o por lo que dejó de darnos o hacernos... Esta situación mental, más o menos duradera, pero siempre penosa para la persona que la sufre, es a la que llamamos *situación de duelo* o *proceso (emocional) del duelo.*

Desde Sigmund Freud hasta hoy, el estudio de los procesos de duelo ha recibido un impulso decisivo gracias a los trabajos de diversos psicoanalistas y psicólogos primero, y de médicos, biólogos, sociólogos, antropólogos y etólogos más tarde. Entre los psicoanalistas pioneros ya hemos mencionado a Melanie Klein[4-6], quien profundizó en el conocimiento de los avatares intrapsíquicos del duelo y los procesos de duelo. J.Bowlby diversificó y amplió el estudio de tales procesos, aplicándolos al campo etológico y antropológico en sus famosos volúmenes *Attachement and Loss*[8-10]. Los conceptos de *duelo y procesos de duelo* han tenido también amplias repercusiones en las ciencias sociales —Mitscherlich[11]; F. Calvo[12]; Grinberg[13]; Tizón[7,14]—. Los *duelos* y los *lutos sociales* pueden entenderse, desde la perspectiva de estos autores, como la ritualización de los duelos psicológicos (y, en ocasiones, como posibilidades sobreañadidas para que la sociedad colabore en la elaboración del duelo). En general, es preferible hablar del *funeral* y del *luto* para referirnos a los aspectos y manifestaciones socioculturales y socio-religiosas, en buena medida rituales, de los procesos psicológicos del duelo y reservar el término *duelo* y *procesos de duelo* para los componentes psicológicos, psicosociales y asistenciales del fenómeno.

FUNDAMENTACIÓN DE LA IMPORTANCIA BIOGRÁFICA Y SANITARIA DE LOS PROCESOS DE DUELO

Perspectiva psicológica

Toda la vida humana e incluso cualquier avance o desarrollo en cualquier campo se halla jalonado por pérdidas. En este sentido, la vida humana y el crecimiento o desarrollo psicológico pueden entenderse como un conjunto de procesos de duelo escalonados e imbrincados. No es posible evitar los duelos; ahora bien, puede reaccionarse ante ellos de forma maníaca, negando el dolor y la pérdida; de forma melancólica; de forma paranoide... También, somatizando el sufrimiento mental (enfermedades "psicosomáticas") o de otras formas[15-20].

Naturalmente, el inicio de los primeros duelos acaece en el infante de días o meses cada vez que la madre deseada o los aspectos deseados de la madre (objetos parciales) no acuden a subvenir sus necesidades. Por tanto, las primeras situaciones de pérdida de lo amado se dan ya desde los primeros momentos de la vida y de ahí también el papel crucial que desempeña la madre como el *otro externo primordial* del ser humano en formación, como *objeto* de las pulsiones y necesidades del bebé. Es la madre o substituta, junto con el medio que ayuda en la *contención emocional* de ésta, la que ha de ayudar a elaborar la compleja serie de sentimientos que sus desapariciones momentáneas provocan. Es la madre o persona sustitutiva (y, en general, el *triángulo primordial* madre-padre-capacidades del hijo) la que proporcionará los apoyos fundamentales para soportar la pérdida, la frustración, el dolor... De ahí también que las pérdidas importantes en la vida suelan acercar a los individuos que las sufren nuevamente al hogar familiar o a su recuerdo[1,20]. Esas pérdidas en la relación entre el niño y los objetos familiares se reiteran hasta que el niño logra hacerse una representación (una fantasía) de la permanencia del objeto, a pesar de que externamente el objeto se haya alejado. La *permanencia del objeto*, para los bebés de nuestra cultura, se logra entre los 3 y 9 meses de forma estable. Pero el proceso está jalonado de pérdidas y reencuentros[4-6,7-10]. Esas pérdidas se concretan y dramatizan, además, en una situación típica de duelo: el *destete*, es decir, la pérdida del pecho materno (o la pérdida del biberón y los cambios de alimentación).

Posteriormente, las pérdidas van a ser frecuentes y variadas y no hay forma de evitarlas. Todo ello, naturalmente, si no perdemos antes el único objeto cuya pérdida nunca se puede elaborar suficientemente: la propia vida.

En general, desde el punto de vista psicológico se sabe que la no elaboración de un duelo importante predispone hacia dificultades con otros duelos. Un duelo o un conjunto de duelos mal elaborados puede cronificarse en cualquiera de las formas de la psicopatología[18-23]; también puede hacer recaer al individuo en su psicopatología, desequilibrando sus *sistemas de contención* o sus capacidades de resiliencia[1,24,25]. Los *sistemas para la contención del desequilibrio emocional* van a ser básicamente los mismos que los *sistemas para la elaboración del duelo*: 1) el mundo interno y los objetos internos; 2) el yo y los sistemas y capacidades yoicas; 3) el cuerpo y el self corporal; 4) la familia; 5) las redes no profesionalizadas de asistencia; 6) el trabajo y las relaciones laborales, y 7) las redes profesionalizadas[1,25]. La *resiliencia* de un individuo viene proporcionada fundamentalmente por las capacidades reactivas y proactivas de los tres primeros niveles citados.

Si esos sistemas y medios de *contención* del *dolor y sufrimiento emocional* son lo suficientemente receptivos y flexibles, lo suficientemente resilientes, un duelo elaborado puede suponer un aumento de la creatividad del individuo. Al contrario, existe suficiente evidencia, tanto clínica como de estudios observacionales, correlacionales y estadísticos acerca de cómo un duelo insuficientemente elaborado lleva a una cronificación del sufrimiento psicológico, a trastornos psicosociales y a la eclosión de diversos tipos de psicopatología[9,10,24,26-28].

Perspectiva psicosocial

La forma de elaborar los duelos y transiciones psicosociales es un componente fundamental de nuestra adaptación al entorno. También de nuestras adaptaciones y dificultades en la relación social. De ahí que los *procesos de duelo* posean una tan importante repercusión en la *vida social* del individuo, tal como esquematiza la figura 1.

Si bien lo que desencadena un duelo en una persona es siempre idiosincrásico de la misma, existen situaciones que prácticamente en todos los seres humanos desencadenan *duelos de cierta importancia*. Son las situaciones que denominamos *transiciones o crisis psicosociales*[29] y que, a nivel sanitario, implican *factores de riesgo situacionales* y pueden entenderse como *situaciones de riesgo* (tablas I y II). En tal sentido, un elemento básico de cada cultura son una serie de costumbres y normas sociales con respecto a esas transiciones psicosociales características de la misma: orfandad, separaciones, entrada en la edad adulta, etc. (tabla I). La mayoría de las culturas incluirán entre sus elementos más indelebles y centrales los ritos con respecto a la enfermedad, la pérdida, la muerte, el luto, las comidas, la adolescencia...

—Doctor, ya no puedo aguantar más y estoy que rabio, estoy rabiosa con este dolor —vino a decirle al Dr. Gálvez la Sra. María P., una paciente de edad media que acudía por primera vez a su consulta—. Me duele aquí (occipucio) y aquí (región dorsolumbar) y más abajo... Y no puedo dormir ni descansar: en cuanto me pongo en la cama o en el sofá, me viene este dolor y no sé qué hacer, ya me tiene rabiosa.

El Dr. Gálvez, con la sala de espera bastante "sonora y movida" ese día, intentó aclarar los aspectos sanitarios del problema explícitamente presentado: *exploraciones realizadas anteriormente, tratamientos, resultados... Pero las respuestas resultaron negativas, confusas, y todas sus indicaciones eran contestadas o discutidas por la paciente inmediatamente. Ante una situación así, y máxime* con una persona que va vestida de negro de arriba abajo, a su edad *(54 años), el Dr. Gálvez tal vez hubiera debido dejar de interrogar, dejar de "intervenir y proponer" e intentar observar,* observarse observando, *y pensar un poco...*[2]*. El sistema que llamo gráficamente "echarse para atrás en la silla" (y, si es preciso,* agarrándose a los brazos de la silla)*. Pero ese día, por las presiones de la sala de espera, por su propio malhumor, por las interrupciones inopinadas de la enfermera o por lo que fuera, no tuvo suficiente "capacidad de reflejos". El resultado es que, tras un largo desentendido de cerca de veinte minutos, la Sra. María salió del despacho con otra receta de un antiinflamatorio no esteroideo, con una petición de radiografías en la que ninguno de los dos confiaba... y con una nueva frustración.*

En esa visita —pero no en las siguientes— al Dr. Gálvez le "faltaron los reflejos" (emocionales) de los que en otras ocasiones sí dispone. Y sin embargo ¿cuántas pistas había dado la Sra. María, ya de entrada?: su luto riguroso (¿duelo reciente, duelos encadenados, depresión...?), su sentirse "rabiosa", su dificultad para pensar, estar sola, su dificultad tal vez de ponerse en contacto con la pérdida (en el sofá, en la cama...).

Las *transiciones psicosociales* y los *procesos de duelo* puestos en marcha por las mismas a menudo se hallan en el subsuelo del conjunto de acontecimientos vitales particulares que producen reacciones psicológicas, enfermedades somáticas o trastornos mentales por los que se consulta al médico de familia. En otras ocasiones, como hemos visto, pueden detectarse a partir de la entrevista clínica *centrada en el consultante*[1,3], cuando el paciente acude por otro motivo. Aunque la queja pueda ser de tipo físico (p.ej.; cefalea, dorsalgia...), o psicológico (depresión, ansiedad...), a menudo el paciente comunica (o el equipo puede detectar) un momento de crisis, una repercusión de una crisis anterior o bien la encronización de esas situaciones en forma de trastorno mental. El denominador común puede consistir en que el individuo esté sufriendo las consecuencias de la elaboración (emocional) de una transición o crisis psicosocial del tipo de las señaladas en la tabla I.

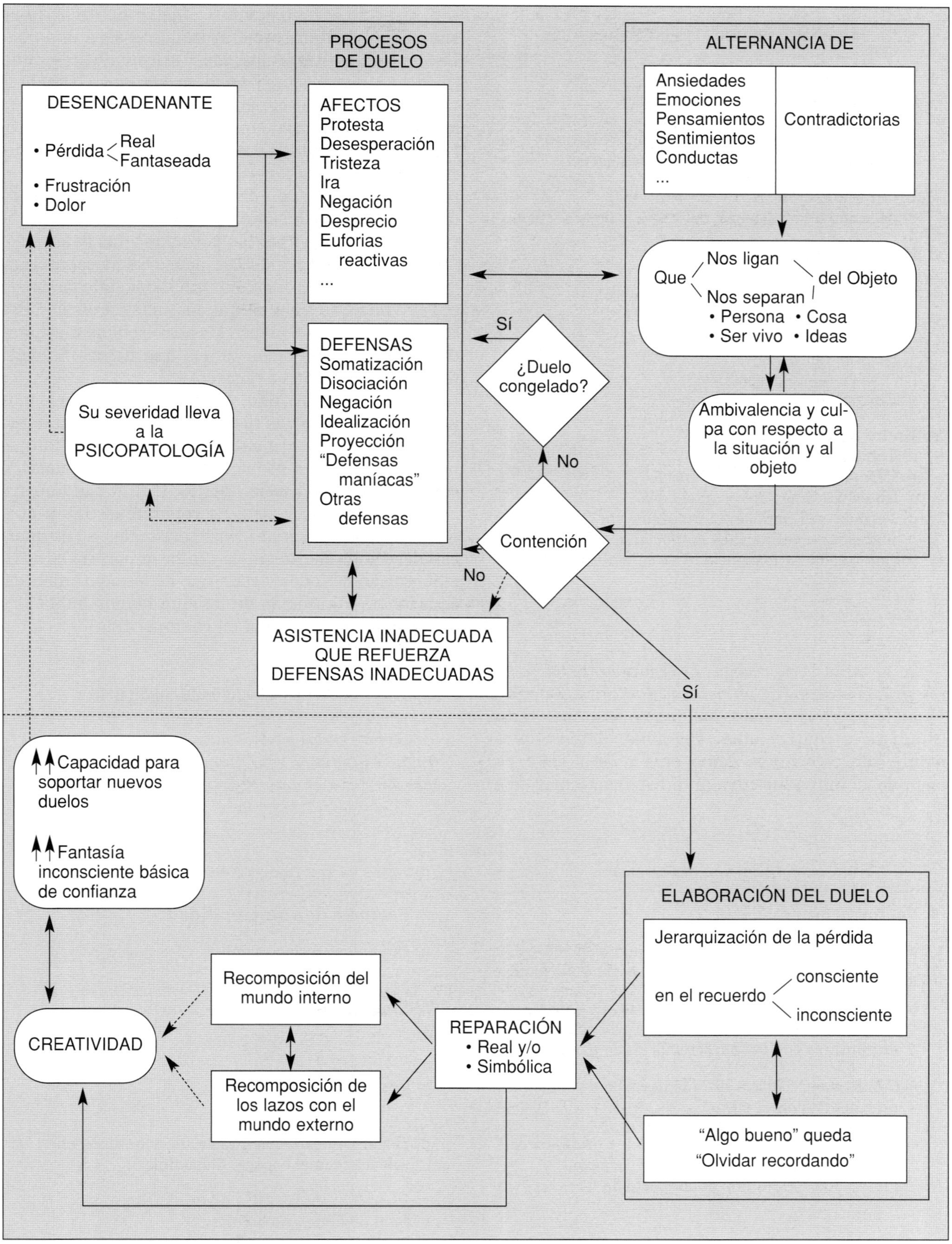

Figura 1. Los procesos psicológicos del duelo (Tizón y cols., 1997[25]).

TABLA I
TRANSICIONES PSICOSOCIALES FUNDAMENTALES*

1. En la infancia
a) Pérdida o separación de los padres.
b) Pérdida del contacto con el medio del hogar familiar por acontecimientos como son el ingreso en un hospital, en un internado o en una escuela.

2. En la adolescencia
Separación de los padres, del hogar y de la escuela.

3. En los adultos jóvenes
a) Ruptura matrimonial.
b) Embarazo (especialmente el primero).
c) Aborto (más si es repetido, 21 ó 31).
d) Nacimiento de un niño disminuido.
e) Pérdida del trabajo.
f) Pérdida de un progenitor.
g) Emigración.

4. En los adultos y ancianos
a) Jubilación.
b) Pérdida de las funciones físicas.
c) Duelo por familiares o allegados.
d) Pérdida del ambiente familiar, por ejemplo, al ingresar en residencias de ancianos.
e) Enfermedad o incapacidad en miembros próximos de la familia.

Brotons y cols., (2003)[30].

En la tabla II se recoge un resumen de los *factores situacionales y de vulnerabilidad* para el duelo y el duelo patológico sobre los que existen más datos estadísticos contrastados. Pero hay datos clínicamente tan relevantes como ésos o aún más: por ejemplo, el individuo cuya ambivalencia (amor-odio) con respecto a los primeros objetos de amor haya sido lo suficientemente elaborada poseerá una *resiliencia* (o, en términos más psicoanalíticos, una *"fantasía inconsciente básica de confianza"*[7]) lo bastante acendrada como para soportar pérdidas importantes en ambientes incluso desfavorables. Ése será un resultado de la puesta en marcha de sus *sistemas o niveles para la contención personales* y, particularmente, del primero de ellos (el mundo interno). Pero incluso una persona con grandes dificultades para soportar las pérdidas y las frustraciones no tiene por qué descompensarse psicopatológicamente si se le proporciona un medio adecuado: de ahí la valía que tiene el que las redes profesionales tengan en cuenta siempre los otros seis niveles para conseguir la contención de los que hemos hablado más arriba y en otros lugares[1,25].

En el mismo sentido, los procesos de duelo nos permiten estudiar los hechos psicopatológicos como procesos comunicacionales: con cada pérdida se ponen en cuestión todas las vías de comunicación con nuestro medio social, por un lado, y con nuestro mundo interno, por otro. Se replantean una y otra vez nuestras relaciones *inter*personales e *intra*personales fundamentales; de ahí la importancia de la elaboración de todos y cada uno de los sentimientos, emociones y fantasías de las que hemos hablado y que se ponen en marcha en cada pérdida[1,7,26].

Perspectiva social y etológico-antropológica

"Incluso en los pueblos más primitivos, la actitud frente a la muerte es infinitamente más compleja y más similar a la nuestra de lo que, por lo general, se

TABLA II
FACTORES QUE DIFICULTAN LA ELABORACIÓN DE LAS CONSECUENCIAS DE LAS TRANSICIONES PSICOSOCIALES*

1. Factores situacionales	2. Factores de vulnerabilidad
a) Cambios vitales masivos cuya magnitud sobrepasa la capacidad de la persona para poder solucionarlos	a) Bajo nivel socioeconómico
b) Falta de familia o de otros sistemas de soporte social bien estructurados, o de la "capacidad" para enfrentarse con las burocracias de la asistencia	b) Presencia de varios niños pequeños en el hogar
c) Cambios parecidos a los que llevaron a problemas no resueltos en el pasado	c) Desempleo
d) Cambios no deseados, inesperados y prematuros y para los que no ha existido preparación anticipada o ésta ha sido inadecuada	d) Hogar con excesivo número de inquilinos en relación con el espacio disponible
	e) Bajo nivel de autoestima

Tizón, 2004[1], Tizón y cols., 2003[29], Brotons y cols., 2003[30].

supone... Los familiares más cercanos y los amigos se sienten conmovidos en lo más hondo de su vida emocional."

(B. Malinowski)

La elaboración normal del duelo conduce, pues, a la reconstrucción del mundo interno, enriquecido por esta nueva experiencia y por una confianza básica acrecentada. Es la situación que el *luto* ritualiza con la obligada permanencia del deudo en casa, estándole "socialmente prohibidas" diversiones, vestidos vistosos, etc.: así podrá concentrarse en el "trabajo interno" del duelo. Sólo progresivamente, desde el negro (el color de luto en nuestra cultura), se va a pasar a otros colores, lo que quiere indicar a los ojos de los demás que la pérdida se va alejando en el tiempo (e interiorizando en el espíritu) y que la persona ya está autorizada por la sociedad y por sí misma para restablecer sus relaciones sociales o establecer otras nuevas[7,1].

En realidad, pues, las manifestaciones sociales y antropológicas del duelo y los procesos de duelo poseen una triple vertiente: por un lado, son la expresión a nivel de sociedad, instituciones y microgrupos de esos procesos, que de alguna forma son vividos en algún momento por casi todos los miembros de esa comunidad. A otro nivel, la ritualización y las costumbres que implican, en una cultura lo suficientemente integrada, tienden a ayudar en el *trabajo psicológico del duelo;* de ahí la importancia de determinados ritos, como, por ejemplo, los funerales. Por último, esos ritos y costumbres poseen una vertiente antropológica y social: facilitan la comunicación del hecho a la comunidad, dan pie al intercambio de bienes y servicios, proporcionan a los vivos ocasión de congraciarse con el muerto y sus familiares y allegados, preparan para nuevas relaciones a través de los actos sociales...

En tal sentido, esos ritos funerarios poseen un cuádruple valor: si no son excesivamente rígidos y ritualistas, ayudan en los procesos emocionales de los individuos en duelo, es decir, poseen un *valor emocional.* En segundo lugar, tienen consecuencias en la redistribución de los bienes y servicios de una sociedad, cuentan con un *valor económico y de intercambio.* Pero, además, poseen también un *valor simbólico y comunicacional:* son formas de comunicarse entre sus miembros y, con ello, *son medios de cohesión social.*

Perspectiva biológica

De todo lo anterior se desprende, pues, la importancia que los procesos de duelo tendrán para la estructuración de la personalidad y para la salud mental del individuo. Pero es que, por otra parte, hoy ya están suficientemente estudiadas las repercusiones somáticas de los procesos de duelo. Los duelos y la forma de elaborarlos repercuten sobre el estado inmunitario del individuo, sobre sus funciones fisiológicas incluso básicas, sobre su estado hormonal y las secreciones internas[25,31]. Posiblemente, la reacción emocional, si es lo suficientemente intensa y mantenida, pone en marcha un "síndrome de alarma" o de "adaptación general" del tipo del descrito por Selye en 1950. Si ese impacto emocional, con las concomitantes neuroendocrinas e inmunitarias, no se va amortiguando, es fácil hipotetizar repercusiones somáticas. El resultado es que *en situaciones de duelo no sólo aumenta la morbilidad psicopatológica sino, en general, la morbilidad.* Entre nosotros, Rof Carballo dedicó una buena parte de su vida profesional a recopilar y organizar datos sobre las repercusiones somáticas de los duelos, y sus obras siguen teniendo valor como punto de partida para una comprensión del fenómeno "psicosomático"[28,1,19,32].

Gran parte de las observaciones y estudios en este campo poseían el inconveniente de su sesgo sociocultural y, por supuesto, de importantes problemas metodológicos y éticos: en este ámbito es dudoso que se puedan mantener "grupos control sin tratamiento" y realizar experimentaciones en sentido estricto. Pero los estudios animales han podido sortear esos dos grupos de inconvenientes. En este ámbito se citan habitualmente como experiencias pioneras las de los Harlow con primates[33]. En la serie de experiencias más conocidas, tales primates eran sometidos a un "acontecimiento vital" desencadenante de "procesos de duelo". Mediante esa actuación experimental y toda una serie de variaciones de la misma pudieron confirmarse buena parte de las observaciones psicoanalíticas y clínicas formuladas previamente (tabla III).

El desarrollo de las técnicas analíticas, con marcadores, radioisótopos y de investigación por la imagen, aplicado en este terreno, está proporcionando interesantes resultados. En el capítulo de los cambios endocrinos, desde la postulación del síndrome general de adaptación por Selye en 1950 hasta hoy, se ha investigado en repetidas ocasiones su desencadenamiento en diversos tipos de duelos y pérdidas. El resultado es que, en general, se han puesto de relieve complejas interacciones psico-neuro-endocrino-inmunitarias. Parece hoy generalizadamente asumido que los efectos y el sustrato biológico de las reacciones de duelo tienen que ver con alteraciones e inestabilidad en el eje hipotálamo-hipófisis-suprarrenales y la mediación del sistema nervioso simpático y el metabolismo de cortisol...[32-35]. Cada vez existen más datos que muestran cómo, ante las pér-

TABLA III
PRINCIPALES RESULTADOS DE LA INVESTIGACIÓN EXPERIMENTAL SOBRE EL DUELO EN PRIMATES

1. Transtornos en la "personalidad"	• Cambios duraderos en las formas de reaccionar y relacionarse más fijas
2. Transtornos en sus relaciones sociales y sexuales	• Desde dificultades totales para la reacción sexual hasta falta de control del impulso sexual y aumento de la actividad homosexual • Inhibición y retraimiento extremos, relaciones sociales más marcadas por la agresión...
3. Trastornos psicomotrices y estereotipias	• Apatía o hiperactividad sostenidas, aumento de las conductas agresivas no ritualizadas, estereotipias...
4. Cambios endocrinos y neuroendocrinos	• A través del eje hipotálamo-hipófisis-suprarrenales • Densidad e interconexiones dendríticas
5. Cambios y transtornos inmunitarios	• En general, disminución o labilidad de las respuestas inmunitarias
6. Teratogenia y cambios intrauterinos	• Teratogenia, repercusiones duraderas sobre la reactividad del RN, alteraciones inmunológicas en la infancia...
7. Otros	• Cambios en la función trombocítica, en el hematocrito y las proteínas totales del plasma, en el SNV, en la respuesta a infecciones, etc.

didas graves y reiteradas, hay cambios microestructurales en el SNC.

Según la intensidad, gravedad y momentos de los duelos, se han hallado cambios en la producción endocrina del timo y un aumento de la síntesis de reactantes de fase aguda; cambios en el ACTH que se correlacionan con las alteraciones de los linfocitos totales[34] y de la epinefrina, correlacionando con los CD4 y la tasa CD4/CD8; de los niveles de norepinefrina con los linfocitos totales, los CD3, CD4 y las células NK...[32-35].

En general, se postula que los duelos graves tienden a cursar con linfocitopenia en los animales investigados y con descensos de CD4 y CD8[32]. Como consecuencia, con un aumento a la susceptibilidad a numerosas afecciones: gastrointestinales, tumorales, afecciones vinculadas al VID... En este último apartado pueden darse por comprobadas en muchos duelos (como también en la depresión) alteraciones en las citocinas e interleucinas en estrecha relación con el nivel circulante de catecolaminas. También, diversos tipos de desorganizaciones en las respuestas a los anticuerpos víricos o de otro tipo y de las respuestas de los linfocitos a los mitógenos, así como diversos cambios, no homogéneos, en la propia proliferación linfocitaria... Estudios recientes en el ámbito humano han encontrado, por ejemplo en parejas de homosexuales VIH+, tras la muerte de la pareja, una activación inmunológica acompañada por una significativa disminución de las respuestas proliferativas a la fitohemaglutinina[35]. Simplemente hay que recordar aquí que existen técnicas psicológicas para ayudar a los individuos y familias en duelo: los trabajos de Marty y su escuela en Francia suponen toda una orientación de los estudios psicodinámicos centrada precisamente en las repercusiones y representaciones psicológicas de esta vía del enfermar y del morir, así como interesantísimas observaciones y propuestas para la ayuda *psicológica* en el caso de las afecciones tumorales y, en general, de las psicosomáticas[36], hoy ampliadas por las investigaciones e intervenciones de la "medicina conductual" [15].

Otra serie de estudios han investigado las repercusiones de los duelos sobre el feto y la crianza, confirmando en general esas repercusiones, así como algunas más inesperadas y difíciles de predecir. Se han podido encontrar diferencias tanto biológicas como conductuales en adultos durante cuyo embarazo la madre estuvo sometida a duelos importantes, incluso en el caso del autismo y las psicosis, algo que entra en directa relación con lo aportado por los estudios en humanos tanto observacionales como clínicos[1-10,26,37]. Se han podido comprobar, tras algunas pérdidas experimentalmente realizadas durante el embarazo de diversas especies no humanas, efectos duraderos en la reflectividad neuromuscular del nuevo ser, en el descenso de los linfocitos T y, por supuesto, en la tasa de teratogenia.

Para terminar este esquemático recorrido por los *componentes biológicos de los procesos de duelo,* diremos que resulta ya incontrovertible que los duelos (y la depresión) suponen una inestabilidad del eje hipotálamo-hipófisis-adrenal y, por tanto, de los mediadores bioquímicos CRF-ACTH-cortisol, TRH-TSH, GRF-GH, etc. En resumen: los *procesos de duelo* son importantes *procesos biopsicosociales*[1,3,10,30].

A Antonia S., que había trabajado varios años como prostituta, le habían sido diagnosticadas varias afecciones que habitualmente se relacionan con fases avanzadas del SIDA. Sin embargo, su estado general y su actividad eran pasablemente buenos: desde que nació su hija, que entonces tenía cuatro años, había comenzado a dedicarse a ella con gran interés y afecto, prodigándole todo tipo de cuidados, ayudada por su familia. Con ocasión del nacimiento, se había reconciliado con ésta. Hubo mejoras claras en la analítica, estancamiento del progreso de la ID, cambios caracteriales y en las relaciones sociales muy llamativos, etcétera.

Desgraciadamente, su hija fue atropellada por un coche y murió tras una corta hospitalización. El derrumbe afectivo de Antonia corrió tan parejo con su derrumbe inmunitario que, a los pocos meses de la muerte de la hija, y a pesar de tratamientos combinados de fármacos anti-VIH y antidepresivos, la situación parece irreversiblemente terminal.

LOS MOMENTOS DEL DUELO Y LOS PROCESOS DE DUELO EN LA INFANCIA

"La mayor fuente de temor en la infancia es la soledad."

(William James, 1890)

Ya hace años que Bowlby[8-10] mostró que, ante toda pérdida sentida como tal, la respuesta del ser humano (y de otros animales superiores) viene marcada por una tríada de actitudes básicas que podríamos traducir por *aflicción y protesta, des-esperanza* y *desapego.* La pérdida de un ser querido promueve un *impacto emocional o crisis* más o menos largo, dominado por la negación, la incredulidad, la desconfianza en que aquello pueda ser cierto. Pero, inmediatamente, a esta reacción le siguen las *protestas* contra el destino. En otras pérdidas, esos aspectos consustanciales a todo duelo importante toman la manifestación de acusaciones contra los amigos, médicos, etc. Es el período de la protesta, que casi siempre va unido a una cierta pena o tristeza.

Si tenemos en cuenta que la *ira, la protesta y/o momentos de resentimiento son consustanciales a todo duelo importante,* tal vez podremos cuidar nuestras expresiones críticas para con compañeros, instituciones y familiares. Es posible que no sea eso lo que vaya a sentir el consultante cuando haya elaborado algo más la pérdida. Por otra parte, seguro que la mejor forma de no prestar demasiado el flanco a la paranoidización de tales críticas es comprender los procesos de duelo como procesos fundamentalmente emocionales y, en consecuencia, poder realizar una medicina lo más científica posible... pero sin desdeñar los elementos psico-sociales de nuestra tecnología.

Tras la muerte de su padre, con el que se sentía tiernamente vinculada, Meli (Amelia) adoptó la costumbre de irse a dormir siempre acompañada con un muñeco de felpa que representaba a un león. La madre consultó con el pediatra (y éste, con el equipo de salud mental) cuando la niña comenzó a manifestar, a los dos o tres meses de la pérdida, intensas reacciones de ambivalencia ante el muñeco: no podía irse a dormir sin él, pero si despertaba y lo miraba, podía romper a llorar con auténtico terror y desorganización. Claro que, según ya había observado la madre, al leoncito le habían ido "desapareciendo" trozos o detalles de su fisonomía: uno de los ojos bordados, mechones de cabello (llegó a quedarse casi calvo), el labio superior, trozos del rabo, etc. Cuando la pediatra narraba esas observaciones de la madre al psicólogo del equipo de salud mental, pudo caer en la cuenta de que el padre había padecido un tumor óseo poco frecuente, por el cual tuvieron que amputarle una extremidad inferior y propinarle tratamiento intensivo con radioterapia que, sin embargo, no había evitado su muerte. A sus cinco años, Meli había visto y oído bastante de tales situaciones y mutilaciones. Era evidente que había que facilitarle el que hablara, dibujara y jugara sobre la pérdida siempre que ella quisiera; sin embargo, la madre estaba tan abrumada que había preferido evitar mencionarle la situación desde que el padre fue enterrado.

Como ocurre con cualquier otra fase o elemento del duelo, la fase de la protesta es más visible en unas personas que en otras y depende del tipo y circunstancias de la pérdida. Sin embargo, puede entenderse fácilmente si observamos la reacción de un niño pequeño ante la marcha de la madre o sus sustitutos[1,7-10,37,38]. La primera reacción del niño suele ser un llanto furioso, acompañado de acciones más o menos agresivas (tabla IV). Ahora bien: si el progenitor no vuelve, poco a poco este llanto violento va dejando paso a un llanto más suave pero más continuo, que comunica más directamente la tristeza. Si el niño ya puede hablar, nos preguntará entonces tal vez el porqué de la marcha de su objeto amado, cuándo volverá, si él ha tenido algo que ver

TABLA IV
LA AFLICCIÓN Y EL DUELO EN LA PRIMERA INFANCIA Y LA NIÑEZ

I. Impacto, crisis	• desorientación, confusión, ansiedad...
IIa. Pena, aflicción, anhelo	• por el ser querido
IIb. Protesta, ira, resentimiento	• es la **agresión** al servicio de mantener la **unión** con el ser querido • pero el niño puede reaccionar contra él y sus substitutos • y contra los supuestos causantes de la pérdida (sobre todo, los causantes en la fantasía)
III. Desesperanza	• se hace apático, retraído • pierde temporalmente la esperanza y confianza en el amor de la madre y el mundo
IVa. Elaboración, aceptación, reorganización...	• va recuperándose a nivel emocional, cognitivo, relacional...
IVb. Desapego, depresión	• se inhibe total o sectorialmente • de las conductas de vinculación al ser querido • evolución hacia la psicopatología

con que el progenitor se fuera... Si el abandono es lo suficientemente prolongado y no adecuadamente sustituido, se va instaurando una tristeza "espesa", continua, que a veces se entremezcla con momentos de ira y de desapego total por el mundo.

Si los padres no regresan, si el niño se pasa días o semanas abandonado por ellos y sin una sustitución adecuada, el *desapego* se instaura en toda su actitud vital y relacional. El vínculo se ha mostrado tan frustrante que el niño (o el bebé) puede romper, incluso activamente, todos los demás vínculos; pasará horas y horas en un rincón, tal vez agarrado a un objeto inanimado, rechazará incluso a sus padres cuando vuelvan[1,8-10,37,38]. Puede decirse que ha pasado a un período de *desapego*. Ha conocido ya a su edad la *depresión* en forma de esa sensación de abandono. La situación ha socavado su fantasía básica de confianza[7, 31]. En los niños, la inseguridad consiguiente suele manifestarse muy directamente en *regresiones* más o menos aparatosas en sus conductas psicomotrices, relacionales, escolares...

"A la esposa de un camionero, cuyo marido había abandonado el hogar tres meses antes, se le preguntó si su hijita era afecta a los mimos y abrazos en algunas oportunidades. La mujer replicó:

— Sí, últimamente, todo el tiempo, desde que él me dejó.

— Y ¿qué hace usted?

— Bueno, si no estoy ocupada, me siento y la tomo en brazos porque, sabe usted, siempre anda detrás de mí y me pregunta todo el tiempo: "¿Me quieres, no? No me dejarás, mamaíta, ¿verdad?". Así que me siento y trato de hablarle, sabe usted, acerca de todo eso; pero a su edad, cerca de cuatro años, realmente no se le puede explicar.

"Antes solía vestirse sola; pero desde que mi marido nos dejó quiere que lo haga yo. Bueno: todo tengo que hacerlo yo. Por ahora, le dejo hacer más o menos lo que quiere. O sea que, como todo eso la trastornó, no quiero crearle nuevos trastornos.

"La puse en una guardería cuando él se marchó, porque pensé que así podría distraerse, para que tuviera la mente ocupada, pero la directora me dijo que sería mejor sacarla, porque la nena lo único que hacía era quedarse sentada llorando todo el día...

"Creo que para ella fue un gran golpe que el papá se fuera. Y justo entonces yo comencé a dejarla todo el día en la guardería... Tal vez la nena pensó que yo también la quería abandonar: por eso, tras quince días, la saqué. Pero tiene miedo de que la deje sola. Por ejemplo, si voy al baño, tengo que llevarla conmigo. Ni siquiera entonces quiere quedarse sola en la habitación. Tiene terror de que la abandonen". (J. Bowlby, "La separación afectiva"[9]).

Este tipo de pérdidas resultan especialmente graves porque afectan a un psiquismo aún insuficientemente estructurado. Por ello, si no son al menos parcialmente sustituidas por figuras que ofrezcan el papel de "sustitutos", y si no son ayudadas en la elaboración psicológica, pueden dejar una marca para todo el futuro del individuo, predisponiéndole, por ejemplo, a la depresión.

Como concepto clínico y psico(pato)lógico, la *depresión* debe ser diferenciada de la *tristeza* y la *pena,* las cuales hacen referencia a sentimientos que en sí mismos no son patológicos y sí partes y manifestaciones inherentes a todo proceso de duelo ante la pérdida afectiva. En la tabla V se muestra un esquema de las semejanzas y diferencias entre depresión y duelo con la intención de que pueda ser útil para la APS: en general, la existencia de una pérdida reciente y consciente es uno de los indicadores más relevantes... pero que obligan a un cierto conocimiento del sujeto y su biografía. En el duelo no complicado, las alteraciones afectivas son menos notables y la culpa y la vergüenza, si existen, son más breves y menos persecutorias. Por otra parte, los cambios acerca de la "idea interna" del futuro, del sí mismo y del mundo no son tan forzosamente negativos y estables e incluyen una menor desvalorización del sí mismo (una menor afectación de la autoestima), así como una visión menos rígida y negativa del pasado y del futuro. Por el contrario, en la depresión, los trastornos del sueño y de la motivación, así como la anhedonia, son más profundos, rígidos y duraderos, etc.

— Me duele la cabeza y mi médico me envía aquí, doctor... No sé qué me pasa, pero este dolor de cabeza me tiene trastornada... Cuando me viene, me tengo que meter en la cama y me paso las horas llorando de dolor... Llevo así cinco meses y me han dado toda clase de medicamentos y nada... Me paso las horas en la habitación, sin salir de casa... Creo que llevo dos semanas sin salir... y como no soporto a nadie, a los niños les reñía y les he llegado a pegar... Y, sobre todo, les grito y grito sin razón y luego me siento mal, claro..., pero es que este dolor... Mire: me viene así y... [...]"

La entrevista prosigue luego en un tono estrictamente médico, mientras que la paciente va narrando con gran detenimiento las características de su dolor de cabeza y diversas molestias somáticas (que, sin embargo, han sido tratadas y exploradas por varios especialistas con escasos resultados o de forma infructuosa)... El profesional, ante la dificultad de contactar a otro nivel con la paciente, decide realizar una entrevista más directa, más de acuerdo con el modelo médico, con preguntas de antecedentes familiares y

TABLA V
SEMIOLOGÍA DEL DUELO Y LA DEPRESIÓN

	Depresión	**Duelo**
Pérdida	• Más lejana, inconsciente, repetida o no proporcionada al estado afectivo del sujeto	• Generalmente, más próxima, consciente y proporcionada a los afectos del sujeto
Motivaciones	• apatía • pérdida de energía e interés	• hiperactividad o inhibición psicomotriz
Emociones	• afectos depresivos • sentimiento de vacío • ira, resentimiento • ansiedades "depresivas" y persecutorias entremezcladas • vergüenza • culpa (persecutoria)	• Más variables que en la depresión, pero: - menos estables - menos profundas - sobre una personalidad no melancólica o depresiva
Cogniciones	• se afecta la capacidad de concentración • **ideación negativa acerca del pasado, presente, futuro, del sí mismo y/o del mundo**	• capacidad de concentración más variable • cambian las ideas acerca del futuro, del sí mismo y del mundo
Biología	. trastornos del sueño . trastorno del apetito . cambios hormonales . cambios en los neurotrasmisores . cambios inmunológicos	• cambios menos notables, pero con repercusiones - neuroendocrinas - inmunológicas

En resumen:
- La depresión es un trastorno psicopatológico, hoy sobre-diagnosticado, porque tienden a confundirse depresión, procesos de duelo y emociones dolorosas.
- El duelo es un proceso normal en la vida, aunque doloroso, ante pérdidas claras, definidas y (relativamente) próximas, que espontáneamente tiende a evolucionar hacia un menor sufrimiento.
- La pena y la tristeza, incluso mantenidas, no significan depresión.

demás... pero atendiendo a las expresiones de la paciente y no sólo a la información superficial que comunica a través del lenguaje. Gracias a ello, la misma paciente le dice que su padre murió hace cinco meses (el tiempo que había dicho antes que le duraba ese dolor de cabeza tan violento e insoportable...). Al hablar del padre, la paciente no puede dejar de echarse a llorar, aunque trata de contener el llanto...

— Parece que le cuesta a usted llorar... O tal vez no se ha permitido llorar hasta ahora, ¿no, Antonia?

Mientras la paciente asiente, ha roto a llorar desconsoladamente, como si se hubieran abierto las compuertas de un gran embalse. El doctor respeta el llanto y, cuando éste ha amainado un poco, facilita las explicaciones que, entrecortadamente, la paciente va haciendo:

— Tiene usted razón. No he querido llorar, no he querido llorar. No quiero. Es la primera vez. Perdóneme usted, doctor. Pero no quiero que me vean mis hijas, no quiero. Se podrían hundir demasiado y prefiero que vean a una madre más fuerte y no a una madre que no pararía de llorar...

— Pero entonces, Antonia, ¡qué trabajo y qué dolor el suyo! Dolerle y no poder llorar... No me extraña que le duela la cabeza... y más cosas. Por algún lado tiene que salir... Yo creo que teme usted tanto llorar y llorar desconsoladamente, no parar de llorar, que por eso se lo impide a sí misma... Pero llorar no es malo en estos casos...

— ¿Quiere usted decir, doctor? Pero mire, ahora que me doy cuenta, ahora mismo noto menos el dolor de cabeza...

(Y en las semanas siguientes siguió la mejoría...)

En el caso del duelo por el cónyuge en la edad media de la vida suelen describirse fases similares a las descritas[1, 8-10]. En los niños, las manifestaciones externas tienden a ser más llamativas e incontroladas.

VARIABLES QUE AFECTAN AL CURSO DE UN PROCESO DE DUELO

La tabla VI muestra los factores generales que afectan al curso de los procesos de duelo. En ella destaca cómo, desde el punto de vista de la *psicología basada en la relación* o *psicología interpersonal*[7], todas son *mediadas por la personalidad y las experiencias anteriores del sujeto en duelo*[1,38].

TABLA VI
FACTORES GENERALES QUE AFECTAN AL CURSO DE LOS PROCESOS DE DUELO

1. Identidad y papel del objeto (el Otro, lo otro) perdido.
2. Edad y sexo del sujeto.
3. Causas y circunstancias de la pérdida.
4. Circunstancias psicosociales del sujeto.
5. Personalidad del sujeto: ansiedades y defensas básicas, mundo interno...
6. Cogniciones del sujeto.
7. Vivencias anteriores del sujeto.

Variables antropológicas

Hay pérdidas que suelen desencadenar, en la mayoría de los miembros de nuestra sociedad, procesos de duelo de gran complejidad y extremadamente dolorosos (por ejemplo, la muerte de la madre). En el caso del niño de menos de 11 años, esas pérdidas o abandonos suponen serios y graves factores de riesgo. También, en cualquier edad, cuando la relación sujeto-objeto era de intensa ambivalencia (amor-odio) o si el sujeto dependía psicológica o socialmente del muerto. Además, los procesos de duelo suelen afectar especialmente y, por lo tanto, son más difíciles de elaborar, cuando las muertes se producen "*contra la secuencia natural de la vida*" (por ejemplo, en los jóvenes):

Desde que murió su único hijo, la Sra. Aurora no ha logrado reponerse por completo. Tiene 65 años y la pérdida le sobrevino a los 60, cuando su hijo contaba 36 años y "me había dado ya dos nietos. Pobres niños, ¿qué harán ahora sin su padre? Es verdad que Celia es una buena mujer, pero sin él...".

Al año de la muerte fue tratada de una supuesta depresión por un servicio de psiquiatría. Se le administraron antidepresivos a dosis altas durante más de dos años... con lo cual la ya difícil elaboración quedó casi por completo "congelada". Después, a pesar de los ATD, comenzó a extenderse un cuadro somatomorfo complejo, probablemente a base de "equivalentes depresivos". Cuando el Dr. Rubio, su médico de cabecera, harto de tratamientos crónicos cuya justificación estaba cada día menos clara, le retiró progresivamente los ATD, volvió a padecer un estado de tristeza intensa con síntomas depresivos, así como momentos de "inundación" por representaciones y, sobre todo, sueños, en los que aparecía su hijo, su hijo enfermo, su hijo o sus nietos mutilados... El médico comprendió entonces por qué en el servicio de psiquiatría no se habían decidido a bajar las dosis de ATD. La angustia de la Sra. Aurora ante tales sueños y fantasías adquiría características totalmente persecutorias: "Haga lo que quiera conmigo, doctor. Pero ¡quíteme esos sueños y esas cosas que me vienen a la cabeza!".

Tras la interconsulta con un equipo de salud mental de orientación psicodinámica, lo que el doctor Rubio se decidió a hacer fue, precisamente, ayudarle a que expresara esos sueños y fantasías. Su objetivo (y su esperanza): tener enfrente a un otro que no se aterroriza tanto como ella, tal vez pudiera ayudarla a soportar ese tipo de fantasías y sentimientos y, con ello, acercarse mentalmente a una pérdida tan difícil de elaborar.

Por otra parte, la infancia y la primera infancia, así como la tercera y "cuarta edad", hacen más difícil la completa elaboración de los duelos graves, posiblemente por la menor capacidad de los *sistemas de contención*[25,1]. Por un lado, los sistemas o niveles para la contención intrapersonales (mundo interno y capacidades yoicas) se hallan menos desarrollados e integrados en la infancia. En la senescencia, se afectan las capacidades yoicas, pero también la contención a través del cuerpo, la familia y las redes no profesionalizadas resultan disminuidas por los cambios biopsicosociales que la propia senescencia lleva aparejados.

Variables relacionadas con las circunstancias de la pérdida

Está comprobada una serie de *circunstancias o causas de la pérdida* que dificultan y complican los procesos de duelo: tienden a complicar el duelo las situaciones en las que no se llega a ver al muerto o cuando no se llega a poseer seguridad de su muerte. También, las mutilaciones del cadáver o del moribundo, que aumentan las vivencias de inundación persecutoria de las que hemos hablado; las vías y formas de recibir la información... En la APS es sumamente relevante la repercusión que posee sobre el duelo el hecho de haber sido cuidador del que ha muerto. Otros factores vinculados con las circunstancias de la pérdida que agravan su influencia psico(pato)lógica son los siguientes: pérdidas anteriores recientes, pérdidas prematuras, cuando la información se transmite de forma catastrófica, cuando han existido relaciones intensamente pasionales con el fallecido, cuando la culpa domina esas relaciones, cuando la pérdida es súbita o inesperada... Un dato hoy incontrovertible es la repercusión que la muerte por suicidio tiene entre los familiares allegados, generando una mayor incidencia de suicidio (hasta 7 veces mayor incidencia si el muerto era un familiar directo[7-10]), así como conflictos psicológicos y psicopatológicos de difícil elaboración y cuidado[1].

Variables psicosociales

Es de conocimiento común que las condiciones de vida precarias dificultan la elaboración de los duelos y son una de las causas más frecuentes de la salida "somatizada", "psicosomática" y/o paranoide de los mismos[11-14,1]. El aislamiento social, la falta de intimidad, la existencia de prácticas sociales que dificultan el duelo, el entremezclamiento del duelo con problemas sanitarios, la forma de comunicar la pérdida, etc., son *circunstancias psicosociales del sujeto* que afectan a los procesos de duelo.

Variables intrapersonales

Pero todas las circunstancias que influyen en la elaboración del duelo son mediadas por la *personalidad del sujeto en duelo*. No podemos extendernos aquí acerca de cómo los diversos tipos de personalidad influyen en la elaboración o no elaboración del duelo: el lector puede ampliar sus conocimientos sobre el tema en algunas de las obras citadas en la bibliografía[1,7,38]. En el apartado acerca de las formas del duelo patológico diremos unos breves apuntes al respecto, pero en la tabla VII el lector puede encontrar algunas circunstancias que tienden a dificultar la elaboración del duelo y, por lo tanto, facilitan el desarrollo de "duelos complicados" y el posible desarrollo de los mismos en "duelos patológicos" o de "salidas psicopatológicas del duelo".

Las concepciones acerca del duelo y de la propia participación en la pérdida son, asimismo, elementos predictores de la elaboración psicopatológica de

TABLA VII

PERSONALIDAD Y VIVENCIAS BÁSICAS DEL SUJETO QUE DIFICULTAN ESPECIALMENTE LA ELABORACIÓN DEL DUELO

1. Tendencia a la vinculación ansiosa, con temor a perder el objeto de vinculación.
2. Tendencia a la vinculación ambivalente (p.ej., en personas con rasgos melancólicos u obsesivos, en relaciones de amor-odio intensas...).
3. Historia previa o predisposición a cuidar compulsivamente a terceros.
4. Negación de los vínculos afectivos y/o predisposición a la autosuficiencia emocional (a vivir con aparente independencia de los lazos afectivos).
5. Experiencias infantiles predisponentes a elaboración insuficiente y/o psicopatología.
6. Duelos anteriores (más en el caso de ser graves o acumulados).
7. "Indefensión aprendida" (o forma de relación melancólica) como tendencia reactiva dominante.

la misma: la vivencia de culpa persecutoria[1, 7, 38]; el sentimiento de haber sido causante de la pérdida o de haber contribuido a ella; la rigidez de las concepciones acerca de cómo deberían ayudarnos en la situación de duelo; las rigideces de personalidad o creencias del sujeto, etc. Por último, la tabla VII muestra algunas de las *vivencias previas* que suelen afectar de forma negativa a la elaboración psicológica del duelo y, con ello, facilitar los "duelos complicados" (por acumulación de circunstancias o factores de riesgo negativos) y/o la evolución de los mismos hacia "duelos patológicos". Sin embargo, desearía terminar esta parte del capítulo con una nueva llamada a la observación individual de cada consultante, de cada duelo, de sus circunstancias, lo cual es fundamental para la atención a los duelos desde la APS.

DIFICULTADES EN LA ELABORACIÓN DEL DUELO Y PSICOPATOLOGÍA

La relación entre *procesos de duelo* y *psicopatología* es estrecha. Sus interacciones y retroacciones corren, al menos, por una doble vía: a) los duelos acumulados y/o insuficientemente elaborados (a un nivel más conductual, los "acontecimientos vitales estresantes") favorecen el desequilibrio mental, la psicopatología; b) por otra parte, los trastornos psicopatológicos establecidos suelen suponer dificultades, a menudo específicas, en la elaboración del trabajo del duelo.

Ya hemos dicho algo de cómo esa interacción resulta sumamente visible en la infancia[1-10,37]. Además, los trastornos psicopatológicos previos *de los niños o de sus progenitores* suelen suponer inconvenientes, a menudo más específicos, para la elaboración de los duelos[4-7, 22-26]: las privaciones o deprivaciones afectivas, los abusos, maltratos y trastornos de la vinculación entre los niños y sus padres o cuidadores son la vía fundamental de la psicopatología del niño (y del adulto) y suponen dificultades específicas para la elaboración de nuevos duelos[21,22]. La situación es similar en la edad adulta, aunque el cúmulo de variables intervinientes haga mucho más difícil, por ahora, el hallazgo de las relaciones causales[21, 24,31-38].

La *psicología y la psicopatología* basadas en la relación puede proporcionar interesantes propuestas y vías de comprensión para el enfoque de estos problemas por parte de los EAP. Esa perspectiva relacional de la psicopatología se apoya en la realidad de que cada trastorno mental o de personalidad supone el *predominio de un forma de relación particularizada*, amén de substratos y desencadenantes biológicos y sociales, por supuesto innegables[1,7,38].

Duelo y ansiedades paranoides

Las tablas VIII y IX intentan una aproximación al tema de la evolución del duelo hacia la psicopatología[7,36]. En tal sentido, cada uno de los momentos de evolución de un duelo puede dar lugar a manifestaciones "psicopatológicas" si se da un desnivel importante entre la gravedad e intensidad del duelo y las "capacidades de elaboración y contención del sujeto" (y de sus *niveles de contención psicosociales*)[1,25, 37].

Sin embargo, probablemente la vía de comprensión del tema más accesible desde la APS sea la que aparece en la tabla IX: diversas formas de presentarse el paciente en el cual la evolución del duelo se ha detenido, ha derivado hacia estructuras de relación psicopatológicas o ha potenciado estructuras psicopatológicas previas. En las tablas X y XI intentamos proporcionar algunos indicadores de tales procesos de "duelo patológico".

En ocasiones, las pérdidas estimulan tanto las ansiedades paranoides que pueden llevar a una tendencia masiva a la proyección: alguien ha de tener la culpa de la pérdida; por alguna razón, alguien, incluso Dios o el destino, nos persiguen... Esta tendencia masiva a la proyección aparecerá clínicamente en forma de *reacciones paranoides*, muy frecuentes en las dos primeras fases del duelo (impacto y protesta-aflicción). Pero puede estabilizarse como forma de relación privilegiada de la persona en duelo, casi siempre sobre una base paranoide previa (fig. 1 y tablas VIII y IX). El deudo entonces tenderá a sentirse perseguido y/o perseguir a las instituciones sanitarias, los médicos, el estado, la seguridad social, el culpable imaginario, etc.

La negación decidida de la realidad de la pérdida puede ser adoptada también ante el temor (inconsciente) a lo dolorosa que sería la percepción de ésta y/o de sus repercusiones. Debemos diferenciar la *negación de la pérdida* de la *negación de la importancia afectiva de la pérdida*. La primera, pasado el momento inicial del impacto, pone de relieve un cuadro psicótico, subyacente o desencadenado por el duelo. Sin embargo, la *negación de la importancia afectiva* puede darse en personalidades más o menos *ciclotímicas, narcisistas, hipomaníacas, alexitímicas, operatorias...*

Algunas pérdidas muy bruscas, catastróficas o poco preparadas, llevan al predominio de las ansiedades catastróficas y "persecutorias intensas"[1,25], típicas, por ejemplo, en los trastornos por estrés postraumático y en las migraciones mal preparadas desde el punto de vista psicosocial[7,14]. La manifestación externa puede ser incluso una *psicosis confusional aguda* o un *cuadro confuso-onírico reactivo* más o menos duradero.

TABLA VIII
EVOLUCIÓN DE UN DUELO Y POSIBILIDADES DE PATOLOGIZACIÓN

Momentos intrapsíquicos del duelo		Síntomas y síndromes
		Experiencias intensas, repetidas o prolongadas pueden llevar a la manifestación de síntomas de esa fase mediante las siguientes vías:
Suceso, **pérdida**	→	• Trastorno por estrés postraumático agudo en casos de catástrofe o especialmente "aplastantes"
I. Impacto Horror, pena, aflicción, ira, protesta... **II. Aflicción y pena/protesta, resentimiento**	→ →	• **Pánico o agotamiento** a causa de reacciones emocionales intensas que nos invaden • Trastorno por estrés postraumático • **Depresión o agitación** por causa de tristeza, pena, culpa extremas • Evitación extrema
III. Negación Se intenta negar la realidad de la pérdida o de lo que la misma significa para nosotros	→	• Trastorno por angustia y/o. Aumento de las ansiedades persecutorias (sentimiento de ser perseguido, necesidad de perseguir...) • Depresión o agitación • **Evitación extrema:** evitación, fobias, uso de drogas para evitar el sufrimiento mental
IV. Intrusión - "Inundación" Recuerdos y vivencias inevitables del suceso	→	• Reacciones paranoides • Trastorno por estrés postraumático
V. Elaboración: Se comienza a enfrentar la realidad de lo que ha pasado	→	• **Reacciones maníacas:** control, desprecio, pseudosuperación... • **Estados de inundación (de ansiedad)** por ideas, emociones, imágenes, o recuerdos acerca del Otro o de la pérdida que nos invaden • **Respuestas psicosomáticas:** tienden a desarrollarse quejas somáticas o incluso afecciones somáticas si la elaboración del duelo se estanca o "congela"
VI. Reparación (completa o no, real o simbólica...) La vida continúa, incluso, tal vez, con mejoras intrapsíquicas, mentales	→	• **Trastornos caracteriales o psicopatológicos** si no hay esa restauración del mundo interno y reanudación de las relaciones externas tras la elaboración suficiente del duelo • **Respuestas psicosomáticas** • **Posibilidad de nuevas formas de ver la vida, las relaciones, la creatividad...**

En cualquier fase pueden darse abusos de drogas o actuaciones.

Duelo y depresión

Sin embargo, como ya vimos, posiblemente la manifestación psicopatológica más típica de las dificultades de elaborar el duelo sea la *depresión.* Como en todas las demás elaboraciones dificultadas del duelo, en el *depresivo* influyen para esas reacciones los factores situacionales, ambientales, de vulnerabilidad y de personalidad señalados anteriormente, pero, sobre todo, la relación que ligaba al sujeto a lo perdido[1,7].

En el duelo del melancólico es sumamente visible al exterior la depreciación que realiza del mundo, de los otros y de sí mismo: por eso solemos hablar del mundo interno del depresivo grave, como *dominado por la visión negativa del presente y del futuro, de sí mismo, de los demás y del mundo*[1,38]. Por otra parte, gracias a Freud, hoy ya sabemos que las autocríticas y autoacusaciones que el melancólico parece dirigir contra sí mismo son, en realidad, críticas y agresiones inconscientemente dirigidas hacia el otro, lo que hace muy difícil la elaboración del duelo y, por lo tanto, la salida de la depresión.

Un dato sumamente importante, vinculado con lo que venimos viendo, es que, si en el duelo "normal"

TABLA IX
DIFERENCIAS ENTRE EL DUELO NORMAL Y EL DUELO PATOLÓGICO EN APS

Duelo "normal"	Ejemplos típicos de duelo patológico (trastorno adaptativo)
Fases del duelo "normal"[1] **I. Impacto y shock** **II. Aflicción y turbulencia afectiva (pena-tristeza-protesta-momentos de euforia reactiva** **III. Pena y desesperanza (desesperanza reversible)** **V. Recuperación/cronificación: aceptación y reorganización final o no** — La desesperanza irreversible o — los síntomas de "desapego" con respecto a la vida, la relación social o el disfrute *deben hacer pensar en la evolución hacia un duelo patológico*, que puede tomar formas diversas: →→→	• **Congelado:** véase texto • **Paranoide:** reivindicativo y con querulancias sostenidas • **Maníaco:** negación y euforia sostenidas • **Depresivo:** depresión mayor cuando aparece más de seis meses después de la pérdida o con importantes sentimientos de culpa o autorreproches • **Ansioso:** con estados de ansiedad, agitación o agorafobia mantenidas • **Somatizador:** con tendencia a las somatizaciones • **Histeroide:** con sobreidentificaciones con el muerto, dramatización, repeticiones, fugas y cambios dramáticos... • **Obsesivo:** tendencia a los rituales (no sólo los rituales normales en cada cultura) • **Con abuso de drogas** como forma de mantener la negación o la disociación de las emociones en una persona predispuesta al uso de drogas • **Actuador:** con búsqueda del peligro, provocaciones disociales o disfunciones familiares consecutivas groseras. • **Otras formas** psicopatológicas consideradas en las clasificaciones al uso

TABLA X
ACTITUD ASISTENCIAL ANTE UN DUELO EN APS (*DERIVADA DE*[*])

*Premisa previa: Extremar los cuidados del encuadre de la asistencia ([1,25] y tablas XI y XII)

1. **Actitud receptiva y observadora** ante la comunicación espontánea del duelo.
2. Poner al máximo nuestra capacidad de **escucha empática**.
3. Proporcionar **facilitaciones** para la comunicación verbal de vivencias[1].
4. Valorar los **factores de riesgo** y elementos citados en el texto y tablas anteriores mediante la escucha, la observación, la exploración y nuestro conocimiento anterior del paciente.
5. Si hay graves **trastornos del sueño**, aconsejar medidas higiénicas para dormir o, en caso indispensable, BZD en las formas y modos farmacológicamente recomendadas[1]: nunca más de 2 a 4 semanas y no en personas dependientes.
6. Aunque **esos casos (y otros) plantean problemas** psicológicos y psicofarmacológicos por los que habrá que interconsultar con los equipos de salud mental.
7. **Momento clave desde el punto de vista sanitario**: **Diferenciar la evolución del duelo: duelo "normal", duelo complicado o duelo "patológico"** (tablas anteriores).
   - El D.P. obliga a intervenir al EAP o a derivar hacia los dispositivos de salud mental.
   - El duelo complicado (por las variables intervinientes), obliga a un seguimiento cuidadoso y, tal vez, a asesorar al paciente y a la familia.
   - El duelo no complicado, sólo a acompañar y sólo si el paciente o la familia parecen pedirlo.
8. En caso del **"duelo normal",** realizar un seguimiento semestral y "de aniversario", si existen factores de riesgo.
9. El **"duelo complicado"** obliga a un seguimiento cuidadoso del mismo y, en su caso, a labores de *asesoramiento*[1] (No se han de administrar antidepresivos en los duelos normales ni en los duelos complicados si no se han definido claramente como "duelos patológicos" y se ha determinado el tipo de patología dominante).
10. En el caso de **"duelo patológico"** (cuando hay psicopatología definida), las capacidades psicoterapéuticas del EAP permiten decidirse entre:
    - Considerar la **interconsulta y/o derivación** a un ESM psicológicamente orientado.
    - Orientarse hacia un **"proceso de elaboración del duelo desde la APS"** tras la interconsulta.
    - O, si el problema es muy grave o muy crónico, aplicar las guías asistenciales para el trastorno mental que se manifiesta en la actualidad, con especial atención a lo psicológico y psicoterapéutico (es un momento fundamental para este tipo de aproximaciones).

*Jorge L. Tizón: Psiquiatra, psicoanalista, neurólogo y psicólogo. Profesor de la Universitat Ramon Llul y Director del Equipo de Prevención en Salud Mental – EAPPP (Equipo de Atención Precoz a los Pacientes con Psicosis) del Institut Catalá de la Salut de Barcelona.

TABLA XI
ASPECTOS A MONITORIZAR O ATENDER EN UN "PROCESO DE DUELO" O ADAPTATIVO

1. **Aceptación de la pérdida**
2. **Vivencia de pena y sufrimiento**
3. Avances en la realización afectiva y cognitiva de las "tareas" propias de cada momento de los procesos de duelo[1]
4. **Adaptación al medio** (contando con la ausencia del fallecido, de lo perdido)
5. **Expresión de dudas, culpa, protesta, críticas,** etc., acerca del fallecido y de la relación con él. Pueden ser muestras de:
   - Un duelo patológico
   - O bien de
     - Confianza en el profesional
     - Elaboración de la relación con el muerto: la relación ya no es idealizada
6. **Reorientación de la comunicación y los intereses emocionales hacia nuevas relaciones**

sabemos qué es lo que lloramos y por qué nos entristecemos, el melancólico, el depresivo grave, fuera de duelos recientes, no es consciente de qué es lo que en realidad ha perdido, aunque se sienta dominado por una vaga sensación de pérdida y de abandono (tabla V).

El *duelo maníaco* es otra de las posibles reacciones ante una pérdida (y de alguna forma, reacciones maníacas pasajeras aparecen en todo duelo). En el duelo maníaco lo que se niega es el duelo, el valor que el objeto poseía para nosotros: "No vale la pena entristecerse; en realidad, aquél/aquello valía tan poco...". Así puede ser la expresión consciente de este tipo de duelo, aunque lo habitual es que el sujeto, sin demasiadas racionalizaciones, se dedique a realizar actividades que le hagan olvidar. Naturalmente, la negación de la realidad es sólo un triunfo pasajero. La realidad tarde o temprano se impone y la *manía* desemboca en la depresión... o en el delirio.

La reacción "eufórica" es una típica reacción maníaca ante la pérdida. A nivel más pasajero y superficial, podremos encontrarla en la elaboración de casi cualquier duelo en cualquier persona, aunque tal vez de forma menos marcada.

Otras formas de reacción ante la pérdida afectiva

Los *procesos de duelo histéricos* cursan sobre todo con un aumento de las dramatizaciones (tabla IX), con gran ansiedad, con repeticiones y fugas sintomáticas, con sobreidentificaciones con el muerto que pueden llevar a síntomas conversivos más o menos inspirados en el objeto.

Ofelia es una adolescente de 17 años cuyo padre acaba de morir. Conociéndola como la conocen, la familia intentó que no fuera al cementerio en el entierro del padre. Ofelia insistió en ir y, ante la oposición de la familia, montó una pelea llena de gritos y llantos contra los hermanos: "No me queréis, no me queréis como me quería él... En realidad, a él no lo queríais...". Como no se le podía impedir, estuvo en el funeral y se las arregló para ir en el coche funerario, precisamente en el coche funerario, acariciando con la mano el ataúd del padre y llorando desconsoladamente. En el momento de introducir al padre en el nicho, Ofelia se desmayó aparatosamente. Hubo que suspender el acto para atenderla a ella. "Me sentía morir —les dijo al despertar—. Él me llamaba para que me fuera con él... ¡Quiero morirme! Vosotros lo que pasa es que me tenéis envidia... Alguien debe haber colaborado en que él muriera tan así, tan de repente...".

La situación era lo suficientemente obscura como para que la doctora Martín pensase en el ingreso: no le quedaba suficientemente claro si el cuadro era fundamentalmente histriónico o bien estaba derivando hacia un trastorno paranoide agudo en una personalidad límite o histriónica de base... Tras mantener con la paciente una entrevista sumamente difícil por lo confuso, dramático y persecutorio de su comunicación, seguía sin tener clara la conducta a seguir... Al final, considerando los aspectos histriónicos del episodio, decidió esperar 24 horas administrándole dosis bajas de un neuroléptico sedante. Dos días después, el cuadro agudo había cedido y Ofelia parecía relacionarse mejor con su entorno. Se imponía entonces un seguimiento cuidadoso de la evolución, aunque a la doctora Martín no le quedaba claro si podría hacerlo ella o debería derivar ya a la paciente al equipo de salud mental.

El duelo histérico tiende a hacerse reiterativo, tanto en el espacio como en el tiempo. En el espacio, porque el histérico no puede evitar volver durante meses o años a los lugares, a las situaciones en las que el objeto "perdido-no perdido" desapareció. En cuanto al tiempo, que es lo que a la larga soluciona cualquier duelo "normal", su transcurso parece ineficaz en el duelo histérico.

Por otro lado, los modos de identificación parciales, superficiales y lábiles del histérico van a repercutir también en las posibilidades de terminar el duelo introyectando al objeto perdido. A veces, la identificación se hace con los síntomas de la enfermedad del ser perdido: así, las precordalgias del histérico tras la muerte cardiovascular del allegado, la crisis asmática tras el coma o la bronquitis crónica del ser querido, etc. Revivir en su cuerpo la enfermedad o las características del ser muerto o ido es a la vez afirmar que no ha muerto o no se ha ido del todo y, al tiempo, hacerse semejante a él y autocastigarse para así huir de la culpa ante la intensa ambivalencia que siempre va ligada a la necesidad del otro en el histérico.

La identificación puede aparecer también en las reacciones directas ante la pérdida: muchas reacciones histeroides consistirán en "hacer las maletas", cambiar de residencia u ocupación ante la pérdida; o bien en la expresión de los deseos de muerte por identificación con el ser querido muerto (e incluso la actuación de los mismos en una tentativa de suicidio). De ahí esa tendencia a "dejarse morir", "dejar de comer", abandonar las actividades habituales.

Clínicamente, el duelo histérico parece evolucionar a veces "normalmente". En otras ocasiones pueden aparecer, desde los primeros momentos, crisis emocionales, de ansiedad o de agitación psicomotriz intensas, como en el caso de Ofelia... Luego suele instalarse una presentación "depresiva", de abandono y tristeza... Hasta que aparecen los primeros síntomas de somatización o conversión, que van encadenándose unos a otros durante años... En ocasiones, estos síntomas aparecen justamente cuando el humor distímico ha mejorado (p.ej., tras un tratamiento farmacológico).

La forma *obsesiva* u *obsesivoide* del duelo puede observarse en algunas formas de *"duelo congelado"*; las características obsesivas de la personalidad del deudo hacen que intente controlar lo más posible el recuerdo, la evolución de los sucesos, las situaciones, sus propios afectos... Por dentro o por fuera (o tal vez por dentro y por fuera) intenta "que todo siga igual", "como si no hubiera pasado". El término "duelo congelado" es un término meramente descriptivo (pero, tal vez por eso mismo, sumamente útil). Se habla de *duelo congelado* (fig. 1 y tablas VIII y IX) para referirnos a un duelo en el que parecen no existir manifestaciones afectivas, fases ni etapas, o en el que predominan las reacciones de inhibición y retraimiento, o los rituales y el control celosamente ocultos, o que tan sólo es visible por la dedicación compulsiva al cuidado de terceros. Se trata de una forma de no llegar a sentir en la profundidad del sí mismo la importancia de la pérdida... Pero, como nos recordaba W. Shakespeare en *Tito Andrónico: "El pesar oculto, como un horno cerrado, quema el corazón hasta reducirlo a cenizas"*. En general, los "duelos congelados", evolucionan hacia la transformación somatoforme o psicosomática, o bien hacia una psicopatología más franca. Son relativamente frecuentes en los padres de nuestras sociedades tras la muerte en la infancia de un hijo.

Las formas realmente obsesivas del *duelo obsesivo* toman más directamente las características de control, ambivalencia y duda que son características de los conflictos obsesivos.

> *Por ejemplo, la persona que ante una enfermedad o una pérdida, banal o no banal, nos pide continuamente consejos sobre aspectos detalladísimos o incluso nimios de su vida cotidiana, duda continuamente sobre ellos, desea que le indiquemos también continuamente lo que ha de comer y lo que no, dónde ha de ir, cómo ha de hacerlo, necesita controlar todas sus (y nuestras) intervenciones en la enfermedad o exploración...*

Como muestra la tabla IX, otras formas de manifestarse la incapacidad de elaborar, de transformar el mundo interno y las relaciones externas tras el duelo, son las que cursan con abusos reiterados de drogas legales o ilegales; o bien con *actuaciones* o acciones peligrosas para el sujeto o provocativas de la respuesta agresiva de los que le rodean; o bien con peleas y rupturas familiares y dispersión familiar tras discusiones y violencias...

En definitiva, recordaría que en el *duelo no se pierde tan sólo la situación, persona u objeto deseado, sino que se produce una auténtica fractura o falla en el mundo interno* y, tal vez, en el *yo* y el *sí mismo* del sujeto[1,7,37,38]. Tal falla o fractura afecta al conjunto de sus relaciones con todos los objetos, personas y experiencias significativas y, en general, es más importante cuanto mayor relevancia tuviere lo perdido para ese *mundo interno*. El trabajo (fundamentalmente emocional) de la elaboración del duelo no lleva a la recuperación de lo perdido, muchas veces imposible, sino a la *reconstrucción del mundo interno*. Si la elaboración ha sido adecuada, en profundidad y duración, el mundo interno resulta enriquecido por una nueva experiencia y, por tanto, por una *confianza básica* acrecentada[7,31].

La idea de que los procesos de duelo pueden llevar a un enriquecimiento de la personalidad y de las capacidades del sujeto es una realidad de observación popular y, desde luego, una realidad clínica cotidiana en APS. Como recordaba ya en 1988[2], por supuesto que el anciano enfermo se duele por sus molestias corporales. También por sus capacidades anteriores perdidas y por su imagen corporal alterada... Pero esa pérdida no ha sido tal en su mundo interno, en su recuerdo, ya que permanecen vivos en él los buenos elementos de aquellas experiencias anteriores. Son incluso motores para la adaptación a la nueva situación, para una nueva integración personal, para dirimir el conflicto entre *integridad* versus *desesperación,* tan propio de la tercera edad de la vida[7,31].

Una elaboración del duelo suficiente implica siempre una cierta identificación con esos momentos, recuerdos, personas y aspectos "buenos" de lo perdido (favorables a la maduración). Asimismo, implica sentimientos de *culpa (reparatoria)* por haber dañado eso que añoramos, por haber desaprovechado oportunidades, posibilidades, momentos... Implica sentimientos de que "podríamos haberlo hecho mejor". En definitiva, como recordaba en trabajos anteriores[1,7,22,38], sólo la elaboración adecuada del duelo puede desvelar en profundidad las enseñanzas de cada experiencia.

LA ATENCIÓN A LOS PROCESOS DE DUELO EN APS

"Las preguntas no son nunca indiscretas. Lo indiscreto son las respuestas."

(Thomas de Quincey)

Por lo que he ido resumiendo, espero que pueda haberse llegado a recordar la ubicuidad de la presentación de los procesos de duelo en la atención sanitaria en general y en la APS en particular. Si tenemos en cuenta lo anteriormente expuesto, resultará claro, además, que con el duelo y los procesos de duelo, como en general en los procesos adaptativos y las transiciones psicosociales, el profesional de APS puede desempeñar un importante papel en la prevención primaria, secundaria y terciaria[245,29,30]. En efecto, desde la atención primaria podremos tal vez prevenir la aparición de algunos duelos patológicos, al menos en los cuidadores de pacientes graves y/o terminales. Podremos también intentar reencauzar duelos que presentan un curso posiblemente desviado o "patológico".

De todas formas, dada la ubicuidad de la aparición del duelo en la consulta cotidiana de los profesionales sanitarios, tal vez habría que seleccionar algunas presentaciones o tipos del mismo que pudieran ser especialmente *accesibles* desde nuestros dispositivos sanitarios. Un criterio podría ser el de la *eficacia y eficiencia de las intervenciones*. Otro, el de la *seguridad, oportunidad y efectividad* de las mismas[30]. Pero un criterio no desdeñable tampoco es el de la *accesibilidad,* que confiere a la atención primaria un lugar destacado en el tratamiento de los problemas que nos ocupan en esta revisión. En efecto, el médico y la enfermera de APS habitualmente son informados de los duelos puestos en marcha por la enfermedad en el consultante o en su familia. Además, la propia práctica sanitaria implica poner en marcha procesos de duelo: según como el profesional comunique una "mala noticia"[39], el duelo subsiguiente podrá verse facilitado en su elaboración... o enormemente desfavorecido[39,1]. Por ejemplo, la comunicación de la muerte próxima, si se hace de forma mecánica, como una obligación legal, y sin considerar el terreno en el que cae aquella comunicación (personalidad del paciente, capacidades de contención de su medio, etc.), puede significar un cambio gravemente negativo en la evolución de la enfermedad, en las necesidades de fármacos, analgesia y cuidados... O una grave alteración de la dinámica familiar, un atentado para las capacidades de contención de los sistemas de contención habituales[25,38,39].

Por todo ello, el médico de cabecera ha de poder adoptar una actitud empática ante este tipo de procesos y manejar una serie de conocimientos y técnicas para ayudar a la elaboración del duelo[25,29,30]. Ello le llevará, seguramente, a intentar ayudar en los duelos no patológicos, en los cuales le solicitan su ayuda, y a intentar "desviar" posibles evoluciones patológicas de otros. El conocimiento de las situaciones que en nuestra cultura suelen desencadenar procesos de duelo es de suma utilidad, aunque, como ya hemos visto anteriormente, lo que pone en marcha un duelo puede variar enormemente de un individuo a otro, incluso dentro de nuestra propia cultura. Sin embargo, el valor asistencial de atender a las *transiciones psicosociales* (tablas I y II) viene dado por la realidad de que, en la mayoría de los individuos, tales transiciones tienden a poner en marcha *procesos de duelo*.

Lo anterior no significa, desde luego, que el médico y la enfermera *tengan la obligación de intervenir en cada una de esas situaciones en cada uno de sus pacientes*. En mi opinión, tal intento sería imposible de realizar. Por eso tiendo a diferenciar entre la labor de *acompañamiento* (de los duelos no complicados), de *asesoría* (cuando solicitan nuestra ayuda o el duelo es complicado) o de *asistencia* o *intervención* (que hay que reservar para los duelos patológicos)[1]. O sea que tal vez el médico y la enfermera de APS puedan y deban concentrar sus atenciones en este campo en:

1. Acompañar el duelo de los pacientes que lo comuniquen o pidan nuestra ayuda al respecto.
2. Diagnosticar la posibilidad de "duelos complicados" y hacer un seguimiento adecuado de los mismos.
3. Atender especialmente la serie de situaciones y factores de riesgo en las que son más frecuentes las complicaciones ("duelo complicado") o la evolución psicopatológica del duelo ("duelo patológico").
4. Atender a la desviación patológica del duelo e intentar intervenir para prevenirla si es previsible; o reencauzarla, si ello es posible.
5. Valorar adecuadamente la posible aparición de psicopatología que precise de la ayuda especializada de los equipos de salud mental y evaluar

las capacidades de esos ESM para la atención integral de los duelos patológicos de sus pacientes.

Para abordar los cuatro primeros grupos de situaciones (prevención primaria y secundaria), el EAP debería tener en cuenta al menos los elementos y cuidados que fueron ampliados en una revisión anterior sobre el tema[29,30]: una actitud asistencial general, unos cuidados específicos del encuadre para poder intervenir en el caso de duelos graves, unos campos de información a valorar en cada duelo, los aspectos a monitorizar durante el desarrollo del mismo (tablas X, XI y XII), los cuidados específicos en el caso de que estén involucrados los niños (tablas XIII y XIV), etc.

Para ayudar a que los EAP puedan abordar el conjunto de actuaciones ante el duelo en esos cinco apartados, existen una serie de recomendaciones y cuidados ya suficientemente experimentados. Algunos de tales cuidados serán desarrollados en el capítulo de este libro dedicado al programa de actividades preventivas y de promoción de la salud mental desde la atención primaria de la Sociedad Española de Medicina de Familia y Comunitaria (SEMFyC). Las situaciones seleccionadas por el grupo de trabajo que directamente tienen que ver con procesos de duelo son las de la *pérdida de un familiar o allegado, pérdida de funciones psicofísicas importantes, atención al paciente terminal y a su familia, jubilación, hijos de familias monoparentales* y *antecedentes de patología psiquiátrica en los padres*.

Dado que en tales programas preventivos se ha intentado estructurar el abordaje de atención primaria de ese grupo de situaciones cotidianas de *duelo en la APS* contando con la colaboración del abajo firmante, dejamos aquí simplemente enunciadas esas posibilidades, ampliadas en otros lugares[25,29,30]. También son tratadas en el capítulo de este libro firmado por el Dr. R. Ciurana y han sido desarrolladas más ampliamente en obras sobre el tema de reciente aparición[1].

La decisión clave para iniciar un *proceso de ayuda a la elaboración del duelo* (o su variante cognitiva)[25,29,30,1] es la siguiente: *el consultante, junto con sus allegados y su red social, ¿podrá elaborar adecuadamente ese duelo*, tal como, posiblemente, elaboró otros anteriormente? Si se hipotetiza que sí, es recomendable una actitud empática y de acompaña-

TABLA XII
CONTENIDO DE LAS ENTREVISTAS ANTE LOS PROCESOS DE DUELO*

Primeras entrevistas
- Escucha empática. Si hay dificultades o alteraciones incipientes (tablas anteriores), puede intentar abrirse el campo con algunas frases hechas *una vez que el profesional sienta que empatiza con la situación del consultante*, no como meras *frases hechas*. Por ejemplo: "A veces la vida es dura", "En ocasiones se sufre mucho en la vida", "A veces sentimos que es una injusticia...", "Duele más de lo que se suele decir...".

Citar dentro de los primeros 2 meses en las siguientes circunstancias
- Cuando existieron duelos complicados previamente.
- En presencia de psicopatología previa diagnosticada.
- En presencia de los factores de riesgo de duelo patológico (tablas).
- Intentar la diferenciación entre duelo (previsiblemente) normal, duelo complicado y/o duelo patológico.

Hasta los 6-12 meses
- Atender el duelo y, si no existen factores de riesgo ni psicopatología clara, efectuar una labor de *acompañamiento*.
- Si aparecen sentimientos de culpa intensos o trastornos en la *elaboración del duelo*, tener especial cuidado con las orientaciones o consejos.
- Intentar el diagnóstico de "duelo normal", complicado y/o patológico[1].

A partir de los 6-12 meses
- Ayudar a la *elaboración*. Pueden tocarse temas como las fotografías, las ropas, los rituales con respecto al fallecido, las visitas al cementerio y su periodicidad, la duración del luto... Cuando alguno de estos hábitos son demasiado rígidos o duraderos: pensar en la posibilidad de un duelo patológico (tabla).
- Favorecer la *expresión* de aquello que se "hubiera querido decir al fallecido" y no se pudo. El consultante puede hacerlo verbalmente o por escrito.
- Explorar aspectos de la organización de la vida cotidiana y atender a la narración de diversiones, fantasías, sueños...

Modificada a partir de las tablas del Programa de Actividades de Prevención y Promoción de la Salud (mental) desde la APS del PAPPS y la SEMFyC (2003).

TABLA XIII
ALGUNAS INDICACIONES ASISTENCIALES EN EL CASO DEL DUELO EN EL NIÑO*

1. **Ayude a que el progenitor o tutor se exprese** (véanse indicaciones en la bibliografía correspondiente).

2. Cuando se haya expresado con el profesional (y éste haya valorado la situación), que pueda **expresarse con el niño y contarnos las reacciones de éste**: eso favorece que el progenitor "se atreva" (pero sin ser invasivo).

3. **Comprender sus sentimientos**
   Los niños, incluso menores de cuatro años:
   • Anhelan al ser querido que se fue.
   • Abrigan la esperanza de que regrese.
   • Se ponen tristes y coléricos cuando toman conciencia de que seguramente no será así...
   Además, como en los adultos, hay:
   • Recuerdos e imágenes persistentes de la persona muerta.
   • Accesos de anhelo, pena y tristeza.
   • Especialmente en reuniones de familia y aniversarios.
   • O cuando una nueva relación puede marchar mal.
   • O una nueva relación del progenitor sobreviviente marcha bien: se recrudece entonces el temor a ser abandonado de nuevo.

4. A través del progenitor, a través del equipo psicopedagógico o directamente, **mantenga la atención a cómo marcha el niño en la escuela**: suele ser un lugar de manifestación clara de los indicadores de DP que se señalan en la tabla correspondiente o de las **señales de alerta en la infancia** recogidas en el programa del PAPPS.

5. Pero sin abandonar el **seguimiento de los aspectos a atender o monitorizar** (tabla) tanto en el progenitor o tutor como, a través de él, en el niño.

6. Si la relación es buena y hay peligro de DP, intente establecer una **relación de confianza con el niño directamente**
   • En niños mayores y adolescentes, la conversación puede bastar.
   • En niños en edad escolar, decirle que dibuje una familia y comentarla con él, puede ayudar.
   • En niños más pequeños, conviene tener algún juguete en la consulta y utilizarlo según las técnicas descritas por ejemplo en[1,25].

7. En caso de dudas, **realizar una entrevista conjunta con el niño y su/s progenitor/es o tutor/es**, según la técnica de la "observación del niño junto con su madre"[25].

8. Si el duelo evoluciona en un sentido patológico claro, no esperar más de seis meses para la interconsulta o derivación con el equipo de salud mental infanto-juvenil.

9. Pero si esa derivación no es accesible o conveniente, pensar en las técnicas de **observación terapéutica en la infancia** puestas en marcha en Catalunya desde 1991[25].

Modificada de Tizón, 2004[1].

miento prudente en una o varias entrevistas espaciadas. Si se hipotetiza que *no*, que probablemente la situación derivará en un *duelo patológico* a nivel biológico, psicológico o psicosocial (tablas VI a IX), es cuando habrá que poner en marcha las siguientes fases de esos *protocolos de ayuda en la elaboración del duelo*[25,1] o bien, alternativamente, *protocolos psicopatológicos específicos.*

Con la ventaja adicional, además, de que, para los equipos de atención primaria, participar en la elaboración supervisada de procesos de duelo podría inducirles a revalorizar la importancia de la observación y, más en concreto, de la observación de las emociones humanas[1,2,7,25]; una revalorización que, a nivel más general, pudiera contrapesar el sesgo biologista —que no biológico—, a menudo sobreañadido a la tendencia rudamente intervencionista, ambas habituales en nuestra formación académica previa. Esa perspectiva que revitaliza el valor de la observación (y la autoobservación) en la asistencia sanitaria, adquiere una validez especial en el caso de la atención a los procesos de duelo, un ámbito en el cual hemos de afinar especialmente nuestros "instrumentos de exploración" personales: nuestra sensibilidad emocional, nuestra capacidad de empatía, nuestra capacidad para infundir esperanza, confianza, solidaridad, contención... Nuestra capacidad, en definitiva, para acompañar ese tipo de procesos relacionales, tan ubicuos y humanizantes. Porque sólo una elaboración adecuada de los principales duelos que sobrevienen a

Tabla XIV

Comprensión de la muerte por los niños a diferentes edades (*tomada de*[1])

Comprensión de la muerte por los niños a diferentes edades	
Lactantes y preescolares (0-2 años)	• No hay comprensión cognitiva de la muerte • Pero son sensibles a los cambios en la organización y cuidados, a las emociones intensas negativas de los padres o cuidadores, etc. • Ansiedades ante la separación +++
Párvulos (3-5 años)	• Creen que la muerte es temporal y reversible • El *egocentrismo* les lleva a considerar que la muerte -. es un castigo -. o el cumplimiento de un deseo • Pueden creer que causaron la enfermedad o la muerte • Creen que la enfermedad terminal es contagiosa: ellos o sus padres pueden morir
Escolares (6-10 años)	• Conciben ya la muerte como permanente y real • Pero no son capaces de comprender su propia mortalidad
Preadolescentes (11-13 años)	• Consideran que la muerte es real, final y universal • Comprenden la diferencia entre vivir y no vivir (p.ej.: vivir implica respirar y que el corazón bombee sangre) • Están interesados en los aspectos biológicos de la enfermedad y en detalles del funeral
Adolescentes (14-18 años)	• Comprenden las consecuencias existenciales de la muerte a medida que adquieren las capacidades para el pensamiento formal y abstracto • Y a medida que maduran emocionalmente • Pueden negar su propia mortalidad a través de conductas de riesgo, actuaciones y provocaciones

lo largo de la vida y el participar prudentemente en la ayuda a nuestros semejantes en duelo puede favorecer esa visión integrada y esperanzada de la existencia que tan bien resume provervio popular recogido por el poeta y dramaturgo sánscrito-hindú Kalidasa, en el siglo quinto de nuestra era:

Atiende a este día, porque él es vida,
pues el Ayer es ya un sueño y
el Mañana, tan sólo una visión.

Pero el Hoy bien vivido convierte
cada Ayer en un sueño de felicidad
y cada Mañana, en una visión de esperanza.

LECTURAS RECOMENDADAS

Bowlby J: *La vinculación afectiva. La separación afectiva. La pérdida afectiva: Tristeza y depresión.* Buenos Aires, Paidós, 1968, 1979, 1983.

Se trata de la monumental trilogía de J. Bowlby, psicoanalista que trabajó en la recopilación y selección de datos y estudios psicológicos, sociales y antropológicos sobre el tema de las consecuencias de las pérdidas afectivas, las separaciones y los duelos. Sigue siendo una obra de consulta obligada para profundizar en esos temas y de cara a la promoción de la salud mental. Constituye, además, un magnífico exponente de lo que se ha llamado "la teoría del apego (o del vínculo)" como explicación de las conductas y representaciones mentales humanas y, desde luego, de las bases de las relaciones humanas y la socialización.

Incluye amplísimas bibliografías y revisiones de numerosos trabajos de investigación.

Brotons C, Ciurana R, Iglesias M (editores): *Manual de Prevención en Atención Primaria. Programa de Actividades Preventivas y de Promoción de la Salud (PAPPS).* Barcelona: Sociedad Española de Medicina de Familia y Comunitaria, 2003.

El libro que contiene la versión amplia del primer programa a nivel internacional de promoción de la salud mental y prevención de sus trastornos desde la APS basado en el cuidado de los procesos de duelo: Corresponde al grupo de trabajo del Programa de Actividades Preventivas y de Promoción de la Salud (PAPPS) de la Sociedad Española de Medicina de Familia y Comunidad (SEMFyC). El programa ha tenido amplia difusión en las diversas comunidades autónomas españolas, ha sido traducido a varios idiomas y considerado como pionero por otras sociedades de medicina de familia y de cabecera.

Del mismo existen versiones en libro, en módulos para la enseñanza programada, en internet (en *www.papps.org*) y una actualización anual en la revista de Atención Primaria. Las últimas revisiones, con inclusión de los nuevos subprogramas sobre "Violencia doméstica y de pareja" y "Maltratos a los ancianos", aparece en *Atención Primaria* 2003; 32(Supl2):77-101 y en *Atención Primaria* 2005; 36(Supl. 2):85-96.

Tizón JL: *Componentes psicológicos de la práctica médica: Una perspectiva desde la Atención Primaria.* 5ª Ed. Barcelona, Biblària, 1996.

La obra trata de proporcionar descripciones y reflexiones con el objetivo de contribuir al cambio de actitudes imprescindible para que los equipos sanitarios puedan atender a los temas de salud mental en su práctica cotidiana.

El marco de referencia del libro es la psicología relacional desarrollada a partir de Balint, Klein y Bion, aunque se han integrado en la misma numerosos elementos que tienen que ver con la práctica cotidiana en los equipos de salud de nuestros medios.

Tizón JL. *Pérdida, pena, duelo: Vivencias, investigación y asistencia.* Barcelona. Paidós 2004.

Un intento de recoger en un solo aunque amplio volumen, tanto los elementos de investigación como asistenciales relevantes para los cuidados sociales y profesionales de los procesos de duelo. Su base es la clínica sanitaria en nuestros medios y organizaciones. Aporta la clasificación de los procesos de duelo en "PD normales", complicados y patológicos y sistematiza el tipo de actividades a realizar con cada uno: Acompañamiento, asesoramiento o intervención especializada. Estudia diversos tipos de procesos de duelo, tanto en la infancia como en la edad adulta, con especial atención a los que se manifiestan en la medicina clínica y en los diversos tipos de situaciones de la asistencia cotidiana.

BIBLIOGRAFÍA

1. Tizón JL: *Pérdida, pena, duelo: Vivencias, investigación y asistencia*. Barcelona. Paidós 2004.

2. Freud S: Duelo y melancolía (La aflicción y la melancolía), 1917. Freud S. (eds.): En: *Obras completas*. Tomo I. Madrid, Biblioteca Nueva, 1967 (también en Amorrortu Editores. Tomo 14º. Buenos Aires, 1989).

3. Tizón JL: *Componentes psicológicos de la práctica médica: Una perspectiva desde la Atención Primaria*. 5ª edición. Barcelona, Biblària, 1996.

4. Klein M: Contribución a la psicogénesis de los estados maníaco-depresivos. En: Klein M (ed.): *Obras Completas*. Vol. 2. Barcelona, Paidós, 1935; 267-295.

5. Klein M: El duelo y su relación con los estados maníaco-depresivos. En: Klein M (ed.): *Obras Completas*. Vol. 2. Barcelona, Paidós, 1940; 279-303.

6. Klein M: Envidia y gratitud. En: Klein M. (ed.): *Obras Completas*. Vol. 3. Barcelona, Paidós, 1957; 181-240.

7. Tizón JL: *Apuntes para una psicología basada en la relación*. 4ª edición. Barcelona, Biblària, 1995.

8. Bowlby J: *El vínculo afectivo*. Buenos Aires, Paidós, 1968.

9. Bowlby J: *La separación afectiva*. Buenos Aires, Paidós, 1979.

10. Bowlby J: *La pérdida afectiva. Tristeza y depresión*. Buenos Aires, Paidós, 1983.

11. Mitscherlich A, Mitscherlich M: *Fundamentos del comportamiento colectivo. La incapacidad de sentir duelo*. Madrid, Alianza, 1973.

12. Calvo F: Emigración y elaboración del duelo (Tesis doctoral). Barcelona: Universidad Autónoma de Barcelona, Departamento de Psiquiatría, 1972.

13. Grinberg L, Grinberg R: *Psicoanálisis de la migración y del exilio*. Madrid, Alianza, 1984.

14. Tizón JL (Coord.), Salamero M, Pellegero N, Sainz F, Atxotegi J, San José J, Díaz-Munguira JM: *Migraciones y salud mental: Un análisis psicopatológico tomando como punto de partida la inmigración asalariada a Catalunya*. Barcelona, PPU, 1993.

15. Bayés R: *Psicología del sufrimiento y de la muerte*. Barcelona. Martínez Roca, 2001.

16. Ciurana R: Cuidado del paciente terminal y de su familia. En: *Manual de prevención en atención primaria*. (C. Brotons, R. Ciurana, M. Iglesias eds.) Barcelona. Programa de Actividades Preventivas y de Promoción de la Salud (PAPPS), Sociedad Española de Medicina de familia y Comunitaria, 2003; 667-682.

17. Williams JR: Depression as a mediator between spousal bereavement and mortality from cardiovascular disease: appreciating and managing the adverse health consequences of depression in an elderly surviving spouse 2005 *Jan;* 98(1):90-5.

18. Balint M: *El médico, el paciente y la enfermedad*. Buenos Aires, Libros Básicos, 1968.

19. Parkes CM: *Bereavement: Studies of Grief in Adult Life*. Madison, Con: International Universities Press, 1975, 1998.

20. Recasens JM: La muerte en la familia. *Atención Primaria* 1992; 101:562-565.

21. Read J, Mosher L, Bentall R (eds): *Models of Madness: Psychological, Social and Biological Approaches to Schizophrenia*. London, UK: Brunner-Routledge; 2004 (traducción al castellano, con el título de *"Modelos para la locura"*: Barcelona: Herder 2006).

22. Tizón JL: Repercusiones sobre el niño de los trastornos mentales de sus progenitores y cuidadores. *FMC (Formación Médica Continuada, Barcelona)* 2005; 12(4):220-236.

23. Manzano J: (ed.) *Las relaciones precoces entre padres e hijos y sus trastornos*. Madrid, Necodisne 2001.

24. Lamour M, Lobovici S: Les interactions du nourrison avec ses partenaires. *Psychiatrie de l'Enfant* 1991; 34:171-275.

25. Tizón JL, San José J, Nadal D: *Protocolos y programas elementales para la Atención Primaria a la Salud Mental* (2 vol). Barcelona, Herder, 1997, 2000.

26. Horowitz MJ, Bonano GA, Holen A: Pathological grief: diagnoses and explanation. *Psychosomatic Med* 1993; 55:260-273.

27. Hagman G: Mourning: A review and reconsideration. *Int J Psycho Anal* 1995; 76:909-925.

28. Rof Carballo J: *Biología y Psicoanálisis*. Bilbao, Descleé de Brower, 1972.

29. Tizón JL, Buitrago F, Ciurana R (Coordinador), Chocrón L, Fernández C, García-Campayo J, Montón C, Redondo MJ: Prevención de los trastornos de la salud mental desde la atención primaria de salud. El Programa del PAPPS y la SEMFyC, versión 2003 (con inclusión de los nuevos subprogramas sobre "Violencia doméstica y de pareja" y "Maltratos a los ancianos"). *Atención Primaria* 2003; 32(Supl2): 77-101.

30. Brotons C, Ciurana R, Iglesias M: (editores). *Manual de Prevención en Atención Primaria. Programa de Actividades Preventivas y de Promoción de la Salud (PAPPS)*. Barcelona: Sociedad Española de Medicina de Familia y Comunitaria 2003.

31. Erikson EH: *Infancia y sociedad*. Buenos Aires, Paidós, 1963.

32. Coe CL: Psychosocial Factors and Inmunity in Nonhuman Primates: A review. *Psychosom Med* 1993; 55:298-308.

33. Harlow HF, Harlow MK: A the affectional Systems. En Schrier AM, Harlow HF, Stollnitz F (eds.): *Behaviour of Nonhuman Primates*. Nueva York y Londres, Academic Press, 1965.

34. Ravindran AV y cols.: Lymphocyte Subsets Associated with Major Depression and Dysthymia: Modification by Antidepressant Treatment. *Psychosom Med* 1995; 57:555-563.

35. Cohen, S, Manuck SB: Stress, Reactivity and Disease. *Psychosom Med* 1995; 57:423-427.

36. Marty P: *La Psychosomatique de l'Adulte*. París, PUF, 1990.

37. Brazelton TB, Cramer BG: *La relación más temprana. Padres, bebés y el drama del apego inicial*. Barcelona, Paidós, 1993.

38. Bofill P, Tizón JL: *Qué es el psicoanálisis: Orígenes, temas e instituciones actuales*. Barcelona, Herder, 1994.

39. Borrell F. Entrevista clínica: Manual de estrategias prácticas. Barcelona, SEMFyC, 2004.

3.25

Urgencias, crisis y violencia en Atención Primaria

ANDRÉS HERRÁN, OSCAR FERNÁNDEZ-TORRE, DEIRDRE SIERRA BIDDLE Y JOSÉ LUIS VÁZQUEZ-BARQUERO

INTRODUCCIÓN

La urgencia psiquiátrica se puede definir de una forma simple como un trastorno emocional, del pensamiento o de la conducta que requiere atención inmediata. De forma alternativa se puede describir como la consecuencia de la presentación en un departamento de urgencias de una enfermedad psiquiátrica aguda, de una enfermedad no necesariamente psiquiátrica pero que lo parece o de una enfermedad médica que tiene como complicación o secuela un malestar psicológico[1]. Próxima a esta segunda acepción está la idea de que la urgencia psiquiátrica es "la que se remite a un psiquiatra para evaluar y/o tratar". De ahí que la casi totalidad de la información disponible en este campo, tanto de trabajos de investigación como de revisiones, se centre en los casos que han sido manejados por psiquiatras (definición operativa de "urgencias psiquiátricas" en estos trabajos). De hecho, la información disponible de las urgencias psiquiátricas atendidas y tratadas por el médico de atención primaria es escasa o nula. Pese a ello, intentaremos centrarnos en los casos que en la práctica se presentan en atención primaria, en el tratamiento que se puede dar en este medio y en las situaciones en que es preciso remitir a los pacientes a otras instancias (hospital de referencia, psiquiatra...).

Un concepto relacionado con la urgencia psiquiátrica, y que en la práctica se ensambla con él, es el de "intervención en crisis", que se refiere a la situación que se presenta (incluso en individuos sin un trastorno psiquiátrico subyacente) a consecuencia de un estrés vital grave, cuando se sobrepasan los recursos psicológicos del individuo, produciendo una sensación de desamparo y motivando la búsqueda de ayuda. Mientras la urgencia psiquiátrica como tal corresponde al llamado *modelo médico-institucional*, la intervención en crisis corresponde más a un *modelo psicosocial*, y muchas veces es consecuencia de "problemas de la vida diaria", con un carácter eminentemente subjetivo. En la práctica, muchas veces la demanda de atención tiene una parte de cada una de las dos[2].

Repasaremos los aspectos más destacados de las urgencias psiquiátricas desde el punto de vista epidemiológico y haremos una breve reseña de los aspectos más destacados sobre la aproximación a la emergencia psiquiátrica y su evaluación. Después trataremos sobre la intervención en crisis y los cuadros clínicos específicos, sus características y manejo.

EPIDEMIOLOGÍA

Como hemos señalado, los datos disponibles se refieren a pacientes remitidos para valoración por psiquiatras y, en general, en servicios de hospitales universitarios. Hay que tener en cuenta este hecho a la hora de extrapolar conclusiones a los casos que pueden constituir una urgencia psiquiátrica en atención primaria. Estos últimos serán en principio más frecuentes, más leves y con un mayor componente de patología médica, como sucede en la patología psiquiátrica de forma global que no atraviesa el filtro de la derivación a los servicios especializados[3]. Las urgencias psiquiátricas constituyen una media del 5% de las urgencias totales atendidas en servicios de urgencias de grandes hospitales, y en un porcentaje en torno al 20% requieren ingreso hospitalario a través de una "vía rápida" (en psiquiatría habitualmente tan sólo un 10% de los ingresos son programados). Destacar que el porcentaje de ingresos se refiere a los pacientes atendidos por el especialista, siendo en realidad más bajo, puesto que muchos cuadros (como por ejemplo los de ansiedad o por abuso de sustancias) son resueltos sin necesidad de consultar al psiquiatra. En conjunto, el incremento progresivo del número de urgencias psiquiátricas (no sólo en hospitales) ha sido interpretado, entre otras razones, como consecuencia del proceso de desinstitucionalización de las enfermedades mentales y de la desaparición del estigma social asociado a padecer trastornos psíquicos. En nuestro medio, los estudios por patologías apuntan a un aumento en los internamientos por patología dual y trastornos de la personalidad.

Entre las características sociodemográficas, mientras que unos trabajos encuentran un ligero predominio del sexo masculino, otros obtienen resultados inversos. Sin embargo, parece claro el predominio en los hombres de los cuadros relacionados con el consumo de alcohol y otras drogas, mientras que en las mujeres suelen predominar los cuadros depresivos y ansiosos. Predomina la consulta de adultos jóvenes, tendiendo los pacientes ancianos a estar poco representados. Es más frecuente que consulten los solteros, separados, divorciados y viudos (sobre todo varones). Las minorías étnicas y clases socioeconómicas bajas tienden a presentarse como urgencia psiquiátrica con mayor frecuencia. Los días de la semana cuando más urgencias hay son los lunes y viernes. Generalmente, la hora de consulta es en "horario laboral", consultando por la noche solamente el 10% de ellos. Casi la mitad de los pacientes tienen antecedentes psiquiátricos. Las causas motivo de consulta al psiquiatra se suelen repartir entre trastornos de conducta, cuadros psicóticos, depresivos, ansiosos, por consumo de alcohol e intentos de suicidio casi a partes iguales, siendo otras causas bastante menos en cantidad[4].

APROXIMACIÓN Y EXPLORACIÓN

El manejo de la urgencia psiquiátrica tiene puntos en común con el resto de las urgencias y con el manejo habitual del paciente con trastorno mental, pero también difiere de ambas en algunos aspectos. Parte de los principios generales de manejo del paciente con enfermedad mental han sido tratados en otros capítulos de este libro pero la conducta a seguir ante la urgencia psiquiátrica tiene características diferenciales que derivan fundamentalmente de su propio carácter *urgente*. Las principales son dos. Por un lado, la secuencia de la exploración del paciente consta de un proceso en dos fases, una primera de decisión rápida y una segunda de evaluación más detenida (fig. 1). La segunda peculiaridad es la de clasificar la clínica en grandes síndromes según los síntomas de presentación, en vez de hacerlo en grupos nosológicos (como los de la CIE-10 o los de la DSM-IV). Repasaremos brevemente la exploración al paciente con una urgencia psiquiátrica. En otro apartado veremos las características de los grandes síndromes de emergencias psiquiátricas.

Evaluación inicial

Se le ha dado el nombre de *triage*, que se refiere al hecho de separar y clasificar a los pacientes de tal forma que puedan ser encauzados para recibir el tratamiento adecuado[5]. De esta forma, debemos decidir en breves instantes la ruta que debe seguir el paciente para ser evaluado en la medida de sus necesidades. En lo que se refiere a los pacientes psiquiátricos y siguiendo a Fauman[1], podemos clasificar al paciente inicialmente en tres categorías según el riesgo:

1. *Emergencia:* hay signos vitales anormales o conducta amenazante para el propio paciente o para otros. En el primer caso, la medida inicial será la valoración médica. En el segundo, seleccionar la indicación de las medidas de control del medio ambiente (habitación, acompañantes...) de contención física, farmacológica o de ambas.
2. *Aguda:* en los casos de ideación suicida, ansiedad intensa, dificultades de recabar adecuadamente la información. En estos casos el manejo inicial será la valoración psiquiátrica.
3. *No aguda:* cuando el paciente reclama asistencia psiquiátrica pero no cumple criterios para un tratamiento urgente. En este caso habrá que valorar psiquiátricamente la derivación hacia servicios de atención ambulatoria.

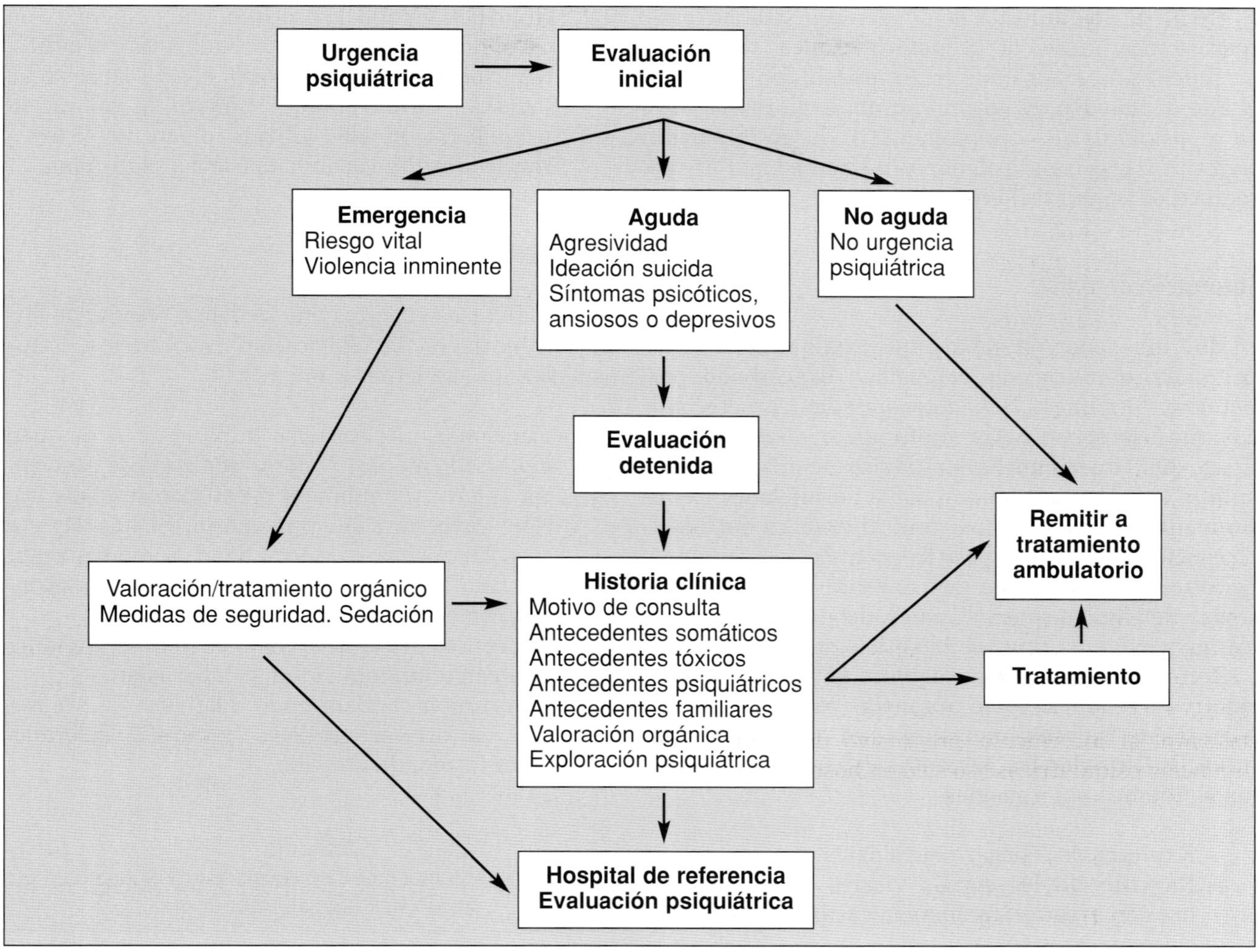

Figura 1. Etapas en la evaluación de la urgencia psiquiátrica.

Si es posible, hay que hablar primero con el paciente, y posteriormente con los acompañantes para recabar información adicional. Tanto en esta evaluación inicial como en fases posteriores, lo ideal sería un lugar tranquilo para la evaluación, preferiblemente una habitación individual y sin ruido (que puede incrementar la agresividad o ansiedad). Conviene tener situados adecuadamente mecanismos de contención física (como una camilla robusta o correas de sujeción) o farmacológica (como medicación de administración intramuscular) para el caso de que fueran precisos.

Evaluación detenida

Tras la evaluación inicial y haber decidido cuál es la conducta inmediata a seguir, debemos definir la naturaleza del problema, si precisa algún tipo de intervención farmacológica o psicológica (*intervención en crisis*) y si es necesaria su remisión a un centro hospitalario y/o a valoración psiquiátrica.

Resulta útil aplicar una exploración rutinaria de tal forma que no se pase por alto ningún aspecto relevante. La historia clínica debe incluir los siguientes puntos:

— Motivo de consulta (recogido brevemente nos ayudará a orientar el resto de la exploración).
— Antecedentes "orgánicos" y medicación actual.
— Tóxicos: alcohol, drogas ilegales.
— Breve historia vital, sobre todo nos interesa en Urgencias conocer los datos sociales, familiares y laborales básicos actuales que a menudo tienen que ver con la consulta y que serán necesarios para la búsqueda de una solución.
— Antecedentes psiquiátricos: tratamiento farmacológico (tiempo y dosis) o psicoterapéutico previo. Ingresos por motivo psiquiátrico.
— Antecedentes psiquiátricos familiares.
— Episodio actual: signos y síntomas, inicio, relación con factores precipitantes y evolución.
— Exploración física (valoración orgánica).
— Exploración psiquiátrica.

En un par de minutos se pueden registrar los primeros cinco puntos de la historia clínica (tabla I) y en muchas ocasiones nos orientarán al manejo adecuado del cuadro. El último punto, exploración física y psiquiátrica, complementará la información necesaria, precisando algo más de tiempo, por lo que merece un comentario más detallado.

Valoración orgánica

Hay que tener en cuenta que cualquier síntoma psiquiátrico puede ser causado o exacerbado por patología orgánica. Hay determinadas características que nos deben hacer profundizar en el examen físico. Así, un cuadro psiquiátrico de instauración súbita, la relación temporal con enfermedades o tratamientos farmacológicos, una alteración del nivel de conciencia, o clínica poco frecuente como síntomas psicóticos de inicio tras los cuarenta años o la presencia de alucinaciones visuales, deben hacer buscar con mayor fuerza una posible etiología orgánica.

Determinados cuadros médicos se presentan con relativa frecuencia como urgencias psiquiátricas[1, 6]. Algunos de los más importantes se muestran en la tabla II. En todos los pacientes deberían realizarse las siguientes valoraciones:

— Exploración física y neurológica.
— Registro de los signos vitales (temperatura, presión arterial, frecuencia cardíaca y frecuencia respiratoria).
— Si se dispone de un laboratorio de urgencias, y en caso de haber cualquier duda sobre la etiología del cuadro, debería realizarse una analítica básica que incluyera hemograma completo, electrólitos, glucosa, urea y creatinina, además de las que se estimaran oportunas (p.ej., hormonas tiroideas, tiempo de protrombina y amoníaco en caso de sospecha de encefalopatía hepática, determinaciones de tóxicos si se sospecha su ingesta…). De cualquier manera, la valoración psiquiátrica puede realizarse mientras se esperan los resultados de las pruebas realizadas.

TABLA I
PARTES DE LA HISTORIA CLÍNICA PSIQUIÁTRICA

1. Motivo de consulta
2. Antecedentes somáticos y tóxicos
3. Historia "vital"
4. Antecedentes psiquiátricos (personales y familiares)
5. Episodio actual
6. Exploración física y psiquiátrica
   a. Estado mental
   b. Actitud del paciente
   c. Pensamiento
   d. Afectividad
   e. Percepción
   f. Ansiedad
   g. Apetito y sueño
   h. Suicidio

Exploración psiquiátrica

Hay diversos aspectos que se deben recoger de forma rutinaria en la exploración psiquiátrica. Éstos incluyen los siguientes puntos:

— Funciones intelectuales superiores o examen del estado mental. Valorar el estado de conciencia (alerta, obnubilado o estuporoso), orientación, concentración y memoria. Si hay alguna sospecha sobre su normalidad, conviene realizar una exploración más minuciosa, por ejemplo, con el Mini-Mental Test de Folstein.
— Aspecto y conducta del paciente: higiene, expresividad, movilidad, colaboración.
— Pensamiento. Contenido (delirios persecutorios, autorreferenciales...) y curso (acelerado, enlentecido, disgregado...).

TABLA II
TRASTORNOS MÉDICOS QUE SE PRESENTAN CON FRECUENCIA COMO EMERGENCIAS PSIQUIÁTRICAS

- Alteraciones electrolíticas (Na, K, Ca, Mg)
- Hipotiroidismo
- Hipertiroidismo
- Cetoacidosis diabética
- Hipoglucemia
- Infección urinaria
- Infarto de miocardio
- Enfermedad cerebrovascular aguda
- Traumatismo craneoencefálico
- Insuficiencia respiratoria (EPOC, embolismo, neumonía)
- Enfermedad hepática aguda
- SIDA
- Intoxicación o deprivación alcohólica
- Intoxicación o deprivación de drogas
- Envenenamiento (CO, metales pesados)
- Medicamentos
  – Teofilina
  – Betaadrenérgicos
  – Digital
  – Corticoides
  – Bloqueantes canales del calcio
  – Antiinfecciosos
  – Levodopa
  – Anticolinérgicos (antiparkinsionianos, antidepresivos tricíclicos)

— Afectividad. Estado de ánimo (tristeza, alegría...), afecto (restringido, lábil...), ansiedad.
— Percepción. Alucinaciones, ilusiones...
— Funcionamiento corporal y ritmos biológicos. Sueño, apetito, función sexual.
— Sintomatología ansiosa.
— Ideación suicida y estimación del riesgo suicida (ver más adelante).

Una vez recogida de forma reglada la información en la "evaluación detenida", con todos los datos (historia clínica, incluyendo evaluación orgánica y psiquiátrica y características sociofamiliares), no debemos olvidar preguntarnos y preguntar al paciente tres cuestiones fundamentales:

¿Cuál es el problema?
¿Por qué se presenta ahora?
¿Qué espera el paciente?

Hay que tener en cuenta que las expectativas del paciente no siempre coinciden con las posibles soluciones que se le ocurren al médico, y conociendo la visión del problema por parte del paciente y sus pretensiones, resolveremos el problema de una manera más rápida y eficiente.

Con toda la información en nuestro poder y a la hora de buscar una solución al problema motivo de consulta, la primera decisión que debemos tomar es dónde se realizará el manejo adecuado de la situación. En caso de que el caso no sea manejable en un medio ambulatorio (por riesgo orgánico o gravedad psicopatológica que amenaza la integridad del paciente o de otros), deberá ser remitido al centro hospitalario de referencia. En caso de no precisar de tratamiento urgente pero sí valoración o seguimiento psiquiátrico, se remitirá a consultas a la unidad de salud mental correspondiente. La mayoría de los casos podrán ser resueltos en el marco de la atención primaria. Las soluciones vendrán dadas por cada caso en concreto. A continuación repasaremos aspectos generales de la intervención en crisis y los síndromes clínicos que se suelen presentar en las consultas de Atención Primaria.

INTERVENCIÓN EN CRISIS

La crisis aparece cuando tras un estrés vital grave se supera la capacidad de adaptación normal del paciente. La crisis es una experiencia subjetiva y la reacción producida en el paciente no siempre guarda relación con la severidad de la amenaza. Se da con cierta frecuencia en situaciones como la muerte súbita, enfermedad grave o separación de un ser querido o en relación con serios problemas familiares, laborales o sociales. Cuando tras alguna de estas circunstancias se supera la capacidad de adaptación del individuo y éste solicita ayuda médica, hay que tener en cuenta que éste puede ser el único sitio donde comentar sus problemas y el médico debe intentar ayudarle[7].

En la entrevista en crisis, el primer paso es ser respetuoso, escuchando primero y preguntando después. Hay que contrastar la perspectiva de paciente y familia, intentando elaborar una historia exhaustiva, "devolviendo" luego nuestra versión al paciente para apreciar si es correcta. Tendremos que investigar específicamente sobre personas clave en la vida del paciente, crisis anteriores y forma de afrontarlas, y las fuerzas y recursos psicológicos de que dispone el paciente. Posteriormente debemos elaborar una formulación psicológica que nos ayude a comprender cómo funciona una determinada persona o familia y cómo afrontan las crisis presentes, además de negociar sobre la naturaleza del problema, incluyendo lo que el paciente cree que le podría ayudar. En estos casos, el último punto es evaluar la necesidad de una exploración psiquiátrica detenida, ya que si resulta evidente por la historia que no hay patología psiquiátrica, puede ser improcedente y poco sensible preguntar, por ejemplo, por la pérdida de interés sexual o sobre la existencia de alucinaciones en un paciente que se siente desbordado por el abandono del cónyuge.

En el caso de una crisis la consulta médica tiene un doble interés. Por una parte, la propia "ventilación" de las preocupaciones del paciente con una persona imparcial como es el médico, en muchas ocasiones, tiene un efecto tranquilizador. Por otro lado, con unas sencillas pautas de manejo, el médico puede ayudar al paciente a adaptarse a su nueva situación (como tras una pérdida económica severa o un despido laboral) o a aceptar de la manera más positiva posible los acontecimientos (como el diagnóstico de una enfermedad, una disputa familiar severa o un duelo). Los principios generales de la intervención en la crisis se muestran en la tabla III.

Intentando seguir todos los puntos para cada caso concreto podremos ayudar al paciente a analizar el problema y su situación de una manera más adecuada y a valorar los pros y los contras de las posibles soluciones y recursos disponibles (personales, familiares) para ayudarle a atravesar la crisis. Hay que reconocer que, en el fondo, el crecimiento y la maduración personal se forman del proceso de ir resolviendo pequeñas crisis.

SÍNDROMES CLÍNICOS Y SU MANEJO

Como se ha comentado antes, una característica del abordaje del paciente en las urgencias psiquiátricas es

Tabla III
Principios de la intervención en crisis

- Proporcionar apoyo y oportunidad de expresarse.
- Hacer reconocer el carácter transitorio de las crisis.
- Movilizar la autoestima del paciente.
- Proporcionar optimismo realista. Crear un puente de esperanza al futuro.
- Buscar soluciones sencillas y modestas inicialmente. Reconocer que las crisis tienen una solución imperfecta.
- Buscar que el propio paciente aporte soluciones.
- Implicar a familiares y amigos del paciente. Concitar el apoyo social, reforzando la red de apoyo interpersonal. Si procede, buscar ayuda institucional.
- Evaluar la necesidad de un tratamiento a largo plazo.

que se hace desde el punto de vista de los síntomas de presentación. Trataremos a continuación los síndromes clínicos más frecuentes, sus características y el manejo que puede dársele en atención primaria. En primer lugar comentaremos dos de los cuadros más característicos de las urgencias psiquiátricas: el paciente violento o síndrome de agitación psicomotriz y el paciente suicida. Luego trataremos de los pacientes que se presentan con clínica ansiosa, depresiva y psicótica. La mayoría de las categorías diagnósticas psiquiátricas se pueden inscribir en alguno de estos síndromes de presentación y, por otro lado, cualquier trastorno se puede presentar de varias formas (por ejemplo, un paciente con un diagnóstico de esquizofrenia se puede presentar agitado o con síntomas psicóticos o ansiosos, lo mismo que un paciente que sufre una intoxicación por sustancias psicoactivas).

Agitación psicomotriz. Violencia

La agitación psicomotriz es un estado consistente en el aumento de la actividad motora (inquietud, deambulación...) que va acompañado por ansiedad severa, pánico u otros estados emocionales intensos. La intensidad puede variar desde la inquietud leve hasta la agitación extrema. Es un concepto relacionado, y en algunas ocasiones precede a la conducta violenta. En la tabla IV podemos encontrar unas sencillas directrices para estimar antes de la entrevista si el paciente presenta riesgo de presentar conductas agresivas para poder proceder con mayor precaución[8].

Etiologías más comunes de los cuadros de agitación y violencia

Podemos dividir sus causas en tres grandes grupos: orgánicas, psiquiátricas y situacionales. Se pueden ver representadas en la tabla V. Como en todos

Tabla IV
Estimación del riesgo de violencia antes de la entrevista

1. Obtener datos de antecedentes personales (violencia en el pasado, diagnóstico psiquiátrico y psicosis en particular, variables demográficas).
2. Contexto ambiental y motivo de consulta.
3. Identificar estados de excitación (miedo, ira, confusión).
4. Evaluación del entorno para la entrevista (despacho de entrevistas, personal de seguridad visible, medios de contención).

los casos, el primer paso es descartar que haya una patología orgánica que pueda motivar el cuadro. Hay que tener en cuenta que la alteración del nivel de conciencia es prácticamente patognomónica de patología orgánica. Además, se pueden presentar alteración de la memoria, desorientación y alteración del ritmo sueño-vigilia. Conviene recordar que unas alucinaciones visuales nos harán pensar siempre en una causa orgánica. Con frecuencia los tóxicos, sobre todo el alcohol y las sustancias ilegales, son los causantes de un cuadro de agitación. Las características de los cuadros relacionados con el abuso de sustancia se tratarán con más detalle en el apartado de tratamiento. Dentro de los cuadros eminentemente psiquiátricos, los trastornos psicóticos, como la esquizofrenia o los cuadros maníacos, son las causas más frecuentes, además de los trastornos demenciales avanzados. Otro tipo de patologías donde el juicio de la realidad está conservado (depresiones moderadas, trastornos por ansiedad...) son causas menos frecuentes. En los trastornos de personalidad (sobre todo los antisociales y los límites) en ocasiones la agresividad y la impulsividad son características frecuentes. Por último, en cualquier persona, ante situaciones estresantes, como problemas vitales serios (accidente, pérdida de seres queridos...) y el propio hecho de solicitar consulta médica en un servicio de urgencias por otra causa, puede generar agresividad tanto en el sujeto que solicita consulta como en sus acompañantes.

Tratamiento de la agitación

La primera medida debe ser el garantizar la seguridad del paciente y del personal asistencial, para lo que una recogida rápida de datos del paciente (si es posible) y de los acompañantes nos orientará hacia una posible etiología del cuadro. Fundamentalmente, el descartar patología orgánica condicionará las medidas que tomemos con respecto al paciente. En la figura 2 se muestra la conducta a seguir en casos de agitación.

TABLA V
CAUSAS DEL SÍNDROME DE AGITACIÓN PSICOMOTRIZ

Orgánicas
- Tóxicas
  - Intoxicación de alcohol, cocaína, anfetaminas o drogas de diseño.
  - Abstinencia de opiaceos, alcohol o benzodiacepinas.
- Fármacos
  - Anticolinérgicos, neurolépticos y antidepresivos pueden producir un síndrome anticolinérgico.
  - Neurolépticos, antidepresivos y antieméticos pueden producir acatisia.
  - Benzodiacepinas, el litio, los broncodilatadores, otros simpaticomiméticos, digital, antiparkinsonianos o corticoides también pueden producir un cuadro de agitación.
- Metabólicas y endocrinas
  - Hipoglucemia, hipoxia, acidosis, hipercapnia, hiponatremia y estados de deshidratación.
  - La uremia, encefalopatía hepática, hipo e hipercalcemia, alteraciones del magnesio.
  - Enfermedades endocrinas (hiper o hipotiroidismo, hiper o hipoparatiroidismo enfermedad de Cushing, enfermedad de Addison).
- Infecciosas
  - Infecciones del SNC en pacientes con SIDA. Meningitis.
- Neurológicas
  - Neoplasias, accidentes vasculares cerebrales, encefalopatía hipertensiva o crisis parciales complejas.
  - En pacientes alcohólicos descartar hematoma subdural y Wernicke.
- Otras.
  - Enfermedades cardíacas (angina, arritmias, infarto), vasculopatías, anafilaxia.

Psiquiátricas
- Psicosis
  - Esquizofrenia, psicosis reactivas, paranoia.
- Trastorno bipolar
  - En la manía y con menos frecuencia en depresiones agitadas.
- Trastornos de personalidad
- Trastornos "neuróticos"
  - Trastorno por ansiedad generalizada, crisis de angustia, histeria, hipocondriasis...
- Retraso mental
  - Dar más valor a los síntomas "somáticos" (anorexia, insomnio, enlentecimiento o agitación...). Descartar siempre patología orgánica.
- Demencias
  - La agitación coincide con frecuencia con un delirium sobreimpuesto.

Situacionales
- En personas sin otra patología ante situaciones catastróficas. La propia evaluación médica puede desencadenar conductas agresivas.

Medidas conductuales

Desde el punto de vista psicológico y ambiental, se debe tomar una actitud firme y tranquilizadora. Hay que disminuir en lo posible el número de personas presentes y tratar de lograr que el ambiente sea tranquilo. En muchos casos pueden bastar medidas psicológicas para resolver el cuadro, como en algunas crisis histéricas (mediante sugestión), cuadros ansiosos (con relajación muscular, tranquilizando al paciente) o situacionales (realizando también una intervención en crisis). En casos de agitación severa, si es posible una "demostración de fuerza" (presencia de policía, agentes de seguridad...), ésta puede ser por sí misma tranquilizadora.

Medidas farmacológicas

En las ocasiones en que el paciente continúe amenazante, manifiestamente hostil, con antecedentes de agresividad, con inquietud o pérdida de distancias y cuando las medidas conductuales y de tranquilización no hayan hecho efecto, puede ser preciso recurrir al tratamiento farmacológico: en primer lugar se iniciará el tratamiento etiológico en caso de responder la clínica a una patología orgánica. Disponemos de tres grupos farmacológicos para la agitación: neurolépticos, benzodiazepinas y clormetiazol. En principio, en cuadros severos y en los que sea preciso un tratamiento parenteral se preferirán los neurolépticos; cuando sea posible tratamiento

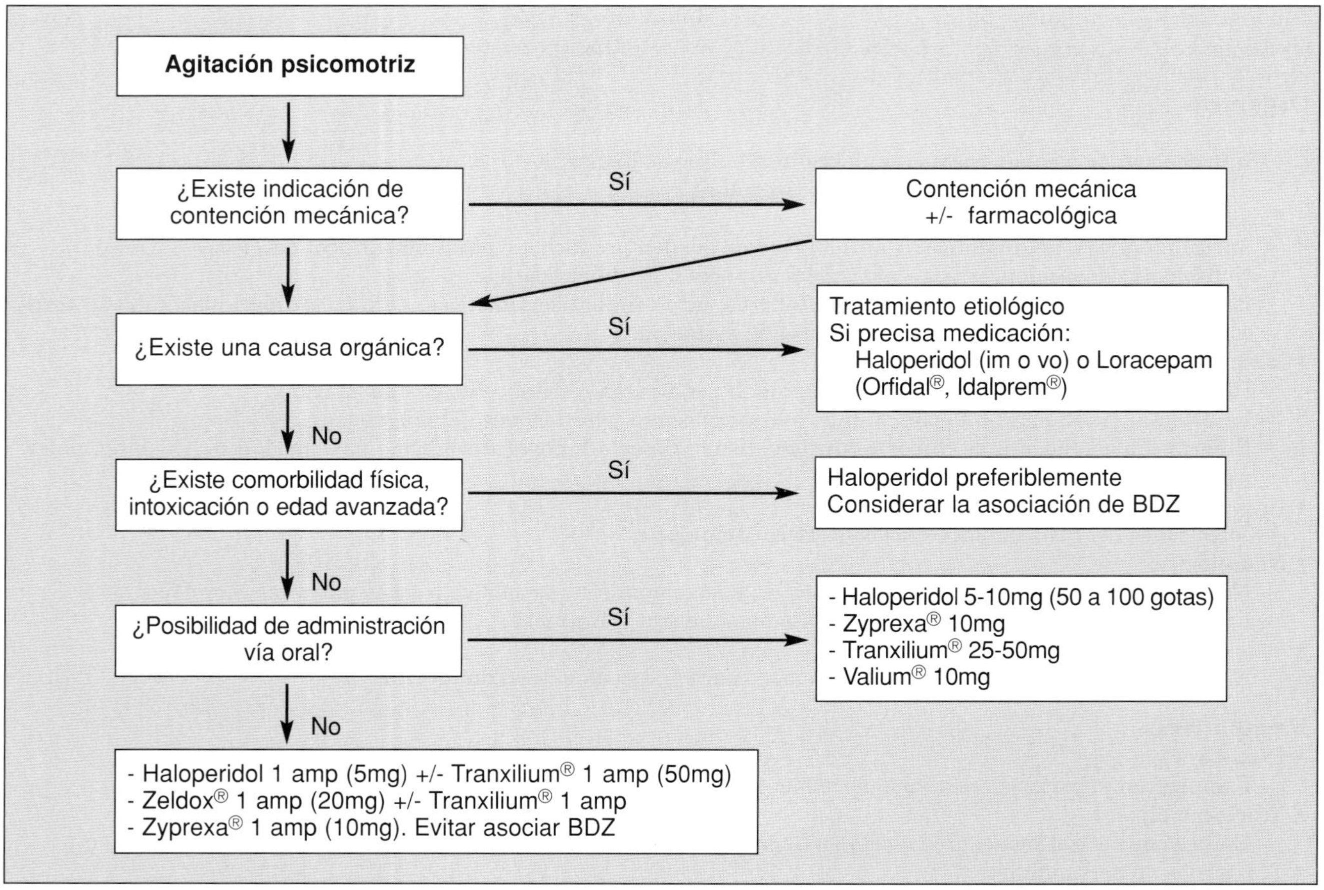

Figura 2. Algoritmo de manejo práctico de la agitación.

oral se prefiere el tratamiento con benzodiazepinas. En ocasiones se pone la inyección en el deltoides, para una absorción más rápida que en el glúteo. Hay que recordar que las benzodiazepinas se absorben de forma errática y lenta por vía i.m. (particularmente el diazepam y el cloracepato) por lo que se evitará esta vía en la medida de lo posible. El midazolam y el loracepam (no disponible en nuestro medio para aplicación parenteral) son los que mejor se absorben por vía parenteral [9]. Como primer paso deberíamos intentar ofrecer siempre la posibilidad de un tratamiento oral. Si el paciente lo rechaza y es preciso, será necesario el tratamiento intramuscular, en ocasiones asociado a contención física. Si desconocemos la etiología del cuadro, es más prudente la contención física. Tras un tratamiento intramuscular debemos esperar unos 20-30 minutos para comprobar la efectividad del tratamiento, antes de repetir otra dosis si fuera necesario. Además del tratamiento específico para cada cuadro, ciertas medicaciones, como la carbamazepina, el propranolol o el litio se han utilizado para el manejo a largo plazo de la agresividad o la irritabilidad, pero habitualmente su prescripción se realiza por el especialista y tras una detenida valoración ambulatoria[10]. En ocasiones, los cuadros deben recibir diferente tratamiento según su etiología. Un ejemplo son los trastornos por abuso de sustancias que con frecuencia se presentan como cuadros de agitación, por lo que serán tratados en este punto.

a) Pacientes orgánicos

En pacientes con cuadros de etiología orgánica o con enfermedades físicas concomitantes, sobre todo en ancianos, el haloperidol es un fármaco seguro (Haloperidol®, dosis inicial de 2,5 a 10 mg). Se administra por vía oral (la absorción en forma de gotas es más rápida que como comprimidos), i.m. y más raramente i.v. También pueden resultar útiles el tiapride (Tiaprizal®, dosis inicial de 100-200 mg vía oral o i. m.) y el clormetiazol (Distraneurine®, 2 ó 3 cápsulas inicialmente). En estos pacientes, una alternativa a los neurolépticos es el lorazepam (Orfidal®, Idalprem®, de 1-2 mg inicialmente) por tener menor riesgo de acumulación que otras benzodiazepinas al ser metabolizado solamente mediante conjugación y posterior eliminación renal. Para pacientes en los que se necesite una sedación rápida y siempre que se disponga de los medios para tratar una posible depresión respiratoria existe la posibilidad de administrar una perfusión i.v. de midazolam. Respecto a su utilización vía i.m. recordar su corta vida de acción que obliga a repetir la dosis al cabo de una o dos horas. Es un fármaco útil para pacientes en los que sólo se necesitan unos minutos de sedación (pruebas diagnósticas o traslados en ambulancia) pero si se prevé que la agitación será prolongada debemos escoger otros de acción más duradera. Con cualquier psicofármaco se deben ajustar las dosis en pacientes geriátricos. Una norma útil es administrar de un tercio a la mitad de la correspondiente a un adulto joven. Una vez sedado el paciente, los cuadros orgánicos deberán ser remitidos para un estudio a un centro de referencia a no ser que la causa haya sido completamente identificada y resuelta.

b) Pacientes psicóticos

En la agitación en pacientes psicóticos, el tratamiento de elección son los neurolépticos, orales o, si es preciso, i.m. El Haloperidol puede iniciarse con una dosis de 5 mg pudiendo repetir cada 20-30 minutos si es necesario (tiempo hasta acción máxima de unos 30 minutos). Una dosis de más de 20 mg no suele ser precisa y es poco probable que dosis mayores aumenten la eficacia. La levomepromazina (Sinogan®, comenzar con 25 mg) y la clorpromazina (Largactil®, comenzar con 25 mg) son más sedantes, pero menos seguros, por sus mayores efectos hipotensores y anticolinérgicos, presentando además un mayor riesgo de arritmias cardíacas. No conviene en estos últimos repetir de forma temprana por el riesgo de acumulación (teniendo en cuenta que tardan horas en alcanzar su efecto máximo) y el riesgo de efectos secundarios graves. Se debe considerar la asociación con benzodiazepinas si no se logra controlar la agitación o si se sospecha acatisia producida por los neurolépticos. En pacientes con cuadros graves o que estén "acostumbrados" a neurolépticos como tratamiento de mantenimiento se suelen administrar neurolépticos asociados, a veces, con anticolinérgicos para evitar el extrapiramidalismo (p.ej., una ampolla de Haloperidol® + una ampolla de Sinogan® + una ampolla de Akineton®). Otra pauta que se utiliza en ocasiones, si es preciso, es la de asociar neurolépticos y benzodiazepinas por presentar a veces una absorción más rápida y menos efectos extrapiramidales[11] (p.ej., una ampolla de Haloperidol® + una ampolla de Tranxilium 50®). En los últimos años se han comercializado formulaciones intramusculares de los antipsicóticos atípicos y se han empezado a usar en los servicios de urgencias demostrándose eficaces para controlar la agitación de forma tan rápida y eficaz como los agentes clásicos. A su favor están la menor incidencia de efectos secundarios y la posibilidad de continuar con ese mismo tratamiento vía oral una vez estabilizado; en contra la menor experiencia de uso y el menor número de estudios rigurosos. Hasta ahora se han comercializado sólo 2 productos: olanzapina en ampollas de 10 mg (Zyprexa®) y ziprasidona en ampollas de 20 (Zeldox®). Debemos tener presente que aún no disponemos de suficiente información sobre el riesgo en pacientes con patología médica en comparación con Haloperidol que se ha demostrado seguro solo y en asociación. Las recomendaciones básicas para la olanzapina son evitar su uso en combinación con benzodiazepinas o en pacientes intoxicados por alcohol o sedantes. Con ziprasidona se debe tener precaución por la mayor tendencia de ésta a aumentar el intervalo QTc en comparación con otros antipsicóticos por lo que se evitará su uso en pacientes ancianos o en aquellos que tengan patologías o tomen fármacos que prolonguen el QTc.Tras la sedación, los pacientes psicóticos con agitación deberían ser remitidos para su evaluación psiquiátrica y posible ingreso hospitalario.

c) Pacientes con cuadros de ansiedad, trastornos de personalidad o cuadros situacionales

En estos pacientes se prefieren las benzodiazepinas. El diazepam (Valium®, Diazepam®, de 5-10 mg oral inicialmente) y el cloracepato dipotásico (Tranxilium®, 25-50 mg oralmente) se absorben rápidamente por vía oral. En los cuadros de este tipo de una severidad importante, se debe recurrir a administrar un neuroléptico sedante (como Sinogan®, una ampolla i.m.). En estos cuadros, tras resolverse la agitación, se deben discutir con el paciente y los acompañantes las posibilidades de recurrencia del cuadro, el apoyo familiar y la necesidad de seguir tratamiento ambulatorio y la duración de éste. En la mayoría de los casos se podrá remitir a su médico de atención primaria. Si el cuadro ha sido especialmente grave, es un cuadro atípico o presenta antecedentes de varios cuadros similares, debería remitirse a consultas ambulatorias a la unidad de salud mental de referencia. En los cuadros situacionales, habitualmente la resolución del cuadro de ansiedad y la intervención en crisis resuelven el problema.

d) Cuadros relacionados con el alcohol

La intoxicación y la derivación alcohólica o *delirium tremens* se presentan con frecuencia como urgencia psiquiátrica.

Intoxicación alcohólica

Muchas veces la clínica de la intoxicación alcohólica es evidente. Hay desinhibición, disartria, ataxia, labilidad afectiva y olor a alcohol. En la mayoría de los casos no es necesario tratamiento. Si está amenazante o violento se pueden administrar Valium® 5 ó 10 mg o Tranxilium®, 25 ó 50 mg oralmente. Si es preciso un tratamiento parenteral, hay que administrar Tiaprizal®, 1 ó 2 ampollas i.m. o Haloperidol, 1 ampolla i.m. No poner neurolépticos de baja potencia. Si está inestable orgánicamente o no se recupera, hay que remitir a un centro hospitalario.

Deprivación alcohólica

El síndrome de abstinencia alcohólica se presenta en pacientes con alcoholismo crónico. Su desencadenante suele ser la disminución o cese de la ingesta. Los síntomas comienzan a las seis horas de la disminución de los niveles de alcohol en sangre, son manifiestos a las 24 horas y máximos a los 2-3 días. En los casos leves hay un *síndrome de abstinencia de inicio temprano o predelirium* que presenta síntomas psicológicos (ansiedad, inquietud, irritabilidad, fallos de concentración), trastornos del sueño (insomnio, pesadillas) y vegetativos (taquicardia, hipertensión, diaforesis, temblor, fiebre, vómitos). El término *delirium tremens* se reserva para el cuadro más severo, que tiene síntomas de hiperactividad simpática (sudoración profusa, fiebre, temblor grueso...), confusión, desorientación y agitación severas, agresividad y alucinosis (característicamente microzoopsias y alucinosis "escenográficas").

El cuadro subagudo es atendido habitualmente en medio ambulatorio. Si es necesario, hay que recurrir a tratamiento farmacológico. Podemos evaluar la severidad de la clínica con una escala estructurada como la versión revisada CIWA (tabla VI)[12].

Se debe administrar medicación cuando aparecen síntomas moderados, por ejemplo, una puntuación en dicha escala de 10 o más puntos[13, 14]. Se pueden pautar benzodiazepinas como Tranxilium® (25-50 mg inicialmente y repetir cada dos horas si es preciso, luego ajustar las dosis) o Valium® (10-20 mg inicialmente, repetir cada dos horas si es preciso, luego ajustar las dosis). También se puede utilizar Distraneurine® (inicialmente 2 ó 3 cápsulas, luego hasta 10 cápsulas diariamente repartidas en tres o cuatro tomas). Quizás menos sedante, pero más seguro en casos en los que interesa evitar la depresión respiratoria, puede ser el Tiaprizal® (200 mg inicialmente y luego unos 600 mg/día repartidos en tres tomas). En todos los casos, las medicaciones para sedación deben reducirse gradualmente hasta suspender en 10-14 días. Si sigue tratamiento ambulatorio poner tiamina antes del alta (Benerva®, 100 mg i.m.) y pautar un multivitamínico (como Hidroxil-B_{12}-B_6-B_1, de 1 a 3 comprimidos/día durante aproximadamente un mes). Recomendar líquidos abundantes (especialmente zumos por ser necesario un mayor aporte de potasio) y vigilancia por parte de la familia, volviendo a consulta si reaparece la clínica o hay deterioro del nivel de conciencia. En su forma grave el delirium alcohólico constituye una urgencia médica y, si se dan sus síntomas, una temperatura mayor de 38º C, crisis convulsivas, síndrome de Wernicke o trastornos médicos asociados, hay que remitirlo inmediatamente a un centro hospitalario.

Un ejemplo de las recomendaciones habituales para prevenir el delirium tremens en pacientes de riesgo puede ser el mostrado a continuación (la pauta descendente de distraneurine puede sustituirse por una benzodiacepina de las citadas anteriormente):

— Distraneurine 2 cápsulas cada 6 horas disminuyendo 2 cada 2 días hasta suspender:

  2-2-2-2 durante 2 días
  2-1-1-2 durante 2 días
  1-1-2 durante 2 días
  0-0-2 durante 2 días y luego suspender.

— Hidroxil B12-B6-B1: 1 comprimido al día.
— Abundante aporte hídrico (zumos).
— Vigilancia por familiares y accesibilidad a medio hospitalario.

e) Problemas relacionados con el consumo de opiáceos

Intoxicación por opiáceos

Este cuadro realmente no se presenta como un cuadro de agitación, ya que el paciente manifiesta depresión de conciencia, miosis y depresión respiratoria. Constituye una urgencia médica y el tratamiento es con el antagonista opiáceo naloxona (Naloxone® i.v.).

Síndrome de abstinencia de opiáceos

En el cuadro de abstinencia a opiáceos es habitual la agitación con síntomas (más que signos), siendo frecuente un escaso nivel de tolerancia a la ansiedad. Los primeros síntomas suelen aparecer a las seis horas de la última dosis, e incluyen ansiedad, insomnio, bostezos, sudoración, rinorrea y lagrimeo. En las horas siguientes aparecen pupilas dilatadas, piel de gallina y temblor, escalofríos, anorexia y dolor abdominal. Si el cuadro progresa (18-24 h) aparecen alteraciones evidentes, como hipertensión, taquicardia, taquipnea, fiebre, náuseas y vómitos. Entre las 24 y 36 h aparecen diarreas y

TABLA VI

ESCALA DEL INSTITUTO CLÍNICO PARA LA VALORACIÓN DE LA DEPRIVACIÓN ALCOHÓLICA (REVISADA) (CIWA-AR)

Náuseas y vómitos ¿Siente malestar en el estómago? ¿Ha tenido vómitos?
0 No náuseas ni vómitos
1 Náuseas leves. No vómitos
2
3
4 Náuseas intermitentes con arcadas “secas”
5
6
7 Náuseas constantes, arcadas y vómitos frecuentes

Temblor. Con brazos extendidos y dedos separados
0 No hay temblor
1 No es visible, pero puede sentirse en la yema del dedo
2
3
4 Moderado, con los brazos extendidos
5
6
7 Severo, incluso sin extender los brazos

Accesos de sudor
0 No sudor visible
1 Sudor apenas perceptible, palmas húmedas
2
3
4 Evidentes gotas de sudor en la frente
5
6
7 Empapado en sudor

Ansiedad ¿Se siente nervioso?
0 No ansiedad, se encuentra a gusto
1 Levemente ansioso
2
3
4 Moderadamente ansioso o en guardia. Se infiere la ansiedad
5
6
7 Equivalente al estado de pánico agudo como los presentados en delirios severos o en reacciones esquizofrénicas agudas

Agitación
0 Actividad normal
1 Actividad algo aumentada sobre lo normal
2
3
4 Inquietud moderada
5
6
7 De adelante atrás o sacudiéndose durante toda la entrevista

Trastornos táctiles ¿Ha notado picores, hormigueos, quemazón, adormecimiento, o ha sentido como bichos arrastrándose bajo su piel?
0 No
1 Picor, hormigueos, quemazón o adormecimiento muy leve
2 Picor, hormigueos, quemazón o adormecimiento leve
3 Picor, hormigueos, quemazón o adormecimiento moderado
4 Alucinaciones de severidad moderada
5 Alucinaciones severas
6 Alucinaciones extremadamente severas
7 Alucinaciones continuas

Trastornos auditivos ¿Es más consciente de los ruidos de su alrededor? ¿Son molestos? ¿Le hacen sobresaltarse? ¿Oye alguna cosa que le esté molestando? ¿Oye cosas que sabe que no existen?
0 Ausente
1 Molestia o sobresalto muy leve
2 Molestia o sobresalto leve
3 Molestia o sobresalto moderado
4 Alucinaciones de severidad moderada
5 Alucinaciones severas
6 Alucinaciones extremadamente severas
7 Alucinaciones continuas

Trastornos visuales ¿Le parece la luz muy brillante? ¿Son los colores diferentes? ¿La hace daño a la vista? ¿Ve alguna cosa que le está preocupando? ¿Ve cosas que sabe que no existen?
0 Ausente
1 Sensibilidad muy leve
2 Sensibilidad leve
3 Sensibilidad moderada
4 Alucinaciones de severidad moderada
5 Alucinaciones severas
6 Alucinaciones extremadamente severas
7 Alucinaciones continuas

Dolor de cabeza, plenitud en la cabeza ¿Siente su cabeza diferente? ¿Parece como si hubiera una banda alrededor de su cabeza? No puntuar vértigo o mareos
0 Ausente
1 Muy leve
2 Leve
3 Moderado
4 Moderado-severo
5 Severo
6 Muy severo
7 Extremadamente severo

Orientación y enturbiamiento de la conciencia ¿Qué día es hoy? ¿Quién es usted? ¿Quién soy yo?
0 Orientado y puede hacer sumas sucesivas
1 No puede hacer sumas sucesivas o no está segura de la fecha
2 Desorientado en la fecha en no más de 2 días de calendario
3 Desorientado en la fecha en más de 2 días de calendario
4 Desorientado en lugar y/o persona

Puntuación Total (máximo 67) ______

* Esta escala no está sujeta a copyright y puede utilizarse libremente.

deshidratación. La sintomatología desaparece totalmente en un plazo de 7-10 días.

Si el paciente presenta fundamentalmente sintomatología subjetiva (ansiedad, insomnio, agitación, dolores) se le informará con firmeza acerca de la reversibilidad del cuadro, garantizando un control rápido de los síntomas. Dado que en los centros de atención primaria con frecuencia no se dispone de metadona, se administrarán ansiolíticos como clorazepato dipotásico (Tranxilium®, 25-50 mg i.m. y luego 100-200 mg/día) o flunitrazepam (Rohipnol®, 2-4 mg/día); o neurolépticos como levomepromazina (Sinogan®, 25 mg i.m. y luego 50-100 mg/día). La clonidina (Catapresan®, 1-3 comprimidos/día) se usa pocas veces de forma ambulatoria por la hipotensión que produce, la escasa sedación subjetiva y las contraindicaciones con enfermedades médicas. Si presenta fundamentalmente signos objetivos tales como taquicardia > 90/min, tensión arterial > 160/95, midriasis, sudor, carne de gallina, rinorrea o lagrimeo, que no ceden con el tratamiento anterior, habrá que remitirle a un centro apropiado para administrar tratamiento con metadona (10 mg cada cuatro horas por vía oral, disminuyendo 5 mg/día hasta su supresión).

f) Problemas relacionados con el consumo de benzodiazepinas

El consumo de benzodiazepinas puede dar complicaciones de intoxicación y abstinencia en pacientes que las consumen bajo prescripción facultativa y en otros que lo hacen asociándolo a abuso de otras sustancias como opioides[15].

Intoxicación

La clínica es casi idéntica a la de la intoxicación alcohólica (disartria, somnolencia...) salvo por la ausencia del olor a alcohol. El tratamiento es con el antagonista flumazenil (Anexate®, 1 ampolla i.v.).

Síndrome de abstinencia

El cuadro de deprivación a las benzodiazepinas y otros sedantes (barbitúricos) aparece entre las 12 horas y siete días de la reducción de dosis o suspensión. Los síntomas también son similares a la deprivación alcohólica. El paciente presenta ansiedad, inquietud, náuseas, temblor, hiperreflexia. En este caso se reintroducirá la dosis que estaba tomando previamente. En casos severos (con convulsiones, delirium...) hay que remitirle a un centro hospitalario, ya que se requerirá del control de constantes y, probablemente, de un tratamiento con fenobarbital.

g) Problemas relacionados con el consumo de cocaína

La cocaína es una sustancia consumida con relativa frecuencia en nuestro medio. En muchas ocasiones en consumo conjunto con otras sustancias.

Intoxicación por cocaína

Tiene lugar a los pocos minutos del consumo de la sustancia. Se produce una estimulación adrenérgica (hipertensión, taquicardia, hipertermia), midriasis, euforia e inquietud. En casos graves hay síntomas psicóticos (delirios paranoides, alucinaciones visuales o táctiles) y conducta violenta, pudiendo producirse arritmias ventriculares, arreflexia y crisis. En los casos leves, si lo precisa la agitación se puede dar Valium®, 5-10 mg oralmente, o Haloperidol®, 5 mg i.m. si es necesario. Los casos graves deben remitirse a un centro hospitalario, ya que precisarán de monitorización, diazepam i.v. y control cardiológico e hidroelectrolítico.

Abstinencia de cocaína

La abstinencia no suele causar un cuadro que precise de tratamiento médico.

h) Problemas relacionados con el consumo de anfetaminas

Las anfetaminas comparten acciones estimulantes sobre el sistema nervioso central con la cocaína.

Intoxicación por anfetaminas

Es similar a la de cocaína, con inquietud, labilidad afectiva, irritabilidad y, en casos graves, síntomas psicóticos, hipertermia y crisis. Los cuadros leves también se pueden tratar, si es necesario, con diazepam o haloperidol y remitir a un centro hospitalario con cuadro grave (hipertermia, crisis...) para monitorización y diazepam i.v.

Abstinencia de anfetaminas

Consiste en disforia, irritabilidad, ansiedad, rebote REM y síntomas depresivos. Hay que prestar atención a estos últimos, pero no suele ser un cuadro que se presente como urgencia.

i) Problemas relacionados con el consumo de alucinógenos

Los alucinógenos clásicos (como el LSD) y las nuevas drogas de diseño (como el MDMA o éxtasis) no producen dependencia física o síndrome de abstinencia. Una vez ingeridas, producen un cuadro con la máxima intensidad a las dos horas. Aparecen reacciones simpaticomiméticas, distorsiones perceptivas, alucinaciones, despersonalización y aumento de la sociabilidad. En los casos de "mal viaje" se tienen reacciones de pánico y la sensación de volverse loco. En este caso hay que tranquilizar al paciente, asegurarse de que está acompañado y, si es preciso, dar Valium®, 5-10 mg oralmente. En los cuadros de agresividad, alucinaciones, ideación paranoica o desorientación, se preferirán también benzodiazepinas tipo Valium®, 10-20 mg. Si es preciso se puede poner Haloperidol, 5 mg i.m. y contención física. Hay que remitir a consultas aunque se controle la clínica, ya que existen cuadros psicóticos que pueden persistir.

EL PACIENTE SUICIDA

Todo lo relacionado con el suicidio constituye una de las consultas psiquiátricas más frecuentes, acercándose al 20% del total. No es extraño si pensamos en la enorme repercusión que estos actos pueden tener sobre la persona y su ambiente. El suicidio es el acto de quitarse la propia vida y legalmente debe haber prueba de intención de morir así como la propia muerte para que el acto sea considerado un suicidio. Se trata de un acto complejo en el que intervienen gran cantidad de variables que no son sólo psicopatológicas. En los últimos años se ha ampliado el concepto de conducta suicida que englobaría desde la ideación hasta la consecución de la propia muerte pasando por otros actos que no tienen como finalidad la auto-eliminación. Estos últimos se conocen como *parasuicidios* y, a diferencia de los intentos de suicidio, no tienen como objetivo la muerte. Se les atribuye un fin instrumental diverso como por ejemplo provocar cambios en el medio, expresar un malestar, manipulación o ganancia secundaria. Por tanto, sólo deberíamos hablar de *intento de suicidio* cuando tengamos la sospecha de que el fin último del acto de autolesión es la propia muerte; de lo contrario utilizaremos los términos parasuicidio, gesto suicida o conducta autolesiva.

Aunque no seamos capaces de predecir con absoluta fiabilidad el riesgo de suicidio, dadas sus graves consecuencias personales, familiares, sociales y legales, debemos ser capaces de llevar a cabo, de forma exhaustiva, las medidas dedicadas para su prevención que van desde una adecuada evaluación clínica hasta la toma de decisiones de manejo en casos de alto riesgo. Junto con el manejo del paciente violento, el paciente potencialmente suicida es el prototipo de la situación de urgencia psiquiátrica a la que se tiene que enfrentar el médico de Atención Primaria, que ocupa un lugar privilegiado, ya que se sabe que más de dos tercios de los pacientes suicidas han consultado a un médico en el mes precedente a su muerte.

Epidemiología y aspectos clínicos

La tasa de suicidio en nuestro medio está en torno a 6 de cada 100.000 habitantes en los últimos 10 años. En los últimos años, su aumento entre los adolescentes parece compensarse con la disminución entre los ancianos, aunque sigue siendo más frecuente en pacientes con edad avanzada. Por cada mujer, cometen suicidio tres hombres, sin embargo la frecuencia de intentos de suicidio y de actos parasuicidas es mayor en mujeres (y más en las jóvenes). Otros factores de riesgo son el estado civil de soltero, divorciado o viudo, el estar desempleado, el pertenecer a una clase social baja. Un estado de enfermedad física y el hecho de padecer un trastorno mental también aumentan las probabilidades de cometer un suicidio.

Desde el punto de vista psiquiátrico más del 90% de los suicidios ocurren en sujetos que presentan trastornos psiquiátricos en el momento del suicidio[16]. El 80% de estas personas tienen trastornos depresivos, el 10% esquizofrenia y el 5% demencia o delirium. El 25% presenta además diagnóstico comórbido de dependencia de alcohol[17]. Según datos del Instituto Nacional de Estadística, en nuestro país, entre los motivos que parecen haber motivado los suicidios consumados figuran el padecer trastornos físicos (un 27% de los casos) y los problemas de la vida diaria como disgustos familiares o celos (18% de los casos). Desde el punto de vista psicológico, se ha encontrado que el sentimiento fundamental es la desesperanza.

Desglosándolo por patologías, los trastornos depresivos son los que tienen un mayor riesgo de suicidio situándose en torno al 15%. Este riesgo es especialmente alto en los primeros años después del diagnóstico. Destaca el dato de que la mitad de los pacientes no estaban siendo tratados en el momento del suicidio y de los que recibían tratamiento la mayoría lo tomaba a dosis infraterapéuticas.

En los pacientes con esquizofrenia la tasa se sitúa cercana a los trastornos depresivos, llegando al 10%. En la mayoría de los casos los pacientes presentaban síntomas depresivos y el porcentaje de suicidios por fenómenos psicóticos era mucho menor. Al igual que en los trastornos depresivos los suicidios ocurren en las primeras fases de la enfermedad. Tan frecuente como en la esquizofrenia es la tasa de suicidio en pacientes con dependencia alcohólica y la relación con ello parece ser tanto su actuación como agente causal como precipitante. Otras dependencias a tóxicos también aumentan el riesgo de suicidio haciéndolo unas 20 veces superiores a la población general. Los trastornos de personalidad también tienen un mayor riesgo de conductas suicidas y en concreto en el trastorno límite de la personalidad es frecuente que se repitan numerosos actos parasuicidas.

Evaluación del paciente suicida

Los pacientes que hay que valorar son los supervivientes de un intento autolítico, los que acuden a consulta por ideas suicidas y los que potencialmente pueden presentarlas[18].

La entrevista debe reunir unas características. La privacidad y la empatía deben tenerse en cuenta más que nunca. Los objetivos son: evaluar el estado mental, la ideación suicida y el riesgo de suicidio. La evaluación de un intento suicida incluye varios puntos[18] que se muestran en la tabla VII.

En primer lugar, deben valorarse las características del intento autolítico en sí mismo (peligrosidad...) en caso de haberlo habido, y lo que esa conducta representa para el paciente. Siempre hay que realizar una evaluación de los factores sociodemográficos de riesgo suicida y valorar los factores clínicos con una exploración psiquiátrica, fundamentalmente la presencia de depresión, alcoholismo u otro trastorno por abuso de sustancias. Por último, hay que evaluar cómo se han manejado situaciones previas similares y las vías de tratamiento de que disponemos así como posibilidades de control por parte del paciente o su entorno. Las siguientes recomendaciones nos serán útiles al evaluar a un paciente con posible ideación suicida o tras una tentativa[19]:

— Tomarse en serio toda amenaza de suicidio: como ya comentamos la mayoría de los pacientes que se suicidan han consultado previamente a un médico. Las tentativas con fin manipulativo en ocasiones también conducen al paciente a la muerte.
— El suicidio puede afectar a cualquier persona: un porcentaje del 10% no tienen psicopatología.
— Se debe preguntar por la ideación suicida: no se inducen ideas suicidas por ello y generalmente los pacientes sienten alivio al ser preguntados.
— Conseguir toda la información y apoyo posible, especialmente de familiares.
— Resulta imprescindible una actitud de comprensión y empatía para poder llegar a un juicio diagnóstico correcto que nos permita el mejor enfoque terapéutico.

Tratamiento del paciente con ideación suicida

En principio, lo fundamental es la supervisión y el evitar nuevos métodos suicidas, además del cuidado de las lesiones resultantes del intento autolítico (si lo ha habido). La conducta a seguir dependerá del riesgo, planificación, deseo de morir, psicopatología y apoyos externos. Se recomienda su remisión para la valoración de un especialista y/o ingreso a aquellos pacientes intoxicados (alcohol, otros tóxicos) o con lesiones (secundarias a un intento autolítico) que precisen de más cuidados, en pacientes "psiquiátricos" (depresión, psicosis...) y en pacientes que insisten en sus amenazas autolíticas (pese a que puedan parecer "manipulativas"). En estos pacientes habrá que informar e involucrar a familiares u otros acompañantes. En pacientes con alto riesgo (psicóticos graves, estados confusionales...) además

TABLA VII
ASPECTOS EN LA EVALUACIÓN DEL PACIENTE CON POTENCIAL SUICIDA

- Si ha habido un intento de suicidio
  - ¿Era peligroso el método?
  - ¿Creía el paciente que iba a funcionar?
  - ¿Se sintió aliviado al ser salvado?
  - ¿Intentaba transmitir un mensaje o quería morir?
  - ¿Fue impulsivo o planeado?
  - ¿Han cambiado las circunstancias psicológicas y vitales que determinaron el intento?
- Evaluar los factores sociodemográficos que implican riesgo de suicidio: edad avanzada, no casado, sexo varón, viviendo solo
- Comprobar los síndromes clínicos (depresión, alcoholismo y otros abusos de sustancias, psicosis aguda...) y síntomas específicos (alucinaciones imperativas, desesperanza...) que pueda haber
- Antecedentes familiares
- Antecedentes de intentos previos
- Respuestas a tratamientos y de qué forma se han resuelto intentos previos

habrá que valorar su contención física y vigilancia constante, incluso durante un eventual traslado.

En principio pueden ser manejados en la urgencia de atención primaria los que no tienen complicaciones físicas o trastornos mentales (sobre todo psicóticos), en los que la situación causante se ha resuelto (conflicto familiar...), no hay ideación autolítica actual y en los que se dispone de buenos apoyos sociofamiliares. En los que se cumplen estas condiciones, si se ha decidido el alta tras los cuidados médicos y la "intervención en crisis" si procede, debemos implicar a los familiares en que se ocupen del cumplimiento de lo pactado con el paciente (tomas de medicación, acudir a consultas...) y dificultar en lo posible la accesibilidad de medios de autólisis (como armas de fuego). Si se considera que está indicado un tratamiento antidepresivo, se optará siempre por los de baja letalidad en caso de sobredosis (inhibidores selectivos de recaptación de serotonina y nuevos antidepresivos similares). De forma sintomática, las benzodiazepinas pueden proporcionar alivio como ansiolítico e hipnótico, especialmente si se ha decidido iniciar un tratamiento antidepresivo que, como sabemos, tardará al menos 2 semanas en empezar a mejorar los síntomas del paciente.

PACIENTE CON ANSIEDAD

La ansiedad se puede definir como una sensación de tensión que anticipa la presencia de un daño al organismo. Es una emoción similar al miedo, pero en la que, a diferencia de éste, se desconoce la causa. Se manifiesta con síntomas a cuatro niveles: *cognitivo* (temor, insomnio, irritabilidad), *motor* (temblor, tensión muscular, fatigabilidad), *vegetativo* (disnea, palpitaciones, náuseas, sudoración, polaquiuria, escalofríos) *y conductual* (evitación o huida)[20-22].

Etiología

Ante un paciente con un cuadro de ansiedad en una consulta de urgencias, debemos plantearnos el origen de la ansiedad, cuestión que influirá sobre el tratamiento de forma fundamental, de la misma forma que hicimos en el síndrome de agitación. En la investigación de la etiología del cuadro de ansiedad suele ser útil seguir el siguiente orden: ¿responde a algún desencadenante? ¿Es secundaria a una patología orgánica? ¿Está asociada a otra patología psiquiátrica? o, finalmente, ¿es un trastorno primario de ansiedad?

La ansiedad situacional aparece como consecuencia de un problema vital. En cualquier individuo puede aparecer ansiedad aguda como forma de reacción tras un estrés abrumador (accidente, muerte o separación de un ser querido...). En ocasiones no hay un desencadenante psicosocial aparente pero, al realizar la historia clínica, la ansiedad puede aparecer relacionada con otros trastornos (ansiedad secundaria) como, por ejemplo, los trastornos médicos (como los trastornos cardiorrespiratorios o endocrinos), drogas (cafeína, cocaína, alcohol...) o fármacos (broncodilatadores, digital...). Por supuesto, también puede ser secundaria a un trastorno psiquiátrico (en un cuadro afectivo o psicótico, por ejemplo). Por último, hay una serie de casos que no se relacionan con ninguna de las causas anteriores y que podemos denominar trastornos primarios de ansiedad. En éstos aparecen los síntomas de ansiedad simplemente por enfrentarse a un objeto o situación concreta (fobia específica o simple), en relación con un acontecimiento social (fobia social), como reacción a la existencia de obsesiones y compulsiones (trastorno obsesivo compulsivo) o tras un acontecimiento dramático (trastorno por estrés postraumático). Cuando tampoco responde a ninguna de esas situaciones y se presenta de forma casi continua y durante largo plazo (meses) se le denomina trastorno por ansiedad generalizada y cuando aparece en forma de episodios súbitos, intensos e inesperados de ansiedad o angustia constituye el cuadro del ataque de pánico. Este último es el más característico (con mucho) de los servicios de urgencias.

En el trastorno de angustia (o trastorno por ataques de pánico), aunque puede haber sucesos desencadenantes, habitualmente de forma inesperada el paciente presenta ansiedad intensa, palpitaciones, disnea, mareo y sensación de muerte. La duración es variable, habitualmente de unos minutos (p.ej., 15-30) tras los cuales remite. Si se suceden los ataques, el paciente puede comenzar a evitar situaciones en las que pudiera sobrevenir un nuevo ataque (estar solo, salir a la calle, entrar en supermercados o aglomeraciones...), pudiendo llegar a una auténtica fobia (agorafobia). Para diagnosticar este trastorno, podemos utilizar los criterios CIE-10 o DSM-IV (estos criterios y otras características del cuadro se comentan con más detalle en el capítulo realizado por Vallejo Ruiloba para este libro).

Tratamiento del paciente con ansiedad

Inicialmente y tras descartar otra patología (analítica pertinente, bioquímica, ECG...), hay que informar al paciente de que no padece una enfermedad física grave (evitando la expresión "usted no tiene nada", que incrementaría su ansiedad). Pueden ser útiles técnicas de relajación sencillas, como mandarle respirar lenta y profundamente, con los músculos del diafragma en vez de con los intercostales. Si es preciso un tratamiento farmacológico, las benzodiazepinas son el tratamiento de elección.

En la ansiedad situacional debe mostrarse una actitud empática, proporcionar apoyo y la oportunidad de expresarse, además de recurrir a los apoyos sociales disponibles, etc. (como se ha comentado en la "intervención en crisis"). En el momento puede darse cualquier benzodiazepina de absorción rápida vía oral como diazepam (5-10 mg), cloracepato dipotásico (unos 10-50 mg) o lorazepam (1-2 mg). Si es preciso se puede pautar a corto plazo (días a pocas semanas).

En la ansiedad secundaria a trastornos médicos debe tratarse el trastorno de base. Si es preciso, el lorazepam (1-2 mg), por su metabolismo, puede ser de elección en ancianos y hepatópatas. En la ansiedad secundaria a medicación conviene evaluar las dosis (y controlar niveles si es posible, como en la digital). Se pueden dar benzodiazepinas según la pauta anterior.

En la ansiedad secundaria a otro trastorno psiquiátrico hay que tratar el cuadro de base (p.ej., ajustar la dosis de antidepresivos en un paciente depresivo, o reevaluar la dosis de neuroléptico en un esquizofrénico con empeoramiento de la clínica psicótica) y asociar benzodiazepinas según la pauta anterior si se precisa. De la misma forma, habrá que tratar los trastornos primarios de ansiedad, además de remitir al paciente a consultas con un especialista, si es preciso.

En el caso del trastorno de angustia, en primera instancia interesa disminuir los síntomas lo antes posible. En este sentido, el diazepam (5-10 mg) y el cloracepato dipotásico (25-50 mg) son de las benzodiazepinas que se absorben más rápidamente por vía oral. Hay que recordar que la absorción por vía i.m. resulta muy errática, por lo que no es recomendable. En pocos casos se pueden proporcionar por vía i.v. lentamente (sólo si se dispone de medidas de reanimación). En ocasiones, el alprazolam (0,5-1,5 mg) se absorbe rápidamente por vía sublingual. Si hay síntomas de hipercapnia (parestesias...) debe hacérsele respirar al paciente en una bolsa de papel para normalizarla. Se debe insistir en que respire de forma lenta y profunda.

Una vez resuelta la crisis, hay que evaluar el tratamiento profiláctico para evitar la aparición de nuevos ataques. Se debe recordar que en este sentido son útiles el alprazolam (inicialmente hasta 1-3 mg/día en dosis crecientes), además de los antidepresivos (paroxetina 20-40 mg/día; sertralina, 25-100 mg/día; imipramina y clomipramina, 75-250 mg/día). Se deben ajustar las dosis si tomaba tratamiento o iniciarle si procede.

En principio se remitirán al especialista los cuadros secundarios a otros trastornos psiquiátricos que se encuentren francamente "descompensados". La mayoría de las veces los cuadros situacionales se resuelven en la misma urgencia. Los cuadros secundarios a patología orgánica o a medicaciones o tóxicos deben ser subsidiarios de control por su médico de cabecera, lo mismo que los trastornos primarios de ansiedad (incluidas las crisis de angustia) no complicados.

PACIENTE CON SÍNTOMAS PSICÓTICOS

En un sentido amplio, los síntomas psicóticos se entienden como la presencia de delirios, alucinaciones o un lenguaje o comportamiento gravemente desorganizado. En general, el término "psicótico" implica un deterioro del juicio de la realidad. El cuadro típico con síntomas psicóticos es el paciente con una esquizofrenia. También los pueden presentar los cuadros afectivos (depresivos o maníacos) y la paranoia, entre otros menos frecuentes. Como cualquier síntoma psiquiátrico, puede ser consecuencia de un trastorno médico conocido o secundario a drogas legales o ilegales.

En ocasiones, un paciente que padece síntomas psicóticos se presenta en la urgencia con otros síntomas, como agitación, ideación autolítica o ansiedad, y habrá que tratar adecuadamente la queja motivo de consulta. Otras veces, el paciente se presenta con síntomas derivados de la clínica psicótica. Las formas de presentación se pueden incluir dentro de tres grupos: síntomas psicóticos de nueva aparición, descompensación psicótica en un paciente con antecedentes y quejas derivadas del tratamiento con antipsicóticos.

Primer episodio

Es relativamente raro encontrar en la urgencia de atención primaria a un paciente con psicosis aguda sin antecedentes previos. En caso de que así sea, deberá realizarse una historia y una exploración, como hemos comentado antes con especial interés en la historia del consumo de tóxicos y de antecedentes médicos (tabla I) y el examen del estado mental, ya que cualquier alteración del nivel de conciencia nos hará pensar en una causa orgánica (habitualmente un delirium). También las alucinaciones visuales o táctiles sugieren una etiología orgánica. A falta de otros hallazgos, una ideación delirante autorreferencial o paranoide, junto con alucinaciones auditivas, sugieren un cuadro de esquizofrenia; una clínica depresiva previa y síntomas psicóticos de ruina, culpa o hipocondría apuntan a una depresión con síntomas psicóticos; unos delirios megalomaníacos con ánimo expansivo sugieren manía psicótica y un delirio paranoide "creíble", bien estructurado, de larga duración y con conservación de otras áreas sugiere un trastorno delirante. En este caso siempre es aconsejable una valoración especializada.

Si hay otra clínica (agresividad, ideación autolítica o heterolítica), el deterioro del juicio de la realidad es severo, la conciencia de enfermedad escasa o hay escasos apoyos familiares; se impone la remisión al centro de referencia para la valoración psiquiátrica y posibilidad de ingreso. Si es preciso, se puede administrar medicación según las pautas comentadas en el apartado de "agitación psicomotriz" (fig. 2).

Si la clínica no es severa y se cuenta con la colaboración del paciente (conciencia de enfermedad) y de la familia, estaría indicada la remisión preferente a su unidad de salud mental de referencia. Hasta una valoración más detenida allí, podría pautarse ya un antipsicótico clásico como el Haloperidol®, unos 5 mg/día (40 ó 50 gotas o medio comprimido por la noche) inicialmente (dependiendo del peso del paciente) u otro a dosis equivalentes (Zyprexa® 1 comprimido 10mg, Riperdal solución 3 ml...). En sujetos jóvenes puede asociarse de entrada un anticolinérgico como trihexifenidil (Artane®, unos 5 mg/día) o biperideno (Akineton®, unos 4 mg/día). Si hay ansiedad o insomnio importante asociado se deben añadir benzodiazepinas. En nuestro medio aproximadamente dos tercios de los pacientes con un primer episodio de psicosis precisó ingreso para su tratamiento, por lo que si quedan dudas acerca del manejo será conveniente la valoración por un especialista de forma urgente.

Descompensación psicótica

Una situación más frecuente es la del paciente que presenta síntomas psicóticos y que tiene antecedentes de tratamiento por un cuadro psicótico crónico (habitualmente una esquizofrenia). Muchas veces es la familia la que refiere estos antecedentes. Habitualmente, la reaparición de la clínica psicótica ha sido secundaria a un abandono o disminución del tratamiento (por prescripción médica o por incumplimiento terapéutico), al consumo concomitante de tóxicos (sobre todo "porros" o alcohol), de forma secundaria a acontecimientos estresantes o a una mezcla de ellos. Los criterios de derivación urgente son los mismos que los del primer episodio. Si se decide tratamiento ambulatorio se reintroducirá la dosis que tomaba antes de la descompensación. Si se desconoce la dosis previa se puede comenzar por una pauta de medicación como la citada para el primer episodio.

Efectos secundarios atribuibles a tratamiento con antipsicóticos

De los diversos efectos secundarios que pueden causar estos medicamentos, son frecuentes las consultas urgentes por reacciones distónicas, temblor y acatisia. Otros efectos, como el síndrome neuroléptico maligno o la discinesia tardía, no suelen ser causa de consulta urgente y se exponen en el capítulo correspondiente a los antipsicóticos de este libro.

En la distonía aguda, el paciente, generalmente joven y con neurolépticos potentes, durante los primeros días del tratamiento presenta una contracción sostenida y dolorosa que afecta a los grupos musculares potentes, generalmente de cuello (como torticolis), espalda, lengua o como desviación de ojos, habitualmente hacia arriba. El tratamiento de elección será biperideno i.m. (Akineton®, 1 ampolla). En ocasiones se puede poner i.v. Una vez resuelta, se pueden pautar anticolinérgicos para tratamiento ambulatorio: trihexifenidil (Artane®, unos 5 mg/día) o biperideno (Akineton®, unos 4 mg/día).

El temblor suele responder bien a anticolinérgicos según la pauta anterior. Como el cuadro es menos dramático, no acostumbra a ser necesario el tratamiento parenteral. La acatisia consiste en una sensación subjetiva de necesidad de moverse, inquietud a veces referida como "calambres en las piernas". No debe confundirse con un cuadro de agitación (lo que haría aumentar los neurolépticos y empeorar el cuadro). A veces interfiere con el sueño de forma importante. Se puede intentar tratamiento con anticolinérgicos a las dosis anteriores. A veces son más eficaces las benzodiazepinas (como Valium®, 10 mg/día en dos tomas, u Orfidal®, 3 mg/día en tres tomas). También se usa el propranolol (Sumial®, 30-60 mg/día en tres tomas).

PACIENTE CON SÍNTOMAS DEPRESIVOS

El paciente que presenta síntomas depresivos (tristeza, pérdida de interés, anergia...) puede padecer un episodio depresivo, un trastorno depresivo recurrente o un trastorno bipolar, entre otros. En la mayor parte de los casos el paciente con síntomas depresivos es atendido en la urgencia por ideación suicida o síntomas ansiosos asociados. Caso de hacerlo así, se procederá según la queja de presentación. A veces, el paciente con síntomas depresivos se presenta manifestando clínica eminentemente depresiva y se solicita ayuda por la pena, tristeza, desesperanza, desinterés, ideas de minusvalía u otros. En estos casos no debemos olvidar preguntarnos una serie de cuestiones básicas:

— *¿Presenta el paciente realmente un síndrome depresivo?* Para ello deberemos realizar una exploración psiquiátrica.
— *¿Es secundario el cuadro a patología médica o fármacos?* Punto que, como hemos visto, siempre debemos preguntarnos.
— *¿Presenta el paciente síntomas psicóticos o ideas suicidas?* Ya que ambas se pueden dar con cierta frecuencia en los cuadros depresivos y son las dos situaciones que entrañan un mayor riesgo.
— *¿Es correcto el tratamiento?*

El tratamiento que se le puede ofrecer al paciente en el marco de un servicio de urgencias es de tres tipos:

Tratamiento antidepresivo

Aunque la urgencia no es el marco para introducir un tratamiento antidepresivo, podemos ajustar la dosis si es preciso, ya que en ocasiones las dosis son infraterapéuticas o es posible un aumento de una dosis ya terapéutica. Deberían tomarse unos 75-300 mg/día de tricíclicos, 20-40 mg/día de flouxetina o paroxetina o dosis equivalentes de otros antidepresivos. Además, habrá que insistir al paciente en que el efecto antidepresivo comienza a las 2-3 semanas de alcanzar las dosis terapéuticas. Se puede aprovechar para recordar al paciente consejos sencillos que contribuyen a aliviar los síntomas depresivos (para más detalles véase el capítulo sobre la depresión en este libro).

Tratamiento sintomático

Si hay clínica depresiva, pero gran parte del malestar del paciente se puede atribuir a ansiedad o insomnio, se pueden pautar benzodiazepinas.

Tratamiento de los efectos secundarios

Los pacientes en los que se ha identificado anteriormente un cuadro depresivo y se encuentran con tratamiento antidepresivo, pueden presentar efectos adversos a este tratamiento. Con los antidepresivos tricíclicos (imipramina, clomipramina, amitriptilina) es común la presentación de efectos anticolinérgicos (estreñimiento, sequedad de boca). Para éstos se puede administrar suplementos dietéticos (fibra...) o laxantes. También zumos, chicles o caramelos ácidos sin azúcar para la sequedad de boca. La hipotensión ortostática debe controlarse con hidratación adecuada y con postura supina. Los tricíclicos también pueden causar toxicidad cardíaca, sobre todo en caso de sobredosis. Los inhibidores selectivos de recaptación de serotonina (fluoxetina, fluvoxamina, paroxetina, sertralina, citalopram) y nuevos fármacos relacionados (venlafaxina, mirtazapina) no presentan efectos anticolinérgicos; sin embargo, pueden darse los primeros días del tratamiento náuseas, cefalea, mareo, disfunción sexual o inquietud de tipo acatisia (esta última sobre todo con la fluoxetina). Si son leves, durante la primera semana puede esperarse con igual o menor dosis (las náuseas, sobre todo, suelen ser transitorias). Si es necesario se pueden asociar antieméticos (para las náuseas) o benzodiazepinas (para la inquietud). Los IMAO (tranilcipromina, fenelcina) se utilizan escasamente en la actualidad. Es frecuente la hipotensión como efecto adverso. Cuando no se respetan las restricciones dietéticas se puede desencadenar una reacción adrenérgica con cefalea, hipertensión y arritmia. El tratamiento se basa en la clorpromazina (Largactil®, 50 mg vía i.m.) y en casos graves, fentolamina i.v. En pacientes en tratamiento con sales de litio (Plenur®) con dosis terapéuticas (0,5-1,5 mEq/l) puede producirse diarrea leve, náusea, poliuria y polidipsia o temblor (que mejora con propranolol, 10-60 mg/día). En casos de sobredosis, deshidratación, restricción de sodio (dietas) o asociación con diuréticos o AINE pueden subir los niveles de litio. Se manifiestan signos de toxicidad (temblor grueso, disartria, ataxia, irritabilidad muscular, confusión) a partir de 1,5 mEq/l. Ante esta clínica hay que remitir al centro hospitalario de referencia para determinación de litemia, soporte hidroelectrolítico y, eventualmente, diálisis.

LECTURAS RECOMENDADAS

Hyman SE, Tesar GE: Manual de urgencias psiquiátricas. 3ª edición. Barcelona, Masson-Little, Brown, 1996.

Sumamente práctico, resume los diagnósticos diferenciales y principios terapéuticos de una amplia gama de situaciones psiquiátricas. Contribuirá a la toma de decisiones en las urgencias, con un razonamiento detallado de la recomendación de los diversos procedimientos, tanto desde el punto de vista psicológico como médico.

Chinchilla A: Manual de urgencias psiquiátricas. Barcelona, Masson, 1º edición, reimpresión revisada, 2004.

Destinado a médicos en formación (psiquiatras o no) y a médicos de atención primaria, la obra se centra en el manejo práctico. Intenta mostrar pautas generales sobre los conceptos básicos y las situaciones más frecuentes. Resulta útil para el abordaje de las urgencias psiquiátricas hospitalarias y extrahospitalarias. Aporta datos actualizados de la atención en nuestro medio.

BIBLIOGRAFÍA

1. Fauman BJ: Other psychiatric emergencies. En: Kaplan HI, Sadock BJ (eds.): *Comprehensive textbook of psychiatry*. Sixth edition. Baltimore, Williams & Wilkins, 1995.

2. Bulbena A, Martín-Santos R: Urgencias psiquiátricas. En: Vallejo J (director): *Introducción a la psicopatología y la psiquiatría*. 4ª edición. Barcelona, Masson, 1998.

3. Goldberg D, Huxley P: *Mental illness in the community: The pathway to psychiatric care*. Londres, Tavistock, 1980.

4. Artal JA, Sáenz MA, Mirapéix C, Arias M, Cuesta MJ, Moreno P, Saracho E, Díez-Manrique JF, Vázquez-Barquero JL: Urgencias psiquiátricas: aspectos sociodemográficos y asistenciales (análisis comparativo con un estudio previo). *Actas Luso-Esp. Neurol. Psiquiatr* 1988; 16:255-264.

5. Campbell RJ: *Psychiatric dictionary*. Seventh Edition. New York, Oxford University Pres, 1996.

6. Bierer BE, Bierer MF: Síntomas psiquiátricos de enfermedades médicas y toxicidad por fármacos. En: Hyman SE, Tesar GE (eds.): *Manual de urgencias psiquiátricas*. Barcelona, Masson, 1996.

7. Gordon C: Intervención en crisis: Enfoque general. En: Hyman SE, Tesar GE (eds.): *Manual de urgencias psiquiátricas*. Barcelona, Masson, 1996.

8. Batagglia J: Is this patient dangerous? 5 steps to asses the risk for violence. *Current Psychiatry* 2004 Feb; 3:14-21.

9. Battaglia J: Pharmacological management of acute agitation. *Drugs* 2005; 65(9):1207-22.

10 Tardiff K: The current state of psychiatry in the treatment of violent patients. *Archives of General Psychiatry* 1992; 49:493-499.

11. Battaglia J, Moss S, Rush J, Kang J, Mendoza R, Leedom L, Dubin W, McGlynn C, Goodman L: Haloperidol, lorazepam, or both for psychotic agitation? A multicenter, prospective, double-blind, emergency department study. *American Journal of Emergency Medicine* 1997; 15:335-340.

12. Sullivan JT, Sykora K, Schneiderman J, Naranjo CA, Sellers EM: Assessment of alcohol withdrawal: the revised clinical institute withdrawal assessment for alcohol scale. *British Journal of Addiction* 1989; 84:1353-1357.

13. Saitz R, O'Malley S: Pharmacotherapies for alcohol abuse. *Medical Clinics of North America* 1997; 81:881-907.

14. Mayo-Smith MJ for the American Society of Addiction Medicine Working Group on Pharmacological Management of Alcohol Withdrawal: Pharmacological management of alcohol withdrawal. A meta-analysis and evidence-based practice guideline. *JAMA* 1997; 278:144-51.

15. Weiss RD, Greenfield SF, Mirin SM: Intoxicación y síndromes de abstinencia. En: Hyman SE, Tesar GE (eds.): *Manual de urgencias psiquiátricas*. Barcelona, Masson, 1996.

16. Ghosh TB, Victor BS: Suicidio. En: Hales RE, Yudofsky SC, Talbott JA (eds.): *Tratado de Psiquiatría. The American Psychiatric Press*. Ancora, 1996.

17. Kaplan HI, Sadock BJ: Psychiatric emergencies. En: Kaplan HI, Sadock BJ, Grebb JA (eds.): Kaplan and Sadock's. *Synopsis of Psychiatry*. Ninth Edition. Williams & Wilkins, 2003.

18. Hirschfeld RMA, Russell JM: Assessment and treatment of suicidal patients. *The New England Journal of Medicine* 1997; 337 (13):910-915.

19. García Resa E, Braquehais Conesa D: El paciente suicida. En Chinchilla A. *Manual de Urgencias Psiquiátricas*. 1ª edición, reimpresión revisada Barcelona, Masson, 2004.

20. Hollander E, Simeon D, Gorman MJ: Trastornos de ansiedad. En: Hales RE, Yudofsky SC, Talbott JA (eds.): *Tratado de psiquiatría. The American Psychiatric Press*. Segunda edición. Ancora SA, 1996.

21. Kercher E: Anxiety. *Emergency Clinics of North America* 1991; 9 (1):161-187.

22. Tesar GE, Rosenbaum JF: Paciente ansioso. En: Hyman SE, Tesar GE (eds.): *Manual de urgencias psiquiátricas*. 3ª edición. Masson-Little, Brown SA, 1996.

IV.
TRATAMIENTO Y MANEJO DEL PACIENTE CON ENFERMEDAD MENTAL EN ATENCIÓN PRIMARIA

4.1

Uso clínico de los fármacos ansiolíticos e hipnóticos

SARA GONZÁLEZ VIVES, LUISA PELETEIRO Y JOSÉ LUIS CARRASCO

TRATAMIENTO FARMACOLÓGICO DE LOS TRASTORNOS DE ANSIEDAD

La ansiedad patológica y la depresión tienen importantes afinidades tanto clínicas como biológicas, y en muchas ocasiones se superponen o se suceden la una a la otra, por lo que no es sorprendente que los tratamientos efectivos para la depresión resulten también útiles para los trastornos de ansiedad. En las décadas de 1970 y 1980 se empezó a observar que ciertos antidepresivos tricíclicos y algunos IMAO resultaban efectivos en el tratamiento del trastorno de pánico, y que en concreto la clomipramina resultaba efectiva en el tratamiento del trastorno obsesivo compulsivo. Se comenzó a descubrir que algunos antidepresivos se solapaban con los ansiolíticos en el tratamiento de determinados subtipos de trastorno de ansiedad, o en las mezclas de ansiedad y depresión. En los 90, los inhibidores selectivos de la recaptación de serotonina, pasaron a considerarse los tratamientos preferidos de primera línea para determinados subtipos de trastornos de ansiedad. Sin embargo, no todos los antidepresivos son ansiolíticos eficaces (como por ejemplo, la desipramina y el bupropión), y otros están todavía en estudio (como la nefazodona, o la mirtazapina). Las benzodiacepinas se convirtieron en tratamiento de segunda línea o en tratamiento de potenciación. Recientemente la venlafaxina se ha convertido en el primer agente aprobado tanto para tratar el estado de ánimo en la depresión, como la ansiedad en el trastorno de ansiedad generalizada. Los antidepresivos tricíclicos parecen ser de inicio más lento, pero quizás más eficaces incluso que las benzodiacepinas en el tratamiento del trastorno de ansiedad generalizada.

El tratamiento farmacológico debe ser instaurado considerando siempre las cinco posibles procedencias de los síntomas de la ansiedad: a) un trastorno primario, b) un síntoma dentro de una enfermedad médica, c) secundaria al hecho de enfermar, d) un síntoma dentro de una enfermedad psiquiátrica, y d) secundaria a la toma de fármacos[7].

Tratamiento con benzodiacepinas

La favorable acción farmacológica y el bajo nivel de efectos adversos que ocasionan han sido factores determinantes de su rápida difusión, así como por su prevalencia sobre el meprobamato y los barbitúricos hasta entonces en uso.

Su estructura química consiste en un anillo de benceno fusionado al anillo diacepínico de siete lados.

Poseen un núcleo químico común, con dos átomos de nitrógeno en las posiciones 1 y 4, ó 1 y 5 del anillo diacepínico (anillo B). Todas las benzodiacepinas clínicamente relevantes poseen un segundo anillo de benceno unido al carbono 5 del anillo B, pudiéndose subclasificar según las sustituciones del anillo diacepínico. Son sustancias liposolubles, de fácil cristalización y carácter básico salvo el oxazepam y lorazepam.

Farmacocinética

Es muy importante para establecer el criterio de selección de las diferentes benzodiacepinas. Aunque los efectos de todas ellas son parecidos, las propiedades farmacocinéticas permiten diferenciarlas y separarlas en grupos según su vida media (tabla I).

Absorción

Tras su administración por vía oral, se absorben con facilidad, alcanzando la máxima concentración entre las 2 y las 4 horas. El diazepam, lorazepam, alprazolam, triazolam, y midazepam son las que más rápido se absorben. Retrasan la absorción tanto la ingesta continuada de benzodiacepinas, como la administración de antiácidos, antidepresivos tricíclicos y anticolinérgicos. La biodisponibilidad es casi completa. La absorción intramuscular y rectal es errática. La vía intramuscular alcanza niveles plasmáticos inferiores a los de la vía oral, siendo el lorazepam el único que se absorbe rápida y completamente por esta vía (pero que no está comercializado aún es España para la vía intramuscular).

Tabla I
Principales benzodiazepinas

Alprazolam: dosis inicio: 0,25 mg/8h; mantenimiento: 0,5-1 mg/8h; dosis máx.: 10 mg/día; ancianos: 0,25 mg/8h. Presentación: Alprazolam genérico, Trankimazin®, Trankimazin Retard®. Observaciones: puede crear dependencia por la vida media corta. Se utiliza como fármaco de rescate en crisis de ansiedad y para tratar síntomas de ansiedad. La forma Retard produce menos "efecto rebote", por su liberación más mantenida. Forma farmacéutica: comprimidos.

Bromazepam: dosis adulto: 1,5-6 mg/8h; dosis máx.: 12-18 mg/día; ancianos: 1,5-3 mg/12-24 h. Presentación: Lexatín®. Forma farmacéutica: cápsulas.

Clobazam: dosis adulto: 10 mg/8-12h; dosis máx.: 30 mg/día; ancianos: 15 mg/24 h. Presentación: Noiafren®. Forma farmacéutica: comprimidos. Observaciones: anticonvulsivo.

Clonazepam: dosis adulto: 0,5 mg/8h incrementando 0,5-1 mg cada tres días, hasta alcanzar dosis de mantenimiento 0,02 mg/kg/día; dosis máx.: 20 mg/día. Presentación: Rivotril®. Observaciones: parece que tiene cierto efecto antiobsesivo. Se usa también para el tratamiento de la epilepsia generalizada: ausencias, y mioclonías, y para el tratamiento del estatus epiléptico. Formas farmacéuticas: comprimidos, gotas y ampollas.

Cloracepato: dosis adulto: 7,5-7 mg/8-12h; dosis máx.: 100 mg/día; ancianos: 7,5-15 mg/24h. Presentación y forma farmacéutica: Dorken® (comprimidos), Nansius® (cápsulas), Tranxilium® (cápsulas, comprimidos sólo de 50 mg, sobres y vial). Observaciones: al ser de vida media larga, se usa para deshabituación de benzodiacepinas.

Diazepam: dosis adultos: 2-10 mg/6-12h; dosis máx.: 60 mg/día; anciano: 2,5 mg/6-8h. Presentación y forma farmacéutica: Diazepam genérico (comprimidos, gotas, viales, y supositorios), Pacium® (lleva 10mg de piridoxina asociado. Cápsulas), Tepazepam® (lleva 50 mg de sulpirida y 5 mg de piridoxina asociados. Cápsulas), Valium® (comprimidos y ampollas). Observaciones: se usa también en las convulsiones febriles.

Ketazolam: dosis adulto 15-60 mg/24h; dosis máx.: 90 mg/día; ancianos: 15 mg/24h. Presentación: Marcen®, Sedotime®. Forma farmacéutica: cápsulas.

Lorazepam: dosis adulto: 1-3 mg/8-12h dosis máx.: 10 mg/día; ancianos: 1-2 mg/12h. Presentación: Idalprem®, Lorazepam genérico, Orfidal®, Sedicepan®. Forma farmacéutica: comprimidos. Observaciones: benzodiacepina recomendada en pacientes con patología hepática. Se usa como fármaco de rescate en crisis de ansiedad y para tratar síntomas ansiedad. En la urgencia muy útil el uso sublingual del fármaco. Por su vida media corta puede crear dependencia con facilidad. También para el estatus epiléptico.

Oxazepam: dosis adulto: 10-30 mg/6-8h; dosis máx.: 90 mg/día; ancianos: 10 mg/8h. Presentación y forma farmacéutica: Adumbran® (comprimidos).

Distribución

Circulan por la sangre unidas a las proteínas (entre un 85 y un 100%). Atraviesan la barrera hematoencefálica y tienden a acumularse en el tejido cerebral. Paralelamente se acumulan en el tejido graso. Pasan a la leche materna, aunque rara vez se han descrito efectos adversos en el lactante. También atraviesan la placenta, alcanzando niveles parecidos en el feto a las pocas horas de la ingesta materna.

Metabolismo

En el hígado sufren oxidación, desmetilación, hidroxilación y desalquilación. Los productos resultantes se conjugan con el ácido glucurónico para su inactivación y excreción. El loracepam y el oxacepam no sufren el proceso de oxidación, por lo que son los más indicados en pacientes con insuficiencia hepática o en ancianos. Excreción: por vía urinaria. Entre un 60 y un 80 % de la dosis se elimina en forma de metabolitos inactivos oxidados o conjugados, mientras que un 1% se excreta de manera no metabolizada. El 10% se excreta por las heces.

Farmacodinámica

Estos fármacos producen cuatro efectos principalmente: ansiolítico, anticonvulsionante, miorrelajante y sedante-hipnótico. Las benzodiacepinas se unen a receptores específicos asociados con los sitios de unión del GABA y con los canales del cloro. Estos receptores predominan en el córtex y en el sistema límbico. Existen por lo menos cinco subtipos de receptores benzodiacepínicos. Se cree que las acciones en estos receptores constituyen la base de todas las acciones de las benzodiacepinas, tanto las deseables, como las indeseables. La unión de las benzodiacepinas a sus receptores, aumenta la afinidad de los receptores GABA por el GABA, y por tanto, aumenta el flujo de iones cloruro hacia la neurona, ésta se carga negativamente con respecto al medio, siendo más difícil de excitar. Las benzodiacepinas son moduladores alostéricos positivos de la neurotransmisión inhibidora rápida del GABA. El GABA es el principal neurotransmisor inhibidor del SNC y está presente en todas las regiones del cerebro y de la médula espinal. El neurotransmisor GABA interactúa selectivamente con su receptor GABA A, el sitio receptor primario de este complejo receptor de canal de cloro GABA-benzodiacepinas. Este complejo receptor actúa controlando un canal iónico de cloro que media en la neurotransmisión rápida. Las benzodiacepinas se unen al receptor y también afectan a la conductancia del cloro, pero logran su efecto sobre el cloro modulando alostéricamente el sitio de unión del receptor GABA A, que a su vez modula al canal del cloro. Por lo tanto cuando una benzodiacepina se une a su receptor, no ocurre nada si el GABA no se encuentra unido también a su propio sitio receptor GABA A. Cuando están unidos el GABA y la benzodiacepina, se produce un gran aumento en la capacidad del GABA para incrementar la conductancia del cloro a través del canal. La principal función del GABA es frenar el exceso de activación corticolímbica en los individuos.

El flumazenil es un antagonista que bloquea las acciones de las benzodiacepinas y revierte dichas acciones. La administración crónica de benzodiacepinas, causan en el receptor adaptaciones que probablemente son las responsables de la producción de dependencia y de síndrome de abstinencia.

Efectos adversos

En general son fármacos seguros, efectivos, y bien tolerados. Sólo un 10% presenta efectos adversos, siendo el más común la hipersedación (somnolencia, déficit de la capacidad de atención y concentración, y alteración de la coordinación motora y de algunas funciones cognitivas), que se relaciona directamente con la dosis, el tiempo de administración y la edad del paciente. Este efecto secundario suele aparecer durante la primera semana, y se resuelve en la segunda semana gracias al fenómeno de tolerancia. Otros efectos secundarios son el vértigo, nistagmo, disartria, ataxia, y raramente parestesias. En general el efecto secundario depende en gran medida de la dosis y de la vía de administración. Las benzodiacepinas a dosis muy elevadas pueden llegar a la incoordinación motora, hipotonía, desorientación y depresión respiratoria. Las reacciones paradójicas aparecen en pacientes psiquiátricos y en ancianos. Pueden darse con cualquier benzodiacepina, pero al parecer es más frecuente con triazolam. Son cuadros de hostilidad e irritabilidad, desorientación temporoespacial, con sueños vívidos e hiperactividad, pesadillas, ideas suicidas, hiperreflexia, llegando a producirse cuadros psicóticos de intensa agitación. Parece que su mecanismo está en relación con la acción inhibidora de la conducta que la ansiedad misma puede tener. Al disminuir la ansiedad, se produce una desinhibición de conductas irritables y agresivas. El tratamiento se basa en la administración de neurolépticos, o en casos graves de flumazenil. Además en el caso de los ancianos con deterioro orgánico cerebral, pueden producir un estado confusional. Con respecto a la depresión respiratoria es rara cuando se administra vía oral (salvo cuando se administra con otros depresores del SNC, o existen alteraciones previas del nivel de conciencia, en ancianos, o en enfermos con enfermedades respiratorias de base). El tratamiento es la administración de flumazenil. Otro posible efecto secundario con las benzodiacepinas de vida media corta es la ansiedad que aparece entre las distintas tomas, problema que se resuelve administrando benzodiacepinas de vida media más prolongada.

Otros efectos secundarios

A nivel cardiovascular (taquicardia, palpitaciones), a nivel cutáneo (erupción maculopapulosa o urticariforme, prurito, fotosensibilidad) a nivel digestivo (estreñimiento, sequedad de boca, náuseas, sabor metálico, vómitos, y excepcionalmente elevación de transaminasas y colestasis), a nivel genitourinario (dificultad miccional, retención urinaria, incontinencia, reducción de la libido, alteraciones menstruales), leucopenia, anemia hemolítica, aplasia medular, eosinofilia, ginecomastia, galactorrea, diplopía, visión borrosa, fiebre, rabdomiolisis.

Intoxicación

El tratamiento si existe depresión respiratoria o coma se basa en la administración de flumazenil. El riesgo de muerte es casi nulo, a no ser que se asocie con otros fármacos depresores o alcohol.

Tolerancia

Se instaura de forma lenta para los efectos ansiolíticos, e hipnóticos, aunque no ocurre en la mayoría de los pacientes.

Dependencia y síndrome de abstinencia

La dependencia se manifiesta al aparecer síntomas de abstinencia, como ansiedad, temblor, fasciculaciones, convulsiones, y alucinaciones visuales, al retirar la medicación. Los síntomas de abstinencia son más intensos con las benzodiacepinas de vida media corta.

Para evitar la dependencia se recomienda que el tratamiento dure el menor tiempo posible, y retirarlas de manera gradual (2 mg cada 2 semanas, suponiendo que estuviera con 20 mg/día de diazepam, o dosis equivalentes de otros fármacos). Los pacientes con trastornos de la personalidad presentan síntomas de abstinencia con más frecuencia. La mayoría de los pacientes no presentan síndrome de abstinencia cuando se realiza la retirada gradual (tabla II).

Interacciones

Las principales interacciones de las benzodiacepinas son las siguientes:

Por sumación de efectos > depresores del SNC (depresión respiratoria), especial atención con el etanol (reducción de la coordinación motora) y los antihistamínicos, neurolépticos, betabloqueantes, estimulantes alfa-adrenérgicos.

Por inhibición metabólica > fluoxetina, fluvoxamina, los anticonceptivos orales, paroxetina (incremento toxicidad o efecto benzodiacepinas), abuso agudo de alcohol, eritromicina, isoniazida. Aumentan la biodisponibilidad e incrementan la toxicidad de las benzodiacepinas.

Situaciones especiales

Embarazo: se ha descrito incremento de la incidencia de anomalías congénitas, tales como paladar hendido, y labio leporino, por el uso de benzodiacepinas durante el primer trimestre del embarazo. Se recomienda no usar estos fármacos, especialmente en los tres primeros meses. El uso crónico de benzodiacepinas durante el embarazo puede producir síndrome de abstinencia en el recién nacido. Las madres tratadas los días previos o durante el parto con benzodiacepinas pueden tener hijos con hipotonía o depresión respiratoria.

Lactancia: se ha demostrado que las benzodiacepinas atraviesan la leche materna. El lactante pue-

TABLA II
EQUIVALENCIAS ENTRE BENZODIAZEPINAS

Benzodiacepina	*Dosis Equivalente Vía Oral en mg*
1. Alprazolam	0,5 mg
2. Bromazepam	5-6 mg
3. Clobazam	20 mg
4. Clonazepam	0,5 mg
5. Cloracepato	15 mg
6. Diazepam	10 mg
7. Flunitrazepam	1 mg
8. Lorazepam	1 mg
9. Lormetazepam	1-2 mg
10. Nitrazepam	10 mg
11. Oxazepam	20 mg
12. Triazolam	0,5 mg

de presentar somnolencia y pérdida de peso. Utilizar con precaución, y si fuera necesario, se recomienda suspender la lactancia.

Niños: Se recomienda no utilizarlas, o hacerlo a dosis muy bajas.

Ancianos: el lorazepam y el oxazepam utilizan en su metabolismo la ruta de la glucoconjugación, mientras que el resto se metabolizan por oxidación. En el anciano la oxidación microsomal se hace menos eficaz, por lo que en la mayoría de las benzodiacepinas hay que tener cautela, y reducir la dosis a la mitad. La glucoconjugación apenas se modifica con la edad.

Insuficiencia hepática: se recomienda evitar dosis elevadas, y preferiblemente usar oxacepam y lorazepam, que se transforman en metabolitos inactivos.

Insuficiencia renal: evitar dosis elevadas, por elevación de la vida media de eliminación.

Apnea del sueño: están contraindicadas. Una buena opción son los antidepresivos tricíclicos para tratar la ansiedad.

Enfermedad respiratoria crónica: estos enfermos tienen retención crónica de dióxido de carbono, lo que puede ser un problema el uso de benzodiacepinas por el riesgo de depresión respiratoria. A pesar de esto los pacientes asmáticos sin disnea severa, y los enfisematosos, son en general, capaces de tolerar las benzodiacepinas a dosis bajas.

Contraindicaciones

Antecedentes de alergia a benzodiacepinas, glaucoma de ángulo cerrado por riesgo de incremento de la presión intraocular, y apnea del sueño. El clonazepam está contraindicado en miastenia gravis.

Uso clínico

Cuando aparecieron en la década de los 60, revolucionaron el tratamiento de la ansiedad, puesto que eran menos sedantes y creaban menos dependencia que los barbitúricos. Usar las benzodiacepinas para tratar la ansiedad requiere saber cómo equilibrar racionalmente los riesgos frente a sus beneficios, y compararlos con las otras modalidades terapéuticas disponibles.

Para las afecciones relacionadas con la ansiedad a corto plazo (reacción a estrés agudo, trastorno adaptativo), proporcionan un gran alivio, y poco riesgo de dependencia, si se limita el uso entre un par de semanas y pocos meses. Los aspectos beneficiosos de las benzodiacepinas en estos casos son la rapidez del efecto y que en dosis muy bajas se pueden usar durante años en ciertos pacientes, con un efecto beneficioso para la persona.

Se recomienda iniciar el tratamiento con la dosis más pequeña posible, y aumentarla paulatinamente (tabla III).

Para trastornos que requieran tratamiento mayor a 4-6 meses (trastorno de ansiedad generalizada, trastorno de pánico, ansiedad asociada a depresión), los riesgos de síndrome de abstinencia y dependencia son mayores, y su uso a largo plazo no está recomendado ya que existen otras modalidades terapéuticas disponibles, como los antidepresivos. Sí son útiles en estos casos, para las primeras semanas del tratamiento, hasta que el efecto del antidepresivo sea objetivable, y para posibles reagudizaciones de la sintomatología ansiosa. Un tratamiento para trastorno de pánico recomendable sería iniciar con benzodiacepinas de alta potencia (p.ej., alprazolam 2-6 mg/día) asociado a un antidepresivo tricíclico o ISRS[1]. Trascurridos dos meses se podría sustituir la benzodiacepina por una de vida media larga (cloracepato) o iniciar reducción paulatina, y mantener

TABLA III
CASOS PRÁCTICOS

Caso nº 1-. Paciente mujer de 35 años que acude al médico de Atención Primaria, refiriendo ánimo bajo, preocupación por el futuro, síntomas de ansiedad durante el día (sensación de ahogo, palpitaciones, alteraciones en el ritmo intestinal), y problemas para conciliar el sueño. Es ecuatoriana, y llegó a España hace tres meses, dejando en su país de origen a sus tres hijos. Los síntomas aparecieron hace 1 mes. No tiene antecedentes psiquiátricos, ni médicos de interés. Diagnóstico: *Trastorno adaptativo (F 43.2 de la CIE-10).* Tratamiento: Cloracepato 5 mg/8h. Pauta de rescate: lorazepam 1 comprimido sublingual si presenta crisis de ansiedad. Seguimiento ambulatorio. Se recomienda comenzar con retirada paulatina de las benzodiacepinas a los 15-30 días.

Caso nº 2-. Paciente varón de 64 años que acude a la urgencia del hospital, refiriendo inestabilidad y mareo, ahogo, sudoración profusa, dolor de cabeza, y palpitaciones. Comenta que estos síntomas han aparecido esta mañana tras haber sido víctima de un atraco cuando salía de una entidad bancaria. Nunca había presentado estos síntomas. No existen alteraciones en el estado del ánimo, ni alteraciones del pensamiento. Diagnóstico: *Reacción a estrés agudo (F 43.0 de la CIE-10).* Tratamiento: lorazepam 1 comprimido sublingual en la urgencia. En caso de repetirse crisis de ansiedad en próximos días, 1/2 o 1 comprimido lorazepam. Seguimiento por MAP.

tratamiento con antidepresivos. En trastornos de ansiedad generalizada se recomiendan las benzodiacepinas de vida media larga y de liberación prolongada, y asociarlas a antidepresivos en el caso de que fuera necesario (tabla IV)[8].

Tratamiento con ansiolíticos sertoninérgicos. Azapironas

Son sustancias agonistas parciales del receptor 5HT1A somatodendrítico en las neuronas del rafe medio. Al contrario que las benzodiazepinas no tienen efecto miorrelajante, sedante, ni anticonvulsionante. Su respuesta clínica aparece a las 3-4 semanas, ya que es dosis dependiente, y se inicia el tratamiento con dosis muy bajas, aumentando progresivamente hasta los 20 mg/día[2]. Un aspecto positivo de estos fármacos, es que no tienen poder adictivo (al contrario que las benzodiazepinas). No se conoce exactamente el papel de la serotonina en la ansiedad pero se ha demostrado que la unión de estos fármacos a nivel de los receptores presinápticos, disminuye temporalmente la concentración de serotonina, y da lugar a un efecto ansiolítico. Pero parece ser que este efecto ansiolítico se produce por acontecimientos neuronales adaptativos y acontecimientos en los receptores, en lugar de hacerlo simplemente mediante la ocupación aguda de los receptores

Buspirona

Está indicada para el tratamiento de la ansiedad en sujetos que toleren mal las benzodiazepinas (ancianos, pacientes con daño cerebral), pacientes con ansiedad crónica y resistente, y pacientes con enfermedad pulmonar crónica. Está contraindicada en antecedentes de alergia al fármaco y epilepsia. Se ha demostrado que es igual de eficaz que las benzodiazepinas en el tratamiento de la ansiedad, siempre que el paciente no haya sido tratado previamente con ellas, y sea capaz de tolerar un período de latencia de 2-3 semanas. No son útiles en el tratamiento de las fobias, ni del trastorno de pánico. Si el paciente previamente estaba siendo tratado con benzodiazepinas, existen dos alternativas. La primera es iniciar tratamiento con buspirona, mientras se disminuye de manera paulatina las benzodiazepinas, y la segunda es iniciar tratamiento con buspirona, y mantener las benzodiazepinas durante dos semanas, tras lo cual comenzar la retirada. La asociación de benzodiazepinas y buspirona puede ser eficaz en pacientes que no responden a estos fármacos por separado. No interacciona con el alcohol, las benzodiazepinas o los agentes sedantes-hipnóticos. Es recomendable su uso en pacientes con historia anterior de abuso de drogas y alcohol, por su ausencia de dependencia farmacológica y de síndrome de abstinencia.

Posología y uso clínico

Su uso esta muy limitado en la práctica clínica debido a su periodo de latencia (en cambio en EEUU es un fármaco muy utilizado). La dosis de inicio en el adulto suele ser de 5 mg/8h; la dosis máxima es de 60 mg/día.[2].

Tratamiento de la ansiedad con antidepresivos

Se ha demostrado que tanto los antidepresivos tricíclicos como los inhibidores de la recaptación de

TABLA IV
CASOS PRÁCTICOS

Caso nº 1-. Paciente mujer de 34 años que acude al MAP, refiriendo crisis de ansiedad que describe como dolor precordial, ahogo, temblor de manos, vértigo, palpitaciones y sensación de muerte inminente y de irrealidad. Estas crisis le duran unos minutos, y le ocurren en cualquier sitio (trabajo, casa, cenando con amigos) desde hace unos meses. El resto del tiempo no presenta ansiedad ni alteraciones en el ánimo, pero comienza a evitar las relaciones sociales por miedo a que le ocurra esto delante de la gente. Niega antecedentes psiquiátricos. Casada y sin hijos. Trabaja como administrativa. No presenta antecedentes médicos de interés. Diagnóstico: *Trastorno de pánico (F 41.0 de la CIE-10).* Tratamiento: ISRS (paroxetina 20 mg/día) + Alprazolam 1,5 mg/8h, seguimiento ambulatorio. Se recomienda cambiar en 15-30 días Alprazolam por una benzodiacepina de vida media larga, o si se puede, iniciar retirada paulatina, dejando dosis de rescate.

Caso nº 2-. Paciente varón de 72 años, que acude a urgencias refiriendo ánimo bajo de varios meses de evolución y cierta anhedonia, acompañado de sequedad de boca, palpitaciones ocasionales, temblor de manos. No lo relaciona con ningún factor estresante. Niega ideas de muerte. No existen alteraciones en el contenido, curso o forma del pensamiento No antecedentes psiquiátricos previos. Presenta HTA y DM tipo II en tratamiento farmacológico. Diagnóstico: *Trastorno mixto ansioso-depresivo (F41.2 de la CIE-10).* Tratamiento: ISRS (escitalopram 10 mg/día) + lorazepam _ comp/8 horas. Vigilar posible aparición efectos secundarios. Control por MAP.

serotonina (ISRS) son eficaces para el tratamiento de la ansiedad. Actualmente, los principales tratamientos para la ansiedad generalizada, son cada vez más, los fármacos originalmente desarrollados como antidepresivos.

a. Antidepresivos tricíclicos

Su estructura química tiene tres anillos. En principio se sintetizaron con la idea de que serían fármacos antipsicóticos. Su efecto antidepresivo se observó de manera accidental en los años 1950-60 (tabla V).

Farmacodinámica

La mayoría de ellos bloquean la recaptación tanto de serotonina como de norepinefrina, y en menor medida de dopamina. Además bloquean los receptores colinérgicos muscarínicos, los receptores de histamina H1 y los receptores adrenérgicos alfa 1. Estas acciones son las responsables de los efectos secundarios.

Efectos secundarios

Por el bloqueo de receptores adrenérgicos alfa 1: hipotensión ortostática y mareos. Por el bloqueo de los receptores muscarínicos: sequedad de boca, visión borrosa, retención urinaria, estreñimiento, y alteraciones de la memoria. Y por el bloqueo de receptores histamínicos H1: sedación y aumento de peso.

Uso clínico

Aparte de su uso como antidepresivo, se ha demostrado que la imipramina y la clomipramina son efectivos en los trastornos de angustia. Se precisan dosis inferiores a las que se usan cuando se busca el efecto antidepresivo. Se recomienda comenzar con dosis muy bajas (p.ej., imipramina 25 mg/día), y aumentar según se toleren los efectos secundarios. La retirada tiene que ser gradual, para evitar el síndrome de discontinuación. Como consecuencia de sus efectos secundarios, han pasado a ser fármacos de segunda línea.

TABLA V
PRINCIPALES ANTIDEPRESIVOS TRICÍCLICOS Y POSOLOGÍA

Amitriptilina: dosis inicio: 75 mg/día; dosis máx.: 300 mg/día. Presentación: Nobritol® (lleva asociado medazepam 5 mg), Nobritol F® (lleva asociado medazepam 10 mg), Tryptizol®. Forma farmacéutica: cápsulas y comprimidos de 10, 12,5, 25, 50 y 75 mg.
Clomipramina: dosis inicial 25 mg/día; dosis máx.: 250 mg/día. Presentación: Anafranil®. Forma farmacéutica: comprimidos, grageas y ampollas de 10, 25 y 75 mg.
Imipramina: dosis inicial: 25 mg/8 h; dosis máx.: 300 mg/día. Presentación: Tofranil®. Forma farmacéutica: grageas y cápsulas de 10, 50 75 y 150 mg.

b. Antidepresivos inhibidores selectivos recaptación serotonina

Fluoxetina, sertralina, paroxetina, fluvoxamina y citalopram y escitalopram. En común tienen su inhibición selectiva de la recaptación de serotonina. Son más selectivos que los tricíclicos y no producen los efectos secundarios de los mismos, ya que apenas bloquean los receptores alfa adrenérgicos, histamínicos H1 y muscarínicos (tabla VI).

Farmacodinámica

Los ISRS, bloquean la recaptación de serotonina, y ésta aumenta en la sinapsis. El área somatodendrítica de la neurona serotoninérgica es donde primero se incrementa la serotonina. Estas acciones farmacológicas explican los efectos secundarios cuando se inicia el tratamiento. A la larga, el incremento de serotonina en los autorreceptores somatodendríticos 5HT1A, es enviado como información al núcleo de la neurona, y el genoma es modificado, siendo los receptores regulados a la baja, y desensibilizados. El tiempo que tarda en aparecer esta desensibilización se corresponde con el inicio de las acciones terapéuticas de los ISRS. En este momento la serotonina no puede inhibir su liberación, porque los receptores están desensibilizados, y se produce una liberación masiva de serotonina. Se empieza a acumular serotonina en la sinapsis, dicha información es enviada al núcleo de la neurona postsináptica, y el genoma es modificado de nuevo. Se regulan a la baja y se desensibilizan los receptores postsinápticos. Este tiempo se corresponde con el inicio de la tolerancia de los efectos secundarios de los ISRS.

Farmacocinética

La paroxetina, y en menor medida la fluoxetina, poseen farmacocinética no lineal debido a la capacidad de inhibir su propio metabolismo (CYP2D6), por lo que su vida media inicial puede incrementarse. La norfluoxetina, el metabolito activo de la fluoxetina,

TABLA VI
PRINCIPALES ISRS Y POSOLOGÍA

Citalopram: dosis inicio 20mg; dosis máx.: 60 mg; en ancianos dosis máx.: 40 mg. Presentación: Prisdal®, Seropram®, y Citalopram genérico. Forma farmacéutica: comprimidos de 20 y 30 mg.
Escitalopram: dosis inicio: 5-10 mg/día; dosis máx.: 20 mg/día. Presentación: Esertia® y Cipralex®. Forma farmacéutica: comprimidos de 10, 15 y 20 mg. Observaciones: el más seguro en ancianos, debido a sus pocas interacciones farmacológicas, y escasos efectos secundarios.
Fluoxetina: dosis inicial 10 mg/día; dosis máx.: 80 mg/día. Presentación: Adofen®, Prozac®, Reneuron®, y Fluoxetina genérico. Forma farmacéutica: cápsulas, comprimidos dispersables, y sobres de 20 y 90 mg. Observaciones: se usa también en patología con descontrol de impulsos (como los atracones de comida).
Fluvoxamina: dosis 100-200 mg/día; dosis máx.: 300 mg/día. Presentación: Dumirox®, y Fluvoxamina genérico. Forma farmacéutica: comprimidos de 50 y 100 mg. Observaciones: muy efectivo en trastorno obsesivo-compulsivo.
Paroxetina: dosis inicio 10-20 mg/día; dosis máx.: 50 mg/día. Presentación: Carbol®, Frosinor®, Motivan®, Seroxat®, Paroxetina genérica. Forma farmacéutica: comprimidos de 20 mg. Observaciones: notable eficacia en trastornos de pánico.
Sertralina: dosis inicio: 50 mg/día; dosis máx.; 200 mg/día. Presentación: Aremis®, y Besitrán®. Forma farmacéutica: comprimidos de 50 y 100 mg. También en solución. Observaciones: eficaz en trastorno obsesivo-compulsivo y en trastorno de estrés postraumático. Es el antidepresivo recomendado para los trastornos afectivos en pacientes post IAM.

parece tener una cinética lineal a diferencia del compuesto original. Este perfil farmacocinético no lineal puede tener la ventaja de evitar las recurrencia en pacientes con bajo cumplimiento o de evitar o disminuir el síndrome de retiro por antidepresivos, pero puede significar también la necesidad de un mayor período de lavado cuando se opta por cambiar a otro medicamento.

Principales reacciones adversas de los ISRS

Digestivas: náuseas, sequedad boca, diarrea, estreñimiento, vomitos.

Nerviosas: somnolencia, temblor, nerviosismo, cefalea, insomnio.

El síndrome serotoninérgico puede aparecer cuando existe un aumento excesivo de la serotonina. Se diagnostica por la presencia de 3 o más de los siguientes síntomas: taquicardia, hipertensión arterial, diarrea, distensión abdominal, pseudomanía, logorrea, disforia, euforia, confusión, irritabilidad, mioclonías, disartria, cefalea, sudoración profusa, hipertermia, shock y muerte. Se deben suspender los antidepresivos o fármacos que hayan producido el síndrome serotoninérgico.

Situaciones especiales

Como el embarazo se hace conveniente la valoración del balance entre riesgo y beneficio. Durante la lactancia se ha observado que un 10% de las concentraciones plasmáticas se excretan por la leche, sobre todo con el uso de citalopram y fluoxetina, aunque no se han observado efectos secundarios en el lactante.

En los niños sólo está permitido el uso de sertralina en los trastornos obsesivos-compulsivos. En ancianos se recomienda usar dosis reducidas, salvo con fluvoxamina y sertralina, en los que la dosis es igual que en adultos.

En insuficiencia hepática se recomienda reducir dosis y valorar tolerancia. En insuficiencia renal se recomienda reducir la dosis, salvo en el caso de la sertralina.

Uso clínico

Se ha demostrado que la paroxetina, la fluoxetina y la fluvoxamina, son eficaces en el control de las crisis de pánico, y en el trastorno de ansiedad generalizada[3]. Su ventaja frente a los tricíclicos, es que no producen tantos efectos secundarios. Los pacientes con ansiedad, pueden ser muy sensibles a los efectos adversos de los ISRS en los primeros días de tratamiento, pudiendo empeorar los cuadros de ansiedad. Se recomienda inicio con dosis muy bajas, y aumentar posteriormente. Por ejemplo: iniciar tratamiento con fluoxetina a 5 mg, y aumentarlo en cuatro, cinco días a 20 mg. Es necesario en la mayoría de las ocasiones, asociar una benzodiacepina, hasta que comience a hacer efecto el ISRS.

c. IMAOS

Existen tres tipos: los inhibidores de la monoaminooxidasa irreversibles y no selectivos (fenelcina, tranilcipromina e isocarboxácida), los inhibidores reversibles de la MAO A (moclobemida), y los inhibidores selectivos de la MAO B (selegilina). Los IMAOs clásicos (irreversibles) se usaros con gran éxito en los trastornos de ansiedad fóbica graves, pero en la actualidad su uso ha disminuido como consecuencia de sus efectos secundarios e interacciones. No deben usarse en combinación con otros antidepresivos ni con fármacos estimulantes y debe tenerse especial cuidado en la dieta de no tomar alimentos que contengan tiramina (aguacate, caviar, cerveza, embutidos, gambas, hígados, levaduras, pescados secos, plátanos, quesos fermentados, soja, vino, carne o pescado ahumado), pues podrían desencadenar crisis hipertensivas[6].

d. Antidepresivos duales

Venlafaxina

Es un inhibidor de la recaptación de serotonina y noradrenalina, y en menor medida un inhibidor de la recaptación de la dopamina. Se absorbe bien por vía oral, presenta un metabolismo de primer paso en el hígado y una baja unión a proteínas plasmáticas, presentando también un bajo nivel de interacciones farmacológicas. Se elimina por la orina, en forma de metabolitos inactivos. Tiene probado su uso para el trastorno de ansiedad generalizada y par la fobia social, siendo los efectos terapeúticos y los adversos similares a los de los ISRS. En una proporción pequeña de pacientes puede producir un incremento de la tensión arterial, proporcional a la dosis. Durante el embarazo se recomienda valorar el balance entre beneficio/riesgo, y se debe evitar tanto en la lactancia como en niños. Tanto en la insuficiencia renal, como hepática se recomienda disminuir dosis.

La dosis recomendada para el trastorno de ansiedad está entre 75 mg y 150 mg. En el tratamiento de la ansiedad se recomienda asociar benzodiacepinas en las primeras semanas.

Mirtazapina

Facilitador de la liberación de noradrenalina por antagonismo de receptores a2 adrenérgicos centrales y de serotonina por activación de receptores a1. Además antagoniza receptores de 5HT2 y 5HT3. Sus principales efectos secundarios son la somnolencia y la sedación.

Por su efecto sedativo, sus pocos efectos secundarios y sus escasas interacciones farmacológicas es muy efectivo en pacientes mayores, con trastornos afectivos que asocien ansiedad y alteraciones en el sueño[4].

Tratamiento de la ansiedad con beta bloqueantes

Su uso no está muy extendido en la práctica clínica, aunque se sabe que son útiles en el tratamiento de la ansiedad generalizada. El propranolol fue el primer antagonista βadrenérgico utilizado en la clínica. Al ser un fármaco que actúa a distinto nivel que las benzodiazepinas, su uso puede ser muy efectivo en pacientes con ansiedad somática (palpitaciones, sudor, temblores...). En cambio su efecto sobre síntomas de ansiedad que no dependen del sistema vegetativo es escaso. No producen síndrome de abstinencia, ni tolerancia, pero como inconvenientes frente a las benzodiazepinas, presenta sus efectos secundarios (bradicardia, hipotensión), y su menor eficacia global. Los beta bloqueantes no selectivos están contraindicados en pacientes con asma y enfermedades pulmonares obstructivas. Para estos pacientes, y para los diabéticos, se recomienda usar los beta 1 cardioselectivos (atenolol, metoprolol).

Tratamiento de la ansiedad con ansiolíticos noradrenérgicos

Se cree que la base de la ansiedad es la estimulación de las neuronas noradrenérgicas, sobre todo en las neuronas del *locus ceruleus*. La hiperactividad de estas neuronas producen taquicardia, temblores y sudoración. Por este motivo, la administración de agonistas alfa 2 estimularía los autorreceptores alfa 2, disminuyendo la liberación de norepinefrina, y reduciendo la ansiedad. Esto es lo que ocurre con el agonista alfa 2 clonidina. Resulta útil para bloquear los aspectos noradrenérgicos de la ansiedad, como son la taquicardia, las pupilas dilatadas, el temblor...Pero no disminuye los aspectos subjetivos y emocionales de la ansiedad. En la clínica, se usa la clonidina durante la desintoxicación de alcohol, heroína, benzodiazepinas y barbitúricos[2].

Tratamiento de la ansiedad con antihistamínicos

Se usan para el tratamiento de la ansiedad por sus efectos sedativos e hipnóticos derivados del bloqueo de receptores histamínicos y muscarínicos. Se aprovecha un "efecto no deseado" de los fármacos antihistamínicos para reducir la ansiedad e inducir el sueño. Su uso clínico actual está restringido a pacientes que no toleren las benzodiazepinas, o que exista un alto riesgo de dependencia a ellas. Requieren precaución en pacientes con deterioro cognitivo, retención de orina, asma, glaucoma, hipertrofia prostática, etc. por su acción anticolinérgica. Además potencian los efectos de depresores del SNC y de agentes anticolinérgicos. Entre los antihistamínicos más usados en la práctica clínica estan la hidroxicina, difenilhidramina y la doxilamina.

Tratamiento de la ansiedad con neurolépticos

Su uso en el tratamiento de la ansiedad es frecuente en la actualidad, especialmente en pacientes con ansiedad de origen psico-orgánico. Como ventajas tienen que rara vez producen depresión respiratoria, y que no producen el posible síndrome paradójico de las benzodiazepinas con excitación y desinhibición. Además controlan los síntomas psicóticos, la agitación, y la ansiedad en los cuadros confusionales o delirium.

A. Antipsicóticos típicos

La acción terapéutica de estos fármacos se debe al bloqueo de los receptores D2, en la vía dopaminérgica mesolímbica. Pero el fármaco no sólo se dirige a esa zona, sino también bloquea los receptores de la vía dopaminérgica mesocortical, de la vía dopaminérgica nigroestriada, y de la vía tuberoinfundibular, produciendo los indeseables efectos secundarios (síntomas cognitivos, discinesia tardía, parkinsonismo, e hiperprolactinemia). También poseen capacidad para bloquear los receptores colinérgicos muscarínicos, produciendo sequedad de boca, visión borrosa, estreñimiento, retención urinaria y embotamiento cognitivo. Tienen actividad antihistamínica (sedación y aumento de peso), y actividad bloqueante alfa 1 adrenérgica (hipotensión ortostática, somnolencia). Los neurolépticos de baja potencia, como clorpromazina y levomepromazina, tienen efecto sedante, derivado de su acción de bloqueo sobre los receptores histamínicos y alfa adrenérgicos. A dosis bajas (50-100 mg) pueden ser eficaces en el control de síntomas ansiosos y en el control de la inquietud/agitación de pacientes psicoorgánicos. También son eficaces en pacientes con trastornos depresivos graves y clínica ansiosa. Su administración en gotas, es muy útil en la práctica clínica. Es recomendable vigilar los niveles de tensión arterial en estos pacientes, ya que pueden producir notables bajadas de tensión. Presentan importantes efectos secundarios a nivel anticolinérgico.

Los neurolépticos más incisivos, como el haloperidol, tienen la ventaja de que apenas producen efectos anticolinérgicos, pero la desventaja de que producen con mayor frecuencia síntomas extrapiramidales. Son preferibles en los pacientes con riesgo de crisis epilépticas, ya que disminuyen menos el umbral convulsivógeno. Se encuentra disponible en comprimidos, gotas y ampollas.

B. Antipsicóticos atípicos

Presentan tres importantes ventajas sobre los antipsicóticos típicos: poseen propiedades farmacológicas antagonistas 5HT2A y D2, causan menos efectos extrapiramidales que los convencionales, y su eficacia clínica es por lo menos la misma. La 5HT está muy implicada en la liberación de dopamina en el cerebro. El bloqueo simultáneo de los receptores D2 y 5HT2A puede hacer cosas casi opuestas, en el mismo cerebro y al mismo tiempo. Este nuevo mecanismo de los antipsicóticos atípicos, permite que el bloqueo de la dopamina predomine sobre la liberación de la dopamina, allí donde debe predominar (para eliminar los síntomas positivos), pero que en otros lugares predomine la liberación de dopamina frente al bloqueo, disminuyendo ciertos efectos secundarios. En la clínica se ha podido observar que apenas producen síntomas extrapiramidales, mejoran los síntomas negativos, mejoran los síntomas cognitivos y disminuyen los síntomas afectivos que existiesen. Son muy eficaces en pacientes con trastornos esquizofrénicos, bipolares, esquizoafectivos, que presentan sintomatología ansiosa, pero que no es tan grave como para alcanzar el umbral diagnóstico de un trastorno de ansiedad. Los neurolépticos atípicos más usados para reducir la ansiedad son los siguientes: risperidona, olanzapina, quetiapina, y ziprasidona. Se usan a dosis bajas; se puede pautar en una sola toma al día, o en varias. Olanzapina y quetiapina son muy sedativos, por lo que se recomienda su uso en la toma nocturna[4].

Tratamiento ansiolítico con antiepilépticos

Los más utilizados en la clínica con este fin, son el ácido valproico y la gabapentina. Los efectos terapéuticos de los fármacos antiepilépticos se deben a su acción inhibitoria central que ejercen por diferentes mecanismos de acción (potenciación del GABA, acción sobre canales de mebrana, inhibición del glutamato y otros). Por sus efectos secundarios, y toxicidad, su uso se limita a pacientes resistentes a todos los otros fármacos ansiolíticos. Este grupo de fármacos está aún en estudio sobre su utilidad y fiabilidad para el tratamiento de la ansiedad. El ácido valproico puede resultar útil en grupos especiales de pacientes, como aquéllos con trastorno de angustia asociado al trastorno bipolar o al abuso de alcohol. Recientemente ha sido aprobado el uso de la pregabalina en el tratamiento de la ansiedad generalizada.

Otros tratamientos farmacológicos para la ansiedad

a. Barbitúricos

Es el primer tratamiento que se utilizó en la ansiedad. En general no tienen ninguna ventaja frente a las benzodiazepinas, y pueden llegar a ser mortales en casos de sobredosis, o mezclas con otros fármacos. Su indicación clínica actual para el tratamiento de la ansiedad, es unicamente en pacientes que no responden, o en los que tienen contraindicaciones para tomar benzodiazepinas u otros fármacos sedantes.

b. Meprobamato

Forma parte del grupo químico llamado propanodioles. No existen ventajas respecto a los barbitúricos y produce síntomas importantes de abstinencia. Su uso para el tratamiento de ansiedad está en desuso en la actualidad por el riesgo de dependencia y su alta tolerancia.

c. Tratamiento psicológico

La terapia más apropiada para el paciente con ansiedad es la combinación de fármacos ansiolíticos y psicoterapia cognitivo-conductual. El objetivo de esta terapia es la modificación de las conductas problema, devolver al individuo la posibilidad de autorregular su comportamiento de manera sana. Se intentan modificar tres grupos de síntomas: control de la ansiedad mediante técnicas respiratorias, controlar los pensamientos y creencias sobre las sensaciones de pánico, y confrontar las situaciones desencadenantes modificando la respuesta automática miedo-huida, sustituyéndola por el afrontamiento para descondicionar las reacciones de evitación. Otra psicoterapia eficaz en estos trastornos es la psicodinámica, intentado averiguar el conflicto existente responsable de la sintomatología del paciente.

Nuevas perspectivas

A. Agonistas parciales de los receptores de benzodiazepinas

Se podrían mejorar las acciones de los agonistas completos si se pudiera identificar un agonista parcial con una parcialidad óptima. Las investigaciones recientes, señalan que un agonista parcial seguiría funcionando como ansiolítico, pero disminuiría la sedación y sería menor el riesgo de dependencia o abstinencia. Estos estudios están en sus primeras fases de desarrollo[5].

B. Otros

Los antagonistas de la colecistoquinina (CKK) se encuentran en estudio para evaluar su eficacia en el trastorno de ansiedad. El factor liberador de la corticotropina (CRF), es un neuropéptido que media en algunas conductas ansiosas en los animales, por lo que se está investigando la posibilidad de que antagonistas del CRF puedan ser ansiolíticos. Los esteroides neuroactivos interactúan con el complejo GABA-benzodiazepinas y se espera que puedan ser eficaces ansiolíticos.

Conclusiones

La incapacidad para responder al tratamiento convencional del trastorno de ansiedad generalizada tiene que alentar al médico de atención primaria a revisar la historia del paciente. La ansiedad puede formar parte de muchos trastornos médicos y psiquiátricos, y hay que realizar un amplio diagnóstico diferencial. Hay que tener en cuenta los trastornos de ansiedad inducidos por sustancias y los trastornos mentales secundarios a enfermedades médicas generales.

Son pocos los pacientes en los que no cede su sintomatología con benzodiazepinas, con buspirona o con antidepresivos. No obstante, en este pequeño grupo es recomendable la asociación de dichos fármacos, llegando incluso a pautar antipsicóticos atípicos y antiepilépticos en los casos más resistentes. Las herramientas farmacológicas suponen un avance real, pero ninguna de ellas resulta eficaz o tolerable para todos los pacientes y se debe hacer una evaluación individual de cada caso.

Aún quedan muchas dudas por resolver en cuanto al tratamiento de mantenimiento y acerca de los casos resistentes a todas las combinaciones. Actualmente no existe consenso acerca de un algoritmo farmacoterapéutico y el enfoque terapéutico depende sobre todo de la intuición clínica.

MANEJO DE HIPNÓTICOS EN ATENCIÓN PRIMARIA

Introducción

El insomnio, definido como dificultad para conciliar y/o mantener el sueño o bien para lograr un sueño reparador, tiene una prevalencia que oscila, según las variables consideradas, entre un 6% y un 48% en la población general. La prevalencia es mayor en mujeres, ancianos y en personas con alteraciones psiquiátricas.

Las consultas por insomnio son habituales en atención primaria, y los hipnóticos son muy demandados por los pacientes. Muchos de los desórdenes psiquiátricos y médicos se presentan con síntomas de insomnio y deterioro funcional al día siguiente. Es esencial identificar primero esos desórdenes si están presentes (p.ej., depresión, ansiedad crónica o apnea obstructiva del sueño) para que se puedan tratar específicamente. Los restantes casos representan el insomnio primario transitorio o crónico. Se hará un abordaje del manejo de estas condiciones comunes en la atención primaria.

Las recomendaciones científicas destacan la importancia de utilizar en primer lugar medidas no farmacológicas, y de prescribir hipnóticos sólo en períodos cortos para el insomnio agudo, e identificar y tratar las causas subyacentes en el insomnio crónico[11].

Tratamiento farmacológico del insomnio

El tratamiento del insomnio debe ser etiológico, pero en muchos casos la causa no es conocida o no es suprimible, por lo que utilizaremos un tratamiento sintomático con el objeto de mejorar la calidad de vida del paciente. Se utilizan técnicas no farmacológicas y sustancias hipnóticas.

Los hipnóticos son drogas utilizadas para producir somnolencia y sueño; los sedantes se emplean para calmar pacientes ansiosos e inquietos, lo cual les permite el sueño sin producirlo en realidad. No existe una distinción neta entre los dos efectos, pues dosis pequeñas de hipnóticos se pueden emplear como sedantes. La inversa no es necesariamente cierta, grandes dosis de algunos sedantes, aunque capaces de producir sueño, también pueden causar efectos indeseables o resultar inadecuados como hipnóticos porque su acción es demasiado prolongada.

La elección de un hipnótico adecuado depende del comienzo y la duración de la acción deseada, el período de tratamiento, la personalidad y la edad del paciente (tabla VII). Un hipnótico rápido, pero de breve duración, puede ser útil cuando el paciente tarda en conciliar el sueño, mientras que una droga de acción más prolongada, pero de comienzo lento, quizás resulte necesaria cuando el paciente se despierta demasiado pronto.

Los hipnóticos generalmente carecen de acción analgésica, si el paciente tiene dolor, la vigilia y la inquietud quizá aumenten por acción del hipnótico, a menos que se acompañe de un analgésico

Las drogas con actividad hipnótica pueden alterar el juicio y la destreza motora fina; estos efectos tienen especial importancia en relación con la conducción de vehículos y el manipular maquinaria peligrosa; tales efectos pueden durar horas después que la acción hipnótica haya desaparecido.

Hipnóticos benzodiacepínicos

La mayor parte de las benzodiacepinas funcionan como hipnóticos. Aunque es conveniente una vida media breve para este uso, aunque entraña la desventaja de incremento de la proclividad al abuso y la gravedad de la abstinencia después de interrumpir la administración crónica.

TABLA VII
PRINCIPALES HIPNÓTICOS

Hipnóticos benzodiacepínicos
- Hipnóticos de duración corta
  - brotizolam, midazolam, oxazolam, triazolam
- Hipnóticos de duración intermedia
  - Flunitracepam, lormetazepam, loprazolam, quazepam
- Hipnóticos de duración larga
  - Nitrazepam, flurazepam

Hipnóticos no benzodiacepínicos
- Zoplicona
- Zolpidem
- Zaleplon

Otros medicamentos con efectos sedantes y usados como hipnóticos
- Antidepresivos sedantes
  - Trazodona, Amitriptilina, Doxepina, Mianserina, Mirtazapina
- Neurolépticos sedantes
  - Levomepromazina, Clorpromazina, Tioridazina
- Antihistamínicos
  - Hidroxina, Prometazina, Difenhidramina
- Derivado vit.B1
  - Clormetiazol
- Fitoterapéuticos
  - Valeriana

Los miembros del grupo de benzodiacepinas tienen acción sedante, hipnótica, ansiolítica, anticonvulsivante y relajante muscular central. Todos ellos tienen un espectro de actividad similar, que solamente difiere en la intensidad con la cual producen los diversos efectos.

Las BZD son sustancias bastante seguras si se usan con buen juicio clínico. Para su manejo adecuado se debe conocer la vida media y la potencia de cada una de las BZD hipnóticas (tabla III).

Las reacciones adversas específicas de las benzodiacepinas que se utilizan por su acción hipnótica son el insomnio de rebote o dificultad para conciliar el sueño que aparece tras el uso ocasional de hipnóticos y el efecto residual, que consiste en la presencia de somnolencia, dificultad para concentrarse y la alteración de la capacidad para realizar movimientos finos, tras el despertar nocturno. En el Nitrazepam, además de las reacciones descritas anteriormente, puede producirse hipersecreción de mucosas, acroparestesias y depresión respiratoria.

Hipnóticos no benzodiacepínicos

Dentro de este grupo destacamos un conjunto de psicofármacos que, sin pertenecer al grupo de las benzodiacepinas, tiene una acción inductora del sueño, aunque algunas de ellas poseen otras aplicaciones específicas.

Hipnóticos-Z (zopiclona, zolpidem y zaleplon)

Son fármacos estructuralmente no relacionados con las benzodiacepinas. Están autorizados para el tratamiento del insomnio severo o incapacitante a corto plazo (máximo 4 semanas para zolpidem y zopiclona y 2 semanas para zaleplon). Inicialmente se han descrito como fármacos de igual eficacia y menos efectos adversos que las BZD por su selectividad en la unión al receptor benzodiazepínico y sus cortas semividas de eliminación.

Entre las interacciones medicamentosas cabe destacar como más importantes, que potencian los efectos del alcohol y otros depresores del SNC. La eritromicina, cimetidina y carbamacepina pueden incrementar los niveles plasmáticos y la Rifampicina disminuirlos.

La sobredosificación se manifiesta por síntomas semejantes a la intoxicación por benzodiacepinas, el flumacenilo puede ser útil para revertir los efectos.

Debe evitarse su uso en situaciones especiales como el embarazo, la lactancia, ya que se excreta por la leche materna y la edad infantil. En el anciano se utilizará con precaución al igual que en la suficiencia hepática y la renal. Muchos psiquiatras desaconsejan su uso en pacientes diagnosticados de síndromes psicóticos.

Zopiclona

Es un nuevo hipnótico perteneciente a la familia de las ciclopirrolonas. Actúa sobre el receptor complejo GABA A-Cl- BZD, no es una BZD ni tiene sus efectos colaterales (inducción de dependencia física o somnolencia diurna). Presenta una mayor afinidad por los receptores w1 y w2. Su única indicación es como hipnótico. La dosis de 7,5 mg en la noche es suficiente para inducir y mantener el sueño en adultos jóvenes y en ancianos se recomienda la mitad. Tiene un rápido inicio del sueño. Preserva la actividad psicomotora al día siguiente. Los efectos secundarios son mucho menores que los presentados por las BZD. Se describen principalmente sabor amargo en la boca, disgeusia, náuseas, sequedad de boca, cefalea, mareo y somnolencia. Existe menos adicción que con las BZD y la vida media es de 3,5 a 6 horas. La zoplicona puede ser de elección como hipnótico en pacientes con EPOC.

Zolpidem

Es una imidazopiridina, que actúa sobre el receptor complejo GABA - A - Cl-Omega y presenta una mayor afinidad por los receptores w1. Su única indicación es como hipnótico. La dosis de 10 mg en la noche es suficiente para inducir y mantener el sueño en adultos jóvenes y en ancianos. En estos últimos se recomienda la mitad de la dosis. El Zolpidem fue sintetizado en 1980. Los efectos secundarios son pocos: cefalea, mareo, somnolencia, delirium. Tiene un mínimo riesgo de adicción. Preserva la arquitectura del sueño. No presenta tolerancia, ni abstinencia y no se acumula. Presenta un rápido inicio del sueño. Preserva la actividad psicomotora diurna. Tiene pocas interacciones medicamentosas. El Zolpidem no produce depresión afectiva ni depresión respiratoria por lo cual se puede usar en pacientes con EPOC y apnea del sueño. Los efectos psicomotores son mínimos. Los efectos miorrelajantes débiles. El potencial suicida es muy bajo y no hay alteraciones de memoria[9].

Zaleplon

Es un hipnótico moderno de reciente aparición. Presenta como características importantes un rápido inicio del sueño. Preserva la actividad psicomotora al día siguiente. Los efectos secundarios más frecuentes son cefalea, mareo, somnolencia y producen menos adicción que las BZD. Su vida media es bastante corta: 1 hora (34-37).

Clormetiazol

Derivado de la fracción tiazólica de la vitamina B1, posee propiedades sedantes, anticonvulsivantes y relajantes musculares. Su mecanismo de acción concreto no es del todo conocido.

Es un psicofármaco ampliamente utilizado en la clínica para el tratamiento de la agitación y estados confusionales del anciano, en la abstinencia alcohólica, en el delirium tremens y también se ha demostrado su eficacia como hipnótico, especialmente en ancianos con intolerancia o adicción a benzodiacepinas.

Administrado por VO su vida media es de 4h en jóvenes sanos y de 8-9h en pacientes ancianos y cirróticos. Por vía EV puede provocar depresión respiratoria, hipotensión, taquicardia y tromboflebitis local.

Antidepresivos inductores de sueño

Están indicados en pacientes con insomnio crónico y depresión. Son efectivos en mejorar la calidad del sueño en dosis más bajas que las usadas para el manejo de la depresión y pueden ayudar a mejorar otros síntomas afectivos. Se han utilizado antidepresivos antiguos como la amitriptilina, trimipramina y la doxepina y nuevos como el trazodone, la nefazodona, la mianserina, la mirtazapina y la venlafaxina. Sus efectos en la mejoría del sueño se deben a varias acciones: ansiolítica por regulación serotoninérgica, antihistamínica en el caso de los tricíclicos, y por su acción antagonista 5HT-2 en la trazadona, la mianserina y la mirtazapina[10].

Se prescriben a bajas dosis. Entre los más utilizados están la amitriptilina, doxepina y trazodona. Los antidepresivos poseen una amplia gama de efectos secundarios que incluyen: a) efectos anticolinérgicos, b) toxicidad cardíaca, c) hipotensión ortostática y d) disfunción sexual que son más frecuentes en pacientes de edad avanzada[12].

Trazodona

Su efecto terapéutico como antidepresivo se debe a que es un inhibidor de la recaptación de serotonina. Es muy efectivo para mejorar la calidad del sueño, debido en gran parte a su efecto antagonista 5HT-2 y a efectos antihistamínicos.

Se utiliza como inductor de sueño a dosis de 25-75 mg. Sus efectos adversos se deben a su antagonismo alfa-1 adrenérgico y la actividad histaminérgica, siendo los más destacados la somnolencia, la sedación, y sobre todo la hipotensión ortostática, bradicardia, y alteraciones en la conducción miocárdica. El priapismo es un efecto adverso raro pero que debe advertirse al paciente, su aparición obliga a la retirada del fármaco.

Amitriptilina y doxepina

Ambos compuestos son antidepresivos tricíclicos con propiedades tranquilizantes y con un efecto antihistamínico marcado, sobre todo la doxepina; por esta cualidad son inductores del sueño. El inconveniente principal de la amitriptilina es su efecto anticolinérgico, por lo que debe utilizarse con precaución en personas ancianas.

Como inductores del sueño se recomienda en pacientes deprimidos con insomnio y en niños con trastornos del sueño.

Los efectos secundarios, interacciones y otras características son comunes a todos las antidepresivos de su grupo.

Mianserina

Su poder antidepresivo es semejante al de cualquier antidepresivo y además posee propiedades ansiolíticas, lo que permite su uso en depresiones con ansiedad marcada y con insomnio. Utilizado por la noche facilita y mantiene el sueño, siendo bien tolerado por los ancianos y pacientes con enfermedad cardiovascular a dosis terapéuticamente eficaces, por carecer de efectos anticolinérgicos.

Mirtazapina

Mirtazapina es probablemente uno de los fármacos, dentro del grupo de los antidepresivos modernos, más estudiado en relación con el sueño. Su perfil farmacológico permite esperar notables ventajas de su utilización en la arquitectura del sueño del paciente depresivo

La mirtazapina actúa sobre los receptores alfa2-adrenérgicos, sobre los receptores 5HT2A,5HT2C y 5HT3 y sobre los receptores histaminérgicos H1.

Antihistamínicos

Los medicamentos que antagonizan los receptores centrales H1 tienen efectos sedantes. Por su efecto hipnótico se utilizan en el insomnio resistente a las benzodiacepinas, y los más frecuentemente utilizados para el insomnio son: la difenhidramina (a dosis de 50 mg), la hidroxicina (25-50 mg) y la doxilamina (25 mg). Muchos medicamentos de venta libre, con propiedades hipnóticas poseen un antihistamínico.

La difenhidramina puede resultar teratogénica. Estos fármacos se eliminan por la leche materna y pueden ser causa de intoxicación o síndrome de abstinencia en el neonato. Las interacciones más importantes son con depresores del SNC, y la combinación con la fluvoxamina puede ser cardiotóxica.

Pautas generales para el tratamiento farmacológico del insomnio

Hay que identificar y tratar la etiología del insomnio en primer lugar. A continuacion se debe eligir un abordaje terapéutico no farmacológico que incluya técnicas de modificación de la conducta y en asociación a un hipnótico teniendo en cuenta sus indicaciones, efectos adversos como presencia de somnolencia diurna, insomnio de rebote, potencial de abuso y dependencia. Siempre se recomiendan medidas de higiene de sueño en todos los pacientes. En los casos de insomnio crónico y severo siempre hay que considerar un abordaje combinado conductual e hipnótico. Utilizar la dosis mínima efectiva por el menor tiempo posible en el caso de las BZD.

Es prácticamente imposible nombrar un hipnótico válido en todos los tipos de insomnio, aunque sí podemos definir el hipnótico ideal, como aquel que: 1) es capaz de inducir el sueño de forma rápida y predecible, 2) permite mantener el sueño durante 7-8 horas, 3) es capaz de conservar la estructura del sueño.

En el insomnio de conciliación, lo más adecuado es utilizar hipnóticos de eliminación rápida, como los hipnóticos benzodiacepínicos de vida media corta (botrizolam, triazolam) y los nuevos hipnóticos, zoplicona y zolpidem, que producen menos somnolencia residual.

En cambio, en el insomnio de mantenimiento, son preferibles los hipnóticos de vida media intermedia (lormetazepam, flunitrazepam y quazepam) o de vida media larga (nitrazepam, cloracepato, ketazolam) si se desea una sedación diurna para aliviar la sedación del paciente.

Cuando el insomnio aparece como un síntoma dentro de un cuadro depresivo, aparte de las benzodiacepinas se aconseja utilizar antidepresivos sedativos y en ocasiones se pueden utilizar aunque no existan evidencias de clínica depresiva.

En la manía y los trastornos psicóticos, el insomnio es un síntoma casi constante. En estos casos se aconseja el uso de neurolépticos sedantes tipo clorpromacina a dosis de 25-50 mg, levomepromazina a las mismas dosis o tioridazina a dosis de entre 50-200 mg, o bien neurolépticos incisivos (haloperidol) junto con benzodiacepinas.

Los ancianos constituyen el grupo poblacional con mayor incidencia de insomnio, debido a los cambios fisiológicos del sueño con la edad, y a la mayor incidencia de enfermedades crónicas cardiovasculares, metabólicas y osteomusculares que se manifiesta con insomnio. El uso de benzodiacepinas debe estar especialmente controlado por el riesgo de acumulación, por lo que se utiliza la mitad de la dosis recomendada para adultos, y se prefieren hipnóticos de vida media corta, para evitar el efecto residual.

En los pacientes con enfermedad obstructiva crónica, están contraindicados los hipnóticos benzodiacepínicos y se aconsejan los no benzodiacepínicos tipo Zoplicona y zolpidem.

Aunque en el embarazo y la lactancia se contraindica el uso de cualquier hipnótico, en caso de necesidad, se puede utilizar con seguridad, y de forma intermitente, un hipnótico de eliminación rápida, siempre que no exista una contraindicación por parte del ginecólogo.

Como conclusión, debe señalarse que el uso de hipnóticos es, en general, una medida segura. Pero esto conlleva el control continuado de la medicación hipnótica por el médico, sin dejar que el paciente asuma la regulación de la misma[13].

LECTURAS RECOMENDADAS

Stahl S: Psicofarmacología esencial. Ed. Ariel Neurociencias. 2002.

Amplia revisión de la farmacocinética, farmacodinámica, y uso clínico de los psicofármacos.

Stein D y cols.: Tratado de los trastornos de ansiedad. Ed. Ars Medica. 2004.

Revisión completa de los trastornos de ansiedad y su tratamiento farmacológico actual.

Hishikawa Y: Apropiate use of benzodiazepines in insomnio. Clinical Update, Nov 1993; vol 12:814-881.

Revisión del uso de las benzodiazepinas en el insomnio.

Maczaj, M. Pharmacological Treatment of Insomnia: Practical Terapeutics. *Drugs* 1993; 45 (1):44-45.

Guía práctica para el uso de los psicofármacos en el insomnio.

BIBILIOGRAFÍA

1. Stein D y cols.: Tratado de los trastornos de ansiedad. Ed. édica, 2004.
2. Salazar M, Peralta C, Pastor J: Tratado de Psicofarmacología. Bases y aplicación clínica. Ed. Panamericana, 2004.
3. Gelder M y cols.: Tratado psiquiatría. Ed. Ars Médica, 2003.
4. Azanza JR: Guía Práctica de Farmacología del Sistema Nervioso Central. 5ª edición, 2002.
5. Stahl S: Psicofarmacología esencial. Ed. Ariel Neurociencias, 2002.
6. Vallejo Ruiloba J: Introducción a la psicopatología y la Psiquiatría. Ed. Masson, 2002.
7. CIE-10: Trastornos mentales y del comportamiento. Ed. Meditor.
8. Bowman W: Farmacología, Bases Bioquímicas y Patológicas. Ed. Interamericana, Vol I y II, México, 1998.
9. Maczaj M: Pharmacological Treatment of Insomnia: Practical Terapeutics. *Drugs* 1993: 45 (1):44-45.
10. López Galán S: Guía Farmacológica en Psiquiatría. Ed. Rey Alí, 2005..
11. Kaplan Hl, Sadock BJ, Grebb JA: Sinopsis de psiquiatría. Ciencias de la Conducta, Psiquiatría Clínica. 7 edición. Buenos Aires. Edit. Panamericana, 1996.
12. Hishikawa Y: Apropriate Use of Benzodiacepines in Insomnia: *Clinical Update Nov* 1993; vol 12:814-881.
13. Pagel JF: Treatment of Insomnia. *American Family Physician* 1994; vol. 49, n6:1417-1421.

4.2

Uso clínico de los fármacos antidepresivos

ANDRÉS HERRÁN, TERESA MORENO
JOSÉ LUIS AYUSO GUTIÉRREZ Y JOSÉ LUIS VÁZQUEZ-BARQUERO

INTRODUCCIÓN

La depresión es uno de los trastornos psiquiátricos más frecuentes y una de las principales causas de discapacidad a nivel mundial. La prevalencia de la depresión mayor parece estar en aumento. En un estudio sobre las cargas producidas por enfermedad, la depresión es la cuarta causa de discapacidad a nivel mundial, incluso excluyendo las muertes producidas por suicidio. Este trabajo predice que para el año 2020 la depresión será la segunda causa de discapacidad, por detrás de las enfermedades cardiovasculares[1].

Un porcentaje muy importante de pacientes depresivos son atendidos en dispositivos de Atención Primaria (AP), y la mayor parte de los tratamientos son realizados por el médico de cabecera. Éste debe estar en condiciones de establecer un tratamiento antidepresivo adecuado en los cuadros afectivos, dejando abierta la posibilidad de remitir al especialista a los casos resistentes al tratamiento o aquellos otros de particular gravedad.

Los fármacos antidepresivos comercializados en nuestro país se muestran en la tabla I, clasificados según su mecanismo de acción. Los mecanismos por los cuales actúan los antidepresivos son diversos, como lo son las hipótesis acerca del sustrato neurobiológico de la depresión. Se acepta que en general existe una alteración en el funcionamiento de varios neurotransmisores (serotonina, noradrenalina, dopamina). Este defecto, que en el pasado se atribuyó a alteraciones en los niveles de neurotransmisores o en sus receptores, parece hoy en día implicar a mecanismos más complejos y "básicos", como los segundos mensajeros o mecanismos que controlan la regulación génica[2].

Como es conocido, los antidepresivos aparte de su utilidad en los trastornos depresivos, también son útiles para el tratamiento de otro tipo de patologías como los trastornos de ansiedad, los síntomas depresivos en otros trastornos mentales, ciertos trastornos mentales orgánicos y de personalidad, además de en otras entidades como el dolor. Sin embargo, en este capítulo nos ceñiremos a su uso en los trastornos depresivos. Remitimos al lector a los capítulos correspondientes en este libro para su uso en otro tipo de patologías mentales.

Por último, hay que tener en cuenta que la prescripción de fármacos antidepresivos en AP constituye no sólo una cuestión médica, sino también de salud pública y relacionada con la gestión de los recursos sanitarios. Efectivamente, en los últimos años estos fármacos han pasado a ser la tercera clase farmacéutica en ventas, por detrás de los

TABLA I
CLASIFICACIÓN DE LOS ANTIDEPRESIVOS

Heterocíclicos	Amitriptilina Nortriptilina Maprotilina Imipramina Clomipramina Mianserina
ISRS	Fluoxetina Fluvoxamina Paroxetina Sertralina Citalopram Escitalopram
IMAOS No selectivos	Fenelzina Tranilcipromina
Selectivos	Moclobemida
IRNA	Reboxetina
Antidepresivos duales	Venlafaxina Duloxetina Mirtazapina
Otros antidepresivos	Trazodona Bupropion

hipolipemiantes y antiulcerosos. Algún estudio ha remarcado que cerca de la mitad de las prescripciones en este medio lo son para pacientes sin un diagnóstico psiquiátrico claro, en los que no habría suficiente evidencia de su eficacia[3]. Algunas de las razones de ello son conocidas (motivos sociológicos, presión asistencial en las consultas de AP, etc.) y se escapan del objetivo del presente capítulo. En cualquier caso, se trata de racionalizar su uso en los pacientes en los que esté clínicamente indicado, donde además del beneficio terapéutico individual es posible conseguir resultados "económicamente rentables" para el conjunto de la sociedad[4].

A lo largo de este capítulo se repasarán la eficacia del tratamiento con antidepresivos para pacientes con trastornos afectivos y los medios para incrementarla, los aspectos generales del tratamiento con antidepresivos y algunas consideraciones sobre su uso en pacientes de poblaciones especiales. Finalmente, haremos un análisis de las características de los distintos antidepresivos.

LAS FASES DEL TRATAMIENTO ANTIDEPRESIVO

Para valorar el tratamiento antidepresivo hay que tener en cuenta que los trastornos depresivos tienen un curso evolutivo, y es necesario recordar los diferentes términos utilizados para describir la mejoría en un paciente con depresión: respuesta, remisión y recuperación. Estas fases se muestran en la figura 1, en una adaptación de la ya clásica representación gráfica de Frank y cols.[5].

El término *respuesta* implica que el paciente ha mejorado hasta un punto en el que ha dejado de cumplir los criterios de depresión. Desde un punto de vista operativo, esto se suele definir en los ensayos clínicos como el presentar al menos un 50% de reducción en los síntomas evaluados mediante una escala psiquiátrica de gravedad (como las escalas de Depresión de Hamilton o de Beck). La mayoría de los estudios publicados sobre la eficacia de los antidepresivos utilizan este concepto, el de respuesta. Según esta definición, los pacientes que responden están mejor, pero no necesariamente asintomáticos. Casi todos los antidepresivos utilizados obtienen tasas de respuesta similares: dos tercios de los pacientes deprimidos responden al tratamiento. El término *remisión* se utiliza cuando prácticamente todos los síntomas han desaparecido, y el de remisión completa, cuando la clínica depresiva ha desaparecido por completo. Si esta remisión es mantenida en el tiempo, se considera que ha habido una *recuperación*. Habitualmente se establece en unos seis meses el tiempo que debe de transcurrir para hablar de una recuperación, ya que éste era el tiempo de duración medio de los episodios depresivos en la evolución natural de la enfermedad (p.ej., el que se observaba antes de que hubiera los antidepresivos). El objetivo del tratamiento de la depresión será por tanto la recuperación, y no sólo la respuesta.

También se emplean dos términos para describir el empeoramiento en los pacientes deprimidos: recaída y recurrencia. Se considera *recaída* cuando el empeoramiento se da antes de que se consiga una remisión completa o antes de que la remisión se haya convertido en una recuperación. Si el paciente empeora meses después de una recuperación completa se denomina *recurrencia*, considerando así que ha desarrollado un nuevo episodio de enfermedad.

Basándonos en estos conceptos, el tratamiento de la depresión se puede dividir en tres etapas:

- El tratamiento *de la fase aguda*
- El tratamiento *de continuación*, cuya finalidad sería prevenir la recaída, y
- El tratamiento *de mantenimiento*, cuyo objetivo es prevenir la recurrencia.

Si bien la intención inicial cuando tratamos a un paciente depresivo es intervenir en la fase aguda, el objetivo global es tratar la depresión bajo un punto de vista de enfermedad crónica, y por lo tanto intervenir en todas las fases de su curso evolutivo intentando evitar recaídas y recurrencias.

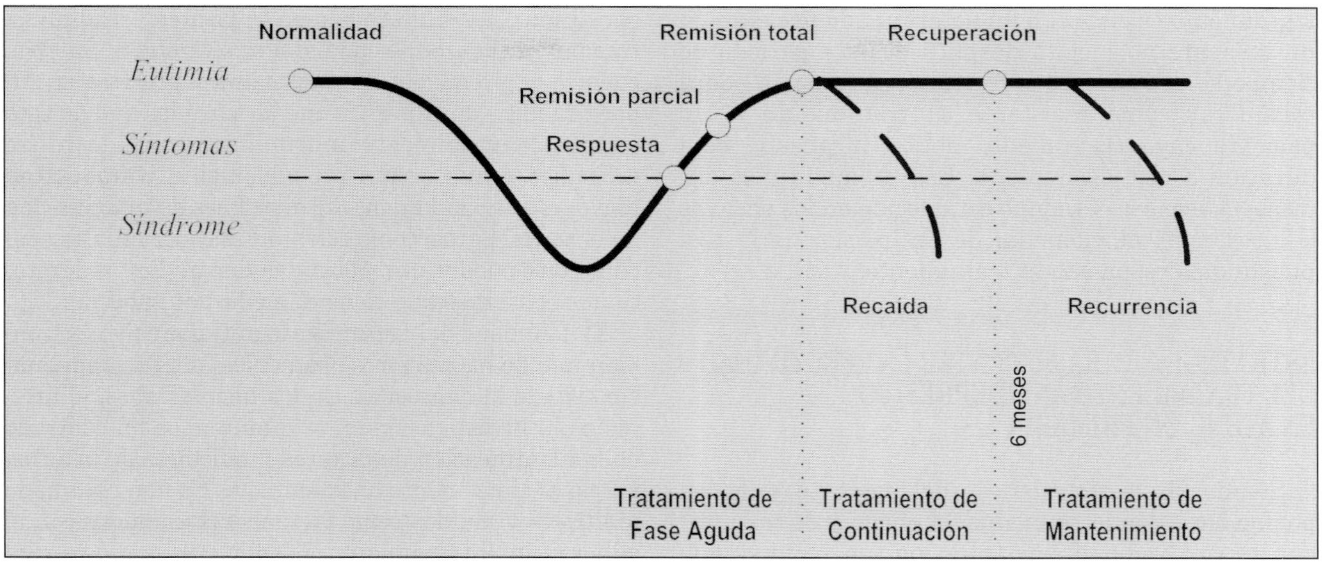

Figura 1. Fases en el tratamiento antidepresivo. Adaptado de Frank y cols., 1991[5].

LA EFECTIVIDAD DEL TRATAMIENTO

El resultado que va a tener un antidepresivo que utilizamos con un determinado paciente dependerá —además de diferencias individuales— de en qué medida su cuadro clínico es similar al que presentaban los sujetos en los que ese antidepresivo ha demostrado su eficacia. Por ello es especialmente importante conocer bien la clínica de nuestro paciente (p.ej., estableciendo los criterios diagnósticos), tener en cuenta las poblaciones en las que se ha validado la eficacia de los nuevos tratamientos (los ensayos clínicos), y lo bien que el paciente realiza el tratamiento (cumplimiento o adherencia terapéutica).

El realizar un buen diagnóstico en base a criterios clínicos (DSM, CIE) es prioritario, y se aborda en otros capítulos de este libro (ver capítulo 3.4). En este apartado haremos unas consideraciones sobre las poblaciones donde se realizan los ensayos clínicos y sobre el cumplimiento terapéutico.

Nuestra capacidad para determinar las ventajas de un nuevo agente antidepresivo en el tratamiento de los trastornos del humor proviene de la información obtenida en los ensayos clínicos llevados a cabo en la fase de investigación previa a su lanzamiento comercial. Habitualmente los ensayos clínicos se llevan a cabo sobre unos 2.500 enfermos tratados con la nueva molécula. De ellos, sólo unos centenares son tratados por más de unos pocos meses y muchos menos lo son durante más de un año. De ahí que las conclusiones que se puedan extraer con respecto a los efectos adversos a largo plazo y la seguridad del fármaco sean limitadas. Además, la mayor parte de la información proviene de ensayos en los que uno de los objetivos es determinar la dosis óptima, por lo que muchos de los enfermos analizados en estos estudios son tratados con dosis diferentes de las utilizadas en la práctica clínica.

Los criterios de inclusión en los ensayos clínicos seleccionan a un subgrupo de enfermos que suponen una representación muy limitada del conjunto de pacientes depresivos atendidos en la práctica clínica. En general, los sujetos que entran en estos estudios sufren de cuadros depresivos de leve o moderada intensidad. La presencia de enfermedades psiquiátricas o médicas concomitantes, abuso de sustancias o riesgo suicida severo supone en muchas ocasiones la exclusión del sujeto del estudio. Suele haber también limitaciones en el rango de edad de los sujetos y criterios de exclusión vinculados con el sexo; mujeres que pudieran quedarse embarazadas durante el período de duración del tratamiento. Un sesgo similar en la investigación podemos observar con respecto a la población geriátrica.

Esto significa que los datos obtenidos de los ensayos pueden diferir de lo que realmente ocurre en la práctica habitual, tanto por la gravedad de la patología, la comorbilidad y el cumplimiento terapéutico (en los estudios el abandono del tratamiento oscila entre el 10-30%, mientras que en la práctica habitual podría estar cercano al 60%). La gravedad de la depresión (leve-moderada) coincide en la práctica clínica en AP y en los ensayos clínicos.

Para que los antidepresivos sean eficaces es necesario utilizarlos a unas dosis y duración del tratamiento adecuados. El inicio de la acción terapéutica con los antidepresivos comienza entre la segunda y tercera semana, aunque es necesario esperar al menos hasta la octava semana para decidir si el tratamiento es eficaz en un determinado paciente. Si un paciente no mejora después de este período de tiempo se considerará refractario, pero no se podrá considerar como resistente al tratamiento a un paciente cuyo tratamiento no ha alcanzado esta duración a una dosis plena. Este tiempo (unos dos meses) suele ser el tiempo establecido en los ensayos clínicos como el momento de evaluación de la respuesta o no respuesta al tratamiento.

ESTRATEGIAS PARA AUMENTAR LA EFECTIVIDAD DEL TRATAMIENTO ANTIDEPRESIVO EN ATENCIÓN PRIMARIA

Siendo las características del paciente y de las poblaciones donde se evalúa la eficacia de los antidepresivos hechos invariables, no son factores que podamos modificar para aumentar la eficacia del tratamiento en un determinado paciente. Sin embargo, otros factores si son susceptibles de ser mejorados. Éstos se muestran en la tabla II.

TABLA II
ESTRATEGIAS PARA AUMENTAR LA EFECTIVIDAD DEL TRATAMIENTO ANTIDEPRESIVO

Iniciales:
- Mejorar el reconocimiento del trastorno depresivo.
- Establecer una indicación clara del tratamiento.

Posteriormente, incrementar la adherencia al tratamiento:
- Establecer una relación médico-paciente adecuada.
- Al inicio, información clara sobre la seguridad del tratamiento.
- A corto plazo, comprobar eficacia y vigilar efectos secundarios.
- A largo plazo, "sesiones de recuerdo" sobre los beneficios del tratamiento continuado.

Es evidente que el primer nivel de intervención para un correcto tratamiento de los trastornos depresivos en AP se debe centrar en incrementar su reconocimiento. Pero el diagnóstico por sí solo no ayuda al enfermo si no va seguido de una intervención terapéutica de eficacia probada. El temor a los efectos adversos de los antidepresivos limita su prescripción en enfermos depresivos en favor de la utilización de benzodiazepinas y también afectan al cumplimiento a dosis terapéuticas. Por otra parte, la utilización de dosis bajas de antidepresivos para el tratamiento de los episodios depresivos se ha demostrado ineficaz tanto en la práctica general como en la especializada.

Se debe hacer hincapié en la selección adecuada de agentes con efecto antidepresivo probado y racionalizar al máximo, limitándolo en lo posible, la administración de benzodiazepinas. Pero también con frecuencia se prescriben fármacos antidepresivos en AP para cuadros de depresión menor para los que no está justificado inicialmente un tratamiento antidepresivo específico y que serían probablemente tratados con mayor efectividad mediante abordajes de intervención no farmacológicos, como estrategias conductuales sencillas que puedan ser aplicadas dentro de las limitaciones de tiempo que tiene el médico de cabecera.

El abandono del tratamiento antidepresivo es también uno de los mayores obstáculos en el tratamiento efectivo de la depresión. En los últimos años, el interés de la investigación en este ámbito se ha centrado en la identificación de factores predictores de la adherencia al tratamiento antidepresivo. Se han estudiado múltiples variables como factores relacionados con la adherencia al tratamiento. Los factores que de forma más consistente tienen una mayor implicación en la adherencia al tratamiento son la educación del paciente, la colaboración médico-enfermo y las quejas del paciente con los efectos secundarios severos de la medicación. La gravedad de la psicopatología del paciente y el neuroticismo —en contra de lo que pudiera pensarse— no suelen correlacionarse con la adherencia al tratamiento farmacológico. El cumplimiento del tratamiento en la práctica clínica habitual puede ser mejorado actuando sobre estos factores en el ámbito de la atención primaria mediante intervenciones dirigidas a que el médico proporcione al paciente al iniciar el tratamiento una información clara y comprensible en torno a la pauta de administración, los efectos secundarios, el momento de aparición de la actividad terapéutica y la necesidad de continuar con el tratamiento una vez obtenida la mejoría.

ASPECTOS GENERALES DEL TRATAMIENTO FARMACOLÓGICO

En el presente apartado se comentan a grandes rasgos los principios básicos del abordaje terapéutico. Para el empleo correcto de este grupo de fármacos, deben observarse una serie de aspectos que conciernen de forma conjunta a los conocimientos del médico, la familia y el propio paciente sobre la enfermedad depresiva. Deben respetarse escrupulosamente los tiempos de latencia en la respuesta terapéutica, y considerar los puntos que se comentan a continuación al tomar decisiones que cambien en algún sentido el procedimiento terapéutico.

Información

El paciente y su familia o entorno deben ser bien informados de que los síntomas que aquél presenta constituyen una enfermedad, procurando desculpabilizar al paciente e indicarle que la mejoría —aun sin tratamiento— es la regla y no la excepción. El enfermo debe ser comprendido y ayudado, pero nunca presionado en relación con su enfermedad. Ello es básico para asegurar el cumplimiento terapéutico y para evitar intentos de cambio de tratamiento o terapeuta a los pocos días de iniciado éste. No es raro que un paciente sea asistido por cuatro o cinco facultativos distintos, sin haber efectuado en cada ocasión un intento adecuado de tratamiento, que viene definido por la adecuación de la dosis, duración de la espera de respuesta y prolongación del tratamiento en caso de mejoría. El médico debe dar buenas perspectivas de mejoría dentro de los plazos que se señalan más adelante. Asimismo, deben comentarse los efectos indeseables más frecuentes, sin dramatizarlos.

Aunque las posibilidades de una respuesta terapéutica insuficiente pueden alcanzar el 65% de los casos, deben tenerse en mente las posibilidades de incrementar hasta al menos un 90% la eficacia del tratamiento mediante las distintas estrategias de potenciación. Al paciente y a su familia se les debe anunciar esta posibilidad y evitar el desánimo de ambos en caso de no producirse la mejoría en el primer intento de tratamiento.

La eficacia de un tratamiento con fármacos antidepresivos utilizados en monoterapia se sitúa en alrededor del 65% (tasa de remisiones). El inicio de la mejoría terapéutica raramente se produce antes de la tercera semana de instaurada la dosis completa, pero no es esperable después de la octava semana de hacerlo. La ausencia de respuesta después de este período implica que el paciente sea considerado como refractario, indicándose la estrategia que se considere más oportuna según la gravedad, duración y estado físico del paciente.

Duración

Una vez producida la mejoría, la duración del tratamiento antidepresivo no debe ser inferior a 9-12 meses con la misma dosis que el paciente ha requerido para alcanzar la remisión clínica, ya que si se abandona el tratamiento la recaída es probable en este período. A esto se le denomina tratamiento de continuación. Es bien conocido que el mínimo tiempo recomendado por la OMS es de 6 meses, pero varios estudios demuestran que las tasas de recaída son significativamente menores con un mantenimiento más prolongado.

La presencia de un segundo episodio después de un tratamiento correcto aumenta el riesgo de recurrencia al 70%, y este riesgo se eleva al 90% si hay antecedentes de dos o más episodios. Esto significa que en un segundo o tercer episodio se necesita un tratamiento de mantenimiento, en muchas ocasiones durante un tiempo indefinido. La dosis para este tratamiento es la dosis eficaz con la que se haya conseguido la remisión. En los trastornos depresivos recurrentes, el tratamiento profiláctico con antidepresivos se ha probado eficaz para prevenir la aparición de nuevos episodios. Para los pacientes con trastornos bipolares se prefieren las sales de litio u otros estabilizadores del estado de ánimo.

Dosificación

En el caso de los ISRS, viene facilitada por su buena tolerancia y porque se han efectuado estudios de dosis-respuesta que adecuaron en su momento la dosificación con la que aparecieron en el mercado, muy próxima a la dosis terapéutica. En el caso de los fármacos tricíclicos es aconsejable proceder a una dosificación progresiva.

En el tratamiento habitual de la depresión en AP es habitual el uso de dosis terapéuticas, en el rango bajo. Varios estudios (algunos en nuestro medio) recuerdan que con frecuencia los pacientes son remitidos al especialista ante la falta de respuesta a una dosis mínima eficaz, y la primera medida del especialista consiste simplemente en aumentar la dosis. Hay que recordar que los antidepresivos utilizados en primera línea en AP tienen un amplio margen terapéutico, y si no se aprecia una mejoría clínica a la tercera semana lo adecuado sería aumentar (generalmente hasta el doble) la dosis.

Interacciones medicamentosas

Muchos de los pacientes depresivos reciben de forma habitual una o varias sustancias terapéuticas para el manejo de alguna otra patología médica que pudieran presentar. Al añadir uno o varios agentes psicotrópicos, éstos pueden competir con la unión a proteínas y desencadenar un significativo aumento de los niveles séricos de alguno de estos compuestos. Además, la polifarmacoterapia puede provocar otros cambios en el metabolismo de los agentes administrados.

La mayoría de los fármacos antidepresivos se metabolizan o tienen un efecto inhibidor de alguna de las isoenzimas del citocromo P450. Este efecto es el que explica algunas de las interacciones farmacológicas de relevancia en la práctica clínica[6].

- Así, el *citocromo P450 1A2* es inhibido por la fluvoxamina y está implicado en el desarrollo de interacciones con fármacos como la teofilina, la cafeína, la clozapina y otros antipsicóticos atípicos.

- La fluoxetina y la paroxetina son agentes con una potente inhibición *in vitro* del citocromo *P450 2D6* (la fluvoxamina, la sertalina y el citalopram también lo inhiben, en menor medida), pudiendo producir elevaciones marcadas de la codeína, el dextrometorfano y el haloperidol, los antipsicóticos atípicos y los antidepresivos tricíclicos.
- El citocromo *P450 2C* es inhibido por la fluoxetina, la sertralina y la fluvoxamina, pudiendo producir interacciones si se administran conjuntamente con la fenitoína, la tolbutamida y la warfarina.
- El citocromo *P450 3A4* metaboliza la carbamazepina, el alprazolam y el triazolam, pudiendo incrementarse los niveles de estos fármacos si se administran con fluvoxamina, nefazodona y fluoxetina.

En la práctica clínica hay, por tanto, que tomar precauciones al administrar de forma combinada alguno de los psicofármacos mencionados con sustancias que tienen un estrecho margen terapéutico como la teofilina, la tolbutamida, la fenitoína y los antiarrítmicos tipo 1C.

Finalmente, y también con relevancia en la clínica habitual, hay que tener en cuenta que con el aumento de las concentraciones plasmáticas de warfarina se incrementa el tiempo de protrombina. La fluvoxamina es el ISRS que más aumenta los niveles plasmáticos de warfarina, por lo que se recomienda utilizar otro antidepresivo en pacientes en tratamiento con anticoagulantes orales, si bien hay que tener en cuenta que todos los ISRS tienden a aumentar los niveles séricos de anticoagulantes orales por el desplazamiento en su unión a proteínas plasmáticas, precisando monitorizar el INR con todos ellos al administrarlos concomitantemente con anticoagulantes orales.

USO DE LOS ANTIDEPRESIVOS EN POBLACIONES ESPECIALES

El uso de antidepresivos en ciertos pacientes, como niños, ancianos y pacientes embarazadas o con probabilidad de estarlo en el curso del tratamiento merece una consideración especial.

Embarazo

La norma será la habitual en cualquier tipo de medicación; evitar dentro de lo posible en el primer trimestre. El primer paso siempre será intentar un abordaje no farmacológico mediante terapia de apoyo o psicoterapias más estructuradas. Lo indicado debe ser la remisión para valoración por el especialista. En los casos en lo que lo anterior no ha bastado y es preciso medicación el tratamiento habitual es con ISRS. Los efectos de éstos en el feto han comenzado a estudiarse recientemente y se ha visto que, aunque pequeño, hay un riesgo de bajo peso y de hipertensión pulmonar en el recién nacido de madres que estuvieron en tratamiento dentro del tercer trimestre[7]. En casos de depresión grave (p.ej., con síntomas psicóticos), la realización de terapia electroconvulsiva es considerada una alternativa segura.

Niños

En los niños los cuadros depresivos susceptibles de tratamiento farmacológico se presentan con menos frecuencia que en la población adulta. Además, su clínica habitualmente diferente hace que pasen más desapercibidos. Por último, son pocos los ensayos sobre la eficacia de los antidepresivos en estas poblaciones. Por estas razones el tratamiento antidepresivo en niños es raro, y de hecho no se ha aprobado su uso en España hasta recientemente. En nota de 6 de junio de 2006, la Agencia Española de Medicamentos y Productos Sanitarios (AEMPS) ha aprobado el uso de fluoxetina en dosis iniciales de 10mg/día para niños y adolescentes en los que esté clínicamente indicado y que no hayan respondido a psicoterapia. Hay que recordar que en esta población parece ser más frecuente la aparición o empeoramiento de ideación suicida poco después de iniciar el tratamiento.

Ancianos

Por su seguridad y menos interacciones y efectos secundarios, los nuevos antidepresivos son los fármacos de elección en el anciano. Estos pacientes en ocasiones presentan con mayor probabilidad que sujetos más jóvenes ansiedad cuando reciben tratamiento con fluoxetina, y efectos secundarios de tipo anticolinérgico cuando reciben paroxetina.

En ocasiones la trazodona (100-200 mg/día) y la mianserina y mirtazapina (15-30 mg/día) se usan en ancianos con la intención de mejorar los problemas de sueño.

FÁRMACOS ANTIDEPRESIVOS

Seguidamente se analizan con detenimiento los diferentes grupos de fármacos antidepresivos; los clásicos heterocíclicos e IMAOs, los inhibidores de recaptación (serotonina y noradrenalina), los duales y otros antidepresivos modernos. Las dosis habituales de estos antidepresivos se muestran en la tabla IV. La afinidad por los receptores de los distintos antidepresivos y sus implicaciones en el perfil de efectos secundarios se muestran en la tabla V.

Antidepresivos tricíclicos y tetracíclicos

Los antidepresivos tricíclicos reciben esta denominación porque tienen tres anillos entrelazados a los cuales se une una cadena lateral. Se desarrollaron a mediados del siglo XX. Sus propiedades antidepresivas dependen de esta estructura central anular; la potencia y las propiedades sedativas, de las variaciones en la cadena lateral. Cuando se une un cuarto anillo, se obtiene un agente tetracíclico. Su efecto terapéutico se relaciona con su capacidad de incrementar la disponibilidad de noradrenalina y serotonina en los receptores de las neuronas postsinápticas. Hay trabajos recientes que demuestran su eficacia en pacientes atendidos en AP incluso en dosis más bajas de las consideradas como ideales clásicamente[8]. Algunas consideraciones sobre su uso se muestran en la tabla III.

TABLA III
USO DE LOS ANTIDEPRESIVOS TRICÍCLICOS

CONTRAINDICACIONES
- **Absolutas**
  - Infarto de miocardio reciente.
  - Alteraciones de la conducción cardiaca.
- **Relativas**
  - Cardiopatía isquémica.
  - Glaucoma de ángulo agudo.
  - Hipertrofia prostática.
  - Hepatopatía.
  - Neuropatía.
  - Cuadro confusional grave.
  - Embarazo.

VENTAJAS DEL TRATAMIENTO
- Eficacia: similar, no superada por otras familias de antidepresivos.
- Rapidez de acción: similar, no superada por otras familias de antidepresivos.
- Fármacos de referencia.

INCONVENIENTES DEL TRATAMIENTO
- Eficacia: muchos de los tratamientos con tricíclicos se prescriben en dosis subterapéuticas.
- Comodidad de la posología: en muchos hacen falta diversas tomas y una escalada de dosis progresiva.
- Seguridad: son peligrosos, incluso letales en dosis altas o sobredosis.
- Tolerabilidad: mayor frecuencia de efectos secundarios, lo que condiciona una tasa más elevada de abandono del tratamiento.

Farmacocinética

La mayoría de los agentes de este grupo disponibles en nuestro país son de administración por vía oral. Los antidepresivos tricíclicos se absorben con rapidez en el intestino delgado y se metabolizan en las enzimas microsomales hepáticas. Se unen a proteínas plasmáticas en un elevado porcentaje (90%). Hay una considerable variación interindividual en el metabolismo de estas sustancias en función de factores genéticos, edad y administración concomitante de otras drogas. Son sustancias muy lipofílicas, por lo que se acumulan en los tejidos grasos. La eliminación del organismo de estos agentes tiene un carácter bifásico, de forma que en las primeras 48-72 horas se elimina aproximadamente la mitad de la dosis y el resto, a lo largo de varias semanas.

Manejo

a) Evaluación antes del tratamiento

Es siempre conveniente realizar una historia médica completa antes de iniciar el tratamiento con estos agentes, sobre todo para determinar si el sujeto ha padecido alguna alteración en la conducción cardíaca, que es la principal contraindicación médica para su uso. Se debe realizar un electrocardiograma en todos los pacientes con historia de síntomas cardíacos o enfermedad cardíaca conocida. Es también conveniente realizarlo de manera generalizada en pacientes de más de 40 años. Se deben comentar los efectos secundarios que el paciente puede presentar una vez que inicie el tratamiento. El infarto de miocardio reciente es una contraindicación absoluta para el empleo de estos fármacos, ya que por sus efectos adrenérgicos aumentan la frecuencia cardíaca, y con ello el gasto cardíaco, por lo que aumentan el riesgo de muerte súbita en pacientes con cardiopatía isquémica. Entre las contraindicaciones relativas están el glaucoma de ángulo agudo, la hipertrofia prostática, el primer trimestre del embarazo, ciertas hepatopatías y nefropatías y estados confusionales graves.

b) Prescripción

Se debe iniciar el tratamiento con dosis bajas e incrementar progesivamente la posología hasta que se alcanza un rango terapéutico. En adultos sanos, se debe comenzar con dosis de 25-50 mg de imipramina o equivalentes. En pacientes de edad avanzada o en aquellos con patologías médicas añadidas, es aconsejable iniciar el tratamiento con dosis más bajas, de 10 mg de imipramina o equivalentes, por la intolerancia a los efectos secundarios. La administración debe realizarse preferentemente en dosis nocturna. Las dosis se deben dividir si hay una intolerancia a los efectos secundarios relacionados con los picos de los niveles en plasma de los fármacos. Las dosis se deben incrementar a un ritmo de 25-50 mg cada 3-4 días hasta llegar inicialmente a 75-150 mg/día de imipramina o sus equivalentes. Si no hay una respuesta terapéutica en 3-4 semanas, la posología se debe incrementar lentamente hasta llegar a una dosis máxima de 300 mg/día de imipramina. La dosis final debe ser aquella a la que el paciente tenga una respuesta terapéutica sin presentar efectos secundarios molestos. En los pacientes de edad avanzada, los incrementos progresivos deben ser más lentos y la dosis final ha de ser de un medio a un tercio de la que se alcanza en adultos.

Efectos secundarios

Son muy variados y en algunos enfermos llegan a ser muy graves. Se pueden clasificar en cinco tipos:

- *Anticolinérgicos.* Sequedad de boca y de mucosas, retención urinaria, estreñimiento, alteraciones en la acomodación ocular, sudoración, delirium. Se dan especialmente en el tratamiento con Amitriptilina.
- *Neuropsiquiátricos.* Somnolencia, insomnio, síndromes confusionales, cuadros maníacos.
- *Cardiovasculares.* Hipotensión postural, taquicardia, alteraciones en el electrocardiograma con enlentecimiento de la conducción intracardíaca, arritmias ventriculares.
- *Neurológicos.* Temblor fino, incoordinación, cefalea.
- *Otros.* Ganancia de peso, disfunciones sexuales.

Además, cabe destacar una variable reducción del umbral convulsivo, lo que debe ser considerado especialmente en pacientes epilépticos.

Intoxicación

Las dosis agudas de más de 1 gramo de heterocíclicos son normalmente tóxicas y pueden llegar a ser letales como consecuencia de arritmias cardíacas, hipotensión severa o cuadro convulsivo. Los niveles plasmáticos se deben determinar ante cualquier sospecha de intoxicación por estos agentes. El hallazgo de niveles séricos de imipramina superiores a 1.000 ng/ml supone una intoxicación grave. Otro signo indicativo de intoxicación grave es el hallazgo en el ECG de un incremento en la duración del QRS superior a 0,10 segundos. Tras una sobredosificación aguda, los síntomas se instauran dentro de las 24 horas siguientes y pueden consistir en depresión del sistema nervioso central, toxicidad cardiovascular y/o delirium anticolinérgico.

Indicaciones

Los antidepresivos tricíclicos no se utilizan únicamente para la depresión, también han demostrado utilidad para trastornos de ansiedad, como el trastorno de angustia o el trastorno obsesivo-compulsivo, trastornos de alimentación, síndromes dolorosos crónicos, profilaxis de la migraña, enuresis nocturna y trastorno por déficit de atención e hiperactividad.

INHIBIDORES DE LA MONOAMINOOXIDASA

Los Inhibidores de la monoaminooxidasa (IMAO) son un grupo clásico de antidepresivos. Sin embargo, en nuestros días su interés en la práctica clínica es marginal incluso dentro del tratamiento por parte del especialista.

A partir de la comprobación de mejorías en el estado afectivo de pacientes tuberculosos que tomaban iproniazida en la década de los años 1950, se investigaron las propiedades antidepresivas de este fármaco. Actúan a través de la inhibición de la enzima MAO, situada en la membrana mitocondrial. Esta inhibición provoca un aumento de los neurotransmisores (dopamina, noradrenalina, 5-HT) en el espacio sináptico. La investigación ha permitido desarrollar nuevos preparados que obvien los efectos adversos de los IMAO originales. La clasificación de los IMAO puede efectuarse en función de dos aspectos:

1. *Según la selectividad*: los primeros IMAO (iproniazida, fenelzina, isocarboxazida, tranilcipromina), eran no selectivos, de forma que inhibían tanto la MAO-A como la MAO-B. Sin embargo, en los últimos años los esfuerzos se centraron en la elaboración de IMAO selectivos que evitaran la reacción tiramínica (denominada también "reacción queso"), que puede provocar las temidas crisis hipertensivas y que está relacionada, sobre todo, con la inhibición de la MAO-A.
2. *Según la reversibilidad*: la mayoría de los IMAO originales clínicamente activos provocan una inhibición de la enzima que tarda 10-13

TABLA IV
DOSIFICACIÓN DE ANTIDEPRESIVOS

	Nombre	Dosis inicio	Dosis máxima	Dosis mantenimiento
Heterocíclicos	Amitriptilina (Tryptizol®)	75-100 mg/día	300 mg/día	50-150 mg/día
	Clomipramina (Anafranil®)	25-75 mg/día	250 mg/día	100-250 mg/día
	Imipramina (Tofranil®)	75-100 mg/día	300 mg/día	50-100 mg/día
	Maprotilina (Ludiomil®)	25-75 mg/día	225 mg/día	50-100 mg/día
	Nortriptilina (Martimil®)	10-20 mg/día	200 mg/día	30-75 mg/día
	Mianserina (Lantanon®)	30 mg/día	200 mg/día	60-90 mg/día
IMAOS	Tranilcipromina (Parnate®)	20 mg/día	60 mg/día	10-60 mg/día
	Moclobemida (Manerix®)	150 mg/día	300 mg/día	150-300 mg/día
ISRS	Fluoxetina (Prozac, Adofen, Reneurón)	20 mg/día	80 mg/día	20-80 mg/día
	Fluvoxamina (Dumirox®)	50-100 mg/día	300 mg/día	100-200 mg/día
	Paroxetina (Seroxat®, Casbol®, Frosinor®, Motivan®)	20 mg/día	50 mg/día	20-50 mg/día
	Sertralina (Bestirán®, Aremis®)	50 mg/día	200 mg/día	50-200 mg/día
	Citalopram (Seropram®, Prisdal®)	20 mg/día	60 mg/día	20-40 mg/día
	Escitalopram (Esertia®, Cipralex®)	10 mg/día	20 mg/día	10-20 mg/día
Otros	Reboxetina (Irenor®, Norebox®)	4 mg/12h	12 mg/día	8-12 mg/día
	Venlafaxina (Vandral®, Dobupal®)	37,5 mg/12h	50-125 mg/8h	225 mg/día
	Venlafaxina retard (Vandral Retard®, Dobupal R®)	75 mg/día	300 mg/día	225 mg/día
	Duloxetina (Cymbalta®, Xeristar®)	60 mg/día	120 mg/día	60-120 mg/día
	Mirtazapina (Rexer®, Vastat®)	15 mg/día	45 mg/día	15-45 mg/día
	Trazodona (Deprax®)	100-200 mg/día	600 mg/día	100-300 mg/día
	Bupropion (Elontril®)	150 mg/día	300 mg/día	150-300 mg/día

días en generarse de nuevo, tanto en el tejido hepático como en el cerebral. Sin embargo, últimamente se han desarrollado nuevos IMAO reversibles (moclobemida) de mayor seguridad y facilidad en su utilización.

Los casos mortales debidos a efectos adversos son raros y en general, relacionados con el incumplimiento de las normas dietéticas (dirigidas a eliminar alimentos ricos en tiramina o dopamina) o farmacológicas (prohibición de tomar fármacos con actividad simpaticomimética) lo cual puede provocar graves crisis hipertensivas cuyo tratamiento urgente debe realizarse con fentolamina (5-10 mg por vía intravenosa) o clorpromazina (50-100 mg por vía intramuscular). Sin embargo, los IMAO son, por su escasa acción anticolinérgica, mejor tolerados que los tricíclicos y presentan menos efectos cardiovasculares, aunque no se hallan totalmente exentos de efectos adversos. Las contraindicaciones absolutas son las hepatopatías, las nefropatías y los feocromocitomas, mientras que las relativas quedan restringidas a la hipertensión arterial, la enfermedad de Parkinson y la epilepsia.

El principal interés del conocimiento de estos tratamientos en AP posiblemente sea el que los profesionales que trabajan en estos dispositivos asistenciales estén familiarizados y sean conocedores de las normas dietéticas y las precauciones farmacológicas que hay que considerar a la hora de prescribir algún otro fármaco a pacientes que estén en tratamiento con IMAOS.

INHIBIDORES SELECTIVOS DE LA RECAPTACIÓN DE LA SEROTONINA

Los inhibidores selectivos de la recaptación de la serotonina (ISRS) son un grupo de sustancias con estructuras químicas muy diferentes pero que tienen en común su inhibición potente y selectiva de la recaptación de serotonina. Ninguno de los disponibles en el mercado tiene una afinidad apreciable por la recaptación de noradrenalina. En términos clínicos se suele decir que la fluoxetina tiene un perfil activador, la paroxetina y fluvoxamina sedante, y la sertralina y el citalopram más neutro. De todos los ISRS, el más selectivo es el escitalopram, si bien el más potente sobre la recaptación de serotonina es la paroxetina.

Se están comenzando a desarrollar enantiómeros de estas sustancias con la idea de reducir la dosis y producir menos efectos secundarios. En nuestro país está comercializado el escitalopram, enantiómero S del citalopram, que se ha utilizado en el tratamiento de la depresión y trastornos de ansiedad (angustia, social y generalizada).

Farmacocinética

Se absorben lentamente en el sistema digestivo alcanzando el máximo nivel en plasma entre cuatro y ocho horas después de su ingestión. La vida media de fluvoxamina, paroxetina y sertralina es de 24 horas, la del citalopram 33 horas, mientras que la de la fluoxetina es de 48-72 horas. La farmacocinética del escitalopram es lineal, obtiene concentraciones plasmáticas máximas a las 3-4 horas de su administración y su vida media de eliminación es de 30 horas. Existe bioequivalencia entre 10 mg/día de escitalopram y 20 mg/día de citalopram. Se metabolizan primariamente en el hígado.

Manejo

Aunque presentan una toxicidad menor que la de los antidepresivos tricíclicos, se recomienda iniciar el tratamiento de forma paulatina, para minimizar la aparición de efectos secundarios. Esto es especialmente importante en pacientes en los que se sospecha una metabolización atípica (p.ej., pacientes con efectos secundarios frecuentes ante otros fármacos) y posiblemente en pacientes con clínica ansiosa (como los que presentan trastorno de pánico).

Todos los ISRS inhiben el citocromo P450 encargado del metabolismo de múltiples fármacos. Es, por tanto, siempre necesario vigilar un incremento en los efectos terapéuticos y de la toxicidad de otros agentes que se estén administrando de forma simultánea y que se metabolicen por esta vía (p.ej., antidepresivos tricíclicos, antipsicóticos, anticonvulsivantes). El efecto anticoagulante de la warfarina puede verse incrementado por la administración simultánea de ISRS. El escitalopram es un inhibidor leve o nulo de los sistemas enzimáticos hepáticos *in vitro* por lo que considera indicado cuando puede haber interacciones farmacológicas.

Efectos secundarios

Los pacientes de edad avanzada toleran, en general, mejor los efectos secundarios de los ISRS que los efectos anticolinérgicos y cardiovasculares de los antidepresivos tricíclicos. Sin embargo, en este grupo de edad es frecuente la presencia de alteraciones en los sistemas de eliminación hepática y en el funcionamiento renal que favorecen una acumulación de los fármacos en el organismo. Por ello, en este rango de edad es conveniente empezar con dosis más bajas de ISRS y considerar que en muchas ocasiones la dosis terapéutica es más baja que en pacientes más jóvenes.

El cuadro más severo de intoxicación descrito con estos agentes es causado por la administración simultánea de ISRS e IMAOS, que también se ha descrito con la toma de ISRS en monoterapia, el llamado *síndrome serotoninérgico*, que puede parecerse en sus manifestaciones clínicas al síndrome neuroléptico maligno. Se caracteriza por la presencia de alteraciones del estado mental como desorientación, confusión, letargia o inquietud psicomotriz, síntomas de disfunción autonómica como fiebre, temblor, diarrea, rubefacción o diaforesis e hiperreflexia, rigidez, mioclonus, coma y riesgo de muerte.

Sus efectos secundarios son de menor severidad y de un carácter diferente de los que se pueden encontrar en pacientes que reciben antidepresivos tricíclicos, lo que ha favorecido su uso generalizado en los años recientes. Son menos cardiotóxicos que los antidepresivos tricíclicos y mucho más seguros en situaciones de intoxicación. Tienen un menor efecto sedante y también menores efectos anticolinérgicos.

Sin embargo, no están exentos de efectos secundarios que en ocasiones motivan la suspensión de la administración de estos agentes. Entre ellos destacan:

- *Gastrointestinales:* Son los de mayor frecuencia de presentación en las primeras fases del tratamiento. Así, un 20% de los pacientes presentan náuseas en los primeros días de tratamiento que suelen desaparecer con una administración más continuada. Con menor frecuencia pueden presentar también diarrea, dispepsia y flatulencia.
- *Neuropsiquiátricos:* Insomnio, somnolencia diurna, agitación, temblor, inquietud, irritabilidad.
- *Extrapiramidales:* Acatisia y parkinsonismo.
- *Sexuales:* En diversas formas, desde la simple disminución de deseo hasta la anorgasmia en ambos sexos, pasando por disminución de potencia o eyaculación retrógrada en varones. Hay que prestar atención a estos efectos, ya que se considera que pueden ser la principal causa de incumplimiento a medio o largo plazo.
- *Otros efectos secundarios:* El síndrome de secreción inadecuada de hormona antidiurética *(SIADH)* e hiponatremia, principalmente en mujeres ancianas. Debido a su potencial gravedad deben solicitarse niveles de sodio a los pacientes ancianos en tratamiento con ISRS que desarrollan síntomas no explicados (principalmente letargia, cefalea que pueden progresar a confusión, convulsiones o coma) en las primeras semanas del tratamiento. Otro efecto raro pero posible es la aparición de *hiperprolactiemia* que en ocasiones se manifiesta como galactorrea y en casos raros puede provocar mastitis.
- *Síndrome de retirada*: Aparece al suspender bruscamente el tratamiento. Se da principalmente con paroxetina y consistente en cefaleas, náuseas, molestias gastrointestinales, ansiedad, se soluciona con la reintroducción del ISRS y su disminución progresiva.

Indicaciones

Además de los trastornos depresivos (depresión mayor, distimia), se utilizan con frecuencia en otras entidades como los trastornos de ansiedad (trastorno obsesivo-compulsivo, trastorno de angustia, fobia social, trastorno de ansiedad generalizada, trastorno de estrés postraumático), en trastornos de alimentación y trastornos del control de impulsos. Otras indicaciones "no psiquiátricas" incluyen el tratamiento de la eyaculación precoz y su uso en el dolor crónico.

INHIBIDORES SELECTIVOS DE LA RECAPTACIÓN DE NORADRENALINA

Desde finales de los noventa está comercializado el único inhibidor selectivo de la recaptación de noradrenalina con efecto antidepresivo probado, la reboxetina. Se ha postulado que este tipo de fármacos, por su mecanismo de acción, serían especialmente eficaces en cuadros depresivos con una inhibición psicomotriz importante. En la práctica clínica, en la mayoría de las ocasiones se utiliza de forma conjunta con otro antidepresivo (como estrategia de potenciación).

La reboxetina se absorbe rápidamente por vía oral. Presenta una vida media de 10-12 horas, por lo que se recomienda administrarla en dos dosis diarias. Se metaboliza en el hígado, eliminándose principalmente por la orina. Esta molécula inhibe la recaptación de noradrenalina y antagoniza los receptores alfa 2-adrenérgicos presinápticos, por lo que aumenta la noradrenalina en la hendidura sináptica. No presenta efectos significativos sobre otros sistemas monoaminérgicos.

Es aconsejable iniciar el tratamiento con 4 mg/12 horas, pudiendo aumentarse paulatinamente hasta los 6 mg/12h. En ancianos o en pacientes con insuficiencia hepática o renal se recomiendan dosis de 2 mg/día.

La reboxetina está contraindicada en el infarto de miocardio reciente. Se recomienda especial precaución en caso de patología cardíaca (insuficiencia cardíaca congestiva, cardiopatía isquémica, arritmias), hipertensión arterial, epilepsia, hipertiroidismo, psicosis, hipertensión intraocular, hiperplasia prostática. Aunque en menor grado que los antidepresivos tricíclicos, la reboxetina puede producir efectos secundarios anticolinérgicos (no por una acción colinérgica directa, sino por una potenciación del sistema noradrenérgico), como sequedad de boca, estreñimiento, hipotensión ortostática o retención urinaria.

INHIBIDORES DE LA RECAPTACIÓN DE SEROTONINA Y NORADRENALINA

En la búsqueda de la recuperación completa de los cuadros depresivos, con un perfil menos marcado de efectos secundarios se han desarrollado moléculas que inhiben la recaptación de la serotonina y de la noradrenalina, sin que presenten actividad significativa sobre otros sistemas de neurotransmisión. En la actualidad existen dos fármacos antidepresivos con este mecanismo de acción comercializados en nuestro país: la venlafaxina y la duloxetina. El milnacipram no está aprobado en nuestro país. La

TABLA V
AFINIDAD POR LOS RECEPTORES DE LOS DISTINTOS ANTIDEPRESIVOS E IMPLICACIONES EN EL PERFIL DE EFECTOS SECUNDARIOS

	Muscarínicos	Histamínicos	Adrenérgicos	Serotonérgicos
Heterocíclicos				
Amitriptilina	+++	+++	+++	+
Imipramina	++	++	+++	++
Clomipramina	+++	+	+++	++++
Nortriptilina	++	++	++	0
Mianserina	0	+++	+++	0
IMAOS				
Moclobemida	0	0	++	++
Tranilcipromina	+	0	++	++
ISRS				
Fluoxetina	0	0	0	+++
Fluvoxamina	0	0	0	+++
Sertralina	0	0	0	+++
Paroxetina	+	0	0	+++
Citalopram	0	0	0	++++
Escitalopram	0	0	0	++++
Otros				
Reboxetina	0	0	+++	0
Venlafaxina	0	0	+++	+++
Duloxetina	0	0	+++	+++
Mirtazapina	0	++	++	++
Trazodona	0	+	+++	++
Bupropion	0	0	++	0

Efecto farmacológico	Efecto adverso
Muscarínico	Sequedad de mucosas, estreñimiento, taquicardia sinusal, visión borrosa, retención urinaria, disfunción sexual, afectación cognitiva, disminución del umbral convulsivo, precipitación glaucoma ángulo estrecho.
Histamínico	Sedación, ganancia de peso, hipotensión.
Adrenérgico	Hipotensión ortostática, disfunción sexual, mareo, afectación cognitiva, taquicardia, insuficiencia cardíaca, temblor.
Serotonérgico	Inquietud, agitación, insomnio, nausea, pérdida de peso, disminución de la libido, disfunción erectil, diarrea,cefalea.

sibutramina, con el mismo mecanismo de acción se utiliza para reducir peso en obesos.

Farmacocinética y farmacodinamia

Estos fármacos se absorben con facilidad por vía gastrointestinal. La venlafaxina se une a proteínas plasmáticas en una proporción inferior a otros antidepresivos, lo que disminuye la probabilidad de la aparición de interacciones. Tiene una vida media de tres horas y media, y su metabolito activo, la O-desmetilvenlafaxina de unas diez horas. La vida media de la duloxetina es de aproximadamente doce horas. Se metabolizan en el hígado en el citocromo p-450. A dosis bajas, la venlafaxina actúa como un inhibidor de la recaptación de la serotonina. A dosis intermedias inhibe la recaptación de la serotonina y la noradrenalina, y a dosis elevadas actúa también inhibiendo la recaptación de la dopamina.

Existe una formulación de venlafaxina de liberación retardada, que se diferencia de la estándar en que se libera más lentamente en el aparato gastrointestinal, con una semivida de 15 horas. La utilización de la liberación retardada puede disminuir los efectos secundarios relacionados con el aumento brusco de las concentraciones plasmáticas y facilita la adherencia al tratamiento al simplificar la posología (una vez al día).

Manejo

Para prevenir la aparición de efectos secundarios se recomienda un aumento paulatino de la dosis. En el caso de la venlafaxina la utilización de la fórmula de liberación retardada disminuye la aparición de efectos adversos y puede administrarse una vez al día comenzando por 75 mg/día, y aumentando hasta 300 si es preciso. En el caso de la duloxetina se recomienda iniciar con dosis de 60 mg/día, pudiendo aumentar la dosis según la respuesta hasta 120 mg/día.

Contraindicaciones y efectos secundarios

Se recomienda ajustar la dosis en caso de insuficiencia hepática o renal. Al igual que otros antidepresivos, pueden producir virajes a manía en pacientes predispuestos. En algunos pacientes en tratamiento con venlafaxina se han producido incrementos persistentes de la presión arterial (sin que se haya relacionado con antecedentes de hipertensión arterial), por lo que se recomienda precaución con los antidepresivos de esta familia. Se recomienda especial precaución en caso de epilepsia.

En cuanto a los efectos secundarios son frecuentes los gastrointestinales (náuseas, vómitos, estreñimiento). Se ha descrito la aparición de somnolencia, insomnio, sequedad de boca, vértigo, nerviosismo, temblor, cefaleas, sudoración, visión borrosa, erupciones cutáneas, visión borrosa y disfunción sexual.

Indicaciones

La venlafaxina se ha mostrado eficaz en trastornos depresivos, trastorno de ansiedad generalizada, fobia social, trastorno obsesivo-compulsivo, dolor crónico, trastorno por déficit de atención e hiperactividad del adulto.

La duloxetina está aprobada para el tratamiento de episodios depresivos mayores y dolor neuropático periférico diabético.

OTROS ANTIDEPRESIVOS

Mirtazapina

Es un antidepresivo dual que actúa sobre los sistemas serotoninérgico y noradrenérgico. No ejerce ningún efecto sobre la recaptación, actuando como antagonista de receptores adrenérgicos (α 2), serotoninérgicos ($5HT_{2A}$, $5HT_{2C}$, $5HT_3$) e histaminérgicos (H_1). Se trata de un antidepresivo con características sedantes, especialmente indicado en pacientes depresivos y con trastornos de ansiedad y del sueño asociados. Igualmente se ha recomendado su utilización en caso de no tolerar los efectos secundarios sobre la esfera sexual que aparecen con otros antidepresivos. La mirtazapina es eficaz para los trastornos de ansiedad (trastorno de angustia, trastorno de ansiedad generalizada, trastorno obsesivo-compulsivo), trastorno de estrés postraumático. Como efectos secundarios destacan la somnolencia, el aumento de apetito, la sequedad de boca, el estreñimiento, el aumento de la frecuencia urinaria y la ganancia de peso. Puede producir de forma infrecuente bocio, hipertiroidismo, edema periférico o diabetes mellitus. Se han descrito casos de hiponatremia en ancianos por SIADH, y agranulocitosis. La dosis recomendada oscila entre 15 y 45 mg/día.

Trazodona

Junto con la nefazodona (retirada del mercado en 1997 por asociarse con fallo hepático) actúa inhibiendo la recaptación de la serotonina y bloqueando receptores serotoninérgicos, adrenérgicos e histaminérgicos. Se absorbe rápidamente por vía oral y tiene una vida media de 3-9 horas con una excreción urinaria del 75%. Por su mecanismo de acción la trazodona es un fármaco sedante, particularmente efectivo para mejorar la calidad del sueño. Además de su eficacia antidepresiva, existen datos sugestivos de la eficacia de la trazodona en el tratamiento del insomnio, la agitación en ancianos y las alteraciones de conducta en la enfermedad de Alzheimer. El rango terapéutico es de 200 a 600 mg/día. En el tratamiento de insomnio puede aplicarse una dosis de 50 a 100 mg. Entre sus efectos secundarios destaca la sedación, la hipotensión ortostática, la náusea, los vómitos y el priapismo.

Bupropion

El bupropion o anfebutamona es un antidepresivo "atípico" que actúa como inhibidor no selectivo de la recaptación de la dopamina y la noradrenalina. Como viene haciéndose en otros países su uso como tratamiento de la Depresión Mayor será autorizado próximamente en nuestro país. Se ha indicado, además que el bupropion se asocia a menor frecuencia de viraje a manía, por lo que en algunas guías se recomienda, asociado a eutimizantes, en la depresión bipolar. Aunque desarrollado como antidepresivo, se ha utilizado también como fármaco eficaz en la deshabituación tabáquica, el abuso de sustancias, el déficit de atención con hiperactividad y la obesidad. Dado su favorable perfil de tolerabilidad, sin desencadenar efectos sexuales adversos, se ha propuesto su uso como alternativa terapéutica en pacientes con disfunción sexual inducida por otros antidepresivos. La dosis inicial es de 150 mg para ser tomada diariamente, pudiéndose incrementar la dosis a 150 mg dos veces al día, a lo largo de un mes.

Otros antidepresivos en desarrollo

Está previsto que en los próximos meses se autorice la comercialización internacional de la agomelatina (Valdoxan ®)), un agonista de la melatonina, que actúa sobre los receptores MT1 y MT, teniendo también efecto antagonista sobre receptores 5HT2c. Se ha descrito también en esta sustancia una actividad resincronizadora del ritmo sueño vigilia la cual le confiere junto con su perfil antidepresivo un efecto potencial en la normalización del sueño que pudiera estar alterado en los pacientes deprimidos. Se ha postulado también que esta sustancia podría ser de especial utilidad en el trastorno depresivo estacional. El nuevo mecanismo de acción que presenta le confiere un perfil de tolerabilidad muy favorable, con escasos efectos sobre la función sexual o el peso. La dosis terapéutica recomendada es de 25-50 mg/día en una sola toma nocturna.

LECTURAS RECOMENDADAS

Stahl SM: *Psicofarmacología esencial. Bases neurocientíficas y aplicaciones clínicas 2ª ed.* Ariel, Barcelona, 2002; 688.

Realizada por un autor actual, aunque ya clásico dentro de la psicofarmacología. Expone de manera actualizada cómo actúan los distintos antidepresivos y estabilizadores del humor. Cuenta con gran número de ilustraciones explicativas de los mecanismos de acción de los fármacos.

Charney DS, Coyle JT, Davis KL, Nemeroff CB (eds.): *Neuropsychopharmacology: The Fifth Generation of Progress,* 2002 (versión online).

Editado por el American College of Neuropsychopharmacology y disponible de forma gratuita. Se puede acceder a través de su página web en *www.acnp.org*. Cuenta con varios capítulos sobre aspectos farmacológicos de antidepresivos y otros psicofármacos. Se trata de una extensa obra que puede servir como fuente de consulta.

BIBLIOGRAFÍA

1. Murray CJ, López AD: Alternative projections of mortality and disability by cause 1990-2020. *Lancet* 1997; 349:1498-1504.
2. Lenox RH, Frazer A: Mechanism of action of antidepressants and mood stabilizer. En: Neuropsychopharmacology: The Fifth Generation of Progress. Kenneth L. Davis, Dennis Charney, Joseph T. Coyle y Charles Nemeroff. American College of Neuropsychopharmacology, 2002.
3. Ortiz A, Lozano C: El incremento en la prescripción de antidepresivos. *Atención Primaria* 2005; 35:152-155.
4. Donohue JM, Pincus HA: Reducing the societal burden of depression : a review of economic costs, quality of care and effects of treatment. *Pharmacoeconomics* 2007; 25:7-24.
5. Frank E, Prien RF, Jarrett RB, Keller MB, Kupfer DJ, Lavori PW y cols.: Conceptualization and rationale for consensus definitions of terms in major depressive disorder. Remission, recovery, relapse, and recurrence. *Arch Gen Psychiatry* 1991; 48:851-855.
6. Azanza JR: Guía práctica de Farmacología del Sistema Nervioso Central, 6ª edición, Ed Pfizer Neurociencia, 2004.
7. Austin: To treat or not to treat: maternal depression, SSRI use in pregnancy and adverse neonatal effects. *Psychol Med* 2006; 36:1663-1670.
8. Arroll B, Macgillivray S, Ogston S, Reid I, Sullivan F, Williams B, Crombie I: Efficacy and tolerability of tricyclic antidepressants and SSRIs compared with placebo for treatment of depression in primary care: a meta-analysis. *Ann Fam Med* 2005; 3:449-456.

4.3

Uso clínico de los estabilizadores del ánimo (eutimizantes)

Jesús Artal, Pablo Pelayo Reventún, Jacqueline Mayoral Van Soon, Óscar Fernández Torre y Patricia Caballero

INTRODUCCIÓN

Siguiendo la definición de Ketter y Calabresse, el trastorno bipolar puede ser visto como una alteración patológica del estado de ánimo, la conducta y la cognición partiendo de una "línea basal" (eutimia). Las alteraciones por debajo de esta "línea basal" vendrían definidas por la depresión y la depresión subsindrómica, mientras que aquellas alteraciones por encima de la "línea basal" serían la manía, los episodios mixtos, la hipomanía y las elevaciones subsindrómicas del estado de ánimo.

A pesar de lo expuesto, el tratamiento del trastorno bipolar se ha vertebrado tradicionalmente sobre el manejo de los episodios maniacos (Ketter y Calabrese, 2002). Dicha forma de entender el tratamiento del trastorno bipolar es hoy discutida debido a los altos costes y la gran morbilidad de las fases depresivas del trastorno bipolar, cuyo curso es crónico en más de un 20% de los casos (Keller y cols., 1986). A fin de paliar esta situación es preciso contar con un tratamiento o una combinación de estos que consiga reducir la morbilidad y mortalidad asociadas tanto a las fases maniacas como a las depresivas o mixtas.

No existe una definición de consenso del término estabilizador del ánimo. Calabresse y Rapport propusieron, en 1999, que un estabilizador del ánimo es un fármaco que reduce de forma clínicamente significativa la severidad, frecuencia o duración del episodio en ambas fases de la enfermedad. Otra definición (Sachs, 1996; Bowden, 1998) más inclusiva, define los estabilizadores de ánimo o eutimizantes como medicamentos que reducen de forma significativa la duración, frecuencia o severidad del episodio en una fase del trastorno bipolar sin causar un efecto negativo en la fase opuesta (p.ej., viraje, aceleración de ciclos).

A partir de esta definición más amplia del término estabilizador del ánimo, Ketter y Calabresse propusieron una nueva nomenclatura para los estabilizadores del ánimo:

a) Estabilizadores "desde arriba de la línea basal" o antimaniacos: Aquellos que tratarían la manía o la hipomanía sin inducir síntomas depresivos (p.ej., litio, valproato, carbamazepina, antipsicóticos atípicos, terapia electroconvulsiva).
b) Estabilizadores "desde debajo de la línea basal" o antidepresivos: Aquellos que tratarían los cuadros depresivos sin inducir manía o hipomanía (p.ej., lamotrigina, litio, terapia electroconvulsiva).

Se describen a continuación aquellos fármacos que, independientemente de su mecanismo de acción, han demostrado utilidad en el tratamiento a largo plazo del trastorno bipolar, sin olvidar que la monoterapia es casi siempre excepcional y se ha de recurrir a la combinación de distintos fármacos a fin de obtener una recuperación funcional completa.

PRINCIPALES FÁRMACOS EUTIMIZANTES

A continuación describiremos los principales fármacos eutimizantes o estabilizadores del ánimo.

Litio

El litio constituye desde 1970, fecha en que fue aprobado por la FDA como tratamiento para la manía, el patrón según el cual se mide la eficacia de los nuevos fármacos que aspiran a ser considerados estabilizadores del ánimo.

Este metal alcalino, de estrecho margen terapéutico presenta una farmacocinética que varía mucho entre individuos pero que tiende a mantenerse relativamente estable en cada paciente. Muestra muy buena absorción intestinal, la cual se optimiza si el tratamiento se toma junto con alimentos. El litio no se une a proteínas en plasma y no experimenta procesos metabólicos. Atraviesa todas las membranas biológicas, incluida la placenta, lo cual se traduce en unas litemias fetales idénticas a las maternas. La semivida del litio es de 24 horas y en ancianos de 36 horas, pero esta cifra aumenta sensiblemente en tratamientos de más de un año. La eliminación es fundamentalmente renal y la reabsorción a nivel de los túbulos proximales es competitiva con la del sodio. La excreción renal aumenta con la diuresis y la alcalinización de la orina y disminuye por hipovolemia e hiponatremia, siendo el impacto de la misma sobre la litemia considerable, y mucho mayor que el de la hipernatremia. La eliminación completa del litio del organismo tras una sola dosis puede requerir hasta 14 días, lo cual ayuda a comprender la duración de los efectos tras una intoxicación.

El mecanismo de acción del litio no es bien conocido, pero se especula con la posibilidad de que modifique algunos sistemas de segundo mensajero. Se ha comprobado, que la administración a largo plazo de litio altera la transcripción genética y que este hecho puede estar relacionado con sus efectos terapéuticos.

Posología

El litio es un eficaz tratamiento paliativo para el trastorno bipolar, no obstante, existen una serie de factores que se asocian a peor respuesta, de entre los cuales merecen ser destacados los siguientes: ciclación rápida, manía disfórica, delirios incongruentes con el estado de ánimo, abuso de tóxicos y ser menor de doce años de edad. La secuencia clínica manía-depresión-eutimia se asocia a buena respuesta, en tanto que la inversa lo hace peor.

El litio es un eficaz tratamiento para los episodios maniacos, pero su latencia de respuesta (7-21 días) hace que en ocasiones sea preciso usar como tratamiento coadyuvante benzodiacepinas (clonacepam 2-6 mg/día o equivalente) o antipsicóticos (haloperidol 5-10 mg/ día o equivalente). La litemia antimaniaca eficaz se encuentra entre 1,0 y 1,5 mEq/l y se suele alcanzar con dosis diarias de 800-1.200 mg/día (tabla I).

La hipomanía del trastorno bipolar II responde eficazmente al litio.

El litio constituye el tratamiento de elección para la depresión bipolar. Es preciso reseñar que su latencia de respuesta como antidepresivo es de unas 6-8 semanas, mayor que como antimaniaco. En caso de no existir respuesta tras cuatro semanas con litemias no inferiores a 1,2 mEq/l, esta indicado añadir lamotrigina, bupropión, ISRS, venlafaxina o IMAOs. En estos casos se considerará que existe una depresión bipolar resistente y es preciso realizar diagnóstico diferencial con hipotiroidismo yatrógeno. Si aparecen síntomas psicóticos, se añadirá tratamiento específico para estos.

El litio como tratamiento profiláctico del trastorno bipolar se ha mostrado eficaz: 35% de recaídas frente a 80% con placebo. No obstante, la aparición de tolerancia a los efectos eutimizantes hace que a los dos años hasta un 50% se muestre resistente al tratamiento. La profilaxis a largo plazo con litio está indicada en los siguientes supuestos: Primer episodio grave o temprano (antes de los 21 años) o segundo episodio —depresivo o maniaco— independientemente de la edad. La litemia profiláctica eficaz y óptima parece situarse entre 0,8 y 1,2 mEq/ litro. Los pacientes con inicio del trastorno bipolar en la edad geriátrica suelen responder con litemias de 0,4-0,6 m Eq/l.

Contraindicaciones y precauciones de empleo

Únicamente constituye contraindicación absoluta para el empleo de litio la insuficiencia renal grave, aguda o crónica. Contraindicaciones relativas son la miastenia gravis, el embarazo y los síndromes mieloproliferativos. El litio debe ser utilizado con precaución en cardiópatas, pacientes con epilepsia, enfermedad de Parkinson o síndrome de Addison.

La seguridad en niños menores de 12 años no se ha establecido y existe la posibilidad de alteraciones del metabolismo óseo en la infancia. En la adolescencia se ha observado un incremento del riesgo de acné yatrógeno.

El litio en el paciente geriátrico ha de ser administrado con sumo cuidado, dados los cambios en el volumen de distribución y en la función renal, con un lento incremento de las dosis y la consecución de litemias inferiores a las estándar. En los sujetos que padecen demencia el tratamiento con litio aumenta el riesgo de delirium. También es importante destacar que el litio altera las glucemias, con las implicaciones que conlleva esta peculiaridad para el paciente diabético.

Por sus características farmacocinéticas, hemos de informar al paciente acerca de la necesidad de mantener un equilibrio hidrolectrolítico adecuado, pues una dieta hiposódica o la deshidratación que puede darse en ambientes calurosos podría generar litemias tóxicas.

Reacciones adversas

Tres cuartas partes de las personas que toman litio experimentan algún tipo de efecto secundario por causa del fármaco (tabla I).

A nivel cardiaco, el litio puede producir un aplanamiento benigno de la onda T en el ECG, lo cual es reversible al suspender el tratamiento. Otros posibles cambios en el ECG debidos al litio son la depresión del segmento ST y la aparición de onda U. Existen dos situaciones en las cuales la suspensión del fármaco es imperativa: La aparición de arritmias por depresión del nodo sinusal y las alteraciones en la repolarización inducidas por litio.

Entre las reacciones adversas dermatológicas encontramos, por orden de frecuencia: Exantema maculopapuloso pruriginoso difuso (rash), alopecia y el denominado acné vulgar inducido por litio —de distribución diferente al espontáneo y que no se acompaña de picores ni pus—. El tratamiento de elección es la isotretinoina. La aparición de acné pustuloso obliga a la suspensión del tratamiento con litio. La psoriasis también puede ser causa de retirada del fármaco.

El tratamiento con litio llega a producir alteraciones ante la estimulación con la hormona liberadora de tirotropina (TRH) en un 50% de los pacientes y alteraciones de la TSH en un 30% permaneciendo eutiroideos. Se produce hipotiroidismo subclínico en un 15%, clínico en el 7% y bocio en el 5%. El hipotiroidismo aparece al cabo de 6-18 meses de tratamiento y obliga a la reposición con levotiroxina, pero no a la suspensión del litio. El hipotiroidismo yatrógeno se asocia a fases depresivas y mixtas del trastorno bipolar. La interrupción de la terapia con litio se ha asociado a hipertiroidismo. Otros efectos adversos del litio sobre el sistema endocrino son: alteraciones del metabolismo glucídico (hiper o hipoglucemia) e hipercalcemia reversible. Se produce aumento de peso en el 25-75% de los pacientes que toman litio, siendo el incremento del peso mayor durante el primer año y alcanzando una media de 10 Kg.

La diarrea de tipo osmótico constituye el efecto adverso digestivo más frecuente (en torno al 20%). También puede aparecer gastritis y más raramente, sialorrea y estreñimiento.

El litio frecuentemente origina leucocitosis y trombocitosis. Ambas alteraciones son benignas y pueden ser persistentes. El litio favorece la coagulación *in vivo* e *in vitro*.

Los efectos adversos sobre el sistema nervioso comprenden un amplio rango de manifestaciones. Sobre el sistema nervioso central destacan por su frecuencia las alteraciones cognitivas (bradipsiquia, alteraciones mnésicas). En la esfera motora, hasta un tercio de los pacientes sufren cuadros de temblor postural, que es más frecuente en las primeras semanas de tratamiento, persistiendo en un 4% de los pacientes al cabo de dos años. Dividir la posología en tres tomas ayuda a disminuir el temblor y este cede con benzodiacepinas y propanolol a dosis de 40-120 mg/ día. El litio, además, puede producir con cierta frecuencia síntomas extrapiramidales. Otras posibles reacciones adversas sobre el SNC asociadas al uso del litio son: delirium, encefalopatía y el síndrome de neurotoxicidad irreversible por sales de litio, que se asocia a litemias tóxicas e incluye ataxia, disartria y demencia.

El efecto secundario renal más frecuente es la poliuria con polidipsia secundaria, que afecta hasta un 35% de los pacientes. Se debe al antagonismo del litio sobre el receptor de la ADH, que origina una diabetes insípida nefrogénica. El diagnóstico se realiza recogiendo la orina de 24 horas y comprobando que esta posee una osmolalidad menor de 250 miliosmoles/litro. Las medidas terapéuticas incluyen reposición de líquidos, disminución de la litemia o administración de litio en monodosis. Si esto no es suficiente, el siguiente paso sería la administración de potasio a dosis de 10-20 mEq/día, añadiendo 5-20 mg/día de amilorida si fuera preciso. Hasta un 20% de los pacientes sufre cambios en la morfología renal con los tratamientos prolongados, pero estos no se traducen en una alteración de la función renal. Secundarismos más graves, pero infrecuentes (< 1%) son la glomerulonefritis y la insuficiencia renal irreversible.

Litio y embarazo

El litio es teratogénico y está incluido en el grupo D de la FDA. El riesgo global de malformaciones congénitas graves por exposición al litio se mantiene en el 4-12% frente al 2-4% que muestran los grupos control. Aún así, resulta más seguro que la carbamacepina o el valproato.

Entre los efectos más característicos del litio sobre el feto, destacan la anomalía de Ebstein (implantación baja de la válvula tricúspide en el ventrículo derecho), o la diabetes insípida fetal con polihidramnios secundario. La toxicidad neonatal por litio es casi siempre reversible en una o dos semanas tras el parto y se presenta como un cuadro con puntuación Apgar baja, deshidratación hipertónica y cianosis-hipotonicidad-letargia (Floppy-baby syndrome). El litio se elimina por la leche materna, por lo que se desaconseja la lactancia materna.

Como norma general, no se debe administrar litio durante el primer trimestre de embarazo, valorando posteriormente la reintroducción del tratamiento según las particularidades de cada caso.

Intoxicación

La intoxicación por litio es una urgencia médica y puede resultar mortal, por tanto el clínico tiene la obligación de instruir al paciente sobre el uso del fármaco.

El litio es nefrotóxico y neurotóxico, y sus efectos pueden ser permanentes. Existe poca correlación entre el nivel plasmático y la clínica, pues el fármaco penetra muy lentamente en el interior de las células; así, en la fase más precoz de la intoxicación podemos encontrar litemias muy elevadas (> 8 mEq/litro), aun en ausencia de clínica alarmante. A medida que el litio se vaya distribuyendo, disminuirá la litemia, pero la toxicidad se irá agravando.

Los síntomas de intoxicación aparecen con litemias mayores de 1,5 mEq/l. Concentraciones mayores de 4 mEq/l pueden resultar mortales sin tratamiento. Hemos de sospechar intoxicación por litio ante la siguiente tríada: Temblor intenso, disartria y ataxia.

Interacciones

Como hemos visto, el litio posee un estrecho margen terapéutico. Además, existe un elevado número de posibles interacciones farmacocinéticas y farmacodinámicas. Esto nos obliga a vigilar estrechamente la medicación concomitante.

Controles de laboratorio

Antes de la instauración del tratamiento con litio se recomienda solicitar las siguientes pruebas: Hemograma y bioquímica completos, VSG, electrolitos séricos, nitrógeno ureico en sangre (BUN), creatinemia, TSH basal, orina con osmolalidad y densidad específica. En mujeres en edad gestacional, prueba de embarazo y en mayores de 40 años, ECG (tabla I).

Durante el tratamiento es preciso medir la litemia tras cada incremento de dosis y antes del siguiente. Los protocolos para la dosificación del fármaco se basan en modelos de doble-triple dosis diaria, preparados de carbonato de litio de liberación normal y medición de niveles 12 horas después de la última toma, tras no menos de cuatro días de dosis fija. El tratamiento de instaura con una dosis baja —400 mg/día—, determinando la litemia al quinto día y posteriormente realizando incrementos de dosis de 200-400 mg/día. Una vez establecida una litemia adecuada, puede considerarse el pasar a una dosis diaria. Es conveniente controlar las funciones renal y tiroidea cada seis meses o cuando esté indicado clínicamente. Además se ha de repetir la analítica inicial una vez al año. Los niveles plasmáticos de litio deben revisarse cada seis meses o menos si los síntomas o signos así lo aconsejan.

Lamotrigina

Este anticomicial constituye una interesante alternativa a los estabilizadores de ánimo tradicionales.

La absorción de la lamotrigina por vía oral es rápida, con una biodisponibilidad del 98%, y no se ve afectada por la ingesta de alimentos. Posee cinética lineal para el intervalo de dosis que va de 30 a 450 mg/día. La unión a proteínas plasmáticas *in vitro* es de aproximadamente un 55%. La lamotrigina sufre una biotransformación por glucorinidazación a un derivado inactivo, que representa alrededor del 80-90% de la cantidad recuperable en orina después de una dosis oral única. No afecta al citocromo P-450 y no se ha demostrado que genere autoinducción de su metabolismo en administraciones repetidas. La semivida de eliminación plasmática tras dosis única diaria es de 24-35 horas, sin que ésta dependa de la dosis. El aclaramiento de la lamotrigina es básicamente metabólico, con eliminación posterior del glucurónido conjugado por la orina.

El mecanismo de acción de la lamotrigina es aún desconocido en muchos aspectos. Parece actuar a través del bloqueo de los canales de sodio voltaje dependientes y del bloqueo de los receptores serotoninérgicos 5-HT3. El bloqueo de los canales de sodio estabiliza la membrana neuronal e inhibe la liberación de GABA, aspartato y glutamato. Este efecto de la lamotrigina parece incidir sobre aquellas neuronas con un perfil "epileptiforme", sin que se produz-

TABLA I
ASPECTOS MÁS SIGNIFICATIVOS DEL TRATAMIENTO CON LITIO

Introducción del tratamiento
- Inicio con 400-800 mg/día
- Determinar litemia entre 5 y 7 días después. Extracción 12 horas tras última toma
- Ajustar dosis para conseguir litemias entre 0,5 y 1,5 mEq/litro
- Tras litemias estables repetir cada tres meses

Efectos secundarios habituales (generalmente dosis-dependientes)
- Temblor fino distal
- Bradipsiquia
- Diarrea
- Náuseas y vómitos
- Poliuria-polidipsia
- Aumento de peso
- Aplanamiento/inversión de onda T
- Leucocitosis
- Acné
- Efectos teratógenos
- A largo plazo: glomerulonefritis, hipotiroidismo, hipoparatiroidismo, alteraciones del ritmo cardíaco

Efectos secundarios sugerentes de intoxicación (a partir de 1,5 mEq/litro)
- Náuseas y vómitos
- Temblor grueso
- Disartria, ataxia
- Mareo, nistagmo
- Debilidad muscular, fasciculaciones, mioclonias, convulsiones
- Síncope, delirium, coma y muerte (> 2,5 mEq/litro)

Factores que alteran los niveles de litio

Fármacos:
- La mayoría de los diuréticos (tiacídicos, ahorradores de potasio, de asa)
- AINES, salvo la aspirina
- IECAS

Otros:
- Cafeína: disminuye niveles
- Dieta hiposódica: puede aumentar niveles
- Actividad física: puede aumentar niveles

Controles analíticos
- Inicio: hemograma y bioquímica, hormonas tiroideas, elemental y sedimento, ECG y test de embarazo
- Cada 6 meses: Bioquímica, hormonas tiroideas y elemental y sedimento de orina
- Anualmente: Repetir analítica de inicio

ca sobre las que muestran una actividad electrofisiológica normal. Respecto a su efecto sobre la serotonina, existen indicios de una regulación de la recaptación que puede llegar a traducirse en un incremento de la neurotransmisión serotoninérgica con el consiguiente efecto antidepresivo.

Contraindicaciones y precauciones de empleo

La lamotrigina no se ha relacionado con un incremento en el nivel de las transaminasas hepáticas ni con un aumento en el peso final del individuo. No presenta excesivas interacciones farmacológicas y los estudios en animales no han demostrado capacidad de inducción carcinogenética ni mutagenética.

En caso de tener que proceder a la retirada del fármaco, ha de hacerse paulatinamente, entre una y dos semanas, para evitar un efecto rebote. En caso de suspensión por efecto adverso grave, la retirada debe efectuarse de forma inmediata y completa.

En el paciente anciano no es preciso ajustar la dosis con respecto al adulto. Para sujetos con afectación hepática, habremos de ajustar la dosis de forma proporcional: Un 50% de reducción en el caso de grado B y un 75% para el grado C (escala de Child-Pugh). Si existe fracaso renal no se produce un incremento notable de los niveles de lamotrigina en plasma, pero sí del metabolito inactivo, lo cual deberemos tener en cuenta.

Reacciones adversas

El efecto adverso más común asociado al uso de lamotrigina es el exantema cutáneo maculopapular, que aparece hasta en un 7% de los pacientes tratados. El riesgo está directamente relacionado con la dosis inicial, la velocidad de titulación, la exposición al sol y el uso concomitante de valproato (que incrementa la semivida del fármaco). En caso de que aparezca, ha de suspenderse de inmediato el tratamiento y mantener vigilado al paciente, pues existe un riesgo pequeño (< 1%) de síndrome de Stevens-Johnson o necrólisis epidérmica tóxica (síndrome de Lyell). El exantema desaparece con la suspensión del fármaco, pero puede reaparecer si se reintroduce.

Pueden aparecer otras manifestaciones de hipersensibilidad sin que haya presente una afectación dermatológica, como pueden ser la fiebre o las linfadenopatías. Si aparecen estos síntomas se debe realizar una evaluación médica completa y suspender el tratamiento con lamotrigina.

Otros efectos secundarios menos frecuentes son cefalea (1,1%), astenia (1,1%), náuseas (0,5%), dolor (0,5%) y prurito (0,5%).

Posología

En adultos, la dosis media diaria de lamotrigina recomendada es de 100-400 mg/ día, siendo la dosis máxima aconsejable 500 mg/día. A partir de 300 mg diarios se recomienda su administración en dos tomas.

Es necesario un progresivo y lento aumento de dosis para evitar en lo posible el riesgo de exantema:

- Monoterapia con lamotrigina: 25 mg/día en monodosis las dos primeras semanas; 50 mg/día en monodosis las semanas tres y cuatro; A partir de entonces, incrementos de 50-100 mg cada una o dos semanas hasta alcanzar la dosis de mantenimiento (normalmente de 100 a 200 mg/día). Esta pauta también se recomienda en tratamientos combinados con litio o clonacepam.
- Administración conjunta de lamotrigina y valproato: 12,5 mg/día en monodosis las dos primeras semanas; 25 mg/día en monodosis las semanas tres y cuatro; a partir de entonces, incrementos de 25-50 mg cada una o dos semanas hasta alcanzar la dosis de mantenimiento (normalmente entre 100 y 200 mg/día).
- Administración conjunta de lamotrigina e inductores enzimáticos (p.ej., carbamacepina): 50 mg/día en monodosis las dos primeras semanas; 100 mg/día en monodosis las semanas tres y cuatro; a partir de entonces, incrementos de 100 mg cada una o dos semanas hasta alcanzar la dosis de mantenimiento (normalmente entre 200 y 400 mg/día).

Lamotrigina y embarazo

La lamotrigina no debe utilizarse durante el embarazo y/o la lactancia, a no ser que en opinión del médico responsable (y previo consentimiento informado) el potencial beneficio de su uso para la madre compense los posibles riesgos para el feto en desarrollo. No obstante, según el registro abierto por los laboratorios Glaxo-Wellcome para este particular ("Lamotrigine Pregnancy Registry") podemos destacar lo siguiente: 1) La lamotrigina es un inhibidor débil de la enzima dihidrofolato-reductasa y, por consiguiente, podría tener potencial teratógeno. 2) Entre las malformaciones encontradas en hijos de madres tratadas con lamotrigina no se establece una pauta tipológica concreta asociada a la utilización de este fármaco. 3) En cuanto a la epilepsia, la experiencia acumulada en relación con la proporción de niños nacidos con defectos congénitos tras la exposición a durante el primer trimestre de gestación indica que dicha proporción no difiere de la prevista para mujeres epilépticas no sometidas a tratamiento anticomicial.

Intoxicación

Los signos y síntomas tras una sobredosificación de lamotrigina (10-20 veces la dosis terapéutica máxima) comprenden ataxia, nistagmo y deterioro del nivel de conciencia, que puede llegar al coma. No existen antídotos específicos, debiendo realizarse lavado gástrico. La vigilancia médica estrecha y la monitorización han de mantenerse hasta que el paciente se recupere de los síntomas referidos.

Interacciones

La eliminación de la lamotrigina puede estar influida por el uso medicamentos concomitantes. El aclaramiento de la lamotrigina aumenta (y por tanto sus niveles plasmáticos disminuyen) por la acción de fármacos como fenitoina, carbamacepina, primidona, fenobarbital y paracetamol, los cuales también disminuyen la vida media del fármaco, pasando de 24 a 15 horas.

Medicamentos como la sertralina y el ácido valproico, en cambio, inhiben su metabolismo, aumentando los niveles plasmáticos y alargando la vida media (hasta 60 horas). Esta circunstancia se traduce en un mayor riesgo de intoxicación y efectos adversos.

La lamotrigina no parece interaccionar de forma clínicamente relevante con la acción del litio y los anticonceptivos orales.

Controles de laboratorio

La lamotrigina no se ha asociado significativamente a alteraciones metabólicas de tipo lipídico, renal y/o hepático. No requiere por tanto un control sistemático de dichos parámetros.

Valproato

El ácido valproico es una alternativa al litio en muchos casos de trastorno bipolar.

El valproato sódico se convierte en ácido valproico en el estómago, siendo su biodisponibilidad prácticamente completa por vía oral. Existen preparados de liberación prolongada cuyas concentraciones máximas en plasma son sensiblemente menores que las otras presentaciones, consiguiendo menores fluctuaciones de nivel sérico entre las tomas. El valproato no es inductor de los enzimas hepáticos, aunque su metabolismo se lleva a cabo fundamentalmente en este órgano a través de la conjugación con glucurónido, la oxidación mitocondrial y la oxidación dependiente del citocromo P-450. Se fija a las proteínas plasmáticas en un 90%. Su semivida oscila entre 9 y 18 horas, aunque puede disminuir en pacientes que tomen inductores enzimáticos. En ancianos las concentraciones plasmáticas son similares, pero al aumentar la fracción libre, es preciso ajustar las dosis.

Respecto a los mecanismos de acción, existen evidencias de que el valproato aumenta la síntesis y liberación de GABA, potenciando la transmisión gabaérgica en regiones específicas. Además, disminuye la liberación del aminoácido excitador ácido beta-hidroxibutírico y disminuye la excitación neuronal mediada por glutamato. También bloquea los canales de sodio voltaje dependientes, estabilizando las membranas excitables. Existen algunos datos que sugieren un papel modulador en la transmisión dopaminérgica y serotoninérgica.

Contraindicaciones y precauciones de empleo

El valproato está contraindicado en casos de hipersensibilidad al fármaco, presencia de enfermedad hepática grave y en pacientes con alteraciones del ciclo de la urea.

Debe utilizarse con precaución durante la lactancia, en niños menores de dos años, o si existe insuficiencia hepática o pancreatitis. También hemos de ser cuidadosos cuando se emplean de forma concomitante fármacos que afectan la función plaquetaria (aspirina, dipiridamol) o depresores del SNC (puede producir sedación excesiva).

Reacciones adversas

Las reacciones adversas gastrointestinales se producen hasta en un 8,9% de los pacientes. Algunos de ellas son dosis dependientes como las náuseas, los vómitos o las alteraciones en el ritmo intestinal. Se observan con mayor frecuencia al inicio del tratamiento, son transitorios y no requieren la interrupción del tratamiento. Disminuyen estos efectos al administrarse junto con los alimentos o al emplear presentaciones recubiertas.

Las reacciones adversas más frecuentes en el sistema nervioso central son la sedación y el temblor postural (9,3%), que disminuye al bajar la dosis. Otros efectos secundarios menos frecuentes son: cefalea, nistagmos, vértigo, diplopía, ambliopía, incoordinación, síntomas parkinsonianos y trastornos psiquiátricos. Existe un síndrome, extremadamente raro, que se manifiesta como una demencia, reversible, asociada a imágenes sugestivas de atrofia cortical en la RM. El cuadro revierte completamente tras la suspensión o reducción de dosis.

Un 6,9% de los pacientes sometidos a tratamiento con valproato experimentan un incremento de peso, el cual en muchas ocasiones no revierte a pesar del empleo de dietas. Existe una relación poco clara entre el tratamiento con valproato y el síndrome del ovario poliquístico.

Se ha descrito elevación del amonio en un 20-50% de los pacientes, especialmente cuando se asocia el valproato a inductores enzimáticos. Generalmente es asintomático, pero puede llegar a manifestarse como una encefalopatía, con lo que habría que suspender el tratamiento. Otras alteraciones metabólicas secundarias al uso de este fármaco son: disminución de los niveles plasmáticos de L-carnitina, alteraciones lipídicas y en la densidad ósea.

Los cambios hematológicos inducidos por valproato son generalmente benignos y reversibles con la disminución de dosis: La trombocitopenia benigna se da en un 2,9% de los casos; existen casos de leucopenia moderada benigna. Se han descrito alteraciones de la coagulación con la consiguiente alteración del tiempo de sangría, hematomas o epixtasis.

Los efectos hematológicos graves como la depresión de médula ósea son extremadamente raros.

La alopecia, que se da en un 7,9% de los pacientes que reciben valproato es generalmente reversible, e incluso puede remitir sin necesidad de suspender el tratamiento. Se recomiendan para estos casos complementos de zinc y selenio.

Existen dos efectos secundarios graves del valproato, aunque afortunadamente son idiosincráticos: La pancreatitis es potencialmente mortal. Puede ocurrir durante los tres primeros meses de tratamiento y generalmente se asocia a edades inferiores a los 20 años y politerapia. La hepatitis afecta a uno de cada 200.000 pacientes tratados y es más común en niños menores de 2 años y cuando se emplea politerapia.

TABLA II
INTERACCIONES FARMACOCINÉTICAS MAS RELEVANTES CON EL VALPROATO

Fármacos que aumentan niveles de valproato	Felbamato Fluoxetina Isoniacida Aspirina Eritromicina
Fármacos que disminuyen niveles de valproato	Carbamacepina Fenitoina Fenobarbital Primidona Rifampicina

Adaptado de Salazar y cols., 2005.

Valproato y embarazo

La incidencia de malformaciones congénitas asociadas al uso del valproato es de un 11%.

Intoxicación

Ha de sospecharse intoxicación cuando aparezca un deterioro del nivel de conciencia, que puede ir desde la somnolencia al coma en los casos de intoxicación masiva. Si la intoxicación es grave, puede tratarse con hemodiálisis. La sobredosificación por valproato es potencialmente mortal.

Interacciones

El ácido valproico aumenta los niveles plasmáticos de distintos fármacos. Los medicamentos que mayor incremento de su nivel plasmático experimentan al ser administrados conjuntamente con valproato son: algunos anticonvulsivantes (carbamazepina, lamotrigina, fenobarbital), el lorazepam y los antidepresivos tricíclicos; siendo necesario reducir las dosis hasta en un 50%, a fin de evitar toxicidad. Otras interacciones de escasa trascendencia clínica son las del valproato con clorpromacina, nimodipino y zidovudina.

También existen medicamentos que modifican las concentraciones de ácido valproico en plasma, siendo preciso reducir o aumentar la dosis de valproato según cada caso. Las interacciones farmacocinéticas más importantes de este tipo figuran en la tabla II.

Posología

El tratamiento se inicia a dosis bajas (400-600 mg/día) dividido en dos o tres tomas para minimizar los posibles efectos secundarios. La dosis eficaz habitual suele estar entre 500 y 2.500 mg/día, siendo las concentraciones plasmáticas muy variables de un paciente a otro. El intervalo óptimo de concentración está entre los 50 y 100 μg/litro. Los niveles plasmáticos estables se alcanzan a las 48 horas, y se miden por la mañana, antes de la primera toma.

Controles de laboratorio

Antes de iniciar el tratamiento con ácido valproico se ha de realizar una historia clínica y exploración general, con especial atención a posibles alteraciones hepáticas o hematológicas. Se debe solicitar analítica de función hepática y hemática previa al inicio del tratamiento y mantener controles mensuales durante los primeros seis meses y cada seis meses posteriormente.

Carbamazepina

La carbamazepina comenzó a utilizarse en el tratamiento del trastorno bipolar en la década de los 70. Es una alternativa como terapia de mantenimiento en dicho trastorno, sobre todo en aquellos casos de ciclación rápida, manía disfórica y síntomas psicóticos incongruentes.

Farmacocinética

Este fármaco se absorbe de forma irregular y lenta por vía oral. Debe administrarse junto con alimento. Dado que la carbamacepina induce su propio metabolismo, la semivida de la droga disminuye con la administración continuada: Su semivida se estima entre 18 y 55 horas tras toma única y entre 10 y 20 durante el tratamiento. Se metaboliza casi completamente a través del citocromo P-450 hepático, siendo el metabolito 10,11-epóxido, responsable de la posible hepatotoxicidad y neurotoxicidad, así como de la inducción enzimática. Existe una muy grande variabilidad interindividual en absorción y metabolismo.

Farmacodinamia

El principal mecanismo de acción parece relacionarse con su acción sobre los canales de sodio, disminuyendo la entrada de este ión en la neurona. También parece aumentar el flujo de potasio y disminuir el recambio de GABA.

Contraindicaciones y precauciones de empleo

La carbamacepina está contraindicada en casos de hipersensibilidad al fármaco. Hemos de ser cuidadosos al utilizarla en pacientes con patología cardíaca o renal o con aumento de la presión intraocular. No se debe administrar junto con clozapina (por riesgo de potenciación de efectos adversos hematológicos). Su condición de inductor enzimático hace que debamos informar a toda paciente mujer acerca de la pérdida de eficacia del tratamiento anticonceptivo oral cuando este se administra conjuntamente con carbamazepina.

Reacciones adversas

Entre las reacciones adversas más frecuentes (> 10%) se encuentran: mareo y sedación, náuseas y vómitos, exantema y urticaria, leucopenia benigna y un incremento transitorio y también benigno de los enzimas hepáticos.

Existe un riesgo muy pequeño de desarrollar anemia aplásica. Dicho riesgo es ocho veces mayor en personas en tratamiento que en la población general y se da sobre todo en los tres primeros meses. En cualquier caso, es imprescindible un hemograma previo al inicio del tratamiento y controles posteriores. Se ha de plantear suspender el tratamiento si la los leucocitos son inferiores a 3.000/ul o los neutrófilos inferiores a 1.500/ul.

Otra reacción adversa idiosincrásica grave que se ha de tener en cuenta es la hepatitis inflamatoria inducida por carbamazepina, con una mortalidad del 25%. Como profilaxis de dicha complicación se ha de plantear la suspensión del tratamiento en aquellos pacientes cuyos niveles de transaminasas tripliquen los valores normales.

Carbamacepina y embarazo

Se ha señalado una posible asociación entre tratamiento con carbamazepina y malformaciones fetales como la espina bífida (en torno a un 1%). Está incluida en la categoría C de la FDA (no puede descartarse el riesgo de malformaciones), aunque si el beneficio terapéutico supera al riesgo de posibles malformaciones puede mantenerse o instaurarse el tratamiento: En este caso debe administrarse ácido fólico (desde un mes antes de la concepción) y vitamina K (las últimas semanas del embarazo).

Tanto la CBZ como su metabolito activo pasan a la leche materna, aunque se considera compatible con la lactancia materna con precaución y control de los posibles efectos secundarios (sedación, lesiones cutáneas...).

Posología

La carbamazepina ha demostrado ser un tratamiento eficaz en el trastorno bipolar, tanto en monoterapia como asociado a otras sustancias. Presenta buenas tasas de respuesta en los episodios de manía (entorno al 50%). Las dosis para el tratamiento de episodio maniaco se inician con 200-600 mg/día repartidos en tres tomas y se han de incrementar hasta los 1.200-2.000 mg/día.

Su eficacia en la depresión bipolar es bastante más baja que la del litio o el valproato, por lo que sólo se usará como coadyuvante.

También se utiliza como fármaco profiláctico solo o en combinación, y ha demostrado una disminución de episodios, sobre todo maníacos, en un 50-70% de los pacientes. El inicio del tratamiento ha de realizarse a dosis bajas (100 mg/día, repartidos en una o dos tomas) y aumentar las dosis de forma lenta para evitar reacciones adversas y asegurar la adherencia a largo plazo. La dosis terapéutica presenta gran variabilidad entre individuos, siendo recomendable realizar una determinación de niveles plasmáticos a los cinco días de dar dosis estables. Dado que la carbamazepina presenta el fenómeno de autoinducción metabólica, y que este comienza a las dos o tres semanas, puede ser preciso aumento de dosis en ese momento.

Sobredosificación

La sobredosis de carbamazepina es potencialmente mortal y se han descrito fallecimientos con dosis superiores a 6 gramos. Los síntomas de intoxicación tienen que ver tanto con su efecto anticolinérgico periférico como con su acción a nivel del SNC e incluyen: diplopía, ataxia, disartria, nistagmo, vértigo, discinesias, midriasis, retención urinaria, alteraciones del tono o de los reflejos musculares y deterioro del nivel de conciencia que puede llegar incluso al coma. También pueden producirse convulsiones o alteraciones de la conducción cardíaca.

Ante una intoxicación con carbamazepina es especialmente útil realizar lavado gástrico con carbón activo hasta 12 horas después de la ingesta (el efecto anticolinérgico retrasa el vaciado gástrico), asociado a medidas de soporte vital y monitorización cardíaca.

Interacciones

La carbamazepina produce disminución de niveles plasmáticos de distintos fármacos, entre los que cabe destacar: antipsicóticos, antidepresivos, anticonvulsivantes, opiáceos, benzodiacepinas y anticonceptivos orales. Asimismo, algunos medicamentos pueden producir variaciones en los niveles séricos de la carbamazepina, como se aprecia en la tabla III.

OTROS FÁRMACOS EN EL TRATAMIENTO DE TRASTORNOS BIPOLAR

El médico de atención primaría encontratrá que en algunas ocasiones pacientes diagnosticados de trastorno bipolar reciben tratamientos distintos a los arriba expuestos. Esta situación viene determinada en muchas ocasiones por el desarrollo de tolerancia a los medicamentos de primera línea y en otras por la aparición de efectos adversos importantes.

A continuación haremos un breve repaso por estos otros tratamientos, que fundamentalmente incluyen anticonvulsivantes y antipsicóticos de segunda generación.

Anticonvulsivantes

Gabapentina

Al igual que en el caso de la lamotrigina, cuando se comenzó a usar como anticonvulsivante se observó que la gabapentina mejoraba la calidad de vida y el estado de ánimo de los pacientes con epilepsia.

Tabla III
Interacciones farmacocinéticas con la Carbamazepina

CBZ aumenta niveles de • Fenitoina • Primidona	*CBZ disminuye los niveles de* • Alprazolam • Anticonceptivos orales • Antidepresivos tricíclicos • Clozapina • Clonacepam • Dexametasona • Dicumarol • Doxicilina • Felbamato • Haloperidol • Lamotrigina • Metadona • Pancuronio • Teofilina • Warfarina
Medicamentos que aumentan CBZ • Acetazolamida • Claritromicina • Dextropropoxifeno • Diltiacem • Eritromicina • Fluvoxamina • Isoniacida • Valproato • Verapamilo • Viloxacina	*Medicamentos que disminuyen CBZ* • Isotretinoina • Felbamato • Fenobarbital • Fenitoina • Primidona • Rifampicina

Adaptado de Salazar y cols., 2005.

Se absorbe bien por vía oral, aunque presenta una biodisponibilidad baja. La semivida de eliminación es de unas siete horas y se excreta inalterado por vía renal.

Es un análogo del GABA que actúa fundamentalmente aumentando su liberación y disminuyendo las concentraciones de glutamato.

En el trastorno bipolar se usa como coadyuvante de los fármacos de primera línea, sin que existan evidencias de su capacidad como profiláctico en monoterapia. Su principal utilidad se fundamenta en su eficacia como fármaco ansiolítico, siendo un complemento a los fármacos de primera línea cuando el paciente manifiesta un importante componente ansioso. Las dosis eficaces se encuentran entre los 900 y 3.600 mg/día repartidos en tres tomas. No precisa monitorización de sus niveles.

Sólo está contraindicado en casos de hipersensibilidad al fármaco y la única precaución a tener en cuenta es el no retirarlo de forma brusca para evitar un posible efecto rebote.

Los efectos secundarios más frecuentes comprenden somnolencia, fatiga, ataxia y dispepsia. No presenta interacciones farmacocinéticas importantes salvo con antiácidos que contengan aluminio o magnesio, los cuales pueden reducir su biodisponibilidad hasta en un 24%. Se desaconseja su uso durante el embarazo y la lactancia.

Este fármaco no resulta letal en sobredosis.

Topiramato

Este anticonvulsivante también constituye un frecuente tratamiento coadyuvante en el trastorno bipolar, sobre todo en sujetos con sobrepeso o en trastornos de la conducta alimentaria concomitantes.

Se absorbe bien por vía oral, sin que se vea interferido por la presencia de alimentos.

Los mecanismos de acción no son del todo conocidos, pero parecen relacionados (como en otros casos) con el aumento de la actividad del GABA y el bloqueo de receptores glutamato.

Su uso en el trastorno bipolar, como hemos señalado anteriormente, se da como coadyuvante, aunque a falta de estudios de diseño más riguroso, se ha sugerido su posible utilidad en monoterapia en casos de manía refractaria y cicladores rápidos. Las dosis empleadas varían entre los 100 y 400 mg diarios repartidos en dos tomas.

No existen contraindicaciones absolutas para su uso. En insuficiencia hepática o renal se recomienda emplear la mitad de dosis. Los efectos adversos más frecuentes son sedación y trastornos cognitivos leves, alteraciones gastrointestinales y parestesias. El 1,5% de los pacientes en tratamiento con topiramato desarrollan litiasis renal. Para minimizar su posible aparición se recomienda no combinarlo con otros inhibidores de la anhidrasa carbónica e incrementar la ingesta de líquidos. Respecto a las interacciones es importante recordar que el topiramato aumenta la aclaración plasmática de los anticonceptivos orales por lo que se recomienda que los anticonceptivos contengan una dosis mínima de 50 microgramos de estrógenos.

En caso de sobredosis se recomiendan medidas de soporte y monitorización y, si la ingesta se ha producido recientemente (60 minutos), lavado gástrico.

Oxcarbacepina

Este profármaco se desarrolló en un intento por eliminar los principales inconvenientes de la carbamacepina.

Se absorbe bien por vía oral y se metaboliza en hígado, sin que genere inducción metabólica a dosis habituales. Su mecanismo de acción es similar al de la carbamacepina, actuando sobre los canales de sodio.

Se ha mostrado eficaz en el tratamiento de la manía aguda. Su uso como profiláctico en monoterapia no está avalado aún por grandes estudios controlados, pero su uso como coadyuvante está bastante extendido. Las dosis empleadas están entre 800 y 2.400 mg/día repartidos en dos tomas.

Aparte de la hipersensibilidad no existen contraindicaciones. Los efectos secundarios más frecuentes son mareo, somnolencia, ataxia, nerviosismo y molestias gastrointestinales. Hay que tener en cuenta que a dosis altas la oxcarbamacepina se comporta de forma similar a la carbamacepina disminuyendo los niveles plasmáticos de distintos fármacos: anticonvulsivantes (carbamacepina, lamotrigina, valproato), anticonceptivos orales y antagonistas del calcio. La oxcarbamacepina aumenta los niveles de fenitoina y fenobarbital. Se desaconseja su uso durante el embarazo.

No se conocen casos de ingesta letal de oxcarbamacepina y no se han descrito secuelas permanentes tras una intoxicación.

Antipsicóticos

Existe una larga experiencia de la utilidad de los antipsicóticos en la manía, pero hasta hace poco tiempo no han existido datos sólidos sobre la eficacia de los antipsicóticos en el mantenimiento o en la depresión bipolar. Esto no ha impedido que, tal y como recoge la literatura, los antipsicóticos se hayan usado a dosis bajas durante largos periodos de tiempo en pacientes bipolares, sobre todo en aquellos con una edad de inicio temprana y cuando se daban de forma simultánea síntomas psicóticos incongruentes (Verdoux y cols., 1996). En un metaanálisis realizado por Tohen en el 2001 se demostró la utilización generalizada de antipsicóticos en pacientes bipolares.

La mayoría de los antipsicóticos conocidos han probado su utilidad en el tratamiento de los episodios maníacos, pero en este apartado destacaremos únicamente los fármacos que han probado eficacia en el alivio tanto de síntomas depresivos como maníacos.

Olanzapina

La olanzapina se ha mostrado como un eficaz tratamiento para la manía aguda en diversos estudios, tanto frente a placebo (Tohen y cols., 2000) como frente a eutimizantes (Berk y cols., 1999; Tohen y cols., 2002). También existen estudios que avalan su eficacia en el tratamiento de la depresión bipolar (Tohen y cols., 2003) y es, por el momento, el único antipsicótico que se ha mostrado eficaz en el tratamiento de mantenimiento (Tohen y cols., 2003). La dosis empleada en estos estudios oscila entre los 5 y los 20 mg.

Existe una descripción detallada del fármaco en el capítulo dedicado a los antipsicóticos.

Quetiapina

Este antipsicótico atípico presenta probada eficacia tanto en la yugulación de los episodios maníacos (Yatham y cols., 2004) como en la mejoría de la sintomatología de los episodios depresivos (Calabrese y cols., 2005). Aún no existen estudios que avalen su utilidad en la terapia de mantenimiento, pero es muy probable que en los próximos años surjan trabajos de este tipo. Las dosis recomendadas en los episodios maníacos se sitúan entorno a los 800 mg/día, mientras que para el tratamiento antidepresivo se emplearon dosis de 300 a 600 mg/día.

Los detalles sobre la quetiapina se exponen en el capítulo dedicado a los antipsicóticos.

Combinaciones de eutimizantes

Aunque los datos disponibles avalan la eficacia en monoterapia de algunos de los fármacos comentados, en especial el litio, la lamotrigina y la olanzapina, y en menor medida el valproato, para la prevención de recurrencias en el trastorno bipolar, en la práctica clínica se tienden a utilizar combinaciones de estos fármacos (litio, anticonvulsivantes, antipsicóticos o antidepresivos), particularmente en pacientes con un curso clínico más grave. Esto obliga a una monitorización cuidadosa de cada paciente de cara a evitar en lo posible y controlar la aparición de efectos secundarios.

LECTURAS RECOMENDADAS

Salazar M, Peralta C, Pastor J: Tratado de Psicofarmacología: Bases y aplicación Clínica. Ed. Médica Panamericana, 2005.

Compendio práctico y detallado, a la vez que claro, de los principales psicofármacos.

Stahl SM. Psicofarmacología Esencial. Ariel Neurociencia, 2002.

Didáctico tratado sobre la farmacología del Sistema Nervioso.

BIBLIOGRAFÍA

American Psychiatric Association "Practical guidelines for the treatment of patients with Bipolar Disorder". *Am J Psychiatry* 2002; 159:4 (Suppl April).

Bowden CL: New concepts in mood stabilization: Evidence for the effectiveness of valproate and lamotrigine. *Neuropsychopharmacology* 1998; 19:194-199.

Calabrese JR, Rapport DJ: Mood stabilizers and the evolution of maintenance study designs in bipolar I disorder. *J Clin Psychiatry* 1999; 60 (Suppl 5): 5-13.

Calabrese JR, Keck PE Jr, Macfadden W, Minkwitz M, Ketter TA, Weisler RH, Cutler AJ, McCoy R, Wilson E, Mullen J: A randomised double-blind placebo controlled trial of quetiapine in the treatment of bipolar I or II depression. *Clin Pract Epidemol Ment Health* 2005 Jul; 18 1:7.

Calabrese JR, Vieta E, Shelton MD: "Latest manteinance data on lamotrigine in bipolar disorder". *Eur neuropsycopharmacolo* 2003; 13 (Suppl 2) 57-66.

Davis LL, Ryan W, Adinoff B, Petty E: "Comprehensive review of the Psychiatric uses of Valproate" *J Clin Psicopharmacol* 2000; 20:15-17.

Dietrich DE, Kropp S, Emrich HM: "Oxcarbacepine un affective and Schizoaffective disorders". *Pharmacopsychiatry* 2001; 34:240-250.

Greil W, Kleindienst N, Erazo N, Mulleroerlingerhausen B: "Differential response to Lithium and carbamazepine in the prophilaxis of Bipolar Disorder" *J Clin Psychopharmacol* 1998; 18:455-460.

Keller MB, Lavori P, Coryell W y cols.: Differential outcome of pure manic, mixed/cycling, and pure depressive episodes in patients with bipolar illness. *JAMA* 1986; 255:3138-3142.

Ketter TA, Calabrese JR: Stabilization of mood from below versus above baseline in bipolar disorder: A new nomenclature. *J Clin Psychiatry* 2002; 63:2:143-150.

Sachs GS: Treatment resistant bipolar depression. *Psychiatr Clin North Am* 1996; 19:215-236.

Salazar M, Peralta C, Pastor J: Tratado de Psicofarmacología: Bases y aplicación Clínica. 2005 Ed. Médica Panamericana.

Stahl SM: Psicofarmacología Esencial. 2002. Ariel Neurociencia.

Vázquez-Barquero JL: Psiquiatría en Atención Primaría. Editorial Aula Médica, 1998.

Vázquez-Barquero JL, Artal Simón J, Crespo-Facorro B: Trastornos Bipolares. Editorial Masson, 2005.

Vieta E, Martinez-Aran A, Nieto E y cols.: "Adjunctive gabapentine treatment of bipolar disorder". *Eur Psychiatry* 2000; 15:433-437.

Vieta E: Novedades en el tratamiento del trastorno Bipolar. Editorial Médica Panamericana, 2003.

Yatham LN, Paulsson B, Mullen J, Vagero AM: "Quetiapine versus placebo in combination with lithium or divalproex for the treatment of bipolar mania". *Journal of Clinical Psychopharmacology* 2004; 24(6):599-606.

Yatham LN, Kusumakar V, Calabrese JR, Rao R, Sacrrow G, Kroeker G: "Third generation anticonvulsants in Bipolar Disorder:a review of efficacy and smmary of clinical recommendations" *J Clin Psychiatry* 2002; 63:275-283.

4.4

Antipsicóticos en atención primaria, farmacología, indicaciones y utilización clínica

Enrique Álvarez y Josefina Pérez-Blanco

ANTIPSICÓTICOS EN ATENCIÓN PRIMARIA

Los antipsicóticos como su propia denominación indica, constituyen un grupo de fármacos útiles en el tratamiento de los síntomas psicóticos. Han sido erróneamente clasificados como neurolépticos y tranquilizantes mayores. El primer término hace referencia a la inducción de síntomas catalépticos en su mayoría extrapiramidales que caracteriza a los antipsicóticos clásicos potentes como el haloperidol. Sin embargo, su capacidad cataleptizante es un efecto indeseable y por lo tanto es incorrecto denominarlos por una acción que preferiríamos evitar, además, los antipsicóticos denominados atípicos (o de 2ª generación) no poseen este tipo de efectos adversos. Por otra parte, llamarlos tranquilizantes mayores es alejarse en exceso de su indicación primordial.

En el presente capítulo son revisados los conceptos esenciales sobre este grupo de fármacos con el objeto de que el médico de atención primaria posea los conocimientos básicos para su utilización haciendo especial hincapié en las situaciones clínicas en que los pueden requerir.

MECANISMO DE ACCIÓN. FARMACODINÁMICA DE LOS ANTIPSICÓTICOS

Los fármacos antipsicóticos son básicamente antagonistas de receptores post-sinápticos de los sistemas de neurotransmisión clásicos: catecolaminas e indolaminas. Por lo tanto su acción principal es la disminución en la transmisión sináptica. Dado que los primeros antipsicóticos introducidos en el mercado tenían una potente acción bloqueando los receptores dopaminérgicos (sobre todo los D2), se creyó que la aparición de efectos extrapiramidales por el bloqueo D2 nigro-estriatal estaba directamente relacionado con la mejoría de los síntomas psicóticos. Actualmente esta postura es insostenible. La mejoría de los síntomas psicóticos como en la Esquizofrenia, se produce por el bloqueo de receptores en otros circuitos como el mesolímbico y no relacionado únicamente con el sistema dopaminérgico.

En efecto, la alta eficacia de la clozapina, mucho más potente antagonizando otros sistemas de neurotransmisión en el tratamiento de la esquizofrenia, incluso refractaria a antagonistas D2[1], sugiere que es la acción "reductora" en general de la actividad sináptica más que específicamente dopaminérgica la responsable de la mejoría clínica.

Con el fin aclarar al máximo los conceptos sobre este grupo de medicamentos y clarificar los términos tan al uso como "típicos" (o de primera generación) y "atípicos" (o de segunda generación) clasificaremos y consideraremos a los antipsicóticos según dos parámetros:

— *selectividad anatómica:* es especialmente importante en el caso del bloqueo dopaminérgico. Esta acción en el área A9 correspondiente a la vía nigro-estriatal que controla en parte el tono muscular, producirá síntomas extrapiramidales (SEP). Sin embargo, la antagonización dopaminérgica en el área A10 correspondiente a las vías meso-límbicas relacionadas con la conducta inducirá la mejoría de los síntomas psicóticos. Por ello es esencial conocer cuan selectivos son los fármacos entre estas dos vías neurotransmisoras.
— *selectividad neuroquímica:* los fármacos con actividad antipsicótica pueden ser selectivamente antagonistas dopaminérgicos como las benzamidas (sulpiride, tiapride, amisulpride) o el haloperidol, o por el contrario bloquear prácticamente todos los sistemas de neurotransmisión clásicos como los denominados antipsicóticos atípicos definidos por el perfil de la clozapina. Este fármaco posee la peculiaridad de ser el único más potente bloqueando el receptor D_1 y D_4 que el D_2, lo cual protege al paciente de sufrir síntomas extrapiramidales (SEP) y le confiere cierta peculiaridad en la respuesta antipsicótica.

El concepto clínico de *antipsicótico atípico* nace con la demostración de la eficacia de la clozapina desligándola del potencial antagonista dopaminérgico. Por primera vez un medicamento antipsicótico es eficaz incluso donde fracasan los potentes antidopaminérgicos productores de SEP siendo las características de este medicamento los que definen la atipicidad:

— Bloqueo de un rango amplio de sistemas de neurotransmisión (tabla I).
— Mayor selectividad por las áreas mesolímbicas en relación a las nigro-estriatales.

Y como consecuencia de ello:

— Escasos o nulos efectos adversos tipo SEP.
— No incremento de prolactina (PRL) en tratamientos crónicos. También debido al escaso potencial antagonista sobre la dopamina combinado con el bloqueo 5HT, neurotransmisor que controla como "estimulador" la producción de PRL.
— No inducción de síntomas negativos o depresivos secundarios a su uso.

Así como disponemos datos de casi todos los antipsicóticos antiguos y modernos, típicos y atípicos en cuanto a su actividad antagonista sobre los sistemas de neurotransmisión clásicos, solo conocemos la selectividad anatómica de unos pocos de ellos. Por ejemplo sabemos que dos fármacos atípicos como la clozapina y olanzapina son tres veces más potentes antagonizando los receptores dopaminérgicos mesolímbicos (área A10) que los nigro-estriatales (área A9), del mismo modo que lo hacen benzamidas sustituidas como el amisulpride. Otro antipsicótico de reciente reintroducción en el mercado, el sertindol (Serdolect) posee una potente actividad antagonista D2 pero con una gran selectividad por los circuitos mesolímbicos y escasa actividad bloqueadora en el área A9 implicando también una muy superior actividad antipsicótica comparada con la inducción de síntomas extrapiramidales. Otro fár-

TABLA I
CONSTANTES DE AFINIDAD DE VARIOS ANTIPSICÓTICOS PARA RECEPTORES DE LOS SISTEMAS DE NEUROTRANSMISIÓN CLÁSICOS. NINGUNO DE ELLOS POSEE AFINIDAD POR LOS RECEPTORES GABA O GABA-BZD

Fármaco	D_1	D_2	D_3	a_1	a_2	H_1	$5HT_{1a}$	$5HT_{1b}$	$5\text{-}HT_{1C}$	$5HT_2$	M_1
Olanzapina	31 ± 0,7	11 ± 2	16± 3	19 ± 1	228 ± 40	7 ± 0.3	> 1.000	1.355	23 ± 3	5 ± 0,7	1,9 ± 0,2
Clozapina	85 ± 0,7	126 ± 20	84± 12	7 ± 4	8 ± 3	6 ± 2	770	1.200	16 ± 3	16 ± 3	1,9 ± 0,4
Risperidona	75 ± 8	3 ± 0,1	14	2 ± 0,1	3 ± 0,7	155 ± 35	490	1.325	60	0,6 ± 0,4	>3.000
Amisulpride	>10.000	2,8	3.2	27.870	2.904	>10.000			>10.000	>10.000	>3.000
Ziprasidona	330	7,2	9.7	12	>1.000	5.3	12	130		0,31	>1.000
Aripiprazol	265	0,45	0.8	47		61	4,4			3,4	>10.000
Quetiapina	455 ± 105	160 ± 15	340	7 ± 0,2	87 ± 4	11 ± 12	2.450	5.400		22 ± 4	120 ± 35
Haloperidol	25 ± 7	1 ± 0,04	5± 1	46 ± 6	360 ± 98	3.630	7.930	>10.000	-	78	1.475

Moore y cols, 1993[2], Burris y cols., 2002[3].

maco del que también se ha demostrado esta selectividad por el área A10 es la quetiapina (Seroquel). Por el contrario, el haloperidol es algo mas potente como antagonista dopaminérgico nigro-estriatal, de ahí que casi indefectiblemente produzca síntomas extrapiramidales (SEP) como rigidez, distonías y temblor de forma paralela a la mejoría de los síntomas psicóticos.

No disponemos de suficiente información respecto a este tema sobre otros medicamentos considerados atípicos o de segunda generación como la risperidona o fármacos típicos como la tioproperazina o la perfenazina.

En cuanto a la selectividad neuroquímica, es importante observar la tabla I donde son mostradas las constantes de afinidad (Kd) de algunos de los antipsicóticos recientemente estudiados. La Kd es la concentración requerida de un determinado fármaco para desplazar un ligando como la spiperona o el raclopride de un determinado tipo de receptor. Es decir, como menor sea la Kd menos fármaco es requerido para desplazar el ligando y más potente será antagonizando este receptor.

Puede observarse en esta tabla, que una buena parte de los antipsicóticos atípicos bloquean la mayoría de sistemas de neurotransmisión. Merece comentario aparte la antagonización serotoninérgica (5HT). La disminución de la transmisión 5HT reduce la actividad moduladora de este neurotransmisor sobre las vías dopaminérgicas nigro-estriatales aumentando la liberación de dopamina (DA) y reduciendo en parte el efecto del antagonismo postsináptico y por lo tanto la inducción de SEP. Ello explica porque la risperidona que posee actividad antagonista D2 no selectiva no induce SEP a dosis bajas, mientras que a dosis altas saturado el efecto de la supresión moduladora de la 5HT, los produce.

La tercera generación de antipsicóticos

A principios de la primera década de este siglo, se ha introducido el primer fármaco de una tercera generación de APS. Aun es pronto para saber si sustituirán a los de segunda generación pero sin duda ocuparan, al menos, un lugar complementario de estos.

El mecanismo de acción es básicamente sobre el sistema dopaminérgico pero no como antagonistas sino como *agonista parcial*. Un agonista parcial es un fármaco que tiene la misma afinidad por los receptores que el neurotransmisor, en este caso D2 y dopamina respectivamente, pero con menor actividad intrínseca.

El primer fármaco de esta tercera generación es el aripiprazol, disponible en formulación oral en la mayoría de los países. El aripiprazol posee una potente afinidad por los receptores de D2 (tabla I) pero con una actividad dopaminérgica intrínseca que puede alcanzar el 30% de la que posee la propia dopamina[3].

Ello implica que en situaciones de baja actividad dopaminérgica, el aripiprazol aumenta dicha actividad y en situaciones de intensa hiperactividad dopaminérgica, la disminuiría. Esta acción farmacodinámica supone que puede mejorar la baja actividad cortical que puede ser responsable de los síntomas negativos así como la hiperactividad dopaminérgica mesolímbica que provoca los síntomas positivos de la esquizofrenia.

Para una revisión específica de la eficacia de este fármaco como primer representante de la tercera generación de APS puede consultarse la reciente revisión sistemática de la organización Cochrane[4]. Deben tenerse en cuenta las limitaciones inherentes a una revisión de estudios de eficacia y por tanto poco relacionados con la efectividad real del medicamento.

El rendimiento final de este mecanismo de acción es prometedor pero es todavía pronto para considerarlo sustitutorio o complementario de los antagonistas dopaminérgicos de segunda generación.

USO CLÍNICO DE LOS ANTIPSICÓTICOS EN ATENCIÓN PRIMARIA. INDICACIONES, VÍA DE ADMINISTRACIÓN Y DOSIS

Indicaciones clínicas de la actividad farmacodinámica. Con objeto de comprender la utilidad clínica de este grupo de fármacos debemos recordar que su actividad neuroquímica es básicamente antagonizar receptores en la sinapsis disminuyendo drásticamente la actividad de la misma. Por lo tanto en mayor o menor medida, con mayor o menor selectividad, en todos los procesos en los que exista una exagerada actividad aminérgica cerebral podrán ser eficaces. Así, pueden mejorar cualquier situación clínica en que se de esta circunstancia: agitación y agresividad sea cual fuere su etiología, sintomatología delirante debida a causa psiquiátrica, orgánica o tóxica y en episodios maníacos.

Indicaciones clínicas

A continuación son comentadas las situaciones clínicas mencionadas que son de interés en atención primaria y el tipo de fármaco, dosis y vía más idónea en cada caso tomando en cuenta que en muchos de ellos el paciente requerirá posteriormente ser remitido al especialista.

Agitación psicomotora

En situaciones de agitación psicomotora aunque por supuesto el tratamiento idóneo es el más relacionado con la causa que lo provoca, el empleo de antipsicóticos es fundamental para obtener una mejoría rápida. En la práctica diaria del médico de atención primaria, la agitación se puede presentar en un paciente psiquiátrico o no psiquiátrico. Aunque en primera instancia el tratamiento puede ser el mismo conviene recordar las circunstancias en que puede desencadenarse un episodio de agitación, por ello son mostradas en la tabla II los tipos de patología en que es posible la aparición de este tipo de sintomatología. El tratamiento causal en los casos secundarios a patología no psiquiátrica es básico.

Merece la pena comentar que la causa médica más frecuente de agitación es el estado confusional. El riesgo de presentarlo aumenta claramente con la edad. En una persona de edad avanzada puede presentarse por cualquier infección banal e incluso precederla: influenza, infecciones de orina etc. Por otra parte en la Demencias el sentido común y la búsqueda de una causa de disconfort deben prevalecer sobre la instauración rápida de APS. Es mas, solo si es imprescindible deben indicarse, la evolución de la enfermedad empeorar con algunos APS y ocultar la causa que produce la agitación (impacto fecal, hambre, mala relación con el cuidador, maltratos etc.).

En cuanto a los fármacos de elección, el *haloperidol* es el más utilizado, por la experiencia en su uso, aceptable tolerancia y bajo riesgo en aplicaciones ocasionales. Si es necesario se utilizará la vía intramuscular tomando en cuenta que los niveles en plasma son entre 2 y 3 veces superiores que por vía oral. En personas sin patología orgánica de riesgo se empezará con 2,5-5 mg por vi, hasta un máximo de 1 vial de 5 mg cada 6 h sin sobrepasar los 2 ó 3 días con esta pauta.

En tratamientos de corta duración (24-48 h), la tolerancia es buena con pocas repercusiones cardiovasculares. Es posible la aparición de síntomas extrapiramidales (SEP) casi siempre en forma de *distonías agudas* como tortícolis, crisis oculógiras, protusión de lengua o disartria. La instauración de 1-2 mg de biperideno ó 2-5 de trihexifenidilo suele mejorar por completo la distonía en pocas horas.

Otro fármaco clásicamente empleado es la *clorpromazina* más sedativo que el haloperidol pero requiere mayor control cardiovascular. La actividad antagonista adrenérgica puede, a nivel periférico, producir hipotensiones relevantes clínicamente. Por otra parte también puede producir SEP como el haloperidol. Las dosis empleadas por vi son entre 100-300 mg. Clásicamente se utilizaba combinado con prometazina (25 mg en la misma jeringa) y fenobarbital (100 mg en otra jeringa por la posibilidades precipitación). La eficacia de esta combinación es muy alta en grandes episodios de agitación pero también es mayor el riesgo cardiovascular por lo que debe reservarse su uso para clínicos con experiencia.

TABLA II
CAUSAS PSIQUIÁTRICAS, NO PSIQUIÁTRICAS Y TÓXICAS DE AGITACIÓN PSICOMOTORA

Grupos de causas de agitación psicomotora	**Situaciones clínicas en las cuales puede presentarse agitación**
Patología Psiquiátrica	Episodios maníacos graves Episodios agudos esquizofrenia Episodios de agitación en la histeria Trastornos de personalidad antisocial y border-line Demencias
Patología no Psiquiátrica	Estados confusionales de diversa etiología Demencias Hipertiroidismo Hipoglucemia Hiperplasia suprarrenal Procesos expansivos intracraneales
Inducida por sustancias	Hormomas: T4, corticoides Xantinas Anticolinergicos (trihexifenidilo, biperideno) Dopaminergicos (bromocriptina, carbidopa) IMAOs Anfetaminas *Cocaína* y derivados semi-sintéticos (sin duda la más grave y frecuente) Cannabis

Están disponibles también la olanzapina y la ziprasidona con una excelente tolerancia pero con severas limitaciones indicadas en la ficha técnica en cuanto a la repetición de la dosis. Una vez más se produce un contrasentido inducido por las autoridades sanitarias. Limitamos la dosificación de fármacos de los que conocemos posibles riesgos pero no de aquellos en los que ni siquiera se ha investigado.

La olanzapina se presenta en viales de 10 mg. La dosis inicial puede ser de 10 mg y hasta pasadas dos horas no puede administrase una nueva dosis que no sobrepasara los 20 mg/día. En atención primaria una única administración de 10 mg permitirá la sedación segura y con pocos riesgos para derivar al paciente a un dispositivo asistencial más adecuado o mantenerlo en observación. Los efectos adversos son mínimos en una dosis única y deben supervisarse la tensión arterial, pulso y frecuencia respiratoria por el riesgo de ortostatismo.

La ziprasidona se presenta en viales de 20 mg pudiéndose emplear hasta 40 mg cada 24 con precauciones similares.

Finalmente en estos casos de agitación disponemos también de un fármaco eficaz, el *zuclopentixol*, en una formulación galénica idónea (zuclopentixol acetato) ya que tiene efecto "depot" con una duración de efecto clínico no superior a los dos días. La dosis depende de la intensidad del cuadro igual que con los anteriores medicamentos, oscilando entre 50 y 150 mg cada 48 horas. La tolerancia es buena en tratamientos breves con riesgo únicamente de presentar SEP si la administración se prolonga. Por tolerancia, eficacia y comodidad de uso (efecto "depot") es probablemente el fármaco de primera elección en cuadros de agitación que se prevean prolongados (más de 24 horas).

Antes de pasar a la siguiente indicación conviene aclarar que en agitaciones leves y clínicamente manejables el uso de benzodiacepinas puede ser muy útil, sin embargo en episodios de agitación severos, con imposibilidad del uso de vía oral (v), la aplicación de este tipo de fármacos suele ser poco eficaz, en parte por su mala absorción intramuscular (im) y en parte por el riesgo producir somnolencia sin menguar la agitación lo cual hace menos manejable el episodio. Nunca se deben emplear benzodiacepinas por vía endovenosa dado el riesgo de disminución del volumen de eyección cardíaco.

Episodios psicóticos inducidos por fármacos

Sin ninguna duda en este apartado destacan los cuadros psicóticos inducidos por los agonistas dopaminérgicos empleados en el tratamiento de la enfermedad de Parkinson. Los más importantes comercializados en España son: La levodopa, bromocriptina, pergolida, cabergolida y ropirinol. En estos casos el uso de fármacos antipsicóticos típicos con capacidad para producir SEP esta obviamente contraindicada. La primera medida a tomar es por supuesto la reducción u "optimización" de la dosis de antiparkinsoniano. En caso de que no sea posible o resulte insuficiente, el tratamiento de elección es la *clozapina* a dosis bajas, entre 25 y 50 mg/día que suelen mejorar con rapidez el cuadro. El empleo de clozapina esta sujeta al programa de seguimiento correspondiente*, al objeto de minimizar el riesgo de complicaciones hematológicas tal como es descrito en el apartado sobre efectos adversos. Actualmente la clozapina tiene la indicación de tratamiento de psicosis por agonistas de la dopamina, por ello es sin duda la elección más oportuna.

Otras situaciones como la inducción de episodios psicóticos por corticoides, xantinas u hormonas tiroideas, pueden ser tratadas con fármacos típicos de buena tolerancia o los modernos atípicos. En caso de que el inicio sea una agitación psicomotora se seguirán las indicaciones del apartado anterior. Entre los fármacos típicos destaca por su manejabilidad, la perfenazina (8-24 mg/día). Entre los de segunda generación son útiles todos ellos. Las dosis orientativas estarán en el rango bajo de las mostradas en la tabla III. Si el paciente requiere dosis más elevadas es preferible la derivación a la atención especializada.

En cuanto a los episodios psicóticos inducidos por sustancias de abuso, como la cocaína, anfetamina y derivados, suelen presentarse en forma muy aguda y recortada siendo adecuadas las indicaciones comentadas en el apartado de agitación psicomotora. Quizá merece una mención especial la denominada psicosis cannábica secundaria al consumo de este tóxico y que en ocasiones no se presenta de forma aguda si no más progresiva. El tratamiento superponible a los anteriormente comentados junto con la identificación de cannabis en orina permitirá un enfoque adecuado de la situación.

*Episodios esquizofrénicos agudos**

Aunque la esquizofrenia exige ser tratada en un medio psiquiátrico, no es extraño que el médico de familia debe enfrentarse a los primeros síntomas o al inicio de un nuevo episodio activo de la enfermedad. La presentación de un pensamiento y lenguaje

* Es recomendable la revisión de este tema en las "Recomendaciones terapéuticas en los trastornos mentales", citada en la bibliografía de este capítulo.

TABLA III
ANTIPSICÓTICOS COMERCIALIZADOS EN ESPAÑA DE MAYOR INTERÉS EN ASISTENCIA PRIMARIA

Grupo farmacológico	Fármaco	Nombre comercial	Dosis (mg/dia) Medias VO	Presentaciones
Fenotiacinas	Clorpromazina	Largactil	300-800	Compr. de 25, 100 mg Gotas, 1 gota = 1 mg Viales im, 5 ml de 25 mg
	Perfenazina	Decentan	12-24	Compr. de 8 mg
	Levopromazina	Sinogan	50-300	Compr. de 25, 100 mg Gotas 1 g = 1mg Viales im 25 mg
Butirofenonas	Haloperidol	Haloperidol	5-25	Compr. 10 mg Gotas 10g = 1mg Viales im, vo 5 mg
Tioxantenos	Zuclopentixol	Cisordinol Clopixol	25-150	Compr. De 25 mg Acufase (acetato), viales 50 mg Depot (decanoato), viales 1 ml, 200 mg
Dibenzodiacepina	Clozapina	Leponex	100-700	Compr. de 25 y 100 mg
Tienobenzodiazepina	Olanzapina	Ziprexa	5-30	Compr. de 5, 7,5 y 10 mg
Benzamidas	Amisulpride	Solian	600-1.200 (sint. pos.) 25-200 (sint. neg.)	Comp. 100, 200, 400 mg
Dibenzotiacepina	Quetiapina	Seroquel	500-1.000	Compr. 25, 100, 200, 300 mg
Dihidroquinolona	Aripiprazol	Abilify	15-30	Compr. 10 mg
Fenilindol	Sertindol	Serdolect	12-20	Compr. de 4, 12, 16, 20 mg
Benzisoxasol	Risperidona	Risperdal	2-8	Compr. de 1, 3 mg

desestructurado, una afectividad discordante y sintomatología delirante-alucinatoria, debe poner sobre la pista de la patología esquizofrénica. El inicio del tratamiento es conveniente realizarlo lo antes posible, por ello, el primer médico que asista el caso debe poder instaurar un tratamiento efectivo.

Si el paciente es manejable y admite de una u otra forma la medicación vía oral, puede iniciarse el tratamiento con los mismos fármacos comentados en el apartado anterior. En este caso empleando el rango superior, por ejemplo, perfenazina 24-32 mg/día, olanzapina 10-30 mg/día etc. Es recomendable asegurar adicionalmente el cumplimiento empleando siempre formulaciones galénicas bucodispersables (olanzapina o risperidona) o en solución (amisulpride). Si el inicio de la reagudización es más explosiva se tratará como cualquier otro estado de agitación y se derivará a un servicio especializado. En la tabla III son mostrados los principales antipsicóticos existentes en el mercado español, su nombre comercial y dosificación para la indicación de esquizofrenia clasificados por estructuras o familias químicas.

Actualmente existen por primera vez estudios de efectividad que evalúan la utilidad de los distintos APS en el medio real. El estudio CATIE (Clinical Antipsychotic Trials of Intervention Effectiveness) organizado por el NIMH (National Institut of Mental Health) y sin más intervención de las compañías farmacéuticas que el consenso de las dosis ofrece resultados incontestables en cuanto al fármaco más efectivo y eficiente. Es recomendable su lectura por parte de los médicos de atención primaria para formarse un criterio propio e incontestable sobre cual es el APS de primera elección[5,6].

Tratamiento de mantenimiento en la Esquizofrenia

Actualmente no existen dudas sobre la importancia del mantenimiento del fármaco antipsicótico junto al tratamiento psico-social o rehabilitador adecuado. Las sucesivas recaídas por falta de cumplimiento terapéutico ensombrecen el pronóstico del paciente hasta llegar a la ausencia de respuesta[7]. Por tanto el médico de familia tendrá que supervisar tratamientos antipsicóticos en pacientes que lo tomarán durante toda su vida.

Una presentación galénica bastante habitual para el mantenimiento terapéutico es la preparación depot. Se trata de la inyección intramuscular de los mismos preparados antipsicóticos en una formulación galénica que retarda su absorción a lo largo de un par de semanas. De este modo se reduce la administración del fármaco a una sola vez cada quince días y teóricamente favorecen el cumplimiento terapéutico. Sin embargo en una reciente revisión sobre la adherencia terapéutica con la novedosa preparación de risperidona depot (Risperdal Consta), publicada por la Colaboración Cochrane se evidenciaba una tasa de retención al tratamiento que no superaba el 50% a los tres meses de iniciado el mismo, lo cual según los autores de esta revisión sistemática, el hecho de utilizar este fármaco en formulación depot no implica una mejoría del cumplimiento[8].

En sentido estricto este tipo de formulación se debería reservar a casos con un nivel de mala estructuración socio-familiar o en pacientes alejados de los dispositivos asistenciales que lo deben tratar y cuidar. Los antipsicóticos modernos y su mejor tolerabilidad son suficiente razón para mejorar la adherencia al tratamiento[9]. Con todo, dada la popularización de estos fármacos, el médico de familia debe tener en cuenta que los riesgos potenciales por efectos adversos o interacciones con otros medicamentos en pacientes tratados con una formulación depot merecen especial atención. En efecto, dichos riesgos se prolongaran indefectiblemente durante todo el periodo de dos semanas en que los niveles del fármaco en plasma permanecen estables.

Episodio maníaco

Aunque también se trata de una patología de tratamiento en medio especializado, no es raro que al igual que en el caso anterior, el primer facultativo que lo atienda pertenezca a atención primaria. En estos casos el paciente se presenta eufórico, expansivo, habiendo realizado gastos exagerados, imprudente en las relaciones sociales y con frecuencia disfórico y agitado. El tratamiento en primera instancia, aunque por un breve periodo de tiempo se efectúa con antipsicóticos produciéndose la mejoría con rapidez. Es probable, pues que el papel del médico de atención primaria sea la detección diagnóstica y la aplicación de la primera dosis de APS derivando el paciente al dispositivo adecuado ya que la mayoría de episodios maníacos requieren hospitalización. Es recomendable indicar cualquier APS de segunda generación a dosis medias. Si la situación es manejable puede efectuarse la derivación al dispositivo especializado sin indicar ningún tratamiento antipsicótico. También puede indicarse como alternativa a los APS, clonacepan entre 2 y 6 mg cada 24 horas.

Indicaciones generales para el empleo de antipsicóticos en atención primaria

En los apartados anteriores son comentados aspectos concretos de cada indicación pero existen unas normas generales para el empleo de antipsicóticos que merece la pena tomar siempre en consideración si la situación clínica lo permite:

1. Debe seleccionarse el fármaco según la indicación, perfil de efectos adversos, estimación de la duración del tratamiento y evaluando el cociente riesgo/beneficio.
2. A ser posible se debe iniciar el tratamiento con dosis moderadas aumentando cada 24 ó 48 horas hasta alcanzar la dosis que presumiblemente controlará los síntomas.
3. Preferentemente se emplearan fármacos de segunda generación o atípicos por su mayor eficiencia y mejor relación actividad antipsicótica/efectos adversos. La superioridad de estos fármacos se evidencia en el comentado estudio CATIE[5] y en el meta-análisis que comparan la efectividad de APS típicos *vs* APS atípicos[10,11].
4. Si se emplean fármacos de primera generación, es aconsejable el empleo de medicación anticolinérgica de forma profiláctica a la aparición de SEP. La dosis máxima debe intentar limitarse a 3 ó 4 semanas como máximo, aunque cada caso puede recibir un criterio personalizado. En todo caso dicha dosis máxima no debe prolongarse más de lo necesario para el control de los síntomas agudos. La dosis de mantenimiento debe conseguirse también de forma muy progresiva para llegar finalmente a ser por debajo del 50% de la empleada en la fase aguda. Siempre que sea posible se efectuara la migración a APS atípicos por su superioridad en tratamientos prolongados: igual efectividad, mejor tolerabilidad y significativa mejor adherencia al tratamiento.
5. La segunda fase del mencionado estudio CATIE demuestra que ante la resistencia terapéutica a cualquier APS la mejor opción es siempre el cambio a clozapina. Esta opción es igualmente valida tanto si el primer fármaco empleado es de primera como de segunda generación[12].

Efectos indeseables. Toxicidad

Los efectos indeseables que presentan este grupo terapéutico son variados dependiendo de su actividad farmacodinámica. Tal como es comentado anteriormente, la actividad terapéutica de los antipsicóticos no puede ya ligarse únicamente a su actividad antagonista dopaminérgica a la luz de los conocimientos actuales. En efecto fármacos considerados como de "baja potencia" han demostrado ser tan eficaces como los "potentes" antagonistas dopaminérgicos clásicos como el haloperidol. La potencia antipsicótica debe considerarse quizá según la actividad antagonista global sin centrarse en un sistema de neurotransmisión en concreto. Sin embargo los efectos indeseables están íntimamente relacionados con la actividad farmacodinámica dependiendo exclusivamente de los sistemas de neurotransmisión antagonizados. De este modo los fármacos con actividad antagonista dopaminérgica producirán efectos secundarios de tipo SEP, mientras que los antagonistas DA débiles como la clozapina, predominaran entre sus efectos adversos los síntomas vegetativos y metabólicos debidos al bloqueo adrenérgico, serotoninérgico, histaminérgico o muscarínico. Desde esta perspectiva son clasificados en la figura 1, los antipsicóticos según su actividad farmacodinámica y efectos indeseables. Se trata de una modificación de la clásica clasificación de Lambert y Revol (1960)[13] obviando de la misma el aspecto terapéutico por las razones mencionadas y añadiendo los fármacos de reciente introducción en el mercado. En la tabla IV son agrupados los efectos indeseables según la causa farmacodinámica que los produce.

A continuación son descritos de forma concisa los principales efectos indeseables así como su tratamiento más adecuado si la situación clínica lo requiere.

Síntomas extrapiramidales (SEP)

Inducidos por el bloqueo DA en el área A9 (nigroestriatal). Pueden producir:

Distonías agudas o contracciones bruscas e intensas de un grupo muscular como tortícolis, protusión de lengua, crisis oculógiras (parece como si el paciente se viera obligado a mirar hacia arriba), síndrome del conejo (contracciones buconasales que remedan el "husmeo" de un conejo), torsión de tronco (si aparece como una inclinación lateral se denomina síndrome de Pisa). Además de estas distonías clásicas otras menos organizadas por grupos musculares pueden resultar en una alteración extraña de la marcha o una disartria atípica. Si la distonía es dolorosa o interfiere con la actividad del paciente puede tratarse con eficacia administrando por vo o vi de 1 a 2 mg de biperideno o de 2 a 5 de trihexifenidilo. De forma preventiva en pacientes que los presentan de forma continua deben instaurarse estas pautas como dosis diarias.

Hipertonía. Aumento casi permanente del tono muscular en pared posterior muy fácil de evidenciar explorando la pasividad. Es un efecto molesto para el paciente y de tratamiento menos "agradecido" que las distonías, además de los anticolinérgicos mencionados puede ser útil el empleo de relajantes musculares como el diacepan.

Acatisia. Es relativamente frecuente siendo muy importante su identificación correcta dada la posibilidad de confusión con síntomas de agitación o intranquilidad. La acatisia se manifiesta como la "imposibilidad de estar quieto" o "necesidad imperiosa de

TABLA IV
EFECTOS INDESEABLES DE LOS FÁRMACOS ANTIPSICÓTICOS SEGUN LA POTENCIAL ACTIVIDAD ANTAGONIZADORA DE LOS RECEPTORES DE LOS SISTEMAS CLÁSICOS DE NEUROTRANSMISIÓN

Bloqueo de los receptores	**Efecto indeseable producido**
Dopaminérgicos (D2)	SEP: distonías agudas, hipertonía, acatisia y temblor Discinesia tardía. Síntomas negativos secundarios. Inversión del humor
Nor-adrenérgicos y adrenérgicos (alfa1)	Hipotensión ortostática, sedación. Inversión del humor
Histaminérgicos (H1)	Somnolencia Aumento de apetito (hidratos de carbono) y aumento de peso
Muscarínicos (m1)	Sequedad de boca y mucosas, estreñimiento, más raramente: dificultad de acomodación visual, retención de orina y alteraciones cognitivas
Srotoninérgicos (5HT2)	Posibles efectos aparentemente paradójicos 5HT por incremento relativo de los receptores 5HT1A, en un plano teórico y poco relevante

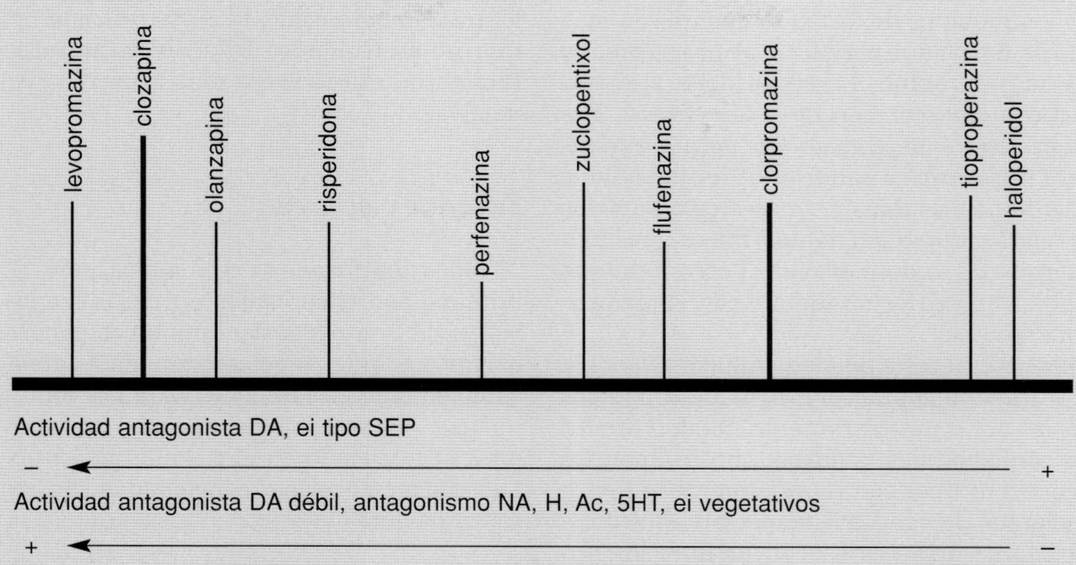

ei: efectos indeseables, DA: dopamina, SEP: síntomas extrapiramidales, NA: nor-adrenalina, H: histamina, Ac: acetilcolina, 5HT: serotonina (Lambert y Revol, 1960)[13].

Figura 1. Distribución de los antipsicóticos según su perfil farmacodinámico y efectos indeseables.

moverse", el paciente está constantemente cambiando el peso del cuerpo de una pierna a otra, no puede permanecer sentado y si lo hace mueve constantemente alguna extremidad. El tratamiento con anticolinérgicos es poco eficaz y merece la pena ensayar un agonista DA débil como cafeína o solufilina.

Discinesia tardía. Tal como indica su denominación aparece tardíamente en pacientes sometidos a tratamiento antipsicótico crónico. Es probablemente debido a la hipersensibilidad DA inducida por el bloqueo continuado durante meses producido por antipsicóticos con esta actividad. El incremento de dosis lo mejora temporalmente pero empeora a la larga el pronóstico ya que después de una nueva sensibilización del receptor volverá a aparecer. Se manifiesta como movimientos buco-lingulales, parece como si el paciente repasara la cavidad bucal con su lengua. Es un efecto aparatoso, involuntario pero subjetivamente poco molesto. El tratamiento idóneo es cambiar el antagonista DA por Clozapina a dosis entre 150 y 300 mg/día de forma progresiva en pacientes estabilizados.

En caso de que cualquiera de estos efectos sea muy intenso y molesto incluso peligroso para el paciente o si la abolición del reflejo nauseoso se produce (riesgo de neumonía por aspiración), siempre estará indicado el cambio a fármacos atípicos como la olanzapina, aunque la seguridad de una ausencia absoluta de SEP solo la puede dar la clozapina. La legislación española permite el uso de este fármaco tanto por ineficacia de otros medicamentos como por intolerancia a los mismos.

Efectos indeseables cardiovasculares

El más frecuente es la hipotensión ortostática debida al bloqueo alfa1 adrenérgico. Aunque algunos clínicos lo tratan con fármacos aminérgicos, suele ser suficiente recomendar que el paciente evite cambios bruscos a bipedestación e incrementar el uso de sal en las comidas, eventualmente pueden administrarse cápsulas de cloruro sódico.

También pueden producirse retrasos en la despolarización ventricular expresados en el ECG como alargamiento del segmento QT y PR, más raramente depresión del ST y aplanamiento de la onda T. Con frecuencia estos cambios no tienen traducción clínica aunque de presentarse deberán ser evaluados individualmente. La muerte súbita es rara aunque de mayor incidencia que en la población general. La detección específica del alargamiento del segmento QT durante el empleo del sertindol, aconseja un control previo electrocardiográfico y posteriormente con una cierta periodicidad durante la primera etapa de su instauración. A pesar de esta precaución es probable que la traducción clínica sea escasa.

Síntomas anticolinérgicos

El bloqueo de los receptores muscarínicos (m1), puede inducir efectos indeseables muy característicos que también presentan los antidepresivos tricíclicos y los antihistamínicos. Este tipo de efecto adverso es raro en los potentes antagonistas dopaminérgicos y aunque no de forma frecuente son más característicos de los antipsicóticos atípicos como la clozapina o la olanzapina. La risperidona y el sertindol prácticamente carecen de estos efectos. Los más característicos son: *sequedad de boca* y *estreñimiento*. Para mejorarlos o paliarlos es recomendable que el paciente utilice goma de mascar o caramelos sin azúcar (por la protección dental) mejor que cualquier colinérgico de dudoso efecto. El estreñimiento es aconsejable corregirlo con dieta o con suplementos de fibra dietética.

Con menor frecuencia pueden inducir *retención de orina* a tratar con betanecol a dosis de 25 mg dos o tres veces al día y más raramente pueden producir estados confusionales (síndrome anticolinérgico central). A estos últimos son especialmente vulnerables los pacientes de edad avanzada. Su identificación es importante dado el riesgo de atribuir los síntomas delirantes debidos al síndrome confusional a la enfermedad psicótica de base. La existencia de síntomas de desorientación temporo-espacial deben sugerir al clínico esta posibilidad.

Finalmente también pueden producir dificultades de *acomodación visual* (visión borrosa). Las lentes correctoras pueden ser de ayuda al contrario del uso de fisostigmina en colirio que es de efectos fugaces y poco útiles.

Efectos adversos hematológicos

Algunos de los fármacos pertenecientes al grupo de antipsicóticos pueden inducir descensos benignos del recuento total de leucocitos. Generalmente se estabilizan por encima de 3.000 sin repercusiones clínicas. La complicación hematológica más grave es la agranulocitosis (por debajo de 500) de muy baja incidencia, algo mayor con la clorpromacina. Las cifras de prevalencia de este gravísimo efecto indeseable varía mucho según los estudios pero probablemente sea inferior a 1 caso de cada 100.000 tratados. Merece una consideración aparte la clozapina sujeta en todos los países en que esta comercializada a programas de seguimiento específicos que comprenden analíticas semanales durante el periodo de máximo riesgo (los cuatro primeros meses de tratamiento) para continuar con analíticas mensuales. Después de un alarmante incidencia publicada en Escandinavia, la mayoría de programas de seguimiento tasan la prevalencia en un 1:1000 como máximo. La agranulocitosis inducida por clozapina es probablemente de origen autoinmune, de presentación brusca en la mitad de los casos y de alto riesgo de muerte si no se toman medidas con rapidez, por ello poseen una gran relevancia los mencionados programas de seguimiento. El tratamiento consiste en la retirada del fármaco, ingreso en Cuidados Intensivos, hidratación y tratamiento antibiótico lo más específico posible pero masivo.

Embarazo y lactancia

Todos los fármacos aprobados para el consumo humano son clasificados en cinco grupos según el riesgo de teratogénesis. Aunque en general es mejor obviar cualquier medicamento en la mujer embarazada, en muchas ocasiones es imprescindible su uso, incluso evitarlo puede suponer un mayor riesgo para el feto como en el caso de pacientes agitadas. Las cinco categorías mencionadas son resumidas a continuación:

— *Categoría A:* Estudios controlados demuestran ausencia de riesgo para el feto.
— *Categoría B:* No se ha demostrado teratogenia en animales de experimentación pero no existen estudios controlados en humanos o bien, se ha demostrado riesgo en estudios animales pero no en estudios controlados en mujeres.
— *Categoría C:* Los estudios animales demuestran algún riesgo y no hay estudios controlados en humanos.
— *Categoría D:* Evidencia de riesgo fetal pero el fármaco puede ser de mucha utilidad y pesa mas que el riesgo.
— *Categoría X:* El riesgo fetal pesa más que cualquier beneficio.

Los estudios controlados con fármacos sobre su actividad teratogénica son escasos por motivos éticos obvios. La mayoría de los fármacos antipsicóticos clásicos están clasificados en el grupo C excepto la clozapina que es considerada en el B. Sin embargo, la limitación de su uso por el riesgo de agranulocitosis puede influir en el hecho de que existan menos comunicaciones sobre el riesgo fetal que pueda significar su utilización. El peso de las evidencias clínicas señala que el riesgo es bajo y prácticamente asumible siempre para fenotiazinas y haloperidol. De momento se desaconseja el empleo de fármacos atípicos y de reciente introducción en el mercado.

Todos estos fármacos pasan a la leche materna en cantidades muy variables que pueden llegar a ser iguales a los niveles en plasma. No existe ninguna evidencia respecto a que estas cantidades sean seguras para el feto, por lo que la lactancia será sistemáticamente desaconsejada a la madre (para más consultas es recomendable la revisión de Yonkers y Hamilton, 1995[14]).

Trastornos metabólicos y aumento de peso

La importancia y aparatosidad de los efectos adversos extrapiramidales relegaron a un segundo término la atención sobre cualquier otro tipo de efectos adversos. Sin embargo tanto los antipsicóticos convencionales como los de segunda generación están asociados a problemas importantes entre los que se debe incluir el aumento de peso, las hiperlipemias, y los trastornos del metabolismo hidrocarbonato y el consiguiente riesgo metabólico y cardiovascular.

La obesidad, cada día más prevalente en los países desarrollados, se ha convertido en un grave problema de salud pública. Es especialmente relevante en la población de pacientes en tratamiento antipsicótico, asociándose en algunos estudios a hipertensión arterial, diabetes tipo 2, enfermedades coronarias y problemas respiratorios, y por consiguiente a una reducción en la expectativa de vida. Se ha descrito también que el índice de masa corporal (IMC) medio en pacientes con esquizofrenia, y especialmente en mujeres, es superior al presentado en población general.

Los fármacos con más capacidad para inducir este efecto adverso son la clozapina, olanzapina y quetiapina por este orden, seguidos por risperidona. En menor grado el sertindol, mientras que ziprasidona y amisulpride apenas implican este riesgo. También el mencionado estudio CATIE ha mostrado parcialmente datos muy cercanos a estos[5]. Sin embargo es imprescindible considerar resultados a largo plazo. En un estudio reciente, cuarenta y ocho semanas después de instaurar aleatoriamente olanzapina o risperidona las diferencias en la ganancia de peso no son significativas[15]. Por otra parte, un extenso estudio retrospectivo empleando como variable principal la instauración de nuevos tratamientos por hiperglucemia o dislipemia no evidenció diferencias significativas entre haloperidol y los APS de 2ª generación en cuanto a la inducción de este efecto metabólico adverso. En este trabajo la quetiapina lideró el mayor número de pacientes que requirieron tratamiento endocrinológico[16].

Considerando las enormes ventajas del empleo de APS atípicos en el tratamiento de la esquizofrenia, las medidas más sensatas deben ser preventivas y no excluyentes en cuanto a la instauración de un APS. Es imprescindible:

- Recomendar un cambio de hábitos en la alimentación, reduciendo al máximo los hidratos de carbono y moderando la ingesta en general.
- Recomendar el ejercicio físico desde el principio. Por regla general andar al menos una hora al día.

En caso de que el paciente por sus características psicopatológicas o bien por peculiaridades metabólicas muestre un síndrome metabólico no controlable, el cambio de APS de elección debe ser siempre amisulpride o ziprasidona.

Finalmente la asociación con fármacos reductores del impulso de consumir puede abrir una vía terapéutica de interés. En efecto, la adición de topiramato a la clozapina u olanzapina puede mejorar la tolerabilidad. La próxima introducción del rimonabant, antagonista de los receptores cannabinoides tipo 1, será también de gran interés dada su excelente tolerabilidad.

Otros efectos indeseables

La mayoría de antipsicóticos pueden producir elevaciones transitorias o clínicamente poco relevantes de los enzimas hepáticos. Con mayor frecuencia han sido observadas con clozapina y olanzapina. Por otra parte los antipsicóticos típicos del grupo de las fenotiazinas alifáticas como la clorpromazina, pueden inducir hepatitis colostática a través de un mecanismo de hipersensibilidad durante las primeras semanas de tratamiento. Se manifiesta por fiebre, ictericia, prurito y dolor abdominal. En estos casos está indicado retirar el fármaco produciéndose la mejoría en pocos días. No existe sensibilidad cruzada con otros fármacos no fenotiacínicos pudiendo ser sustituido por haloperidol, clozapina u otro antipsicótico de familia química distinta.

Es posible también la disminución del impulso sexual y el retraso de la eyaculación sobre todo con los fármacos de mayor intensidad antagonista catecolaminérgica.

Interacciones farmacológicas

En la tabla V son mostradas las interacciones farmacológicas más importantes que pueden presentar los antipsicóticos. La mayoría de ellas son de tipo farmacocinético y hacen referencia al incremento o disminución en la metabolización de estos medicamentos o con los que interaccionan a través de modificaciones en su metabolización.

En efecto una buena parte de fármacos son metabolizados en el hígado concretamente en el citocromo P450, a través de una o más de sus isoenzimas. Algunos fármacos pueden inhibir de forma potente la actividad de algunos de estos isoenzimas que en caso de ser empleados en la metabolización de los antipsicóticos interferirán con la misma[17]. En la tabla V se detallan los medicamentos que interfieren en este sentido.

Otras interacciones se producen a través de dificultar o facilitar la absorción (antiácidos) o la eliminación (vitamina C).

TABLA V
PRINCIPALES INTERACCIONES DE LOS ANTIPSICÓTICOS CON OTROS GRUPOS FARMACOLÓGICOS

Fármaco	Tipo de interacción con los antipsicóticos
Alcohol	Aumento de sedación, aumento de SEP, aumento niveles en plasma (HAL)
Antiácidos	Disminución de la absorción
Anticolinérgicos	Aumento del empeoramiento cognitivo en edad avanzada Disminución niveles plasmáticos (CLP) de antipsicótico por retraso en la absorción aumentando la metabolización antes de esta Discusión sobre disminución de la eficacia de los Antipsicóticos
Anticonvulsivos	
• Carbamazepina	Disminución de niveles en plasma
• Fenobarbital	Disminución niveles en plasma. A corto plazo incrementa los efectos depresores en SNC Las fennotiacina aumentan sus niveles en plasma
• Valproico	
Antidepresivos	
• Tricíclicos	Aumentan los niveles plasmáticos (50% en general)
• Fluoxetina	Aumenta los niveles plamaticos (20% HAL, 76% CLP)
• Fluvoxamina	Aumenta los niveles en plasma
• Resto ISRS no evaluados*	
Ansiolíticos	
• Alprazolam	Aumenta los niveles en plasma (HAL, FFZ)
• Buspirona	Aumenta niveles plasmaticos (HAL)
Antiarrítmicos	
• Procainamida y • Quinidina	Empeoran la disminución de la conductibilidad eléctrica miocárdica que causan los antipsicóticos sedativos y atípicos
Antihipertensivos	
• Alfa-metildopa	Potenciación de la hipotensión. Estados confusionales al emplearse con antipsicóticos. Potenciación farmacocinética de antipsicóticos y propanolol al indicarse conjuntamente.
• Propanolol	
Cimetidina	Disminuye niveles plasmáticos de antipsicóticos. Puede aumentar la metabolización de Clozapina.
Estrógenos	Pueden aumentar los niveles plasmáticos de antipsicóticos
Litio	Puede empeorar los SEP y aumentar la neurotoxicidad en general
Vitamina C	Disminución niveles plasmáticos empleada a dosis altas (más de 1 g/día) probablemente por interferencia en la absorción
Tabaco	Los fumadores suelen presentar niveles de antipsicóticos en plasma entre un 10 y 50% inferiores a los no fumadores

SEP: síntomas extrapiramidales, HAL: haloperidol, CLP: clorpromazina, FFZ: flufenazina, ISRS: inhibidores selectivos de la recaptación de serotonina.
*Probable existencia de interacciones con paroxetina por potente inhibición del isoenzima CYP2D6 del citocromo P450. Citalopram y sertralina son inhibidores débiles.

CONCLUSIONES

Las principales indicaciones de los fármacos antipsicóticos, como la esquizofrenia o la manía suponen un tratamiento especializado por parte del psiquiatra. Sin embargo el médico de atención primaria es quien con frecuencia se encuentra ante el inicio de este tipo de patología así como en situaciones de agitación no relacionadas con patología psiquiátrica. Por ello el conocimiento de los fármacos que puede usar con mayor comodidad y las interacciones con medicamentos que probablemente él mismo a prescrito, son de un interés especial.

Durante la última década se han introducido una serie de fármacos como la olanzapina, la risperidona, el sertindol y el Seroquel, denominados atípicos por su parecido con la clozapina o eufemísticamente *nuevos antipsicóticos* (consultar la monografía "Nuevos antipsicóticos atípicos" editado por C. García-Ribera citada en el apartado bibliográfico).

La clozapina, con la única limitación que supone su toxicidad hematológica es el fármaco que caracteriza la denominada atipicidad y fue introducido en el mercado durante la década de los '70. La demostración de su eficacia equiparable a los potentes antagonistas DA clásicos en la población general de esquizofrénicos y la superioridad demostrada en los pacientes de mala respuesta terapéutica a estos incitó a la búsqueda de fármacos que sin el inconveniente del riesgo hematológico fueran tan eficaces como la clozapina. Tal como es comentado en el apartado de mecanismo de acción y farmacodinamia, las *ventajas* que aportan estos *nuevos antipsicóticos* son además de la eficacia en pacientes refractarios a fármacos clásicos, la mejor tolerancia a nivel de SEP fundamentalmente por dos razones:

— Mayor selectividad por los circuitos mesolímbicos en relación con los nigroestriatales.
— Bloqueo de otros sistemas de neurotransmisión que repercuten en una mejor tolerancia a SEP como el antagonismo 5HT.

El interés de la identificación y tratamiento del enfermo psicótico en atención primaria abarca tanto al paciente que va a ser tratado correctamente desde el principio como a la utilización optimizada de toda la red de asistencia pública. Un paciente adecuadamente identificado desde el punto de vista diagnóstico y bien orientado terapéuticamente implica menores estancias hospitalarias, menor duración de las bajas laborales, más rápida integración familiar etc. Cualquier tratamiento de cualquier patología en el ser humano se inicia por parte de su médico de familia, en el ámbito de la medicina primaria.

LECTURAS RECOMENDADAS

García-Ribera C (ed.): *Nuevos Antipsicóticos Atípicos.* Editorial Masson. Barcelona, 1996.

En este libro se presentaron los antipsicóticos actualmente bien consolidados. Imprescindible para conocer bien el concepto de 2ª generación de estos medicamentos.

John S, McIntyre, Harold Alan Pincus, Deborah A. Zarin: *Guía Clínica para el tratamiento de la Esquizofrenia.* Guías Clínicas. American Psychiatry Association. Ars Medica. Barcelona, 2001.

Las guías de la Sociedad Americana de Psiquiatría (APA) están bien valoradas en el ámbito de la Psiquiatría General.

Esquizofrenias y otros Trastornos Psicóticos no Orgánicos: En: Recomendaciones terapéuticas en los trastornos mentales (RTM-III). 3ª edición Coordinación Soler-Insa PA, Gascón J. 83-98. Ars Medica. Barcelona, 2005.

Esta obra recoge el consenso de la mayoría de especialistas en Cataluña para cada patología psiquiátrica. Estos consensos se basan en la existencia de pruebas científicas que la avalen.

San Emeterio M, Aymerich M, Faus G, Guillamón I, Illa JM, Lalucat L, Martínez C, Sánchez I, Teixidó M: *Guía de práctica clínica para la atención al paciente con Esquizofrenia.* Agencia d'Avaluació de Tecnologia i Recerca. Generalitat de Catalunya. 2003 (versión en castellano) http://www.gencat.net/salut/depsan/units/aatrm/pdf/gp0301esex.pdf

Se trata de una revisión sistemática realizada al amparo de la Agencia d'Avaluació de Tecnologia i Recerca (Generalitat de Catalunya) que asesoró a los autores para realizar la primera Guía integral sobre el tratamiento de la Esquizofrenia. Comprende desde el tratamiento farmacológico, pasando por las distintas psicoterapias, hasta los distintos tipos de dispositivo asistencial en que pueden ser atendidos los pacientes esquizofrénicos. Todo ello basado estrictamente en la existencia de pruebas científicas, es decir, efectuada con la "tecnología Cochrane". Imprescindible para cualquier médico que trate o supervise pacientes esquizofrénicos. Es recomendable descargarlo de la dirección web especificada.

BIBLIOGRAFÍA

1. Kane JM, Honigfeld G, Singer J, Meltzer HY and the Clozaril Collaborative Study Group: Clozapine for the treatment-resistant schizophrenic: a double-blind comparison with chlorpromazine. *Arch Gen Psychiatry* 1988; 45: 789-796.
2. Moore NA, Calligaro DO, Wong DT, Bymaster F, Tye NC: The pharmacology of olanzapine and other new antipsychotic agents. *Curr Opin Invest Drugs* 1993; vol. 2, 4:281-293.
3. Burris KD, Molski TF, Xu C, Ryan E, Tottori K, Kikuchi T, Yocca FD, Molinoff PB: Aripiprazole, a novel antipsychotic, is a high-affinity partial agonist at human dopamine D2 receptors. *J Pharmacol Exp Ther.* Jul; 302(1):381-389, 2002.17.
4. El-Sayeh HG, Morganti C: Harrogate District Hospital, Briary Wing, Lancaster Park Road, Harrogate. Aripiprazole for schizophrenia. *Cochrane Database Syst RevApr* 19; (2), 2006.
5. Lieberman JA, Stroup TS, McEvoy JP, Swartz MS, Rosenheck RA, Perkins DO, Keefe RS, Davis SM, Davis CE, Lebowitz BD, Severe J, Hsiao JK: Effectiveness of antipsychotic drugs in patients with chronic schizophrenia Clinical Antipsychotic Trials of Intervention Effectiveness (CATIE) Investigators. *N Engl J Med* 2005 Sep 22; 353(12):1209-23. 2005.
6. Lieberman JA: What the CATIE study means for clinical practice. *Psychiatr Serv.* Aug; 57(8):1075. 2006.
7. Wyatt RJ, Henter ID: The effects of early and sustained intervention on the long-term morbidity of schizophrenia. *J Psychiatr Res.* 1998 May-Aug; 32(3-4):169-177.11.
8. Hosalli P, Davis JM: Depot risperidone for schizophrenia. *Cochrane Database Syst Rev* 2003; (4):CD004161. (disponible en castellano en La Biblioteca Cochrane plus, nº 4, 2005).
9. Leucht S, Barnes TR, Kissling W, Engel RR, Correll C, Kane JM: Relapse prevention in schizophrenia with new-generation antipsychotics: a systematic review and exploratory meta-analysis of randomized, controlled trials. *Am J Psychiatry* 2003 Jul; 160(7):1209-1222.
10. Davis JM, Chen N, Glick ID: A meta-analysis of the efficacy of second-generation antipsychotics. *Arch Gen Psychiatry.* Jun; 60(6):553-564. 2003.
11. Martin JL, Pérez V, Sacristán M, Rodríguez-Artalejo F, Martínez C, Álvarez E: Meta-analysis of drop-out rates in randomised clinical trials, comparing typical and atypical antipsychotics in the treatment of schizophrenia. *Eur Psychiatry* 2006 Jan; 21(1):11-20. Dec 27, 2005.
12. McEvoy JP, Lieberman JA, Stroup TS, Davis SM, Meltzer HY, Rosenheck RA, Swartz MS, Perkins DO, Keefe RS, Davis CE, Severe J, Hsiao JK: CATIE Investigators. Effectiveness of clozapine *versus* olanzapine, quetiapine, and risperidone in patients with chronic schizophrenia who did not respond to prior

atypical antipsychotic treatment. *Am J Psychiatry* 2006 Apr; 163(4):600-610.

13. Lambert PA, Revol L: Clasification psycho-pharmacologique et clinique des differentes indications therapeutiques generales dans les psychoses. La Presse Med, 68, 41, p. 1509. 1960.

14. Yonkers KA, Hamilton JA: Psychotropic Medications. Psychiatric Disorders in Women and Women's Health Care. En: *Review of Psychiatry* 1995; vol. 14, 307-332. American Psychiatry Press. Washington.

15. Álvarez E, Ciudad A, Olivares JM, Bousono M, Gómez JC: A randomized, 1-year follow-up study of olanzapine and risperidone in the treatment of negative symptoms in outpatients with schizophrenia. *J Clin Psychopharmacol* Jun; 26(3):238-249. 2006.

16. Sacchetti E, Turrina C, Parrinello G, Brignoli O, Stefanini G, Mazzaglia G: Incidence of diabetes in a general practice population: a database cohort study on the relationship with haloperidol, olanzapine, risperidone or quetiapine exposure. *Int Clin Psychopharmacol* 2005 Jan; 20(1):33-37.

17. Cuenca E, Alamo C, Lopez-Muñoz F: Citocromo P450 y psicofarmacología. *Revisiones en Psicofarmacología.* Vol.1, nº 1, 1997; 7-12.

4.5

El consejo terapéutico (*counselling**) en el manejo de la enfermedad mental

ROSLYN CORNEY

¿QUÉ ES EL "CONSEJO TERAPÉUTICO" (*COUNSELLING*)?

La palabra *counselling** ha sido utilizada de muy diferentes maneras y tiene distintos significados, que abarcan desde escuchar atentamente y con sentimiento, hasta la censura disciplinada[1]. Es comprensible que un gran número de profesionales de la salud se sientan confundidos sobre la diferencia que puede existir entre la labor que ellos desempeñan ofreciendo apoyo, comprensión y asistencia en sus interacciones cotidianas con pacientes y el "consejo terapéutico". Tal como indicó McLeod, "escuchar sensitivamente al paciente y ayudar a dar sentido a su angustia, el empleo de explicaciones, guía y reafirmaciones con conocimiento de causa son, todas ellas, herramientas de nuestro arsenal"[2].

¿En qué difieren las técnicas de consulta "normales" del "consejo terapéutico"? El modelo de "consejo terapéutico" más ampliamente practicado es el "consejo terapéutico" no directivo. Los *counsellors* no directivos están entrenados, no para aconsejar a los pacientes, sino para ayudarles a tomar decisiones por sí mismos. Deben respetar al paciente como a un igual y asumir que éste puede, recibiendo cierta ayuda, resolver sus problemas. El "consejero" tiene como objetivo desarrollar una alianza terapéutica con el paciente, aceptarlo y comprenderlo, y empatizar con su situación. Debe estructurar el proceso para conceder al paciente el tiempo y la libertad necesarios para explorar sus pensamientos y sentimientos en una atmósfera de confianza y respeto. El proceso persigue profundizar en la comprensión que tiene el paciente de su propia situación y, por tanto, le capacita para tomar decisiones basándose en una mejora de su propia capacidad crítica, más que en función del consejo o las sugerencias de los demás[3].

* N.T. Este término hace referencia a una forma profesional de prestar ayuda mediante intervenciones programadas sujetas a una base teórica y unas normas de procedimiento bien definidas y especificadas en este capítulo. Los términos como *consejo* o *consejo asistido,* utilizados en otras traducciones, se han desestimado por ser muy inespecíficos. En su lugar, y aunque no incorpora todas las connotaciones del término original, hemos decidido emplear la denominación "consejo terapéutico". Asimismo, hemos traducido como "consejero" el término *counsellor* para referirnos a la persona que realiza dichas actividades, frente a posibles alternativas como terapeuta o psicoterapeuta, que identifican a profesionales que desarrollan actividades ya definidas en la literatura y que no tienen por qué referirse al "consejo terapéutico" o *counselling.*

La British Association for Counselling[4] define el "consejo terapéutico" como: "el empleo competente y estructurado de las relaciones para facilitar el propio conocimiento, la aceptación y el desarrollo emocional, y el desarrollo óptimo de los recursos personales". El objetivo global de esta técnica es proporcionar al paciente una oportunidad para conseguir una vida más satisfactoria aprovechando los recursos de que dispone. Las relaciones de "consejo terapéutico" variarán en función de las necesidades aunque pueden estar vinculadas con problemas del desarrollo, encarando y resolviendo conflictos específicos, tomando decisiones, enfrentándose a las crisis, desarrollando las capacidades personales y el propio conocimiento del paciente, trabajando a través de los sentimientos generados por los conflictos internos o mejorando las relaciones con los demás.

Además, han definido el papel del "consejero" como: "el facilitar el tratamiento del paciente de forma que se respeten sus valores, recursos personales y su capacidad para la autodeterminación".

Todas estas definiciones resaltan la importancia de la cooperación y el respeto por la persona que está siendo tratada. Al paciente se le ve como a un compañero que tiene que realizar una importante contribución al proceso asistencial. El objetivo fundamental de la persona que realiza el "consejo terapéutico" es actuar como un facilitador, cooperando con el paciente para que se ayude a sí mismo.

¿ES COMPATIBLE EL PAPEL DE OFRECER "CONSEJO TERAPÉUTICO" CON EL DE SER MÉDICO DE ATENCIÓN PRIMARIA?

No hay duda de que las técnicas y la filosofía del "consejo terapéutico" desempeñan un papel importante y adecuado dentro de la labor de un médico de atención primaria, "particularmente en áreas tales como las experiencias de duelo, enfermedades graves y algunos problemas de relación"[2]. Hay algunos médicos de atención primaria, que han recibido entrenamiento como "consejeros" o como psicoterapeutas, que ofrecen a los pacientes tratamientos de mayor duración y trabajan con problemas más complejos. Sin embargo, no resulta fácil para un médico de atención primaria tener el tiempo o los recursos emocionales necesarios para desempeñar estas tareas, además de realizar su trabajo habitual. Algunos autores consideran que es extremadamente difícil para los médicos utilizar técnicas de "consejo terapéutico" en sus interacciones con los pacientes[5] puesto que el papel a desempeñar es muy diferente del habitual del médico.

Los pacientes ven habitualmente al médico como a un experto, cuya tarea es escuchar, intentar diagnosticar la enfermedad y prescribir un tratamiento que facilite la curación[5]. Se ha visto que los pacientes a los que el médico oferta "consejo terapéutico" pueden sentirse confundidos por el cambio en la relación con su médico y sentirse incapaces de volver a confiar plenamente en él. Incluso los médicos con un entrenamiento específico en estas técnicas no siempre encuentran que sea fácil establecer una relación de "consejo terapéutico"[5] y los hay que piensan que es esencial desarrollar esta actividad en un lugar diferente al habitual de la consulta para que se establezca una clara diferencia entre el "consejo terapéutico" y las consultas médicas normales.

Sin embargo, en los últimos años, la formación médica ha destacado la importancia de que los médicos de atención primaria deben desplazar su actuación desde un abordaje "centrado en el médico" hacia otro más centrado en el "paciente". El primer análisis de grabaciones de entrevistas entre médicos de atención primaria y pacientes fue realizado por Byrne y Long[6], quienes establecieron la distinción entre "consultas centradas en el médico", en las que éste tiene una agenda fija, y "consultas centradas en el paciente", en las que los médicos prestan mayor atención a las necesidades del paciente. Tuckett y cols.[7] han mostrado que el marco de conocimiento que los pacientes aportan a la consulta es raramente explorado por los médicos, y que éstos pocas veces saben si sus pacientes han entendido lo que se les ha dicho.

Un médico "centrado en el paciente" aprende a explorar el problema "real" prestando mayor atención a una gran variedad de indicios verbales y no verbales que proporciona el paciente, que atendiendo simplemente al problema de presentación[6]. Además, un médico que presta atención a las inquietudes del paciente, a sus preocupaciones y a sus teorías con respecto a la propia enfermedad, es más probable que identifique con claridad cuál es el problema al que se está enfrentando[7].

Por tanto, muchas de las habilidades para la comunicación que necesitan los profesionales sanitarios son similares a las que emplean los "consejeros" en su trabajo cotidiano con los pacientes. Como hallazgo común, distintos estudios han encontrado que los pacientes prefieren a los médicos que muestran sensibilidad, calor humano y preocupación por sus problemas, que a los que se manifiestan indiferentes a ellos. Incluso cuando se da una información relativamente simple sobre una enfermedad, debe hacerse de manera que el paciente pueda entenderla, recordarla y ser capaz de actuar en consecuencia. Hay numerosas publicaciones que relacionan la mejoría de la comunicación médico-paciente con una mejor evolución de la enfermedad, utilizando criterios como la satisfacción del paciente, las tasas de cumplimiento de la medicación y el estado de salud[8].

Por tanto, parece apropiado que los médicos de atención primaria adopten ciertas técnicas de "consejo terapéutico" que pueden utilizar en las interacciones cotidianas con sus pacientes. Sin embargo, deben considerar cuidadosamente si en realidad desean efectuar más "consejo terapéutico" formal con sus pacientes y si tienen la capacidad para hacerlo así.

TABLA I
TÉCNICAS BÁSICAS DE "CONSEJO TERAPÉUTICO" Y CARACTERÍSTICAS PERSONALES

- Capacidad de escuchar con sensibilidad.
- Capacidad para responder a los mensajes verbales y no verbales.
- Calor humano y preocupación por los problemas de los demás.
- Empatía.
- Sinceridad.
- No ser crítico/respeto por el individuo.
- Abordaje centrado en el paciente en vez de en el médico.

LA NECESIDAD DEL "CONSEJO TERAPÉUTICO" PARA EL MANEJO Y PREVENCIÓN DE LA ENFERMEDAD MENTAL

Es importante que la formación de los médicos y demás profesionales sanitarios no esté demasiado centrada en las dimensiones tecnológicas o biomédicas de la asistencia sanitaria, llegando a excluir una visión más global del paciente. Se ha visto que los factores sociales, incluyendo las dificultades en las relaciones, desempeñan un papel fundamental para determinar el pronóstico de los pacientes con enfermedades mentales[9]. Los hallazgos de distintos estudios refuerzan los argumentos de que el tratamiento de la enfermedad mental no debe estar dirigido a tratar exclusivamente los síntomas clínicos mediante el uso de fármacos. Es poco probable que la prescripción de psicotrópicos sea siempre la mejor solución, puesto que muchos pacientes no están contentos de tener que tomar medicación y hay también un grupo de pacientes que no responden a dichas formas de tratamiento[10]. Incluso cuando los fármacos son efectivos, el "consejo terapéutico" puede incidir de forma muy positiva en la resolución de los problemas sociales y psicológicos asociados.

El "consejo terapéutico" también puede ser importante para la prevención de la enfermedad. Los médicos de atención primaria tienen un profundo conocimiento no sólo del paciente, sino también de su familia y de sus circunstancias personales. Por tanto, se encuentran en una situación ideal para identificar a los individuos con riesgo de desarrollar alteraciones psicopatológicas debido a sus difíciles circunstancias (p.ej., tener que cuidar a un familiar enfermo) o a causa de un acontecimiento angustiante (p.ej., la pérdida de un ser querido) y usar el "consejo terapéutico" como estrategia de actuación preventiva. También están en una posición ideal para identificar los problemas psicológicos cuando los pacientes acuden a la consulta y proceder de acuerdo con sus circunstancias.

Cuando es apropiada y precoz, la ayuda dispensada por parte del médico general sirve para capacitar al paciente para evitar dificultades más serias a largo plazo. Se puede emplear con efectividad un amplio número de abordajes de "consejo terapéutico" para atender a los pacientes durante un período conflictivo o para ayudarlos a comprender y afrontar un problema al que tienen que enfrentarse en la actualidad. Muchos pacientes viven en circunstancias difíciles, con problemas sociales o sanitarios crónicos e insolubles. En estas situaciones, las técnicas más apropiadas y útiles de "consejo terapéutico" son las de escuchar, tomar seriamente tanto al individuo como a sus problemas, y darle la oportunidad de expresar sus emociones. Este tipo de apoyo puede posibilitar a los pacientes para encarar sus problemas y, probablemente, evitar un distrés de mayor duración. En ocasiones, el médico de atención primaria puede guiar al paciente sobre cómo comprender lo que le está ocurriendo para que pueda ser capaz de hacer algo útil con respecto a esa situación. El paciente puede también ser capaz de ver las relaciones existentes entre su conducta actual y lo que le ha ocurrido en el pasado.

TABLA II
CATEGORÍAS DE PROBLEMAS EN LOS QUE RESULTA INDICADO APLICAR EL "CONSEJO TERAPÉUTICO" EN ATENCIÓN PRIMARIA

- Ajustes a pérdidas/duelos.
- Ajuste a enfermedades físicas/enfermedades crónicas / discapacidades.
- Ajuste a otros acontecimientos vitales.
- Cuidadores de enfermos/pacientes crónicos y discapacitados.
- Ciertos problemas de relación.
- Problemas interpersonales (p.ej., falta de autoconfianza, autoafirmación).
- Depresión entre leve y moderada.
- Ansiedad o estrés situacional.
- Depresión postparto leve.

TIPOS DE "CONSEJO TERAPÉUTICO"

Las técnicas de "consejo terapéutico" se pueden utilizar en muy variadas situaciones. Irving y Helath han clasificado las intervenciones de "consejo terapéutico" en atención primaria en tres categorías: consultas de crisis, consultas para solventar problemas y consultas de desarrollo/educación. Las consultas de crisis incluyen incidentes violentos, malos tratos infantiles, intentos de suicidio y fallecimientos súbitos. Las consultas para solventar problemas se ocupan de problemas de relación, pérdidas de seres queridos, disfunciones sexuales, baja autoestima, desempleo y bajo nivel de ingresos, ansiedad y depresión. Las consultas de desarrollo/ educación se centran en el manejo del estrés, reforzar la autoafirmación, así como de problemas familiares y el cuidado de los ancianos.

Además, las técnicas de "consejo terapéutico" se pueden utilizar tanto con individuos como con parejas, familias o grupos. El "consejo terapéutico" en grupo puede ser un complemento útil al "consejo terapéutico" individual para pacientes con problemas similares o relacionados, y realizar "consejo terapéutico" a pequeños grupos de pacientes con necesidades similares puede considerarse tan efectivo como las consultas individuales[3]. La elección del modo de actuación depende de una gran diversidad de factores, tales como las preferencias del médico de atención primaria y de los pacientes, y la naturaleza del problema. El "consejo terapéutico" individual permite prestar una atención completa a las necesidades de los individuos, pero no toma en consideración las necesidades de otras personas, como las de los familiares del paciente o las de sus cuidadores. En un grupo, hay otra ventaja adicional: los pacientes pueden recibir apoyo de otros miembros del grupo, además de del médico.

Diferencias entre el "consejo terapéutico" y la psicoterapia

Las técnicas de "consejo terapéutico" difieren de las empleadas en la psicoterapia, aunque entre ambas existe un cierto grado de solapamiento. Los psicoanalistas son profesionales entrenados en la teoría analítica que utilizan técnicas específicas como la libre asociación, la interpretación y la transferencia; y, en general, centran su actuación terapéutica en las relaciones de transferencia entre el paciente y el terapeuta. En el "consejo terapéutico" se pone menos énfasis en la transferencia existente entre el paciente y el terapeuta, aunque esto no implica que no se sea consciente de ella. El "consejo terapéutico" suele ser de corta duración y estar centrado en una determinada situación conflictiva, circunscribiéndose a los problemas personales y de la vida del paciente, más que en el análisis de problemas personales fuertemente enraizados, que constituyen el campo de actuación del psicoanálisis y la psicoterapia. Aunque existe un gran nivel de solapamiento, especialmente con la psicoterapia, se puede afirmar que el "consejo terapéutico" de corta duración y centrado en problemas específicos es más adecuado para los centros de atención primaria[11].

Modelos de "consejo terapéutico"

Existen muchos modelos teóricos de "consejo terapéutico" (Herink, en 1980, recogió alrededor de 250). Esta variedad de modelos de "consejo terapéutico" puede agruparse, en líneas generales, en dos escuelas diferentes: "consejo terapéutico" directivo y no directivo. Mediante el "consejo terapéutico" directivo o activo, se procura interpretar, instruir y dirigir a los pacientes, mientras que con el "consejo terapéutico" no directivo se tiende a exteriorizar y reflexionar, guiar y apoyar[3].

Para comprender mejor el mecanismo del "consejo terapéutico", a continuación se describen los dos modelos desarrollados por Carl Rogers y Gerald Egan. Estos modelos son básicamente no directivos, aunque el modelo de Egan es más estructurado. Además, cierto número de profesionales dedicados a proporcionar "consejo terapéutico" en atención primaria utilizan técnicas conductistas y cognitivas; a ellas nos referiremos también brevemente a continuación.

Carl Rogers es una de las personalidades más significativas en el campo del "consejo terapéutico". Él hizo de las experiencias, percepciones y sentimientos de las personas el centro de sus formulaciones teóricas y terapéuticas[13]. Así, defendía que las personas son esencialmente constructivas, cooperadoras y merecedoras de confianza, y por lo tanto debían ser tratadas con respeto. También creía que todo el mundo tiene cierta capacidad de autocontrol y adaptación, con independencia de lo enfermo que se encuentre. Consideraba que todos tenemos el deseo de desarrollarnos y crecer, y denominó este proceso "actualización" *(actualisation)*. Usó el termino "experiencia organísmica" *(organismic experience)* para referirse a la totalidad de las experiencias que configuran a la persona desde su nacimiento. Esta experiencia se divide entre las que se relacionan con uno mismo y las relativas a todas las demás vivencias. Pensaba que el ajuste está relacionado con la congruencia sentida entre las "experiencias organísmicas" y las relacionadas con uno mismo. Los problemas del ajuste surgen debido a incongruencias entre ambas. Los individuos que consiguen recompensas positivas incondicionales por parte de otras personas significativas, consiguen la congruencia entre las propias experiencias y las "organísmicas". Sin embargo, si el premio es condicional, ciertas experiencias sobre uno mismo serán evitadas y el individuo solamente se percibirá como digno de valor bajo ciertas condiciones.

En la terapia, Rogers hizo especial énfasis no sobre las técnicas del "consejo terapéutico" sino sobre las cualidades o actitudes del terapeuta, asumiendo que la relación desarrollada entre el paciente y el terapeuta era de fundamental importancia. Consideraba que los terapeutas deben ser congruentes, empáticos y proporcionar una recompensa positiva incondicional. La congruencia se refiere a que el terapeuta debe ser auténtico y no comportarse representando un papel. El terapeuta debe ser consistente, abierto y consciente de sus propios sentimientos y de los del paciente. La empatía es la capacidad para comprender el punto de vista del paciente y las emociones y todavía ser conscientes de que se trata de las experiencias del paciente. La recompensa positiva incondicional se produce cuando el terapeuta acepta, valora y respeta al paciente.

Durante la terapia, se permite a los pacientes expresar sus sensaciones, hablar sobre ellos mismos y sus experiencias e identificar las incongruencias. Se cree que esto produce cambios en la concepción del "sí mismo" que tiene el paciente, reduciendo de esta manera la incongruencia. Durante la terapia, los pacientes llegan a desarrollar una mayor congruencia, estando más abiertos a otras experiencias, menos a la defensiva, más realistas y objetivos, y en definitiva acaban siendo más efectivos en la resolución de sus problemas.

La otra terapia que se enseña y emplea habitualmente, sobre todo en centros médicos, es la desarrollada por Gerald Egan[14]. Este autor incorporó ideas y principios formulados por otros autores, incluyendo los derivados de los trabajos de Rogers y los de los terapeutas cognitivos y conductuales. Por tanto, su obra muestra un abordaje mucho más ecléctico. Además, Egan está mucho más preocupado con la formulación de un modelo del proceso del "consejo terapéutico". No propone un modelo general de la personalidad, es decir, una teoría que explique las causas del distrés o del mal ajuste, sino que su modelo es mucho más pragmático que los de otros autores y es, en conjunto, claro, estructurado y sistemático.

El objetivo del proceso del "consejo terapéutico" desarrollado por Egan es ayudar a las personas a manejar sus problemas más efectivamente. Esto se consigue haciéndoles aumentar su confianza en sí mismas y su capacidad para superar los problemas. Inicialmente hay tres fases en el proceso de ayudar al paciente: la clarificación del problema, la fijación de objetivos y el desarrollo de acciones facilitadoras de los mismos.

En la primera fase, se explora el problema en cuestión, desde el punto de vista del paciente. En este momento, el terapeuta necesita estar atento, escuchar activamente y con empatía. Debe mostrar respeto, sinceridad, espontaneidad y amplitud de miras, así como habilidad para preguntar y responder apropiadamente al paciente.

En la segunda fase, la tarea del terapeuta es capacitar al paciente para desarrollar una compresión más eficaz de su situación. En ella, además, se fijan objetivos claros, realistas y que sean factibles. Los terapeutas necesitan ser capaces de resumir la situación con precisión, así como de oponerse y enfrentarse al paciente, si esto llegara a ser necesario.

En la tercera fase se ayuda al paciente a conseguir los objetivos. Se le estimula para que diseñe y ponga en práctica las acciones necesarias, mientras que el terapeuta le da apoyo y ánimos. Existe también la necesidad de evaluar continuamente el proceso y, si es necesario, cambiar los objetivos o la forma de conseguirlos. Esta tercera fase requiere también una habilidad adicional, que es la de poseer la capacidad de desarrollar un programa, facilitar su puesta en práctica y ayudar al paciente a evaluar el resultado y considerar las alternativas del mismo.

Se ha considerado el modelo de Egan como especialmente apropiado para ser usado en centros de atención primaria. El modelo de "consejo terapéutico" no directivo desarrollado por Rogers puede ser más apropiado para entrevistas más largas, donde la agenda del "consejo terapéutico" se fija con antelación. El modelo de Egan es, probablemente, más adecuado para entrevistas de menor duración, en las que la detección y valoración de los problemas son la tarea principal del mismo. Aunque el modelo de Egan es más estructurado, sigue siendo similar a aquellos métodos de "consejo terapéutico" en los que se sigue requiriendo una alianza entre el médico y el paciente, y el desarrollo de una relación de mutuo respeto.

Un cierto número de terapeutas entrenados en la práctica del "consejo terapéutico" usan técnicas cognitivas o conductuales para el tratamiento de los pacientes o una combinación de ambas, terapia cognitiva conductual. Los terapeutas defienden que las conductas alteradas son causadas por aprendizajes maladaptativos y que la terapia debe, por lo tanto, comenzar ofertando algún tipo de reeducación o reaprendizaje. Se utilizan los principios del condicionamiento clásico e instrumental. Los terapeutas conductuales se concentran en modificar las conductas claramente observables que causan angustia al paciente. Para conseguir estos fines utilizan una gran variedad de técnicas para aprender y desaprender, incluyendo la exposición deliberada a la situación que causaba la ansiedad o el uso de técnicas de desensibilización sistemática más suaves.

En cambio, un terapeuta que emplee técnicas cognitivas se concentrará en cambiar las cogniciones del paciente en lugar de sus conductas. El término cognición se refiere a aspectos tales como ideas, significados, creencias o pensamientos. Los terapeutas cognitivos creen que gran parte de la conducta se basa en deficiencias en el proceso cognitivo y la terapia cognitiva está, por lo tanto, dedicada a identificar, exponer y cambiar ese proceso[15]. La terapia incluye enfrentarse a las falsas creencias, conclusiones irracionales, errores y falsas concepciones del paciente.

La técnica básica del terapeuta cognitivo es enfrentar a los pacientes con las contradicciones inherentes a sus creencias desaptadas. El terapeuta debe ser activo e incluso dominante durante el procedimiento. En primer lugar se identifican los pensamientos inadaptados o irracionales negativos y el paciente debe repetirse a sí mismo que esas ideas son falsas. Una vez que el paciente comienza a pensar más positivamente, empezará a pensar, sentir y comportarse en una base más racional y positiva. Esto le hará sentirse mejor desde el punto de vista emocional, lo que, por lo tanto, alterará las conductas inadaptadas.

Se puede ver que los terapeutas que emplean terapias conductuales o cognitivas son mucho más directivos que aquellos que emplean fundamentalmente modelos psicodinámicos o humanísticos. Esto puede adaptarse al estilo de muchos médicos de atención primaria o acomodarse mejor a su trabajo con los pacientes. Como en el modelo de Egan, estas técnicas pueden ser más adecuadas para entrevistas más cortas o para consultas breves con el paciente.

ENTRENAMIENTO

La mayoría de los médicos comienzan a trabajar en atención primaria con poco entrenamiento en "consejo terapéutico". La mayoría han llegado a éste con un entrenamiento que hace énfasis en el proceso de la enfermedad más que en los factores psicosociales que a ella se asocian. Esta falta de preparación para el "consejo terapéutico", junto con las limitaciones de tiempo presentes en la atención primaria, ha restringido la capacidad de muchos médicos generales para identificar adecuadamente las necesidades de sus pacientes y para responder a ellas[2].

Hay una clara evidencia de que estas técnicas pueden ser aprendidas y modificar positivamente la relación entre médicos y pacientes y la labor terapéutica. Golberg y cols., por ejemplo, han demostrado que las técnicas de resolución de problemas pueden enseñarse a los médicos de atención primaria utilizando el vídeo o estrategias basadas en *feedback*[16], y Gask y cols. han mostrado que el entrenamiento es efectivo en grupos compuestos tanto por personal en formación como por médicos de atención primaria más experimentados[17]. En estos estudios se enseñaba el "modelo centrado en problemas", desarrollado por Lesser, para valorar y tratar los problemas psicosociales[18]. Este modelo es similar al abordaje de Egan, pero está más específicamente orientado a realizar evaluaciones médicas e incluye instrucciones para la detección y manejo de los problemas.

Gask y Grath sugieren que los médicos de atención primaria que no dedican una considerable cantidad de tiempo a su entrenamiento, pueden encontrar un considerable beneficio en el aprendizaje de abordajes de base más amplia, destinados a enseñar habilidades básicas para la evaluación psicológica y el tratamiento de los pacientes; tal es el caso del modelo de entrevista basada en la resolución de los problemas de Lesser. Se pueden enseñar con bastante rapidez temas específicos o paquetes de entrenamiento y los cursos de un día pueden provocar cambios en los patrones de trabajo[17]. Estos cursos pueden ser facilitados por psiquiatras interesados, psicólogos o psicoterapeutas. Generalmente, se ha visto que la mejor manera de llevar a cabo la docencia consiste en usar *feedback* utilizando grabaciones de audio o de vídeo de las propias entrevistas médicas, de manera que se pueda proporcionar información altamente específica sobre las habilidades aprendidas y exhibidas[19].

EL PAPEL DEL "CONSEJERO" EN LA ATENCIÓN PRIMARIA

En Gran Bretaña, una gran proporción de los centros de atención primaria emplean hoy en día a especialistas en "consejo terapéutico" que atienden a los pacientes remitidos por los médicos de atención primaria. En 1994, los resultados de una encuesta realizada en 200 centros en Inglaterra y Gales indicaron que alrededor del 40% de los centros empleaban a una o más personas dedicadas al "consejo terapéutico"[20].

La utilidad de la actividad de "consejo terapéutico" en atención primaria se deriva del hecho de que los pacientes puedan ser tratados con estas técnicas sin demasiado retraso. Los estudios sobre el trabajo de los "consejeros" en la atención primaria han demostrado que su presencia facilita el tratamiento precoz de los pacientes y el *feedback* entre el psicoterapeuta y el médico de atención primaria. Por lo tanto, el "consejo terapéutico", gracias a ellos, puede ser ofertado a los pacientes durante las fases iniciales de sus problemas[21].

En los centros de atención primaria, los pacientes pueden ver al "consejero" en un ambiente familiar, sin (o con muy poco) estigma sobreañadido. El hecho de que el médico haya recomendado el empleo de "consejo terapéutico" puede ayudar a vencer los miedos iniciales del paciente o el escepticismo inicial sobre su utilidad. Las peticiones de consulta a los "consejeros" en un centro de atención primaria son también más frecuentes que en las unidades psiquiátricas ambulatorias. Uno de los problemas de remitir a los pacientes a médicos fuera del ámbito de la atención primaria es que muchos de ellos no acuden ya a la primera cita[22]. Una ventaja adicional de que los "consejeros" se incorporen a las unidades de atención primaria es la derivada del hecho de que los "consejeros" y los médicos pueden trabajar en estrecha relación. Ello hace que, si se desarrollan buenas relaciones laborales entre ellos, se puede acabar produciendo un aprendizaje mutuo de las respectivas habilidades.

Los "consejeros" que trabajan en atención primaria pueden desempeñar también otros papeles. En una encuesta realizada entre médicos de atención primaria que trabajaban en estrecha relación con "consejeros", los participantes subrayaron que en su opinión el papel de los "consejeros" no se limitaba a realizar "consejo terapéutico" a los pacientes que se les remitían. Así, un tercio de los médicos mencionaron que los *counsellors* también proporcionaban apoyo al personal de los centros sanitarios en el manejo de sus pacientes[23]. La incorporación de un "consejero" en el equipo del centro sanitario puede agudizar también la toma de conciencia de los miembros del equipo con respecto a sus propias reacciones ante los pacientes, estimulándoles para mejorar sus propias técnicas de "consejo terapéutico". McLeod señala que un "consejero" que desarrolla una buena relación con el personal de un centro sanitario, y que encuentra tiempo para discutir con ellos sus casos, proporciona un nuevo y útil recurso terapéutico en atención primaria. Muy pocos miembros de los equipos de atención primaria disponen de tiempo para reflexionar en sus centros sanitarios acerca de los problemas que sus pacientes les plantean, por lo que ofrecerles ese tiempo puede capacitarles para funcionar con mayor efectividad y sentirse más apoyados[2].

EFECTIVIDAD DEL "CONSEJO TERAPÉUTICO"

Está ampliamente aceptado que los médicos deben ser empáticos, prestar apoyo y escuchar a sus pacientes. Los estudios previamente citados han encontrado que los pacientes prefieren médicos que muestran sensibilidad, calor humano y preocupación por sus problemas; y se ha visto que la mejoría de la comunicación tiene un claro efecto sobre la satisfacción del paciente, facilitando el seguimiento del tratamiento y la evolución del estado de salud del paciente[8]. La evidencia obtenida a partir de las opiniones de los propios médicos también confirma estos resultados.

También existe evidencia de que los profesionales de atención primaria con un entrenamiento adicional en "consejo terapéutico" pueden conseguir una mejor evolución de los pacientes depresivos o ansiosos. En un estudio realizado por Catalan y colaboradores[24] se encontró que un "consejo terapéutico" breve realizado por médicos de atención primaria era tan efectivo como la terapia farmacológica. En este estudio, los pacientes con ansiedad predominante fueron asignados aleatoriamente a un grupo que recibió prescripción de ansiolíticos y a otro grupo al que se proporcionó un breve tratamiento de "consejo terapéutico" por parte de los médicos de atención primaria y no se les prescribió ningún fármaco. La evolución al mes y a los siete meses fue similar en ambos grupos. Los autores sugieren que el "consejo terapéutico" no necesita ser intensivo o especialmente sofisticado y concluyeron que con frecuencia la ansiedad puede reducirse a niveles tolerables mediante las explicaciones, exploración de sentimientos, argumentaciones tranquilizadoras y estímulos positivos. También encontraron que el hecho de evitar el tratamiento a base de ansiolíticos no incrementaba el consumo de otras sustancias potencialmente ansiolíticas tales como el alcohol, el tabaco o el consumo de fármacos obtenidos sin receta médica. Además, el "consejo terapéutico" no incrementaba la utilización de servicios por parte de los pacientes. Es más, los pacientes que recibían "consejo terapéutico" parecían estar más satisfechos que los que eran tratados con psicofármacos.

Estudios más recientes realizados por este grupo de investigadores han hallado que las terapias de resolución de problemas administradas por psiquiatras y médicos de atención primaria, convenientemente entrenados, pueden proporcionar una mejor evolución en comparación con el tratamiento habitual proporcionado por los médicos de atención primaria[25, 26]. El objetivo de los investigadores era idear un tratamiento psicológico breve y adecuado para pacientes con escasas probabilidades de responder al tratamiento farmacológico o al "consejo terapéutico" breve. Esta fórmula de tratamiento aplicaba un abordaje estructurado, orientado a conseguir algún objetivo, que se centraba en: conseguir cambios en el "aquí y ahora", eliminar la sensación de culpa del paciente y propiciar un optimismo con respecto a que las acciones directas pudieran afectar a la evolución del paciente. También pretendía proveer a los pacientes de una técnica para afrontar tanto los problemas presentes como los futuros. En el segundo estudio, pacientes con trastornos emocionales y con mal pronóstico fueron remitidos y aleatoriamente asignados a psiquiatras que les administraron terapias de resolución de problemas o el tratamiento habitual por parte de su médico de cabecera. El psiquiatra vio a cada paciente durante cuatro sesiones durante seis semanas. Encontraron que los pacientes que recibieron el tratamiento psicológico tuvieron, a las 28 semanas, una mejoría significativamente superior a la del grupo control[25].

En el tercer estudio, entrenaron a médicos de atención primaria en la utilización de las técnicas anteriormente descritas empleando grabaciones de audio, vídeo y prácticas supervisadas. Se realizó a continuación un ensayo controlado aleatorio, utilizando el mismo diseño que se aplicó en el segundo estudio, pero usando a médicos de atención primaria entrenados en lugar de a psiquiatras. Tras completar el tratamiento y a los seis meses de seguimiento, los pacientes a los que se había aplicado la terapia de resolución de problemas por parte de los médicos tenían una mejora significativa con respecto al grupo control[26].

Los autores concluyeron a partir de los resultados de los tres estudios que el breve "consejo terapéutico" realizado por los médicos de atención primaria es efectivo en la mayoría de los pacientes con trastornos emocionales vistos en los centros de atención primaria. Sin embargo, alrededor de un tercio no respondían al "consejo terapéutico" breve. Sugirieron que los que seguían con síntomas un mes tras la consulta inicial es más probable que se beneficiaran de un curso corto de "consejo terapéutico" de resolución de problemas. Éste podía ser administrado, de forma efectiva, por un médico de atención primaria convenientemente entrenado[26].

Los paquetes de autoayuda también pueden ser de utilidad en esta área. Un estudio comparó un paquete de autoayuda para el estrés administrado por el médico de atención primaria con el tratamiento de rutina[27]. Los pacientes fueron incluidos en el estudio cuando tenían problemas psicológicos que estuvieran potencialmente relacionados con el estrés. Los autores encontraron una mayor mejoría a los tres meses entre aquellos que recibieron el paquete. Este grupo de pacientes también visitó al médico de atención primaria con menor frecuencia por sus problemas psicológicos.

Los resultados de un ensayo clínico de visitadores sanitarios sugieren que el personal de enfermería que trabaja en atención primaria también puede ser efectivo realizando "consejo terapéutico" a mujeres con depresión postparto. En este estudio los visitadores sanitarios recibieron entrenamiento en el "consejo terapéutico" rogeriano. Se les dio un manual que describía la depresión postparto y el "consejo terapéutico" no directivo y asistieron a tres sesiones semanales de dos horas de duración. En estas sesiones grupales de entrenamiento se utilizaron grabaciones de vídeo y se incluyeron instrucciones sobre los métodos de "consejo terapéutico" , tal como es el caso de la utilización de la estimulación no verbal y las técnicas de "interpretación en espejo". Los resultados del ensayo clínico indicaron la existencia de una mejoría significativa desde el punto de vista psiquiátrico (medido mediante entrevista y autoevaluación) a los tres meses en el grupo asignado aleatoriamente a los visitadores sanitarios, especialmente entrenados, en comparación con los controles[28].

ENSAYOS CLÍNICOS QUE EMPLEAN PARA EL "CONSEJO TERAPÉUTICO" A PROFESIONALES DE LA SALUD MENTAL

Los resultados de los ensayos clínicos sobre "consejo terapéutico" empleando a profesionales de la salud mental o "consejeros" entrenados son mucho menos concluyentes, pues unos muestran efectos a corto plazo, mientras que otros no lo hacen. Estos estudios han incluido a "consejeros" entrenados, psicólogos, enfermeras terapeutas conductuales, trabajadores sociales y enfermeras psiquiátricas comunitarias. Mientras que cierto número de estudios ha señalado la existencia de una mejoría en la evolución a corto plazo de los pacientes, o una reducción de la prescripción de psicofármacos y, también, un menor porcentaje de consultas al médico de atención primaria, muchos de estos efectos, sin embargo, no fueron duraderos[29].

Un estudio realizado en pacientes con depresión mayor comparó la respuesta a la medicación antidepresiva prescrita por un psiquiatra, con la que resultaba de la terapia cognitiva conductual (realizada por un psicólogo clínico), con la derivada del "consejo terapéutico" y trabajo con el paciente (realizado por un trabajador social) y la de los cuidados de rutina desarrollados por un médico de atención primaria[30]. En él se encontró que todos los grupos habían mejorado a las 16 semanas y que las ventajas clínicas de todos los tratamientos especializados eran pequeñas. Sin embargo, los tratamientos psicológicos, especialmente el trabajo social centrado en el "consejo terapéutico", fueron evaluados más positivamente por los pacientes. El principal problema con este estudio fue que el tamaño de la muestra era demasiado pequeño (121 pacientes) para encontrar diferencias estadísticamente significativas en los efectos del tratamiento.

Un grupo de investigadores realizó un meta-análisis de 11 estudios británicos de tratamientos de salud mental en atención primaria[31]. En él se comparó el resultado del tratamiento psicológico especializado frente al del "tratamiento habitual". El principal hallazgo fue que el tratamiento realizado por profesionales de la salud mental tuvo un porcentaje de éxitos superior (10% más alto) que el tratamiento habitual proporcionado por los médicos generales. El "consejo terapéutico", la terapia conductual y los tratamientos de psiquiatría tenían un similar efecto. La influencia del "consejo terapéutico" pareció mayor en el funcionamiento social, mientras que la terapia conductual parecía que fundamentalmente reducía los contactos con los servicios psiquiátricos.

Sin embargo, hay que reseñar que existen serias dificultades para la realización de estos estudios y para la interpretación de sus resultados. Una de las mayores dificultades al realizar ensayos en esta área es la de conseguir una muestra de un tamaño adecuado y convencer a los médicos de atención primaria para que remitan a pacientes al estudio. Además, la motivación de los pacientes para recibir "consejo terapéutico" no es siempre muy alta, lo cual hace que un cierto porcentaje de pacientes pueden tanto rechazar el "consejo terapéutico" (incluso cuando ya les ha sido asignado este tratamiento) como rehusar el tomar parte en las evaluaciones de seguimiento. Por tanto, en estos estudios la presencia de abandonos o rechazos se convierte en un problema metodológico a tener en cuenta.

La ausencia de diferencias en la evolución de los pacientes entre los grupos puede deberse al hecho de que un gran porcentaje de esos pacientes mejorarán con independencia del tratamiento que reciban. Además, los estudios han comparado habitualmente los efectos de un tratamiento impartido por un especialista en enfermedades mentales con el que aplica el médico de atención primaria. Es posible que la propia involucración del médico también acarree una mejoría, disminuyendo así las diferencias en la evolución que puedan observarse entre ambos grupos. Además, los pacientes pueden responder mejor a su médico general y pueden estar más motivados para recibir la ayuda que les proporciona alguien al que ya conocen y en quien confían. El hecho de ser remitidos a un especialista puede resultar menos aceptable y reducir el efecto del tratamiento. Por lo tanto, vemos cómo el efecto de estas técnicas puede deberse más a la persona que las aplica que a la técnica en sí misma.

En conclusión, la evidencia mas concluyente de la eficacia terapéutica de la atención primaria se ha comprobado en los estudios realizados en un grupo específico de pacientes (p.ej., depresión postparto) o en estudios que emplearon una versión modificada de un modelo terapéutico específico (p.ej., terapia de resolución de problemas).

TABLA III
PROBLEMAS ASOCIADOS CON LA MEDIDA DE LA EFICACIA DEL "CONSEJO TERAPÉUTICO"

- En atención primaria hay altas proporciones de pacientes con trastornos psicológicos que mejorarán sin tratamiento (remisión espontánea).
- Con frecuencia hay dificultades para incorporar a pacientes a los proyectos, por lo que las muestras suelen ser de pequeño tamaño.
- No todos los pacientes en un ensayo pueden estar altamente motivados para recibir dicho tipo de ayuda.
- Muchos estudios carecen de un modelo claro acerca del "consejo terapéutico" empleado.
- La forma de evaluar la evolución de los pacientes puede ser inapropiada para valorar los efectos del "consejo terapéutico" o ser insensible para detectar algún cambio en el paciente.
- El período de seguimiento puede ser demasiado corto para valorar los efectos a largo plazo.
- Es probable que la calidad de los "consejeros" y la relación paciente / "consejero" sea variable.
- La muestra de pacientes puede ser demasiado heterogénea como para realizar una valoración adecuada de las variaciones introducidas por el tratamiento en el estado del paciente.

RELACIÓN COSTE-EFICACIA

La utilización de los servicios médicos es importante cuando se consideran los costes. En este sentido podemos plantear una serie de preguntas clave: ¿resulta la provisión de "consejo terapéutico" más costosa que la prescripción de un fármaco psicotrópico? ¿Es posible que los porcentajes de pacientes remitidos al nivel asistencial especializado puedan verse reducidos si el "consejo terapéutico" está disponible en los centros de atención primaria?

Ciertamente, aún sabemos poco sobre la reducción de los costes cuando los médicos de atención primaria ofrecen "consejo terapéutico" como una forma más de tratamiento. En Gran Bretaña algunos estudios han encontrado que el coste de emplear a un "consejero" puede ser compensado, al menos parcialmente, por la reducción de los costes médicos en otros apartados[22, 29]. Sin embargo, otros estudios muestran escasa evidencia de que exista una reducción de los costes[30].

Los estudios realizados en los Estados Unidos han aportado una evidencia positiva acerca de la relación coste/efectividad del "consejo terapéutico". Han encontrado que el empleo de psicoterapia y de programas de medicina conductual puede reducir la utilización de los servicios médicos, lo cual ha propiciado que algunas compañías aseguradoras hayan añadido dichos programas a la lista de servicios sanitarios que ofrecen[32]. El Proyecto "Hawaii Medicaid" encontró que el tratamiento psicológico produjo una reducción dramática y significativa en las necesidades médicas subsecuentes y en el consumo de recursos sanitarios de un grupo de pacientes. Este estudio, de seis años de duración, incluía a pacientes con cardiopatías, hipertensión, diabetes y abuso de sustancias[32]. No obstante, y pese a estos resultados alentadores, se necesitan nuevos estudios para evaluar los efectos en el coste global del tratamiento de ofrecer "consejo terapéutico", por parte de los médicos de atención primaria o por otros profesionales.

CONTRAINDICACIONES

Enfermedades graves, crónicas y complejas

Ciertos autores han expresado su preocupación sobre el daño que pueda producirse con el empleo de consejeros sin un entrenamiento adecuado y han señalado que el "consejo terapéutico" en los centros de atención primaria debe ser realizado por profesionales como psicólogos clínicos, psiquiatras o enfermeras psiquiátricas comunitarias que hayan sido entrenados en la aplicación de dichas técnicas a la salud mental. Existe la evidencia de que ciertos pacientes no son adecuados para el "consejo terapéutico". El proceso del "consejo terapéutico" puede provocar fuertes sentimientos y reacciones emocionales en el paciente, que pueden continuar teniendo efecto tras la sesión, cuando el apoyo no está siempre disponible. Por ello, resulta importante el que los pacientes más afectados, que necesitan una ayuda más experimentada, sean remitidos a un profesional más apropiado, y no tratados aisladamente por el médico de atención primaria.

Hay cierto grado de consistencia en la literatura sobre cuáles son los problemas más apropiados para ser manejados mediante el "consejo terapéutico". Entre éstos se encuentran: los trastornos de ajuste a los acontecimientos vitales negativos, a las enfermedades y las "pérdidas"; la ansiedad situacional; las situaciones de estrés; los bajos estados de ánimo y la depresión subclínica; los problemas interpersonales (autoafirmación, autoconfianza, relaciones íntimas) y los problemas en las relaciones o matrimoniales[2,21]. Aunque muchos de estos problemas también pueden ser tratados mediante psicoterapia psicodinámica o terapia cognitiva conductual, puede ser más apropiado emplear como primera opción el "consejo terapéutico".

Es muy improbable que los tratamientos de "consejo terapéutico" breve causen un impacto significativo en los pacientes más gravemente enfermos, los cuales generalmente necesitan de tratamientos psicológicos más intensivos y de mayor duración. Es por lo tanto necesario remitir a un especialista, para proporcionar un tratamiento más intensivo, a aquellos pacientes que tienen problemas crónicos, trastornos o problemas psicológicos recurrentes, problemas de personalidad o una historia de previos fracasos en los tratamientos[33].

Evidencia sobre las ventajas de la terapia de resolución de problemas o de otras terapias más estructuradas

En el momento actual, la investigación realizada sugiere que no es la metodología o el tipo de terapia lo que resulta importante para producir una mejoría de la evolución sino las características del "consejero". Se ha comprobado que son habitualmente más efectivos los "consejeros" que ofrecen calor humano, sinceridad y empatía[34]. Un meta-análisis realizado por Smith y Glass no encontró diferencias entre las distintas formas de tratamiento, sin que importara la diferente filosofía que tuvieran, o los distintos procedimientos que se realizaran (p.ej., experiencias grupales o individuales) o en función del trastorno que se esté tratando[35]. El famoso estudio realizado por Sloane y cols.[36] comparó la terapia conductual y la psicoterapia breve con orientación psicoanalítica y no encontró diferencias en la evolución final de los pacientes. Este estudio se distinguía por el hecho de que los terapeutas eran experimentados. En un estudio más amplio sobre el empleo del "consejo terapéutico" en atención primaria, Ashurst y Ward recogieron la sospecha de que el tipo de "consejo terapéutico" empleado es mucho menos importante que la relación desarrollada entre el "consejero" y el paciente[37].

Orlinsky y Howard[38] revisaron 1.100 estudios, durante un período de 35 años. En él pudieron identificar cinco factores que se relacionan con el éxito de la terapia: el contrato terapéutico (si el paciente era visto con rapidez y acudía a todas las sesiones); la participación del paciente (cuando se estimuló a los pacientes a asumir un papel activo); la relación terapéutica (el paciente y el terapeuta son empáticos entre sí y se autoafirman mutuamente); la actitud del paciente (si se mostraba abierto, en lugar de a la defensiva) y los logros terapéuticos (si se consigue algún tipo de catarsis o mejoría en la capacidad crítica). Estas variables no se relacionaban con la base teórica que fundamentaba la terapia y estaban más relacionadas con la relación desarrollada entre el terapeuta y el paciente.

A pesar de estos hallazgos, hay un número creciente de autores e investigadores, especialmente los que están más implicados en la asistencia sanitaria, que señalan que los tratamientos más activos y directivos, como las terapias cognitivas y conductuales, pueden ser más efectivas que las técnicas no directivas[39]. Andrews también presentó evidencia de la superioridad de un abordaje cognitivo en un amplio rango de "trastornos" que se encuentran habitualmente en atención primaria, incluyendo la depresión y la ansiedad[40]. Los hallazgos de Mynors-Wallis y Gath[26] también sugieren que un abordaje de solución de problemas más estructurado, similar al modelo de Egan, es más apropiado para los centros de atención primaria en lugar de los modelos no directivos desarrollados por Rogers.

El "consejo terapéutico" humanístico y centrado en la persona tiene un cierto número de críticos. Se ha sugerido que tanto el "consejo terapéutico" humanístico como el centrado en la persona incorporan un sistema de valores antiautoritarios sin tener en cuenta que sólo el individuo sabe lo que necesita y nadie más tiene derecho a decidirlo de otra manera[41]. Esto es contrario a otras terapias, como la terapia conductual o el psicoanálisis. La amplia adopción del "consejo terapéutico" humanístico y el centrado en la persona se ha visto propiciada por el hecho de estar orientada a desarrollar el crecimiento personal del paciente y aumentar su felicidad personal. Ello, por otra parte, le ha valido críticas, sobre la base de que dicha filosofía entra en conflicto con la necesidad de que el individuo asuma obligaciones, disciplina y responsabilidades hacia los demás[41].

La necesidad de apoyo práctico

Existe también el caso de que al proporcionar el "consejo terapéutico", se haya puesto demasiado énfasis en los factores psicológicos, en lugar de sobre los sociales o económicos. El bajo *status* socioeconómico es un factor fundamental que contribuye al sufrimiento psicológico[42]. La falta de control sobre la propia vida es otro de los factores más importantes. Albee defendía los programas de prevención primaria como una alternativa efectiva al "consejo terapéutico" y argumentó que la promoción de la psicoterapia y el "consejo terapéutico" individual con el consiguiente incremento de recursos que de ello se deriva, en realidad implica el desviar dinero y recursos de otros proyectos preventivos.

TABLA IV

CONTRAINDICACIONES PARA QUE EL MÉDICO DE ATENCIÓN PRIMARIA REALICE "CONSEJO TERAPÉUTICO" (SITUACIONES EN LAS QUE ES NECESARIO RECURRIR A UN TRATAMIENTO ESPECIALIZADO)

- Paciente que puede acabar siendo marcadamente dependiente.
- Pacientes con poca motivación para buscar ayuda o cambios en su estado.
- Pacientes que se pueden sentir amenazados por la intimidad del encuentro.
- Pacientes cuyos problemas más importantes son de índole material, por lo que se necesita una ayuda de índole más práctico.
- Pacientes con trastornos de la personalidad o con problemas o trastornos psicológicos concurrentes.
- Pacientes con alteraciones severas o crónicas que necesitan de tratamientos de mayor duración o más sofisticados.
- Pacientes que han recibido con anterioridad tratamientos que no fueron exitosos ni satisfactorios.

LA NECESIDAD DE APOYO PARA LOS MÉDICOS

Tener que enfrentarse a los problemas emocionales de los pacientes puede resultar estresante y exigente. Los "consejeros" profesionales y los profesionales de la salud mental son bien conscientes de estas circunstancias y, por lo tanto, la mayoría de ellos demandan la posibilidad de recibir supervisión personal y apoyo por parte de otros profesionales más experimentados.

Los médicos que asumen la tarea del "consejo terapéutico" con sus pacientes también necesitan algún tipo de apoyo, sobre todo si no disponen de un foro al que acudir para que les den apoyo y ayuda para desentrañar sus propios sentimientos, prejuicios y respuestas emocionales. El cuidado de los pacientes con problemas intratables crónicos resulta estresante, por lo que el compartir el cuidado con otros profesionales suele resultar beneficioso. En un ambiente que garantice el apoyo los médicos de atención primaria pueden encontrar que, utilizando las técnicas de "consejo terapéutico" en sus interacciones con los pacientes, pueden garantizar una mejor evolución de sus problemas médicos y una mayor satisfacción por parte de ellos con la atención recibida. Todo ello puede, por consiguiente, propiciar una mayor satisfacción del médico con su trabajo, reducir sus niveles de estrés y el *burnout,* tan frecuente en su actividad. En definitiva, una visión más global de la atención al paciente beneficiará a todos a largo plazo.

LECTURAS RECOMENDADAS

Roth A, Fonagy P: *What works for whom? A critical review of psychotherapy research.* New York, Guilford Press, 1996.

Un detallado análisis de los estudios sobre la evolución de los pacientes en el "consejo terapéutico", psicoterapia y terapia cognitiva conductual.

Corney R, Jenkins R: *Counselling in general practice.* London, Routledge, 1992.

Una colección de artículos sobre el papel del "consejo terapéutico" en atención primaria.

Egan G: *The skilled helper.* Monterrey, Brooks/Cole, 1982.

Una detallada descripción del modelo de "consejo terapéutico" de Egan.

BIBLIOGRAFÍA

1. Abel-Smith A, Irving J, Brown P: Counselling in the medical context. En: Dryden W, Charles-Edwards D, Woolff R (eds.): *Handbook of counselling in Britain*. London, Routledge, 1989.
2. McLeod J: The general practitioner's role. En: Sheldon M (ed.): *Counselling in General Practice*. London, RCGP Enterprises Ltd, 1992.
3. Irving J, Heath V: *Counselling in General Practice: a guide for general practitioners*. Revised edition. Rugby, British Association for Counselling, 1989.
4. British Association for Counselling: *Invitation to membership*. Rugby, BAC, 1989.
5. Rowland N, Irving J, Maynard A: Can GPs counsel? *Journal Royal College of General Practitioners* 1989; 39:118-20.
6. Byrne P, Long B: *Doctors talking to patients*. London, HMSO, 1976.
7. Tuckett D, Boulton M, Olson C, Williams A: *Meetings between experts: an approach to sharing ideas in medical consultations*. London, Tavistock Publications, 1986.
8. Pendleton D, Schofield T, Tote P y cols.: The Consultation: An Approach to Learning and Teaching. Oxford, Oxford University Press, 1984.
9. Mann A, Jenkins R, Belsey E: The outcome of neurotic illness in general practice. *Psychol Med* 1981; 11:535-501.
10. Gelder M: Psychological treatment for depressive disorder. *British Medical Journal* 1990; 300:1087-8.
11. Rowland N: What is counselling. En: Corney R, Jenkins R (eds.): *Counselling in general practice*. London, Routledge, 1992.
12. Herink R: *The psychotherapy handbook; the A-Z guide to more than 250 therapies in use today*. New York, Meridian Books, 1980.
13. Rogers C: A theory of therapy, personality and interpersonal relationships as developed in the client-centered framework. En: Koch S (ed.): *Psychology: A study of a science*. New York, McGraw-Hill, 1959.
14. Egan G: *The skilled helper*. Monterey, Brooks/Cole, 1982.
15. Goldberg D, Steele J, Smith D: Teaching psychiatric interview techniques to family doctors. *Acta Psychiatrica Scandinavica* 1980; 62, 41-47.
16. Gask L, McGrath G: Psychotherapy and General Practice. *British Journal of Psychiatry* 1989; 154, 445-453.
17. Lesser A: Problem-based interviewing in general practice: a model. *Medical Education* 1985; 19:299-304.
18. Maguire P, Roe P, Goldberg D y cols.: The value of feedback in teaching interviewing skills to medical students. *Psychological Medicine* 1978; 8, 695-704.
19. Corney R: Links between mental health professionals and general practices in England and Wales: the impact of GP fundholding. *British Journal of General Practice* 1996; 46, 221-224.
20. Corney R, Jenkins R (eds.): *Counselling in general practice*. London, Routledge, 1992.
21. Illman J: Is psychiatric referral good value for money? *BMA News Review* 1983; 9:41-42.
22. Corney R: Marriage Guidance Counselling in General Practice. *Journal Royal College of General Practitioners* 1986; 36, 424-26.
23. Catalan J, Gath D, Edmonds G, Ennis J: The effects of non-prescribing of Anxiolytics in general practice. I. Controlled evaluation of psychiatric and social outcome. *British Journal of Psychiatry* 1984; 144:603-610.
24. Catalan J, Gath D, Anastasiades P, Bond S, Day A, Hall L: Evaluation of a brief psychological treatment for emotional disorders in primary care. *Psychological Medicine* 1991; 21:1013-1018.
25. Mynors-Wallis M, Gath D: Brief psychological treatments. *International Review of Psychiatry* 1992; 4:301-306.
26. Kiely B, McPherson I: Stress self-help packages in primary care: a controlled trial evaluation. *Journal Royal College of General Practitioners* 1986; 36:307-309.
27. Holden J, Sagovsky R, Cox J: Counselling in a general practice setting: controlled study of health visitor intervention in

treatment of postnatal depression. *British Medical Journal* 1989; 298:223-236.

28. Corney R: Studies of the effectiveness of counselling in general practice. En: Corney R, Jenkins R (eds.): *Counselling in general practice*. London, Routledge, 1992.

29. Scott A, Freeman C: Edinburgh primary care depression study: treatment outcome patient satisfaction and cost after 16 weeks. *British Medical Journal* 1992; 304:883-887.

30. Balestrieri M, Williams P, Wilkinson G: Specialist mental health treatment in general practice: a meta-analysis. *Psychological Medicine* 1988; 18:711-717.

31. Cummings N, Dorken H, Pallak M, Henke C: Medicaid Managed behavioural health and implications for public policy: a report of the HCFA- Hawaii Medicaid Project and Other Readings Health Care Utilization and Cost Series. Vol.2, 1993.

32. Roth A, Fonagy P: *What works for whom? A critical review of psychotherapy research*. New York, Guilford Press, 1996.

33. Truax C, Carkhuff R: *Towards effective counselling and Psychotherapy, Training and Practice*. Chicago, Aldine, 1976.

34. Smith M, Glass G: Meta-analysis of psychotherapy outcome studies. *American Psychologist* 1977; 32:752-760.

35. Sloane R, Staples F, Cristol A, Yorkstone N, Whipple K: *Psychotherapy versus behaviour therapy*. Cambridge MA, Harvard University Press, 1975.

36. Ashurst P, Ward D: An evaluation of counselling in general practice. Final report of the Leverhulme Counselling Project. Report available from the Mental Health Foundation, London, 1983.

37. Orlinsky D, Howard K: Process and outcome in psychotherapy. En: Garfield S, Berkin A (eds.): *Handbook of psychotherapy and behaviour change*. 3rd ed. New York, Wiley, 1986.

38. Shapiro DA, Shapiro D: Meta-analysis of comparative therapy outcome studies: A replication and refinement. *Psychological Bulletin* 1982; 92:581-604.

39. Andrews G: Talk that works: the rise of cognitive behaviour therapy. *British Medical Journal* 1996; 313:1501-2.

40. Howard A: *Challenges to counselling and psychotherapy*. London, MacMillan Press, 1996.

41. Goldberg D, Huxley P: *Common mental disorders*. London, Routledge, 1992.

42. Albee G: The futility of psychotherapy. *Journal of Mind and Behaviour* 1990; 11:369-384,

4.6

El tratamiento psicoterapéutico

Carlos Mirapeix Costas

INTRODUCCIÓN

Descripción del tema

La psicoterapia es un tratamiento empíricamente validado en diferentes trastornos y que puede ser aplicada en atención primaria (AP)[1], esto implica la necesidad de incrementar su aplicación en este nivel asistencial y no sólo por la confirmación empírica de su eficacia, si no también por las preferencias del paciente. Los tratamientos psicofarmacológicos de última generación están disponibles para todos, pero las psicoterapias no. Sólo un 4% de aquellos que padecen depresión y/o ansiedad han recibido psicoterapia. Según las guías recomendadas de práctica clínica, la psicoterapia es, al menos, tan efectiva como los fármacos para este tipo de trastornos[2]. En AP, entre un 26% y un 66% de los pacientes declaran abiertamente su preferencia por un tratamiento psicoterapéutico en vez de medicación[3].

En el capítulo de tratamientos cognitivo conductuales de este texto y en las múltiples guías clínicas aceptadas por la comunidad científica, los tratamientos cognitivos son los más validados empíricamente y los recomendados como primera elección en trastornos de eje I. Hay otras terapias que han demostrado su eficacia en AP[4] (tabla I).

Pero hoy en día debemos continuar avanzando y las viejas recomendaciones comienzan a tener críticas crecientes; en primer lugar a la metodología científica utilizada y a su escasa validez externa y en segundo lugar, al papel que se otorga a la personalidad en la comprensión del individuo y a la influencia en la reacción individual a las enfermedades médicas en general y psiquiátricas en particular. Es necesaria una concepción de los tratamientos desde una perspectiva integral, holística, auténticamente bio-psico-social, en la que los tratamientos deben considerar ineludiblemente la personalidad del paciente[5-8].

Este capítulo, presenta una concepción muy actual de la psicoterapia, una comprensión guiada por la personalidad. Además, y como tendremos ocasión de ver de manera práctica, las enfermedades médicas vistas por el profesional de AP, son mejor comprendidas y manejadas desde esta perspectiva guiada por la personalidad.

Avance de los contenidos del capítulo

Se aborda en este capítulo la importancia de la psicoterapia en AP, pasando una revisión a la definición de psicoterapia y una descripción sucinta de las diferentes escuelas de psicoterapia, deteniéndonos

TABLA I

Forma de psicoterapia	Indicado para
Terapia cognitivo conductual	Trastornos de ansiedad, trastornos afectivos, somatomorfos, adaptativos, disfunciones sexuales, infertilidad, abuso físico o sexual, maltrato, muerte de un niño o de un bebé, abuso de sustancias, asuntos relativos al embarazo, trastorno borderline de la personaldiad, pérdidas (muerte, divorcio, cambios físicos) menopausia, enfermedades amenazantes para la vida y víctimas de crímenes violentos o traumas.
Terapia interpersonal	Trastornos de ansiedad, afectivos, infertilidad, cambios de roles interpersonales (matrimonio, separación, divorcio, muerte), asuntos matrimoniales y/o de relaciones, síndrome del nido vacío, conflictos interpersonales.
Terapia piscodinámica	Trastornos de personalidad, víctimas de abuso físico y/o sexual, problemas relacionales, trastornos del vínculo, traumas tempranos en la niñez y/o en el adulto, problemas resistentes al tratamiento con otras psicoterapias, trastornos crónicos de ansiedad y del afecto, enfermedades médicas crónicas.
Terapia centrada en el cliente	Infertilidad, síndrome del nido vacío y otras pérdidas, incertidumbres vitales, menopausia, temas vinculados al crecimiento emocional personal, problemas de autoestima, cualquier trastorno que requiera intervenciones de apoyo

Bea, 2004[4].

específicamente en las aportaciones de la integración en psicoterapia. La efectividad de la psicoterapia en general, en salud mental y en AP, será otro de los temas abordados, apostando por un modelo integrador cognitivo analítico orientado por la personalidad. Será obligada una reflexión sobre la aplicación de la psicoterapia en atención primaria: ¿quién debe de aplicarla? La psicoterapia no es una panacea y revisaremos sus indicaciones, pero también sus contraindicaciones. Termina este capítulo con unas reflexiones relativas a su aplicabilidad en AP, a la combinación con psicofármacos, a las limitaciones estructurales y temporales y finalmente a cuestiones relativas a la formación.

La importancia de la psicoterapia en AP

Si el Médico de Atención Primaria (MAP) ha de saber utilizar 2 ó 3 antidepresivos básicos, otros tantos ansiolíticos y algún que otro neuroléptico[9], la pregunta que deben de hacerse es ¿y por qué no debemos saber aplicar tratamientos básicos de psicoterapia? En este capítulo, sin pretender ser una guía de psicoterapia en atención primaria (AP), se dan al MAP unos conocimientos básicos de psicoterapia, basados en los datos empíricamente validados en la actualidad y que se construyen desde una perspectiva integradora[10].

A muchos médicos, la psicoterapia les resulta desconocida, lejana incluso; pero la comprensión que exige la psicoterapia no está muy lejos de una labor básica que siempre deben de tener presente los MAP en su quehacer y por ende cualquier otro especialista, "qué es lo que significa una enfermedad concreta para un paciente particular en un momento determinado de su vida. Esto requiere un entendimiento completo de las implicaciones dinámicas de la enfermedad, lo que da información al medico de las necesidades psicológicas específicas que deben de ser tenidas en cuenta durante el tiempo que dure el tratamiento médico"[11]. Resulta inevitable que un texto que va a contribuir a una mayor y mejor identificación y tratamiento de los trastornos mentales en AP, incluya también este capítulo dedicado a la psicoterapia.

Que la patología psiquiátrica está infradiagnosticada e inadecuadamente tratada en AP ya ha sido mencionado en otros capítulos. Sólo queda decir aquí que la no aplicación de tratamientos psicoterapéuticos básicos que han demostrado su efectividad, incrementa el coste en términos fundamentalmente de sufrimiento individual y familiar, económicos, sociales, y laborales. Para aliviarlos, amén de un adecuado reconocimiento y tratamiento farmacológico, la psicoterapia está claramente recomendada[2]. Por otro lado, como médicos debemos de informar al paciente de los tratamientos que actualmente se han demostrado efectivos para el tratamiento de su trastorno y esto nos obliga a poner encima de la mesa la indicación de la psicoterapia como una alternativa terapéutica, en ocasiones de primera elección[12,13] y permitir que el paciente decida en colaboración con su médico qué tipo de abordaje prefiere que se realice[3].

La deficiente formación en psicoterapia es reconocida por los MAP[14] y lo mencionado en el párrafo anterior junto con la creciente conciencia de la necesidad de nuevos abordajes en AP, hacen que el dominio de unos recursos básicos de psicoterapia deba de ocupar un papel privilegiado en el arsenal terapéutico de los médicos de atención primaria y de otras especialidades.

Además, la psicoterapia no sólo tiene aplicaciones clínicas sino que de ella se pueden obtener conocimientos que enriquecen a nivel personal al psicoterapeuta, le acercan más al ser humano sufriente que tiene delante, engrandece y llena de una humanidad, a veces perdida, su práctica cotidiana y permite manejar de una manera diferente y probablemente mucho más exitosa los conflictos de relación que surgen dentro de cualquier equipo que trabaja de manera constante en un entorno físico concreto. Las dificultades que surgen en los equipos de trabajo muchas veces pueden ser abordadas exitosamente con reuniones grupales con un claro matiz y contenido psicoterapéutico.

Abordaremos en este capítulo una revisión de las definiciones y descripción de los modelos fundamentales en psicoterapia, haciendo especial hincapié en un nuevo grupo de psicoterapias que hoy en día se agrupan en lo que se denominan *modelos integradores de psicoterapia* y que su actual madurez y expansión les hacen ocupar un lugar específico y diferenciado en los sistemas de clasificación[10].

En esta concepción integradora de la psicoterapia se basa este capítulo y en la práctica se concreta en un modelo de psicoterapia breve integrada, derivada de la psicoterapia cognitivo analítica en línea con desarrollos similares realizados por otros autores. Voy a presentar conceptos integradores y básicos de psicoterapia que serán de utilidad al lector, independientemente del modelo psicoterapéutico desde el que trabaje. La intención de este capítulo es la de contribuir a desarrollar un modelo comprensible y aplicable de psicoterapia; un modelo que bien podría denominarse de Psicoterapia General, basado en los conceptos integradores hoy en día validados, y que constituya un armazón sobre el que realizar intervenciones psicoterapéuticas básicas y en muchas ocasiones de primera elección, desarrollando un modelo ya planteado desde hace tiempo[15]. El modelo bio-psico-social nos sirve como marco teórico de referencia desde el cual poder comprender el complejo entramado de factores[16] que están implicados como predisponentes, precipitantes y mantenedores de las enfermedades, pudiendo así articular la compleja realidad clínica desde una perspectiva de multicausalidad. A estas alturas, en la práctica clínica cotidiana del MAP y de otros especialistas es obligado prestar atención a esta multiplicidad de factores que, de manera simultánea y/o secuencial, se encuentran presentes en un trastorno concreto.

Las intervenciones multinivel bio-psico-sociales estarían dentro de lo que denomino modelos de intervención integrada ***intersistema*** (longitudinal); es decir, intervenciones dirigidas a la modificación de factores biológicos, psicológicos y sociales y que pretenden favorecer la recuperación y la evolución adecuada del trastorno. Un paso más allá de esta práctica clínica integradora biopsicosocial y de esta estrategia de intervención integrada intersistema (longitudinal) se encuentran los modelos de intervención integrada ***intrasistema*** (transversales, dentro del subsistema psicológico) y me refiero concretamente a las intervenciones psicoterapéuticas integradas que toman en consideración elementos teóricos procedentes de diferentes escuelas psicoterapéuticas, que se marcan objetivos terapéuticos que pudieran ser suscritos por otros modelos de psicoterapia clásicamente antagónicos y cuyas estrategias de intervención van a utilizar técnicas procedentes de diferentes abordajes psicoterapéuticos. Sólo una concepción de circularidad causal y de complementariedad entre los factores implicados, permite el diseño de intervenciones integradas en un nivel de integración ***intersistema*** (transversal). Sólo desde aquí podremos trascender la escisión entre los tres componentes básicos del comportamiento (en el subsistema psicológico), cognición, afecto y conducta, para poder de esta forma acercarnos a una comprensión más global de los mecanismos íntimos de funcionamiento del sujeto.

FORMAS Y MECANISMOS DE ACTUACIÓN DE LAS PSICOTERAPIAS

Definición de psicoterapia

La psicoterapia es un método médico de tratamiento de los trastornos físicos y psíquicos debidos a conflictos intrapsíquicos conscientes e inconscientes sin resolver que exige por parte del paciente un compromiso voluntario, una colaboración y el deseo y la posibilidad de entablar con el psicoterapeuta una relación interpersonal subjetiva muy particular a la que se llama relación psicoterapéutica, que permite que se establezca un proceso psicoterapéutico en el cual el lenguaje interviene como modo preferente de comunicación. El fin ideal de la psicoterapia es permitir al paciente resolver por sí mismo los conflictos intrapsíquicos teniendo en cuenta su ideología y en ningún modo la del psicoterapeuta.

Recientemente, el grupo de trabajo de Fernandez Liria y cols.[17], utilizó como definición de psicoterapia la siguiente: un proceso de comunicación interpersonal entre un profesional experto (terapeuta) y un sujeto necesitado de ayuda por problemas de salud mental (paciente), que tiene como objeto producir cambios para mejorar la salud mental del segundo.

La Federación Española de Asociaciones de Psicoterapeutas (FEAP), en su guía para el usuario de la psicoterapia, define a ésta como: un tratamiento científico, de naturaleza psicológica que, a partir de manifestaciones psíquicas o físicas del malestar humano, promueve el logro de cambios o modificaciones en el comportamiento, la adaptación al entorno, la salud física o psíquica, la integración de la identidad psicológica y el bienestar de las personas o grupos tales como la pareja o la familia.

A pesar de estas definiciones, en ocasiones no queda clara cuál es la diferencia entre la psicoterapia y la entrevista clínica y/o relación médico-paciente a lo largo del tratamiento. El mencionado grupo de Fernandez Liria y cols., se arriesgó no sólo a definir lo que consideraban psicoterapia, sino que, hicieron un esfuerzo adicional por delimitar lo que no es psicoterapia:

— *Otras relaciones de ayuda* (amigos...) en los que el que la da no es un profesional experto.
— *Consejo médico o psicológico* en el que el experto se limita a poner a disposición del cliente información que le permite realizar una elección cuya realización no está impedida por patología mental.
— *Manejo clínico* de un tratamiento medicamentoso, en el que el objetivo es garantizar las condiciones (de información, confianza en el médico, expectativas, adherencia al tratamiento) que permiten optimizar el efecto de la medicación prescrita.

Una vez definida la psicoterapia, creo necesario hacer un breve repaso de las diferentes concepciones de la psicoterapia.

b. Diferentes escuelas de psicoterapia

El Psicoanálisis y las Psicoterapias psicoanalíticas

El psicoanálisis ha sido definido en función de los tres niveles siguientes: 1. Un método de investigación, que consiste esencialmente en evidenciar la significación inconsciente de las palabras, actos y producciones imaginarias (sueños, ensueños, fantasías) de un individuo y que utiliza la observación natural y la inferencia inductiva, 2. Un método psicoterapéutico, basado en esta investigación y caracterizado por la interpretación controlada de la resistencia, de la transferencia y del deseo, 3. Un conjunto de teorías psicológicas y psicopatológicas, en las que se sistematizan los datos aportados por el método psicoanalítico de investigación y tratamiento. Con las psicoterapias psicoanalíticas, de las que le diferencia el nivel de profundidad de análisis de los conflictos inconscientes entre otras cosas, comparten en común una visión de la patología mental basada en los conflictos inconscientes, una organización del mundo psicológico del individuo específica (que varía según las escuelas) y una técnica basada fundamentalmente en la asociación libre, la interpretación y la transferencia como elemento clave de las intervenciones psicoterapéuticas.

Modelos Humanístico Existenciales

Están basados en una concepción psicológica del ser humano centrada en torno a cuatro aspectos claves: 1. Autonomía e interdependencia social, 2. Autorrealización, 3. Búsqueda de sentido, 4. Concepción global del ser humano.

El ser humano se considera como una *Gestalt,* un conjunto integral en el que sentimiento, pensamiento y acción forman un todo orgánico. Según este modelo de psicoterapia, el propósito de la misma no es otro que analizar el proyecto existencial del individuo y su modificación: "La psicoterapia no pretende cambiar la realidad externa, física o social, sino la persona, su percepción de las cosas, por la asunción radical de la única cosa que depende de ella misma, la propia experiencia, por la integración de todas las experiencias y contradicciones. Su objetivo es recobrar al ser humano, recobrarlo para su auto-posesión y autodeterminación, lo que implica un cierto enfrentamiento consigo mismo; con frecuencia, el individuo se halla perdido o alienado en el intento de resolución de los problemas que le plantea su trascendencia radical. La finalidad del análisis de las estructuras de su mundo es descubrir las formas y los puntos de alienación hetero o auto-determinados, para restaurar la libertad de base, permitiendo una reconstrucción alternativa de su experiencia".

Los Modelos Conductuales

Las terapias de la conducta están basadas en la teoría del aprendizaje aplicada a la génesis y al tratamiento de las perturbaciones mentales; los conceptos empleados son en principio los que corresponden a la conducta observable, y los procesos se analizan con métodos análogos a los de la psicología empírico-experimental.

Hay diferentes modelos de terapia de conducta, pero todas ellas tienen su raíz común en supuestos de teoría del aprendizaje, tal como fueron formulados, sobre todo en los Estados Unidos, durante la década de 1930, por Hull, Tolman, Skinner entre otros. Pero los investigadores iniciales no se interesaron ni trabajaron en la elaboración y el ensayo de esquemas terapéuticos sino, sobre todo, en la investigación básica, y esto particularmente en el contexto de experimentos con animales. Por eso las técnicas de terapia de la conducta aplicada a la clínica concreta sólo aparecieron en la década de 1950. Hay en este texto un capítulo específico sobre este modelo de terapia que aborda con mas extensión y profundidad este modelo.

Los Modelos Cognitivos

A la terapia cognitiva desarrollada inicialmente por Beck, se han sumado otros modelos posteriores. El rasgo común más destacable que unifica a todos los modelos cognitivos reside en la importancia que otorgan a las cogniciones (pensamientos), tanto en la génesis de los trastornos psicopatológicos como en el proceso de cambio terapéutico. El término «cognición» se utiliza aquí en un sentido amplio que incluye ideas, constructos personales, imágenes, creencias, expectativas, atribuciones, etc. En este sentido amplio, este término no hace referencia únicamente a un proceso intelectual sino a patrones complejos de significado en los que participan emociones, pensamientos y conductas. Recientemente en nuestro país disfrutamos de una excelente revisión aconsejable a todos los interesados por la actualidad en los modelos de psicoterapia cognitiva, tanto racionalistas como post-racionalistas.

Los Modelos Sistémicos

El concepto básico de los modelos sistémicos es el concepto de sistema. La Teoría General de Sistemas surgió en la década de los años cuarenta como un intento de abarcar fenómenos que los planteamientos científicos reduccionistas no podían explicar. Un sistema es un conjunto de elementos dinámicamente estructurados, cuya totalidad genera unas propiedades que, en parte, son independientes de aquellas que poseen sus elementos por separado. En consecuencia, para entender el comportamiento de un sistema es necesario tener en cuenta no sólo sus elementos y propiedades, sino también las interacciones entre ellos y las propiedades que resultan de la totalidad. En la Teoría General de Sistemas resulta común distinguir entre el *suprasistema,* que hace referencia al medio en el que el sistema se desenvuelve, y los *subsistemas,* que son los componentes del sistema. Los sistemas tienen la propiedad de autorregularse través de mecanismos de *feedback* (retroalimentación) y *feedforward* (antero-retroalimentación), que mantienen sus parámetros básicos de funcionamiento.

Con el modelo sistémico, la conducta pasó a ser descrita en términos de relaciones interpersonales en un contexto. El interés se desplazó del individuo a la familia, considerada como un sistema, de la causalidad lineal a la circular, de la energía a la información. Esto no quiere decir que se niegue la existencia de una vida mental interior o intrapsíquica, o que el abordaje interaccional sea el «verdadero», sino que éste ofreció un camino totalmente novedoso e igualmente válido de entender y tratar la conducta problemática.

TABLA II
CONCEPTOS ÚTILES DE LOS MODELOS CLÁSICOS, PARA PODER SER INTEGRADAS EN UN MODELO GENERAL E INTEGRADO DE PSICOTERAPIA

Modelos psicodinámicos interpersonales	**Modelos experienciales**	**Modelos cognitivo conductuales**	**Modelos sistémicos familiares**
• El pasado influencia del presente • El rol de la madre • La relación interpersonal como una necesidad • El papel de la transferencia y la contratrasferencia • La resistencia • Los roles sexuales y de género • Los roles dominantes y sumisos • El duelo y la perdida interpersonal	• Bondad básica • Aceptación incondicional • Relación emocional en el aquí y en el ahora con el paciente • La temática de la angustia de la muerte • La autenticidad • La identificación del deseo profundo de uno mismo • La experiencia de establecer límites	• El aprendizaje • El modelado • La exposición • Las tareas para casa • La capacidad sugestiva de las terapias • Los esquemas • La detección de los pensamientos automáticos • Los síntomas como focos de intervención	• Estadios del desarrollo del matrimonio y la pareja • Intervenciones para mejorar la comunicación • Selección de múltiples puntos de intervención. • Patrones transgeneracionales • Intervenciones paradójicas • Visión circular de la causalidad y el efecto

Los modelos integradores en psicoterapia

Podemos definir una concepción integradora de la psicoterapia en los siguientes términos: son aquellos abordajes que sintetizan elementos teóricos, objetivos terapéuticos y herramientas técnicas de diferentes orientaciones psicoterapéuticas, pudiendo ser éstas aplicadas en diferentes formatos, del individual al grupal, pasando por la pareja y el familiar[18]. Para clarificar cuál es el campo en el que nos movemos resulta útil explicar otra definición, que no es psicoterapia integradora: psicoterapia integradora no es la adhesión dogmática a una escuela conocida de psicoterapia.

Dentro del movimiento de Psicoterapia Integradora y/o Ecléctica, hay también notables diferencias, no es un enfoque homogéneo, sino que dentro de él hay distintas orientaciones. Actualmente hay tres direcciones fundamentales de investigación dentro de este aérea: 1. Factores comunes a todas las psicoterapias. 2. Eclecticismo técnico. 3. Integración teórica[10].

El interés por los factores operantes que fuesen comunes a todas las psicoterapias, surge a raíz de los estudios comparativos entre distintos modelos psicoterapéuticos, encontrándose que apenas hay diferencias entre unos y otros modelos de psicoterapia en lo referente a la efectividad terapéutica. Aunque estudios posteriores han venido a introducir matizaciones en esta afirmación, en su momento, el planteamiento de la igualdad en la efectividad clínica promovió que se desarrollase esta aérea de investigación, la de los factores comunes en Psicoterapia. La psicoterapia ecléctica es ateorética, pragmática y empírica, componiéndose de una colección de técnicas divergentes. En efecto, a la psicoterapia ecléctica se llega de la colección y puesta en común de técnicas específicas que han demostrado ser efectivas en la práctica terapéutica. Integración refleja "el compromiso con una creación conceptual y/o teórica que va más allá de la mezcla coherente de métodos y técnicas". De esta forma, la integración descansa sobre la búsqueda de aquellos factores comunes que están presentes en otras terapias, intentando identificar constructos de mayor nivel de abstracción que puedan explicar los mecanismos de cambio más allá de cualquier modelo simple.

Las aportaciones de la integración en psicoterapia

Tenemos hoy en día datos provenientes de la investigación en psicoterapia e incorporados en esa concepción integradora de la psicoterapia que vengo planteando a lo largo de este capitulo, que sirven como elementos nucleares sobre los que asentar una praxis integradora de la psicoterapia. Alguno de estos elementos básicos son los que voy a presentar a continuación, y van a serle útiles a cualquiera que se plantee realizar una psicoterapia, independientemente de cuál sea su marco teórico de referencia.

Los factores comunes

A lo largo de la historia de la psicoterapia, ha sido frecuente encontrarnos con que diferentes escuelas se han empecinado en demostrar las diferencias de sus respectivos modelos, haciendo hincapié en la especificidad de sus aportaciones. Una forma de aproximarse a las diferentes escuelas de psicoterapia, es precisamente la opuesta a la basada en este dogmatismo. Se trata de una aproximación que en el terreno de los modelos integradores en psicoterapia se denomina la de los factores comunes en psicoterapia. Parece bastante claro que hay una efectividad de las psicoterapias y como mencionaba antes en el apartado de las evidencias empíricas en este tratamiento, los análisis diferenciales entre la efectividad de unos modelos de terapias y otros, arrojan resultados dudosos en cuanto a la mayor o menor efectividad de unos modelos sobre otros. Esto en parte es debido a la presencia de una serie de factores comunes que hacen que todas las psicoterapias sean efectivas por igual, de tal forma que si usted no domina una técnica psicoterapéutica específica al menos debe de saber con la mayor exactitud posible, cuáles son los elementos terapéuticos comunes en las diferentes psicoterapias de tal forma que al menos pueda usted realizar lo que se denomina una psicoterapia de factores comunes pues ya con eso tiene parte del éxito terapéutico garantizado.

Podemos dividir los factores comunes en tres registros diferentes[19]:

1. Derivados del apoyo en el que se basa la relación terapéutica. Entre éstos nos encontramos algunos como: identificación con el terapeuta, capacidad de mitigar la soledad, efecto beneficioso de una relación humana benigna, tranquilización por depositación, efecto de la catarsis por la liberación de las emociones displacenteras, el efecto tranquilizador y contenedor de una estructura terapéutica, la experiencia y atribución curativa que se le asigna al terapeuta y el ambiente de calidez, respeto, empatía, aceptación, confianza y autenticidad con que el terapeuta debe de recibir al paciente.
2. Los producidos por el aprendizaje a lo largo del entrenamiento, entre éstos: consejo directivo del terapeuta, la capacidad del paciente de asimilar experiencias problemáticas antaño reprimidas, retribución del paciente sobre su efica-

cia personal y el efecto de esto sobre su autoestima, reestructuración cognitiva, los efectos beneficiosos de la experiencia emocional correctora, incremento de la introspección que le da al paciente una perspectiva nueva acerca de la forma de relacionarse con el mundo.

3. Como consecuencia de las modificaciones de la conducta que realiza el paciente, como por ejemplo: mayor capacidad del paciente de regular su conducta, mayor habilidad cognitiva de analizar, manejar y resolver los problemas, el estímulo que recibe del terapeuta para enfrentarse a los miedos que antes le aterrorizaban, lo que con frecuencia provoca una mayor capacidad del paciente de enfrentarse a riesgos que antes evitaba. Factores derivados del modelado por identificación con la figura del terapeuta o con roles complementarios jugados en técnicas específicas, mayor capacidad de análisis y manejo de la realidad y el efecto reforzador de los logros que progresivamente se van consiguiendo y van reforzando el proceso de la terapia.

Si se tienen en cuenta todos estos factores y los mecanismos para poder llegar a ellos, parte del efecto beneficioso de la terapia está asegurado, independientemente de cuál sea el modelo terapéutico que usted elija.

Los estadios de cambio

Prochaska[20] que desarrolló su modelo transteorético de psicoterapia, utiliza un concepto que me parece especialmente aplicable a la atención primaria y a la psicoterapia en general, el *estadio de cambio*. Entiende el estadio de cambio como: el nivel de disposición al cambio de la conducta patológica que el paciente trae a la consulta y la motivación que este tiene para realizar dicho cambio de conducta. Esto implica que el estadio de cambio en el que se encuentra el paciente, va a estar en función de varios factores como son: la noción de conflicto o el grado de psicologización que tenga el paciente, la motivación que tenga para cambiar y la disposición a ejecutar conductas o comportamientos que lleven definitivamente a la modificación de la conducta o el problema que le trajo a la consulta. En función de estas variables, Prochaska propuso unos estadios de cambio que los dividió en diferentes niveles y que haciendo un cruce con los elementos contenidos en la definición del mismo los sintetizó en la tabla III.

Para hacer una adecuada indicación de comenzar la psicoterapia, el paciente debe de estar al menos en un nivel de preparación para la acción, en el que la psicoterapia va a poder ejercer los efectos más positivos. Pero quizás lo más importante para el MAP, es que este modelo de los estadios de cambio, no sólo es aplicable a la práctica de la psicoterapia, sino que la asignación de un estadio de cambio en cuanto a la disposición al cambio que el sujeto tiene, puede ser utilizado para cualquier tipo de patología medico quirúrgica tratada por el médico.

Las fases de la psicoterapia

Sea cual sea el modelo de psicoterapia que se aplique, la psicoterapia individual tiene unas fases y unos contenidos de cada una de estas fases que son estándar y que su descripción, de manera sucinta en una tabla, puede contribuir a comprender con mayor claridad lo que puede suceder en un tratamiento de psicoterapia y puede servir de guía para el que se inicia como psicoterapeuta, como un buen esquema a seguir para poder guiar y conducir adecuadamente diferentes momentos que se ponen en juego en cada una de las fases[21]. Éstas vienen reflejadas en la tabla IV.

TABLA III
ASIGNACIÓN DE ESTADIO DE CAMBIO

Estadio de cambio	*Noción de conflicto psicológico*	*Motivación al cambio*	*Disposición a la acción*
Precontemplación	No	No	No
Contemplación	Sí	No	No
Preparación	Sí	Sí	No
Acción	Sí	Sí	Sí
Mantenimiento	Sí	Sí (*)	Sí

(*) Motivado a no recaer

TABLA IV
LAS FASES DE LA PSICOTERAPIA INDIVIDUAL

	Compromiso	Patrón	Cambio	Terminación
Metas	• Confianza • Credibilidad • Alianza Terapeutica • Motivación	• Definir patrones • Definir objetivos • Reformular la queja inicial	• Abandono de conductas viejas • Iniciación de nuevas • Práctica • Mantenimiento	• Separación • Reatribución • Generalización • Prevención de recaídas
Técnicas	• Empatía • Definición de rol • Contrato • Sugestiones	• Cuestionamientos • Escucha • Tareas para casa • Señalamientos • Síntesis	• TODAS	• Acuerdo • Carta • Interpretación
Contenido	• Quejas • Miedos • Desconfianza	• Expectativas • Emociones • Patrones • Conflictos	• Coherencia con la reformulación • Responsabilización • Resignificación	• Individuación • Ilusión • Separación • Miedos • Duelo
Resistencias	• Desconfianza • Medicalización • Deformaciones • Intelectualización	• No colaboración • No introspección	• Miedo al cambio • Mejor no saber • Eludir responsabilidades	• Agravamiento • Nuevos síntomas • Conductas impulsivas
Aspecto relacional	• Por la apariencia • Por ttos previos	• Inducidas por el terapeuta • Inducidas por el paciente	• La activación de emergentes trasferenciales	• Dependencia • Contra dependencia

Modificado de Beitman 1987[21].

Cada una de las fases que vienen recogidas en la parte de arriba, establecimiento de compromiso, búsqueda de patrones, realización del cambio psicoterapéutico y la fase de terminación, todas ellas presentarán contenidos que vienen reflejados en la primera columna de la izquierda con respecto a que cada una de estas fases tienen: metas, técnicas, contenidos, resistencias y aspectos relacionales terapeuta/paciente específicos, que deben de ser considerados y que vienen explicitados con claridad en la tabla.

Extenderse en el análisis de cada una de las celdas de la tabla exigiría un capítulo sólo para ello, sugiero al lector que lea atentamente cada una de las celdas de la tabla y que saque las conclusiones pertinentes.

Conviene hacer mención a la fase de compromiso en el que las metas que se establecen son la alianza terapéutica, con una relación de confianza basada en la credibilidad y que sea capaz de activar la motivación para el cambio del paciente, así como optimizar al máximo el grado de psicologización que el paciente tiene acerca del conflicto que le trae a consulta. Sin estas premisas es difícil que podamos avanzar en la psicoterapia. Esta primera celda de la tabla es relevante porque estos primeros compases del inicio de la psicoterapia son fundamentales y pueden llegar a condicionar de manera definitiva que el tratamiento sea exitoso o un fracaso. Por encima de todo, es necesario establecer una relación terapéutica intensa y positiva, tan buena como le sea posible, con calidad y calidez; sabiendo que ésta debe tener los límites en la seducción neurótica del paciente o en el exceso de necesidad por parte del terapeuta de caer bien al paciente o en la tentación sobreprotectora y el riesgo de la infantilización del paciente.

LA EFECTIVIDAD DE LA PSICOTERAPIA

Aspectos generales

El tema de la efectividad de la psicoterapia es un asunto comprometido, cuestiones de operatividad y metodología han dificultado su investigación durante tiempo y ha contribuido a sembrar cierto desánimo. Pero la efectividad de la psicoterapia está hoy en día fuera de toda duda.

Muchas psicoterapias han sido objeto de estudios empíricos y han demostrado su efectividad sobre una variedad de pacientes. Estos efectos son clínica y estadísticamente significativos y después de la revisión realizada por el grupo de Lambert[19], podemos afirmar rotundamente que la psicoterapia es efectiva, que facilita la remisión de los síntomas y que además le permite al sujeto enriquecerse con nuevos métodos de afrontamiento para resolver problemas que se le puedan presentar en un futuro. A pesar de que las investigaciones continúan demostrando la eficacia de las psicoterapias que han sido testadas con rigor, a la hora de analizar comparativamente el resultado entre distintas formas de psicoterapia, las diferencias no son tan pronunciadas como cabría esperar en un principio. Dada esta evidencia empírica de que hay una similitud entre los diferentes modelos de psicoterapia a la hora de valorar su efectividad clínica, este hecho ha conllevado una realidad en el terreno de la práctica psicoterapéutica basada en la práctica clínica, en la que la mayor parte de los terapeutas se han vuelto más eclécticos en su orientación. Esto sin lugar a dudas parece ser el reflejo de una respuesta saludable a la evidencia empírica y al rechazo de las tendencias previas hacia actitudes rígidas y fieles a las escuelas clásicas de tratamiento. Por lo que además, esta actitud ecléctica abre la puerta a la posibilidad de una selección técnica específica aplicada a las disposiciones del paciente, a sus rasgos de personalidad, o a otras diferencias diagnósticas.

La efectividad de la psicoterapia en diferentes trastornos

La evidencia de resultados favorables de la psicoterapia en los trastornos psiquiátricos está fuera de toda duda en las diferentes entidades nosológicas en que ésta ha sido aplicada: en trastornos generalizados de ansiedad[22-24], en la depresión[25,26], en trastornos de pánico[27-29], en los trastornos obsesivos[30], en la esquizofrenia y trastornos mentales graves[31] en los trastornos alimentarios[32] y en los trastornos de personalidad es el más importante de los abordajes terapéuticos[33-37].

c. La efectividad en AP

Pero lo auténticamente importante para el MAP es que la efectividad de la psicoterapia no ha sido sólo demostrada en contextos asistenciales especializados, sino que a estas alturas hay investigaciones sólidas y contundentes sobre la eficacia de la psicoterapia realizada por los MAP en AP en diferentes trastornos, tanto psiquiátricos como médicos: en ansiedad, en trastornos de pánico, en depresión, en trastornos mixtos ansioso depresivos, en los trastornos por somatización, en los trastornos alimentarios, en el alcoholismo, en psicogeriatría y como decía en patología médica específica (trastornos neurológicos, cáncer, diabetes, patología cardíaca...) en la que con frecuencia se asocia comorbilidad psiquiátrica[38].

UN MODELO INTEGRADOR COGNITIVO ANALITICO ORIENTADO POR LA PERSONALIDAD

La necesidad de modelos breves en AP

En una investigación sobre la estimación de la duración del tratamiento en psicoterapia en atención primaria[39] se llegó a la conclusión de que la duración de los tratamientos estaban muy por debajo de lo que inicialmente se había programado. De tal forma que la media del número de citas por paciente en tratamientos psicoterapéuticos estándar era de 3,9. El análisis de los diferentes factores asociados a este número de sesiones tan bajo en relación a las 10 ó 15 programadas es un argumento para darse cuenta de la necesidad de desarrollar tratamientos de psicoterapia breves y focales que permitan un uso racional del tiempo sabiendo que el número de sesiones a la que va a venir el paciente es menor de la que a nivel teórico uno esperaba.

Más allá de cualquier discusión teórica, hay que dejar claro desde el inicio que los primeros interesados en realizar un tratamiento breve y eficaz son los propios pacientes[39]. Como queda reflejado en los estudios realizados sobre la duración de las terapias, la mayor parte de los pacientes obtienen un 80% de su mejoría clínica antes de las 20 sesiones. Por otro lado e históricamente, la presión de los terceros pagadores, compañías de seguros, instituciones, organismos públicos exigen de los tratamientos que se apliquen, efectividad y eficacia, es decir, una adecuada relación entre el coste/beneficio del tratamiento. De tal forma, que a las primeras podríamos denominarlas como terapias breves que se producen naturalmente, siendo las segundas terapias breves derivadas de presiones coyunturales. Una tercera fuente de la abreviación de los tratamientos son los propios psicoterapeutas; desde el inicio en la historia de la psicoterapia, la tendencia a acortar los tratamientos ha sido una constante.

Los modelos de psicoterapia breve, que pueden ser de diferentes orientaciones, tienen una serie de características específicas derivadas del concepto de limitación temporal y brevedad como son los siguientes: foco y metas limitadas del tratamiento, tiempo limitado, criterios de selección de los pacientes, mayor actividad del terapeuta, énfasis en la creación precoz de una alianza terapéutica intensa, estrategias de evaluación rápida con posibilidad de establecer objetivos terapéuticos lo antes posible, finalización planificada desde el inicio y cierta tendencia al optimismo terapéutico, trasmitiendo desde el inicio una buena dosis de esperanza al paciente. A pesar de que algunos terapeutas tienen la sensación de que los modelos de intervención breve no son efectivos y que son los hermanos menores del oro puro, que son las terapias analíticas de larga duración. Hoy en día sabemos con bastante certeza que las intervenciones psicoterapéuticas breves, no sólo reducen los síntomas que trae el paciente a la consulta, sino que producen modificaciones estructurales relevantes para la personalidad del individuo, que se mantienen a largo plazo y tienen una utilidad específica en AP[40,41].

El modelo que se presenta en este capítulo es un claro exponente de lo que viene diciendo, es una psicoterapia breve que queda encuadrada dentro de lo que hoy se denominan Modelos Integradores de Psicoterapia. En este sentido, cabría definir la Psicoterapia Breve Integrada (cognitivo analítica) como una terapia que sintetiza elementos teóricos y técnicos tanto del campo de la psicoterapia como de otros fuera de este terreno (integración extendida) y que quedó ampliamente expuesto en un artículo de revisión sobre el tema a donde se remite al lector interesado[42].

El modelo cognitivo analítico en el que está basado esta concepción integradora de la psicoterapia, ha sido aplicado ampliamente en el National Health Service inglés, con limitaciones en los recursos, en donde el trabajo dentro de un límite temporal es esencial si se quiere responder a las necesidades de la población. La mayoría de los pacientes reciben 16 sesiones, con frecuencia semanal, pero algunos pueden precisar solamente 8 ó 12. La naturaleza activa y limitada en el tiempo de la terapia no induce a regresión y este modelo de psicoterapia resulta ser seguro y efectivo con todo el abanico de trastornos neuróticos y de la personalidad; la peor de las consecuencias es que se puede precisar más terapia y en tal caso el "ensayo de terapia" que se ha llevado a cabo, es una buena guía para aquello que resulte indicado posteriormente.

Evidencia de su efectividad

Se presenta a continuación un resumen de las investigaciones relacionadas con la Psicoterapia Cognitivo Analítica, dividiéndolas en diferentes períodos a lo largo de los últimos 25 años[43].

En la década de los 70 se desarrollan investigaciones relacionadas con lo que son los fundamentos teóricos que dieron lugar al desarrollo del modelo cognitivo analítico y que he mencionado anteriormente. Los trabajos de Anthony Ryle con la técnica de la Rejilla y su aplicación a la investigación del cambio terapéutico de pacientes sometidos a psicoterapia analítica, fueron estudios seminales de evaluación de la técnica de la rejilla para ser utilizada como instrumento de evaluación del cambio en los pacientes tratados en psicoterapia.

Un segundo período es el que se desarrolla a lo largo de la década de los 80, en el que hay algunos estudios, algunos de ellos muy importantes, que evalúan la eficacia de la Psicoterapia Cognitiva Analítica, comparándola con la psicoterapia limitada en el tiempo como es el modelo de Mann[44]. Durante todo este período el modelo está en su apogeo de desarrollo teórico y técnico.

En la década de los 90 hay un gran número de trabajos relacionados con modificaciones técnicas en la aplicación del modelo, publicados en un número monográfico del International Journal of Short Term Psychotherapy en el que autores significativos dentro del modelo Cognitivo Analítico realizan aportaciones seminales sobre modificaciones técnicas generales y aplicaciones específicas en poblaciones clínicas concretas. En esta década se publica el único estudio randomizado[45] ampliando el perfil de pacientes tratados en psicoterapia cognitivo analítica, comparando un enfoque psicoeducativo con la psicoterapia cognitivo analítica en el tratamiento de pacientes con diabetes tipo 1. Los resultados fueron alentadores, de tal forma que esto ha propiciado la aplicación del modelo cognitivo analítico a otro tipo de poblaciones con patología somática como veremos más adelante.

En esta década, es cuando se pone en funcionamiento el proyecto de tratamiento de pacientes con patología borderline y se desarrolla un modelo conceptual específico sobre la patología borderline así como estrategias terapéuticas para el tratamiento de los mismos[46].

Recientemente, se ha publicado en el British Journal of Medical Psychology en el número de junio de 2000, una revisión de los estudios de efectividad de la psicoterapia cognitivo analítica y la aplicación de dicho modelo en diferentes settings. Los estudios de Walsh (2000)[47] sobre la aplicación de la psicoterapia cognitivo analítica en los pacientes asmáticos; el trabajo de Clarke (2000)[48] sobre los hombres que han sobrevivido al maltrato sexual en la infancia; Sheard (2000)[49] describe un modelo ultracorto, de 3 sesiones, para el tratamiento de pacientes con conductas autoagresivas; y por último el trabajo de Anthony Ryle con Katia Golinka (2000)[50] sobre la efectividad de la psicoterapia cognitivo analítica en los pacientes borderline y en el que se especifican algunos factores asociados con el resultado. El tratamiento de la personalidad borderline sigue siendo un foco de atención específico y recientemente se analizó el efecto de la psicoterapia cognitivo analítica en la fragmentación y disociación de la personalidad de dichos pacientes (Wildgoose 2001)[51]. Dare (2001)[52] publica un estudio randomizado comparando la psicoterapia cognitivo analítica con otras terapias en el tratamiento de pacientes anoréxicas.

El hecho de que esta psicoterapia no haya pasado por los rigores de los estudios clínicos randomizados se debió a que en la época de su desarrollo teórico y práctico gozó de una gran aceptación por parte de los clínicos del sistema nacional de salud británico por su rapidez y efectividad, y fue evaluado subjetivamente por los clínicos que aplicaban dicho modelo (Marguison 2000)[53]. Tan es así que como señaló David Shapiro en la Conferencia Inaugural del Congreso de la Society for Psychotherapy Research en 1994, ya en aquella época se consideraba a la psicoterapia cognitivo analítica como uno de los modelos de psicoterapia breve de mayor desarrollo e implantación en el sistema británico de salud.

Cuestiones prácticas

El terapeuta integrador que pretenda ser efectivo, debe poder intervenir en cada uno de los subsistemas en los que pueden presentarse alteraciones que tengan relación con la conducta del paciente. Tal y como se plantea en el modelo transteorético[20], los niveles en los que el terapeuta debe de intervenir inicialmente son aquellos niveles sintomáticos y situacionales en los que los cambios tiendan a ocurrir más rápidamente y que habitualmente suelen representar la razón primaria por la que el individuo busca terapia y que además es el nivel más fácil sobre el que se puede ejercer en un cambio terapéutico, de tal forma que la adhesión al tratamiento, la relación terapéutica y la motivación, van a mejorar y aumentarse con lo cual va a ser posible trabajar en otros niveles, caso de que éste sea el objetivo y el deseo del paciente y del terapeuta.

La fase activa de terapia y hasta su terminación el contenido de las sesiones será determinado conjuntamente por el paciente y por el terapeuta, que será quien se encargará de mantener la coherencia de las técnicas utilizadas en función de los objetivos que se señalaron en la reformulación, manteniendo el foco de atención limitado a los objetivos que se señalaron como es propio de toda psicoterapia breve. Las intervenciones del terapeuta van encaminadas a demostrar al paciente como se manifiestan repetitivamente, en su vida cotidiana y en la relación terapéutica los procedimientos problemáticos y cómo se pueden modificar.

Una parte de cada sesión se dedica a elaborar "tareas para casa" adecuadas y a revisar el trabajo realizado por el paciente en tales "tareas" entre sesiones. Algunos pacientes serán concienzudos y eficaces en su trabajo, utilizan al terapeuta como a un buen profesor. Otros, sin embargo, en sus errores y olvidos, en su exceso de sumisión o resistencia pasiva, en su variabilidad entre la idealización y el rechazo manifiesto, en su implicación con el terapeuta, reproducirán las dificultades que les llevaron a su consulta. Tales manifestaciones serán tomadas como material para la terapia, es decir como ejemplos de procedimientos problemáticos objeto de la terapia que deben ser modificados dentro del marco de la relación terapéutica (intervenciones centradas en la relación).

La flexibilidad técnica en la fase activa hace que se generen dudas acerca de qué técnicas utilizar, para qué, cuándo, etc. A la hora de intervenir en psicoterapia, es frecuente que a terapeutas experimentados les acechen una serie de temores y entre ellos está la confusión acerca de qué técnica utilizar (y cómo no les iba a suceder lo mismo a los MAP que están empezando a hacer sus primeras incursiones en el terreno de la psicoterapia). Hoy en día, y derivado de los desarrollos provenientes del eclecticismo técnico, tenemos una serie de guías de intervención que nos permiten ajustar la selección de técnicas a los planteamientos que nos hayamos hecho en cuanto a los objetivos terapéuticos[18]. Veamos algunos de estos menús de decisión[54] sintetizados en la tabla V.

Los terapeutas pueden utilizar un amplio abanico de métodos terapéuticos específicos, pero hay que tomarse muy en serio la secuenciación técnica, en la que unas estrategias han de abrir paso a otras; la falta de estructuración estratégica y técnica puede producir efectos confusionales en el paciente. Una de las formas de verificar la articulación adecuada de las intervenciones psicoterapéuticas es tomando en cuenta la coherencia que éstas tengan en orden a cubrir los objetivos que se han marcado. Las técnicas que se utilicen, la actitud del terapeuta, la secuencia en que se realice, han de mantener una coherencia interna, de tal forma que haya un esquema explicativo a nivel teórico que dé sentido a lo que se está haciendo y eso sin duda en este modelo viene determinado por el mapa de intervención que se diseña en la reformulación del caso. Así, la psicoterapia no se convertirá en una utilización arbitraria de técnicas en la que la selección de las mismas siga más las preferencias del terapeuta, en vez de intentar ajustar éstas a las necesidades del paciente, a los focos conflictivos que se detectaron y a los objetivos que se señalaron.

TABLA V
TIPOS DE INTERVENCIONES TÉCNICAS

I. Intensificar la introspección
- Asociación libre
- Interpretación
- Cuestionamiento
- Role playing

II. Concienciacion emocional
- Reflejo
- Reframing
- Activación
- Juego de opuestos

III. Escalamiento emocional
- Interpretación/confrontación
- Focalización
- Intrucción paradógica
- Cuestionamiento

IV. Reducción de la emoción
- Reaseguramiento
- Enseñar/instruir
- Relajación/desensibilización
- In vivo desensibilización

V. Control del comportamiento
- Contrato de contingencias
- Aconsejar/trabajo para casa
- Autocontrol
- Economía de fichas

VI. Cambio perceptivo
- Cuestionamiento (pensamientos esquemáticos)
- Sustitución cognitiva/práctica
- Busqueda de confirmación de experiencias/colaboración
- Role playing opuesto

Beutler, 1991[54].

Aunque no pueda por limitaciones de espacio detenerme en la fase de terminación de la psicoterapia, sí quiero resaltar que este momento es de crucial importancia y que en psicoterapia cognitivo analítica utilizamos una técnica muy útil, la carta de despedida, en la que el paciente hace un repaso y recoge por escrito, los logros de la terapia así como lo que le queda por conseguir, sirviendo esto como recordatorio de lo realizado y a la vez como un buen instrumento para la fase de seguimiento.

El papel de la personalidad en los abordajes psicoterapéuticos

La importancia de las variables de personalidad en el resultado de los tratamientos psicoterapéuticos ha sido recientemente demostrada[55] junto con la importancia de la calidad de la relación terapéutica. Éste es el planteamiento de Millon y recientemente recogido en un artículo que sintetiza de forma magistral cómo las diferentes personalidades suponen patrones de reacción vivencial y relacional con el médico de AP, que condicionan la vivencia de la enfermedad y el manejo que el profesional debe realizar[8]. Presentaré todo esto con más detalle por ser el tema nuclear de esta actualización del capítulo.

Por otro lado, no debemos olvidar que los costes asociados a la presencia de trastornos de personalidad en AP son elevados, no tanto por su coste directo, sino por la influencia en la mala evolución e incremento de consumo de recursos en la comorbilidad médico psiquiátrica que conllevan[6-7].

Centrándonos en lo que nos ocupa, una comprensión de la psicoterapia en AP, guiada por la personalidad, el planteamiento nuclear del modelo desde un punto de vista técnico se puede sintetizar en que es necesario saber identificar el patrón relacional del paciente para no entrar en una relación complementaria (o recíproca) que perpetúe este patrón de relación. He de explicar brevemente el sustento teórico de este planteamiento técnico en el que luego profundizaremos.

Desde el punto de vista psico-evolutivo, la indefensión del bebé al nacer le hace a éste totalmente dependiente de una persona que lo cuide, habitualmente la madre, aunque no siempre. Esta dependencia crea un vínculo especial con la persona al cuidado del bebé. De tal forma que estos primeros patrones de relación, teorizados como patrones de apego, configuran la base relacional sobre la que posteriormente se va construyendo la personalidad. En los primeros intercambios, la figura al cuidado del bebé, debe de aprender a identificar lo antes posible los estados de necesidad y emocionales del bebé. El tener hambre, frío, sueño, son necesidades que han de ser identificadas para ser atendidas correctamente. De tal forma que esta respuesta adecuada a las necesidades básicas está en la base de la configuración de diadas relacionales. Bebé hambriento/madre nutricia, bebe irritado/madre apaciguadora. Esta configuración empática ideal, expresa la complementariedad que requiere el cuidado correcto de un bebé en los primeros momentos. Posteriores situaciones relacionales configuran nuevos patrones interpersonales. La madre enfadada genera un niño asustado, el padre que castiga o maltrata en situaciones extremas produce una relación de indefensión o de victimizacion del niño. Son interacciones más complejas que las derivadas de la satisfacción de las necesidades básicas, pero armadas también desde un modelo de complementariedad relacional, de tal forma que lo denominamos patrones relacionales complementarios aprendidos. Más adelante, a medida que el niño gana en complejidad cognitiva, las interacciones son más complejas y las habilidades meta cognitivas de "saber lo que piensa el otro", son claves para la armonización y homeostasis de los procesos relacionales. Una evolución sana nos permite identificar adecuadamente lo que el otro siente y es un marcador para regular nuestra interacción con él/ella. Piénsese en cualquier situación relacional cotidiana, en la que un adecuado proceso de interacción con el otro conlleva ajustar la relación a los marcadores emocionales de la relación. La mirada, los gestos de la cara, los movimientos corporales, en definitiva, multitud de mensajes no verbales, nos informan de la situación emocional del otro con quien nos relacionamos. Es tan automático que apenas sí le prestamos atención, forma parte de las conductas genéticamente determinadas de regulación homeostática de los procesos relacionales, en base a los cuales somos capaces de sobrevivir desde bebés y que lo percibimos subliminalmente, sin prestar atención consciente a ello. Sin embargo, ser médico, ser un profesional sanitario supone tener que entrenar y mejorar habilidades innatas y sobre todo aprender a utilizarlas en un contexto terapéutico. Aprendemos a escuchar latidos, palpar irregularidades, sentir calor del paciente, fiebre. Al igual que entrenamos funciones generales en habilidades específicas, asímismo, tenemos que entrenar nuestra capacidad de percibir el estado emocional del paciente para una adecuada identificación de su "temperatura emocional" o de cómo se está relacionando con nosotros.

Se amplía a continuación la descripción realizada en el apartado anterior sobre la vivencia subjetiva de la enfermedad y la actitud aconsejada para el profesional. En el apartado anterior sólo se incluía la vivencia subjetiva de la enfermedad en función del patrón de personalidad predominante. Focalizaremos sobre la conducta recomendada en cada situación en relación a los patrones relacionales presentes, vinculadas a la estructura de personalidad de que se trate. Además se tendrá en cuenta las recomendaciones de la APA y de su task force, liderada por Norcross, quien sistematizaba las relaciones terapéuticas que funcionan. Por último se incluirá una visión desde la óptica cognitivo analítica que sistematiza la forma de evitar colisionar en la relación interpersonal que establece un paciente con un trastorno de personalidad específico.

Algunos ejemplos prácticos

Los TP's no sólo son muy frecuentes en AP, sino que además es necesario reconocerlos para saber abordar adecuadamente las demandas en el terreno relacional que formulan y saber dar una orientación específica en función de los diferentes diagnósticos y cómo de manera individualizada, cada personalidad se enfrenta a la enfermedad de una forma diferente y cómo el manejo clínico ha de ser específico para cada patrón de personalidad[8].

Los pacientes con trastornos de personalidad son comunes en las situaciones de atención primaria; preocuparse por ellos puede ser difícil y frustrante. Las características de la personalidad de estos pacientes producen fuertes sentimientos al facultativo, que conducen al desarrollo de problemas en las relaciones médico-paciente, y complica la señalización del diagnóstico, el manejo médico y psiquiátrico de los trastornos. Estos estilos crónicos, inflexibles de percibir uno e interactuar con otros varían ampliamente en la presentación.

Las estrategias de manejo interpersonal efectivo existen para estos pacientes. Estas estrategias varían dependiendo del diagnóstico específico, e incluyen intervenciones tales como el uso de estilos específicos de comunicación, de establecimiento de límites claros, situaciones límite en el comportamiento de los pacientes y el uso de recursos médicos, y provisión de confianza reestablecida cuando sea apropiado. En el capítulo de este libro sobre trastornos de personalidad se apuntan pautas de manejo hacia algunos patrones de comportamiento de algunos pacientes con trastornos de personalidad. La detección por parte del MAP de los trastornos de la personalidad le va a facilitar la comprensión más profunda de las reacciones individuales ante las enfermedades médicas y psiquiátricas, siendo un elemento fundamental en el abordaje terapéutico, pues permite ajustar la actitud y estrategias de manejo del médico a los patrones de comportamiento interpersonal del paciente. Como ejemplo y síntesis de todo ello se resume en la siguiente tabla VI.

APLICACIÓN DE LA PSICOTERAPIA EN ATENCIÓN PRIMARIA

No sólo es que la demanda fundamental por malestar psicológico se presente en AP, el problema es aún más grave. Hay mucho sufrimiento oculto, clínico, subclínico y/o simplemente malestar vivencial producido por contextos vitales difíciles. El volumen de demanda real es en torno al 50% de la consultas de AP y la demanda potencial, que favorecería una mejora de la calidad de vida de los ciudadanos, un menor sufrimiento y un menor uso de los servicios sanitarios por una mejora de la salud es inmensa. La psicoterapia debe estar allá donde más se la necesita y ese lugar es la primera línea asistencial en la comunidad, en AP. Tal y como sucede en países más avanzados y concretamente

Tabla VI
El papel de la personalidad en el manejo psicoterapéutico y clínico

Trastorno de personalidad	Comportamientos problemáticos en situaciones médicas	Estrategias de manejo
Paranoide	Miedo al medico, puede dañar, argumentativo, conflictos	Adoptar una postura profesional, dar explicaciones claras, ser empático con los miedos, evitar la confrontación directa con la ideación paranoide
Esquizoide	Demora en buscar ayuda, distancia de los problemas	Adoptar una postura profesional, dar explicaciones claras, evitar sobre-implicación en cuestiones personales y sociales
Esquizotípico	Demora en buscar ayuda, creencias y preocupaciones extrañas	Adoptar una postura profesional, dar explicaciones claras, tolerar creencias y comportamientos peculiares, evitar sobre-implicación en cuestiones personales y sociales
Antisocial	Hostilidad, comportamiento impulsivo, engaño, comportamiento manipulativo	Evaluar detenidamente preocupaciones y motivos, comunicarse de manera clara y no punitiva, establecer límites claros
Borderline	Miedo al rechazo y al abandono, actos destructivos hacia sí mismo, idealización y devaluación del médico	Evitar excesivas familiaridades, fijar visitas regulares, dar explicaciones claras y no técnicas, tolerar estallidos de enfado, pero marcar límites claros, estar alerta de las reacciones emocionales personales, no actuarlas, consultar al psiquiatra
Histriónico	Teatral, demandante de atención, incapacidad para focalizar en hechos y detalles, somatización	Evitar excesiva familiaridad, mostrar interés profesional por los sentimientos, enfatizar en detalles objetivos
Narcisista	Exigente, actitud prepotente, negacion de la enfermedad, alternancia entre alabanzas y desvalorarización del médico	Validar las preocupaciones, dar respuestas atentas y objetivas a las preguntas, canalizar las habilidades de los pacientes al manejo de la enfermedad
Evitativo	Se guarda información, evita cuestionar o desagradar al médico	Dar apoyo, validar las preocupaciones, animar a contar síntomas y preocupaciones
Dependiente	Demandas urgentes de atención, prolongación del comportamiento de enfermedad para obtener más atención y cuidado	Dar apoyo, establecer citas de forma regular, establecer límites realistas en la disponibilidad, implicar a otros como apoyo para el paciente, evitar el rechazo del paciente
Obsesivo-compulsivo	Miedo a renunciar al control, excesivas preguntas y atención a los detalles, se enfada con la ruptura de sus rutinas	Completar totalmente la historia y exámenes complementarios, dar explicaciones claras, no sobreenfatizar la incertidumbre, animar al paciente a participar en el tratamiento

Modificado de Ward, 2004[8].

en Inglaterra, los médicos de AP cuentan en sus dispositivos asistenciales con psicólogos, consejeros (ver el capítulo de *counselling*) trabajadores sociales y/o enfermeras con formación en psicoterapia. De tal forma que la aplicación de los tratamientos psicoterapéuticos se llevan a cabo en el primer lugar donde se necesitan. Resulta llamativo, o no tanto, que a los médicos de AP se les forme y se les estimule a que usen psicofármacos en su práctica cotidiana en orden a tratar trastornos mentales. El asunto es que siendo la psicoterapia un tratamiento validado empíricamente, actualmente no se haga lo propio con este tratamiento. Es decir, llevar a cabo lo que se está planteando en este capítulo, llevar la psicoterapia como tratamiento de elección en muchos trastornos y considerar que el lugar donde ésta debe de ser aplicada es en AP y no sólo en Atención Especializada.

En el artículo mencionado[2], se realiza un análisis económico que en definitiva defiende que la introducción de la psicoterapia en AP reduciría los costes sanitarios, racionalizaría el consumo de psicofármacos, contribuiría a una mayor psicologización de los problemas de salud mental, la comprensión psicológica de síntomas físicos, así como las repercusiones psicológicas de las enfermedades médicas. Todo esto facilitaría no sólo la recuperación sintomática del paciente, sino también la mejora de la calidad de vida, no sólo por la resolución de los problemas sintomáticos, sino porque una orientación psicoterapéutica guiada por la personalidad también contribuye a la identificación de patrones interpersonales disfuncionales y su correspondiente modificación, con las consecuencias que de ello se derivan. Todo lo anterior se vincula con que la psicoterapia es un tratamiento preferido por los pacientes[56] que como hemos dicho influye sobre la mejora de la calidad de vida en mayor medida que la medicación[57].

En un artículo reciente, se plantea qué se debe de hacer para que la psicoterapia funcione en AP[58]. Si a la hora de informar a los pacientes acerca del tratamiento psicoterapéutico se les explicara que la psicoterapia no sólo va dirigida a la eliminación de los síntomas, que no consiste sólo en hablar, sino que implica también ayudar a que la persona se convierta en un individuo con mayor fortaleza psicológica y capacidad a través del esfuerzo de aprender, cambiar y mejorar su calidad de vida.

A la hora de abordar la cuestión de la elección de tratamiento por parte del paciente, las preferencias con respecto a la utilización de psicofármacos o psicoterapia debemos tener en cuenta que la propia elección del tratamiento en ocasiones puede convertirse en parte del problema. Así por ejemplo, cuando las víctimas de violencia doméstica solicitan medicación para tratar los síntomas afectivos secundarios a la situación vital, prescribir la medicación sería entrar en una dinámica que perpetúa la situación de maltrato. Por otro lado, pacientes que solicitan apoyo psicológico, cuando realmente su única motivación es una relación transferencia positiva y/o erotizada hacia el terapeuta.

Una vez que hemos tomado la decisión de que el paciente entre en un tratamiento psicoterapéutico como opción terapéutica, tenemos que tener claro qué pacientes son los que pueden ser tratados por el médico de atención primaria y/u otro personal especializado y formado en este tipo de tratamientos en el centro de referencia de atención primaria, o por el contrario cuándo y qué pacientes deben ser remitidos a salud mental.

Para aquellos médicos de atención primaria que consideren la posibilidad de referir a un tratamiento psicoterapéutico especializado en el centro de salud mental de referencia o donde pueda ser realizado dicho tratamiento, hay otra serie de asuntos que se deben considerar:

- ¿Tiene Ud. información adecuada acerca de la formación, habilidad y capacidad del psicoterapeuta a quien remite Ud. al paciente? La psicoterapia varía en gran medida en función de la habilidad del terapeuta que lleve el caso. Las credenciales de formación son un buen lugar donde podemos empezar, pero la mejor forma de saber si un terapeuta es efectivo o no es estar atento a cuáles son los informes y el feedback que nos da el paciente con respecto a la relación y resultados de la terapia que sigue con el psicoterapeuta.
- Los terapeutas a recomendar son aquellos que son capaces de establecer buenas relaciones terapéuticas con los pacientes que se le remiten, y mantenerles en terapia a pesar de que pueden ser pacientes difíciles.
- Debemos evitar aquellos terapeutas que tenemos evidencia de que tienen una elevada tasa de pacientes que abandonan el tratamiento, que no acuden con regularidad al mismo, o que han tenido que ser hospitalizados.
- Por otro lado, aquellos psicoterapeutas que no se muestran abiertos a colaborar con el médico de atención primaria deben de ser considerados como personas o profesionales que pueden suponer dificultades para la continuidad y tratamiento integrado de los pacientes.

Por ultimo mencionar, que no sólo son indicación trastornos que cumplan criterios clínicos de diagnóstico psicopatológico, la demanda de psicoterapia cada vez es más extensa y ha demostrado su eficacia incluso en casos depresivos subclínicos[59].

¿Quién debe de aplicarla?

Algunos autores se preguntan si es propiamente el médico de AP quien debe aplicar la psicoterapia, o si son otro tipo de profesionales. La mayor parte de los médicos de familia no ofrecen intervenciones psico-sociales formalmente estructuradas por una serie de razones, como ausencia de un entrenamiento específico, y limitaciones en la utilización del tiempo por la sobrecarga de trabajo.

El desperdicio de profesionales en este país llega a extremos dramáticos y el debate actual sobre la psicología clínica está en parte vinculado con que a los psicólogos no se les utiliza en todo lo que se les podría utilizar, y eso está relacionado con este planteamiento. La psicología clínica y la psicoterapia, que no son la misma cosa (ni la primera capacita a la segunda) deben estar como se defiende en este capítulo. El artículo mencionado, plantea que la potencial demanda sería tal, que la estructura actual no daría a basto. Plantea algunas alternativas de centros de psicoterapia en atención primaria, en la primera línea de atención del sufrimiento del ciudadano. Asunto éste debatible y de gran interés.

En AP hay más profesionales que pueden, hacen y debieran hacer más psicoterapia. Trabajadores sociales, enfermeras y cómo no, psicólogos clínicos o psicólogos o médicos, todos ellos con la adecuada formación especifica en psicoterapia. Todo ello dotaría a ese primer frente de atención de una potencia terapéutica basada en un replanteamiento de las funciones, incorporando la psicoterapia como herramienta terapéutica practicada por aquellos profesionales con el entrenamiento adecuado para llevarla a cabo.

Si a lo largo del presente capítulo hemos planteado la utilización de la psicoterapia por el médico de AP, toca ahora reflexionar, sobre si los otros profesionales de AP tienen algún papel en la implementación de técnicas psicoterapéuticas. A mi juicio, y después de varios años de entrenar personal de enfermería y trabajadores sociales en AP, su papel en la práctica de la psicoterapia resulta fundamental. Estudios recientes demuestran la alta efectividad de los tratamientos centrados en la resolución de problemas, cuando éstos son realizados por personal de enfermería adecuadamente entrenado, así como en trastornos de ansiedad y depresión, una excelente revisión sobre el papel de la enfermera en los tratamientos de psicoterapia en AP. En Cantabria y con la denominación de Proyecto Odin, entre otras cosas, se está investigando el papel de personal no médico en el tratamiento de la depresión.

Se puede sin lugar a dudas plantear que un buen entrenamiento del personal de los equipos de AP, facilita la implementación y extensión de un número de usuarios beneficiados por los tratamientos psicoterapéuticos. Las limitaciones de tiempo que los médicos de AP tienen en su práctica cotidiana son, entre otras, una de las indicaciones para entrenar e implicar en este tipo de tratamientos a personal de cualificación no médica.

LA PSICOTERAPIA NO ES UNA PANACEA

Como todo tratamiento médico, éste tiene una serie de indicaciones y contraindicaciones, las cuales serán revisadas brevemente a continuación.

La psicoterapia, bien como intervención de primera elección, bien como intervención de segunda elección, como terapia asociada, o desplegando sus funciones de apoyo y rehabilitación está indicada en cualquier trastorno psiquiátrico, físico, médico o quirúrgico, queriendo con esto decir que el apoyo a las funciones psicológicas deterioradas de un paciente bien sean producidas por enfermedad mental y/o orgánica siempre se van a beneficiar de una intervención psicoterapéutica.

Para todos los trastornos del Eje 1, fundamentalmente trastornos de ansiedad, depresión, fobias, TOC compulsivos, problemas sexuales, trastornos de la alimentación y trastornos situacionales, la psicoterapia ha demostrado una clara efectividad, sola o en combinación con psicofármacos. Para los trastornos de personalidad, como he mencionado, es el tratamiento de elección. Y para las enfermedades mentales graves es un tratamiento coadyuvante al tratamiento psicofarmacológico que en este tipo de enfermedades es el tratamiento de elección.

Parte de lo que sigue es una modificación de lo recogido por otros autores[11-17].

Indicaciones

- Cuando nos encontramos ante un cuadro clínico que sabemos que responde a intervenciones psicoterapéuticas. Es decir, ante la mayor parte de los trastornos psiquiátricos.
- Cuando el paciente consulta por un problema que es modificable por la psicoterapia y que repercutiría favorablemente en la evolución o el impacto del trastorno subyacente que tenga, si lo tiene, o mejoraría su calidad de vida.
- Cuando el paciente presenta o un conflicto consigo mismo, o un conflicto en relación con otros significativos, o un conflicto con diversos acontecimientos de su vida cotidiana sobre los cuales va a ser posible intervenir.
- Cuando las expectativas del paciente son la realización de un tratamiento de psicoterapia.

Contraindicaciones

- Diagnóstico evidente y claro de un trastorno psicótico, delirante, afectivo mayor o psicosis orgánica. En estos casos la psicoterapia tendría una función rehabilitadora.
- Cuando la intensidad de los síntomas o la gravedad de la enfermedad se sabe que responden mejor y más rápidamente a psicofármacos, han de ser utilizados éstos en primer lugar.
- Cuando por motivos de edad y etapa del ciclo vital del paciente o por la imposibilidad de

acceder al lugar de prestación de la psicoterapia o por motivos culturales resulta desaconsejado este tipo de intervención.

— Cuando el médico siente que no tiene la formación adecuada para realizar este tipo de intervención.
— Cuando la relación establecida entre el paciente y el médico se ha hecho inmanejable para el último.
— Cuando observamos tendencias manipulativas muy establecidas y complejas basadas en trastornos psicológicos graves.
— Cuando como terapeutas, sentimos que no comprendemos (intelectual y afectivamente) al consultante, nos sentimos lejos de la comprensión y/o experiencia de que nuestros propios conflictos psicológicos nos desaconsejan profundizar en los problemas del consultante.

CUESTIONES PRÁCTICAS RELATIVAS A SU APLICABILIDAD EN AP

Combinación con psicofármacos

Una modalidad terapéutica que tienen en su mano los médicos de atención primaria es la utilización de tratamientos combinados de psicoterapia y psicofármacos. Estos tratamientos en términos generales han mostrado ser altamente eficaces[60]. Usados en combinación están indicados en la mayor parte de los trastornos psiquiátricos: en los trastornos de ansiedad, en los trastornos de pánico, en la depresión en la esquizofrenia y en los trastornos de personalidad. Por otro lado su efectividad en combinación con otros procedimientos médicos o quirúrgicos también queda fuera de toda duda.

De nuevo el modelo de actuación que se propone en este capítulo, guiada por la personalidad, ayuda a comprender mejor la significación personal que el fármaco tiene para cada paciente.

Los tratamientos combinados tienen una serie de ventajas: son más baratos a largo plazo, más efectivos, la resolución sintomática es tan sólo una parte de la estrategia, incrementan la adherencia al tratamiento, disminuyen la dosis total de medicación que se precisa así como la duración del tratamiento de mantenimiento y son más efectivos en la prevención de recaídas. Pero no todo son loas, hay también unas desventajas: son más caros inicialmente, el desarrollo de proyecto de investigación sobre modalidades combinadas es más complejo y exigen un entrenamiento más complejo de los terapeutas. En ocasiones si no es el mismo terapeuta quien realiza dos terapias pueden presentarse conflictos en la triangulación.

b. Las limitaciones estructurales y temporales

Después de todo lo dicho y aunque parezca paradójico, tenemos que ser realistas y preguntarnos ¿es posible llevar a cabo una psicoterapia en AP en este país? y si lo es ¿en qué condiciones? Las respuestas hay que matizarlas.

En el modelo de asistencia que se realiza en atención primaria y a tenor de los datos existentes dentro de la propia organización del INSALUD, el tiempo medio de consulta que se dedica a los pacientes oscila entre 6 y 7 minutos. Las presiones asistenciales a las que se ven sometidos los MAP en las consultas a demanda, incluyendo en ello las entradas y salidas de la enfermera, del auxiliar, del celador, las llamadas telefónicas, del compañero que entra a preguntar por alguien o el paciente que viene acompañado de tres familiares hacen que la situación contextual en la que se realiza la práctica médica actual de un Centro de Salud no sea la más adecuada, ni para la práctica de la medicina en general y por supuesto no es el encuadre o "setting" adecuado para la práctica de la psicoterapia en particular. Esas condiciones deben de ser mejoradas no sólo para la realización de una psicoterapia sino en general.

La realización de un tratamiento psicoterapéutico exige de unas condiciones que denominamos "setting", éste podemos dividirlo en varios componentes que actúan como requisitos para una practica adecuada de la psicoterapia.

El tiempo para la realización de una psicoterapia breve en un entorno de asistencia pública, resulta absolutamente necesario disponer como mínimo de un tiempo de *veinte minutos* por paciente, para poder escuchar los contenidos que el paciente va desplegando a lo largo de la sesión. Menos que lo señalado dificulta que se consolide una relación empática, pues la premura del tiempo hace que el propio médico esté más pendiente del reloj y del poco tiempo que le queda, que de estar auténticamente interesado en lo que el paciente le cuenta.

En el grupo de reflexión que tuvimos con esta temática, y que viene mencionado al final del capítulo, una de las conclusiones a la que llegamos era que aquellos médicos que realmente deseen implicarse en una atención psicoterapéutica a sus pacientes, van a tener que reorganizar su actividad, de tal forma que dispongan de unas horas a la semana, entre tres y cinco, dedicadas a la psicoterapia.

Un espacio tranquilo más o menos silencioso sin interferencias que permita el desarrollo de la comunicación sincera, fluida, profunda, cargada emocionalmente, en la que el médico pueda escuchar atentamente y poner a tono sus capacidades empáticas para percibir los movimientos emocionales del paciente y escuchar lo que el paciente dice, cómo lo dice y también lo que no dice. A su vez, no sólo es necesario un marco físico idóneo, sino que debemos tener una actitud diferente.

La actitud de escucha (médico-biológica) habitual que utilizamos: inquisitiva, directiva, centrada en los síntomas, no suele ir bien, ni es aconsejable utilizarla en un abordaje psicoterapéutico. Debemos de aprender a escuchar al paciente de una manera diferente, qué hay mas allá de los síntomas, qué cosas realmente le preocupan al paciente, qué emociones siente, cómo se relaciona con nosotros, qué nos hace sentir en ese proceso de relación interpersonal. Todo esto nos tiene que llevar a poder analizar la vivencia psicológica del paciente y trascender el análisis escueto de la psicopatologia, nos tiene que abrir las puertas a saber quién es el paciente como persona, cómo maneja sus emociones, qué es lo que realmente le preocupa como ser humano, cuáles son los núcleos conflictivos etc... A todo eso no es posible llegar si el médico no se sacude una actitud médico biológica, basada en una observación externa empírica y racional y se deja sumir en una escucha empática, cercana y con un auténtico y genuino interés por lo que le pasa al paciente.

Por último *el contrato*, entendiendo por éste la explicitación de las normas bajo las cuales se va a desarrollar el tratamiento psicoterapéutico. Éstas incluyen parte de lo mencionado, duración de las sesiones, frecuencia (salvo excepciones 1 a la semana), compromiso de asistencia, actitud y responsabilidad del terapeuta y del paciente, horarios, reglas en caso de incumplimientos y aunque no sea el caso en AP, establecimiento de las condiciones económicas. La importancia del establecimiento del contrato es de capital importancia, cualquier incumplimiento del mismo, puede y en general debe de ser tratado en el contenido de la psicoterapia. En nuestra forma de trabajar incluimos unas instrucciones que se dan al paciente al comienzo de la evaluación, en la que se explicita una descripción del modelo psicoterapéutico así como las condiciones del trabajo que se va a desarrollar.

Cuestiones relativas a la formación

Actualmente, en España el tema de la formación en Psicoterapia no es un asunto cerrado. Hay demasiados intereses en juego y resulta difícil llegar a acuerdos. La organización que más ha apostado por una formación especializada y específica como psicoterapeuta es la *FEAP (Federación Española de Asociaciones de Psicoterapeutas)*, entre los criterios de acreditación que señala están:

1. Titulación de rango universitario. La licenciatura en psicología y la licenciatura en medicina y cirugía se consideran adecuadas.
2. Un mínimo de tres años a tiempo parcial, en el período de postgrado universitario, dedicados a la formación teórica, técnica y clínica en psicoterapia y a la adquisición de las habilidades básicas del psicoterapeuta, mediante cursos y seminarios, con un mínimo total de 600 horas. Incluirá —si no ha formado parte de la formación universitaria de acceso— al menos 50 horas de conocimientos fundamentales de las diferentes modalidades y orientaciones en psicoterapia.
3. Un mínimo de dos años de práctica profesional supervisada e iniciada tras al menos un año de formación teórica. Incluirá el tratamiento de dos casos y un mínimo total de 100 sesiones de tratamiento. La supervisión de la práctica profesional habrá de realizarse con psicoterapeutas expertos acreditados como tales por las respectivas asociaciones de psicoterapeutas.
4. Un mínimo de seis meses de actividades prácticas en entornos públicos o privados de salud mental, en los cuales el psicoterapeuta en formación pueda tener experiencia directa de la clínica psicopatológica, permitiéndole tomar contacto directo con las diferentes formas de manifestación de los trastornos mentales, y los distintos profesionales que intervienen en la salud mental.
5. Las secciones específicas elaborarán criterios sobre la realización por los candidatos a psicoterapeutas de psicoterapia personal u otros procedimientos que garanticen la capacitación personal del terapeuta.

Algunos pensamos que si estamos hablando de modelos breves de psicoterapia, también tenemos el reto de realizar formaciones adecuadas a la realidad del médico, que debido a muchos factores, no le es posible embarcarse en formaciones tan largas y costosas.

Recomendaciones antes de decidirse a iniciar una psicoterapia en AP[58]

- ¿Tiene el paciente una relación interpersonal lo suficientemente positiva con el médico de familia?
- ¿Esta relación está caracterizada por calidez, confianza y disposición para hablar abiertamente de aspectos personales? El hallazgo más contrastado en la investigación en psicoterapia es que la calidad de la relación terapéutica es el mejor predictor sobre los resultados de la misma.

— ¿Tiene el paciente algún tipo preocupación acerca de las relaciones que pueda mantener el médico de familia con alguna otra persona? Es sabido que el médico de familia tiene acceso a otros miembros de la familia, y esto puede ser utilizado clínicamente pero puede también suponer un riesgo para la alianza terapéutica.
— ¿El paciente puede desplegar su comunicación abierta, sincera, con la suficiente confidencialidad en el entorno en el que va a ser atendido en atención primaria?
— ¿Del tratamiento psicoterapéutico que va a realizar el paciente, ni se va a derivar ni hay implicaciones intermedias vinculadas a bajas laborales ni informes periciales?
— Los pacientes con una historia de abuso físico y/o sexual están en un riesgo especial a la hora de tener dificultades en establecer relaciones psicoterapéuticas útiles y profundas con el médico de familia, quien a su vez es el responsable de realizar procedimientos exploratorios invasivos en las áreas genitales, por lo cual este tipo de paciente debe de considerarse como una contraindicación para realizar un tratamiento psicoterapéutico en atención primaria.

Si va a realizar una psicoterapia tenga en cuenta

— Si no hay buena relación con el paciente, fracasará el tratamiento.
— Si el paciente no está en un estadio de cambio de disposición a la acción, el riesgo de abandono prematuro es mayor.
— Ajuste las metas del tratamiento teniendo en cuenta la limitación de tiempo.
— No abarque más de lo que pueda, aprenda a focalizar.
— La fase de la psicoterapia en la que está le orientará en el proceso.
— Las técnicas son sólo una parte de la psicoterapia, el permitir una expresión clara y profunda de las emociones es también necesario.
— Los síntomas los manifiesta un paciente con una personalidad concreta, no lo olvide.
— Las reacciones emocionales del terapeuta son una guía orientativa en el tratamiento.

LECTURAS RECOMENDADAS

Fernández Liria A, Rodríguez Vega B: *Habilidades de entrevista para psicoterapeutas: con ejercicios del profesor, con ejercicios del alumno* (2 vols.) Editorial Desclee de Brouwer, SA, 2003.

Texto excelente sobre formación en una psicoterapia basada en la conversación terapéutica, muy práctico y con un gran número de ejercicios. De una orientación narrativa e integradora.

Fernández-Álvarez H, Opazo R: *La integración en psicoterapia: manual práctico.* Ediciones Paidos Ibérica, SA, 2004.

Una revisión de los modelos integradores en psicoterapia más actuales, con una focalización prioritaria por los desarrollados en Ibero América.

Mirapeix C: *Psicoterapia cognitivo-analítica. Un modelo integrador de intervención*, 2004. http://www aperturas org/18mirapeix html.

Artículo extenso, disponible on-line sobre la psicoterapia cognitivo analítica, con una viñeta clínica ilustrativa, bibliografía extensa y cuestionarios específicos del modelo.

BIBLIOGRAFIA

1. Norcross JC, Beutler LE, Levant RF: Evidence-based practices in mental health debate and dialogue on the fundamental questions. Washington, D.C: American Psychological Association; 2006.

2. Layard R: The case for psychological treatment centres. *BMJ* 2006 Apr 29; 332(7548):1030-2.

3. Van Schaik DJ, Klijn AF, van Hout HP, van Marwijk HW, Beekman AT, de HM y cols.: Patients' preferences in the treatment of depressive disorder in primary care. *Gen Hosp Psychiatry* 2004 May; 26(3):184-9.

4. Bea SM, Deleon M: All stressed up with no place to go: a brief guide to psychotherapy referrals for primary care providers, including obstetricians and gynecologists. *Clin Obstet Gynecol* 2004 Sep; 47(3):597-607.

5. Lynne H, John O: Personality disorder, primary care counselling and therapeutic effectiveness. *Journal of Mental Health* 2002 Apr; 11(2):131.

6. Moran P, Rendu A, Jenkins R, Tylee A, Mann A: The impact of personality disorder in UK primary care: a 1-year follow-up of attenders. *Psychol Med* 2001 Nov; 31(8):1447-54.

7. Rendu A, Moran P, Patel A, Knapp M, Mann A: Economic impact of personality disorders in UK primary care attenders. *Br J Psychiatry* 2002 Jul; 181:62-6.

8. Ward RK: Assessment and management of personality disorders. *Am Fam Physician* 2004 Oct 15; 70(8):1505-12.

9. Butler RN, Cohen G, Lewis MI, Simmons-Clemmons W, Sunderland T: Late-life depression: treatment strategies for primary care practice. *Geriatrics* 1997 Apr; 52(4):51-60, 63.

10. Norcross JC, Goldfried MR: *Handbook of psychotherapy integration.* 2005; 2nd ed.

11. Green SA: Office psychotherapy for depression in the primary care setting. *Am J Med* 1996 Dec 30; 101(6A):37S-44S.

12. Asarnow JR, Jaycox LH, Duan N, LaBorde AP, Rea MM, Murray P y cols.: Effectiveness of a quality improvement intervention for adolescent depression in primary care clinics: a randomized controlled trial. *JAMA: The Journal of the American Medical Association* [NLM - MEDLINE] 2005 Jan 19; 293(3):311.

13. Clemens NA: Depression, psychotherapy, and primary care. *J Psychiatr Pract* 2004 Mar; 10(2):127-9.

14. Sullivan MD, Cole SA, Gordon GE, Hahn SR, Kathol RG: Psychiatric training in medicine residencies: current needs, practices, and satisfaction. *Gen Hosp Psychiatry* 1996 Mar; 18(2):95-101.

15. Mirapeix C: Psicoterapia cognitivo analítica: un modelo general de psicoterapia. XVI Congreso de la Sociedad Española de Psiquiatria Biológica. Bilbao. 1992. Ref Type: Abstract

16. Mirapeix C: De la multicausalidad Biopsicosocial a una concepción integradora de la psicoterapia. Editorial en: *Arch de Neurobiologia;* vol 60 (1):1-3, 1997.

17. Fernández Liria A, Hernández Monsalve M, Rodríguez Vega B: Psicoterapias en el sector público: un marco para la integración. Asociación Española de Neuropsiquiatría. Estudios/19. Madrid; 1997.

18. Castonguay L, Beutler LE: Principles of therapeutic change that work. 2006.

19. Lambert M: Psychotherapy outcome research: Implications for integrative and eclectic therapist. En: Norcross JC y Golfried MR, editor. *Handbook of psychotherapy integration.* Basic Books; 1992.

20. Prochaska JO, Norcross JC: Systems of psychotherapy a transtheoretical analysis. 5th ed ed. Pacific Grove, CA: Brooks/Cole Pub, 2003.

21. Beitman BD: The structure of individual psychotherapy. New York: Guilford press, 1987.

22. Borkovec TD, Ruscio AM: Psychotherapy for generalized anxiety disorder. *J Clin Psychiatry* 2001; 62 Suppl 11:37-42.

23. Durham RC, Chambers JA, MacDonald RR, Power KG, Major K: Does cognitive-behavioural therapy influence the long-term outcome of generalized anxiety disorder? An 8-14 year follow-up of two clinical trials. *Psychol Med* 2003 May; 33(3):499-509.

24. Gorman JM: Treatment of generalized anxiety disorder. *J Clin Psychiatry* 2002; 63 Suppl 8:17-23.

25. Ablon JS, Jones EE: Validity of controlled cinical trials of psychotherapy: findings from the NIMH Treatment of Depression Collaborative Research Program. *Am J Psychiatry* 2002 Jun; 159(5):775-83.

26. Arnow BA, Constantino MJ: Effectiveness of psychotherapy and combination treatment for chronic depression. *J Clin Psychol* 2003 Sep; 59(8):893-905.

27. Fava GA, Rafanelli C, Grandi S, Conti S, Ruini C, Mangelli L y cols.: Long-term outcome of panic disorder with agoraphobia treated by exposure. *Psychol Med* 2001 Aug; 31(5):891-8.

28. Huppert JD, Bufka LF, Barlow DH, Gorman JM, Shear MK, Woods SW: Therapists, therapist variables, and cognitive-behavioral therapy outcome in a multicenter trial for panic disorder. *J Consult Clin Psychol* 2001 Nov; 69(5):747-55.

29. Milrod B, Busch F, Leon AC, Aronson A, Roiphe J, Rudden M y cols.: A pilot open trial of brief psychodynamic psychotherapy for panic disorder. *J Psychother Pract Res* 2001; 10(4):239-45.

30. Eddy KT, Dutra L, Bradley R, Westen D: A multidimensional meta-analysis of psychotherapy and pharmacotherapy for obsessive-compulsive disorder. *Clin Psychol Rev* 2004; 24(8):1011-30.

31. Hogarty GE, Flesher S, Ulrich R, Carter M, Greenwald D, Pogue-Geile M y cols.: Cognitive enhancement therapy for schizophrenia: effects of a 2-year randomized trial on cognition and behavior. *Arch Gen Psychiatry* 2004 Oct; 61(9):866-76.

32. Kaplan AS: Psychological treatments for anorexia nervosa: a review of published studies and promising new directions. *Can J Psychiatry* 2002 May; 47(3):235-42.

33. Bateman AW, Fonagy P: Effectiveness of psychotherapeutic treatment of personality disorder. *Br J Psychiatry* 2000 Sep; 177:138-43.

34. Clarkin JF, Foelsch PA, Levy KN, Hull JW, Delaney JC, Kernberg OF: The development of a psychodynamic treatment for patients with borderline personality disorder: a preliminary study of behavioral change. *J Personal Disord* 2001; 15(6):487-95.

35. Gabbard GO: Psychotherapy of personality disorders. *J Psychother Pract Res* 2000; 9(1):1-6.

36. Perry JC, Banon E, Ianni F: Effectiveness of psychotherapy for personality disorders. *Am J Psychiatry* 1999 Oct; 156(9):1312-21.

37. Ryle A, Golynkina K: Effectiveness of time-limited cognitive analytic therapy of borderline personality disorder: factors associated with outcome. *Br J Med Psychol* 2000 Jul; 73 (Pt 2):197-210.

38. Feinstein RE, Feinstein MS: Psychotherapy for health and lifestyle change. *J Clin Psychol* 2001 Nov; 57(11):1263-75.

39. Timothy AC: Estimating treatment duration for psychotherapy in primary care. *Journal of Public Mental Health* 2006 Sep; 5(3):23.

40. Gilbert N, Barkham M, Richards A, Cameron I: The effectiveness of a primary care mental health service delivering brief psychological interventions: a benchmarking study using the CORE system. *Primary Care Mental Health* 2005 Dec; 3(4):241-51.

41. Larry BM: An evidence-based recipe for primary care, psychotherapy and patient preferences: Response to "A systematic review of brief psychological therapies in primary health care". Families, Systems & Health 2000; 18(3):315.

42. Mirapeix C: Psicoterapia cognitivo-analítica. Un modelo integrador de intervención. http://www aperturas org/18mirapeix html 2004.

43. Mirapeix C: Psicoterapia Cognitivo Analítica. En: Caro I, editor. *Psicoterapias Cognitivas.* Paidos; 2003.

44. Brockman B, Poynton A, Ryle A, Watson JP: Effectiveness of time-limited therapy carried out by trainees. Comparison of two methods. *Br J Psychiatry* 1987; 151:602-10.

45. Fosbury JA, Bosley CM, Ryle A, Sonksen PH, Judd SL: A trial of cognitive analytic therapy in poorly controlled type I patients. *Diabetes Care* 1997; 20:959-64.

46. Ryle A: The structure and development of borderline personality disorder: a proposed model. *Br J Psychiatry* 1997; 170:82-7.

47. Walsh S, Hagan T, Gamsu D: Rescuer and rescued: applying a cognitive analytic perspective to explore the 'mis-management' of asthma. *Br J Med Psychol* 2000; 73(Pt 2):151-68.

48. Clarke S, Pearson C: Personal constructs of male survivors of childhood sexual abuse receiving cognitive analytic therapy. *Br J Med Psychol* 2000; 73(Pt 2):169-77.

49. Sheard T, Evans J, Cash D, Hicks J, King A, Morgan N, Nereli B, Porter I, Rees H, Sandford J, Slinn R, Sunder K: A CAT-derived one to three session intervention for repeated deliberate self-harm: a description of the model and initial experience of trainee psychiatrists in using it. *Br J Med Psychol* 2000; 73(Pt 2):179-96.

50. Ryle A, Golynkina K: Effectiveness of time-limited cognitive analytic therapy of borderline personality disorder: factors associated with outcome. *Br J Med Psychol* 2000; 73(Pt 2):197-210.

51. Wildgoose A, Clarke S, Waller G: Treating personality fragmentation and dissociation in borderline personality disorder: a pilot study of the impact of cognitive analytic therapy. *Br J Med Psychol* 2001; 74:47-55.

52. Dare C, Eisler I, Russell G, Treasure J, Dodge L: Psychological therapies for adults with anorexia nervosa: randomised controlled trial of out-patient treatments. *Br J Psychiatry* 2001; 178:216-21.

53. Margison FR, Barkham M, Evans C, Mcgrath G, Clark JM, Audin K, Connell J: Measurement and psychotherapy. Evidence-based practice and practice-based evidence. *Br J Psychiatry* 2000; 177:123-30.

54. Beutler LE, Clarkin JF: Systematic treatment selection toward targeted therapeutic interventions, 1990.

55. Blatt SJ, Zuroff DC: Empirical evaluation of the assumptions in identifying evidence based treatments in mental health. *Clin Psychol Rev* 2005 Jun; 25(4):459-86.

56. Rost K, Nutting P, Smith JL, Elliott CE, Dickinson M: Managing depression as a chronic disease: a randomised trial of ongoing treatment in primary care. *BMJ* 2002 Oct 26; 325(7370):934.

57. Sherbourne CD, Wells KB, Duan N, Miranda J, Unutzer J, Jaycox L y cols.: Long-term effectiveness of disseminating quality improvement for depression in primary care. *Arch Gen Psychiatry* 2001 Jul; 58(7):696-703.

58. Schacht TE: Making psychotherapy work in primary care medicine. *Am Fam Physician* 2006 Jan 1; 73(1):34, 37.

59. Willemse GR, Smit F, Cuijpers P, Tiemens BG: Minimal-contact psychotherapy for sub-threshold depression in primary care. Randomised trial. *Br J Psychiatry* 2004 Nov; 185:416-21.

60. Beitman BD: Integrating psychotherapy and pharmacotherapy dissolving the mind-brain barrier. New York: Norton, 2003.

4.7

La utilización de terapias cognitivas y de la conducta en atención primaria

MARÍA PAZ GARCÍA-VERA, JESÚS SANZ Y MARÍA DOLORES AVIA

INTRODUCCIÓN

Bajo el nombre de terapias cognitivas y conductuales se hace alusión al conjunto de estrategias, procedimientos y técnicas de intervención que utiliza la modificación o terapia de conducta (TC)*. Ésta se puede definir como "la aplicación de la teoría y de la investigación básica procedentes de la psicología experimental a la alteración de la conducta, con el propósito de resolver problemas tanto de índole personal como social, y de mejorar el funcionamiento humano en general" [1, p. 9]. Por tanto, las dos características fundamentales que distinguen a la TC de otros enfoques psicoterapéuticos es su doble compromiso tanto con el *corpus* teórico y empírico de la psicología científica, como con el rigor metodológico experimental.

El propósito de este capítulo es dar a conocer a los profesionales de la atención primaria las terapias cognitivo-conductuales, rompiendo algunos mitos en torno a las mismas, presentando datos recientes de su eficacia y explicando brevemente algunas de ellas, en concreto, las más relevantes para el tratamiento de los problemas psicopatológicos más frecuentes en atención primaria —ansiedad, depresión, cefaleas e insomnio**—, ya que describir el amplio repertorio de terapias cognitivo-conductuales en unas pocas páginas resultaría casi imposible y, de hecho, ya hace algunos años necesitó de la publicación de un diccionario monotemático[3].

Mitos sobre la Terapia de Conducta

Previo al abordaje de las terapias, consideramos necesario romper algunas de las falsas creencias y mitos que aún hoy existen sobre la TC y que impiden que los profesionales de atención primaria las utilicen o busquen especialistas apropiados a los cuales remitir sus pacientes.

* Aunque ambos términos se pueden utilizar indistintamente, se suele utilizar el nombre de "terapia de conducta" para el ámbito de las aplicaciones clínicas, y el nombre de "modificación de conducta" para referirse a otros tipos de aplicaciones (p.ej., en el deporte, la educación, el trabajo y las organizaciones, los problemas comunitarios y sociales).

**La hipertensión esencial es otro problema muy frecuente en atención primaria que también implica factores psicológicos, pero de su tratamiento cognitivo-conductual nos hemos ocupado con mayor detenimiento en otro trabajo[2].

1. *"La TC sólo cambia los síntomas de los problemas, pero no sus causas"*. Es cierto que en la TC se comienza por describir los síntomas o conductas problemáticas, pero para pasar después al análisis de los determinantes del comportamiento de la persona, a las causas de sus trastornos, y sólo una vez establecidas éstas, y en función de ellas, se buscan procedimientos y técnicas para superarlos. En consecuencia, modifica causas y no solamente síntomas, si bien, para valorar la magnitud de los cambios de la forma más objetiva posible, evalúa si los síntomas continúan o no.

2. *"La TC no está interesada en el desarrollo histórico de los trastornos y, para tratar con éxito un trastorno, es indispensable conocer las causas que lo originaron"*. Precisamente la importancia que la TC otorga al análisis de las causas le ha llevado a constatar que en múltiples ocasiones los factores causales que originaron un problema (p. ej., comenzar a fumar por probar nuevas sensaciones, por identificarse con los adultos, etc.) no coinciden necesariamente con los factores causales que lo mantienen (p. ej., seguir fumando por la presencia de síntomas negativos de abstinencia). Por tanto, puesto que lo relevante es el tratamiento de los problemas que presenta ahora un paciente, la TC ha tendido a centrarse en los determinantes actuales de los problemas, más que en los históricos. Dado que los factores causales de origen no están presentes en el momento actual, difícilmente se puede intervenir sobre ellos para modificarlos. Sin embargo, esto no quiere decir que la TC actual no esté interesada en el desarrollo histórico del problema. Aunque es verdad que ésta era una posición popular entre los enfoques radicales de la TC en los primeros años de su desarrollo, desde los años ochenta la TC considera que disponer de información respecto los factores de predisposición, la génesis del problema y su evolución puede ayudar en gran medida a comprender mejor el mismo, permitiendo generar hipótesis sobre las variables relevantes que influyen en las conductas problemáticas presentes y que, por tanto, ayuden a diseñar el tratamiento más adecuado.

3. *"La TC únicamente trata de modificar los factores ambientales y las conductas observables, pero en muchos trastornos son más importantes las emociones o los pensamientos patológicos"*. Aunque algunos enfoques dentro de la TC como, por ejemplo, el análisis de conducta aplicado, se han centrado únicamente en las variables susceptibles de observación externa en aras de una mayor objetividad, en la actualidad la TC trabaja con todas las variables relevantes para solucionar un trastorno en concreto, ya sean situaciones sociales, estímulos ambientales, respuestas fisiológicas, comportamientos motores, actitudes y pensamientos, emociones o variables de personalidad.***

4. *"La TC es como un recetario de cocina, que se aplica sin tener en cuenta las particularidades de cada individuo"*. El hecho de que haya programas estandarizados de tratamiento no implica que se apliquen de manera indiscriminada y uniforme con todo tipo de personas sin tener en cuenta las características específicas de su problema, de su personalidad y del medio. En el proceso habitual de evaluación-intervención se adapta e individualiza el tratamiento a cada persona. Por ejemplo, aplicar un programa de tratamiento cognitivo-conductual para la fobia social puede implicar, junto al elemento clave y estándar de exposición a las situaciones temidas, sesiones más o menos frecuentes e intensas de entrenamiento en habilidades sociales o de técnicas de reestructuración cognitiva según sean las habilidades sociales del individuo en cuestión o sus actitudes disfuncionales. En palabras de uno de los pioneros de la TC: se trata de diseñar "qué tra-tamiento, aplicado por quién, es más efectivo para qué individuo con qué problema concreto, y bajo qué conjunto de circunstancias"[4]. Por supuesto, esta individualización del programa de intervención no está reñida con su especificación en términos objetivos. La perspectiva cognitivo-conductual exige que se especifiquen de forma objetiva, clara, precisa y estructurada los objetivos, técnicas y contextos de aplicación, así como los métodos para evaluar su eficacia. Sólo así puede ser objeto de contrastación empírica por parte de la comunidad científica. En este sentido, la utilización de las terapias en una forma que se aleje mucho de los procedimientos e indicaciones validados en la literatura científica, o sin el conocimiento de la teoría que subyace tras ellas, es más que probable que conlleve errores que contribuyan a reducir la eficacia de dichas técnicas. Éste ha sido el caso, por ejemplo, del entrenamiento en relajación progresiva (ERP), el cual muy pocas veces ha sido administrado de forma fiel a sus principios teóricos o según los protocolos empíricamente validados y que, por tanto, frecuentemente ha sido minusvalorado en su eficacia[5]. Una consecuencia lógica de ese énfasis en la especificación objetiva ha sido la creación de manuales de terapias y tratamientos[6-8]. Estos manuales han permitido no sólo la diseminación de los procedimientos entre los profesionales, sino también la replicación en la práctica clínica de los resultados de las investigaciones.

***Una prueba evidente de que la TC no sólo se centra en las conductas observables es que el nombre de "terapia cognitivo conductual" también se emplea como sinónimo de TC, lo cual denota el interés actual por los mecanismos cognitivos implicados en el comportamiento de las personas y el uso de procedimientos específicos para modificar los pensamientos distorsionados o para proporcionar al individuo habilidades cognitivas más adaptativas.

5. *"Las técnicas de TC son demasiado simples para problemas tan complejos como los trastornos psicopatológicos y, en todo caso, son sólo útiles con algunos problemas más simples como las fobias específicas o los trastornos de conducta infantil"*. El hecho de que la literatura científica haya aplicado las técnicas de forma aislada para así comprobar su eficacia diferencial o el hecho de que en manuales como éste se opte, con fines didácticos, por presentarlas de forma aislada no implica que en la práctica clínica se utilicen también de forma aislada. Ésta es la excepción más que la regla. Los problemas suelen responder a múltiples causas y, por tanto, también suelen ser múltiples las soluciones. Las intervenciones en TC implican la aplicación personalizada de un conjunto de técnicas que conjugan los principios activos de su eficacia para cada uno de los aspectos de ese problema. Por otro lado, la investigación en los últimos 40 años ha permitido desarrollar múltiples terapias cognitivas y conductuales eficaces para todo tipo de trastornos mentales y problemas clínicos, desde los más frecuentes (trastornos de ansiedad, depresivos, de abuso y dependencia del alcohol y otras drogas, sexuales, de pareja o del sueño) hasta los considerados más graves, complejos o difíciles de tratar (esquizofrenia, retraso mental, autismo o trastornos de personalidad), terapias que se han puesto a prueba con pacientes de muy distinta edad y condición sociocultural. De hecho, la TC abarca hoy en día un abanico muy amplio de problemas relacionados no sólo con la psiquiatría y la psicología clínica, sino también con la medicina general como, por ejemplo, la hipertensión esencial, las cefaleas o el insomnio (tabla I).

6. *"Aunque la TC parece útil, su eficacia no ha sido todavía demostrada empíricamente"*. Desde que surgió la TC a finales de los años 50, se ha acumulado una gran cantidad de datos empíricos sobre la eficacia de la TC en muy diversos problemas y trastornos psicopatológicos y, en los últimos 30 años, son numerosos los ensayos clínicos controlados en los cuales se ha comparado la TC con procedimientos placebo, condiciones de lista de espera, terapias farmacológicas y otras formas de psicoterapias[9,10]. De hecho, para los trastornos depresivos y ansiosos, los cuales representan dos de los trastornos mentales más prevalentes en la población general, la revisión de los estudios controlados realizados hasta la fecha indica, sin lugar a dudas, que la TC se ha mostrado igual de eficaz o más que las terapias farmacológicas, siendo el tratamiento de elección en las fobias (específica, social y agorafobia) y en los trastornos obsesivo-compulsivo, por estrés postraumático y de angustia[9,10] (tabla II).

Precisamente esta evidencia de la eficacia de las técnicas de TC, puesta de manifiesto por estudios controlados, unida a la elevada frecuencia con que los pacientes con problemas psicológicos acuden a sus médicos de atención primaria, sugieren la valiosa labor que puede desempeñar la TC en atención primaria. Una contribución que aparece detallada en la tabla III.

Por último, nos gustaría resaltar tres características distintivas de la TC que nos parecen de gran importancia para la práctica clínica. Primero, las terapias cognitivo-conductuales requieren una colaboración activa por parte del paciente, colaboración que puede ser fomentada mediante la utilización de estrategias y técnicas *ad hoc* (p. ej., los contratos conductuales). Segundo, en general todas las técnicas de TC requieren mucha práctica para ser eficaces, por eso suele indicarse a los pacientes que lleven a cabo tareas para casa, de cuya realización depende en gran parte el éxito de muchos tratamientos. Tercero, en la TC no sólo un especialista puede aplicar las técnicas, sino que, dependiendo del contexto en el que se administre el tratamiento, las personas allegadas a los pacientes —padres, familiares, cuidadores, profesores, etc.— pueden actuar como coterapeutas si previamente han recibido el adecuado entrenamiento. Los médicos de atención primaria también pueden aplicar algunas de estas técnicas, siempre que su preparación y las exigencias de la situación así lo aconsejen. La tabla IV resume brevemente bajo qué circunstancias pueden realizarse estas aplicaciones.

TÉCNICAS DE RELAJACIÓN

La relajación es un estado psicofisiológico de hipoactivación que contrarresta los efectos perniciosos de la excesiva tensión o activación, provocando en el organismo una gran variedad de efectos: disminución de la frecuencia e intensidad cardíaca, incremento de la vasodilatación arterial (mayor riego periférico y mayor oxigenación celular), incremento de la amplitud de la respiración y regularidad en el ritmo, disminución de la activación simpática, disminución de los niveles de secreción de adrenalina y noradrenalina por las glándulas suprarrenales, disminución del consumo de oxígeno, disminución de colesterol y ácidos grasos en plasma, incremento de leucocitos y mejora del sistema inmunológico, y cambios percibidos (subjetivos) en los niveles de tensión y ansiedad y sensación de tranquilidad[27].

Se considera técnica de relajación a cualquier procedimiento cuyo objetivo sea enseñar a una persona a controlar su propio nivel de activación sin ayuda de recursos externos. El control de la activación del organismo depende, en gran parte, del funcionamiento del sistema límbico, en especial del hipotálamo.

TABLA I
PRINCIPALES TÉCNICAS Y APLICACIONES DE LA TERAPIA DE CONDUCTA EN ATENCIÓN PRIMARIA

Técnicas de relajación • Entrenamiento en relajación progresiva • Hipnosis • Entrenamiento autógeno • Entrenamiento en control de la respiración	TT. de ansiedad, cefalea, migraña, insomnio, hipertensión esencial
Técnicas de exposición • Desensibilización sistemática • Inundación • Exposición gradual en vivo	TT. de ansiedad, por consumo de sustancias y de alimentación; disfunciones sexuales
Técnicas de modelado	Fobias, adherencia al tratamiento médico, preparación para intervenciones quirúrgicas
Técnicas de autocontrol • Auto-observación • Autorreforzamiento y autocastigo • Control de estímulos	Obesidad, tabaquismo, TT. por consumo de sustancias y sexuales, insomnio, problemas conyugales, adherencia al tratamiento médico
Técnicas de condicionamiento encubierto • Sensibilización encubierta • Reforzamiento encubierto	TT. de ansiedad, sexuales y por consumo de sustancias; obesidad, control del dolor
Técnicas aversivas • Técnica de fumar rápido • Aversión gustativa • Aversión eléctrica	Alcoholismo, obesidad, tabaquismo, parafilias, autolesiones, tricotilomanía
Técnicas de control de contingencias • Moldeado • Economía de fichas • Contratos conductuales o de contingencias • Tiempo fuera de reforzamiento	Problemas conyugales; esquizofrenia; tabaquismo, tricotilomanía, tics y hábitos nerviosos
Técnicas de *biofeedback*	Véase la tabla VIII
Terapias cognitivas • Terapias de reestructuración cognitiva - Terapia racional emotiva - Terapia cognitiva de beck • Terapias de manejo de situaciones - Inoculación al estrés • Terapias de solución de problemas - Solución de problemas de D'Zurilla	TT. de ansiedad, depresivos, de personalidad, por consumo de sustancias, de alimentación y sexuales; problemas conyugales, hipocondría, cefaleas, preparación para intervenciones quirúrgicas, control del dolor e ira
Entrenamiento en habilidades sociales	Fobia social, TT. depresivos y por consumo de sustancias, esquizofrenia

Este sistema tiene proyecciones eferentes hacia el neocórtex y la musculatura estriada, pero, a su vez, recibe proyecciones aferentes de dichas zonas. En consecuencia, tanto las aferencias sensoriales de los músculos como las aferencias neocorticales pueden influir en la activación del sistema límbico y, por ende, en la activación simpática y cortical. Las diversas técnicas de relajación actúan a través de algunas de estas dos vías, posiblemente por las dos a la vez: disminuyendo la estimulación propioceptiva que llega al hipotálamo proveniente de los músculos estriados (p.ej., limitando la actividad corporal, disminuyendo directamente el tono muscular) o disminuyendo las señales que provienen de las zonas corticales (p.ej., restringiendo la atención, limitando la recepción sensorial exteroceptiva). Por limitaciones de espacio, de todas las técnicas de relajación típicas de la terapia de conducta, nos centraremos en el ERP, quizás la más utilizada e investigada junto al entrenamiento en respiración. Sobre este último, el lector puede consultar otro trabajo nuestro también dirigido especialmente a los médicos de atención primaria[28].

TABLA II

EFICACIA DE LAS TERAPIAS COGNITIVO-CONDUCTUALES (TCC), FARMACOLÓGICAS (TF) Y SU COMBINACIÓN PARA LOS TRASTORNOS DEPRESIVOS Y DE ANSIEDAD: RESUMEN DE REVISIONES DE ESTUDIOS CONTROLADOS

Trastorno	**Terapias cognitivo-conductuales**		**Terapias farmacológicas**		**Combinación (TCC + TF)**		**Referencia**
	% pacientes mejorados (Rango) Nº pacientes (Nº estudios)		**% pacientes mejorados** (Rango) Nº pacientes (Nº estudios)		**% pacientes mejorados** (Rango) Nº pacientes (Nº estudios)		
	Post -tratamiento	**Seguimiento**	**Post -tratamiento**	**Seguimiento**	**Post -tratamiento**	**Seguimiento**	
Depresivo mayor	**50%** (47-55) — (22)	NE	**52%** (44-67) — (150)	NE	**49%** (35-54) — (7)	NE	(11)
Obsesivo compulsivo	NE	**76%** (50-100) 376 (16)	**47%** (38-60) 1520 (4)	**6%** 18 (1)	NE	NE	(12, 13)
Angustia (pánico)/ agorafobia	**74%** (32-100) 196 (9)	**76%** (43-100) 202 (10)	**58%** (10-100) 744 (21)	**40%** (39-48) 388 (2)	**63%** (25-78) 153 (7)	**89%** (87-92) 37 (2)	(14-17)
Ansiedad generalizada	**62%** 21 (1)	**56%** (42-58) 127 (5)	**74%** (65-92%) 945 (4)	**53%** (40-66) — (1)	**70%** 21 (1)	NE	(13, 18-20)
Fobia Social	**64%** (50-75) 64 (2)	**77%** (52-89) 52 (3)	**65%** (30-91) 138 (4)	NE	NE	NE	(13, 21-24)
Estrés postraumático	NE	**84%** (71-100) 87 (3)	**60%** (43-75) 45 (2)	NE	NE	NE	(15, 25, 26)

Nota. NE = No se encontró ningún trabajo que revisará los estudios controlados dando porcentajes de pacientes mejorados.

TABLA III

EL PAPEL DE LA TERAPIA DE CONDUCTA (TC) EN ATENCIÓN PRIMARIA

- Muchos pacientes que acuden al médico de atención primaria presentan problemas psicopatológicos. El médico debe descartar primero la existencia de patología física. Si no la hubiera, se explicará este hallazgo al paciente aliviando así sus temores hipocondríacos.
- En la explicación hay que tener cuidado para que el paciente no interprete que "no tiene nada". Se debe decir que se sabe que sus *síntomas son reales* y que eso obedece a un trastorno conocido: "depresión mayor", "ansiedad generalizada", etc. Se le debe explicar la naturaleza de sus síntomas y la *necesidad de tratamiento.*
- Ante la ausencia de patología orgánica no se debe infravalorar el trastorno (p.ej., considerar las obsesiones como simples "manías", exhortar al paciente a no preocuparse, emplear frases como "ya se le pasará"), ni rechazar al paciente o inhibirse terapéuticamente.
- *El tratamiento no se debe limitar a la prescripción de fármacos.* La *TC ofrece soluciones* a muchos trastornos y en algunos de ellos sus técnicas son las más eficaces y, por tanto, la primera elección terapéutica.
- La TC también será una alternativa a considerar cuando el paciente manifieste expresamente su deseo de recibir psicoterapia o se muestre contrario a tomar medicación.
- Si los fármacos son el tratamiento de primera elección, se empleará la TC cuando:
  - La medicación, administrada según su pauta óptima, no sea eficaz o provoque efectos adversos importantes.
  - El paciente tenga dificultades con la observancia del tratamiento farmacológico.
  - El paciente muestre una respuesta parcial o completa a los fármacos, pero todavía siga mostrando síntomas residuales que son claramente psicológicos (p.ej., baja autoestima, carencia de habilidades sociales) o problemas psicosociales significativos (p.ej., falta de apoyo social).
- El tratamiento estará en función de los resultados de la evaluación y el diagnóstico, y deberá diseñarse de forma *individualizada*.
- En la mayoría de las ocasiones en que se use TC, se deberá combinar más de una técnica en un *programa de amplio espectro* que aborde todos los problemas del paciente.
- Se deben *evaluar continuamente* los resultados del tratamiento, y proseguir o reformular la intervención en función de los mismos.

TABLA IV
¿QUIÉN DEBE APLICAR LA TERAPIA DE CONDUCTA (TC)?

- El médico de atención primaria puede llevar a la práctica algunas técnicas de TC si tiene una formación adecuada. En este caso, es importante tener en cuenta que:
  - Se requiere una *formación específica* tanto teórica como práctica, la cual se puede adquirir en diversos centros y programas. El médico debería asesorarse por un especialista en TC sobre cuáles ofrecen una formación con garantías.
  - Las primeras aplicaciones deberían ser *supervisadas* por un especialista.
  - Se deben utilizar *técnicas contrastadas empíricamente*, y según las indicaciones clínicas y pautas de administración así mismo contrastadas.
  - Las técnicas de TC no son fármacos que tengan un efecto independientemente del paciente: requieren su *colaboración* (tareas para casa) y mucha *práctica*.
  - No se deben realizar técnicas de TC sobre las que no se tenga experiencia sin la consulta con un especialista.
  - Las técnicas de TC suelen requerir mayor tiempo de consulta.
- Si estas condiciones no se cumplen, el médico debe derivar al paciente a un psiquiatra o psicólogo especialista en TC.
- También se derivarán los pacientes con trastornos graves o que precisen tratamientos complejos que requieren la combinación de diversas técnicas de TC.
- Si se deriva al paciente, no hay que desentenderse de él; en algunos casos el terapeuta de conducta necesitará de la colaboración del médico, en otros dará una orientación diagnóstica y terapéutica que el propio médico puede luego controlar.

Entrenamiento en Relajación Progresiva (ERP)

Es un conjunto de técnicas que se derivan de la relajación progresiva original creada por Edmond Jacobson en los años 30 para controlar el nivel de activación del organismo a partir del control de la musculatura esquelética. El objetivo final del ERP es que el cuerpo perciba de forma instantánea cualquier señal de tensión innecesaria y automáticamente reduzca su nivel de activación. Para conseguirlo, el ERP se basa en la práctica continuada de ejercicios centrados, al principio, en identificar las sensaciones de tensión y relajación. Para ello, el paciente contrae y estira de forma alternativa y sistemática los diferentes grupos de músculos estriados, contrastando así las sensaciones de tensión y relajación. Posteriormente, los ejercicios se centran en la relajación de los músculos mediante la evocación de las sensaciones de relajación, sin necesidad de tensarlos previamente. Una vez que el paciente ha aprendido a relajarse profundamente por evocación, se suele introducir algún estímulo que le ayude a hacerlo en un tiempo más breve, asociando para ello las sensaciones de relajación con estímulos (EE) verbales (p.ej., contar mentalmente de uno a diez —recuento— o decir la palabra "relax"). Para que se domine la técnica lo más rápidamente posible, todos los ERP incluyen instrucciones para practicarla en casa, para lo cual suele ser muy útil proporcionar al paciente una casete con una de las sesiones de ERP grabada en la clínica y un diario de relajación para que el paciente registre la práctica realizada en casa.

Fundamentos biológicos/psicológicos

El ERP se basa en investigaciones que demuestran que la relajación de la musculatura esquelética provoca una disminución del nivel de excitabilidad de la división simpática del hipotálamo y, a través de una reducción en las descargas hipotalámico-corticales, una reducción similar en el estado de excitabilidad del córtex cerebral.

Indicaciones clínicas

Siempre que sea necesaria una reducción de la activación psicofisiológica. Como tratamiento específico ha sido especialmente útil en el insomnio, los problemas de tensión muscular y de irritabilidad, la cefalea tensional y para aliviar los efectos negativos de la quimioterapia del cáncer, aunque se ha aplicado de forma conjunta con otras terapias farmacológicas y/o psicológicas en muchos otros problemas como, por ejemplo, ansiedad generalizada, migraña, hipertensión, fobias, asma bronquial, hiperactividad, colon irritable o dolor crónico. En el caso del insomnio y las cefaleas, si los pacientes tienen mucho estrés diario, hay que añadir técnicas de inoculación al estrés o solución de problemas; si tienen un trastorno psicopatológico concomitante, habrá que tratar inexcusablemente dicho trastorno, y, si presentan un alto nivel de preocupación y de pensamientos negativos, se debe incluir alguna terapia cognitiva. Su utilización como parte de otros procedimientos terapéuticos está muy extendida, siendo un elemento importante de las estrategias de autocontrol enseñadas en las terapias cognitivas o en las técnicas de exposición. De hecho, para el tratamiento de los trastornos de ansiedad, se debe combinar el ERP con estas otras técnicas.

Efectividad

En los seguimientos realizados entre 3 meses y 9 años, y en relación a la sintomatología presentada antes de iniciar el pretratamiento, el ERP consigue importantes reducciones de dicha sintomatología que se cifran en un 37% en el caso del insomnio[29], entre 36 y 59% en el caso de la cefalea tensional[30], y entre 48 y 52% en el caso de la migraña[30]. En cuanto a los trastornos de ansiedad, entre un 19 y un 50% de los pacientes con ansiedad generalizada mejoran clínicamente[5], y entre un 38 y un 74% de los pacientes con trastorno de angustia o agorafobia no experimentan ninguna crisis de angustia al terminar el tratamiento[5].

Administración

Aunque existen diversas modalidades de ERP, las cuales varían en cuanto al tiempo, pauta y forma de aplicación, una administración estándar del ERP suele seguir los siguientes pasos:

— Explicar al paciente la naturaleza de su problema y la justificación del ERP (tabla V).
— Aplicar el ERP al paciente siguiendo las instrucciones de la tabla V, y grabar la sesión. Utilizar una voz cálida, baja y suave, a un ritmo más lento de lo normal, y tomarse todo el tiempo necesario.
— Dar información al paciente sobre cómo lo ha hecho y elogiar sus esfuerzos, lo cual ayudará a que el paciente domine la técnica con más rapidez y eficacia, y estimulará su motivación para practicar.
— Pedir al paciente que practique el ERP en casa al menos dos veces al día. Para ello:

- Darle la hoja de instrucciones (tabla V) y la cinta grabada.
- Darle un diario de relajación en el que puede anotar, por ejemplo, las sesiones de práctica, el tiempo dedicado a la misma, la tensión que experimentaba antes y después de la sesión, y la tensión que ha experimentado a lo largo del día.

— Es importante que el paciente comprenda bien tanto las instrucciones para realizar el ERP como las instrucciones para rellenar el diario de relajación, ya que este factor suele aumentar la observancia del tratamiento. Hay que animarlo a hacer preguntas si tiene dudas sobre algún aspecto.
— Es preciso realizar un mínimo de 4-8 sesiones de ERP en la consulta (una por semana) durante las cuales, mediante los diarios de relajación, se ha de comprobar cómo el paciente está practicando la ERP y el progreso que está obteniendo, y se han de elogiar sus esfuerzos. Estas sesiones pueden llevar entre 25-40 minutos.
— Posteriormente, cuando el paciente sea capaz de relajarse realizando tan sólo los ejercicios de respiración profunda pronunciado la palabra «R-E-L-A-X» (tabla V), es conveniente realizar un seguimiento clínico de hasta tres meses que asegure que el paciente practica con regularidad, pues éste es el factor más poderoso en el mantenimiento de los efectos terapéuticos, y que aplica la técnica como estrategia de autocontrol en las situaciones problemáticas. Estas sesiones de seguimiento (alrededor de 6) se pueden realizar en 10 minutos.
— Para la correcta aplicación del ERP parece conveniente que el médico de familia sepa relajarse mediante dicha técnica. Además, el médico puede así mostrar al paciente cómo se hacen los ejercicios, lo cual ayuda a clarificar las instrucciones y aliviar cualquier vergüenza que resulte de adoptar expresiones faciales «raras».

En las cefaleas tensionales y migrañosas, la utilización combinada de fármacos y ERP se ha mostrado más eficaz que cualquiera de las dos terapias en solitario[30]; se recomienda iniciar ambas y, a medida que se obtengan resultados positivos, retirar gradualmente la medicación para prevenir sus posibles efectos secundarios.

Efectos adversos

En general ninguno, aunque en pacientes con historia de ansiedad generalizada, trastorno de angustia o hiperventilación puede aparecer, ocasionalmente, un incremento de ansiedad mientras se realiza el ERP. En estos casos se debe tranquilizar al paciente diciéndole que es un incremento aparente de los síntomas, como la frecuencia cardíaca o la tensión muscular, que indican simplemente una mayor conciencia física y no una disfunción física.

Tabla V
Instrucciones para la relajación progresiva

I. Explicación

Cuando Ud. se encuentra angustiado o nervioso, ciertos músculos de su cuerpo están tensos. Si pudiera aprender a identificar estos músculos podría relajarlos y experimentaría una sensación opuesta a la tensión, se sentiría relajado porque sus músculos están relajados. La forma en que le enseñaremos la relajación es haciendo que ponga tensos ciertos músculos del cuerpo y después los relaje. Los mismos músculos que Ud. tensará deliberadamente son los que se ponen tensos cuando está angustiado o nervioso. Si Ud. aprende a tensar ciertos músculo de su cuerpo, conseguirá identificarlos cuando estén tensos; además, le proporcionará un contraste muy vívido entre tensión y relajación, con lo que le será más fácil aprender a relajarlos. Si aprende a relajarse tal como se le indica y practica siguiendo estas instrucciones, al cabo de cierto tiempo podrá relajarse en cualquier situación que le provoque ansiedad.

De igual modo, si Ud. se dirige hacia una situación que prevé que le provocará ansiedad (poner un ejemplo), puede relajarse justo antes de entrar en dicha situación. Si ha pasado una situación que le ha provocado ansiedad y aún se siente con malestar (poner un ejemplo), puede relajarse y minimizar el efecto de dicha ansiedad. En otras palabras, Ud. va a usar la relajación como una técnica de autocontrol para el resto de su vida, antes de una situación que le produzca ansiedad, durante la situación, mientras está ansioso, y después de una situación angustiosa si todavía siente ansiedad.

Hacer relajación dos veces al día o en cualquier momento en que la necesita le ayudará a mantener un nivel bajo de ansiedad y tensión, le ayudará a dejar de sentir angustia ante las cosas nuevas y le ayudará también a perder el miedo a ciertas situaciones.

II. Ambiente de relajación

Cuando esté preparado para empezar, elija una habitación tranquila, con una temperatura confortable y una iluminación tenue, y concédase, al menos, 20-30 minutos ininterrumpidos de tiempo para la relajación. Es importante que no haya nada que le distraiga mientras se relaja. Por tanto, si está esperando una llamada de teléfono, deje el teléfono descolgado o baje el volumen del timbre; de igual manera, no se ponga a cocinar justo antes de relajarse si la comida se le puede salir o quemar. Siéntese en un sillón que tenga un buen respaldo y que recoja bien el tronco, sin oprimir el estómago o el vientre; también puede tumbarse boca arriba en la cama o en el suelo. Apóyese hacia atrás de modo que los brazos y las piernas estén estirados, y la cabeza y todas las partes del cuerpo tengan apoyo. No use ropa, calzado u otros objetos que le opriman o molesten. Lo ideal es utilizar ropas amplias y cómodas, y quitarse los zapatos. Si usa lentes de contacto es preferible que se las quite, pues le pueden resultar incómodas mientras mantiene los ojos cerrados.

III. Ejercicios de tensión y relajación

Una vez que se encuentre cómodo, comenzará a tensar y relajar grupos de músculos de tu cuerpo. Cuando tense una determinada parte o músculo, fíjese dónde siente particularmente la tensión. Es importante que consiga la máxima tensión a medida que contrae cada grupo de músculos. Después observe qué es lo que siente cuando los músculos se están relajando. La secuencia es: (1) tensar los músculos hasta su grado máximo; (2) notar lo que siente cuando los músculos están tensos; (3) relajarlos, y (4) disfrutar de esa agradable sensación. Cuando esté tensando y relajando una parte determinada de su cuerpo, intente mantener el resto de su cuerpo relajado. Puede que al principio esto sea difícil de conseguir, pero después de un poco de práctica le será mucho más fácil.

A continuación le describiré cómo tensar y relajar cada grupo muscular. Mantenga tensa cada parte del cuerpo al menos durante cinco segundos y después de relajar cada grupo muscular note y disfrute de la sensación de relajación durante al menos diez segundos antes de continuar. Realice cada ejercicio dos veces y luego pase al siguiente grupo de músculos.

- Brazo derecho: Extienda el brazo derecho recto con el puño cerrado, y tense todo el brazo desde la mano hasta el hombro. Observe dónde siente la tensión (bíceps, antebrazo, en la parte de atrás del brazo, codo y en la parte de arriba y abajo de la muñeca y los dedos). Preste especial atención a las áreas que están particularmente tensas. Relájelo totalmente, relaje y baje el brazo, doblándolo por el codo; relájelo de tal forma que el brazo descanse en el regazo en la posición de relajación. Note cómo se siente al tener esos músculos sueltos, apagados, relajados y fíjese qué diferente es la sensación de ahora. (Recuerde repetir el ejercicio otra vez).
- Brazo izquierdo (Igual que antes pero con el brazo izquierdo).
- Frente: Arruge la frente tanto como pueda. Fíjese dónde la nota particularmente tensa (sobre el puente de la nariz y por encima de cada ceja). Desarrugue y relaje lentamente la frente y preste especial atención a las áreas que estaban particularmente tensas. Dedique unos cuantos segundos a observar qué siente al tener esos músculos sueltos, relajados. (Recuerde repetir el ejercicio otra vez).

TABLA V (CONTINUACIÓN)
INSTRUCCIONES PARA LA RELAJACIÓN PROGRESIVA

- Ojos: Ahora cierre los ojos y apriételos fuertemente. Note dónde los siente tensos. Debe sentir la tensión por encima y por debajo de cada párpado y en los bordes interior y exterior de cada ojo. Preste especial atención a aquellas zonas que están particularmente tensas. Relaje gradualmente los ojos mientras los va abriendo lentamente. Observe la diferencia entre tensión y relajación. (Recuerde repetir el ejercicio otra vez).
- Mandíbula: Apriete los dientes. Note dónde siente la tensión (en los músculos laterales de la cara y también en las sienes). Relaje gradualmente la mandíbula y note la sensación de distensión. Observe qué siente al tener esos músculos relajados, sueltos. Note la diferencia entre tensión y la forma en que se siente ahora. (Recuerde repetir el ejercicio otra vez).
- Cuello: Mueva la cabeza hacia delante hasta que la barbilla toque el pecho. Note la tensión en la parte anterior del cuello, pero sobre todo en la parte de atrás. Lentamente vuelva a poner la cabeza en la posición vertical. Observe cuán relajados y cómodos se sienten los músculos de delante y detrás del cuello. Ahora eche la cabeza hacia atrás todo lo que pueda de modo que sienta la tensión en la parte de atrás de su cuello pero especialmente en la de delante. Observe dónde siente especialmente la tensión. Lentamente vuelva a poner la cabeza en la posición vertical. Ésta es la posición de menor tensión. Observe la diferencia entre las sensaciones de tensión y las de relajación en estos músculos. (Recuerde repetir el ejercicio otra vez).
- Hombros: Ahora encoja los hombros. Encójalos hasta que la cabeza le quede hundida entre ellos. Note dónde siente la tensión (en los hombros, en la nuca y en el cuello). Relájese bajando lentamente los hombros. Sienta cómo la relajación se extiende al cuello, nuca y hombros, y observe la diferencia. (Recuerde repetir el ejercicio otra vez).
- Espalda: Échese hacia adelante en el sillón. Levante los codos e intente unirlos en la espalda. Observe dónde siente particularmente la tensión (en los hombros y en la parte de abajo de la espalda). Lentamente relaje y vuelve a la posición anterior en el sillón, mientras deja los brazos sueltos y los pone sobre el regazo en la posición de relajación. Observe cómo se siente al tener esos músculos sueltos, relajados y note la diferencia que siente ahora. (Recuerde repetir el ejercicio otra vez).
- Estómago: Tense el estómago contrayéndolo de forma que lo ponga tan duro como una tabla. Fíjese en dónde siente la tensión (en el ombligo y en un círculo de diez centímetros de diámetro alrededor de éste). Poco a poco relaje el estómago hasta que vuelva a su posición natural. Observe lo que siente al tener esos músculos sueltos, relajados. (Recuerde repetir el ejercicio otra vez).
- Pierna derecha: Ahora levante la pierna derecha de forma que la punta del pie mire hacia Ud. y tense toda la pierna. Note dónde la siente tensa (en la parte de arriba y abajo del muslo, la rodilla, la pantorrilla, la parte anterior y posterior del arco del pie y en los dedos de los pies). Poco a poco relaje y baje la pierna doblando la rodilla a medida que la relaja y hasta que el pie toque el suelo. Asegúrese de que la pierna vuelve a la posición de relajación y fíjese qué diferente es la sensación ahora. (Recuerde repetir el ejercicio otra vez).
- Pierna izquierda (Igual que antes pero con la pierna izquierda).

IV. Relajación sin tensión

Ahora trate de relajar todo el cuerpo. Recorra mentalmente todos los grupos de músculos, pero esta vez no tense ninguna zona de su cuerpo a menos que encuentre dificultad para relajarla. Recorra todo su cuerpo y relájelo tanto como pueda. Haga una profunda inspiración, manténgala un par de segundos y después expulse al aire lentamente mientras pronuncia para sí mismo la palabra «R-E-L-A-X», de forma que cuando llegue a la «X» haya recorrido mentalmente todo su cuerpo relajándolo completamente, desde la cabeza hasta los dedos de los pies. Repita cinco veces este ejercicio de respiración mientras pronuncia la palabra «R-E-L-A-X».

V. Práctica

Es muy importante que practique. La relajación es como cualquier otra habilidad; a mayor práctica mejores resultados. Debe practicar los apartados III y IV dos veces al día. Con el tiempo, será capaz de realizar tan sólo el apartado IV y, finalmente, simplemente los ejercicios de respiración profunda pronunciado la palabra «R-E-L-A-X». Con lo cual, en unos pocos minutos, podrá relajarse antes, durante y después de una situación que le produzca ansiedad. Si está muy ansioso o tenso no siempre conseguirá eliminar completamente la ansiedad y la tensión, pero si continúa practicando la reducirá hasta un nivel tolerable.

Modificado de Cautela y Groden[31].

Contraindicaciones

Ninguna, aunque hay que aplicar el ERP con precaución cuando sea preferible el fortalecimiento de los músculos en vez de su relajación (p.ej., en rehabilitación neuromuscular) o en pacientes con problemas musculares. En tales casos, se debe evitar trabajar con los músculos relevantes o buscar ejercicios que no provoquen dolor. También se debe aplicar con precaución en los siguientes casos: en pacientes con trastornos psicóticos, trastornos disociativos, ideación paranoica, problemas de disfunción tiroidea, epilepsia, narcolepsia y con quienes consuman ciertas drogas y fármacos (insulina, hipnóticos y medicación cardiovascular).

TÉCNICAS DE EXPOSICIÓN (TE)

Son un conjunto de técnicas que exponen o enfrentan al sujeto a los estímulos —objetos, situaciones, individuos, pensamientos, sensaciones, etc.— que le provocan ansiedad con el objetivo de reducir de forma directa las respuestas de ansiedad psicofisiológicas y motoras (escape/evitación), y de forma indirecta las cognitivas. Existen diferentes tipos de TE en función de tres parámetros:

1. La progresión de la exposición: gradual (iniciando la exposición con los EE menos ansiógenos y pasando progresivamente a los más ansiógenos a partir de una jerarquía elaborada en colaboración con el paciente) o abrupta (desde el principio se expone al paciente a situaciones altamente ansiógenas).
2. El grado de realidad con que se presentan los EE: en vivo (en la realidad, directamente) o en imaginación (describiendo los EE ansiógenos y pidiendo al sujeto que se los imagine a partir de esa descripción).
3. La utilización de una respuesta antagónica a la ansiedad: enseñar al paciente una estrategia de autocontrol que le permita generar una respuesta incompatible con la ansiedad (p.ej., ERP o entrenamiento en respiración) o simplemente pedirle que atienda cómo el malestar físico y emocional va desapareciendo.

La combinación de estos parámetros permiten distinguir distintos tipos de TEs, de los cuales los dos más utilizados son la Inundación (I) y la Desensibilización Sistemática (DS).

Inundación (I)

Es una técnica de *exposición abrupta* o brusca realizada *en vivo* que se aplica sin respuesta antagónica, aunque algunos autores recomiendan que se entrene la respuesta de relajación para aumentar la sensación de dominio en las situaciones temidas. En la I el paciente es expuesto de forma repetida a los EE ansiógenos reales y, una vez ante ellos, se le prohíbe que realice la respuesta de escape que suele emitir en semejantes situaciones *(prevención de respuesta)*, manteniéndolo de manera prolongada en dicha situación hasta que las respuestas de ansiedad desaparezcan de forma significativa.

Fundamentos biológicos/psicológicos

Los mecanismos explicativos de la reducción de la respuestas de ansiedad durante la práctica de la I están relacionados con los mecanismos psicofisiológicos de la habituación (corroborados empíricamente tanto en animales como en humanos) y con los procesos de condicionamiento clásico relacionados con la extinción de las respuestas condicionadas. Estos últimos procesos, ampliamente investigados tanto en humanos como en animales, implican que las respuestas de ansiedad serán eliminadas (extinguidas) si se expone al paciente de forma intensa y prolongada a los EE ansiógenos, y éste comprueba que no se producen las consecuencias desagradables que anticipaba. Por otro lado, puesto que la respuesta de evitación/escape se mantiene por procesos de condicionamiento operante, ya que su ejecución hace desaparecer el malestar y la ansiedad provocados por los EE ansiógenos (reforzamiento negativo), la prevención de respuesta llevaría a la extinción de dichas respuestas. En este sentido, más que impedir el escape o la evitación por sí misma, una de las claves de la I, junto a la exposición prolongada, es impedir que la evitación o el escape se asocien a períodos libres de ansiedad y, por tanto, queden reforzados por dicho proceso de reforzamiento negativo; de hecho, la I da buenos resultados aunque el paciente escape por unos momentos de los EE ansiógenos, siempre y cuando se reexponga inmediatamente a ellos.

Indicaciones clínicas

En términos generales debe utilizarse cuando el objetivo principal del tratamiento es superar la evitación del paciente a EE objetivamente no peligrosos pero que generan respuestas de ansiedad condicionada intensas, particularmente respuestas psicofisiológicas. Se utiliza en fobias específicas, fobia social, agorafobia, trastorno de angustia con agorafobia, trastorno obsesivo-compulsivo, trastorno por estrés postraumático, disfunciones sexuales provocadas por problemas de ansiedad y trastorno de angustia sin agorafobia. En este último la exposición a los EE internos (p.ej., palpitaciones, sudor, vértigo) se provoca por medio del ejercicio físico o la hiperventilación. Recientemente, nuestro equipo de investigación ha extendido su utilización a la hipocondría dentro de un programa multicomponente de enfoque cognitivo (tabla VI), con resultados bastante prometedores[32,33].

Cuando la I sea impracticable, bien porque sea demasiado cara (p.ej., fobia a los aviones), socialmente difícil de practicar (p.ej., impotencia debida a ansiedad en un paciente sin esposa/novia) o cuando los EE ansiógenos surgen de forma esporádica (p.ej., fobia a los truenos), se puede realizar una exposición en imaginación. En el resto de los casos es preferible realizar I ya que muchos estudios han demostrado la superioridad de la exposición en vivo sobre la exposición en imaginación. En el caso de que la exposición a los EE ansiógenos sea extremadamente aterradora para los pacientes (p.ej., agorafobias muy graves, trastorno por estrés postraumático), se puede comenzar por una exposición en imaginación y luego pasar a una I, o bien realizar la I de forma más graduada, no empezando directamente por el E más ansiógeno *(exposición gradual en vivo)*. De hecho, la exposición gradual en vivo es quizás la forma más utilizada de I, ya que se mejora la tasa de abandonos frente a la exposición brusca, aunque esta última tiene efectos más rápidos. Por tanto, lo recomendable es utilizar un gradiente de exposición que sea tan rápido como el paciente pueda tolerar. La utilización de medicación antidepresiva puede ayudar a mejorar los resultados de la I con pacientes con problemas depresivos concurrentes, ya que en éstos se han encontrado peores resultados.

Efectividad

Su eficacia es muy alta en los trastornos de ansiedad, consiguiendo unos porcentajes muy elevados de pacientes asintomáticos o con mejorías clínicas en los seguimientos realizados varios años con posterioridad al tratamiento. En los trastornos de angustia y agorafobia, tales porcentajes rondan el 76%[34], en las fobias específicas oscilan entre 75 y 90%[35,15], en los trastornos obsesivos-compulsivos se aproximan al 76%[12], en las fobias sociales fluctúan entre 20 y 57%[36], y en los trastornos por estrés postraumático varían entre 55 y 100%[37].

Administración

Para administrar la I se pueden seguir los siguientes pasos:

— Elaborar con el paciente un listado de EE que generan ansiedad. El listado puede jerarquizarse, pero todos los EE deben provocar niveles altos de ansiedad.
— Exponer al paciente a situaciones reales en las que estén presentes los EE ansiógenos, empezando por la que menos ansiedad provoca de la jerarquía. Las exposiciones han de ser de larga duración (aproximadamente 90 minutos-2 horas) y se ha de impedir que el paciente escape de la situación. La exposición se ha de mantener hasta que las respuestas de ansiedad alcancen su nivel máximo y luego disminuyan hasta la situación inicial en la que se encontraba el paciente. Esto puede comprobarse a través de índices psicofisiológicos, indicios externos de ansiedad o bien por la propia información del paciente.
— Es conveniente que el terapeuta esté presente y dirija las primeras exposiciones hasta que,

TABLA VI
TRATAMIENTO COGNITIVO-CONDUCTUAL DE LA HIPOCONDRÍA

- *Información** precisa sobre el problema y el tratamiento a seguir al paciente y sus familiares
- *Exposición en vivo** a las diversas sensaciones corporales
- *Entrenamiento en técnicas de manejo de la ansiedad**:
  - Entrenamiento en relajación progresiva
  - Entrenamiento en control de la respiración
  - Percepción de sensaciones positivas
  - Atención diferencial a la señales del medio
- *Inundación imaginada y en vivo** ante la posibilidad de enfermedad grave o muerte
- *Control de atribuciones negativas y reatribución**
- *Mejora de la autoestima y entrenamiento en técnicas de aserción*
- *Abordaje de áreas conflictivas* de la vida del paciente (dificultades interpersonales, insatisfacción y soledad, fallos en la capacidad de autogratificación) mediante
  - Entrenamiento asertivo
  - Negociación de familia o pareja
  - Incremento del número y tipo de actividades reforzantes

Nota: *Componentes terapéuticos incluidos en un tratamiento grupal (6 sesiones semanales de $1\frac{1}{2}$ hora) que, en un estudio controlado, obtuvo mejorías significativas al año de seguimiento en el 84% de los pacientes[33].
Avia, 1993[32]; Avia y cols., 1996[33]

posteriormente, el paciente vaya adquiriendo mayor responsabilidad en las mismas.

— Reforzar positivamente cada paso que el paciente lleve a cabo de forma adecuada, transmitirle confianza acerca de que las respuestas de ansiedad irán desapareciendo a medida que permanezca en la situación, y proporcionarle información específica sobre los progresos del tratamiento (para lo cual se pueden utilizar autorregistros).

La eficacia de la I está en función de lo repetitivo y prolongado de la exposición. Una administración ideal sería la realización de diez sesiones diarias de dos horas de duración. En los casos de fobias específicas, ha sido frecuente la mejoría en tan sólo 2-4 sesiones, incluso en una única sesión; en pacientes con obsesiones-compulsiones se necesitan muchas más sesiones para alcanzar mejorías significativas, ya que éstos suelen presentar muchos EE ansiógenos tanto externos (p.ej., tocar una manilla de la puerta sucia) como cognitivos (p.ej., dudas sobre si ha contraído el SIDA) y requieren, por tanto, de I a un mayor número de EE. Una pauta orientativa en estos pacientes es emplear al menos 20 sesiones, que es el número medio utilizado en los ensayos clínicos[38].

Por otro lado, las cuestiones prácticas dictarán si la I se aplicará individualmente o en grupo; por el terapeuta, por el propio paciente *(autoexposición)* o por coterapeutas, y con o sin modelado (observación de personas o modelos que se exponen a la situación ansiógena real antes que los pacientes y lo hacen con estrategias de enfrentamiento eficaces). En cualquier caso, es conveniente la práctica de autoexposiciones por parte del paciente sin la presencia del terapeuta o coterapeutas. De hecho, actualmente la autoexposición es la forma más utilizada por su relación costes/beneficios y, normalmente, tiene un carácter más gradual que la I aplicada por el terapeuta. En el caso de la agorafobia, la autoexposición suele durar 6 semanas en las que el paciente se expone durante 6 días a la semana (sesiones de 2 horas), e incluye 7 sesiones de una hora con el terapeuta en las que éste explica el programa, y orienta y controla su puesta en marcha; además, en las primeras sesiones el paciente suele ir acompañado de un coterapeuta.

Efectos adversos

Los efectos adversos son muy raros. Shipley y Boudewyns[39] encontraron que de un total de 3.493 pacientes, sólo 9 (0,26%) presentaron efectos secundarios importantes: 4 reacciones psicóticas breves y 5 crisis de angustia. Los efectos adversos son algo más frecuentes en el trastorno por estrés postraumático (p.ej., crisis de angustia, exacerbación de la depresión).

Contraindicaciones

Los ansiolíticos y el alcohol interfieren los procesos de aprendizaje que ocurren durante la I y le restan eficacia, sobre todo a largo plazo. Se recomienda no administrar medicación ansiolítica o consumir alcohol durante el tiempo que dure el programa de I, o reducir la dosis diaria a menos de 10 mg de diacepam o 2 vasos de vino, respectivamente.

Cuando la ansiedad no sea la emoción dominante en el trastorno por estrés postraumático (p.ej., fuertes sentimientos de culpa, tristeza o vergüenza asociados a recuerdos traumáticos relacionados con ser perpetrador más que víctima), se recomienda otros tratamientos como el entrenamiento en inoculación al estrés (EIE) ya que el riesgo de efectos adversos es mayor e incluso, en algunos casos, puede haber un empeoramiento del cuadro clínico.

Desensibilización Sistemática (DS)

Es una técnica de *exposición gradual en imaginación* donde se utiliza como respuesta antagónica la relajación. La técnica fue creada por Joseph Wolpe en 1958 y ha sido una de las más utilizadas dentro de la TC. El desarrollo de la DS sigue el siguiente proceso: (a) entrenamiento del sujeto en relajación, normalmente mediante ERP; (b) elaboración de una jerarquía de 10-20 EE ansiógenos detalladamente descritos y bien graduados de menor a mayor ansiedad, y (c) presentación graduada de los EE en imaginación mientras el sujeto se encuentra relajado, de forma que no se avanza al siguiente E de la jerarquía hasta que el paciente no informa en dos ensayos que la imaginación del E no le produce ansiedad.

Fundamentos biológicos/psicológicos

Aunque los factores de habituación y extinción comentados en la I también intervienen en la DS, existen otros dos procesos que lo hacen de manera específica en la DS: (a) el principio de inhibición recíproca, basado en los estudios fisiológicos realizados por Sherrington a principios de siglo, que subyace tras el hecho de que en presencia de la respuesta incompatible de relajación los EE ansiógenos no puedan provocar ansiedad ya que aquella inhiba a ésta, y (b) el principio de contracondicionamiento, que establece que la asociación entre los EE ansiógenos y la respuesta incompatible produce un nuevo aprendizaje en el que ante dichos EE se genera una respuesta condicionada de relajación que debilita a su vez la asociación entre los EE y las respuestas de ansiedad.

Indicaciones clínicas

Tratamiento de las fobias específicas y fobias sociales en los que se den EE condicionados de ansiedad siempre y cuando: (a) la ansiedad no esté justificada por creencias o ideas sobrevaloradas fuertemente asentadas (en tal caso se ha de aplicar una terapia cognitiva antes de pasar a la DS); (b) la ansiedad es irracional ya que el sujeto no posee habilidades para enfrentarse a los EE ansiógenos, y (c) el número de fobias es menor a cuatro y no presenta ansiedad generalizada alta. También es útil en casos de insomnio y disfunciones sexuales que supongan la participación de EE condicionados de ansiedad en el mantenimiento del problema. Es imprescindible que el individuo tenga habilidad para imaginar los EE ansiógenos; si no es el caso, deberá ser entrenado en esta habilidad.

Efectividad

Las revisiones de estudios controlados indican que el 75% de los pacientes con trastorno de angustia o agorafobia mejoran en los seguimientos realizados entre 3 meses y 9 años[34]. En tales seguimientos, también se pueden esperar reducciones del 61% de la sintomatología en los pacientes con fobia específica[34]. En el trastorno por estrés postraumático, los datos de los estudios controlados indican que los pacientes acaban el tratamiento con un 41% medio de reducción en la sintomatología que presentaban antes de comenzar la DS[37].

Administración

Para la aplicación de la DS, se deben seguir los siguientes pasos:

- Entrenar al paciente en relajación (p.ej., mediante ERP, entrenamiento en respiración, relajación autógena de Schultz, etc.).
- Elaborar una jerarquía de EE, situaciones o escenas ansiógenas pidiendo al paciente que describa con detalle dichos EE (de forma que su imaginación posterior a través del relato del terapeuta pueda ser vívida) y que valore cada uno de ellos en unidades subjetivas de ansiedad (USAs) desde 0 (mínima ansiedad ante el estímulo) hasta 100 (máxima ansiedad ante el estímulo). Si la elaboración de la jerarquía se hace durante las sesiones dedicadas al entrenamiento en relajación, es importante que se haga en la primera parte de la sesión y que la segunda parte se dedique a la relajación, para así asegurarse de que la valoración en USAs de los EE no se vea condicionada por el estado de relajación, lo cual podría dar lugar a incorrecciones en la jerarquía.
- Iniciar las sesiones de exposición a los EE ansiógenos siguiendo la secuencia relajación-imaginación-relajación:

  - La primera sesión debe comenzar con la relajación del paciente durante 15-20 minutos, aproximadamente. Cuando ya esté relajado, se describe la primera escena de la jerarquía y se pide al paciente que se la imagine claramente. Una vez que el paciente se la imagina vívidamente, debe indicar el nivel de ansiedad (de 0 a 100) que experimenta; entonces, se le vuelve a relajar y, una vez relajado de nuevo, se le describe otra vez la escena. Cada escena se presenta dos o tres veces hasta que el paciente indica que el nivel de ansiedad ante la misma es 0 o menos de 5 en dos ensayos seguidos. Cuando esto ocurre, se pasa al siguiente E ansiógeno de la jerarquía y así sucesivamente. La sesión siempre debe acabar con un estímulo desensibilizado, es decir, con una escena ante cuya imaginación el paciente indica un nivel de ansiedad de 0 o menos de 5.
  - En las siguientes sesiones el procedimiento es equivalente al de la primera sesión, pero se comienza presentando el último E desensibilizado en la sesión anterior. Las sesiones se repiten hasta completar todos los EE ansiógenos de la jerarquía.

Sin contar las sesiones dedicadas al ERP y al desarrollo de la jerarquía de EE, la DS se suele aplicar en 8-12 sesiones de una hora de duración (con media hora, más o menos, para el desarrollo de la presentación de los EE ansiógenos), realizadas a razón de 1 ó 2 sesiones por semana. Para favorecer la generalización, se deben incluir autoexposiciones en vivo, pero siempre a EE ya superados con éxito en las sesiones clínicas.

Efectos adversos

Muy raros. Véase los efectos adversos de la I.

Contraindicaciones

Véase las contraindicaciones de la I.

TÉCNICAS DE AUTOCONTROL

Pretenden enseñar al paciente los principios del condicionamiento clásico y el condicionamiento operante que rigen su conducta para que él mismo pueda modificarla, en lugar de depender del terapeuta.

Técnica de Control de Estímulo (CE)

Gran parte de nuestras conductas las llevamos a cabo de forma casi automática ante algunas situaciones (p.ej., ver un cenicero incita a fumar). Esto hace que la probabilidad de aparición de esas conductas se pueda aumentar o disminuir fomentando la presencia o ausencia de esas situaciones que van asociadas a ellas. Las situaciones que tienen poder para provocar nuestras conductas son muy variadas. Pueden ser externas (p.ej., pasar por la puerta de una pastelería) o internas (p.ej., ansiedad ante la preparación de un examen); pueden ser acciones de otras personas (p.ej., instrucciones verbales sobre cómo realizar una tarea) o autoinstrucciones.

El CE es una técnica de planificación ambiental cuyo objetivo es incrementar o disminuir la probabilidad de determinadas conductas favoreciendo o evitando la aparición de aquellos EE que las provocan. Para ello, se debe: (a) recoger los EE que provocan la conducta problemática que se quiere eliminar, o que impiden la conducta que se ha de realizar, o que provocan la conducta que se quiere instaurar; (b) seleccionar los EE del ambiente que se pueden manipular; (c) planificar el ambiente de acuerdo al paso anterior, y (d) dar instrucciones precisas al paciente para la planificación del ambiente.

Fundamento biológico/psicológico

Las técnicas de CE están basadas en el control de EE condicionados en procesos de condicionamiento clásico, y en el control de EE discriminativos (EE^{DD}) en procesos operantes. Un estímulo condicionado es una situación que de forma automática, por un aprendizaje previo, provoca una respuesta. Los EE^{DD} son situaciones que también aumentan la probabilidad de que se produzca una conducta porque informan de la probabilidad de conseguir un reforzador. Ello es así porque los EE^{DD}, también por un aprendizaje previo, se han convertido en señales que informan al sujeto de que si en esa situación concreta emite una determinada respuesta existen muchas probabilidades de conseguir el reforzador. En definitiva, ambos EE (condicionados y discriminativos) favorecen de forma más o menos automática la emisión de una respuesta y lo cierto es que, en muchos casos, no es fácil determinar si un estímulo asociado a una respuesta es un EC o un E^{D}.

En el caso del insomnio, por ejemplo, el CE consiste en prescribir al paciente el seguimiento de una serie de instrucciones (tabla VII) cuya finalidad es conseguir: (a) debilitar la asociación entre determinados estímulos que están presentes en el momento en el que se intenta dormir y las conductas incompatibles con el sueño (p.ej., leer, ver la televisión, comer, analizar lo acontecido durante el día, planificar las actividades del día siguiente, preocuparse); (b) fortalecer la asociación entre esos estímulos y la conducta de dormir, y (c) eliminar la asociación entre la conducta de dormir y otros estímulos en cuya presencia no se desea conciliar el sueño (p.ej., en el sillón antes de comer; al regresar del trabajo a casa por la tarde).

Por tanto, las instrucciones de CE están dirigidas a eliminar las actividades incompatibles con el sueño de los contextos estimulantes temporales (la hora de acostarse) y ambientales (la cama y el dormitorio) ante los cuales se desea dormir, favoreciéndose así una reasociación de tales estímulos con un inicio rápido del sueño. Además, las instrucciones de CE imponen la adherencia estricta a una hora regular para despertarse y la evitación de las siestas durante el día (tabla VII). Con estas instrucciones se trata de imponer un ritmo circadiano de sueño-vigilia más consistente y forzar aún más la reasociación de la conducta de dormir con los estímulos deseados. Puesto que se asume que las personas necesitamos dormir y que, por tanto, tarde o temprano, tenemos que hacerlo, si se evita conciliar el sueño en contextos no deseados (p.ej., durante el día, en el sillón) y se insiste en reservar un entorno concreto para dormir (la habitación, la propia cama, a una determinada hora de la noche), llegará un momento en que, inevitablemente, tendrá que suceder así.

Indicaciones clínicas

El CE debe usarse cuando el individuo no tiene control sobre su comportamiento y éste viene provocado por determinada situación. Por eso resulta indicado para controlar la conducta de comer en exceso, para desarrollar hábitos de estudio, para combatir el insomnio, para dejar de fumar y beber, para controlar conductas violentas o problemas sexuales. Estas técnicas facilitan la modificación de hábitos de conducta, pero no son suficientes por sí solas para producir cambios estables y duraderos salvo en problemas muy concretos. Se recomienda, por tanto, su utilización en paquetes terapéuticos.

Efectividad

La efectividad de la terapia de CE en problemas de insomnio está contrastada empíricamente y, de hecho, la guía clínica de la *American Academy of Sleep Medicine* la considera "tratamiento estándar" para el insomnio primario con un nivel alto de evidencia de su eficacia. Los meta-análisis que combinan resultados de varios estudios indican, por ejemplo, que la terapia de CE consigue reducir en 33 minutos como media el tiempo de inicio del sueño; es más, las revisiones de estudios controlados indican que, en los seguimientos realizados entre 1 y 3 meses, el 47% de los pacientes mejoran clínicamente de su insomnio, mejorías que se mantienen incluso en seguimientos más largos realizados al año y a los dos años[40]. Su uso combinado con otras terapias farmacológicas o psicológicas puede aumentar su eficacia; en general, la combinación con otras terapias psicológicas mejora su eficacia a largo plazo, mientras que la combinación con terapias farmacológicas potencia su eficacia a corto plazo.

Administración

Entre 2-3 sesiones de 1 hora de duración son suficientes para hacer la evaluación, planificar el ambiente y dar las oportunas instrucciones. Se recomienda utilizar conjuntamente autorregistros y contratos conductuales para asegurar el cumplimiento de las instrucciones. En el caso del insomnio primario, la administración de la técnica de CE puede seguir los siguientes pasos:

- — Se le explica al paciente la naturaleza de su problema y la justificación de la terapia.
- — Se le da la hoja de instrucciones (tabla VII).
- — Para prevenir o solucionar el problema de falta de adherencia al tratamiento es importante:
  - Explicar a los pacientes el razonamiento que justifica cada una de las instrucciones, en lugar de, simplemente, darles la hoja y decirles que sigan las instrucciones.
  - Comprobar periódicamente cómo las están utilizando y el progreso que están obteniendo. Para esto último, se le debe dar un diario de sueño donde anotar, por ejemplo, la hora de acostarse, el tiempo que tarda en dormirse, el número de veces que se despierta durante la noche, el tiempo total despierto durante la noche, la hora de despertarse y, si ha dormido durante el día, el tiempo que ha dedicado a ello. Este diario puede modificarse para incluir nuevas columnas que recojan otro tipo de información relevante (por ejemplo, si se ha tomado la medicación, si ha hecho ejercicios de

TABLA VII
ESTRATEGIAS DE CONTROL DE ESTÍMULO PARA PROBLEMAS DE INSOMNIO

Insomnio de inicio

1. Irse a dormir *únicamente* cuando se tenga sueño.
2. Utilizar la cama *únicamente* para dormir. No leer, ni ver TV, ni hablar por teléfono, ni discutir con el cónyuge, ni pensar en cosas que hacer, etc. La actividad sexual es la única excepción a esta regla.
3. Si no puede dormirse a los 10-20 minutos, levantarse *inmediatamente* de la cama y ponerse a hacer algo (p.ej., ir a otra habitación y leer un libro). Volverse a la cama sólo cuando se tenga sueño.
4. Poner el despertador y levantarse por la mañana a la misma hora cada día, *independientemente* de si se ha dormido mucho o poco.
5. Restringir las horas de sueño a un horario establecido: eliminar las siestas (en los ancianos se pueden limitar a una siesta de no más de 30 minutos después de comer) y no tratar de dormir más yéndose a la cama más temprano.

Insomnio de mantenimiento

1. Si se despierta durante la noche y no puede dormirse a los 10-20 minutos, levantarse de la cama y ponerse a hacer algo (p.ej., ir a otra habitación y leer un libro). Volverse a la cama sólo cuando se tenga sueño.
2. Si el sueño no se presenta en 10-20 minutos, levantarse de la cama de nuevo y repetir el proceso.

PREOCUPARSE POR NO DORMIR FATIGA MÁS QUE SEGUIR SIMPLEMENTE DESPIERTO relajación, el grado de bienestar tras el sueño, el nivel de preocupaciones antes de acostarse). El paciente debe completar el diario a la mañana siguiente, nada más despertarse.

— Es importante que el paciente comprenda también bien las instrucciones para rellenar el diario de sueño, ya que éste suele tener el efecto de aumentar la observancia del tratamiento. Para ello, es conveniente ejemplificarlas y pedirle al paciente que repita las instrucciones.
— Es frecuente que los pacientes comenten que las instrucciones "les suenan", que hayan intentado "soluciones" parecidas y que, por tanto, piensen que "esto no les va a ayudar a dormir". Es importante, pues, la forma de presentar la terapia y el seguimiento de su aplicación. Para lo primero pueden ser útiles instrucciones parecidas a las que se recogen en varios textos de TC para el insomnio[41].
— La instrucción de "levantarse de la cama" es la más difícil de seguir por parte de los pacientes. Si el paciente tiene muchas dificultades para cumplir esta instrucción, se le pueden enseñar algunos ejercicios de relajación y pedirle que los haga en lugar de levantarse e irse a otra habitación. De esta manera, se propicia un estado de baja activación próximo al sueño y, además, se previene que la inobservancia de una sola instrucción le lleve al abandono de las restantes instrucciones.

Efectos adversos

No se conocen.

Contraindicaciones

No es la terapia apropiada cuando los EE que generan los comportamientos inadecuados son internos tales como pensamientos inadecuados. Entonces, el primer objetivo de la terapia debe ser modificar esos pensamientos mediante técnicas cognitivas.

TÉCNICAS DE BIOFEEDBACK (BF)

Son procedimientos que mediante la instrumentación adecuada proporcionan a una persona información inmediata, precisa y directa sobre la actividad de sus funciones fisiológicas facilitando de esta forma su percepción y su control voluntario. Existen diversas modalidades de BF según la función y el parámetro fisiológico sobre el que se ofrece información (tabla VIII), aunque las más utilizadas son: el BF electromiográfico frontal (BF-EMG-F) que facilita información sobre la actividad de los músculos frontales mediante la colocación sobre la superficie de la piel que los recubre de tres electrodos conectados a un electromiografo, y el BF de temperatura periférica (BF-T) que proporciona información de la temperatura de la piel del dedo de la mano en el que se ha colocado un sensor térmico.

El proceso de entrenamiento en BF, lo mismo que el aprendizaje de cualquier otra habilidad compleja, implica delimitar unos objetivos claros, dar instrucciones para aumentar o disminuir la respuesta fisiológica en cuestión (para lo cual son muy útiles las instrucciones de diversos procedimientos de relajación), ofrecer información a través del aparato de BF que sea lo más informativa posible (normalmente visual o auditiva), reforzar las aproximaciones sucesivas al objetivo, disponer de tiempo y practicar (tanto en la clínica como en casa) el control de la respuesta fisiológica.

Fundamentos biológicos/psicológicos

Las técnicas de BF nacieron como consecuencia de la investigación en animales y humanos sobre el condicionamiento glandular, visceral y de las funciones cerebrales a partir de procedimientos de condicionamiento clásico y operante realizados en los años 50-70 por investigadores rusos, estadounidenses y canadienses. Una gran parte de esta investigación demostró que los individuos podían aprender a controlar sus funciones internas. A partir de aquí, el uso de BF para distintos tipos de trastornos se basa en:

1. La presencia de una alta activación simpática como factor común en varios trastornos, especialmente de ansiedad y algunos psicofisiológicos (p.ej., cefaleas, insomnio, hipertensión esencial). La reducción voluntaria de esa activación simpática sería el objetivo final de la utilización en dichos trastornos del BF-T y del BF-EMG-F, por ejemplo. Dado que la temperatura superficial de la piel depende del flujo sanguíneo que circula a través de sus arterias y arteriolas, para aumentar la temperatura de las manos se ha de producir una dilatación de los vasos de las extremidades, dilatación que a su vez viene provocada por el descenso en la actividad del sistema nervioso simpático responsable de la inervación vasomotora de la piel. En cuanto al BF-EMG-F, se supone que existen ciertos «músculos-llave», como los músculos frontales, que al relajarse provocan la relajación del resto de músculos del organismo, lográndose así un estado general de baja activación

TABLA VIII
PRINCIPALES TIPOS DE *BIOFEEDBACK* Y TRASTORNOS A LOS QUE SE APLICA

Trastorno	Tipo de BF y señal utilizada
Arritmias	Tasa cardíaca
Asma	Volumen de aire expirado; temperatura del aire en fosas nasales
Bruxismo	EMG del masetero y del temporal
Cefaleas tensionales	EMG del frontal y del trapecio
Cefaleas migrañosas	Temperatura frontal y periférica; respuesta vasomotora en la arteria temporal; EMG frontal
Diarrea funcional	Presión del recto
Dismenorrea	EMG de paredes vaginales; EMG del cuello del útero; presión del cuello del útero; temperatura vaginal
Dolor miofacial	EMG del masetero
Epilepsia	EEG de ritmos alfa, ritmo theta y ritmo sensoriomotor
Escoliosis y lumbalgias	EMG de distintos músculos de la espalda
Estrabismo	Diferencias en refracción córnea-pupila; EMG de músculos oculares
Hipertensión	Presión arterial sistólica y diastólica; velocidad de la onda del pulso; tiempo de tránsito del pulso
T. de la erección	Volumen del pene; temperatura del pene; respuesta vasomotora del pene
Incontinencia fecal	Presión del esfínter anal
Incontinencia urinaria	EMG perineal
Miopías	Agudeza visual
Problemas neuromusculares y rehabilitación muscular (p.ej., calambre del escribente, parálisis, pie caído)	EMG de distintos músculos
Raynaud	Temperatura; respuesta vasomotora
Tortícolis	EMG del esternocleidomastoideo
Vaginismo	EMG de paredes vaginales

Modificado de Labrador y Vallejo, 1993[42].

simpática por los procesos psicofisiológicos explicados en relación al ERP.

2. La existencia de una disfunción fisiológica específica en algunos trastornos. Éste es el caso de la aplicación del BF-EMG-F en las cefaleas tensionales o del BF-T en las migrañas. Dado que las cefaleas tensionales aparecen asociadas a una contracción de los músculos pericraneales, el BFEMG- F ayudaría a aprender a disminuir voluntariamente la actividad de este grupo de músculos. Como se explicó antes, a través del BF-T se espera que los pacientes con migraña aprendan a provocar un descenso voluntario en la actividad simpática vascular. Este descenso provoca una dilatación vascular de las arterias extra e intracraneales, dilatación que aborta o previene la fase prodrómica asociada a la excesiva constricción de dichas arterias.

Indicaciones clínicas

En general, se debe utilizar cuando el trastorno esté asociado a una alteración específica de alguna respuesta fisiológica concreta (tabla VIII). Habitualmente se aplica formando parte de un programa de amplio espectro donde el BF puede ocupar un papel más o menos relevante en función de la importancia de la disfunción fisiológica en el trastorno.

Efectividad

En cuanto al BF-EMG-F, su eficacia se ha constatado en los pacientes con insomnio; éstos consiguen una reducción media del 37% de su sintomatología inicial[29]. En las cefaleas tensionales su eficacia es más alta, consiguiéndose reducciones del 50% de la sintomatología inicial incluso años después de su administración[30]. También se ha mostrado eficaz en los trastornos por ansiedad generalizada; entre el 19 y 86% de los pacientes con dicho trastorno mejoran clínicamente tras su aplicación[5].

Respecto al BF-T, las revisiones de estudios controlados indican que el 27-35% de los pacientes con migraña mejoran, porcentajes que aumentan hasta el 48-55% cuando se utiliza el BF-T en combinación con entrenamientos en relajación[30]. Es más, los beneficios del BF-T para la migraña son estables, de manera que entre el 50 y el 80% de los pacientes mejorados conservaban esa mejoría en los seguimientos realizados entre 1 y 7 años después[30].

Administración

La aplicación del BF suele hacerse en sesiones realizadas una o dos veces por semana. Las sesiones suelen durar en torno a los 40-45 minutos, con 30 minutos de entrenamiento activo en BF. El número de sesiones varía mucho entre tipos de BF y tipos de problemas, teniendo presente que el objetivo inicial es que el paciente aprenda a controlar la respuesta fisiológica, y por tanto, se aconseja que el número de sesiones esté también en función de la consecución de unos criterios; para el BF-EMG y el BF-T, entre 10 y 12 sesiones parecen suficientes para alcanzar, respectivamente, una reducción del nivel de EMG de 1,5 μV o menos, y un aumento de la temperatura digital hasta un mínimo de 35,3° C. En la cefalea tensional y en la migraña la combinación de BF y fármacos se ha mostrado más eficaz que cualquiera de los dos tratamientos en solitario[30].

El procedimiento terapéutico específico se suele estructurar en cuatro pasos:

1. *Justificación, descripción y demostración del BF*. El terapeuta debe ofrecer el paciente: a) una explicación razonada acerca de la lógica y de los principios básicos del BF; b) una explicación sobre la naturaleza psicofisiológica de su problema actual y de la utilidad terapéutica del BF en su caso, y c) una demostración práctica sobre el funcionamiento de la técnica y de los aparatos de BF a utilizar. Se suele concluir con un primer ensayo de BF, permitiendo que el paciente trate por sí mismo de controlar la respuesta fisiológica con el fin de verificar así el nivel de compresión del procedimiento.

2. *Sesiones de entrenamiento con la ayuda del BF*. El objetivo de estas sesiones es que el paciente: a) discrimine la presencia o ausencia de una determinada actividad fisiológica e incluso niveles dentro de la misma; b) establezca la asociación entre esa actividad fisiológica y las distintas sensaciones internas que experimenta, así como con determinadas imágenes y pensamientos, y c) controle voluntariamente dicha actividad fisiológica. Para ello, se pide al paciente directamente que intente controlar la señal de *feedback* a través de diversas estrategias, dentro de un proceso de ensayo y error, siendo conveniente hacer que los pacientes expliciten, cuando consiguen controlar la señal en la dirección adecuada, la estrategia que han utilizado para lograr el control. Esto facilita la utilización de la misma estrategia en ensayos posteriores. El terapeuta puede ayudar a la persona a conseguir el control sugiriendo la realización de determinadas prácticas o ejercicios (p.ej., imágenes mentales, ejercicios de relajación autógena o de ERP, etc.). Es importante reforzar los logros de los pacientes y, en muchos casos, sobre todo cuando se trabaja con niños, la señal de *feedback*, en lugar de ser una simple luz o sonido, se sustituye por fragmentos musicales o imágenes visuales especialmente atractivas que pueden tener valor reforzante, o se utiliza un sistema de economía de fichas por el cual se entregan fichas, intercambiables por reforzadores (p.ej., cromos, golosinas) cada vez que la señal de *feedback* vaya en la dirección adecuada.

3. *Sesiones de entrenamiento con y sin la ayuda del BF*. En estas sesiones se intercalan pequeños períodos o ensayos en los que se proporciona *feedback* con pequeños períodos en los que no se proporciona. En estos últimos ensayos, a la persona se le pide que intente controlar o modificar la respuesta fisiológica por sí misma, esto es, confiando exclusivamente en los pensamientos, imágenes o sensaciones que previamente ha aprendido a asociar con el control de la respuesta señalizada por el *feedback*. A medida que avanza el entrenamiento, se va aumentando progresivamente el tiempo de los ensayos sin la ayuda del BF, hasta que, finalmente, el autocontrol sobre la respuesta fisiológica es estable y duradero.

4. *Sesiones de generalización y transferencia a la vida real*. Se van modificando determinados aspectos concretos del procedimiento realizado en la clínica para que los ensayos de autocontrol, con y sin ayuda del BF, se vayan pareciendo cada vez más a las situaciones de la vida real (p.ej., pasar de un entrenamiento con los ojos cerrados y en un ambiente silencioso, a ensayos con los ojos abiertos y en presencia de ruidos del ambiente natural del paciente). La transferencia se puede facilitar practicando en casa o en el trabajo, en algunos casos con la ayuda de aparatos de BF portátiles, y en la mayoría, sin dichos aparatos, pidiendo simplemente al paciente que practique en casa los mismos ejercicios de autocontrol realizados en la clínica sin ayuda del BF o, a lo sumo, con la ayuda de instrucciones grabadas de relajación.

Efectos adversos

No se conocen.

Contraindicaciones

No tiene.

TERAPIAS COGNITIVAS

Son un conjunto bastante amplio de técnicas que comparten, al menos, cuatro supuestos: (a) existe una interacción entre pensamiento, emoción y conducta observable; (b) los pensamientos determinan de manera importante lo que se siente (emociones) y lo que se hace (conducta observable), esto es, la manera en qué una persona percibe e interpreta una situación determina su comportamiento y sus emociones más que la situación en sí misma; (c) los problemas psicopatológicos están determinados en gran parte por pensamientos disfuncionales, y (d) estos pensamientos disfuncionales pueden modificarse directamente dando lugar a comportamientos y emociones más adaptativos. Las terapias cognitivas se pueden dividir en tres grandes grupos: terapias racionales o de reestructuración cognitiva, terapias de habilidades de afrontamiento de situaciones y terapias de solución de problemas.

TERAPIAS DE REESTRUCTURACIÓN COGNITIVA

Están dirigidas a sustituir pensamientos irracionales, distorsionados o desadaptativos por otros más racionales o adaptativos.

Terapia Cognitiva de Beck (TCB)

Es una intervención terapéutica activa, de tiempo limitado, estructurada y focalizada en los problemas, que fue desarrollada por Aaron Beck en los años 60 para el tratamiento de los trastornos depresivos y que, posteriormente, el propio autor y sus seguidores adaptaron al tratamiento de otros trastornos mentales. La TCB utiliza una combinación integrada de técnicas conductuales y cognitivas con un doble objetivo: (a) eliminar los síntomas actuales, fundamentalmente, mediante la identificación y eliminación de pensamientos automáticos negativos, y (b) prevenir las recaídas, a través de la identificación y eliminación de actitudes o creencias disfuncionales las cuales, según la teoría psicopatológica de Beck, funcionan como factores de vulnerabilidad (diátesis cognitiva) ante la aparición de acontecimientos estresantes. Las técnicas conductuales que suelen formar parte de la TCB son: programación de actividades, valoraciones de dominio y placer, asignación de tareas graduales, ensayos conductuales, *role-playing*, y comprobación de creencias disfuncionales, mientras que las técnicas cognitivas más frecuentes son: observación y registro de pensamientos automáticos, comprobación y corrección de pensamientos automáticos, reatribución, identificación y comprobación de imperativos o "deberías", recreación imaginada de acontecimientos patogénicos y ensayos cognitivos mediante imaginación.

La TCB se desarrolla en un marco de *empiricismo colaborativo* en el que se anima a los pacientes a tratar sus pensamientos y creencias como hipótesis que deben ser comprobadas empíricamente, apoyándose sobre todo en las consecuencias de sus conductas para obtener los datos necesarios *(pruebas de realidad)*. Así, en lugar de emplear únicamente la persuasión didáctica, se usa la propia experiencia del paciente, la cual se modifica a través de las técnicas conductuales (p.ej., programación de actividades en la depresión, asignación de tareas graduales con exposición y autoexposición a los EE temidos en la ansiedad), para comprobar sus creencias. Todo el proceso se estructura bajo un modelo de entrenamiento en habilidades con el objetivo de ayudar a los pacientes a desarrollar estrategias que les puedan ser útiles, una vez terminada la terapia, para identificar y modificar pensamientos y creencias disfuncionales.

Fundamentos biológicos/psicológicos

La TCB está basada en la teoría cognitiva de la psicopatología del propio Beck, la cual goza de un importante respaldo empírico, fundamentalmente en relación a los trastornos depresivos y ansiosos[43]. A su vez, la teoría se fundamenta en la perspectiva del procesamiento de información que ve a los individuos como personas que activamente construyen su realidad procesando información tanto externa como interna. La premisa básica de la teoría es que en los trastornos emocionales existe una distorsión o sesgo sistemático en el procesamiento de la información que lleva a los pacientes a experimentar pensamientos voluntarios y automáticos negativos que en cada trastorno tienen un perfil cognitivo concreto. Así, en la ansiedad, se sobreestima el grado de peligro asociado a las situaciones y se infravalora la propia capacidad para enfrentarse a tales situaciones dando lugar a pensamientos negativos en forma de preocupaciones y expectativas catastrofistas; en la depresión, se valoran excesivamente los sucesos negativos que acontecen en la vida, y se consideran globales, frecuentes e irreversibles, dando lugar a pensamientos negativos relacionados con una visión negativa del yo, de la propia experiencia y del futuro. Ese procesamiento distorsionado se entiende como un factor próximo, no único, de desencadenamiento y mantenimiento de los restantes síntomas depresivos y ansiosos, y a su vez viene provocado por la interacción de tres factores: (a) la presencia de actitudes o creencias disfuncionales (esquemas negativos) sobre el significado de cierta clase de experiencias, actitudes que impregnan y condicionan la construcción de la realidad (p.ej., "si no hago las cosas siempre bien, la gente no me respetará"), (b) una alta valoración subjetiva de la importancia de esas experiencias que resulta de la estructura de personalidad del individuo, y (c) la ocurrencia de un estresor específico a los anteriores factores, es decir, un suceso considerado importante y que incide directamente en las actitudes disfuncionales del individuo.

Indicaciones clínicas

Trastornos depresivos no bipolares, trastornos de ansiedad (en particular fobia social, trastorno de angustia, agorafobia y trastorno de ansiedad generalizada) y bulimia nerviosa. Recientemente, se ha aplicado la TCB a otros trastornos (de personalidad, disfunciones sexuales, por consumo de sustancias, bipolares, psicóticos, problemas conyugales, anorexia nerviosa, hipocondría), y las investigaciones, aunque todavía escasas, la señalan como una alternativa muy prometedora.

Efectividad

Numerosos estudios y meta-análisis demuestran no sólo que la TCB es un tratamiento eficaz para el trastorno depresivo mayor[44, 45], sino que su eficacia a corto plazo es comparable a la de los medicamentos antidepresivos, y no sólo en los casos leves y moderados de depresión[46], sino también en los casos más graves[47]. Así, tras la aplicación de la TCB, el 47% de los pacientes externos y el 51% de los pacientes geriátricos con un trastorno depresivo mayor mejoran clínicamente[11]. Es más, un meta-análisis mostró que el 60% de los pacientes tratados con antidepresivos tricíclicos tuvieron una recaída, mientras que tan sólo el 29,5% de los tratados con TCB recayeron, lo que sugiere que la TCB es más eficaz que la medicación antidepresiva para reducir el riesgo de recaídas[46]. La TCB parece ser mucho más eficaz en algunos trastornos de ansiedad. Años después de su aplicación, el 80% de los pacientes con trastorno de angustia o agorafobia, el 84% de los pacientes con fobia social y el 60% de los pacientes con ansiedad generalizada siguen aún presentando mejorías clínicas[15, 16]. En el caso de la bulimia nerviosa, los estudios controlados indican que el 50% de los pacientes mejora tras la aplicación de la TCB[48].

Administración

La forma de administración de la TCB varía en función del trastorno en cuestión y, por supuesto, de las características del paciente. De forma típica, la TC se suele desarrollar en aproximadamente 15-20 sesiones de una hora de duración, durante 12 semanas, aunque el procedimiento puede ser más largo en el caso de pacientes con trastornos de personalidad concurrentes o con problemas crónicos. Para la depresión y la fobia social también se ha aplicado la TCB en grupo; de hecho, en el segundo caso es la modalidad recomendada.

En el caso de los trastornos depresivos, la TCB suele aplicarse en 15 sesiones, programándose dos sesiones semanales durante las tres primeras semanas y una sesión semanal durante las siguientes nueve semanas. Dado el carácter estructurado de la TCB, cada sesión suele seguir una pauta que se va repitiendo metódicamente: 1) elaborar una agenda de temas a tratar en la sesión; 2) evaluar el estado de ánimo del paciente, y comentar los problemas y progresos desde la sesión anterior; 3) examinar y discutir las efectos y reacciones ante la sesión anterior; 4) revisar, a través de los autorregistros, las tareas asignadas para casa que ha realizado el paciente entre sesiones; 5) preparar y asignar nuevas tareas para casa para la siguiente sesión, y 6) resumir los temas tratados en la sesión y examinar las reacciones ante la misma.

El tipo de temas y tareas que se abordan en la sesiones son los siguientes y, más o menos, en este orden:

Explicación cognitiva de los síntomas depresivos. Tras indagar por el grado de comprensión que el paciente tiene de sus problemas y las expectativas que abriga sobre la terapia, se le describe el modelo cognitivo de la depresión, haciendo hincapié en la importancia que tienen los pensamientos negativos en el malestar emocional y en las conductas desadaptativas y en la existencia de círculos viciosos depresivos: un acontecimiento vital negativo (p.ej., el despido del trabajo) provoca una reacción emocional negativa (p.ej., tristeza, decepción) que facilita los pensamientos negativos (p.ej., "me han despedido porque soy un inútil y, por eso, no conseguiré ningún trabajo más"), que a su vez intensifican la reacción emocional negativa y hacen más probable que la persona manifieste comportamientos poco adaptativos (p.ej., el paciente no sale de casa para encontrar trabajo), los cuales reafirman dichos pensamientos negativos y aumentan el malestar emocional, y así sucesivamente, estableciéndose ciclos "pensamiento negativo—emoción negativa/comportamiento desadaptativo—pensamiento negativo—emoción negativa/comportamiento desadaptativo" que hacen que un estado depresivo inicial se agrave y persista durante más tiempo, dando lugar a una depresión clínica.

Programación gradual de tareas conductuales (tareas para casa) dirigidas al incremento de la actividad. El objetivo de la planificación gradual de tareas es alcanzar un mínimo funcionamiento que proporcione al paciente *feedback* positivo sobre sí mismo y rebata sus pensamientos depresivos de inutilidad y fracaso, disminuyendo así su estado de ánimo depresivo. Las tareas deben ser sencillas, estructurándolas en pasos manejables que puedan ser realizados de uno en uno, y deben anticiparse posibles obstáculos y formularse soluciones a los mismos. Se facilitará su realización mediante la práctica preparatoria en la sesión, la realización de ensayos cognitivos mediante imaginación, el entrenamiento en autoinstrucciones positivas (sobre todo si se producen pensamientos inhibitorios) y el uso de estrategias de CE. Deben planificarse actividades gratificantes y que puedan aumentar el sentido de eficacia personal, y, en lo posible, deberían ser generadas por el propio paciente. Se pedirá al paciente que registre tanto las actividades como los sentimientos de "dominio" y "agrado" (de 0 a 5) que experimenta al realizarlas, de forma que se pueda utilizar esa información para rebatir sus pensamientos de inutilidad y fracaso. Tras realizar la tarea, el terapeuta debe proporcionar información al paciente sobre los efectos de realizar las actividades, conceptualizándolas como éxito si se ha producido algún cambio positivo en el estado de ánimo, por pequeño que sea (p.ej., "cuando lo hiciste, ¿te sentiste un poco mejor?"). Además, la realización de las tareas se debe utilizar para poner a prueba los pensamientos negativos del paciente, fundamentalmente los pensamientos sobre su propia inutilidad (p.ej., "el otro día decía que te sientes inútil porque no puedes hacer nada, ¿cómo se explica entonces que pudieras realizar la tarea que planificamos?").

Identificación y registro diario de los pensamientos automáticos negativos que generan emociones negativas y otros síntomas depresivos. Tras explicar al paciente el concepto de pensamiento automático negativo, se demuestra su existencia con ejemplos recientes y se pide al paciente, como tarea para casa, que complete autorregistros donde anote la situación en que se encontraba, el pensamiento automático que tuvo, la emoción que sintió y la conducta que realizó. El terapeuta debe reforzar la identificación y registro de los pensamientos negativos automáticos y, para facilitar su autorregistro, puede pedir al paciente que se centre en los momentos en que experimente sentimientos negativos, en los momentos en que se encuentra peor o en las situaciones ambientales relacionadas con su depresión.

Cuestionamiento y puesta a prueba de los pensamientos negativos. A medida que el paciente va identificando los pensamientos negativos, se le anima a cuestionarlos, a ponerlos a prueba y a generar pensamientos más racionales o positivos. Para ello, se toman los pensamientos automáticos del paciente como si fuesen hipótesis concretas que se van a comprobar y, mediante las tareas para casa, se programan "experimentos" para poner a prueba la validez de los pensamientos negativos. El objetivo es que el paciente se plantee la preguntas clave: "¿Qué datos existen para mantener este pensamiento?", y a partir de aquí se plantee la existencia y búsqueda de otras interpretaciones alternativas de la misma situación. Para esto último, se suele introducir en los autorregistros una o dos columnas más en la que se pide al paciente que genere o una "respuesta razonable" a sus pensamientos negativos o, simplemente, otras interpretaciones alternativas, y que valore sus emociones y conductas como resultado de esa respuesta racional o el grado de credibilidad de las distintas interpretaciones alternativas, incluyendo la negativa.

Detección y modificación de las actitudes o creencias disfuncionales (esquemas negativos). A medida que avanza la TCB y disminuyen los síntomas depresivos del paciente, el objetivo principal de la terapia pasa a ser la modificación de las actitudes o creencias disfuncionales, ya que éste es el elemento de vulnerabilidad cognitiva central que predispone a una persona a la depresión. A diferencia de los pensamientos automáticos, las actitudes disfuncionales o supuestos depresógenos que subyacen tras esos pensamientos raramente emergen espontáneamente en el flujo de la conciencia, por lo que el terapeuta debe ayudar al paciente a inferir las actitudes a partir de los pensamientos negativos, guiándole en la identificación de los contenidos generales de los pensamientos negativos (p ej., la tendencia a culpabilizarse cuando las cosas van mal) y en el descubrimiento de las reglas que gobiernan su valía y su posición en la vida (p.ej., "si soy agradable y sufro por las cosas, no me sucederán cosas malas"). Para la modificación de estas actitudes o creencias, se parte de la estrategia básica de buscar los datos explícitos que confirman o desconfirman dichos supuestos ("¿Qué datos existen para mantener esa creencia?") y la formulación de explicaciones alternativas más razonables para explicar los datos existentes (p.ej., "aunque es cierto que tu esposa se ha ido de casa, ¿cómo se deduce directamente de ello que se debe a tu incapacidad como marido?"), pero también se utilizan otras estrategias como, por ejemplo, listar las ventajas e inconvenientes de las creencias disfuncionales, examinar la utilidad de las actitudes a corto plazo frente a largo plazo, llevar la actitud disfuncional a su extremo, etc.

Entrenamiento en habilidades conductuales de afrontamiento. Cuando los pensamientos negativos del paciente se encuentran relacionados con una deficiencia real de habilidades específicas, se entrenarán dichas habilidades conductuales durante la terapia para que el paciente puede afrontar de forma competente las situaciones problemáticas actuales y futuras, especialmente las situaciones sociales. Así, en función de las características del paciente, es frecuente que en la TCB se lleve cabo entrenamiento en habilidades sociales y asertividad, planificación del uso del tiempo para la consecución de objetivos vitales a corto y largo plazo, entrenamiento en técnicas de estudio, etc.

Preparación para el final de la terapia y prevención de recaídas. Durante las últimas sesiones de la TCB para la depresión se trabaja sobre la idea de enseñar al paciente una serie de estrategias para el afrontamiento de las situaciones futuras que puedan propiciar la depresión. Se deben identificar aquellos problemas que se anticipen y desarrollar y practicar estrategias para hacerlos frente. Se debe fomentar la continuación de la práctica de las distintas estrategias después de haber finalizado la terapia, haciendo hincapié en el hecho de que ésta constituye un proceso de aprendizaje que continúa a lo largo de toda la vida de la persona, de tal modo que el paciente llegue a ser su propio terapeuta cognitivo.

Efectos adversos

No se conocen.

Contraindicaciones

Pacientes con un deterioro importante en las habilidades de comprobación de la realidad (p.ej., pacientes con alucinaciones o delirios) o de razonamiento y memoria (p.ej., pacientes con demencia) no responden bien a la TCB. Aunque la presencia de síntomas melancólicos en los trastornos depresivos no es una contraindicación para la TCB, en tales casos se debe utilizar en combinación con fármacos antidepresivos.

TERAPIAS DE HABILIDADES DE AFRONTAMIENTO

El objetivo de estas terapias es enseñar al individuo habilidades que le sirvan para el manejo de situaciones estresantes.

Entrenamiento en Inoculación al Estrés (EIE)

Es un procedimiento terapéutico desarrollado por Donald Meichenbaum que incluye un abanico flexible de técnicas cuyo objetivo es mejorar las respuestas del sujeto en situaciones de estrés. Este conjunto de estrategias se organizan para su aplicación en tres fases: conceptualización, adquisición y consolidación, que suelen desarrollarse en grupo.

Durante la primera fase el objetivo es que el paciente comprenda el concepto de estrés, cómo le afecta en el momento presente, y qué consecuencias puede llegar a generarle si continúa con el modo actual de enfrentarse a las situaciones generadoras de estrés. Para conseguir este objetivo el EIE se sirve de estrategias de auto-observación que permitirán al paciente y al terapeuta analizar juntos las situaciones difíciles y las respuestas inadecuadas.

Una segunda fase de adquisición se ocupará de entrenar al paciente en aquellas conductas deficitarias encontradas en la fase anterior, ya sean déficit producidos en la interpretación de las situaciones, o en las habilidades de enfrentamiento. El EIE debe incluir las técnicas de TC más adecuadas para superar esos déficit (p.ej., técnicas de modelado para aprender comportamientos eficaces o técnicas de detención de pensamiento para eliminar pensamientos negativos que interfieren con las interpretaciones adecuadas).

Durante la fase tercera de consolidación el paciente deberá practicar las estrategias aprendidas y ponerlas en práctica para su posterior valoración. La puesta en práctica se hace de forma gradual con ensayos previos en imaginación y en situaciones simuladas de representación de papeles (*role-playing*). Éste es el momento adecuado para prevenir posibles fracasos desarrollando los recursos de los pacientes en el caso de que comenzasen a perder el control de las situaciones (p.ej., entrenándoles en técnicas de autocontrol).

Fundamentos biológicos/psicológicos

Los EIE se fundamentan en el modelo transaccional de Lazarus[49]. Desde este modelo el estrés no se entiende como una característica de las situaciones (las situaciones no son estresantes en sí mismas), ni como una característica de las personas, sino como resultado de su interacción, tratándose, por lo tanto, de una determinación conjunta del estrés (la persona interpreta su relación con el medio y desencadena la respuesta de estrés). Siendo así, la respuesta de estrés aparece como resultado de una valoración cognitiva en la que la persona evalúa su posibilidad de bienestar ante una situación determinada. Cuando las personas, tras valorar las demandas de la situación y sus propios recursos para hacerles frente, entienden que tales demandas serán difíciles de satisfacer, aparece la respuesta de estrés. De ahí que, por ejemplo, la misma situación pueda desencadenar respuestas de estrés en una persona y no en otras en función de sus interpretaciones y de la valoración de los propios recursos.

El proceso de valoración cognitiva, clave como desencadenante de la respuesta de estrés, se compone de una primera fase de valoración primaria, en la que el individuo evalúa la situación (p.ej., como dañina, amenazante o de reto), tras la cual se produce una valoración de los propios recursos para hacerle frente. Lazarus refiere dos modos de enfrentarse a las situaciones, el primero centrado en las emociones que tales situaciones generan e intentando regularlas, y el segundo centrado en cómo solucionar el problema que plantean las demandas de la situación. Basándose en este modelo el EIE está diseñado para facilitar una valoración adecuada (fase de conceptualización), para proveer al paciente de estrategias de enfrentamiento efectivas (fase de adquisición), y para afianzar su confianza en la utilización de sus capacidades de enfrentamiento (fase de consolidación).

Indicaciones clínicas

Pacientes con estrés postraumático, trastorno de angustia, fobia social y fobias específicas; para el control de respuestas antisociales (cólera, ira, agresividad); para reducir la ansiedad previa a las operaciones quirúrgicas, o para controlar el dolor y el sufrimiento postoperatorios o derivados de tratamientos dolorosos de larga duración; para el manejo de situaciones que generan malestar (problemas económicos, falta de trabajo). También está indicado en grupos laborales específicos que trabajan en situaciones de estrés intenso, tales como enfermeras, cirujanos, policías, maestros o deportistas de élite.

Efectividad

Diversos estudios controlados señalan su eficacia en las cefaleas tensionales, encontrándose reducciones medias del 50% de la sintomatología inicial incluso años después de su aplicación[30]. En el trastorno por estrés postraumático, se estima que el 50-68% de los pacientes mejoran a largo plazo[37].

Administración

La mayoría se aplican a lo largo de 8-15 sesiones semanales de una hora, a las que hay que añadir dos sesiones más de consolidación a los 3 y 12 meses de haber finalizado el entrenamiento. La fase de conceptualización puede ocupar el 10-20% del tiempo total de terapia, la de adquisición de habilidades el 60-70%, y la fase aplicación el 15-20%.

Efectos adversos

No se conocen.

Contraindicaciones

Cuando los pacientes presentan un elevado nivel de ansiedad incondicionada (p.ej., pacientes con trastorno por estrés postraumático), se debe esperar a que ésta disminuya en cierta medida, ya que de otro modo se corre el riesgo de que la fase de conceptualización exacerbe la ansiedad. No se obtienen buenos resultados con pacientes que no tienen un cierto grado de autocontrol sobre sus reacciones (p.ej., con trastorno antisocial de la personalidad).

CUANDO LA TC ES EL TRATAMIENTO DE ELECCIÓN

Una última parte de este capítulo pretende ofrecer al médico de atención primaria unas pautas concretas sobre cómo llevar a cabo una toma de decisión terapéutica en aquellos casos en que la TC puede ser una alternativa. Las tablas IX, X y XI resumen los aspectos más importantes a tener en cuenta en el caso concreto de pacientes con problemas de ansiedad, depresión, cefaleas e insomnio.

CONCLUSIONES

Resulta innegable que la TC constituye actualmente una opción terapéutica eficaz, empíricamente validada y metodológicamente rigurosa para solucionar diversos problemas y trastornos psicopatológicos. En concreto, puede ayudar a los médicos de atención primaria en la difícil pero importante labor de encauzar las necesidades de sus pacientes cuando éstos presentan este tipo de problemas, derivándoles a los especialistas adecuados. Por otro lado, el médico de atención primaria puede él mismo aplicar algunas de estas técnicas siempre que tenga la formación adecuada y teniendo en cuenta que la utilización de las terapias debe hacerse de la forma indicada y validada en la literatura. En cualquier caso, el médico de atención primaria debe tener en cuenta que la TC ofrece soluciones a muchos trastornos psicopatológicos y que, en algunos de ellos, sus técnicas son las más eficaces y por lo tanto la primera elección terapéutica, siendo así en el trastorno obsesivo-compulsivo, en las fobias específicas, en la fobia social, en la agorafobia, en el estrés postraumático y en el trastorno de pánico. Mientras que en otros trastornos es una alternativa a tener en cuenta que puede combinarse con los fármacos o aplicarse aisladamente en función de las circunstancias concretas y preferencias de los pacientes.

TABLA IX
¿QUÉ TRATAMIENTO SE DEBE ELEGIR? LA TERAPIA DE CONDUCTA (TC) EN LOS TRASTORNOS DE ANSIEDAD Y DEPRESIÓN

- La **TC es el tratamiento de elección** en los trastornos:
  - Obsesivo-compulsivo: exposición en vivo + prevención de respuesta.
  - De angustia/agorafobia: exposición en vivo + prevención de respuesta + terapia cognitiva.
  - Fobia específica: exposición en vivo + prevención de respuesta.
  - Fobia social: exposición en vivo + prevención de respuesta + terapia cognitiva.
  - Por estrés postraumático: exposición en imaginación + EIE (entrenamiento en relajación + reestructuración cognitiva + solución de problemas).
- Cuando la exposición en vivo sea impracticable, se debe realizar en imaginación.
- Se utilizará un gradiente de exposición que sea tan rápido como el paciente pueda tolerar.
- Si en los casos anteriores el paciente presenta depresión, añadir medicación antidepresiva.
- No se debe administrar ansiolíticos o consumir alcohol durante la aplicación del programa de exposición; en todo caso, emplear dosis diarias < 10 mg de diacepam/2 vasos de vino.
- Si los tratamientos anteriores no resultan eficaces en 15-20 semanas, remitir al especialista.
- La **TC se ha mostrado igual de eficaz que la terapia farmacológica** en los trastornos:
  - Depresivo mayor: TCB o terapias más conductuales (p.ej., de autocontrol, de habilidades sociales, de afrontamiento de la depresión).
  - De ansiedad generalizada: entrenamiento en relajación + terapia cognitiva + solución de problemas o EIE.
- En ambos casos, se aplicará inicialmente TC si el paciente:
  - Ha respondido con anterioridad de forma positiva a la TC.
  - Manifiesta su deseo de recibir psicoterapia o se muestre contrario a la medicación.
- En el trastorno depresivo mayor también se aplicará inicialmente TC si:
  - No es crónico, la gravedad es leve o moderada y no hay síntomas psicóticos.
- En los demás casos, la combinación de TC y fármacos parece lo más adecuado:
  - En la depresión mayor porque la TC, especialmente la TCB, parece bastante eficaz para prevenir recaídas.
  - En el trastorno de ansiedad generalizada porque, dado que los fármacos ansiolíticos pueden producir dependencia administrados de forma continuada, la TC permitiría reducirlos de manera gradual a medida que se den resultados positivos.

TABLA X
¿QUÉ TRATAMIENTO SE DEBE ELEGIR? LA TERAPIA DE CONDUCTA EN EL INSOMNIO PRIMARIO

Si el insomnio primario es una reacción aguda (p.ej., por un acontecimiento estresante como la muerte de un familiar):
- Esperar 2 semanas, ofrecer medidas generales de higiene del sueño (p.ej., horarios regulares, evitar consumo de sustancias excitantes, mejorar la confortabilidad de la habitación) y evaluar mediante auto-observación (diario de sueño).
- Si el insomnio continúa:
  – Iniciar tratamiento farmacológico. Si tras una semana no hay mejoría, se comienza la técnica de CE y se va reduciendo gradualmente la medicación.
  – Si el tratamiento farmacológico está contraindicado (p.ej., historia de abuso de sustancias; posible interacción con otros medicamentos) o no es aceptado por el paciente, se inicia la técnica de CE.
  – Si la técnica de CE o la combinación de medicación y CE no produce efectos con sus pautas óptimas, se combinan con una o varias de las siguientes técnicas de TC:
    - Técnicas de relajación, sobre todo si existe un alto nivel de activación psicofisiológica.
    - Terapias cognitivas, especialmente si existe un alto nivel de preocupaciones y pensamientos negativos.
    - Entrenamiento en inoculación de estrés o en solución de problemas, sobre todo si los pacientes tienen mucho estrés diario.

Si el insomnio primario tiene un carácter más crónico:
- Iniciar la técnica de CE. Si ésta no produce efectos con su pauta óptima:
  – Se combina con una o varias de las siguientes terapias:
    - Técnicas de relajación, sobre todo si existe un alto nivel de activación psicofisiológica.
    - Terapias cognitivas, especialmente si existe un alto nivel de preocupaciones y pensamientos negativos.
    - Entrenamiento en inoculación de estrés o en solución de problemas, sobre todo si los pacientes tienen mucho estrés diario.
    - Tratamiento farmacológico, salvo que la medicación esté contraindicada (p.ej., historia de abuso de sustancias; posible interacción con otros medicamentos) o no sea aceptada por el paciente; a medida que se consigan efectos positivos, se irá reduciendo la medicación de manera progresiva.

TABLA XI
¿QUÉ TRATAMIENTO SE DEBE ELEGIR? LA TERAPIA DE CONDUCTA EN LAS CEFALEAS

- Se recomienda iniciar el tratamiento de las cefaleas tensionales y migrañosas con una combinación de fármacos y terapia de conducta, ya que se ha mostrado más eficaz que cualquiera de las dos terapias en solitario, e ir reduciendo la medicación a medida que se obtengan resultados positivos.
- Inicialmente, utilizar como técnica cognitivo-conductual el entrenamiento en relajación (p.ej., entrenamiento en relajación progresiva) ya que es menos costoso que el *biofeedback*; si no aparecen resultados positivos en 10 semanas, combinar con *biofeedback*:
  - Para cefaleas tensionales: *biofeedback* electromiográfico del músculo frontal.
  - Para cefaleas migrañosas: *biofeedback* de temperatura.

LECTURAS RECOMENDADAS

Caballo VE (ed.): Manual de técnicas de terapia y modificación de conducta. Madrid, Siglo XXI, 1991.

Se trata de un compendio bastante completo de técnicas de TC en el que destaca el hecho de que algunos de los capítulos han sido escritos por figuras de prestigio internacional directamente implicadas en el desarrollo y expansión de la TC.

Carnwath T y Miller D: Psicoterapia conductual en asistencia primaria: Manual práctico. Barcelona, Martínez-Roca, 1989.

Texto que, como su nombre indica, está especialmente dirigido a los profesionales de la atención primaria. Pone énfasis en aspectos fundamentalmente prácticos. Presenta un adecuado equilibrio entre la exposición de técnicas y el tratamiento pormenorizado de alguno de los problemas más frecuentes en atención primaria (ansiedad, depresión, falta de adhesión al tratamiento, obesidad, insomnio, disfunciones sexuales, alcoholismo).

Labrador FJ, Cruzado JA y Muñoz M (eds.): Manual de técnicas de terapia y modificación de conducta. Madrid, Pirámide, 1993.

Quizás el manual más completo que existe en castellano sobre técnicas de TC. Los capítulos exponen con precisión, minuciosidad y con ejemplos abundantes la aplicación de cada una de las técnicas, junto a sus posibles variaciones y todos los aspectos a tener en cuenta para una correcta aplicación de las mismas. Abarca tanto el proceso de evaluación como el de intervención, teniendo siempre como referencia el marco teórico adecuado.

Pérez Álvarez M, Fernández Hermida JR, Fernández Rodríguez C y cols.: Eds. Guía de tratamientos psicológicos eficaces (3 vols.). Madrid, Pirámide, 2003.

En los tres volúmenes que componen esta obra, el primero dedicado a los trastornos mentales de los adultos, el segundo a los problemas físicos de salud que aborda la psicología de la salud y el tercero a los trastornos mentales de la infancia y la adolescencia, se hace un recorrido pormenorizado por los tratamientos psicológicos más eficaces y útiles actualmente disponibles, la mayoría de ellos procedentes de la TC. Cabe destacar el rigor con que se aborda la eficacia de los tratamientos de acuerdo a criterios internacionalmente reconocidos y la utilidad de dicho abordaje para establecer pautas de tratamiento óptimas para cada trastorno mental o problema de salud.

BIBLIOGRAFÍA

1. Kazdin AE: Historia de la modificación de conducta. Bilbao, Desclée de Brouwer, 1983; 9.

2. García-Vera MP, Sanz J: "Tratamientos cognitivo-conductuales para la hipertensión esencial". En: *Psicología de la salud.* Oblitas L Ed. México, Plaza y Valdés, 1997.

3. Bellack AS, Hersen M: (Eds.): *Dictionary of behavior therapy techniques.* New York, Pergamon Press, 1985.

4. Paul GL: Insight vs. desensitization in psychotherapy two years after termination. *J Consult Clin Psychol* 1967; 31:333-348.

5. Öst L: "Relaxation training and biofeedback for the treatment of anxiety". En: Handbook of anxiety, vol. 4: The treatment of anxiety. Noyes R, Roth M y Burrows GD (eds.): New York, Elsevier, 1990.

6. Beck AT, Rush AJ, Shaw BR y cols.: Terapia cognitiva de la depresión. Bilbao, Desclée de Brouwer, 1983.

7. Bernstein DA, Borkovec TD: Entrenamiento en Relajación Progresiva. Bilbao, Desclée de Brouwer, 1983.

8. Meichenbaum D: Entrenamiento en inoculación de estrés. Barcelona, Martínez-Roca, 1987.

9. Labrador FJ, Echeburúa E, Becoña E: Guía para la elección de tratamientos psicológicos efectivos: Hacía una nueva psicología clínica. Madrid, Dykinson, 2000.

10. Pérez Álvarez M, Fernández Hermida JR, Fernández Rodríguez C y cols.: Guía de tratamientos psicológicos eficaces (3 vols.). Madrid, Pirámide, 2003.

11. Depression Guideline Panel. Depression in primary care: vol. 2. Treatment of major depression. *Clin Pract Guidel 1993;* 5:AHCPR (93) 0551.

12. Foa EB, Kozak MJ: "Psychological treatment for obssesive-compulsive disorder". En: *Longterm treatments of anxiety disorders.* Mavissakalian M, Prien R (eds.): Washington, American Psychiatric Press, 1996.

13. Greist JH, Jefferson JW, Kobak KA y cols.: Efficacy and tolerability of serotonin transport inhibitors in obsessive-compulsive disorder. A meta-analysis. *Arch Gen Psychiatry* 1995; 52:53-60.

14. Clum GA: Psychological interventions vs. drugs in the treatment of panic. *Behav Ther* 20:429-457, 1989.

15. Barlow DH, Lehman CL: Advances in the psychosocial treatment of anxiety disorders. Implications for national health care. *Arch Gen Psychiatry* 53:727-735, 1996.

16. Clark DM: "Panic disorder: From theory to therapy". En: *Frontiers of cognitive therapy.* Salkovskis PM Ed. New York, Guilford, 1996.

17. Katschnig H, Amering M, Stolk JM y cols.: Long-term follow-up after drug trial for panic disorder. *Br J Psychiatry* 1995; 167:487-494.

18. Lydiard RB, Brawman-Mintzer O y Ballenger JC: Recent developments in the psychopharmacology of anxiety disorders. *J Consult Clin Psychol* 1996; 64:660-668.

19. Rickels K, Downing R, Schweizer E y cols.: Antidepressants for the treatment of generalized anxiety disorder. *Arch Gen Psychiatry* 1993; 50:884-895.

20. Jonas JM y Cohon MS: A comparison of the safety and efficacy of alprazolam versus other agents in the treatment of anxiety, panic, and depression: A review of the literature. *J Clin Psychiatry* 1993; 54:(10, suppl) 25-45.

21. Chambless DL y Hope DA: "Cognitive approaches to the psychopathology and treatment of social phobia". En: *Frontiers of cognitive therapy.* Salkovskis PM Ed. New York, Guilford, 1996.

22. Liebowitz MR, Schneier F, Campeas R y cols.: Phenelzine vs. atenolol in social phobia. *Arch Gen Psychiatry* 1992; 49:290-300.

23. Gelernter CS, Uhde TW, Cimbolic P y cols.: Cognitive-behavioral and pharmacological treatments of social phobia. *Arch Gen Psychiatry* 1991; 48:938-945.

24. Versiani M, Nardi AE, Mundim FD y cols.: Pharmacotherapy of social phobia. A controlled study with moclobemide and phenelzine. *Br J Psychiatry* 1992; 161:353-360.

25. Frank JB, Kosten TR, Giller EL y cols.: A randomized clinical trial of phenelzine and imipramine for posttraumatic stress disorder. *Am J Psychiatry* 1988; 145:1289-1291.

26. Davidson J, Kudler H, Smith R y cols.: Treatment of posttraumatic stress disorder with amytriptyline and placebo. *Arch Gen Psychiatry* 1990; 47:259-266.

27. Labrador FJ, De la Puente M, Crespo M. "Técnicas de control de activación: relajación y respiración". En: *Manual de técnicas de modificación y terapia de conducta.* Labrador FJ, Cruzado JA, Muñoz M (eds.). Madrid, Pirámide, 1993.

28. García-Vera MP, Labrador FJ, Sanz J: "Técnicas de relajación (II): entrenamiento en respiración". En: *Cirugía menor y procedimientos en medicina de familia,* 2ª ed., vol. 2. Arribas JM Ed. Madrid, Jarpyo, 2006.

29. Lichstein KL, Riedel BW: Behavioral assessment and treatment of insomnia: A review with an emphasis on clinical application. *Behav Ther* 1994; 25:659-688.

30. Gauthier JG, Ivers H, Carrier S: Nonpharmacological approaches in the management of recurrent headache disorders and their comparison and combination with pharmacotherapy. *Clin Psychol Rev* 1996; 16:543-571.

31. Cautela JR y Groden J: Técnicas de relajación. Manual práctico para adultos, niños y educación especial. Barcelona, Martínez Roca, 1985.

32. Avia MD: Hipocondría. Barcelona, Martínez-Roca, 1993.

33. Avia MD, Ruiz MA, Olivares ME y cols.: The meaning of psychological symptoms: effectiveness of a group intervention with hypochondriacal patients. *Behav Res Ther* 1996; 34:23-31.

34. O'Sullivan G, Marks I: "Long-term outcome of phobic and obsessive-compulsive disorders after treatment". En: *Handbook of anxiety,* vol. 4: The treatment of anxiety. Noyes R, Roth M, Burrows GD (eds.). New York, Elsevier, 1990.

35. Echeburúa E, Corral P: "Técnicas de exposición: variantes y aplicaciones". En: *Manual de técnicas de modificación y terapia de conducta.* Labrador FJ, Cruzado JA, Muñoz M (eds.). Madrid, Pirámide, 1993.

36. Feske U, Chambless DL: Cognitive behavioral versus exposure only treatment for social phobia: A meta-analysis. *Behav Ther* 1995; 26:695-720.

37. Foa EB, Meadows EA: Psychosocial treatments for posttraumatic stress disorder: A critical review. *Annu Rev Psychol* 1997; 48:449-480.

38. Stanley MA, Turner SM: Current status of pharmacological and behavioral treatment of obsessive-compulsive disorder. *Behav Ther* 1995; 26:163-186.

39. Shipley RH, Boudewyns PA: Flooding and implosive therapy: Are they harmful? *Behav Ther* 1980; 11:503-508.

40. Lacks P, Powlishta K: Improvement following behavioral treatment for insomnia: Clinical significance, long-term maintenance, and predictors of outcome. *Behav Ther* 1989; 20:117-134.

41. Buceta JM, Bueno AM, Buceta E: "Intervención comportamental para el tratamiento del insomnio". En: *Tratamiento psicológico de hábitos y enfermedades.* Buceta JM, Bueno AM (eds.). Madrid, Pirámide, 1996.

42. Labrador FJ, Vallejo MA: "Técnicas de biofeedback". En: *Manual de técnicas de modificación y terapia de conducta.* Labrador FJ, Cruzado JA, Muñoz M (eds.). Madrid, Pirámide, 1993.

43. Clark DA, Steer RA: "Empirical status of the cognitive model of anxiety and depression. En: *Frontiers of cognitive therapy.* Salkovskis PM (ed.). New York, Guilford, 1996.

44. Dobson KS: A meta-analysis of the efficacy of cognitive therapy for depression. *J Consult Clin Psychol* 1989; 57:414-419.

45. Robinson LA, Berman JS, Neimeyer RA: Psychotherapy for the treatment of depression. *Psychol Bull* 1990; 108:30-49.

46. Gloaguen V, Cottraux J, Cucherat M y cols.: A meta-analysis of the effects of cognitive therapy in depressed patients. *J Affect Disord* 1998; 49:59-72.
47. DeRubeis RJ, Gelfand LA, Tang TZ, Simons AD: Medications versus cognitive behavior therapy for severely depressed outpatients: meta-analysis of four randomized comparisons. *Am J Psychiatry* 1999; 156:1007-1013.
48. Vitousek KM: "The current status of cognitive-behavioral models of anorexia nervosa y bulimia nervosa". En: *Frontiers of cognitive therapy.* Salkovskis PM (ed.). New York, Guilford, 1996.
49. Lazarus RS, Folkman S: Estrés y procesos cognitivos. Barcelona, Martínez-Roca, 1986.

V.
PREVENCIÓN DE LA ENFERMEDAD MENTAL EN LA ATENCIÓN PRIMARIA

5.1

Prevención de la enfermedad mental en atención primaria: introducción

JAVIER VÁZQUEZ-BOURGON, SARA HERRERA CASTANEDO Y ANDRÉS HERRÁN

INTRODUCCIÓN

Cada día más se hace evidente la dimensión que la enfermedad mental tiene como problema de salud pública y que se justifica por el hecho de que: cerca de 450 millones de personas en todo el mundo sufren trastornos mentales; una persona de cada cuatro desarrollan uno de dichos trastornos a lo largo de la vida[1]; dichas alteraciones representan el 13% de los años perdidos por la discapacidad derivada de todas las enfermedades (DALYs) y las cifras se espera que suban al 15% para el año 2020[2]; de las diez causas principales de discapacidad cinco son debidas a las enfermedades mentales, incluyendo entre ellas algunas de las más prevalentes en la atención primaria, como la depresión y los trastornos de ansiedad[3,4]. Se puede así concluir que la enfermedad mental representa una gran sobrecarga psicológica, social y económica para la familia y la sociedad, siendo su repercusión en el sistema sanitario, tanto a nivel de los servicios especializado como de atención primaria, también muy significativa. Sin embargo, la enorme repercusión de la enfermedad mental sobre los servicios de atención primaria no sólo se deriva de su alta morbilidad sino también del alto nivel de demandas que plantea a dichos servicios. Ejemplo de ello lo tenemos en que, al menos una de cada cuatro personas que acuden a consulta con su médico de cabecera padecen un trastorno mental[5]; o también, por el hecho de ser éste el medio sanitario donde se atiende a la gran mayoría de los pacientes con alteraciones psiquiátricas, siendo en él satisfechas el 80% de las necesidades derivadas de dichas alteraciones[6]. Esta situación se evidencia también en nuestro medio, donde se ha comprobado que el 25% de los hombres y el 34% de las mujeres "probables casos psiquiátricos" existentes en la comunidad habían consultado a su médico de cabecera en las dos semanas previas[7,8]. Todo ello viene a justificar el que la atención primaria deba no sólo ser capaz de identificar correctamente dichos trastornos y de asumir responsabilidades crecientes en su manejo y derivación, sino también en el desarrollo de programas de intervención que abarquen los ámbitos de la prevención de la enfermedad mental y de la promoción de la salud mental.

La actuación preventiva a desarrollar desde la atención primaria se ha de centrar fundamentalmente en las "alteraciones psiquiátricas comunes", a veces denominadas erróneamente menores, aunque también, ya lo veremos, en la "patología psiquiátrica mayor", término generalmente equiparado con el de enfermedad psicótica. La necesidad de focalizar la actividad preventiva en los "trastornos psiquiátricos comunes", se deriva del hecho de que, como Weich[9] comenta en una reciente editorial, dichos trastornos se asocian a una afectación del funcionamiento físico y social tan severa como la que se deriva de las enfermedades físicas crónicas, generando una mortalidad superior a la existente en la población general. Es más, contra lo que podría imaginarse, incluso en las formas más leves las consecuencias son manifiestas. Así, por ejemplo, los "cuadros depresivos menores" generan un 51% más de días de trabajo perdidos que los resultantes de los "trastornos depresivos mayores"[10]. De manera similar, en un reciente estudio llevado a cabo en la atención primaria por la Organización Mundial de la Salud (OMS), se encontró que mientras que tan sólo el 10% de los pacientes sin alteraciones psiquiátricas presentaban una disfunción física y ocupacional de nivel moderado/severo, en el caso de los pacientes con trastornos psíquicos, la mayoría de los cuales eran "menores", estas cifras aumentaban considerablemente, apareciendo una disfunción ocupacional moderada/severa aproximadamente en el 30% de los pacientes y una disfunción física de similar nivel de gravedad en el 40% de los casos[11].

En el mismo sentido, análisis recientes han revelado el alto coste económico de estos trastornos, de forma que, por ejemplo, los "trastornos psiquiátricos menores" suponen en el Reino Unido unos costes superiores a los seis billones de libras esterlinas, de los cuales el 66% se derivan de días de trabajo perdido, siendo la situación muy similar en nuestro país. Todo ello evidencia las repercusiones tan negativas que, tanto desde el punto de vista psicológico como económico tienen dichos trastornos, y la necesidad de que en la atención primaria se desarrollen adecuados programas preventivos.

Ahora bien, como ya hemos señalado, la actuación preventiva del médico general no se puede limitar a la "patología psiquiátrica común", sino que se ha de extender también a los procesos psicóticos, es decir, a aquellos que se consideraba clásicamente como "patología psiquiátrica mayor". La razón para la inclusión de dichas patologías en los programas de prevención a desarrollar en la atención primaria se ha visto reforzada por la nueva filosofía de atención psiquiátrica promovida por la "Reforma Psiquiátrica" instaurada en nuestro país. En este sentido, no se puede perder de vista que, como consecuencia de los procesos de desinstitucionalización, cierre de hospitales mentales, e instauración de estrategias de tratamiento psiquiátrico comunitario, inherentes a los procesos de reforma psiquiátrica ocurridos en los últimos años, los médicos generales están asumiendo crecientes responsabilidades en el diagnóstico y manejo de los enfermos psicóticos. Y esto, tanto en las fases iniciales de la enfermedad como todo a lo largo de su curso evolutivo. Por lo tanto, la implantación de la psiquiatría comunitaria ha enfatizado el papel del médico general en la atención a la patología psicótica bien sea de manera independiente o en colaboración con los servicios especializados. Es así que, como los trabajos de Lewin y Carr (1998)[12] han demostrado, un alto porcentaje de los pacientes psicóticos son tratados por su médico de atención primaria (aproximadamente los 3/4 de los pacientes psicóticos en Australia). Aun cuando los 2/3 de dichos pacientes eran manejados en la atención primaria a través de estrategias de tratamiento compartido con los servicios especializados, el 1/3 restante lo era de manera independiente, siendo dichos resultados confirmados recientemente por el mismo equipo[13]. En este último estudio se demostró además que los roles de los médicos generales y los especialistas son complementarios, lo cual plantea la necesidad de mejorar la capacidad del médico general para hacerse cargo del tratamiento farmacológico y del manejo de dichos pacientes. Tenemos que decir además que existe hoy en día evidencia de que los médicos generales, a la par que garantizan los cuidados precisos para las patologías somáticas de dichos pacientes, son capaces da aportar un tratamiento psicológico personalizado y con una alta relación coste-efectividad, reduciendo de manera significativa los niveles de marginación y estigmatización de dichos pacientes[14]. Las guías para el manejo del paciente psicótico en atención primaria enfatizan la relevancia de la detección temprana, minimizando el retraso en la detección y la instauración del tratamiento, monitorizando el estado de salud física del paciente, y garantizando el cumplimiento terapéutico, así como la intervención precoz ante las recaídas o las crisis psico-sociales[14]. Se deriva de todo ello la importancia de que los servicios especializados potencien el desarrollo de estrategias de intervención conjunta con los servicios de atención primaria para el manejo de dichos pacientes. Para ello es esencial capacitar al médico general para el manejo de dichos pacientes, pero también mejorar la comunicación entre los servicios psiquiátricos y de atención primaria, facilitando el acceso de estos últimos a los servicios especializados.

ÁMBITOS DE LA PREVENCIÓN EN ATENCIÓN PRIMARIA

De la misma manera que la enfermedad tiene un origen, un curso evolutivo, y conlleva unas posibles repercusiones, la prevención deberá incorporar también actuaciones a los tres niveles de: "prevención primaria", "secundaria" y "terciaria" (tabla I). En la prevención primaria el objetivo es evitar la aparición del trastorno en cuestión, actuando, por lo tanto, sobre la incidencia. El primer modo de conseguir esto es estudiando los factores que directamente causan el trastorno o que coadyuvan a su aparición y actuar sobre ellos para que desaparezcan o para minimizar sus efectos. Paralelamente, se deberá actuar sobre los individuos para hacerles menos vulnerables a dichos factores. En la prevención secundaria el objetivo es, una vez que ha aparecido el trastorno, disminuir su duración, mediante una detección precoz y una actuación sobre el propio trastorno. Se trata, por lo tanto, de disminuir la prevalencia. Por último, la prevención terciaria implica el desarrollo de intervenciones encaminadas a disminuir las repercusiones negativas de la enfermedad, previniendo las recaídas y minimizando la discapacidad, la estigmatización y la discriminación social.

Esta visión tradicional de la prevención ha sido ampliada por Mrazek y Haggerty[15], quienes defienden la utilización en ella de una aproximación basada en la reducción de riesgo. Adoptan para ello la tipología propuesta por Gordon en 1987[16] de: "intervención universal" (*universal intervention*), "intervención selectiva" (*selected intervention*), e "intervención por indicación" (*indicated intervention*). En la *intervención universal* las actuaciones están dirigidas a toda la población o a aquella parte de la población general que no ha sido identificada como un grupo concreto de alto riesgo para la enfermedad; en la *intervención selectiva* se dirigen los esfuerzos de la actuación preventiva a aquellos individuos o grupos, cuyo riesgo de desarrollar un trastorno psiquiátrico se sitúa por encima del riesgo medio de la población general; finalmente, al hablar de *intervención por indicación* nos estamos refiriendo a aquella en la que la prevención esta dirigida a los individuos con alto riesgo en los que se ha identificado la presencia de pródromos, síntomas o signos del trastorno, pero en los que todavía no se cumplen criterios de alteración mental. Esta clasificación original de Gordon incluye la idea de que estos tres tipos de intervención se diferencian, además, en base a los beneficios y riesgos de las actuaciones preventivas. Así, defiende dicho autor que las *intervenciones universales* sólo se justifican cuando los beneficios que de ellas se derivan son también universales y los riesgos, efectos secundarios y costes de la intervención, muy bajos (un claro ejemplo de esta modalidad de intervención son las vacunas, no existiendo prácticamente ningún ejemplo de intervención de este tipo en el campo de la salud mental que reúna dichos requisitos). En el caso de los otros dos tipos de intervención, su empleo sólo parece estar justificado cuando los beneficios que se anticipan de la intervención superan los costes y riesgos (generalmente altos) de dichas intervenciones. Un ejemplo de ellas serían los programas preventivos desarrollados en el puerperio de primeros embarazos, o en las fases prodrómicas de la esquizofrenia. A continuación describiremos, a nivel general, algunas de las actuaciones que en cada uno de los niveles de actuación primaria, secundaria y terciaria podrían llevarse a cabo en el ámbito de la atención primaria.

TABLA I
TIPOS DE PREVENCIÓN

Prevención primaria
- *Objetivo*: reducir la aparición (incidencia) del trastorno.
- *Métodos*: eliminar los factores causales.

Prevención secundaria
- *Objetivo*: reducir la duración (prevalencia) del trastorno.
- *Métodos*: detección precoz y tratamiento temprano.

Prevención terciaria
- *Objetivo*: limitar las consecuencias del trastorno (discapacidades y minusvalías).
- *Métodos*: evitar la aparición de las complicaciones y tratarlas cuando aparecen.

La prevención primaria

Una aproximación preventiva a nivel primario asume como reto promocionar la salud e impedir el desarrollo de trastornos mentales. Dichas acciones pueden ser universales o selectivas. Como hemos comentado, esto se puede lograr eliminando los agentes causales, fortaleciendo la resistencia del individuo a ellos, e interfiriendo en el proceso de transmisión de la enfermedad. El prototipo de lo que es el campo de actuación de la prevención primaria son las enfermedades que tienen un origen uni-causal, tal como las enfermedades infecciosas. Sin embargo, en los trastornos mentales, como en la mayoría de las enfermedades médicas crónicas, el origen es multi-causal, por lo que la tarea de controlar los factores causales o fortalecer al individuo ante ellos se complica notablemente. De hecho, en los años 1950 y 1960 se esperaba que la mayor parte de las enfermedades mentales podrían ser prevenidas, mediante actuaciones sobre las edades tempranas de la vida dirigidas a garantizar el desarrollo de un psiquismo sano e inmune a las enfermedades mentales. Sin embargo, dichas predicciones no se vieron confirmadas, no encontrándose evidencia de una disminución de las enfermedades mentales en la población general ni en los grupos de alto riesgo. Se concluyó que la falta de resultados se debía a que la teoría reinante sobre el origen de la enfermedad mental era incorrecta o, al menos, incompleta. Con el paso de los años y conforme se han ido identificando factores capaces de influir sobre el origen y curso evolutivo de las enfermedades mentales, se han desarrollado nuevos modelos teóricos. Por ejemplo, Jenkins, en un trabajo sobre la prevención de la depresión y la ansiedad, defiende la utilidad del modelo tradicional explicativo del origen y mantenimiento de la enfermedad mental, para enmarcar posibles actuaciones preventivas[17]. En dicho modelo se clasifican los factores etiopatogénicos en: *predisponentes*, *precipitadores* y *mantenedores*; y se diferencian, además, en cada una de estas categorías los que pertenecen a la esfera psicológica, de los de la biológica y de la social. Se pretende así con este esquema establecer el punto de partida de toda actuación preventiva, y al mismo tiempo definir el ámbito en el que ésta ha de ser efectuada y finalmente evaluada.

El primer paso en la implantación de un modelo de actuación preventiva a nivel primario es el de identificar la existencia de posibles factores predisponentes, es decir, de aquellos factores que siendo biológicos, psicológicos o sociales, incrementan la vulnerabilidad de determinadas personas para el desarrollo de los trastornos psiquiátricos. Aún cuando muchos de los factores etiopatogénicos que se postulan para la enfermedad mental en el nivel biológico están necesitados de contrastación y se sitúan fuera del control del médico de atención primaria, no cabe la menor duda de que éste todavía tiene ciertas posibilidades de desarrollar programas de prevención primaria actuando en el ámbito de los factores psico-sociales predisponentes. En ellos, por ejemplo, actuaciones sobre las posibles alteraciones existentes en los sistemas de educación o en las interacciones parentales pueden servir para prevenir durante la infancia el desarrollo de alteraciones psiquiátricas en la vida adulta. Y lo mismo puede decirse de las actuaciones sobre experiencias de deprivación psico-sensorial o de abuso y explotación extremas, que a menudo se dan durante la infancia en situaciones de desestructuración social o familiar[18]. En resumen, podemos decir que si queremos plantearnos el desarrollo de actuaciones preventivas a nivel primario, estamos obligados a tener en cuenta todo el amplio campo de los factores sociales negativos que hoy sabemos que se asocian al desarrollo de la enfermedad mental.

Ahora bien, aun cuando la prevención primaria debe continuar siendo el objetivo ideal de la actuación médica, en el caso de su desarrollo en los centros de atención primaria existen serias limitaciones, incluso en lo que se refiere a la actuación sobre los factores psico-sociales predisponentes o de vulnerabilidad. En este sentido, hay que decir que muchos de estos factores se encuentran en el entorno físico y social del individuo (p.ej., emigración, desempleo, tipo de vivienda o residir en un vecindario con altos niveles de violencia), un área sobre la que los profesionales de la atención primaria tienen muy poca influencia o control. En este punto el desarrollo de estrategias para la prevención de la enfermedad está más cerca de las actuaciones en política social y laboral. De hecho, los ejemplos de prevención primaria de este tipo que se han mostrado eficaces en el campo de los trastornos mentales son escasos.

Más accesibles que los factores de vulnerabilidad a la actuación preventiva suelen ser los factores precipitadores. Con este término nos referimos a aquellos factores que, actuando en el aquí y el ahora, hacen que sobre la base de una determinada predisposición surja la enfermedad psíquica. Tal es el caso, por ejemplo, del desarrollo o aparición de determinadas alteraciones somáticas, de acontecimientos vitales significativos, o de factores sociales amenazadores, los cuales, actuando en el individuo como generadores de estímulos negativos son, sin embargo, susceptibles de ser compensados mediante distintos tipos de estrategias. Así, unas veces la prescripción de medidas correctoras de un déficit biológico, psicológico o social, otras la promoción de adecuados mecanismos compensadores o de estructuras psico-sociales de apoyo y otras, finalmente, la facilitación del desarrollo de nuevos patrones más adaptativos de conducta son, en la práctica, mecanismos que el médico de atención primaria puede utilizar para actuar preventivamente sobre los factores precipitadores. Para ello conviene decir que la comprensión del hecho morboso ha de ser vista como un proceso en el que se dé una visión unitaria "bio-psico-social" del proceso individual del enfermar. Y es justamente esta visión unitaria del enfermar aplicada a cada paciente concreto la que, desde nuestro punto de vista, ha de presidir la actividad clínica del médico de atención primaria.

Acciones de prevención selectiva

Como hemos indicado son acciones preventivas dirigidas a subgrupos de población que se encuentran en situación de alto riesgo de desarrollar una enfermedad. Así, gran parte de las actividades preventivas a realizar por el médico de atención primaria deberán estar dirigidas a la actuación sobre grupos de población que posean un alto riesgo de desarrollar alteraciones mentales[19]. Para ello, el punto de partida es la identificación de los grupos poblacionales de riesgo existentes en su área sanitaria. De especial relevancia a nivel general son, por ejemplo, los programas o las actuaciones preventivas dirigidas a: las poblaciones de la tercera edad que hayan sufrido experiencias de pérdida; las fases puerperales de los primeros embarazos; los grupos de población sometidos a marcados estímulos negativos y factores de estrés; o las familias con miembros afectos de enfermedades mentales severas o discapacitantes. Mención especial merece también la presencia de acontecimientos significativos de tipo negativo en la infancia. Tal es el caso, por ejemplo, de experiencias de deprivación maternal, abandono, abuso y explotación física o psíquica que, actuando durante la infancia, hoy sabemos que predisponen al desarrollo de alteraciones mentales en la vida adulta y que, por lo tanto, se han de convertir en uno de los objetivos prioritarios de la actuación preventiva en los servicios de atención primaria. Además de intervenir de manera preventiva sobre estos "grupos universales de riesgo", el médico de atención primaria ha de estar dispuesto a identificar y actuar sobre los "grupos específicos de riesgo" que, en base a las características socioculturales, o a la coyuntura del momento, pudieran existir en su área de influencia.

En resumen, conviene que tengamos presente que cuanto mejor sea la comprensión que el médico general tenga de los factores predisponentes y precipitantes que actúan sobre el origen de un determinado trastorno, más fácil le resultará delimitar grupos de riesgo para el desarrollo de un determinado trastorno, y en última instancia diseñar los planes de actuación preventiva más adecuados. Ejemplo típico de cómo un modelo etiopatogénico puede aportar datos para una actuación preventiva en la atención primaria lo tenemos en el modelo desarrollado por el grupo del Bedford College sobre el origen de la depresión en las mujeres[20,21]. En él se plantea, en el nivel más simple, que la confluencia de determinados factores de vulnerabilidad, tal es el caso de la ausencia de apoyo familiar, ausencia de trabajo fuera del hogar o presencia de tres o más hijos menores de quince años en el hogar, propicia en las mujeres, ante la presencia de acontecimientos vitales negativos (factor provocador), el desarrollo de cuadros depresivos. Este modelo, que en su formulación concreta ha sido modificado por Vázquez-Barquero y colaboradores para su aplicación en las zonas rurales de países mediterráneos[22], permite plantear a nivel general que la combinación de la presencia de factores generadores de estrés social con insuficiencias en los mecanismos de apoyo social (familiares o comunitarios) configuran uno de los mecanismos etiopatogénicos más claros a la hora de explicar el origen y mantenimiento de determinadas formas de enfermedad mental.

Aplicando otro tipo de modelo, Kendler y colaboradores[23] estudiaron una muestra de gemelos y valoraron varios aspectos que hasta entonces se habían relacionado con los trastornos depresivos. Encontraron que los factores que predecían la aparición de la depresión eran tanto los antecedentes personales, como los factores genéticos, rasgos de personalidad, la red social y la relación con el entorno (acontecimientos vitales - dificultades recientes). Además, todos ellos se relacionaban de forma directa e inversa entre ellos y su efecto era acumulativo (fig. 1).

Por lo tanto, en ambos modelos se define un grupo de alto riesgo en el que se combinan factores predisponentes, precipitadores y también otros de protección, todos los cuales delimitan las bases sobre las que poner en marcha actuaciones preventivas. No obstante, conviene aclarar que la manera como todos estos factores actúan está todavía bajo discusión, por lo que en éste, como en otros muchos planteamientos causales acerca de la enfermedad mental, su incorporación a los programas preventivos ha de seguir sujeta a evaluación.

Otro tipo de estrategias, como son las campañas informativas y psico-educativas que se suelen desarrollar sobre determinados trastornos como son, por ejemplo, los derivados del consumo de sustancias, están a caballo entre la prevención primaria y la secundaria, por lo que las comentaremos más adelante en detalle. Por ello, lo único que diremos aquí es que la aplicación de este tipo de estrategias deberá tener como objetivo la actuación sobre aquellos grupos de población que posean un alto riesgo de desarrollar alteraciones mentales.

Prevención indicada

Se refiere a la instauración de estrategias preventivas en aquellos individuos que han desarrollado algunos de los síntomas sugerentes de la presencia de la enfermedad mental en cuestión, pero en los el cuadro clínico no cumple todavía criterios diagnósticos. Un ejemplo de este tipo de prevención se describe en el trabajo de Clarke y cols. (2001)[24], dirigido a hijos de padres afectos de depresión, y en el que se demuestra que la aplicación en dicha población de un breve programa de intervención con Terapia Cognitivo Conductual, permite reducir la prevalencia de depresión. En dicho programa, como se aprecia en la tabla II se enseña a los pacientes a contrarrestar los patrones de pensamiento negativo y a desarrollar patrones de pensamiento y estilo cognitivo positivo. Finalmente, en los últimos años dentro de las estrategias de prevención *indicada*, se están desarrollando también programas específicos dirigidos a poblaciones

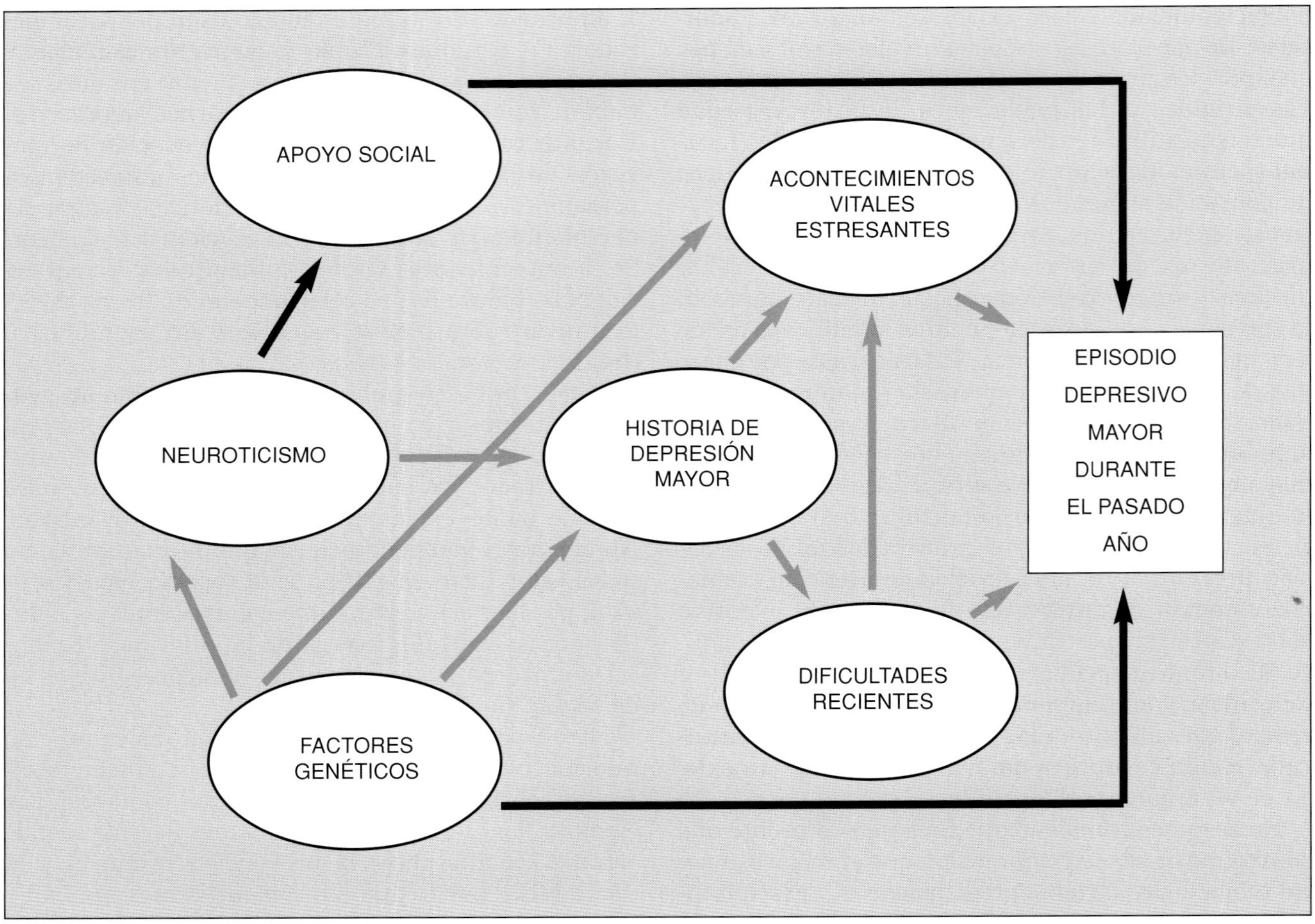

Figura. 1. Relaciones entre los factores que influyen en la aparición de un episodio depresivo. Las líneas claras indican relación directa, las negras relación inversa. Modificada de Kendler y cols.[15].

TABLA II
PROGRAMA DE PREVENCIÓN DE DEPRESIÓN EN ATENCIÓN PRIMARIA[24]

Programa de Prevención de Depresión en AP
• Dirigido a hijos de pacientes depresivos que presentan síntomas depresivos sub-clínicos, sin cumplir criterios de depresión.
• Realizable en atención primaria.
• 15 sesiones grupales de terapia cognitiva dirigidas a: — Identificar pensamientos y estilo cognitivo negativos. — Generar pensamientos compensadores positivos. — Generar un estilo cognitivo compensador más realista.
• Estudio randomizado controlado demostró una reducción de la incidencia de depresión en el grupo experimental (9,3%) en comparación con el grupo control (28,8%) durante un seguimiento de 15 meses.

con manifestaciones prodrómicas de psicosis y en los que mediante la aplicación de estrategias de intervención psico-educativa, cognitiva y psico-farmacológica se trata de impedir, o al menos limitar, el riesgo de transición a una psicosis[25]. En ellos, aunque cuando el papel fundamental recae en equipos especializados, los servicios de atención primaria tienen también un importante papel que cumplir.

En resumen, como se especifica en la tabla III, los servicios de atención primaria deben actuar en sus planes de prevención primaria: i) identificando las poblaciones en situación de alto riesgo de desarrollar la enfermedad; ii) actuando en la medida de lo posible sobre los factores predisponentes; iii) reduciendo el influjo de los factores precipitadores, sobre todo los psico-sociales, y iv) estimulando el desarrollo de mecanismos de protección frente a la enfermedad mental y, de manera muy específica, mejorando las redes de apoyo social del individuo. Su quehacer en la reducción del influjo de los factores de riesgo debe ir acompañado no sólo por una actuación clarificadora sobre la naturaleza y mecanismos de acción de dichos factores, sino también por la promoción de patrones de conducta que los modifiquen o que hagan al individuo más inmune a ellos.

Prevención secundaria

Se refiere al desarrollo de acciones dirigidas a instaurar una temprana y eficaz identificación y tratamiento de aquellos casos que ya han desarrollado la enfermedad. Sus acciones han de estar dirigidas también a la prevención de recaídas. En los últimos años se esta haciendo especial énfasis en la relevancia que para el curso evolutivo de la enfermedad tiene el período de tiempo que pasa la enfermedad sin tratar. Dicho aspecto, que ha sido incorporado en el concepto de "Duración de la Enfermedad sin tratar —DUP/DUI—" está íntimamente relacionado con la prevención secundaria. Los estudios que investigan el efecto de la DUP sobre la respuesta a las intervenciones y en última instancia sobre el curso evolutivo de la enfermedad se han centrado fundamentalmente en las psicosis encontrando que tiene un efecto negativo sobre la respuesta al tratamiento y el curso evolutivo[26]. Sin embargo un reciente trabajo de Kisely y cols. (2006)[27] realizado sobre una muestra de pacientes afectos de patología psiquiátrica menor, vistos en servicios de atención primaria ha demostrado que también en estos casos la presencia de largos períodos de tiempo de síntomas psiquiátricos sin tratar, tanto en cuadros depresivos como de ansiedad, se asociaba a un peor curso evolutivo. Se refuerza así la relevancia que en la atención primaria tiene el acortar los períodos de tiempo que pasan sin tratar tanto los trastornos depresivos como los de ansiedad. Para ello es importante poner en marcha, en los servicios de atención primaria, programas de prevención secundaria dirigidos tanto a estimular el reconocimiento de la patología mental por parte del paciente y su entorno, facilitando el establecimiento de contacto con la atención primaria, como a promover en dichos servicios la temprana identificación y tratamiento de los trastornos psiquiátricos (tabla IV). A estos aspectos nos referiremos con más detalle a continuación.

TABLA III
PRINCIPIOS PARA LA PREVENCIÓN PRIMARIA

a) Identificar y actuar sobre las poblaciones de riesgo.
b) Reducir el influjo de los factores de riesgo, por ejemplo, factores estresantes precipitadores.
c) Aportar apoyo.
d) Facilitar la consecución de apoyos sociales e institucionales.
e) Ayudar a los individuos a buscar sus propias soluciones.

Programas dirigidos a estimular el reconocimiento de la patología por parte del paciente, y el establecimiento de contacto con atención primaria

Una de las estrategias de prevención secundaria más relevante es la que está dirigida a mejorar los procesos de reconocimiento e identificación de la presencia de alteraciones mentales por parte de los propios enfermos o por las figuras significativas de su entorno. Para ello, la puesta en marcha desde la atención primaria de programas psico-educativos y de concienciación de la población serán de suma importancia. En dichos programas se deberá, entre otros, enseñar a la población a reconocer los síntomas de inicio de la enfermedad y a identificar los posibles factores de riesgo que en su génesis operan. Dicha labor docente deberá incorporar elementos informativos, pero también, y de manera muy especial, componentes de sensibilización que

TABLA IV
TRABAJOS DESARROLLADOS EN LA PREVENCIÓN SECUNDARIA DE LA ENFERMEDAD MENTAL EN ATENCIÓN PRIMARIA

Fomentando el reconocimiento precoz

Por parte del paciente
- Campañas tipo "vencer a la depresión" (*Defeat depression*).

Por parte del médico
- Mediante la utilización de cuestionarios y otros instrumentos.
- Mediante técnicas educativas.

Actuando sobre la enfermedad para acortar su duración

Consejo terapéutico
- Consejo breve para alcoholismo.

Tratamiento propiamente dicho

contrarresten las dinámicas de negación que operan en el inicio de la enfermedad mental. Como ocurre en muchas de las actuaciones preventivas, también aquí resulta esencial extender dichos programas psico-educativos a las familias o personas allegadas del paciente. En dicha actuación formadora y sensibilizadora, la adecuada utilización de los medios de comunicación y de las organizaciones ciudadanas y de "auto-ayuda" será de suma importancia, como también lo será la elaboración de folletos informativos y de divulgación.

La segunda estrategia es aquella que está dirigida a actuar sobre los procesos que condicionan el establecimiento de contacto con los servicios médicos, y de manera muy especial con los de atención primaria. Ello es especialmente relevante en la medida en que en lo que concierne a los trastornos mentales la atención primaria se ha constituido en nuestro país como el principal punto de entrada de los pacientes al sistema sanitario. De hecho se sabe que un alto porcentaje de los pacientes afectos de dichos trastornos reconocen haber discutido sus problemas psíquicos en primer lugar con el médico general[28]. Esto se ha demostrado también en los trabajos sobre "rutas asistenciales" realizados por Vázquez-Barquero y colaboradores en Cantabria[29], donde se ha visto que la atención primaria era la principal puerta de entrada en el sistema sanitario, tanto en el caso de las "neurosis" (65% de los pacientes) como en el de las psicosis (47% de los casos), de los cuadros psico-orgánicos (27% de los casos), de los trastornos del ánimo (56%) o del consumo excesivo de alcohol (45%).

No obstante, conviene que tengamos presente que, a pesar de la significativa tendencia de los enfermos psiquiátricos a contactar con la atención primaria, persiste todavía en la comunidad un alto porcentaje de individuos con problemas psíquicos, que o bien no demandan ayuda médica o lo hacen de manera muy tardía. Así, por ejemplo, estudios realizados por Vázquez-Barquero y colaboradores en Cantabria demostraron que un 46% de los probables casos psiquiátricos (según el GHQ) existentes en la comunidad no habían contactado con los servicios médicos, y que el retraso en establecer contacto con dichos servicios era muy significativo[29]. Esta situación se repite también en los cuadros psicóticos. Así, por ejemplo, en el estudio de "Primeros Episodios de Esquizofrenia de Cantabria" se pudo verificar que, por regla general, las manifestaciones psicóticas se inician, con una media de dos años antes del establecimiento del primer contacto con los servicios especializados, y similares hallazgos se han comprobado en otros estudios[30]. De manera similar, en trabajos recientes realizados en el Reino Unido y Australia sobre las "rutas asistenciales" seguidas por los pacientes afectos de un primer brote psicótico hasta contactar con los servicios psiquiátricos especializados, se encontró que durante el tiempo transcurrido desde el inicio de la sintomatología hasta que los pacientes accedían por primera vez a los servicios psiquiátricos especializados, se establecía un considerable número de contactos con otros servicios médicos (media de 4,5 contactos en el estudio de Lincoln y McGorry[31]) y también, y esto es lo más significativo, que el 36% de dichos contactos se realizaban con los servicios de atención primaria.

Por todo ello, podemos decir que la propia realidad sitúa a la atención primaria en una posición privilegiada para poner en marcha programas preventivos dirigidos a propiciar el contacto médico de la enfermedad mental, tanto de tipo psicótico, como de la mal denominada "psiquiatría menor". El objetivo de dichos programas será tanto el garantizar que todos los individuos afectos establezcan contacto con los servicios médicos, como el reducir el tiempo de espera entre el desarrollo de la enfermedad y el establecimiento de contacto. Nuevamente aquí el desarrollo de campañas psico-educativas será de suma importancia. En ellas, un elemento esencial será el destinado a modificar las actitudes negativas hacia la enfermedad mental y hacia los propios servicios médicos, reduciendo con ello los elementos de estigmatización que son, en el fondo, responsables de gran parte de dichas conductas de enfermedad. Ejemplo de intervenciones dirigidas a facilitar dichos procesos lo tenemos en la "Defeat Depression Campaign"[32] realizada en el Reino Unido, y en la que a través de la difusión en los medios de comunicación de las características de determinadas enfermedades mentales, se pretendía que los miembros de la comunidad aprendieran a identificar precozmente dichos trastornos y a desarrollar adecuados patrones de búsqueda de ayuda asistencial que les garanticen un correcto y temprano tratamiento de sus dolencias.

Identificación precoz de la enfermedad mental en la atención primaria

Una vez que se ha establecido contacto con el médico de cabecera, el papel de la prevención secundaria se basa en procurar una identificación precoz de la enfermedad por parte de los profesionales de la atención primaria. Es éste un aspecto esencial, sobre todo dado que la mayoría de los estudios realizados en atención primaria han demostrado de manera concluyente que un alto porcentaje (más del 50%) de los enfermos con problemas psíquicos que establecen contacto con la atención primaria no son correctamente identificados por su médico[33]. Los mecanismos que condicionan el reconocimiento y diagnóstico de la enfermedad mental por el médico de atención primaria parecen estar condicionados por tres tipos de factores: los relacionados con la propia enfermedad y características de los pacientes; los relacionados con las características del médico y, finalmente, los relacionados con el medio sanitario. Ha sido precisamente actuando sobre los factores relacionados con el médico, como se ha intentado con mayor frecuencia mejorar estas tasas de reconocimiento de la enfermedad mental tan bajas. Las estrategias utilizadas para ello han sido, fundamentalmente: i) *la notificación al médico de la probabilidad que el paciente tiene de ser un caso psiquiátrico,* para lo que se recomienda administrar a los pacientes, antes de entrar a la consulta, instrumentos de despistaje de la enfermedad mental, dándole posteriormente los resultados al médico, que así puede orientar mejor la exploración psicopatológica; ii) *la educación en salud mental del médico general*, tratando de mejorar con dichos programas educativos sus habilidades de entrevista, pero también el conocimiento de la clínica psiquiátrica y el relativo al manejo psicoterapéutico y farmacológico de los pacientes. Aunque en conjunto ambas formas de intervención se han mostrado efectivas, parece ser que los mejores resultados los ofrecen las estrategias de educació[34]. Se ha visto así que con ellas se garantiza lo que en principio es su objetivo, es decir, aumentar el reconocimiento y diagnóstico de los trastornos y mejorar claramente su manejo aplicando de manera más eficiente las estrategias terapéuticas (farmacológicas, psicoterapéuticas, derivación a los servicios especializados, etc.). Ahora bien, cuando se intentó verificar en qué medida dichos programas mejoraban el curso de la enfermedad, objetivo último de la prevención secundaria, los resultados eran menos concluyentes, aunque parecen ser más alentadores si para su evaluación se consideran exclusivamente aquellos estudios que han utilizado un diseño adecuado y estrategias terapéuticas protocolizadas[35]. Por todo lo expuesto, se entiende que en los últimos años, y paralelamente con la incorporación en la atención primaria de eficientes instrumentos de despistaje de la enfermedad mental que faciliten su diagnóstico, estemos asistiendo a un gran desarrollo de programas de formación en salud mental dirigidos a los médicos de atención primari[36].

El manejo de la enfermedad mental en atención primaria

El aspecto más conocido de la prevención secundaria a este nivel es el dirigido a optimizar el propio tratamiento y manejo de la enfermedad mental. Son numerosos los estudios que demuestran que el manejo de la enfermedad mental por parte de los médicos de atención primaria es todavía insatisfactorio. En este sentido, por ejemplo, el trabajo llevado a cabo por Freeling y colaboradores[37] demostró que, aproximadamente el 50% de los pacientes con trastornos depresivos severos existentes en los servicios de atención primaria, no recibían tratamiento antidepresivo alguno. De manera similar, en el estudio de Cantabria se encontró que la mayoría de los pacientes afectos de depresión encontrados en los servicios de atención primaria o no recibían antidepresivos o eran tratados con ansiolíticos[38], y lo mismo ocurre con una gran proporción de trastornos psiquiátricos. Es éste un hecho de fundamental relevancia, dada la variedad y eficacia de los tratamientos psiquiátricos disponibles hoy en día. Se comprueba así, como ocurría en el caso de la identificación de la enfermedad mental, que la prevención de la enfermedad mental en atención primaria habrá de incorporar estrategias dirigidas a mejorar el proceso de tratamiento y manejo de la enfermedad mental por parte de los profesionales de la atención primaria. Por lo tanto, es lógico comprobar cómo a lo largo de los años se han desarrollado programas que intentan estandarizar el tratamiento que se da a diversos tipos de trastornos en atención primaria, tales como los trastornos depresivos[39], con la intención de alcanzar uniformidad y, por supuesto, una mayor calidad en su manejo. Además, el médico de AP ha de asumir, no sólo responsabilidades en el diagnóstico y manejo temprano de la enfermedad, sino también en la prevención de recaídas y en el control de los tratamientos de mantenimiento.

Prevención terciaria

La prevención terciaria tiene como objetivo fundamental el minimizar las consecuencias adversas (discapacidades y minusvalías) de las enfermedades. En este sentido, hay que tener en cuenta que tanto la aparición de las recaídas/reagudizaciones, como la prolongación en el tiempo de la enfermedad, incrementan de manera significativa el desarrollo de las discapacidades. Por lo tanto, una forma de poner en marcha programas de prevención terciaria en atención primaria es justamente a través de evitar la aparición de recaídas/reagudizaciones o de minimizar la duración de la enfermedad. En la medida en que hoy en día existe clara evidencia de que, al menos en lo que concierne a las enfermedades psiquiátricas, el factor predictor más significativo de la aparición de recaídas o reagudizaciones o de la cronificación de la enfermedad, es el abandono o el inadecuado seguimiento del tratamiento psicofarmacológico, un objetivo esencial de las estrategias de prevención terciaria que es posible desarrollar en la atención primaria es el conseguir que los pacientes mantengan un adecuado cumplimiento de las recomendaciones terapéuticas y acepten tratamientos a largo plazo. Al hablar de tratamientos a largo plazo conviene que clarifiquemos la naturaleza de los conceptos de "tratamiento continuado" y de "tratamiento de mantenimiento". Con el primero hacemos referencia al mantenimiento de un tratamiento durante un período de tiempo suficiente como para evitar las reagudizaciones. Su duración viene determinada no tanto por la presencia/ausencia de sintomatología, como por las presunciones relativas al tiempo que se estima que dura la enfermedad subyacente, y que hoy en día se postula, de manera un tanto empírica, que es distinta según las características del trastorno psiquiátrico, pero que en todo caso excede en bastantes meses de la remisión sintomatológica. Sin embargo, con el concepto de tratamiento de "mantenimiento" nos estamos refiriendo a la administración a largo plazo de una estrategia terapéutica dirigida a evitar las "recurrencias" de un nuevo proceso morboso, lo cual también implica tratamientos a largo plazo que en este caso se han de prolongar en el tiempo generalmente más allá de lo que suele implicar el tratamiento del proceso subyacente. Ello implica que el médico de atención primaria ha de tener presente que con frecuencia, por no decir siempre, el tratamiento de los cuadros psiquiátricos ha de ir más allá de la propia desaparición de los síntomas, pudiendo en muchos casos extenderse durante años o incluso a lo largo de toda la vida.

Dado que un factor esencial en la prevención terciaria de la mayoría de los trastornos psiquiátricos es el conseguir que los pacientes mantengan un adecuado cumplimiento de las recomendaciones terapéuticas y acepten, cuando sea preciso, un tratamiento a largo plazo, una correcta estrategia preventiva de recurrencias ha de estar necesariamente basada en el conocimiento por parte del médico de atención primaria, de las causas que justifican dicho tratamiento a largo plazo y también de la duración que idealmente dicho tratamiento deberá tener. Además, en ella es esencial que el médico sea capaz de transmitir de manera eficaz dicha información a los pacientes, garantizando así su aceptación. Esta actuación informadora es esencial para vencer las naturales resistencias que los pacientes presentan a mantener de manera prolongada las medidas terapéuticas. Un aspecto adicional digno de tener en cuenta es el papel que en este contexto desempeñan las familias. No hay que olvidar que, en los modernos sistemas de asistencia psiquiátrica comunitaria, un alto porcentaje de los pacientes afectos de patologías psiquiátricas de larga duración y discapacitantes se mantienen bajo el cuidado de sus familiares, generando en ellos necesidades de información y sometiéndoles a fuertes tensiones y sobrecargas[40]. Es por ello por lo que el trabajo preventivo con los pacientes a desarrollar por los médicos de atención primaria ha de extenderse también a las familias, aportándoles también a ellas elementos de clarificación y, sobre todo, de apoyo psico-social.

Como vemos en la tabla V, la prevención terciaria incluye no sólo la intervención activa sobre la propia enfermedad evitando las recurrencias/recaídas sino también la actuación sobre las consecuencias negativas de los trastornos, dentro de las que se incluye la discapacidad pero también el estigma y la discriminación. Por ello tiene sentido que esbocemos aquí, para comprender la naturaleza de los programas de prevención terciaria que es posible desarrollar en los servicios de atención primaria, las dimensiones que definen las posibles consecuencias de la enfermedad en el individuo tanto en el nivel de la discapacidad como en el de la estigmatización.

Discapacidad, estigma y discriminación

Como ya hemos apuntado al inicio de este capítulo en general las enfermedades mentales repercuten de manera negativa sobre el ajuste psico-social del individuo, siendo una de las principales causas de discapacidad[1,2,3,4]. En la figura 2, se representa gráficamente la nueva conceptualización de la discapacidad formulada por la Organización Mundial de la Salud (OMS) en la Clasificación Internacional del Funcionamiento y la Discapacidad —CIF—[41]. En ella se han abandonado los antiguos conceptos de Discapacidad y Minusvalía, que habían dominado la anterior clasificación de discapacidad de la OMS, y

TABLA V
LA PREVENCIÓN TERCIARIA EN LA ATENCIÓN PRIMARIA

La prevención terciaria incluye actividades dirigidas a:

- Prevenir las recaídas o recurrencias y también reducir su duración y efectos.
- Minimizar las consecuencias adversas (discapacidades, minusvalías) de la enfermedad con:
  - — Actuaciones dirigidas al individuo.
  - — Actuaciones dirigidas al entorno social y familiar.
- Desarrollo de estrategias rehabilitadoras, sobre las consecuencias negativas de los trastornos.
- Disminución/prevención del estigma y la discriminación.

aparecen una serie de conceptos novedosos que ayudan a describir el estado de salud del individuo y las repercusiones de la enfermedad desde un prisma positivo y libres de la carga peyorativa que habían adquirido los antiguos conceptos.

Ejemplos de estos conceptos son términos como *Condición de salud* usado para describir en un continuo de salud-enfermedad la situación actual de la persona, introduciendo además una dimensión de "universalidad" en el concepto de discapacidad, que va a demandar de los médicos de atención primaria que tengan siempre en cuenta, para actuar sobre ellas, las repercusiones negativas de todos los "estados de salud". Otro ejemplo es el término *Funcionamiento* que describe las funciones y estructuras corporales, las actividades y la participación, e indica los aspectos positivos de la interacción entre un individuo (con una "condición de salud") y sus factores contextuales (factores ambientales y personales). Otros términos novedosos son *Actividad-Limitación de la actividad*; *Participación-Restricción en la participación*; y los *Factores contextuales* (para una descripción mas exhaustiva, véase: CIF, 2001)[41].

Las actitudes de estigmatización y discriminación del paciente mental son comunes, incluso en los países más avanzados, influyendo de manera perniciosa sobre el curso evolutivo y el ajuste psicosocial de estos pacientes. Así, en un proyecto conjunto de la OMS y el NIH en el que se comparaban los niveles de estigmatización relacionados con 18 enfermedades se demostró que los trastornos mentales crónicos se situaban entre las 8 enfermedades más estigmatizantes[42]. Al analizar la manera cómo los distintos síntomas psiquiátricos se asociaban a los procesos de estigmatización se encontró que los síntomas de la PANSS relacionados con las preocupaciones somáticas, la ansiedad, la depresión y los síntomas de evitación social eran los que más se asociaban a discriminación. En el estudio de Penn y cols. (2000)[43], se ha visto que los síntomas negativos y las conductas de aislamiento tienden a asociarse de manera más significativa con la estigmatización que los síntomas positivos[43]. La población tiende a enfatizar los déficits sociales de los enfermos mentales, contribuyendo a incrementar el aislamiento social[44]. La estigmatización y la discriminación a su vez tienen notables repercusiones negativas y dificultan de manera significativa la calidad de vida de los pacientes y su integración en la comunidad, constituyendo por ello un objetivo importante de las actuaciones en salud mental[45,46]. En este sentido el informe "New Understanding, New Hope", publicado por la OMS en 2001 enfatiza la necesidad de poner en marcha estrategias educativas dirigidas a combatir el estigma y la discriminación de los enfermos mentales. De manera similar la Asociación Mundial de Psiquiatría ha desarrollado Programas Antiestigma y Antidiscriminación, en más de 20 países, entre los que se encuentra España[47]. En ellos se hace hincapié en el gran papel que en estas campañas juega la atención primaria, mediante el desa-

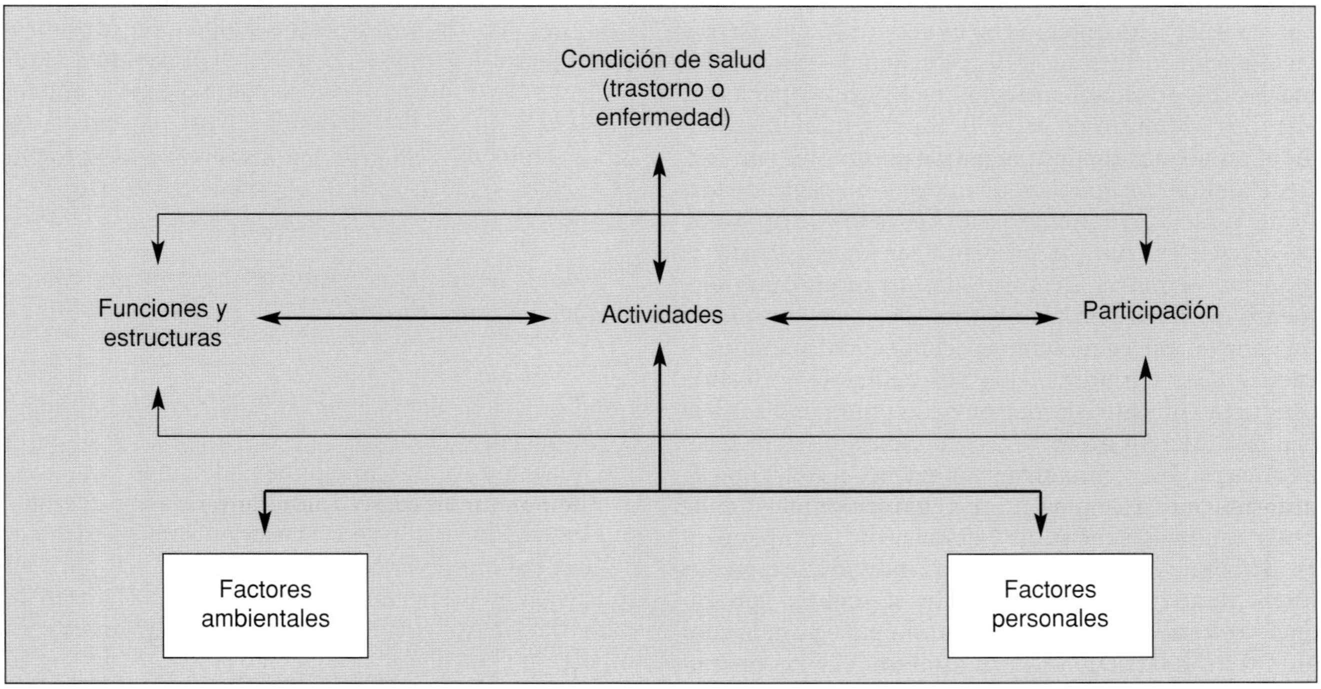

Figura 2. Interacción de los diferentes componente de la CIF (sacada de: CIF, 2001)[41].

rrollo de programas dirigidos a modificar las actitudes negativas frente a la enfermedad mental y a promover la salud mental. Dichos programas han de estar dirigidos a los grupos de alto riesgo, los familiares de los pacientes, grupos profesionales de especial relevancia, e incluso la propia población general. En ellos la colaboración con las agencias sociales, las organizaciones profesionales relevantes y los servicios especializados es de especial trascendencia[48].

El Apoyo y el Consejo (*"Counselling"*) como estrategias para la prevención de la enfermedad mental y promoción de la salud mental en los servicios de atención primaria

El trabajo que los profesionales de la atención primaria lleven a cabo con fines preventivos siempre deberá incluir, tanto intervenciones de apoyo a los pacientes, como una labor de "consejo terapéutico" (*counselling*), que implique una actitud de "escucha" sintónica y clarificadora y una disposición a ofrecer comprensión frente a los múltiples factores que inciden sobre la enfermedad. A ambos aspectos, el apoyo y el "consejo terapéutico", nos referiremos a continuación, brevemente.

El "apoyo" como estrategia de prevención en atención primaria

Como hemos indicado, una estrategia que resulta de especial relevancia para la actividad preventiva en atención primaria es la relacionada con la promoción de adecuados niveles de apoyo al paciente. Esta actividad ha de estar fundamentalmente dirigida, en primer lugar, a la provisión directa por parte del equipo terapéutico de apoyo y, en segundo término, a facilitar la mejoría de las redes de apoyo de los pacientes. Así, la provisión de apoyo desde la atención primaria es, sin duda, un importante elemento de actuación preventiva. Pero su aportación no debe surgir como una reacción espontánea inspirada en las circunstancias del momento y de una conducta voluntarista por parte del personal sanitario, sino que ha de estar, como toda actividad terapéutica, sujeta a una programación y a unos objetivos. En nuestra opinión, el apoyo preventivo debe tener un doble sentido de "sustitución", compensando deficiencias en el psiquismo individual o en las redes de apoyo, pero también de elemento "generador" de crecientes niveles de autonomía, para lo cual su intensidad ha de estar delimitada por las necesidades del momento y las posibilidades madurativas del individuo. Con ello queremos decir que la actividad de apoyo ha de estar diseñada de tal manera que no encadene al paciente en una situación de dependencia, sino que, por el contrario, le permita ir alcanzando crecientes cotas de autosuficiencia. El segundo elemento a considerar en la esfera del "apoyo terapéutico" es el relativo a la promoción y reforzamiento de las redes naturales de apoyo del paciente. Esto ha de realizarse desde la atención primaria mediante distintos tipos de estrategias, de las cuales pasamos a mencionar a continuación las más relevantes.

i) Reforzar los lazos entre los distintos miembros del núcleo familiar, para lo cual con frecuencia habrá que resolver situaciones de conflicto o llevar a cabo una labor de "consejo terapéutico" clarificadora. A esta labor clarificadora habrá que añadir la transmisión de un sentimiento básico de confianza en el equipo terapéutico y en su disposición para resolver las tensiones que puedan surgir en el seno de la familia, de manera coyuntural, o como respuesta al estrés y la sobrecarga generados por la enfermedad.
ii) Estimular el establecimiento de actividades dentro de las estructuras y organizaciones sociales, por ejemplo de voluntariado, asociaciones, etc. Este tipo de actividades no sólo eleva en el paciente los sentimientos de autoconfianza y sentido de la propia valía, sino que facilita su integración social reforzando sus redes sociales de apoyo.
iii) Estimulando el desarrollo de grupos de autoayuda. Dentro de estos grupos, en ocasiones podrán ponerse en marcha programas terapéuticos auto-aplicados como es, por ejemplo, el caso de los diseñados para el control de determinados cuadros neuróticos, o los dirigidos al control del consumo de sustancias[49,50].

El "consejo terapéutico" como estrategia de prevención en atención primaria

El "consejo terapéutico" (*counselling*) es una actividad que tiene como objetivo fundamental el aportar al paciente elementos de clarificación y de guía que le permitan un manejo más adecuado y adaptativo de sus problemas y también promover cambios en el estilo de vida. Son precisamente estas características las que le hacen especialmente útil para su aplicación en atención primaria[51]. Desde el punto de vista de su aplicación a la atención primaria es importante recalcar que, como indican Irving y Heath[52], la labor de "consejo terapéutico" puede abarcar actividades tales como: i) *actuación en cri-*

sis, que incluye el manejo de situaciones de emergencia tales como las tentativas de suicidio, las pérdidas de seres queridos, o las crisis psicológicas generadas por estrés agudo, "episodios de estrés post-traumático"; ii) *actuaciones dirigidas a la resolución de problemas,* normalmente dirigidas a resolver problemas relacionales en el ámbito familiar o conflictos sociales más amplios, y iii) *actuaciones dirigidas a la modificación de conductas*, que suelen tener como objetivo, por ejemplo, el entrenar a los pacientes a manejar el estrés y la frustración, a incrementar sus niveles de autoconfianza, o a desarrollar patrones más adaptativos de conducta.

En todo este proceso es de capital importancia que el médico de atención primaria, más que ofertar soluciones a los problemas, actúe como catalizador que facilite en el individuo la búsqueda de las propias soluciones a sus problemas y déficit. Y es a través de este modo de ejercer la ayuda que el profesional estimula al enfermo y a su entorno a maximizar las propias potencialidades y a desarrollar patrones de conducta más adaptativos.

Finalmente decir que, como Newton[53] nos indica, los tres elementos básicos que definen lo que debe ser una efectiva actividad preventiva se resumen en:

i) Delimitar los grupos de población general con alto riesgo de desarrollar los trastornos psiquiátricos objeto de actuación, entendiendo lo mejor posible las razones que justifican su mayor riesgo e incorporando dichos conocimientos en la formulación de programas preventivos realistas y asumibles.
ii) Poner en marcha programas dirigidos a reforzar los mecanismos de auto-defensa del individuo frente al desarrollo de los trastornos, sin incrementar las dependencias del individuo del sistema sanitario y de las propias medidas de apoyo.
iii) Hacer el máximo uso de las redes comunitarias y familiares de apoyo del paciente, sustituyéndolas cuando sea preciso, e incrementando en todo caso lo máximo que sea posible su extensión y eficacia.

EL CONCEPTO DE PROMOCIÓN DE LA SALUD

Promoción de la salud mental

Hasta aquí nos hemos estado refiriendo a aspectos relacionados con la prevención de enfermedades o con la reducción o inhibición de sus consecuencias. Pero existen también estrategias dirigidas a promover y estimular la aparición de patrones de conductas saludables y a actuar sobre el individuo antes de que aparezca la enfermedad, por ejemplo, reforzando el desarrollo de factores protectores. Es lo que comúnmente definimos como "promoción de la salud mental". Dicho concepto implica la promoción, tanto a nivel individual como social y ambiental, de aquellas condiciones que permiten un óptimo desarrollo psicológico y psicofisiológico del individuo. Tiene como objetivo el actuar sobre los factores condicionantes de la salud mental. Para ello actúa tanto sobre aquellos individuos que no se encuentran en situación de riesgo, como sobre aquellos que están en situación de riesgo, y sobre aquellos que ya se han recuperado de un trastorno psiquiátrico[54].

Las diferencias entre promoción y prevención descansan en los objetivos que las guían. Mientras que la promoción de la salud mental se dirige a promover una salud mental positiva, incrementando el bienestar psicológico, la competencia psíquica y la resistencia al desajuste, por medio de la potenciación de condiciones vitales y ambientales positivas, la prevención de la enfermedad mental tiene como objetivo la reducción de síntomas y en última instancia de la propia enfermedad y sus consecuencias. Para ello la prevención puede utilizar la promoción de salud mental como una de sus estrategias[54]. Es por ello por lo que "prevención de la enfermedad" y "promoción de la salud", aunque utilizados con frecuencia como sinónimos, son, en realidad, dos conceptos distintos que implican actuaciones bien diferenciadas y que, por lo tanto, deben mantenerse conceptualmente como independientes. Sin embargo, como dice Detels, 2002[55], ambos aspectos, no pueden ser vistos como los dos extremos de una misma línea, sino como elementos interconectados de un mismo concepto que es el de "salud mental".

Como Orley[56] indica, es esencial concentrar las actividades de promoción de la salud mental en los niños o adolescentes, a través del desarrollo de programas psico-educativos que, realizados a nivel escolar, generalmente desde o en colaboración con la atención primaria, vayan dirigidos a facilitar la aparición y mantenimiento de patrones saludables de conducta. En línea con esta filosofía, la Organización Mundial de la Salud ha promovido una serie de programas educativos para el desarrollo de "habilidades de la vida diaria" (*life skill educational programmes*)[57], los cuales, realizándose preferentemente en la escuela y en colaboración con los servicios de atención primaria, están destinados preferentemente a potenciar la competencia social de los niños y adolescentes; estimular en ellos el desarrollo de estilos saludables de conducta y a asumir una creciente responsabilidad sobre sus vidas y sobre su salud. En este contexto, los objetivos concretos de dichos programas educacionales pueden ir desde aspectos muy genéricos como, por ejemplo, el manejo del estrés, el control emocional, la comunicación interpersonal, o el desarrollo del pensamiento crítico, etc., a aspectos mucho más concretos, como pueden ser la lucha contra el consumo de sustancias, o la adopción de medidas protectoras en las relaciones sexuales. En todos ellos, como es lógico, el papel de los profesionales de la atención primaria, trabajando en íntima colaboración con los de la salud mental, con los profesores, y los propios padres de los niños, se vuelve esencial. Pare ello, los profesionales de la salud, pero de manera muy específica los médicos generales deben de estar al día del conocimiento basado en evidencia de los principales factores determinantes de la "salud mental" así como de las alteraciones psiquiátricas. Los más significativos de ellos se citan en la tabla VI[58]. Finalmente es conveniente tener presente que muchos de esos condicionantes no sólo inciden sobre la salud mental sino también sobre la salud física de la población, lo cual les convierte en especialmente relevantes para el desarrollo de programas de prevención en la atención primaria[58].

LA UTILIZACIÓN DE PROGRAMAS PSICO-EDUCATIVOS EN LA PREVENCIÓN DE LA ENFERMEDAD Y PROMOCIÓN DE LA SALUD MENTAL

A lo largo de este capítulo, nos hemos estado refiriendo a la posibilidad y conveniencia de utilizar programas psico-educativos como estrategia preventiva y de promoción de la salud en atención primaria. Por lo tanto, es conveniente que describamos, aunque sea brevemente, lo que entendemos por dichos programas. Barter[59] define la psicoeducación como: *"el uso de técnicas, métodos y enfoques educativos cuyo objetivo es la recuperación de los efectos discapacitantes de la enfermedad mental o como un complemento al tratamiento del enfermo mental..."*, y en el mismo sentido, aunque de manera más precisa, Goldman[60] habla de ella como: *"la educación o entrenamiento de una persona con una alteración psiquiátrica dirigida a alcanzar adecuadas metas en su tratamiento y rehabilitación, y que le permite,*

TABLA VI
FACTORES CONDICIONANTES DE LA SALUD Y LA ENFERMEDAD MENTAL

Principales factores de riesgo	**Principales factores protectores**
Médicos • Enfermedad médica • Dolor crónico • Bajo peso al nacer • Complicaciones perinatales • Alteraciones sensoriales, o limitaciones somáticas • Embarazo en edad temprana • Abuso de sustancias durante el embarazo	*Médicos* • Ejercicio físico
Desarrollo • Déficits de lectura • Déficits de atención • Abuso, abandono infantil • Fracaso escolar, y desmoralización	*Desarrollo* • Experiencias positivas en las interacciones con figuras parentales • Experiencias tempranas de lazos afectivos positivos y fuertes con figuras parentales
Psicológicos • Insomnio crónico • Abuso excesivo de sustancias • Exposición a agresiones, violencia, traumas • Conflictos, desorganización familiar • Soledad • Perdidas, experiencias de duelo • Enfermedad mental en los padres • Consumo de sustancias en los padres	*Psicológicos* • Alta capacidad intelectual y educativa • Capacidad para manejar situaciones de estrés • Capacidad para hacer frente a la adversidad • Autonomía • Adaptabilidad • Sentimientos de seguridad en uno mismo • Sentimiento de autocontrol y de dominio de las situaciones • Autoestima alta • Madurez afectiva
Sociales • Acontecimientos vitales estresantes • Cuidar a pacientes crónicos con demencia, discapacidad • Clase social baja	*Sociales* • Buenas redes de apoyo social y familiar • Adecuadas capacidades sociales • Buen nivel de socialización • Adecuada capacidad de manejo de conflictos sociales

Modificado de Hosmas y cols., 2006[58].

p.ej., aumentar la aceptación de su enfermedad, promover la cooperación activa con el tratamiento y la rehabilitación y aumentar sus habilidades de afrontamiento, de forma que compensen las deficiencias causadas por el desorden psíquico".

A continuación presentamos, de manera resumida, algunos de los objetivos más significativos de estas estrategias, descritos por Rebolledo y López de Heredia[61] en relación con la esquizofrenia, pero que pueden ser aplicados a cualquier tipo de trastorno psiquiátrico:

— Proveer a los participantes de una información actualizada y comprensible acerca de la enfermedad, enfatizando la relación entre vulnerabilidad biológica y psicosocial.
— Enseñar a discriminar los síntomas y los pródromos. A valorar la medicación neuroléptica como un factor de protección. A reconocer los efectos secundarios de la medicación, y saber informar acerca de ellos.
— Incrementar la comprensión y habilidad de afrontamiento del estrés ambiental.
— Crear una alianza entre usuarios, familiares y profesionales que le facilite la consecución de las metas terapéuticas.
— Promover en pacientes y familiares la superación del aislamiento y el estigma que la enfermedad mental conlleva.

Si nos fijamos bien, todo lo hasta aquí descrito en relación con estos programas gira en torno a la enfermedad, olvidándose de los aspectos relativos a la educación en la salud. Es decir que, como indicábamos en un apartado previo, uno de los objetivos específicos de los programas psico-educativos ha de ser también la promoción de la salud. Por lo tanto, queremos plantear que, desde nuestro punto de vista, el concepto de programa psico-educativo ha de hacer referencia a aquella técnica clínico-docente que, dirigida a los pacientes y familiares y figuras significativas del entorno, permite: i) educarles acerca de la naturaleza, curso evolutivo, y opciones terapéuticas y asistenciales existentes en relación con la patología objeto del tratamiento, mejorando por lo tanto la comprensión que tienen de la enfermedad y su manejo; ii) modificar sus actitudes hacia la enfermedad, sus consecuencias y los servicios destinados a su tratamiento, mejorando con ello su aceptación y reduciendo los niveles de discriminación y rechazo; iii) promover el desarrollo de mecanismos psicológicos de defensa y protección frente al estrés y los factores psicosociales de riesgo, y iv) estimular la adopción de patrones saludables de conducta que permitan minimizar los riesgos de desarrollo de las alteraciones.

Por lo tanto, la psico-educación incorpora un nivel informativo y otro sensibilizador, los cuales deberán estar siempre presentes[62,63]. Es importante que destaquemos que estos programas habrán de ser diseñados teniendo en cuenta las necesidades de cada paciente y la naturaleza del trastorno psiquiátrico al que va destinado, de forma que las áreas a cubrir, el énfasis que se hace en cada una de ellas, y los aspectos técnicos del propio programa, deberán ajustarse a ellas y a los objetivos que con él se persiguen. De la misma manera, dichos programas no pueden limitarse a ser una mera presentación de información sino que han de incorporar un proceso interactivo en el que los destinatarios participen activamente, planteando sus dudas, problemas y preocupaciones. Es así que dicho elemento interactivo, en el que con frecuencia se dan también componentes dinámicos, ha de ser específicamente contemplado en el esquema organizativo del programa, por ejemplo, intercalando los momentos de información (en los que se deberá hacer amplio uso de elementos audio-visuales, y a poder ser de la distribución de material impreso) con los de discusión e interacción. Especialmente útiles dentro de estos programas son las experiencias de *role playing*, las cuales, como es sabido, exigen al alumno implicarse activamente en la experiencia docente, y experimentar personalmente, a través del juego de papeles, los distintos contenidos del material docente.

La estructura de los programas psico-educativos puede ser de naturaleza individual o grupal. En nuestra experiencia, los de naturaleza grupal tienen una mejor relación coste/efectividad. Ello es debido a que la interacción grupal potencia los mecanismos de aprendizaje y sensibilización gracias a la transmisión de experiencias entre los participantes. Es de destacar que, en la medida en que se utilice un contexto grupal, resulta de especial relevancia que la persona encargada de dichos programas tenga experiencia en el manejo de dichas situaciones.

Por último, hay que tener presente que la actividad psico-educativa es un proceso continuo que incluye no sólo estos programas específicos aquí descritos, sino también toda una serie de comunicaciones informales que se deben dar en todo contacto del paciente o sus familias con los servicios médicos. Por lo tanto, es capital que los profesionales de la atención primaria asuman que la psico-educación ha de estar presente en todas sus interacciones con los pacientes. Dentro de esta labor psico-educativa continuada, han sido, por ejemplo, muy útiles el desarrollo en algunos servicios de atención primaria del Reino Unido de bibliotecas de divulgación sobre los trastornos psiquiátricos más frecuentes o relevantes y a las que tienen acceso los pacientes, en ocasiones siguiendo las recomendaciones de su propio médico.

EN CONCLUSIÓN

Por lo tanto, la naturaleza y repercusiones de la enfermedad mental, así como la sobrecarga que genera en los servicios de atención primaria justifican la implementación de programas de prevención en dichos servicios. Sin embargo, desde nuestro punto de vista, la actividad preventiva en la atención primaria ha de enmarcarse dentro de un "proyecto" en el que queden perfectamente definidos sus objetivos, estrategias de actuación y métodos de evaluación. Es más, consideramos que su desarrollo sólo es posible desde una manera de entender el quehacer clínico, en el cual todo el proceso de valoración y de resolución del hecho psicopatológico trascienda el propio síntoma, o incluso el propio diagnóstico, para adentrarse en la comprensión de las causas, maneras de manifestarse y repercusiones de la enfermedad. Unida a esta postura conceptual y de actitudes, el médico de atención primaria ha de entender que el éxito de los programas preventivos a desarrollar desde su ámbito, o de desde cualquier otro, sólo podrá garantizarse si dichos programas poseen un alto nivel de aceptación por parte de la población a la que van destinados. Ello implica que dichos programas han de ser vistos por la población general como propios y adaptados a sus circunstancias y necesidades. Lo cual exige que, como se ha comprobado en el desarrollo de distintos programas preventivos, el médico de atención primaria sea capaz de diseñar programas a medida de las necesidades de los grupos a los que van destinados y movilizar en el apoyo de dichos programas a las figuras significativas de la comunidad.

Finalmente, tenemos que recalcar que la actuación preventiva en cualquiera de sus niveles de prevención primaria, secundaria y terciaria será más exitosa si se lleva a cabo a través de programas conjuntos de colaboración entre los servicios especializados de psiquiatría y los de medicina general, pero también movilizando todos los recursos sociales existentes en el área. Esta filosofía de colaboración multidisciplinar ha de incluir necesariamente a los pacientes y a las familias sin los que el adecuado manejo de la enfermedad mental es inviable.

LECTURAS RECOMENDADAS

Hosmas C, Jane-Llopis E, Saxena S (eds.): ***Prevention of Mental Disorders: Effective Interventions and Policy Options.*** **Oxford University Press. Oxford, 2006.**

Se trata de una monografía, elaborada por figuras muy significativas del área en la que se analizan de manera clara y didáctica los aspectos más relevantes de la prevención en salud mental, haciendo especial énfasis en los programas de intervención y en el desarrollo de actuaciones políticas. Un extenso y cuidado resumen de dicha monografía está accesible en la página web de la OMS: http://www.who.int/mental_health/evidence/en/prevention_of_mental_disorders_sr.pdf

Jenkins R, Üstün TB: ***Preventing Mental Illness. Mental Health Promotion in Primary Care.*** **John Wiley & Sons, New-York, 1998.**

Se trata de un amplio manual, que recoge las ponencias realizadas por autores significativos en el campo de la prevención, en una reunión promovida por el *Department of Health* en colaboración con la OMS. Abarca áreas que van desde la descripción de aspectos generales sobre prevención a la presentación de programas preventivos en áreas específicas de la salud o de población en riesgo. Su utilidad es más la de un libro de referencia que la de un manual introductorio.

Kendrick T, Tylee A, Freeling P (eds.): ***The prevention of mental illness in primary care.*** **Cambridge University Press, Cambridge, 1996.**

Se trata de un texto básico, elaborado por diversos autores, en el que se revisan los aspectos teóricos e implicaciones prácticas de la prevención en atención primaria. Incorpora capítulos específicos para los cuadros psiquiátricos más relevantes en AP.

BIBLIOGRAFÍA

1. WHO The World Health Report: Mental Health: new understanding new hope: World Health Organization. Geneva, 2001.
2. WHO The World Health Report: Changing History: World Health Organization. Geneva, 2004.
3. Murray CJL, Lopez AD: The Global Burden of Disease: a comprehensive assessment of mortality and disability from disease, injury and risk factors in 1990 and projected to 2020. World Bank, World Health Organisation and Harvard School of Public Health. Geneva, 1996.
4. Sanderson K, Andrews G: Prevalence and severity of mental health-related disability and relationship to diagnosis. *Psychiatr Serv* 2002; 53 (1):80-86.
5. The MaGPIe Research Group: The nature and prevalence of psychological problems in New Zealand primary health care: a report on Mental Health and General Practice Investigations. *NZMJ* 2003; 116 (1171):1-15.
6. Üstün TB, Gater R: Integrating mental health into primary care. *Curr Opin Psychiat* 1994; 7:173-180.
7. Vázquez-Barquero JL, Wilkinson G, Williams P y cols.: Mental health and mental consultation in primary care settings. *Psychol Med* 1990; 20:681-694.
8. Vázquez-Barquero JL, Díez-Manrique JF, Gaite L y cols.: Why people with minor psychiatric morbidity consult a doctor. *Psychol Med* 1992; 22:495-52.
9. Weich S: Prevention of the common mental disorders: a public health perspective. *Psychol Med* 1997; 27:757-764.
10. Broadhead WE, Blazer D, George L y cols.: Depression, Disability days and days lost from work. *JAMA* 1990; 264:2524-2528.
11. Ormel J, Costa e Silva JA: The impact of psychopathology on disability and health perceptions. En: Üstün TB, Sartorius N (eds.): *Mental illness in general health care. An international study*. John Wiley & Sons, 1995.
12. Lewin T, Carr VJ: Rates of treatment of schizophrenia by general practitioners. *Med J Aust* 1998; 168:166-169.
13. Carr VJ, Lewin T, Barnard RE y cols.: Attitudes and roles of general practitioners in the treatment of schizophrenia compared with community mental health staff and patients. *Social Psychiatry and Psychiatric Epidemiology* 2004; 39:78-84.
14. Copolov DL: Psychosis: a primary care perspective. *Med J Aust* 1998; 168:129-135.
15. Mrazek PJ, Haggerty RJ: *Reducing Risk for Mental Disorders: Frontiers for Preventive Intervention Research.* Washington DC, National Academy Press, 1994.
16. Gordon RS: An operational classification of disease prevention. En: Steinberg JA, Silverman MM (eds.): *Preventing Mental Disorders: A Research Perspective*. Rockville, MD, NIMH. 1987.
17. Jenkins R: Depression and anxiety: an overview of preventive strategies. En: Jenkins R, Newton J, Young R (eds.): *The prevention of Anxiety and Depression: The role of the Primary Care Team*. London, 1992.
18. Goldberg D: Preventive psychiatry and the stance of the clinician. *Epidemiol Psichiatr Soc* 1994; 3:27-30.
19. Sanders MR: Triple P-Positive Parenting Program: towards an empirically validated multilevel parenting and family support strategy for the prevention of behaviour and emotional problems is children. *Journal of Clinical Child and Family Psychology* 1999, 2, 2:71-89.
20. Brown G, Harris T: *Social Origins of Depression: A study of psychiatric disorders in women*. London, Tavistock, 1978.
21. Brown G, Prudo R: Psychiatric disorders in a rural and an urban population: 1. Aetiology of depression. *Psychol Med* 1981; 11:581-599.
22. Vázquez-Barquero JL, Díez-Manrique JF, Peña C y cols.: A community mental health survey in Cantabria: a general description of morbidity. *Psychol Med* 1987; 17:227-241.
23. Kendler KS, Kessler RC, Neale MC y cols.: The prediction of major depression in women: Toward an integrated etiologic model. *Am J Psychiatry* 1993; 150:1139-1148.
24. Clarke GN, Hornbrook M, Lynch F y cols.: A randomised trial of group cognitive intervention in adolescent offspring of depressed parents. *Archives of General Psychiatry* 2001; 56:1127-34.
25. McGorry y cols.: Randomized controlled trial of interventions designed to reduce the risk of progression to first-episode psychosis in a clinical sample with sub threshold symptoms. *Archives of General Psychiatry* 2002; 59: 921-928.
26. McGorry P: Impact of duration of untreated psychosis. *Australiam and New Zealand Journal of Psychiatry* 2000; 34:145-149.
27. Kiseley S, Scott A, Denney J, Simon G: Duration of untreated symptoms in common mental disorders: association with outcomes. *British Journal of Psychiatry* 2006; 189:79-80.
28. Corney R: A survey of professional help sought by patients for psychosocial problems. *Br J Gen Pract* 1990; 40:365-368.
29. Vázquez-Barquero JL, Herrera S, Artal JA y cols.: Pathways to psychiatric care in Cantabria. *Acta Psychiatr Scand* 1993; 88:229-234.
30. Loebel AD y cols.: Duration of psychosis and outcome in first episode schizophrenia. *Am J Psychiatry* 1992; 149:1183-1188.
31. Lincoln CV, McGorry P: Who Cares? Pathways to psychiatric care for young people experiencing a first episode of psychosis. *Psychiatr Serv* 1995; 46:1166-1171.
32. Wright A: *Depression: Recognition and Management in General Practice.* London, Royal College of General Practitioners. 1993.
33. Herrán A, Vázquez-Barquero JL, Artal J: La identificación de la depresión en atención primaria. *Monografías de Psiquiatría* 1997, Numero Extra, 36-46.
34. Higgins ES: A review of unrecognized mental illness in primary care. *Arch Fam Med* 1994; 3:908-917.
35. Tiemens BG, Ormel J: The capricious relationship between recognition and outcome of mental illness in primary care. *Epidemiol Psichiatr Soc* 1996; 5:160-163.
36. Organización Mundial de la Salud: *Programa Docente sobre Salud Mental*. Ginebra, 1998.
37. Freeling P, Rao BM, Paykel ES y cols.: Unrecognized depression in general practice. *BMJ* 1985; 290:1880-1883.
38. Vázquez-Barquero JL: Mental Health in Primary Care Settings. En: Goldberg D, Tantam D (eds.): *The Public Health Impact of Mental Disorders.* Toronto, Hoegrafe & Huber Publishers, 1990.
39. Depression Guideline Panel. Depression in Primary Care: Volume 2. Treatment of Major Depression. Clinical Practice Guideline, Number 5. Rockville, MD. U.S. Department of Health and Human Services, Public Health Service, Agency for Health Care Policy and Research. AHCPR Publication No. 93-0551. April 1993.
40. Kuipers L: Family burden in schizophrenia: implication for services. *Soc Psychiatry Psychiatr Epidemiol* 1993; 28:207-210.
41. Clasificación Internacional del Funcionamiento de la Discapacidad y de la Salud (CIF): Madrid: Instituto de Migraciones y Servicios Sociales; 2001.
42. Room R, Rehm J, Trotter RT, Paglia A, Ustum TB: Cross-cultural views on stigma, valuation, parity and societal values towards disability. En: Ustum TB, Chatterji S, Bickenbach JE, Trotter II RT, Room R, Rehm J, Saxena S (eds). *Disability and Culture,* universalism and diversity. Hogrefe & Huber Publishers, Seattle, 2001; 247-292.

43. Penn Dl, Kohlmaier RJ, Corrigan PW: Interpersonal factors contributing to stigma of schizophrenia: social skills perceived attractiveness and symptoms. *Schizophrenia Res* 2000; 45:37-45.

44. Crisp AH, Gelder MG, Rix S y cols.: Stigmatization of people with mental illness. *Br J Psychiatry* 2000; 177:4-7.

45. Corrigan P, River P, Penn D y cols. Three strategies for changing attributions about severe mental illness. *Schizophr Bull* 2001; 27:187-195.

46. Byrne P: Psychiatric Stigma. *Br. J. Psychiatry* 2001; 178:281-284.

47. WPA: The WPA programme to reduce stigma and discrimination because of schizophrenia. Vol 1-5 WPA Geneva, 2000.

48. Pinfold V, Huxley P, Thornicroft G y cols.: Reducing psychiatric stigma and discrimination. Evaluating an educational intervention with the police force in England. *Soc Psychiatry Psychiatr Epidemiol* 2003; 38:337-344.

49. Sorby NGD, Reavley W, Huber JW: Self-help programme for anxiety in general practice: controlled trial of an anxiety management booklet. *Br J Gen Pract* 1991; 41:417-420.

50. Marks IM: Self-administer behaviour treatment. *Behav Psychotherapy* 1991; 19:42-46.

51. Rowland: What is counselling? En: Corney R, Jenkins R (eds.): *Counselling in General Practice*. London, Routledge, 1992.

52. Irvin J, Heath V: *Counselling in General Practice: A Guide for General Practitioner*. Rugby: British Association for Counselling. Revised Edition, 1989.

53. Newton J: Crisis Support: Utilising Resources. En: Jenkins R, Newton J, Young R (eds.): *The prevention of Anxiety and Depression: The Role of the Primary Care Team*. London, HMSO, 1992.

54. Herman H, Saxena S, Moodie R: Promoting Mental Health: Concepts, emerging evidence and practice. World Health Organization. Geneva, 2004.

55. Detels R: Oxford Textbook of Public Health. 3ª edición. Oxford University Press, Oxford, 2002.

56. Orley J: Application of Promotion Principles. En: Jenkins R, Üstün Bedirhan T (eds.): *Preventing Mental Illness. Mental Health Promotion in Primary Care*. New-York, John Wiley & Sons, 1998.

57. WHO: Life Skills Education in Schools. Introduction and Guidelines to Facilitate the Development and Implementation of Life Skills Programmes. Parts 1 & 2. (WHO/MNH/PSF/93.7. Rev. 1) WHO Geneva, 1993.

58. Hosmas C, Jane-Llopis E, Saxena S: Prevention of mental Disorders: Effective Interventions and Policy Options. Oxford University Press, Oxford, 2006. WHO: Summary Report.

59. Barter J: La Psicoeducación. En: Talbott M (ed.): *The Chronic Mental patient. Five years later*. Grune & Stratton, 1984.

60. Goldman C: Towards a definition of psychoeducation. *Hosp Commun Psychiatry* 1988; 39:666-667.

61. Rebolledo S, López de Heredia N: Psicoeducación de pacientes esquizofrénicos y sus familias. *Rev Fac Med* (Barna) 1990; 17, 2:92-100.

62. Glick ID: Effectiveness in psychiatric case III. Psychoeducation and outcome for patients with major affective disorders and their families. *Br J Psychiatry* 1994; 164:104-106.

63. McGorry PD: Psychoeducation in first-episode psychosis: a therapeutic process. *Psychiatry* 1995; 58:313-328.

5.2

La prevención de los trastornos afectivos

CHRISTOPHER DOWRICK, ANDRÉS HERRÁN Y JOSÉ LUIS VÁZQUEZ-BARQUERO

INTRODUCCIÓN

Los trastornos depresivos constituyen una importante causa de malestar psicológico para el paciente y una dolorosa carga para la sociedad. En la comunidad, varios trabajos han podido demostrar que la depresión "mayor" presenta una prevalencia del 2,2% para un período de seis meses, y del 4,4% para toda la vida[1]. En el estudio "National Comorbidity Survey"[2], la depresión mayor, establecida según criterios DSM III-R, presentaba una prevalencia anual del 10,3%, y la distimia del 2,5%. En el estudio ODIN sobre prevalencia y evolución de los trastornos depresivos en comunidades urbanas y rurales en Europa, incluyendo España, la prevalencia puntual estimada para los trastornos depresivos fue de 8,6%[3].

En nuestro medio, Vázquez-Barquero y cols.[4] observaron que los trastornos depresivos se daban en la población general con una prevalencia puntual del 6%. Estas cifras, unidas a la alta permeabilidad del primer filtro del modelo de Goldberg y Huxley[5] (ver capítulo 1.1), generan una elevada prevalencia de dichos trastornos en atención primaria. Así se ha confirmado en un trabajo auspiciado por la Organización Mundial de la Salud (OMS) en el que se estudiaron más de 25.000 pacientes que acudían a los centros de atención primaria en 14 países. En él se encontró una prevalencia del 24% para la globalidad de los trastornos mentales y del 10% para la depresión[6]. Todo ello evidencia que es precisamente la atención primaria el lugar idóneo para cualquier actuación sobre este tipo de patología, y en particular para la puesta en marcha de estrategias de tipo preventivo tanto a nivel primario como secundario y terciario. Las características y naturaleza de estos tres niveles de actuación preventiva han sido ya abordados en detalle en el capítulo 5.1 realizado por Vázquez-Barquero y colaboradores para este libro. Se abordan también en dicho capítulo aspectos generales de la prevención que son de especial relevancia para la prevención de los trastornos afectivos.

Al repasar aquí los aspectos más relevantes relativos a la prevención de los trastornos afectivos en atención primaria, lo haremos desde el punto de vista teórico, pero también prestando una especial atención a la evidencia disponible en los trabajos sobre prevención desarrollados en este medio. Hay que reconocer, sin embargo, que los resultados relativos a la prevención primaria son, en lo que se refiere al conjunto de la enfermedad mental, muy escasos, siéndolo todavía más si restringimos nuestro análisis al ámbito de la atención primaria y al de la patología depresiva. Es por ello por lo que muy poco podremos decir al respecto que no vaya más allá de una mera formulación teórica. Repasaremos en segundo término los aspectos preventivos de la patología depresiva en el nivel secundario sobre la que, como ya veremos, disponemos de más datos y experiencia y finalizaremos con un análisis de la prevención a nivel terciario. El análisis de este último aspecto será necesariamente breve dado que su desarrollo se solapa con las estrategias terapéuticas, las cuales han sido ya objeto de análisis en otros capítulos de este libro.

¿Puede prevenirse la depresión?

Antes de plantearnos la evidencia de la prevención de la depresión a niveles primario, secundario y terciario, es importante pararse unos momentos a reflexionar sobre este aspecto. Mientras que en el caso de la psicosis o el consumo de drogas el tema de las estrategias preventivas es claro, en el caso de la depresión la situación no es tan sencilla.

La depresión puede ser útil

En primer lugar, deberíamos tener en cuenta que las informaciones, emociones y experiencias asociadas con un diagnóstico de depresión, a veces tienen una función útil. ¡Esta afirmación puede parecer algo extraña! La asunción del modelo de enfermedad referido a la depresión implica que realmente no existe motivo para estos pensamientos, emociones y experiencias. Son aberraciones, o desviaciones de las normas de salud y, por lo tanto, tienen que ser eliminadas, extinguidas, paliadas o curadas. Si por un momento nos salimos de los modelos de enfermedad de la depresión y consideramos las emociones asociadas con ella (con frecuencia profundamente desagradables) como parte de nuestras experiencias vitales, entonces algunas preguntas teleológicas basadas en el propósito más que en la causa, son permisibles y relevantes. Es posible preguntarnos ¿por qué?, ¿para qué?, ¿por qué experimentamos estas emociones negativas?, ¿qué objetivo pueden tener?

Las emociones negativas pueden tener un valor y un beneficio, en avisarnos de peligros en situaciones de amenazas o pérdidas y señalarnos situaciones y experiencias que debemos intentar evitar. Si nuestros sentimientos —tanto positivos como negativos— actúan como sensores mentales de nuestro mundo interior, tienen papeles cruciales en la toma de decisiones, en la resolución de problemas y en el comportamiento social. El pesimismo y la ausencia de motivación pueden, algunas veces, ser ventajosos si nos hacen inhibir retos vanos o peligrosos y nos evitan realizar acciones en ausencia de recursos cruciales o de un plan viable. En resumen, estas emociones negativas pueden ser consideradas no como signos de enfermedad sino como medios para conservar la energía actual en caso de tener que enfrentarse a dificultades extremas y suponen un trampolín para acciones futuras.

El neurocientífico Antonio Damasio defiende que las emociones de alegría y tristeza son cruciales para nuestra capacidad de toma de decisiones. De acuerdo con el filósofo del siglo XVII Spinoza, él considera la alegría como un sentido de equilibrio, bienestar, capacidad de actuar y transición a un estado de mayor perfección; y la pena como un sentido de desequilibrio, enfermedad y una reducción en el poder y la libertad de acción, una transición a un estado de menor perfección. Defiende que los sentimientos actúan como sensores mentales del organismo interior. Por lo tanto, son indispensables para nuestra capacidad de toma de decisiones, para resolver problemas y para saber cómo comportarnos en situaciones sociales. Los sentimientos nos ayudan a resolver los problemas habituales referentes a la creatividad, juicio y toma de decisiones que requieren la utilización y manipulación de una gran cantidad de conocimiento. Mejoran y amplifican el proceso de vivir. Nuestros procesos cognitivos toman el liderazgo de nuestros sentimientos y son guiados por ellos.[7] Los sentimientos y los conocimientos asociados con la depresión, por lo tanto, pueden ser útiles para ayudarnos a evitar experiencias inútiles o insanas y pueden animarnos a realizar juicios y decisiones en nuestro propio interés.

Nesse considera que la depresión es una adaptación con funciones que pueden incluir el comunicar una necesidad de ayuda, mostrar flexibilidad en los conflictos jerárquicos, comentando la falta de compromiso con objetivos inalcanzables y regulando patrones de esfuerzo. Defienden que las características del bajo estado de ánimo aumentan nuestra capacidad para afrontar retos adaptativos característicos de situaciones difíciles en los cuales los esfuerzos para conseguir un objetivo mayor resulten probablemente peligrosos, con pérdidas, con daño corporal o con esfuerzos vanos. En estas situaciones, el pesimismo y la falta de motivación pueden darnos una ventaja inhibiendo ciertas acciones, especialmente confrontaciones inútiles o peligrosas con figuras dominantes, acciones en ausencia de recursos cruciales o planes viables, esfuerzos que pueden provocarnos daño corporal y acciones que podrían alterar un proyecto vital actualmente insatisfactorio o cuya alternativa probablemente sea peor[8].

Además, si ciertas situaciones reaparecen con la suficiente frecuencia en el curso de la evolución, la selección natural puede haber motivado algunos subtipos diferenciados de estados de ánimo que nos protejan frente a diferentes tipos de peligro. Keller y Nesse probaron esta hipótesis examinando cómo los síntomas de tristeza difieren dependiendo de la situación precipitante y si estas diferencias se relacionan con síntomas útiles esperables en cada tipo de situación. En 300 sujetos que pasaron períodos de tristeza en el último año, tomaron notas sobre las causas de su tristeza y completaron un cuestionario sobre depresión CES-D. Las diferentes situaciones difíciles se asociaban con diferentes síntomas que se consideraban útiles en estas situaciones. Por ejemplo, las pérdidas sociales (muerte de un ser querido, rupturas de pareja y aislamiento social) se asociaban en mayor medida con llanto y excitación, mientras que los fracasos en alcanzar objetivos se asociaban con cansancio y pesimismo. Estos resultados sugieren que la selección natural moldeó no sólo un estado genérico de bajo estado de ánimo sino que también realizó una diferenciación parcial de distintos subtipos, modelados para afrontar situaciones específicas que nuestros antepasados asociaban con pérdidas de salud[9].

La depresión con frecuencia desaparece espontáneamente

En segundo lugar, es importante recordar que los síntomas de depresión con frecuencia desaparecen espontáneamente sin necesidad de intervención o de tratamiento. Algunas personas se recuperan tan rápidamente que sus trastornos no pueden registrarse dentro de estudios de investigación, sobre todo si el intervalo entre el "cribado" y la entrevista confirmatoria es mayor de 2 semanas[10].

El *National Institute of Mental Health* realizó, en 5 ciudades americanas, un estudio de seguimiento de 321 personas con un primer episodio de depresión mayor[11]. La probabilidad de recuperación fue más rápida durante los 6 primeros meses: 30-40% de los sujetos se recuperaron en 10 semanas, mientras que el 50-60% se recuperó en 6 meses. Tras 1 año, la tasa de recuperación fue del 70-80%, mientras que al final de los 2 años había alcanzado un nivel del 80-90%. En una revisión de 51 estudios sobre el curso evolutivo de la depresión, en consultas psiquiátricas, Piccinelli y Wilkinson calcularon un promedio de recuperación de la enfermedad, al cabo de los 6 meses del 53%, del 64% al cabo de 1 año y del 90% a los 5 años[12].

La situación en atención primaria puede ser más optimista a pesar de que hay pocos estudios relevantes. Johnson y Mellor siguieron a 119 pacientes recién diagnosticados de depresión en atención primaria. Después de 4 meses, alrededor de dos tercios se habían recuperado y el 10% se encontraba mucho mejor[13]. En un estudio de cohortes retrospectivo a largo plazo, Weel-Baumgarten y sus colegas siguieron a 222 pacientes clasificados como depresivos procedentes de cuatro centros de atención primaria en Nijmegen, Países Bajos, a lo largo de diez años. Ciento treinta y cuatro (60%) de estos pacientes no tuvieron episodios ulteriores de depresión durante la década que estuvieron en el estudio[14]. En el estudio ODIN, 218 (72%) de los participantes estudiados ya no cumplían criterios de depresión 12 meses después del primer contacto[15].

Sin embargo, en aquellos casos en los que los síntomas no desaparecen rápidamente o en los que la patología está interfiriendo con el funcionamiento de la persona, o para llevar la vida que quieren o que necesitan, los enfoques preventivos pueden ser útiles.

PREVENCIÓN PRIMARIA DE LA DEPRESIÓN

El objetivo ideal de toda actuación preventiva es el poner en marcha procedimientos dirigidos a prevenir el desarrollo inicial de la enfermedad. Es decir, el desarrollar una prevención primaria actuando sobre los factores causales de la enfermedad, antes de que ésta llegue a manifestarse. Este tipo de actuación resulta especialmente adecuada para la prevención de enfermedades unicausales, como es el caso de las enfermedades infecciosas, y tiene su expresión ideal en el desarrollo de programas concretos como son, por ejemplo, los dirigidos a eliminar el plomo de las gasolinas para evitar sus efectos neurotóxicos, o a dar consejo genético ante enfermedades con clara transmisión genética1[16]. La situación, sin embargo, es mucho más compleja en las enfermedades multicausales en las que, como ocurre con la enfermedad mental en general y con la depresión en particular, los factores que intervienen en su establecimiento son múltiples y de muy diversa índole. Aun en los modelos más sencillos sobre el origen de dichos trastornos, se encuentra que los factores que predicen la aparición de la depresión son extremadamente complejos y difíciles de observar teniendo que destacar entre ellos, p.ej., los componentes genéticos, los antecedentes personales, los rasgos de personalidad, las redes de apoyo social y los procesos de interacción con el entorno socio-familiar. Además, hay que tener en cuenta que dichos factores se potencian, e interaccionan entre sí, por lo que su efecto sobre el origen y mantenimiento de la enfermedad es acumulativo[17].

Analizaremos a continuación algunos de los aspectos más significativos de la prevención primaria de la depresión en la atención primaria, pero antes queremos señalar que muchos de dichos aspectos han sido ya revisados por nosotros en un capítulo de este libro sobre "Introducción a las estrategias de prevención". Como se comenta en dicho capítulo, a la hora de poner en marcha programas preventivos de la depresión es útil pensar en un modelo etiopatogénico compuesto por factores predisponentes, precipitantes y mantenedores, y todos ellos a su vez divididos en biológicos, psicológicos y sociales. De ellos, serán los factores predisponentes y los precipitantes los que estarán más directamente implicados en la prevención primaria. La actuación preventiva centrada en los factores predisponentes y precipitantes de tipo biológico, que en teoría pueden incluir aspectos tales como el consejo genético, la prevención de daño intrauterino, o la deprivación física en la infancia, resulta en lo que respecta a la depresión de difícil desarrollo en la mayoría de los casos. La razón es que, quizás con la única excepción de la asociación entre depresión y determinadas enfermedades somáticas (para un análisis de esta problemática véanse los capítulos 3.11 y 3.12), los demás aspectos son de difícil implementación práctica.

A nivel teórico hoy conocemos que una gran variedad de factores psicológicos y sociales pueden actuar como factores predisponentes muy significativos para el desarrollo de cuadros depresivos. Tal es el caso de: las experiencias de deprivación emocional o abuso en la infancia; la pérdida de las figuras parentales en edades tempranas; o de la presencia de modelos inadecuados de maternaje. Todos ellos, actuando en edades tempranas de la vida, predisponen al niño para el desarrollo de cuadros depresivos en la vida adulta, pudiendo por lo tanto ser objeto de actuaciones de prevención primaria. Ahora bien, la implementación práctica de dichos programas de actuación preventiva, al menos a nivel de la población general, se plantea tanto en la atención primaria como en los servicios psiquiátricos especializados, como extremadamente compleja. Se entiende así que, hasta el momento, tan sólo se hayan desarrollado programas de prevención primaria de la depresión muy específicos, y limitados a "poblaciones de riesgo" muy concretas. Tal es el caso, por ejemplo, de los programas dirigidos a la prevención de la depresión post-natal[18]. De hecho, el único intento de prevención de episodios de depresión mayor en la comunidad que se ha llevado a cabo hasta la fecha ha sido el "*Proyecto sobre la prevención de la depresión de San Francisco*", en el que (posiblemente debido a un escaso número de pacientes) no se pudo demostrar una disminución del número de casos de depresión[19]. Este programa estaba basado en la teoría del aprendizaje social de Bandura y utilizaba métodos de modificación de conducta de tipo cognitivo-conductual.

En lo que respecta a los factores precipitantes de índole socio-ambiental (p.ej., emigración, factores ambientales negativos, desempleo, etc.), tenemos que indicar que la mayoría de ellos pertenecen más al campo de la actividad política y social que al de la sanitaria. Podemos, por lo tanto, decir que las actuaciones sobre ellos se escapan, en gran medida, a la influencia y control de los profesionales de la atención primaria. Por lo tanto, los objetivos de la prevención primaria deben dirigirse a intentar reducir la influencia de factores de riesgo "modificables", como son los factores estresantes, evitándolos o amortiguándolos, por ejemplo, con la adquisición de técnicas más adecuadas de manejo del estrés o con la provisión de apoyos sociales. Hay que decir en este contexto que los factores estresantes que han demostrado ser más significativos a la hora de generar depresión, son aquellos que se caracterizan por su marcada severidad y permanencia en el tiempo. Este último aspecto de la permanencia en el tiempo es de especial interés dado que se ha visto que cuando el estrés es severo pero de corta duración o se presenta con expectativas de superación (p.ej., diagnóstico provisional de tumor de mama pendiente del resultado de una biopsia, que a los pocos días se confirma como benigno) no suele darse asociado a episodios depresivos, mientras que esto sí ocurre en aquellos que siendo menos amenazantes se asocian a ausencia de expectativas de superación.

Otro aspecto a tener en cuenta en los programas de actuación preventiva es la impredecible relación temporal que dichos factores estresantes severos y persistentes mantienen con el inicio de la depresión. A veces en dicho contexto de estrés el inicio del trastorno psiquiátrico viene determinado por una ruptura claramente identificable del equilibrio, bien sea por la pérdida de un "mecanismo de apoyo o de amortiguación" o por la aparición de un factor adicional, no necesariamente severo, de estrés. Pero, en otras ocasiones, la depresión se manifiesta en un momento dado sin que podamos con tanta claridad identificar la causa que ha hecho que el cuadro surja en ese momento concreto y no, por ejemplo, meses antes, cuando la situación era muy similar o incluso más agobiante. Es por ello preciso que a la hora de poner en marcha programas de actuación preventiva no descartemos para su inclusión en grupos de alto riesgo a aquellos individuos que, ante la cronicidad de su situación, parecen estar adaptados a dichos factores de estrés.

Siendo el estrés, como es, un elemento provocador importante de la depresión, su influjo se ve en gran medida mediatizado por otra serie de factores que es preciso reseñar. Nos estamos refiriendo al grado de "auto-estima" que posea el individuo, a la "red de apoyos sociales" de que disfruta y a un aspecto adicional de extraordinaria importancia cual es la presencia de una "relación interpersonal íntima" capaz de aportar una relación cálida y empática en la que el individuo se sienta escuchado, comprendido y ayudado. Es de destacar cómo en los trabajos realizados por el grupo del Bedford College[20] se ha revelado que dicha "relación interpersonal íntima" se vuelve especialmente significativa como elemento protector de la depresión cuando es desempeñada por un compañero afectivo, bien sea éste esposo/a o novio/a. Por lo tanto, la potenciación de la "autoestima", la promoción de redes sociales de apoyo, y la provisión de apoyo (sobre todo en ausencia de una "relación interpersonal íntima") serán elementos esenciales sobre los que se ha de basar la prevención primaria de la depresión en la atención primaria.

Finalmente, destacar la relevancia de incrementar en el individuo en riesgo su capacidad para generar sus propias soluciones frente al estrés y a la ausencia de apoyo social, con técnicas tales como el *counselling* o la provisión directa de apoyo. Ambos aspectos, que han sido ya analizados con mayor detalle en otras partes de este libro, pueden darse en un contexto de relación individual o a través de estrategias grupales (para una información más amplia sobre éstos, véanse los capítulos 4.5 y 5.1 de este libro).

PREVENCIÓN SECUNDARIA

Como ya es sabido, la prevención secundaria tiene como objetivo fundamental el reducir la prevalencia de la enfermedad, principalmente limitando su duración en el tiempo. Es precisamente en el terreno de la prevención secundaria donde la investigación ha sido más productiva y donde mayores esfuerzos investigadores se están realizando en los últimos años, teniendo por lo tanto esta área grandes posibilidades de aplicación. La primera cuestión que se plantea es determinar cuáles son los factores que condicionan la correcta identificación y tratamiento de los trastornos depresivos en atención primaria y, secundariamente, elaborar estrategias preventivas capaces de actuar, bien reduciendo el impacto de aquellos factores que inciden negativamente sobre dichos procesos, o potenciando aquellos otros que actúan positivamente. Promover la identificación precoz se ha considerado un aspecto fundamental de la prevención de la depresión debido, entre otras razones, a la reconocida baja tasa de detección de los trastornos depresivos en el marco de la atención primaria[21,22]. A pesar de que los médicos generales identifican a muchos de los pacientes que acuden a ellos con depresión, todavía cerca de la mitad de los casos que ven no son diagnosticados[4,23], y esto ocurre tanto si los pacientes acuden con un nuevo episodio de la enfermedad[24] o por cualquier otro motivo[25,26].

Diagnóstico y evolución

Los trastornos depresivos pueden no ser diagnosticados porque los pacientes no son conscientes de sus síntomas, o porque los presentan tarde en el curso de las revisiones y para entonces los médicos pueden estar centrados en otros problemas médicos[27]. Algunos pacientes pueden ser reacios a mostrar síntomas de depresión, ya sea por miedo a la estigmatización o porque piensan que sus médicos no estarán interesados en sus problemas o no serán capaces de ayudarles[28]. Los médicos pueden no tener la capacidad o el tiempo para detectar la depresión o ser reacios a establecer el diagnóstico de una enfermedad a cerca de la que no se sienten seguros de cómo se ha de tratar[29]. Pueden estar preocupados por los síntomas físicos de sus pacientes. Los médicos pueden interpretar los síntomas mentales como una reacción lógica a a otros problemas y, por lo tanto, sin necesidad de tratamiento[30]. Sin embargo, no está claro que una ausencia de diagnóstico de depresión conlleve una peor evolución para los pacientes.

Dos estudios han indicado que los pacientes cuya depresión no ha sido detectada por los médicos de familia pueden tener una mejor evolución que aquellos diagnosticados con este trastorno. Dowrick y Buchan identificaron 179 pacientes vistos en atención primaria con síntomas de depresión utilizando como instrumento de detección el cuestionario para depresión de Beck. Algunos de estos pacientes habían sido diagnosticados de depresión por sus médicos de familia mientras que otros no. Al inicio del estudio, las puntuaciones de depresión en aquellos pacientes que habían sido diagnosticados por el médico de atención primaria eran levemente mayores que aquellos no diagnosticados. Sin embargo, cuando se revisó a los pacientes 6 y 12 meses después, estas diferencias aumentaron y se hicieron estadísticamente significativas. Los pacientes cuyos síntomas no fueron detectados tenían probabilidad de haber mejorado sustancialmente, mientras que aquellos con diagnóstico de depresión mostraron poco o ningún cambio en sus puntuaciones de síntomas[31]. Una tendencia similar se encontró en un estudio internacional llevado a cabo en 15 centros de atención primaria implicando a 593 pacientes con una enfermedad depresiva confirmada. Los pacientes diagnosticados por médicos de atención primaria de depresión solían tener puntuaciones mayores en los cuestionarios iniciales de detección que aquellos no diagnosticados de depresión. Cuando se les revisó un año más tarde, el 42% de los pacientes con una depresión no detectada habían dejado de ser "casos" en comparación con el 34% de aquellos que sí habían sido diagnosticados de depresión. Curiosamente, los pacientes que habían sido tratados, con antidepresivos o sedantes, tenían menos probabilidad de recuperación que aquellos que no habían recibido ningún tratamiento médico[32].

Además, la probabilidad de que los médicos de atención primaria realicen un diagnóstico de depresión está intensamente relacionada con la gravedad del trastorno. La mayoría de los estudios sobre reconocimiento de la depresión en atención primaria ha utilizado una definición categórica de la depresión. Esto puede sobrevalorar la extensión del problema. Si se realiza un enfoque dimensional, es evidente que los médicos de atención primaria son más proclives a diagnosticar la depresión cuando hay síntomas más graves[33]. En un análisis secundario de los datos del *Hampshire Depression Project*, Thompson y cols. encontraron una relación curvilínea entre la gravedad de la depresión y las tasas de depresión en los médicos. Estimaron que sólo un caso de depresión de entre cada 28,6 consultas, pasó desapercibido[34].

Juntando estos datos, estos estudios sugieren que el diagnóstico de la depresión por médicos de familia puede simplemente ser una indicación de la gravedad del trastorno más que un medio para un tratamiento eficaz. También plantean la duda de si merece la pena realizar una detección.

¿Merece la pena realizar una detección?

Actualmente existen muchos cuestionarios de "cribado" y escalas auto-referidas disponibles para la detección de la depresión y de trastornos relacionados en centros médicos. Entre las más utilizadas se encuentran el *General Health Questionnaire*,[35] el *Beck Depression Inventory*[36] y la *Hospital Anxiety and Depression Scale*[37]. De forma alternativa, se ha recomendado realizar las dos siguientes preguntas como una prueba verbal válida de detección para la depresión en atención primaria en comparación con una entrevista diagnóstica asistida por ordenador:

- "Durante el último mes, ¿ha estado usted preocupado por sentirse triste, deprimido o desesperanzado?"
- "Durante el último mes, ¿ha estado usted preocupado por su falta de interés o de placer al realizar las cosas?"[38]

La combinación de un cuestionario de detección —el PHQ-9— y una entrevista clínica orientada se ha recomendado para el uso en atención primaria en los EE.UU[39]. En Inglaterra y Gales, la detección está financiada por el *National Institute for Health and Clinical Excellence* (NICE), que recomienda que se realice en personas con alto riesgo de depresión, por ejemplo aquellas con diabetes o enfermedad cardíaca.

Los criterios clave del *National Screening Committee* para juzgar si un programa de detección debe ser aplicado son los siguientes:

- Los ensayos controlados de distribución aleatoria de alta calidad deben demostrar que el programa de detección disminuye eficazmente la morbilidad.
- El programa de detección debe ser clínica, social y éticamente aceptable para los profesionales sanitarios y el público.
- El beneficio obtenido de la detección debe superar el daño físico y psicológico.
- El coste del programa de detección debe estar económicamente equilibrado en comparación con el gasto sanitario[40].

Los programas de "cribado" para la depresión necesitan, por lo tanto, demostrar que son capaces de mejorar la detección, el tratamiento y la evolución de la depresión. Diversos estudios de distribución aleatoria no han conseguido demostrar que la detección conlleve un tratamiento más eficaz,[31,41] aunque aquellos estudios observacionales financiados por la industria farmacéutica han dado resultados más positivos[42].

Una revisión Cochrane realizada por Gilbody y cols., basada en más de 6.000 pacientes, concluyó que la información rutinaria de los resultados de la detección a los médicos provoca un incremento marginal en las tasas de diagnóstico de depresión[43]. A pesar de que las evoluciones de los pacientes no mejoraron a los 6 ó 12 meses después como consecuencia de la detección, estos resultados deben ser tenidos en cuenta junto con los obtenidos en una revisión previa llevada a cabo por la *US Preventive Services Task Force*, que era más favorable a los programas de detección, especialmente dentro de un programa amplio de atención primaria para el tratamiento de la depresión[44]. Un estudio significativo incluido en el informe del Task Force reclutaba pacientes a través de programas de detección y se les ofrecía una atención de alto nivel y en la que se incluian programas de educación cara a cara con los pacientes, apoyo telefónico, tratamiento con fármacos, psicoterapia y seguimiento estructurado[45]. También se ofrecían guías a los médicos, educación basada en la práctica clínica y apoyo cara a cara de especialistas. La detección era uno de los elementos de esta intervención compleja y las evoluciones positivas no podían achacarse únicamente a la propia detección. Por lo tanto, carecemos de evidencia que demuestre que la detección aislada conlleve una mejoría en el tratamiento y en la evolución. Otro criterio del *National Screening Committee* es el impacto favorable que pueda tener sobre los déficits. La evidencia anterior sugiere que los beneficios esperables de un programa de "cribado" para la depresión son mínimos. A pesar de que el US Preventive Services Task Force no encontró datos empíricos sobre los inconvenientes de las estrategias de "cribado", los inconvenientes potenciales incluyen la estigmatización asociada con la depresión; el riesgo de etiquetar un trastorno transitorio como una enfermedad; y una probable discriminación por parte de las compañías aseguradoras. De forma más general, la identificación de un gran número de pacientes con una depresión no detectada podría desviar los recursos de otros pacientes con mayores necesidades y que podían obtener más beneficio. Las estrategias de "cribado" también aumentan el intervalo de tiempo necesario para ser visto en atención primaria, cuando se requieren visitas de seguimiento y pruebas diagnósticas complementarias[41].

Los programas de "cribado" deberían ser económicamente rentables si se les quiere dar un papel por encima de otras intervenciones. La revisión Cochrane llevada a cabo por Gilbody y colaboradores no encontró estudios de distribución aleatoria sobre coste-eficacia y, por lo tanto, utilizó el modelo de decisión en ausencia de datos prospectivos[46]. Ellos defendían que se deberían cumplir diversos criterios para que las estrategias de "cribado" tuvieran una utilidad de coste inferior a 50.000 dólares por calidad de vida ajustada por año. La administración, puntuación, y valoración de los instrumentos de "cribado" (incluyendo la impresión, el tiempo del personal administrativo y el incremento del tiempo de los médicos) debería costar menos de 3.00 dólares por paciente. La prevalencia de depresión debería ser mayor del 13%, que es una cifra superior a lo que habitualmente se ve en atención primaria. La detección debería provocar una intervención en más del 85% de los pacientes y se debería observar un beneficio terapéutico y remisión en más del 85% de los pacientes detectados como "casos" en el "cribado".

Gilbody y colaboradores concluyeron que estos criterios son difíciles de conseguir y que el "cribado" de los posibles casos debe ser considerado una parte del paquete de cuidados especiales. Fuera de este contexto, el "cribado" se asociaría con un incremento de los costes y una ausencia de beneficio.

También debemos plantearnos la pregunta ¿realmente quieren los pacientes ayuda para la depresión? No existe mucho sentido en realizar una detección selectiva para una enfermedad si los pacientes no responden a las ofertas de tratamiento o de intervención. Bruce Arroll y colaboradores han añadido recientemente a los dos cuestionarios de cribado descritos anteriormente en este capítulo, una pregunta específica sobre la búsqueda de ayuda. La pregunta es "¿existe algo para lo cual usted le gustaría recibir ayuda?", con tres respuestas posibles: "no", "sí, pero no hoy" o "sí". En un estudio de validación realizado en pacientes de atención primaria en Nueva Zelanda encontraron que esta pregunta adicional aumentaba tanto la especificidad como la sensibilidad de su instrumento de cribado[47]. Por lo tanto, esta pregunta parece tener una utilidad diagnóstica, a la vez que aporta beneficios éticos en términos de mayor consideración al paciente.

Prevención selectiva o indicada

Teniendo en mente la eficacia limitada de los programas genéricos de "cribado", y pretendiendo eficacia y simplicidad, puede ser útil tener en cuenta la validez de los enfoques que se concentran en mejorar la promoción de la salud y protección frente a la emergencia de la depresión y, en concreto, centrar la atención en encontrar vías para promover intervenciones precoces en grupos de alto riesgo. Mrazek y Haggerty consideraron las intervenciones preventivas en términos de programas universales selectivos o indicados:

- Los programas de prevención universales se dirigen a toda la población.
- Los programas selectivos se concentran en aquellas personas consideradas de riesgo, por ejemplo en padres solos o personas con antecedentes familiares intensos.
- Las intervenciones indicadas se centran en aquellos que muestran evidencia de una enfermedad pero cuyo grado o número de síntomas están actualmente por debajo de los umbrales diagnósticos establecidos[48].

El enfoque de la prevención selectiva ha sido adoptado recientemente en el Reino Unido, donde los médicos de familia son recompensados económicamente si realizan un cribado para depresión (utilizando el instrumento de cribado de dos preguntas descrito previamente en este capítulo) entre sus pacientes con diabetes o enfermedad cardíaca. Otros grupos de alto riesgo que deben ser tenidos en cuenta incluyen pacientes con problemas de alcoholismo o aquellos con antecedentes personales o familiares de depresión. Los pacientes de alto riesgo deberían ser identificados por personas que realizan el "cribado", como médicos, enfermeras, investigadores o recepcionistas. Es importante destacar que, hasta la fecha, existe poca evidencia científica que apoye esta estrategia.

Gran parte de la sobrecarga derivada de la depresión y ansiedad en la población se puede atribuir a síntomas subclínicos[49]. El enfoque de la prevención indicada se basa en concentrarse en utilizar programas de "cribado" para identificar este grupo de pacientes y a posteriori plantearse las mejores formas de intervención. Este tipo de intervenciones no debería necesariamente ser realizado en atención primaria. La autoayuda y el hacer más énfasis en la perspectiva de la población pueden ser más útiles.

Jorm y Griffiths argumentan que sobrecargar al sistema sanitario actual para tratar la depresión y la ansiedad subclínica no es la respuesta para reducir el problema, dado que los sistemas sanitarios carecen de recursos incluso para facilitar un cuidado óptimo a los casos clínicos. Ellos consideran que la mejor solución es la amplia diseminación en la población de estrategias informales de autoayuda que han demostrado ser eficaces, incluyendo las basadas en la utilización de Internet[50]. Estas son muy bien aceptadas por el público, fácilmente aplicables, baratas, y pueden prevenir el desarrollo de muchos casos clínicos.

Jané-Llopis y colaboradores han evaluado la eficacia de 69 programas diferentes cuyo objetivo es la prevención de la depresión. En un metanálisis, encontraron un 11% de mejoría global en los grupos con intervención en comparación con los grupos controles, con efectos sustancialmente superiores en aquellas intervenciones que tenían 8 o más sesiones, duraban entre 60 y 90 minutos, facilitaban el apoyo social a través de una red que facilitaba la socialización y permitía a los participantes mejorar su propia competencia, por ejemplo a través de desarrollo de una mayor confianza en sí mismo o una mayor resistencia a las exigencias sociales[51]. Ellos referían que la aplicación de dicha evidencia en las políticas y en la práctica clínica necesita la puesta en marcha de actuaciones a nivel internacional, nacional y local, incluyendo la consecución de mayores niveles de capacitación, la potenciación de los programas, el desarrollo de estrategias dirigidas a garantizar la inclusión de la salud mental en la salud pública y a garantizar la presencia y persistencia de las infraestructuras necesarias. Los profesionales sanitarios, tanto en atención primaria como secundaria, tienen un papel importante en mejorar la evidencia de la prevención y la promoción de la salud mental, así como en involucrar a las partes implicadas en el desarrollo de programas, así como en su participación y colaboración en la provisión de cuidados[52,53].

El manejo de la depresión por el médico general

Como indica Walker[54], el primer paso en la introducción de cambios significativos con respecto a la atención a los trastornos mentales en la atención primaria deberá basarse en la introducción de estrategias eficientes de manejo de dichos trastornos. Es decir, antes de capacitar al médico de atención primaria para que reconozca los trastornos afectivos deberemos garantizar que posea las capacidades y medios para manejar adecuadamente dichos trastornos. Y esto deberá necesariamente incluir tanto la capacidad de discernir las estrategias terapéuticas que es preciso utilizar en cada caso concreto (psicofármacos, terapias cognitivas, *counselling*, etc.), como el disponer de protocolos de referencia de los pacientes a los servicios psiquiátricos especializados y, de manera muy especial, el garantizar que dichos profesionales sean capaces de manejar adecuadamente los psicofármacos. Se entiende así que los programas de prevención secundaria de los trastornos afectivos centrados en los médicos habrán necesariamente de incluir la capacitación de estos profesionales en dichos aspectos. A ellos nos hemos referido ya en otros capítulos de este libro, por lo que no serán revisados aquí nuevamente.

La necesidad de capacitar a los profesionales de la atención primaria en el manejo de la enfermedad mental, se hace mucho más evidente si aceptamos el punto de vista de que en atención primaria el proceso diagnóstico y terapéutico no siempre sigue la secuencia: *confección de la historia clínica > exploración física > exploraciones complementarias > diagnóstico > tratamiento.* Con frecuencia los médicos generales toman primero una decisión respecto al tratamiento que consideran más adecuado y aplican luego una categoría diagnóstica que encaje en dicha decisión. Es por ello fácil de entender que los médicos sólo tiendan a diagnosticar aquello para lo que saben que pueden adoptar algún tipo de actitud terapéutica.

Un elemento esencial en el manejo de la enfermedad, y que por lo tanto deberá ser también tenido en cuenta en el desarrollo de estrategias de prevención secundaria, se refiere a la comunicación entre el médico y el paciente. Una vez que se diagnostica una enfermedad depresiva, el médico general debe escoger cómo comunicárselo al paciente de manera que transmita esperanza, pero también haciéndole ver que la depresión es un trastorno y no un mero síntoma que puede ser manejado y resuelto por el propio paciente. El tratamiento puede establecerse entonces con su total colaboración, tras explicarle las probabilidades de éxito que el tratamiento tiene, los problemas y efectos secundarios que le pueda ocasionar y, finalmente, la relación coste-beneficio de los diferentes métodos de tratamiento disponibles. Con frecuencia los médicos no disponen del tiempo preciso para discutir todos estos temas con los pacientes en una sola consulta, por lo que habrán de posponer alguno de éstos para una entrevista posterior. Aunque en el Reino Unido el tiempo medio de consulta es de unos diez minutos, y en España probablemente algo menos, los médicos tienen la posibilidad de establecer contactos frecuentes haciendo viable dicho tipo de estrategia informativa.

La derivación constituye también una forma de prevención secundaria que se hace lógicamente en primer lugar por la falta de respuesta al tratamiento. Pero el tipo de trastorno también tiene influencia, de forma que los trastornos psicóticos, trastornos mentales orgánicos y trastornos de personalidad se remiten casi en su totalidad, mientras que en el caso de los trastornos depresivos (como en los ansiosos) tienden a permanecer en atención primaria. Los varones jóvenes de zonas urbanas se derivan con mayor frecuencia. Por otro lado, los médicos que tienen menos interés en la psicoterapia y menos conocimientos derivan más. A este nivel, las estrategias preventivas enlazan con el siguiente apartado (medio sanitario) y se centran en optimizar las estrategias de relación entre la atención primaria y los servicio de salud mental.

Prevención secundaria centrada en el medio sanitario

Por último, queremos señalar como esenciales para la prevención secundaria los factores relacionados con el medio donde médico y paciente se relacionan. Entre ellos cabe destacar como más importantes: 1) la accesibilidad y disponibilidad de las estructuras sanitarias; 2) el tiempo disponible en estas consultas para atender a los pacientes, y; 3) la continuidad en la asistencia. Todos ellos, de manera aislada o en combinación, condicionará de manera significativa tanto el reconocimiento de la enfermedad mental como su adecuado manejo. En el conocido trabajo de la OMS *Psychological Problems in General Health Care*, se demostró que aquellos servicios sanitarios que adoptan el "modelo de asistencia individualizada" (en el que los pacientes son atendidos por un médico al que conocen, en el que pueden consultar sin someterse a una larga espera y en el que cada médico es responsable de la evolución de su paciente), facilitan niveles más altos de reconocimiento de la enfermedad mental y un manejo más eficiente de dichos trastornos, que aquellos otros en los que el modelo imperante es el de "asistencia colectiva" (en el que la responsabilidad asistencial se difumina entre los distintos profesionales)[55].

En los centros de atención primaria suele haber varios grupos de profesionales: médicos, enfermeras, auxiliares, estudiantes de medicina, etc. La línea de trabajo de estos centros es cada vez más "activa", tratando de establecer métodos de prevención de la enfermedad y modificar el estilo de vida de los pacientes, en lugar de limitarse a tratarla una vez que ya se ha instaurado. Este tipo de actividad conduce en muchos centros (sobre todo en países anglosajones) a que los pacientes depresivos establezcan su primer contacto, por ejemplo, con una enfermera.

Prevención terciaria

Como habíamos comentado, la prevención terciaria se basa en limitar las consecuencias de la enfermedad una vez ha aparecido el trastorno. Su principal exponente es la rehabilitación, pero como la mayor parte de las enfermedades mentales siguen un curso crónico y recurrente, no podemos esperar a terminar el tratamiento (prevención secundaria) para comenzar la rehabilitación. De esta forma, en las enfermedades mentales la prevención secundaria y la terciaria habitualmente van de la mano. La rehabilitación como tal se ha centrado en pacientes con cuadros psiquiátricos severos; generalmente se realiza con la esquizofrenia. Esto se ha llevado a cabo en centros especializados (instituciones...) y permanece en gran medida fuera del ámbito de la atención primaria. Por lo tanto, no hay resultados que comentar en este terreno.

También hay que tener en cuenta que una forma de prevención terciaria de los trastornos afectivos es el prevenir las recaídas, minimizando de esta manera el desarrollo de discapacidades. A la hora de poner en marcha estrategias de prevención terciaria de los trastornos afectivos, conviene que tengamos presente que las recaídas en estos casos están con frecuencia asociadas a la presencia de acontecimientos vitales estresantes o a la ausencia de apoyo psico-social[56] o incluso a la presencia de altos índices de "emoción expresada" en las familias[57]. Todos estos aspectos deberán, por lo tanto, ser tenidos en cuenta a la hora de diseñar adecuados programas preventivos desde la atención primaria.

Mención aparte, dada su relevancia, merece el tratamiento psicofarmacológico a largo plazo de los trastornos afectivos como método de evitar las recaídas, la cronicidad y las discapacidades que a ambos se dan asociados. Los aspectos relativos al adecuado manejo psicofarmacológico de estos pacientes en la atención primaria han sido ya ampliamente tratados en otros capítulos de este libro, por lo que no serán revisados aquí nuevamente. Simplemente queremos recalcar la necesidad de que los antidepresivos sean prescritos en dosis suficientemente altas y durante períodos de tiempo adecuados. Recordar a este respecto que se acepta hoy en día que los tratamientos con antidepresivos deberán mantenerse durante al menos seis meses con posterioridad a la total remisión de la sintomatología.

Aun cuando, para los trastornos afectivos, el efecto protector a largo plazo de las terapias psicológicas no ha sido tan bien estudiado como el de los psicofármacos, cada día es más evidente que algunas de dichas modalidades terapéuticas, incluso en formatos sencillos, son realmente efectivas tanto en el tratamiento agudo como en la prevención de recaídas. Existen, meta-análisis que demuestran que, de ellas, son las terapias cognitivas las que resultan ser más eficaces en el tratamiento de los trastornos afectivos[58] siendo su eficacia al menos comparable a la de los psicofármacos.

Los estudios modernos de seguimiento indican que, a pesar de la evidencia de la eficacia de la farmacoterapia, las tasas de recaída y recidiva siguen siendo elevadas en algunos pacientes deprimidos. Esto no parece ser debido principalmente a un fracaso en la medicación sino que más bien refleja la mala respuesta al tratamiento de la enfermedad. En el tratamiento agudo, los tratamientos psicológicos, aunque beneficiosos, tienen menor coste-eficacia que los antidepresivos debido al elevado coste de los terapeutas. Por lo tanto, intervenciones cuyos efectos persistan durante más tiempo, sobre todo si son combinadas con farmacoterapia, serán más valiosas. Paykel ha revisado los hallazgos de 7 ensayos controlados con distribución aleatoria de terapia cognitiva, diseñados específicamente para evaluar la prevención de la recaída y recidivas. Todos han demostrado un beneficio significativo, que duraba más allá de la interrupción de la terapia. El efecto parece estar más relacionado con la prevención de la reaparición de los síntomas que con la disminución de los síntomas actuales. Depende también de la continuación y mantenimiento de los antidepresivos, y no parece ser debido simplemente a una mejoría en el cumplimiento terapéutico[59].

Desde el punto de vista psicoterapéutico, desde la atención primaria se puede contribuir a evitar las recaídas por métodos tales como: aumentar la sensación de control del paciente; enseñar al paciente a detectar los síntomas iniciales de la recaída; identificar las situaciones de alto riesgo cuando es probable que haya una recaída; establecer estrategias para afrontarlas, incluyendo la visita a profesionales, y motivar al paciente a que continúe practicando las habilidades aprendidas durante la terapia. Las técnicas empleadas incluyen incrementar gradualmente la responsabilidad que debe asumir el paciente en las tareas del hogar que realiza entre las sesiones de terapia, reducir gradualmente la frecuencia temporal de dichas sesiones, identificar cualquier obstáculo que impida un progreso continuado y trazar estrategias para superarlos, reclutar la ayuda de personas significativas del entorno del paciente y examinar diferentes estrategias para modificar el entorno y reducir los factores externos estresantes.

Queremos también reseñar el papel tan importante que en la prevención terciaria de la depresión pueden asumir los profesionales de la enfermería. Dicho papel, aunque escasamente desarrollado en nuestro país, puede extenderse tanto en la ayuda de la identificación de la depresión, como en el manejo terapéutico de dichos pacientes[58]. En lo que respecta a la identificación de estos trastornos, sus potencialidades de actuación se derivan del hecho de que con frecuencia dichos profesionales están más tiempo en contacto con los pacientes, manteniendo por lo general una interacción más distendida en la que son posibles comunicaciones más personalizadas. Por ello, si estos profesionales han sido entrenados en técnicas de entrevista y de evaluación psicológica, sus posibilidades de colaboración en la identificación de los trastornos afectivos son importantes. En lo que concierne a la colaboración en el tratamiento ésta puede tomar la forma de actuaciones de “consejo terapéutico” (*counselling*), para cuyo desarrollo, no obstante, deberán contar con el adecuado entrenamiento. Hay que destacar también el relevante papel que la enfermera puede asumir en promover la colaboración del paciente en el seguimiento de las prescripciones de psicofármacos[60-62].

CONCLUSIONES

Los médicos no deberían asumir automáticamente que la depresión debe ser prevenida. A veces tiene funciones útiles para los pacientes. En muchos casos desaparece espontáneamente sin necesidad de una intervención médica.

La atención primaria tiene una oportunidad escasa en la prevención primaria de la depresión. El aspecto más importante de la prevención primaria a desarrollar por los profesionales de atención primaria es su capacidad para identificar factores predisponentes relevantes tanto físicos como psicosociales.

No está claro que el diagnóstico de la depresión sea siempre útil en la mejoría del curso evolutivo.

Los beneficios y limitaciones de los programas de cribado de depresión han sido valorados y discutidos, llegándose a la conclusión de que los programas de prevención indicada o selectiva centrados en grupos de riesgo bien pudieran ser beneficiosos.

Se plantean aspectos prácticos de la prevención secundaria en atención primaria enfatizando la importancia de la accesibilidad y la continuidad del cuidado.

Realizamos recomendaciones sobre el equilibrio entre las intervenciones farmacológicas y psicológicas en la prevención de las recaídas subrayando el papel, basado en la evidencia, de los profesionales de enfermería de atención primaria.

LECTURAS RECOMENDADAS

Dowrick C: *Beyond Depression: a new approach to understanding and management.* Oxford, Oxford University Press, 2004.

Este libro ofrece una amplia crítica a los enfoques médicos convencionales para el diagnóstico y el tratamiento de la depresión en atención primaria y propone perspectivas alternativas para la comprensión y el manejo, basándose en el concepto de los pacientes como personas que dirigen activamente sus propias vidas.

Jané-Llopis E, Hosman C, Jenkins R, Anderson P: Predictors of efficacy in depression prevention programmes: a meta-analysis. *British Journal of Psychiatry* 2003; 183:384-97.

Este libro es una revisión minuciosa de la evidencia de lo que sirve y no sirve en los programas de prevención de la depresión y aporta información útil para los profesionales sanitarios que se plantean implantar estos programas en atención primaria.

BIBLIOGRAFÍA

1. Weissman MM, Leaf PJ, Tischler GL, Blazer DG, Karno M, Bruce ML, Florio LP: Affective disorders in five United States communities. *Psychol Med* 1988; 18:141-153.
2. Kessler RC, McGonagle KA, Zhao S, Nelson CB, Hughes M, Eshleman S, Wittchen HU, Kendler KS: Lifetime and 12-month prevalence of DSM-III-R psychiatric disorders in the United States. Results from the National Comorbidity Survey. *Arch Gen Psychiatry* 1994; 51:8-19.
3. Ayuso-Mateos JL, Vázquez-Barquero JL, Dowrick C y cols.: Depressive disorders in Europe: prevalence figures from the ODIN study. *British Journal of Psychiatry* 2001; 179:308-16.
4. Vázquez-Barquero JL, Díez-Manrique JF, Peña C, Aldama J, Samaniego Rodríguez C, Menéndez-Arango J, Mirapeix C: A community mental health survey in Cantabria: A general description of morbidity. *Psychol Med* 1987; 17:227-241.
5. Goldberg D, Huxley P: *Mental illness in the community: The pathway to psychiatric care.* Londres. Tavistock, 1980.
6. Goldberg DP, Lecrubier Y: Form and frequency of mental disorders across centres. En: Üstün TB, Sartorius N (eds.): *Mental illness in general health care. An international study.* Wiley, 1995.
7. Damasio A: *Looking for Spinoza: Joy, Sorrow and the Feeling Brain.* London: Heinemann, 2003.
8. Nesse R: Is depression an adaptation? *Archives of General Psychiatry* 2000;57:14-20.
9. Keller MC, Nesse RM: Is low mood an adaptation? Evidence for subtypes with symptoms that match precipitants. Journal of Affective Disorders. 2005 86:27-35.
10. Goldberg D, Williams P: *Users' Guide to the General Health Questionnaire.* Windsor NFER-Nelson, 1998.
11. Coryell W, Winokur G: Course and outcome. En: Paykel ES, ed *Handbook of Affective Disorders* 2nd Edition. Edinburgh: Churchill Livingstone, 1992.
12. Piccinelli M, Wilkinson G: Outcome of depression in psychiatric settings. *British Journal of Psychiatry* 1994;164:297-304.
13. Johnson D, Mellor V: The severity of depression in patients treated in general practice. *Journal of the Royal College of General Practitioners* 1977;27:419-22.
14. Weel-Baumgarten EM, Bosch WJ, Hoogen HJ, Zitman FG: Ten year follow-up of depression after diagnosis in general practice. *British Journal of General Practice 1998;*48:1643-6.
15. Dowrick C, Dunn G, Ayuso-Mateos J y cols.: Problem solving treatment and group psychoeducation for depression: multicentre randomised controlled trial. *British Medical Journal* 2000; 321:1450-4.
16. Kaplan HI, Sadock BJ, Grebb JA (eds.): Psiquiatría comunitaria. En: *Sinopsis de psiquiatría.* 7ª edición. Buenos Aires, Editorial Médica Panamericana, 1996.
17 Kendler KS, Gardner CO, Prescott CA: Towards a Comprehensive Developmental Model for Major Depression in Women. *American Journal of Psychiatry* 2002;159:1133-45.
18. Sharp D: The prevention of postnatal depression. En: Kendrick, Tylee A, Freeling (eds.): *The prevention of mental illness in primary care.* Cambridge, Cambridge University Press, 1996.
19. Muñoz RF: Programas de prevención de la depresión. En: Buela-Casal G, Fernández-Ríos L, Carrasco TJ (eds.): *Psicología preventiva.* Madrid, Ediciones Pirámide, 1997.

20. Harris, T: Primary prevention: assessing the relevance of life events and difficulties among primary care attenders. En: Kendrick, Tylee A, Freeling P (eds.): *The prevention of mental illness in primary care.* Cambridge University Press, 1996.

21. Artal A, Herrán A, Vázquez-Barquero JL: La enfermedad mental en atención primaria: estado actual de la investigación clínico-epidemiológica. *Archivos de Neurobiología* 1996; 59 (4):237-256.

22. Herrán A, Vázquez-Barquero JL, Artal J: La identificación de la depresión en atención primaria de salud. *Monografías de Psiquiatría* 1997, Número extra. 35-44.

23. Üstün TB, Sartorius N (eds.): *Mental illness in general health care.* An international study. John Wiley & Sons, 1995.

24. Bridges K, Goldberg D: Somatic presentation of DSM-III in psychiatric disorders in primary care. *Journal of Psychosomatic Research* 1985; 29:563-569.

25. Skuse D, Williams P: Screening for psychiatric disorder in general practice. *Psychological Medicine* 1984; 14:365-377.

26. Freeling P: Health outcomes in Primary Care: an approach to the problem. *Family Practice* 1985; 23:177-181.

27. Tylee A, Freeling P, Kerry S, Burns T: How does the content of consultations affect the recognition by general practitioners of major depression in women? *Br J Gen Pract* 1995; 45:575-8.

28. Dowrick C: Talking about *Depression:* Reducing the Barriers Between Patients and their Doctors. In: Trent D, Reed C, eds. *Promotion of Mental Health.* Volume 4 Aldershot: Ashgate Publishing, 1994, p293-301.

29. Dowrick C, Gask L, Perry R, Dixon C, Usherwood T: Do general practitioners attitudes towards the management of depression predict their clinical behaviour? *Psychol Med* 2000; 30:413-9.

30. Davidson J, Meltzer-Brody S: The underrecognition and undertreatment of depression: what is the breadth and depth of the problem? *J Clin Psychiatry* 1999; 60s7:4-9.

31. Dowrick C, Buchan I: Twelve month outcome of depression in general practice: does detection or disclosure make a difference? *British Medical Journal* 1995; 311:1274-6.

32. Goldberg D, Privett M, Üstün B, Simon G, Linden M: The effects of detection and treatment on the outcome of major depression in primary care: a naturalistic study in 15 cities. *British Journal of General Practice* 1998; 48:1840-4.

33. Dowrick C: Case or continuum? Analysing general practitioners' ability to detect depression: *Primary Care Psychiatry* 1995; 1:255-257.

34. Thompson C, Ostler K, Peveler RC, Baker N, Kinmonth AL: Dimensional perspective on the recognition of depressive symptoms in primary care: The Hampshire Depression Project. *British Journal of Psychiatry* 2001; 179:317-23.

35. Goldberg D, Bridges K, Grayson D: Detecting anxiety and depression in general medical settings. *BMJ* 1988; 297:897-9.

36. Steer RA, Cavalieri TA, Leonard DM, Beck AT: Use of the Beck Depression Inventory for Primary Care to screen for major depression disorders. *Gen Hosp Psychiatry* 1999; 21:106-11.

37. Zigmond A, Snaith R: The Hospital Anxiety and Depression Scale. *Act Psychiatr Scand* 1983; 67:361-70.

38. Arroll B, Khin N, Kerse N: Screening for depression in primary care with two verbally asked questions: cross sectional study. *BMJ* 2003; 327:1144-6.

39. Williams J, Hitchcock P, Cordes J, Ramírez G, Pignone M: Is this patient clinically depressed? *JAMA* 2002; 287:1160-70.

40. National Screening Committee. *The UK National Screening Committee's criteria for appraising the viability, effectiveness and appropriateness of a screening programme.* London: HMSO, 2003. *www.nsc.nhs.uk/pdfs/criteria.pdf*

41. Klinkman MS, Coyne JC, Gallo S, Schwenk TL: False positives, false negatives and the validity of the diagnosis of major depression in primary care. *Arch Fam Med* 1998; 7:451-61.

42. Spitzer RL, Williams JB, Kroenke K, Linzer M, deGruy FV, Hahn SR y cols.: Utility of a new procedure for diagnosing mental disorders in primary care. The PRIME-MD 1000 study. *JAMA* 1994; 272:1749-56.

43. Gilbody SM, House AO, Sheldon TA: Screening and case finding for depression. *Cochrane Database Syst Rev* 2005 (Issue 4): CD002792.

44. Pignone MP, Gaynes BN, Rushton JL, Burchell CM, Orleans CT, Mulrow CD y cols.: Screening for depression in adults: a summary of the evidence for the US Preventive Services Task Force. *Ann Intern Med* 2002; 136:765-76.

45. Wells KA, Sherbourne C, Schoenbaum M, Duan N, Meridith L, Unutzer J, y cols.: Impact of disseminating quality improvement programmes for depression in managed primary care: a randomized controlled trial. *JAMA* 2000; 283: 212-20.

46. Valenstein M, Vijan S, Zeber J, Boehm K, Buttar A. Cost utility of screening for depression in primary care. *Ann Intern Med* 2001; 134:345-60.

47. Arroll B, Goodyear-Smith F, Kerse N, Fishman T, Gunn J: Effect of the addition of a "help" question to two screening questions on specificity for diagnosis of depression in general practice: diagnostic validity study. *BMJ* 2005; 331:884.

48. Mrazek P, Haggerty R (eds.): *Reducing Risks for Mental Disorders: Frontiers for Preventive Intervention Research.* Washington, DC: National Academy Press, 1994.

49. Üstün, TB y Sartorius, N (eds.): Mental Illness in General Health Care. Chichester: John Wiley & Sons. 1995.

50. Jorm AF, Griffiths KM: Population promotion of informal self-help strategies for early intervention against depression and anxiety. *Psychological Medicine* 2006; 36:3-6.

51. Jané-Llopis E, Hosman C, Jenkins R, Anderson P. Predictors of efficacy in depression prevention programmes: meta-analysis. *British Journal of Psychiatry* 2003; 183:384-97.

52. Saxena S, Jané-Llopis E, Hosman C. Prevention of mental and behavioural disorders: implications for policy and practice. *World Psychiatry* 2006; 5:5-14.

53. Vázquez-Barquero, JL: Mental Health in Primary Care Settings. En: Goldberg DY, Tantam D (eds.): *The Public Health Impact of Mental Dissorders.* Toronto. Hoegrafe y Huber Publishers, 1990.

54. Walker, G: Model mental Health Care Practice Project. En: Jenkins R, Üstün TB (eds.): *Preventing mental illness.* Chichester, John Wiley & Sons, 1998.

55. Üstün TB, Von Korff M: Primary mental health services: access and provision of care. En: Üstün TB, Sartorius N. (eds.): *Mental illness in general health care. An international study.* John Wiley & Sons, 1995.

56. Paykel ES, Cooper Z: Life events and social support. En: Paykel, ES (ed.): *Handbook of Affective Disorders.* Edinburgh, Churchill Livingstone, 1992.

57. Hooley JM, Orley J, Teasdale JD: Levels of expressed emotion and relapse in depressed patients. *British Journal of Psychiatry* 1986; 148:642-647.

58. Dobson K: A meta-analysis of the eficacy of cognitive therapy for depression. *Journal of Consulting and Clinical Psychology* 1988; 57:414-419.

59. Paykel ES: Cognitive therapy in relapse prevention in depression. *Int J Neuropsychopharmacol.* 2006 Jun 20:1-6 [Epub ahead of print].

60. Reynolds C: The role of the Practice Nurse in Identifying and Managing Depression and Liaising with Voluntary Groups. En: Jenkins R, Üstün TB (eds.): *Preventing mental illness.* Chichester, John Wiley y Sons, 1998.

61. Rost K, Nutting P, Smith J, Elliott C, Dickinson M: Managing depression as a chronic disease: a randomised trial of ongoing treatment in primary care. *BMJ* 2002; 325:934-7.

62. Hunkeler EM, Meresman JF, Hargreaves WA y cols.: Efficacy of nurse telehealth care and peer support in augmenting treatment of depression in primary care. *Arch Fam Med* 2000; 9:700-8.

5.3

La identificación y tratamiento de la enfermedad mental en atención primaria: el caso de la depresión

CORRADO BARBUI Y MICHELE TANSELLA

INTRODUCCIÓN

Durante las dos últimas décadas, después del trabajo pionero de Michael Shepherd[1,2], ha crecido la conciencia de la magnitud de la patología psiquiátrica que no se consulta y/o que no se trata en los servicios de salud mental, y del papel fundamental de los médicos de atención primaria para la detección precoz de dichos trastornos. Por estos motivos, la psiquiatría en atención primaria se ha convertido en una especialidad con derecho propio[3-5]. Por otro lado, los estudios epidemiológicos realizados en atención primaria han demostrado que en torno a la mitad de los pacientes que presentan criterios de alguna alteración psiquiátrica, ésta pasa desapercibida para los médicos y sólo una minoría recibe un tratamiento adecuado[6-9]. Estos hallazgos se han confirmado sobre todo en los casos de depresión. Así, un gran número de estudios epidemiológicos y clínicos han demostrado, de forma consistente, que en un 10-50% de los pacientes que acuden a la consulta de atención primaria con síntomas de depresión clínicamente significativos, el diagnóstico de la enfermedad pasa desapercibido[11]. Estos resultados coinciden con la percepción que tienen los médicos, para los que el reconocimiento de la depresión no es una tarea fácil, sobre todo teniendo en cuenta que los pacientes acuden a una consulta de atención primaria normalmente saturada, y que a menudo se quejan de molestias no relacionadas, o cuentan síntomas o signos inespecíficos[11]. Además, el desarrollo de estrategias de tratamiento eficaces, incluyendo el uso racional de fármacos antidepresivos, es también muy difícil, y todavía no está claro si esas estrategias de tratamiento tienen un impacto positivo sobre los pacientes, especialmente a largo plazo[12-14].

En los últimos años existe una tendencia a que los médicos, las administraciones públicas y los políticos tomen decisiones a cerca del tratamiento farmacológico en función de la evidencia derivada de ensayos clínicos controlados con distribución aleatoria de pacientes, y revisados de forma sistemática mediante meta-análisis[15]. En este capítulo utilizaremos una estrategia metodológica similar realizando una meta-revisión, es decir, una revisión de todas las revisiones disponibles para la evidencia. Consideraremos la evidencia en base a la efectividad de los tres aspectos siguientes: (a) detección de enfermedad mental en atención primaria, con atención especial a la depresión; (b) tratamiento de la enfermedad mental en atención primaria; (c) uso de fármacos antidepresivos en atención primaria.

DETECCIÓN DE ENFERMEDAD MENTAL EN ATENCIÓN PRIMARIA

Aunque los estudios iniciales demostraron que la mejoría en los procesos de detección de la depresión por parte de los médicos ejerce un papel esencial en la reducción del impacto social de esta patología, los estudios más recientes sobre la utilidad y el efecto a largo plazo de la detección y de la aplicación de instrumentos de identificación de casos, han arrojado resultados contradictorios[16]. Por lo tanto, la cuestión esencial es si los ensayos clínicos controlados de alta calidad y las revisiones sistemáticas de dichos ensayos, aportan la suficiente evidencia como para afirmar que la detección de la depresión en atención primaria reduce la morbilidad de forma eficaz[17].

Base de la evidencia

Se han realizado tres revisiones sistemáticas dirigidas a verificar si la detección y la utilización de instrumentos para el diagnóstico de los casos, mejoran el reconocimiento de la depresión. En 1996, el Grupo de trabajo sobre prevención de enfermedades de Estados Unidos [*US Preventive Services Task Force (USPSTF)*] hizo la recomendación de que los clínicos "investiguen la presencia de síntomas depresivos en adolescentes y jóvenes, en personas con antecedentes familiares de depresión, en pacientes con enfermedades crónicas, en sujetos que han sufrido o perciben que han sufrido una pérdida, y en pacientes con alteraciones del sueño, dolor crónico o en los que refieren síntomas somáticos múltiples no aclarados"[18]. Sin embargo, dicho grupo no encontró evidencia suficiente para hacer una recomendación a favor o en contra sobre la necesidad de realizar una valoración rutinaria de la depresión en todos los pacientes aplicando cuestionarios estandarizados. En 2002, seis años después, el USPSTF publicó en la revista *Annals of Internal Medicine* los resultados de una revisión sistemática de ensayos clínicos con distribución aleatoria de casos en atención primaria en los que se evaluaba el efecto de la aplicación de instrumentos de valoración de la depresión[19,20]. En la revisión se evaluaron 14 ensayos (de distribución aleatoria) sobre el efecto de la valoración rutinaria de la depresión en adultos en atención primaria. Los instrumentos de detección de casos que se utilizaron más frecuentemente fueron: el Inventario de la Depresión de Beck; la Escala del Centro para Estudios Epidemiológicos; el Cuestionario de Salud General; el Estudio sobre Resultados médicos de la Detección Selectiva de la Depresión; la Evaluación en Atención Primaria de los Trastornos Mentales; el Sistema de Diagnóstico en Atención Primaria guiado por los Síntomas y la Escala de Auto-evaluación de la depresión de Zung. El objetivo principal en estos estudios fue conocer las diferencias en la frecuencia de detección o reconocimiento de la depresión por parte de los médicos. Las intervenciones que se realizaron fueron diferentes en cuanto a su intensidad. En algunos estudios, los resultados obtenidos se refirieron a la detección de la enfermedad en la población, en otros fue posible también extraer algunas recomendaciones sobre el tratamiento general o específico; mientras que en otros, además de la detección de la enfermedad y las recomendaciones, también se elaboraron guías clínicas que permitieron el desarrollo de métodos sistemáticos de mejora de la calidad del tratamiento y del seguimiento. Si se compara con el manejo habitual de los pacientes, el hecho de informar a los médicos sobre los resultados de la detección de la presencia de depresión, conlleva por lo general un incremento de la capacidad de reconocimiento de la enfermedad en los adultos. Los meta-análisis sugirieron que la detección de la enfermedad y el conocimiento de los resultados redujeron el riesgo de depresión persistente (riesgo relativo 0,87, intervalo de confianza de 95%: 0,79-0,95)[19]. También es interesante observar que los programas que incorporaron intervenciones destinadas a la detección de la enfermedad junto con otras dirigidas a mejorar el tratamiento y la calidad del seguimiento tuvieron efectos más significativos que los programas centrados sólo en la detección. A la vista de estos resultados, el USPSTF hizo la recomendación de "evaluar la depresión en los adultos en consultorios en los que es posible realizar un diagnóstico seguro y al mismo tiempo instaurar un tratamiento eficaz y realizar un seguimiento".

En el Reino Unido, se realizó una revisión sistemática Cochrane que llegó a conclusiones diferentes[21]. Los investigadores incluyeron ensayos de distribución aleatoria en los que se administraron instrumentos para la detección de los casos de depresión y se comparó el efecto de dar a los médicos la información de los resultados frente al hecho de no dar dicha información. Se incluyeron estudios realizados en consultas de atención primaria y en hospitales generales. Se excluyeron los estudios dirigidos a analizar el efecto de las estrategias de detección junto con cambios en la atención de los pacientes (como el tratamiento de los casos). En un total de 12 estudios, que incluyeron 6.000 pacientes, se demostró que los instrumentos para la detección de casos por sí solos tuvieron un impacto mínimo sobre la capacidad de los médicos para reconocer la depresión (riesgo relativo 1,38, intervalo de confianza de 95% 1,04-1,83). Sin embargo, en tres estudios en los que se seleccionaron pacientes con una puntuación por encima de un determinado nivel, se obtuvieron resultados que sugieren que la detección y la información podrían ser eficaces para el manejo de algunas poblaciones seleccionadas de pacientes. Según estos hallazgos, los autores concluyeron que no se deben administrar de forma rutinaria y aislada cuestionarios para la detección de casos de depresión. Asimismo, los autores destacaron que las revisiones realizadas en Estados Unidos al amparo del USPSTF encontraron una evidencia positiva para los programas que incluyeron, además de las medidas de detección, un aumento en la atención a los pacientes, que consistió en educación personalizada, apoyo telefónico, manejo de fármacos, psicoterapia y un seguimiento estructurado. Además, se ofreció a los clínicos guías de actuación, formación basada en la práctica y apoyo personalizado por parte de especialistas. Es decir, que en estos estudios los instrumentos de detección de la enfermedad fueron sólo un elemento de un conjunto más amplio de actuaciones, por lo que los resultados positivos no se pueden atribuir exclusivamente a dichos instrumentos de detección.

Además de esta revisión Cochrane, en el Reino Unido el Instituto Nacional de Excelencia Clínica [*National Institute for Clinical Excellence (NICE)*] ha publicado unas guías "basadas en evidencia" en las que se apoya el manejo sistemático del tratamiento de la depresión en atención primaria. Según estas guías *NICE*, en los centros de atención primaria y en los hospitales generales se deben realizar pruebas para la detección de la depresión en aquellos pacientes que pertenezcan a grupos de alto riesgo, como los que tienen antecedentes de depresión, enfermedad física significativa con discapacidad, u otros problemas mentales, como la demencia. Para la detección de la depresión se tienen que hacer al menos dos preguntas sobre el estado de ánimo y el interés. Dichas preguntas son: "*Durante el último mes, le han molestado a menudo sentimientos de estar hundido, deprimido o sin esperanza?*" y "*Durante el último mes, ¿le ha molestado a menudo la falta de interés o de placer por las cosas?*". Sin embargo, esta recomendación se basa en "estudios clínicos que aunque bien realizados no tienen las características de los ensayos clínicos de distribución aleatoria"[22].

En una reciente revisión sistemática y meta-análisis de ensayos clínicos controlados dirigidos a evaluar el efecto de la detección de la depresión y la intervención psicológica precoz en escuelas, se incluyeron ocho estudios (cinco en niños y tres en adolescentes)[23]. En total se evaluaron 5.803 estudiantes. El análisis demostró que el número necesario de niños que era preciso evaluar fue de 31 (intervalo de confianza de 95%: 27-32), lo que significa que hay que valorar 31 escolares para que un caso de depresión se trate forma adecuada. El tratamiento psicológico fue moderadamente eficaz en la reducción del efecto que la enfermedad tiene en esta población (tamaño del efecto 0,55, intervalo de confianza de 95%: 0,35-0,76). Aunque los resultados parecen prometedores, en la mayoría de los países no se recomienda la evaluación rutinaria de los estudiantes. En los EE.UU., el USPSTF encontró que la evidencia sobre la exactitud y la fiabilidad de la eficacia del tratamiento en niños y adolescentes en consultas de atención primaria es limitada.

TRATAMIENTO DE LA ENFERMEDAD MENTAL Y LA DEPRESIÓN EN ATENCIÓN PRIMARIA

Uno de los conceptos clave que subyace siempre en todos los programas de detección de patología en la población es la disponibilidad de estrategias de tratamiento eficaces destinadas a mejorar la calidad de la atención y los beneficios para el paciente[24]. Sin embargo, la mejora de la calidad de la atención en salud mental y el beneficio del paciente no es tarea fácil. Así, en las últimas décadas se han desarrollado en diferentes países muchas estrategias de tratamiento diferentes. Según Bower y Gilbody[25], las estrategias de tratamiento se pueden clasificar en cuatro modelos: (a) entrenamiento del personal de atención primaria; (b) consulta y recomendaciones del especialista; (c) atención en equipo y (d) derivación / transferencia del paciente. En estos modelos, el papel y la implicación del médico de atención primaria es muy diferente: comienza siendo esencial en el modelo de entrenamiento y luego disminuye progresivamente en la consulta al especialista, la atención en equipo y la transferencia del paciente. Dada la tendencia actual a utilizar la evidencia de la investigación y los resultados de las revisiones sistemáticas en el desarrollo de políticas de salud, la cuestión fundamental es si los ensayos controlados con distribución aleatoria de casos y las revisiones sistemáticas de estos ensayos demuestran evidencia de si el entrenamiento, la consulta al especialista, la atención en equipo y la remisión del paciente tienen un papel beneficioso en el tratamiento de la enfermedad mental en atención primaria.

Base de la evidencia

(a) Entrenamiento en atención primaria

Describiremos a continuación dos revisiones sistemáticas en las que se evaluaron los efectos beneficiosos del entrenamiento. En la primera de ellas,

Gilbody y cols. analizaron 10 ensayos con distribución aleatoria, 5 estudios controlados con evaluaciones antes y después y 2 series temporales interrumpidas en las que se investigaron la eficacia de la puesta en marcha de guías y otras estrategias de educación en la depresión[26]. En estos estudios, las intervenciones más complejas incluyeron vídeos, material escrito, sesiones de entrenamiento en grupos pequeños y experiencias de "role playing, realizadas por grupos multidisciplinares. Otras intervenciones menos complejas incluyeron el desarrollo de estrategias para la puesta en marcha de guías de actuación, educación clínica y reuniones de formación. Todas las guías y las estrategias de educación resultaron ineficaces en cuanto a mejoría clínica, calidad de vida y pronóstico de la depresión. Además, la evidencia parece indicar que la educación incrementa la prescripción de fármacos antidepresivos en atención primaria, sin mejorar de manera significativa el pronóstico de la depresión. Los autores pusieron de manifiesto que la puesta en marcha de guías y programas educativos fue eficaz sólo cuando promovían mejoras significativas, continuadas e intensivas en las intervenciones, incluyendo la atención en equipo u otras estrategias intensivas similares.

La segunda revisión incluyó ensayos, de distribución aleatoria, dirigidos a evaluar la eficacia de intervenciones psicosociales específicas para el tratamiento de la depresión y la somatización realizadas por médicos de atención primaria[27]. Dos estudios demostraron que las intervenciones dirigidas a la "resolución de problemas" administradas por el médico de atención primaria eran tan eficaces como la terapia antidepresiva, en el tratamiento de la depresión mayor. Otro estudio adicional demostró también que el entrenamiento de los médicos de atención primaria en la "resolución de problemas" y la consiguiente administración de dichas intervenciones en la depresión, resultaba más eficaz que la administración de placebo. Otros dos estudios demostraron también que dichas intervenciones eran más eficaces que el tratamiento habitual en los trastornos de somatización.

(b) Consulta con el especialista

La relevancia de la estrategia definida como de "consulta al especialista" se basa en su potencialidad como instrumento para promover la educación y como medio para compartir los conocimientos entre la atención primaria y la secundaria. Gask y cols. describieron los distintos aspectos esenciales de esta estrategia[28]: encuentros regulares entre el psiquiatra y el médico de atención primaria; la transferencia del paciente al psiquiatra desde la atención primaria se da sólo después de una discusión del caso entre ambos profesionales; posibilidad de que algunos casos sólo reciban tratamiento por parte del médico de atención primaria, después de que esta lo haya consultado de forma adecuada con el especialista; información al médico de atención primaria de la intervención administrada por el especialista. Bower y Sibbald revisaron de forma sistemática el efecto de la consulta al especialista sobre el comportamiento clínico del médico de atención primaria, y publicaron sus hallazgos en dos revisiones sistemáticas[29-30]. En doce estudios se utilizaron modelos de consulta con el especialista que implicaron a los distintos profesionales de la salud mental: psiquiatras, psicólogos, enfermeras y equipos multidisciplinares de salud mental de la comunidad. Otras intervenciones incluyeron programas educativos, consultas de casos concretos y reuniones de equipo, información, vigilancia de cumplimiento con la medicación, entrevistas combinadas, sesiones clínicas sobre los casos, crítica sobre las evaluaciones, etc. El análisis demostró que los modelos de consulta con el especialista tuvieron un efecto sobre la prescripción en los médicos de atención primaria si se utilizaban como parte de otras intervenciones complejas y polifacéticas. Según los autores del estudio, la consulta con el especialista modificó la prescripción de fármacos psicotropos, pero sólo a corto plazo y sólo en los pacientes que se encontraban bajo la supervisión directa del experto en salud mental. Los autores concluyeron que se deberían hacer estudios a largo plazo para valorar el grado en el que los efectos demostrados perduran a lo largo del tiempo. En una tercera revisión, publicada en 1994, se incluyeron dos estudios y no se demostró ningún efecto beneficioso sobre los pacientes[31].

(c) Atención en equipo

Gilbody y cols. realizaron una revisión sistemática de las intervenciones dirigidas a mejorar la calidad de la atención al paciente con depresión, y observaron que en dos ensayos de distribución aleatoria se demostró que la atención en equipo, es decir los programas que incluyen la educación del paciente y la atención compartida entre el médico de atención primaria y el psiquiatra o el psicólogo, se asociaron con un efecto beneficioso sobre la recuperación del paciente[26]. La atención en equipo puede tener, además, un efecto beneficioso en pacientes con alto riesgo de recurrencia y en aquellos con depresión en etapas más tardías de la vida. Una forma de atención en equipo, denominada "por pasos", ofreció una atención especial para los pacientes que no respondieron al tratamiento habitual del médico de atención primaria. Esta forma de "atención en equipo por pasos" incluyó la educación del paciente, encuentros de formación de los facultativos, datos de farmacia automatizados y aumento de la colaboración del psiquiatra con la atención primaria. Seis meses después de esta intervención, mejoraron el cumplimiento terapéutico y la recuperación de la enfermedad y los beneficios persistieron hasta 28 meses en pacientes con depresión moderadamente grave. En dos estudios de distribución aleatoria se valoró la eficacia de la implantación de una serie de intervenciones (incluyendo valoración del paciente mediante cuestionarios, formación de los clínicos, tratamiento de los casos por enfermería, integración de la atención especializada, etc.), demostrándose a los 12 meses un efecto beneficioso en cuanto a cumplimiento del tratamiento antidepresivo y a los síntomas depresivos. Sin embargo, el beneficio sobre la depresión no se detectó a los 24 meses. En una revisión sistemática se incluyeron estudios que evaluaban específicamente el efecto del tratamiento de los casos de depresión mayor en atención primaria[32]. Trece estudios reunieron los criterios de inclusión, de los cuales 11 se incluyeron en el meta-análisis. Los resultados mostraron un efecto positivo sobre todas las variables analizadas, incluyendo mejoría de los síntomas, remisión, respuesta y cumplimiento del tratamiento.

Algunos estudios de distribución aleatoria muestran evidencia de que el tratamiento de los casos por enfermería mejora también los síntomas de la depresión. El tipo de intervenciones utilizadas en ellos incluye una serie de estrategias en las cuales el personal de enfermería recibe un entrenamiento para el manejo de la depresión, mientras que ofrece educación al paciente, apoyo continuado, seguimiento del tratamiento, atención al paciente no ingresado y valoración de la respuesta al tratamiento según unas guías bien establecidas. En el mismo sentido, la atención en equipo se asoció con resultados positivos en 11 de 14 ensayos de distribución aleatoria[26]. Von Korff y cols. obtuvieron resultados similares en su revisión de 12 ensayos de distribución aleatoria de atención en equipo en pacientes con depresión mayor[33]. Badamgarav y cols. realizaron una revisión sistemática dirigida a evaluar específicamente la eficacia de los programas de tratamiento de la depresión[34]. En primer lugar definieron el tipo de programas de tratamiento a evaluar, seleccionando aquellos realizados con el fin de tratar o prevenir una condición crónica mediante el empleo de un método de atención sistemático (por ejemplo, guías prácticas basadas en la evidencia) y utilizando modalidades de tratamiento múltiples. Esta revisión sistemática identificó 19 estudios, 15 de los cuales se realizaron en los EE.UU., dos en el Reino Unido, uno en Australia y uno en Canadá[34]. En 17 estudios, el diseño fue de distribución aleatoria, controlado. El efecto en conjunto del programa de tratamiento de la enfermedad sobre los síntomas de la depresión fue significativamente beneficioso. Los programas también mostraron efectos estadísticamente significativos en cuanto a satisfacción del paciente con el tratamiento, cumplimiento del tratamiento recomendado e idoneidad del tratamiento prescrito. También es interesante destacar que los programas de tratamiento de la enfermedad aumentaron la utilización de los sistemas de salud y los costes del tratamiento.

(d) Derivación / transferencia del paciente

Bower y Sibbald clasificaron las intervenciones para la depresión en modelos de "derivación" o "consulta", en función, respectivamente, de si el tratamiento lo realiza el especialista en salud mental, o si la intervención estaba dirigida a modificar la actuación del médico de atención primaria[30]. En la revisión sistemática de Bower y Sibbald se incluyeron 26 estudios que utilizaron el modelo de derivación implicando distintos tipos de profesionales, como es el caso de psicólogos, terapeutas, psiquiatras y trabajadores sociales, etc.[30]. Los tratamientos ofrecidos por estos profesionales de la salud mental fueron acompañamiento no directivo, terapia conductual, terapia cognitiva-conductual, terapia cognitiva analítica, psicoterapia dinámica breve, terapia de resolución de problemas, consulta psiquiátrica basada en la práctica, recomendaciones sobre cumplimiento con la medicación y trabajo social. Los autores encontraron evidencia de que los modelos de derivación provocaron a corto plazo una reducción de la prescripción de psicotropos y de derivación a salud mental de los pacientes por parte de los médicos de atención primaria, pero los efectos no fueron constantes ni se mantuvieron a largo plazo. En otras revisiones sistemáticas se obtuvieron resultados similares, y los tamaños de los efectos descritos fueron moderados o medios[35-39].

EMPLEO DE FÁRMACOS ANTIDEPRESIVOS EN ATENCIÓN PRIMARIA

En el campo de la depresión, las estrategias de tratamiento eficaz dirigidas a mejorar la calidad de la atención y los síntomas del paciente incluyen el empleo de tratamientos farmacológicos de eficacia demostrada[40]. Desde la introducción a finales de los años 80 de los inhibidores selectivos de la recaptación de serotonina (ISRS) y de los nuevos antidepresivos (AD), el número de prescripciones de AD ha aumentado progresivamente en la mayoría de los países[41-45]. Los AD están indicados para el tratamiento farmacológico de la depresión mayor, pero últimamente han aparecido nuevos registros que amplían el número de alteraciones psiquiátricas para las que estos fármacos están indicados. Del mismo modo, también se van describiendo nuevas poblaciones en las que el tratamiento con AD puede ser beneficioso como en ancianos, niños y adolescentes. Aunque una gran proporción de estas prescripciones las realizan los médicos de atención primaria, sólo una minoría de los ensayos controlados de distribución aleatoria sobre la eficacia de los antidepresivos en pacientes con depresión se han realizado en las consultas de medicina general, y normalmente con pacientes con depresión mayor al menos moderadamente grave[46]. Desde el punto de vista clínico es, por tanto, esencial valorar si los ensayos de distribución aleatoria controlados de alta calidad y las revisiones sistemáticas de dichos ensayos, muestran alguna evidencia de que los antidepresivos se deben prescribir de forma rutinaria en pacientes con síntomas de depresión que acuden a la consulta de atención primaria.

Base de la evidencia

En una revisión sistemática reciente se evaluaron ensayos clínicos cuyo objetivo era verificar si los antidepresivos eran eficaces en los pacientes que aquejados de una depresión mayor acudían a los centros de atención primaria. Se identificaron sólo 10 estudios en los que se compararon antidepresivos tricíclicos (ATC) con placebo, 3 en los que se compararon los inhibidores selectivos de la recaptación de serotonina (ISRS) con placebo, y dos en los que se compararon ambos tratamientos con placebo[47]. Los estudios fueron a corto plazo y sólo 535 pacientes recibieron tratamiento con ATC y 552 con ISRS (en el análisis de eficacia). Las medidas de los resultados incluyeron por regla general escalas con ítems en cuanto a sueño y ansiedad, que pudieron influir las comparaciones. Además de estas limitaciones, en la mayoría de los estudios las puntuaciones de las escalas presentaban una distribución dicotómica y los resultados se describieron como porcentaje de respondedores. Aunque desde el punto de vista práctico parece muy razonable presentar los resultados de esta forma, porque permite a los médicos sacar conclusiones en términos de proporción de pacientes (y no como medias y desviaciones estándar), se ha visto que este método magnifica sistemáticamente el efecto de los nuevos fármacos frente a placebo[48]. Además, considerando las variables continuas, sólo se observó un efecto modesto de los ATC (para valores de depresión la media estandarizada de la diferencia frente a placebo fue -0,42 [intervalo de confianza de 95%: -0,55 a -0,3]), mientras que no se pudieron reflejar los datos de los ISRS en parámetros continuos. En general, se exige una media estandarizada de la diferencia de al menos 0,5 para considerar que existe un efecto medio. Incluso si se asume que la mayoría de los pacientes incluidos en este análisis padecía depresión leve, la interpretación equilibrada de estos resultados sugiere que la eficacia de los antidepresivos en el tratamiento de los pacientes que acuden a la consulta de atención primaria con depresión leve es escasa y no concluyente.

Con respecto al complejo tema de si se deben prescribir los nuevos antidepresivos o por el contrario continuar con los antiguos, MacGillivray y cols. realizaron una revisión sistemática de los ensayos en los que se compararon ISRS y ATC en la práctica general. Encontraron sólo 11 estudios de diferente calidad, pero demostraron que no se detectaron diferencias en cuanto a eficacia a corto plazo entre las clases de antidepresivos más frecuentemente prescritos[49]. Sin embargo, según se demuestra en revisiones sistemáticas de ensayos clínicos realizados en pacientes con depresión mayor en consultas especializadas, existen datos que sugieren que los antidepresivos clásicos son algo superiores a los ISRS en cuanto a eficacia[50-53].

IMPLICACIONES EN LA PRÁCTICA

La evidencia de que la valoración indiscriminada de la población en la consulta de atención primaria no mejora el diagnóstico, el tratamiento ni la evolución de la depresión implica que las campañas de detección aplicadas de manera generalizada a dicho nivel pueden resultar negativas para el cociente coste/beneficio. Sin embargo, el aumento de la capacidad de los médicos de atención primaria para reconocer la depresión en pacientes que acuden a la consulta sigue siendo un factor relevante al nivel de la atención individual. Existen, sin embargo una serie de características de los médicos que se han reconocido como importantes para la detección de la enfermedad mental, y que por lo tanto habrán de ser tenidas en cuenta. Son su conocimiento básico o nivel de entrenamiento, su habilidad y comportamiento durante la entrevista, su sensibilidad a la comunicación no verbal y finalmente su interés en los pacientes con problemas psicosociales y conciencia psicológica (tabla I).

Del mismo modo, las características de los pacientes también pueden interferir con el proceso de detección de la enfermedad mental. Los pacientes por regla general suelen reaccionar positivamente ante las preguntas "no entrometidas" dirigidas simplemente a los problemas expresados y que no implican intención de interpretación psicológica. A su vez, la tranquilidad de que todo está bien desde el punto de vista físico, a la que se llega después de una exploración física completa, puede gratificar al paciente y evitar que sea el médico el que tenga que hacerle caer en la cuenta de que sus síntomas pueden tener un origen "nervioso". En estos casos, el tratamiento sintomático con fármacos analgésicos o antiinflamatorios pueden producir un alivio, al menos a corto plazo, y son fáciles de prescribir y de tomar. Además, existen otros factores relacionados tanto con el médico como con el paciente que pueden obstaculizar la detección de problemas psicológicos durante la consulta (tabla I).

TABLA I
BARRERAS COMUNES PARA LA DETECCIÓN DE ENFERMEDADES MENTALES EN ATENCIÓN PRIMARIA

Barreras del médico
- Entrenamiento y/o conocimientos en psiquiatría.
- Auto-confianza en el manejo de fármacos psicotropos y en el tratamiento de la depresión.
- Tendencia a explorar las cuestiones psicológicas.
- Disponibilidad de tiempo durante la consulta.
- Grado de responsabilidad.
- Atribución de la depresión como culpa del paciente.
- Confianza excesiva en los recursos emocionales del propio paciente.
- Percepción de la enfermedad psiquiátrica como consecuencia directa de una enfermedad física.

Barreras del paciente
- Falta de conciencia de enfermedad.
- Comorbilidades médicas.
- Síntomas físicos.
- Somatización.
- Depresión/ansiedad sub-umbral.
- Características de los trastornos depresivos/ansiosos.

Los médicos de atención primaria deben, por tanto, mejorar su destreza para la entrevista, teniendo en cuenta que la falta de señales psicosociales o de falta de conciencia a cerca de la naturaleza funcional de las quejas por parte de los pacientes contribuye a que la enfermedad mental pase desapercibida[54]. Además, la facilitación activa de la presentación de los temas psicosociales favorece la detección de la enfermedad mental[55]. En la práctica clínica diaria los médicos de atención primaria tienen que valorar adecuadamente determinados indicadores de presencia de psicopatología. Tal es el caso, por ejemplo, de los antecedentes de depresión, síntomas físicos inexplicados, enfermedad física y discapacidad, otras afecciones como el síndrome de Cushing, tratamiento con corticoides, embarazo o parto reciente, síndrome premenstrual o menopausia (tabla II), así como acontecimientos vitales significativos recientes, como nacimiento, muerte, matrimonio, divorcio, mudanza, ruina del negocio, paro, incapacidad para encontrar trabajo[56-57].

TABLA II
ENFERMEDADES MÉDICAS Y FACTORES IATROGÉNICOS ASOCIADOS FRECUENTEMENTE CON TRASTORNOS DEPRESIVOS

Neoplasias
- Páncreas, cerebral, gastrointestinal, pulmonar, renal.

Sistema nervioso central
- Enfermedad de Parkinson, demencias, hidrocefalia, enfermedad de Huntington, ictus, traumatismo craneal, epilepsia del lóbulo temporal.

Enfermedades endocrinológicas / metabólicas
- Diabetes, hipotiroidismo, hipertiroidismo, enfermedad de Addison, enfermedad de Cushing, tumores hipofisarios, hiperparatiroidismo, hipoglucemia, porfiria.

Enfermedades del tejido conectivo
- Artritis reumatoide, fibromialgia, polimialgia reumática.

Intoxicaciones
- Plomo, mercurio, talio, otras.

Infecciones ocultas
- Tracto genitourinario, hígado, etc.

Infecciones víricas
- Gripe, neumonía vírica, mononucleosis, hepatitis, otras.

Causas iatrogénicas
- Fármacos antiblásticos.
- Antihipertensivos.
- Anti-infecciosos.
- Agentes antiparkinsonianos.
- Corticoides.
- Hormonas.
- Psicotropos (benzodiacepinas, antipsicóticos).

Se debe detectar cualquier cambio del estado de ánimo del paciente como sentirse hundido, deprimido o sin esperanza, considerando la variación diurna típica de los síntomas (suele sentirse algo mejor por la tarde que por la mañana). Los pacientes con depresión no tienen energía, motivación ni apetito, ni tampoco interés por el trabajo ni por la vida social. Los síntomas depresivos se asocian a menudo con ansiedad, alteraciones en la alimentación, trastorno obsesivo-compulsivo, trastornos de pánico, síndrome de fatiga crónica y otras comorbilidades psiquiátricas. Los médicos de atención primaria tienen que investigar sobre los antecedentes de consumo de drogas y alcohol. Las alteraciones del contenido del pensamiento (ilusiones y alucinaciones) son poco frecuentes, pero hay que tenerlas en cuenta, ya que ocurren en una minoría de los pacientes (depresión psicótica). También hay que preguntar sobre los sentimientos de pérdida de sentido y de culpabilidad, así como sobre las ideas de suicidio.

En esta fase, los médicos de atención primaria deben valorar si la depresión es leve, moderada o grave, lo cual exige que conozcan las características de dichos subgrupos. La depresión leve o moderada se caracteriza por la presencia de síntomas depresivos y discreta afectación funcional, mientras que la depresión grave se caracteriza por síntomas depresivos, alteración funcional, agitación o lentitud psicomotora, síntomas somáticos importantes y, a veces, síntomas psicóticos. Esta categorización de los pacientes puede ayudar para la puesta en marcha de estrategias adecuadas de manejo y de tratamiento. Así, la evidencia disponible sobre la eficacia del tratamiento antidepresivo en centros de atención especializada, donde se sigue a los casos de depresión moderada o grave, establece la conveniencia de instaurar un tratamiento con antidepresivos a dosis eficaces en pacientes con depresión moderada o grave que acuden a la consulta de atención primaria[58]. Por el contrario, la falta de una evidencia suficiente sobre la eficacia del tratamiento antidepresivo en los casos de depresión leve, puede ayudar a decidir a los médicos a no prescribir antidepresivos a los pacientes con depresión leve que acuden a su consulta.

En algunos estudios cualitativos, cuyo objetivo fue conocer cómo los médicos de atención primaria decidían iniciar el tratamiento con antidepresivos, se observó que la estrategia de elección teóricamente era expectante ("esperar y ver"). Por desgracia, en la vida real en la consulta de atención primaria se ha visto que el incremento espectacular en las ventas de antidepresivos indica que las prescripciones se han ido convirtiendo en la respuesta automática a la afectación psicológica del paciente[59]. Esto explica por qué las compañías farmacéuticas siguen apoyando los cursos de entrenamiento que se basan en conferencias pasivas, aunque estos programas educativos no han resultado convincentemente eficaces para la mejora del diagnóstico y de la evolución de la enfermedad, aunque sí son claramente eficaces para aumentar las prescripciones de fármacos. Dicho automatismo en la instauración de tratamiento farmacológico antidepresivo tiene consecuencias negativas. Primero, induce una actitud pasiva entre los médicos de atención primaria, que tienden a considerar que los antidepresivos son la única estrategia terapéutica, por lo que no tienen en cuenta la opción de desarrollar planes de tratamiento más individualizado y específico, incluyendo, por ejemplo, la actitud expectante y observadora o las intervenciones psicológicas/psicosociales que sí están sustentadas por la evidencia científica. Segundo, dicha conducta induce inevitablemente en los pacientes una actitud pasiva al recibir éstos el mensaje de que las modificaciones del pensamiento, del estado de ánimo y de la conducta depresivas sólo se consiguen con fármacos.

Finalmente, hay un problema crucial de cobertura e indicación de los antidepresivos en la población general y consultorios de atención primaria[22,60-62]. Así, en un estudio realizado en Italia con médicos de atención primaria, la cobertura de los antidepresivos (la proporción de pacientes que reciben tratamiento antidepresivo sobre todos los que se podrían beneficiar de dicho tratamiento) fue sólo del 39,3%[63]. De éste y otros estudios se deduce que se debe aumentar de forma importante, sobre todo en atención primaria, la proporción de pacientes con depresión que reciben atención adecuada y tratamiento. Por lo tanto parece que la capacidad de mejorar la cobertura de la prescripción de fármacos antidepresivos es muy alta. Se entiende así que las empresas farmacéuticas que producen antidepresivos estén muy interesadas en aumentar la cobertura (sobre todo con los productos más nuevos y caros), intentando llegar al 100%. Sin embargo, y pese a todo ello, es preciso que no perdamos de vista las cifras reales sobre la indicación adecuada de tratamiento antidepresivo. Es decir, la proporción de los pacientes que reciben antidepresivos y que realmente los necesitan. Este punto de vista nos obliga a plantearnos una serie de preguntas clave: ¿Cuánto se aleja la indicación adecuada de la cobertura actual, en las circunstancias presentes (con una cobertura inferior al 40%)? ¿En qué medida pueden variar los criterios de indicación adecuada, bajo la presión de la prescripción de más antidepresivos para aumentar la cobertura y rellenar el hueco entre el número de pacientes con depresión y los que reciben tratamiento realmente?

Es preciso por lo tanto plantearse que no podemos seguir dedicando nuestra atención a los pacientes con depresión no diagnosticada o escasamente tratada sin tener en cuenta al mismo tiempo la práctica no adecuada del uso de antidepresivos y la posibilidad de que este uso inadecuado pueda aumentar todavía más como resultado de las campañas de prescripción de fármacos para rellenar el hueco arriba mencionado. Tenemos que mejorar el conocimiento de la depresión "verdadera", clínicamente significativa que se beneficia del tratamiento farmacológico, así como de la depresión leve y las estrategias terapéuticas que precisa, para así mejorar la calidad de todos los tratamientos (no sólo los farmacológicos), y hacer posible un apoyo social extenso y de calidad para las personas que padecen depresión leve o moderada. Por tanto, es necesaria una acción basada en la evidencia y en los datos de salud pública. A un nivel individual, los médicos de atención primaria tienen que saber que el perfil de eficacia y seguridad de los antidepresivos se ha demostrado sólo en adultos con depresión moderada o grave, y que la extrapolación de estos resultados a otras poblaciones de pacientes como los individuos con síntomas depresivos leves, o adolescentes con problemas psicológicos, puede resultar inapropiada. Desde el punto de vista epidemiológico, es necesario obtener más datos del mundo real para establecer el efecto de las prácticas de prescripción sobre el curso y la evolución de la depresión en la consulta de atención primaria, para valorar el grado de coherencia entre los resultados beneficiosos y adversos medidos en condiciones experimentales y los medidos en contextos reales.

LECTURAS RECOMENDADAS

Gilbody S, Sheldon T y Wessely S: Should we screen for depression? *BMJ* 2006; 332:1027-1030.

Se utilizan los criterios del Comité Nacional de Detección de Enfermedades del Reino Unido (UK National Screening Committee) para asegurar que la evaluación de la población general "produce más beneficios que daños". En el artículo se estudia el motivo y la evidencia para apoyar la detección de la depresión en la población. Al adoptar los criterios como referencia, los autores demuestran que la valoración de la población es clínicamente ineficaz para mejorar la salud mental de la población.

Bower P y Gilbody S: Managing common mental health disorders in primary care: conceptual models and evidence base. *BMJ* 2005; 330:839-842.

Para describir y analizar la compleja área de los servicios de salud mental en atención primaria se utilizan modelos conceptuales que ayudan a superar el vacío entre los resultados de la investigación y las necesidades políticas. En este artículo se critica la evidencia, que apoya cuatro modelos (entrenamiento del personal de atención primaria, consulta con el especialista, atención en equipo, derivación / derivación del paciente) y se pone dentro del contexto del área de los servicios de salud mental en atención primaria.

Del Piccolo L, Mazzi M, Saltini A y Zimmermann C: Inter and intra individual variations in physicians' verbal behaviour during primary care consultations. *Social Science and Medicine* 2002; 55:1871-1885.

En este estudio se investigó el impacto del médico, de lo que el médico considera que es enfermedad mental, del estado clínico del paciente y del sexo sobre la frecuencia de los comportamientos verbales centrados en el doctor o el paciente. El hallazgo de que los estilos de la entrevista no variaron en función de las características del paciente, como la afectación emocional, sugirió que los médicos no entrenados en técnicas de comunicación tienden a utilizar un estilo predominantemente centrado en el médico durante la entrevista médica.

BIBLIOGRAFÍA

1. Shepherd M, Cooper B, Brown A y Graham K: Psychiatric Illness in General Practice, Oxford University Press, Oxford, 1966.
2. Shepherd M: Primary care psychiatry. Health services research is not enough. *British Journal of Psychiatry* 1995; 166:1-3.
3. Shepherd M y Wilkinson G: Primary care as the middle ground for psychiatric epidemiology. *Psychological Medicine* 1988; 18:263-267.
4. Ustun TB, Goldberg D, Cooper J, Simon GE y Sartorius N: New classification for mental disorders with management guidelines for use in primary care: ICD-10 PHC chapter five. *Br J Gen. Pract.* 1995; 45:211-215.
5. Kerwick S, Jones R, Mann A y Goldberg D: Mental health care training priorities in general practice. *British Journal of General Practice* 1997; 47:225-227.
6. Goldberg D: The recognition of psychiatric illness by non-psychiatrists. *Australian and New Zealand Journal of Psychiatry* 1984; 18:128-133.

7. Goldberg D, Bridges K, Duncan-Jones y Grayson D: Detecting anxiety and depression in general medical settings. *BMJ* 1988; 297:897-899.

8. Pini S y Tansella M: Detección y manejo de la enfermedad mental en los centros de atención primaria. En: J. Vázquez-Barquero (ed.). *Psiquiatría en Atención Primaria*. Aula Médica, Madrid, 1998; 73-87. 10.

9. Tansella M: Making mental health services work at the primary level. *Bulletin of the World Health Organization* 2000; 78:501-502.12.

10. Simon GE y Von Korff M: Recognition, management, and outcomes of depression in primary care. *Archives of Family Medicine* 1995; 4:99-105.

11. Kassianos G: Barriers to treating depression in primary care. *International Journal of Clinical Practice* 2006; 60:381-382.

12. Simon GE, Von Korff M y Barlow W: Health care costs of primary care patients with recognized depression. *Archives of General Psychiatry* 1995; 52:850-856.

13. Tiemens BG, Ormel J y Simon GE: Occurrence, recognition, and outcome of psychological disorders in primary care. *Am J Psychiatry* 1996; 153:636-644.

14. Simon GE: Treating depression in patients with chronic disease: recognition and treatment are crucial; depression worsens the course of a chronic illness. *Western Journal of Medicine* 2001; 175:292-293.

15. Black N: Evidence based policy: proceed with care. *BMJ* 2001; 323:275-279.

16. Gilbody S, Sheldon T y Wessely S: Should we screen for depression? *BMJ* 2006; 332:1027-1030.

17. Barbui C y Tansella M: Identification and management of depression in primary care settings. A meta-review of evidence. Epidemiologia e Psichiatria Sociale in press, 2006.

18. US Preventive Services Task Force: Guide to Clinical Preventive Services, 2nd edn, Williams & Wilkins, Baltimore, 1996.

19. Pignone MP, Gaynes BN, Rushton JL, Burchell CM, Orleans CT, Mulrow CD y Lohr KN: Screening for depression in adults: a summary of the evidence for the U.S. Preventive Services Task Force. *Annals of Internal Medicine* 2002; 136:765-776.

20. US Preventive Services Task Force: *Screening* for depression: recommendations and rationale. *Ann Intern Med* 1992; 136:760-764.

21. Gilbody S, House AO y Sheldon TA: Screening and case finding instruments for depression. Cochrane Database of Systematic Reviews, CD002792, 2005.

22. Goldberg D:The "NICE Guideline" on the treatment of depression. *Epidemiologia e Psichiatria Sociale* 2006; 15:11-15.

23. Cuijpers P, van SA, Smits N y Smit F: *Screening* and early psychological intervention for depression in schools : Systematic review and meta-analysis. European Child and Adolescent Psychiatry in pres, 2006.

24. Tylee A, Jones R: Managing depression in primary care. *British Medical Journal* 2005; 330:800-801.

25. Bower P, Gilbody S: Managing common mental health disorders in primary care: conceptual models and evidence base. *BMJ* 2005; 330:839-842.

26. Gilbody S, Whitty P, Grimshaw J, Thomas R: Educational and organizational interventions to improve the management of depression in primary care: a systematic review. *JAMA* 2003; 289:3145-3151.

27. Huibers MJ, Beurskens AJ, Bleijenberg G y van Schayck CP: The effectiveness of psychosocial interventions delivered by general practitioners. Cochrane Database of Systematic Reviews, CD003494, 2003.

28. Gask L, Sibbald B y Creed F: Evaluating models of working at the interface between mental health services and primary care. *British Journal of Psychiatry* 1997; 170:6-11.

29. Bower P, Sibbald B: Do consultation-liaison services change the behavior of primary care providers? A review. *General Hospital Psychiatry* 2000a; 22:84-96.

30. Bower P, Sibbald B: On-site mental health workers in primary care: effects on professional practice. Cochrane Database of Systematic Reviews, CD000532, 2000b.

31. Katon W y Gonzales J: A review of randomized trials of psychiatric consultation-liaison studies in primary care. *Psychosoma-tics* 1994; 35:268-278.

32. Gensichen J, Beyer M, Muth C, Gerlach FM, Von K.M y Ormel J: Case management to improve major depression in primary health care: a systematic review. *Psychological Medicine* 2006; 36:7-14.

33. Von Korff M y Goldberg D: Improving outcomes in depression. *British Medical Journal* 2001; 323:948-949.

34. Badamgarav E, Weingarten SR, Henning JM, Knight K, Hasselblad V, Gano A, Jr y Ofman JJ: Effectiveness of disease management programs in depression: a systematic review. *American Journal of Psychiatry* 2003; 160:2080-2090.

35. Balestrieri M, Williams P y Wilkinson G: Specialist mental health treatment in general practice: a meta-analysis. *Psychological Medicine* 1988; 18:711-717.

36. Brown C y Schulberg HC: The efficacy of psychosocial treatments in primary care. A review of randomized clinical trials. *General Hospital Psychiatry* 1995; 17:414-424.

37. Churchill R, Dewey M, Gretton V, Duggan C, Chilvers C, Lee A: Should general practitioners refer patients with major depression to counsellors? A review of current published evidence. Nottingham Counselling and Antidepressants in Primary Care (CAPC) Study Group. *British Journal of General Practice* 1999; 49:738-743.

38. Bower P, Sibbald B: Systematic review of the effect of on-site mental health professionals on the clinical behaviour of general practitioners. *BMJ* 2000c; 320:614-617.

39. Schulberg HC, Raue PJ y Rollman BL:The effectiveness of psychotherapy in treating depressive disorders in primary care practice: clinical and cost perspectives. *General Hospital Psychiatry* 2002; 24:203-212.39.

40. Spigset O, Martensson B: Fortnightly review: drug treatment of depression. *BMJ* 1999; 318:1188-1191.

41. Middleton N, Gunnell D, Whitley E, Dorling D, Frankel S: Secular trends in antidepressant prescribing in the UK, 1975-1998. *Journal of Public Health Medicine* 2001; 23:262-267.

42. Ciuna A, Andretta M, Corbari L, Levi D, Mirandola M, Sorio A, Barbui C: Are we going to increase the use of antidepressants up to that of benzodiazepines? *European Journal of Clinical Pharmacology* 2004; 60:629-634.

43. Poluzzi E, Motola D, Silvani C, De P, Vaccheri A y Montanaro N:Prescriptions of antidepressants in primary care in Italy: pattern of use after admission of selective serotonin reuptake inhibitors for reimbursement. *European Journal of Clinical Pharmacology* 2004; 59:825-831.

44. Helgason T, Tomasson H y Zoega T: Antidepressants and public health in Iceland. Time series analysis of national data. *British Journal of Psychiatry* 2004; 184:157-162.

45. Hunkeler EM, Fireman B, Lee J, Diamond R, Hamilton J, He CX, Dea R, Nowell WB y Hargreaves WA:Trends in use of antidepressants, lithium, and anticonvulsants in Kaiser Permanente-insured youths, 1994-2003. *Journal of Child and Adolescent Psychopharmacology* 2005; 15:26-37.

46. Barbui C, Garattini S: Mild depression in general practice: is the automatism of antidepressant prescribing an evidence-based approach? *Acta Psychiatrica Scandinavica* 2006; 113:449-451.

47. Arroll B, Macgillivray S, Ogston S, Reid I, Sullivan F, Williams B y Crombie I: Efficacy and tolerability of tricyclic antidepressants and SSRIs compared with placebo for treatment of depression in primary care: a meta-analysis. *Annals of Family Medicine* 2005; 3:449-456.

48. Moncrieff J y Kirsch I:Efficacy of antidepressants in adults. *BMJ* 2005; 331:155-157.

49. MacGillivray S, Arroll B, Hatcher S, Ogston S, Reid I., Sullivan F, Williams B y Crombie I:Efficacy and tolerability of

selective serotonin reuptake inhibitors compared with tricyclic antidepressants in depression treated in primary care: systematic review and meta-analysis. *BMJ* 2003; 326:1014.

50. Anderson IM: SSRIS *versus* tricyclic antidepressants in depressed inpatients: a meta-analysis of efficacy and tolerability. *Depression and Anxiety* 1998; 7 Suppl 1:11-17.

51. Anderson IM: Selective serotonin reuptake inhibitors versus tricyclic antidepressants: a meta-analysis of efficacy and tolerability. *Journal of Affective Disorders* 2000; 58:19-36.

52. Anderson IM: Meta-analytical studies on new antidepressants. *British Medical Bulletin* 2001; 57:161-178.

53. Barbui C, Hotopf M: Amitriptyline v. the rest: still the leading antidepressant after 40 years of randomised controlled trials. *British Journal of Psychiatry* 2001; 178:129-144.

54. Del Piccolo L: Psychosocial problem disclosure during primary care consultations. *Epidemiologia e Psichiatria Sociale* 2000; 9:257-271.

55. Zimmermann C, Del PL, Mazzi MA: Patient cues and medical interviewing in general practice: examples of the application of sequential analysis. *Epidemiol Psichiatr Soc* 2003; 12:115-123.

56. Del Piccolo L, Mazzi M, Saltini A y Zimmermann C: Inter and intra individual variations in physicians' verbal behaviour during primary care consultations. *Social Science and Medicine* 2002; 55:1871-1885.

57. Del Piccolo L, Putnam SM, Mazzi MA y Zimmermann C: The biopsychosocial domains and the functions of the medical interview in primary care: construct validity of the Verona Medical Interview Classification System. *Patient Education and Counseling* 2004; 53:47-56.

58. Cipriani A, Barbui C, Geddes JR: Suicide, depression, and antidepressants. *BMJ* 2005; 330:373-374.

59. Barbui C, Tansella M: New generation psychotropics and the automatism of prescribing. *International Review of Psychiatry* 2005; 17:139-141.

60. Paykel ES: Depression: major problem for public health. Epidemiologia e Psichiatria Sociale 2006; 15:4-10.

61. Tansella M: Recent advances in depression. Where are we going? *Epidemiologia e Psichiatria Sociale* 2006; 15:1-3.

62. Weissman MM: Recent advances in depression across the generations. *Epidemiol Psichiatr Soc* 2006; 15:16-19.

63. Bellantuono C, Mazzi MA, Tansella M, Rizzo R y Goldberg D: The identification of depression and the coverage of antidepressant drug prescriptions in Italian general practice. *Journal of Affective Disorders* 2002; 72:53-59.

5.4

Prevención de las conductas suicidas

Ismael Lastra Martínez, Francisco Rodríguez Pulido,
Francisco González de Chaves González y José Luis Vázquez-Barquero

INTRODUCCIÓN

Aunque los comportamientos suicidas existen desde que existe el hombre, no es hasta el siglo XX cuando, por primera vez, el suicidio es analizado y discutido de una forma global[1].

Innumerables autores han tratado de encontrar las claves sociales, psicológicas y biológicas de este comportamiento humano "límite" que, como señalan Rodríguez y López[2], cuestiona las bases mismas de nuestra cultura, está cargado de profundas resonancias emocionales y vulnera nuestros más arraigados tabúes.

Si bien el suicidio y las tentativas de suicidio constituyen un grave problema de salud pública, se detecta un cierto cambio en las actitudes hacia este fenómeno, considerándose en ocasiones la conducta suicida como un acto de autodeterminación o una forma de muerte heroica o romántica, cuando en realidad se trata de una expresión dramática del sufrimiento humano[3] o una protesta desesperada contra una situación vital intolerable[4].

CUESTIONES TERMINOLÓGICAS

El término suicidio deriva del latín *sui* (sí mismo) y *caedere* (matar). En el diccionario UNESCO de ciencias sociales el suicidio se considera como el *acto de quitarse la vida voluntariamente*.

Aunque aparentemente se trataría de un término que no ofrece dudas a la hora de definirlo, en realidad el concepto es polisémico y denomina muy diversas categorías de comportamiento[1], existiendo numerosas definiciones diferenciadas unas de otras sólo en pequeños detalles.

Las expresiones *suicidio* e *intento de suicidio* son las más utilizadas dentro del campo de la psiquiatría, aceptándose generalmente la definición de Deshaies[5] del suicidio como el *acto de matarse de un modo consciente y considerando a la muerte como un medio o como un fin*, aun cuando debemos admitir la dificultad de comprobar objetivamente la intencionalidad de dicho acto.

Como muy precisa podemos considerar la definición propuesta por E. Durkheim[6]: *Se llama suicidio a todo caso de muerte que resulte directa o indirectamente de un acto positivo o negativo, ejecutado por la propia víctima a sabiendas de que tal era el resultado que se produciría.*

La Organización Mundial de la Salud[7] propuso la expresión *acto suicida* para referirse *a todo hecho por el que un individuo se causa a sí mismo una lesión, cualquiera que sea el grado de intención letal y del conocimiento del verdadero móvil.*

En un intento de superar los conceptos clásicos de tentativa o intento de suicidio, Kreitman[8] propuso el término *"parasuicidio"* para denominar toda conducta autolesiva no mortal, análoga al suicidio, pero sin considerar esencial en la definición la intencionalidad u orientación hacia la muerte.

La tabla I incluye una conceptualización más moderna de los términos suicidio/tentativa de suicidio/parasuicidio operativizada por Diekstra y recogida por Díaz y cols.[9].

EPIDEMIOLOGÍA DE LAS CONDUCTAS SUICIDAS

Si bien el método epidemiológico proporciona datos que nos permiten reflexionar sobre el suicidio, no debemos olvidar que las estadísticas sobre las conductas suicidas y las teorías que éstas sugieren no pueden ser generalizadas de un país a otro ya que, en muchas ocasiones, los países que ofrecen tasas de suicidio más elevadas son los que realizan unas estadísticas más completas[1].

Sin que entremos en aspectos más cuantitativos y que resultan difícilmente extrapolables entre países, y aun dentro del mismo país en distintas épocas, creemos que, sin embargo, resulta fundamental el conocimiento del perfil epidemiológico y los aspectos socio-demográficos del fenómeno suicida, con vistas a que los profesionales de la asistencia primaria conozcan fielmente aquellos grupos de población en mayor riesgo y puedan realizar con la máxima efectividad la función de despistaje, valoración inicial, filtro y apoyo al tratamiento que el sistema nacional de salud les tiene asignado.

TABLA I
CRITERIOS OPERATIVOS PARA LA CLASIFICACIÓN DE LA CONDUCTA SUICIDA

Suicidios	Tentativas de suicidio	Parasuicidios
Definición Resultado mortal Desencadenó el acto que llevó a dicho resultado Conocimiento de que la acción iniciada lleva al estado objetivo de muerte	***Definición*** Resultado no mortal Desencadenó el acto que habría llevado a la muerte a no ser por ... (autoinflingido) Conocimiento de que la acción iniciada lleva al estado objetivo de muerte (deliberado o intencionado)	***Definición*** Resultado no mortal Desencadena el acto que lleva a dañarse o a la sobredosis de una substancia –o se habría producido de no ser por...– (autoinflingido) Conocimiento de que la acción iniciada lleva a lesiones o sobredosis (deliberado o intencionado)
Considerar No es necesaria la intención de morir para su consideración como suicidio El resultado mortal es un efecto a corto plazo Una situación terminal no excluye el suicidio	***Considerar*** No es necesaria la intencionalidad de morir para su consideración como tentativa de suicidio El resultado mortal es un efecto a corto plazo Una situación terminal no excluye el suicidio La gravedad médica no es decisiva para su consideración como tentativa de suicidio Lo condicional se formula según el método	***Inclusiones-Exclusiones*** Para la inclusión ha de haber datos respecto a presencia de conocimiento La motivación es irrelevante para su consideración Lo condicional se formula según el método Se incluyen los actos considerados "manipulativos" Se incluyen repeticiones agrupadas de actos parasuicidas Se incluyen las intoxicaciones agudas por alcohol Se excluye si es conducta habitual o automutilación (conducta autodestructiva indirecta crónica)
Inclusiones-Exclusiones Para la inclusión han de existir datos respecto a que el conocimiento estaba presente Se incluyen suicidios terroristas y sobredosis con drogas de adicción Se excluyen los acting-out de grandiosidad o megalomanía en psicóticos Se excluyen las "erosiones suicidas" (conductas autodestructivas indirectas)	***Inclusiones-Exclusiones*** Se incluyen suicidios terroristas y sobredosis con drogas de adicción Se incluyen las sobredosis de alcohol que no sean habituales Se excluyen si se presentan como actos habituales Se excluyen los acting-out de grandiosidad o megalomanía en psicóticos Se excluyen las "erosiones suicidas" (conductas autodestructivas indirectas)	

Díaz y cols., 1997[9].

Ya hemos señalado en la introducción de este capítulo cómo el suicidio se ha convertido en un problema de salud pública de gran importancia. Tal afirmación ha sido observada por diversos autores, como Weinstein y Saturno[10], quienes han calculado que cada suicidio de un joven en los EE.UU. (de 15 a 24 años) supone una pérdida de 53 años de vida y unos 432.000 dólares de productividad, lo que a nivel nacional alcanza un coste/año de 276.000 años de pérdida de vida, 217.000 años de pérdida de vida productiva (antes de los 65 años) y unos costes económicos de 2,26 mil millones de dólares. Si se añade el coste del parasuicidio juvenil, las cifras alcanzan los 262.000 años de vida productiva perdidos y unos costes económicos de 3,19 mil millones de dólares. Todas estas cifras llegan a duplicarse si sumamos el conjunto de suicidios y parasuicidios en el rango de edad de 25-44 años.

Diekstra[11] señala que si se aplican los algoritmos de Weinstein y Saturno a los países europeos, las cifras deben multiplicarse al menos por tres. En diversos países del oeste europeo, las cifras de suicidio juvenil parecen haberse elevado desde 1982-83, pero no en todos ellos (p.ej., en Gran Bretaña). Además, los países del sur de Europa, con unas tasas de suicidio tradicionalmente bajas, probablemente sufrirán un considerable aumento en la mortalidad por suicidios, ya que sus estándares políticos, económicos y culturales se acercan cada vez más a los de los países del norte del continente y un considerable número de factores que contribuyen a dicho incremento, como el aumento del número de divorciados o la disminución de las prácticas religiosas, se están produciendo ya. Tal desarrollo es el que podría explicar el rápido incremento de las tasas de suicidio en España durante los últimos años. Todos estos cambios parece que se sucederán de forma aún más rápida en los países de la Europa del Este.

Otro factor añadido de gran importancia epidemiológica es el del espectacular incremento en la expectativa de vida, lo que hará que aumenten también los índices del suicidio en todos los países, dada la fuerte relación entre suicidio y edad.

A pesar de la importancia de la investigación epidemiológica sobre el suicidio y dentro de ella, del papel fundamental del escalón de la atención primaria en la detección del fenómeno suicida, hemos de señalar las dificultades fundamentales que surgen al realizar estadísticas sobre el mismo. Aranda[12] señala las siguientes:

- Complejidad del fenómeno objeto del estudio: es difícil establecer inequívocamente la intención suicida de la víctima, ya que las actuaciones de los familiares, médicos, etc., pueden tender a disimular el carácter suicida de la muerte, dada la reprobación social hacia el mismo.
- Dificultad del personal de los juzgados informantes para cumplimentar los boletines, debido al considerable aumento en el trabajo de estos organismos, insuficiente dotación de medios, etc.
- Falta de voluntad política para investigar este fenómeno.

En España, se viene realizando una estadística del suicidio de forma ininterrumpida desde principios de siglo, en cumplimiento de lo dispuesto en la Real Orden del 8 de septiembre de 1906. Actualmente, el Instituto Nacional de Estadística publica con periodicidad anual los datos referidos al suicidio y que son suministrados por los juzgados de instrucción a sus delegaciones provinciales.

Como ejemplo, en la tabla II se resumen los datos de suicidios por sexo y edad, correspondientes al año 2003[13]. Estas cifras oficiales de suicidio en España son de difícil interpretación ya que, a las insuficiencias propias de estas estadísticas, se suma la confusión derivada de tratar de forma conjunta los suicidios y las tentativas. Además, las dificultades señaladas para la elaboración de estadísticas sobre suicidio son aún mayores en lo relativo a las tentativas de suicidio o parasuicidios, ya que los casos que no requieren atención hospitalaria son generalmente ocultados por las familias e incluso por los médicos, siendo de todo punto imposible contabilizarlas[12], de ahí que reiteremos una vez más el papel fundamental del primer escalón de la asistencia médica en la detección y clasificación de estas conductas, cuestión fundamental en aspectos básicos del conocimiento e investigación de cualquier fenómeno sanitario.

TABLA II

TASAS DE SUICIDIO EN ESPAÑA EN 2003 (POR 100.000), POR SEXO Y GRUPOS DE EDAD

	5-14	15-24	25-34	35-44	45-54	55-64	65-74	75+	Totales
TOTAL	0,1	4,5	7,7	8,4	9,6	10	12,8	21,3	8,3
Varones	0,1	6,8	12,5	12,8	14,2	14,7	20,9	42,9	12,8
Mujeres	0,1	2,1	2,7	3,9	5,1	5,6	6	8,1	3,9

WHO, 2006[13].

PREVENCIÓN DEL SUICIDIO EN ATENCIÓN PRIMARIA

Es un hecho comprobado que la inmensa mayoría de los pacientes ansiosos y depresivos "suicidas" son vistos habitualmente por médicos de atención primaria, lo cual es un potencial inmenso a la hora de intentar disminuir el sufrimiento y los costes sociales devastadores de esta enfermedad[14]. Sin embargo, diversos estudios parecen demostrar la falta de adecuado entrenamiento y experiencia de estos profesionales en la realización de técnicas apropiadas de intervención[15].

Los médicos de atención primaria deben conocer que si atienden a un grupo de pacientes de 2.000 adultos, pueden esperar, de media, un suicidio cada dos años, más 10 tentativas de suicidio al año, cifras lo suficientemente serias como para necesitar atención médica y que, en cualquier momento, aproximadamente 50 de cada 2.000 personas estarán pensando seriamente en suicidarse. Sin embargo, los médicos generales, por lo general, conocen bien la alta prevalencia de los trastornos de ansiedad y depresión entre los pacientes que tratan, y prescriben cantidades importantes de sedantes, tranquilizantes y antidepresivos, potencialmente letales[16].

Lastra y cols.[17] señalan que, básicamente, la prevención se basa en la predicción. Sin embargo, nuestra habilidad para predecir futuras conductas suicidas es bastante sombría. De esta forma, nuestra capacidad para identificar de forma selectiva a aquellos que más probablemente pueden suicidarse o auto-agredirse es, ciertamente, pobre. Más aún, la mayor parte de las intervenciones actualmente posibles son caras, de aplicación intensiva y no siempre efectivas. Por ello nos limitaremos en este capítulo a la exposición de aquellos conocimientos y técnicas específicas mejor contrastados y de mayor interés en la atención primaria.

Existen dos formas fundamentales de evidenciar las posibilidades de reducción de los índices de incidencia del suicidio[18]: la evidencia investigadora basada en la evaluación de intervenciones específicas sobre los índices de suicidio y la valoración de la influencia de factores potencialmente modificables sobre los índices de suicidio.

Las principales intervenciones específicas que han sido evaluadas con respecto a su efecto sobre los índices de suicidio figuran en la tabla III. Muy pocas de ellas han sido evaluadas por medio de investigaciones controladas y randomizadas, y la mayoría adolecen de importantes sesgos. De todas formas, el término prevención implica la promesa de proporcionar un mayor bien a un también mayor número de personas, de forma más efectiva y más eficiente.

ACTUACIONES GENERALES PARA LA PREVENCIÓN DEL SUICIDIO EN ATENCIÓN PRIMARIA

La tabla IV resume los pasos principales para la evaluación y manejo del paciente cuando el médico de atención primaria sospecha o identifica un riesgo de suicidio. A continuación pasaremos a señalar ciertas actuaciones generales que atañen fundamentalmente a los escalones primario y secundario de la prevención y que resultan básicas en la asistencia primaria. Posteriormente se desgranarán los programas específicos dirigidos a grupos concretos de riesgo y que en alguna medida han probado su validez.

Ofrecer una información fiable

La confusión existente sobre este tema se ve en parte alimentada por el folklore y la mitología del suicidio. Al igual que Farberow y Shneidman[19], creemos necesario acabar con esta serie de creencias erróneas, algunas de las cuales han llegado incluso a entrar en la práctica clínica. Entre estas creencias falsas o información no fiable, más divulgadas, con respecto al comportamiento suicida, se encuentran aquellas que consideran que:

1. *La gente que habla de suicidarse nunca se suicida*. No es cierto. Aproximadamente el 75% de los que consuman un suicidio ya habían atentado previamente contra su vida. Algunos estudios señalan que ocho de cada diez pacientes que se suicidan habían hablado de ello.
2. *El suicidio se comete sin previo aviso*. Al contrario, la persona parasuicida suele dar muchas claves, indicaciones y avisos de sus intenciones. Una adecuada atención a los mismos ayudará a prevenir las conductas suicidas.
3. *El paciente que se repone de una crisis parasuicida no tiene riesgo de recaer*. Casi la mitad de las personas que atravesaron una crisis parasuicida y se suicidaron con posterioridad, lo hicieron dentro de los primeros 90 días tras la crisis emocional, cuando parecía que estaban en vías de recuperación.
4. *Suicidio y depresión son sinónimos*. Muchos suicidios se llevan a cabo en estados de ansiedad, psicosis, en el seno de trastornos orgánicos, invalideces, etc., aún cuando los trastornos del ánimo son el diagnóstico psiquiátrico más frecuentemente asociado al suicidio[20, 21].
5. *Todos los suicidas son personas dementes*. Gran parte de las personas que atentan contra su vida son personas atormentadas y ambivalentes, que padecen de neurosis o de algún trastorno de la personalidad, pero no son dementes.

TABLA III
INTERVENCIONES ENCAMINADAS A LA REDUCCIÓN DEL SUICIDIO, EVALUADAS EN TÉRMINOS DE REDUCCIÓN DEL SUICIDIO CONSEGUIDO

Intervención	Diseño del estudio
Programas educativos para médicos de AP sobre el diagnóstico y tratamiento de la depresión	Estudio controlado no randomizado usando controles distantes histórica y geográficamente
Tratamiento farmacológico y terapia electroconvulsiva	Comparación no randomizada de cohortes de pacientes tratadas con y sin litio como mantenimiento en trastornos afectivos
Samaritanos y centros para la prevención del suicidio	Comparación geográfica de los índices de suicidio en países y ciudades con y sin estos programas
Programas de apoyo a personas identificadas como de alto riesgo a través de sus llamadas a centros de prevención del suicidio	Estudio controlado y randomizado con un seguimiento de 18 meses
Tratamiento grupal para pacientes depresivos y suicidas	Estudio controlado no randomizado de seis modalidades distintas de tratamiento
Contactos tras ingresos de pacientes psiquiátricos que previamente no habían realizado los oportunos seguimientos	Estudio controlado randomizado con un seguimiento de cuatro años
Restricción de la publicidad sobre suicidios en los medios de comunicación	Comparación histórica de cambio en los índices de suicidio
Restricciones legislativas para el consumo de barbitúricos	Comparación histórica de cambio en los índices de suicidio
Despistaje del riesgo suicida entre presos. Programa de prevención del suicidio en prisiones	Intervención no randomizada Comparación histórica de cambio en los índices de suicidio
Programas de prevención del suicidio basados en la escuela	Estudio controlado de programas de prevención del suicidio Comparación geográfica de índices de suicidio en áreas con y sin programas específicos de intervención Comparación histórica de cambio en los índices de suicidio
Medidas de seguridad en edificios altos	Comparación histórica en índices específicos según métodos y lugares

Gunnell y Frankel, 1994[18].

6. *La tendencia al suicidio es hereditaria.* No existe ninguna evidencia al respecto.
7. *El diálogo sobre el acto parasuicida implica el riesgo de desencadenar de nuevo la conducta parasuicida.* La comunicación, el diálogo abierto, la asunción del acto, y la aceptación de su significado ayudan, ya que la persona en crisis parasuicida se siente contenida a nivel psicológico, atendida y aceptada en esta ruptura de su trayectoria biográfica.
8. *El paciente tiene derecho a elegir la muerte sobre la vida.* El suicidio no es ninguna libertad humana fundamental, pues va acompañado por una ambivalencia afectiva (existencia continuada dolorosa e inaceptación y muerte) y de un estrechamiento psicológico del campo de la conciencia. *Los médicos tienen la responsabilidad legal de proteger a los pacientes suicidas incluso hospitalizándolos contra su voluntad cuando sea pertinente.*
9. *El suicidio no puede ser prevenido, pues ocurre por impulso.* La mayoría de los psiquiatras están de acuerdo en que la decisión de terminar con la vida de uno ha sido considerada durante largo tiempo por el suicida, y que las pistas y avisos han sido anunciados (excepto en los casos de pérdida afectiva repentina o estado alcohólico).
10. *Sólo los psiquiatras pueden prevenir el suicidio.* No es necesario ser psiquiatra para reconocer una intención suicida e intervenir, *resultando de gran importancia el reconocimiento de los factores de riesgo clínico, por parte de los médicos de atención primaria.*

Tabla IV
Riesgo suicida: identificación, valoración y plan de acción

Riesgo suicida	Síntoma	Evaluación	Acción
0	Sin distrés	-	-
1	Alterado emocionalmente pensamientos suicidas	Preguntar acerca de	Escuchar con empatía
2	Ideas vagas de muerte pensamientos suicidas	Preguntar acerca de	Escuchar con empatía
3	Pensamientos vagos de suicidio (plan y método)	Evaluar el posible intento Identificar apoyos	Explorar posibilidades
4	Ideas de suicidio, **pero no** trastorno psiquiátrico	Evaluar el posible intento (plan y método)	Explorar posibilidades Identificar apoyos
5	Ideas de suicidio, **y** trastorno psiquiátrico **o** estrés vital grave	Evaluar el posible intento (plan y método) Realizar contrato terapéutico	Enviar a psiquiatra
6	Ideas de suicidio, **y** trastorno psiquiátrico **o** estrés vital grave **o** agitación **e** intento previo	Tutela permanente del paciente (para prevenir el acceso a medios suicidas)	Hospitalización

WHO, 2000[36].

Conocimiento e identificación de perfiles epidemiológicos y factores de riesgo y protección de las conductas suicidas

La ideación suicida es uno de los fenómenos médicos que típicamente resultan difíciles de observar cuando no se piensa en ellos y se buscan activamente. Por esto, es primordial que el médico de atención primaria conozca aquellos factores y grupos de pacientes en riesgo que le puedan hacer sospechar la existencia de esta patología, incluso ante demandas distintas y puramente inespecíficas, que son las que típicamente llevan al paciente a su médico de familia o pediatra.

Así, tanto el suicidio como el parasuicidio presentan un perfil epidemiológico y unos factores de riesgo perfectamente diferenciados. La tabla V resume los más importantes. Pasamos a describir más extensamente aquellos de mayor interés.

Factores socio-demográficos

Uno de los hechos básicos con respecto a las conductas suicidas es que el riesgo aumenta con la edad[11]. Los suicidios consumados son excepcionales en niños por debajo de los doce años y se vuelven más frecuentes después de la pubertad, con una incidencia que aumenta durante los años de la adolescencia.

Desde la adolescencia tardía hasta el adulto joven, la relación edad-mortalidad diverge entre diferentes países y entre los distintos sexos dentro de un mismo país. Así, algunas naciones tienen un primer pico durante este período (24-35 años), mientras que en otros países los índices de suicidio siguen aumentando paulatinamente en la mediana edad (45-54 años). Después de esta edad, existe una cierta disminución de los mismos. El grupo de individuos con edad avanzada (mayores de 75 años) es el que tiene los más altos índices de suicidio consumado en casi todos los países; sin embargo, entre las mujeres, los índices más altos suelen darse a edades más tempranas.

En conjunto, el suicidio es la novena o décima causa de muerte tomando todos los grupos de edad globalmente. Esto supone un porcentaje ligeramente por encima del 1% para las mujeres y del 2% para los varones. Dentro de estas estadísticas y como tendencias actuales, podemos señalar un claro aumento del índice de suicidios entre adolescentes y adultos jóvenes durante las dos últimas décadas en un gran número de países europeos; sin embargo, en algunos países, como en los EE.UU. y Canadá, esta tendencia se cumple sólo para los hombres.

Con respecto al parasuicidio, ningún país realiza estadísticas fiables sobre el mismo, si bien parece

TABLA V
FACTORES QUE PUEDEN INCREMENTAR EL RIESGO DE SUICIDIO

Situación	Factores
Estado mental	Psicosis Estado de ánimo depresivo Desesperanza Ideación suicida Contenidos suicidas en la psicopatología psicótica Comunicación del intento
Antecedentes personales	Parasuicidio previo Historia menor de 4 años ¿Varios ingresos previos? ¿Historia crónica con cambios recientes?
Características socio-demográficas	Vivir solo Soltero, divorciado o viudo Desempleado Varón Joven
Episodio/Tratamiento actual	Recaída aguda Paciente ingresado o dado de alta hace poco tiempo Cambios recientes de cuidadores/terapeutas, etc.
Servicios de Urgencias y personal sanitario	Hostilidad de los profesionales hacia el paciente Alto recambio de pacientes o personal Baja moralidad Dispositivos insuficientes de vigilancia Experiencia inadecuada del personal

Appleby, 1992[24].

que se puede asumir una evolución similar a la existente con los suicidios consumados al estudiar tanto las investigaciones realizadas sobre el tema, como si tenemos en cuenta que el parasuicidio es uno de los mayores, si no el mayor, predictor de conductas suicidas posteriores[22].

Como resumen y pauta general, podemos decir que los parasuicidios son más frecuentes en las mujeres, mientras que los suicidios consumados lo son en los varones. Los parasuicidios ocurren más frecuentemente en los jóvenes menores de 35 años, mientras que los suicidios se consuman en los ancianos mayores de 60 años. En cuanto al estado civil, los parasuicidas típicamente están solteros, mientras que los pacientes que se suicidan suelen ser viudos o divorciados.

Métodos

Los métodos del intento de suicidio tienen, en general, una baja letalidad (ingerir un número de pastillas por debajo del límite mortal o las heridas inciso-contusas en las muñecas) en comparación con la alta letalidad de los métodos utilizados (*precipitación de altura*, ahorcamiento o ingestión de plaguicidas) en el suicidio; aun cuando ambas poblaciones se solapan[23]. El entorno también diferencia los parasuicidios de los suicidios consumados. El paciente que hace un intento en su casa o donde puede ser descubierto, contrasta con el paciente que escoge un entorno aislado, donde hay pocas posibilidades de rescate.

Diagnóstico

Numerosos autores han demostrado que los pacientes psiquiátricos son el grupo con mayor riesgo de suicidarse. Algunos incluso han llegado a señalar que, aunque en muchos suicidas no se observan unos antecedentes tan claros, existen evidencias de que la mayoría, si no todos, habrían sufrido algún tipo de trastorno psiquiátrico.

Appleby[24] revisa los factores de riesgo relacionados con el diagnóstico psiquiátrico. Así, en el caso de la *esquizofrenia* algunos autores señalan que el 10-13% de los esquizofrénicos se suicidan. El conjunto de los estudios al respecto sugiere que los pacientes esquizofrénicos con mayor riesgo de suicidarse son los varones jóvenes con un curso corto de la enfermedad, historia de parasuicidio, características de trastorno afectivo y desesperanza. Las ideas suicidas suelen haberse observado durante el último ingreso. Pueden ser desempleados; posiblemente no casados y viviendo solos. Sin embargo, todos estos datos son bastante inespecíficos dentro de la población psiquiátrica, por lo que su utilización clínica es difícil.

Algunas investigaciones en el campo de los *trastornos afectivos* encuentran que aproximadamente un 20% de los depresivos unipolares y bipolares se suicidan. Parece que los mayores índices de suicidio se dan en las fases más tempranas de la enfermedad. Así, se relacionan los suicidios precoces (antes de un año) con sintomatología ansiosa, pánico, insomnio, anhedonia, pérdida de concentración y abuso de alcohol. Los suicidios tardíos (tras un año de evolución), se correlacionaban con parasuicidios previos y altos niveles de desesperanza. El riesgo de suicidio es aún más alto entre las depresiones con síntomas psicóticos y en enfermos con patologías médicas intercurrentes (p.ej., los índices de suicidio en pacientes con SIDA llegan a ser, según los distintos estudios, entre 21 y 36 veces más altos que en la población general)[25].

El estudio del suicidio dentro de la población con problemas de *alcoholismo* es complejo dada su comorbilidad con trastornos afectivos. Aproximadamente un 3% de los alcohólicos se suicidan, con una media de 20 años de hábito alcohólico antes del suicidio. La tríada alcohol, cocaína y armas de fuego ha aumentado espectacularmente entre jóvenes suicidas. En cualquier caso, la mayoría de las investigaciones señalan la pérdida de alguna relación estrecha u otros acontecimientos vitales estresantes similares como desencadenante de las crisis suicidas, coexistan o no coexistan con trastornos afectivos.

Otra de las poblaciones psiquiátricas de más complejo abordaje y con mayores índices de parasuicidios son los *trastornos de la personalidad,* especialmente los denominados *borderline* o límite. El suicido es la causa del 10% de las muertes en pacientes con este diagnóstico y del 5% de los trastornos antisociales cuando existe comorbilidad con el abuso de substancias. Uno de los mayores riesgos de suicidio en los trastornos de la personalidad no parece ser únicamente el hecho de sufrir la enfermedad sino, en muchos casos, la actitud de los profesionales de la psiquiatría hacia estos pacientes una vez que han sido "etiquetados". Así, autores como Morgan y Priest[26], o Lewis y Appleby[27], señalan que el diagnóstico de trastorno de la personalidad suele suponer una actitud negativa del personal hacia el paciente, calificando el intento de suicidio de manipulativo, búsqueda de atención, etc., lo que conlleva un alta precoz y estancias hospitalarias más cortas.

Por último, en lo que respecta a las cuestiones diferenciales de factores de riesgo diagnóstico entre parasuicidios y suicidios consumados, podemos señalar que, en general, los pacientes suicidas presentan altos porcentajes de trastornos del estado del ánimo, psicosis, sobre todo esquizofrenia crónica y/o problemas de alcoholismo, mientras que a los parasuicidas se les asocia con la presencia de trastornos de adaptación y de la personalidad.

Factores socio-sanitarios

Appleby[24] señala que no existe un claro consenso sobre la influencia del desarrollo de los servicios asistenciales especializados en los índices de suicidio. Sin embargo, sí hay cierto consenso en que la disminución en el nivel de atención sanitaria aumenta, en ocasiones, el riesgo suicida. Tal hecho se puede explicar a través de tres vías diferentes:

1. Simple coincidencia, ya que la disminución del nivel de atención puede ocurrir en momentos de la enfermedad en que el riesgo es alto.
2. Falta de prevención, por una pérdida abrupta de supervisión que puede hacer perder el equilibrio entre riesgo y protección del mismo.
3. Exacerbación, ya que los cambios importantes de los cuidados pueden suponer un estrés para el paciente y, de esta forma, incrementar el riesgo.

Así, si las transiciones a formas menos supervisadas de cuidados incrementan el riesgo, en nuestro país la política generalizada de estancias hospitalarias breves, seguidas por una atención comunitaria más o menos desarrollada según los casos, puede llevar a fallos importantes en la protección de un paciente con riesgo suicida. En este sentido resulta, pues, fundamental que se asegure la continuidad de cuidados en estos pacientes.

Tal continuidad de cuidados debe radicar en una perfecta colaboración entre la atención primaria y la especializada, mediante la creación de programas específicos de coordinación con la atención primaria en los centros de salud mental, sobre los que deben pivotar toda una serie de actividades de prevención que pasaremos a describir posteriormente. En cualquier caso, resulta evidente que, tanto la atención primaria como la especializada en el campo de la psiquiatría, presentan grados desiguales de desarrollo en las distintas comunidades autónomas, por lo que tanto los médicos de familia como los pediatras suponen la asistencia médica más inmediata y accesible de que dispone el paciente psiquiátrico y su formación específica en este campo es vital, sobre todo en los momentos de transición de cuidados como los descritos previamente.

En lo que respecta a los factores de protección frente al suicidio, existen muy pocos estudios que traten de averiguar aquellos factores que pueden proteger frente a la aparición de conductas suicidas. Además, estos estudios se han desarrollado entre poblaciones de alto riesgo, por lo que se puede suponer que sufren sesgos evidentes. En cualquier caso, parece demostrada la impresión clínica de que la actividad relacionada con el cuidado de los niños, la religión y el temor al dolor resultan las razones más comunes para no suicidarse entre los pacientes estudiados[28, 29].

Programas educativos en atención primaria

En atención primaria, las intervenciones preventivas suicidológicas mejor evaluadas han sido los programas de educación de los médicos en el diagnóstico y tratamiento de la depresión. La efectividad de estos métodos fue valorada en la isla sueca de Gotland. Se realizaron dos programas educativos de dos días de duración cada uno, a los que asistieron casi todos los médicos de atención primaria de la isla[30]. Tanto los índices de suicidio como otras medidas de morbilidad psiquiátrica se redujeron durante el año posterior a la experiencia. Dos años tras el programa, los índices de suicidio se elevaron de nuevo[31]. Esta modificación tan poco duradera bien pudo deberse a las fluctuaciones aleatorias de los niveles de suicidio en una pequeña población (56.000 habitantes). Sin embargo, las diferencias geográficas y culturales de esta isla hacen estos datos no extrapolables a otras realidades.

En el Cantón de Berna, Michel y Valach[32] compararon los resultados de entrenar a médicos de atención primaria en suicidiología, utilizando en un grupo de médicos únicamente envíos de material escrito, mientras que otro grupo recibía este mismo material, realizándose a la vez encuentros/seminarios de trabajo. El material escrito consistió en cuatro páginas que incluían las siguientes cuestiones: epidemiología básica y un resumen de resultados de investigaciones respecto al papel del médico de atención primaria en el reconocimiento y tratamiento del riesgo suicida; características de los pacientes de riesgo y factores que permiten la valoración posterior del riesgo de suicidio actual y, finalmente, consejos prácticos para el manejo y tratamiento del paciente suicida. Los seminarios se realizaban por la tarde en el lugar de trabajo o en la casa de alguno de los médicos y en ellos, el personal docente tomaba la actitud de un compañero con conocimientos especiales sobre este tema concreto. Se invitaba a los médicos a presentar algún caso que conociesen y en la discusión del mismo, el especialista apuntaba los aspectos más importantes incluidos en el material escrito.

La investigación encontró que el envío de material escrito como único método de promoción de la prevención no era efectivo. Sin embargo, las reuniones de trabajo eran bastante útiles para modificar actitudes y conductas e hicieron que los médicos alcanzasen mayores índices de sensibilidad en la evaluación del suicidio y tuviesen mayor auto-confianza en sus intervenciones.

Estos estudios han precipitado un amplio debate en las revistas médicas de Gran Bretaña que resulta extrapolable a nuestro país, dado que, en España, los médicos de atención primaria resultan extremadamente importantes como primer filtro del sistema público de salud.

Evaluación de la ideación suicida

La evaluación de la ideación suicida es una de las condiciones clínicas que suscitan a menudo angustia en el médico general o especialista, siendo una línea de intervención de primera magnitud en la prevención de las mismas. Por ello, una adecuada evaluación de estos pacientes exige, en primer lugar, que el médico sea consciente de sus propios sentimientos, y que no deje a éstos intervenir en su labor asistencial.

Por otro lado, la existencia de una enfermedad psiquiátrica parece convivir con las conductas suicidas, por lo que los médicos generales tienen la obligación de estar familiarizados con el valor del diagnóstico psiquiátrico sistemático. El diagnóstico es la clave para el tratamiento apropiado en todos los campos de la medicina clínica, y también lo es para el riesgo suicida. De ahí que todos los médicos deben conocer los criterios diagnósticos de las condiciones con mayor riesgo, como es el caso, especialmente, de los trastornos depresivos, la esquizofrenia y el alcoholismo, cuyos pautas diagnósticas están perfectamente definidas en cualquier clasificación internacional de los trastornos mentales y han sido, por otra parte, presentados en previos capítulos de este libro.

Cocaña y cols.[33] señalan la importancia de la evaluación de la ideación suicida por parte del médico de atención primaria. En éste, como en otros casos, la relación con el paciente debe establecerse dentro de los cauces ya descritos en el apartado dedicado a la entrevista psiquiátrica. Si cabe, la necesidad de empatizar con el enfermo en esta situación es máxima, dado que intentamos focalizar el discurso del sujeto hacia la existencia o ausencia de deseos de atentar contra su propia vida.

Tras la detección de la intencionalidad suicida, ésta debe ser evaluada abiertamente:

1. Se ha de realizar un interrogatorio abierto sobre las ideas suicidas, sin temor a que dicho abordaje facilite la aparición o empeoramiento de las mismas. De hecho, la posibilidad de abordar las mismas con un profesional puede resultar un alivio para el paciente.
2. La conceptualización de las ideas o intentos suicidas como de "manipulativos", en ningún caso debe servir para banalizarlos o restarles importancia.
3. Debe tratarse que el paciente especifique lo más posible sus ideas e intenciones, huyendo de generalidades y expresiones vagas, lo que, además, puede ayudar al proceso empático entre enfermo y terapeuta.
4. Resulta sumamente importante, sobre todo en los pacientes depresivos, la evaluación del grado de desesperanza. La falta total de capacidad de introspección con respecto a posibles soluciones y alternativas a la situación, puede hacer del suicidio la única salida al problema.
5. Cuanto mejor y más detallada sea la planificación del acto suicida, mayor será el potencial letal del mismo.
6. Anticipación de la muerte.
7. Rasgos de impulsividad del paciente. Cuanto más acusados sean éstos, más se incrementa el peligro de paso al acto suicida.

Como resumen, es interesante señalar las recomendaciones que realiza la Organización Mundial de la Salud en su "Manual diagnóstico CIE-10 para la asistencia primaria"[34] para la correcta evaluación del paciente con riesgo suicida en un futuro inmediato por el médico de atención primaria. En este caso, la entrevista clínica debe comprender los siguientes aspectos fundamentales:

a) Ideación suicida (esporádica frente a persistente).
b) Determinación (el suicidio es una posibilidad o ya ha decidido firmemente suicidarse).
c) Plan suicida (cuanto más desarrollado esté el plan de suicidio, mayor es el riesgo; la disponibilidad de medios para el suicidio incrementa el riesgo).
d) Soledad (la falta de apoyo social y familiar incrementa el riesgo).
e) Alcohol (su consumo limita la capacidad de autocontrol del individuo y puede favorecer la conducta suicida).
f) Dificultades sociales (la marginación, el desempleo o la falta de expectativas incrementa el riesgo; son especialmente preocupantes aquellos enfermos que dejan de sentirse identificados con la sociedad en que viven y con sus valores [anomia]).

Evaluación de los intentos de suicidio

Dada la instauración progresiva en nuestro país de servicios de urgencias en centros de salud atendidos por médicos y pediatras de atención primaria, cada vez va a resultar más frecuente para estos profesionales la asistencia a personas que han intentado suicidarse y que previamente, sólo podían acudir a hospitales comarcales y generales. La asistencia en el primer escalón debe valorar tres aspectos fundamentales[33]:

1. El método suicida. El uso de métodos de alta letalidad (ahorcamiento, precipitación, apuñalamiento, etc.) indica una mayor gravedad que los de baja letalidad (ingestión de fármacos a dosis bajas, cortes superficiales en el antebrazo, etc.).
2. Posibilidades de ser descubierto por alguna persona de su entorno, así como precauciones que tomó para no ser descubierto. La selección de lugares alejados y aislados, con escasas posibilidades de recibir ayuda, incrementan la gravedad de la tentativa.
3. Actitud post-tentativa. Puede ser de arrepentimiento, alivio o, por el contrario, de contrariedad por no haber conseguido su propósito.

De nuevo la OMS, en su "Manual diagnóstico CIE-10 para la asistencia primaria"[34], resume las preguntas básicas que el médico de atención primaria debe responderse para la evaluación de un paciente con un intento suicida reciente:

a) ¿Fue peligroso el método elegido?
b) ¿Creía el paciente que iba a funcionar el método elegido? ¿Está sorprendido de haber sobrevivido?
c) ¿Había posibilidades de que fuera descubierto?
d) ¿Sintió alivio al ser salvado?
e) ¿Intentaba el paciente transmitir un mensaje o sólo quería morir?
f) ¿Se trataba de un intento impulsivo o planeado?
g) ¿Han cambiado las circunstancias psicológicas y vitales que determinaron el intento?

Manejo ambulatorio de las conductas suicidas

En principio debemos afirmar que todo paciente con riesgo suicida o que haya realizado un intento de suicidio debe ser valorado por un psiquiatra. La urgencia de la derivación depende tanto de las posibilidades asistenciales como de las características clínicas del cuadro, del propio paciente y del conocimiento que del mismo tenga el médico de atención primaria.

En ocasiones, se puede realizar un abordaje ambulatorio del problema. González-Seijo y cols.[35] señalan las siguientes indicaciones para esta forma de tratamiento:

— No existe un plan suicida concreto.
— No hay patología psiquiátrica.
— Bajo nivel de ansiedad.
— Apoyo familiar y social adecuado.
— Aceptación por el paciente del tratamiento ambulatorio.

Serían, en cambio, criterios de ingreso hospitalario los siguientes:

— Tentativa de suicidio seria.
— Plan suicida claramente letal.
— Historia reciente de conductas autolíticas graves.
— Existencia de una psicosis o síndrome confusional.
— Pacientes gravemente deprimidos.
— Incremento en la seriedad de los pensamientos suicidas.
— Expresión de decidida intención suicida.
— Expectativas inmodificables de hospitalización.
— Circunstancias sociales de alto riesgo.

En cualquier caso, antes de iniciar un tratamiento ambulatorio de un paciente suicida, se debe tener en cuenta el riesgo absoluto de suicidio, la importancia de los respaldos familiares y sociales, los deseos del paciente, la capacidad de éste para obedecer el plan terapéutico y la fuerza de la alianza terapéutica con el médico.

Algunos autores encuentran útil el "contrato de no suicidio". Se trata de un acuerdo médico-paciente por el que éste se compromete a no realizar conductas suicidas y avisar al médico o a alguna persona de su entorno en el caso de reaparecer pensamientos o planes autolesivos.

Una de las cuestiones más importantes es conocer si el sujeto puede prometer que controlará su conducta y no actuará bajo sus impulsos.

A la hora de tratar el cuadro psiquiátrico subyacente a la conducta autolítica, se ha de tener en cuenta el grado de letalidad del mismo, siendo aconsejable que la medicación sea siempre controlada por algún familiar.

Además, el médico debe instruir también a los familiares sobre la necesidad de retirar del alcance del paciente objetos potencialmente letales como armas de fuego, armas blancas y medicamentos, así como asegurar su vigilancia hasta que el paciente sea valorado por un psiquiatra.

ACTUACIONES Y PROGRAMAS ESPECÍFICOS

La Organización Mundial de la Salud en 1999[36] lanza una iniciativa mundial para la prevención del suicidio SUPRE-WHO, con el objetivo global de reducir la mortalidad y morbilidad asociada a las conductas suicidas (tanto tentativas como suicidios consumados). Los objetivos específicos planteados son los siguientes:

1. Conseguir una reducción en el número de suicidios y de tentativas de suicidio, con mayor énfasis en los países en vías de desarrollo y en aquellos en situación de transición económica y social.
2. Identificar, evaluar y eliminar, tanto como sea posible y en etapas precoces, aquellos factores que puedan incidir en el suicidio juvenil.
3. Mejorar el conocimiento general sobre el suicidio y ofrecer apoyo psicosocial a las personas con ideas suicidas o con tentativas previas de suicidio y a los familiares y amigos, tanto de estas personas, como de aquellas que se han suicidado.

La estrategia de la OMS se apoya en dos elementos básicos, establecidos a través de la estrategia de los cuidados de atención primaria:

— Organización de actividades multisectoriales a nivel global, regional y nacional, a fin de incrementar los conocimientos sobre las conductas suicidas y sus modos eficaces de prevención.
— Mejorar la capacidad de las naciones para desarrollar y evaluar planes y políticas sobre prevención del suicidio. Se desarrollarán las siguientes actividades adaptadas a las necesidades particulares de las naciones.
— Apoyo y tratamiento a la población de riesgo (p.ej. personas con depresión, ancianos, jóvenes...).
— Reducción de la accesibilidad a medios de suicidio.
— Apoyo y desarrollo de redes de trabajo de personas que sobreviven a un intento de suicidio.
— Entrenamiento de profesionales de atención primaria y de otros sectores.

Hasta la fecha, la iniciativa SUPRE ha dado lugar a numerosos documentos para la implementación de estrategias preventivas del suicidio en distintas áreas de actuación (docentes y personal de instituciones, profesionales de equipos de atención primaria, grupos de supervivientes, oficiales de prisiones, etc.).

En general, los diversos programas preventivos europeos implementados[37], basan sus actuaciones en dos acercamientos fundamentales establecidos por la Organización Mundial de la Salud en estas áreas:

— Algunos trastornos mentales están significativamente asociados con el suicidio. De esta forma, la identificación temprana de dichos trastornos mentales es una estrategia importante para la prevención del suicidio. Los trastornos del estado de ánimo, abuso de alcohol y substancias, esquizofrenia y trastornos de la personalidad son particularmente relevantes en este caso. La formación del personal de atención primaria en la identificación y el tratamiento de los trastornos del humor conlleva la reducción de las tasas de suicidio entre los sujetos de riesgo. Además, nuevos medicamentos tanto en los trastornos de humor como en la esquizofrenia, con menos efectos secundarios, mejoran la adherencia al tratamiento y sus resultados. La reducción del estigma asociado a las personas con trastornos mentales ayuda a estas personas a solicitar tratamiento en etapas tempranas de la enfermedad, cuando el tratamiento es más efectivo.

Existe evidencia proveniente de diversos países sobre la eficacia de la restricción del acceso a los medios utilizados en el suicidio. La reducción de la accesibilidad a sedantes y substancias tóxicas, como pesticidas, ha demostrado una disminución en las tasas de suicidio. La legislación que regula la venta, propiedad y almacenamiento de armas de fuego, la introducción de mecanismos que separan las armas de la munición y la incorporación de dispositivos de bloqueo de gatillos, han probado su eficacia en la reducción de ratios de suicidios. Es crucial reducir el acceso a los medios utilizados en el suicidio como una estrategia efectiva de su prevención[38].

Lastra y cols.[18, 37] recogen los principales programas que actualmente se están desarrollando en el campo de la prevención del suicidio en el mundo, así como la efectividad de aquellos que han sido evaluados.

Prevención del suicidio en adolescentes

Ya hemos señalado, en apartados anteriores, la importancia alarmantemente creciente de las conductas suicidas en estos rangos de edad. En países donde se realizan investigaciones epidemiológicas serias sobre estos aspectos, como en los EE.UU., se señala el suicidio como la segunda causa de muerte en el rango de edad entre los 15 y 19 años y la tercera entre los 15 y 24. Más alarmante aún resulta el aumento de las tasas de suicidio en estos grupos de edad; así, para el rango de 15 a 19 años, la tasa de suicidios en 1950 era de 2,7/100.000, mientras que en 1990 había aumentado a 11,1; un incremento de más del 300%.

Las alarmas epidemiológicas con respecto a este incremento espectacular han estado sonando desde finales de los años 1970. Tan dramático aumento de las tasas de suicidio entre los adolescentes señaló la necesidad de desarrollar modelos preventivos y terapéuticos efectivos para disminuir tal pérdida de vidas. Esta llamada a la acción provocó un enorme desarrollo de programas preventivos, tanto en los EE.UU. como en Canadá, mayoritariamente a través del sistema de enseñanza secundaria. Hasta la fecha, si bien no han existido incrementos posteriores de las cifras de suicidio, no se ha realizado ninguna investigación que de forma clara relacione causalmente cualquiera de los programas preventivos desarrollados con reducciones en las tasas observadas.

En España se están dando los primeros pasos en cuanto a investigaciones epidemiológicas y de factores de riesgo en la población adolescente[39], dado que ya se ha demostrado la alta prevalencia de tales conductas en distintos medios[40].

En distintos países del mundo, se han llevado a cabo durante los últimos años una serie de programas preventivos del suicidio, enfocados fundamentalmente hacia la población adolescente que posteriormente han sido evaluados de forma crítica como inadecuados por adolecer de importantes errores de base y en su desarrollo. Tales errores deben ser tenidos en cuenta en países que, como el nuestro, aún no han planificado estrategias generales específicas en estos aspectos. Así, la ineficacia de estos programas preventivos de "primera generación" se ha debido fundamentalmente:

1) A la falta de coordinación con otros recursos comunitarios (p.ej., atención primaria y servicios de salud mental) y con otros programas de prevención de riesgos (p.ej., programas para el tratamiento del abuso de sustancias).
2) A la excesiva focalización sobre la restricción en los medios utilizados para el suicidio.
3) A la falta de investigaciones evaluadoras de los resultados preventivos y de los efectos yatrogénicos. Además, se ha señalado también la escasa atención otorgada a los modelos de prevención primaria dirigidos a individuos de alto riesgo.

Resumimos a continuación algunas de estas estrategias preventivas del suicidio de primera generación[41].

Programas dirigidos al medio escolar

En los programas que a continuación vamos a señalar, los equipos de atención primaria pueden llegar a tener un papel sumamente importante, dada la actividad que numerosos profesionales (sobre todo pediatras) llevan desarrollando durante los últimos años en el medio escolar a través de los programas del niño sano. Así, de forma conjunta con el escalón de atención especializada, tanto el pediatra como el médico de familia serían capaces de conseguir un más fácil acceso (incluso desde el punto de vista psicológico) a la relación que se precisa con escolares y educadores para que estas actividades tengan un mínimo de eficacia.

a) Programas de adiestramiento en las escuelas

Estos programas de entrenamiento en escuelas ayudan al personal escolar a identificar y derivar a los estudiantes en riesgo a profesionales de los servicios de salud mental. Los contenidos de tal entrenamiento habitualmente incluyen información sobre señales de alarma de suicidio, recursos y procedimientos de derivación de casos, estrategias de manejo de crisis en la escuela, así como otros procedimientos para conseguir una mejora en la confianza y competencia de las habilidades propias para ayudar a terceros. Las evaluaciones iniciales de estos programas han demostrado tanto satisfacción como un mejor conocimiento sobre el tema; sin embargo, queda por documentar el resultado conductual de los mismos.

b) Educación general sobre el suicidio

Son programas establecidos en la escuela, centrados en el aula y basados en modelos de conocimiento, que se sustentan en el supuesto de que cuanto mayor sea el número de estudiantes que conozcan los signos de alarma del suicidio y los recursos de ayuda disponibles, con mayor facilidad pedirán ayuda o derivarán a otros para que sean ayudados. Contenidos típicos de estos programas son la discusión sobre cuestiones candentes, estadísticas, mitos, signos de alarma, recursos comunitarios disponibles (y cómo utilizarlos), habilidades para la búsqueda de ayuda y resolución de problemas, así como desarrollo de habilidades en las áreas sociales, de comunicación, manejo de estrés, etc. Las evaluaciones realizadas de estos programas solamente han demostrado un aumento pasajero del conocimiento desarrollado sobre el tema y sobre los recursos existentes. Las actitudes tendentes a la búsqueda de ayuda generalmente no se han visto afectadas por estos programas y los cambios en las conductas suicidas no han sido aún formalmente evaluados.

c) Programas de detección

La detección y derivación precoces (prevención secundaria), han sido uno de los pilares de los programas preventivos. El programa típico de detección en la escuela consiste en administrar un cuestionario o instrumento de cribado adecuado para problemas psicológicos que puedan relacionarse con el suicidio. Aquellos individuos que muestren puntuaciones por encima de un punto de corte son atendidos por un consejero escolar. La derivación a una intervención de tratamiento puede entonces hacerse tras identificar a los estudiantes en riesgo. Estos protocolos adolecen de dos problemas principales: por un lado, la construcción de las escalas no suele ser psicométricamente correcta; por otro, dada la estrecha relación entre factores precipitantes y suicidio, para que dichos programas tuviesen un interés real, la detección tendría que realizarse de forma frecuente para obviar los falsos negativos. Por el contrario, la probabilidad de un gran número de falsos positivos puede tener, potencialmente, serias consecuencias adversas (p.ej., la estigmatización del adolescente).

d) Programas de apoyo entre compañeros

Estos programas de apoyo entre compañeros se realizan en el medio escolar o la comunidad, y tienen como misión fundamental el promover las competencias sociales, las relaciones entre compañeros y la creación de redes de apoyo entre jóvenes en riesgo. Las evaluaciones realizadas sobre estos programas indican su utilidad para reducir ciertas conductas de riesgo (p.ej., el consumo de drogas), pero su relación con la prevención del suicidio aún no se ha establecido empíricamente.

Programas de entrenamiento comunitario

Como en el caso anterior, estos programas en la comunidad tienen objetivos de entrenamiento para miembros de la comunidad no escolar que frecuentemente tienen contacto con los jóvenes. Así, aparte de los programas de sensibilización para los médicos de atención primaria que se han descrito previamente, se cubren también otras figuras significativas de la comunidad como sacerdotes, policías, etc. La similitud en cuanto a objetivos se refleja también en las similitudes referidas a la falta de evaluaciones fiables y completas sobre el desarrollo de los programas.

Centros y líneas de crisis

Son centros y líneas telefónicas que, a diferencia de los servicios tradicionales, permanecen abiertas día y noche, atendidas en general por paraprofesionales voluntarios, en las que el joven puede mantener el anonimato y recibe un apoyo no directivo. Esto hace que tales sistemas tengan un inherente atractivo para dicho grupo de población. No existe una evidencia consistente sobre la eficacia de las "líneas de crisis" en la prevención del suicidio. A pesar de ello, algunos autores[42] sí han encontrado diferencias pequeñas, pero estadísticamente significativas, en las tasas de suicidio entre mujeres blancas jóvenes al comparar comunidades con y sin "líneas de crisis". Esta situación puede demostrar que los varones jóvenes sometidos a mayores riesgos no están lo suficientemente socializados como para comunicar sus intenciones telefónicamente, haciendo estos servicios poco efectivos en la reducción global de las tasas de suicidio.

Restricción de medios

El argumento que sustenta estos programas es que los pensamientos o impulsos suicidas no pueden convertirse en conductas autodestructivas sin disponer de un medio que pueda usarse para ejecutar tal ideación. En EE.UU., casi las dos terceras partes de todos los intentos suicidas en jóvenes son producidos por armas de fuego. Las estrategias encaminadas a limitar el acceso a las mismas, a veces, únicamente producen un retraso en la acción y una redirección en los medios. Sin embargo, en el peor de los casos, tal redirección puede realizarse hacia agentes potencialmente menos letales. Estudios comparativos entre Vancouver, Columbia Británica (regulación restrictiva de armas de fuego) y Seattle, Washington, así como otra investigación comparativa de la situación creada en Washington DC antes y después de la implantación de la ley de 1976, restrictiva en cuanto a concesión de licencias de armas, han mostrado datos que apoyan la efectividad de los programas de control de medios suicidas.

Prevención y "postprevención" de conductas imitativas

La posibilidad de que ocurran uno o más suicidios imitando un suicidio consumado previo requiere una intervención adecuada en crisis para prevenir tales conductas en cascada. En algunos países, estas intervenciones parecen haberse implantado de forma relativamente frecuente, fundamentalmente en escuelas de enseñanza secundaria, como parte de una estrategia de equipos de respuesta en crisis, cuyos objetivos abordan una amplia variedad de potenciales traumatismos escolares y comunitarios.

El futuro de los programas preventivos del suicidio en la adolescencia

La aparente ineficacia de los programas preventivos que hemos denominado de primera generación no debe resultar descorazonadora. Al acercarnos al próximo siglo, los nuevos modelos de prevención del suicidio en la población juvenil deben considerarse de segunda generación. Esta segunda generación se ocupará de redefinir y extender los primeros esfuerzos, focalizar las actuaciones más selectivamente en grupos de alto riesgo y debe definir y medir los resultados de tales intervenciones, bien para establecer su efectividad, o para preparar la tercera generación de programas.

Algunos de estos programas de "segunda generación" han comenzado ya a ponerse en práctica en distintos países, mientras que apuntamos otros que quedan en el plano de la discusión teórica. Los equipos de atención primaria podrán tener distintos grados de intervención en su desarrollo según el nivel de competencia, tanto administrativo como técnico, que puedan llegar a alcanzar en un futuro. Señalamos a continuación los más importantes, según el escalón preventivo al que correspondan:

a) Prevención primaria

— Programas cuyo objetivo es la predisposición individual: 1) Entrenamiento en habilidades para el manejo de la depresión. 2) Habilidades para el manejo de la angustia y agresividad. 3) Prevención de la soledad. 4) Habilidades de resolución de los problemas y relaciones interpersonales. 5) Habilidades de mejora de la competencia. 6) Habilidades para la discusión crítica sobre medios de comunicación. 7) Habilidades en la búsqueda de ayuda.
— Intervenciones comunitarias: 1) Programas de prevención del fracaso escolar. 2) Detección precoz y derivación de padres con patología mental. 3) Programas de apoyo con modelos

substitutivos de figuras parentales ausentes o patológicas. 4) Establecimiento de pautas a seguir en los medios de comunicación para las informaciones sobre suicidios.

— Control de medios (de especial importancia en aquellos países en que exista cierta libertad en la compra y manejo de armas de fuego): 1) Entrenamiento para padres sobre el uso seguro de armas de fuego. 2) Educación a pediatras sobre armas de fuego. 3) Programas educativos sobre suicidio para profesionales de la salud. 4) Programas a largo plazo de educación preventiva sobre armas de fuego.

b) Prevención secundaria

— Programas cuyo objetivo es la predisposición individual: 1) Programas de voluntariado y tutorías para jóvenes en riesgo. 2) Tratamiento ambulatorio para jóvenes suicidas.

— Intervenciones comunitarias: 1) Programas de entrenamiento en derivación de casos para adultos y compañeros. 2) Programas de consejeros y líneas de crisis. 3) Búsqueda de casos psiquiátricos entre los padres. 4) Entrenamiento en suicidiología clínica para profesionales de la salud mental.

— Control de medios: 1) Uso de agentes eméticos. 2) Uso de barreras ambientales en lugares de riesgo suicida. 3) Limitación del acceso a armas de fuego.

c) Prevención terciaria

— Programas cuyo objetivo es la predisposición individual: 1) Tratamiento psiquiátrico para jóvenes en riesgo y sus familias mediante un modelo integrador psico-educacional y de terapia cognitivo-conductual. 2) Tratamiento de las toxicomanías.

— Intervenciones comunitarias: 1) Recursos suficientes en salud mental (de ingreso, residenciales, centro de día, etc.). 2) Recursos adecuados dentro de los sistemas de justicia juvenil.

— Control de medios: 1) Uso de inhibidores selectivos de la recaptación de serotonina en vez de antidepresivos potencialmente letales en sobredosis. 2) Uso de psicoterapia en las depresiones.

Prevención del suicidio en adultos

Como en el caso de los adolescentes, diversos países han visto aumentar la tasa de suicidio en adultos jóvenes (18-30 años). Así, en los EE.UU., se ha incrementado en más del doble desde 1950. Tal aumento se ha producido fundamentalmente a expensas de los varones. Por otra parte, entre las mujeres, ha existido un cambio cualitativo en los métodos suicidas, con un aumento en la utilización de armas de fuego, de forma que entre los 20 y 24 años, este método, en 1990, era utilizado por el 65% de los varones suicidas y por el 53% de las mujeres[43].

En este grupo de edad, se han realizado dos aproximaciones distintas desde el punto de vista preventivo:

Programas preventivos en ambientes altamente estructurados y poblaciones especiales

Para este grupo de edad, se han desarrollado programas preventivos en ambientes altamente estructurados, ya sean militares, penales o académicos. En EE.UU. las tasas de suicidio son mayores que en la población general en las instituciones penitenciarias y menores en ambientes militares o escolares, pero el alto grado de organización y reglamentación que existe en todos simplifica la tarea de poner en marcha sistemas definidos de registro y prevención de conductas suicidas. Por otro lado, grupos poblacionales con problemas culturales y socio-económicos específicos en los que se ha observado una tasa de suicidios preocupante, han recibido especial atención en cuanto al desarrollo de programas específicos de prevención del suicidio (individuos sin hogar, minorías étnicas, marginados, etc.).

Patologías específicas

Lipschitz[44] señala los aspectos más interesantes relacionados con la prevención del suicidio en pacientes psiquiátricos, según su patología y los factores de riesgo añadidos.

a) Trastornos afectivos

— Factores de riesgo asociados: 1) Historia de intentos previos, desempleo, soledad, soltería, cualquier estrés psicosocial que pueda desencadenar una depresión. 2) Comorbilidad con alcoholismo y abuso de otras sustancias. 3) Disponibilidad de armas de fuego. 4) Cicladores rápidos, fases mixtas y cuadros psicóticos.

— Estrategias preventivas: 1) Existen evidencias que apoyan la eficacia del litio para disminuir las tasas de suicidio; no así con los antidepresivos. 2) Uso de inhibidores selectivos de la recaptación de serotonina como agentes no letales en sobredosis. 3) Cambiar la seguridad de los inhibidores selectivos de la recaptación de serotonina por la eficacia del litio y la carbamazepina como profilaxis del trastorno bipolar, evitando así los cicladores rápidos y las fases mixtas.

b) Esquizofrenia

— Factores de riesgo asociados: 1) Recaídas frecuentes, con cortos períodos entre hospitalizaciones. 2) Soledad, desempleo, falta de apoyo familiar. 3) No suelen asociarse a descompensación y/o a alucinaciones imperativas, sino con fases de remisión y conciencia de enfermedad, deterioro y miedo a una mayor desintegración mental.
— Estrategias preventivas: 1) Estrategias de disminución de la "emoción expresada en el medio familiar". 2) Psico-educación de las familias. 3) Prevención de la desesperanza, aislamiento y depresión. 4) Grupos de autoayuda y asociaciones de apoyo a los pacientes. 5) Tratamiento agresivo de la acatisia; terapia antidepresiva y electroconvulsiva de los pacientes esquizoafectivos. 6) Uso de clozapina y nuevos neurolépticos en cuadros resistentes.

c) Trastornos de la personalidad

— Factores de riesgo asociados: 1) Abuso del alcohol (esta comorbilidad duplica o triplica las tasas de suicidio en pacientes *borderline*).
— Estrategias preventivas: 1) Terapia cognitivo-conductual dialéctica en el trastorno *borderline*. 2) Abstención de alcohol y otras sustancias en ambos casos. 3) Test de fenfluramina en el trastorno antisocial para reconocer a pacientes de alto riesgo suicida.

d) Alcohol, cocaína y armas de fuego

— Factores de riesgo asociados: el alcohol y la cocaína pueden aumentar la tasa de suicidio entre los jóvenes al potenciar el uso de métodos impulsivos, fundamentalmente armas de fuego.
— Estrategias preventivas: 1) Rehabilitación del uso de las sustancias. 2) Reentrenamiento cognitivo a partir de grupos de autoayuda como alcohólicos anónimos. 3) Exclusión de armas de fuego del hogar.

e) Enfermedades orgánicas

— Factores de riesgo asociados: no está claro si el aumento de la frecuencia de conductas suicidas en enfermos con SIDA se debe a depresión, a desmoralización producida por situaciones estresantes relacionadas con la enfermedad o a daño cerebral directo producido por el VIH.
— Estrategias preventivas: en estudio y desarrollo.

Prevención del suicidio en el anciano

Como ya hemos señalado, esta subpoblación presenta las mayores tasas de suicidio por grupos de edad y es en ella donde, si cabe, mayor papel preventivo tienen las actuaciones de los equipos de atención primaria, dado que los ancianos no suelen acudir por iniciativa propia a la consulta especializada. Así, en la mayoría de los casos, son los médicos de familia los que, dada la frecuencia de los contactos de este grupo de edad por problemas orgánicos, pueden realizar el mejor despistaje de la ideación o de las conductas suicidas no consumadas y plantear las estrategias preventivas, bien individuales o de grupo, más adecuadas al caso.

McIntosh[45] resume las estrategias actuales de intervención sobre los ancianos y sus perspectivas para el futuro.

Prevención primaria

En la mayoría de los países occidentales los esfuerzos a realizar en cuanto a estrategias de prevención primaria en el suicidio durante las edades avanzadas de la vida no han tenido un desarrollo importante y comparten los planes y programas diseñados para la atención de la población general. Se basan, principalmente, en la información, educación y entrenamiento tanto de profesionales como de voluntarios en los aspectos diferenciales de la asistencia a personas en estos grupos de edad y, fundamentalmente, de aquellos factores de riesgo relacionados con el suicidio en el anciano.

Debemos destacar, entre éstos, el diagnóstico precoz y el tratamiento adecuado de los problemas de salud física; los programas de bienestar social para paliar en lo posible la pérdida de poder adquisitivo y los problemas relacionados con la misma, poniendo especial interés en los programas de planificación financiera del período de jubilación; el mantenimiento o adecuación de papeles sociales y laborales que permitan al anciano permanecer activo y socialmente considerado; el mantenimiento de redes estrechas de apoyo familiar y social que atenúen las pérdidas de seres queridos; la prevención y el tratamiento efectivo del alcoholismo y la depresión, etc.

Prevención secundaria

a) La intervención

La mayor parte de los esfuerzos actuales sobre prevención del suicidio en ancianos, se dirigen al nivel secundario. A menudo se ha observado que los ancianos no suelen demandar asistencia de los centros de intervención en crisis y de prevención del suicidio (en EE.UU., solamente entre un 1-3% del total de los usuarios de estos servicios), así como de otros recursos de salud mental. Tal situación ha llevado a desarrollar (de forma aún muy insuficiente) programas específicos para este grupo de edad.

Un ejemplo de tales programas puede ser el del centro de intervención en crisis denominado Link-Plus, de los *Life Crisis Services* de San Luis (EE.UU.). El *Link-Plus* sigue un esquema convencional de prevención del suicidio, pero proporciona además servicios específicos cuyo objetivo es la población anciana deprimida. Utiliza el sistema telefónico habitual de intervención en crisis. Personal entrenado en el manejo de las crisis evalúa las necesidades físicas, psicosociales y de salud mental del paciente y las contrasta con los servicios comunitarios disponibles. La derivación al *Link-Plus* se realiza a partir de llamadas a las líneas de crisis vital, de otros profesionales comunitarios, hospitales e instituciones de asistencia domiciliaria.

b) La identificación precoz

Es también escaso el número de programas encargados de identificar a ancianos en riesgo y proveerles de los servicios adecuados.

Uno de ellos es el centro de prevención del suicidio en el anciano, dependiente del Centro de Prevención del Suicidio de San Francisco. Este servicio dispone de dos programas fundamentales: uno denominado *línea de la amistad*, que funciona como intervención en crisis durante las 24 horas del día, junto con un servicio de derivación e información para los ancianos. Un segundo componente del centro es el *programa geriátrico domiciliario*, que se encarga de visitar y contactar telefónicamente con aquellos ancianos que se encuentran socialmente aislados. Los voluntarios que trabajan en este programa reciben entrenamiento en geriatría y, al igual que en la *línea de la amistad*, el énfasis de los contactos se pone en el consejo y el apoyo emocional. El programa domiciliario también tiene otras funciones, como, p.ej., recordar a los ancianos que deben tomar la medicación prescrita.

El aspecto más novedoso de este acercamiento al problema de la prevención del suicidio en el anciano son los programas que en algunos países han recibido la denominación de programas de *"gatekeepers"*. En respuesta a la ya establecida falta de personas en el entorno del anciano que le deriven a los servicios sanitarios, este programa consigue la colaboración de diversos negocios y otras organizaciones cuyos empleados están en contacto frecuente con personas de edad avanzada y, especialmente, con ancianos que viven solos. Estos empleados reciben entrenamiento en el reconocimiento de signos y síntomas por los que la persona puede precisar ayuda, derivando entonces el caso a los servicios dedicados a este grupo de población.

Los *"gatekeepers"* incluyen empleados de gasolineras, bancos, policías, bomberos, conductores de ambulancia, técnicos electricistas, empleados de compañías de gas, etc. Evaluaciones iniciales de este tipo de programas han demostrado resultados altamente satisfactorios.

Prevención terciaria

Aún menor atención se ha prestado a la prevención terciaria en el contexto del suicidio en el anciano. A pesar de existir un cuerpo creciente de conocimiento en cuanto a investigación, tratamiento y apoyo a los supervivientes de suicidios, virtualmente en ningún caso se ha considerado a pacientes ancianos. Únicamente ha surgido algún interés en las estrategias de postvención para viudas de sujetos suicidas.

En último caso, cualquier estrategia preventiva del suicidio en el anciano debe encuadrarse en principios que han sido resumidos por las Naciones Unidas en la conocida frase: *"Añadid vida a los años que se han añadido a la vida, asegurando a todos los ancianos: independencia, participación, cuidado, satisfacción y dignidad"*[46].

Solamente nos queda señalar, para la finalización de este capítulo, que la muerte a manos de uno mismo es prematura a cualquier edad y que las muertes prematuras, aun desde un punto de vista puramente productivo, constituyen una pérdida de talento y recursos que ninguna sociedad puede aceptar. Así, debemos mejorar e incrementar nuestros esfuerzos para prevenir y reducir dicha tragedia en las cercanías del segundo milenio. Tal tarea, si se basa únicamente en los profesionales sanitarios de la psiquiatría, sin duda estará abocada al fracaso, ya que es el escalón de la asistencia primaria el que necesariamente debe servir de filtro, derivación y contacto para los pacientes que presenten conductas suicidas, tras los adecuados programas de sensibilización y formación en el tema.

LECTURAS RECOMENDADAS

Bobes, J y cols.: (eds.). *Comportamientos suicidas. Prevención y tratamiento.* Ars Medica, 2004.

Libro de autores españoles que acerca la realidad de la prevención del suicidio a nuestro país. Se presenta una visión internacional del fenómeno suicida, con especial hincapié en los programas preventivos europeos.

Silverman MM, Maris RW (eds.): *Suicide Prevention. Toward the Year 2000.* Guilford Press, 1995.

Este libro realiza una aproximación sistemática al fenómeno suicida en sus aspectos preventivos. El grueso de la publicación trata los distintos programas que se han puesto en marcha en los EE.UU. para la prevención del suicidio.

Pérez Barrero SA, Mosquera D. *El suicidio, prevención y manejo.* Ediciones Pléyades, 2006.

Publicación con un enfoque eminentemente práctico, escrito por terapeutas expertos en el manejo y tratamiento de personas con conductas suicidas.

BIBLIOGRAFÍA

1. González-Seijo JC: Tentativas de suicidio en la adolescencia. Tesis Doctoral. Universidad Complutense de Madrid, 1995.
2. Rodríguez A, López P: Ideal de yo y conducta suicida. *Psicopatología* 1985; 5:181-185.
3. Ladame F: *Les tentatives de suicide des adolescents.* París, Masson, 1987.
4. Villa A: "Presentación". En L. Villardón (ed.): *El pensamiento de suicidio en la adolescencia.* Bilbao, Universidad de Deusto, 1993.
5. Deshaies G: *Psychologie du suicide.* París, Presses Universitaires de France, 1947.
6. Durkheim E: *Le suicide. Étude de sociologie.* París, Alcan, 1897.
7. Organización Mundial de la Salud: *Prevención del suicidio.* Ginebra, OMS, 1969.
8. Kreitman N: *Parasuicide.* London, Wiley Sons, 1977.
9. Díaz J, Sáiz PA, Bousoño M y cols.: Concepto y clasificación de las conductas suicidas. En: Bobes J, González-Seijo JC, Sáiz PA (eds.): *Prevención de las conductas suicidas y parasuicidas.* Barcelona, Masson, 1997.
10. Weinstein M, Saturno P: *Economic impact of youth suicides and attempted suicides.* Rockville USA, Department of Health and Human Services Publication, 1989.
11. Diekstra RFW: The epidemiology of suicide and parasuicide. *Acta Psychiatr Scand* 1993; Suppl 371:9-20.
12. Aranda J: Problemas que presenta la elaboración de la estadística de suicidio. *Rev Psiq Psicol Med Eur Am Latina* 1984; 16:517-520.
13. WHO. Suicide rates, Spain, 2003. World Health Organization, Geneva, 2006 (http://www.who.int/mental_health/media/spai.pdf).
14. Bowman MA, Schwenk TL: Family medicine. *JAMA* 1994; 27:1670-1671.
15. Eisenberg L: Treating depression and anxiety in primary care. *N Engl J Med* 1992; 326:1080-1084.
16. Litman RE, Diller J, Nelson F: Deaths related to propoxyphene or codeine or both. *J Forensic Sci* 1983; 28: 128-138.
17. Lastra I, Ayuso JL, González-Seijo JC: Estudio de los planes preventivos actuales. En: Bobes J, González-Seijo JC, Sáiz PA (eds.): *Prevención de las conductas suicidas y parasuicidas.* Barcelona, Masson, 1997.
18. Gunnell D, Frankel S: Prevention of suicide: aspirations and evidence. *BMJ* 1994; 308:1227-1233.
19. Farberow NL, Shneidman ES: *The Cry for help.* New York, McGraw-Hill, 1961.
20. Bertolote JM, Fleischmann A: Suicide and psychiatric diagnosis: A worldwide perspective. *World Psychiatry* 2002; 1:181-185.
21. Fleischmann A, Bertolote JM, Belfer M, Beautrais A: Completed suicide and psychiatric diagnosis in young people: a critical examination of the evidence. *American Journal of Orthopsychiatry* 2005; 75:676-683.
22. Brini DA, Kouko DJ: The assessment and treatment of children and adolescent at risk for suicide. En: Blumenthal SJ, Kupfer DJ (eds.): *Suicide over the life cycle.* Washington DC, APA Press, 1990.
23. Beautrais AL: Suicides and serious suicide attempts: Two populations or one? *Psychol Med* 2001; 31:837-845.
24. Appleby L: Suicide in psychiatric patients: Risk and prevention. *Br J Psychiatry* 1992; 161:749-758.
25. El-Mallakh RS, Wright JC, Breen KJ, y cols.: Clues to depression in primary care practice. *Postgrad Med* 1996; 100:85-98.
26. Morgan HG, Priest P: Assessment of suicide risk in psychiatric in patients. *Br J Psychiatry* 1984; 145:467-469.
27. Lewis G, Appleby L: Personality disorder: the patients psychiatrics dislike. *Br J Psychiatry* 1988; 153:44-49.
28. Linehan MM, Goodstein JL, Nielsen SL y cols.: Reasons for staying alive when you are thinking of killing yourself: The reason for living inventory. *J Consult Clin Psychol* 1983; 51:276-286.
29. Appleby L: Suicide during pregnancy and in the first postnatal year. *BMJ* 1991; 302: 137-140.
30. Rutz W, Walinder J, Eberhard G y cols.: An educational programme on depressive disorders for general practitioners. *Acta Psychiatr Scand* 1989; 79: 19-26.
31. Rutz W, Von Knorring L, Walinder J: Long term effects of an educational programme for general practitioners given by the

Swedish Committee for the Prevention and Treatment of Depression. *Acta Psychiatr Scand* 1992; 85: 83-88.

32. Michel K, Valach L: Suicide prevention: Spreading the Gospel to General Practitioners. *Br J Psychiatry* 1992; 160; 757-760.

33. Cocaña I, González-Carlomán L, González MP y cols.: Cribado del riesgo suicida en atención primaria. En: Bobes J, González-Seijo JC, Sáiz PA (eds.): *Prevención de las conductas suicidas y parasuicidas.* Barcelona, Masson, 1997.

34. Organización Mundial de la Salud: CIE-10. *Décima revisión de la Clasificación Internacional de Enfermedades. Trastornos Mentales y del Comportamiento para Atención Primaria.* Madrid, Meditor, 1994.

35. González-Seijo JC, Díaz J, Sáiz PA y cols.: Valoración del riesgo de conducta suicida en asistencia primaria. En: Bobes J, Bousoño M, González P (eds.): *Manejo de los trastornos mentales y del comportamiento en atención primaria.* Oviedo, Gofer, 1995.

36. WHO. Preventing suicide. A resource for general physicians. WHO/MNH/MBD/00.1. WHO, Geneva: 2000.

37. Lastra I, Martínez-Chamorro MJ. Planes preventivos actuales (análisis y valoración). En: Comportamientos suicidas. Prevención y tratamiento. Bobes, J y cols.: (Eds.): *Ars Médica,* 2004.

38. Bertolote JM, Fleischmann A, De Leo D, Wasserman D: Suicide and mental disorders: Do we know enough? *Br J Psychiatry* 2003; *183:* 382-383.

39. González-Seijo JC, Ramos YM, Lastra I y cols.: Tentativas de suicidio en la adolescencia. Factores de riesgo. *An Psiquiatría* 1996; 12: 389-396.

40. Lastra I, Ramos YM, González-Seijo JC y cols.: Psiquiatría de enlace en pediatría. *Rev Esp Pediatr* 1996; 52: 427-433.

41. Berman AL, Jobes DA: Suicide prevention in adolescents. En: Silverman MM, Maris RW (eds.): *Suicide Prevention. Toward the Year 2000.* Nueva York, Guilford Press, 1995.

42. Miller HL, Coombs DW, Leeper JD y cols.: An analysis of the effects of suicide prevention facilities on suicide rates in the United States. *J Public Health* 1984; 74: 340-343.

43. Hollinger PC, Offer D, Barter JT y cols.: *Suicide and homicide among adolescents.* Nueva York, Guilford Press, 1994.

44. Lipschitz A: Suicide prevention in young adults. En: Silverman MM y Maris RW (eds.): *Suicide Prevention. Toward the Year 2000.* Nueva York, Guilford Press, 1995.

45. McIntosh JL: Suicide prevention in the elderly. En: Silverman MM, Maris RW (eds.): *Suicide Prevention. Toward the Year 2000.* Nueva York, Guilford Press, 1995.

46. Proposed UN: Principles for older persons. *Ageing International* 1991; 18: 3-6.

5.5

Prevención de los trastornos psicóticos

BENEDICTO CRESPO FACORRO, JOSÉ MARÍA PELAYO TERÁN
Y CÉSAR GONZÁLEZ-BLANCH BOSCH

INTRODUCCIÓN

El abordaje de la esquizofrenia y otros trastornos psicóticos ha estado tradicionalmente marcado por una concepción pesimista de la evolución de la enfermedad. Esto ha supuesto que la ayuda ofrecida por los profesionales y los servicios se pueda describir como "muy poca y muy tarde". En el entorno de países desarrollados es común que el tratamiento se retrase hasta el establecimiento del trastorno en el contexto de la aparición de incidentes de alto riesgo tales como tentativas suicidas conductas agresivas o gravemente desorganizadas. Más aún, los lugares de tratamiento suelen resultar aversivos para los pacientes y las medicaciones tienden a ser manejadas de modo demasiado brusco[1]. Esto en personas jóvenes, por lo general sin ninguna experiencia previa de ingresos hospitalarios ni con la medicación, puede resultar traumático. Afortunadamente, el paradigma de la atención en las fases tempranas aplicado a los trastornos psicóticos está cambiando esta perspectiva en los últimos años[2].

Cuando se aplica el modelo preventivo a las enfermedades mentales, se ponen de manifiesto una serie de carencias en el área de la prevención primaria, puesto que muchos de los factores predisponentes escapan al control de los profesionales que trabajan en atención primaria. Cada vez se reconoce más la importancia del papel que desempeña el médico de atención primaria no sólo para la identificación precoz sino también para la asistencia de los pacientes con psicosis. La capacidad de los equipos de atención primaria para identificar las necesidades debe ser respaldada mediante un acceso rápido y fácil al apoyo especializado. El objetivo de este capítulo es proporcionar ideas concretas y prácticas que los médicos generales y otros miembros de los equipos de atención primaria puedan seguir, en colaboración con los servicios especializados cuando sea necesario, para incrementar el bienestar mental de nuestros pacientes aquejados de esquizofrenia u otros trastornos psicóticos.

EL PERÍODO PREMÓRBIDO

Las enfermedades psicóticas se presentan habitualmente al principio de la edad adulta. Sin embargo, hay evidencias que sugieren qué anormalidades del neurodesarrollo pueden estar presentes mucho tiempo antes de que aparezcan los síntomas. Así, algunos pacientes con esquizofrenia tienen un historial de conductas alteradas durante sus años escolares[3-5].

Done y cols.[6] examinaron retrospectivamente los historiales de pacientes de ambos sexos que habían desarrollado esquizofrenia y encontraron que los maestros de esos pacientes consideraban que ya a los siete años de edad mostraban un peor ajuste social que el resto de sus compañeros. Este hallazgo era aún más evidente en los pacientes de sexo masculino y se relacionaba con una conducta hiperactiva y alterada. Estos autores concluyeron que las anomalías en el ajuste social son detectables durante la infancia en algunas de las personas que van a desarrollar enfermedades psicóticas posteriormente.

Sin embargo, no es posible concluir a partir de este estudio que los niños que muestran conducta alterada o excesivo aislamiento durante la infancia desarrollarán necesariamente esquizofrenia, incluso en los casos que tienen claros antecedentes familiares. Las conductas que se han identificado como relacionadas con la enfermedad son comunes y ciertamente no resultan específicas de ningún síndrome pre-esquizofrénico en particular. Es importante tener esto presente al hablar con pacientes con esquizofrenia que tienen hijos pequeños. Es cierto que los niños en los que uno de los padres ha tenido este trastorno presentan mayor riesgo de padecer esquizofrenia, sin embargo el riesgo es de un 1% en la población general, y hasta de un 10% en un individuo con un padre afecto; esto quiere decir también que el niño tiene un 90% de probabilidades de no desarrollar la enfermedad.

LA FASE PRODRÓMICA Y EL PRIMER EPISODIO PSICÓTICO

Como ya se ha mencionado anteriormente, no es habitual que el inicio de los síntomas psicóticos sea sobre un contexto de absoluta normalidad ni estos surgen "de la nada". El período que abarca desde la aparición de los síntomas inespecíficos hasta la de síntomas psicóticos es denominado período prodrómico y los síntomas que aparecen en este período pródromos o síntomas prodrómicos. En ocasiones el aislamiento y una conducta peculiar, aunque inespecífica, son los únicos indicios del comienzo de la esquizofrenia. En la tabla I se identifican aquellos cambios que más comúnmente se han visto antes del inicio de los primeros síntomas psicóticos floridos. Estos cambios al ser comunes a otras alteraciones, incluso pueden estar dentro del proceso evolutivo normal de un adolescente, pueden hacer difícil la correcta interpretación como pródromos, o señales tempranas de alarma, de la esquizofrenia.

El hallazgo de algunos síntomas aún no psicóticos en períodos previos al desarrollo de la psicosis ha hecho pensar que la enfermedad puede empezar hasta 5 años antes de la presentación del cuadro[8]. En la Figura 1 se refleja la evolución de estos períodos en un cuadro psicótico.

Tabla I

Pródromos más comunes de un primer episodio de psicosis

- Dificultades de concentración/atención
- Falta de motivación o de energía
- Ánimo depresivo
- Problemas con el sueño
- Ansiedad
- Aislamiento social
- Suspicacia
- Pérdida de apetito (o peso)
- Deterioro en el desempeño de las obligaciones
- Irritabilidad

Es importante clarificar que, pese a que en su definición inicial el pródromo es la fase inicial de una enfermedad psicótica, la historia natural de este período prodrómico no es siempre una evolución a un trastorno psicótico. De esta forma, el concepto de pródromo debe entenderse como un estado de vulnerabilidad, es decir, un conjunto de síntomas que confieren un mayor riesgo de desarrollo de psicosis. En este sentido es frecuente como se verá más adelante que se denomine a estos pacientes como sujetos de riesgo en lugar de pacientes prodrómicos.

La existencia de este período prodrómico ha llevado a plantearse la posibilidad de identificarse estos síntomas de forma prospectiva y detectar sujetos a riesgo e incluso prevenir el tránsito desde esta fase a un primer episodio psicótico y a una enfermedad ya establecida. En este sentido, basándose en los datos previos obtenidos en estudios de tipo retrospectivo[8, 9] se han desarrollado varios programas con la finalidad de detectar estos síntomas. Los programas existentes se han basado en los conceptos de "síntomas básicos" o en los de "estado mental de riesgo" o una combinación de ambos.

Los síntomas básicos siguen una aproximación fenomenológica, basada en la descripción de los síntomas subclínicos que el paciente expresa y a partir de los que se ha desarrollado una escala de síntomas básicos (BSABS) con alta capacidad predictiva de desarrollo de psicosis[10]. Este acercamiento ha sido el propuesto por el Estudio Prospectivo de Detección Temprana de Colonia[11].

Por otro lado, se han definido unos criterios de mayor riesgo de desarrollar psicosis, llamados inicialmente "estado mental de riesgo" y posteriormente criterios de "riesgo ultra alto". Se basan en la existencia de síntomas psicóticos atenuados (síntomas similares a los psicóticos pero que no alcanza-

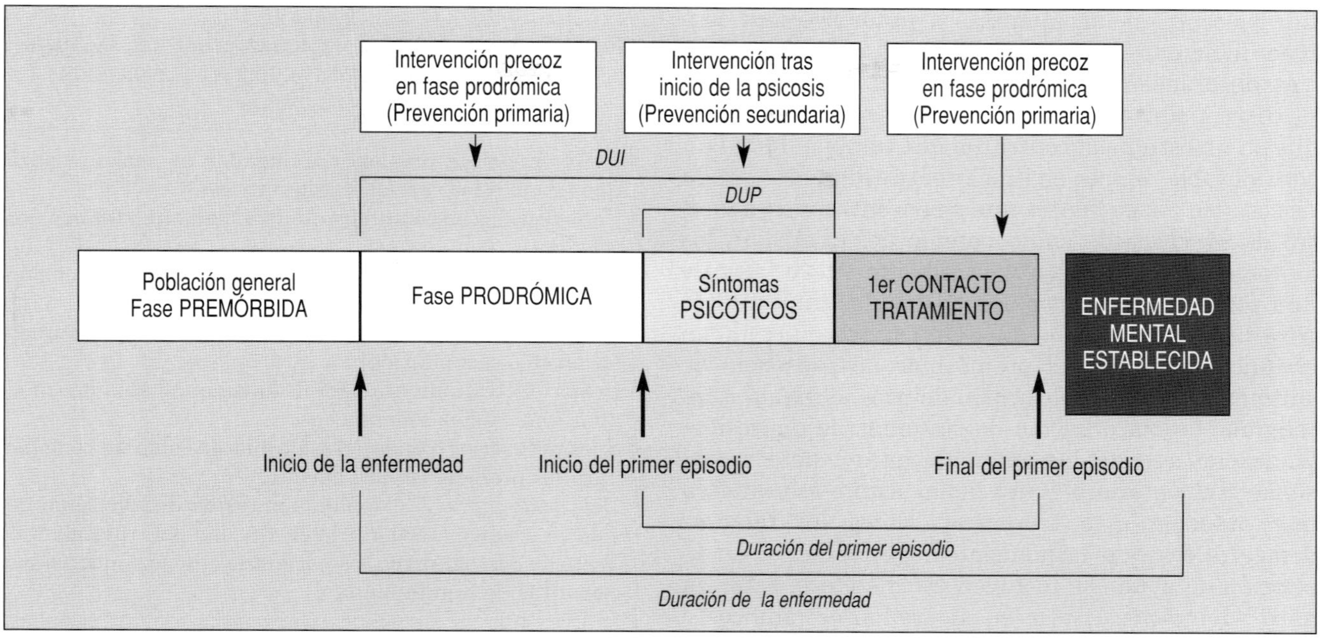

Figura 1. Evolución del cuadro psicótico. Intervenciones preventivas. Adaptado de Larsen y cols., 2001[7]. Leyenda. DUP: duración de psicosis sin tratar. DUI: duración de enfermedad sin tratar.

rían un rango psicótico), síntomas psicóticos intermitentes breves y limitados (síntomas de intensidad psicótica pero sin una duración suficiente para establecer un diagnóstico) o un riesgo genético (basado en la historia familiar de psicosis) a lo que se añade una reducción en el funcionamiento. Éste es el acercamiento de la clínica PACE, del grupo de Melbourne[12]. También para este tipo de síntomas se han diseñado escalas de reconocimiento de los síntomas prodrómicos, como la SIPS/SOPS[13] o la CAARMS[14].

Hasta un 40% de los sujetos incluidos en estos grupos por la presencia de estos síntomas desarrollan un episodio psicótico en un año[15,16].

Se sabe de cierto número de factores que se asocian con un peor pronóstico en las psicosis, incluyendo la personalidad premórbida de escasa sociabilidad, una forma de comienzo temprana y gradual, la ausencia de características afectivas y el sexo masculino. La cuestión de si la duración de los síntomas antes del inicio del tratamiento también afecta al pronóstico ha atraído la atención de numerosos investigadores en los últimos años. Al período DUI debemos añadir aquí el concepto de duración y de psicosis sin tratar (en adelante DUP, de las siglas en inglés Duration of Untreated Psychosis). La DUP es definida como el período de tiempo que transcurre desde la aparición del primer síntoma psicótico positivo (segun los diferentes autores: alucinaciones, delirios, conductas bizarras, alteraciones formales del pensamiento) con una gravedad relevante, hasta que se inicia el tratamiento antipsicótico[17]. Si bien revisiones recientes muestran que los resultados sobre esta sugerente hipótesis son inconsistentes, en parte debido a limitaciones de estudios básicamente correlacionales, estas mismas revisiones sugieren una relación entre el retraso en iniciar el tratamiento antipsicótico y los beneficios clínicos del mismo, en el sentido de período más largos de la psicosis sin tratar suponen una peor respuesta al tratamiento tanto en cuanto a la remisión de síntomas positivos como negativos y psicopatología global. Igualmente se ha descrito una mayor severidad en los síntomas negativos para los períodos de DUP más largos[18,19]. Esto ha llevado a sostener que cuanto mayor sea el tiempo durante el que se permite progresar a la enfermedad antes de que se instaure el tratamiento con antipsicóticos, mayor es el daño que se sufre, haciendo que el trastorno sea más resistente al tratamiento.

En nuestro entorno, dentro de un programa específico para el manejo de primeros episodios de psicosis se pudo comprobar que entre la aparición de los primeros síntomas positivos (alucinaciones, delirios, pensamiento desorganizado) y el inicio del tratamiento farmacológico apropiado transcurría un período medio de hasta un año, y la mitad de la muestra tardaba en torno a cuatro meses en recibir tratamiento[20]. Durante ese tiempo el paciente con una alteración clínicamente significativa ha estado sufriendo las consecuencias de la enfermedad sin que su entorno ni el propio paciente haya sabido exactamente qué pasaba y qué hacer.

Los profesionales sanitarios son el primer punto del contacto para la mayoría de la gente que experimenta una psicosis inicial. Mientras algunos retrasos ocurren debido al fracaso de los cuidadores y los servicios de atención primaria en el reconocimiento de psicosis incipiente, resulta interesante hacer notar que en un estudio encontraron que también había un considerable retraso en iniciar el tratamiento para la psicosis en los pacientes que se encontraban ya dentro de servicios de salud cuando desarrollaban los síntomas de la psicosis[21]. El aislamiento y falta de una red social de apoyo son obstáculos importantes para la búsqueda de ayuda. Un cambio marcado en el funcionamiento del premórbido, la presencia de síntomas positivos tales como delirios, el habla ininteligible, la exacerbación de síntomas, la depresión, la ideación suicida, las conductas auto- o heteroagresivas y el deterioro ocupacional están asociados a una atención más temprana. Entre los factores demográficos que influencian negativamente en la petición de ayuda se incluyen estar soltero, estar en paro, vivir solo, o vivir en alojamientos públicos o pertenecer a una minoría étnica[22].

Tras haber detectado el comienzo de la psicosis, es necesario buscar asistencia especializada con rapidez. Casi todos los pacientes con psicosis entran en contacto con los servicios especializados en algún momento, aunque el paciente puede no aceptar ser remitido inicialmente a esos servicios. La mayoría de los médicos de atención primaria han tenido que manejar episodios hipomaníacos o comenzar ellos mismos el tratamiento de la esquizofrenia. La severidad del trastorno y el nivel de riesgo pueden no dejar lugar a otra opción que no sea la de involucrar a los servicios especializados. Sin embargo, en los casos menos urgentes el paciente puede rehusar ver al especialista y el médico de cabecera puede tener que comenzar el tratamiento. En la tabla II se resumen las normas de manejo para médicos de atención primaria que han de tratar a pacientes psicóticos que no aceptan acudir a los servicios especializados.

Tabla II

Pauta de manejo por el médico general del paciente con psicosis que rehúsa acudir a los servicios especializados

- Evite tratar de presionar o engañar al paciente para que acuda a los servicios psiquiátricos.
- Consulte el caso con un psiquiatra, personalmente o por teléfono.
- Trate de involucrar al servicio de equipos de atención especializada de su zona.
- Utilice neurolépticos atípicos a dosis bajas (explicando los efectos secundarios).
- Prescriba tratamiento antiparkinsoniano solamente si aparecen efectos secundarios.
- Si es necesario, "venda" el tratamiento como un remedio para los problemas para dormir.
- Deje transcurrir 2-3 semanas antes de decidir cómo ha sido de efectivo el valorar la efectividad del tratamiento.
- Trate de contactar con los pacientes que no acuden a las consultas de seguimiento.

EL MODELO DE VULNERABILIDAD-ESTRÉS: BASES PARA EL TRATAMIENTO INTEGRAL

El curso de la esquizofrenia puede ser entendido desde el modelo vulnerabilidad-estrés. De acuerdo con este modelo, la esquizofrenia está causada por una vulnerabilidad biológica y psicológica subyacente, determinada tempranamente por factores genéticos y ambientales (p.ej., perinatales). Una vez la vulnerabilidad está establecida, la aparición de la enfermedad y su curso, incluyendo las recaídas, está determinado por la interacción de factores biológicos y psicosociales. Entre los factores biológicos que afectan al curso de la esquizofrenia, la medicación y el abuso de sustancias son los más críticos. Los antipsicóticos pueden reducir la severidad de los síntomas y la susceptibilidad a las recaídas, mientras que el abuso de sustancias puede empeorar los síntomas y contribuir a las recaídas. Entre los factores psicosociales que afectan a la esquizofrenia los más importantes son el estrés, las habilidades de afrontamiento y el apoyo social. El estrés puede actuar como detonante de la vulnerabilidad biológica, empeorando síntomas y precipitando recaídas. Sin embargo, los recursos de afrontamiento (p.ej., las habilidades para resolver problemas de tipo interpersonal) pueden minimizar los efectos dañinos del estrés. El apoyo social puede actuar tanto en la reducción de los efectos del estrés en la vulnerabilidad como potenciando las habilidades del paciente para afrontarlo. El modelo de vulnerabilidad-estrés proporciona un heurístico útil que guía el manejo de los tratamientos de la esquizofrenia. Los tratamientos relevantes deberían incluir la medicación para reducir la vulnerabilidad biológica; minimización de uso perjudicial de sustancias y estresores ambientales; potenciación de las habilidades de afrontamiento de los pacientes y mejora del apoyo social. Las psicoterapias sirven idealmente para abordar varios de estos factores de vulnerabilidad. Por ejemplo: las intervenciones con las familias procuran cambiar climas familiares adversos; el entrenamiento en habilidades sociales tiene como objetivo fortalecer los recursos de afrontamiento del individuo; la psicoeducación, entre otros objetivos, trata de mejorar la adherencia a la medicación; y las psicoterapias cognitivas individuales se centran en mejorar habilidades para hacer frente a los síntomas activos de la enfermedad y recuperar el funcionamiento socio-laboral. Desde los años 70 han ido desarrollándose distintas terapias psicosociales que han mostrado evidencias de su eficacia en la esquizofrenia (Tabla III).

PROGRAMAS DE PREVENCIÓN PRIMARIA. LOS ESTADOS PRODRÓMICOS

Para poder llevar a cabo la detección de los individuos de riesgo, es preciso que exista una relación estrecha entre los diversos servicios de atención, tanto los sanitarios (especialmente los relacionados con atención primaria a los que es más probable que el paciente acuda para expresar este tipo de síntomas) como los sociales y educativos (ya que algunos síntomas o alteraciones funcionales comentados es más probable que se presenten en estos ámbitos). El conocimiento de estos síntomas por parte de estos profesionales y la coordinación con servicios más especializados es indispensable para la detección de nuevos casos.

Una vez identificados, es esencial garantizar la existencia de un tratamiento que permita, por un lado, mejorar la calidad de vida de los pacientes (reducir estos síntomas y mejorar su nivel de funcionamiento) y por otro reducir la probabilidad de sufrir un episodio psicótico (es decir, prevenir la transición a psicosis). En este sentido, varios programas han evaluado la eficacia de programas de intervención psicológica (incluyendo aspectos relacionados con control de síntomas y manejo de estrés) y farmacológica. Los resultados apuntan a una eficacia en la reducción de síntomas y al menos un retraso en la transición a psicosis aunque este tipo de datos es aún muy preliminar y requiere de una mayor difusión en la implantación de estos programas[15, 23-25].

Un ejemplo de este tipo de programas es el Estudio Europeo de Predicción de la Psicosis (EPOS)[26]. Este programa preventivo utiliza una aproximación selectiva-indicativa, es decir selecciona un grupo poblacional con mayor riesgo de desarrollar psicosis y en los que existen signos clínicos, disminuyendo así los resultados falsos positivos y usando tanto los criterios de síntomas básicos como de sujetos de ultrariesgo. El estudio es multicéntrico y se ha desarrollado en varios países europeos (Alemania, Finlandia, Holanda, Reino Unido y España). Además de valorar la capacidad de predicción de psicosis, así como factores asociados a este riesgo (discapacidades asociadas y accesos a los sistemas de salud), el programa evalúa la eficacia de intervenciones farmacológicas y psicológicas para prevenir el desarrollo de psicosis.

PROGRAMAS DE PREVENCIÓN SECUNDARIA. LOS PROGRAMAS DE PRIMEROS EPISODIOS DE PSICOSIS

La existencia de un período DUP prolongado se ha asociado con una serie de consecuencias indeseables, como son una situación clínica inicial más desfavorable, un mayor desajuste social y familiar y un peor pronóstico. Ante la existencia de un tratamiento eficaz para mejorar estos factores y la posibilidad de mejorar los resultados con una intervención precoz, se ha planteado la necesidad de poner en marcha programas de intervención precoz en pacientes con un primer episodio de psicosis. Además de la detección y el tratamiento precoz, estos programas tienen como objetivo el proveer un medio de tratamiento menos estigmatizante y agresivo para estos pacientes. Los objetivos específicos de estos pacientes son: (i) Reducir el período DUP; (ii) Tratamiento adecuado y multidisciplinar del episodio psicótico; (iii) Reducción de la duración de la psicosis activa en el primer episodio y más adelante, (iv) Maximizar la recuperación sintomática y funcional, la reintegración y la calidad de vida[27].

Para que un programa de primeros episodios funcione adecuadamente deben cumplirse una serie de requisitos. Por un lado es preciso el establecimiento de un equipo de trabajo específico, estable y suficientemente estrenado en el manejo de estos pacientes, por otro lado es esencial la coordinación entre estos servicios especializados y los equipos habituales de salud mental y de atención primaria. El papel de los médicos generales en la detección de pacientes con un primer episodio de psicosis se ha mostrado como uno de los puntos clave en la reducción de este período sin tratar, ya que en muchas ocasiones constituyen el primer contacto de los pacientes psicóticos[28]. Una de las dificultades desde el punto de vista de los médicos generales se encuentra en la apreciación de que su papel es escaso en los pacientes con un primer episodio de psicosis y que ésta es una entidad extremadamente rara. Sin embargo, además de ser un agente clave en la detección inicial y su derivación a un centro adecuado, el médico general es habitualmente consultado durante el desarrollo de un primer episodio, que si bien no es muy frecuente (un médico de cabecera puede ver entre 1 y 2 casos anuales) es un proceso médico de vital importancia para el paciente, cuyo manejo puede tener importantes repercusiones.

En este sentido, en los últimos años, además de dar una mayor importancia a los médicos generales en la detección y manejo de pacientes con primeros episodios, se han desarrollado una serie de programas de formación para estos profesionales, con el objeto de mejorar su capacidad de diagnóstico, de

TABLA III
INTERVENCIONES PSICOSOCIALES EFICACES PARA PACIENTES CON ESQUIZOFRENIA

Intervención	Descripción	Evidencias
Intervención con familias	Es la intervención psicosocial más estudiada en la esquizofrenia. Existen varias modalidades tanto uni- como multi-familiares. Por lo general incluyen, además de apoyo emocional, información sobre la enfermedad, habilidades de comunicación y de solución de problemas. La duración mínima para la eficacia es de 3 meses.	Ha demostrado en la reducción de las tasas de recaídas y rehospitalizaciones, y alguna evidencia en el funcionamiento psicosocial. En alguna medida pueden reducir la carga familiar. Las ganancias pueden durar hasta dos años (Pitschel-Walz y cols., 2001[29]; Pharoah y cols., 2003[30]).
Terapia cognitivo-conductual	Es una forma de terapia individual, limitada en tiempo, que utiliza estrategias para examinar las circunstancias en las que las creencias delirantes o alucinaciones suceden, y explorar interpretaciones alternativas que pueden ser más adaptativas o precisas, y que provocan menos molestar.	Es eficaz para reducir la gravedad de los delirios y alucinaciones persistentes. Reduce el tiempo de recuperación. Adicionalmente, produce efectos beneficiosos en recaídas y síntomas negativos (Turkington y cols., 2006[31]; Gould y cols., 2001[32]).
Terapia de adherencia a la medicación	Terapia individual, de tiempo limitado, enfocada a mejorar la adherencia a la medicación, usando un modelo de no confrontación y técnicas de la entrevista motivacional (generar una discrepancia entre lo que uno hace y lo que quiere).	Un estudio disponible muestra efectos beneficiosos que persisten a los 18 meses (Kemp y cols., 1998[33]; Zygmunt y cols., 2002[34]).
Entrenamiento en habilidades sociales	Entrenamiento en habilidades interpersonales, tales como empezar una conversación, cómo expresar sentimientos, cómo hacer una petición, etc. Supone descomponer habilidades sociales complejas en pasos que son aprender y ensayar con un entrenamiento de modelado; se practica la resolución de problemas por pasos (definición del problema, generar soluciones posibles, analizar ventajas y desventajas, elección, planificación de la puesta en práctica y comprobación de resultados). La intervención eficaz debe durar al menos 1 año.	Demostrada capacidad de mejorar las habilidades ensayadas; la generalización se ve potenciada por la práctica en entornos cotidianos (Glynn y cols., 2002[35]; Bustillo y cols., 2001[36]).
Prevención de recaídas (detección de señales tempranas)	Es una intervención que consiste en monitorizar síntomas y signos con la idea de identificar aquellos cambios de conducta, emoción o pensamiento (pérdida de apetito, problemas de sueño, irritabilidad, disforia...) que preceden a la recaída de un individuo dado ("huella de recaída"), y paralelamente se establece en colaboración con el plan de acción para prevenir la progresión de tales señales hacia una recaída completa.	Reducen el número de recaídas (Herz y cols., 2000[37]; Fitzgerald, 2001[38]).
Programas para el control de abuso de sustancias	Es conocida la alta prevalencia de abuso de sustancias y la poca adherencia de los pacientes con esquizofrenia a los dispositivos específicos para tratamientos de drogodependencias. Los programas integrados el control de abuso de sustancias procuran abordar simultáneamente los dos problemas, suponen la búsqueda activa, el uso de la entrevista motivacional para provocar un deseo de cambio y el esfuerzo por reducir las consecuencias negativas del consumo lo antes posible.	Los tratamientos duales en la esquizofrenia han demostrado eficacia en la reducción del consumo problemático (Drake y cols., 2004[39]).
Seguimiento activo de casos en la comunidad*	Es un sistema de tratamiento integral en la que los pacientes son asignados a un equipo multidisciplinar con baja ratio (paciente/profesionales) y dentro de él, a un tutor de casos, que desde la comunidad en vez de un hospital o centro sanitario, se encarga de que el paciente acceda y se beneficie adecuadamente de los recursos sociosanitarios disponibles.	Reduce significativamente el número de síntomas y rehospitalizaciones. Da estabilidad a la residencia en la comunidad y mejora la calidad de vida subjetiva (Mueser y cols., 1998[40]).
Empleo con apoyos*	Un tipo de rehabilitación laboral en el que se identifican las habilidades y preferencias del paciente, se busca un empleo adecuado a ellas, y se ofrece al paciente un empleo normalizado con apoyos sostenidos en el mismo lugar del trabajo.	Se consiguen mayor número de pacientes en empleo normalizado que con los programas de empleo protegido. Particularmente ineficaces resultan los programas de rehabilitación prelaboral (Lehman, 1995[41]; Bond y cols., 1997[42]).

*Estas intervenciones, desafortunadamente, tienen por ahora escasa implantación en España, por lo que sus denominaciones no están consolidadas, ofrecemos aquí una traducción de los términos ingleses "assertive community treatment" y "supported employment", respectivamente.

referir pacientes y de manejo inicial, con resultados positivos a la hora de incrementar el número de derivaciones precoces, la eficacia diagnóstica y la orientación inicial del caso[43,44].

Para que este tipo de medidas sean efectivas es preciso además que el medico especializado cuente con un sistema de tratamiento adecuado. Por ejemplo, desde 2000, en Reino Unido se han puesto en marcha desde el sistema nacional de salud, 50 equipos de atención temprana, teniendo en cuenta la necesidad de implicar a los servicios de atención primaria[45]. En nuestro medio, asimismo, cada vez son más frecuentes los programas específicos de primeros episodios de psicosis, un ejemplo de este tipo de programas es el Programa de Atención a las Fases Iniciales de Psicosis (PAFIP) desarrollado en Cantabria desde 2000[46]. En este programa se tratan todos los pacientes con un primer episodio de psicosis en Cantabria durante los tres primeros años de la enfermedad, el denominado período crítico[47]. El programa recoge todos los pacientes derivados desde las Unidades de Salud Mental, el servicio de urgencias de psiquiatría y las unidades de atención primaria, siendo estas dos últimas las fuentes fundamentales de referencia. Estas derivaciones sólo han sido posibles gracias a la difusión del programa y a la coordinación mantenida con estos y otros servicios de atención. El desarrollo de este tipo de programas permite por un lado una mejora en el tratamiento de la psicosis y una mejora en su efectividad. Igualmente, permite profundizar en el estudio de las enfermedades psicóticas, ya que se evitan los sesgos derivados de la cronicidad, el uso de tratamientos y la heterogeneidad del estado clínico presentes en los estudios de pacientes crónicos.

PREVENCIÓN TERCIARIA: ATENCIÓN CONTINUADA AL PACIENTE CON UN TRASTORNO PSICÓTICO CRÓNICO

Además del problema de diagnosticar y manejar los trastornos mentales agudos, existe también el de manejar en la comunidad a pacientes con enfermedades mentales de larga duración, a los que debemos ofertar tratamiento y tratar de que permanezcan estables. Además, estos pacientes deben tener garantizada también la asistencia para los trastornos somáticos que puedan padecer. La provisión continua de apoyo y cuidados para las personas que padecen enfermedades crónicas y sufren una alteración, discapacidad o minusvalía persistente, es esencial si se desea que la asistencia sanitaria sea efectiva y humana. Si pretendemos que los pacientes obtengan el máximo beneficio de ese abordaje preventivo, entonces será importante proporcionar fácil acceso a la asistencia a todas aquellas personas que padecen condiciones proclives a presentar recaídas. En especial en aquellas enfermedades en las que una de las características es el fracaso repetido por parte del paciente para acudir a las consultas de seguimiento.

Al comienzo de la enfermedad una parte importante de todos los pacientes con esquizofrenia requerirán ingreso hospitalario y recibirán, por tanto, atención hospitalaria. Sin embargo, tras ser dados de alta, algunos pacientes con esquizofrenia pierden el contacto regular con los servicios especializados y son atendidos exclusivamente en los centros de atención primaria. Los médicos de cabecera se han visto involucrados, al menos con tanta frecuencia como los médicos psiquiatras, en la atención a muchos pacientes con esquizofrenia. Tales contactos, en una alta proporción de casos, pueden constituir la única oportunidad que tienen esos pacientes de ser evaluados por un médico.

Existe una serie de aspectos a tener en cuenta en la implicación del médico de cabecera en la atención a estos pacientes. En primer lugar, el médico de cabecera debe permanecer familiarizado con el estado mental habitual del paciente y su patrón de recaídas para poder reaccionar con efectividad cuando los problemas aparecen. Si el médico no ve él mismo al paciente, entonces debe mantenerse en contacto regular con el equipo de Salud Mental para estar informado de la situación del paciente. En segundo lugar, los médicos de cabecera pueden ofrecer una atención continuada a lo largo del tiempo, y servir de conexión entre los distintos profesionales de atención especializada que se vean implicados en el tratamiento del paciente. En tercer lugar, que el médico de cabecera realice la revisión rutinaria de la mayoría de los pacientes, especialmente de aquellos que están en situación estable o en remisión, permite al equipo Salud Mental concentrarse en los problemas más complicados de tratar, los pacientes más discapacitados, o en aquellos en los que la enfermedad está al menos estabilizada.

Por tanto, ¿cómo deberían organizar los médicos generales su consulta para intentar asegurar que sus pacientes con enfermedades mentales crónicas reciben fuera del hospital el cuidado continuo que necesitan?

UN ABORDAJE ACTIVO DE SEGUIMIENTO

Como se ha comentado en otros capítulos es frecuente que en pacientes con psicosis crónicas aparezcan síntomas como falta de motivación, baja autoestima, pérdida de concentración y aislamiento social. Estos síntomas pueden hacer que el paciente deje de acudir en busca de tratamiento o abandonan su cuidado personal. No actuar en esos momentos puede desencadenar una crisis por otro lado evitable. El médico, por lo tanto, debe estar dispuesto a hacer un esfuerzo activo para contactar con los pacientes y para asegurarse de que existe algún tipo de control. Esto resulta especialmente importante cuando el paciente vive solo.

Para adoptar este tipo de abordaje activo de seguimiento, el centro de salud debe organizar un sistema que permita la revisión regular de los pacientes crónicos y controle los pacientes que no acuden a consulta. Cuando tienen una recaída, con frecuencia los pacientes pierden la capacidad crítica con respecto a su enfermedad y el significado de las variaciones de sus síntomas, por lo que es importante disponer de un sistema que evite la pérdida de pacientes. Cuando un paciente con esquizofrenia falta a una consulta de seguimiento, se requiere algún tipo de actuación por parte del médico para poner en marcha acciones que subsanen esta falta de contacto. Esto es especialmente pertinente en aquellas comunidades en las que no funciona desde los servicios socio-sanitarios un sistema especializado de seguimiento comunitario de estos pacientes.

Por todas estas razones, para alcanzar el objetivo del cuidado continuo de los enfermos mentales es necesario instaurar un cierto número de medidas, activas, en el centro de salud. Entre ellas se incluyen (i) establecer sistemas para monitorizar la asistencia y las revisiones regulares que se realizan al paciente, del mismo modo que, pongamos por caso, el centro de salud puede tener un registro de enfermedades de pacientes con diabetes; (ii) debe crearse un registro de enfermedades, y un sistema de localización y llamada a los pacientes con psicosis crónicas y sus cuidadores; (iii) estructurar revisiones regulares de los pacientes para incluir una lista de comprobación de posibles áreas problemáticas (entre ellas, toma de la medicación, ideas de suicidio, consumo de sustancias...); y (iv) procurar la continuidad en la asistencia para estimular una buena relación médico-paciente.

VALORACIONES ESTRUCTURADAS. SEGUIMIENTO

Una de las dificultades básicas a las que se enfrenta el profesional sanitario en la asistencia regular del enfermo mental crónico es la identificación de síntomas y problemas propios de los trastornos psicóticos, en especial cuando éstos son de intensidad menor. El uso de preguntas abiertas y generales puede ser un método válido de cribado para problemas médicos agudos, dejando al paciente elegir los temas fundamentales a tratar en la entrevista. Sin embargo, el enfermo mental crónico puede presentar síntomas como la baja autoestima, apatía, disminución de la iniciativa y de la capacidad autocrítica, dificultades para expresarse claramente y baja conciencia de enfermedad. Este tipo de síntomas, por tanto, limita enormemente la utilidad de ese tipo de entrevistas y preguntas generales del tipo "¿qué tal está?" pueden recibir un indiferente "bien" como respuesta tanto aun existiendo importantes síntomas depresivos en ese momento. La presencia de síntomas de tipo delirante o alucinatorio activos, puede ser un impedimento añadido para que el paciente exprese libremente sus síntomas debido a la desconfianza que puedan presentar o a la dificultad para asociar éstos con la existencia de una enfermedad por parte del paciente. Otros síntomas habituales en los pacientes son los síntomas negativos. Cuando éstos están presentes, la ausencia de iniciativa y espontaneidad del paciente, así como la pobreza del lenguaje pueden disminuir la probabilidad de que el paciente exprese espontáneamente los problemas y síntomas que padece. De manera añadida, el contexto del médico de familia puede llevar a una evaluación más focalizada en síntomas físicos, dejando en un papel mucho más secundario la evaluación de síntomas específicos. Todos estos factores hacen necesario por parte del profesional sanitario el uso de un papel activo en la búsqueda de síntomas concretos por medio de preguntas más dirigidas. El uso de evaluaciones estructuradas, comparadas con entrevistas con un formato abierto y poco dirigido, puede conducir, en este sentido a una identificación más eficaz de sintomatología[48]. Esta identificación precoz permitirá poner en marcha actividades encaminadas a una prevención secundaria por medio del tratamiento precoz. Del mismo modo, en pacientes de seguimiento facilita la continuidad del tratamiento y los procesos de prevención terciaria al disminuir la probabilidad de recaídas y complicaciones médicas y psiquiátricas asociadas a la enfermedad. En este sentido, se ha visto cómo el uso de evaluaciones estructuradas por parte de los médicos generales permite una derivación más temprana y eficaz del paciente e implica cambios importantes en el tratamiento seguido[49], redundando todo esto en un beneficio para el paciente. Del mismo modo, dado que los trastornos psicóticos constituyen un grupo de enfermedades potencialmente graves y que requieren un seguimiento a largo plazo, un sistema de registro de pacientes con psicosis puede ser útil en su seguimiento. Es útil realizar una hoja inicial de registro de cada paciente con una serie de datos mínimos incluyendo datos útiles tanto de la enfermedad (diagnóstico, ingresos, recaídas) como administrativos y de filiación (familiares y cuidadores principales, psiquiatra responsable, etc.). Una tarjeta de este tipo se puede ver en la figura 2. Además, se pueden añadir una relación de las áreas fundamentales a explorar en cada consulta para facilitar el seguimiento del paciente (fig. 3). El uso de este tipo de tarjetas facilita un seguimiento eficaz del paciente en menos tiempo y simplifica la toma de decisiones.

A continuación analizamos los elementos clínicos a evaluar, divididos en tres líneas fundamentales: problemas físicos, problemas psiquiátricos y psicológicos y problemas sociales.

Problemas físicos

Las personas que padecen esquizofrenia presentan una esperanza de vida menor (en torno al 20%) que la población sin psicosis. Aunque parte del riesgo de muerte viene conferido por un mayor riesgo de suicidio, el padecer esquizofrenia confiere también un mayor riesgo de muerte por enfermedades circulatorias, respiratorias, digestivas y genitourinarias[50]. Recientemente se ha relacionado el diagnóstico de esquizofrenia con la coexistencia de otro proceso médico crónico en uno de cada tres pacientes[51]. De forma importante, el riesgo asociado a las enfermedades médicas se ha visto particularmente asociado a los primeros años tras el diagnóstico de esquizofrenia, haciendo de vital importancia el reconocimiento precoz de los problemas médicos y la puesta en marcha de medidas preventivas ante la aparición de factores de riesgo.

La causa de este incremento de morbilidad es compleja y multifactorial. Una de las explicaciones propuestas es la alteración en los estilos de vida de los pacientes psicóticos. La escasa actividad y la ausencia de hábitos dietéticos adecuados junto con la alta tasa de consumo de tóxicos como el tabaco, alcohol y sustancia ilícitas pueden asociarse a una más alta de obesidad y de enfermedades circulatorias y respiratorias. A modo de ejemplo, de los pacientes incluidos a lo largo de 4 años en nuestro programa PAFIP, un 59% consumen tabaco y un 48% cánnabis[52], siendo estas cifras mucho más altas que en la población general. Del mismo modo, mientras que sólo un 28%

HOJA DE REGISTRO DE PACIENTES CON TRASTORNOS PSICÓTICOS

DATOS del PACIENTE:

Nombre: .... Número historia: ....

Fecha de nacimiento: ....

Domicilio: .... Teléfono: ....

Familiares/cuidadores: .... Teléfono: ....

DATOS de la ENFERMEDAD:

Fecha de inicio: ....

Fecha de inicio tratamiento: ....

Hospitalizaciones (SÍ/NO): .... Fecha: .... Duración: ....

Fecha: .... Duración: ....

Fecha: .... Duración: ....

Recaídas (SÍ/NO): .... Fecha: .... Medidas: .... Causas: ....

Fecha: .... Medidas: .... Causas: ....

Fecha: .... Medidas: .... Causas: ....

DATOS del EQUIPO:

Médico de cabecera: .... Enfermera: ....

Unidad de salud mental: .... Teléfono: ....

Psiquiatra: .... Psicólogo: ....

Equipo rehabilitación/terapia ocupacional: .... Teléfono: ....

Servicios sociales: .... Teléfono: ....

Trabajador social/Educador social: ....

Figura 2. Pagina inicial de hoja de registro para pacientes con trastornos psicóticos. En el apartado de recaídas se recoge fecha, medidas tomadas (cambios o aumentos de medicación, ingresos, etc.) y causas posibles (abandono o reducción de medicación, consumo de tóxicos, acontecimientos estresantes, etc.).

REGISTRO DE SEGUIMIENTO DE PACIENTES CON TRASTORNOS PSICÓTICOS				
Paciente: NHC:	**FECHA:**	**FECHA:**	**FECHA:**	**FECHA:**
Tratamiento				
Dosis				
Cumplimiento				
Síntomas psiquiátricos				
Delirios				
Alucinaciones				
Síntomas negativos				
Conducta				
Ansiedad				
Depresión				
Consumo de tóxicos				
Tabaco				
Alcohol				
Cannabis				
Otras				
Evaluación médica				
Peso				
Presión arterial y FC				
Sistema cardiovascular				
Sistema respiratorio				
Otros síntomas				
Efectos secundarios medicación:				
Extrapiramidalismos				
Sexuales				
Otros síntomas no explorados antes				
Aspectos sociales:				
Vivienda				
Economía				
Actividades				
Vida social				
Problemas legales				
Pruebas complementarias				
Hemograma				
Bioquímica				
Glucosa				
HDL-Colesterol				
LDL-Colesterol				
Triglicéridos				
Otros (prolactina, otras hormonas)				
ECG				

Figura 3. Hoja de seguimiento para registro de pacientes con trastornos psicóticos.

padecen sobrepeso al inicio, cuando llevan 3 meses de tratamiento un 40% alcanzan cifras de sobrepeso y un 9% de obesidad[53]. De manera añadida, los antipsicóticos comúnmente utilizados para el tratamiento de las psicosis, conllevan una serie de potenciales efectos secundarios que aumentan el riesgo de varias enfermedades médicas, como son el aumento de peso, diabetes, aumento de lípidos plasmáticos y alteraciones del ECG. En la tabla IV se muestra una lista de problemas físicos más frecuentes en psicosis.

Aunque es importante realizar un cribado de problemas físicos generales.

TABLA IV
PRUEBAS DE RUTINA EN EL PACIENTE CON PSICOSIS

Anamnesis y exploración física completa
- Peso, BMI y cintura abdominal
- Síntomas sexuales y menstruación en mujeres
- Alteraciones de visión (anamnesis y evaluación)
- Evaluación de rigidez, temblor, marcha y acatisia (exploración neurológica completa)
- Valoración de efectos secundarios de la medicación
- Medición de presión arterial
- Tórax
- Piel

Pruebas analíticas
- Hemograma
- Bioquímica general
- Glucosa en ayunas o Hemoglobina A_{1c}
- Lípidos (Total, LDL y HDL Colesterol, Triglicéridos)
- Prolactina
- T4
- Análisis de orina

Radiografía de tórax

Electrocardiograma

En la tabla V se resumen las sugerencias de monitorización física en pacientes con psicosis, basado en las recomendaciones surgidas de la conferencia del Monte Sinaí[54].

Sintomatología psiquiátrica

De forma regular, es preciso evaluar el estado mental del paciente, poniendo especial atención a los síntomas específicos de las psicosis. Estos síntomas se han dividido clásicamente en positivos, delirios y alucinaciones y negativos, aquellos que expresan un déficit y que también pueden aparecer en síndromes depresivos asociados o como resultado de un ambiente poco estimulante (aplanamiento afectivo, la alogia o pobreza del pensamiento, la avolición o apatía y la anhedonia y asociabilidad). Estos últimos suelen aparecer a largo plazo y constituyen un problema importante ya que en ocasiones el entorno no es capaz de reconocerlos como parte de la enfermedad.

De forma añadida es necesaria la valoración de síntomas de tipo afectivo (depresión y ansiedad). De particular importancia es la valoración de riesgo e ideación suicida ya que el riesgo de suicidio alcanza hasta un 5% a lo largo de la vida y el de tentativas hasta un 30%, siendo este riesgo mayor en los primeros años de la enfermedad[55]. Además de valorar los factores de riesgo generales, en esta población factores específicos de riesgo son las recaídas frecuentes, las primeras semanas tras un alta hospitalaria y la presencia de síntomas afectivos.

TABLA V
PROBLEMAS FÍSICOS FRECUENTES EN PACIENTES CON PSICOSIS

Riesgos y enfermedades cardiovasculares
- Sobrepeso y obesidad*
- Hiperlipemias (hipercolesterolemia e Hipertrigliceridemia)*
- Insulinoresistencia, hiperglucemia*
- Hipertensión
- Insuficiencia cardíaca
- Arritmias*
- Cardiopatía isquémica
- Enfermedad cerebrovascular

Problemas respiratorios
- Enfermedad pulmonar obstructiva crónica.
- Infecciones respiratorias

Alteraciones endocrinológicas
- Hiperglucemia y Diabetes*
- Hiperprolactinemia*
- Osteoporosis

Enfermedades infecciosas
- VIH
- VHB
- VHC

Efectos secundarios de la medicación
Acatisia
Parkinsonismo
Discinesia tardía

* También como efectos secundarios de la medicación.

Problemas sociales

La evaluación del estado social del paciente es fundamental en los pacientes psicóticos. Por un lado debido a la sintomatología de los pacientes y a los estilos de vida del mismo, el funcionamiento del paciente puede estar deteriorado a nivel laboral y social, esto puede conllevar la necesidad de la puesta en marcha de medidas de tipo rehabilitador. Por otro lado, puede ser necesario contactar con los servicios sociales para la búsqueda de soluciones a distintos problemas sociales del paciente, siendo en ocasiones incluso la intervención en el medio de paciente, bien por servicios especializados comunitarios cuando está implantado un modelo de tratamiento asertivo comunitario, o bien por los educadores de calle de los servicios sociales. Como hemos visto, la mejora de estos aspectos sociales permitirá la prevención de determinados riesgos, como el de suicidio o el de recaídas.

TRATAMIENTO MULTIDISCIPLINAR

Aunque en el presente capítulo se han abordado una gran parte de las áreas de cuidado de pacientes psicóticos, esto no supone una sustitución de los servicios especializados de Salud Mental. Aunque es preciso el tratamiento de los pacientes con trastornos psicóticos desde Salud Mental, la implicación de los servicios de atención primaria es también indispensable. Por un lado, es innegable el papel determinante de los médicos de familia en la detección de los síntomas iniciales. Por otro, es probable que el médico de familia haga tantas revisiones o más que el psiquiatra del paciente, por lo que se hace necesaria una sistematización de la evaluación y un conocimiento adecuado acerca de la enfermedad y las medidas terapéuticas adecuadas. Todo esto requiere de un esfuerzo de integración por parte de los servicios de atención primaria y secundaria. La comunicación entre estos servicios permitirá una optimización del tratamiento del paciente y un enfoque integral, que se complementará con el conocimiento y participación de los elementos sociales disponibles. Una medida adecuada para mejorar esta integración son las reuniones de coordinación en las que se pueden comentar casos y diseñar estrategias generales.

El esfuerzo que supone la detección de problemas y el análisis de las intervenciones que se están realizando en el paciente permite tomar nuevas decisiones y buscar nuevas ayudas que mejoren por un lado la calidad de vida del paciente y que por otro lado reduzcan a más largo plazo las recaídas y las consecuencias de un mal tratamiento. Pese a las dificultades que puedan encontrarse a la hora de tratar a un paciente con una enfermedad como la psicosis y con unas consecuencias potencialmente muy graves, en el momento actual y especialmente desde un abordaje de detección precoz, éste es el momento en que el tratamiento eficaz de estas enfermedades es más posible[56].

LECTURAS RECOMENDADAS

Mcgorry, PD, Jackson, HJ (eds.): *The Recognition and Management of Early Psychosis: A Preventive Approach*. Cambridge, Cambridge University Press, 1999. ISBN: 0 521 55383 0.

Este libro presenta la experiencia del grupo australiano de intervención precoz en psicosis, el EPPIC (del inglés: Early Psychosis Prevention and Intervention Centre). *Book presents mainly the experiences of a group of Australian psychiatrists in the early recognition and treatment of psychosis.* Se centra en el abordaje preventivo de las psicosis desde un punto de vista práctico y revisando los aspectos teóricos más importantes.

Vázquez-Barquero, JL, Crespo-Facorro B, Herrán A (eds.): *Las fases iniciales de las enfermedades mentales: Psicosis*. Barcelona, Ed. Masson, 2004. ISBN: 8 445 81505 9.

Primera de una serie de monografías aparecidas como consecuencia de las reuniones anuales sobre las fases tempranas de las enfermedades mentales en Santander. En este libro se revisa el estado actual del conocimiento, así como la experiencia adquirida en la provisión de servicios por grupos tanto nacionales como internaciones. Incluye aspectos conceptuales, etiopatogenia, marcadores biológicos y psicológicos del desarrollo de las psicosis, tratamiento, y desarrollo de programas y protocolos clínicos y de investigación dentro de las fases tempranas de las psicosis.

National Collaborating Centre for Mental Health: *Schizophrenia: core interventions in the treatment and management of schizophrenia in primary and secondary care*. London, The Royal College of Psychiatrists & The British Psychological Society, 2003. ISBN: 1 901242 97 8.

Guía clínica NICE (National Institute for Health and Clinical Excellence) sobre esquizofrenia. Aborda los tratamientos psicológicos y farmacológicos así como la organización de servicios de salud dirigidos a la ayuda de pacientes con esquizofrenia, en las distintas etapas de la enfermedad y desde el punto de vista de los servicios tanto de atención primaria como secundaria.

BIBLIOGRAFÍA

1. McGorry P: A stitch in time: The scope for preventive strategies in early psychosis. En: McGorry P, Jackson H (eds.). *The recognition and management of early psychosis*. Cambridge, UK. Cambridge University Press, 1999; 3-23.

2. Vázquez-Barquero JL, Artal Simón J: Las fases tempranas de las psicosis. En: Vázquez-Barquero JL, Crespo-Facorro B, Herrán A (eds.). *Las fases iniciales de las enfermedades mentales: Psicosis*. Masson, 2005; 13-20.

3. Norman RM, Malla AK, Manchanda R, Townsend L: Premorbid adjustment in first episode schizophrenia and schizoaffective disorders: a comparison of social and academic domains. *Acta psychiatrica Scandinavica* 2005 Jul; 112(1):30-9.

4. Allen DN, Frantom LV, Strauss GP, van Kammen DP: Differential patterns of premorbid academic and social deterioration in patients with schizophrenia. *Schizophrenia research*. 2005 Jun 15; 75(2-3):389-97.

5. Schenkel LS, Silverstein SM: Dimensions of premorbid functioning in schizophrenia: a review of neuromotor, cognitive, social, and behavioral domains. *Genetic, social, and general psychology monographs* 2004 Aug; 130(3):241-70.

6. Done DJ, Crow TJ, Johnstone EC, Sacker A: Childhood antecedents of schizophrenia and affective illness: social adjustment at ages 7 and 11. *BMJ* (Clinical research ed.) 1994 Sep 17; 309(6956):699-703.

7. Larsen TK, Friis S, Haahr U, Joa I, Johannessen JO, Melle I y cols.: Early detection and intervention in first episode schizophrenia: a critical review. *Acta Psychiatr Scand.* 2001 May; 103(5):323-34.

8. Hafner H, Riecher-Rossler A, Maurer K, Fatkenheuer B, Loffler W: First onset and early symptomatology of schizophrenia. A chapter of epidemiological and neurobiological research into age and sex differences. *Eur Arch Psychiatry Clin Neurosci.* 1992; 242(2-3):109-18.

9. Yung AR, McGorry PD: The initial prodrome in psychosis: descriptive and qualitative aspects. *The Australian and New Zealand journal of psychiatry.* 1996 Oct; 30(5):587-99.

10. Schultze-Lutter F, Klosterkötter J: Bonn Scale for the Assessment of Basic Symptoms - Prediction List, BSABS-P. Cologne, University of Cologne, 2002.

11. Bechdolf A, Ruhrmann S, Wagner M, Kuhn KU, Janssen B, Bottlender R y cols.: Interventions in the initial prodromal states of psychosis in Germany: concept and recruitment. *Br J Psychiatry Suppl.* 2005 Aug; 48:s45-8.

12. Phillips LJ, Leicester SB, O'Dwyer LE, Francey SM, Koutsogiannis J, Abdel-Baki A y cols.: The PACE Clinic: identification and management of young people at "ultra" high risk of psychosis. *J Psychiatr Pract.* 2002 Sep; 8(5):255-69.

13. Miller TJ, McGlashan TH, Woods SW, Stein K, Driesen N, Corcoran CM y cols.: Symptom assessment in schizophrenic prodromal states. *Psychiatr Q.* 1999 Winter; 70(4):273-87.

14. Phillips LJ, Yung AR, McGorry PD: Identification of young people at risk of psychosis: validation of Personal Assessment and Crisis Evaluation Clinic intake criteria. *The Australian and New Zealand journal of psychiatry* 2000 Nov; 34 Suppl:S164-9.

15. McGorry PD, Yung AR, Phillips LJ, Yuen HP, Francey S, Cosgrave EM y cols.: Randomized controlled trial of interventions designed to reduce the risk of progression to first-episode psychosis in a clinical sample with subthreshold symptoms. *Arch Gen Psychiatry* 2002 Oct; 59(10):921-8.

16. Klosterkotter J, Hellmich M, Steinmeyer EM, Schultze-Lutter F: Diagnosing schizophrenia in the initial prodromal phase. *Arch Gen Psychiatry* 2001 Feb; 58(2):158-64.

17. Wyatt RJ: Neuroleptics and the natural course of schizophrenia. *Schizophrenia bulletin* 1991; 17(2):325-351.

18. Perkins DO, Gu H, Boteva K, Lieberman JA: Relationship between duration of untreated psychosis and outcome in first-episode schizophrenia: a critical review and meta-analysis. *The American journal of psychiatry* 2005 Oct; 162(10):1785-804.

19. Norman RM, Lewis SW, Marshall M: Duration of untreated psychosis and its relationship to clinical outcome. *The British journal of psychiatry* 2005 Aug; 48:s19-23.

20. González-Blanch Bosch C, Crespo-Facorro B, Pelayo Terán JM, Pérez Iglesias R, Vázquez-Barquero JL: Relevancia del período de psicosis sin tratar (DUP) en la evolución y pronóstico de las psicosis. En: Vázquez-Barquero JL, Crespo-Facorro B, Herrán A (eds.). *Las fases iniciales de las enfermedades mentales: Psicosis*. Barcelona, Masson, 2005; 31-6.

21. Norman RM, Malla AK, Verdi MB, Hassall LD, Fazekas C: Understanding delay in treatment for first-episode psychosis. Psychological medicine. 2004 Feb;34(2):255-66.

22. Singh SP, Grange T: Measuring pathways to care in first-episode psychosis: a systematic review. *Schizophrenia research* 2006 Jan 1; 81(1):75-82.

23. Marshall M, Rathbone J: Early intervention for psychosis. *Cochrane Database Syst Rev.* 2006(4): CD004718.

24. Woods SW, Breier A, Zipursky RB, Perkins DO, Addington J, Miller TJ y cols.: Randomized trial of olanzapine versus placebo in the symptomatic acute treatment of the schizophrenic prodrome. *Biol Psychiatry* 2003 Aug 15; 54(4):453-64.

25. Morrison AP, French P, Parker S, Roberts M, Stevens H, Bentall RP y cols.: Three-Year Follow-up of a Randomized Controlled Trial of Cognitive Therapy for the Prevention of Psychosis in People at Ultrahigh Risk. 2006 Sep 14.

26. Klosterkotter J, Ruhrmann S, Schultze-Lutter F, Salokangas RK, Linszen D, Birchwood M y cols.: The European Prediction of Psychosis Study (EPOS): integrating early recognition and intervention in Europe. *World Psychiatry* 2005 Oct; 4(3):161-7.

27. McGorry PD, Edwards J, Pennell K: Sharpening the focus: early intervention in the real world. En: McGorry PD, Jackson HJ, (eds.). *The recognition and managment of early psychosis*. Cambridge, Cambrigde University Press, 1999; 441-70.

28. Cole E, Leavey G, King M, Johnson-Sabine E, Hoar A: Pathways to care for patients with a first episode of psychosis. A comparison of ethnic groups. *Br J Psychiatry Suppl.* 1995 Dec; 167(6):770-6.

29. Pitschel-Walz G, Leucht S, Bauml J, Kissling W, Engel RR: The effect of family interventions on relapse and rehospitalization in schizophrenia-a meta-analysis. *Schizophr Bull* 2001; 27:73-92.

30. Pharoah FM, Rathbone J, Mari JJ, Streiner D: Family intervention for schizophrenia.*Cochrane Database Syst Rev* 2003; CD000088.

31. Turkington D, Kingdon D, Rathod S, Hammond K, Pelton J, Mehta R: Outcomes of an effectiveness trial of cognitive-behavioural intervention by mental health nurses in schizophrenia. *Br J Psychiatry* 2006; 189:36-40.

32. Gould RA, Mueser KT, Bolton E, Mays V, Goff D: Cognitive therapy for psychosis in schizophrenia: an effect size analysis. *Schizophr Res* 2001; 48:335-42.

33. Kemp R, Kirov G, Everitt B, Hayward P, David A: (1998) Randomised controlled trial of compliance therapy. 18-month follow-up. *Br J Psychiatry* 1998; 172:413-9.

34. Zygmunt A, Olfson M, Boyer CA, Mechanic D: Interventions to improve medication adherence in schizophrenia. *Am J Psychiatry* 2002; 159:1653-64.

35. Glynn SM, Marder SR, Liberman RP, Blair K, Wirshing WC, Wirshing DA, Ross D, Mintz J: Supplementing clinic-based skills training with manual-based community support sessions: effects on social adjustment of patients with schizophrenia. *Am J Psychiatry* 2002; 159:829-37.

36. Bustillo J, Lauriello J, Horan W, Keith S: The psychosocial treatment of schizophrenia: an update. *Am J Psychiatry* 2001; 158:163-75.

37. Herz MI, Lamberti JS, Mintz J, Scott R, O'dell SP, Mccartan L, Nix G: A program for relapse prevention in schizophrenia: a controlled study. *Arch Gen Psychiatry* 2000; 57:277-83.

38. Fitzgerald PB: The role of early warning symptoms in the detection and prevention of relapse in schizophrenia. *Aust N Z J Psychiatry* 2001; 35:758-64.

39. Drake RE, Mueser KT, Brunette MF, Mchugo GJ: A review of treatments for people with severe mental illnesses and co-occurring substance use disorders. *Psychiatr Rehabil J* 2004; 27:360-74.

40. Mueser KT, Bond GR, Drake RE, Resnick SG: Models of community care for severe mental illness: a review of research on case management. *Schizophr Bull* 1998; 24:37-74.

41. Lehman AF: Vocational rehabilitation in schizophrenia. *Schizophr Bull* 1995; 21:645-56.

42. Bond GR, Drake RE, Mueser KT, Becker DR: An update on supported employment for people with severe mental illness. *Psychiatr Serv* 1997; 48:335-46.

43. Tait L, Lester H, Birchwood M, Freemantle N, Wilson S: Design of the BiRmingham Early Detection In untREated psyChosis Trial (REDIRECT): cluster randomised controlled trial of general practitioner education in detection of first episode psychosis [ISRCTN87898421]. *BMC Health Serv Res.* 2005 Mar 8; 5(1):19.

44. Lester H, Tait L, Khera A, Birchwood M, Freemantle N, Patterson P: The development and implementation of an educational intervention on first episode psychosis for primary care. *Med Educ.* 2005 Oct; 39(10):1006-14.

45. Department of Health: The plan for the NHS. London 2000.

46. Crespo-Facorro B, Pérez-Iglesias R, Ramírez-Bonilla ML, Martínez-García O, Llorca J, Vázquez-Barquero JL: A practical clinical trial comparing haloperidol, risperidone, and olanzapine for the acute treatment of first-episode nonaffective psychosis. *J Clin Psychiatry* 2006 Oct; 67(10):1511-21.

47. Birchwood M, Todd P, Jackson C: Early intervention in psychosis. The critical period hypothesis. *Br J Psychiatry Suppl.* 1998; 172(33):53-9.

48. Kendrick T, Burns T, Freeling P, Sibbald B: Provision of care to general practice patients with disabling long-term mental illness: a survey in 16 practices. *The British journal of general practice* 1994 Jul; 44(384):301-5.

49. Kendrick T, Burns T, Freeling P: Randomised controlled trial of teaching general practitioners to carry out structured assessments of their long term mentally ill patients. *BMJ* (Clinical research ed.) 1995 Jul 8; 311(6997):93-8.

50. Newman SC, Bland RC: Mortality in a cohort of patients with schizophrenia: a record linkage study. *Canadian journal of psychiatry.* 1991 May; 36(4):239-45.

51. Jones DR, Macias C, Barreira PJ, Fisher WH, Hargreaves WA, Harding CM: Prevalence, severity, and co-occurrence of chronic physical health problems of persons with serious mental illness. *Psychiatric services.* Washington, DC. 2004 Nov; 55(11):1250-7.

52. Crespo-Facorro B, Pelayo-Teran JM, Pérez-Iglesias R, Ramírez-Bonilla M, Martínez-Garcia O, Pardo-García G y cols: Predictors of acute treatment response in patients with a first episode of non-affective psychosis: Sociodemographics, premorbid and clinical variables. *J Psychiatr Res.* 2006 Jun, 22, in press.

53. Pérez-Iglesias R, Crespo-Facorro B, Amado JA, García-Unzueta MT, Ramírez-Bonilla ML, González-Blanch C y cols.: A 12-week randomized clinical trial to evaluate metabolic changes in drug naïve first-episode psychosis patients treated with haloperidol, olanzapine or risperidone. *J Clin Psychiatry.*

54. Marder SR, Essock SM, Miller AL, Buchanan RW, Casey DE, Davis JMy cols.: Physical health monitoring of patients with schizophrenia. *Am J Psychiatry* 2004 Aug; 161(8):1334-49.

55. Palmer BA, Pankratz VS, Bostwick JM: The lifetime risk of suicide in schizophrenia: a reexamination. *Arch Gen Psychiatry* 2005 Mar; 62(3):247-53.

56. McGorry PD: The nature of schizophrenia: signposts to prevention. *The Australian and New Zealand journal of psychiatry* 2000 Nov; 34 Suppl:S14-21.

5.6

Prevención del consumo excesivo de alcohol

JUAN FRANCISCO DÍEZ MANRIQUE, CARLOS PEÑA,
J. GABRIEL CALCEDO GIRALDO Y ANA M. DÍEZ RUIZ

INTRODUCCIÓN

Antes de adentrarnos en las posibilidades de acciones preventivas conviene analizar el concepto de "consumo excesivo de alcohol". Una forma de entender dicha expresión es refiriéndola exclusivamente a una cantidad de consumo, por encima de la cual, son estadísticamente esperables alteraciones médicas, psicológicas o sociales. Como norma pueden admitirse como consumos excesivos o de riesgo aquellos que superan los 280 gramos de etanol por semana en el caso de los varones y 168 para las mujeres[1, 2] (ver capítulo 3.14 de la presente obra).

Para determinar dicha cantidad se utiliza el concepto de unidad, que permite una valoración rápida del alcohol consumido. Una unidad equivale a 10 cc de alcohol y por lo tanto a 0,8 g de dicha sustancia. Para nuestro medio pueden admitirse como medidas válidas las comprendidas en la figura 1.

En un afán simplificador puede estimarse que un hombre que consume más de 4 unidades diarias es un bebedor de riesgo y otro tanto sucedería para la mujer que consume más de dos unidades diarias. Esta cuantificación que separa a la población de bebedores en sujetos de riesgo y "bebedores normales" es cierta pero sólo en parte. Cuando no se sobrepasan las cantidades a que hemos hecho referencia, pero se toman en cortos períodos de tiempo y/o en situaciones que impliquen riesgo (conducción, manejo de maquinaria de precisión, puestos de responsabilidad) se producen consecuencias, a veces muy graves, que no son incluidas en el concepto de bebedor excesivo pero deben ser considerados como consumos perjudiciales.

Estos hechos han ido propiciando el que, aun admitiendo el concepto de consumo excesivo, dicha entidad se haya complementado y poco a poco sustituido por el de "problemas relacionados con el alcohol" (PRA). Tal y como se apunta en el capítulo 3.14 de esta obra, en este concepto tienen cabida no sólo las consecuencias de un consumo excesivo sino cualquier repercusión sobre la salud física o psicosocial derivada del consumo de alcohol, abarcando, tanto los consumos ocasionales como los habituales, excesivos o no excesivos, y exista o no exista un síndrome de dependencia[3].

Este abordaje supone un equilibrio entre el alcoholismo como enfermedad, las complicaciones médicas del beber excesivo, por un lado, y las consecuencias sociales, por otro. Ello es importante a la hora de enfrentarnos a los recursos preventivos de uno de los problemas sociosanitarios más graves a escala universal y con especial incidencia en nuestro país[4]. Como vemos, el concepto PRA amplía el horizonte

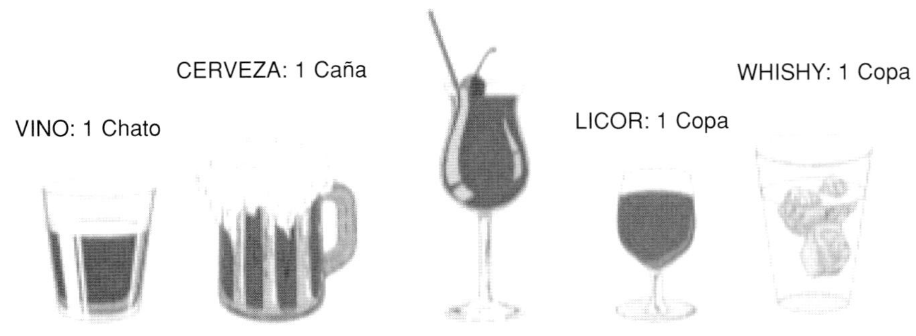

Figura 1. Equivalencia en unidades de vasos y copas para distintas bebidas.

para la intervención, pero es un concepto poco concreto. Ello obliga a que las intervenciones deban ser orientadas según una serie de variables que se han demostrado relevantes a la hora de cuantificar los problemas. Las más sobresalientes son:

— Existencia o ausencia de dependencia.
— Cantidades consumidas.
— Ritmo de consumo (cantidad/tiempos).
— Estilos (diferencias culturales en hábitos de bebida y tipos).
— Edades.
— Sexo.

Las acciones preventivas han de singularizarse, muchas veces en razón por lo menos de estas variables, no pudiéndose hablar de prevención en un sentido global salvo en aspectos como control de producciones, comercialización, tasas, etc., acciones que se alejan de las posibilidades de intervención desde la atención primaria.

Queremos hacer hincapié en la existencia o ausencia de dependencia porque en los programas preventivos supone una diferencia cualitativa a la hora de aplicar ciertas estrategias. Ello se debe fundamentalmente al hecho de que existen programas cuya aplicación no es posible una vez instaurada la dependencia. No obstante, los consumos y consecuencias que definen la dependencia no pueden ser entendidos como un valor todo-nada, sino como un continuo escalonado de menor a mayor gravedad. Dicho continuo puede formalizarse en la secuencia descrita en la tabla I.

Puede afirmarse que las acciones preventivas de tipo específico resultan ineficaces a partir del tercer escalón. La existencia de problemas psicosociales larvados separa, a nuestro juicio, el grupo de bebedores en los que la prevención primaria debe dejar paso a las estrategias terapéuticas. Hasta alcanzar este punto de corte los programas preventivos se han mostrado eficaces y la atención primaria es la estructura sanitaria más adecuada para su aplicación[5].

ACCIONES PARA EL CONTROL DEL CONSUMO EXCESIVO DE ALCOHOL

Antes de adentrarnos en las acciones preventivas concretas a efectuar en los centros de atención primaria, queremos pasar revista a las acciones político-administrativas que es posible poner en marcha por las administraciones locales o nacionales, y esto por dos razones:

1º. Para que el médico tenga conocimiento de los mecanismos que influyen sobre el consumo. Y porque, además, dichos mecanismos representan variables a tener en cuenta a la hora de planificar sus actuaciones. Variables que, por otra parte, han de ser incluidas en el capítulo de las no controladas.
2º. Para que se sea consciente de que la autoridad técnico-administrativa que tiene el centro de

Tabla I
Secuencia de la gravedad en el consumo excesivo de alcohol

1. Consumo excesivo habitual sin rituales específicos
2. Consumo ritualizado
3. Bebedor que además intentó dejar la bebida alguna vez
4. Existencia de problemas psicosociales larvados
5. Presencia de problemas psicosociales evidentes
6. Presencia de problemas físicos y deterioro psicosocial

atención primaria en el medio local, puede ser utilizada para influir en algunas acciones que deben ser tomadas en el plano municipal.

La finalidad de las acciones político-administrativas persigue dos objetivos: reducir el consumo limitando la disponibilidad, o reducir la demanda; a ellas nos referiremos a continuación, brevemente[6].

Limitación de la disponibilidad

En este apartado existen políticas en las que al médico de atención primaria le es permitida una escasa o nula intervención:

— Limitación de la producción.
 • Dentro de ellas se enmarcan la restricción de nuevos cultivos y los planes de cultivos alternativos.
— Control sobre los costes.
 Que afectan fundamentalmente a:
 • La implementación de tasas e impuestos.
 • El control sobre publicidad.

Sin embargo, sí puede intervenir el sanitario en otro tipo de políticas o estrategias relacionadas, como a continuación veremos, con la comercialización o la regulación de ventas:

— Comercialización.
 • Controles legislativos y sanitarios en la producción y comercialización.
— Restricción de ventas.
 • Control de normas sobre establecimientos expendedores.
 • Controles horarios.
 • Controles sobre edades.
 • Control sobre venta a determinados consumidores.
 • Control sobre lugares de consumo.

Limitación de producción y control de costes

Como ya hemos expuesto, son medidas ajenas a la influencia de las unidades de atención primaria y que afectan a las líneas macroeconómicas, sobre todo en países vitivinícolas como el nuestro, medidas por otra parte dependientes de diversos ministerios. Las acciones en estas áreas han de ser muy sopesadas, ya que en torno a la producción y comercialización de las bebidas alcohólicas giran multitud de intereses y entre ellos la economía de una importante masa poblacional que, de forma directa o indirecta, depende de este sector productivo. Aunque no deba esgrimirse como razón para modificar las tasas, también ha de ser tenido en cuenta el hecho de que el incremento de precios repercute más en las economías familiares más débiles.

Desde el punto de vista económico, las bebidas alcohólicas se comportan como otros productos, ajustándose a la ley de la oferta y de la demanda: el consumo aumenta si lo hace el poder adquisitivo y disminuye ante el aumento de los precios. Este hecho resulta cierto para el consumo global de bebidas alcohólicas y se hace más patente en los consumidores excesivos. Por el contrario, parece existir una fidelidad entre el bebedor y su bebida habitual y no suele cambiarse ésta por la variación que puedan experimentar los precios[7].

Cumplimiento de medidas legislativas y sanitarias de los puntos de venta

El obligado cumplimiento de la legislación sanitaria tiene repercusiones, no tanto sobre el consumo, como en la garantía de calidad sanitaria de los productos consumidos y las condiciones higiénicas en que se dispensan éstos. Sobre un control municipal más centrado en aspectos más globales y que hacen referencia al cumplimiento de la legislación, la investigación es escasa, aunque parece obtener algunos resultados en países con un rígido control en las ventas. Existe algún estudio que correlaciona la visita policial a establecimientos de venta con una reducción de los delitos que tienen relación con el consumo de alcohol[8].

Limitación de horarios y calendarios a los lugares de venta

El estrechamiento de las franjas horarias en fines de semana se sigue de una disminución en los PRA y tiene especial repercusión en una disminución de los accidentes de tráfico. Este tipo de medidas son muy difíciles de llevar a cabo en países, como el nuestro, con producciones y consumos muy establecidos y en el que se dan tradiciones o “modas” de consumo con gran apoyo popular. Aún así, en los últimos años, se están realizando diversas actuaciones al respecto, por ejemplo, en la comunidad de Madrid no se permite la venta, suministro o distribución minorista de bebidas alcohólicas realizada a través de establecimientos de cualquier clase en los que no esté autorizado el consumo, la de carácter ambulante y la efectuada a distancia, cuando tenga lugar durante el horario nocturno. Experiencias llevadas a cabo en Australia, Suecia y Noruega han demostrado la eficacia de estas medidas[10-12].

Control sobre las edades

Las medidas a tomar en este tipo de controles pretenden evitar el consumo en menores y el consumo excesivo y/o la intoxicación en jóvenes con los graves riesgos sobre accidentalidad que ello conlleva. Evitar el uso del alcohol en edades tempranas reduce el hábito y el posterior consumo excesivo. Las edades límite en que puede autorizarse el consumo dependen de las distintas legislaciones, pero se confirma que una disminución en los límites de edad se correlaciona con un aumento en el número de accidentes de tráfico. Por el contrario, el aumento de la edad límite de consumo se sigue de una disminución de dichos accidentes[13].

Control sobre los lugares de consumo

En los últimos años el patrón de consumo de alcohol ha variado ostensiblemente entre los jóvenes y los adolescentes, concentrándose éste de forma significativa en los fines de semana, y en gran medida se ha desplazado fuera de los establecimientos habituales de consumo (bares, cafeterías, etc.), trasladándose a la vía pública.

Esta nueva forma de consumo ha sido regulada por ocho CCAA en nuestro país, la mayor parte de ellas prohíbe expresamente el consumo en la vía pública salvo excepciones (terrazas, veladores, días de fiestas patronales) reguladas por la correspondiente ordenanza municipales, o da potestad a las corporaciones locales para prohibir dicho consumo[14-16].

Control de venta a determinados consumidores

Es posible disminuir algunos problemas relacionados con el consumo abusivo de alcohol (violencia sociofamiliar) y, sobre todo, los accidentes de tráfico si se limita o niega la venta a personas que muestran signos de intoxicación etílica. Medidas de este tipo son muy difíciles de aplicar y su propio planteamiento puede ser visto como una actuación coercitiva y limitadora de las libertades individuales. No obstante, dichas medidas se han ensayado con carácter experimental y han sido puestas en práctica tras el adecuado entrenamiento de camareros y expendedores[17].

Reducción de la demanda

En esta área el papel de la atención primaria es fundamental en algunos de sus apartados y es este estamento sanitario el lugar idóneo para que deba actuarse a través de:

— Campañas educativas.
— Actuación específica sobre la población y, sobre todo, en los grupos de riesgo.

Pasaremos revista a algunas de las políticas en las que puede darse, a veces, la intervención de los servicios sanitarios de atención primaria, para centrarnos posteriormente en las funciones preventivas casi específicas de estas unidades. Es en este capítulo, como ya dijimos, donde el equipo de atención primaria desempeña uno de los papeles más importantes a través de los programas de información y educativos, y, sobre todo, a través de actuaciones específicas sobre la población y los grupos de riesgo. Los centros de atención primaria y sus médicos reúnen unas características que los convierten en el lugar y las personas idóneas para abordar los PRA. Cabe destacar, entre otras, las siguientes razones:

1º. Es un lugar de acceso universal y casi obligado de la población.
2º. La atención es continuada, facilitando más la implantación de modelos de cambio.
3º. Las relaciones costo-beneficio de las intervenciones son muy favorables.
4º. Evita la estigmatización e institucionalización de los PRA.
5º. Facilita un abordaje de los problemas a escala familiar.
6º. A todo ello puede añadirse el prestigio técnico y social del centro (si es tributario de dicho prestigio) que refuerza las ventajas expuestas y los resultados a conseguir.

A pesar de estas ventajas, los centros de atención primaria deben controlar algunos aspectos que contribuyen negativamente en su abordaje de los PRA. Entre aquellos cabe destacar:

1º. La escasa valoración concedida al consumo de alcohol, que sólo es evaluado cuando existe una clara sospecha de correlación entre la clínica y la posible ingesta.
2º. Algunos médicos son pesimistas sobre los resultados que pueden obtenerse en sus pacientes con PRA.
3º. En ocasiones el paciente con PRA provoca resistencias más o menos inconscientes a la hora de adquirir una responsabilidad sobre su tratamiento. Se supone en el consumidor una "voluntariedad" en la ingesta y, por lo tanto, la posibilidad de dejar de beber de forma también voluntaria.

Actuaciones educativas e informativas

El médico general y su equipo son elementos básicos a la hora de planificar programas educativos para la población de su área de influencia. Estos programas se escalonan según su amplitud poblacional en:

1. Campañas educativas globales (medios de información municipales).
2. Campañas municipales sectoriales.
3. Programas educativos (escolares, tercera edad, colectivos organizados, grupos de riesgo).
4. Intervenciones informativas a través de la actividad clínica diaria.
5. Programas individuales o grupales de intervención breve en consumo y PRA.

Las dos últimas actividades (información a través de la actividad y los programas de intervención breve) son las herramientas preventivas más importantes a desarrollar en la atención primaria y nos extenderemos en su descripción más adelante.

a) Campañas educativas globales

Por lo que se refiere a las campañas educativas a través de los medios de comunicación o de otros tipos de estrategia, consiguen escasos resultados sobre cambios de actitud de la población[18,19]. A pesar de los pobres beneficios obtenidos, este tipo de estrategias tienen la ventaja de su alta difusión y es esperable que, a largo plazo, vayan consiguiendo niveles de sensibilización cada vez más elevados hacia este problema. En este tipo de intervenciones es recomendable utilizar mensajes muy sencillos de tipo informativo sobre el alcohol, aclarando el concepto de bebida alcohólica como aquella que posee alcohol en su composición; si no se toma esta precaución, en muchos medios, sólo se consideran bebidas alcohólicas aquellas de alta graduación, minimizando su importancia o no considerando como tales el vino, la cerveza, la sidra, etc.

Deben aclararse los efectos del alcohol sobre el organismo, su metabolización y sus consecuencias. En este capítulo es muy importante no recalcar en demasía o con tremendismo las consecuencias negativas. También deben ser desmontados los falsos mitos que se adjudican al alcohol (fortaleza, valor energético, aumento de la potencia sexual, etc.). Finalmente, deben darse normas sobre los límites de un beber carente de riesgo y algunas estrategias, para conseguir dichos límites (actividades alternativas, bebidas de escasa graduación, restricciones de horarios de consumo, etc.). En este sentido el Ministerio de Sanidad y Consumo ha puesto en marcha diversas campañas educativas dirigidas a la población juvenil en distintos formatos, como trípticos ("No es cuestión de suerte, tú decides"), guías educativas, páginas web ("El alcohol y tú ¿limitas o te limita?") y anuncios televisivos ("El alcohol puede llevarte lejos")[20].

Gran parte de estas estrategias son comunes a las que pueden ser realizadas a escala individual y nos detendremos en ellas en su momento.

b) Campañas municipales sectoriales

Las campañas educativas de ámbito municipal, utilizando áreas recreativas, mejoran actitudes positivas hacia el control y venta de bebidas alcohólicas. Así, en los últimos años ha surgido en diversas ciudades españolas una amplia oferta de ocio alternativo dirigida a los jóvenes. Se trata de programas de actividades muy diversas, organizados por asociaciones cívicas, instituciones y ayuntamientos. Algunos se presentan con títulos que pretenden llamar la atención de los adolescentes mediante el empleo de un lenguaje coloquial: "Enrédate conmigo" (Granada), "La noche es joven" (Santander) o "Vallanoche" (Valladolid). Las actividades comienzan alrededor de las seis de la tarde y se prolongan hasta las dos de la madrugada, pudiendo participar los jóvenes en talleres y cursos, práctica de deportes, itinerarios culturales o recorridos nocturnos por la ciudad, internet, juegos en línea, cineforum, etc.

Por el contrario, se han mostrado poco eficaces y hasta contraproducentes, en ciertos casos, algunas campañas educativas escolares[21], sobre todo si éstas están basadas en mensajes atemorizantes y de contenido negativo.

c) Programas educativos

En el terreno educativo escolar, es opinión generalizada que la información sobre estos temas debe ser integrada de forma secuencial en el currículum global. La información que debe ser reiterada ha de adaptarse en sus contenidos y estrategias pedagógicas, a la edad del escolar. Las campañas aisladas y fuera del contexto curricular no pueden sustituir a aquél y, como ya apuntábamos, pueden ser desaconsejadas, salvo que sean efectuadas dentro de programas de apoyo curricular, muy elaborados y dirigidos por personal experto en estas materias.

En este sentido, partiendo de la Ley General de Ordenación del Sistema Educativo (LOGSE), se introduce en nuestro país la "Educación para la Salud" como un tema transversal del currículum desde la Educación Infantil hasta la Educación

Primaria, no encontrándose los contenidos de este tema asociados a ninguna asignatura concreta, sino que han de desarrollarse dentro de todas las áreas curriculares de estas dos etapas.

Además, de este tema transversal, y de manera más específica, en el currículum de Educación Primaria se establecen contenidos relacionados directamente con el consumo de alcohol dentro del bloque denominado "El ser humano y la salud".

Uno de los conceptos claves dentro del proceso de enseñanza-aprendizaje de este bloque es el de "Factores y prácticas sociales que favorecen o perturban la salud (juegos, descanso, tabaquismo, alcoholismo, contaminación, ocio y diversiones, condiciones de vida infrahumanas, etc.)", y la actitud que se pretende fomentar con el mismo responde a una "Actitud crítica ante los factores y prácticas sociales que favorecen o entorpecen el desarrollo sano del cuerpo y del comportamiento responsable ante los mismos" [22].

En cuanto a la enseñaza secundaria, tenemos que apuntar que tan sólo se hace referencia al consumo de alcohol en el tercer curso de la ESO (asignatura de Biología) y en el cuarto curso (asignatura de Educación Física), siendo los conceptos a tratar el de "las sustancias adictivas y sus repercusiones en el comportamiento y la salud", y "hábitos y prácticas que perjudican la salud (fumar, beber, sedentarismo...)[23].

Junto con estos contenidos curriculares, los profesores cuentan con programas educativos dirigidos a alumnos de educación primaria y secundaria editados por Ayuntamientos y Ministerios de diversas Comunidades Autónomas, como por ejemplo, "Programa Municipal de prevención del alcoholismo juvenil" (Ayuntamiento de Madrid, 1994), "Prevención de drogodependencias" (Diputación de Almería, 1994). Aunque, la mayor parte de estos programas no han sido evaluados en España, sí que lo ha sido el "Tú decides. Programa de educación sobre drogas" (Consejo Insular de Mallorca, 1995), mostrando unos resultados favorables hacia la disminución del consumo de drogas a corto y largo plazo[24].

El médico de atención primaria puede intervenir en programas de radio municipales, asesorando a los políticos responsables de salud y medio ambiente, a demanda de colectivos (asociaciones de vecinos, amas de casa, asociaciones juveniles, etc.).

INTERVENCIÓN EN CLÍNICA DIARIA: PROGRAMAS DE INTERVENCIÓN BREVE

Durante los últimos años parece haberse generalizado la propuesta de la intervención breve como una eficaz estrategia de actuación en bebedores de riesgo, especialmente desde la atención primaria de salud. Fue pionera la investigación de Wallace[25] y marcó un hito el ensayo clínico multicéntrico y transnacional propiciado por la OMS [25] con 1.655 pacientes de varios países.

Inicialmente hablar de intervención breve es referirse a intervenciones caracterizadas por su brevedad y concisión, que no necesitan profesionales especialistas para su aplicación, que están destinadas a bebedores con consumo perjudicial o de riesgo no alcohol-dependientes, que tienen como formato conceptual una función básicamente informativo-educativa y como objetivo promover un cambio en la conducta problema identificada en un paciente, que no busca tratamiento, activando sus propios recursos, y que son pretendidamente fáciles de integrar en la practica clínica cotidiana.

El soporte de estudios que avalan esta propuesta es muy amplio tanto desde el punto de vista de los contextos socioculturales como de los ámbitos sanitarios de actuación. Babor y Higgins-Biddle[26] resumen los cuatro estudios de revisión, a su juicio más importantes, en el *Manual sobre Intervención Breve para el consumo de riesgo y perjudicial* que la OMS presenta para la utilización desde atención primaria. Ballesteros[27] hace su propio meta-análisis de estudios españoles en atención primaria y también recientemente Rodríguez Martos[28] realiza un buena y detallada revisión sobre el rendimiento de la intervención breve manejando los estudios más relevantes e incluyendo la experiencia española.

Los estudios que sustentan la utilidad de la intervención breve al mismo tiempo que amplios también son muy heterogéneos en múltiples factores. Ni todos los procedimientos son iguales, ni las características o manera de reclutar a los pacientes son las mismas, ni los status del profesional que implementa la intervención son idénticos, ni los contextos de actuación son homogéneos, ni los criterios utilizados para evaluar el cambio son similares. Seguimos pensando que en cierta manera no se están comparando resultados sino procedimientos[29]. A pesar de ello las conclusiones sí parecen comunes y sugieren que existe suficiente evidencia sobre la buena eficacia, efectividad y eficiencia de la intervención breve, aunque no esté aún suficientemente identificada la validez diferencial de sus componentes y existan preguntas no del todo resueltas que pueden optimizar los procedimientos como ¿qué estrategias?, ¿para qué pacientes?, ¿administrada por qué profesional?, ¿en qué contexto?

La intervención breve puede proponerse como estrategia adecuada para conseguir la reducción del consumo y lograr un beber controlado en sujetos bebedores con consumo perjudicial o de riesgo, especialmente varones y desde la atención primaria, y también podría ser útil para facilitar la derivación a tratamiento especializado de bebedores dependientes.

Cuando Miller y Sánchez[30] examinan los 32 estudios de la revisión de Bien y cols.[31] enumeran los componentes que son norma en los distintos modelos de intervención breve e identifican seis elementos comunes que resumen en el acrónimo FRAMES (tabla II). Realmente el único elemento que está presente en el 100% de los casos es el "consejo para el cambio", que actuaría bajo la hipótesis de que la información despertaría la conciencia y facilitaría la motivación para el cambio. Los programas de intervención breve van más allá del consejo inespecífico y dotan al profesional de atención primaria de una herramienta concreta con objetivos muy bien definidos, para conseguir evaluar el consumo, dar información al paciente sobre las consecuencias del beber y facilitarle estrategias para modificar sus pautas de consumo, adaptándolas a un beber sin riesgo.

Para establecer las categorías de consumo según la cantidad suele utilizarse, tal y como dijimos, el número de "unidades de bebida estándar" (1 UBE = 10 cc = 10 gramos de alcohol puro) y cuyas equivalencias en las bebidas más usuales puede apreciarse en la figura 2. Según el consumo habitual semanal de UBE pueden establecerse las categorías de bebedores propuestas por los grupos de trabajo de la Sociedad Española

TABLA II
ELEMENTOS BÁSICOS DE LA INTERVENCIÓN BREVE (FRAMES)

Feedback - Retroinformación específica Información intensa y extensa de los riesgos de salud basándose en los resultados de la propia evaluación de consumo y/o pruebas biológicas.
Responsibility - Responsabilidad propia Focalizar el control percibido en la idea de que el cambio es cosa personal.
Advice - Consejo para el cambio Sugerir explícitamente la necesidad de reducir/abandonar con posible apoyo escrito.
Menu - Menú de alternativas Presentar opciones para el cambio y estrategias específicas adecuadas para el sujeto.
Empathy - Empatía de terapeuta Estilo cálido, comprensivo y reflexivo.
Self.Efficacy - Autoeficacia del paciente Aumentar el sentimiento de que el cambio es posible y que el sujeto posee recursos para ello.

de Medicina de Familia y Comunitaria (SemFYC) y el Programa de Actividades Preventivas y Promoción de la Salud (PAPPS), comúnmente aceptadas en atención primaria. Recientemente la Dirección General de Salud Pública y Consumo (DGSPC) [32] ha elaborado otra tipología, menos clínica y más estadística o epidemiológica, basándose en los consumos medios diarios de alcohol, no exactamente superponible a la primera.

En la figura 1 se especifican los porcentajes aproximados de bebedores según categorías crecientes de consumo y riesgos, así como las posibilidades de ayuda y los programas a los que debería ser destinado cada grupo.

El procedimiento habitual para la evaluación puede ser incorporar a la entrevista con un paciente que no ha acudido a consulta por motivos de consumo de alcohol (parece obvio que esta evaluación resulta imprescindible si los problemas con el alcohol fueran el motivo de la misma) unos minutos para fijar el consumo de bebidas alcohólicas en la ultima semana.

El criterio para establecer los puntos de corte no debe ser solamente la cantidad de consumo. Es preciso prestar atención a condiciones personales de especial vulnerabilidad (antecedentes familiares o personales, daños físicos evidenciados etc.) o consumos en situaciones de especial riesgo (conducción, embarazo, concentrados etc.). Por ese motivo puede ser útil acompañar (o incluso sustituir) la evaluación del consumo con un instrumento de *screening* como el Audit que además de la valoración cuantitativa permite conocer un posible perfil de consumo perjudicial o de riesgo con la revisión de las respuestas a sus sencillas 10 preguntas.

Según el patrón de consumo se actúa desde una mera educación-información en la que se informa al sujeto de su patrón de consumo, se le explica lo que significa los niveles de bajo riesgo así como lo que podría implicar superarlos y se le anima a mantener ese control) hasta sugerir, motivar e incluso facilitar la derivación a tratamiento especializado en los caso de sospecha de un posible problema de dependencia, derivación que puede a su vez necesitar una o más sesiones de seguimiento para facilitar la toma de conciencia y vencer posibles resistencias del paciente (también en este sentido las intervenciones breves se han mostrado eficaces).

El ámbito de consumos donde la intervención breve se ha mostrado especialmente potente con objetivos de moderar o incluso eliminar el consumo es en el grupo de bebedores de riesgo o con consumo perjudicial.

Como señalan Babor y Higgins-Biddle[26] los profesionales de atención primaria se resisten frecuentemente a realizar el screening de alcohol y la

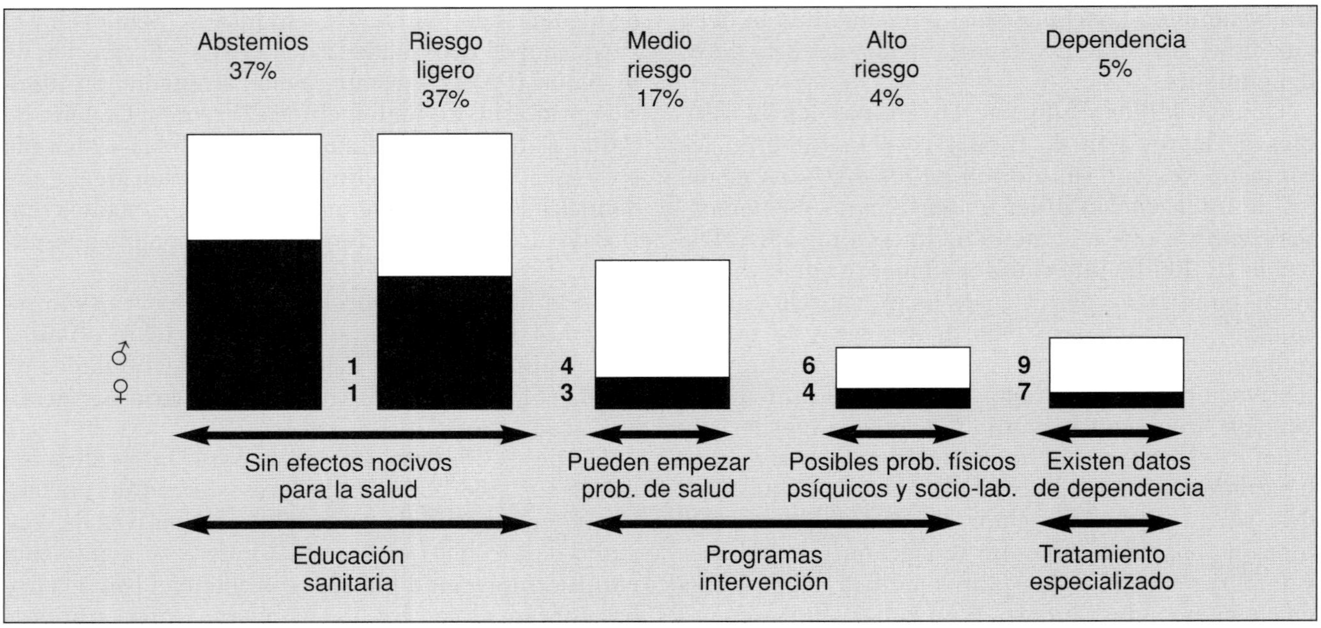

Figura 2. Relación entre tipo de consumo PRA previsibles y modalidad de intervención sugerible.

intervención breve basándose en suposiciones como que la tarea resulta difícil, el tiempo requerido desborda sus posibilidades, la respuesta del paciente no está nada clara, o mencionando incluso su escasa formación en estos aspectos. La mayoría de estas barreras percibidas son concepciones erróneas o retos menores que pueden ser fácilmente superados. Quizás sean más difíciles de abordar las propias creencias y actitudes del profesional hacia el consumo de alcohol. Es cierto que aunque sean estrategias sencillas se hace necesario un cierto entrenamiento que no es costoso ni difícil. Nosotros mismos hemos utilizado para ello una modalidad grupal a través de un juego dramático de entrenamiento dentro del propio equipo, asumiendo los miembros el papel de consumidores de distintos niveles, ensayando el programa de intervención en "carne propia", por otros miembros del grupo. Cuando existe un buen entendimiento dentro del equipo, este tipo de ensayos pueden llegar a sustituir con éxito otros programas de formación. El juego de papeles debe repetirse hasta que se llega a unos criterios comunes sobre la actuación de cada uno de los miembros del grupo que ha de impartir posteriormente el programa a los pacientes.

El ya referido manual de intervención breve para el consumo de riesgo y perjudicial desde la atención primaria de Babor y Higgins-Bddle[26] es una excelente obra, conceptualmente clara y concisa, y que aporta todos los elementos prácticos que un profesional podría necesitar para incorporar estas estrategias a su práctica clínica cotidiana. De todas formas queremos presentar, como ejemplo, el modelo de intervención que nosotros utilizamos.

EL "PROGRAMA CANTABRIA DE PREVENCIÓN DEL CONSUMO EXCESIVO DE ALCOHOL"

Hemos diseñado dos posibles formatos: uno individual (evaluación e intervención en una única sesión de unos 15 minutos) que hemos evaluado en el contexto hospitalario, en la comunidad, en un medio empresarial y en atención primaria (en un medio urbano y en un medio rural),[33] y otro grupal de tres sesiones[34]. En ambos casos se entrega al paciente un folleto de autoayuda[35] en el que se recogen todos los componentes habituales en este tipo de herramientas (tabla III), que a su vez son el contenido básico de la intervención.

Como ya hemos adelantado, se trata de una sencilla metodología, basada en los principios que guían los programas de intervención breve. El esquema se compone de tres apartados bien definidos:

a) Evaluación del consumo, que procuramos convertir en una autoevaluación.
b) Información de aspectos científicos sobre el alcohol y sus riesgos.
c) Consejos para controlar el consumo y reducirlo a límites de moderación.

Intervención individual

Evaluación del consumo

Para la evaluación utilizamos el concepto de unidad ya descrito, pasando revista a un día típico y añadiendo el de fin de semana si en él se modifica el patrón de

TABLA III
COMPONENTES PRESENTES EN EL FOLLETO DE AUTOAYUDA

Autoevaluación del consumo. Sistema que permite al sujeto identificar e interpretar de una forma sencilla su pauta habitual de beber y el nivel de riesgo. Se presenta de forma gráfica mediante tablas de equivalencia de las bebidas más usuales a unidades y se toma como referencia lo bebido en la ultima semana.

Información del alcohol como tóxico. Forma de metabolizar el alcohol organismo y efectos tanto sobre distintos sistemas orgánicos como sobre otras esferas de la vida psicosocial lo mismo en patrones de consumo moderados que excesivos o perjudiciales y a corto o largo plazo

Desmitificación de tópicos sobre el alcohol. Enfrentamiento con algunas creencias irracionales sobre las bebidas alcohólicas tales como su consideración de alimento, estimulante, medicinal, dador de fortaleza etc.

Orientaciones de comportamiento. Según el nivel sugerido en la autoevaluación se aportan orientaciones que lleven al sujeto a un consumo controlado y responsable. En este sentido, por ejemplo, a bebedores de consumo perjudicial se les guiaría hacia servicios especializados de tratamiento mientras que a bebedores moderados o de riesgo las indicaciones irían más en línea de identificar los contextos de consumo y sugerir alternativas como sustitución de tipos de bebida, aprender a "pasar rondas", modificación de horarios, modificación de hábitos de vida, mantener más tiempo la misma bebida etc.

consumo. La entrevista clínica como procedimiento para determinar las cantidades bebidas se ha mostrado como la mejor práctica evaluativa[36]. Durante ella se pasa revista a los distintos momentos del día, de forma rígida, evaluando la cantidad consumida en cada uno de ellos. Sin embargo, hay que mencionar que, en vez de la entrevista clínica, pueden utilizarse cuestionarios que, como el CAGE, determinan de forma indirecta la gravedad del consumo, u otros que, como el MALT, refuerzan su objetividad con exploraciones clínicas, o que, como, sobre todo el AUDIT, exploran problemas relacionados con el consumo de alcohol y consumo. Admitiendo la bondad de estos instrumentos, creemos que su aplicación es más útil en estudios epidemiológicos o en trabajo de campo comunitario, como instrumentos de *screening.* Una vez evaluado el consumo, se informa al cliente en qué grupo de riesgo le sitúa la cantidad consumida.

Concluida la evaluación, debe sugerirse la posibilidad de un consumo moderado (siempre que no exista dependencia). También hemos de ser muy cautos a la hora de incluir en programas que tienden a un beber controlado a sujetos en los que, sin clara dependencia, concurren una o varias de las circunstancias siguientes:

— El propio sujeto tiene la impresión de beber demasiado.
— Varios de sus familiares le reprochan, a menudo, que bebe en exceso.
— Sus compañeros le comentan que bebe mucho o que aguanta mucho.
— En alguna estructura sanitaria le han aconsejado, alguna vez, beber menos.
— Tiene costumbre de beber nada más levantarse o a primeras horas del día.

En nuestra experiencia, los pacientes pertenecientes a este grupo, aunque pueden ser incluidos en estos programas, exigen un seguimiento más frecuente y si una nueva evaluación demuestra que se sobrepasa el límite de un consumo moderado, deben ser incluidos en programas terapéuticos de abstinencia.

Información

A continuación, debe darse al cliente una información breve y clara de qué son las bebidas alcohólicas (fermentadas y destiladas), así como el destino y la metabolización del alcohol que ingerimos. Aclarar los riesgos añadidos que implica el ser niño, mujer y, sobre todo, si ésta se halla embarazada. Debe añadirse un espacio dedicado al peligro de beber en situaciones que impliquen riesgo para sí o para otros.

Enumerar los efectos médicos y psicológicos del alcohol a largo plazo. En este sentido, aunque el mensaje ha de ser realista, no conviene caer en el tremendismo porque no ayuda a crear conciencia de enfermedad. Por el contrario, el bebedor de riesgo o grave no es consciente de su deterioro o piensa que él nunca llegará a "eso". Ambas posturas le inducen a minimizar su problema, lo que impide que pueda aceptar estar inmerso o cercano a las trágicas consecuencias que el médico le describe.

Debe reservarse un espacio en la información para deshacer los conceptos míticos que existen sobre el alcohol y aclarar que no es un alimento (es una mala fuente calórica); no combate el frío; no da fuerzas; no es medicinal; no es estimulante del apetito; no es estimulante del sistema nervioso; no mejora las funciones sexuales.

Consejos para controlar el consumo

A continuación del mensaje informativo, hemos de ayudar al bebedor a encontrar estrategias que puedan conducirle a reducir sus consumos. Después de explorar aquellas que puedan ocurrírsele al propio paciente, pueden sugerírsele las siguientes:

— Sustituir bebidas de mayor graduación por otras de graduación menor.
— Consumir en volúmenes (recipientes) más pequeños (minicaña en vez de caña; "chupito" en vez de copa).
— Comenzar a beber más tarde, retrasando la hora de inicio.
— Consumir bebidas "sin alcohol" (que tienen cantidades mínimas).
— Sustituir bebidas alcohólicas por no alcohólicas.
— Antes de comenzar la reunión fijarse un límite de consumo.
— Abandonar temporalmente reuniones que propician el consumo.
— No sobrepasar un vaso por comida (cuidado con el llenado constante por parte del camarero).
— Procurar no beber fuera de las comidas y en casa (los tragos en casa suelen ser más generosos).
— Reducir visitas o tiempos de permanencia en grupos en que sabe que se beberá en exceso.
— Actividades alternativas al tiempo dedicado a beber (lectura, deporte, reuniones, *hobbys* en general).
— Analizar los cambios positivos que se producen al controlar el consumo (mejor estado físico, mayor autoestima, mejoría de las relaciones familiares y sociales).

Aparte de sus aspectos formales, estos programas basan su efectividad, como ya dijimos, en que el paciente se responsabilice para conseguir los objetivos y en el convencimiento de que puede hacerlo. En potenciar estas dos ideas de una forma estimulante se sustenta gran parte del éxito de estas estrategias.

Concluida la intervención, puede citarse al paciente para una nueva entrevista a los 15 días; posteriormente al mes, tres y seis meses, aunque el ritmo de estas revisiones, con nueva evaluación y refuerzo de conductas adaptadas, puede ser modificado en virtud de la disponibilidad del médico o de los recursos con los que cuenta.

A veces sirve de ayuda el apoyo de pruebas analíticas para un mejor control y para reforzar las conductas adoptadas si aquellas sugieren una disminución del consumo. Como ya hemos sugerido, estas intervenciones pueden ser acompañadas de algún material, en forma de folleto, que reitere lo expuesto verbalmente. En este sentido, hemos utilizado el elaborado por nosotros para el Ayuntamiento de Santander[35]. El folleto tiene la ventaja añadida de servir de elemento informativo y sensibilizador en el entorno familiar del sujeto[37].

Intervención grupal

Si se dispone de recursos (sala para reunir un grupo, personal de apoyo), la metodología puede ser grupal. El grupo puede tener 8-10 componentes y el programa puede desarrollarse en tres bloques, durante tres días consecutivos y con una duración de una hora y media/día. Durante los tres días se repite el mismo esquema propuesto para la intervención individual:

a: Autoevaluación del consumo.
b: Información sobre el alcohol y sus riesgos.
c: Estrategias para conseguir un beber moderado.

Autoevaluación del consumo (día 1º)

La sesión se dedica a la evaluación del consumo de cada miembro del grupo. Se inicia la reunión con las presentaciones y una pregunta genérica: "¿Cómo se encuentran?", y se deja un breve espacio de tiempo para que los miembros del grupo aporten, si lo desean, algún tipo de comentario. No importa el material aportado y sólo se pretende facilitar la intercomunicación, por lo que es importante no ser crítico con ningún tipo de intervención. Aunque pueden ser poco apropiadas, ya habrá tiempo en el futuro para complementar, aclarar o contradecir intervenciones inadecuadas.

Se comunica el objetivo de este primer encuentro, "Evaluación del consumo". Se dibuja o proyecta un dibujo en el que figuren las equivalencias en unidades de los vasos o copas para los distintos tipos de bebidas.

Se entrega a cada individuo una tabla en la que figuran los días de la semana y los distintos momentos del día y se pide que vaya anotando las unidades consumidas en cada ocasión. El director del grupo va pasando revista a todas las ocasiones y lugares en que pueda consumirse alcohol. Finalizada la revisión, se invita a que cada componente realice la suma para determinar su consumo semanal total.

Se escribe en una pizarra o se proyecta la clasificación de bebedores según su consumo, para que cada uno se encuadre en el lugar de la escala que le corresponde. Para este tipo de programas, ya lo dijimos, han sido excluidos los consumidores "graves" y aquellos "de riesgo" que puedan tener dependencia.

Se dedica un tiempo para que cada miembro comente el lugar que ocupa en la escala y si el beber ha originado alguna consecuencia, listándose éstas en la pizarra. A continuación el médico pasa revista a los problemas que pueden derivarse de cada grado de consumo y se deja tiempo para que los pacientes hagan comentarios. Suelen producirse mecanismos de negación. No conviene ser rígido sobre estos aspectos, concluyendo la reunión con una invitación a la próxima, anunciando que será de carácter informativo. Es buena práctica procurar que la reunión finalice en un clima permisivo, sin rigideces y de tono esperanzador, gratificando y apoyando las intervenciones que favorezcan más la consecución de este clima.

Información (día 2º)

La segunda sesión tiene como objetivo la información sobre el alcohol.

Se inicia, como la primera, con una breve intervención de los componentes, tras el saludo y la pregunta genérica: "¿Qué tal se encuentran?".

Se resumen las conclusiones de la sesión anterior.

Se concreta de nuevo el objetivo de la reunión: "Información sobre el alcohol", y se divide la sesión en cuatro bloques:

— Qué son las bebidas alcohólicas.
— Riesgo de su consumo-dependencia.
— Consecuencias a medio y largo plazo.
— Revisión de mitos que acompañan al alcohol.

Los componentes del grupo deben aportar (insistir en la participación de todos recurriendo incluso a preguntas directas) sus opiniones sobre cada uno de los puntos. El material obtenido se ordena escrito en una pizarra y se subrayan los elementos sobre los que existen coincidencias. Agotadas las aportaciones hechas por los miembros del grupo, el médico pasa revista (escribir en pizarra o proyectar en transparencia, para apoyo) a la información a que hicimos referencia en el tratamiento individual. Se deja un espacio para la expresión de opiniones y se concluye con una invitación a la próxima reunión, anunciando que será dedicada a buscar estrategias para conseguir un beber moderado.

Estrategias para conseguir un beber moderado (día 3º)

La tercera reunión se comienza como las dos anteriores y se define su objetivo: "Control para llegar a un consumo moderado". Se invita a los componentes del grupo a que sugieran estrategias ensayadas por ellos, o teóricas, para conseguir un consumo moderado. Se escribe en pizarra cada una de las sugerencias y se procura la intervención de todos los componentes (preguntar directamente). Se subrayan las opiniones coincidentes y se añaden aquellas que no hayan sido sugeridas. Para ello puede proyectarse o escribirse la lista que citamos en la intervención individual. Tras el comentario libre de los participantes, se concluye el grupo procurando crear un clima esperanzado de compromiso terapéutico.

Conviene una revisión grupal al mes, tres y seis meses. Las sesiones serían más cortas (una hora) y tendrían tres tiempos bien definidos, uno dedicado a los comentarios generales; corto. Otro, más amplio, dedicado a las estrategias seguidas por cada miembro del grupo y sus resultados. No deben ser criticadas las transgresiones y tampoco conviene hacer muchos comentarios por parte del médico en este bloque.

Finalmente, en un tercer tiempo se reseña y "gratifica" el haber conseguido conductas adaptadas por parte o por todos los miembros del grupo. Se refuerza la idea de que es posible conseguirlo y, si a algún miembro no le fue posible lograrlo, se le estimula a hacerlo basándose en la realidad alcanzada por sus compañeros. Se despide el grupo con mensajes esperanzadores y se cita para la próxima reunión. Las dos reuniones posteriores (tres y seis meses) responderían a la misma mecánica. Estos grupos, si se puede, deben complementarse con un grupo de familiares a los que se les explica el contenido del programa, cuáles son los objetivos del mismo, y se da respuesta a las inquietudes que pueda vivir la familia. Esta práctica: 1º) ayuda a deshacer las fantasías paranoides que puede tener la familia sobre el programa terapéutico; 2º) impide que de forma inconsciente se boicotee la consecución de objetivos, y 3º) puede (y ésta es la finalidad) convertir a la familia en un aliado terapéutico. Las técnicas grupales mejoran en parte las individuales por una serie de razones, entre las cuales cabe destacar las siguientes:

— *En la etapa evaluativa*
  • Generalización del problema, que induce a una mayor facilidad para exponer el propio consumo.
  • Menor sentimiento de culpa en aquellos casos de consumos más serios.
  • Facilidad para adquirir conciencia de consumo inadecuado.

– *En la etapa informativa*
  • Recibir la información de otros consumidores resulta menos paternalista o impositiva.
  • Las dudas de cada uno de los componentes ante la información exigen aclaraciones que enriquecen el mensaje médico.
  • Estas dudas son expuestas con mayor facilidad en grupo, ya que éste "designa" al portavoz más cualificado para que las exponga.

– *En la terapéutica*
  - Se aporta un mayor número de estrategias al ser varios los componentes.
  - Aparecen estrategias propuestas por los propios miembros, que son mejor aceptadas que las "dictadas" por la autoridad.
  - Se crea un clima de emulación positiva que, junto al temor de considerarse fracasado, estimula al individuo al cumplimiento terapéutico.
  - El grupo crea un clima afectivo en el que el individuo tiende a integrarse, para lo que se ve "obligado" a cumplir las "normas".

Todas estas estrategias exigen, como hemos comentado, evaluaciones periódicas y, a su vez, deberían ser evaluadas globalmente, con revisiones una vez concluido el programa. Ello sirve para conocer la eficacia del método y supone, además, un refuerzo, elemento clave en toda estrategia cognitivo-conductual.

En diversas ocasiones nos hemos referido a la necesidad de no incluir en estos programas a bebedores dependientes. No obstante, dichos bebedores pueden beneficiarse de programas que mantienen los mismos esquemas aquí expuestos, pero que son desarrollados en 10 sesiones, con intervalos de 2-3 semanas y grupos paralelos para familiares. Este tipo de estrategias refuerzan los programas terapéuticos del alcoholismo, tratados en otro capítulo de este libro.

LECTURAS RECOMENDADAS

Rodríguez Martos A: Manual de alcoholismo para el médico de cabecera. Barcelona, Salvat, 1989.

Se trata de un manual en el que, de forma clara, se revisan todos los problemas clínicos que el alcohol puede plantear al médico de atención primaria. El libro, no muy voluminoso aunque profundo, aborda en un lenguaje muy claro el problema del alcoholismo desde una visión médica y humana. Posee un capítulo dedicado específicamente al "papel del médico de cabecera como agente de prevención".

Díez Manrique JF, García Usieto ME, Lequerica Puente J y cols.: ¿Sabes cuánto bebes? Servicio de Publicaciones de la Universidad de Cantabria, 1995.

Se trata de un pequeño folleto, similar al utilizado en otras comunidades, en cuya confección se ha tenido en cuenta el Wallace. Puede servir de guía para el consejo terapéutico. Está destinado a ser entregado al paciente como refuerzo a la intervención verbal, y tiene la ventaja añadida de su posible difusión en el medio familiar.

Cuando fue editado, se establecieron en él unos tipos de bebedores, según unidades consumidas, que no se corresponden con la clasificación utilizada en este capítulo. Al utilizar el folleto conviene tener en cuenta este hecho para actualizar la clasificación.

Babor TF, Higgins-Biddle JC: Intervención breve para el consumo de riesgo y perjudicial de alcohol. Un manual para la utilización en atención primaria.

Se trata de la traducción española realizada por la Conselleria de Bienestar Social de la Generalitat Valenciana de la obra de Babor y Higgins-Biddle repetidamente aludida en el texto. Es un manual claro, conciso y muy práctico para implementar estrategias de intervención breve desde atención primaria. Incorpora no sólo la didáctica de la intervención sino también criterios para el screening de evaluación y modelos de folletos de autoayuda para el apoyo.

Ver también las lecturas recomendadas del capítulo 3.14 de esta misma obra.

BIBLIOGRAFÍA

1. WHO: Alcohol training in general practice. EUR/ICP/ADA 038 (B) Copenhagen, Denmark, 1994.

2. The Royal College of Physicians of London: *A great ando groving evil?: The medical consecuences of alcohol abuse.* London Tavistock, 1987; 108-109.

3. WHO: The respective roles of primary health care and especialized services in the development and implementation of programmes for problem drinkers. Regional Office for Europe. ICD/ADA 010. Copenhagen, Denmark, 1987.

4. Enríquez de Salamanca R: *Estudio de los hábitos de consumo de bebidas alcohólicas de la población adulta española.* Madrid, Dir. Gral. de Salud Pública, 1984.

5. Aubá J, Freixedas R: Alcoholismo: Prevención desde la atención primaria. *Med Clin* (Barc) 1990; 4:230-233.

6. Richman A: Prevention of alcohol-related problems. Introduction to a symposium. *Drug Alcohol Depend* 1987; Supl 20(1):9-11.

7. Godfrey C: *Modelling demand. In preventing alcohol and tobaco problems.* Aldershot. Arebury, 1990.

8. Osterberg E: Implications for monopolies of the European integration. Paper in Symposium on Alcohol Monopolies and Social and Health Issues, 27-30, Toronto, Octubre 1992.

9. Ley 5/2002, de 27 de junio, sobre Drogodependencias y otros Trastornos Adictivos.

10. Nordlund S: *Effects of saturday closing of wine and spirits shops in Norway.* Oslo, National Institute for Alcohol Research, 1992.

11. Olsson O: Effects of the experimental saturday closing of licour retail stores in Sweden. *Contemp Drug Probl* 1982; 21 (3):325-353.

12. Smith D: Effects of the traffic accident of the introducing sunday alcohol sales in Brisbane, Australia. *Int S Addict* 1988; 23:1091-1099.

13. Wagenar A: Research affect public policy: the case of legal drinking age in the U.S.A. *Addiction* 1993; 88 (Suppl. January): 75-82.

14. Ley 5/1997, de 6 de octubre, de prevención, asistencia e incorporación social en materia de drogodependencias (Cantabria).

15. Ley 3/2001, de 4 de abril, de prevención, asistencia y reinserción social en materia de drogodependencias (Aragón).

16. Wagenar Ley 2/2003, de 13 de marzo, de la convivencia y el ocio (Extremadura).

17. Brown JM, Miller WR: Impact of motivational interviewing of participation and outcomes in residential alcoholism treatment. *Jornal of Consulting and Clinical Psycology* (en prensa).

18. Mosher JF, Jernigan DH: Public action and awareness to reduce alcohol related problems: a plan of action. *J Public Health Policy* 1988; Spring 9 (1):17-41.

19. Moskovitz JM: The primary prevention of alcohol problems: a critical review of the research literature. *J Stud Alcohol* 1989; 50:54-87.

20. Ministerio de Sanidad y Consumohttp://www.msc.es/ciudadanos/proteccionSalud/adolescencia/alcohol/home.htm.

21. Bagnall G: *Educating young drinkers.* London, Tavistock/ Routledge 1991.

22. Decreto 46/1993, de 26 de marzo, por el que se establece el currículo de la Educación Primaria.

23. Real Decreto 116/2004, de 23 de enero, por el que se desarrolla la ordenación y se establece el currículo de la Educación Secundaria Obligatoria.

24. Calafat A y Amengual M: (1999). *Educación sobre el alcohol.* Delegación del Gobierno para el Plan Nacional sobre Drogas. Madrid.

25. Wallace P, Cutler S, Hames A: Randomised controlled trial of general practitioner intervention in patients with excesive alcohol consumtion. *British Medical Journal* 1988; 297:663-668.

25. Babor TF and Grant M (eds.): Project onidentification and management of alcohol-related problems. Report on Phase II: A randomized clinical trial of brief interventions in primary health care. Programme on Substance Abuse, World Health Organization, Geneva, 1992.

26. Babor TF y Higgins-Biddle JC: A manual for use in primary care. Geneva: World Health Organization, Dept. Mental Health and Substance Dependence 2001. (traducion española).

27. Ballesteros J, Ariño J, González-Pinto A y Querejeta I: Eficacia del consejo médico para la reducción del consumo excesivo de alcohol. Metaanálisis de estudios españoles en atención primaria. *Gaceta Sanitaria* 2003; 17(2):116-22.

28. Rodríguez Martos A: Efectividad de las técnicas de consejo breve. effectivity of brief interventions. Adicciones, 2002; Vol. 14. Suplem. 1, 337-363.

29. Díez-Manrique JF, Peña C, García E, Gaite L: Intervención breve en Cantabria en problemas relacionados con el alcohol. *Adicciones* 2002; 14:13-24.

30. Miller WR, Sánchez VC: Motivating young adults for treatment and lifestyle change. En: Howard G (ed.): *Issues inalcohol use and misuse by young adults.* Notre Dame In, University of Notre Dame Press, 1993.

31. Bien TH, Miller WR, Tonigan JS: Brief interventions for alcohol problems: a review. *Addiction* 1993; 88:315-336.

32. DGSPC. Plan Nacional sobre drogas. Encuesta Domiciliaria sobre Consumo de Drogas 2001. Madrid: Observatorio Español sobre Drogas 2001.

33. Díez Manrique JF, Peña Martín C, García Usieto E y Gaite Pindado L: Problemas relacionados con el consumo de alcohol: resultados del "Programa Cantabria" Intervención Breve". En JA. García Rodríguez y C. López Sánchez (Coord.). *Manual de estudios sobre alcohol.* Madrid EDAF, 2001.

34. Díez Manrique JF, García Usieto E: Programa Cantabria Intervención Breve. Santander: Dirección Regional de Bienestar Social y Dirección General de Salud Mental, 1999.

35. Díez Manrique JF, García Usieto ME, Lequerica Puente J y Peña Martín C: ¿Sabes cuánto bebes? Santander. Publicaciones de la Universidad de Cantabria, 1995.

36. Cutler SF, Wallace P, Haines AP: Assesing alcohol consumtion in general practice patients. A comparison between questionnaire an interview. *Alcohol* 1988; 23:441-450.

37. Díez Manrique JF: Salud urbana. Santander. Servicio de Publicaciones de la Universidad de Cantabria, 1997.

5.7

Prevención de los problemas por uso indebido de drogas

César Pascual Fernández

INTRODUCCIÓN

El consumo de drogas sigue constituyendo hoy uno de los principales problemas de salud pública en todos los países, especialmente en los países desarrollados con grandes costes de todo tipo: personales, familiares, sociales, económicos, etc.

Las drogas han existido desde siempre, podemos considerarlas consustanciales a la existencia del ser humano. Ahora bien el consumo de drogas hoy en día es muy alto. Se sitúa en las cifras más altas de la historia. Al igual ocurre con los problemas que el consumo de drogas genera a las personas que las consumen, o a una parte de ellas, y que se manifiestan en diferentes esferas: personal, familiar, social, sanitaria, orden público, etc. Los usos de drogas han ido aumentando especialmente en las sociedades desarrolladas (sobre todo a partir de los años 60-70). Ello tiene una clara relación con la mejora de las condiciones económicas, el incremento de intercambios de personas y productos entre países y continentes y los cambios en los valores sociales.

Prevenir tanto los usos conflictivos de drogas como, fundamentalmente, los problemas asociados a dichos usos sigue constituyendo uno de los mayores retos actuales de la sociedad. Gran número de variables intervienen en el fenómeno. La complejidad de las mismas justifican en gran medida las dificultades que han condicionado el desarrollo y eficacia de las actuaciones puestas en marcha. La prevención de las drogodependencias constituye una alternativa al estado actual de la situación ya que ha demostrado que puede lograr respuestas fiables y efectivas ante este problema, aunque lógicamente no siempre es posible lograr una respuesta definitiva[1].

En términos generales, prevenir significa incidir sobre los factores que originan un fenómeno para evitarlo. Pero al hablar de prevención en drogodependencias no es posible limitarse a evitar la dependencia o que la gente abuse de determinadas sustancias, sino que es necesario abarcar un amplio espectro de actuaciones dirigidas a minimizar o anular los diferentes factores que inciden sobre el consumo de sustancias y sobre aquellos relacionados con el uso indebido de las mismas que ocasionan problemas de diversa índole. Cualquier referencia a la prevención en drogodependencias ha de incluir una amplia variedad de estrategias, intervenciones y actividades orientadas no al consumo de drogas como mal en sí mismo, sino más bien a prevenir los problemas derivados de tal consumo.

Por tanto habremos de comenzar por establecer un consenso acerca de lo que entendemos por prevención. Muchas preguntas se han planteado sobre el tema como, por ejemplo, ¿deben los programas de prevención diseñarse para evitar el inicio en el consumo de drogas por los no consumidores o más bien deben priorizarse en orden a eludir una progresión en el consumo de sustancias hacia otras más peligrosas o hacia otros consumos de mayor riesgo? ¿Deben ajustarse los programas en el individuo o más bien dirigirse a una población diana que abarque familia, escuela, lugares de trabajo u otros grupos sociales? ¿Deben los programas de prevención centrarse en estrategias de disuasión o alarmistas, o mejor deben tender a reforzar la autoestima y el desarrollo de habilidades sociales?

La prevención no es un valor intocable sino todo lo contrario, adaptable a una realidad cambiante y, especialmente, a las necesidades de la población a la que va destinada. No es lo mismo tratar de intervenir en una población en que las conductas adictivas o los consumos experimentales suponen en sí mismos un comportamiento marginal que en aquellas otras en las que estos usos de drogas constituyen o se inscriben en un comportamiento normativo[2].

Hoy en día hemos de considerar la prevención en drogodependencias como un entramado dinámico de estrategias que una determinada comunidad pone en marcha con objeto de anticiparse a la aparición de problemas con las drogas o para minimizar éstos, a fin de reducir su presencia a mínimos aceptables. Es decir, entendemos desde esta perspectiva prevenir como evitar o reducir la incidencia y la gravedad de los problemas asociados con el uso de drogas, la presencia de éstas y su uso[2,3]. Los objetivos por tanto de la prevención en drogodependencias podemos resumirlos en tres grandes aspectos que quedan reflejados en la tabla I.

Las acciones preventivas se enmarcan en un modelo multicausal e interactivo que entiende la conducta de consumo (dependiente o no dependiente de una sustancia) como resultado de la interacción de muchas variables tales como la información que posee el sujeto, sus actitudes, sus valores, su conducta previa y, sobre todo, el contexto en el que se produce su acción. Sólo un modelo que considere este carácter de policausalidad del fenómeno nos permitirá abordar racionalmente la prevención en drogodependencias[3].

La mayoría de los ciudadanos hoy en día al hablar de prevención de drogas siguen pensando en términos de drogas ilegales, es decir heroína, cocaína, drogas de síntesis,.... Sin embargo la mayor parte de los programas preventivos que se realizan en nuestro país se centran fundamentalmente en prevenir los consumos de las denominadas drogas legales (alcohol, tabaco, fármacos) y de los derivados del cannabis y en algunos casos se dirigen a drogas ilegales. Ello tiene su fundamento en que se dirigen básicamente a una población en una determinada etapa de la vida: la adolescencia, grupo donde se realiza la mayor parte de la prevención dado que en esta etapa el uso de drogas ilegales es aún reducido y el objetivo se centra en lograr que los jóvenes, o bien no prueben las drogas (evitar el consumo experimental) y posteriormente consuman esas sustancias de forma habitual o bien retrasar la edad de inicio en el comienzo y posterior consumo regular, abuso y dependencia[4]. Si somos capaces de evitar el consumo de drogas o retrasar el inicio del mismo, es decir, la iniciación, evitaremos no sólo los graves problemas físicos, psicológicos y sociales que las drogas legales producen, sino que también impediremos que las personas pasen al consumo de sustancias consideradas más peligrosas, las drogas ilegales, como es por excelencia la heroína[2,3].

TABLA I
OBJETIVOS DE LA PREVENCIÓN EN DROGODEPENDENCIAS

- Procurar la educación a los ciudadanos para que sean capaces de mantener relaciones responsables con las drogas.
- Evitar la disponibilidad de las drogas y retrasar las edades de inicio.
- Establecer modificaciones del entorno sociocultural y propiciar alternativas de vida saludables.

BASES CONCEPTUALES DE LA PREVENCIÓN EN DROGODEPENDENCIAS

Antes de entrar de lleno en el análisis de las posibilidades de que la atención primaria de salud dispone para hacer prevención en drogodependencias conviene detenerse y analizar un tanto el contexto en que vamos a desenvolvernos.

En el ámbito de la prevención en drogodependencias, como en cualquier otro ámbito de la intervención, es necesario el planteamiento de unas hipótesis de trabajo, que aun con diferentes niveles de evidencia, permitan el desarrollo y la articulación de unos objetivos adecuados y válidos.

La posterior evaluación de las intervenciones y, fundamentalmente, la comprobación de su grado de eficacia, nos permitirá establecer las necesarias correcciones de las hipótesis iniciales y reelaborar otras más adaptadas a los nuevos hallazgos[4].

Las intervenciones en el ámbito de la prevención en drogodependencias deben estar basadas en bases teóricas sólidas y ser consideradas, por tanto, como áreas de trabajo científicas. En este sentido se hace necesario en primer lugar diferenciar prevención de todo aquel otro entramado de actividades que pretenden simplemente la "concienciación", "sensibilización social", etc., cuando no tan sólo la mera justificación presupuestaria.

Cuando hablamos de prevención de drogas debemos delimitar lo que es prevención y lo que son programas preventivos. Siguiendo a E. Martín entendemos por prevención de las drogodependencias el "proceso activo de implementación de iniciativas tendentes a modificar y mejorar la formación integral y la calidad de vida de los individuos, fomentando el autocontrol individual y la resistencia colectiva ante la oferta de drogas"[3]. Como dice el profesor Becoña "un programa preventivo es un conjunto de actuaciones con el objetivo específico de impedir, o retrasar, la aparición del problema al que se dirige dicho programa preventivo, que en el caso de las drogas es impedir, o retrasar, la aparición de conductas de consumo y abuso de las distintas drogas"[4].

Clásicamente[3] se ha determinado la prevención en drogodependencias como un proceso que se caracteriza por ser:

- Un proceso activo que debe tener presente el contexto donde se desarrolla y la percepción social acerca del fenómeno.
- Un proceso global que requiere analizar e intervenir sobre los diversos problemas en su conjunto.
- Un proceso continuado, es decir, la intervención ha de realizarse a largo plazo en forma de programas.

Un modelo conceptual previo constituye la base que garantiza la congruencia interna de la intervención y permite predecir una relación entre los efectos producidos y las variables sobre las que se pretendía actuar. Si bien es cierto que existen modelos conceptuales de prevención en drogodependencias y que en muchas ocasiones no poseen completamente identificadas algunas de sus variables intermedias o simplemente constituyen un conjunto interrelacionado de hipótesis de trabajo, no lo es menos que son útiles en todos los casos y permiten generar los efectos preventivos deseados.

Uno de los modelos más frecuentes es el denominado de la "escalada del consumo de drogas" desde las drogas legales (tabaco y alcohol) a los derivados del cannabis y posteriormente la cocaína y heroína. Este modelo, que ha sido muy cuestionado, justifica sin embargo el desarrollo de una teoría secuencial de la implicación en el uso de drogas que algunos autores sostienen. Distintos estudios han puesto en evidencia dicha secuencia general de progresión estable y acumulativa de los consumos de distintas drogas entre los adolescentes. Ahora bien hay que tener presente que en estos casos se está hablando en términos de probabilidad, no de causalidad y que dicha progresión en el consumo de drogas está específicamente influenciada no sólo por el consumo de drogas previas, sino por otros factores (personalidad, estilo de vida, factores sociales y ambientales,...)[2,4].

Actualmente la tendencia acerca de la hipótesis de la escalada es integrarla con otras variables de tipo social (aceptación, disponibilidad), biológicas (predisposición) y psicológicas (rasgos de personalidad, aprendizaje) y con variables que se relacionan con el inicio, progresión y mantenimiento del consumo de las distintas drogas, variables individuales (estrategias de afrontamiento) como del sistema social (oportunidades), así como en otras conductas relacionadas con el consumo de drogas (predisposición, conductas delictivas, baja autoestima, etc.).

Así enunciados los objetivos de la prevención en drogodependencias se observa en una primera apreciación que se vertebran en torno a necesidades de los tres componentes del fenómeno de las drogodependencias que constituyen el ya clásico triángulo: persona, sustancia y entorno (fig. 1). De esta manera, constituyen las grandes metas que orientan las intervenciones preventivas, aunque en no pocas ocasiones, por desgracia, se convierten en los únicos objetivos de referencia de gran número de actuaciones.

EVOLUCIÓN DE LA PREVENCIÓN EN DROGODEPENDENCIAS

Al objeto de entender mejor el fenómeno y las respuestas preventivas al mismo conviene realizar un

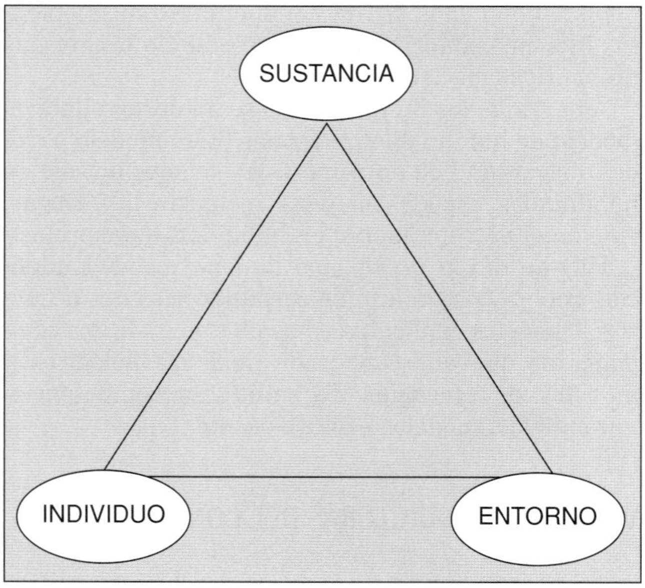

Figura 1. Componentes clásicos del fenómeno de las drogodependencias.

repaso somero acerca de la evolución de la prevención en el terreno de las drogodependencias.

Los primeros programas preventivos estaban basados en la ausencia de información sobre los efectos negativos del consumo de drogas generaba el consumo y por tanto que proporcionar dicha información sería determinante para que los usuarios de drogas adopten una decisión racional de no consumo. Tal como ha estudiado E. Becoña este modelo (denominado racional, informativo o tradicional) el que más se ha mantenido en el tiempo[4].

Con el paso de los años los programas se orientaron hacia los déficit de personalidad, es decir programas enfocados hacia la clarificación de valores o a la mejora de la autoestima. Sin embargo las evaluaciones de este tipo de programas han dejado patente una debilidad que ha conducido a su paulatino abandono por su poca efectividad. Incluso en ocasiones estos programas no sólo no lograban los efectos perseguidos sino que podían ser considerados claramente contrapreventivos dado que tendían a incrementar el consumo que se quería evitar, básicamente debido, a que proporcionaban información inadecuada para ciertas edades, despertando o aumentando la curiosidad, no considerando que los destinatarios no entendían del mismo modo los mensajes como los entendían los que los transmitían, etc[5].

Ya en los años 70 y 80 se diseñaron programas preventivos basados en el modelo de influencias sociales o psicosociales a partir de distintos estudios de la psicología social, del aprendizaje social y sobre los antecedentes del consumo de drogas[5]. Estos programas se articularon en torno a la existencia de tres grupos de factores de riesgo (del ambiente, de la personalidad y los de tipo conductual) como elementos indispensables para el desarrollo de programas preventivos efectivos[5,6].

A partir de los 80 y en los 90 se ha desarrollado el modelo de habilidades generales. Este modelo parte de la necesidad de entrenar a los jóvenes no sólo en habilidades específicas para rechazar las drogas, sino en el entrenamiento en habilidades generales[7].

Hoy en día la prevención de las drogodependencias cuenta con un amplio corpus teórico con numerosos modelos explicativos basados en distintos componentes que abarcan desde modelos biológicos a modelos de creencias de salud, de competencia, aprendizaje, modelos evolutivos, etc.

VARIABLES PREDICTORAS DEL CONSUMO

Numerosos estudios prospectivos han permitido definir una serie de variables predictoras del consumo de drogas. Dichas variables son muy numerosas y con diferente grado de representatividad pero aún así podemos agruparlas en (fig. 2):

Variables cognitivas y afectivas

Son aquellas más cercanas al uso de drogas y las más representativas como por ejemplo el conocimiento sobre sustancias y sus efectos, las creencias personales sobre las consecuencias de su consumo, los valores relacionados con las drogas, las actitudes hacia el consumo de drogas, los patrones de comportamiento... Todas ellas ampliamente interrelacionadas.

Variables vinculadas al aprendizaje social

Abarcan aspectos que van desde la propia observación hasta las creencias acerca de las normas sociales y el refuerzo. Este tipo de variables están relacionadas desde puntos de vista tanto psicológico como sociológico. En algunos estudios ha quedado establecida la probabilidad de que ocurra un determinado comportamiento de consumo de drogas cuando éste ha sido observado como deseable por otras personas que son importantes y referentes para el sujeto. El individuo al reproducir el comportamiento, imitando a su referente, se siente reforzado.

Variables sociales ambientales

Alejadas de la forma de comportamiento individual. En este apartado podemos considerar las estruc-

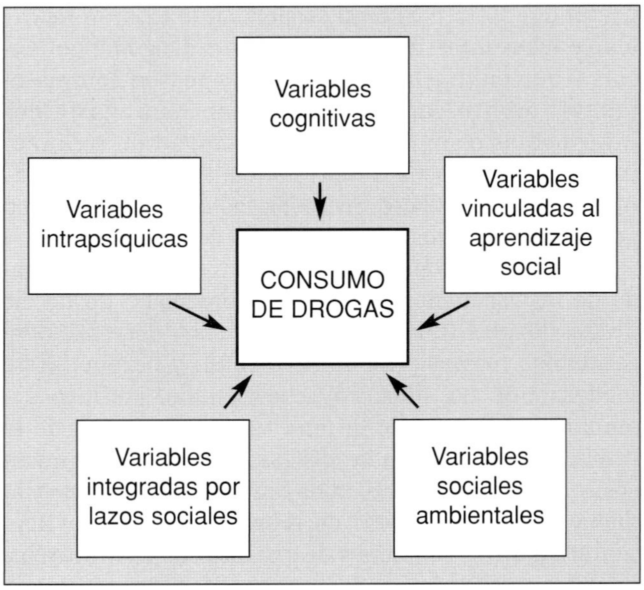

Figura 2. Variables predictoras del consumo.

turas económicas, educativas, legales y sociales como determinantes del comportamiento que actúan como elementos condicionantes de una socialización inadecuada que altera los lazos sociales.

Variables integradas por los lazos sociales (mecanismos por los cuales la organización social afecta a los usos de drogas)

Existe evidencia de lazos convencionales débiles (especialmente familiares) que abocan al establecimiento de lazos sociales fuertes hacia compañeros problemáticos.

Variables intrapsíquicas (vinculadas con los lazos sociales y las variables de conocimiento y comportamiento)

Entre ellas podemos señalar el desarrollo de habilidades sociales y competencias positivas. La autoeficacia con respecto a anteriores actuaciones y la autoestima están condicionadas por lazos sociales.

Existe una demostrada relación entre las variables personales y del medio con otros efectos independientes que pueden derivarse en relaciones protectoras o de riesgo.

EJES DE LA PREVENCIÓN

En la prevención de las drogodependencias hasta hace unos años se hacía la diferenciación típica a partir de la propuesta hecha por Caplan (1980), estableciéndose tres ejes de la prevención (interesantes desde un punto de vista didáctico en relación con las drogodependencias pero que han perdido relevancia):

1. Prevención primaria (definida como el conjunto de actividades dirigidas hacia grupos vulnerables en riesgo, específicamente identificados en una comunidad, que no han sido etiquetados como enfermos y para los cuales se pueden adoptar medidas para evitar el inicio de trastornos y/o incrementar su nivel de salud).
2. Prevención secundaria (definida como el conjunto de intervenciones y medidas para detectar rápidamente a los individuos o los grupos particularmente expuestos a la drogodependencia, así como las acciones educativas y otras tendentes a reducir los riesgos de abuso detectados).
3. Prevención terciaria (su objetivo es reducir, detener o retrasar la evolución del problema y de sus consecuencias, aunque persista el problema básico, así como intentar reinsertar al individuo dentro de la sociedad).

Posteriormente se habló también de prevención cuaternaria (la intervención se realiza cuando el sujeto ya padece o ha padecido el proceso de dependencia).

En el caso de las drogas, la prevención primaria se orientaría a tomar medidas para que las personas no consuman drogas, evitando los factores de riesgo y desarrollando los factores de protección; la prevención secundaria se enfocaría a que si surge un problema con las drogas se pueda frenar su avance y evitar que se convierta en un problema mayor; y, la prevención terciaria estaría articulada en torno al tratamiento y rehabilitación de la dependencia de las drogas. La prevención cuaternaria se orientaría a prevenir las recaídas y reducir los daños asociados al consumo[8]. Sin embargo algunos autores tan sólo reconocen como prevención propiamente dicha la primaria y la secundaria, y entienden la prevención terciaria y la cuaternaria como actuaciones terapéuticas.

Este enfoque ha sido superado hoy en día y se ha impuesto una nueva terminología que diferencia la prevención en tres tipos (Gordon, 1987): universal, selectiva e indicada[4].

1. Prevención universal que consiste en aquella dirigida a grandes grupos poblacionales (por ejemplo a los adolescentes), beneficiándolos a todos por igual. Abarca una amplia perspectiva, de menor intensidad que otras orientadas a lograr cambios duraderos de comportamiento. Aquí podemos enmarcar la mayor parte de los programas preventivos escolares y de los que tratan de fomentar habilidades y clarificar valores, habilidades para la vida, etc.
2. Prevención selectiva es la dirigida a grupos de población con un riesgo más alto de ser consumidores que el promedio del grupo poblacional a que pertenecen. Es decir, a grupos de riesgo o mejor dicho a grupos con conductas de riesgo.
3. Prevención indicada es aquella dirigida específicamente a un subgrupo concreto de la comunidad que suelen ser usuarios de drogas (experimentadores o habituales) o que ya tienen problemas de comportamiento, es decir a individuos de alto riesgo.

Tanto un tipo de prevención como otro tienen ventajas y desventajas (tabla II). La selección de uno u otro va a depender del objetivo de nuestra intervención, del grupo diana al que dirijamos la misma y, sobre todo, de las posibilidades reales que tenemos para poder intervenir (medios, disponibilidad de tiempo, etc.).

TABLA II
TIPOS DE PREVENCIÓN EN DROGODEPENDENCIAS (CLASIFICACION CLÁSICA Y ACTUAL)

Clasificación	Tipos de prevención	Objetivos
Clásica	Primaria	Impedir el surgimiento del problema
	Secundaria	Detectar y tratar lo antes posible el problema que no ha podido ser impedido mediante prevención primaria
	Terciaria	Evitar complicaciones y recaídas
Actual	Universal	Dirigida a todo el grupo diana sin distinción
	Selectiva	Dirigida a un subgrupo de la población diana que tiene riesgo mayor de ser consumidores que el promedio de las personas de esa edad
	Indicada	Dirigida a un subgrupo concreto de consumidores o que tienen problemas de comportamiento

Dado que el uso indebido de drogas es una alteración de carácter progresivo y crónico, debe ser considerado como un problema de salud con múltiples itinerarios y por tanto es obligado organizar estrategias preventivas variadas en las diferentes etapas del proceso[4]. Es necesario, simultanear varios objetivos, desarrollando intervenciones consecuentes con las etapas de uso de droga correspondientes.

AMBITOS DE INTERVENCIÓN

La prevención puede y debe llevarse a cabo en distintos ámbitos, principalmente el escolar, el familiar y el comunitario. Cualquier otro ámbito de la vida humana es un medio en el que se puede hacer prevención. La evidencia demuestra que la prevención en drogodependencias adquiere mayor relevancia y eficacia en la etapa adolescente, cuando comienzan los contactos y se inician los consumos de drogas y donde es posible retrasar la edad de inicio o que la persona no llegue nunca a consumir ciertas drogas. La teoría de la escalada subyace a lo anterior, en el sentido de que hay una escalada de los consumos desde las drogas legales a las ilegales, aunque no es de carácter causal, como ya se ha mencionado[2,4].

Sin embargo conviene tener en cuenta otras consideraciones. Cada vez es más evidente la relación entre consumo de drogas (especialmente referido al abuso y dependencia) con tener asociados problemas de salud mental (comorbilidad psiquiátrica o patología dual). Su abordaje exige asociar intervenciones adicionales y múltiples generalmente muy complejas y a largo plazo.

FACTORES DE RIESGO Y DE PREVENCIÓN

Para llevar a cabo cualquier intervención preventiva hoy en día es básico el conocimiento de los factores de riesgo y protección para el consumo de drogas. Sólo conociéndolos podremos aplicar más adecuadamente un programa preventivo orientado a debilitar los factores de riesgo y a potenciar los factores de protección[6,10].

Los factores de riesgo son el atributo o característica individual, condición situacional y/o contexto ambiental que incrementa la probabilidad del uso y/o abuso de drogas (inicio) o una transición en el nivel de implicación con las mismas (mantenimiento).

Los factores de protección son el atributo o característica individual, condición situacional y/o contexto ambiental que inhibe, reduce o atenúa la probabilidad del uso y/o abuso de drogas o la transición en el nivel de implicación con las mismas.

En los últimos años se ha avanzado mucho en el conocimiento de estos factores de forma tal que estamos en condiciones de conocer los más relevantes y de mayor poder predictivo. De esta forma ha mejorado notablemente la elaboración de los programas preventivos dirigidos a grupos de personas concretas que presentan factores de riesgo determinados al mismo tiempo que conocemos hoy en día qué factores de protección debemos potenciar para lograr que determinadas personas consuman menos drogas.

Muchos autores en los últimos años han realizado interesantes aportaciones definiendo y agrupando los factores de riesgo y protección. El estudio de los factores de riesgo y protección cobra cada vez más relevancia. Los modelos teóricos lo han incluido como un elemento básico, de gran relevancia, para su elaboración. Moncada (1997)[11] analizó los más relevantes en el campo de la prevención de las drogodependencias (tabla III).

El desarrollo tanto de los factores de riesgo como los de protección van paralelo al proceso de socialización.

Siguiendo este proceso, que hace que el ser humano sea humano, podemos explicar el posterior consumo o no de drogas[5,6]:

TABLA III
FACTORES DE RIESGO

1) Factores de riesgo ambientales
   - Deprivación social
   - Desorganización comunitaria
   - Disponibilidad y accesibilidad de las sustancias
   - Percepción social del riesgo
   - Movilidad de la población
   - Normas y leyes de la comunidad

2) Factores de riesgo del individuo y sus relaciones con el entorno
   - Historia familiar de alcoholismo
   - Pautas educativas
   - Actitudes y modelos de conducta por parte de los padres
   - Conflictos familiares
   - Los valores
   - La agresividad
   - La búsqueda de sensaciones
   - Otros problemas de conducta
   - Las actitudes hacia las drogas
   - El fracaso escolar
   - El grupo de iguales

Moncada, 1997[11].

El medio familiar

Constituye el lugar donde la persona se socializa, aprende y adquiere creencias, adopta actitudes, interioriza normas y valores y a partir de ahí desarrollas unas u otras conductas. El aprendizaje, la observación, las consecuencias de las acciones, etc., modulan la forma de ser del niño y posteriormente del adolescente. Hoy en día existe evidencia de que el papel de la familia es más importante en la adolescencia de lo que se pensaba hace unos años, en relación con el papel que juegan los iguales, durante algún tiempo sobrevalorado. En éste como en otros aspectos conocemos que los padres juegan un papel básico en el uso o no de drogas por parte de sus hijos.

Escuela e iguales

Tras la familia son la escuela y los compañeros y amigos los que continúan el proceso de socialización.

Durante la adolescencia es cuando suele ocurrir que la persona pruebe o no las drogas y las continúe o no consumiendo. En este proceso existen factores de riesgo y protección (de su ambiente y medio social, de su familia, de sus compañeros y amigos, de su sistema escolar y, por supuesto, personales) entre los cuales hay una interrelación modulada por su propia historia y por el aprendizaje. La prevención deberá incidir en varios de ellos con el objetivo de reducir los factores de riesgo e incrementar los factores de protección[12].

Conviene tener presente que el consumo de drogas no es una conducta que suela presentarse sola sino que generalmente aparece acompañada de otras conductas consideradas socialmente conflictivas. Por tanto detectar adolescentes vulnerables a este tipo de problemas adquiere una gran relevancia tanto para ellos como para el resto de la sociedad. En este sentido aparece como evidente que cualquier mejora en el bienestar social constituye también una oportunidad de hacer prevención eficaz.

Muchos estudios ha demostrado que conforme las personas aumentan en edad (tanto hombres como mujeres) se va produciendo un menor consumo de drogas. Ello ha sido explicado como un proceso de madurez respecto al uso de sustancias, que se da en los adultos jóvenes. En ocasiones es posible asociar el uso de drogas en la adolescencia temprana con la asunción temprana de los roles adultos (trabajo y matrimonio), y el abandono de los roles de estudiante adolescente, lógicamente asociado con problemas con la asunción de los roles adultos (mayor porcentaje de divorcios, inestabilidad laboral, malestar emocional y problemas familiares)[12].

Por otro lado es importante considerar que el consumo de sustancias interfiere con el normal desarrollo físico y emocional y genera la aparición de problemas en varias áreas de la vida. Además este consumo de drogas suele estar asociado al desarrollo precoz y la disfunción psicosocial. En este sentido está demostrado que la variable más relevante de las distintas drogas es el consumo de tabaco (es la que mejor predice la posibilidad de presentar posteriormente problemas) en mayor medida que fumar cannabis y tomar otras drogas ilegales. El hecho de no disponer de un adecuado apoyo social y relaciones interpersonales durante la adolescencia se asocia directamente de modo más importante con la disfunción psicosocial, que el consumo de drogas[13].

La tolerancia hacia las drogas existente en nuestro medio, empezando por las drogas legales, junto a su accesibilidad y disponibilidad, hacen que sea de gran relevancia entrenar a las personas a resistir la presión que se van a encontrar en su vida cotidiana para que consuman. Muchos de estos primeros consumos comienzan en la familia, pueden observarse en sus miembros, o algún miembro de la familia que puede incitar directamente al joven para su consumo. Luego en sus amigos y compañeros. Pero aun cuando esto constituye un elemento importante, no constituye toda la realidad del problema, dado que es necesario considerar las variables de vulnerabilidad para valorar el riesgo de consumo.

La mayoría de los factores de riesgo y protección descritos son difícilmente modificables o no lo son.

Ahora bien existen datos que muestran alguna evidencia de que hay factores cognitivos que se relacionan con el consumo de sustancias y que sí pueden ser modificables, fundamentalmente la memoria. Efectivamente en el marco de este desarrollo cognitivo las experiencias previas determinan un complejo proceso de memoria que condiciona las conductas futuras, es decir, se generan determinadas expectativas, que median las conductas. Tener la oportunidad de administrar estas expectativas, tanto en sentido positivo como negativo, puede producir un incremento o descenso del consumo.

Conviene tener presente que el consumo de drogas depende más cuantitativamente de los factores de riesgo que cualitativamente, es decir, está más influenciado por el número que por el tipo de factores de riesgo al que la persona está expuesto. A su vez los factores de riesgo no están solos sino que junto a ellos están también presentes los factores de protección. Sin embargo una cuestión aún no resuelta (a pesar que se ha avanzado mucho) es dirimir el peso y la importancia de los factores de riesgo y protección.

A partir de las aportaciones de Moncada en su estudio sobre los factores de riesgo es posible establecer las siguientes consideraciones enfocadas a su mejor comprensión:

- Existen factores asociados al consumo de drogas, así como otros que aparecen asociados a la abstinencia de las mismas.
- En la literatura estos factores se clasifican en factores individuales y de relación con el entorno y factores ambientales o del contexto.
- A mayor concentración de factores mayor será el riesgo o la protección.
- Existen diferentes factores de riesgo para las distintas drogas.
- Los factores de riesgo del consumo de drogas y otros niveles de consumo no son los mismos, aunque los estudios muestran una agudización de los factores de riesgo a medida que el sujeto pasa a fases más intensas o más problemáticas de consumo.
- Algunos factores de riesgo tienen una influencia constante a lo largo del desarrollo, mientras que otros agudizan su impacto en determinadas edades.
- No todos los factores tienen la misma validez externa.
- Los diferentes factores muestran mayor o menor correlación con el uso de drogas dependiendo muchas veces de los instrumentos de medida y los indicadores que se utilizan.
- Los factores más remotos son causas relativamente indirectas de la conducta (no por ello menos importantes) y su efecto está mediado por otros que son más próximos. Éstos son altamente predictivos, pero no explican las raíces del problema a largo plazo.
- Existen factores de riesgo y protección comunes a una gran cantidad de conductas problemáticas o desadaptadas, tales como los embarazos no deseados, el fracaso escolar, la violencia, la delincuencia juvenil. Algunas de estas conductas, además, predicen el uso problemático de drogas.

EL PAPEL DE LOS PROFESIONALES SANITARIOS

La promoción de la salud se ha convertido en un elemento común para todos aquellos que admiten la necesidad de un cambio en el modo de vida y hábitos de los ciudadanos con la finalidad de mejorar su estado de salud. Por tanto, la promoción de la salud no es más que una estrategia de mediación entre población y entorno, operando la síntesis entre la posibilidad de elección individual de los ciudadanos y la responsabilidad de la sociedad en el ámbito de la salud[13]. En este contexto se enmarca el papel de los equipos de atención primaria de salud: intervenir y actuar sobre los determinantes de salud.

En el ámbito de la prevención de las drogodependencias es necesario que el profesional de atención primaria de salud tenga especialmente presentes dos aspectos relevantes en las personas que usan drogas:

- En primer lugar el conocimiento de los diferentes referentes culturales que orientan nuestro trabajo: tanto el sistema de valores del colectivo con que trabajamos como los fenómenos culturales que los orientan y sostienen. El profesional sanitario debe considerar los valores que, concatenados desde pautas de apreciación distintas del dolor, la salud y la enfermedad y desde diferentes formas de dar sentido a los fenómenos de la vida y de la muerte, fomentados desde otras pautas de apreciación pueden llevarle a observar la realidad desde una visión diferente de la practicada por las personas o los grupos de personas con los que pretende trabajar.
- En segundo lugar la significación que adquieren tanto salud como enfermedad en los colectivos para los que debemos trabajar. Salud y enfermedad, dolor y muerte producen reacciones que, configuradas culturalmente con antelación, afectan de lleno a la práctica asistencial. Si bien siempre han de tenerse presente que las relaciones que los profesionales de la salud

establecen con las personas que usan servicios sanitarios tienen aspectos culturales determinantes y en gran medida las representaciones de éstos en los colectivos con los que han de trabajar, en el caso de los usuarios de drogas adquieren una relevancia determinante.

INTERVENCIÓN EN PREVENCIÓN EN DROGODEPENDENCIAS DESDE LA ATENCIÓN PRIMARIA DE SALUD

La atención primaria de salud tiene una relación muy directa con los problemas derivados del uso o dependencia de las drogas[14] dado que no es tan sólo la puerta de entrada al sistema sanitario de todos los problemas de salud sino que constituye también el punto de contacto con el sistema sanitario, desde el cual es posible realizar una intervención que propicie la continuidad del contacto del usuario de drogas con dicho sistema. Ciertamente, cada vez con mayor fuerza se están implantando programas de intervención terapéutica en la cartera de servicios de atención primaria en torno a las drogas, tanto legales como ilegales. Sin embargo, no está ocurriendo lo mismo con las actuaciones en el ámbito preventivo si exceptuamos las relacionadas con el tabaco y, en algunos casos, con el alcohol.

Las posibilidades de actuación en torno a la prevención en drogodependencias conllevan tres grandes líneas de actuación (tabla IV). Éstas se encuentran referidas a:

En relación a la reducción de la oferta

El objetivo fundamental en atención primaria de salud es minimizar los daños relacionados con la salud ocasionados por los usos de drogas. Ello en ocasiones puede parecer difícilmente compatible con los controles legales y sanciones por utilizar drogas. En ocasiones, en el uso de algunas drogas los riesgos personales más importantes pueden provenir de la situación de ilegalidad de las sustancias que de los riesgos para la salud o la forma en que son usadas. La cuestión radica no tanto en si queremos tener o abolir los controles sobre los usos de drogas (de hecho, todas las sociedades de una u otra forma controlan dichos usos), sino tratar de determinar qué clase de controles queremos. Hay que tener presente que los controles sobre las drogas y sus usos son susceptibles a las prácticas culturales y en este sentido no es menospreciable la capacidad de introducción y modificación de valores culturales que los recursos y profesionales de atención primaria de salud tienen.

TABLA IV
ÁREAS DE INTERVENCIÓN PREVENTIVA EN DROGODEPENDENCIAS DESDE LA ATENCIÓN PRIMARIA

- Reducción de la oferta
- Reducción de la demanda
- Reducción del daño

Lo cierto es que en la situación actual la reducción de la oferta debe seguir considerándose como un objetivo irrenunciable. No es posible hacer dejación de este tipo de medidas: la relación entre disponibilidad y niveles de consumo de cualquier sustancia no admite discusión y, por tanto, cualquier intervención que pretenda reducir el consumo o las consecuencias del mismo inexcusablemente debe contemplar este tipo de actuaciones. La reducción de la oferta conlleva una serie de actividades diferentes: desde la represión del tráfico ilícito de sustancias (medidas fundamentalmente policiales) hasta la restricción del consumo (medidas legales y normativas). Entre ellas es posible articular una diversa relación de posibilidades de intervención.

Desde la atención primaria de salud pueden y deben promoverse medidas de reducción de la oferta que giran en torno a:

1. Cumplimiento de la normativa restrictiva vigente. Desde AP pueden propiciarse en el marco de los programas preventivos de salud transversales la inclusión de mensajes tendentes al reforzamiento de estas medidas.
2. Educación a la población para el cumplimiento responsable de las limitaciones al consumo.
3. Información y asesoramiento a autoridades y responsables: directamente vinculada a los diagnósticos y los planes de salud, que aunque competencia de Salud Pública encuentra un referente de conocimiento de la realidad en cuanto a la afectación de salud en AP.
4. Mediación social. Desde al ámbito sanitario en un tema como el de las drogodependencias constituye una atalaya privilegiada donde favorecer el inicio o puesta en marcha de mecanismos de mediación que desde otros ámbitos tienen más dificultades.
5. Medidas ejemplarizantes como, por ejemplo, no fumar en público el personal sanitario que tenga dicho hábito, evitar comentarios que puedan justificar conductas asociadas al uso indebido de drogas, etc. Este tipo de medidas aunque no es específico de AP han demostrado su utilidad, especialmente desde ámbitos cercanos y referentes para el ciudadano en temas de salud como AP.

No podemos olvidar otra función importante como es la investigadora y epidemiológica. La atención primaria ofrece el marco donde es posible detectar la introducción de nuevas sustancias y la adopción de nuevos patrones de consumo entre la población y en muchas ocasiones constituye el sistema de alarma ante situaciones de riesgo para la salud relacionadas con el uso indebido de drogas. La alerta a las autoridades sanitarias ha sido tradicionalmente un elemento infrautilizado en muchos casos y sin embargo está demostrada la eficacia de la atención primaria como sonda de alerta rápida o sonda centinela, de gran utilidad para las autoridades sanitarias para la detección temprana de estos fenómenos.

En relación a la reducción de la demanda

La reducción de la demanda de drogas representa un amplio campo de actuación con posibilidades de intervención desde la atención primaria de salud. Dos conceptos fundamentales implican esta capacidad de actuación: la promoción de la salud y la educación para la salud[14](EPS).

Las intervenciones preventivas en EPS deben estructurarse desde una perspectiva de promoción de la salud, integrando un conjunto amplio de factores y estrategias[15]. En este sentido podemos vertebrar la promoción de la salud en torno a los principios generales de actuación:

- En primer lugar, es prioritario lograr la participación del ciudadano: la población debe convertirse en el sujeto de la prevención, no el objeto.
- Metodológicamente deben combinarse estrategias y enfoques diversos de forma no excluyente ni alternativa, sino complementaria.
- Es necesario destacar las dimensiones positivas de la salud por encima de las negativas del estado de no salud; hay que dirigirse para ello a las causas de la salud.
- En todo caso, se debe equilibrar la preocupación por el individuo y por el medio.
- El objetivo final debe conducir a implicar a todos los sectores de la sociedad y reforzar las redes comunitarias y de ayudas sociales.

Partiendo del principio que la promoción de la salud depende esencialmente de la participación activa de la población, es necesario previamente, formar bien en el proceso de cambio. Para ello es crucial la educación para la salud que adquiere en este campo la consideración de herramienta más útil[15]. La educación para la salud contemplada como un proceso, enmarcado en el proceso madurativo de los sujetos y de la comunidad, debe instrumentar una metodología que ayude al individuo a tomar decisiones autónomas y responsables acerca de los usos de drogas, es decir que la persona se sienta capaz de hacer frente con sus recursos a la decisión última de consumir drogas o no.

Para ser eficaz en la prevención en drogodependencias la acción educativa no sólo debe estar centrada en el individuo, sino que necesariamente ha de implicar al grupo para que participe y promueva una vida sin usos de drogas en su entorno. En última instancia deben ser las personas quienes adquieran la habilidad de descubrir y reconocer los problemas de salud de mayor interés para todos (entre ellos los efectos derivados del consumo de drogas) y participar de una manera constructiva en la vida de la comunidad, asumiendo la responsabilidad sobre su salud y la de la colectividad[16].

Ya se ha comentado la necesidad de sólidas bases teóricas que constituyan el marco conceptual de la intervención preventiva, en torno a la evidencia que va avanzando y con elementos de distintas disciplinas que nos permitan abrir el horizonte educativo más allá de la mera actuación contemplada en un plan de salud. En este contexto de prevención comunitaria, la atención primaria de salud debe promover las intervenciones tanto inespecíficas como específicas que contribuyan a reducir la demanda de drogas. Sólo la prevención en drogodependencias así entendida se realizará fundamentalmente desde una perspectiva de la promoción de la salud.

Por tanto en este marco de reducción de la demanda desde la atención primaria de salud podemos establecer dos grandes grupos de objetivos[16]:

Dirigidos hacia la información, la educación y el desarrollo de competencias

Entre ellos podemos destacar por su eficacia demostrada las estrategias afectivas tanto para facilitar información como para mejorar las actitudes de autoestima y resolución de conflictos internos y las estrategias destinadas a mejorar destrezas sociales para resistir la presión de consumo y personales en torno a habilidades sociales, toma de decisiones, solución de problemas...

Dirigidos al diseño ambiental y generación de alternativas

Destinados a mejorar el entorno y reducir las tensiones que éste genera y promover estilos de vida alternativos incompatibles con los usos de drogas.

Especial referencia merecen en el ámbito de reducción de la demanda los programas de intervención breve, que han demostrado su eficacia. En este terreno su facilidad de aplicación adquiere especial relevancia en atención primaria. Generalmente este tipo de programas se desarrollan en pocas sesiones grupales cuya periodicidad suele ser semanal. Globalmente, esta intervención resulta altamente rentable puesto que con un gasto mínimo de tiempo y de recursos es posible educar simultáneamente a varias personas, siendo además compatible con la realización de otros abordajes. Hoy en día existen disponibles programas de intervención breve en el marco de una prevención indicada, dirigidos fundamentalmente tanto a los jóvenes consumidores como a los experimentadores, para lograr la detección e intervención precoz mediante un programa psicoeducativo específico. Se trata de programas que ofrecen intervenciones grupales para el abordaje de los problemas relacionados con los usos de drogas en adolescentes que no presenten una dependencia ni antecedentes graves de consumo de drogas entre sus familiares más próximos, puesto que en esos casos sería preciso realizar otro tipo de intervención.

A lo largo de las sesiones (generalmente dos o tres) es posible valorar los contenidos de las reuniones grupales de apoyo tanto a un nivel conductual (control del consumo, refuerzo de las conductas positivas, búsqueda de alternativas, competencia familiar, competencia laboral, competencia social, independencia, etc.) como a un nivel psicodinámico (solidaridad grupal, depresión, independencia, resistencias, etc.). Las sesiones constituyen un marco adecuado para:

— el aprendizaje de conductas alternativas.
— la prevención de abandonos de la conducta de cambio.
— facilitar una "normalización" del hábito.
— evitar automarginaciones.
— propiciar la "independización" final del grupo.

No insistiremos más acerca de los mismos que ya han sido mencionados en otros capítulos del libro.

En relación a la reducción del daño

Reducir el daño relacionado con las drogas implica desarrollar actuaciones tendentes no sólo a impedir o curar la dependencia de las drogas sino a paliar los efectos que los usos indebidos de las mismas llevan parejos.

En los últimos años hemos sufrido una importante transformación en el modo de pensar y responder a los problemas relacionados con las drogas[4,17]. El concepto de reducción de daños empezó a utilizarse en los años 80 como respuesta a la infección por el VIH entre usuarios de drogas por vía parenteral. Hoy en día existen estrategias y programas de intervención para reducir los daños asociados a usos de drogas, no sólo el VIH sino otros muchos, especialmente desde el punto de vista socio-sanitario.

Sin embargo, en nuestro país, la atención primaria de salud se encuentra aún muy lejos de haber incorporado plenamente a esta política de reducción de daños asociados al consumo de drogas.

Medir y definir riesgos es complejo, e intervenir y responder a las consecuencias también puede estar cargado de dificultades en tanto no se consolide esta cultura de reducción de daños, pero hoy en día, en pleno siglo XXI y con la experiencia que poseemos, ante un fenómeno tan dramático no es posible soslayar ni retrasar más la implementación de este tipo de intervenciones.

ESTRATEGIAS FUNDAMENTALES EN LA ACTIVIDAD PREVENTIVA EN ATENCIÓN PRIMARIA

La mayor parte de los individuos que usan drogas e incluso de aquellos que ya tienen problemas derivados de su consumo que no acuden a centros especializados están en contacto con los profesionales de atención primaria. Sin embargo no es infrecuente que el profesional sanitario no llegue a detectar que se encuentra frente a un paciente que tiene un problema relacionado con el abuso de sustancias. Las razones de esta falta de reconocimiento hay que buscarlas, fundamentalmente, en tres aspectos:

1. En muchas ocasiones el paciente no es claramente consciente de que el uso indebido de drogas puede llegar a ser dañino y constituir un problema para su salud, y la única forma de detectarlo es analizando patrones de conducta, signos biológicos, etc.
2. En otras ocasiones los pacientes presentan sintomatología psiquiátrica que encubre el abuso de sustancias. Entre la población dependiente de drogas, del tipo que sean, la comorbilidad psiquiátrica o patología dual tiene una alta prevalencia, posiblemente mayor que la detectada dada la infranotificación de casos debido a que no son diagnosticados.
3. Finalmente, las implicaciones sociales y económicas de los usos de drogas siguen induciendo a muchos usuarios a ocultar su consumo al contactar con su médico.

Muchos estudios muestran que menos de la mitad de los pacientes con problemas relacionados con los usos de drogas fueron detectados por sus médicos de cabecera. Tan sólo son detectados con facilidad aquellos individuos que presentan un trastorno antisocial de la personalidad, pero es muy frecuente observar que se pasa por alto el problema cuando se trata de trastornos depresivos. Posiblemente esto sea debido a que el drogodependiente estereotípico nos lleva más a pensar en la personalidad antisocial que en la depresión[14].

Si en cualquier intervención sanitaria es fundamental la detección precoz, en el ámbito de las drogodependencias adquiere especial relevancia. Ante las dificultades que acarrea su consumo, hoy en día con las prevalencias existentes es necesario tener presente la posibilidad del abuso de drogas ante cualquier circunstancia dudosa que se plantee en la consulta[13]. Los usos indebidos de drogas pueden presentarse en todo tipo de paciente, de cualquier condición social, económica o cultural e incluso aquellos que presentan un buen estado de salud. Ello obliga a tener siempre presente la posibilidad de uso indebido de sustancias ante consultas por problemas o trastornos que no presentan una clara etiología.

La información

En materia de prevención de drogodependencias es fundamental delimitar y definir con las máximas exactitud y rigurosidad posibles las características deseadas de la información o comunicación que se vaya a transmitir (tabla V). La credibilidad misma del mensaje está en función no sólo del contenido y de su veracidad y corrección, sino también de la credibilidad de la fuente[15]. En este sentido los profesionales de atención primaria se encuentran en una situación privilegiada por cuanto el alto grado de credibilidad que tienen entre la población.

Es necesario valorar el contenido de la información que deseamos transmitir que debe adecuarse a la población diana a la que nos vamos a dirigir, y habrá de ser objetiva y completa (incluyendo siempre referencias a las drogas legales de gran aceptación social). Es prioritario sobre todo transmitir y generar actitudes por encima de los conocimientos mismos[15]. Si el objetivo es modificar comportamientos y conductas, debemos interesarnos más por los procesos de aprendizaje y menos por el contenido, por tanto es necesario encaminarse hacia cómo enseñar antes que pensar en qué enseñar.

En cuanto a las estrategias es preferible estimular y potenciar comportamientos positivos que corregir e inhibir actitudes negativas. En lo posible, es preferible actuar de forma opuesta a la deseada mediante acciones no explícitas pero sí implícitamente preventivas[19].

Cualquier enfoque pragmático de la educación sanitaria en adultos necesariamente incluye modificar los mecanismos de transmisión de información. Si el objetivo final perseguido es la modificación de conductas (bien de riesgo, bien claramente dañinas) habrá de tenerse presente que la comunicación simple como mera transmisión de información sólo aporta conocimientos y que, por tanto, será obligado recurrir a modelos de persuasión (comunicación persuasiva) que faciliten la modificación de actitudes y comportamientos.

Tabla V
Características de la información

- *Veraz:* atendiéndose a datos documentales, sin deformaciones ni interpretaciones.
- *Completa:* ofreciendo todas las especificaciones necesarias para la comprensión del problema.
- *Clara:* presentada con datos precisos.
- *Comprensible:* en lenguaje y terminología conocidos por quien recibe la información.

La entrevista

Instrumento básico en atención primaria, sigue siendo el más importante para una adecuada evaluación y diagnóstico de la situación del usuario de drogas. Otros medios (detecciones toxicológicas, pruebas analíticas, etc.) son útiles pero en ningún caso pueden sustituir a la entrevista ni hacerla innecesaria para orientar las decisiones[15].

La entrevista debe reunir unas condiciones e incluir unos contenidos mínimos. Muchas veces no es fácil conseguir unas condiciones adecuadas para entrevistarse con un posible usuario de drogas o con un drogodependiente. A pesar de ello, es posible mejorar algunos aspectos:

— un requisito fundamental es estar a solas con el paciente (la presencia de familiares u otros profesionales generalmente conduce en muchas ocasiones al fracaso en la entrevista).
— debemos establecer un ambiente que garantice al paciente la confidencialidad, intentando crear un clima de confianza que le ofrezca seguridad.
— no menos importante es intentar evitar las interrupciones y las prisas por obtener cuanto antes conclusiones.
— es necesario escuchar más que hablar evitando desviarse y dirigiendo la conversación a los temas que conciernen.
— es conveniente hablar de las cosas tal como son, utilizando las palabras normales en la consulta médica y en la profesión sanitaria.

Con relación a los contenidos de la entrevista, resulta muy útil que en el centro de salud existan algunos modelos de cuestionarios o protocolos de recogida de información, así como de detección de consumo de sustancias o del alcoholismo, de los que existen diversos tipos. Ello permite agilizar mucho la recogida de datos y abreviar el tiempo de la consulta.

Por otra parte, con objeto de lograr una entrevista eficaz, es fundamental observar unas actitudes por parte del profesional sanitario en torno a no enjuiciar el modo de vida del paciente ni su comportamiento, huyendo de valoraciones morales, evitando actitudes de pesimismo y teniendo siempre presente que, en los usuarios de drogas, dependientes o no dependientes, es posible conseguir que se produzcan cambios positivos importantes. Por supuesto, es obligado huir de actitudes de omnipotencia y procurar entender que el paciente con frecuencia está angustiado, desmoralizado e inseguro y que por ello pueden presentarse actitudes y expresiones defensivas y desafiantes[20].

Orientación y consejo a familiares de usuarios de drogas

La familia no puede ser considerada como una suma de individuos, sino como un todo resultante de las interacciones de sus miembros, que tiene una identidad propia y un mundo de valores del que dependerá el modo de enfocar los problemas. Cada miembro de la familia evoluciona en relación con los otros y los cambios introducidos por cualquier causa en el comportamiento de algún miembro, suponen necesariamente un ajuste por parte de los demás. Cualquier cambio en el individuo va acompañado por un cambio en los otros, modificándose así la relación global[13,20].

Los objetivos de la orientación a familiares (tabla VI) pueden estructurarse en torno a los siguientes aspectos:

— Facilitar información, tal como hemos mencionado, veraz y objetiva sobre el consumo de drogas y sus implicaciones que permita una mejor comprensión del fenómeno y las situaciones y momentos conflictivos que genera.

— Evitar la tendencia a culpabilizar al usuario de drogas de los problemas que tiene la familia, analizando y delimitando las diferentes características y las diversas causas de los mismos.

— Descargar a la familia de la responsabilidad total y delimitar las áreas de responsabilidad de cada uno de sus miembros. La familia puede hacer mucho en unos aspectos, pero en modo alguno logra suplir la responsabilidad ni la toma de decisiones que dé la persona afectada.

— Aclarar actitudes y expectativas, ayudando a la familia a conocer y entender su implicación en el problema y posibilitar así que pueda responder con mayor eficacia y seguridad a las situaciones que se presenten.

— Restringir en lo posible áreas de conflicto y eliminar o reducir posibles manipulaciones (frecuentes tanto por parte de la familia como del usuario de las drogas).

TABLA VI

OBJETIVOS DE LA ORIENTACIÓN A FAMILIARES

- Apoyar a la familia en el manejo del conflicto y las implicaciones que conlleva.
- Mejorar el ajuste familiar afectado o alterado ante la aparición de este problema.
- Procurar un acercamiento al usuario de drogas intentando superar su actitud negativa de forma tal que se facilite la aceptación de la intervención.

Un punto que merece detenernos es la demanda planteada por los padres con una alta carga de angustia ante la sospecha o certeza de que su hijo puede estar consumiendo drogas. En este sentido, es fundamental abordar el problema planteado desde dos perspectivas: por una lado, ofrecer siempre una información objetiva y concisa acerca de sustancias, epidemiología, riesgos asociados a su consumo, etc., y, por otro lado, intentar situar el contexto de los posibles o reales consumos desdramatizando situaciones que habitualmente son planteadas, pero evitando caer en intentos de despreocupación que descalifican nuestra opinión ante los padres. En muchas ocasiones reubicar los usos de drogas, especialmente por adolescentes, conlleva reorientar las cuestiones estériles hacia planteamientos útiles. Ante planteamientos del tipo ¿cómo puedo saber si mi hijo se droga? el profesional de atención primaria debe volcar sus esfuerzos para convertir dicha cuestión en otra más útil como, por ejemplo, ¿cómo interesarse por los problemas que padece un adolescente? En vez de volcar su preocupación de padres en convencer a toda costa a su hijo de que nunca pruebe drogas, intentar reconducirla a un diálogo, hacia ser creíble hablando de drogas con los hijos, ser objetivo en la información, mostrando los riesgos y limitaciones que presentan las drogas, pero también los posibles beneficios a corto plazo que logren dar y que éstos pueden ser obtenidos por otras vías sin necesidad de recurrir a sustancias químicas[17,21].

Otra de las situaciones que frecuentemente se presentan en el desarrollo de la actividad diaria es la demanda de asesoramiento de personas que tienen un familiar con un problema de consumo de alcohol, heroína u otras sustancias, el cual no reconoce dicho consumo y no acepta o no quiere ponerse en tratamiento. Con frecuencia es la propia familia la que no sabe qué hacer, cómo tratar a esa persona, qué cosas hacer, decir... Es habitual que, en los casos en que la familia ha recibido la negativa del usuario de drogas a aceptar propuestas de ayuda para resolver sus problemas, la actitud predominante sea de pesimismo y desesperación, llegando a instaurarse la convicción de la imposibilidad de conseguir un cambio en la situación. Dadas las repercusiones para el paciente, así como para la familia o personas cercanas, es fundamental prestar especial atención para intentar ayudar a la familia a manejar adecuadamente las dificultades y procurar alentar de esta manera indirecta una actitud más receptiva en la persona afectada[19].

También es importante tener presente la consideración de que la propia familia, en ocasiones y de forma inconsciente, directa o indirecta, puede incluso reforzar paradójicamente la resistencia de la persona consumidora de drogas a aceptar su situación a iniciar cambios que posibiliten un mejor abordaje del problema.

En las familias de usuarios de drogas se presentan frecuentemente actitudes y situaciones a tener presentes dadas las repercusiones que poseen:

— El desconocimiento acerca de las drogas y sus efectos. En el caso de las sustancias ilegales, la propia situación de ilegalidad y las informaciones sensacionalistas (desgraciadamente, la mayoría de las personas sólo conocen los problemas relacionados con las drogas a través de los medios de comunicación), conducen a la ocultación y la intolerancia del propio paciente, lo que complica aún más las relaciones familiares. Sin embargo, en el caso de las sustancias legales, existe una mayor tolerancia y una menor reacción negativa, al menos en las etapas iniciales del proceso.
— La desconfianza y sensación de impotencia ante la posibilidad del mantenimiento de las conductas de consumo de drogas que han originado los problemas y la presunción de las dificultades de que el paciente abandone dicho consumo.
— Los sentimientos de culpa, que en muchos casos permanecen ocultos pero que inciden en actitudes y modo de comportarse de la familia con frecuentes acusaciones acerca de la responsabilidad de los problemas surgidos.
— Tendencia, por parte de la familia, a adoptar medidas coactivas y de control en un intento de suprimir los problemas. Ante la necesidad de "hacer algo", lo más fácil es sucumbir a la tentación de restringir aquellos aspectos que la familia considera que influyen negativamente (imponer mayor disciplina de horario, retirar o limitar la asignación económica, prohibir determinadas compañías y salidas, hacer labor de "espionaje", esconder las bebidas alcohólicas, negativa a las relaciones sexuales en el caso del marido alcohólico, amenazas, castigos, etc.).

Generalmente medidas de este tipo, aisladas, no favorecen la resolución del problema o su mejor abordaje, sino que incluso puedan agravar la situación y bloquear las posibilidades de mejor entendimiento entre la familia y el drogodependiente[22]. En general, la vivencia de la familia está impregnada de una gran carga de angustia y ansiedad, que preside todas sus actuaciones y que agrava el problema familiar, con la consiguiente dificultad para el abordaje del problema. Esta angustia básica motiva muchas reacciones defensivas, como algunas de las descritas.

Por su parte, el usuario de drogas, dependiente o no dependiente, mantiene determinadas actitudes que también justifican la necesidad de orientar a la familia con el fin de mejorar su comprensión y poder ayudar y estimular cambios que favorezcan un mejor enfoque del problema.

Estrategias de reducción de riesgos y daños: prevención y control de los problemas de salud asociados al uso de drogas

Desde el punto de vista de la salud pública e individual, la vía de consumo y las prácticas de riesgo asociadas (uso compartido de jeringuillas, uso de agua no estéril, conductas sexuales sin protección...) tienen gran importancia incluso entre aquellos que no han desarrollado una dependencia[15]. Es importante que todos los profesionales de atención primaria de salud recuerden que muchas de las personas que consumen drogas esporádicamente o por vía esnifada o fumada se encuentran en alto riesgo de adoptar patrones de uso más problemáticos. Por ello, desde la atención primaria de salud, como punto de contacto con la red asistencial de la población usuaria de drogas es obligado contribuir a reducir la morbimortalidad debida a las enfermedades más frecuentes y graves asociadas a los usos de drogas.

En este sentido, la intervención desde atención primaria debe procurarse en torno a:

— Disminuir las prácticas de riesgo asociadas con la vía parenteral o sexual.

— Despistaje y detección precoz de patología infecciosa relacionada con el consumo de drogas.
— Profilaxis y tratamiento.

Consejo sanitario

Constituye una de las herramientas más importantes desde un punto de vista de actuación de atención primaria de salud. Debe aconsejarse a todo usuario de drogas, dependiente o no dependiente, acerca de prácticas higiénicas para evitar la adquisición o transmisión de enfermedades por vía parenteral o sexual, pero también en relación con el propio consumo al efecto de reducir los riesgos de reacción aguda por consumo de sustancias. Especialmente habrá de tenerse en cuenta en usuarios por vía parenteral pero no olvidar que otros consumidores de drogas adoptan conductas de riesgo (p.ej., usuarios de drogas sintéticas)[23]. Hoy en día existe disponible gran cantidad de protocolos de información acerca del consejo sanitario en estos casos. A modo de ejemplo se recogen en las tablas VII y VIII dos posibilidades.

Programas de facilitación/intercambio de jeringuillas (PIJ) y facilitación de material estéril

Los centros de atención primaria debieran instaurar programas de facilitación o intercambio de jeringuillas usadas por otras estériles, siendo las más recomendables los de intercambio. Dichos programas no debieran ofrecer dificultades para su implementación y permitirían acercar la disponibilidad de jeringuillas estériles a una población usuaria de drogas mucho mayor. Los PIJ en relación 2 (estériles) por 1 (usada), o en una relación 1/1 tienen una importante aceptación por parte de los usuarios y la recogida de jeringuillas usadas se está mostrando como una eficaz herramienta para prevenir su uso, reducir el uso compartido o la reutilización de las mismas. Así mismo la facilitación de material estéril para venopunción para este tipo de pacientes

TABLA VII

EL CONSEJO SANITARIO DEL DROGODEPENDIENTE POR VÍA PARENTERAL EN ATENCIÓN PRIMARIA

1. *En relación con pautas alternativas de consumo*
Dirigido a aconsejar a los usuarios de drogas, dependientes o no dependientes, una serie de medidas que reduzcan la posibilidad de riesgos para su salud:
• Insistir en el abandono de la vía parenteral.
• Caso de no hacerlo recomendaciones acerca de formas de consumo más seguro:
- Utilizar siempre material de inyección estéril.
- Desinfectar la jeringuilla y nunca compartir material de inyección.
- Limpieza y desinfección de la piel antes de inyectarse.
- Desaconsejar el uso de limones o cuando menos, si los utiliza, que sean nuevos y estén en buen estado cada vez y utilizar agua estéril o, si no es posible, agua mineral o de grifo hervida.
- Inyectarse en las venas (nunca en las arterias) y siempre en sentido de la circulación hacia el corazón.
- No inyectarse en sitios peligrosos, como es el caso del cuello y conveniencia de cambiar con frecuencia el lugar de la inyección.

2. *En relación con las prácticas sexuales*
Aconsejar acerca de:
• Utilizar siempre un preservativo y durante toda la relación haciendo un adecuado del mismo.
• Recordar que aumenta el riesgo manteniendo relaciones durante la menstruación o con penetración anal.
• Evitar el contacto del esperma y líquidos vaginales con la boca.
• No usar preservativos que no tengan las debidas garantías ni usarlos conjuntamente con vaselina porque puede dañarlos.
• Aunque parezca extraño, hay que recordar que los anticonceptivos orales no previenen la infección por VIH.

3. *En relación con la prevención de reacciones agudas tras el consumo*
Advertir sobre:
• La disminución de la tolerancia tras un período de abstinencia (p.ej., como consecuencia de tratamientos, ingresos en prisión, hospitalizaciones...), e indicar que si decide volver a consumir deberá utilizar dosis menores.
• El riesgo de consumir solo, por si necesita ayuda, indicando que si consume solo, cuando menos lo haga en un lugar conocido y cerca de un teléfono.
• El peligro de encerrarse en una habitación o lavabo para consumir.
• Los cambios de pureza en la droga.
• La existencia de vías de menor riesgo.

TABLA VIII
EL CONSEJO SANITARIO DEL CONSUMIDOR DE DROGAS SINTÉTICAS

1. *En relación con pautas de consumo*
   - Recordar los riesgos de consumo de drogas sintéticas insistiendo en el abandono del mismo.
   - Caso de no hacerlo, recomendaciones acerca de formas de consumo más seguro:
     - No son drogas sin riesgos.
     - En muchas ocasiones puede tener otras sustancias.
     - Beber agua ya que el éxtasis puede produce un golpe de calor incluso en dosis bajas y pueden sufrir fácilmente una deshidratación.
     - Recomendar la ingesta de alimentos salados y bebidas azucaradas.
     - No mezclar con alcohol ni con otras drogas.

2. *En relación con las prácticas sexuales*
   Tener siempre preservativos al alcance ya que está demostrado el incremento de las relaciones por la euforia que genera y debido a los sentimientos de seguridad hace que disminuyan las precauciones en torno a transmisión de enfermedades.
   Aconsejar acerca de:
   - Utilizar siempre un preservativo y durante toda la relación haciendo un adecuado del mismo.
   - Recordar que aumenta el riesgo manteniendo relaciones durante la menstruación o con penetración anal.
   - Evitar el contacto del esperma y líquidos vaginales con la boca.
   - No usar preservativos que no tengan las debidas garantías ni usarlos conjuntamente con vaselina porque puede dañarlos.
   - Aunque parezca extraño, hay que recordar que los anticonceptivos orales no previenen la infección por VIH.

3. *En relación con la prevención de reacciones agudas tras el consumo*
   Advertir sobre:
   Si una persona que ha consumido drogas sintéticas muestra desorientación o se desmaya: llamar a emergencias de inmediato y llevarla a un lugar fresco, cubrirla con paños de agua lo más fría posible para acelerar el proceso de enfriamiento.

debiera constituir una práctica habitual en todos los centros.

Programas de detección y seguimiento de patologías infecciosas

Fundamentalmente, todos aquellos referidos al SIDA, a la hepatitis, a la tuberculosis, al tétanos y a las enfermedades de transmisión sexual. Conviene prestar especial atención a la mujer usuaria de drogas en la que, además de los problemas genéricos que pueden afectar a cualquier usuario, debemos tener presente que, dado que en la mayor parte de los casos se encuentra en edad fértil, es necesario establecer intervenciones dirigidas al control de los embarazos, o la prevención de los no deseados.

A modo de resumen podemos concluir que en la actualidad existe una sólida base para diseñar y poner en marcha una intervención preventiva en drogodependencias o paquete de intervenciones en particular desde la Atención Primaria de Salud. Existen programas e intervenciones que resultan efectivas en la mejora de las actividades de prevención en atención primaria, pero hay que tener presente que existe una considerable variabilidad en los cambios de conducta que se logran y que los efectos alcanzados en ocasiones son pequeños o moderados. En cualquier caso es necesaria la adecuación de las actividades preventivas al entorno donde han de producirse teniendo siempre presente que las intervenciones multifacéticas sean más efectivas que las intervenciones únicas[24]. Así mismo, y con carácter previo, han de definirse claramente las conductas de riesgo o de consumo que van a ser objeto de la intervención y que deberán modificarse. Por otra parte como quiera que las intervenciones más complejas pueden ser más efectivas pero más costosas, deben incluirse también evaluaciones económicas.

LECTURAS RECOMENDADAS

CSAP: *Prevention works! A practitioner´s guide to achieving outcomes.* Rockville, MD: U.S. Department of Health and Human Services, Center for Substance Abuse Prevention. 2001.

Este libro constituye actualmente el manual de referencia acerca del trabajo en la prevención de las drogodependencias. Ofrece una amplia revisión actualizada acerca de enfoques e innovaciones importantes en el campo que tratamos, además de las estrategias más accesibles así como el estado de las investigaciones sobre el fenómeno. Esta guía significa probablemente la edición más integradora hasta la fecha, en la que tienen cabida los numerosos avances que en los últimos años se están produciendo en el conocimiento sobre la prevención.

Becoña E: *Bases científicas de la prevención de las drogodependencias.* Madrid: Delegación del Gobierno para el Plan Nacional sobre Drogas. 2002.

Este tratado, elaborado por el profesor Becoña, supone un elemento fundamental en las bases para el establecimiento de programas, políticas y actuaciones preventivas en el ámbito de las drogodependencias. Aborda prácticamente todos los conceptos teóricos acerca de la prevención y compendia teorías, marcos de discusión e implementación de acciones. Si bien se trata de un elemento de consulta, su lectura se hace imprescindible si pretendemos articular, de forma rigurosa, respuestas preventivas adecuadas.

Goldstein A: *Adicción.* Barcelona, Ediciones en Neurociencias, 1995. Edición original, 1994.

El libro del Dr. Goldstein mantiene su actualidad. Goldstein ha logrado en este libro de amena y ágil lectura realizar un análisis riguroso de los conocimientos acerca del fenómeno de la dependencia de drogas, la farmacología de las drogas, las consecuencias de su consumo y los daños asociados. Constituye una fuente de información imprescindible para el profesional sanitario no experto que de forma accesible y sencilla, huyendo de tecnicismos, puede recabar los conocimientos necesarios para su práctica diaria. En la elaboración de este volumen su autor ha tenido muy presente la evolución en el proceso de entendimiento del fenómeno de la dependencia de sustancias.

BIBLIOGRAFÍA

1. Goldstein A: Adicción. Traducción Monteagudo A. Barcelona, Ediciones en Neurociencias, 1995.

2. Becoña E: Bases científicas de la prevención de las drogodependencias. Madrid: Delegación del Gobierno para el Plan Nacional sobre Drogas, 2002.

3. Martín E: De los objetivos de la prevención a la prevención por objetivos. En *Drogodependencias.* IV Prevención. Magister en Drogodependencias. Santiago de Compostela. Universidad de Santiago de Compostela, 1995.

4. Becoña E: Bases teóricas que sustentan los programas de prevención de drogas. Madrid: Plan Nacional sobre Drogas. 1999.

5. Jessor R: Successful adolescent development among younth in high-risk setting. *American Psychologist 1993;* 48:117-126.

6. Hawkins JD, Catalano RF y Miller JL: Risk and protective factors for alcohol and other drug problems in adolescence and early adulthood: Implications for substance abuse prevention. *Psychological Bulletin* 1992; 112:64-105.

7. Botvin GJ: Entrenamiento en habilidades para la vida y prevención del consumo de drogas en adolescentes. Consideraciones teóricas y hallazgos empíricos. *Psicología Conductual* 1995; 3:333-355.

8. Varios. National Institut on Drug Abuse (NIDA). Estudios sobre intervenciones en prevención del abuso de drogas: Aspectos metodológicos. Edición castellana 1995. Traducción de Giménez R. Centro de Estudios para la Promoción de la Salud, 1995.

9. Varios. Methodological issues. National Institute on Drug Abuse Research Monograph 107. Rockville, MD. U.S. Department of Health and Human Services, National Institute on Drug Abuse (trad. Centro de Estudios sobre Promoción de la Salud: Estudios sobre intervenciones en prevención del abuso de drogas: aspectos metodológicos). Madrid, 1995.

10. Donaldson S, Sussman S, MacKinnon DP, Severson HH, Glynn T, Murray DM y Stone EJ: Drug abuse prevention programming. Do we know what content works? *American Behavioral Scientist* 1996; 39:868-883.

11. Moncada Bueno S: Factores de riesgo y protección en el consumo de drogas. En: PND (ed.). *Prevención de las drogodependencias. Análisis y propuestas de actuación.* Delegación del Gobierno para el Plan Nacional sobre Drogas. Madrid, 1997.

12. Dusenbury L y Botvin GJ: Substance abuse prevention: Competence enhancment and the development of positive life options. *Journal of Addictive Diseases* 1992; 11:29-45.

13. Varios. Actuar es posible. El profesional de atención primaria ante los problemas derivados del consumo de drogas.

Delegación del Gobierno para el Plan Nacional sobre Drogas. Madrid, 1992.

14. Serrano I: Educación para la salud y participación comunitaria. Ed. Díaz de Santos, SA, 1990.

15. Estalrich JV, Blanes N, Sempere G, Lorente P: Drogodependencias y atención primaria de salud. 2.ª ed. Valencia, Sociedad Valenciana de Medicina Familiar y Comunitaria, 1994.

16. Varios. CSAP (Center for Substance Abuse Prevention). Prevention works! A practitioner´s guide to achieving outcomes. Rockville, MD: U.S. Department of Health and Human Services, Center for Substance Abuse Prevention, 2001.

17. Pascual C, Cavestany M, Moncada S, Salvador J, Melero JC, Pérez de Arrospide J: Drogas: Más Información, Menos Riesgos. Delegación del Gobierno para el Plan Nacional sobre Drogas. Madrid, 2003.

18. Alonso C, Salvador T, Suelves JM, Jiménez R, Martínez I: Prevención de la A a la Z. Glosario sobre Prevención del Abuso de Drogas. Centro de Estudios sobre Promoción de la Salud. Madrid, 2004.

19. Stel J, Van Der, Voordewind D: Manual Prevençao. Alcool, drogas e tabaco. Como facilitar o trabalho diário dos profissionais de prevençao. Lisboa: Instituto Portugués da Droga e da Toxicodependencia, 2000.

20. Alvira F: Manual para la elaboración y evaluación de programas de prevención del abuso de drogas. Madrid: Agencia Antidroga, Comunidad de Madrid, 1999.

21. Varios: Información general para la prevención de drogodependencias. Madrid, Fundación de Ayuda a la Drogadicción y Comisión Europea. Dirección General 1B, 1997.

22. Varios: Tratado sobre prevención de las drogodependencias. Bilbao, EDEX Kolektiboa, Gobierno Vasco y Fundación de Ayuda contra la Drogadicción, 1993.

23. García-Usieto E, Gaite L, Mendieta S, Pernía C, Pascual C: Dudas y aclaraciones en atención primaria. Drogas de síntesis. Barcelona. Ars Médica, 2005

24. Hulscher MEJL, Wensing M, van der Weijden T, Grol R: Intervenciones para la implementación de prevención en atención primaria (Revisión Cochrane traducida). En: *La Biblioteca Cochrane Plus, número* 1, 2006. Oxford, Update Software Ltd. Disponible en: http://www.update-software.com. (Traducida de *The Cochrane Library,* 2006 Issue 1. Chichester, UK: John Wiley & Sons, Ltd.).

5.8

Programas de entrenamiento en salud mental para médicos en Atención Primaria

ANDRÉ TYLEE Y JAVIER VÁZQUEZ-BOURGON

INTRODUCCIÓN

En otro capítulo de este libro se muestra la prevalencia de los problemas de salud mental evaluados en los centros de atención primaria. Es evidente que para mejorar la prevención secundaria y terciaria de los problemas de salud mental en estos centros hay que poner en marcha programas de entrenamiento adecuados para los médicos generales y el resto del personal de la unidad de Atención Primaria. Por tanto, la necesidad de desarrollar buenos programas de entrenamiento en salud mental está justificada en atención primaria. Además, hay que realizar un esfuerzo adicional para mejorar las áreas relacionadas con la salud mental dentro de los programas educativos para pre- y post-graduados, de modo que se mejore la capacitación de los profesionales antes de que empiecen su actividad como médicos de atención primaria.

En este capítulo se revisa el trabajo previo realizado en Inglaterra sobre programas de entrenamiento en atención primaria (también aplicable a la situación española) y se muestra el desarrollo de algunos trabajos pioneros desarrollados en Inglaterra y en otros países, así como el programa entrenamiento en salud mental propuesto por la Asociación Mundial de Psiquiatría, para la Atención Primaria.

Finalmente, se examinará el interés de evaluar adecuadamente las necesidades de formación en salud mental de todo el equipo de atención primaria y la importancia de llevar a cabo un abordaje de "abajo arriba" o ascendente (*bottom-up*) en vez de uno de "arriba abajo" o descendente (*top-down*) al diseñar programas de entrenamiento, así como los motivos por los que el autor prefiere un abordaje ascendente, multiprofesional y de índole práctico.

NECESIDADES REALES

En los centros de salud, entre un 20 y un 25% de las consultas diarias son realizadas por personas que tienen como principal, o único, motivo de consulta un problema de salud mental[1]. Sin embargo, hay que tener presente que estos pacientes acuden a la consulta con mayor frecuencia que el resto, y presentan por lo tanto una mayor tasa de utilización de dichos servicios, por lo que podemos acabar teniendo una imagen sobredimensionada de la prevalencia de estos problemas. Golberg y Huxley[2] describieron las rutas de acceso a la asistencia de los enfermos mentales exponiendo, como ya hemos visto en un capítulo previo de este libro, que dos de los filtros existentes en esa ruta se sitúan en el ámbito de la consulta del médico general, siendo éstos, la identificación del trastorno y la decisión de remitir al paciente a un servicio especializado. En el Reino Unido, alrededor del 90% de los pacientes con problemas de salud mental son tratados exclusivamente en los servicios de atención primaria y no son remitidos a los servicios psiquiátricos especializados. El médico general se convierte por tanto en el guardián del acceso a los servicios secundarios y desempeña un papel crucial en la prevención secundaria y terciaria de la enfermedad, durante las 24 horas del día y los 365 días del año.

TABLA I
NECESIDADES REALES

- El 20-25% de las consultas al médico de atención primaria es por algún problema mental.
- En la consulta de atención primaria se encuentran dos barreras para el tratamiento de los problemas de salud mental: (i) la correcta identificación de la enfermedad y (ii) la decisión de remitir al paciente a un servicio especializado.
- En el Reino Unido, alrededor del 90% de los pacientes con un problema de salud mental se trata de forma exclusiva en los servicios de atención primaria y no se deriva a servicios de psiquiatría especializados.
- Los médicos de atención primaria son cada vez más conscientes de que necesitan una formación apropiada para tratar de forma adecuada a sus pacientes con enfermedad mental.
- Un médico general con 2.000 personas a su cargo atendería a 4-12 pacientes con esquizofrenia, 6-7 con psicosis afectiva, 4-5 con demencia orgánica, 60-100 con depresión, 70-80 con ansiedad u otras neurosis, 50-60 con problemas personales y 5-6 pacientes con problemas con el alcohol o las drogas.
- La prevalencia de los problemas de salud mental es mayor en las grandes ciudades y en las áreas urbanas.

Este sistema de atención continuada convierte a la atención primaria en el primer punto al que acude una persona durante una crisis, siendo posteriormente, con frecuencia, responsable del seguimiento del paciente durante años. El personal de enfermería en los centros de atención primaria, junto con el médico general, está cada vez más implicado en la asistencia a los pacientes con problemas de salud mental, sobre todo de aquellos que sufren depresión y ansiedad, así como de algunos casos más graves. Esta participación en el tratamiento de los pacientes con enfermedad mental se parece, a menudo, a otros modelos clásicos de colaboración para el tratamiento de enfermedades crónicas como asma o diabetes. El personal de enfermería del centro de atención primaria a menudo administra medicación depot a pacientes con enfermedades psiquiátricas. Por consiguiente, es evidente que el personal tiene que recibir la formación adecuada para realizar este tipo de funciones. En el Reino Unido, y también en España, es cada vez más necesario que los miembros del equipo de salud mental estén preparados para cubrir las necesidades de salud mental del paciente. Por tanto, el papel de cada uno de los profesionales del centro de salud, tanto desde el punto vista clínico (p.ej., en el caso de los médicos de atención primaria, enfermeros, psicólogos, etc.) como no clínico (recepcionistas, administrativos, informáticos, etc.) tiene una importancia creciente.

El equipo de los centros de atención primaria tiene que mantener una relación estrecha con el equipo de salud mental de su zona, a menudo a través de una persona que actúe como figura de enlace. Los equipos de salud mental de la comunidad son de tamaño variable, pero en nuestros países suelen incluir psiquiatras, enfermeras de zona especializadas en psiquiatría, psicólogos, terapeutas ocupacionales, trabajadores sociales y personal de apoyo, junto con el personal administrativo. De ello se deduce que estos dos equipos tienen que estar en contacto continuo y desarrollar protocolos comunes para organizar la derivación de los pacientes a otros servicios y la valoración de las necesidades del paciente. Asimismo, los miembros de los dos equipos tienen diferentes necesidades de formación en función de sus conocimientos previos. Hay que tener todo esto en cuenta al desarrollar los diferentes programas.

Otro problema adicional muy frecuente en el Reino Unido es que cada equipo de salud mental de zona atiende a más de 50.000 personas y, en muchos casos, tienen que coordinar sus actividades en hasta 40 centros. Además, por la localización geográfica, algunos centros tienen que estar en contacto con 3 ó 4 equipos de salud mental. Si éstos están relacionados con los centros de atención primaria en base exclusivamente a su localización, entonces es posible que no estén en contacto con los servicios sociales de la zona. En estas circunstancias es fácil comprender que cuando un enfermo mental comete algún tipo de acto violento, lo que por otra parte es bastante raro, la investigación posterior concluye casi siempre que el mayor problema que existió fue la mala comunicación entre las diferentes instituciones encargadas del caso.

Con toda seguridad, un importante objetivo es mejorar la capacidad de trabajo en equipo de los diferentes grupos y optimizar la comunicación entre ellos. Cada vez hay más equipos que trabajan juntos, utilizando una gran variedad de modelos asistenciales y, con frecuencia, esto proporciona valiosas oportunidades de llevar a cabo un entrenamiento informal. Así, en un trabajo realizado en 1991 se pudo constatar que el 48% de las consultas de seis distritos sanitarios habían establecido algún sistema de enlace con enfermeras psiquiátricas comunitarias, el 21% con un trabajador social, el 17% con un psicoterapeuta, el 15% con un psicólogo, y el 16% con un psiquiatra[3].

Haciendo una evaluación de la carga de trabajo que en relación con "casos" afectos de alteraciones psiquiátricas, tienen los médicos generales, Strahdee y Jenkins han estimado que cada uno tiene a su cargo un promedio de unos 2.000 pacientes. De ello se deriva que, por término medio, estarán a su cargo 4-12 pacientes con esquizofrenia, 6-7 con psicosis afectivas, 4-5 pacientes con demencia orgánica, 60-100 pacientes con depresión, 70-80 pacientes con ansiedad u otras neurosis, 50-60 pacientes con problemas causados por su situación personal y 5-6 pacientes con problemas causados por el consumo de alcohol o drogas. Esta carga asistencial plantea, como es fácil de entender, necesidades muy variadas de formación. Por otra parte, la prevalencia de los problemas de salud mental es mayor en las grandes ciudades y en las áreas urbanas, hecho que también habrá de ser tenido en cuenta en los planes educativos[5].

La Organización Mundial de la Salud realizó un estudio sobre las alteraciones psiquiátricas presentes en los centros de atención primaria encontrando una prevalencia del 24% de problemas psicológicos bien definidos en todo el mundo[6]. Las afecciones más frecuentes en los países evaluados (Turquía, Grecia, India, Alemania, Holanda, Nigeria, Reino Unido, Japón, Francia, Brasil, Chile, Estados Unidos de América, China e Italia) fueron depresión, ansiedad, trastornos somatoformes y consumo de alcohol. El 9% de los pacientes presentó enfermedades psiquiátricas. A pesar de no tener síntomas lo suficientemente importantes para ser considerados como una categoría diagnóstica, presentaron síntomas significativos con afectación funcional. Son pacientes con una limitación importante, incluso mayor que otras relacionadas con problemas físicos, y perciben su propio estado de salud como malo. El estudio también mostró que, aunque los problemas psicológicos fueron muy frecuentes, de hasta un 24%, sólo el 5,3% de los pacientes acude a la consulta del médico por un problema psicológico (este número llega a ser de un 17% si existe una alteración claramente definida).

Gournay y Goldberg[7] han examinado el espectro de los trastornos mentales existentes en el ámbito de la atención primaria en función de la prevalencia, la probabilidad de que se produzca una remisión espontánea y la respuesta a los tratamientos farmacológicos y psicosociales. Utilizando este abordaje, describieron cuatro categorías de trastornos mentales, las cuales revisaremos a continuación:

- *El grupo A* incluye las enfermedades mentales graves como la esquizofrenia, el trastorno bipolar y la demencia. Generalmente estas condiciones tienen una baja prevalencia, así como una baja tasa de remisiones espontáneas y de respuesta a los tratamientos farmacológicos y psicosociales. El tratamiento de este grupo se organiza de forma conjunta, siendo el equipo del CSM quien debe liderar los programas asistenciales con el apoyo del especialista de AP que debe estar a cargo de los aspectos relacionados con el diagnóstico y tratamiento de los problemas físicos.
- *El grupo B* contiene trastornos de mayor prevalencia como la depresión, el trastorno generalizado de ansiedad, y los trastornos ansioso-depresivos. Debido a su alta prevalencia, el cuidado de estos trastornos corre a cargo principalmente del equipo de AP y sólo se remiten al CSM aquellos pacientes cuyas necesidades psicosociales requieren el empleo de técnicas no disponibles a nivel de AP. Estos pacientes suelen responder a tratamientos farmacológicos y psicoterapias como "técnicas de solución de problemas" y "terapias cognitivas", aunque la disponibilidad de estas técnicas es muy variable. La probabilidad de remisión espontánea en estos casos es moderada o baja.
- *El Grupo C* incluye varias afecciones de prevalencia variable, que se agrupan porque suelen responder sobre todo a las psicoterapias. Entre estas enfermedades se encuentran las fobias, los trastornos obsesivo-compulsivos, el estrés postraumático y las alteraciones de la alimentación leves. Es raro que estos trastornos se resuelvan espontáneamente, y frecuentemente no se reconocen con facilidad, por lo que el paciente no suele acudir a la consulta por estos problemas (como es el caso de las fobias o trastornos leves de la alimentación)
- *El Grupo D* incluye tanto las frecuentes alteraciones de ajuste como las infrecuentes reacciones de pérdida/duelo. Suelen remitir espontáneamente y, en la actualidad, no existe una clara evidencia de que la psicoterapia o los tratamientos farmacológicos sean útiles para el tratamiento. Si tenemos en cuenta el amplio rango de problemas mentales que se ven en los centros de atención primaria y la gran cantidad de profesionales que se dedican a ellos, se comprende la gran diversidad de programas de formación necesarios, en función de la experiencia previa y el entrenamiento de estos profesionales.

TABLA II
CLASIFICACIÓN DE LAS ENFERMADADES MENTALES

Grupo A
- Incluye esquizofrenia, trastornos bipolares y demencia.
- Baja prevalencia, baja probabilidad de remisión espontánea y escasa respuesta a los tratamientos farmacológicos y psicosociales.

Grupo B
- Incluye depresión, trastornos de ansiedad generalizada y trastornos ansioso-depresivos.
- Prevalencia mayor y respuesta a psicoterapia y tratamientos farmacológicos.
- La probabilidad de remisión espontánea es baja o moderada.

Grupo C
- Incluye fobias, trastornos obsesivo-compulsivos, estrés postraumático y alteraciones moderadas de la alimentación.
- La remisión espontánea no es frecuente. Son de prevalencia alta y se agrupan porque responden preferentemente a la psicoterapia.
- Es frecuente que no se reconozcan, por lo que este motivo de consulta es raro (p.ej., fobias y trastornos moderados de la alimentación).

Grupo D
- Incluye los trastornos de ajuste de alta prevalencia y reacciones de pérdida/duelo de baja prevalencia.
- Ambos trastornos remiten espontáneamente y no existe evidencia de la utilidad de la psicoterapia o del tratamiento farmacológico.

NIVEL ACTUAL DE FORMACIÓN

La formación actual del personal sanitario en el área de la salud mental descansa excesivamente, a pesar de su contenido multidisciplinar, en un solo profesional y esto plantea marcados problemas. Lo que puede esperar un médico general de un programa de entrenamiento es el perfeccionamiento de su nivel de conocimientos sobre el tratamiento y manejo de la enfermedad mental; así como el aprendizaje de técnicas de "consejo terapéutico" (*counselling)* y manejo del estrés, también del manejo de la enfermedad aguda y de la recurrente; y el conocimiento de los abordajes psicodinámicos y cognitivo-conductuales[8]. Muchos médicos generales en el Reino Unido no han tenido más entrenamiento en salud mental que el que se les impartió durante su paso por la facultad de medicina y, además, no tienen ninguna obligación de realizar algún tipo de entrenamiento adicional en psiquiatría durante el resto de su vida profesional. Por lo tanto, hay que ser muy cuidadosos a la hora de diseñar programas de entrenamiento en salud mental para conseguir que su contenido les resulte atractivo y relevante. El período de tres años de formación profesional postgraduada como médico general no incluye en muchos casos un período de seis meses en un servicio psiquiátrico. Además, aunque alrededor del 50% de los médicos generales realizan una estancia en un servicio psiquiátrico durante su período de formación, es muy discutible la relevancia de este período de formación para su posterior trabajo en atención primaria. Una vez que el médico general inicia su actividad profesional tras concluir su período de formación, no necesita volver a realizar ningún tipo de entrenamiento para superar su "re-evaluación anual". En la actualidad los médicos generales escogen las actividades formativas a las que acuden basándose posiblemente en la percepción que tienen de sus necesidades y en sus preferencias personales, más que en las necesidades reales.

NECESIDADES DE FORMACIÓN PERCIBIDAS

Una encuesta realizada entre 190 médicos generales escogidos al azar en 95 áreas sanitarias diferentes de Inglaterra y Gales[9] mostró que el 35% de los entrevistados habían asistido a algún curso sobre salud mental durante los tres años anteriores, y alrededor del 83% de ellos encontraron esos cursos útiles. El 63% de los entrevistados había completado el entrenamiento durante su formación profesional, y de ellos la mitad habían ocupado una plaza de psiquiatría. El 39% de los que habían realizado el entrenamiento encontraron que éste fue de poca utilidad para ayudarles a satisfacer las necesidades en salud mental de sus pacientes en la atención primaria. Se pidió a los entrevistados que evaluaran su nivel de competencia en un rango de actividades relacionadas con la salud mental, adjudicándose, por lo regular, puntuaciones medias. Hubo varias áreas en las que los médicos generales se sintieron especialmente seguros y entre ellas destacaba la identificación de la depresión. Cada entrevistado se puntuó a sí mismo como teniendo una capacidad media o por encima de la media para reconocer la depresión. El 42,5% se puntuaron por encima de la media respecto a sus habilidades para la comunicación, el 35% en el manejo de la depresión, el 26,7% en ser capaces de diferenciar ansiedad y depresión y el 19,2% en ser capaces de identificar otras enfermedades mentales. Por otra parte, el 64,2% consideraba que estaba por debajo de la media en cuanto a su competencia para utilizar técnicas psicodinámicas de "consejo terapéutico" (*counselling*), el 62,5% para manejar las adicciones, el 52,5% con las técnicas cognitivas, el 46,7% en las técnicas de manejo del estrés y el 38,5% sobre cómo ayudar a los enfermos mentales crónicos.

Cuando se les preguntó sobre cuáles eran las áreas en las que sin ninguna duda necesitarían mayor entrenamiento, respondieron las siguientes, en orden decreciente: "consejo terapéutico" psicodinámico (25%), técnicas de manejo del estrés (20,8%), técnicas cognitivas (15%), manejo de las adicciones (13,3%), cómo ayudar a los enfermos mentales crónicos (10%), cómo y cuándo prescribir fármacos psicotrópicos (9,2%), valoración del riesgo del suicidio (7,5%). Es interesante tener en cuenta que esta lista de áreas en las que deseaba recibir más entrenamiento se refiere al entrenamiento para la obtención o perfeccionamiento de sus propias habilidades e incluye sólo un apartado sobre la evaluación. También es digno de tener en cuenta que el 42% no deseaban ningún tipo de entrenamiento en temas relacionados con la salud mental, el 40% lo quería respecto a uno o dos temas, el 9% sobre tres temas y el 8% indicó 4-6 temas. No resulta sorprendente que los médicos generales que se sentían más seguros en el manejo de la enfermedad mental señalaran menos temas sobre los que deseaban entrenamiento, mientras que los que expresaron menor confianza respecto a sus propias capacidades deseaban más entrenamiento. A partir de estos hallazgos surge una importante cuestión: ¿cuál es la relación entre la necesidad real y la necesidad percibida de entrenamiento? En general, todos nosotros pensamos que somos bastante buenos realizando ciertas tareas y es más probable que asistamos a cursillos sobre temas que nos resultan interesantes (y en los que nos sentimos más seguros) que sobre otros que no nos gustan o no manejamos bien, y que, por tanto, resulta inevitable que nos representen un mayor reto, sobre todo cuando nuestras flaquezas sean expuestas en público, y muy especialmente frente a nuestros propios colegas.

En otra encuesta diferente realizada para delimitar la cantidad de profesionales que realizaban "consejo terapéutico" (*counselling*) en sus consultas[10], solamente el 19% de los médicos generales que la respondieron indicaron estar interesados en la salud mental (comunicación personal de B Sibbad). Por lo tanto, el gran reto para los educadores sanitarios consiste en ser capaces de atraer la atención de ese 80% restante de médicos generales que parecen no estar interesados en la salud mental.

Kerwick y colaboradores[11] llevaron a cabo un estudio muy amplio para conocer las necesidades de formación percibidas por los médicos generales en un área de Londres y así poder diseñar los programas de formación en función de dichas necesidades. Enviaron un cuestionario a 380 médicos generales en donde se les pidió que eligieran un área en la que les gustaría tener una formación adicional de una lista de 26 temas relacionados con la salud mental. También se les pidió que identificaran la manera en la que les gustaría recibir dicho entrenamiento, el horario y si les gustaría asistir. El 62% de los médicos contestó el cuestionario y mientras que algunos no querían recibir más formación, otros desearon formación en los 26 temas propuestos (la media fue en 5 temas). Las secciones que se mencionaron con más frecuencia fueron: urgencias psiquiátricas, somatización, asesoramiento, problemas afectivos, psicosexuales y manejo del estrés. Cada uno de estos temas fue seleccionado al menos por el 40% de los médicos que respondieron el cuestionario. El estilo de entrenamiento preferido fue en pequeños grupos de trabajo o conferencias impartidas por especialistas. En general, el 74% de los entrevistados expresó su deseo de asistir a cursos de formación de media jornada. La conclusión fue que los médicos de atención primaria de las áreas urbanas reconocieron la necesidad de recibir una formación en salud mental y, sobre todo, de mejorar su repertorio de habilidades, lo cual está en la misma línea que los resultados de Turton y colaboradores[9]. Tanto la anterior encuesta nacional como esta última encuesta regional adolecen de un problema común, puesto que cuando los encuestados refieren libremente sus áreas de interés, esto puede constituir una fuente de error, aunque proporcione una indicación sobre cuáles son los temas que pueden interesar más a los médicos generales. Con la ayuda de los médicos generales, Kerwick y colaboradores[11] diseñan programas de formación, considerando los deseos expresados por los médicos, en las áreas de urgencias psiquiátricas, somatización, ansiedad y demencia.

TABLA III

ÁREAS EN LAS QUE LOS MÉDICOS CONSIDERARON QUE NECESITABAN MÁS FORMACIÓN

- Asesoramiento psicodinámico (25%).
- Técnicas de manejo del estrés (20,8%).
- Técnicas cognitivas (15%).
- Manejo de la adicción (13,3%).
- Cómo ayudar a los pacientes con enfermedad mental crónica (10%).
- Cuándo y cómo prescribir fármacos psicotropos (9,2%).
- Evaluación del riesgo de suicidio (7,5%).

IMPACTO DE LA FORMACIÓN EN LA PRÁCTICA

Allery y colaboradores[12]realizaron una entrevista a 50 médicos generales y 50 especialistas con actividad hospitalaria elegidos al azar, para conocer qué factores consideraban más decisivos a la hora de modificar su actividad clínica. Los entrevistados describieron 361 modificaciones en su actividad clínica con una media de tres razones para cada modificación. Las tres razones mencionadas con más frecuencia (hasta el 47,9% del total de las razones) se relacionaron con la organización, la educación y el contacto con otros profesionales. La educación estuvo implicada en el 37,1% de las modificaciones (alrededor de un tercio de la modificación de la actividad clínica diaria) y los médicos generales dijeron que recibían una influencia muy importante de las publicaciones científicas y de las conferencias.

PROGRAMA DE FORMACIÓN EN SALUD MENTAL DE LA ISLA DE GOTLAND

Hasta la fecha, la evidencia más convincente de que un programa educativo en salud mental dirigido a los médicos generales puede modificar su conducta y probablemente mejorar la evolución de sus pacientes ha sido aportada por Rutz y colaboradores en la isla de Gotland[13]. Durante los años 1983-1984, el Comité Sueco para la Prevención y Tratamiento de la Depresión organizó dos programas educativos (tres días de entrenamiento) sobre la etiología, diagnóstico, sintomatología, prevención y tratamiento de la depresión dirigidos a todos los médicos generales de Gotland, que tenía entonces una población de alrededor de 60.000 habitantes. Se realizaron sesiones sobre el suicidio, la depresión infantil, la depresión en la tercera edad y la psicoterapia. Los médicos generales consideraron la formación recibida como muy buena y el citado programa de entrenamiento se asoció con un mayor empleo de la asistencia psiquiátrica hospitalaria (en un 65%) y un mayor número de bajas por enfermedad (hasta un 50%) en los pacientes depresivos[14]. Hubo una reducción del 60% en el número de suicidios (principalmente en mujeres con depresión mayor que habían estado en contacto con su médico general), aunque los cifras absolutas no eran muy grandes debido al pequeño tamaño de la población de referencia[14]. Mientras que el empleo de antidepresivos experimentó un aumento en toda Suecia, se produjo un incremento significativamente mayor en Gotland[15]. Además, la prescripción de sedantes disminuyó en un 8,2%, mientras que en el resto del país hubo un aumento del 4,5%[16]. En 1988, parte del efecto beneficioso de este programa educativo se desvaneció (persistió la prescripción de antidepresivos) principalmente a causa de que nueve de los 18 médicos que tomaron parte en el programa de entrenamiento, habían abandonado la isla[16]. El modelo de Gotland se replicó en el condado de Hampshire en Inglaterra (Thomson y cols., 2000) con un efecto negativo, aunque la situación basal pudo ser alta.

En Alemania se realizó un programa formativo para médicos generales sobre ansiedad[17]. Consistió en dos seminarios en los que se abordaron diversos temas, discusiones de casos, puestas en escena y empleo de ordenadores y materiales para la formación a distancia. La consecuencia de este programa fue un aumento en la identificación de la enfermedad mental, el desarrollo de una actitud más positiva hacia la enfermedad mental y una modificación de la derivación de los pacientes a los servicios especializados, junto con un aumento en el número de pacientes tratados en el sistema de atención primaria. Los resultados de este programa aun se mantenían al cabo de un año.

REVISIÓN DE LAS CONSULTAS

Se ha comprobado que la grabación de las consultas en vídeo o audio, y su ulterior revisión, pueden ser un método eficaz para modificar el comportamiento de los profesionales. Esta técnica se ha utilizado con éxito para estudiantes de medicina[18] y psiquiatras[19]. En la atención primaria británica existe una tradición de usar vídeo *feedback* para valorar las habilidades de los profesionales a la hora de realizar las consultas[20]. En Charleston (Carolina) se proporcionó vídeo *feedback* a un grupo de residentes de medicina general sobre sus consultas con pacientes, y se vio que cambiaron su técnica de entrevista y mejoraron su capacidad de detectar las enfermedades psiquiátricas[21]. Gask, trabajando con Goldberg y colaboradores, integró la experiencia de Carolina con el abordaje de Lesser de entrevistas basadas en problemas de la Mac Master University[22, 23]. Ella y sus colegas demostraron que el entrenamiento de los grupos, utilizando el vídeo para obtener un *feedback* de sus actuaciones, generaba cambios en sus técnicas de entrevista, lo que permitía mejorar la exactitud con que los médicos generales participantes en el programa de entrenamiento valoraban la angustia de sus pacientes[24]. Se han conseguido resultados similares aplicando dichos programas de entrenamiento a médicos generales experimentados[25], y se comprobó que dichas mejoras persistían largo tiempo tras la conclusión del programa de entrenamiento[26]. Estos autores también han demostrado que se puede entrenar a médicos generales sobre cómo enseñar estas técnicas a otros médicos[27]. Estos hallazgos han sido reproducidos en los Estados Unidos[23]. Whewell y colaboradores[28] también encontraron que el vídeo *feedback* mejoraba la detección de la enfermedad mental. Entre los aspectos fundamentales del abordaje realizado por Gask hay que citar que emplea materiales recientes extraídos de la vida real (realizando *role-playing* sobre temas relevantes de la vida diaria), en combinación con la creación de una atmósfera grupal de cooperación, un ambiente facilitador, así como técnicas de "ensayo de habilidades" (*skill rehersal techniques*), una aproximación centrada en los alumnos y el estímulo que se da a los participantes para que utilicen su propia intuición cuando lo consideren necesario[23].

DEMOSTRACIÓN Y ENSAYO DE HABILIDADES

Mediante el empleo de cintas de vídeo que muestran entrevistas con pacientes es posible mostrar técnicas de entrevista específicas para situaciones diagnósticas o terapéuticas y también se puede practicar la técnica adquirida. El primer módulo de entrenamiento, *Depresión, identificación y tratamiento*, desarrollado para el programa *Cómo vencer la depresión* muestra los efectos de unas técnicas de entrevista inapropiadas. En este primer módulo también existe un vídeo que muestra cómo el médico general puede reconocer los síntomas de depresión durante la práctica clínica diaria. El segundo módulo se centra en las técnicas de comunicación que se pueden utilizar en atención primaria. Así, se incluye el uso de técnicas de solución de problemas para casos que tienen una probabilidad de solución realista, técnicas de ayuda, estrategias para manejar los problemas que no tienen solución y técnicas básicas cognitivo-conductuales cuando existe un pensamiento automático negativo. En el programa actúan actores y médicos generales que muestran las técnicas necesarias "ensayo de habilidades" (*skill-rehersal*). También existen otros programas de entrenamiento que utilizan la técnica de "cambio de atribución causal" para los trastornos de somatización, los problemas relacionados con el consumo de alcohol, los problemas psiquiátricos en la infancia y la adolescencia, el entrenamiento del personal de enfermería para identificar y tratar la depresión en el anciano y las técnicas de resolución de problemas

El módulo sobre somatización (que incluye técnicas "de cambio de atribución causal") incorpora los elementos necesarios para conseguir que los pacientes que tienen quejas somáticas y padecen una enfermedad mental cambien la atribución que hacen de la etiología somática de sus síntomas a una psicológica. Se ha visto que este paquete docente aumenta la capacidad de los profesionales para identificar las pistas o indicios no verbales de los pacientes, mediante una mayor utilización de comentarios empáticos, de preguntas sobre factores sociales y familiares, y del reconocimiento de la realidad de los síntomas. Todo ello facilita el establecimiento de una relación entre los síntomas somáticos y los problemas psicológicos[29].

Con la misma metodología se han realizado tres módulos adicionales sobre esquizofrenia, fatiga crónica y demencia, En cada módulo, los médicos de atención primaria de Londres muestran sus habilidades para la valoración y el tratamiento durante una consulta típica de cinco minutos aproximadamente. También se muestra cómo entrevistar a los familiares de los pacientes. El módulo sobre fatiga crónica muestra cómo enseñar al paciente a mantener un ritmo de actividad para manejar la energía y el cansancio. Los cinco módulos (depresión, somatización, fatiga crónica, esquizofrenia y demencia) están disponibles todos juntos en un DVD producido para la Asociación Mundial de Psiquiatría por el Instituto de Psiquiatría del Kings College de Londres y la Universidad de Manchester. Se pueden solicitar a Julie Smith, Sección de Salud Mental de Atención Primaria (Section of Primary Care Mental Health PO28 Institute of Psychiatry, Denmark Hill, London SE5 8AF; julie.smith@iop.kcl.acuk).

TÉCNICAS DE ENTRENAMIENTO

Casos clínicos

Desde hace 30 años los grupos Balint han sido una modalidad bien conocida y universalmente aceptada para organizar la docencia a pequeños grupos de médicos generales utilizando informes de casos[30]. Aunque la intención de estos grupos es conseguir cambios en la personalidad de los participantes y en sus habilidades psicoterapéuticas, esto no está descrito que ocurra más que en unos pocos casos aislados.

Cursos de entrenamiento y proyectos de investigación

Distintos investigadores han evaluado la capacidad de los médicos de atención primaria de tratar mediante técnicas conductuales a los pacientes que presentan ansiedad[31], así como la capacidad de utilizar otra serie de técnicas de intervención o de evaluación, como es el caso de: abordajes basados en el manejo de los problemas para la depresión mayor[32], técnicas psicoterapéuticas (conductistas y psicodinámicas)[33], "técnicas de cambio de atribución de la etiología " en la somatización[34], evaluaciones estructuradas de los enfermos mentales crónicos[35], técnicas psicosexuales[36] y técnicas de consejo terapéutico para los médicos generales[37]. Muchos de los cursos de entrenamiento han descansado en el entusiasmo de un investigador o educador determinado, quien puede tener un especial interés en proporcionar su programa de entrenamiento a, probablemente, un selecto grupo de participantes. En dichas circunstacias los participantes habitualmente están motivados para participar en el entrenamiento, suelen estar interesados en el tema y desean ser evaluados. Esta actitud tiene, por supuesto, implicaciones profundas en la diseminación subsiguiente del entrenamiento, si se compara con personal y participantes menos motivados, por lo que estos proyectos no se deben realizar en todos los centros. En la actualidad está en marcha un estudio controlado[38] para replicar los resultados del estudio de Gotland en una población mayor y representativa de médicos generales.

PROGRAMAS DE ENTRENAMIENTO DE "ARRIBA ABAJO" PARA MÉDICOS GENERALES

En vista de la necesidad real de mejorar la capacidad de detección y de tratamiento de la enfermedad mental por parte de todos los médicos generales, y no sólo de algunos grupos seleccionados, parece importante poner en marcha campañas más amplias o programas de entrenamiento que utilicen un "método de arriba abajo", en función de las estructuras disponibles. En Estados Unidos, se inició en 1985 la Campaña para el "Reconocimiento y Tratamiento de la Depresión" (D/ART "Depression Awareness Recognition and Treatment") como modelo de entrenamiento para el personal sanitario (tanto para problemas somáticos como mentales), con el objetivo de incrementar la noción de que es una enfermedad tratable, así como de introducir modificaciones en la actitud pública y en las conductas de búsqueda de asistencia[39]. El Programa de Formación Profesional comenzó en junio de 1996 con el anuncio de un curso de dos días y medio con los temas de epidemiología, aspectos biológicos, diagnóstico, tratamiento y manejo de la depresión. Los profesionales de la salud mental se apuntaron rápidamente al curso, por lo que se tuvo que modificar para satisfacer las necesidades de los grupos de atención primaria. Las evaluaciones de los participantes mostraron "altos niveles de satisfacción con los cursos y opiniones positivas sobre la aplicación potencial de la formación recibida en las situaciones clínicas"[39].

También en el Reino Unido se demostró que se podía hacer más para mejorar el conocimiento de los profesionales de la salud y de la población general sobre la depresión. Por tanto, en 1990, el Royal College of Psychiatry y el Royal College of General Practitioners (RCGP) iniciaron una campaña conjunta, la "Campaña para vencer la Depresión", que se llevó a cabo entre 1992 y 1996[40]. Los tres objetivos principales fueron: a) formar a los profesionales de la salud, sobre todo médicos generales, en la detección y tratamiento de la depresión, b) educar a la población general sobre la depresión y los tratamientos disponibles, así como conseguir un "comportamiento de petición de atención" más rápido, y c) reducir el estigma asociado a la depresión.

Se establecieron dos comités para supervisar los aspectos científicos de la evaluación, obtener un consenso sobre los temas que había que incluir y para organizar las conferencias. Ambos comités elaboraron materiales educativos para médicos generales, como los paquetes audiovisuales previamente descritos. Se llevó a cabo una campaña durante el período de entrenamiento para alcanzar a la población general, mediante panfletos, libros y material audiovisual. Se organizaron conferencias interdisciplinarias sobre la identificación y tratamiento de la depresión; la depresión en el anciano, en el joven y en los diferentes grupos étnicos; la depresión posparto, la relacionada con el trabajo, y la depresión entre el personal sanitario. Las conferencias sobre la detección y el tratamiento de la depresión culminaron con un informe de consenso[41], así como las de la depresión en el anciano[42]. Los Departamentos de Salud de Inglaterra, Gales y Escocia enviaron el primer informe de consenso a todos los médicos generales y psiquiatras. El RCGP publicó un libro que se envió a sus miembros, así como a los miembros del Royal College of Psychiatry[43].

El Departamento de Salud, el Royal College of General Practitioners y la Fundación para la Salud Mental organizaron de forma conjunta una iniciativa paralela. Uno de los autores de este capítulo (el profesor André Tylee) asumió el establecimiento de un grupo de formación de Post-grado en Salud Mental[44]. El objetivo global fue mejorar la formación de los médicos generales en salud mental en 239 distritos de Inglaterra, a través de la sensibilización de los tutores de dichos médicos. Después de un estudio piloto inicial, conseguimos el apoyo de 11 de las 14 regiones de Inglaterra y creamos 11 nuevos puestos de formación de Post-grado en Salud Mental. Así, se creó una estructura regional en cascada[45, 46]. Cada uno de los coordinadores regionales apoyó una media de 15 tutores de distrito (rango 5-22). Los coordinadores generales mantenían reuniones cada dos meses para conseguir un apoyo personalizado y nosotros facilitamos su formación, ya que cada uno tenía diferentes necesidades de formación. La mayoría de los puestos se financiaron inicialmente por un período de 2 años, aunque muchos obtuvieron una prórroga de un año adicional. Se crearon varios paquetes formativos y se pusieron en marcha varias estrategias para mejorar la calidad de la formación de los tutores de los médicos generales. Durante el período de actividad del Grupo, se observó una transformación desde un modelo predominantemente *pedagógico*, centrado en la formación, hacia un modelo centrado en los que recibieron la formación (*modelo andragógico*)[47]. Esto se debió sobre todo a las dificultades para conseguir una amplia difusión, más que a la limitada aceptación por parte de los tutores. La mayoría de los tutores tuvieron poco tiempo para planificar y poner en marcha actividades educativas. El sistema formativo de post-grado actual exige una gran dedicación a las actividades administrativas. Como resultado de esta experiencia, se modificó el centro de la acción. En primer lugar, tras la finalización del *fellowship*, se han habilitado nuevos fondos para el establecimiento de la primera unidad docente del Real Colegio de Médicos Generales, la Unidad del Real Colegio de Médicos Generales para la Educación en Salud Mental en Atención Primaria, que está ubicada en la Sección de Epidemiología y Medicina General del Instituto de Psiquiatría de Londres. El objetivo general sigue siendo optimizar la identificación y manejo de la enfermedad mental por los médicos generales y los equipos de atención primaria. Sin embargo, se ha cambiado la forma de actuación a partir de las lecciones aprendidas durante el *fellowship*, de manera que los tutores de los médicos generales no constituyen ya el foco principal de atención. El objetivo en la actualidad es trabajar con parejas de profesores que son principalmente médicos generales o enfermeras, o *counsellors* que desean trabajar juntos para proporcionar entrenamiento a todo el equipo de los centros asistenciales, en función de las necesidades docentes. Se ha establecido un nuevo curso nacional modular, "Enseñar a los Docentes" (*Teach the Teachers*), en el Real Colegio de Médicos Generales. Se enseña a parejas de profesores a distinguir las necesidades docentes existentes, y a continuación se les apoya en sus esfuerzos para ayudar a las clínicas a cubrir esas necesidades. El programa *"Enseñar a los Docentes"* ha sido recientemente rebautizado con el nombre de "Los Pioneros" (*Trailblazers*), programa que se describe sucintamente mas adelante en este capítulo.

FORMACIÓN MÉDICA CONTINUADA

Al revisar la bibliografía sobre formación médica continuada (FMC), Kerwick y Jones[46], encontraron que el resultado de la actividad clínica y de los pacientes se puede mejorar, aunque la evidencia fue débil y se necesita una evaluación más rigurosa para reproducir estos efectos. Laxdal[48] destacó la importancia de evaluar las necesidades de formación para mejorar la efectividad de los programas de educación continuada. El autor destaca que la evaluación de las necesidades tiene que incluir las características de los estudiantes y las necesidades percibidas, tiene además que establecer criterios bien definidos y establecer estándares de actuación a través de la formulación de objetivos de aprendizaje y de prioridades claras. En un estudio realizado por la Unidad de Educación en Salud Mental del Royal College of General Practitioners (RCGP) con 239 tutores de atención primaria en Inglaterra al principio de 1996, la participación alcanzó el 75%. Los participantes señalaron que las tres cuartas partes de las conferencias que se impartieron en los cursos no procedían de atención primaria y que los cursos más populares fueron las charlas de una hora para post-graduados impartidas en los propios centros. Sólo el 34% de los entrevistados indicó que participaba en actividades docentes más de cuatro veces al año, mientras que el 8% participaba en alguna actividad al menos una vez al mes. La mayoría del trabajo de los tutores de primaria es administrativo, en vez de educativo[49]. La estructura relativa a los Tutores de Médicos de Atención Primaria se estableció hace 15 años, sobre todo con profesores del Royal College of General Practitioners con el objeto de desarrollar una infraestructura para la formación médica continuada[50]. Para obtener la acreditación y la revalidación del nivel de formación post-graduada, los médicos generales tienen que asistir a 25 días de formación en cursos oficiales durante un período de 5 años, mientras que la acreditación de los cursos es responsabilidad de los directores generales de los programas educativos de post-grado en medicina general. Los contenidos de estos cursos tienen que incluir tres bloques docentes: promoción de la salud, tratamiento clínico y tratamiento en centros de salud. La Unidad de Educación en Salud Mental del RCGP ha sido reemplazada desde entonces por la Sección de Salud Mental de Atención Primaria, Instituto de Psiquiatría del Kings College de Londres, (para más detalles sobre el trabajo de esta sección se puede consultar la página web del Instituto de Psiquiatría).

FORMACIÓN CENTRADA EN EL ESTUDIANTE

Al mismo tiempo que se realizaron estos cambios estructurales, se criticaron duramente los métodos de formación clásica utilizados para modificar las prácticas de los médicos generales[51]. Los problemas derivados de la fuerte presión asistencial, las responsabilidades familiares y los requisitos de la nueva Ley de Empleo de 1990 pudieron contribuir a la frustración de los médicos de atención primaria en su interés por continuar con su aprendizaje y por acceder a puestos de trabajo mejores[52]. Por estos motivos, se ha defendido un método más flexible centrado en el estudiante que sirva a los médicos generales a mantenerse al día y a desarrollar su carrera profesional[46, 53-57]. A pesar de esto, muchos médicos generales no están del todo seguros de la efectividad de estos métodos [58]. Dado que la lectura es una parte importante del aprendizaje auto-dirigido, es fundamental ser capaces de criticar lo que se lee. Stanley y colaboradores[56] propusieron un modelo de aprender a leer mediante un sistema que integra una reflexión y un proceso de evaluación. En este modelo, los elementos de una educación formal son complementarios y tienen una función motivadora. Existe evidencia de que la introducción de estas técnicas en los exámenes de graduación ha modificado la forma de leer de los médicos en formación[52]. El "Royal College of General Practitioners" ha recomendado una metodología en módulos para la formación médica continuada según la cual los estudiantes preparan, con ayuda de un tutor, informes con muchos tipos de aprendizaje auto-dirigido, incluyendo materiales como diarios, comentarios de la bibliografía y revisiones[57]. Sin embargo, una de las mayores dificultades es la falta de tradición en lo que se refiere al papel de los educadores o tutores, y que los tutores tienen que formarse también para poder realizar las técnicas de facilitación que se requieren[52].

FORMACIÓN INTERDISCIPLINARIA EN EL CENTRO DE SALUD

Ante los continuos cambios en los equipos de atención primaria encaminados a proporcionar asistencia en salud mental a la comunidad, la población se ve abocada a exigir ser atendida por equipos de atención primaria bien formados. Así, las futuras generaciones de médicos de atención primaria necesitarán un conocimiento clínico y epidemiológico más amplio para valorar la salud de su población de referencia, la capacidad de desempeñar un papel activo dentro del centro de salud y de operar con sistemas de evaluación de la calidad basados en los centros de salud. Por esto, será necesario promover la educación interdisciplinaria para realizar estas funciones[59].

También es cada vez más evidente que el centro de salud es el lugar más adecuado para llevar a cabo los programas de formación continuada[60-63]. Esto es así dado que de esta forma se puede basar el entrenamiento en los problemas diarios, tanto clínicos como de otra índole, así como en los aspectos relativos al trabajo en equipo y la comunicación con otros equipos de atención primaria. Entre los posibles métodos docentes a adoptar en dichos centros se encuentran las auditorías interdisciplinarias, el desarrollo y la puesta en práctica de guías clínicas y protocolos, el empleo de instrumentos de seguimiento, y los estudios con sistemas computarizados[46]. Para aplicar en dichos estudios se podrán desarrollar en un futuro instrumentos y sistemas computarizados, junto con materiales docentes adicionales, basados en el Modulo dedicado a la Atención Primaria de la CIE-10[64].

Con frecuencia los equipos de los centros sanitarios necesitan que se realice una labor de facilitación de estos abordajes. Así, la Sección de Salud Mental en Atención Primaria del Instituto de Psiquiatría del Kings College de Londres ha centrado su forma de trabajo en la creación de parejas de profesores que perciban las necesidades de aprendizaje de las plantillas de los centros sanitarios y puedan proporcionar el apoyo necesario en el momento oportuno. Además, es más probable que las parejas de docentes sean capaces de modelar también la colaboración entre diferentes profesionales y el trabajo en equipo.

El Programa "LOS PIONEROS" (Trailblazers)

El programa *Enseñar a los Docentes*, que se desarrolló hace nueve años, evolucionó a "Los Pioneros" (*Trailblazers*) y, últimamente, a "Pioneros Internacionales". El "Pioneros" se desarrolló por regiones en Inglaterra llevando a cabo su propia versión de *Enseñar a los Docentes* con la asistencia de uno de los autores de este capítulo (AT). Inicialmente, se diseminó hacia Yorkshire, donde se han impartido hasta la fecha alrededor de 10 cursos. También se inició pronto en West Midlands, en donde se han realizado un número similar de cursos. A su vez, se distribuye por las ocho regiones inglesas, de modo que, en la actualidad, contamos con ocho cursos regionales con cerca de 30 tutores de todas las disciplinas. Los tutores se reúnen dos veces al año para compartir información y habilidades. El Proyecto "Pioneros" se está empezando a extender en Nueva Zelanda y en EE.UU., de modo que, en la actualidad, tenemos un programa para reunir a los tutores y participantes del Reino Unido, Nueva Zelanda y los EE.UU. una vez al año, cada año en uno de los países. Una organización de ayuda a la depresión de Inglaterra (The Charlie Waller Memorial Trust – (www.cwmt.org.uk)) también subvenciona dos conferencias al año para apoyar a los programas "Pioneros" del norte y sur de Inglaterra. Se han recibido varias evaluaciones positivas[65] y comentarios constructivos para mejorar. El informe interno está disponible a través de Julie Smith (julie.smith@iop.kcl.ac.uk).

LECTURAS RECOMENDADAS

Recomendamos al lector que consulte la bibliografía mencionada en el capítulo, que Vázquez-Bourgon y colaboradores han elaborado en este libro sobre los aspectos conceptuales de la prevención (capítulo 5.1).

Además, se recomienda revisar en cada área psicopatológica, algunos de los paquetes de entrenamiento que se mencionan a continuación:

Goldberg D, Gask L, Sartorius N: Training Physicians in Mental Health Skills. World Psychiatric Association. Disponible a través de julie.smith@iop.kcl.ac.uk al precio de £50 + gastos de envío.

BIBLIOGRAFÍA

1. Shepherd M, Cooper B, Brown A y cols.: *Psychiatric illness in general practice*. Oxford, Oxford University Press, 1966.
2. Goldberg D, Huxley P: *Mental illness in the community*. London, Tavistock, 1980.
3. Thomas R, Corney R: A survey of links between mental health professionals and general practice in six district health authorities. *British Journal of General Practice* 1992; 42:358-361.
4. Strathdee G, Jenkins R: Purchasing mental health care for primary care. En: Thornicroft G, Strathdee G (eds.): *Commissioning mental health services*. London, HMSO, 1996.
5. Office of Population and Census Surveys. National Psychiatric Morbidity Survey. London, HMSO,1995.
6. Ustun TB, Sartorius N: *Mental Illness in General Health Care. An International Study*. Chichester, Wiley, 1995.
7. Goldberg D, Gournay K: *The general practitioner, the psychiatrist and the burden of mental health care. Maudsley discussion document*. London, Maudsley, en prensa.
8. Sainsbury Centre for Mental Health. Pulling together. The future roles and training of mental health staff. London, Sainsbury, 1997.
9. Turton P, Tylee A, Kerry S: Mental health training needs in general practice. *Primary Care Psychiatry* 1995; 1:197-199.
10. Sibbald B, Addington-Hall J, Brenneman D y cols.: Counsellors in English and Welsh general practices: their nature and distribution. *British Medical Journal* 1993; 306:29-33.
11. Kerwick S, Jones R, Mann A y cols.: Mental health care training priorities in general practice. *British Journal of General Practice* 1997; 47:225-227.
12. Allery LA, Owen P, Robling MR: Why general practitioners and consultants change their clinical practice: a critical incident study. *British Medical Journal* 1997; 314:870-4.
13. Rutz W, Walinder J, Eberhard G y cols.: An educational programme on depressive disorders for general practitioners on Gotland: background and evaluation. *Acta Psychiatr Scand* 1989; 79:19-26.
14. Rutz W, von Knorring L, Walinder J: Frequency of suicide on Gotland after systematic postgraduate education of general practitioners. *Acta Psychiatr Scand* 1989; 80:151-154.
15. Rutz W, von Knorring L, Walinder J y cols.: Effect of an educational program for general practitioners on Gotland on the pattern of prescription of psychotropic drugs. *Acta Psychiatr Scand* 1990; 82:399-403.
16. Rutz W, von Knorring L, Walinder J: Long-term effects of an educational program for general practitioners given by the Swedish Committee for the Prevention and Treatment of Depression. *Acta Psychiatr Scand* 1992; 85:83-88.
17. Wittchen HU: Short and long term effectiveness of a training programme for recognition. *Primary Care Psychiatry* 1995; 1:45-52.
18. Maguire P, Roe P, Goldberg D y cols.: The value of teaching interview skills to medical students. *Psychological Medicine* 1978; 8:695-704.
19. Goldberg D, Hobson R, Maguire P y cols.: The clarification and assessment of a method of psychotherapy. *British Journal of Psychiatry* 1994; 144:567-580.
20. Pendleton D, Schofield T, Tate P y cols.: *The consultation: an approach to learning and teaching*. Oxford, Oxford University Press, 1983.
21. Goldberg D, Smith C, Steele JJ y cols.: Training family doctors to recognise psychiatric illness with increased accuracy. *Lancet* 1980; ii:521-523.
22. Lesser AL: Problem based interviewing in general practice: a model. *Medical Education* 1985; 19:299-304.
23. Gask L: Training general practitioners to detect and manage emotional disorders. *International Review of Psychiatry* 1992; 4:293-300.
24. Gask L, Goldberg D, Lesser A y cols.: Improving the psychiatric skills of the general practice trainee, an evaluation of a group training. *Medical Education* 1980; 22:132-138.
25. Gask L, McGrath G, Goldberg D y cols.: Improving the skills of established general practitioners. *Medical Education* 1987; 21:362-368.
26. Bowman F, Goldberg D, Millar T y cols.: Improving the psychological skills of experienced general practitioners: Do effects of training persist? *Medical Education* 1992; 26:63-68.
27. Gask L, Goldberg D, Boardman J y cols.: Training general practitioners to teach psychiatric interviewing skills: an evaluation of group training. *Medical Education* 1991; 25:444-451.
28. Whewell P, Gore V, Leach C: Training general practitioners to improve their recognition of emotional disturbance in the consultation. *Journal of the Royal College of general Practitioners* 1988; 38:259-262.
29. Gask L, Goldberg D, Porter R y cols.: The treatment of somatisation: evaluation of a teaching package with general practice trainees. *Journal of Psychosomatic Research* 1989; 33:697-703.
30. Balint E: The Balint group approach. *Journal of the Royal Society of Medicine* 1979; 72:467-469.
31. Catalan J, Gath D, Edmonds: The effects of non-prescribing of anxiolyytics in general practice:1. Controlled evaluation of psychiatric and social outcome. *British Journal of Psychiatry* 1984; 144:593-602.
32. Mynors Wallis LM, Gath OH, Lloyd-Thomas AR y cols.: Randomised controlled trial comparing problem solving treatment with amitriptyline and placebo for major depression in primary care. *BMJ* 1995; 310:441-5.

33. Andrews G, Brodaty H: General practitioner as psychotherapist. *Medical Journal of Australia* 1980; 2:655-659.

34. MHF briefing 7. The Mental Health Foundation. London, 1997.

35. Kendrick A, Burns T, Freeling P: Randomised controlled trial of teaching general practitioners to carry out structured assessments of their long term mentally ill patients. *BMJ* 1995; 311:93-98.

36. Mathers N, Bramley M, Draper K y cols.: Assessment of trainig in psychosexual medicine. *BMJ* 1994; 308:969-972.

37. Havelock P, Nathan R, Cooper Y: A course in counselling for GP trainees. *Postgraduate Education in General Practice* 1992; 3:34-40.

38. Thompson C, Stevens L, Ostler K y cols.: The Hampshire Depression Project: A methodology for assessing the value of general practice education in depression. *Int J of Methods in Psychiatric Research* 1996; 6:S27-S31.

39. Davidoff I: The Depression Awareness, Recognition and Treatment (DART) Program. The first 10 years-a record of achievement, 1996 (available from national Institute of Mental Health, 5600 Fishers lane, room 10-85, Rockville, MD 20857).

40. Paykel ES, Tylee A, Wright A y cols.: The Defeat Depression Campaign: Psychiatry in the public arena. *Am J Psychiatry* 1997; 154, 6:59-65.

41. Paykel ES, Priest RG: Recognition and management of depression in general practice; consensus statement. *BMJ* 1992; 305:1198-1202.

42. Katona C, Freeling P, Hinchcliffe K y cols.: Recognition and management of depression in late life in general practice; consensus statement. *Primary Care Psychiatry* 1995; 1:107-113.

43. Wright A: *Depression-Recognition and management in general practice*. London, RCGP, 1993.

44. Secretary of State. Health of the Nation. London, HMSO, 1992.

45. Turton P, Tylee A: Evaluation in setting up a large scale educational programme-principles and problems. *Education for General Practice* 1995; 6:226-229.

46. Kerwick S, Jones R: Educational interventions in primary care psychiatry. *Primary Care Psychiatry* 1996; 2:107-117.

47. Singleton A, Tylee A: Continuing medical education in mental illness: a paradox for general practitioners. *British Journal of General Practice* 1996; 46:339-341.

48. Laxdal OE: Needs assessment in continuing medical education: a practical guide. *Journal of Medical Education* 1982; 57:827-834.

49. Singleton A, Tylee A: Provision of continuing medical education: the views of GP tutors, 1996. Report available from RCGP Unit for Mental Health Education.

50. Health Departments of Great Britain. General practice in the NHS. The 1990 Contract. London, HMSO, 1989.

51. Horder J, Bosanquet N, Stocking B: Ways of influencing the behaviour of general practitioners. *Journal of the Royal College of General Practice* 1986; 36, 292:517-521.

52. Wright A: Modular continuing medical education: our flexible friend? *British Journal of General Practice,* April 1994; 146-147.

53. Branthwaite A, Ross A, Henshaw A y cols.: *Continuing education for general practitioners. Occasional paper 38*. London, RCGP, 1988.

54. Coles C: Learner-centred education in primary care. *Postgraduate education for general practice* 1994; 5, 1:19-25.

55. Pietroni R: New strategies for higher professional education. *British Journal of General Practice* 1992; 42:294-296.

56. Stanley I, Al-Shehri, Thomas P: Continuing education for general practice. 1. Experience, competence and the media of self-directed learning for established general practitioners. *British Journal General Practice* 1993; 43:210-214.

57. Royal College of General Practitioners. Portfolio-based learning in general practice. Occasional paper 63.London, RCGP, 1993.

58. Kelly MH, Murray TS: General practitioners views on continuing medical education. *British Journal of General Practice* 1994; 44:469-471.

59. Irvine D: Educating general practitioners. The new demands of general practice require substantial educational change. *BMJ* 1993; 307:696-697.

60. Reiss BB, Berrington RM, Stuart DRM y cols.: Practice educational meetings: a new influence in general practice. *BMJ* 1981; 283:1025-1027.

61. Owen PA, Allery LA, Harding KG y cols.: General practitioners continuing medical education within and outside their practice. *BMJ* 1989; 299:238-240.

62. Stanley I: Practice-based small group learning postgraduate education in general practice 1992; 3:89-91.

63. Al-Shehri A, Stanley I, Thomas P: Continuing education for general practice. 2. Systematice learning from experience. *British Journal of General Practice* 1993; 43:249-253.

64. World Health Organisation. Diagnostic and management guidelines for mental disorders in primary care. ICD-10 Chapter V Primary Care Version. Seattle, Hogrefe & Huber, 1996.

65. Thompson C, Kinmonth AL, Stevents L y cols.: Effects of clinical practice guideline and practice-based education on detection and outcome of depression in primary care: Hampshire Depression Project randomised controlled trial. *Lancet* 2000; 355:185-191.

5.9

El programa de prevención en salud mental en la atención primaria de la SEMFyC*

RAMON CIURANA MISOL Y MARÍA DEL CARMEN FERNÁNDEZ ALONSO EN NOMBRE DEL GRUPO DE TRABAJO DE SALUD MENTAL DEL PAPPS**

INTRODUCCIÓN

La atención primaria de salud (APS) es un buen lugar para facilitar los "momentos de contacto" para el abordaje de los conflictos psicosociales y de los trastornos que pueden evolucionar a enfermedad mental. Probablemente es, junto con la escuela, el dispositivo social de la "red profesionalizada", con el que contacta un mayor número de ciudadanos a lo largo de sus vidas.

Muchos pacientes con trastornos mentales o problemas y conflictos emocionales y psicosociales, *en una visión superficial de su comunicación,* parecería como si sólo llevaran al médico sus manifestaciones físicas. Una consecuencia es que si sus quejas se abordan tan sólo desde la perspectiva del síntoma, tienden a cronificarse sin resolverse o mitigarse en la mayoría de los casos.

Existe evidencia suficiente para afirmar que es mucho lo que puede ofrecerse a determinados grupos de personas en las que se detectan factores de riesgo de conflictos o trastornos mentales futuros[1-3]. La experiencia clínica y la investigación han mostrado que la intervención precoz en determinados casos, no exclusivamente desde la labor del médico o de los profesionales de enfermería, sino también de los recursos de asistencia social y/o institucional, pueden evitar trastornos psicosociales graves en el futuro, a veces irreparables[4, 5].

El Programa de Actividades Preventivas y de Promoción de la Salud en Atención Primaria (PAPPS), de la Sociedad Española de Medicina de Familia y Comunitaria (SEMFyC), se planteó en 1991 realizar un programa organizado que ofreciera unas recomendaciones posibilistas de prevención en salud mental para su utilización en el ámbito de la APS, tanto por los médicos como por las enfermeras de este ámbito o línea asistencial. Todavía hoy podemos constatar que las propuestas en este sentido son escasas, tanto a nivel nacional como internacional[1, 2, 6, 7]. Desde entonces se han realizado reuniones de discusión anuales en un grupo de trabajo estable dentro del Programa

* SEMFyC: Sociedad Española de Medicina de Familia y Comunitaria.

** *El grupo de trabajo de salud mental del PAPPS está constituido en la actualidad por los siguientes componentes: Francisco Buitrago Ramírez, Ramon Ciurana Misol, Levy Chocrón Bentata, Mª del Carmen Fernández Alonso (coordinadora del grupo), Javier García Campayo, Carmen Montón Franco y Jorge Tizón García, quien, como psiquiatra de atención primaria especializado en la clínica e investigación en este ámbito, actúa como consultor e introductor de las discusiones del grupo. Gran parte del texto de este capítulo ha sido extraído de la publicación original del Programa de Salud Mental del PAPPS, que se comenta en la bibliografía adjunta.*

de Actividades Preventivas y de Promoción de la Salud (PAPPS).

Los subprogramas incluidos en el programa general de salud mental del PAPPS son los siguientes:

Infancia-adolescencia

- Atención a la mujer y el niño durante el embarazo y el puerperio.
- Embarazo en la adolescencia.
- Hijos de familias monoparentales.
- Antecedentes de patología psiquiátrica en los padres.
- Retraso escolar/trastornos en el desarrollo del lenguaje.
- Prevención de los malos tratos en la infancia.
- Detección precoz de los trastornos de la conducta alimentaria.

Adultos-ancianos

- Pérdida de funciones psicofísicas. Atención al paciente y a sus familiares.
- Cuidado del paciente terminal y de su familia.
- Pérdida de un familiar o allegado.
- Jubilación.
- Cambios frecuentes de domicilio en los ancianos.
- Violencia doméstica. Violencia en la pareja.
- Maltratos a los ancianos.

Común a los dos grupos

- Detección precoz de los trastornos de ansiedad-depresión.
- Prevención del suicidio.

Con el objetivo de facilitar la introducción de las actividades de prevención en salud mental, el grupo de trabajo estableció unos *subprogramas prioritarios* en función de determinados aspectos:

- La importancia de las acciones a prevenir (por frecuencia o por gravedad).
- La facilidad de la implantación de las medidas preventivas en la práctica.
- La disponibilidad de recursos, fundamentalmente en el apoyo mediante unidades de salud mental y asistente social.

Teniendo en cuenta estas consideraciones, se han propuesto como prioritarios los siguientes subprogramas en los grupos de infancia-adolescencia y adultos-ancianos, respectivamente.

Infancia-adolescencia

- Antecedentes de patología psiquiátrica en los padres.

Adulto-anciano

Se propone priorizar la atención sobre aquellas personas que sufren las consecuencias de un duelo o que próximamente van a enfrentarse a pérdidas. Éstas son situaciones de la vida con una importante carga psicosocial y asistencial que muchas veces ya es asumida por los profesionales de APS. Lo que se pretende es llenar de un contenido distinto la atención que se viene realizando, mediante orientaciones y recomendaciones específicas.

La propuesta que se prioriza consiste en ofrecer atención en el proceso de duelo a las personas que se enfrentan a las siguientes situaciones:

- Pérdida de funciones físicas. Atención al paciente y a sus familiares.
- Cuidado del paciente terminal y de su familia.
- Pérdida de un familiar o allegado.

ASPECTOS GENERALES DEL PROGRAMA DE SALUD MENTAL DEL PAPPS

Para la prevención de los trastornos mentales y la ayuda a la resolución de los conflictos psicológicos se ha realizado una priorización de los problemas a partir de determinados factores de riesgo o vulnerabilidad. Con una perspectiva general, el equipo de atención primaria puede enfrentarse a tales problemas en los siguientes ámbitos:

a) En el contexto de su actividad asistencial cotidiana general (con todo tipo de consultantes).
b) En su relación con los consultantes con trastornos mentales.
c) En el seno de otros programas preventivos o de promoción de la salud.

La segunda premisa básica constata la realidad de que dichos factores de riesgo se pueden detectar en la mayoría de los casos a partir de las denominadas *transiciones o crisis psicosociales:* el conjunto de acontecimientos vitales particulares que producen reacciones psicológicas y trastornos por los que se consulta al médico de familia o al pediatra o que se detectan a partir de la entrevista clínica cuando el paciente acude por otro motivo[3, 6]. Aunque la queja pueda ser de tipo físico (p.ej., cefalea, dorsalgia...) o psicológico (depresión, ansiedad...), a menudo el paciente comunica (o el equipo puede detectar) un momento de crisis, una repercusión de crisis anterior o bien la cronificación de esas situaciones en forma de trastorno mental. El denominador común es que el individuo está sufriendo las consecuencias de la elaboración (emocional) de una transición o crisis psicosocial del tipo de las señaladas en la tabla I, lo cual le obliga a abandonar una serie de asunciones de su forma de vivir previa y a la adaptación a un nuevo período o fase del desarrollo individual. Ello implica dejar un "modelo de su mundo" y de su identidad para incorporar en su vida "uno nuevo", con los correspondientes cambios o transformaciones conductuales y de identidad personal. Tal situación vital va acompañada de un riesgo aumentado de sufrir un trastorno mental, en función de sus dificultades tanto generales como individuales (tabla II), a la vez que ofrece al profesional de la salud la posibilidad de ayudar al paciente a integrarse en la nueva situación[6, 8, 9].

Se consideran las transiciones y crisis psicosociales habituales de la población en las diversas etapas de la vida: la infancia, la adolescencia, la vida adulta y los ancianos. En cada uno de estos grupos se han intentado priorizar las transiciones psicosociales o factores de riesgo sobre los que actuar y se han analizado las recomendaciones en los diversos ámbitos de influencia. La idea general en este caso, de tipo pragmático y operativo, es proponer un programa constituido por una serie de actividades sencillas, operativas, poco costosas, eficientes y accesibles.

Para cada una de tales actividades se tienen en cuenta someramente sus consecuencias a tres niveles:

A. Dentro de la atención primaria, bien sea en el ámbito de la consulta cotidiana o en programas específicos para actuaciones especiales.
B. En los servicios sociales.
C. Recomendaciones explícitas hacia la administración, por considerar que ésta puede tener un papel positivo determinante en cuestiones relativas a los trastornos o problemas a prevenir.

TABLA I

TRANSICIONES PSICOSOCIALES FUNDAMENTALES

1. *En la infancia*
   a) Pérdida o separación de los padres.
   b) Pérdida del contacto con el medio del hogar familiar por acontecimientos como son el ingreso en un hospital o el internado en una escuela.

2. *En la adolescencia*
   Separación de los padres, del hogar y de la escuela.

3. *En los adultos jóvenes*
   a) Ruptura matrimonial o de pareja.
   b) Embarazo (especialmente el primero).
   c) Nacimiento de un niño disminuido.
   d) Pérdida del trabajo.
   e) Pérdida de un progenitor.
   f) Emigración.

4. *En los adultos ancianos*
   a) Jubilación.
   b) Pérdida de funciones físicas.
   c) Duelo.
   d) Pérdida del ambiente familiar, por ejemplo, al ingresar en residencias de ancianos.
   e) Enfermedad o incapacidad en miembros próximos de la familia.

Modificada de Royal College of General Practitioners[6].

PROGRAMA PREVENTIVO GENERAL Y BÁSICO

Como premisa general, se considera necesario que los profesionales de APS, con el fin de poder llevar a cabo esta propuesta de forma eficiente, dispongan de una formación básica al menos en los siguientes apartados:

1. Formación psicosocial y en el "modelo biopsicosocial".
2. Conocimientos sobre psicología humana más aplicables a la clínica cotidiana.
3. Habilidades para la *entrevista clínica con un enfoque biopsicosocial.*

TABLA II

FACTORES QUE DIFICULTAN LA ELABORACIÓN DE LAS CONSECUENCIAS DE LAS TRANSICIONES PSICOSOCIALES

1. *Factores situacionales*
   a) Cambios vitales masivos cuya magnitud sobrepasa la capacidad de la persona para poder solucionarlos.
   b) Falta de una familia u otros sistemas de soporte social bien estructurados, o de la "capacidad" para enfrentarse con las burocracias de la asistencia.
   c) Cambios parecidos a los que llevaron a problemas no resueltos en el pasado.
   d) Cambios no deseados, inesperados y prematuros y para los que no ha existido preparación anticipada o ésta ha sido inadecuada.

2. *Factores de vulnerabilidad*
   a) Bajo nivel socioeconómico.
   b) Presencia de varios niños pequeños en el hogar.
   c) Desempleo.
   d) Hogar con excesivo número de inquilinos en relación con el espacio disponible.
   e) Bajo nivel de autoestima.

Modificada de Royal College of General Practitioners[6].

4. Habilidades psicoterapéuticas (relacionales o de índole cognitivo-conductual) y para "aconsejar" y orientar a los consultantes en APS.

ACTIVIDADES DEL PROGRAMA POR FACTORES DE RIESGO Y VULNERABILIDAD

Infancia y adolescencia

Atención de la mujer y del niño durante el embarazo y el puerperio

a) Evidencia científica

Hoy se considera que el embarazo y el puerperio son períodos o situaciones vitales no sólo decisivas para el establecimiento y desarrollo del nuevo ser, sino también para la estructuración de la vinculación entre la madre y el hijo y, más en general, entre el nuevo ser y sus progenitores, vinculación que más tarde es decisiva para su desarrollo psicofísico[10-13].

b) Recomendaciones

Durante el embarazo:

— Siempre que sea posible: intervención del equipo pediátrico en los programas del embarazo y puerperio.
— Promoción del contacto físico de la madre con el hijo en las primeras tres horas de vida del niño (dentro del contexto de la atención prenatal).

Dentro de las actividades de atención a la mujer embarazada:

— Facilitar la expresión y ayudar a la "normalización" de los temores maternos. Si bien tales temores en ocasiones suelen tener una base o expresión complejas, en otras muchas, para facilitar su integración, basta con favorecer la escucha de los mismos; otras veces, es conveniente que el médico o la enfermera exprese y explique la normalidad y frecuencia de los mismos (e incluso de numerosas fantasías persecutorias que suelen acompañarlos).
— Promocionar una lactancia satisfactoria (dentro del contexto de la atención prenatal).

Ambos objetivos pueden intentarse en el contexto de las visitas prenatales habituales o, mejor aún, en el seno de los programas de atención a la mujer embarazada, de preparación del parto o mediante grupos de embarazadas con conducción abierta en el seno de los programas de atención al embarazo.

Periodicidad:

— En las visitas de atención prenatal, si el centro no posee un programa específico de atención a la mujer embarazada.

Después del parto:

— Entrevista dirigida a detectar el estado emocional, depresión postparto, psicosis postparto y exploración de la relación madre-hijo.
— Si existen antecedentes previos de índole psicosocial: valorar la visita domiciliaria.

Periodicidad:

Al menos a los 10 días y entre 30-50 días después del parto. Atención preferente en las visitas a las alteraciones emocionales o a las incapacidades manifiestas de cuidar al hijo por parte de la madre: pueden indicar depresión o trastorno mental puerperal, que posee graves repercusiones sobre la vinculación madre-hijo[10,12] y, por lo tanto, sobre el desarrollo emocional y cognitivo del niño.

Recomendación específica a la administración:

Eliminar las trabas que dificultan el contacto precoz madre-hijo fomentando la organización asistencial que lo favorezca. La posibilidad de ingreso de un familiar junto con el niño si éste ha de permanecer en un hospital se considera imprescindible a cualquier edad, y es una obligación recordada incluso en la Normativa Europea de Derechos del Niño y por la Conferencia Europea de Ministros de Salud de 1984[14].

Embarazo en la adolescencia

a) Definición

Embarazo iniciado antes de los 18 años.

b) Evidencia científica

Las madres adolescentes poseen un riesgo elevado de complicaciones somáticas y psicológicas durante el embarazo[15]. Además, en determinados medios culturales hay mayores riesgos para la anudación de una vinculación familiar adecuada y, por lo tanto, para el desarrollo psicofísico del recién nacido[6, 10-12,15].

c) Recomendaciones

— Especial atención de las recomendaciones sobre planificación familiar (anticoncepción) en el *grupo de adolescentes* (dentro del programa del adulto), aunque respetando las opciones de las minorías étnicas después de proporcionarles la información adecuada.
— Replantearse la relación con los servicios escolares de la zona con vistas a una acción educativa específica.
— En caso de embarazo:

- Considerarlo embarazo de alto riesgo a todos los efectos y, desde luego, a nivel psicológico y psicosocial.
- Especial atención a las recomendaciones sobre el embarazo y puerperio previamente descritas.
- Entrevista familiar con el fin de reforzar el apoyo familiar y social. Convendrá asegurar especialmente la existencia de una figura de apoyo continuada para la joven madre. En el caso de no existir padre que conviva con ella se debe recomendar la relación del niño con varones a lo largo de su desarrollo, así como las demás recomendaciones del programa de "familias monoparentales".
- Hay que prestarle especial atención al desarrollo de las relaciones padres-hijo a lo largo de toda la infancia y adolescencia.

Hijos de familias monoparentales

a) Definición

Pérdida de contacto efectivo y lúdico con uno de los padres de forma prolongada.

b) Evidencia científica

Los progenitores solos que han de atender a las ansiedades y dificultades del desarrollo humano temprano son más proclives a descompensaciones psicopatológicas, así como a proporcionar a sus hijos o a los niños a su cuidado un tipo de trato inadecuado para su desarrollo[7,10].

c) Recomendaciones

— Entrevista familiar para explicar la importancia del papel masculino y del femenino en el desarrollo del niño, así como para facilitar o recomendar la búsqueda de una figura de apoyo para el progenitor solo.
— Derivación, si procede, al equipo de salud mental en caso de detectarse trastornos psicológicos.

d) Periodicidad

Dentro de los controles del programa del "niño sano".

Antecedentes de patología psiquiátrica en los padres

a) Definición

Se trata de realizar medidas sencillas de prevención primaria en los hijos, menores de 22 años de edad, de padres con las características mostradas en la tabla III.

Las actividades generales de este subprograma incluyen:

A. La investigación de antecedentes psiquiátricos *de los padres*.
B. La identificación de *señales de alerta* elementales en los niños.
C. El ofrecimiento de algún tipo de ayuda biopsicosocial.

Conseguir un cierto conocimiento en la práctica de los apartados A y B puede suponer una mejoría en las capacidades de los equipos de APS para integrar los elementos de salud mental en su práctica cotidiana. Por otra parte, una cierta experiencia en la detección de los apartados A y B es básica para poder realizar las intervenciones mínimas que componen las recomendaciones del subprograma.

b) Evidencia científica

Hay claras relaciones entre el tratamiento dado por los padres y las conductas y el desarrollo (emocional y cognitivo) del hijo. Se han podido demostrar ciclos entre los problemas del niño y los problemas de la madre, tanto en observaciones de tipo clínico y psicoanalítico como en estudios y observaciones con métodos estadísticos y correlacionales[2, 7].

c) Recomendaciones[2, 8, 9, 14, 16-20]

1. La existencia de alguno de tales trastornos mentales graves (de los padres o los hijos) debería

TABLA III
SITUACIONES A CONSIDERAR EN EL SUBPROGRAMA: "ANTECEDENTES DE PATOLOGÍA PSIQUIÁTRICA EN LOS PADRES"

A. Patología psiquiátrica diagnosticada en los padres*	*Siete tipos de trastornos a los que conceder especial atención* • Trastornos delirantes • Trastornos depresivos mayores • Episodio de manía • Intento de suicidio • Trastornos graves de la personalidad • Esquizofrenia • Alcoholismo y abuso de drogas
B. Sospecha de patología mental grave por presentar el niño o los padres alguno de los siguientes signos de alerta**	• Agresividad dentro de la familia • Episodios reiterados de tristeza e inhibición • Institucionalización psiquiátrica prolongada • Sospecha de abuso de drogas • Carencias biológicas, psicológicas o higiénicas importantes en los hijos o elementos que hacen pensar en una falta de cuidados adecuados y continuados de los mismos • Malos tratos o abusos con los hijos • Episodios de ansiedad o depresión de la madre en el primer año de vida del niño • Aislamiento social de la familia

* El profesional debe tener en cuenta la posibilidad de que no se le comuniquen (o no se hagan evidentes) los diagnósticos psiquiátricos previos.
** Los signos de alerta obligan al profesional, en la medida de lo posible, a realizar los pasos pertinentes para llegar a un diagnóstico positivo, incluyendo el contacto del pediatra con el médico de los padres.

ser señalada de forma clara en la historia clínica de los *hijos,* por lo menos en la lista de "condicionantes y problemas" o su equivalente.

2. Se recomienda asegurar la existencia de algún sistema de registro en los centros, informatizado o no informatizado, para poder localizar estos casos, mediante algún tipo de señalización, con el fin de facilitar la periodicidad de las visitas.

3. En el grupo de población definido hay que realizar un seguimiento especialmente cuidadoso y prudente del *programa del niño sano* (vacunaciones, revisiones, visitas periódicas...), procurando anotar claramente las citas en el carné o tarjeta de visitas y cuidando especialmente la periodicidad de las mismas.

4. Realizar "sobre la marcha" o, si es preciso, concertar *al menos una entrevista con los familiares.* El motivo directo puede ser precisamente el desarrollo de dicho programa del "niño sano". El objetivo es la atención cuidadosa, aunque si es posible no explícita o directa, acerca de los cuidados cotidianos recibidos por el niño y la atención a lo que los padres expresan acerca del niño.

5. En caso de surgir *señales de alarma* en el niño, contactar, si es necesario, con el médico de adultos, el trabajador social del centro, los servicios psicopedagógicos o los de salud mental y asimismo contactar con el pediatra cuando se detectan trastornos psiquiátricos en los padres.

6. Cumplimiento de las medidas recomendadas para los casos en los que el seguimiento es difícil.

d) Pautas para la entrevista[10-12, 16, 20]

1) Revisar las señales de alerta.

2) Revisar los cuidados recibidos por el niño. Si el profesional de APS encuentra difícil una entrevista abierta o semiabierta en la que se incluya ese tema, puede iniciarla mediante el sistema clásico de explorar *qué hace el niño en un día laborable de la semana y en un día festivo.*

3) En caso de no poder aclarar suficientemente la situación mediante esos sistemas clínicos habituales, pueden introducirse las preguntas de un cuestionario simple de *screening* tal como el RQC (Reporting Questionnaire for Children).

4) Como se ha dicho, a menudo es imprescindible saber aprovechar la consulta espontánea para realizar estas actividades (y, en general, las del programa del "niño sano"), ya que las familias de este tipo suelen faltar a las citas o interrumpir los seguimientos.

e) Recomendaciones para el seguimiento[5, 16, 18, 20, 21]

1. Una lista exhaustiva de las señales de alerta psicopatológicas que pueden ayudar en la detección y en la valoración del desarrollo y la evolución del niño se pueden consultar en la publicación original del PAPPS.

2. Estos niños y familias a menudo son más frecuentadores de las consultas "espontáneas". Es por ello que a menudo resulta imprescindible aprovechar las consultas a demanda para realizar estas activida-

des. Si se añade un incumplimento reiterado de las consultas "concertadas" (lo que ocurre con frecuencia en este tipo de familias), ello implica una señal de alerta suplementaria, un nuevo indicio a explorar. Por todo ello, es necesario, si se cumplen esas circunstancias, intentar también el seguimiento "del niño sano" incluso en las consultas "a demanda".

3. La no presentación *repetida* a las consultas programadas implica una *señal de alerta* suplementaria, ante la que hay que reaccionar:

A. Si los niños con antecedentes de patología psiquiátrica de los padres no acuden a la visita de control, se recomienda el contacto telefónico y/o visita a domicilio.
B. Si se detecta alguna señal de alerta y el niño no acude a la visita de control, se recomienda el contacto con el médico de cabecera, para que hable con los padres e insista en la necesidad de las visitas de control y eventual contacto telefónico y/o visita a domicilio.
C. En estos casos de no presentación a las visitas periódicas y con cita, como en otras muchas situaciones en APS, *la visita domiciliaria* proporciona muchos más datos y más fiables que cualquier otro sistema de entrevista, posiblemente más incierto y menos eficaz.

4. *Periodicidad de las consultas.*
(En los primeros años son integrables dentro de las programadas para el "niño sano"):

— Una visita cada seis meses hasta los seis años.
— Después, cada año. Hasta los 14 años, por parte del pediatra. En la pubertad o adolescencia, con el chico y/o con alguien de la familia. Conviene que el médico de cabecera continúe el seguimiento al menos hasta los 22 años.

Retraso escolar/trastorno en el desarrollo del lenguaje

a) Definición

Niño con coeficiente intelectual normal que presenta uno o más cursos escolares de retraso. Entenderemos el trastorno en el desarrollo del lenguaje en el seno de esta actividad como la dificultad para usar el lenguaje hablado o escrito (dificultad relativa con respecto a la media cultural del ambiente determinado).

b) Evidencia científica

A menudo, los retrasos escolares y/o los trastornos en el desarrollo del lenguaje son expresiones de dificultades de desarrollo emocional del niño más amplias y que pueden tener que ver con las relaciones familiares. En los casos medios y graves, si no son adecuadamente tratados, correlacionan además los trastornos mentales y de conducta de los niños con dichas dificultades de lenguaje y cognitivas [16].

c) Recomendaciones

— Entrevista en la que se determine la situación escolar (si es preciso examinando directamente las notas escolares del niño).

En caso de retraso escolar o existencia de problemas a estos niveles:

— Investigación de posibles déficit sensoriales.
— Atención prudente para determinar dificultades relacionales en el ambiente familiar.
— En casos de trastornos del lenguaje, valorar cuanto antes, mediante interconsulta con los dispositivos de salud mental, la necesidad de derivación para la rehabilitación del lenguaje.
— Valorar la necesidad de derivación a salud mental del niño y/o del padre o la madre.

d) Periodicidad

Dentro de los controles del "programa del niño sano".

Prevención de los malos tratos en la infancia

a) Definición

Acciones u omisiones que van a interferir en el desarrollo integral del niño, que lesionan sus derechos como persona y que son infligidos generalmente por personas del medio familiar. El término de malos tratos engloba diferentes formas de abuso o agresión: violencia física, maltrato emocional, abuso sexual, negligencia física y/o emocional, maltrato prenatal y maltrato institucional.

Los factores de riesgo y situaciones de mayor vulnerabilidad para el maltrato en el niño se exponen en la tabla IV.

b) Evidencia científica

Prevención primaria: Son aquellas intervenciones dirigidas a reducir la incidencia mediante la actua-

TABLA IV
FACTORES DE RIESGO Y VULNERABILIDAD PARA EL MALTRATO INFANTIL

Maltrato o negligencia física	Deficiencias físicas o psíquicas Dependencia biológica y social Separación de la madre en el periodo neonatal Niño hiperactivo Prematuros Discapacitados	Familias monoparentales Embarazo no deseado Padres adolescentes Padre o madre no biológico Abuso de drogas o alcohol Historia de violencia en la familia Bajo control de impulsos Trastorno psiquiátrico en los padres. Deficiencia mental Prostitución Separación en el periodo neonatal precoz Abandono o fallecimiento de uno de los cónyuges Antecedente de maltrato familiar	Soporte social bajo Nivel socioeconómico bajo Aislamiento social Hacinamiento Inmigración Desempleo
Maltrato o negligencia psicoafectivo	Deficiencias físicas o psíquicas Dependencia biológica y social Separación de la madre en el periodo neonatal Niño hiperactivo Prematuros Discapacitados	Relaciones conyugales conflictivas. Desconocimiento de las necesidades psicoafectivas del niño. Enfermedad psiquiátrica de los padres. Expectativas irracionales respecto al desarrollo del niño Uso del castigo físico como una técnica de disciplina. Antecedentes de maltrato familiar	Nivel socioeconómico medio o medio-alto Aislamiento social
Abuso sexual	Niñas	Padre dominante. Madre pasiva Padres no naturales Alcoholismo y otras drogodependencias Pobre relación marital entre los padres. Limites generacionales difusos Antecedente de abuso sexual en familia de origen	

ción precoz sobre los factores de riesgo o situaciones de mayor vulnerabilidad. Aunque hay pocos estudios que han podido demostrar la efectividad de este tipo de intervenciones, la visita domiciliaria de la enfermería sí ha demostrado ser efectiva en la prevención de los malos tratos en los 2 primeros años de vida del niño[22-24]. La gravedad del problema justifica la detección precoz.

Prevención secundaria: El objetivo de la prevención secundaria es la detección del maltrato en sus fases más tempranas, para minimizar las consecuencias de los mismos a través de una intervención precoz.

Se han probado numerosos instrumentos para valorar el riesgo de maltrato: cuestionarios, escalas, entrevistas estructuradas o semiestructurada, sin embargo la validez de estos instrumentos no está aún suficientemente probada.

Sin embargo se aconseja al profesional sanitario explorar signos y señales de alerta, o síntomas para los distintos tipos de violencia en cualquier niño, pero especialmente en aquellos que tienen factores de riesgo de maltrato[25-28].

c) Recomendaciones

***Prevención primaria**: debe basarse en la búsqueda activa de factores de riesgo[29] a través de la entrevista clínica, y en control de factores de riesgo y el desarrollo de los factores de resiliencia y protección a nivel de la familia, del niño, a nivel institucional y de los profesionales sanitarios.*

***Prevención secundaria**: exploración de los signos y señales de alerta o síntomas para los distintos* *tipos de violencia en cualquier niño, pero especialmente en aquellos con factores de riesgo de maltrato.*

Prevención terciaria*: actuación ante el diagnóstico del maltrato infantil.*

La intervención ante una situación de maltrato ha de ser siempre integral y multidisciplinar.

La primera actuación a llevar a cabo con los hijos en los casos de violencia *es valorar la situación de los hijos a través de la entrevista;* ésta debe ser realizada por el profesional que mejor conozca y en quien tenga mas confianza el niño (generalmente el pediatra). Los contenidos asistenciales básicos a tratar son los siguientes:

- Entrevista y exploración con el niño víctima de maltrato.
- Valoración del riesgo del menor para determinar la urgencia de la intervención. Si existe riesgo inmediato: ingreso hospitalario del niño, previo informe a los padres de las razones del ingreso. Si no lo autorizan se debe realizar denuncia ante las autoridades competentes.
- Valoración del estado psicológico y de la situación social.
- Valoración y tratamiento de las lesiones físicas e inmunizaciones si procede. Prevención de ETS y embarazo en casos de abuso sexual en los que ésta posibilidad exista.
- Informar al pediatra para su seguimiento, si la detección la realiza el médico de adultos.
- Contactar con el trabajador social y elaborar el informe social y hacer la estimación de los recursos disponibles.
- Registrarlo en la historia clínica y realizar parte de lesiones para los servicios judiciales.
- Informar al Servicio de Protección a la Infancia y remitir el informe médico-social elaborado.
- Establecer un plan de seguimiento coordinado y estar alerta ante la posibilidad de una evolución inadecuada.
- Seguimiento del niño y de la familia, facilitándole las ayudas psicoterapéuticas y sociales que precisen.

d) Pautas para las entrevistas

Ante el diagnóstico de un caso de maltrato infantil se recomienda abordar las siguientes cuestiones:

- Crear una atmósfera de confianza y seguridad.
- Ayudar a verbalizar sus emociones: miedo, culpabilidad, cólera, tristeza ambivalencia.
- Decirle que él no es culpable de los problemas familiares.
- Evaluar el grado de aislamiento del niño y su red social.
- Enseñarle a poner en práctica mecanismos de autoprotección.
- Comprobar si el niño tiene comportamientos autodestructivos.
- Conocer antecedentes de consultas previas y consultar con los servicios sociales o de salud mental si fuera necesario.

La atención del personal sanitario no sólo está dirigida a la víctima, sino también a la persona maltratante, generalmente los padres, por lo que se deberá:

- Entrevistar a el/los agresores, en actitud de escucha, sin hacer juicios, permitirle reconocerse culpable y expresar sus sentimientos.
- Valorar la actitud de los padres: despreocupación, retraso en demanda de atención, proyección de la culpa en el niño o en otros, explicaciones incongruentes de cómo se produjo la lesión. Debemos valorar el estado psicológico, historia y personalidad de la persona maltratante: sus antecedentes, investigar la presencia de trastornos psiquiátricos, consumo de alcohol o drogas, enfermedades o discapacidades etc., y ofertar la ayuda profesional necesaria.
- La colaboración con los padres, aunque sean los agresores, es especialmente necesaria en el caso del maltrato infantil; en una primera fase para recabar información para llegar al diagnóstico, pero también en una segunda fase, pues el objetivo va a ser intentar modificar una relación familiar disfuncional generadora de violencia.

El medio escolar puede jugar un papel importante tanto en la detección del maltrato, como en el desarrollo de estrategias de intervención orientadas a la integración del menor.

En todo caso es necesario no perder la perspectiva de que el abordaje del maltrato al menor ha de ser necesariamente intersectorial e integrado.

Detección precoz de los trastornos de la conducta alimentaria

a) Definiciones

Las clasificaciones psiquiátricas CIE-10 y DSM-IV incluyen dos trastornos específicos: la anorexia nerviosa y la bulimia nerviosa, y además, la categoría de trastorno de la conducta alimentaria no especificado (TCANE) para los TCA que no cumplen todos los criterios diagnósticos de TCA específico [30,31].

La anorexia nerviosa (AN) es la pérdida significativa de peso (índice de masa corporal [ICM] < 18) por evitación de alimentos que engordan y por uno o más de los síntomas siguientes: vómitos autoprovocados, purgas intestinales, ejercicio excesivo, consumo de fármacos (diuréticos y/o anorexígenos). A esto hay que añadir *una distorsión de la imagen corporal*. También hay un trastorno endocrino caracterizado en la mujer por *amenorrea* y en el varón por una pérdida del interés y la potencia sexuales.

La bulimia nerviosa (BN) es una preocupación continua por la comida, con deseos irresistibles de comer, presentando episodios recurrentes de ingesta voraz (atracones) seguidos por conductas compensatorias inapropiadas como el ayuno, el vómito provocado, el abuso de laxantes, diuréticos u otros fármacos adelgazantes o el ejercicio excesivo.

Es fácil encontrar síndromes parciales, procesos que no cumplen todos los criterios de AN o BN, denominados TCANE y que constituyen la mayoría de los trastornos.

b) Evidencia científica

La mayoría de los autores consideran la detección precoz seguida del tratamiento como un importante factor de buen pronóstico en la evolución de los TCA. Cuanto más tiempo pasa entre el inicio del trastorno y el tratamiento, peor es el resultado en la evolución y el pronóstico [32-36].

Esto hace imprescindible la intervención de los médicos de atención primaria.

Hay pocos estudios sobre la detección y el diagnóstico de los TCA en atención primaria. Se apunta una situación de infradiagnóstico.

Sin embargo, algunos estudios que evalúan la influencia de la intervención precoz como factor pronóstico no han sido considerados suficientemente válidos desde el punto de vista metodológico[37]. A pesar de ello, hay un acuerdo unánime en focalizar la atención en la población de riesgo y en la detección de síntomas y signos de alarma (tabla V).

c) Recomendaciones

— Transmitir mensajes a la familia y al adolescente sobre pautas que indirectamente protejan de los TCA: alimentación saludable, realizar al menos alguna comida diaria con la familia, favorecer la comunicación y fomentar la autoestima, evitar que las conversaciones

TABLA V

POBLACIÓN DE RIESGO Y SIGNOS Y SÍNTOMAS SUGESTIVOS DE TRASTORNO DE LA CONDUCTA ALIMENTARIA

Población de riesgo de sufrir trastornos de la conducta alimentaria
- Preadolescentes y adolescentes del sexo femenino.
- Bailarinas, gimnastas, modelos, atletas... Cualquier práctica en que el aspecto físico está especialmente valorado.
- Homosexualidad en varones.
- Problemas médicos crónicos que afectan a la autoimagen: diabetes, obesidad.
- Antecedentes familiares de obesidad o de trastornos de la conducta alimentaria.
- Conflictividad familiar.
- Acontecimientos vitales estresantes en los últimos años.

Síntomas y signos de alarma de anorexia o de bulimia

Anorexia nerviosa
- Adelgazamiento.
- Amenorrea.
- Lanugo.
- Actividades para adelgazar (ejercicio, dieta, etc.).
- Historia familiar de trastorno obsesivo compulsivo (TOC).
- Demanda de diuréticos y laxantes.
- Vómitos (signo de Russell*, petequias en la cara, hipertrofia glándulas salivales).

Bulimia
- Intentos fallidos de perder peso.
- Historia familiar de depresión.
- Vómitos (edemas cara, manos y pies, erosión en esmalte dental, hipertrofia de glándula parótida).
- Reflujo gastroesofágico.
- Ejercicio obsesivo y excesivo.
- Disforia (ansiedad, tristeza).

* Signo de Russell: callosidad o escoriación en el dorso de la mano por introducción de los dedos en la boca para provocarse el vómito.

familiares giren compulsivamente sobre la alimentación y la imagen, etc.

— Detección temprana orientada especialmente a la población de riesgo: es recomendable hacer una búsqueda activa de casos en la población más vulnerable y prestar atención a los síntomas y signos de alarma.
— Medición del peso y la talla: un IMC < 18 en adolescentes nos obliga a descartar la presencia de un cuadro de AN; esto no sucede tanto en la BN, ya que el IMC puede ser normal o incluso puede haber sobrepeso.
— Exploraciones complementarias: es interesante realizar una analítica básica con hemograma, bioquímica, proteínas, hierro, hormonas tiroideas, TSH e iones, así como un electrocardiograma. El resultado normal en las determinaciones analíticas básicas no excluye el diagnóstico.

Los pacientes con AN o BN severa pueden tener alteraciones analíticas importantes, así como signos evidentes en la exploración física, pero esto no es así en los estadios iniciales, que es donde debemos identificarlos.

d) Pautas para la entrevista

— Se debe tratar de entrevistar *al paciente solo*, intentando crear un clima de confianza y respeto.
— Aprovechar cualquier oportunidad para detectar hábitos de riesgo o trastornos ya establecidos.
— En las niñas o adolescentes del sexo femenino debemos interrogar sobre la edad de la menarquia, la fecha de la última regla y los ciclos menstruales. En muchos casos el motivo de consulta es la amenorrea, y es el único signo objetivable.

¿Qué hacer desde atención primaria si se detecta un trastorno de la conducta alimentaria?

— El profesional debe demostrar al paciente interés por ayudarle y debe trasmitir que está ante una situación potencialmente muy grave y que precisa tratamiento.
— Cuando se detecte un TCA bien delimitado —AN o BN— debemos remitir al paciente a la unidad de salud mental de referencia. Si se trata de un TCANE hay que mantener una vigilancia discreta.
— Si se identifican criterios de gravedad se debe remitir de forma urgente al centro hospitalario de referencia.
— El objetivo primordial del tratamiento es la normalización y la regulación de la ingesta alimentaria y la corrección del estado de desnutrición[38].
— Desde la atención primaria es imprescindible intentar mantener una buena relación con la familia.

Adultos y ancianos

Pérdida de un familiar o allegado

a) Definición

Muerte reciente (o pérdida previsiblemente definitiva) de un familiar o allegado.

b) Evidencia científica

Toda pérdida de familiar o allegado con el que se ha convivido supone una transición psicosocial o, en otros términos, un "proceso (psicológico) de duelo"[8,9]. Durante el mismo, es frecuente que la persona en tal situación necesite ayuda. Además, los procesos (emocionales y cognitivos) puestos en marcha por la pérdida (los *procesos de duelo)* implican una profunda afectación de toda la estructura de personalidad. A menudo dan lugar a *trastornos adaptativos,* en el sentido del DSM-III-R[39]. Es frecuente que una pérdida no elaborada de forma adecuada dé paso a un trastorno psicopatológico diagnosticable al cabo de meses o años; sin embargo, un duelo adecuadamente elaborado mejora las capacidades futuras para enfrentarse a las situaciones de pérdida, frustración o sufrimiento[2, 3, 6, 10-12, 40]. El equipo de atención primaria se encuentra colocado en un lugar asistencial en el que está especialmente indicado realizar diversos tipos de ayuda a la elaboración de esos problemas y, en caso de apreciarse una complejidad importante o creciente, detectar el momento para una derivación adecuada[8, 9].

c) Recomendaciones

— Entrevista, lo más próxima posible en el tiempo al suceso, para ayudar a elaborar la pérdida.
— Seguimiento y orientación en entrevistas periódicas (al menos dos o tres en seis meses), según el riesgo de descompensación apreciado en las mismas (no hay que olvidar, por ejemplo, que la pérdida de un allegado ambivalentemente querido o con el que se mantenía una mala relación puede suponer un riesgo aumentado).

— Controlar en las entrevistas los elementos señalados en las tablas VI y VII.
— Si se detectan problemas: entrevista familiar para valorar la gravedad de la situación y reconsiderarla en la familia.

d) Pautas para la entrevista[9, 41-46]

1. Utilizar los criterios de la entrevista de los subprogramas siguientes.

2. Destinar en alguna entrevista un tiempo suficiente para que la persona atendida y/o la familia expresen sus sentimientos, recuerdos o los aspectos significativos de su situación actual, aceptando y respetando las diversas manifestaciones individuales.

3. Explorar en la entrevista los siguientes temas, dependiendo del momento evolutivo:

Hasta los 6-12 meses:

— Atender el duelo y si no existen factores de riesgo ni psicopatología clara, efectuar una labor de *acompañamiento*.
— Si aparecen sentimientos de culpa intensos o trastornos en la *elaboración del duelo,* hay que tener especial cuidado con las orientaciones o consejos.

A partir de los 12 meses:

— Ayudar a la *elaboración*. Pueden tocarse temas como las fotografías, las ropas, los rituales con respecto al fallecido, las visitas al cementerio y su periodicidad, la duración del luto... Cuando algunos de estos hábitos son demasiado rígidos o duraderos: pensar en la posibilidad de un duelo patológico.
— Favorecer la *expresión* de aquello que se "hubiera querido decir al fallecido" y no se pudo decir, mediante la expresión escrita o compartiéndolo con el médico o la enfermera.
— Explorar aspectos de la organización de la vida cotidiana y atender a la narración de diversiones, fantasías, sueños...

4. Respetar, en lo posible, la ausencia de expresión de los sentimientos, manteniendo, sin embargo, una actitud de disponibilidad. Insistir en que las

Tabla VI

Elementos que hay que evaluar y seguir durante el duelo

1. *Factores de riesgo.*
   • Niños preadolescentes.
   • Viudos de más de 75 años.
   • Personas que viven solas, personas aisladas socialmente, con "red social" deficitaria.
   • Muertes súbitas, en especial por suicidio.
   • Relaciones difíciles con el muerto.
   • Trastorno psiquiátrico en los antecedentes, en especial si fue depresivo.
   • Antecedentes de abuso de sustancias psicotrópicas, legales o ilegales.
   • Disfunción familiar.
   • Esposa sobreviviente, en especial en el primer año.
   • Autoestima y confianza en sí mismo escasas.
2. *Sistemas o red social de soporte* (tal como se define en el sistema cultural y socioeconómico de la persona "en duelo").
3. *Estado de salud de la persona en duelo:* enfermedades antecedentes o concurrentes, enfermedades o factores de riesgo concordantes (similares) con el fallecido.
4. *Conocimiento de los procesos de duelo y adaptativos* y funcionamiento de la persona "en duelo" como forma de anticipar los consejos u orientaciones futuras.

Modificada a partir de Medalie, 1990[3].

Tabla VII

Aspectos a monitorizar o atender en un "proceso de duelo" o adaptativo

1. Aceptación de la pérdida (del fallecido).
2. Vivencia de pena y sufrimiento.
3. Adaptación al medio (contando con la ausencia del fallecido).
4. Expresión de dudas, culpa, protesta, críticas, etc., acerca del fallecido y de la relación con él (relación no idealizada).
5. Reorientación de la comunicación y los intereses emocionales hacia nuevas relaciones.

Modificada a partir de Medalie, 1990[3].

personas en duelo expresen sus sentimientos cuando se sienten incapaces de hacerlo —por ejemplo, en los primeros meses o si la relación con el profesional no es de confianza— puede incrementar la culpabilidad siempre existente en todo duelo.

5. Tener en cuenta el valor del aniversario de la muerte: a menudo, en los días o semanas próximos al aniversario, y en especial en los primeros años, se recrudecen las señales que recuerdan la pérdida, tanto a nivel consciente como inconsciente y tanto a nivel mental o relacional como a nivel somático.

e) Recomendaciones para el seguimiento[9,18,41,42,45,46]

1. Si se detectan síntomas de duelo patológico: valorar la posibilidad y conveniencia de una entrevista familiar para evaluar la gravedad de la situación y reconsiderarla en la familia.
2. Si los casos empeoran a pesar de las medidas iniciadas en el equipo de atención primaria o se presentan signos claros de psicopatología: interconsulta/derivación a la unidad de salud mental.

Pérdida de funciones psicofísicas. Atención al paciente y a su familia

a) Definición

Aparición de una enfermedad psicofísica grave que entraña pérdida de la autonomía.

b) Evidencia científica

Esa situación supone el origen de una difícil "transición psicosocial" o situación familiar que pone en marcha múltiples replanteamientos y "procesos adaptativos" entrecruzados. Por lo tanto, se repetirían los riesgos psicopatológicos, tanto para el paciente como para su familia, señalados en los procesos de duelo y pérdida[2, 6, 12].

La dificultad de adaptación a esta situación, en parte debida a la cronicidad de la misma, hace más fácil la descompensación, tanto del paciente como de los familiares.

c) Recomendaciones

- Priorizar los casos recientes.
- Abordaje de la situación en entrevista familiar o con los miembros de la familia que vayan a tener que soportar el peso fundamental de la situación.
- Suelen ser muy útiles los grupos abiertos de familiares de pacientes en esa situación (grupos con objetivos limitados: no es preciso que sean de tipo psicoterapéutico, pueden ser de apoyo, de ayuda mutua, "psicoeducativos", etcétera.).
- Favorecer el apoyo mutuo, el contacto con la red asistencial "profana" (no profesionalizada), así como la explicación de las repercusiones psicológicas de las enfermedades crónicas, asesorando en los cuidados cotidianos del paciente.
- Favorecer el contacto con las asociaciones especializadas: de esclerosis múltiple, de parkinsonianos, de alcohólicos o familiares de los mismos, de jugadores patológicos, de familiares de paralíticos cerebrales, de familiares de autistas, etcétera.

d) Recomendación específica a la Administración

- Fomentar los servicios institucionales de ayuda a domicilio.
- Fomentar, por parte de la administración, la existencia de residencias asistidas para estancias variables —no forzosamente largas o indefinidas— de los pacientes.

e) Pautas para la entrevista en la situación de pérdida[9,41,42,44,45,47]

1. Establecer un contacto directo con el paciente (en el centro de salud, siempre que sea posible, o en su domicilio, cuando sea necesario).
2. Realizar una entrevista familiar, en la que prevalezca una relación terapéutica que sirva de apoyo afectivo a la persona y a su familia.
3. Proporcionar contención y apoyo psicológico a través de la empatía y las técnicas de entrevista propias de APS: fomento de las habilidades relacionales básicas, disponibilidad, aceptación, empatía, escucha activa, etc.
4. Favorecer la expresión de sentimientos, pensamientos y fantasías del paciente, así como (en privado) del cuidador principal, procurando acoger, y explicar dichas manifestaciones y sus formas de expresión y canalización más adecuadas.
5. Prestar especial atención a las señales de alerta del duelo patológico.

f) Recomendaciones para el seguimiento[9,18,41,42,45,46]

1. Monitorizar el duelo en el paciente y en la familia.
2. Una vía útil es valorar qué hace el paciente en un día normal, con especial atención a los momentos de disfrute.

3. Evolución creciente o decreciente de la autonomía o de la dependencia.
4. Evolución de actividades sustitutivas.
5. Evolución de la actitud del grupo familiar ante la pérdida, atendiendo especialmente al posible aumento del aislamiento o al deterioro de los cuidados brusco o progresivo.
6. Si no se consiguen los objetivos previamente propuestos se debe evaluar el realismo de los mismos. En caso de que sean realistas, pero fallen, o cuando la relación familiar está deteriorada, estará indicada la interconsulta con el equipo de salud mental.

Cuidado del paciente terminal y de su familia

a) Definición

Se define aquí como enfermo terminal aquel que, por la naturaleza de su enfermedad y el pronóstico de vida previsible, pronosticándose la pérdida de la autonomía personal a corto plazo, precisa de atención médica y cuidados cotidianos continuos.

b) Evidencia científica

Este tipo de situaciones suponen importantes tensiones familiares y personales (en todos los allegados del paciente y en él mismo). Además, su "resolución" con la muerte del paciente terminal supone casi siempre un *proceso de duelo* con especiales dificultades de elaboración. Los problemas psicosociales, los trastornos psicopatológicos y/o el desarrollo de enfermedades son frecuentes en los familiares y allegados a corto y medio plazo[6,10,12].

c) Recomendaciones

- Entrevista familiar previa a la pérdida para evaluar las capacidades de la familia y del paciente para conocer *conscientemente* la realidad de su enfermedad.
- Establecer siempre con el paciente una relación profesional, evitando los apriorismos ideológicos. Como profesionales de APS conviene evitar especialmente los "siempre hay que decírselo" o "no hay que decírselo nunca".
- Detectar a las personas del entorno más susceptibles de deterioro psicológico.
- Seguimiento de estos familiares según el programa sobre "pérdida de un familiar o allegado".

d) Pautas para la entrevista[9,41,42,45-47]

1. Tener en cuenta los aspectos relacionados con el duelo y las pérdidas mencionadas en el subprograma anterior (pérdida de funciones psicofísicas).
2. Mantener un contacto directo con el paciente (en el centro de salud o en el domicilio).
3. Realizar al menos una entrevista familiar.
4. Entrevistas siempre basadas en la *negociación,* prudencia y respeto.
5. Estar atento a las señales de alerta del duelo patológico del paciente y la familia.
6. Tener en cuenta los mismos aspectos para el *familiar de referencia.*
7. Si el paciente menciona cosas concretas de la realidad externa (problemas de herencias, tierras, pensiones, legados...), vale la pena atenderlas y no disociarlas o dejarlas de lado: evidentemente, es una forma de acercarse a la realidad de su situación y de intentar afrontarla o elaborarla.

e) Recomendaciones para el seguimiento[10,41,45,46]

- Atención a la psicopatología del paciente.
- Atención a la psicopatología del cuidador. En especial, realizar una atención anticipatoria de un posible duelo patológico.
- Reservar algún espacio donde el equipo pueda compartir o expresar las emociones que transmite el cuidado de estos pacientes (sesiones clínicas, grupos tipo Balint)[45,46].

f) Periodicidad

En función del estado del paciente y de los elementos de la familia más susceptibles.

Jubilación (preparación de la "red social" tras la jubilación)

a) Definición

Cese de la etapa laboral de la vida del individuo, por razón de la edad o por incapacidad física o mental.

b) Evidencia científica

El paso a la inactividad laboral para las personas que han dedicado varias décadas de su vida al trabajo supone una compleja transición psicosocial, agravada porque, normalmente, la edad —o las dificultades biopsicosociales que obligan a jubilarse—

hacen que las capacidades adaptativas del individuo se hallen muy disminuidas. Las descompensaciones biopsicosociales vinculadas a la jubilación son realmente frecuentes y, por lo que ha podido mostrarse, la existencia de una red familiar o afectiva y una red de relaciones y actividades sociales son formas eficaces y eficientes de evitar tales descompensaciones[2,3,6]. En particular, una actividad laboral y creativa insuficientemente sustituida predispone al inicio de los síntomas demenciales y depresivos.

c) Recomendaciones

— Atención previa, por entrevista familiar o no, a ser posible dentro del año anterior a la jubilación.
— Advertir en esa u otras entrevistas sobre la importancia de mantener una vida mental, física y social activa.
— Orientar hacia el reforzamiento de las actividades de relaciones sociales y lúdicas posteriores a la jubilación.
— Detección en esta visita, utilizando el conocimiento previo del equipo con respecto al paciente, de los riesgos psicosociales previsibles al jubilarse: aislamiento social, sentimientos de soledad, aumento de la pasividad y la dependencia, síntomas depresivos... Intentar, con esta entrevista, situar al individuo en el grupo de riesgo alto o riesgo bajo (de descompensación con la jubilación).

d) Individuos con riesgo alto

— Al menos, una visita concertada a los 2 y 6-12 meses de la jubilación efectiva.

e) Individuos con riesgo bajo

— Seguimiento del tema en las visitas habituales por otros motivos.

Valorar en ambos casos el contacto con el trabajador psicosocial del centro y con los recursos de asistencia social del barrio.

Cambios frecuentes de domicilio en los ancianos

a) Definición

Cambios de domicilio del anciano periódicos y frecuentes, con estancias inferiores a los tres meses.

b) Evidencia científica

Dadas las dificultades biológicas (cerebrales y, en general, somáticas), psicológicas y psicosociales del anciano, esos cambios frecuentes tienden a desarraigarle, aislarle del entorno y desorientarle, facilitando la aparición de síntomas demenciales o de otros trastornos psicopatológicos[2, 41, 46, 48].

c) Recomendaciones

— Entrevista familiar donde se expongan con cierto detenimiento los riesgos que conlleva en el anciano la movilidad frecuente de domicilio (deterioro cognitivo, somático, pérdida del entorno propio...), valorando siempre la dinámica y la situación familiar general.
— En la misma entrevista, ayudar a que los familiares piensen alternativas menos nocivas para el cuidado del anciano.
— Si la situación continúa, seguimiento cada seis meses (y, en caso de aparición de crisis confusionales, depresivas o, en general, de psicopatología, derivar a los dispositivos adecuados, pero aprovechando el momento para volver a plantear el tema a la familia).

Violencia doméstica. Violencia en la pareja

a) Definición

La OMS define la Violencia *como:* "El uso intencional de la fuerza física o el poder contra uno mismo, hacia otra persona, grupos o comunidades y que tiene como consecuencias probables lesiones físicas, daños psicológicos, alteraciones del desarrollo, abandono e incluso la muerte"[49].

Violencia contra la mujer en la pareja: Se define como aquellas agresiones que se producen en el ámbito privado en el que el agresor, generalmente varón, tiene una relación de pareja con la víctima. Puede ser violencia física, psicológica o sexual.

b) Evidencia científica

Varios estudios [50-52] encuentran asociación positiva entre la experiencia de malos tratos y problemas de salud mental como depresión, ansiedad, síndrome de estrés postraumático, insomnio y quejas somáticas. Gomel (1998) hace una amplia revisión de los estudios que relacionan violencia doméstica con salud mental [53]. Disponer de soportes sociales constituye un factor de protección.

La violencia doméstica se puede producir en cualquier pareja, pero parece que el perfil de mayor riesgo de ser mujer maltratada es el que posee alguna de las características que figuran en la tabla VIII. En la misma tabla se exponen los factores de riesgo identificados en el varón maltratador [54,55].

La actuación del profesional de atención primaria se plantea a tres niveles:

— *Prevención primaria:* mediante la detección en consulta de personas en situaciones de riesgo o mayor vulnerabilidad y la intervención preventiva en los factores de riesgo (tabla IX).
— *Prevención secundaria:* mediante la detección precoz sobre las situaciones de violencia para intervenir precozmente y así minimizar las consecuencias.
— *Prevención terciaria:* actuación tras el diagnóstico.

c) Recomendaciones

Recomendaciones del Programa de Actividades Preventivas y de Promoción de la Salud de la Sociedad Española de Medicina Familiar y Comunitaria para los profesionales de atención primaria y para la administración[56].

— Estar alerta ante la posibilidad de maltrato.
— Identificar personas en riesgo.
— Identificar situaciones de riesgo y mayor vulnerabilidad.
— Estar alerta ante demandas que pueden ser una petición de ayuda no expresa.
— Una vez diagnosticado el maltrato, poner en marcha estrategias de actuación con la víctima, con los hijos y con el agresor.
— Identificación de trastornos psicopatológicos en la víctima y en el agresor.
— Coordinar nuestra actuación con el trabajador social, los servicios especializados y el pediatra, si fuera preciso, e informar sobre la red social disponible.
— Realizar el informe médico legal si procede.
— Registrar los hechos en la historia clínica.

d) Recomendaciones para la administración sanitaria:

— Facilitar a los profesionales actividades de formación para mejorar el abordaje profesional de la violencia doméstica.
— Garantizar las condiciones estructurales y organizativas (tiempo, numero de pacientes, confidencialidad etc.) que faciliten el abordaje del problema a través de la entrevista.

TABLA VIII
FACTORES DE RIESGO DE LA MUJER MALTRATADA Y DEL HOMBRE MALTRATADOR

Factores de riesgo de ser mujer maltratada
- Vivencia de violencia doméstica en su familia de origen
- Bajo nivel cultural
- Bajo nivel socioeconómico
- Aislamiento psicológico y social
- Baja autoestima
- Sumisión y dependencia
- Embarazo
- Desequilibrio de poder en la pareja
- Consumo de alcohol o drogas

Factores de riesgo de ser varón maltratador
- Experiencia de violencia en su familia de origen *
- Alcoholismo*
- Desempleo o empleo intermitente *
- Pobreza, dificultades económicas
- Varones violentos, controladores y posesivos
- Baja autoestima
- Concepción rígida y estereotipada del papel del varón y de la mujer
- Aislamiento social (sin amigos ni confidentes)
- Vida centrada exclusivamente en la familia
- Varones que arreglan sus dificultades con violencia y culpan a otros de la pérdida de control
- Trastornos psicopatológicos

* Estos tres factores son los más claramente relacionados con conductas maltratantes en algunos estudios.

TABLA IX
SIGNOS Y SEÑALES DE ALERTA DE MALTRATO

Físicos:
- Características de las lesiones (zonas de defensa, marcas, mordeduras, quemaduras, abrasiones, hematomas en distintos estadios evolutivos, fracturas...).
- Retraso en la solicitud de consulta.
- Accidentes reiterados.
- Discrepancia entre las lesiones y mecanismo de producción.
- En gestantes: las lesiones pueden localizarse en abdomen, en mamas y área genital.

Psíquicas:
- Ansiedad, depresión, insomnio, somatizaciones, síndrome de estrés postraumático, intentos autolíticos, abuso de fármacos, disfunciones sexuales, confusión, agitación.

Otros síntomas:
- Quejas crónicas de mala salud, insomnio cefaleas, abdominalgias, disfunciones sexuales, consumo abusivo de medicamentos, hiperfrecuentación, absentismo laboral, abortos provocados o espontáneos, fatiga crónica.

Actitudes de la mujer:
- Temor, nerviosismo, negativa a dejarse explorar, inseguridad, quejas crónicas, hiperfrecuentación, ausencia de contacto visual, tendencia a culpabilizarse y a exculpar a la pareja, incapacidad para tomar decisiones.

Actitudes del cónyuge:
- Si acude debemos explorar también su actitud: excesiva preocupación y control, o bien excesivo desapego y despreocupación, intentando banalizar los hechos; debe entrevistarse a los elementos de la pareja por separado.

— Incluir en los currículos de pregrado y en los programas postgrado de los profesionales sanitarios la enseñanza de la VD como problema de salud.
— Implantar un sistema de registro de casos de VD en los servicios sanitarios.

e) Pautas para la entrevista ante la sospecha de violencia doméstica.

Normas que pueden facilitar la realización de la entrevista clínica ante la sospecha de malos tratos:

— Ver a la mujer sola, asegurando la confidencialidad.
— Utilizar el tiempo necesario para la entrevista.
— Observar las actitudes y el estado emocional (a través del lenguaje verbal y no verbal).
— Facilitar la expresión de sentimientos.
— Mantener una actitud empática, facilitadora de la comunicación, con una escucha activa.

Formular *preguntas facilitadoras,* que han de ser graduales y en función de la respuesta, continuar.

Si tiene lesiones o hematomas: me preocupan sus lesiones... ¿quiere contarme que le ocurrió?

Si no tuviera lesiones pero se sospecha la posibilidad de VD: La veo preocupada: ¿Cómo van las cosas en su familia?, ¿tiene algún problema con su esposo o con los hijos? *Esperar respuesta... Si es afirmativa, ir gradualmente haciendo las siguientes:*

¿Cómo resuelven sus problemas?

¿Cómo es el trato hacia usted en casa? ¿Siente que no la tratan bien?

¿Ha sido agredida físicamente, sexualmente?

¿Ha sentido miedo? ¿Se siente segura? ¿La ha amenazado alguna vez?

¿Controla sus salidas? ¿Le controla el dinero?

¿Ha contado su problema a algún familiar o amigo?

Si se confirma la sospecha de maltrato en la entrevista...

— Hacerle sentir que no es culpable de la violencia sufrida.
— Expresar claramente que nunca está justificada la violencia en las relaciones humanas.
— Creerla, tomarla en serio, sin poner en duda su interpretación de los hechos, sin emitir juicios, intentando quitar el miedo a la revelación del abuso.
— Respetar a la mujer y aceptar su ritmo y su elección.
— Ayudarla a pensar, a ordenar sus ideas y a tomar decisiones.
— Informarla de los riesgos que corre, de las posibilidades de actuación y de los recursos disponibles.
— Dejar clara nuestra oferta de ayuda.
— Apoyar sus decisiones.
— Registrar estos hechos con precisión en la historia.

Maltratos a los ancianos

a) Definición

La Primera Conferencia de Consenso[57] sobre el anciano maltratado, celebrada en España en 1995, definió el maltrato al anciano como: " Cualquier acto u omisión que produzca daño, intencionado o no, practicado sobre personas de 65 y más años, que ocurra en el medio familiar, comunitario o institucional, que vulnere o ponga en peligro la integridad física, psíquica, así como el principio de autonomía o el resto de los derechos fundamentales del individuo, constatable objetivamente o percibido subjetivamente".

Las formas de maltrato más frecuentes en el anciano son:

1. *Negligencia física o emocional.*
2. *Maltrato físico.*
3. *Maltrato psicológico.*
4. *Abuso económico.*
5. *Abuso sexual.*

b) Evidencia científica

Se desconocen estudios que hayan demostrado la efectividad de este tipo de acciones preventivas, no obstante numerosos expertos y el sentido clínico más elemental aconsejan estar alerta ante signos y señales de alerta relacionados con maltrato y sugieren incluir preguntas en el curso de la consulta para detectar situaciones de maltrato, tratando de identificarlos precozmente a través de la entrevista y la exploración[58,59], dando prioridad a aquellas personas con factores de riesgo o situaciones de mayor vulnerabilidad (tabla X).

c) Recomendaciones[60]

— Estar alerta ante la posibilidad de maltrato en los ancianos.
— Identificar personas en riesgo: factores de riesgo y vulnerabilidad.
— Investigar señales de alerta.
— Intervenir modificando factores de riesgo vulnerables.
— Una vez diagnosticado el maltrato, poner en marcha estrategias de actuación con la víctima y agresor (con frecuencia el cuidador) y hacer el seguimiento del problema.
— Coordinar nuestra actuación con el trabajador social y los servicios especializados.
— Registrarlo en la historia.

d) Pautas para la entrevista con el anciano

— Entrevistar al paciente solo y con el cuidador.
— Analizar la relación y cambios de actitud en su presencia.
— Dar confianza y facilitar la expresión de sentimientos.
— Garantizar la confidencialidad.
— Hablar con lenguaje claro y sencillo.
— Hacerle algunas preguntas para facilitar que el paciente cuente su problema.
— Preguntar por factores de riesgo.

La *American Medical Association* sugiere 5 preguntas:

1. ¿Alguien le ha hecho daño en casa?
2. ¿Tiene miedo de alguna de las personas que viven con usted?
3. ¿Le han amenazado?
4. ¿Le han obligado a firmar documentos que no entiende?
5. ¿Alguien le ha puesto dificultades para que usted pueda valerse por sí mismo?

La *Canadian Task Force on Preventive Health Care* sugiere añadir otras 4 preguntas:

6. ¿Alguien le ha tocado sin su consentimiento?
7. ¿Alguien le ha obligado a hacer cosas en contra de su voluntad?

TABLA X
FACTORES DE RIESGO Y VULNERABILIDAD DE SER VÍCTIMA DE MALOS TRATOS

Para el anciano:
- Edad avanzada.
- Deficiente estado de salud, incontinencia.
- Deterioro cognitivo y alteraciones de conducta.
- Dependencia física y emocional del cuidador.
- Aislamiento social.
- Antecedentes de malos tratos.

Para el agresor (cuando es el cuidador):
- Sobrecarga física o emocional (situaciones de estrés, crisis vitales).
- Padecer trastornos psicopatológicos.
- Abuso de alcohol u otras toxicomanías.
- Experiencia familiar de maltrato a ancianos o violencia familiar previa.
- Incapacidad del cuidador para soportar emocionalmente los cuidados.

Situaciones de especial vulnerabilidad:
- Vivienda compartida.
- Malas relaciones entre la víctima y el agresor.
- Falta de apoyo familiar, social y financiero.
- Dependencia económica o de vivienda del anciano.

8. ¿Alguien toma cosas que le pertenecen sin su permiso?
9. ¿Está solo a menudo?

Actividades comunes a los grupos previos

Detección precoz de trastornos de ansiedad y depresión

a) Criterios de definición

Los criterios diagnósticos de ansiedad y depresión más aceptados en psiquiatría, y a los que se hace referencia en este subprograma, son los del DSM-III-R, DSM-IV[22, 61] y los de la CIE-10 [62].

b) Evidencia científica

Las tasas de morbilidad psiquiátrica en la población general se sitúan en torno a un 15%[63]. Esta morbilidad se duplica en los pacientes que acuden a un centro de atención primaria, situándose por encima del 30% [64].

Las investigaciones realizadas en atención primaria ponen de manifiesto la existencia de un infradiagnóstico, como consecuencia de que una importante proporción de la morbilidad psíquica no es detectada por los médicos de cabecera (morbilidad psiquiátrica oculta) [65, 66].

c) Implicaciones

Las implicaciones que conlleva *la no detección* de los trastornos psicopatológicos han sido investigadas tanto desde el punto de vista clínico como empírico desde hace decenios. Las principales serían las siguientes:

1. *Prevalencia:* los trastornos por ansiedad y depresión constituyen la mayor parte de los motivos de consulta por psicopatología (aproximadamente el 75%) [63, 65, 66]. El médico de cabecera debe estar preparado, pues, para reconocerlos y tratarlos.

2. *Repercusiones sanitarias y sociosanitarias:* mayor número de pruebas diagnósticas complementarias y sobreutilización de los servicios sanitarios por estos problemas, mayor número de visitas al médico y a los servicios de urgencias, aumento de la incapacidad laboral, mayor duración de los trastornos y peor pronóstico.

3. *Calidad de vida:* la no detección por parte de la APS de estos trastornos no sólo va ligada a un peor pronóstico, sino que conlleva una peor calidad de vida, tanto para el paciente como para la familia.

4. *Co-morbilidad y co-diagnóstico:* la adicción a las drogas y sustancias psicoactivas (psicofármacos, alcohol, cocaína...) es una patología importante desde el punto de vista sanitario. Además, diversos estudios parecen señalar una mayor mortalidad en las personas que sufren trastornos por ansiedad o depresión, siendo el suicidio la más temida complicación de estos problemas [67].

En consecuencia, resulta claro que una detección precoz y adecuada de los trastornos psicopatológicos, seguida por un adecuado tratamiento psicosocial, puede mejorar la calidad de vida y el pronóstico de los pacientes, además de disminuir la yatrogenia y reducir el gasto sanitario.

La entrevista clínica constituye, sin duda, el mejor método para la detección de los trastornos psicopatológicos, si bien requiere una serie de habilidades por parte del entrevistador. Por ello, para facilitar la detección de estos trastornos por el médico general se han diseñado algunos cuestionarios que pueden integrarse en el contenido de esta entrevista clínica para facilitar la estructuración de la misma y mejorar la habilidad en la detección de psicopatología.

De los diferentes instrumentos existentes en la actualidad se propone la utilización de la *escala de ansiedad y depresión de Goldberg* (EADG)[68], cuyo contenido se expone en la tabla XI. Esta escala está diseñada para facilitar la detección de los trastornos que más frecuentemente debe afrontar el médico no psiquiatra.

La elección de la EADG se basa en que reúne una serie de características muy apropiadas para su utilización en atención primaria: brevedad, sencillez, aceptabilidad, poder discriminatorio entre ansiedad y depresión, y adecuados índices de validez (sensibilidad, 83,1%; especificidad, 81,8%; índice de mal clasificados, 17,7%; valor predictivo positivo, 95,3%). Esta escala ha sido validada para la población española en adultos [68]. La aplicación e interpretación, así como los límites de la EADG, vienen recogidos en la tabla XII.

La experiencia clínica e investigadora en atención primaria sugieren dirigir la detección especialmente a determinados grupos de pacientes. La mayoría de los autores consideran que la aplicación de test y escalas a la población general no está justificada porque, si bien su valor estadístico es hoy incuestionable, pueden fallar en la identificación del paciente concreto. Por otra parte, tampoco mejoran las redes de atención disponibles ni las capacidades y habilidades para el cuidado de lo psicológico por parte de los profesionales. No hay duda de que la formación psicosocial del personal asistencial es la mejor solución para abordar este programa, tal como señalábamos en la introducción de estos programas de prevención de la salud mental desde la APS.

TABLA XI
ESCALA DE ANSIEDAD-DEPRESIÓN DE GOLDBERG (EADG)

Escala "A" (ANSIEDAD)
1. ¿Se ha sentido muy excitado, nervioso o en tensión?
2. ¿Ha estado muy preocupado por algo?
3. ¿Se ha sentido muy irritable?
4. ¿Ha tenido dificultad para relajarse?

(Continuar si dos o más respuestas son afirmativas)

5. ¿Ha dormido mal, ha tenido dificultades para dormir?
6. ¿Ha tenido dolores de cabeza o nuca?
7. ¿Ha tenido alguno de los siguientes síntomas: temblores, hormigueos, mareos, sudores, diarrea?
8. ¿Ha estado usted preocupado por su salud?
9. ¿Ha tenido alguna dificultad para conciliar el sueño, para quedarse dormido?

Escala "D" (DEPRESIÓN)
1. ¿Se ha sentido con poca energía?
2. ¿Ha perdido usted su interés por las cosas?
3. ¿Ha perdido la confianza en sí mismo?
4. ¿Se ha sentido usted desesperado, sin esperanza?

(Continuar si hay respuestas afirmativas a cualquiera de las preguntas anteriores)

5. ¿Ha tenido dificultades para concentrarse?
6. ¿Ha perdido peso? (a causa de su falta de apetito).
7. ¿Se ha estado despertando demasiado temprano?
8. ¿Se ha sentido usted enlentecido?
9. ¿Cree usted que ha tenido tendencia a encontrarse peor por las mañanas?

TABLA XII
APLICACIÓN, INTERPRETACIÓN Y LÍMITES DE LA EADG

Aplicación e interpretación de la EADG
- Sólo se deben puntuar los síntomas que duren más de 2 semanas. Las cuatro primeras preguntas de las subescalas de ansiedad y depresión son obligatorias, y sólo en caso de contestar afirmativamente a dos o más preguntas de ansiedad o al menos una de depresión, se proseguirá con las cinco restantes (5-9).
- La puntuación es independiente para cada escala.
- El punto de corte para " probable ansiedad " es ≥ 4 y para "probable depresión" ≥ 2.

Límites de la EADG
- Es importante señalar que la EADG no nos proporciona diagnóstico de "caso" psiquiátrico, sino tan sólo la probabilidad de serlo: el diagnóstico definitivo debe confirmarse con una entrevista diagnóstica semiabierta o dirigida.
- Falsos positivos: enfermedades somáticas graves, dolor, estrés o adversidades recientes, problemática social grave, afectación cerebral y situaciones especiales.
- Falsos negativos: trastornos crónicos, personalidades anormales, conductas de negación, afectación cerebral, conveniencia social y alcoholismo y drogodependencia.

d) Recomendaciones para la detección

1. Registrar en la historia clínica el motivo de inclusión.
2. Adecuar el modelo de entrevista de APS, en especial si se sospecha de la posibilidad de una depresión o de un trastorno por ansiedad: p.ej., cuidados especiales con los aspectos relacionales de la entrevista, realización de entrevistas más abiertas, atención sanitaria centrada en el consultante[9].
3. Valorar los "factores de vulnerabilidad para la depresión" más comunes y reconocibles (tabla XIII)[1,8,12], así como la "población diana" (tabla XIV).
4. Utilizar la entrevista como herramienta diagnóstica fundamental, aunque, a criterio del profesional, puede usarse como guía de la misma la escala de ansiedad y depresión de Goldberg (EADG).
5. En los pacientes en los que la EADG resulte positiva, se recomienda realizar una entrevista diagnóstica más exhaustiva teniendo en cuenta el componente biológico, la problemática y el soporte social y los aspectos emocionales. Debería confirmarse el diagnóstico ajustándose a los criterios diagnósticos CIE-10, DSM-III-R o DSM-IV.
6. Mientras persista el motivo de inclusión se valorará al paciente cada dos años. No obstante, queda a criterio del profesional adelantar o retrasar esta periodicidad en función de cada caso (fig. 1).

e) Pautas generales para la entrevista y el seguimiento

- Se considera la entrevista clínica como el más útil instrumento diagnóstico y terapéutico, si va acompañada por una adecuada actitud del profesional.
- Entrevista clínica empática y contenedora[9]. La mayoría de los pacientes experimentan una acusada disminución de su malestar sólo con poder

TABLA XIII
FACTORES DE VULNERABILIDAD PARA LA DEPRESIÓN

En mujeres:
1. Pérdida de un progrenitor antes de los 17 años (especialmente, de la madre y antes de los 11 años).
2. Tres o más niños de 14 o menos años en casa.
3. Relación conyugal pobre, sin confianza.
4. Pérdida del empleo (a jornada completa o parcial).

En hombres:
1. Pérdida de un progenitor antes de los 17 años.
2. Matrimonio (emocionalmente) pobre.
3. Desempleo.

Modificado de Lennox, 1983[1].

TABLA XIV

POBLACIÓN DIANA DEL SUBPROGRAMA PREVENTIVO PARA LA DETECCIÓN PRECOZ DE LOS TRASTORNOS DE ANSIEDAD Y DEPRESIÓN

Síntomas y conductas sugerentes de psicopatología
- Pacientes con manifestaciones psicopatológicas.
- Pacientes con síntomas somáticos inespecíficos (mareos, cefaleas, parestesias, dolor torácico...).
- Pacientes consumidores habituales de psicofármacos o sustancias psicoactivas.
- Pacientes pluriconsultantes y/o frecuentadores.

Transiciones psicosociales con factores que dificultan su elaboración
Considerar en especial las siguientes transiciones psicosociales, en especial si se dan los factores señalados en la tabla II:
- *Infancia:* pérdida o separación de los padres, pérdida del contacto con el hogar.
- *Adolescencia:* separación de los padres, del hogar y de la escuela, abuso de drogas o conductas desordenadas...
- Adultos jóvenes: ruptura matrimonial, embarazo, nacimiento de niño disminuido, paro, pérdida de progenitor, emigración psicosocialmente desasistida...
- *Adultos y ancianos:* jubilación, pérdida de funciones físicas, duelo, pérdida de familiar, enfermedad en la familia...

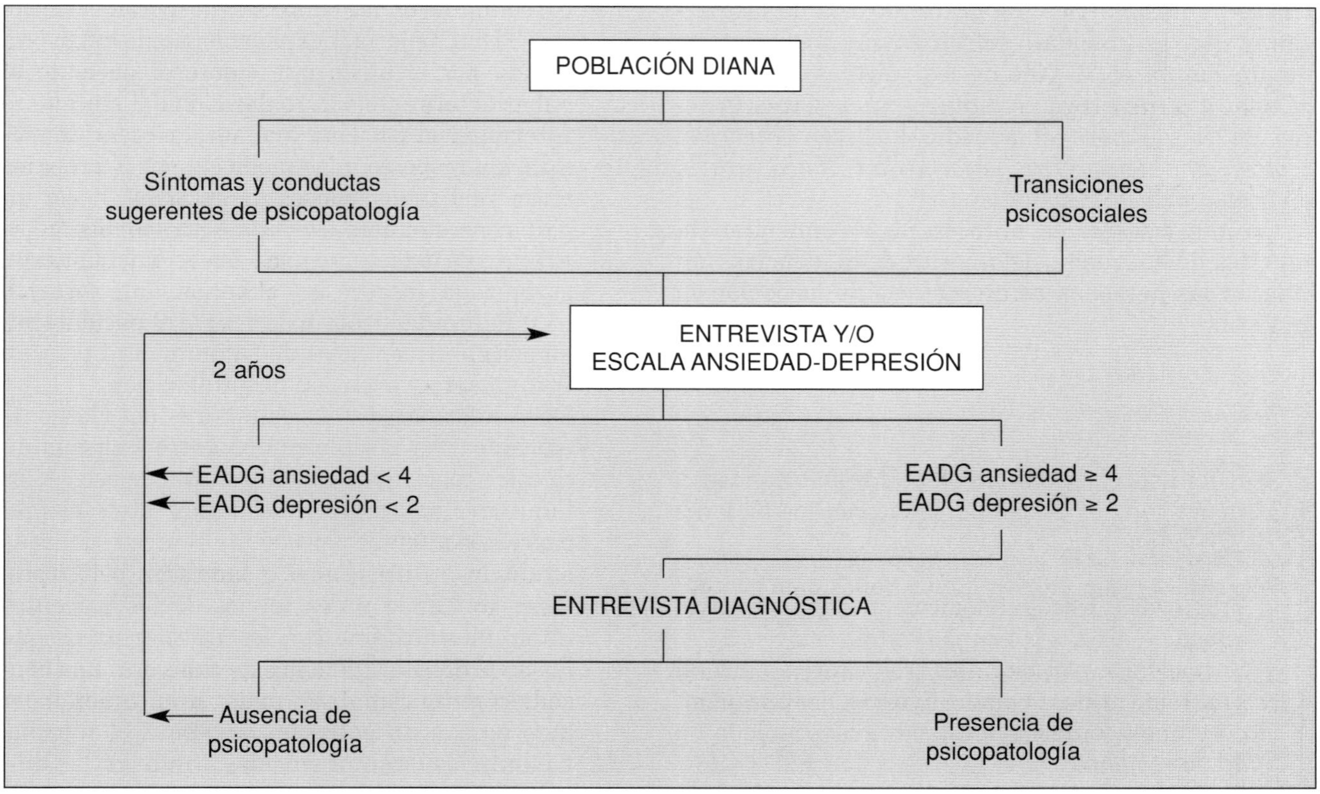

Fig. 1. Pautas específicas de actuación para la detección de los trastornos de ansiedad y depresión.

explicarse con cierta tranquilidad y reflexionar acerca de sus dificultades con un profesional que escucha con interés y con actitud empática, incluso en la primera entrevista de evaluación. Atención a la contención emocional más que a la actuación o intervención del médico, al menos hasta que el plan terapéutico global esté claro.

— Reconocer que el paciente tiene un trastorno real, evitando el "usted no tiene nada, su problema son los nervios".

— Informar de las posibilidades terapéuticas disponibles y decidir de manera consensuada la terapia más apropiada para cada paciente.

— En caso de utilizar tratamiento farmacológico es importante entender que éste debe ser un elemento más en el contexto de un plan terapéutico global de tipo biopsicosocial.

— Contemplar al paciente no sólo de forma individual, sino integrado dentro de una unidad familiar y de relaciones.

- No olvidar las recomendaciones acerca del estilo de vida (descanso, sueño, ejercicio físico, uso de drogas o fármacos...). Las orientaciones y recomendaciones del médico de cabecera tras una escucha suficiente y empática pueden ser suficientes en algunos casos.
- Valorar la posibilidad de interconsulta y derivación al centro de salud mental (p.ej., en los casos de depresión grave y/o recurrente, con o sin intentos de suicidio).

Prevención del suicidio

a) Evidencia científica

El principal factor de riesgo para el suicidio es el trastorno psiquiátrico. La gran mayoría de las personas que se suicidan sufren *trastornos afectivos* (depresión en el 30-70% de los suicidas), *abuso de alcohol u otras drogas o esquizofrenia*. Otros factores de riesgo para el suicidio incluyen: *divorcio, separación, desempleo, enfermedad física grave, vivir solo y duelo reciente*[1, 2, 47, 69].

La mayoría de los autores no recomiendan la práctica de búsqueda sistemática de la ideación suicida en las personas asintomáticas de la población general.

b) Recomendaciones

Atender especialmente al *bienestar emocional* y a la *ideación suicida* en las personas con los factores de riesgo siguientes:

- Trastornos psicopatológicos de tipo afectivo, abuso de drogas o esquizofrenia.
- Situaciones psicosociales relevantes para el problema tales como divorcio, separación, desempleo, enfermedad física grave, soledad o duelo reciente...
- Pacientes que han sobrevivido a un intento suicida.
- Pacientes que padecen repetidos traumatismos y accidentes (hay que realizar el diagnóstico diferencial con el consumo de drogas).
- Pacientes que acuden al equipo quejándose de ideación suicida.
- Pacientes que consultan por otros motivos, pero que admiten una ideación suicida.
- Pacientes que, a pesar de negar su ideación suicida, muestran un potencial para el suicidio...

Si se cumplen los criterios anteriores hay una serie de recomendaciones generales a tener en cuenta:

1. Recomendaciones con respecto a las entrevistas

Realizar entrevistas tranquilas y abiertas, procurando, antes de entrar en temas directos, establecer una buena relación (emocional) con el paciente. Ir de los temas generales a los específicos. Si se sospecha de potencial suicida, no dejar de aclarar el tema: *el atender a la ideación suicida o, si no queda otro remedio, interrogar sobre la misma, no pone esas ideas en la mente de tales pacientes:* las tenían ya de antemano. Por el contrario, a menudo el paciente se siente reconfortado por el valor del profesional que es capaz de hablar de lo que a él le asusta tanto.

2. Recomendaciones más amplias

- Tomar en serio todas las amenazas suicidas.
- No confiarse en las súbitas e inesperadas "mejorías". Una mejoría inexplicable puede estar producida por el alivio que siente el paciente al haber determinado la realización del suicidio.
- Interrogar al paciente que admite ideación suicida con respecto a los medios y pasos preparatorios realizados (conseguir un arma, hacer un plan concreto, preparar una nota suicida...).
- En caso de detectarse una idea de suicidio seria, organizada (según los criterios anteriores) o bien reiterada, debería derivarse al paciente sin demora a los servicios de salud mental para su tratamiento y eventual hospitalización.
- Debe informarse a los familiares del riesgo de suicidio, a ser posible en una entrevista conjunta con el paciente o con el permiso de éste. A los familiares habrá que informarles sobre las precauciones a tomar para evitar el acceso a armas letales o a situaciones o fármacos peligrosos: entre un tercio y dos tercios de los pacientes intentan suicidarse con los psicofármacos que les ha prescrito su médico de cabecera. Las benzodiacepinas administradas crónicamente, si bien poseen un potencial bajo para el suicidio, facilitan los intentos suicidas, tanto por las dificultades que provocan para que el paciente se aproxime a tratamientos de tipo psicológico como por las repercusiones sociales y familiares (serias) que posee cada uno de estos episodios, incluso los más "manipulativos" (y precisamente por eso).
- El médico de familia, a pesar de lo que suele pensarse, puede solicitar del servicio de psiquiatría de urgencias la peritación del paciente para su ingreso. También el psicólogo o la asistente social de APS; a ser posible, con el acuerdo del médico. No es imprescindible el paso por los servicios ambulatorios de salud mental en caso de peligro grave e inminente de suicidio.

LECTURAS RECOMENDADAS

Tizón JL, Buitrago F, Ciurana R, Chocrón L, Fernández C, García-Campayo J, Montón C, Redondo MJ: Prevención de los trastornos de la salud mental desde la atención primaria de salud. Aten Primaria 2001; 28 (supl. 2): 96-160.

El programa básico del Grupo de Prevención en Salud Mental del PAPPS.

Tizón García JL, Buitrago Ramírez F, Ciurana Misol R, Chocrón Bentata L, Fernández Alonso C, García Campayo J, Montón Franco C, Redondo Granado MJ: Prevención de los trastornos de salud mental desde la atención primaria. Aten Primaria 2003; 32 (supl 2):77-101 [en línea] [fecha de acceso: 19 de junio de 2006]. URL disponible en: http://www.papps.org/recomendaciones/experto7.pdf

En esta monografía se publican las nuevas aportaciones al programa del año 2003: Violencia doméstica-violencia en la pareja y maltratos a los ancianos.

Fernández Alonso MC, Buitrago Ramírez F, Ciurana Misol R, Chocrón Bentata L, García Campayo J, Montón Franco C, Tizón García J: Prevención de los trastornos de salud mental desde atención primaria. Aten Primaria 2005; 36(Supl 2):85-96 [en linea] [fecha de acceso: 19 de junio de 2006]. URL disponible en: http://www.papps.org/recomendaciones/09-expertos-salud-mental.pdf

En esta monografía se incluyen las nuevas aportaciones al programa del año 2005: Prevención de los malos tratos en la infancia y detección precoz de los trastornos de la conducta alimentaria.

Royal College of General Practitioners: *Prevention of Psychiatric Disorders in General Practice.* Report from General Practice 20. Londres, Royal College of General Practitioners, 1981.

Aunque ya lleve publicada 25 años, esta propuesta de actuación para la prevención en salud mental en el ámbito de la atención primaria de salud es plenamente vigente en la inmensa mayoría de sus aspectos conceptuales. Incluye elementos de gran interés, estableciendo la importancia de las transiciones psicosociales en las diversas etapas de la vida, como guía para las actuaciones preventivas. Publicada en Londres por el "Royal College of General Practitioners".

BIBLIOGRAFÍA

1. Lennox IG: Mental Illness. En: Gray M, Fowler GH (eds.): *Preventive Medicine in General Practice.* Oxford, Oxford University Press, 1983; 208-228.

2. Brogren PO: *Promotion of Mental Health.* Götemborg: Nordiska hälsovárdshögskolan. Socialdepartement,1985.

3. Medalie JH: Bereavement: Health Consequences and Prevention Strategies. En: Goldbloom RB, Lawrence RS (eds.): *Preventing Disease. Beyond the Retoric.* New York, Springer-Verlag, 1990; 168-178.

4. Balint M: *El médico, el paciente y la enfermedad.* Buenos Aires, Libros Básicos, 1968.

5. Tizón JL: *Atención Primaria en Salud Mental y Salud Mental en Atención Primaria.* Barcelona, Doyma, 1992.

6. Royal College of General Practitioners: *Prevention of Psychiatric Disorders in General Practice. Report from General Practice* 20. Londres, Royal College of General Practitioners, 1981.

7. Cox AD: Preventive aspects of child psychiatry. En: Garralda ME (eds.): *Managing children with psychiatric problems.* Londres, BMJ, 1993; 179-207.

8. Tizón JL: *Apuntes para una psicología basada en la relación.* Barcelona, Bibliaria, 1995.

9. Tizón JL: *Componentes psicológicos de la práctica médica. Una perspectiva desde la atención primaria.* Barcelona, Mosby-Doyma, 1995.

10. Bowlby J: *El vínculo afectivo.* Buenos Aires, Paidos, 1979.

11. Bowlby J: *La separación afectiva.* Buenos Aires, Paidos, 1979.

12. Bowlby J: *La pérdida afectiva. Tristeza y depresión.* Buenos Aires, Paidos, 1983.

13. Pérez-Sánchez M: *Observación de niños.* Barcelona, Paidós, 1986.

14. Council of Europe: *Conference of european ministers responsible for public health.* An European approach to Health Promotion. Estrasburgo, Consejo de Europa,1981.

15. OMS: *El embarazo y el aborto en la adolescencia.* Informe Técnico nº. 583. Ginebra, OMS, 1975.

16. De Ajuriaguerra J: *Manuel de Psyhiatrie de l'enfant.* París, Masson, 1978.

17. Pla de Salut Mental de Catalunya: *Salut Mental i Atenció Primària en Salut Mental.* Barcelona, Servei Català de la Salut, 1994.

18. Meissels SJ, Shonkoff JP (eds.): *Handbook of early childhood intervention.* Cambridge, Syndic Press of the University of Cambridge, 1990.

19. Sáinz F, Tizón JL, Martínez M: La atención primaria en Salud Mental a la infancia y la adolescencia. En: Tizón JL (dir.): *Atención Primaria en Salud Mental y Salud Mental en Atención Primaria.* Barcelona, Doyma, 1992; 222-233.

20. Programa de Salut Mental de Catalunya. Tizón JL (Coordinador): *Treballs, conclusions i recomanacions del grup de treball sobre suport a l'atenció primària de salut. Generalitat de Catalunya.* Programa de Salut Mental (5 vols), 1995.

21. Pedreira Massa JL: Signos de alarma de las psicosis infantiles. Reconocimiento por parte del pediatra de atención primaria. *An Esp Pediatr* 1986; 5:303-310.

22. Groupe d'étude Canadien sur l'éxamen médical périodique: Préventión primaire des mauvais traitements infligés aux enfants.en Guide Canadien de Médicine clinique Préventive. Canadá 1994; 364-378.

23. Hahn RA, Bilukha OO, Crosby A y cols.: First reports evaluating the effectiveness of strategies for preventing violence: early childhood home visitation. Findings from the Task Force on Community preventive Services. *MMWR Recomm Rep* 2003; 52(RR-14): 1-9.

24. Olds DL, Eckenrode J, Henderson CR Jr, Kitzman H, Powers J,Cole R y cols.: Long-term effects of home visitation on maternal life course and child abuse and neglect: fifteen-year follow-up of a randomized trial. *JAMA* 1997; 278:637-43.

25. Nygren P, Nelson H, Klein J: Screening Children for family violence. A review of the evidence for the US Preventive Services Task Force. *Ann Fam Med* 2004; 2(2):161-9.

26. MacMillan HL: Canadian Task Force on Preventive Health Care. Preventive health care,2000 update:prevention of child maltreatment. *CMAJ* 2000; 163:1451-8.

27. Fernández Alonso MC, Herrero Velázquez S, Buitrago F, Ciurana Misol R, Chocron Bentata L, García Campayo J, Montón Franco C, Tizón García J (Grupo de Salud Mental del PAPPS): Prevención de los malos tratos en la infancia. Aten Primaria. 2005; 36(Supl 2):85-92.

28. Gawinski B: La protección en la familia. El maltrato infantil en Atención Primaria. En: *Orientacióm Familiar en Atención Primaria.* McDaniel S, Campbell T y Seaburn D. Edit: Springer-Verlag Iberica.Barcelona 1998; 331-345.

29. Soriano Faura FJ: Promoción del buen trato y prevención del maltrato infantil. Previnfas/PAPPS maltrato. Abril 2005. http://www.uv.es/previnfad/rec_maltrato.htm

30. DSM-IV-TR: Manual diagnóstico y estadístico de los trastornos mentales. American Psychiatric Association. Barcelona, Mason, 2002.

31. CIE-10: Clasificación de los Trastornos Mentales y del Comportamiento. Panamericana. Madrid, 2000.

32. Protocolo de atención a pacientes con trastornos del comportamiento alimentario dirigido a médicos de atención primaria. Madrid: Ministerio de Sanidad y Consumo, 2000.

33. Walsh JM,Weat ME, Freund K: Detection, evaluation and treatment of eating disorders the role of the primary care physician. *J Gen Intern Med* 2000; 15:577-90.

34. Powers PS, Santana CA: Eating disorders: a guide for the primary care physician. *Prim Care* 2002; 29:81-9.

35. Mehler PS: Diagnosis and care of patients with anorexia nervosa in primary care settings. *Ann Inter Med* 2001; 134:1048-459.

36. Guidelines for adolescent Preventive Services (GAPS). Recommendations Monograph. AMA's program on child and adolescent health. Baltimore, Williams Wilkins, 1994.

37. Schoemaker C: Does early intervention improve the prognosis in anorexia nervosa? A systematic review of the Treatment-outcome literature. *Int J Eating Diso* 1997; 1:1-15.

38. Toro J: Anorexia nerviosa y bulimia nerviosa. Formación médica continuada, 1995; 2:20-36.

39. Asociación Americana de Psiquiatría: *Manual diagnóstico y estadístico de los trastornos mentales,* 3ª. ed. revisada (DSM-III-R). Barcelona, Masson, 1988.

40. Parkes CM: *Bereavement: studies in grief in adult life.* Londres, Penguin, 1975.

41. Royal College of General Practitioners: *Care of old people. A framework for progress.* London, Royal College of General Practitioners, 1990.

42. Froelich RE, Bishop FM: *Clinical interviewing Skills.* Sant Louis, CV Mosby Co, 1977.

43. Thompson S: Bereavement. En: Keithley J, Marsh G (eds.): *Counseling in Primary Health Care.* Oxford, Oxford University Press, 1995; 223-239.

44. Mac Kinnon RA, Michels R: *Psiquiatría Clínica Aplicada.* México, Interamericana, 1971.

45. Tizón JL: Los grupos de reflexión en atención primaria de salud (I). *Atención Primaria,* 1993; 11:309-312.

46. Tizón JL: Los grupos de reflexión en atención primaria de salud (II). *Atención Primaria* 1993; 11:361-366.

47. McNamee J, Offord DR: Suicide Prevention: A Canadian Perspective. En Goldbloom RB, Lawrence RS (eds.): *Preventing Disease. Beyond the Rhetoric.* New York, Springer-Verlag, 1990; 137-149.

48. Zarit S: *Aging and mental disorders.* Londres, Free Press 1980.

49. Krug EG, Dahlberg LL, Mercy JA, Zwi AB, Lozano R: (eds.): *World report on violence and health.* Geneva, World Health Organization, 2002.

50. Campbell L: Health consequences of intimate partner violence. *The Lancet* 2002; 359:1331-1336.

51. Gleason WJ: Menthal disorders in battered women: an empirical study. *Violence Vict* 1993; 8:53-68.

52. Astin MC, Lawrencw KJ, Foy DW: Postraumatic stress disorder among battered women: risk and resiliency factors. *Violence Vict* 1993; 8:17-28.

53. Gomel MK: Domestic Violence-An Issue for Primary Health Care Professionals. Preventing Mental Ilness: Mental Health Promotion in Primary Care. Ed. R. Jenkins Ustan TB; Chichester. John Wiley and Sons 1998; 440-455.

54. Kyriacou DN, Anglin D, Taliaferro E, Stone S, Tubb T, Linden JA y cols.: Risk Factors For Injury to Women From Domestic Violence. *N Engl J Med* 1999; 341:1892-1898.

55. Hotaling GT, Sugarman DB: An analysis of risk markers in husband to wife violence: the current state of knowledge. *Violence Vict* 1986; 1:101-124.

56. Fernández Alonso MC, Herrero Velázquez S, Buitrago Ramírez F, Ciurana Misol R, Chocron Bentata L, García Campayo J, Montón Franco C, Redondo Granado MJ, Tizón García J (Grupo de Salud Mental del PAPPS): Violencia Doméstica. Doc Salud Pública. Ed. Ministerio de Sanidad y Consumo Madrid 2003.

57. Kessel Sardinas H: Primera Conferencia Nacional de Consenso sobre el anciano maltratado. *Rev Esp Geriatr Gerontol* 1996; 31 (6) 367-372.

58. Lachs MS, Pillemer K: Reconognizing elder abuse and neglect: *Clin Geriatr Med* 1993; 9(3):665-668.

59. Kruger RM, Moon CH: ¿Puede descubrir los signos de maltrato de ancianos? *Postgraduate Medicine* 2000; 4:65-73.

60. Tizón García JL, Buitrago Ramírez F, Ciurana R, Chocrón Bentata L, Fernández Alonso C, García Campayo J, Montón Franco C, Redondo Granado MJ: Prevención de los trastornos de la salud mental desde la atención primaria. Aten Primaria 2003; 32 (Supl 2):77-101 (en línea) (fecha de acceso: 10 de Julio de 2007) URL disponible en: http://papps.org/recomendaciones/expertos7.pdf.

61. Asociación Americana de Psiquiatría: *Manual diagnóstico y estadístico de los trastornos mentales,* 4ª. ed. (DSM-IV). Barcelona, Masson, 1995.

62. Organización Mundial de la Salud: CIE-10. Décima revisión de la Clasificación Internacional de las Enfermedades. *Trastornos mentales y del comportamiento.* Madrid, Meditor, 1992.

63. Vázquez-Barquero JL, Díez-Manrique JF, Peña C, Aldama J, Samaniego C, Menéndez J, Mirapeix C: A community mental health survey in Cantabria: a general description of morbility. *Psychological Medicine* 1987; 17:227-241.

64. Goldberg DP, Blackwell BB: Psychiatric illness in a suburban general practice. A detailed study using a new method of case identification. *BMJ* 1970; 2:439-443.

65. Chocrón L, Vilalta J, Legazpi I, Auquer K, Franch LL: Prevalencia de psicopatología en un centro de atención primaria. *Atención Primaria* 1995; 10:586-593.

66. Pérez-Echevarría MJ, Gemppz AP: *Evaluación multiaxial de pacientes en Atención Primaria: el estudio epidemiológico de Zaragoza.* XXIX Congreso Nacional de la Sociedad Española de Medicina Psicosomática. Zaragoza, 1993.

67. Berglund M, Nilsson K: Mortality in severe depression: A prospective study incluiding 103 suicides. *Acta Psychiatr Scand,* 1987; 76:372-380.

68. Montón C, Pérez-Echevarría MJ, Campos R, García Campayo J, Lobo A, Gzmpp: Escalas de ansiedad y depresión de Goldberg, una guía de entrevista eficaz para la detección del malestar psíquico. *Atención Primaria* 1993; 12, 6:345-349.

69. Haynes MA: Suicide Prevention: A U.S. Perspective. En: Goldbloom RB, Lawrence RS (eds.): *Preventing Disease. Beyond the Rhetoric.* New York, Springer-Verlag, 1990; 129-136.

VI.
REPERCUSIONES DE LA ENFERMEDAD MENTAL EN ATENCIÓN PRIMARIA

6.1

Implicaciones legales del paciente psiquiátrico

ALFREDO CALCEDO BARBA Y ALFREDO CALCEDO ORDÓÑEZ

INTRODUCCIÓN

Las normas: existen grandes conjuntos de normas en áreas muy diversas de la vida humana. Nos encontramos normas que nos definen aquellas conductas que son dignas de ser castigadas cuando aparecen, ya que el conjunto de la sociedad las rechaza (Código Penal). Hay otras que regulan las relaciones entre las personas a nivel familiar, mercantil, o económico, otras indican lo que se debe hacer cuando una persona padece un trastorno que le impide tomar decisiones por ella misma y debe nombrarse a alguien que la tutele, etc. Prácticamente, cuanto más desarrollada es una sociedad mayor es el número de normas establecidas. Lo característico de las normas es la obligación de su cumplimiento.

A veces, las normas proceden de colectivos más específicos, que en el caso de la medicina, son los colegios de médicos, que tienen la potestad de elaborar códigos deontológicos, que se consideran de obligado seguimiento por parte de todos los colegiados. El no cumplimiento de estas obligaciones puede implicar acciones disciplinarias que pueden traer como sanción la prohibición del ejercicio de la profesión por un período de tiempo.

La razón de ser de las normas está en intentar resolver las situaciones de disputa que se puedan plantear entre los individuos. En el caso de lo penal, los conflictos de un individuo en concreto frente al resto de la sociedad. En el caso de lo civil los conflictos entre las personas a título particular. En el derecho laboral, los conflictos entre el empleado y empleador, o entre el trabajador y la Seguridad Social, etc.

Atención primaria, salud mental y ley: como es sabido, la atención primaria es la puerta de entrada de la gran mayoría de los pacientes al sistema de salud. Este hecho, como ya hemos visto en capítulos previos de este libro, resulta evidente en el caso de los enfermos mentales si se tienen en cuenta las encuestas epidemiológicas en las que se comprueba una alta morbilidad psiquiátrica detectada por distintos autores en la comunidad, pero también en la atención primaria[1-3].

Además, es de experiencia común que la actividad médica de hoy está marcada por exigencias de orden burocrático-administrativo y legal. Así sucede en atención primaria y, en mayor o menor grado, en las demás especialidades. Resulta además que, cuando se trata de problemas de salud mental, a las exigencias generales se suman exigencias específicas. De ahí la importancia que para el médico de atención primaria (MAP) tiene conocer y saber adecuar sus respuestas a tales exigencias. Es eso lo que justifica y da sentido a un capítulo sobre las interacciones entre atención primaria, salud mental y ley.

Práctica psiquiátrica y psiquiatría legal y forense: la primera preocupación de un médico es tratar de ayudar a sus pacientes. Puede que los conocimientos resulten insuficientes o inseguros, pero la preocupación debe permanecer. Y con ella los límites de hasta dónde y cómo puede ayudar. Los límites los constituyen los principios éticos propios de la medicina y las regulaciones legales que definen su ejercicio.

En lo que respecta a la práctica psiquiátrica, bueno será recordar que hace unos pocos años las Naciones Unidas definieron las libertades fundamentales y los derechos básicos del enfermo mental[4]. Entre otros proclamaban los derechos:

- A vivir y trabajar en comunidad.
- A ser tratados con los mismos criterios que otras personas.
- A información sobre el tratamiento.
- A información sobre decisiones tomadas en su nombre.
- A consentir en tratamientos previa información, y;
- si incompetentes e internados, a ser protegidos de acuerdo con protocolos preestablecidos y regulaciones.

Más recientemente, la Asociación Mundial de Psiquiatría ha formulado la ya conocida como Declaración de Madrid[5]. En la misma se dictan normas generales de actuación para los psiquiatras (confidencialidad, restricción mínima, etc.) y de normas para situaciones específicas (eutanasia, tortura, etc.) inspiradas en los principios éticos de la medicina.

En realidad, tanto la resolución de las Naciones Unidas como la Declaración de Madrid, no hacen sino señalar problemas de la práctica psiquiátrica, a las que, en ocasiones, el MAP no puede quedar ajeno.

La perspectiva clínica frente a la perspectiva pericial: es frecuente que los profesionales confundan a menudo los diferentes "encuadres" que subyacen en cada una de estas situaciones, y que reflejan realidades completamente diferentes. En ambos casos se utilizan las mismas habilidades y técnicas; sin embargo, los fines son completamente diferentes. En la actividad clínica el objetivo principal es la ayuda al enfermo. Sin embargo, en el ámbito pericial el compromiso del perito médico es diferente. El perito busca la verdad en relación con un conflicto legal que se ha planteado. En lo pericial el objetivo es ayudar a la justicia y no al enfermo[6]. De hecho, no son raras las ocasiones en que el resultado de un dictamen pericial va a ser perjudicial para el enfermo. Por ello, es imprescindible disociar estos dos papeles ya que, de lo contrario, pueden surgir conflictos éticos muy importantes*.

Un ejemplo paradigmático de conflicto entre la perspectiva pericial y la clínica es el de las bajas laborales. Parece lógico plantear que un médico más preocupado por su función de ayuda prolongaría más la baja, mientras que otro en el que prevalece su función juzgadora, pericial, daría el alta mucho antes. En este caso vemos cómo estas dos funciones del médico entran en conflicto. Esta situación se produce debido a que, en el sistema público, el médico es un agente que pertenece y representa al sistema nacional de salud, que es el encargado, por ley, de aplicar estas normas.

Llegados a este punto y distinguidas la psiquiatría práctica de la psiquiatría forense, en función del distinto propósito que guía una y otra, es hora de volver a la atención primaria. Y ello, para el conocimiento de quienes la practican, cuando de interacciones de problemas de salud mental con la ley se trate. Bueno será entonces que el médico de atención primaria identifique el propósito que preferentemente guía su acción profesional. Dicho más explícitamente, que tenga claro si su preocupación está orientada preferentemente a la curación del individuo enfermo, o importa mayormente el entorno social, aunque éste resulte mínimamente representado por un solo miembro de la familia. Por supuesto que la mayor parte de las veces se complementan ambos aspectos, y su compromiso surge como algo natural. Pero cuando asoma la ley, o hay intereses en conflicto o algo importante que proteger, conviene que el MAP sea consciente de la función que le compete o para la que es requerido.

PSIQUIATRÍA, DERECHO LABORAL Y ATENCIÓN PRIMARIA

Invalidez e incapacidad temporal

La implicación del médico en la jurisdicción laboral dentro del Sistema Nacional de Salud es evidente. Además de su función terapéutica, al

* Veamos un ejemplo de este problema. Un médico esta tratando a un enfermo(a) y recibe un requerimiento de un juzgado en el que se está tramitando una demanda de divorcio presentada por el cónyuge del paciente en cuestión. En el requerimiento del juzgado se solicita información sobre el paciente con vistas a decidir sobre la separación legal de la pareja, y la tutela de los hijos. Por un lado, el médico tiene la obligación de ayudar a su paciente. Por otro lado, tiene la obligación legal de auxiliar a la justicia cuando se le solicita. El conflicto que subyace en esta situación es la confusión de papeles entre la perspectiva clínica y la pericial.

MAP se le exige que dictamine respecto a la aptitud para desempeñar el puesto de trabajo habitual. Uno de los principales motivos de consulta en atención primaria son los trastornos mentales, que también son la causa de un importante número de bajas laborales.

Aunque existe siempre la posibilidad de derivar el caso a los equipos de salud mental, esto no siempre es posible debido a las listas de espera, lo que demoraría en exceso la resolución del problema. Lo cierto es que la mayoría de las bajas laborales debidas a enfermedades mentales son extendidas en atención primaria. Por ello, vamos a tratar en este apartado del marco legal de la baja laboral, y de los criterios a utilizar en estos casos para tomar la decisión. Pero conviene que analicemos antes unos conceptos básicos:

Prestaciones no contributivas: son aquellas a las que tienen derecho las personas mayores de edad que, sin haber cotizado a la Seguridad Social, y estando afectadas por una minusvalía igual o superior al 65% tienen derecho a percibir una pensión en una cantidad determinada[7].

Accidente de trabajo: la legislación actual considera que el accidente de trabajo es "toda lesión corporal que el trabajador sufra con ocasión o por consecuencia del trabajo que ejecute por cuenta ajena". Tienen esta consideración "los que sufra el trabajador al ir o volver del lugar de trabajo, las enfermedades contraídas por motivo de la realización del trabajo, los que son debidos a las tareas que, aun siendo distintas a las de su categoría profesional, ejecute el trabajador en cumplimiento de las órdenes del empresario o espontáneamente en interés del buen funcionamiento de la empresa"[7]. La consideración de accidente de trabajo tiene una especial relevancia ya que, en caso de que se demuestre su existencia, y sea necesaria la jubilación por enfermedad, la cantidad a percibir en la prestación económica por incapacidad permanente es significativamente mayor que la percibida en caso de que fuera sólo una invalidez no debida a las condiciones del trabajo. Por ello, es de gran interés en estos casos determinar si existe un nexo de causalidad entre las circunstancias del entorno laboral y la aparición de la enfermedad que ha provocado la incapacidad permanente.

Incapacidad temporal (IT): es aquella situación en la que se encuentra un trabajador a consecuencia de una enfermedad común o profesional, o a un accidente, laboral o no laboral[7]. El tiempo máximo de duración de la I.T. es de doce meses prorrogables otros seis meses.

Invalidez: la legislación actual la define de la siguiente manera[7]:

"En la modalidad contributiva, es invalidez permanente la situación del trabajador que, después de haber estado sometido al tratamiento prescrito y de haber sido dado de alta médicamente, presenta reducciones anatómicas o funcionales graves, susceptibles de determinación objetiva, y previsiblemente definitivas, que disminuyan o anulen su capacidad laboral. No obstará a tal calificación la posibilidad de recuperación de la capacidad laboral del inválido, si dicha posibilidad se estima médicamente como incierta o a largo plazo".

Existen distintos grados de invalidez[7]:

a) *Incapacidad permanente parcial para la profesión habitual*: se entiende como tal la que, sin alcanzar el grado de total, ocasione al trabajador una disminución no inferior al 33% en su rendimiento normal para dicha profesión, sin impedirle la realización de las tareas fundamentales de la misma.
b) *Incapacidad permanente total para la profesión habitual*: inhabilita al trabajador para la realización de todas o de las tareas fundamentales de su profesión, siempre que pueda dedicarse a otra distinta.
c) *Incapacidad permanente absoluta para todo tipo de trabajo*: inhabilita para el desempeño de cualquier profesión u oficio.
d) *Gran invalidez*: es aquella situación de incapacidad permanente en la que se necesita la asistencia de otra persona para los actos más esenciales de la vida como vestirse, desplazarse, comer o análogos.

Desde el punto de vista psiquiátrico-legal, el principal interés en el ámbito laboral está en dilucidar el grado de discapacidad existente en el trabajador, y en valorar cómo repercute ésta en el desempeño de su actividad laboral. La existencia de un diagnóstico médico es condición necesaria pero no suficiente para que la administración determine una invalidez. Debe tenerse en cuenta la repercusión de las deficiencias que presenta en las habilidades laborales necesarias para el puesto de trabajo.

En este sentido es muy útil aclarar los conceptos de deficiencia, discapacidad y minusvalía. Para ello, vamos a tomar como referencia la Clasificación Internacional de Deficiencias, Discapacidades y Minusvalías (CIDDM)[8] de la Organización Mundial de la Salud, y su versión más moderna denominada Clasificación Internacional del Funcionamiento, la Discapacidad y la Salud[9].

Deficiencia: según la CIDDM, "dentro de la experiencia de la salud, una deficiencia es toda pérdida o anormalidad de una estructura o función psicológica, fisiológica o anatómica... la deficiencia se caracteriza por pérdidas o anormalidades que pueden ser temporales o permanentes, e incluye la existencia o aparición de una anomalía, defecto o pérdida en una extremidad, órgano, tejido u otra estructura corporal, o un defecto en un sistema funcional o mecanismo del cuerpo, incluyendo los sistemas de la función mental". Una deficiencia no va asociada a una etiología concreta, de modo que varias enfermedades pueden dar lugar a una misma deficiencia.

Discapacidad: según la CIDDM, "dentro de la experiencia de la salud, una discapacidad es toda restricción o ausencia (debida a una deficiencia) de la capacidad de realizar una actividad en la forma o dentro del margen que se considera normal para un ser humano... La deficiencia se refiere a las funciones propias de cada parte del cuerpo; por ello tiende a ser una noción algo idealista, que refleja una posibilidad en términos absolutos. La discapacidad, por el contrario, se refiere a actividades complejas o integradas que se esperan de la persona o del cuerpo en conjunto, como pueden ser las representadas por tareas, aptitudes y conductas".

Minusvalía: según la CIDDM, "dentro de la experiencia de la salud, minusvalía es una situación desventajosa para un individuo determinado, consecuencia de una deficiencia o de una discapacidad, que limita o impide el desempeño de un "papel" que es normal en su caso (en función de su edad, sexo y factores sociales y culturales)". La minusvalía sería un concepto cuyos parámetros dependen del contexto en el que se encuentra el individuo.

Como podemos ver, el modelo de las deficiencias, discapacidades y minusvalías es de tipo lineal. Lo primero que aparece es una enfermedad, que va a originar una deficiencia, anatómica o funcional. La deficiencia produce una discapacidad al impedir la realización de un conjunto de tareas. Finalmente, la discapacidad pone al individuo en una situación de desventaja respecto del resto de las personas de su mismo nivel social, edad y sexo**.

En la valoración del funcionamiento laboral, tiene especial interés determinar, en primer lugar, el trastorno, y en segundo lugar las discapacidades que produce. En tercer lugar, hay que analizar el perfil laboral que tiene el individuo, y cómo pueden repercutir las discapacidades detectadas en las habilidades laborales requeridas.

Cuando un MAP dictamina una baja laboral está comparando las habilidades funcionales que tiene el paciente con las que requiere su puesto de trabajo. Un referente interesante de habilidades necesarias para el puesto de trabajo es la Clasificación Internacional Uniforme de Ocupaciones[10] (CIUO-88) publicada por la Organización Internacional del Trabajo (OIT).

Criterios de valoración de la discapacidad laboral

Aunque desde un punto de vista conceptual, el modelo de deficiencias, discapacidades y minusvalías es claro y de fácil aplicación, en la práctica resulta complejo y farragoso, ya que se suelen obtener largas listas de discapacidades, que no se integran fácilmente entre sí. Por ello, resulta especialmente útil el modelo propuesto por la Asociación Médica Americana en sus guías para la evaluación de las deficiencias permanentes[11], y su adaptación administrativa en nuestro país[12]. En esta obra las deficiencias relacionadas con las enfermedades mentales, y sus discapacidades, son evaluadas con arreglo a cuatro criterios básicos:

Las actividades de la vida diaria: que incluyen el autocuidado, la comunicación, la función sexual, sueño y las actividades sociales y recreativas. Las guías AMA refieren que "lo que se valora no es simplemente el número de actividades, que es restringido, sino el grado general de restricción o combinación de restricciones. Por ejemplo, una persona que puede cocinar y limpiar puede considerarse que marcadas restricciones en las actividades de la vida diaria, ir de compras o ir al médico".

El funcionamiento social: "se refiere a la capacidad de un individuo de interactuar apropiadamente y comunicar efectivamente con otros individuos. El funcionamiento social incluye la habilidad para llevarse bien con los demás. El funcionamiento social trastornado puede demostrarse por un historial de altercados, miedo a extraños, aislamiento social o sucesos de características similares... La fuerza en el funcionamiento social puede documentarse por la habilidad de un individuo para iniciar contactos sociales con los demás, comunicarse claramente e interactuar".

Concentración, persistencia y ritmo: "éstas se refieren a la habilidad de mantener focalizada la atención lo suficiente como para permitir la realiza-

** Tomemos como ejemplo el caso de una persona que, en un accidente, ha sufrido una amputación traumática de su pierna derecha a nivel del tercio inferior del fémur. Desde el punto de vista de la CIDDM,* la deficiencia es la pérdida de una estructura anatómica. Desde el punto de vista de las discapacidades puede haber varias, caminar, subir escaleras, correr, usar transportes públicos, etc. Puede haber diferentes intervenciones que mejoren el grado de discapacidad. Con esta lesión la persona no puede caminar, pero sí puede hacerlo con ayuda de unas muletas o una prótesis. El grado de minusvalía va a depender del nivel de integración que ofrece el medio. Si a consecuencia de esta discapacidad la persona pierde su puesto de trabajo tiene una minusvalía laboral. Sin embargo, si realiza un trabajo sedentario no existe minusvalía laboral. Si su nivel económico se deteriora puede haber una minusvalía de autosuficiencia económica.

ción de tareas a tiempo en lugares de trabajo. Las guías AMA consideran que los tests neuropsicológicos nos pueden dar una idea aproximada de la capacidad de concentración del individuo, pero no tanto de su capacidad para mantener durante un tiempo su capacidad de atención. Existen pruebas sencillas en las que se puede pedir a la persona que localice nombres en una lista, o verifique números de teléfono. Una idea de la capacidad de concentración, persistencia y ritmo nos la puede dar el número de fallos obtenidos.

Deterioro en el trabajo o descompensación en medios similares: "se refiere a un fracaso repetido para adaptarse a circunstancias estresantes. Frente a tales circunstancias el individuo puede retirarse de la situación o experimentar signos y síntomas de trastorno mental.

Las guías AMA no ofrecen sistemas concretos de puntuación en el caso de las enfermedades mentales, a diferencia de otros sistemas de órganos o aparatos, y recomienda que los criterios de evaluación de las enfermedades mentales sean valorados de manera conjunta, dando un resultado unitario en el grado de discapacidad.

Conflictos en el otorgamiento de bajas laborales

La prestación económica durante un período de baja laboral es un logro relativamente reciente dentro del sistema de protección social que existe en nuestro país. Ya hemos comentado la doble función que tienen todos los médicos clínicos del Sistema Nacional de Salud (SNS), por un lado su función clínica, y por otro han de determinar cuándo un trabajador no puede desempeñar su actividad laboral a consecuencia de la enfermedad que padece. De todas las decisiones que toma un MAP, la que tiene mayor trascendencia desde el punto de vista económico es la IT. De los gastos (directos e indirectos) que gestiona un equipo de atención primaria los debidos a la IT constituyen más del 50% y superan con mucho al gasto farmacéutico y de personal[13].

No es fácil para un MAP, o un médico especialista, definir claramente cuándo está indicada una baja laboral. La mayor parte de las IT por problemas psiquiátricos se relacionan con trastornos ansioso depresivos. Desde el punto de vista forense es en estos trastornos donde resulta más difícil, o imposible, detectar simulación o sobresimulación[14]. No es extraño que los ajustes de plantilla de algunas empresas se intenten disfrazar de súbitas epidemias de IT o invalidez permanente[13]. En 1997 el Gobierno amplió la capacidad para otorgar bajas (y altas) a otros médicos ajenos al SNS como son los de las Mutuas de Accidentes de Trabajo y Enfermedades Profesional de la Seguridad Social (MATEPSS). Esto provocó fuertes protestas por parte de varios colectivos, incluyendo las sociedades profesionales de atención primaria[13].

La propia Organización Médica Colegial[15] ha alertado sobre el comportamiento ético que debe tener el MAP cuando concede una baja laboral. En este documento la OMC destaca que en el acto de la concesión de una baja laboral se entremezclan problemas sanitarios, sociales, laborales, etc, y no siendo infrecuente la utilización fraudulenta del derecho a la protección de la salud. Por ello la OMC exige a todos los médicos que otorguen bajas laborales la verificación de que la situación clínica realmente exige la baja, y una actuación leal y objetiva. Por otro lado, también exige a los médicos empleados por las MATEPSS igual objetividad, y les alerta de que no se dejen llevar por incentivos económicos para reducir el número de trabajadores de baja laboral a su cargo, ya que sería antiético.

El MAP sufre con frecuencia presiones a la hora de conceder bajas laborales, y esto ocurre especialmente en ciudades pequeñas, donde la red social del médico y del trabajador enfermo se solapan, lo que hace que las presiones que sufre el MAP sean especialmente intensas. A ello se suma el creciente aumento de agresiones contra médicos donde, como ya es conocido, los principales motivos para estas agresiones son el desacuerdo con la prescripción terapéutica y las bajas laborales[16].

Trabajador enfermo mental que rechaza la baja laboral

Esta problemática ha surgido en relación con algunos acontecimientos dramáticos que han tenido gran impacto en los medios de comunicación en los que trabajadores en activo han realizado agresiones graves con resultado de muerte a sus compañeros[17, 18]. En estos casos se ha señalado que el trastorno mental que padecían los agresores era conocido por sus jefes y que debían haber evitado que continuara trabajando en esas condiciones.

Estos hechos han puesto de manifiesto lo difícil que resulta, de acuerdo con la normativa actual, actuar sin el consentimiento del trabajador para otorgar una baja. En la actualidad es totalmente imposible dar de baja laboral a un trabajador sin el consentimiento de éste. Toda la normativa de las bajas laborales está diseñada con el objetivo de proteger al trabajador ante la contingencia de una enfermedad por cualquier causa, pero siempre dando la iniciativa al trabajador en la realización de los trámites oportunos. No es extraño que algún familiar acuda a consulta de su MAP refiriendo la problemática planteada, e incluso la peligrosidad del paciente, ya que continúa trabajando. Ante esto nada se puede hacer según la normativa laboral vigente. Ni si quiera los servicios de medicina de empresa o de prevención de riesgos laborales pueden hacer nada al respecto de acuerdo con la Ley de Prevención de Riesgos Laborales[19]. Tan sólo los trabajadores de colectivos especiales puede ser sometidos obligatoriamente a una evaluación médica y, en caso de rechazo, ser apartados de su trabajo (pilotos, militares, miembros de los Cuerpos y Fuerzas de Seguridad del Estado, etc.).

Tan sólo, si la situación es especialmente grave, existe la posibilidad de realizar un internamiento involuntario por padecer enfermedad mental, del modo que explicamos más adelante. En estos casos ha de demostrarse que el paciente padece un trastorno mental tan grave que le impide tomar decisiones por sí mismo respecto a su salud.

Acoso laboral o "mobbing"

En los últimos años se ha observado la aparición de un gran número de quejas en la consulta y de demandas judiciales argumentando la existencia de acoso laboral o "mobbing". En estos casos se suelen asociar dos fenómenos: por un lado la existencia de una baja laboral por un trastorno mental, generalmente de tipo ansioso depresivo, y por otro se atribuye este trastorno mental a circunstancias relacionadas con el entorno laboral, especialmente en lo relativo al trato que recibe el trabajador por parte de sus superiores. Cuando se habla de mobbing se entiende, además, que hay un componente de intencionalidad en la conducta de la empresa sobre el trabajador, con el objetivo de provocar un sufrimiento y deteriorar la salud mental del trabajador[20] hasta el punto de que se tenga que marchar de la empresa.

Así pues, el acoso laboral implica no sólo la existencia de un trastorno mental, sino también una asunción de que la causa directa del mismo ha sido el entorno laboral. Es frecuente que se pida al MAP que emita algún informe en el que se asume esta relación de causalidad, e incluso se le pide que acuda a los Juzgados de lo Social para ratificar su opinión ente el juez.

Los trabajadores que se encuentran de baja laboral por un trastorno mental atribuido al mobbing suelen afirmar que se sienten bien fuera de su entorno laboral, y que su estado mental empeora cuando regresan al trabajo. Por ello, es frecuente que las bajas laborales en estos casos se prolonguen, llegando incluso hasta el período máximo permitido (18 meses), pasando el caso al Equipo de Valoración de Incapacidades de la Seguridad Social, que suele revocar un gran número de bajas, teniendo el trabajador que reincorporarse a su puesto de trabajo. Sin embargo, a los pocos días o semanas, los problemas emocionales del trabajador persisten por lo que el enfermo suele plantear la necesidad de una nueva baja laboral.

Es recomendable que los MAP actúen con gran prudencia en estos casos. En primer lugar no hay que olvidar que resulta extremadamente difícil establecer la indicación de una baja laboral en los trastornos mentales de tipo ansioso depresivo, especialmente en esos casos en los que el trastorno se relaciona con el trabajo. No es raro encontrar en instancias judiciales casos en los que el enfermo presenta un gran deterioro de funcionamiento, y cuando se le investiga mediante detectives privados y se graba en video su vida cotidiana se encuentran graves discrepancias con lo que cabría esperar.

La determinación de la existencia de acoso laboral es un problema jurídico y no médico. Realizar juicios de causalidad sobre el origen del trastorno ansioso depresivo es algo muy complicado. Es totalmente impropio dar al acoso laboral categoría de trastorno mental. Algunos autores han creado cuestionarios y tests de diverso tipo con los que afirman que pueden detectar cuándo ha habido acoso laboral. Esta práctica es impropia y resulta totalmente improcedente. No es posible mediante un instrumento determinar cuándo ha habido acoso laboral.

Por otro lado, resulta todavía más complicado establecer un nexo de causalidad entre las circunstancias laborales y el trastorno mental. No hay que olvidar que los trastornos mentales a menudo son debidos a situaciones estresantes, pero que hay infinidad de situaciones estresantes ajenas al entorno laboral y que también pueden desencadenar un trastorno mental. Dilucidar cuál es la causa del trastorno resulta enormemente complejo.

INTERNAMIENTO INVOLUNTARIO

El internamiento involuntario en atención primaria

El problema del internamiento involuntario de enfermos mentales es especialmente importante en la atención primaria, sobre todo en los servicios de urgencia de atención primaria. Es lógico que sean éstos los que contactan en primer lugar con el enfermo mental grave. En ese contexto es frecuente que haya que tomar decisiones importantes y de manera rápida. El internamiento involuntario motivado por una enfermedad mental es una situación extremadamente delicada, ya que implica la privación del derecho a la libertad. Por ello el médico debe ser consciente de la necesidad de realizar una evaluación exhaustiva y pormenorizada del caso, y argumentar de manera sólida su decisión.

El MAP puede ser requerido por la autoridad judicial, o por cualquier usuario del sistema de salud para que realice una evaluación, y decida sobre un internamiento involuntario. Sin embargo, frente a esto se ha objetado que estas evaluaciones deberían ser realizadas por los médicos forenses adscritos a los juzgados, ya que es una actividad claramente pericial. Sin embargo, en algunas comunidades autónomas son los médicos del Sistema Nacional de Salud los que se encargan de este cometido. Por otro lado, la situación se detecta en los servicios de urgencia y no hay tiempo material para realizar los trámites judiciales. A continuación vamos a analizar el procedimiento legal, y los criterios para decidir sobre el internamiento.

Uno de los principales problemas que nos encontramos en la práctica psiquiátrica en nuestro país es la escasa regulación existente sobre el internamiento involuntario. La regulación del internamiento involuntario se encuentra subsumida en un capítulo específico de la Ley de Enjuiciamiento Civil[21].

Procedimiento: existen dos fórmulas para proceder a un internamiento involuntario: una de carácter no urgente, y otra de carácter urgente. Todo ello viene recogido en el artículo 763 de la Ley de Enjuiciamiento Civil (tabla I).

Cuando el procedimiento no es urgente los familiares explican la situación al juez, quien a la vista de lo expuesto autorizará el internamiento, si el médico lo considera necesario. Sin embargo, hay situaciones en las que no existe tiempo para realizar este trámite, y en tales casos es el médico que atiende al enfermo quien tiene la potestad de ordenar el internamiento, del que debe informar al juez en un plazo inferior a 24 horas.

Es de destacar que la legislación española no establece que el médico que ordena el internamiento tenga que ser un especialista en psiquiatría y sólo habla de un "facultativo". De esto se desprende que

TABLA I

ARTÍCULO 763. INTERNAMIENTO NO VOLUNTARIO POR RAZÓN DE TRASTORNO PSÍQUICO

1. El internamiento, por razón de trastorno psíquico, de una persona que no esté en condiciones de decidirlo por sí, aunque esté sometida a la patria potestad o a tutela, requerirá autorización judicial, que será recabada del tribunal del lugar donde resida la persona afectada por el internamiento.
   La autorización será previa a dicho internamiento, salvo que razones de urgencia hicieren necesaria la inmediata adopción de la medida. En este caso, el responsable del centro en que se hubiere producido el internamiento deberá dar cuenta de éste al tribunal competente lo antes posible y, en todo caso, dentro del plazo de veinticuatro horas, a los efectos de que se proceda a la preceptiva ratificación de dicha medida, que deberá efectuarse en el plazo máximo de setenta y dos horas desde que el internamiento llegue a conocimiento del tribunal.
   En los casos de internamientos urgentes, la competencia para la ratificación de la medida corresponderá al tribunal del lugar en que radique el centro donde se haya producido el internamiento. Dicho tribunal deberá actuar, en su caso, conforme a lo dispuesto en el apartado 3 del artículo 757 de la presente Ley.
2. El internamiento de menores se realizará siempre en un establecimiento de salud mental adecuado a su edad, previo informe de los servicios de asistencia al menor.
3. Antes de conceder la autorización o de ratificar el internamiento que ya se ha efectuado, el tribunal oirá a la persona afectada por la decisión, al Ministerio Fiscal y a cualquier otra persona cuya comparecencia estime conveniente o le sea solicitada por el afectado por la medida. Además, y sin perjuicio de que pueda practicar cualquier otra prueba que estime relevante para el caso, el tribunal deberá examinar por sí mismo a la persona de cuyo internamiento se trate y oír el dictamen de un facultativo por él designado. En todas las actuaciones, la persona afectada por la medida de internamiento podrá disponer de representación y defensa en los términos señalados en el artículo 758 de la presente Ley.
   En todo caso, la decisión que el tribunal adopte en relación con el internamiento será susceptible de recurso de apelación.
4. En la misma resolución que acuerde el internamiento se expresará la obligación de los facultativos que atiendan a la persona internada de informar periódicamente al tribunal sobre la necesidad de mantener la medida, sin perjuicio de los demás informes que el tribunal pueda requerir cuando lo crea pertinente.
   Los informes periódicos serán emitidos cada seis meses, a no ser que el tribunal, atendida la naturaleza del trastorno que motivó el internamiento, señale un plazo inferior.
   Recibidos los referidos informes, el tribunal, previa la práctica, en su caso, de las actuaciones que estime imprescindibles, acordará lo procedente sobre la continuación o no del internamiento.
   Sin perjuicio de lo dispuesto en los párrafos anteriores, cuando los facultativos que atiendan a la persona internada consideren que no es necesario mantener el internamiento, darán el alta al enfermo, y lo comunicarán inmediatamente al tribunal competente.

cualquier licenciado en medicina está autorizado a realizar un internamiento involuntario.

Autorización frente a orden de internamiento: una de las equivocaciones que se cometen con mayor frecuencia es la confusión entre una orden y una autorización para un internamiento involuntario. Tal y como se recoge en la Ley de Enjuiciamiento Civil, el juez nunca puede ordenar el internamiento, sino que tan sólo lo autoriza. Es el médico de la institución correspondiente quien toma, en última instancia, la decisión sobre el internamiento. En los casos no urgentes la autorización para el internamiento ya existe. En los casos urgentes, cuando el juez analice el caso, puede estimar que no es procedente el internamiento, y denegar la autorización debiendo ser dado de alta el enfermo de manera inmediata. Únicamente en los casos sometidos a la jurisdicción penal los jueces tienen la autoridad para ordenar y mantener un internamiento, independientemente de la opinión de los médicos.

Control judicial: la idea general que subyace a la legislación actual es el cumplimiento del mandato constitucional, en el que resulta manifiesto que cualquier medida de privación de libertad debe estar sometida a la tutela judicial. Debe siempre quedar claro que, detrás de todo internamiento involuntario, la autoridad que lo respalda es la judicial. Por ello, el juez puede siempre revocar su autorización de internamiento involuntario.

Derecho al rechazo del tratamiento: ya hemos mencionado que el hecho de que exista una autorización judicial para un internamiento involuntario, no presupone que el individuo pierda todos sus derechos y libertades. ¿Tiene un enfermo mental el derecho a rechazar un tratamiento o intervención terapéutica durante su estancia? La Ley de Autonomía del Paciente[22] dispone que antes de cualquier tipo de actuación médica es necesario solicitar el consentimiento informado del paciente. Esto no es necesario en tres situaciones excepcionales:

a) Cuando la no intervención suponga un riesgo para la salud pública.
b) Cuando no esté capacitado para tomar decisiones, en cuyo caso el derecho corresponderá a sus familiares o personas a él allegadas.
c) Cuando la urgencia no permita demoras por poderse ocasionar lesiones irreversibles o existir peligro de fallecimiento.

A la vista de este caso podemos plantearnos la siguiente cuestión: ¿puede un esquizofrénico negarse a ser intervenido quirúrgicamente, cuando de no ser operado pueden derivarse secuelas graves e irreversibles? El derecho al respeto a la integridad del propio cuerpo, ¿puede vulnerarse por la mera existencia de una enfermedad mental? Estos casos deben ser analizados cuidadosamente ya que la legislación no nos da una respuesta clara de lo que debemos hacer. El médico responsable del caso, si autoriza la intervención, puede ser demandado por no respetar la voluntad del enfermo. Y si no autoriza la operación por negligencia al haber permitido que se produzcan las lesiones sin hacer nada. La Ley de Autonomía del Paciente[22] establece que en las siguientes situaciones no es preciso el consentimiento informado del paciente:

— Cuando el paciente no sea capaz de tomar decisiones, a criterio del médico responsable de la asistencia, o su estado físico o psíquico no le permita hacerse cargo de su situación.
— Riesgo para la salud pública.
— Menores de edad.

En casos como éste el médico responsable debe tomar decisiones estableciendo una argumentación sólida, realizando inicialmente un análisis riesgo/beneficio de la situación, y analizando en detalle cuáles son los valores en conflicto a considerar.

Criterios para decidir un internamiento involuntario

A la hora de que el médico decida si realiza un internamiento involuntario, se ha propuesto un modelo conocido como la teoría de los cinco pasos[23]. Según esta teoría se debe proceder al internamiento si se cumplen estos cinco criterios:

1. *Realización de un diagnóstico fiable de una enfermedad mental severa*: según Stone, esto significa que varios médicos estarían de acuerdo en el diagnóstico. La falta de un diagnóstico claro cuestiona la indicación de internamiento involuntario.
2. *Valorar si el pronóstico a corto plazo supone un gran estrés*: o dicho de otra manera ¿qué puede pasar si no hacemos nada? En este punto entraría en consideración la predicción de la peligrosidad y agresiones a terceros. La consideración de riesgo inminente de conducta violenta también nos orientaría hacia el ingreso.
3. *Valorar si, en caso de internamiento, se podría suministrar un tratamiento adecuado, de acuerdo con las necesidades del enfermo y las disponibilidades del hospital*: en la decisión deben considerarse las posibilidades de mejora de acuerdo con los tratamientos disponibles. Con esto se pretende evitar el tratamiento con una finalidad meramente custodial, y que tenga intenciones auténticamente terapéuticas.

4. *Valorar si la enfermedad diagnosticada disminuye la capacidad del enfermo de aceptar un tratamiento*: este punto es similar a la cuestión de la competencia para otorgar consentimiento informado. De esta manera, es preciso determinar cómo repercute la alteración psicopatológica en la decisión concreta de aceptar la hospitalización. Cuando el enfermo expresa claramente su rechazo, el psiquiatra debe demostrar que la argumentación utilizada es irracional, y se basa o está relacionada con la enfermedad que se le ha diagnosticado.
5. *Finalmente, la cuestión a plantearse sería la de considerar si una persona normal, encontrándose en la misma situación que el enfermo, rechazaría el tratamiento ofrecido.*

Esta teoría de los cinco pasos supone un cambio respecto a la filosofía tradicional del internamiento involuntario, ya que el razonamiento utilizado se fundamenta en criterios clínicos, sociales y asistenciales. Como se puede ver, la función de control que se le suele dar al internamiento queda en un segundo plano. En cualquier caso, el MAP debería ser cauteloso al valorar casos de comportamientos excéntricos.

INCAPACIDAD CIVIL

La incapacidad civil en atención primaria

No es frecuente la implicación de los profesionales de atención primaria en la tramitación de una incapacidad civil. Sin embargo, no es de extrañar que sean requeridos para ello. No hay que olvidar que la normativa[21, 24] especifica que cualquier facultativo está capacitado para emitir un informe pericial, y no tiene que ser, necesariamente, un psiquiatra. Por otro lado, el MAP es el profesional de la medicina que mejor conoce al enfermo y su entorno. Por ello puede tener un papel muy importante a la hora de determinar cuál es el funcionamiento en su medio habitual, y la evolución de la enfermedad hasta el momento actual.

Otro punto importante a tener en cuenta desde la atención primaria es el manejo del paciente incapaz, en lo relativo a las decisiones terapéuticas. En todo paciente presuntamente incapaz, el MAP debe sopesar cómo afecta el trastorno mental en la capacidad para tomar decisiones terapéuticas. En el caso de que el tratamiento propuesto pueda tener efectos muy negativos, el MAP debe ser consciente de las regulaciones legales en estos casos, y puede recurrir a la autoridad judicial en las situaciones más conflictivas.

En el Derecho Civil se utilizan varios conceptos que es preciso aclarar. Se entiende por capacidad jurídica la aptitud del ser humano para ser titular de derechos y deberes, mientras que la capacidad de obrar es la aptitud para regirse a uno mismo, ejercer los derechos y deberes de los que se es titular y ser capaz de administrar los bienes propios[25].

En general, se presupone que alguien que ha alcanzado la mayoría de edad tiene la capacidad de obrar, es decir, de ejercer unos derechos y deberes. El Derecho considera que los menores de edad, y algunos adultos en ciertas circunstancias, no tienen la capacidad suficiente para ejercer esos derechos.

Así pues, el adulto puede ser privado de la capacidad de ejercer determinados derechos, en función de sus limitaciones intelectuales o volitivas. Se considera que existen algunos derechos, denominados derechos personalísimos, de los que no se puede despojar al individuo, por ser inherentes a la condición humana (derecho a la dignidad, a la integridad del propio cuerpo, etc.). La incapacidad civil ha sido denominada por algunos como la muerte civil de la persona, ya que desde el mismo momento de la sentencia de incapacidad, la persona pierde gran parte de su libertad, que queda en manos de un tutor. Sin embargo, la legislación actual permite que la limitación de estas libertades pueda ser variable en función de las necesidades de cada caso.

Causas de incapacidad: según el artículo 200 del Código Civil: "Son causas de incapacitación las enfermedades o deficiencias persistentes de carácter físico o psíquico, que impidan a la persona gobernarse por sí misma". Como vemos, el único argumento que admite nuestra legislación es la falta de capacidad para gobernarse a sí mismo. Este concepto de falta de autogobierno puede ser interpretado de manera muy laxa por la autoridad judicial, ya que es un criterio muy ambiguo.

Iniciativa en el procedimiento: las personas obligadas a instar el procedimiento son los parientes próximos de presunto incapaz y, en su defecto, el Ministerio Fiscal, cuando haya sido informado de la situación por un funcionario o persona que conozca la situación (art. 757 LEC).

Control judicial: cuando se inicia el procedimiento de incapacidad el juez, como ordena la Ley (art. 759 LEC), debe oír a los parientes del presunto incapaz, examinarlo personalmente, y oír el dictamen emitido por un facultativo sobre el caso.

La incapacidad es una situación legal que puede ser revertida en caso de que sobrevinieran nuevas circunstancias en las que se produce una mejoría del trastorno o las secuelas que padezca el incapaz en lo que respecta a la capacidad de autogobierno (art. 761 LEC).

Toda sentencia de incapacidad implica el nombramiento de una persona encargada de velar por los intereses del incapaz: el tutor. Habitualmente suele ser un familiar cercano quien es nombrado por el juez para esta función. Sin embargo, existen ocasiones en las que no hay familiares que puedan desempeñar la tutela. Para ello existen en las diferentes administraciones de servicios sociales comisiones, u otros entes administrativos, que se encargan de desempeñar esta función.

El tutor, a su vez, debe informar de la evolución de la situación del tutelado, y su patrimonio, al juez que dictó la sentencia de incapacidad. Y, de cualquier manera, existen determinados actos que no puede realizar el tutor sin la autorización del juez (art. 271 CC) entre los que destacamos:

— El internamiento del tutelado en un establecimiento de salud mental o de educación o formación especial.
— Aceptar herencias.
— Hacer gastos extraordinarios en los bienes.
— Enajenar o gravar bienes inmuebles.
— Dar y tomar dinero a préstamo, etc.

Criterios para valorar la incapacidad

Desde un punto de vista jurídico, ya hemos visto los requerimientos establecidos por la Ley respecto a la incapacidad. Sin embargo, la cuestión es más complicada, ya que es preciso determinar las alteraciones psicopatológicas que pueden ser incluibles dentro de estas categorías. Elementos a tener en cuenta en una evaluación de la incapacidad son[26]:

1. *Conocimiento de la situación*: el individuo evaluado debe ser consciente de los aspectos más relevantes de su vida. En éstos incluimos sus circunstancias vitales, recursos económicos disponibles, relaciones familiares que le pueden servir de ayuda, limitaciones de su funcionamiento físico y discapacidades, apoyo familiar, etc.
2. *Entendimiento de los hechos*: a este punto nos referimos cuando planteamos al individuo las decisiones que tiene, o podría tener, que tomar. Debemos analizar si las decisiones tomadas están basadas en un conocimiento de los hechos relevantes. Si la persona ha decidido vender una propiedad importante de su patrimonio, debemos estudiar las razones que le han llevado a esta decisión, y éstas deben evaluarse en función de datos objetivos: ¿en qué se ha basado para tomar esa decisión?, ¿cuál es el precio establecido y en qué se basa para considerarlo aceptable?, etc.
3. *Capacidad para manipular información racionalmente*: este apartado se suele evaluar en una exploración psicopatológica normal. Se debe tener en cuenta no sólo el rendimiento cognitivo sino también la capacidad de apreciar equilibradamente una situación. En una demencia tipo Alzheimer está claro que hay un deterioro cognitivo que merma notablemente la capacidad de procesar información. Sin embargo, en un enfermo que presenta un episodio maníaco no existe ninguna alteración cognitiva; sin embargo, hay una alteración del estado de ánimo que condiciona gravemente las decisiones que toma el enfermo. Esto es debido a una afectación de la capacidad de apreciación[***].
4. *Funcionamiento en su medio habitual*: la capacidad va a depender también del entorno en el que se desenvuelva la persona. Por ejemplo, un enfermo con una demencia tipo Alzheimer leve, puede adaptarse a su medio habitual viviendo solo en su casa, con una pequeña ayuda de algún vecino o familiar. Sin embargo, si no existe esa disponibilidad, la adaptación al medio puede fracasar.
5. *Tipo de exigencias sobre el paciente*: no es lo mismo una persona sin patrimonio personal y con una exigua pensión, que otra que dispone de un gran número de propiedades y que requieren un control financiero exhaustivo, que si no se realiza adecuadamente puede suponer importantes pérdidas. En este caso existiría una incapacidad para este actividad en cuestión, pero no para el desarrollo de una vida diaria normal.

En la evaluación de estos casos deben utilizarse otras fuentes de información, además del propio enfermo (familiares, vecinos, servicios sociales, etc.). Es preciso tener en cuenta la posibilidad de un conflicto de intereses entre el propio enfermo y otros familiares (un ejemplo típico son los pleitos por la tutela de hijos menores de edad de padres divorciados, en que la existencia de enfermedad mental es

[***] Entendemos por apreciación la asignación de un valor determinado a la información que estamos recibiendo. Simplificando, podemos decir que la vida psíquica tiene dos grandes componentes, el cognitivo y el afectivo, y que ambos tienen el mismo peso en las decisiones de la vida diaria. Por ejemplo, un enfermo deprimido puede tomar la decisión de renunciar a su puesto de trabajo y despedirse al considerarse incapaz de desempeñarlo. En este caso no podemos encontrar una alteración de la memoria, pensamiento abstracto, razonamiento, etc., que explique esta decisión. Sin embargo, la alteración del estado de ánimo que padece le ha hecho asignar un valor excesivo a algunos pequeños incidentes que le han ocurrido, que en realidad no tienen tanta importancia. Existe en este caso un problema de apreciación.

usada habitualmente como argumento para descalificar la capacidad de tutela de los hijos).

DERECHOS Y OBLIGACIONES

Los derechos y obligaciones de los pacientes, usuarios y profesionales, así como de los centros y servicios sanitarios están regulados en España por una disposición de reciente promulgación. Se trata de la *Ley 41/2002, de 14 de noviembre, básica reguladora de la autonomía del paciente y de derechos y obligaciones en materia de información y documentación clínica*[22], dicho en breve, Ley de Autonomía del Paciente (LAP). Determinantes básicos en el proceso de su elaboración han sido obviamente la Constitución y, en consonancia con la misma, la Ley General de Sanidad[27], el Convenio relativo a los Derechos Humanos y la Biomedicina[28], la Directiva Comunitaria 95/46[29] y la Ley de Protección de Datos de Carácter Personal[30].

En efecto, la Constitución Española de 1978[31] estableció, entre los principios rectores de política social y económica, el derecho a la protección de la salud y determinó su carácter prestacional y de servicio público (art. 43).

La Ley General de Sanidad de 1986[27] supuso la creación y ordenación del Sistema Nacional de Salud, pero también incorporó previsiones sobre los derechos y deberes de los enfermos. Así, el derecho al respeto a su personalidad, dignidad humana e intimidad y a no ser discriminado, los derechos a la confidencialidad, a ser informado y a la libre elección entre las opciones, etc (arts. 9, 10 y 61).

El "Convenio relativo a los Derechos Humanos y la Medicina"[28], conocido también como Convenio de Oviedo, pretende establecer un marco legislativo común a nivel internacional para la protección de aquellos en el contexto de la biología y la medicina. Suscrito en 1997, rige en España desde enero 2000. Trata explícitamente de la necesidad de reconocer los derechos de los pacientes, entre ellos, el derecho a la información, el derecho al consentimiento informado y a la protección si se carece de esa capacidad, tanto en clínica como en investigación, y el derecho a la intimidad de la información relativa a las personas.

La Directiva Comunitaria 95/46[29] trata de la protección de la intimidad, en especial en lo tocante a los datos de salud y su tratamiento automático, pero también se abre a excepciones por interés público. Así, los estudios epidemiológicos, las situaciones de riesgo grave para la colectividad, la investigación y los ensayos clínicos. La directiva considera en suma que, en ocasiones, frente a los derechos del paciente a la protección de los datos de su salud, pueden contraponerse los derechos de la comunidad, frente a una concepción del estado de salud entendido a nivel individual una concepción comunitaria de la salud. Ahora bien, su propia excepcionalidad exige normas con rango de ley que establezcan los límites de actuación.

Finalmente, la Ley de Protección de Datos de Carácter Personal de 1999[30] es la expresión desarrollada de la Directiva Comunitaria recién citada. Regula el tratamiento y todas las formas de utilización posterior de los datos personales registrados en soporte físico.

Llegados aquí y a la vista de lo recién dicho, sobre los determinantes que han influido en la elaboración de la ley de autonomía del paciente, información y documentación clínica, es fácil colegir los principios básicos que la informan y los derechos y obligaciones que comporta la atención sanitaria y son objetos de regulación. Así, principios básicos que la informan son: la dignidad de la persona humana, el respeto a la autonomía de su voluntad y a su intimidad. En cuanto a derechos y obligaciones anticipemos que son los relativos a la información sanitaria, la confidencialidad de los datos referentes a la salud de la persona, el consentimiento informado y las instrucciones previas, la historia clínica y otros documentos clínicos. La ley, por lo demás, no olvida a las personas con necesidades especiales asociadas a la discapacidad. Y, para casos de incumplimiento, remite a las sanciones administrativas que obran en la Ley General de Sanidad.

Señalemos, finalmente, la diferencia que establece la nueva ley entre paciente y usuario. La diferencia es interesante sobre todo si recordamos que la Ley General de Sanidad[27] utilizaba indistintamente ambos términos. Según la nueva ley, paciente es la persona que requiere asistencia sanitaria y está sometida a cuidados profesionales para el mantenimiento y cuidado de su salud. Usuario es la persona que utiliza los servicios sanitarios de educación y promoción de la salud, de prevención de enfermedades y de información sanitaria.

Sobre la información sanitaria

La LAP[22] regula el derecho a la información sanitaria y lo distribuye en tres apartados: asistencia, titularidad del derecho y epidemiológico (arts. 4, 5 y 6).

Respecto a la información asistencial los pacientes tienen el derecho a saber o a no querer saber sobre la naturaleza de cada intervención, sus riesgos y consecuencias. Según la ley se entiende por "intervención" cualquier actuación sobre el paciente. La misión de informar corresponde al médico responsable del paciente, pero también a los profesionales que le atiendan durante el proceso.

La titularidad del derecho pertenece al paciente. Sólo si el paciente lo permite cabe informar a las personas vinculadas a él. No obstante, cabe restringir información al paciente por necesidad terapéutica acreditada, pero deberá quedar constancia razonada en la historia clínica. Finalmente, la ley reclama de los poderes públicos una información idónea a la colectividad o al sujeto en particular, cuando haya riesgo para la salud.

En el caso particular de los enfermos mentales ha de hacerse el esfuerzo correspondiente de información. No hay punto de exageración en ello si reparamos en que la ley precisa que el paciente será informado, incluso en caso de incapacidad, de modo adecuado a sus posibilidades de comprensión. No basta, pues, con informar al tutor.

En cuanto a la limitación de la información al paciente el ejemplo habitual es el de la electroterapia convulsiva. Igual cabe decir de ciertos diagnósticos que, dichos en crudo (retraso mental), pueden resultar destructivos. Por ello bueno será tantear la sensibilidad del paciente y actuar por aproximación, a fin de adecuar la información a sus características y condición.

Sobre la intimidad

La nueva LAP[22] introduce el derecho constitucional a la intimidad (art.18.1) en el ámbito sanitario y lo concreta en el respeto a la confidencialidad de los datos del estado de salud, salvo autorización amparada por la ley.

A primera vista podría considerarse reiterativa la llamada de la nueva ley a la confidencialidad, sobre la que ha venido operando tradicionalmente el secreto médico. Pero también cabe considerarla como una previsión de refuerzo ante los cambios habidos en la práctica médica en los últimos tiempos. Y es a esto último a lo que parece haber atendido el legislador, utilizando el derecho constitucional a la intimidad, para reforzar la confidencialidad que acompaña a la práctica médica.

En efecto, hay en la sociedad de hoy suficiente convicción, nacida de la experiencia, de que en la práctica médica se genera abundante información sobre la persona referible a su intimidad, que debe ser protegida. De otra parte, es manifiesta -también por razones sociales- la evolución del secreto médico desde su consideración como deber profesional a la de deber-derecho, en tanto implica exigencia del paciente al médico. Y queda por señalar que, hasta la fecha, no se ha cumplido el mandato constitucional de que por ley se regule el secreto profesional. En suma, a la vista de lo recién dicho, no puede extrañar que el legislador haya reforzado, particularizándola, la confidencialidad en el ámbito sanitario mediante el derecho constitucional a la intimidad.

La intimidad ha sido definida por nuestra jurisprudencia como "un ámbito propio y reservado frente a la acción y el conocimiento de los demás, necesario según las pautas de nuestra cultura para mantener una calidad mínima de vida humana" (STC 231/1988).

Sobre lo que sea su contenido la jurisprudencia ha considerado las relaciones afectivas y sexuales y la esfera de la confianza. En esta última se incluye la información de uno ligado a otro por afecto o parentesco, razones religiosas, ideológicas, raciales, de salud o profesionales (médico o abogado) que la persona desea mantener en reserva (STS 170/1987).

Volviendo a la práctica psiquiátrica es bien sabido que, con frecuencia, los datos sobre relaciones afectivas y sexuales constituyen "materia" importante o incluso esencial del estado de salud de la persona. Igual cabe decir de datos propios de la esfera de la confianza que involucran a otros.

En líneas generales, la protección del derecho a la intimidad en el contexto psiquiátrico ofrece dificultades. La regla general es mantenerse por principio y con firmeza a favor. Pero en ocasiones no es fácil, Hay situaciones clínicas y circunstancias personales en que los presupuestos éticos y legales se contraponen.

Así puede suceder cuando se trata de la atención a menores o incapacitados en que caben decisiones de sustitución de padres o tutores. Caso particular es el de adolescentes con trastornos de conducta, problemas sexuales o con drogas, o bien en el supuesto de malos tratos, custodia o desamparo de niños.

Así puede suceder también cuando se trata de la atención a enfermos en conexión con terceras partes. Tal el caso de las bajas laborales en relación con el Sistema Nacional de Salud o mutuas o seguros privados.

E igualmente en supuestos de riesgos profesionales conocidos en contexto clínico (conductores de vehículos), en caso de amenazas de enfermos a personas identificadas. Y, finalmente, cuando en casos de este tipo o de otro, por la información que se nos supone, resultamos objeto de requerimiento judicial.

Ahora bien, frente a situaciones de este tipo, importan algunas reglas que complementen la regla general que anticipábamos líneas arriba. Recordemos: mantener por principio el compromiso de confidencialidad, la reserva debida. En el supuesto de excepción es exigible la debida justificación o, como en Derecho se dice, la carga de la prueba. No debería ser de otra manera, pues de inicio siempre deben dominar los mejores intereses del paciente. Da lo mismo sea menor, incapacitado, presunto incapaz o competente. Si, a pesar de todo, la situación obliga y la negociación con el paciente fracasa, conviene una segunda opinión, o la discusión colegiada en sesión clínica, o incluso la elevación del caso al comité de ética que corresponda. Y de tener que llegar a la revelación por razón inexcusable, siempre queda manifestarse en el nivel mínimo de lo exigible.

Hay casos, no obstante, en que cabe actuar preventivamente para preservar la alianza terapéutica. Son aquellos en que de inicio se pacta lo que podrá ser o no objeto de información a terceros, para así preservar la confianza propia de la relación entre médico y enfermo.

Sobre el respeto de la autonomía del paciente

El respeto de la autonomía del paciente constituye en la actualidad un principio básico ante cualquier tipo de intervención sanitaria. Dicho principio, ya presente y desarrollado en la Ley General de Sanidad[27], ha adquirido mayor amplitud con la LAP[22]. Dos son las formas como aparece reflejado: consentimiento informado e instrucciones previas.

Consentimiento informado

Define la ley vigente el consentimiento informado en los siguientes términos: "la conformidad libre, voluntaria y consciente de un paciente, manifestada en el pleno uso de sus facultades después de recibir la información adecuada para que tenga lugar una atención que afecta a su salud". La ley considera también diversos tipos de actuación según sus fines y los distribuye en preventivos, diagnósticos terapéuticos, rehabilitadores o de investigación. Finalmente, establece modalidades de consentimiento informado y límites.

Respecto a modalidades distingue consentimiento verbal y consentimiento por escrito, acotando las actuaciones para este último. Son éstas las intervenciones quirúrgicas, los procedimientos diagnósticos y terapéuticos invasores y, en general, la aplicación de procedimientos que suponen riesgos o inconvenientes de notoria y previsible repercusión negativa sobre la salud del paciente.

Respecto a límites del consentimiento informado y por representación establece, aparte de los habituales (salud pública, riesgo inmediato grave, representante legal, etc.), ciertas novedades. Así, la posibilidad de renuncia al mismo y la referencia —en lo tocante a riesgo— a la integridad psíquica del enfermo. Así también, la referencia a edades del menor para el consentimiento por representación: de doce a dieciséis años su opinión debe ser oída, de dieciséis hasta cumplir los dieciocho años no cabe el consentimiento por representación.

Pero el consentimiento informado es algo más que normas sobre sus límites y modalidades. Es sabido que en su entraña tiene potencialidades de importancia clínica y también humana. No en vano, de inicio, la práctica del consentimiento informado prescribe conductas de respeto del médico en su interacción con el paciente y, en consonancia con ello, promueve el valor de la autonomía del paciente. Y, como resultado final, se desarrolla y fortalece el proceso interpersonal en orden a consolidar la alianza terapéutica.

Pasando ya a la práctica psiquiátrica es momento de señalar que la mayoría de las actuaciones que en ella tienen lugar son englobables en el consentimiento informado verbal. Dicho en contrario, son poquísimas las actuaciones psiquiátricas que exigen el consentimiento por escrito, tal es el caso de la psicocirugía y de la terapia electroconvulsiva. Por supuesto que en el caso de la psicocirugía las garantías de información, voluntariedad y competencia deben ponderarse con máxima cautela, pero precisamente, por dominar en psiquiatría la práctica del consentimiento informado verbal, particular atención merecen ciertas poblaciones especiales. Así, los ancianos, sobre todo si están institucionalizados, los menores y las personas con retraso mental. Igual atención importa cuando de investigaciones o ensayos clínicos se trata.

Cuestión dudosa han sido, entretanto, los tratamientos duraderos a base de neurolépticos con el consiguiente riesgo de producir disquinesias tardías. Por fortuna los llamados neurolépticos atípicos parecen generar menos problemas al respecto. No obstante, la cuestión sigue siendo la fijación de los límites de la información a suministrar a los pacientes a quienes se les prescribe. Por un lado está su grado de comprensión respecto a los efectos secundarios, por otro, la posibilidad de que se asusten y retraigan de un tratamiento que les beneficia.

Se ha sugerido que la información a facilitar a un paciente con psicosis bajo tratamiento neuroléptico, sobre los riesgos y beneficios que pueden derivar de su uso, debería basarse en lo que puede asimilar y conocer para ser un participante activo en el tratamiento. Así, en un primer momento, el enfermo es avisado sobre los trastornos relacionados con el sistema neurovegetativo y piramidal (boca seca, visión borrosa, estreñimiento, aquinesia, distonia, etc.). Posteriormente, el paciente, ya mejorado, recibe información sobre otros riesgos (disfunción sexual, disquinesias tardías). Dichos pasos, por lo demás, deben quedar documentados en la historia clínica.

Finalmente, en el supuesto de resistencia firme a la indicación terapéutica, salvo incompetencia manifiesta, bueno será recordar que, previamente a entrar en una dinámica de tratamiento forzoso, lo mejor es dedicar tiempo a descubrir la verdadera razón de la negativa y la verdadera razón del tratamiento.

Evaluación de la competencia para otorgar consentimiento informado

Desde un punto de vista práctico debe diferenciarse entre incompetencia general e incompetencia específica para la toma de decisión médica. La incompetencia general se sospecha cuando se identifican fallos evidentes en el funcionamiento de la vida diaria. La incompetencia específica de la toma de decisión médica se revela cuando la persona:

— No manifiesta una decisión.
— No comprende lo que le han explicado.
— No se compromete en la solución del proceso.
— No llega a una decisión propia.

En cualquier caso, el punto clave está en la capacidad de la persona para realizar un análisis riesgo-beneficio[26]. En consecuencia, el evaluador debe comprobar si la persona conoce todos los elementos relacionados con la intervención propuesta, y los beneficios que cabe esperar de ella, así como los riesgos que puede suponer y, por último, lo que sucederá si nada se hace. Existen varios protocolos sobre la determinación de la capacidad para otorgar consentimiento informado, entre ellos destacamos el propuesto por el grupo de expertos de la Junta de Castilla-León[32].

Participación en ensayos clínicos

Un caso aparte es el consentimiento informado para la participación en un ensayo clínico (EC). Esto tiene especial importancia ya que se pueden dar dos situaciones: en primer lugar, estudios orientados a la investigación de nuevos medicamentos que pueden curar o aliviar la enfermedad que impide al paciente tomar sus propias decisiones. En segundo lugar, ensayos clínicos de tratamientos que nada tienen que ver con la enfermedad mental que padece el sujeto, quien además padece otra enfermedad no psiquiátrica que justifica su inclusión en el ensayo. Toda esta normativa viene recogida en un Real Decreto de reciente aprobación[33]. Básicamente se establece que en aquellas personas que no puedan tomar decisiones por sí mismas serán sus familiares o personas allegadas quienes tomarán la decisión de aceptar la participación en un EC. Aunque sean los familiares quienes consienten el enfermo tiene derecho a recibir toda la información del EC, y mantiene el derecho a rechazar la participación en el mismo en cualquier momento, debiendo su médico y familiares respetar su decisión, aunque no se le considere capaz de tomar tal decisión.

Instrucciones previas

La incorporación de las instrucciones previas del paciente en el ordenamiento jurídico español es una novedad reciente. En efecto, han sido en la Ley de Autonomía del Paciente, información y documentación clínica que comentamos donde aparecen reguladas.

El objetivo básico de las instrucciones previas es que la persona puede decidir con anticipación sobre los cuidados y el tratamiento de su salud o el destino de su cuerpo o de los órganos si fallece, para el caso de circunstancias en que no pueda expresarlo por sí. La persona al respecto debe ser mayor de edad, capaz y libre. Puede incluso nombrar un representante que procure el cumplimiento de las instrucciones previas. Todo ello debe quedar registrado en documento al efecto: el documento de instrucciones previas. Por lo demás, la ley establece claras reservas para los supuestos de que las instrucciones previas sean contrarias al ordenamiento jurídico, a la "lex artis" o bien no se correspondan con lo expresado en su momento por el paciente. Las instrucciones previas, en suma, maximizan el principio de autonomía, pero tienen limites. Se han descrito diversos tipos de instrucciones previas. Asimismo, se ha discutido sobre sus aspectos positivos y negativos.

Las instrucciones previas son una cuestión ciertamente importante en la práctica psiquiátrica, sobre todo en relación a patologías que implican deterioro cognitivo y progresividad, caso de las demencias, o sufrimiento intolerable caso de ciertas depresiones mayores.

Respecto a tipos de instrucciones previas son a considerar los siguientes:

1. Instrucciones que especifican los tratamientos que se desearían o rechazarían en determinadas circunstancias. Reiterando lo recién dicho, un ejemplo sería: "si tuviera una enfermedad de Alzheimer avanzada y sufriera un paro cardíaco no desearía que me realizaran una resucitación cardiopulmonar". O, en supuesto de depresión mayor, el rechazo de electroterapia convulsiva
2. Una declaración general de valores que estén relacionados con posibles tratamientos médi-

cos, en lugar de instrucciones concretas. Por ejemplo, " si estuviera en una situación de incapacidad sin expectativas de recuperación quisiera estar libre de cualquier dolor o malestar, y no deseo ningún tratamiento cuyo objetivo sea prolongar mi vida".

3. Autorización a una persona para tomar decisiones en nombre del enfermo cuando éste se encuentre en una situación de incapacidad, por ejemplo acerca de cuidados en residencia o participación en ensayos clínicos.

Respecto a argumentos positivos de las instrucciones previas se han destacado:

1. Respeto por la autonomía del paciente, que es el valor que predomina en la sociedad actual.
2. Ayuda a los profesionales y familiares a tomar decisiones en situaciones difíciles.
3. Evita la preocupación de los enfermos por recibir tratamientos que no desean.
4. Evita los conflictos familiares cuando éstos no se ponen de acuerdo.
5. Ayudan a reducir el coste sanitario, ya que permiten utilizar tratamientos menos invasivos.
6. Los enfermos agradecen que se discutan con ellos previamente las situaciones en las que se pueden encontrar en el futuro.

En cuanto a los argumentos negativos se ha dicho:

1. Muchas veces no existe la garantía de que el enfermo, cuando firma las directrices, sea realmente competente. En estos casos podría plantearse el mismo nivel de garantías que con los testamentos ordinarios.
2. En muchas ocasiones las directrices anticipadas necesitan ser interpretadas para una situación concreta. Es muy difícil que se puedan prever todas las situaciones en las que puede encontrarse el enfermo en el futuro.
3. En las directrices de propuesta de tutores se ha demostrado empíricamente que muchas veces los familiares cercanos, que nombra el propio enfermo como tutores futuros, toman decisiones muy diferentes a las que adoptaría el propio enfermo.
4. Puede haber cambios en el conocimiento y la práctica médica que hagan que las directrices estén basadas en tratamientos que se hayan modificado sustancialmente.
5. Las directrices de autotutela, a menos que se hagan con extremo cuidado, pueden no representar realmente la voluntad del enfermo. Debe quedar claro el grado de flexibilidad que se quiere dejar al tutor-decisor. Algunos enfermos dejan directrices muy claras, pero por otro lado también dejan gran libertad al tutor, hasta el punto que pueda contradecir lo expuesto inicialmente en la declaración.
6. Se ha demostrado que los sanos suelen valorar la situación de enfermedad de una manera más negativa que los propios enfermos. Resulta muy difícil anticipar cómo se va a sentir una persona cuando enferme. Existe la impresión clínica, no contrastada empíricamente, de que los enfermos suelen solicitar tratamientos más agresivos que los sanos en idénticas situaciones.
7. La enfermedad puede producir alteraciones de la personalidad del enfermo, lo que altera su funcionamiento mental, y ello puede provocar cambios en el sistema de valores, que impliquen decisiones diferentes a las que el enfermo habría tomado inicialmente.

Llegados a este punto cabe preguntarse sobre cuánto tiempo pasará hasta que las instrucciones previas se incorporen al imaginario social y los profesionales de la Medicina se mentalicen al respecto. No se nos ocultan las dificultades de manejo administrativo para hacerlas efectivas en tiempo y lugar. Ni tampoco los condicionamientos éticos, religiosos y culturales de los profesionales que necesariamente deberán mediar para que se cumplan, motivados esta vez por un nuevo documento médico-legal. Pero también sabemos de la fuerza y vigencia actual del valor de la autonomía de la persona que domina en las sociedades desarrolladas y democráticas.

En último término, las instrucciones previas son expresión anticipada de la autonomía de la persona en la dirección de sus preferencias en la situación y momento de enfermedad en que no pueda preferir. Es difícil que renuncie a ejercerlas, es mucho más probable que termine imponiéndolas de la mano de la ley recién promulgada.

En nuestro país las instrucciones previas están recogidas por primera vez en la Ley de Autonomía del Paciente[22], pero han sido las comunidades autónomas las que han ido legislando al respecto como ha sido el caso de Madrid[34], Islas Baleares[35], Navarra[36, 37], Castilla-La Mancha[38], o La Rioja[39].

La historia clínica

Clásicamente, la historia clínica ha sido considerada como el documento en que el médico recogía la información acumulada del padecimiento del enfermo. Reflejaba la patología de una persona y relacionaba y fundamentaba la atención sanitaria prestada. Resultaba de la relación médico-enfermo.

De unos años acá, la historia clínica, aun manteniéndose en línea con lo dicho, ha visto enriquecido su ámbito en función de cambios habidos en la propia práctica médica y tras la incorporación de nuevas tecnologías en el registro de datos. Hoy domina la medicina en equipo, las responsabilidades se diversifican, hay nuevos soportes del material historiado y se hace sentir la necesidad de garantías respecto al uso de los datos sanitarios.

La LAP pretende dar una respuesta actualizada al referido cúmulo de cambios. A tal fin conceptualiza la historia clínica de modo más amplio que antaño e incorpora nuevos contenidos y usos. Y a este último respecto concreta los derechos y obligaciones de los profesionales y pacientes, y las responsabilidades técnicas y organizativas de centros y autoridades, que tienen que ver con ella.

Según la nueva ley, la historia clínica es el conjunto de documentos relativos a los procesos asistenciales de cada paciente con la identificación de los médicos y demás profesionales que han intervenido en ellos. Unifica e integra observaciones, valoraciones e informaciones de toda índole sobre la enfermedad a fin de facilitar la asistencia sanitaria.

Respecto a contenido, la ley establece una estructura acorde inicialmente con el modelo clásico (anamnesis, exploración, etc.), pero enriquecida por nuevos elementos. Así, la hoja de interconsulta y los informes y consentimientos informados que procedan, una y otros expresión en último término de la medicina en equipo habitual en la práctica de hoy.

En cuanto a derechos de los profesionales respecto a la historia clínica establece el de acceso a la misma, pero al solo efecto de sus propias funciones. Y, en cuanto a obligaciones, las correspondientes a su cumplimentación, sujeción al deber de secreto y cooperación en el mantenimiento ordenado y secuencial de la misma. En el supuesto de participación en la asistencia de varios profesionales, corresponde a cada uno la cumplimentación en lo tocante a su actuación. Pero siempre debe haber un médico a título de responsable. Se entiende como tal el profesional que tiene a su cargo coordinar la información y la asistencia sanitaria del paciente o del usuario, con el carácter de interlocutor principal del mismo durante el proceso asistencial. Implícita resulta aquí la medicina en equipo.

Respecto a los derechos del enfermo sobre la historia clínica la ley identifica varios. Así el derecho a que quede constancia por escrito u otro soporte del proceso asistencial, y el derecho al acceso a lo registrado e incluso a obtener copia de los datos que figuren en la historia clínica. Pero hay límites, el acceso no debe producirse si deriva en perjuicio del derecho de terceras personas y fueron recogidos en interés terapéutico del paciente. Tampoco en perjuicio del derecho de los profesionales participantes en su elaboración en cuanto a la reserva de sus anotaciones subjetivas. A todo esto, si el paciente ha fallecido cabe el acceso a la historia clínica de familiares o terceros, pero sólo en el supuesto de riesgo para su salud, al efecto de los datos pertinentes, salvo prohibición expresa del fallecido.

De otra parte, corresponden a los centros sanitarios las responsabilidades técnicas del archivo, conservación y recuperación de las historias clínicas. Esta responsabilidad es exigible igualmente al profesional que actúa a título individual. Otras responsabilidades son relativas a la facilitación del acceso de los profesionales a efectos asistenciales y también a preservar los datos de identificación personal para el caso de estudios epidemiológicos, docencia e investigación, no así cuando de la autoridad judicial se trate. Para más garantías rige la Ley de Protección de Datos de Carácter Personal[30]. Finalmente, corresponde a las autoridades y administración sanitaria regular que quede constancia de quién accede a la historia clínica y del uso que de ella se hace. También interesa destacar las normativas que regulan las historias clínicas en formato electrónico[40, 41].

Ahora bien, llegados aquí y una vez puestos de manifiesto los recientes cambios legislativos relativos a la historia clínica, cabe preguntarse por su influencia en la elaboración de la misma.

A tal respecto, centrándonos en la historia clínica psiquiátrica, son fáciles de prever ciertos cambios. Primero, el médico tenderá a prestar atención a la exploración física del paciente, siquiera sea somera por básica. Segundo, tenderá asimismo a documentar en la historia clínica, el consentimiento informado verbal de los tratamientos sobre los posibles riesgos y, por supuesto, en formulario cuando de exploraciones o terapias invasivas se trate (terapia electroconvulsiva). Tercero, dado el derecho de acceso del paciente a la historia, tenderá a una elaboración de la misma condicionada por la "anticipación de uso", en otros términos, porque puede ser leída por el propio enfermo. Y por ello mismo estará atento a señalar las referencias de terceros obtenidas bajo exigencia de guardar reserva. E igualmente respecto a datos que, por sus consecuencias dañinas, también le fueron obviados al paciente. Y por supuesto las reflexiones expresivas del trabajo profesional.

Claro está que las exigencias de la nueva normativa van a comportar mayor cuidado al documentar y esto siempre supone tiempo. Son bien conocidos los argumentos para excusarse respecto a una documentación clínica pobre y escasamente articulada: presión asistencial, premura de tiempo y, sobre todo, que la prestación no se resiente. Frecuentemente hay más sobreentendidos que datos. Se olvida cuánto puede haber en ello de desconsideración al enfermo y de profesionalidad cuestionable y, si llega el caso, de responsabilidad de distinto orden según las consecuencias. Por ello, en relación con la responsabilidad profesional, se ha podido decir de la historia clínica que es el mejor amigo del médico, pero que también puede ser su peor enemigo.

El informe de alta y otra documentación clínica

El informe de alta es el documento que resume el proceso asistencial del paciente. La nueva normativa establece unos contenidos mínimos. Tales son los datos personales del paciente, un resumen de su historial clínico, la actividad asistencial prestada, el diagnóstico y las recomendaciones terapéuticas. Distingue, además, entre alta voluntaria y forzosa.

El alta voluntaria constituye expresión de autonomía del paciente y al médico corresponde respetarla. Se concreta en la firma del alta. El alta forzosa es consecuencia de que el paciente no acepta el tratamiento prescrito y no cabe otro alternativo en el mismo centro sanitario. Corresponde a la dirección del centro, a propuesta del médico responsable, formalizarla. Si el paciente no acepta, la dirección del centro, previa comprobación del informe, lo comunica al juez para que éste, una vez oído el paciente, si persiste en la negativa, confirme o revoque la decisión.

En la práctica psiquiátrica, a efectos del informe de alta, poco hay que añadir a lo dicho. Si es caso distinguir entre datos de hecho y datos de referencia y especificar las fuentes de información (informes previos, etc.).

En cuanto al alta voluntaria la cuestión clave es si el paciente es competente para asumirla. Como ya quedó dicho en el apartado de hospitalización psiquiátrica, es factible la retención sobre la base de la autorización judicial en los términos correspondientes.

En cuanto al alta forzosa importa afinar en la evaluación de la competencia del paciente para cuidar de sí y controlarse en el próximo futuro y explorar las razones que subyacen en su negativa. Frecuentemente acompañan amenazas de violencia o de autólisis, falta de apoyos o penuria social. Ante situaciones tensas o crispadas o de desolación es aconsejable una moratoria, procurar la alianza y actuar si es posible contra las causas que determinan la resistencia. Cuando el alta se produce es importante documentar razonadamente tanto las altas voluntarias como las forzosas y actuar teniendo en cuenta los intereses del paciente.

Finalmente, respecto a otra documentación clínica, importa señalar que la nueva ley incorpora como obligación del profesional la cumplimentación de protocolos, registros, estadísticas y demás documentación asistencial y estadística que guarden relación con los procesos clínicos en que interviene.

RESPONSABILIDAD PROFESIONAL

Desde hace algunos años existe una gran preocupación, en todos los ámbitos de la práctica médica, por las situaciones en las que el profesional pueda incurrir en responsabilidad de tipo civil o penal. También es un hecho incontrovertible que la sociedad actual es mucho más exigente en la reivindicación de sus derechos que hace algunos años.

El manejo clínico del enfermo mental conlleva unas dificultades que no existen en otras especialidades. En los síntomas psiquiátricos es más difícil demostrar y verificar *a posteriori* su existencia.

Tanto en el sistema público como en la medicina privada, es frecuente que el manejo de un mismo paciente se realice, de manera conjunta, desde la atención primaria y la especializada. En estos casos no resulta fácil delimitar quién es el profesional responsable de determinadas decisiones terapéuticas. Como veremos más adelante, es importante distinguir entre las figuras de consultor y supervisor.

Por último, queremos destacar que, ante hechos similares, incurren en el mismo grado de reponsabilidad médicos de atención primaria y psiquiatras. No hay que olvidar que, aunque sus niveles de formación son muy diferentes, el estándar asistencial exigible es el mismo.

En nuestro ordenamiento jurídico existe el principio de que aquel que provoque un daño debe repararlo. Éste es el fundamento de la responsabilidad profesional, y viene recogido tanto en el Código Penal como en el Código Civil (tablas II y III).

Entendemos como responsabilidad profesional las situaciones derivadas de acciones realizadas por un profesional (de la medicina en nuestro caso), en las que se considera que ha existido imprudencia o negligencia por una parte implicada en el acto. Se ha producido un daño al enfermo, y se puede demostrar que el daño producido es debido a esta actuación negligente. Así pues, podemos definir cuatro elementos básicos dentro de esta definición[26]:

DEBER: para que se produzca una situación de responsabilidad profesional debe existir una relación terapéutica entre el clínico y el paciente, donde aquél acepta realizar un diagnóstico y aplicar un tratamiento de manera no negligente. Esta situación no se produce hasta que el profesional ha aceptado formalmente responsabilizarse del caso. El deber de asistencia en el marco laboral de los médicos del Sistema Nacional de Salud está claramente

TABLA II
RESPONSABILIDAD PROFESIONAL Y CÓDIGO PENAL

Art. 11. Los delitos o faltas que consistan en la producción de un resultado sólo se entenderán cometidos por omisión cuando la no evitación del mismo, al infringir un especial deber jurídico del autor, equivalga, según el sentido del texto de la ley, a su causación. A tal efecto se equiparará la omisión a la acción:

a) Cuando exista una específica obligación legal o contractual de actuar.
b) Cuando el omitente haya creado una ocasión de riesgo para el bien jurídicamente protegido mediante una acción u omisión precedente.

Art. 14.

1. El error invencible sobre un hecho constitutivo de la infracción penal excluye la responsabilidad criminal. Si el error, atendidas las circunstancias del hecho y las personales del autor, fuera vencible, la infracción será castigada, en su caso, como imprudente.
2. El error sobre un hecho que cualifique la infracción o sobre una circunstancia agravante, impedirá su apreciación.
3. El error invencible sobre la ilicitud del hecho constitutivo de la infracción penal excluye la responsabilidad criminal. Si el error fuera vencible, se aplicará la pena inferior en uno o dos grados.

Art. 109.

1. La ejecución de un hecho descrito por la ley como delito o falta obliga a reparar, en los términos previstos en las leyes, los daños y perjuicios por él causados.
2. El perjudicado podrá optar, en todo caso, por exigir la responsabilidad civil ante la jurisdicción civil.

Art. 110. La responsabilidad establecida en el artículo anterior comprende:

1º La restitución.
2º La reparación del daño.
3º La indemnización de perjuicios materiales y morales.

TABLA III
RESPONSABILIDAD PROFESIONAL Y CÓDIGO CIVIL

Art. 1902. El que por acción u omisión causa daño a otro, interviniendo culpa o negligencia, está obligado a reparar el daño causado.

Art. 1903. La obligación que impone el artículo anterior es exigible, no sólo por los actos u omisiones propios, sino por los de aquellas personas de quienes se debe responder... (son responsables)... los dueños o directores de un establecimiento o empresa respecto de los perjuicios causados por sus dependientes en el servicio de los ramos en que los tuvieran empleados, o con ocasión de sus funciones.

establecido. Por ejemplo, cualquier médico de guardia tiene el deber de atender a cualquier persona que llegue a la urgencia.

NEGLIGENCIA: consideramos que existe un estándar asistencial que se supone que es la forma correcta de actuar ante la situación clínica que estamos analizando. El estándar asistencial está en función de los conocimientos científicos del momento, de lo que la comunidad médica considera que es la forma correcta de actuar, y de la disponibilidad de los recursos asistenciales. La negligencia se produciría cuando, de una manera no justificada, se ha producido una notable desviación del estándar asistencial definido.

DAÑO: siempre que existe responsabilidad profesional se debe haber producido un daño. Si no se ha producido daño puede haber una conducta negligente, como la hemos definido en el punto anterior, pero no mala praxis.

CAUSALIDAD: finalmente, debe ser posible demostrar que existe una relación causa-efecto, entre la conducta negligente del profesional, y el daño producido. Como vemos, existe la posibilidad de que se haya producido un daño (que estaba dentro de los riesgos asumibles de la acción terapéutica) o una conducta negligente, pero que no exista una relación entre ambos.

Sin embargo, la clarificación de los casos de responsabilidad profesional no siempre es posible. En primer lugar, por la falta de testigos, lo que provoca una situación de la palabra del médico contra la del paciente. Esto se produce con gran frecuencia en el ámbito de la psiquiatría, ya que es muy difícil probar que el médico actuó de una manera o de otra. Conviene no olvidar que en la práctica clínica es frecuente que el enfermo falte a la verdad a lo largo de la relación terapéutica. En algunos trastornos psicóticos el enfermo es incapaz de atribuir determinadas experiencias a una enfermedad. Por ello, al no considerarse enfermo, adopta una conducta poco colaboradora, evitando aportar al médico datos que refuercen su imagen de enfermo mental. Por ejemplo, en el caso de la esquizofrenia la ocultación de la actividad alucinatoria con el fin de que se reduzca la dosis prescrita de neurolépticos es un hecho frecuente en la práctica clínica.

Otros elementos a tener en cuenta entran dentro del adagio latino *res ipsa loquitur,* que podría traducirse como "la materia habla por sí misma". En esta línea debe considerarse si el daño producido puede o no puede aparecer en ausencia de negligencia, o si el médico tiene un control absoluto de los instrumentos que hayan podido causar el daño. Dicho de otro modo, hay situaciones en las que el daño producido siempre es debido a una negligencia. Finalmente, es preciso valorar si el paciente, por acción u omisión, ha contribuido a la producción del daño.

Causas más frecuentes de responsabilidad profesional

Errores diagnósticos: fallo negligente en reconocer cuál es la enfermedad del paciente, con el daño consiguiente. En los enfermos psiquiátricos la situación se complica ya que, con cierta frecuencia, nos encontramos con enfermos que mienten. Por otro lado, hay veces en que se hace un juicio clínico razonable, y dentro de los estándares aceptados, que resulta incorrecto. En general se admite que la medicina es una ciencia imprecisa. Esto implica que, a pesar de una correcta aplicación de los métodos diagnósticos, se producen errores. Algunas reclamaciones pueden producirse, por ejemplo, si el error diagnóstico conlleva a la aplicación de un tratamiento incorrecto o perjudicial; que el diagnóstico se realice en el marco de una prueba pericial y el error conlleve la aplicación o no aplicación de eximentes o atenuantes, o una anulación de su capacidad civil que no serían aplicadas en el caso de que se realizara de manera correcta.

Uso negligente de tratamientos somáticos: manejo de fármacos con indicaciones o dosis equivocadas. Un aspecto importante es la aplicación exclusiva de psicoterapia en un caso que es susceptible de tratamiento psicofarmacológico. Esta cuestión es especialmente importante en la psiquiatría, ya que al aparecer corrientes muy diversas dentro de esta especialidad, existen distintas formas de abordar un problema clínico. Por ejemplo, hay profesionales que defienden el tratamiento de un trastorno depresivo con psicoterapia de orientación psicodinámica o cognitiva. La existencia de un grupo de colegas, aunque éste sea minoritario, que discrepe de la opinión mayoritaria respecto a la conducta terapéutica a seguir supone un problema legal importante.

Aplicacion negligente de la psicoterapia: en este ámbito los casos son rarísimos. Esto en parte es debido a la gran diversidad de abordajes, muchos de los cuales pueden parecer contradictorios entre sí.

Fallo negligente en la prevencion del daño contra sí mismo: en estos casos se consideraría al médico responsable al no haber tomado las medidas de contención oportunas para prevenir una conducta suicida. Esta situación es difícil de valorar desde el punto de vista legal ya que es preciso aclarar primero el grado de competencia que tiene el paciente para ser responsable de su propia conducta.

Fallo negligente en la prevencion del daño contra terceros: el ejemplo más emblemático de esta situación es el caso Tarasoff. En este caso la justicia nortamericana falló que se puede vulnerar el derecho a la confidencialidad cuando existe un peligro importante de que el paciente desarrolle una conducta agresiva contra una tercera persona. Esta cuestión es complicada, ya que la fiabilidad en la predicción de la violencia en los enfermos mentales es muy pequeña.

Negligencia en la supervisión: el modelo asistencial comunitario ha favorecido la utilización de profesionales auxiliares para la atención a pacientes bajo la supervisión de un médico. En estos casos se considera que, aunque la actividad clínica es desempeñada por otro profesional, existe una obligación en el médico, como profesional responsable, de estar plenamente informado de la situación y tomar las decisiones pertinentes en cada momento.

Existe la denominada doctrina de la *responsabilidad superior (respondeat superior),* que data del antiguo Derecho Romano (esta doctrina señalaba que cuando un esclavo cometía un delito obedeciendo las órdenes de su amo no podía ser castigado. Sin embargo, se podían exigir responsabilidades al amo). Desde esta perspectiva, el médico es en todo momento responsable de la conducta de los profesionales que están bajo su supervisión.

Deprivacion de libertad indebida: existe en esos casos en los que se ha producido un ingreso involuntario sin cumplir los criterios clínicos oportunos.

Quiebra del derecho a la intimidad: se puede producir en situaciones como la publicación de un caso clínico sin salvaguardar la identidad del paciente. También en aquellas situaciones en las que el supuesto paciente ha decidido aislarse de la sociedad y, ante la sospecha de una enfermedad mental, se decide realizar un examen psiquiátrico. En estos casos se puede considerar la existencia de una vulneración del derecho a la intimidad.

Interferencia con relaciones ventajosas: se considera que se produce esta conducta cuando en el marco de la relación terapéutica el clínico, desde su posición de superioridad y capacidad de persuasión del paciente, influye sobre la conducta de éste, lo que tiene como resultado un grave perjuicio social o económico.

Fraude: en la práctica clínica el fraude puede producirse al ofertar una intervención terapéutica prometiendo unos resultados concretos y en un período de tiempo determinado que, a la larga, no llega a cumplirse.

Niveles de responsabilidad

No podemos olvidar el contexto asistencial en el que nos movemos, ya que en la inmensa mayoría de los casos el profesional desempeña su labor en el marco de una institución, que a su vez está inmersa en una red más amplia. En vista de todo esto el problema de la responsabilidad puede establecerse a diferentes niveles:

Responsabilidad político-administrativa: en este nivel nos planteamos si la Administración planifica adecuadamente la asistencia sanitaria y facilita a los profesionales los medios necesarios. Por ejemplo, en el caso de la enfermedad mental cabría analizar si hay un número suficiente de camas psiquiátricas de agudos y crónicos, etc.

Responsabilidad institucional: viene más limitada al centro sanitario donde se presta la asistencia sanitaria, y se refiere a cuestiones como: ¿hay una buena calidad asistencial? ¿Los profesionales tienen los medios adecuados? ¿Se han comunicado a los responsables de la institución las deficiencias que han observado los profesionales? Conviene recordar que la responsabilidad institucional desde la reforma de la Ley General de Sanidad viene limitada actualmente al área sanitaria.

Responsabilidad profesional: que queda limitada al acto médico en sí mismo, es decir, a la conducta del profesional dentro de la relación médico-enfermo.

Responsabilidad de los gestores clínicos

Por otro lado la jurisprudencia ha ido delimitando la responsabilidad profesional en que pueden incurrir los gestores clínicos, incluso cuando no han tenido un trato directo con el paciente. Esto es especialmente aplicable a los jefes de servicio, jefes de sección y coordinadores de equipos de atención primaria. Una de las funciones de los gestores es la de supervisar y controlar la actividad clínica de las personas que tienen a su cargo, y protocolizar de alguna forma ese control. Ha habido numerosa jurisprudencia en la que se han establecido distintos niveles de responsabilidad:

Responsabilidad "in organizando": el gestor clínico tiene la obligación de que los diferentes recursos humanos y materiales de que dispone funcionen de una manera coordinada y eficiente.

Responsabilidad "in vigilando": el gestor clínico tiene la obligación de controlar la actividad de sus subordinados. No es función del gestor decirle al profesional cómo tiene que diagnosticar o tratar el caso, sino asegurarse de que el profesional tiene una aptitud mínima y que el paciente está siendo atendido dentro de los estándares asistenciales aceptables.

Responsabilidad *in eligendo*: los gestores clínicos tienen la potestad de organizar los flujos de derivaciones que recibe cada profesional. En función de cada caso también puede decidir a qué profesional se asigna a cada caso, por ello el gestor puede incurrir en responsabilidad profesional en función de las decisiones que tome en ese ámbito.

Actitud preventiva en situaciones con riesgo de demanda

Como podemos apreciar, existen múltiples situaciones que pueden generar una demanda por parte del paciente contra el médico responsable. También hemos señalado que el hecho de que el médico que realiza el acto puesto en cuestión esté en su período de formación, no va a suponer una merma en el grado de responsabilidades que se le pueden exigir. Por ello, creemos importante que el médico residente conozca una serie de pautas de actuación para prevenir, en lo posible, las situaciones que estamos describiendo.

Gutheil y Appelbaum[26] explican que la prevención de la demanda se puede establecer a tres niveles:

1. Prevención conductual: consiste en la adopción de determinados hábitos en la práctica clínica cotidiana con el fin de evitar situaciones comprometidas. Por ejemplo, deben evitarse todas las conductas clínicas que produzcan, en definitiva, una situación de explotación financiera o de otro tipo del terapeuta sobre el paciente. Conviene evitar toda práctica clínica que suponga una ambigüedad de papeles. Por ejemplo, la realización de sesiones de psicoterapia fuera de la consulta, prestación de servicios por parte del paciente para el terapeuta, revelación de datos personales por parte del terapeuta, contacto físico, etc. En algunos casos puede ser necesaria la presencia de un testigo como salvaguarda ante posibles actitudes de desconfianza por intervenciones terapéuticas (hipnosis, narcoanálisis, etc.). Es preciso manejar de forma correcta la interrupción del tratamiento por parte del profesional. Existe una obligación de continuidad en el tratamiento que en los casos de psicoterapia dificultan la transferencia del caso a otro profesional. En general podemos considerar que existe un compromiso de tratamiento entre el médico y el paciente y que no se puede dar de alta a éste de manera unilateral sin una derivación a otro profesional y con un plazo de tiempo razonable.

2. Prevencion técnica: en primer lugar, es aconsejable establecer un contrato terapéutico de una manera explícita o implícita. Aquí consideramos imprescindible aclarar con el paciente los objetivos del tratamiento, las limitaciones del mismo, manejo del problema de las citas no cumplidas. Valorar la repercusión de la terapia sobre terceras personas (alienación de los sentimientos, deber de protección de terceras personas, etc.). Tener extremo cuidado con la prescripción de medicaciones peligrosas. Definir claramente las competencias en el caso de que haya otros profesionales clínicos implicados bajo la supervisión del psiquiatra.

3. Prevencion en la documentacion: Gutheil y Appelbaum[26] consideran que en la historia clínica deben encontrarse tres elementos básicos. En primer lugar, un análisis riesgo-beneficio; de este modo consideramos que se pueden tomar decisiones que a la larga se demuestre que son equivocadas, siempre que existan unas razones sólidas que apoyan esta conducta. Es conveniente siempre expresar los juicios clínicos que realicemos. Es decir, es recomendable "pensar en voz alta" escribiéndolo en la historia clínica. Gutheil y Applebaum[26] señalan que lo habitual en las historias clínicas es reseñar exclusivamente los datos clínicos relevantes para el diagnóstico. Sin embargo, además de esto, en los casos complicados tiene un gran interés explicar por escrito los motivos que llevaron a adoptar una decisión clínica determinada. En algunos casos, una vez producida la demanda contra el médico, la utilización de la documentación de la historia clínica puede ser hasta inculpatoria para el médico. Esto ocurre porque la toma de decisiones se realiza en base a unos datos clínicos y en un contexto determinado que, de no hacerse constar, es fácilmente olvidable. Finalmente, conviene reseñar nuestra valoración de la capacidad del paciente de colaborar —con la suficiente competencia— en el plan de tratamiento.

PSIQUIATRÍA Y DERECHO PENAL EN ATENCIÓN PRIMARIA

El Código penal en atención primaria

No es frecuente la intervención de los profesionales de atención primaria en causas penales relacionadas con problemas psiquiátricos. Es evidente que la evaluación psicopatológica en relación con la imputabilidad de un encausado no es una tarea habitual. Sin embargo, sí es frecuente que aparezcan informes de profesionales de atención primaria sobre el encausado. Esto es debido a que el primer profesional que evalúa al acusado después de su detención suele ser un MAP. Esto es muy habitual en delitos relacionados con el uso de sustancias psicoactivas. El acusado suele alegar que actuó bajo los efectos de una droga, o un síndrome de abstinencia, pero cuando los peritos designados por el juez realizan su evaluación, ya han transcurrido semanas o meses. En algunos casos, las fuerzas de seguridad llevan al detenido a un centro sanitario de manera urgente. Y los informes médicos emitidos van a ser incluidos en el sumario, y son muy útiles para determinar el estado mental del acusado. Por ello, es muy importante que el MAP que evalúe al detenido emita un informe lo más detallado posible, ya que será utilizado tanto con fines terapéuticos como periciales.

La imputabilidad

Los aspectos del Derecho Penal relacionados con la psiquiatría tienen que ver con la imputabilidad. Ya hemos mencionado anteriormente el concepto de culpa y su relación con el Derecho Penal. La imputabilidad, entonces, sería la capacidad que tiene el individuo para ser culpable[42]. Una vez que se ha determinado si el individuo ha realizado un acto delictivo, la siguiente cuestión es su culpabilidad y responsabilidad. Con la definición que hemos dado antes, un individuo es culpable si tenía la capacidad suficiente para reflexionar sobre el acto y sus consecuencias, y decidir respecto a las diferentes opciones, delictivas y no delictivas, en la situación en que se encontraba. La imputabilidad vendría a ser la capacidad para delinquir.

El concepto de imputabilidad vuelve a basarse en el de libre albedrío que ya hemos mencionado. Es decir, que la acción no esté determinada por ningún mecanismo natural, y que la persona puede tomar decisiones de manera libre.

Criterios de inimputabilidad en el código penal actual

Como hemos visto en el artículo 20 del Código Penal, el criterio actual de inimputabilidad tiene dos elementos básicos: 1) la comprensión de la ilicitud del hecho, y 2) la actuación conforme a esa comprensión (tabla IV).

Se parte de la base de que los actos humanos tiene dos componentes, uno cognoscitivo y otro volitivo. Según nuestros legisladores, se considera que una persona es penalmente responsable cuando el acto enjuiciado ha sido realizado con pleno conocimiento por parte de la persona, y de manera voluntaria.

TABLA IV
ARTICULO 20 DEL CÓDIGO PENAL EN EL QUE SE REGULA LA EXENCIÓN DE RESPONSABILIDAD CRIMINAL

Art. 20: Están exentos de responsabilidad criminal:

1º. El que al tiempo de cometer la infracción penal, a causa de cualquier anomalía o alteración psíquica, no pueda comprender la ilicitud del hecho o actuar conforme a esa comprensión.
El trastorno mental transitorio no eximirá de pena cuando hubiese sido provocado por el sujeto con el propósito de cometer el delito o hubiera previsto o debido prever su comisión.

2º. El que al tiempo de cometer la infracción penal se halle en estado de intoxicación plena por el consumo de bebidas alcohólicas, drogas tóxicas, estupefacientes, sustancias psicotrópicas u otras que produzcan efectos análogos, siempre que no haya sido buscado con el propósito de cometerla o no se hubiese previsto o debido prever su comisión, o se halle bajo la influencia de un síndrome de abstinencia, a causa de su dependencia de tales sustancias, que le impida comprender la ilicitud del hecho o actuar conforme a esa comprensión.

3º. El que, por sufrir alteraciones en la percepción desde el nacimiento o desde la infancia, tenga alterada gravemente la conciencia de la realidad.

(...)

6º. El que obre impulsado por un miedo insuperable.

La comprensión de la ilicitud del hecho se refiere a lo cognoscitivo. Es evidente que si una persona no tiene el suficiente desarrollo intelectual para analizar la situación y tener un conocimiento de la ilicitud del hecho, no es razonable que se le exijan responsabilidades penales. Un ejemplo de ello lo podemos encontrar en los delitos cometidos por individuos con retraso mental.

En el segundo criterio (actuar conforme a esa comprensión) nos encontramos con una regla referida a las capacidades volitivas. Para considerar al individuo imputable debe quedar claro que no hay evidencia suficiente para afirmar que el estrato del yo no sea capaz de determinar la conducta por encima de los impulsos y la vida instintiva.

Para que consideremos un acto como voluntario (y libre) debe haber sido realizado tras una reflexión y deliberación adecuados. Si no fuera así no podríamos aceptarlo como algo voluntario. Un ejemplo de ello sería un paciente que padece un episodio maníaco. La existencia de una alteración del estado de ánimo impide una reflexión profunda y un análisis detallado de las decisiones a tomar. Por otro lado, el enfermo con un trastorno depresivo grave puede tener alterada su capacidad de motivación para reflexionar sobre sus decisiones.

Intoxicación y síndrome de abstinencia: en el artículo 20.21 vienen recogidas como causas de exención de responsabilidad criminal los estados de "intoxicación plena por el consumo de bebidas alcohólicas, drogas tóxicas, estupefacientes, sustancias psicotrópicas u otras que produzcan efectos análogos", y también cuando el individuo se halle "bajo la influencia de un síndrome de abstinencia, a causa de su dependencia de tales sustancias". En todos estos casos se entiende que dichos estados impiden "comprender la ilicitud del hecho o actuar conforme a esa comprensión".

Aunque estas circunstancias podrían haber sido incluidas en el párrafo primero sin necesidad de mencionarlas explícitamente, el legislador ha querido hacer mención específica de estos casos ya que son muy frecuentes en la práctica. Volvemos a encontrarnos con la utilización de términos jurídicos que no siempre casan con los términos médicos. No es fácil aclarar qué quiere decir exactamente intoxicación plena, aunque la jurisprudencia entiende que son aquellos casos en los que existe una anulación total de las facultades psíquicas[43].

El síndrome de abstinencia debe establecerse desde el punto de vista clínico pero también pericial. Interesa especialmente aclarar la intensidad de las manifestaciones clínicas así como el ansia por consumir la sustancia *craving*.

Tanto en los casos de intoxicación como de síndrome de abstinencia suele surgir con gran frecuencia el problema de la falta de datos para evaluar el caso. Es frecuente que se solicite opinión respecto a si el individuo en cuestión presentaba alguno de estos trastornos en el momento del crimen. Y cuando el psiquiatra evalúa al presunto enfermo se encuentra con que han transcurrido varios meses desde que ocurrieron los hechos. En estas ocasiones es fundamental consultar la documentación disponible en las diligencias judiciales, en busca de informes de médicos de urgencia, o del forense de guardia, donde se mencione la sintomatología propia de estos cuadros.

Circunstancias atenuantes de responsabilidad criminal

En el artículo 21.11 del nuevo Código Penal se recogen el conjunto de circunstancias atenuantes. Una atenuación de responsabilidad penal implica una reducción en el tiempo de la pena a que puede ser condenado el acusado. De cualquier modo, la decisión de aplicar una eximente o una atenuante de responsabilidad corresponde al juzgador a la vista de los datos y opiniones expuestos por el perito. Volvemos a insistir en que la función del perito no es la de ser un "juez auxiliar", por lo que no debe entrar a considerar cuestiones esencialmente jurídicas. Las circunstancias atenuantes más importantes son:

Eximentes en las que no concurren todos los requisitos necesarios para eximir de responsabilidad en sus respectivos casos (art. 21.11): como se puede apreciar, el Derecho tiene una visión de la responsabilidad de tipo dimensional, en vez de categorial, como cabría esperar. No hay un todo o nada sino un continuum entre la ausencia total de responsabilidad y la responsabilidad plena. Por extensión, esto sería aplicable a los dos criterios utilizados para determinar la responsabilidad del individuo: comprender la ilicitud del hecho y actuar conforme a esa comprensión. De este modo, los autores del Código Penal consideran que la comprensión de la ilicitud de un hecho también es valorable dimensionalmente, y puede haber un grado de comprensión mayor o menor. Y lo mismo ocurre con el componente volitivo de la conducta.

Grave adicción a sustancias: los trastornos relacionados con el consumo de alcohol y otras sustancias son incluibles tanto dentro del capítulo de las circunstancias eximentes, como de las atenuantes. En este último caso, el Código Penal establece que la adicción debe ser grave. Aunque no viene recogido explícitamente en la nosología, entendemos la adicción como sinónimo de dependencia.

Estados pasionales: las pasiones se definen vulgarmente como cualquier afecto desordenado del ánimo y también como inclinación o preferencia intensa de algo. La psicología introspectiva clásica las distingue de las emociones y los sentimientos. La pasión sería un estado afectivo de intensidad anormal, duradero y polarizado sobre un objeto particular[43].

Desde el punto de vista del Derecho Penal, existen dos grandes tipos de estados pasionales. Por un lado está el *arrebato*, que es un episodio de corta duración. La *obcecación* tendría una aparición más lenta y su duración es mayor. Lo esencial de los estados pasionales, según el Derecho, es su aparición en individuos completamente normales y que no han presentado previamente ningún trastorno psiquiátrico.

VIOLENCIA DE GÉNERO

En los últimos cinco años se ha producido en España una importante sensibilización social frente a la lacra de los malos tratos a mujeres. Aunque se considera una problemática social la intervención ante este problema se debe realizar desde diferentes ámbitos incluido el sanitario. De hecho la propia Organización Mundial de la Salud considera que la violencia es un problema de salud pública, y en particular la violencia de género (VG) también[44]. Se ha reprochado que los profesionales sanitarios no se han ocupado de este problema, y han venido adoptando tradicionalmente una actitud evitadora, por lo que existe en el momento actual una gran preocupación por ayudar al conjunto de los profesionales sanitarios a identificar mejor la VG y a comprometerse en la ayuda a las víctimas[45].

Según las estadísticas del Instituto de la Mujer en el año 2002 el 11,1 de las mujeres mayores de 18 años podían ser catalogadas técnicamente como maltratadas, sin embargo, cuando se preguntaba a la interesada si se consideraban maltratadas tan sólo respondían afirmativamente un 4%[46]. Esto pone de manifiesto la importancia que tiene que los profesionales sanitarios conozcan los cambios psicológicos que se producen en la mujer maltratada y que actúan de barrera que dificulta la comunicación entre la mujer y el profesional sanitario.

Desde un punto de vista legal se han producido en España importantes cambios legislativos. En primer lugar destacamos la aprobación de la Ley 27/2003, de 31 de julio, reguladora de la orden de protección de las víctimas de la violencia doméstica[47]. Esta norma ha supuesto un cambio muy importante respecto a la actuación de las administraciones públicas respecto a las actuaciones sobre las mujeres maltratadas. Además de regular la orden de protección también obliga a un seguimiento proactivo del caso. Cada vez que se dicte una orden de protección el Juzgado está obligado a notificarlo a la administración autonómica quien a su vez está obligada a contactar con la afectada, y ofrecer los servicios disponibles.

Poco después se aprobó la Ley Orgánica 1/2004, de 28 de diciembre, de Medidas de Protección Integral contra la Violencia de Género[48] que aumenta significativamente el abanico de ayudas que reciben las mujeres víctimas de violencia de género. Esta ley ha supuesto un gran cambio en el tratamiento social e incluye, entre otras, las siguientes medidas:

- Cambios en el sistema educativo favoreciendo acciones preventivas en ese ámbito.
- Cambios en las leyes de publicidad.

— Cambios en el Estatuto de la Función Pública y en el Estatuto de los Trabajadores por los que se evitan sanciones laborales cuando la inasistencia al trabajo se debe a VG.
— Cambios en el Código Penal endureciendo las penas a los maltratadores.
— Creación de Juzgados especializados en VG que conocerán de todos los casos en que se ha producido VG y también asumirán los procesos subsecuentes de separación y divorcio que se generen, etc.

Es importante destacar la alta prevalencia de trastornos mentales en las parejas en las que existe VG. Danielson y cols.[49] encontraron que el 55,7% de las mujeres inmersas en una relación con VG padecían un trastorno mental, y si la VG era de alta intensidad la cifra aumentaba al 64,8%. Por otro lado, los maltratadores también tenían una elevada prevalencia, 58,5% de cualquier enfermedad, cifra que aumentaba al 88% en los casos de VG grave. Los diagnósticos más frecuentes eran los trastornos relacionados con el consumo de sustancias (68%), los trastornos de ansiedad (28%) y el trastorno antisocial de personalidad (20%).

Según las estadísticas publicadas por el Consejo General del Poder Judicial del año 2005 nos encontramos ante un problema de grandes proporciones[50]. Según esta fuente (tabla V) se produjeron en España 82.750 denuncias, concediéndose 24.509 órdenes de protección. También hubo 27.455 órdenes de alejamiento. En dos años se han incluido en el Registro Central para la Protección de las Víctimas de la Violencia Doméstica, dependiente del Ministerio de Justicia a más de 90.000 hombres y 10.000 mujeres[51].

Es importante que los profesionales de AP se den cuenta de las enormes proporciones que tiene el problema de la VG, de los cambios psicológicos que produce en la víctima que son, en definitiva, un mecanismo de supervivencia pero que dificultan la detección del problema[52]. La mujer víctima de VG tiene, por estos cambios psicológicos, más dificultad para revelar lo que le ocurre a un profesional sanitario y pedir ayuda. Por ello, es especialmente importante que los profesionales sanitarios se den cuenta de las dificultades que tienen estas pacientes, y que deben considerar la VG como un elemento más de la anamnesis rutinaria.

TABLA V
ESTADÍSTICAS DE ACTIVIDAD JUDICIAL EN ESPAÑA EN VIOLENCIA DE GÉNERO[50]

Total denuncias	82.750
Denuncias retiradas	8.482
Órdenes de protección solicitadas	32.145
Órdenes de protección concedidas	24.509
Órdenes de protección denegadas	7.436
Privaciones de libertad cautelares	1.864
Órdenes de alejamiento concedidas	27.455
Prohibición de comunicación	21.570
Atribución vivienda	4.488
Custodia visita hijos	4.779
Prestación de alimentos	3.911
OP de menores	254
Incumplimiento de medidas OP penal	4.312
Incumplimiento de medidas OP civil	556
Incumplimiento otras medidas penales	1.583

Consejo General del Poder Judicial 2006[50].

LECTURAS RECOMENDADAS

Gisbert Calabuig JM: Medicina legal y toxicología (6ª edición). Barcelona, Masson, 2004.

Uno de los mejores textos de medicina legal. Es un tratado amplio que trata todos los temas relacionados con este campo. Es recomendable para definir algunos conceptos básicos.

Carrasco Gómez JJ, Maza Martín JM: Manual de Psiquiatría Legal y Forense. Madrid, La Ley - Actualidad, 2005.

El libro más importante publicado hasta la fecha sobre psiquiatría legal y forense en España, y dedicado al contexto español.

Gutheil TG, Appelbaum PS: Clinical Handbook of Psychiatry and the Law. Philadelphia, Lippincott - Williams and Wilkins, 2000.

Un manual en inglés sobre los problemas médico legales más frecuentes con los que se encuentra un clínico que trata enfermos mentales.

Strasburger LH, Gutheil TG, Brodsky A: On wearing two hats: role conflict in serving as both psychotherapist and expert witness. Am J Psychiatry 154:448-456, 1997.

Un artículo importante en el que se reflexiona sobre el conflicto de roles que puede tener un médico: actuar como perito sirviendo a la justicia o actuar como clínico buscando el mejor interés del enfermo. Las reflexiones tienen aquí especial importancia ya que es frecuente en nuestro medio que se obligue a los clínicos a actuar como peritos.

Jefatura del Estado: Ley Básica Reguladora de la Autonomía del Paciente y de Derechos y Obligaciones en Materia de Información y Documentación Clínica. BOE 15-9-2002, 2002.

Sin lugar a dudas, ésta es la norma más importante que se ha publicado hasta la fecha sobre la regulación de la práctica clínica. Todo profesional sanitario la debería conocer al detalle ya que la mayor parte de los problemas legales con que se enfrentan los clínicos aparecen aquí analizados.

BIBLIOGRAFÍA

1. Goldberg D, Huxley P: Enfermedad mental en la comunidad. Madrid, Nieva, 1990.

2.Vázquez-Barquero JL, Díez-Manrique JF, Pena C y cols.: A community mental health survey in Cantabria: a general description of morbidity. *Psychol Med* 1987; 17:227-241.

3. Ministerio de Sanidad y Consumo: Guía para la elaboración del programa de salud mental. Madrid, Dirección General de Planificación Sanitaria, 1991.

4. United Nations: Principles for the Protection of Persons with Mental Illness and for the Improvement of Mental Health Care (Resolution 46/119). New York, United Nations General Assembly, 1981.

5. Asociación Mundial de Psiquiatría: Declaración de Madrid sobre los requisitos éticos de la práctica de la psiquiatrtía. (Aprobada por la Asamblea General de Madrid, España, del 25 de agosto de 1996 y revisada por la Asamblea General de Yokohama, Japón, del 26 de agosto de 2002) disponible en http://www.wpanet.org/generalinfo/ethic1e.html (consultado el 29-6-2006), 2002.

6. Strasburger LH, Gutheil TG, Brodsky A: On wearing two hats: role conflict in serving as both psychotherapist and expert witness. *Am J Psychiatry* 1997; 154:448-456.

7. Jefatura del Estado: Real Decreto Legislativo 1/1994, de 20 de junio, por el que se aprueba el Texto Refundido de la Ley General de la Seguridad Social BOE 29-6-1994, 1994.

8. OMS: Clasificación internacional de deficiencias, discapacidades y minusvalías. Manual de clasificación de las consecuencias de la enfermedad Madrid, INSERSO, 1983.

9. OMS: Clasificación Internacional del Funcionamiento la Discapacidad y la Salud. Ginebra, OMS, 2001.

10. Organización Internacional del Trabajo: CIUO-88 Clasificación Internacional Uniforme de Ocupaciones. Ginebra, OIT, 1991.

11. American Medical Association: Guías para la evaluación de las deficiencias permanentes. Madrid, Instituto Nacional de Servicios Sociales, 1994.

12. Ministerio de Trabajo y Asuntos S: Real Decreto 1971/1999, de 23 de diciembre, de procedimiento para el reconocimiento, declaración y calificación del grado de minusvalía. B.O.E.: 3317-3410, 2000.

13. Sociedad Española de Medicina Familiar y Comunitaria: Mejoras en la gestión dela incapacidad laboral Madrid, disponible en http://www.semfyc.es/es/actividades/publicaciones/documentos-semfyc/docum012.html (consultado el 18-7-2006).

14. Rogers R: Clinical assessment of malingering and deception. New York, Guilford, 1997.

15. Organización Médica Colegial: Declaración de la Comisión Central de Deontología de la OMC sobre partes de bajas y altas laborales. Madrid, disponible en http://www.medynet.com/elmedico/omc/2001/05/24/omc2.htm (consultado el 18-7-2006), 2001.

16. Vaquero L: La violencia contra los profesionales, otro mal para el SNS. El Médico Interactivo (disponible en http://www.elmedicointeractivo.com/informes_ext.php?idreg=10 consultado el 24-7-2006).

17. Bécares R: Compañeras de De Mingo dicen que les daba miedo y que sus jefes querían que fuera al psiquiatra (9-5-2006) en El Mundo. Madrid, 2006.

18. Bécares R: Un vigilante mata a dos compañeros, hiere a otro y luego se suicida en Madrid (10-1-2006) in El Mundo. Madrid, 2006.

19. Jefatura del Estado: LEY 31/1995, de 8 de noviembre de prevención de riesgos laborales. BOE 10-11-95, 1995.

20. Gimeno Lahoz R: La presión laboral tendenciosa: (el mobbing desde la óptica de un juez) Valladolid, Lex Nova, 2005.

21. Jefatura del Estado: Ley 1/2000, de 7 de enero, de Enjuiciamiento Civil. Madrid, BOE de 8-1-2000, 2000.

22. Jefatura del Estado: Ley Básica Reguladora de la Autonomía del Paciente y de Derechos y Obligaciones en Materia de Información y Documentación Clínica. BOE 15-9-2002, 2002.

23. Stone AA: Mental Health and Law: A System in Transition. Rockville, Md,, NIMH Center for Studies of Crime and Delinquency, 1975.

24. Boe: Ley de Reforma del Código Civil en Materia de Tutela. Madrid, BOE 28-10-1983, 1983.

25. Carrasco Gómez JJ, Maza Martín JM: Psiquiatría Legal y Forense. Madrid, La Ley Actualidad, 1996.

26. Gutheil TG, Appelbaum PS: Clinical Handbook of Psychiatry and the Law. Philadelphia, Lippincott - Williams and Wilkins, 2000.

27. Ministerio de Sanidad: Ley General de Sanidad. BOE 29/04/1986, 1986.

28. Jefatura del Estado: Instrumento de Ratificación del Convenio para la protección de los derechos humanos y la dignidad del ser humano con respecto a las aplicaciones de la biología y la medicina (Convenio relativo a los derechos humanos y la biomedicina), hecho en Oviedo el 4 de abril de 1997. (BOE 20-10-1999). BOE, 1999.

29. Parlamento Europeo y Consejo de Europa: Directiva 95/46/CE del Parlamento Europeo y del consejo de 24 de octubre de 1995 relativa a la protección de las personas físicas en lo que respecta al tratamiento de datos personales y a la libre circulación de estos datos, 1995.

30. Jefatura del Estado: Ley Orgánica 15/1999, de 13 de diciembre, de Protección de Datos de Carácter Personal. Madrid, BOE 14-12-1999, 1999.

31. Cortes Generales: Constitución Española, BOE 29-12-1978, 1978.

32. Junta de Castilla-León: Guía de Consentimiento Informado. Valladolid, Consejería de Sanidad, 2004.

33. Ministerio de Sanidad y Consumo: Real Decreto 223/2004, de 6 de febrero, por el que se regulan los ensayos clínicos con medicamentos (BOE 7-2-2004). BOE: 5429-5443, 2004.

34. Comunidad Autónoma de Madrid: Ley 3/2005, de 23 de mayo, por la que se regula el ejercicio del derecho a formular instrucciones previas en el ámbito sanitario y se crea el registro correspondiente (BOE 10-11-2005). BOE, 2005.

35. Comunidad Autónoma de las Islas Baleares: Ley 1/2006, de 3 de marzo, de voluntades anticipadas (BOE 5-4-2006). BOE, 2006.

36. Comunidad Foral de Navarra: Ley Foral 29/2003, de 4 de abril, por la que se modifica parcialmente la Ley Foral 11/2002, de 6 de mayo, sobre los derechos del paciente a las voluntades anticipadas, a la información y a la documentación clínica (BOE 25-5-2003). BOE, 2003.

37. Comunidad Foral de Navarra: Ley Foral 11/2002, de 6 de mayo, sobre los derechos del paciente a las voluntades anticipadas, a la información y a la documentación clínica (BOE 30-5-2002). BOE, 2002.

38. Comunidad Autónoma de Castilla-La Mancha: Ley 6/2005, de 7 de julio, sobre la Declaración de Voluntades Anticipadas en materia de la propia salud (BOE 25-8-2005). BOE, 2005.

39. Comunidad Autónoma de La Rioja: Ley 9/2005, de 30 de septiembre, reguladora del documento de instrucciones previas en el ámbito de la sanidad (BOE 21-10-2005). BOE, 2005.

40. Ministerio de Justicia: Real Decreto 994/1999, de 11 de junio, por el que se aprueba el Reglamento de medidas de seguridad de los ficheros automatizados que contengan datos de carácter personal. (BOE 25-6-1999). 1999.

41. Comisión Deontológica: Declaración sobre la centralización informática de datos e historias clínicas. Principios éticos de protección de la intimidad del paciente (accesible en http://www.cgcom.org/deonto/documentos.htm consultado el 24-7-2006), Organización Médica Colegial, 2005.

42. Rodríguez Devesa JM: Derecho Penal español: parte general (cit. Carrasco y Maza 1996). Madrid, el autor, 1971.

43. Jefatura del Estado: Ley Orgánica 10/1995 de 23 de Noviembre del Código Penal (BOE 24-11-95). 1995.

44. World Health Organisation: World Report on Violence and Health. Geneva, WHO, 2002.

45. Instituto de Salud Pública: La violencia contra las mujeres considerada como un problema de salud pública. Documento de apoyo para la atención a la salud de las mujeres víctimas. Madrid, Instituto de Salud Pública, Consejería de Sanidad, Comunidad de Madrid, 2003.

46. Instituto de la Mujer: Macroencuesta "Violencia contra las mujeres", Ministerio de Trabajo y Asuntos Sociales (disponible en http://www.mtas.es/mujer/mujeres/cifras/violencia/macroencuesta_violencia.htm consultado el 19-7-2006), 2006.

47. Jefatura del Estado: Ley 27/2003, de 31 de julio, reguladora de la Orden de protección de las víctimas de la violencia doméstica. BOE 1-8-2003, 2003.

48. Jefatura del Estado: Ley Orgánica 1/2004, de 28 de diciembre, de Medidas de Protección Integral contra la Violencia de Género (BOE 29-12-2004), 2004.

49. Danielson KK, Moffitt TE, Caspi A y cols.: Comorbidity between abuse of an adult and DSM-III-R mental disorders: evidence from an epidemiological study. *Am J Psychiatry* 155:131-3, 1998.

50. Consejo General del Poder Judicial: La violencia doméstica en la estadística judicial. Año 2005 (disponible en http://www.poderjudicial.es/eversuite/GetRecords?Template=cgpj/cgpj/principal.htm consultado el 19-7-2006). Madrid, 2006.

51. Nogueira R: El registro central de maltratadores 'ficha' a 90.000 hombres en dos años (El País 3-9-2005), 2005.

52. Lorente Acosta M: Mi marido me pega lo normal: agresión a la mujer: realidades y mitos. Barcelona, Ares y Mares, 2001.

6.2

Documentos médico-legales

Alfredo Calcedo Ordóñez y Alfredo Calcedo Barba

INTRODUCCIÓN

Una obligación del médico en su ejercicio profesional es dejar constancia de sus actuaciones, o sea, documentarlas.

Un documento es un escrito que ilustra acerca de un hecho, es testimonio escrito de un sucedido. Hay documentos médicos que dan fe de la actuación médica. Una historia clínica, una radiografía, una receta, por citar unos pocos ejemplos, traducen actuaciones médicas, son documentos médicos.

Es, además, preciso tener presente que hay actuaciones médicas que se proyectan en el ámbito legal, o son reclamadas desde éste. Son aquellas que imponen al médico la obligación específica de comunicar o acreditar hechos ante autoridades, organismos o incluso particulares. A los testimonios por escrito que tal obligación comporta se les denomina *documentos médico-legales*. Clásicamente, comprenden éstos: 1) *el parte*; 2) *el oficio*; 3) *la certificación;* 4) *el informe o dictamen*; 5) *la declaración;* 6) *la consulta y la tasación de honorarios*. A subrayar que todos ellos muestran las notas comunes que definen legalmente a un escrito como documento, a saber:

> *Ser sólo efectivos por escrito, ser atribuidos a una persona, estar destinados a instancias jurídico-procesales o administrativas, y ser adecuados a la producción de efectos legales.*

Hoy en día hay una tendencia a considerar también documentos médico-legales a la *historia clínica* y a la *receta*, en tanto revelan exigencias administrativas claramente reguladas por la ley.

El médico de atención primaria debe ser consciente de la obligación de documentar sus actuaciones, bien sea en la asistencia ambulatoria, domiciliaria o de urgencia. Igualmente debe estar atento a cuantas circunstancias confieran a su actividad carácter médico-legal. Vaya por delante que, en un buen número de ocasiones, sus actuaciones estarán relacionadas con el campo de la salud mental. Ilustraciones al respecto serán dadas al hilo de las descripciones de los documentos médico-legales mencionados líneas arriba.

EL PARTE

El parte es el documento médico-legal más sencillo. Tiene como objeto comunicar por escrito una noticia médica urgente a una autoridad o al público. Su trascendencia resulta evidente en el *parte de lesiones* y en el *parte de asistencia sanitaria*. Hay, además, otros tipos de partes como el *parte médico-forense* o *el parte de notificación de enfermedades contagiosas*, o *el parte de información pública*.

El parte de lesiones

Nace de la obligación impuesta por la Ley de Enjuiciamiento Criminal, a todo médico que asista a un herido de comunicarlo al juez a la mayor brevedad (tabla I).

El parte de lesiones es, básicamente, un acto de colaboración con la justicia o para auxiliar al juez ante cualquier hecho que pueda ser indiciario de delito. Se origina habitualmente a raíz de lesiones, intoxicaciones, incluso abortos. Implica dar cuenta de un hecho y de sus consecuencias, y puede llegar a constituirse en acto procesal de iniciación e impulso, desarrollo e instrucción judicial.

A todo esto, si el médico sigue atendiendo al lesionado, debe continuar informando al juez de su evolución, mediante los llamados *partes de estado*.

En caso de agravación o complicaciones se emiten *partes de adelanto*. Finalmente, cuando el lesionado cura se cursa el *parte de sanidad*.

Queda por subrayar que los partes de lesiones deben ser ratificados a presencia judicial y con intervención de las partes. Sin ratificación, un *parte de lesiones* carece de valor jurídico, salvo casos de imposible o muy difícil reproducción.

Pasando ahora al campo de la salud mental, es obvio que el médico de atención primaria afronta, en primera línea, situaciones que generan partes de lesiones: hay trastornos mentales y del comportamiento que se traducen en imprudencias o negligencias manifiestas, en conductas de riesgo o suicidas, en intoxicaciones o daño. El médico de atención primaria es, a veces, el primero en registrar el estado mental del protagonista de unos hechos, aunque sea para derivar el caso de inmediato al especialista. Pero su contacto inicial le exige un diagnóstico clínico de inmediatez que puede resultar relevante, incluso fundamental, para la valoración de los hechos.

El parte de asistencia sanitaria

Surge en el contexto de la legislación de la Seguridad Social. Es trámite cotidiano ante la contingencia de accidente de trabajo, enfermedad profesional o enfermedad común. En torno al mismo se sistematizan las comunicaciones de los médicos con la Seguridad Social. Puede dar paso al *parte de baja* y al *parte de confirmación* y, ulteriormente, al *parte de alta*. En ocasiones, el parte de baja hace camino hacia la incapacidad e invalidez laborales. En cualquiera de los casos, la autoridad de referencia radica en la inspección médica de la Seguridad Social.

Respecto a la incidencia en atención primaria de partes de asistencia sanitaria, bajas e incapacidades relacionados con la salud mental, importa recordar su importancia. En efecto, los estudios de morbilidad psiquiátrica, en el nivel de atención primaria, muestran que buen número de personas con trastornos psíquicos demandan asistencia en dicho nivel[1]. De modo paralelo, algo similar sucede en cuanto a bajas e incapacidades, psiquiátricamente determinadas. La cuestión se revela igualmente demostrativa cuando se constata, por lo que toca al índice de duración media de las bajas laborales, que en cabeza, tras las afecciones de columna, están las depresiones y las neurosis.

El parte médico-forense

Describe el resultado de reconocimientos ordenados por el juez al médico forense. Cuando se trata de lesionados, los sucesivos partes médico-forenses describen las vicisitudes de la evolución de las lesiones hasta su curación o resultado de secuelas. De hecho, en su funcionalidad, los partes médico-forenses constituyen partes de lesiones, pero de control al margen de lo terapéutico. El médico forense actúa como perito del juez. En otros casos el objetivo radica en definir una condición médica de hecho, por ejemplo, en el supuesto de alegación de enfermedad para no declarar, evitar un deshaucio, etc.

TABLA I
EL PARTE DE LESIONES EN LA LEY DE ENJUICIAMIENTO CRIMINAL (1882)

Art. 355. Si el hecho criminal que motivara la formación de una causa cualquiera consistiera en lesiones, los médicos que asistieren al herido estarán obligados a dar parte de su estado y adelantos en los períodos que se les señalen, e inmediatamente que ocurra cualquier novedad que merezca ser puesta en conocimiento del Juez instructor.
Art. 262. Los que por razón de sus cargos, profesiones u oficios tuvieren noticia de algún delito público, estarán obligados a denunciarlo inmediatamente al Ministerio Fiscal, al Tribunal competente, al Juez de Instrucción y, en su defecto, al municipal o al funcionario de policía más próximo al sitio, si se tratara de un delito flagrante.
Si la omisión en dar parte fuere de un profesor en medicina, cirugía o farmacia y tuviesen relación con el ejercicio de sus actividades profesionales la multa no podrá ser inferior a 125 pesetas ni superior a 250.

El parte de notificación de enfermedad infecto-contagiosa

Traduce la exigencia de comunicación a la autoridad sanitaria de las enfermedades consideradas de declaración obligatoria.

El parte de información pública

Se utiliza para dar noticia al público del estado de salud o lesiones de personas por razones de interés general. Ahora bien, a veces no todo puede ser dicho, pues opera el secreto profesional (tabla II).

Hasta aquí hemos revisado las características de los diversos tipos de partes. Hemos visto también que unos operan en el ámbito judicial, otros en el administrativo y sanitario, y otros, finalmente, en el ámbito público. La experiencia cotidiana revela que ni unos ni otros son ajenos al campo de la salud mental. Hemos visto, asimismo, que pueden constituirse en puntos de partida de actuaciones judiciales y administrativas seguidas por consecuencias personales, profesionales y sociales. De aquí la trascendencia de que los datos recogidos en el parte muestren orden, claridad y precisión. Dicho más explícitamente, orden en la presentación de datos; claridad pensando que el destinatario del parte puede ser ajeno a la profesión médica; y, finalmente, precisión en la descripción de lo sucedido.

A título de orientación, un médico de atención primaria, ante la exigencia de un parte de lesiones o de asistencia sanitaria de una persona enferma mental, o sospechosa de ello, debería tener en cuenta lo siguiente:

— Distinguir entre datos obtenidos de primera mano y datos de referencia, sean éstos de la persona lesionada y/o asistida o de otros. Y, al plasmarlos en el parte, debería guardar cierta sistematización según niveles, diferenciando datos de comportamiento, datos de funcionamiento mental (conciencia, afectividad, ideación, etc.) y datos de la condición física.

TABLA II
EL SECRETO PROFESIONAL EN EL CÓDIGO PENAL

Art. 199.2. El profesional que, con incumplimiento de sigilo o reserva, divulgue los secretos de otra persona, será castigado con la pena de prisión de uno a cuatro años, multa de doce a veinticuatro meses e inhabilitación especial para dicha profesión por tiempo de dos a seis años.

— Otros datos de inexcusable recogida son fecha, hora, condiciones de actuación, diagnóstico —al menos sindrómico—, atención prestada y derivación.

EL OFICIO

El *oficio* es el medio ordinariamente usado para comunicarse en el terreno oficial, con superiores, iguales o inferiores. Es, de hecho, la carta oficial en asuntos de servicio público. Se utiliza para pedir noticias, contestarlas, acusar recibo, hacer nombramientos, dar órdenes, etc.

En ocasiones el oficio sustituye al parte, pues también se utiliza para dar aviso o noticia o, incluso, formular denuncia. Es cuestión de matiz, para algunos intrascendente. No obstante, entre el parte y el oficio hay diferencia. En tanto el parte es actuación médico-legal en sentido único y hacia la autoridad, el oficio lo es en varios sentidos.

Mediante oficio un juez, un fiscal, un tribunal, la inspección médica, se dirigen al médico y mediante oficio se contesta a quien corresponde. Igualmente el oficio es fórmula de comunicación entre médicos cuando la información clínica que de un paciente tiene uno de ellos es solicitada por otro. Y no debe considerarse todo esto, por sistema, mera oficiosidad. Hay informaciones médicas delicadas que cambian de mano, y es importante definir a cargo de quiénes estuvieron, y de quiénes están. El oficio puede ser un medio de personalizar responsabilidades.

Así, al médico que le toca enviar información, a ese mismo le toca asumir la responsabilidad de hacerlo adecuadamente en forma y contenido a su destinatario. Por supuesto que no todos los oficios son del mismo rango, ni implican las mismas responsabilidades.

En consecuencia, el médico de atención primaria, cuando reciba o envíe oficios, debería calibrar las exigencias que transmiten, y actuar acorde con ellas. En cualquier caso, buena práctica es que lo relativo al oficio quede documentado en la historia clínica, y archivadas las respectivas copias.

Por lo que respecta a la incidencia de todo lo dicho en la interacción atención primaria y salud mental, nos limitaremos a subrayar que es moneda corriente.

LA CERTIFICACIÓN

La *certificación* es un documento médico-legal que sirve para acreditar por escrito la veracidad de un hecho a petición del interesado. Esto se advierte para evitar que ulteriormente se nos imputara una violación de secreto profesional. A todo esto la certificación no concreta destinatario.

La legislación sanitaria vigente promueve, de hecho, un deber de certificación del médico ante las peticiones de los usuarios. En efecto, la Ley General de Sanidad[1] proclama el derecho de todo usuario a que se le extienda certificación acreditativa de su estado de salud, cuando su exigencia esté definida legalmente (tabla III). Igualmente aparece especificado en el código de deontología médica (tabla IV). También la Ley de Autonomía del Paciente[2] define el certificado como "la declaración escrita de un médico que da fe del estado de salud de una persona en un determinado momento".

En España, hasta hace unos años, fue preceptivo el certificado de enfermo psíquico cuando había que proceder a su internamiento psiquiátrico. La desaparición del mismo supuso un paso adelante en la lucha contra la discriminación sufrida por el enfermo mental. En la actualidad, lo preceptivo es un informe siempre sometido al escrutinio de la autoridad judicial. Sobre el concepto de informe trataremos más adelante.

A todo esto, el médico de atención primaria es fuente de abundante número de certificaciones sobre estados de salud o enfermedad relacionados con la salud mental. Unas veces la exigencia está en definir la presencia de trastorno mental, otras en acreditar la normalidad. Pero al lado de peticiones razonables las hay que buscan el favor o esconden intenciones fraudulentas.

TABLA III
REGULACIÓN DE LA EMISIÓN DE CERTIFICADOS EN LA LEY GENERAL DE SANIDAD

Art. 10. Todos tienen los siguientes derechos con respecto a las distintas administraciones públicas sanitarias.

...

8. A que se le extienda certificado acreditativo de su estado de salud, cuando su exigencia se establezca por una disposición legal o reglamentaria.

TABLA IV
REGULACIÓN DE LA EMISIÓN DE CERTIFICADOS EN EL CÓDIGO DE DEONTOLOGÍA MÉDICA (1990)

Art. 12. El derecho del paciente a obtener un certificado o informe, emitido por el médico, relativo a su estado de salud o enfermedad o sobre la asistencia que le ha prestado. El contenido del informe será auténtico y veraz y será entregado únicamente al paciente o a otra persona autorizada.

En cualquier caso, ante la exigencia de certificación de un usuario, el médico de atención primaria debería definir con claridad el contexto en que se pretende que aquélla sea efectiva. Es igualmente conveniente conocer las deficiencias y discapacidades que operan en dicho contexto, antes de pronunciarse al respecto. Finalmente, *es más adecuado certificar que no se concreta trastorno mental* que afirmar que alguien es normal, pues existen patologías que son simulables y disimulables.

EL INFORME

El *informe* o *dictamen* consiste en la exposición por un perito de la significación científica de algunos hechos, en virtud de orden emanada de una autoridad judicial o administrativa. Debe constar de una parte expositiva, otra valorativa y las conclusiones. El informe o dictamen, también llamado peritaje, tiene como último fin ilustrar, mediante argumentos, a la autoridad a la que corresponde juzgar el caso. El perito actúa siempre según su leal saber y entender. Así lo regulan la Ley de Enjuiciamiento Criminal y la Ley de Enjuiciamiento Civil (tablas V y VI).

TABLA V
LA PRUEBA DE PERITOS EN LA LEY DE ENJUICIAMIENTO CRIMINAL (1881)

Art. 610. Podrá emplearse la prueba de peritos cuando, para conocer o apreciar algún hecho de influencia en el pleito, sean necesarios o convenientes conocimientos científicos, artísticos o prácticos.

TABLA VI
REGULACIÓN DEL INFORME PERICIAL EN LA LEY DE ENJUICIAMIENTO CRIMINAL (1882)

Art. 456. El Juez acordará el informe pericial cuando, para conocer o apreciar algún hecho, o circunstancia importante en el sumario, fuesen necesarios o convenientes conocimientos científicos o artísticos.

Art. 460. El nombramiento se hará saber a los peritos por medio de oficio (...)

Art. 461. Si la urgencia del encargo lo exige podrá hacerse el llamamiento por orden del Juez, haciéndolo constar así en los autos (...)

Art. 462. Nadie podrá negarse a acudir al llamamiento del Juez para desempeñar un servicio pericial, si no estuviese legítimamente impedido (...)

Un perito es, según el diccionario, alguien sabio, experimentado, práctico en una ciencia o arte. El perito es un técnico que suple a la autoridad judicial en aquellos conocimientos que ésta necesita para enjuiciar, y no posee. Dicho esto, es fácil deducir que el médico de atención primaria puede funcionar como perito siempre que la cuestión sea acorde con sus conocimientos y práctica. Y así actúa, de hecho, cuando elabora un informe, sea para las comisiones de evaluación de incapacidades e invalideces, para la inspección médica en el control de las bajas de enfermedad, o para la magistratura de lo social.

En tales supuestos es claro que los temas de salud mental no le serán ajenos, dada la alta incidencia de bajas por trastornos psíquicos que están bajo su control.

Pero la cuestión de las incapacidades e invalideces laborales no agota la nómina de la función pericial del médico de atención primaria. Otra función es la de elaborar informes con vista a internamientos forzosos de enfermos mentales en servicios de psiquiatría, residencias de ancianos u otras instituciones. Finalmente, el médico de atención primaria puede ser requerido como perito para asuntos de tipo civil y penal.

LA DECLARACIÓN

La *declaración* es la manifestación ante el juez o tribunal, hecha por testigos o reos, sobre lo que saben acerca de los hechos que se les exponen. Exige juramento o promesa previos de decir verdad, y se presta verbalmente. No obstante, siempre queda plasmada por escrito de lo que da fe el secretario judicial.

El médico es requerido con cierta frecuencia a prestar declaración como testigo sobre hechos que conoce por su actuación profesional. Salta enseguida aquí la cuestión del secreto profesional. Hay, además, cierta confusión, incluso propiciada por textos de medicina legal sobre lo que obliga y supone actuar con testigo y como perito. Importan por ello ciertas precisiones.

Un médico requerido como testigo, en tanto profesional que es, ante un juez o un tribunal, sólo debe responder a preguntas sobre hechos que presenció, pero anteriores al proceso. Por ejemplo, que tuvo bajo tratamiento a una persona dada. Sobre tal hecho debe decir verdad, pues ha jurado o prometido hacerlo, pero no puede ponerse a interpretar dicho hecho para el proceso judicial, pues esto último sería pericia, y él no es perito sino testigo. Además, su conocimiento del caso es anterior y particular, de él solo, tanto es así que resulta insustituible en su función de testigo. La declaración es siempre oral, no se permite leerla, aunque puede ser apoyada por apuntes o notas. Finalmente, sólo se permiten realizarle "repreguntas" relacionadas con preguntas previas.

Un perito, en cambio, jura actuar según su leal saber y entender de la ciencia que se trate y profesa. Ya dijimos que con su ciencia suple los conocimientos que el juez no tiene, pero necesita. El perito actúa sobre los hechos que están en el expediente o en el sumario, a diferencia del médico como testigo que lo hace sobre precedentes. El perito es sustituible por otro, pues su saber no es de hechos, que es particular, sino de ciencia, que es universal. Recordemos otra vez que el testigo es radicalmente insustituible. Por último, el perito puede actuar por escrito y las preguntas que las partes y el juez le pueden hacer son más abiertas que al testigo, que sólo son sobre los hechos que presenció.

Vemos, pues, que hay diferencias cuando un médico actúa, en virtud de su profesión como testigo, y un médico que actúa como perito. Como testigo, repitámoslo una vez más, sólo puede prestar declaración sobre hechos que particularmente conoce en el ejercicio de su profesión, pero sólo en tanto son anteriores al inicio del proceso. A partir del inicio empieza a funcionar el perito con el informe.

Ahora bien: ¿por qué el frecuente confusionismo en la práctica entre el médico que declara como testigo, y el perito? Probablemente, existe una razón económica, ya que se obvian los costos que implica una prueba pericial. Se pretende entonces que el testigo médico se transmute, insensiblemente, en perito médico.

Frente a este manejo el médico de atención primaria debería tener en cuenta si el requerimiento que se le hace es como testigo o como perito. Para ello lo primero que hay que hacer es reparar en lo que dice la citación. Y, ya identificada la función, tener claro que si va como testigo va a "declarar" sobre la base de decir verdad acerca de hechos que conoce en particular a causa de su profesión y precedieron al momento en que se inició el sumario o el expediente. Y si va como perito va, en cambio, a "informar", no a "declarar", esto es, se manifiesta como técnico en auxilio de la justicia, en virtud de su leal saber y entender. El perito interpreta hechos a fin de ilustrar al juez para así enriquecer los conocimientos que tiene del caso.

Consecuentemente, cuando el médico actúe como testigo y entienda que le están haciendo preguntas como perito, condición por completo ajena a la de testigo, no estará de más que haga oír su protesta al respecto.

CONSULTA Y TASACIÓN

Consulta y tasación son dos tipos de documentos médico-legales de mínima incidencia, por no decir nula en atención primaria en el sistema público de salud.

La *consulta* es el informe o dictamen emitido, a requerimiento de juez o tribunal, ante una discrepancia entre peritos o por cualquier otra circunstancia. Se le ha llamado el informe de los informes.

Un ejemplo típico de consulta es ante supuestos de daño neuropsíquico y resulta que su valoración por una y otra parte resulta claramente divergente. Es improbable que el médico de atención primaria se vea reclamado para realizar un informe "Aconsulta". Es, por el contrario, más probable que se sienta desestimado cuando su punto de vista clínico no es tenido en cuenta. Por ello es bueno que sepa de la posibilidad de activar un informe de los informes.

La *tasación* tiene como objeto justipreciar los honorarios de los facultativos. Su realización es tarea delicada, y más propia de corporaciones (colegios de médicos, reales academias de medicina, etc.).

Es obvio que el gran desarrollo actual de la medicina social y pública ha convertido en reliquia algún documento médico-legal, como es el caso de la tasación de honorarios. No obstante, hay actividades profesionales cuya retribución económica es discutida por instituciones o particulares, desbordando lo pactado en convenios o contratos. Conecta con esto último la distinción entre lo que es obligado o discrecional hacer.

HISTORIA CLÍNICA

La *historia clínica* es el documento básico en la actividad profesional del médico. Su obligatoriedad trasciende de la Ley General de Sanidad. Por un lado aparece el derecho del usuario a que quede constancia por escrito de su proceso. Por otro obliga a la integración de la información relativa a cada paciente sobre la base del principio de historia clínico sanitaria única, al menos en cada institución (tabla VII). A todo esto, el código deontológico, en su artículo 13, reitera la misma obligatoriedad.

Desde un punto de vista legal se ha dicho que el médico tiene con la historia clínica más deberes que derechos. En primer lugar, el médico tiene la obligación de elaborarla, en este último caso sobre la base de la autorización del paciente, o bien respetando su intimidad. Una buena historia clínica es aquella que establece relaciones lógicas entre las demandas asistenciales y su diagnóstico y tratamiento, reflejando los diversos tipos de episodios (hospitalización, atención de urgencia, consulta externa, visita a domicilio, etc.). Pero todo ello según principios de integridad, claridad, precisión y brevedad. Su uso, por lo demás, queda limitado a supuestos —en su caso— de inspección médica y científicos.

Una historia clínica debe recoger todo dato relevante producido en la relación médico-enfermo, y expresarlo de manera inequívoca con términos técnicos oportunos, sin perjuicio de su integridad. A todo esto, el médico tiene el deber de custodiar y salvaguardar la historia clínica, salvo archivo del centro, en cuyo caso opera la legislación sobre protección de datos, en este supuesto, datos sanitarios.

En cualquier caso, importa subrayar que la historia clínica, por lo que toca a responsabilidad profesional, puede ser el mejor aliado o el peor enemigo. Una historia clínica puede documentar tanto buena práctica médica como pobre diligencia.

TABLA VII
NORMAS SOBRE LA ELABORACIÓN DE UNA HISTORIA CLÍNICA EN EL CÓDIGO DEONTOLÓGICO (1999)

1. Los actos médicos quedarán registrados en la correspondiente historia clínica. El médico tiene el deber y el derecho de redactarla.
2. El médico y, en su caso, la institución para la que trabaja, están obligados a conservar, las historias clínicas y los elementos materiales de diagnóstico. En caso de no continuar con su conservación por transcurso del tiempo podrá destruir el material citado que no se considere relevante, sin perjuicio de lo que disponga la legislación especial. En caso de duda deberá consultar a la Comisión de Deontología del Colegio.
3. Cuando un médico cesa en su trabajo privado su archivo podrá ser transferido al colega que le suceda, salvo que los pacientes manifiesten su voluntad en contra. Cuando no tenga lugar tal sucesión, el archivo deberá ser destruido, de acuerdo con lo dispuesto en el apartado anterior.
4. Las historias clínicas se redactan y conservan para la asistencia del paciente u otra finalidad que cumpla las reglas del secreto médico y cuente con la autorización del médico y del paciente.
5. El análisis científico y estadístico de los datos contenidos en las historias y la presentación con fines docentes de algunos casos concretos pueden proporcionar informaciones muy valiosas, por lo que su publicación y uso son conformes a la deontología, siempre que se respete rigurosamente la confidencialidad y el derecho a la intimidad de los pacientes.
6. El médico está obligado, a solicitud y en beneficio del paciente, a proporcionar a otro colega los datos necesarios para completar el diagnóstico, así como a facilitarle el examen de las pruebas realizadas.

La Ley de Autonomía del Paciente ha establecido un importante regulación sobre la historia clínica en la que destacamos los siguientes apartados:

1. Definición de historia clínica: "el conjunto de documentos que contienen los datos, valoraciones e informaciones de cualquier índole sobre la situación y la evolución clínica de un paciente a lo largo del proceso asistencial".
2. Define la responsabilidad de la custodia del archivo de historias clínicas.
3. Reconoce el derecho que tiene el paciente a que quede constancia en la historia clínica de toda la información relativa a sus procesos asistenciales.
4. Establece unos apartados mínimos que debe contener una historia clínica. Este aspecto es muy importante, especialmente en los casos de demanda de responsabilidad profesional ya que la inexistencia de alguno de estos apartados puede suponer una desviación de la Lex Artis dificultando la defensa del médico. En los casos de salud mental se suele plantear el problema de la exploración física. Como hemos visto éste es un apartado obligatorio que muchas veces no se cumplimenta. Los apartados mínimos que debe contener una historia clínica son:

TABLA VIII

a) La documentación relativa a la hoja clínicoestadística.
b) La autorización de ingreso.
c) El informe de urgencia.
d) La anamnesis y la exploración física.
e) La evolución.
f) Las órdenes médicas.
g) La hoja de interconsulta.
h) Los informes de exploraciones complementarias.
i) El consentimiento informado.
j) El informe de anestesia.
k) El informe de quirófano o de registro del parto.
l) El informe de anatomía patológica.
m) La evolución y planificación de cuidados de enfermería.
n) La aplicación terapéutica de enfermería.
o) El gráfico de constantes.
p) El informe clínico de alta.
q) Los párrafos b), c), i), j), k), l), ñ) y o) sólo serán exigibles en la cumplimentación de la historia clínica cuando se trate de procesos de hospitalización o así se disponga.

5. Acceso a la historia clínica: la Ley de Autonomía prohíbe el acceso a la historia clínica a toda persona ajena al proceso asistencial. Y si se accede con fines de investigación el acceso deberá ser con una disociación de los datos que permitan la identificación de la persona de los puramente clínicos. Otro aspecto importante es la limitación de acceso a la historia clínica del propio usuario. Éste es un problema que se plantea con frecuencia en los pacientes psiquiátricos en los que familiares o personas allegadas facilitan información sobre el paciente con el fin de ayudarle pero solicitan que éste no lo sepa. En general todo enfermo tiene derecho a acceder a su propia historia clínica en su totalidad excepto en algunos casos en los que es necesario salvaguardar la intimidad de los familiares informadores. En esos casos cuando el paciente solicita el acceso esa parte puede quedar "censurada" y nunca podrá acceder a ella salvo orden judicial en contrario. También el propio médico tiene derecho a que se preserve el acceso del paciente a sus "anotaciones subjetivas" entendiendo como tales las reflexiones del diagnóstico diferencial, el juicio clínico y cualquier otra consideración o reflexión que el médico haya efectuado en la historia.

Otra cuestión interesante es la utilización de la historia clínica informatizada, algo muy frecuente en el ámbito de la atención primaria. Respecto a esta cuestión la Organización Médica Colegial[3] ha planteado serias objeciones al uso indiscriminado de sistemas informáticos en grandes corporaciones sanitarias porque aumenta el riesgo de filtraciones de información al existir un alto número de personas con acceso a la información. Para ello proponen alternativas como la tarjeta sanitaria en la que toda la información va dentro de la tarjeta y el paciente controla a quién se la suministra.

En la actualidad existe un control muy riguroso en el diseño de sistemas informatizados de historias clínicas según establece la Ley de Protección de Datos[4] y reglamentaciones específicas[5].

LA RECETA

La *receta* es un documento mediante el cual el médico, como es sabido, concreta la prescripción terapéutica que establece, así como las vías, pautas y formas de administración de los medicamentos, con fecha y firma.

La receta en el ámbito de la atención psiquiátrica se revela como tema de creciente interés. No pocas veces el médico de atención primaria tiene que responder a demandas y expectativas de pacientes respecto a drogas psicoactivas, a veces incluso con fines ilícitos. En cualquier caso el médico está obligado a distinguir entre uso médico, abuso, y uso recreacional, aparte dependencia, sin olvidar la conexión entre todos ellos. Y también a asumir responsabilidades éticas, administrativas, económicas y legales en su papel de prescriptor.

SECRETO MÉDICO Y ACTIVIDAD PROFESIONAL

Queda la cuestión del *secreto profesional*. Más precisamente, hasta qué punto hay que guardarlo en informes y declaraciones. Algo de lo que diremos aquí ha quedado más que esbozado en los anteriores apartados. Recapitulando, importa volver a plantear la cuestión de hasta qué punto cabe guardar el secreto profesional en informes y declaraciones. En los informes periciales está claro que el secreto médico no obliga. No obstante, el médico debe tener cuidado de las relaciones transferencial y contratransferencial que puede establecer, cuando actúa como perito, con el periciado. Es necesario establecer de entrada límite a las confidencias sobre la base de que deberán ser transmitidas.

Respecto a lo que como médico debe o no debe ser declarado en el marco jurídico o administrativo sobre lo conocido en función de actuaciones profesionales, hay que concretar algunos aspectos del marco jurídico actual. La Constitución Española propugna regular el secreto profesional, sin que hasta la fecha ello se haya llevado a efecto (tabla IX). Ahora bien, la Ley de Enjuiciamiento Criminal se manifiesta en sentido contrario (tabla X). No obstante, aparecen protegidos en esta misma Ley los eclesiásticos en el ejercicio de su ministerio, y el abogado del reo.

TABLA IX
OBLIGACIÓN DE DECLARAR Y SECRETO PROFESIONAL EN LA CONSTITUCIÓN ESPAÑOLA

Art. 24.2.II La Ley regulará los casos en que por razón de parentesco o de secreto profesional no se estará obligado a declarar sobre hechos presuntamente delictivos.

TABLA X
OBLIGACIÓN DE DECLARAR Y SECRETO PROFESIONAL EN LA LEY DE ENJUICIAMIENTO CRIMINAL

Art. 410. Todos los que residan en territorio español, nacionales o extranjeros, que no estén impedidos, tendrán obligación de concurrir al llamamiento judicial para declarar cuanto supieren sobre lo que les fuese preguntado si para ello se les cita con las formalidades prescritas por la Ley.
Art. 416. Están dispensados de la obligación de declarar:
1º Los pacientes (...)
2º El abogado del procesado.

La respuesta de la doctrina y la jurisprudencia al respecto se pueden concretar según se trate de hechos que el médico presencia o manifestaciones que se le hacen.

El médico está obligado a denunciar hechos presenciados, indiciarios de delito, p.ej., signos de violencia en un menor. Para estos hechos no hay secreto. El parte de lesiones es la respuesta inmediata. Ahora bien, ante las manifestaciones que le haga un paciente, sobre hechos pasados, que el paciente cuenta sucedieron, sí puede haber secreto.

Ciertamente, no está regulado el secreto médico pero lo dicho hasta aquí resume el punto de vista que se aplica en la práctica.

RESPONSABILIDADES

Queda, finalmente, la cuestión de la *responsabilidad* en que puede incurrir el médico al emitir documentos médico-legales. Los tipos son varios y se concretan en los siguientes supuestos: diagnóstico equivocado; falta a la verdad no intencionada en la apreciación de hechos y circunstancias objetivas de la enfermedad y, por último, falsedad consciente.

En último término, como era de esperar, la responsabilidad médica profesional puede derivar de error, negligencia, imprudencia y manipulación. Y así es también respecto a los documentos médico-legales.

COMENTARIO FINAL

Si, llegados a este punto, se propusiera un debate sobre la funcionalidad de los documentos médico-legales descritos, es seguro que no pocos médicos se manifestarían críticos ante el papeleo que envuelve su práctica cotidiana, aun aceptando su necesidad. Pero el papeleo es propio de los sistemas burocratizados —ahora informatizados— y éstos son propios —a su vez— de nuestro tiempo, y por tanto insoslayables.

Y éste es el caso de sistemas sociales tan complejos como el Sistema Sanitario y la Administración de Justicia. Como respuesta ante tanta burocracia, el médico de atención primaria sólo puede responder con economía, eficiencia y buena aceptación, sobre la base de que detrás de cada documento médico-legal hay siempre un problema humano a resolver.

LECTURAS RECOMENDADAS

Gisbert Calabuig JM: Medicina legal y toxicología (6ª edición). Barcelona, Masson, 2004.

Uno de los mejores textos de medicina legal. Es un tratado amplio que trata todos los temas relacionados con este campo. Es recomendable para definir algunos conceptos básicos.

Jefatura del Estado: Ley Básica Reguladora de la Autonomía del Paciente y de Derechos y Obligaciones en Materia de Información y Documentación Clínica. BOE 15-9-2002, 2002.

Sin lugar a dudas, ésta es la norma más importante que se ha publicado hasta la fecha sobre la regulación de la práctica clínica. Todo profesional sanitario la debería conocer al detalle ya que la mayor parte de los problemas legales con que se enfrentan los clínicos aparecen aquí analizados.

BIBLIOGRAFÍA

1. Ministerio de Sanidad: Ley General de Sanidad. BOE 29/04/1986, 1986.

2. Jefatura del Estado: Ley Básica Reguladora de la Autonomía del Paciente y de Derechos y Obligaciones en Materia de Información y Documentación Clínica. BOE 15-9-2002, 2002.

3. Organización Médica Colegial: Centralización informática de datos e historias clínicas. Principios éticos de protección de la intimidad del paciente (accesible en http://www.cgcom.org/deonto/documentos.htm consultado el 27-9-2003). Madrid, 2005.

4. Jefatura del Estado: Ley Orgánica 15/1999, de 13 de diciembre, de Protección de Datos de Carácter Personal. Madrid, BOE 14-12-1999, 1999.

5. Ministerio de Justicia: Real Decreto 994/1999, de 11 de junio, por el que se aprueba el Reglamento de medidas de seguridad de los ficheros automatizados que contengan datos de carácter personal. (BOE 25-6-1999), 1999.

Índice alfabético

E

K

L

M

N

O

P

Q

R

S

V

W

Y

Z